"十三五"国家重点出版物出版规划项目

中医学理论体系框架结构研究丛书

总主编　潘桂娟

30种现代疾病中医诊治综论

主编　邢玉瑞　卢红蓉

U0303913

科学出版社

北京

内 容 简 介

《30种现代疾病中医诊治综论》，是"中医学理论体系框架结构研究丛书"四个系列之一。书中选择中医药治疗有优势或特色的30种常见现代疾病，检索1949年至2017年期间相关公开报道与获奖成果，梳理现代医家基于临床诊治实践而提出的理论认识；选择其中具有代表性、实用性、创新性的观点或学说，分别纳入"诊治纲要""名家心法""医论选要"之中，加以理论阐释和提要钩玄。

本书有裨于中医药从业人员及多学科学者，了解此30种现代疾病的中医诊治实践、理论进展及成果；增强中医理论指导下的临床思维和实践能力，促进中医临床疗效的提高；可为中医药科研思路的拓展，提供重要参考。

图书在版编目（CIP）数据

30种现代疾病中医诊治综论 / 邢玉瑞，卢红蓉主编. —北京：科学出版社，2022.5

（中医学理论体系框架结构研究丛书 / 潘桂娟总主编）

"十三五"国家重点出版物出版规划项目

ISBN 978-7-03-070777-2

Ⅰ. ①3… Ⅱ. ①邢… ②卢… Ⅲ. ①中医诊断学②中医治疗法 Ⅳ. ①R24

中国版本图书馆 CIP 数据核字（2021）第 243242 号

责任编辑：鲍　燕　曹丽英 / 责任校对：申晓焕
责任印制：肖　兴 / 封面设计：黄华斌

科学出版社 出版
北京东黄城根北街 16 号
邮政编码：100717
http://www.sciencep.com

北京汇瑞嘉合文化发展有限公司　印刷
科学出版社发行　各地新华书店经销

*

2022 年 5 月第 一 版　开本：787×1092　1/16
2022 年 5 月第一次印刷　印张：51
字数：1 212 000

定价：288.00 元

（如有印装质量问题，我社负责调换）

中医学理论体系框架结构研究丛书
编撰委员会

2013 年国家重点基础研究发展计划（973 计划）

"中医理论体系框架结构研究"项目

咨询专家

（按姓氏笔画排序）

马继兴	王永炎	王庆国	王振国	王新佩	邓中甲
石学敏	朱 江	刘 力	刘长林	刘保延	严世芸
严季澜	李 冀	李振吉	李德新	肖鲁伟	吴勉华
余瀛鳌	张廷模	张伯礼	张学文	张登本	陆广莘
陈凯先	周永学	郑洪新	孟庆云	赵吉平	赵百孝
姚乃礼	贺兴东	顾植山	高学敏	郭子光	黄璐琦
曹洪欣	梁繁荣				

30种现代疾病中医诊治综论

编 委 会

总主编简介

　　潘桂娟，1953 年 4 月出生。中国中医科学院中医基础理论研究所二级研究员，医学博士，中医基础理论专业博士研究生导师、博士后合作导师。享受国务院政府特殊津贴。2013 年国家重点基础研究发展计划（973 计划）"中医理论体系框架结构研究"项目首席科学家。现任国家中医药管理局重点研究室（中医学理论体系结构与内涵研究室）主任，中国中医科学院中医基础理论研究所首席专家；兼任世界中医药学会联合会痰证学专业委员会副会长。曾任中国中医科学院中医基础理论研究所所长（2002～2013），国家中医药管理局中医基础理论重点学科带头人（2003～2021），中国哲学史学会中医哲学专业委员会会长，中国生物医学工程学会理事兼中医药工程分会主任委员，中华中医药学会中医基础理论分会副主任委员等。主持完成国家 973 计划项目、国家科技重大专项、科技部及行业重点项目等多项。

　　自 1987 年以来的主要研究方向及代表著作：①中医学理论体系框架结构与内涵研究（2005 年迄今）：主编"中医学理论体系框架结构研究丛书"（合计 8 部），合作主编《中华医学百科全书·中医药学·中医基础理论》《中医理论现代发展战略研究报告》。②中医历代名家学术研究（2009 年迄今）：主编《中医历代名家学术研究集成》（上、中、下）、"中医历代名家学术研究丛书"（102 种）。③中医痰证诊治理论研究（1993 年迄今）：主编《中医痰病研究与临床》、《中医痰证医论医案集成》（6 册）、"中医痰证学研究丛书"（7 种）。④日本汉方医学史研究（1987 年迄今）：撰著《日本汉方医学》，为国内外第一部系统研究日本汉医起源、兴盛与沉浮的医学史专著。上述著作，有 4 部属于国家重点图书出版规划项目，1 部属于国家重点出版工程项目，3 部获得国家出版基金资助，1 部获中华中医药学会学术著作奖。以第一作者或通讯作者，发表研究方向相关论文 100 余篇。

　　在 2013 年 973 计划项目中，重点负责研究思路与方法的创建、中医学理论体系框架结构的系统研究暨中医学理论概念体系建构。

主编简介

　　邢玉瑞，1959 年 5 月出生。陕西中医药大学二级教授，医学硕士，中医基础理论专业博士研究生导师。现任陕西中医药大学文化文献研究院院长，国家中医药管理局及陕西省重点学科中医基础理论学科带头人。兼任中华中医药学会内经学分会副主任委员、中国哲学史学会中医哲学分会副会长、世界中医药学会联合会中医临床思维专委会副会长、中国中西医结合学会信息学分会副主任委员等。长期从事《黄帝内经》、中医基础理论、中医思维方法、中西医学比较等教学和科研工作。主持国家社会科学基金项目 1 项，参与973 计划项目 2 项。主编"中医基础理论研究丛书"一套 12 部，本人主编《中医概念问题研究》《中医藏象学说的理论研究进展》《中医藏象学说的临床与实验研究进展》《中医病因病机理论研究进展》《中医学的科学文化研究》《中医模型化推理研究》6 部。发表论文 200 余篇。作为第一完成人，获得国家优秀教学成果二等奖 1 项、陕西省优秀教材二等奖 3 项、中华中医药学会学术著作奖 3 项等。在 2013 年度 973 计划项目中，任"常见现代疾病中医诊疗理论的框架结构研究"课题负责人。

　　卢红蓉，1977 年 8 月出生。中国中医科学院中医基础理论研究所研究员，医学博士，中医基础理论专业硕士研究生导师。现任中国中医科学院中医基础理论研究所病因病机研究室副主任。兼任中华中医药学会《内经》专业委员会委员，河北省中医药学会易水学派学术分会副主任委员。主要从事中医病因病机理论及临床应用研究的科研、教学工作。先后主编、参编学术著作 8 部。参编"中医历代名家学术研究丛书"，作为分册主编编著《钱乙》《严用和》。参编《中医病机新论》（副主编）、《中医治则学》（副主编）、《中医历代名家学术研究集成》（编委）、《中国中医科学院建院名医学术思想精粹》（编委），《宋乃光温病学临证心法》（编委）等。发表论文 50 余篇。在 2013 年度 973 计划项目中，任"常见现代疾病中医诊疗理论的框架结构研究"课题子课题负责人。

总　序

适逢国家"十四五"规划开局之年，在实施中国中医科学院"1125 工程"、全面推进做大做强中国中医科学院的关键阶段，欣闻我院中医基础理论研究所潘桂娟研究员，牵头主持编纂的"中医学理论体系框架结构研究丛书"（以下简称"丛书"）即将付梓，我谨表示由衷祝贺和欣慰！

千百年来，中医药学术在中华民族以及其他国家和地区的养生保健、防病治病方面发挥了重要作用。当前，"遵循中医药发展规律，传承精华，守正创新"，已经成为中医药事业发展的主旋律。我一直倡导，要不忘本来，加强中医药文化与理论自信，充分尊重中医药的历史地位，不断强化中医药"道统"思维，巩固中医药主体意识，以正确的世界观和方法论，看待中医药的学术地位和原创性医学科学价值，实现对中医学理论的"文化自觉"。

中国中医科学院中医基础理论研究所，是专门从事中医理论研究的中央级科研院所。近 20 年来，基于国家中医药管理局"中医基础理论"重点学科、"中医学理论体系结构与内涵"重点研究室建设规划，以及 2005 年度国家 973 计划课题研究任务，在中医学理论研究与建设方面取得了卓有成效的进展和成果。2013 年，科技部组织 973 计划"中医理论体系框架研究"项目申报，《项目指南》要求："研究中医理论起源的思想文化及科学基础，分析和揭示中医理论形成与发展的内在规律；研究构建结构合理、层次清晰、概念明确、表述规范，能够指导临床、体现学科内在规律的中医学理论体系框架。"时任中国中医科学院中医基础理论研究所所长潘桂娟研究员，牵头组织国内 8 家高等中医药院校、科研院所参与申报并获得立项。这是新中国成立以来，首次对中医学理论体系开展的规模较大的、系统深入的整理与研究，可谓意义重大，势在必行。

"框架"概念，来自于心理学而拓展于认知语言学。潘桂娟研究员是中医药领域首倡采用框架研究方法，梳理和阐明中医学理论体系的学者。本丛书即是其研究团队在该领域多年思考、探索和实践的重要成果。同时，在项目研究和丛书编撰过程中，还广泛听取了行业内外专家的意见和建议，凝聚了代表性学者的智慧和共识。

本丛书基于"框架研究"的视角，从时间维度梳理中医学理论的学术源流，深入发掘历代文献中具有实践指导性的理论阐述；从空间维度进一步明晰中医学理论体系框架的内在层次与结构。在此思路引导下，丛书通过诠释基本概念、构建概念体系，提取和阐释指导古今临床实践的重要论断，辑录和提要历代典籍中理论意涵深刻的精辟篇章，精选和评介中医诊治现代疾病代表性的理论创见，进而丰富与完善了中医学理论体系的框架结构与内涵，是一部具有较高学术价值的中医学理论研究系列著作。丛书内容既充分反映了中医学理论的原创特色、与时俱进和开放发展，也更加符合现代科学知识体系的表述特征。

中医学理论的"道统"思维非常重要，要梳理其脉络与系统，持续研究和建设贯穿中医思维，切合临床实际，可溯源、可传承、可发展的中医学理论体系。本丛书的编撰完成，体现了中国中医科学院"国家队"的责任与担当，是中国中医科学院在中医学理论传承与创新方面新的标志性成果；有助于培养具有坚定中医信念、深厚中医理论和临床素养的科研、临床和教学人才，对于"继承好、发展好、利用好"中医药具有重要理论贡献，必将在中医药学术发展进程中发挥其独特价值与深远影响！

值此书出版之际，谨此略叙铭感，爰以为序。

中国工程院院士

中国中医科学院院长

2021 年 11 月 16 日　于北京

总　前　言

中医学理论体系，起源于中国原创思维，奠基于长期临床实践；建构于中医经典，发展于历代医家的学术创新。中医学理论体系，充分地展现了中华民族的自然观、生命观、健康观、疾病观；全面地、具体地回答了人类养生保健、防病治病的基本问题，有效地指导了历代医家的临床实践；形成了众多体现原创性与实用性的概念术语、理论命题及相关理论阐释，是中国优秀传统文化与医疗实践相结合的集中体现。

中医学理论体系，是历经长期学术积淀，包含历代医家思想的庞大知识体系。由于种种原因，古今皆缺乏对中医学理论体系的系统化整理与研究。中医学理论体系的整体建设和集成创新研究滞后，不利于对中医学理论内涵、科学价值与思维模式的全面、深刻认知，不利于中医学术界树立"文化自觉"与"理论自信"，进而影响中医理论的健康传承和实际运用，严重制约中医学术自主创新和主体发展，影响中医药在现代卫生保健事业中发挥应有的作用。开展中医学理论体系的系统化深入研究，是实现中医药学术"传承好、发展好、利用好"的基本前提。

中医学理论体系研究，是中国中医科学院中医基础理论研究所 1985 年建所之际确立的主要研究方向。2003 年以来，研究所将中医学理论体系的系统研究与建设，作为本所国家中医药管理局"中医基础理论重点学科"和"中医学理论体系结构与内涵重点研究室"建设规划的主要内容；并基于国家 973 计划课题"中医学理论体系框架结构与内涵研究"（2005～2010）、国家传染病防治科技重大专项"重大传染病中医药应急救治能力建设"（2008～2012）、科技部基础性工作专项子课题"古代医家学术思想与诊疗经验研究"（2009～2014）等重大项目，开展了对中医经典与各家学说、中医学基本理论和临床病证诊治理论的全面系统研究，为后续研究工作的深化与展开，奠定了坚实的研究基础，并开展了方法学的前期探索和实践。

2012 年，科技部组织 973 计划"中医理论体系框架研究"项目申报，时任中国中医科学院中医基础理论研究所所长的潘桂娟研究员，带领陈曦副研究员、张宇鹏副研究员，共同讨论确定了研究目标、拟解决的关键科学问题和主要研究内容，形成项目研究方案；经咨询项目相关学科和领域资深专家，加以修改后，提请项目申报合作单位：北京中医药大学、安徽中医药大学、陕西中医药大学、辽宁中医药大学、成都中医药大学、中国中医科学院针灸研究所和中医临床基础医学研究所等 8 所高等中医药院校和科研机构，进行充分交流和论证；2012 年 3 月参与项目申报，于同年 10 月获得立项，项目名称：中医理论体系框架结构研究。项目设置 6 项课题：①中医理论起源、形成与发展的内在规律研究；②常见现代疾病中医诊疗理论框架结构研究；③中医理论体系框架结构的系统研究（含中医基础理论框架结构研究）；④中医临床各科诊疗理论框架结构研究；⑤中药方剂理论框架结构研究；⑥中医针灸理论框架结构研究。

　　研究团队成员 110 余名，来自中医基础理论、中医诊断学、中医临床基础、中药学、方剂学、针灸学、中医医史文献学科，及中医内科、外科、妇科、儿科、五官科和骨伤科等临床学科。其中，包括国家级重点学科带头人 2 名，国家中医药管理局重点学科带头人 4 名，国家中医药管理局重点研究室主任 2 名。

　　依据《2013 年度国家 973 项目指南》"研究中医理论起源的思想文化及科学基础，分析和揭示中医理论形成与发展的内在规律；研究构建结构合理、层次清晰、概念明确、表述规范，能够指导临床、体现学科内在规律的中医学理论体系框架"的具体要求，本项目拟解决的关键科学问题，是探索并确定中医学理论体系框架结构研究的思路与方法；界定中医学理论体系的基本范畴，构建系统、全面、规范的概念体系，展现中医学理论体系的内在深层结构和主要内涵；全面发掘、系统整理和深入阐释历代中医理论命题与专论，更加突出中医理论思维的原创特色及其指导临床实践的重要作用。通过项目研究，构建符合《指南》要求的中医学理论体系框架，全面、深入地阐明其主要内涵，使中医学理论体系在整体上得到完善，增强系统性和实用性。本项研究，参考古今代表性文献 2316 种。

　　框架，是指人们用来认识和阐释外在客观世界的认知结构。中医学理论体系框架，是对中医理论体系的主要内容，经理性认识提炼后，形成的纲要性表述；反映了中医理论体系各范畴的内在层次、结构与特征，以及各范畴之间的相互关联性和秩序性。项目提出，中医学理论体系的核心观念是气、阴阳、五行，诠释主题是生命认知与健康调护，主体内容是道法、生命、养生、疾病、诊法、辨证、防治、中药、方剂、针灸等基本理论范畴；中医学理论体系框架结构的表现形式是概念体系，命题与专论是对概念体系的支撑与补充。通过本项目研究，比较系统地阐明了中医学理论体系的整体框架、内在结构和丰富内涵。项目还总结了中医理论形成与发展内在规律，阐明了中医思维方式是中医理论得以生生不息的根本，中医经典理论是主导中医理论持续发展的主线，历代医家学者是实现中医理论继承创新的主体，临床实践是中医理论形成发展的源头活水；中医学理论体系形成和发展于开放性的历史进程，充分体现了科学与人文交融的特征。

　　项目提出中医学理论体系框架结构的系统研究思路与方法。以"集成、归真、纳新"为基本原则，充分重视"理论源流研究"和"理论框架研究"的有机结合，对已有理论进行"自上而下"的梳理,对临床实践进行"自下而上"的升华。研究步骤包括:梳理学术源流,界定理论范畴;建立概念体系,诠释基本概念;诠释基本命题,提炼既有专论;明晰框架结构,阐释理论内涵等。

2017 年 11 月,本项目顺利通过科技部组织的专家验收,专家组评价要点:"项目在研究思路方法及研究成果方面具有开创性,对同类研究有示范性,有重要的科学价值。与国内外同类研究比较,本项目的研究思路、方法及其研究成果,均处于本领域的领先水平。……研究形成的中医理论体系框架,能够充分彰显中医学的理论特色、丰富内涵、实践规律和实用价值。"

项目结题验收之后,项目研究团队根据专家建议,转入深化和凝练研究成果,并使之早日出版面世的艰辛工作之中。"中医学理论体系框架结构研究丛书",是项目成果的主要载体,属于"十三五"国家重点出版物出版规划项目。本丛书包括《中医学理论大辞典》《中医学理论命题集成》《中医学理论专论集成》和《30 种现代疾病中医诊治综论》四个系列。前三个系列,承载本项目主体研究成果,阐明了中医学理论体系框架结构与主要内涵;系列四,是对运用中医学理论指导现代临床防治常见疾病实践的归纳与总结。

《中医学理论大辞典》,是古今第一部系统阐明中医学理论体系框架结构、主要内涵与历史发展的大型辞书。全书分为上、中、下三篇。上、中篇采用结构化编排形式,旨在全面、系统地呈现中医学理论体系道法、生命、养生、疾病、诊法、辨证、防治、中药、方剂和针灸等 10 个基本范畴的概念体系。下篇:按照不同历史时期,选择性设置与中医理论历史发展相关的医学人物、学术流派、医学论著、医事机构、医事制度、院校教材、国家标准和国家重点基础研究发展计划(973 计划)中医理论专题等栏目,下设具体条目,旨在全面地阐明中医理论发展的历史进程及主要成就。

《中医学理论命题集成》,是采用结构化编排、系统呈现中医理论重要论断,并阐释其理论内涵及临床运用的工具书。以中医学理论体系 10 个基本范畴为框架,选取中医经典和历代名医大家论著中的理论性论断,加以分类编排和阐释。本书重在阐明中医思维方式、基本原理和诊治思路,对临床实践有具体指导作用。

《中医学理论专论集成》,是集成代表性中医文献中阐释中医理论概念和命题的专门篇章或完整段落,采用结构化编排形成的工具书。本书包含《中医基础理论》《临床诊治理论》《中药方剂理论》《针灸理论》和《养生理论》五个分卷。书中收载了中医经典和历代名家的代表性理论观点及其阐释,按照中医学理论体系基本范畴进行分类,并对所选专论加以提要钩玄,力求要点突出;旨在比较全面地展现中医原创性理论和临床实践特色,以促进其现代理解和应用。

《30 种现代疾病中医诊治综论》,是对中医药治疗 30 种常见现代疾病理论认识的综合集成。书中围绕 30 种现代疾病,选择性收录具有代表性、实用性、创新性的中医临床诊疗观点或学说，分别纳入"诊治纲要""名家心法""医论选要"之中，并加以理论阐释和提要钩玄。旨在反映现代疾病中医诊治实践、理论进展及成果，增强中医临床思维和实践能力，促进中医临床疗效的提高。

自 2022 年起，本丛书将由科学出版社陆续出版。

时值丛书付梓之际，衷心感谢国家中医药管理局副局长、中国中医科学院院长黄璐琦院士，对中医学理论体系的研究与建设，及丛书编撰工作的高度重视与具体指导，并在百忙之中为丛书赐序勉励！

衷心感谢自 2005 年此项研究启动以来，中国中医科学院、中国中医科学院中医基础理论研究所各位领导，给予的关心与指导！

衷心感谢项目主管部门科学技术部基础司原副司长彭以祺先生，国家中医药管理局原副局长、973 计划中医理论专题专家组组长李振吉教授，国家中医药管理局原副局长李大宁先生，中国中医科学院原常务副院长刘保延研究员以及国家中医药管理局科技司、973 计划中医理论专题专家组办公室有关领导，为项目实施各环节的顺利运行，提供学术指导和规范管理！

衷心感谢本项目责任专家及参与项目论证的咨询专家（详见文前"咨询专家"名单），在项目申报、论证、实施、评估、总结、验收，以及丛书编撰过程中，提出宝贵意见和建议！

衷心感谢本项目及各课题承担单位和参加单位，为研究任务实施和丛书编撰提供的条件保障和大力支持！

衷心感谢科学出版社彭斌总经理、中医药分社社长曹丽英编审、编辑鲍燕博士，在丛书选题、策划及出版过程中的专业指导和悉心帮助！

衷心感谢丛书全体编写人员和审订专家，为丛书出版付出的智慧与辛劳！

"不忘本来才能开辟未来，善于继承才能更好创新。"中医学理论体系是中医药学术和事业传承与发展的根本。我们希望通过本丛书的出版，进一步讲清楚中医学理论体系的历史渊源、发展脉络、思维方式、基本理念、原创特色和应用价值，引起行业内外学者、科研、临床和教学人员对中医学理论研究与建设的高度重视和由衷兴趣，让原本沉寂于古今中医文献中的文字活起来，赋予其新的时代内涵、表达形式和应用价值，并不断补充、拓展与完善，持续增强其生命力、影响力和感召力。

限于研究团队精力和学力，书中错误不当之处，在所难免。希冀读者不吝指出，您的意见和建议将会成为我们后续研究工作的路径指引。

"中医学理论体系框架结构研究丛书"编委会

2021 年 11 月 16 日

凡 例

一、《30 种现代疾病中医诊治综论》，是"中医学理论体系框架结构研究丛书"四个系列之一。书中选择中医药治疗有优势或特色的 30 种常见现代疾病，围绕病因病机、证治规律、诊治思路等，全面梳理 1949 年至 2017 年期间，基于每种疾病诊治实践总结并提出的理论认识；选择其中具有代表性、实用性、创新性的观点或学说，加以理论阐释和提要钩玄。

二、本书涉及资料的来源，包括正式发表的中医药诊治现代疾病的临床观察报道、论文、论著、教材、诊疗指南、名老中医临床医案、省部级二等奖以上科技成果等，较为集中地呈现了相关领域近 70 年的主要研究进展。

三、书中对 30 种现代疾病，按内科、儿科、妇科顺序，依次进行编排。包括：冠心病、心律失常、高血压病、脑卒中、慢性支气管炎、支气管哮喘、慢性胃炎、消化性溃疡、溃疡性结肠炎、肝纤维化、慢性肾小球肾炎、IgA 肾病、糖尿病、类风湿关节炎、系统性红斑狼疮、抑郁症、精神分裂症、阿尔茨海默病、慢性乙型肝炎、流行性感冒、病毒性心肌炎、小儿肺炎、小儿哮喘、小儿腹泻、多发性抽动症、功能失调性子宫出血、原发性痛经、不孕症、多囊卵巢综合征、子宫内膜异位症。

四、每种现代疾病的阐述框架，分为"概述（不设标题）""诊治纲要""名家心法""医论选要"四个部分：①"概述"，介绍现代疾病一般知识，并提示临床诊治可参考的中医病证名称。②"诊治纲要"，分为两个方面。"诊疗思路"，论述现代疾病的中医病机和治疗原则；"辨证论治"，以证候类型为目，从临床表现、基本病机、常用治法 3 个方面，扼要论述中医诊治规律。③"名家心法"，精选现代中医名家在现代疾病诊治方面有代表性的新观点，重在展现理、法、方、药各个方面的理论性论断及相关阐释。④"医论选要"，选择中医临床各家有关现代疾病诊治的代表性医论，并加以提要钩玄。

五、参考文献，分"著作"及"论文"两类，列于每种疾病正文之后，以供读者参考。此外，还列有相关省部级二等奖以上部分获奖成果题录。

六、文中药物名称均采用处方名，原文献中使用药物别名者均改为处方名。文中论及的经方只列出方名，自拟方则保留药物组成与剂量。

目 录

冠 心 病

冠状动脉粥样硬化性心脏病（coronary atherosclerotic heart disease）指冠状动脉（冠脉）发生粥样硬化引起管腔狭窄或闭塞，导致心肌缺血缺氧或坏死而引起的心脏病，简称冠心病（coronary heart disease，CHD），也称缺血性心脏病（ischemic heart disease）。

本病多发于 40 岁以上成人，男性发病早于女性，且以脑力劳动者居多，经济发达国家发病率较高；近年来发病呈年轻化趋势，已成为威胁人类健康的主要疾病之一。

由于病理解剖和病理生理变化的不同，冠心病有不同的临床表型。1979 年世界卫生组织曾将之分为五型：①隐匿型或无症状性冠心病；②心绞痛；③心肌梗死；④缺血性心肌病；⑤猝死。近年趋向于根据发病特点和治疗原则不同分为两大类：①慢性冠脉疾病（chronic coronary artery disease，CAD），也称慢性心肌缺血综合征（chronic ischemic syndrome，CIS）；②急性冠状动脉综合征（acute coronary syndrome，ACS）。前者包括稳定型心绞痛、缺血性心肌病和隐匿型冠心病等；后者包括不稳定型心绞痛（unstable angina，UA）、非 ST 段抬高型心肌梗死（non-ST-segment elevation myocardial infarction，NSTEMI）和 ST 段抬高型心肌梗死（ST-segment elevation myocardial infarction，STEMI），也有将冠心病猝死包括在内。

本病的辨证论治，可参考中医学"胸痹心痛"。

一、诊 治 纲 要

（一）诊疗思路

冠心病的发生，与寒邪内侵、饮食失调、情志失节、劳倦内伤、年迈体虚等因素有关。本病多见于中老年人，病位在心，涉及肝、脾、肾、胃诸脏腑。冠心病的主要病机，为心脉痹阻，本虚而标实。本虚有气虚、血虚、阳虚、阴虚，心脉失养，且发病过程中又可阴损及阳，阳损及阴，而表现出气阴两虚、气血双亏、阴阳两虚，甚至阳微阴竭，心阳外越；标实为气滞、血瘀、寒凝、痰阻、热毒等阻遏胸阳，阻滞心脉。其中，慢性稳定型心绞痛的主要病机为气虚血瘀及痰浊痹阻胸阳；不稳定型心绞痛患者中，痰瘀互阻、痰瘀化毒是重要的病机。血瘀贯穿于冠心病发生发展的始终，气虚、气滞、阳虚、阴虚、血虚、寒凝、痰浊、热毒，均可导致血瘀。瘀血内阻，阻碍气机，影响气血津液生化，又可加重本虚标实，使阳、气、阴、血虚者更虚，气滞、血瘀、痰浊实者更实。不同病邪还可相兼为病，如气滞血瘀、寒凝气滞、痰瘀互结等。冠心病早期多为痰阻脉络、胸阳不展；中晚期多为痰浊、血瘀相兼为病。痰瘀互结，痹阻心脉，热邪入侵，或痰瘀湿浊蕴积日久，内生热毒，热毒亢盛，败坏形体，损伤心络，成为危重冠心病发生的重要病机。

本病总属本虚标实之证。辨证治疗时，首先，要辨疼痛发生部位。局限于胸膺部位，多为气滞或血瘀；放射至肩背、咽喉、脘腹，甚至臂膊、手指者，为虚损已显，邪阻已著；胸痛彻背、背痛彻心者，多为寒凝心脉或阳气暴脱。第二，辨疼痛性质。闷痛，是冠心病的临床常见表现，闷重而痛轻，兼见胸胁胀满，善太息，憋气，苔薄白，脉弦者，多属气滞；天阴加重，多唾痰涎，苔腻，脉弦滑或弦数者，属痰浊为患；心胸隐痛而闷，因劳累而发，伴心慌气短乏力，舌淡胖嫩，边有齿痕，脉沉细或结代者，多属心气不足之证。灼痛，兼烦躁气粗，舌红苔黄，脉数有力者，为热邪犯心所致；若胸闷而灼痛阵发，痰稠，苔黄腻，脉弦数，为痰火所致；灼痛兼见心悸，眩晕，五心烦热，口干，盗汗，舌红少津，脉细而数者，属心阴不足，心火内炽，阴虚内热之证。绞痛，遇寒则发，或得冷加剧，伴有畏寒肢冷，舌淡苔白，脉细，为寒凝心脉所致；若绞痛兼见四肢厥冷，脉细欲绝，冷汗如油，则为阳虚暴脱危重之象。此外，剧烈绞痛，也可因劳累过度，七情喜怒，饮食饮酒等因素而诱发，不可皆以为寒邪或虚寒所引起。刺痛固定不移，痛有定处，夜间多发，舌紫暗或有瘀斑、瘀点，脉涩或结代，由心脉瘀滞所致。隐痛时作时止，缠绵不休，动则多发，口干，舌淡红而少苔，脉沉细而数，常为气阴两虚表现。第三，辨疼痛程度。疼痛持续时间短暂，瞬息即逝者多轻，持续不止者多重；若持续数小时，甚至数日不休者，常为重症或危候。一般疼痛发作次数多少，与病情轻重程度呈正比，即偶发者轻，频发者重。但亦有发作次数不多而病情较重的情况，必须结合临床表现，具体分析判断。若疼痛遇劳发作，休息或服药后能缓解者为轻症，若服药后难以缓解者常为危候。

针对本病病机本虚标实，虚实夹杂，发作期以标实为主，缓解期以本虚为主的特点，治疗应以急则治标，缓则治本，补虚泻实为原则。本虚宜补，权衡心之气血阴阳之不足，有无兼见肝、脾、肾之亏虚，调阴阳补气血，尤应重视补益心气之不足；标实当泻，针对气滞、血瘀、寒凝、痰浊、热毒，而理气、活血、温通、化痰、清热解毒，尤重活血通络治法。由于本病发作期虽以标实为主，但常潜藏着本虚；缓解期虽以本虚为主，但亦可兼见邪实。故治疗上当补中寓通，通中寓补，通补兼施，补正而不碍邪，祛邪而不伤正。至于补泻之多少，当根据临床具体情况而定。同时，在冠心病的治疗中，尤其在急性心肌梗死的治疗时，在发病的前三四天内，警惕并预防脱证的发生，对减少死亡率，提高治愈率更为重要。必须辨清证候之顺逆，一旦发现脱证之先兆，如疼痛剧烈，持续不解，四肢厥冷，自汗淋漓，神萎或烦躁，气短喘促，脉或速、或迟、或结、或代、或脉微欲绝等，必须尽早投用益气固脱之品。

（二）辨证论治

综合《中医内科常见病诊疗指南》《中医临床诊疗指南释义》《中西医结合临床内科学》以及名老中医诊治经验等，将冠心病的辨证论治要点概括为以下几个方面。

1. 心血瘀阻证

临床表现：心胸剧痛，如刺如绞，痛有定处；甚则心痛彻背，背痛彻心；或痛引肩背，伴有胸闷心悸；日久不愈，可因暴怒、劳累而加重；面色晦暗，舌质暗红或紫黯，或有瘀斑，苔薄，脉弦涩或促、结、代。

　　基本病机：血行瘀滞，胸阳痹阻，心脉不通，不通则痛。

　　常用治法：活血化瘀，通脉止痛。

2. 寒凝心脉证

　　临床表现：卒然心痛如绞，心痛彻背，背痛彻心，心悸气短，喘不得卧，形寒肢冷，面色苍白，冷汗自出，多因气候骤冷或骤感风寒而发病或加重，苔薄白，脉沉紧或沉细。

　　基本病机：寒邪侵袭，阳气不运，气机痹阻。

　　常用治法：辛温散寒，宣通心阳。

3. 气滞心胸证

　　临床表现：心胸满闷，隐痛阵发，痛无定处，时欲太息，情绪波动时容易诱发或加重；或兼有脘痞胀满，得嗳气或矢气则舒；苔薄或薄腻，脉细弦。

　　基本病机：郁怒伤肝，肝失疏泄，气机阻滞，血行瘀滞。

　　常用治法：调畅气机，活血通络。

4. 痰浊闭阻证

　　临床表现：胸闷重而心痛，痰多气短，倦怠肢重，遇阴雨天易发作或加重；伴有纳呆便溏，口黏恶心，咯吐痰涎，舌体胖大且边有齿痕，苔白腻或白滑，脉滑。

　　基本病机：痰浊内阻，胸阳失展，气机痹阻。

　　常用治法：通阳化浊，豁痰宣痹。

5. 热毒血瘀证

　　临床表现：胸闷胸痛，痛引肩背，心悸，发热，烦躁不安，口渴欲饮，口苦，口气秽臭，小便短黄，大便秘结，舌红苔黄厚腻，脉滑数。

　　基本病机：热毒痹阻心脉，热壅血瘀，损伤心络，热扰心神。

　　常用治法：清热解毒，活血化瘀。

6. 心肾阳虚证

　　临床表现：心悸而痛，胸闷气短，自汗，动则更甚；神倦怯寒，面色㿠白，四肢不温或肿胀，舌质淡胖，苔白或腻，脉沉细迟。

　　基本病机：阳气虚衰，胸阳不振，气机痹阻，血行瘀滞，血脉失于温煦。

　　常用治法：温振心阳，补益阳气。

7. 气阴两虚证

　　临床表现：心胸隐痛，时作时休，胸闷气促，心悸自汗，动则喘息益甚，倦怠懒言，面色少华，舌质淡红，苔薄白，脉虚细缓或结代。

　　基本病机：思虑伤神，劳心过度，损伤心气，耗伤阴血，血瘀心脉。

　　常用治法：益气养阴，活血通脉。

二、名 家 心 法

1. 岳美中

【主题】 胸阳衰微，外因寒气

【释义】 岳美中认为，心绞痛的内因，是机体阳气素虚，肌理疏松，卫阳力量不足，时有厥气上逆；寒气聚于清阳之府的胸中，久留而不去，导致胸阳亦微。一加寒气侵袭的外因，也有的先有寒气侵袭胸阳，皆可使脉管缩蹐而绌急，故心绞痛发作；若频感外寒，则久痛不止，同时有的会形成凝血。因血属阴，气属阳；阳气既微，再加上外在寒气内侵，使血循环不能流畅，血液凝涩，导致血栓血塞的形成。

临床所见冠心病，多为心绞痛，胸闷，心律失常，舌质紫黯。源于心阳式微，或心气不足，而致心脉痹阻，气滞血瘀。胸为清阳之府，心属少阴，体阴而用阳；一有浊阴，则发生胸痹之证。必须采用阳药及通药以廓清阴邪，不可掺杂阴柔滋敛、助长阴邪之品。因证选方，如枳实瓜蒌薤白桂枝汤、变通血府逐瘀汤（归尾、川芎、桂心、瓜蒌、薤白、桔梗、枳壳、红花、桃仁、怀牛膝、柴胡）、苏合香丸等。冠心病逢夏即重者，多呈心部隐痛，渴而多汗，气短神疲，懒于动作，不思饮食，脉弦细迟。缘于心阳本虚，又为暑热夺气、消烁津液，治宜益气养津，李东垣清暑益气汤主之。（岳美中. 心痛、胸痹的探讨[J]. 新中医，1974，6（4）：10-15.）

2. 邢锡波

【主题】 真阴损伤，心失所荣

【释义】 邢锡波认为，冠心病发生，多因真阴损伤过甚，致元神调节功能障碍，机体阴阳平衡失调，代谢功能紊乱。本病由于真阴损伤致心血供奉不足，按照中医学辨证法则，属于虚证范畴。其中，心悸气短、脉虚不整者，则为心阴不足；心气虚损，不能维持自身之阴阳平衡，而心悸动；心气虚则气不足以息，血运过缺，可致脉结代，或缓急不整。治宜育阴养心为主，以扶持自身固有机能，辅以活血通络安神之剂，以畅达血运，潜镇心阳，使心脏有补益修复机会。

治疗时斟酌具体情况，有所侧重，务使立法用药与病情现症相适应。①心阴虚的心绞痛，育阴养心，活血通络，止痛之法治之。选用育阴药时，应择其能滋补真阴，并可强心之品，如玉竹、女贞子、五味子、首乌之类。②心阳虚的心绞痛，补气养心，活血通络，止痛治之。选用黄芪、葛根、桂枝、川芎、灵脂、乌附子、丹参、玉竹、当归、乳香等药。③心阴阳俱虚之心绞痛，宜扶心阳育心阴，养心活血，通络止痛。选用川芎、黄芪、玉竹、五味子、麦冬、元参、桂枝、阿胶、五灵脂、蒲黄等药。（邢锡波. 冠状动脉硬化性心脏病心绞痛的辨证治疗[J]. 天津医药，1975，17（1）：7-10.）

3. 邵念方

【主题】 心气亏虚，心脉痹阻

【释义】 邵念方认为，心气亏虚是冠心病的发病基础。心主血脉，以气为用，因气为血帅，气行则血行。故心气虚弱，帅血无权，才是冠心病最根本的病机所在。病延日久，必然导致心阳衰微。邪实是发病的重要因素,《素问·痹论》曰:"心痹者,脉不通。"在正虚的基础上,因脏腑功能失调所产生的瘀血、痰浊、气滞、寒凝等,积聚胸中,痹阻心脉,是冠心病(胸痹心痛)发病的重要因素。在诸多邪实中,瘀血阻于心脉,络脉不通是中心环节。心气虚是引起心脉瘀阻的常见原因。如《医林改错》中说:"元气既虚,必不能达于血管,血管无气,必停留而瘀。"气滞也必然导致血瘀。如《直指方》中所说:"盖气为血帅也,气行则血行,气滞则血瘀。"痰浊作为继发性的致病因子,具有易行性(痰随气血无处不到)和易聚性(黏滞易聚集成块);阻滞心脉后心血不行,则出现痰阻血瘀,痰瘀互结,心脉不通。寒邪内侵,心脉凝滞收引,使气滞血瘀而脉不通。

在上述理论基础上,创制冠心保丹饮,由保元汤合丹参饮加减而成;药用生黄芪、党参、麦冬、丹参、檀香、砂仁、石菖蒲、炒枣仁、葛根、炙甘草。(邵念方. 中国现代百名中医临床家丛书·邵念方[M]. 北京: 中国中医药出版社, 2006: 136-139.)

4. 颜德馨

【主题】 阳虚为本,瘀血为标

【释义】 颜德馨擅从气血论治冠心病,认为冠心病的基本病机为阳虚血瘀。心居上焦,属阳脏而主阳气;阳气主动,故心脏能不息搏动。心为阳脏,主血脉。若心阳虚弱,鼓动血行无力,势必导致心血不畅,心脉瘀阻。冠心病临床所表现的胸闷心痛、心悸、舌紫、脉涩或结代,以及后期出现的喘促、水肿等,均为瘀血征象;心阳虚、脉不通,是冠心病的基本病机。

治疗上,颜德馨强调"有一分阳气,便有一分生机";根据阳虚程度的轻重,用药有所侧重;轻则用薤白、桂枝以通阳,甚则用附子、干姜温阳。临床多用四逆汤、附子汤、通脉四逆汤等化裁治疗。温运阳气治本的同时,活血化瘀法贯穿始终。临床多取血府逐瘀汤、瓜蒌薤白白酒汤,合苓桂术甘汤、急救四逆汤同用,可收事半功倍之效。(颜乾麟. 颜德馨审机论治冠心病经验[J]. 中国中医药信息杂志, 2009, 16(2): 88-89.)

【主题】 三期动态论治

【释义】 颜德馨主张把冠心病心绞痛分为急性发作期、缓解期和稳定期;根据三期的动态变化,细辨标与本、虚与实、常与变,制订温、通、补三法。①急性发作期,阳虚阴凝是冠心病的主要病机,温运心肾之阳是主要治则。主张用参三七粉、血竭粉各1.5g,和匀吞服,可取速效。还习以六神丸10粒含服,或云南白药保险子2粒吞服,以芳香开窍,求速效止痛之功。②缓解期,以通阳化瘀为主,强调"气血流通",以"通"来防治冠心病心绞痛,是治疗胸痹心痛缓解期的重要特色。③稳定期,强调调补脾胃,喜以健脾胃、益气血之法,常用归脾汤加琥珀、朱砂。如辨证属心阴不足,则用生脉饮、天王补心丹之类。治心痛稳定期心悸怔忡者,习惯使用人参粉1.5g,珍珠粉0.3~0.6g和匀吞服,颇有效验。(魏铁力. 颜德馨教授辨治冠心病的独特经验[J]. 实用中医内科杂志, 1996, 10(1): 1-3.)

5. 冉雪峰

【主题】 痰热内阻,夹有瘀血

【释义】 冉雪峰认为,冠心病心绞痛属中医"卒心痛",病属本虚标实。心绞痛发作频繁者,主张先通后补,先治标定痛,后治本固虚。由于冠心病患者合并高血压的很多,又多为中、老年人,吸烟者也多;除有心痛、胸闷症状外,常兼有口干、口苦、舌燥,大便干,舌质紫暗，舌苔黄腻，脉弦劲或滞涩等表现。辨证多为"痰热内阻，夹有瘀血"。

治疗上，冉雪峰每以小陷胸汤合活血通脉剂先治其标。常用药有：全瓜蒌、京半夏、川黄连、枳实、制没药、当归须、川郁金、石菖蒲、琥珀末等。好转后，再加用当归、丹参以养血活血，并加重药量，分阶段论治。冉雪峰以小陷胸汤合四妙勇安汤，治疗心绞痛热象偏重者，效果也较好。小陷胸汤由瓜蒌、半夏、黄连组成，有清热化痰、宽胸散结之功。本方去黄连加薤白为瓜蒌薤白半夏汤，能"宣痹通阳，温化痰饮"，用于心痛兼有恶心，胃脘不适，苔白腻者较适合，与小陷胸汤的适应证迥异。（史宇广，单书健. 当代名医临证精华·冠心病专辑[M]. 北京：中医古籍出版社，1988：222-223.）

6. 赵冠英

【主题】　本在心肾，以肾为根，标在血脉

【释义】　冠心病以四十岁以上中年人居多，五十岁左右达高峰。赵冠英认为，这种规律与人体衰老密切相关，而人体衰老与肾脏关系极为密切。冠心病乃本虚标实，本在心肾，又以肾为根；标在血脉，且与气血有着密切关系。许多冠心病患者，存在着不同程度的肾虚症状，如腰酸腿软，耳鸣耳聋，脱发健忘，遗精阳痿，畏寒肢冷，便溏溲清，自汗气短，失眠盗汗，脉尺弱等。肾气虚，心阳失去肾阳之温煦，血脉失养；肾气虚，脾阳失肾阳之温煦，痰浊内生，阻塞心脉，均可引发心痛。同时，还认为本病的发生，与气血也有密切关系，心气的强弱，气血的盛衰，都可影响血液在脉管中的运行。若心脉瘀阻，心失血养，可导致心绞痛；而心脉瘀阻，心失充足的血液滋养，久之可致心气更加虚衰，损伤心阳，使心阳更加不足，加重血瘀凝涩，使心绞痛加重，不通则痛。

在治疗上，强调治本。心肾阳气亏虚是根本，气滞、血瘀、痰浊、寒凝等为标。因此，重视温阳益气，同时注意随证加减。故常选熟附片、黄芪、人参（或党参）、桂枝、白术、补骨脂、鹿角、仙灵脾、刺五加、麦冬、五味子、炙甘草等品。其中，麦冬、五味子固气敛阴，又能反佐桂、附，使其温而不燥，共奏温阳益气之功。在治本的同时，常常随证加减以治标证。（王发渭，王雄. 赵冠英老中医治疗冠心病的经验. 陕西中医，1987，8（1）：1-2.）

7. 任继学

【主题】　邪毒伏于心脉，因外邪、烦劳等诱发

【释义】　任继学认为，厥心痛、真心痛相当于西医学的"冠心病"，多见于中年以上患者。因邪毒伏于心脉，复受外邪、烦劳等因素诱发。伏邪产生主要有以下几种：①饮食、劳逸失度，脾胃有伤，中焦升降功能失常。尤其是久食膏脂肥腻之品，腐化为脂液，久则蓄毒自生。毒邪内伏，脉道瘀窄，血气通畅不利而发病。②情志失调，喜怒不节，引发气机阻滞，五脏气机不畅，以致五脏失和，气化功能失调，气血运行不利，津液循行受阻；生瘀生痰，痰瘀互阻，毒自内生，邪伏心脉。③先天禀赋不足，遗有父母先天之邪毒，此邪毒将植于脏腑经络。邪伏经脉，复因风寒外犯、暑湿入侵、情志过激、劳作太甚、饮酒过度，造成心内外之经络、孙络、缠络、横络、血脉、毛脉发生阻滞，津血、清气循行出现障碍，或呈现拘急状态；造成心缺精血之滋润，乏清气之温养，神气郁滞不展，清气不得入，浊气不得出，即发生心绞痛。重则在上述病理作用下，迫使营气不能顺行脉中，反而逆行于脉外，陷于心肌之腠理。故血滞痰结，阳郁毒生，而使心肌受害，即出现心肌梗死，即中医的真心痛。（任继学. 伏邪探微[J]. 长春

中医学院学报，2005，21（1）：4-7.）

8. 张琪

【主题】 心气虚为病之本，痰浊瘀血为病之标

【释义】 张琪认为，冠心病的病机特点，是本虚标实，心阳鼓动无力，心气不能正常推动血液运行为病之本；瘀血、痰浊、水饮等病理产物阻滞为病之标。临床单纯血瘀证却并不多见，往往与痰浊、气滞、气虚等情况交互为患。因此，在治疗上不能仅仅注重活血化瘀。活血化瘀可迅速起效于一时，但不可过久服用。应在用活血化瘀药症状缓解后，再根据临床辨证的不同，采用益心气、温心阳等治法，同时适当佐以活血化瘀。其治疗冠心病分为八法：①益气通阳宣痹：适用于胸阳不振，寒湿痹阻证；方用《金匮》瓜蒌薤白半夏汤加减。②益气活血化瘀：适用于气虚血瘀证；方药：黄芪 50g，人参 15g，红花 15g，桃仁 15g（捣），川芎 15g，葛根 20g，丹参 20g，麦冬 15g，五味子 15g。③理气活血化瘀：适用于气滞血瘀证，方用血府逐瘀汤加减。④理气和胃化痰：适用于痰湿阻络证，方用温胆汤合生脉散加减。⑤益气滋阴通络：适用于气阴两虚、络脉瘀阻证；方药：红参 15g，麦冬 20g，生地 25g，玉竹 15g，五味子 10g，沙参 20g，丹皮 15g，丹参 15g，瓜蒌 20g，川楝 20g。⑥滋阴潜阳平肝：适用于阴虚阳亢证；方药：钩藤 20g，草决明 20g，牛膝 15g，黄芩 15g，玉竹 15g，甘菊 15g，元参 20g，生牡蛎 25g，生地 20g，生赭石 25g，白芍 25g，珍珠母 30g。⑦滋阴温阳补肾：适用于心肾阴阳两虚证，方用地黄饮子加减。⑧疏肝泻热化痰：适用于肝郁化热、痰湿中阻证；方药：柴胡 20g，生龙牡各 20g，大黄 20g（后下），桂枝 15g，党参 20g，远志 15g，生地 20g，甘草 10g。（张琪. 临床经验集[M]. 哈尔滨：黑龙江科学技术出版社，1984：28//于年福，张佩清. 著名老中医张琪治疗冠心病的经验[J]. 黑龙江中医药，1987，16（6）：1-3.）

9. 廖家桢

【主题】 气虚为本，血瘀为标

【释义】 廖家桢认为，冠心病心绞痛的基本病机，是气虚血瘀，气虚为本，血瘀为标。气主血脉，气行血行。血液在脉管中保持正常的运行，依靠气的推动和统摄。气影响血的正常运行，有两种可能，一是气滞，一是气虚，两者皆可导致血瘀。前者为实证，后者为虚证。气虚引起血瘀，血瘀影响气的流畅，而致心脉瘀滞，引起疼痛及舌质紫黯。心绞痛患者，多有疲乏，气短，胸闷，自汗，心悸，脉弦细或结代，部分病例舌胖淡有齿痕。因此，冠心病基本治则应是益气活血。益气常用党参、黄芪、黄精，活血常用赤芍、丹参、川芎、益母草、红花等。在气虚血瘀的基础上，还可见到痰浊、寒凝、气滞、阳亢、阴虚、阳虚等不同兼证，因人因时而异，当辨证论治。冠心病的病机特点，归纳起来是两个方面：一是正虚——气虚、阴虚、阳虚，而多数以心气虚为主；一是邪实——血瘀、痰浊、寒凝、阳亢，而血瘀是普遍存在的病理特点。多数冠心病，可以把"益气活血"作为基本治则，以补为通，以通为补，通补并用。在组方时，可选用二三味补气药，三四味活血药；以此为底方，再根据兼证不同而加减选用其他药物。在具体用药时，要注意补中兼通，通中有补，调和阴阳，脏腑相关等用药准则。补而不通则气壅，气壅则将助其阻塞。（廖家桢. 简述冠心病心绞痛的辨证论治[J]. 北京医学，1980，2（1）：45-46.）

10. 陈可冀

【主题】　心脉瘀滞，不通则痛

【释义】　陈可冀等将冠心病的主要病理环节，如血栓形成、血小板活化、血管狭窄、痉挛等和血瘀证联系起来，认识冠心病发生的中医病因病机。认为冠心病无论虚实，"心血脉瘀滞，不通则痛"，总是其病因病机的一个重要方面。并首先倡导用活血化瘀方药，治疗冠心病心绞痛、心肌梗死，临床疗效较传统的宣痹通阳法有了明显提高。并从血液生物流变学、血小板功能、细胞生物活性因子、基因蛋白表达的分子水平，揭示了活血化瘀方药治疗冠心病的作用机制，使活血化瘀成为现代中医临床治疗冠心病的主流和首选疗法。

冠心病（心绞痛、心肌梗死）都有血瘀，即使是冠脉介入术后，患者血瘀表现仍然存在，而且气虚加重。血瘀是广义的，除包括离经之血外，尚包括脏腑经络人体各部位的血液停滞、瘀塞不通、血脉不通、血不循经等广泛的病理性改变。血瘀，被认为是冠心病实证中最常见的证候要素。因此，活血化瘀是治疗的关键，是现代中医临床治疗冠心病的主流和首选疗法。（陈可冀，李连达，翁维良. 血瘀证与活血化瘀研究[J]. 中西医结合心脑血管病杂志，2005，3（1）：1-2.）

11. 丁书文

【主题】　毒瘀痰火，胶结壅滞

【释义】　丁书文认为，冠心病的发生与内生热毒密切相关。内生热毒来源于五志化火、脾胃蕴热、内生之邪蕴积化热等几个方面。一是精神情志的刺激，可影响机体阴阳、气血和脏腑生理的平衡，造成气机郁结，气郁久则从阳而化热，因之火热内生，此即"五志之火"。二是饮食过饱或嗜食烟酒辛辣、肥甘厚味，均可使脾胃积热，蕴热化火。三是在既往基础疾病的基础上，人体内脂毒、糖毒、浊毒、瘀毒、痰毒等蓄积蕴结，日久不解，变生热毒。热毒内生，邪气亢盛，败坏形体，损伤心及心络，灼津为痰，壅遏气血致瘀，痰瘀蕴阻化火成毒，互生互衍，导致冠心病的发生发展；并具有病变复杂、骤发性烈、凶险善变、虚实夹杂、顽固难愈等毒邪致病的特点。

因此，活血解毒法是近年来治疗难治性心绞痛、急性冠脉综合征、心肌梗死、难治性心衰等的重要治法。对于热毒的治疗，可分为三类：①清与解：清热解毒，苦寒直折，适用于在上、在内之热毒，方选黄连解毒汤、葛根芩连汤等。②排与泄：即排毒泻热，使邪有出路，适用于在内、在下焦热毒之邪。利尿通便或清解郁热，方选凉膈散、升降散等。③另外，还可通过辨证使用理气、化瘀、化痰之法，祛除热毒滋生之源，以增强清热解毒的效果。（丁书文，王晓，李运仑. 热毒学说在心系疾病中的构建与应用[J]. 山东中医药大学学报，2004，28（61）：413-416. //丁书文，李晓. 试论益气活血解毒是治疗冠心病的基本大法[J]. 中华中医药杂志，2012，27（12）：3141-3144.）

12. 张伯礼

【主题】　痰瘀互结，痰瘀同病

【释义】　张伯礼认为，除血瘀外，痰浊是冠心病发病的另一个重要因素。痰是津液不化的病理产物，瘀是血运不畅或离经之血着而不去的病理表现。津液和血都来源于饮食之精气，从痰、瘀生成来源讲，痰、瘀同源而异物，同为阴邪，可相互促进、相互滋生。因而，二者容易相互胶结，相互影响。

瘀血阻脉，则影响津液的运行敷布，津液凝聚而为痰浊。痰浊壅塞脉道，又进一步影响血液运行，而使瘀血加重。瘀血阻滞、痰浊壅塞或痰瘀互结，均可使脉管痹阻，而发生心痛。痰瘀相关、痰瘀同病，是冠心病中、后期重要的病机因素。此外，痰瘀互生，酿生浊毒，是一个病理过程；痰瘀壅积黏结，久则酿生浊毒，随气升降，无处不到，亦可深伏结滞络脉为害。在这个病理过程中，浊和毒尚有深浅轻重之分，浊较轻浅，为毒之先；毒邪较重，为浊之渐深而成。治浊当早，以防渐深。颜面垢污，舌苔黏浊，溲浑不利，便滞不爽，皆浊之征象。（谢伟，康立源，王硕，等. 张伯礼治疗冠心病经验[J]. 中医杂志，2011，52（18）：1539-1541.）

13. 史载祥

【主题】　胸中大气下陷，肾中阴阳两虚

【释义】　史载祥在继承前人理论的基础上，根据冠心病的病证特点，提出冠心病心绞痛的病机主要分为虚、实两端：一是"不通则痛"，为胸中大气下陷，不能推动气血津液运行，痰浊瘀血痹阻心脉所致；二是"不荣则痛"，为肾中阴阳两虚，不能温养奇经八脉，血不养心所致。

冠心病的病机特点是本虚标实。在临床上，不稳定型心绞痛以标实为主，为寒邪、瘀血、痰浊等实邪阻滞心脉，引起气血运行不畅，不通则痛；故治疗急当豁痰化瘀，温通祛邪；稳定型心绞痛以本虚为主，表现为大气下陷、气阴两虚、阴阳两虚等；故治疗当扶正培本为主，兼以活血祛瘀。急（如不稳定型心绞痛）则治其标，以辛香温通，豁痰祛瘀；常用瓜蒌薤白半夏汤合冠心Ⅱ号方加减。缓（如稳定型心绞痛或冠状动脉支架术后）则治其本，益气升陷，活血祛瘀；自拟升解通瘀汤（由黄芪、党参、知母、山萸肉、桔梗、升麻、柴胡、三棱、益母草组成）。此方乃升陷汤加党参、山萸肉、三棱、益母草而成，适合于大气下陷，气阴不足，络脉瘀滞；症见胸闷胸痛，气短乏力，或兼下肢水肿，舌淡暗质嫩或舌紫，脉沉弱，左寸尤甚。对难治性心绞痛非常有效，对冠心病介入或搭桥术后患者亦很常用。（李春岩. 史载祥教授从虚实两端辨治冠心病心绞痛经验. 中华中医药杂志，2014，29（10）：3157-3159.）

14. 潘澄濂

【主题】　首辨虚实，再辨脏腑，活血必须理气

【释义】　潘澄濂认为，冠心病首先要辨明虚和实的主次。虚和实是相对的，在一定情况下，二者的主次可相互转化。心绞痛在发作的阶段，瘀凝气阻占优势，以邪实为主，正虚为次；当心绞痛消失，症状缓解时，则以气血失调的正虚为主，而邪实为次。此时尚有心悸善惊等症，心气亏损未复，乃改投养心汤加减，继续调理。冠心病的病变类型不是固定不变的，除要辨明虚和实的主次，同时还须结合脏腑辨证，明确脏腑之间的相互影响，审证求因。

中医对冠心病的治疗，虽不外乎化瘀活血、蠲痰宣痹、通阳理气、补虚扶正等法，但必须在辨明脏腑气血虚实的基础上，分别主次缓急，适当选择，灵活运用，始能达到治疗的目的。化瘀活血法，是治疗冠心病的基本方法。气为血帅，活血必须理气，即使对那些心痛症状已经缓解，或如隐性冠心病心痛症状不很明显，虽主以补气或养阴，而活血理气之药，仍要适当加入，不可纯以滋补，不顾其标。（潘澄濂. 潘澄濂医论集[M]. 北京：人民卫生出版社，1981：151-152.）

15. 奚凤霖

【主题】 心肾相关，重视温肾

【释义】 奚凤霖认为，心肾关系密切，当冠心病发生心绞痛时，此时病机应为心阳衰弱而致血脉不通；一脏病变常与他脏有着联系，而人体内脏是相互依存和相互制约的。在本病发展过程和合并诸症中，往往肾的病变尤为显著和反复出现。联系到"心"与"肾"的关系，认为肾的阴阳变化所引起的不平衡，可能是导致本病的一个重要原因。由此可知，心阳衰弱能引起血脉瘀浊痹阻而导致发病，并始终存在于本病发展的过程之中。鉴于肾阳虚的症情在本病发展过程中的特征，不难推测"心阳"之所以衰弱，是基于肾阳虚这一基础上的。肾阳衰弱时，同样也可引起脾阳的不足，而致脾失运化，不能化生精微，痰浊形成，瘀阻血脉。阳虚病型中，心、脾、肾三经的关系互相影响，可形成本病发展中的恶性循环。但因肾为根本，故改善和恢复肾阳衰弱，就成为一个重要环节。（奚凤霖. 奚凤霖医论医案集[M]. 北京：中国中医药出版社，2013：57.）

16. 秦伯未

【主题】 治本当养血扶阳

【释义】 秦伯未根据《内经》"厥心痛""真心痛"之旨，认为心绞痛的发病机制主要是气血不利；本病的治疗原则应该是养血扶阳，此为治本之法。临证以复脉汤作为基本方治疗心绞痛，用生地、麦冬、阿胶养心血，人参、桂枝扶心阳以合心痛病机；若伴心悸多汗，睡眠不安，可参用养心汤和归脾汤，但不可以养血安神为主治；若疼痛为主，可从活血祛瘀施治，以丹参饮为主方，还可用手拈散等行瘀止痛。另当观察外因与其他内脏等关系，根据具体情况使用舒肺气、调胃气、益肾气、疏肝气、祛寒等方法。具体治法如下：①养心血：包括和血、活血，以养血为主，佐以和血。常用当归、丹参、生熟地、麦冬、阿胶、龙眼肉、红枣等。②扶心阳：常用党参、桂枝、炙甘草。③行心血：常用藏红花。④通心阳：宜用细辛。⑤舒肺气：药用旋覆花、广郁金、檀香。⑥和胃气：和胃调中药用枳壳、砂仁、陈皮，辛滑通阳用薤白、瓜蒌。⑦滋肾气：本病的巩固阶段需滋补肾气，药如生熟地、山萸肉。⑧疏肝气：药如香附。⑨祛寒：以扶阳通阳为主，药如桂枝、细辛。⑩安神：药如枣仁、远志、茯神、龙齿。⑪止汗：药如浮小麦、枣仁，不必固涩。⑫本病常引起肩胛、手臂疼痛，此与手少阴脉有关，药如草红花；不宜用辛温祛风湿药。（王道瑞. 试论秦伯未先生的学术经验. 黑龙江中医药，1988，31（1）：1-4.）

17. 高辉远

【主题】 通心阳，益心气，养心血，调营卫

【释义】 高辉远认为，心脏具有主神志、主阳气、主血脉等生理功能。以冠心病而论，乃是一种老年性由"损"所致的"虚"证。或者心阳不足，或者心气虚弱，或者心血失养，或者营卫失调。有一于此，均可使心痛发作，或心悸怔忡。因此，治疗时以"通心阳，益心气，养心血，调营卫"为大法。自拟"养心定志汤"（基本方：太子参10g，茯苓10g，菖蒲10g，远志10g，桂枝10g，甘草5g，浮小麦15g，大枣5枚，川芎10g，龙骨10g，元胡10g）治疗冠心病。另外，冠心病所表现的证候，乃本虚标实之为病。其病有新久，虚中有实，证有兼杂，

因此不主张长期应用活血化瘀方药；须按照辨证施治的原则，将理法方药融为一体。他临证辨治冠心病主要有八法，即宁心缓肝法、通阳宣痹法、养心温胆法、滋阴潜阳法、清热宽胸法、行气活血法、调和营卫法、温阳益气法等。（于有山，王发渭，薛长连，等. 中国百年百名中医临床家丛书·高辉远[M]. 北京：中国中医药出版社，2004：27-30. // 王发渭，于有山. 高辉远论治冠心病经验撷菁[J]. 河南中医，1994，14（4）：227-228.）

18. 张镜人

【主题】 阳虚痰阻，通阳与化痰并重

【释义】 张镜人认为，冠心病病机为阳虚，阳虚则温运无力，痰浊凝聚，阴霾气滞，血络泣涩；因而，症见心前区窒闷疼痛，短气不足以息。反之，湿痰内侵，堵蔽心阳，心气失宣，亦会影响血行，产生如上症状。浊痰夹瘀阻络，意味着冠状动脉的脂质沉积与浸润。心阳及心气痹塞，营血运行不利，意味着冠状循环血液供应障碍，心肌缺血缺氧。湿痰愈甚，阳气愈损，阳气愈衰，湿痰愈盛，二者之间起了连锁的病理反应。所以，《金匮要略》治疗胸痹的方药，通阳与化痰并重。

冠心病患者不是偏于痰湿，就是偏于痰热。痰湿偏重的病例，大多体质肥胖，血脂增高。痰湿潴留，其气必滞，以胸闷为主。痰热偏重的病例，大多有高血压病史；痰热胶固，络损血瘀，以心前区刺痛或绞痛为主。心阳与心气的痹滞，和痰湿、痰热有关。因此，除了心肌梗死出现亡阴亡阳的虚竭病证外，滋腻养阴和甘温补气两非所宜。而化痰的方法，则应贯彻于整个治疗过程。痰湿投以半夏、陈皮、茯苓，痰热投以瓜蒌、杏仁、枳壳。宣痹理气，活血化瘀，均为"急则治其标"的方法。按照"治病必求其本"的更高标准，可从健脾、调肝、和营、软坚、通络的途径，选用治本的药物。这对预防冠心病的发生与发展，具有重要意义。（张镜人. 中国百年百名中医临床家丛书·张镜人[M]. 北京：中国中医药出版社，2001：127.）

19. 李斯炽

【主题】 补阴顾阳，补阳扩阴；补中兼通，通而勿耗

【释义】 李斯炽认为，冠心病所伴发的心绞痛，瘀血者固为多见，但阴阳气血亏虚及气滞痰阻者亦属不少；若概以逐瘀之法，则不能完全切中病情。治疗原则是：以扶正为主，使正气日充，则正能抗邪；在扶正的基础上，再加祛邪之品；祛邪亦当顾正，适可而止。祛痰不宜用峻剂，如温胆汤、瓜蒌薤白半夏汤之类即可；逐瘀不宜用猛剂，如丹参、当归、郁金、鸡血藤、琥珀之类即可。用药原则：①补阴顾阳，补阳护阴。如山萸肉、菟丝子、五味子、淫羊藿等，既可补阳，又兼护阴；当归、熟地、枸杞、龙眼肉等，既补阴血，又兼顾阳气；龙骨、牡蛎，育阴潜阳，摄纳精气，也可起到阴阳两补的作用。②补中兼通，通而勿耗。本病以正虚邪实多见，故应以补为主，以通为辅。补应随其阴阳气血之偏虚而分别补之，通则应多选通而不耗正气之药，如刺蒺藜、丹皮、金铃炭、瓜蒌、茯苓、茯神、泽泻等，其他如广木香、郁金、厚朴、香附等亦可选用；薤白、石菖蒲、桂枝等温通之力较强，用量宜轻。李斯炽治疗心痛，常兼治肝肾，尤以兼治肾脏为多，认为久患心痛者治肾更为必要。心痛常伴消化道症状，以心痛为主伴有脾胃症状者，治心痛为主，兼治脾胃；以脾胃症状为主，或先有脾胃症状，后波及心脏而发为心痛者，治脾胃为主，兼治心脏。（李斯炽，李克淦. 治疗心痛的经验体会[J]. 新医药学杂志，1979，29（1）：5-7.）

20. 郭士魁

【主题】　以通为补，以通为主

【释义】　郭士魁认为，在中医学文献中虽然没有冠心病的病名，但有类似症候的记载，《黄帝内经》称之为真心痛，《金匮要略》称为"胸痹心痛"。真心痛以气虚为主，因气虚而致血脉瘀阻；胸痹心痛乃"本虚标实"，不仅正气虚，而且血瘀痰浊盛。故治疗"真心痛"重在益气，以参、芪为主佐以活血，自拟益气活血汤用于临床。

治疗胸痹心痛，务必区分虚实标本缓急，"以通为补"。常选用活血化瘀、芳香温通、宣痹通阳诸治则。"以通为补""以通为主"，这是治疗冠心病、心绞痛的主导思想。按照中医的看法，"不通则痛，痛则不通"；心绞痛主要表现为"痛"，痛因"不通"；而不通主要因为"气滞血瘀"和"胸阳不振"。故主要治则是"活血化瘀"与"芳香温通"，并确立了冠通汤、冠心Ⅰ号、冠心Ⅱ号，心痛丸、宽胸丸等治疗冠心病的方剂。（郭士魁. 在研究防治冠心病的道路上[J]. 山东中医学院学报，1981：5（4）：1-3.）

21. 蒲辅周

【主题】　以补为主，以通为用，活血顺气

【释义】　蒲辅周认为，冠心病属虚证而非实证，病因是"心气不足，营气不周"，病位在心。根据"损其心者，调其营卫"的原则，以补为主，以通为用，"通心气，调营卫"；治疗心痛，重视活血顺气，反对破血攻气。主用两和散（人参、丹参、鸡血藤、血竭或藏红花、琥珀、石菖蒲、炒没药、香附、远志肉、茯神），通补兼施。（薛伯寿. 继承心悟蒲辅周学术医疗经验[M]. 北京：人民卫生出版社，2000：161-162.）

22. 周次清

【主题】　祛邪为主，扶正为次，以通为补

【释义】　周次清认为，阴阳失调、气血失和，为冠心病之本；气滞、血瘀、痰阻、寒凝，为病之标；辨证上，强调明甄虚实，分清标本，着眼整体，重视局部；治疗上主张心绞痛以祛邪为主，扶正为次，以通为补。

主要的治疗方法有以下几种：①调畅气机法：适应于肝气郁结或中气郁滞者。常用药物：疏肝气用柴胡、香附、枳壳；理中气用木香、厚朴、沉香。常用方剂：疏肝气用柴胡疏肝散、枳壳煮散加减。②活血化瘀法：适用于心血瘀阻，心脉痹塞不通者。常用药物：瘀血较轻者，用川芎、赤芍、丹参；瘀血较重者，用桃仁、红花、莪术、大黄；活血止痛，常用延胡索、细辛、乳香、没药。常用方剂：一般血瘀，用通窍活血汤加减；血瘀气滞者，用手拈散或拈痛丸加减；血瘀兼寒者，用《景岳全书》胜金散加减；气虚不能行血者，用补阳还五汤加减。③化痰泄浊法：适用于痰浊中阻，胸阳不宣者。常用药物：瓜蒌、半夏、前胡、茯苓、陈皮、石菖蒲。症见胸闷胸痛，或胸痛彻背，喘息咳唾，舌苔白腻，脉沉弦者，用瓜蒌薤白半夏汤加减；胸闷胸痛，心悸眩晕，虚烦不得眠者，用温胆汤加减。④温经散寒法：适用于寒邪内侵，阳气困遏，心脉痹阻者。常用药物：良姜、干姜、细辛、炮附子、桂枝、荜拨。常用方剂：一般用二姜丸加味；寒证较明显者，用乌头赤石脂丸加减；寒凝血滞者、用附姜归桂汤。（高洪春. 周次清治疗冠心病的经验[J]. 山东中医学院学报，1994，18（2）：116-118.）

23. 赵锡武

【主题】 冠心病证治六法

【释义】 赵锡武认为，冠心病是一种因虚致实、本虚标实的病证；治疗时，必须根据其本质，仔细辨别孰虚孰实，然后确定攻补大法；或以补为通，或以通为补，或通补兼施；务必做到补而不使其壅，通而不伤其正。

赵锡武常用治疗冠心病六法为：①通阳宣痹法。胸痹心阳不宣，是由于血脉痹滞；通阳可以宣痹，宣痹也可以通阳；故可以瓜蒌薤白半夏汤、瓜蒌薤白白酒汤为主方。②心胃同治法。心与胃相互依赖，互为影响。胸痹胸中气塞、短气，证偏于实者，可用橘皮枳实生姜汤加减；证偏于虚者，以人参汤加味。③补气养血法。胸痹脉虚，病久正气虚衰者，可合用当归补血汤加味。④扶阳抑阴法。胸痹心阳虚微者，可用薏苡附子散；四肢厥逆、脉微者，可加用四逆汤；阳虚畏寒者，加用附子汤；寒甚者，加桂枝、细辛温通心阳，鼓舞阳气。⑤活血行气法。出现浮肿者，多为滞寒淤积，可合用当归芍药散，也可加用郁金、参苏饮；若心阳衰所致浮肿，可以真武汤合治水之法；如有胸痹心痛，可合用瓜蒌薤白半夏汤。⑥补肾养肝法。乙癸同源，肝肾互用。病见脉弦细无力、胸闷头晕、耳鸣、腰酸、腿软、少寐、血压高者，可以瓜蒌薤白半夏汤合杞菊地黄汤加杜仲、生石决明等镇肝之品；如肾阳衰微者，表现畏寒肢冷、脉微者，可用附桂八味丸加鹿角胶、巴戟、仙茅等滋补肾阳。（朱邦贤. 赵锡武冠心病证治六法举要[J]. 上海中医药杂志，1998：44（6）：2-5.）

24. 邓铁涛

【主题】 补气、化痰、通瘀

【释义】 邓铁涛认为，冠心病以胸闷，心痛，短气为主，同时兼有心悸，眩晕，肢麻疲乏等不适；气虚证候较为突出，正气虚于内，痰瘀阻于中。正虚（心气虚和心阴虚）是冠心病的内因——为本，痰与瘀是本病继续发展的因素——为标。前者属虚，后者属实。冠心病是一个本虚标实之证，而气虚、阴虚、痰浊、血瘀，构成了冠心病病机的四个主要环节。

因此，在辨证治疗上，宜以通为补，通补兼施；补气、化痰、通瘀，为冠心病的治疗原则。补益心气重在健脾。此外，脾胃健运则湿不聚，痰难成，亦为除痰打下基础。除痰法，是冠心病治疗中的一种通法，是针对标实而设的。通过除痰可以通阳，有利于心阳的恢复，这又有寓补于通之意。补法与通法，是治疗冠心病不可分割的两大法则。临床使用，先通后补，或先补后通；通多补少，或补多通少；或通补兼施，均应根据冠心病的各个类型，视具体情况权衡而定。（林晓忠，吴焕林，严夏，等. 邓铁涛老师调脾护心法治疗冠心病临床经验总结[J]. 中国医药学报，2002，17（1）：40-43.）

25. 路志正

【主题】 调理脾胃治胸痹

【释义】 路志正认为，胸痹病虽有虚实寒热之分、在气在血之异；然胸中阳气虚衰，邪气乘虚入侵阳位，痹阻气机，则是共同的发病机理。胸中阳气，又名宗气，是心、肺二脏功能的总概括。宗气的强弱，与脾胃的健运与否有直接关系。脾胃为水谷之海、气血生化之源、气机升降之枢纽。若脾胃一衰，则百脉失养，诸病丛生。心肺虽居上焦，实赖脾胃之健运，脾胃为宗气之源。若肥甘无度，饥饱不调，情志过极，劳逸过度，致使脾胃损伤；气虚无以上奉则宗气匮乏，久则心阳虚衰；血亏无以灌注，则血脉不充，脉道滞涩，久则脉络不通。脾主运化，脾虚不运，则湿浊中阻，积久生痰。湿浊上蕴胸中，则胸阳不展；痰浊上逆，阻滞血脉，则痹塞不通。中阳虚弱则寒自内生，与外寒内外合邪，上犯心君，则胸阳痹阻，心脉不通，于是本虚标实之胸痹生焉。

治疗胸痹，除从心肺着眼外，还应追根溯源，从导致胸阳痹阻的根本——脾胃功能失调入手……气虚不运者，当健脾胃、补中气，中气盛则宗气自旺；血亏不荣者，当调脾胃、助运化，脾运健则营血自丰；湿蕴者，当芳香化浊，湿祛则胸阳自展；痰阻者，当健脾化痰，痰消则血脉自通；中焦虚寒者，当温中散寒，寒散则阳气自运，营血畅行。（路志正. 调理脾胃法在胸痹治疗中的运用[J]. 北京中医，1988，7（2）：5-7.）

26. 盛国荣

【主题】 调养气机，通畅运化为先导

【释义】 盛国荣诊治本病"以气为主，以血为辅"，认为气化正常则血液运行调和，诸如血瘀、痰浊、寒凝……之所以能导致本病，乃因其气运化不畅，气滞则血瘀，气郁则痰结，气虚则寒凝，气有余便是火；气为血帅，气血运行受阻，不通则痛，而产生冠心病特有的心绞痛；心阳不舒，则感到闷痛等一系列临床症状。也由于气血运行受阻，而致脏腑滋养失调，而产生心悸、心慌、怔忡等症状。

治疗上主张以调养气机，通畅运化为先导。气虚则补之，气滞则行之，气郁则宣之，气痹则开之，气逆则降之，气盛则泻之。然后，酌参营卫血脉之虚实、痰浊寒湿之瘀滞、阴阳寒热之偏颇而消息之。务使气机运化通畅，升降出入复常，而病可愈矣。在辨证施治方面，盛国荣将冠心病分为八大类型，即气滞心胸型、血瘀痹阻型、痰浊闭阻型、寒凝血脉型、心气不足型、心阴不足型、气阴两虚型和心阳虚脱型。遣方用药，则多以补气、理气、行气、宣气、益气、降气和散气为主，并结合患者体质之虚实、邪气之偏胜，配合活血、凉血、散血、养血、化痰、散寒、降火、滋阴、温阳等法，务使气机条达，升降有序，气血运行正常。（盛国荣著；柯联才，盛云鹤整理. 盛国荣医学论文集（第 2 集）[M]. 厦门：厦门大学出版社，1993：112.）

27. 俞慎初

【主题】 补虚通脉，权衡调理

【释义】 俞慎初认为，虽然胸痹心痛的病变机理较为复杂，但临床总以"本虚标实"乃最常见。因该病多见于中老年人，年老体衰，正气不足，脏腑功能低下，是其内因。例如，心气虚、心阳虚等，虚则血脉温运无力而瘀滞；标实，即指因气滞、痰浊、血瘀、寒凝而导致心脉痹阻，不通则痛。所以，临床治疗本病，不离"补虚"与"通脉"两法，且根据具体病情，权衡以"通脉"为主，或是以"补虚"为主，或寓"通脉"于各法之中。用药时，又注意掌握温阳而不伤阴，活血而不破血，益气而不滞气，养阴而不滋腻。

常用治法有：①理气活血法。以柴胡疏肝散合活络效灵丹加减治疗。②益气活血法。治以补益心气，活血通络法，方用保元汤与活络效灵丹或血府逐瘀汤合方加减。③祛痰宣痹法。以瓜蒌薤白半夏汤与二陈汤合方加减治疗。④活血通阳法。常治以活血祛瘀，通阳宣痹法，用加减活络效灵丹、瓜蒌薤白半夏汤治疗。⑤温阳活血法。此法适用于心阳亏虚之胸痹心痛证。治本证常用温阳益气，活血通络法，以保元汤配合当归四逆汤加减治疗。（刘德荣，俞鼎芳编写. 中国百年百名中医临床家丛书·俞慎初[M]. 北京：中国中医药出版社，2001：45. //刘德荣. 俞慎初教授治疗胸痹心痛经验举隅[J]. 贵阳中医学院学报，1998，20（4）：7-8.）

28. 朱良春

【主题】 实证当化瘀宣通，虚证须扶正养营

【释义】 朱良春认为，冠心病有虚有实，即使实证，亦系本虚标实。实证当化瘀宣通，虚证须扶正养营。若虚实不辨，一味化瘀，徒伤正气。而冠心病如果病程较长，往往虚实互见，应宜疏养结合为妥。

治疗上，朱良春有自己的用药特色：①喜用虫类药，以活血化瘀。一般在活血化瘀、理气通阳之剂中，加用化瘀解凝之水蛭 1g，以获佳效。此外，还常用失笑散予以活血化瘀。②芳香通络，喜用六神丸。六神丸组成药物中，多芳香通络之品，配合独参汤，用于冠心病急性发作，心阳式微，心脉闭阻，阳虚欲脱者，效果甚佳。③化痰理气，喜用石菖蒲、远志。对于冠心病而见心律不齐、心悸怔忡，夹有痰浊，苔白腻者，恒以石菖蒲、炙远志各 3g，泡汤送服刺五加片，疗效很好。④注重益气补养。在治疗心脏疾患时，须注重心肝同治，特别是气机郁结、气阴两耗的冠心病，心肝同治尤多，用药首选太子参、合欢皮。用此二味，意在益气和阴，舒畅心脉，令心气旷达，木气疏和，则胸痹心痛即可蠲除。此外，朱良春还认为，桑寄生是治疗冠心病的重要药物，配合葛根、丹参、川芎、桃仁、红花、郁金、全瓜蒌、赤芍、玉竹、麦冬、山楂、徐长卿、黄芪等使用，对心绞痛、胸部憋闷、期前收缩、心律不齐均有较好疗效。（陈建明，周玲凤. 朱良春冠心病证治经验[J]. 中医研究，2007，20（11）：44-47.）

29. 张伯臾

【主题】 冠心病用药"五宜五不宜"

【释义】 张伯臾认为，冠心病本虚而标实，本虚者，可阴虚，可阳虚，然以阳虚者为多见。由阳微不运则阴乘阳位，而致脉不通，发为痹结而痛；标实者，或因气滞，或因血瘀，或因痰浊壅塞，或因寒邪凝滞。因而，治疗上宜权衡标本虚实而扶正祛邪。具体原则是：宜温阳通阳而不宜补阳，宜益气补气而不宜滞气，宜活血行血而不宜破血，宜行气降气而不宜破气，宜化痰豁痰而不宜泻痰，宜散寒温寒而不宜逐寒。用药上，温阳通阳，用附子、桂枝，特别是附子一味，既能温阳，又能通阳，优于桂枝，甚为推崇；益气补气，每选党参或人参、太子参等药；活血行血，常用川芎、丹参、赤芍、桃仁、红花、当归、乳香、没药、失笑散等药；行气降气，喜用郁金、降香、沉香、枳壳等品；化痰豁痰，每取温胆、涤痰等方；散寒温寒，常用生姜、山茱萸、乌头之类。此外，《金匮要略》瓜蒌薤白类方，对心痹而胸闷，或胸痛或不痛者，皆可以用以通阳开痹。总之，不管何种治法及常用方，都应以祛邪而不伤正，补虚而不碍邪为宗旨。在冠心病稳定期间，可常服散剂，降香 45g，没药 45g，血竭、三七各 30g。共研细末，每日服 3～6g，可减少复发。（张伯臾著；严世芸等整理. 张伯臾医案[M]. 上海：上海科学技术出版社，1979：29-30.）

30. 沈绍功

【主题】 痰瘀并治权衡侧重

【**释义**】　沈绍功认为，作为冠心病两大病因的痰浊、瘀血，可相互转化、相互促进，有着不可分割的内在联系。因此，冠心病治疗要注重痰瘀同治，既要祛痰化痰，又要活血通络，方药为温胆汤合桃红四物汤加减。同时，痰瘀并治在临床具体应用时，应遵循辨证论治原则，权衡侧重，或以化痰为主，佐以祛瘀；或祛瘀为主，佐以化痰；或在痰瘀同治原则下，配合化痰清热、温化痰饮、泻火散瘀、益气养阴、温阳固脱、芳香宣痹等，以求更好疗效。

对不同程度的痰瘀同病者，沈绍功亦提出相应的序贯治法。①祛痰浊、除苔腻序贯四法：第一步用竹茹、天竺黄、竹沥水；第二步用茵陈蒿（后下）、泽泻；第三步用海藻、昆布；第四步用生龙骨、生牡蛎、海蛤壳。临床常用祛痰药有竹茹、天竺黄、枳壳、全瓜蒌、薤白、半夏、浙贝母、桔梗、海藻、昆布、莱菔子、石菖蒲、郁金、苍术、陈皮、茯苓、茵陈蒿、泽泻。②化瘀透络四步：第一步用川芎、丹参、牡丹皮；第二步用赤芍、红花、桃仁；第三步用三七粉、泽兰、苏木；第四步用地龙、水蛭、蟅虫。（韩学杰. 沈绍功教授从痰论治冠心病经验[J]. 中国中医急症，2004，20（1）：31-32.）

31. 姜春华

【**主题**】　辨病与辨证相合，基本方随证加减

【**释义**】　姜春华认为，冠心病辨证，应从体质、夹杂证以及诱发因素等多方面予以诊查。就性质而言，有阴虚、阳虚、气虚、血虚、气阴两虚之别；就夹杂证而言，有夹痰、夹饮、夹食（或有消化道症状）以及兼夹脏器其他疾病之不同；就伴随症状而言，有气短、神衰、恐惧、汗出等；其诱因，有风、寒、湿、劳倦、内伤等。一旦病成，其病机又有胸阳痹窒、包络阻滞、水饮泛滥等不同。因而，在治疗上应权衡轻重、审别缓急、辨证论治。主张辨病与辨证相合，并参阅前人所认识到的致病因素与所用的方药，随证遣药组方，予以医治。

对于冠心病的治疗，胸闷或偶有心痛者，可用基本方剂瓜蒌薤白汤加减。基本方：瓜蒌24～30g，薤白9g，枳壳9g，丹参15g，郁金15g，或加川椒3g，吴茱萸3g，细辛3g。加减：经常胸痛者，加制乳香9g，炒五灵脂9g；剧痛加川乌9g，蒲黄15g，檀香3g，降香9g；舌有瘀紫，加赤芍9g，桃仁9g，当归9g，白芍9g，红花3g；有气虚表现者，加人参3g，黄芪15g；阳虚唇紫舌黯，肢冷恶寒者，加附子9g，肉桂1.5g（或川乌9g，桂枝9g）；若面白汗出肢冷者，应急用参附汤；阴虚者，加生地9g，麦冬9g，元参9g，五味子9g；有痰湿者，加半夏9g、茯苓9g。（姜春华. 祖国医学对冠心病的认识与治疗[J]. 吉林中医药，1983，5（1）：4-5.）

32. 张学文

【**主题**】　正虚痰瘀阻滞心脉，治以益心宽胸通痹

【**释义**】　张学文认为，冠心病的核心病机是血脉瘀滞，引起血脉瘀滞的病因虽然复杂，但主要是虚与痰。本病常发生在40岁以后，此时脏腑功能开始衰退，宗气生化不足，从而心脉灌注不足，胸阳不振，血液运行无力，血脉瘀滞。长期过食肥甘厚味，过食咸味，则损伤脏腑，尤其是脾胃受损，导致运化失常，清气不升，浊气不降，津液内停，聚而为痰，壅塞心脉，蔽遏胸阳，从而脉道不通，气血瘀滞。长期情志妄动，七情过激，或受寒，或劳累过度，损伤气机，导致气血逆乱，心脉失畅，血脉瘀滞。烟为辛燥之品，烟雾为浊气，长期吸烟不仅浊气内入，壅塞胸中血脉，而且燥可伤津而使血脉失润，导致胸阳痹阻，血脉涩滞。心主血脉，心脉瘀滞则一身失养，机能衰退，是为虚。

基于冠心病血脉痹阻，虚实夹杂的中医病机，临床治疗要以益心宽胸通痹为治疗总则。临床常分为4类证候与变证治疗。①痰浊痹阻型，多见肥胖之人。治以通阳散结、宽胸活血为法，方用宽胸通痹汤加减（瓜蒌、丹参、生山楂、炒酸枣仁、鹿衔草、薤白、降香、麦冬、川芎、赤芍、桂枝、三七）。②气滞血瘀型，多见于心情抑郁者。治以通络行气、活血化瘀为法。常用血府逐瘀汤加减。③阳虚寒凝型，治以温阳通痹为主。阳虚为主者，益气温阳、散寒通络。方用人参汤合参附汤加减。④气阴两虚型，治以益气养阴，养血活血为主。方用生脉散合炙甘草汤加减。（刘绪银. 益心宽胸通痹治疗冠心病：国医大师张学文治疗心系疾病经验[J]. 中医药导报，2011，17（8）：1-3.）

三、医 论 选 要

1. 络脉瘀血，心络绌急论（吴以岭）

【提要】　冠心病的发病部位为心之脉络，其病机主要为脉络瘀阻，不通则痛；或气血不足，络虚不荣，脉络绌急，不荣而痛。故治疗应在益气的基础上，使用善行走窜的虫类药以通络止痛。

【原论】　冠心病心绞痛属中医胸痹、心痛范畴，具有心痛阵作、久痛不止的特点，属中医络病范畴。在胸痹心痛的发病及病机转变中，心气虚乏在其中起着重要作用。临床上，冠心病多见于中老年人，随着人体衰老，气虚血涩，心气虚则鼓动心脏搏动、血脉运行的动力减弱，故致气虚而瘀，不通而痛。

冠心病病位在心之脉络，心之络脉病变，可分为心络瘀阻和心络绌急两个方面。心气虚乏，运血无力，是络脉痹阻之基础。一方面，心气虚乏，运血无力，血流缓慢而致气血运行不畅；或瘀血、痰浊痹阻脉络，络脉瘀痹，不通则痛。此外，心络绌急也是冠心病心绞痛的重要病机。心气虚乏，血运无力，气血不能濡养心之脉络；络虚不荣，脉络绌急而痛。胸痹心痛，还可因情志、外邪等因素，而引起心之络脉绌急而发。这与现代医学认为冠心病心绞痛不仅因冠状动脉硬化阻塞引起，而且与近年正引起医学界重视的冠脉痉挛学说（CAS）相吻合。

胸痹心痛，病本在心气虚乏，病位在心之络脉，病性属本虚标实；证属心气虚乏，络脉瘀阻，绌急而痛。因此，补益心气，活血通络，解痉止痛，是冠心病心绞痛的有效治法。通心络胶囊，选用益气药与虫类通络药相配伍，益气活血，通络止痛，正切合胸痹心痛心气虚乏，血瘀络阻证病机。人参为君，补益心气；水蛭活血通络，全蝎解痉通络，共为臣药；佐以土鳖虫逐瘀通络，蜈蚣搜风解痉，蝉蜕息风止痉；配合全蝎，既能疏散风邪以祛外风，又能解痉止痛以息内风；赤芍以活血散血，行瘀止痛；冰片芳香，引诸药入络通窍为使药。诸药配合，益心气扶正以固本虚，活血通络、搜风解痉以祛邪，正气存内，邪无居处，气旺血行，脉络畅通，则胸痹自除而无复发之忧。（吴以岭. 从络病学说论治冠心病心绞痛[J]. 中国中医基础医学杂志，2001，7（4）：71-74.//徐贵成，高荣林，吴以岭，等. 通心络胶囊治疗冠心病心绞痛的临床研究[J]. 中国中西医结合杂志，1997，17（7）：414-416.）

2. 脾虚为本，肝郁为先论（陈镜合）

【提要】　脾虚是冠心病之本，冠心病邪实虽有气、血、痰、食、湿、火六郁，而以气郁为先，"郁"是冠心病发病的关键。脾虚肝郁是病证的本质，治疗以疏肝解郁为大法。

【原论】 冠心病是本虚标实之证。脾虚是冠心病之本，心病与脾密切相关。脾主运化，有利于津液的正常输布。如脾虚不运，则聚湿生痰，升降失调，浊邪上犯。又脾生血，脾气旺则心血有生化之源。脾虚则生化乏源，心脉无以濡养而为病。

冠心病的邪实因素，虽有气、血、痰、食、湿、火六郁，而以气郁为先，"郁"是冠心病发病的关键。脾虚肝郁，是病证的本质。冠心病多见于中老年，因年老体衰，肝脏的疏泄功能日渐下降，引起血液和津液的输布代谢异常，产生瘀血、痰浊等病理产物，停滞脉中；气郁、血瘀、痰浊互为因果，交互为患，每因情志不舒，肝气郁结，而引发触动宿有的瘀血、痰浊，并使其进一步蕴积，痹阻心脉而发病。

临证治疗冠心病，以脾虚肝郁立论，以疏肝解郁为大法，但并不拘泥于疏肝理脾一法。根据中医辨证论治、治病求本及三因制宜的理论，临证遣方用药必须要因证遣方，随证施治，灵活变通。根据多年临床经验，将本病分为以下七型进行辨证论治：①气滞心胸型：治以疏肝解郁，理气宽胸，方用开心方，由越鞠丸加西洋参、山楂、蒲黄、红花组成。②寒凝心脉型：治以辛温通阳，开痹散结，方用理中汤加味。③痰浊痹阻型：治以通阳泄浊，豁痰散结，方用瓜蒌薤白半夏汤。④心血瘀阻型：治以活血化瘀，通络止痛，方用血府逐瘀汤加减。⑤气阴两虚型：治以益气养阴通络，方用生脉散加味。⑥心肾阴虚型：治以滋阴降火，交通心肾，方用六味地黄汤加减。⑦心肾阳虚型：治以益气温阳通络，方用金匮肾气丸及四逆汤加减。（余锋，陈镜合. 陈镜合教授论治冠心病学术思想简析[J]. 新中医，2009，41（2）：9-11.）

3. 热壅血瘀，毒损心络论（史大卓）

【提要】 内生或外来热毒，痹阻心脉；热壅血瘀，伤及心络营阴；心络不通或不荣则痛，导致冠心病急性发作。活血解毒为冠心病稳定期"瘀毒内蕴"高危患者的治疗大法。

【原论】 热毒是近年来新提出的冠心病病因病机说。火热郁积成毒，热毒痹阻心脉，热壅血瘀是冠心病的基本病机之一。冠心病热毒，有内生热毒和外来热毒之分。内生热毒，可因气候环境、饮食结构、工作生活习惯、体质等改变，易致火热之邪内生；同时，体内脂、糖、痰浊、瘀、湿、寒等毒蓄积蕴结，亦变生热毒。外来热毒，可因外邪内侵，邪毒痹阻心脉所致。热为毒之渐，毒为热之盛，同时，毒也可致瘀，毒邪煎熬、熏蒸血液，血凝成瘀；毒邪伤络，血溢成瘀；毒邪伤津耗阴，阴伤血滞为瘀；毒壅气机，血脉凝滞；热毒损脏，血行失司。热毒伤及心络营阴，不通或不荣则痛，发为冠心病胸痹。热毒邪气亢盛，败坏形体，损伤心及心络，具有病变复杂、骤发性烈、凶险善变、虚实夹杂、顽固难愈等毒邪致病的特点。

此外，冠状动脉粥样硬化过程中的各种病因和炎症介质，均属于中医瘀热蕴毒范围；血液的高凝状态、氧自由基的损伤、脂质代谢紊乱、内皮功能受损、斑块不稳定等，亦归结为痰瘀交阻，日久蕴结成热，蓄热成毒，损伤脉络，形成血瘀热毒相互夹杂的病理状态。

活血解毒，为冠心病稳定期"瘀毒内蕴"高危患者的治疗大法。兼有活血解毒作用的虎杖、酒大黄，可作为主要药物；亦可采用活血化瘀药与清热解毒药（如黄连、栀子、金银花等）配伍，或应用兼具清热、凉血、活血作用的生地、丹皮、玄参、赤芍等。四妙勇安汤、黄连解毒汤为代表方。对于兼夹痰、湿、浊、寒诸邪，从化为毒者，邪盛为化毒之因，治疗当在活血化瘀基础上，加强祛痰、利湿、化浊、散寒等祛邪之力，邪去亦有助于毒化。而对于本虚标实者，尚需注重扶正固本，正盛自可托毒外出，不解毒而毒自祛矣。需要说明的是，基于"瘀毒致变"

假说，所立活血解毒治疗大法，其干预靶人群的重点绝不是已发生急性心血管事件的患者，而是在冠心病稳定期的"瘀毒内蕴"高危患者，这也正是中医"未病先防""既病防变"的优势所在。（徐浩，史大卓，殷惠军，等. "瘀毒致变"与急性心血管事件：假说的提出与临床意义[J]. 中国中西医结合杂志，2008，28（10）：934-938.）

4. 络风内动，虚实分治论（王显）

【提要】 冠心病心绞痛的发生，与风邪有密切关系；气机逆乱，痰瘀相搏，郁蒸日久化毒，热毒内盛生风；年老络脉空虚，络虚虚风内动。不管是热毒化生的实风，还是络虚所生虚风，均可在外风引动之下发病。

【原论】 冠心病心绞痛的发生，与风邪有密切关系。六淫风邪、内生之风，都是冠心病心绞痛发生的重要因素。中年以后，正气积损，痰瘀内阻；或七情刺激，气滞血瘀；或烦劳过度，阳气外张；或饮食不节，内生痰湿，致气机逆乱，风痰瘀相搏，郁蒸腐化，凝聚成毒，化热生风，形成"络风"，此为"实风"；或年老气虚久病入络，络脉空虚，络虚风动，形成"络风"，此为"虚风"。

络风内动，都属于外风引动内风。"络风"多夹痰、夹瘀致病。当"络风"内扰心脉，使络脉气机逆乱，首先影响络脉内气血正常的运行，引起络脉痹阻，络血运行不畅，瘀血滞络。因此，"络风"常夹杂血瘀，而血瘀酿毒又可生风，从而形成恶性循环，导致恶性心血管事件产生。络风内动证，可细分为：①热毒生风证：突发胸痛或胸闷，胸痛时呈被迫体位或"痛迫行止"；兼有心悸喘促，心烦口渴，小便黄赤，大便干结，舌红或青紫，舌苔黄腻或黄厚，脉弦滑数。②络虚风动证：胸闷或胸痛时作时止，反复发作，心悸气短，动则尤甚；乏力汗出，或虚烦不寐，肢体麻木，舌淡苔白，或舌红少苔，脉细弱或结代或沉微。③外风引动内风证：猝然心痛如绞，胸痛痛引肩臂或咽喉、胃脘等部位不定，自汗气短，喘促不得卧，面色苍白，形寒肢冷，舌质暗红或舌质淡有瘀斑瘀点，舌苔薄白，脉沉紧或结代。治疗当以活血通络、化瘀逐风。代表方为络衡滴丸，或祛风通络颗粒（黄芪、川芎、海风藤、羌活、三七、鬼督邮、冰片等）。（王显. 胸痹心痛络风内动证诊断专家共识[J]. 中医杂志，2014，29（17）：1528-1530. //王显，胡大一. 急性冠脉综合征"络风内动"假说临床研究[J]. 中华中医药杂志，2008，23（3）：204-208.）

5. 脾肾亏虚，痰瘀痹阻论（阮士怡）

【提要】 冠心病以脏腑虚衰为本，尤以脾肾亏虚为主；痰浊停滞、瘀血内阻为标。治疗上，当益肾健脾以治其本，兼以涤痰散结，活血化瘀以治其标。

【原论】 阮士怡在多年的临证中发现，胸痹之本在于脏腑虚衰，尤以脾肾亏虚为主。随着年龄增长，人体脏腑之气日益衰退，尤以脾肾为主。肾为先天之本，脾为后天之本，生命形成于肾而延续于脾。脾肾亏虚，日久损及心肺之阳，则上焦阳虚，成为胸痹的先决条件。又脾肾皆主水液运化，二脏亏虚，水液运行失常而为湿浊痰饮，痰浊乘胸阳之虚上犯则发为胸痹，亦为胸痹发作的重要因素。胸痹之本在于脏腑虚衰，尤以脾肾亏虚为主；其标为痰浊停滞，瘀血内阻。故治疗当从脾肾立论以治其本，兼顾其标。治疗当益肾健脾，涤痰散结。通过益肾健脾来固护正气，起到扶正治本的效果。运用涤痰散结来行气化痰活血，标本兼治。基础方：绞股蓝 15g，炙鳖甲（先煎）30g，丹参 20g，茯苓 15g，川芎 10g，女贞子 20g，枸杞子 10g，补骨脂 10g，海藻 15g，炙甘草 10g。此基础方，补中寓消，以消为补，消不损正，消补平衡，标本兼治。遣方用药中，同时含补肾助阳、益气健脾、涤痰散结与调血止痛四法。临证中，常用桑寄生、淫羊藿、何首乌、杜仲、补骨脂等补肾助阳，用绞股蓝、白术、茯苓、党参、甘草等益气健脾，用瓜蒌、半夏、夏枯草涤痰散结，并能降脂、扩冠、清除血管内斑块；鳖甲、海藻味咸，功能软坚散结，能降低血清胆固醇，减轻动脉粥样硬化，抗凝血、抗血栓、降低血液黏稠度，改善微循环；用党参、黄芪、当归等，重在补气养血和血，以达到祛瘀生新的目的。（谢盈彧，张军平，李明，等. 阮士怡从脾肾立论治疗冠心病经验[J]. 中医杂志，2016，57（3）：193-195.）

6. 伏毒损脉论（王新东）

【提要】　湿、热、痰、瘀等多种病理产物，蓄积日久，化而成毒，伏居体内，损伤心脉，成为影响冠心病发生发展的重要因素。因此，冠心病当从伏毒论治，以清宣、清降、清热、清解、清泻、清利、清通、清润、清养、清补等法为要。

【原论】　冠心病患者，多有糖尿病、高脂血症、高血压病等基础疾病。在内伤疾病发展过程中，多种病理产物，如湿、热、痰、瘀等蓄积体内，不得化解，转酿而成毒，主要包含脂毒、糖毒、痰毒、瘀毒、热毒等 5 种；伏居体内，成为影响冠心病发生、发展、变化的重要因素。

“伏毒”类似于西医学的“危险因素”的概念，即是在饮食、体质、社会心理等因素失调的基础上，复加内外多种致病因子的侵袭，而酿成的一种致病因子。内生“伏毒”多始于微而成于著，是在内伤疾病发展过程中，因多种病理因素，如湿、热、痰、瘀等蓄积体内，不得化解，转酿为毒，伤害脏腑功能，导致实质性损害。往往虚实互为因果，藏匿深伏，且可交错为患，每因多种诱因发而为病。伏毒具有“隐匿、缠绵、暗耗、暴戾、杂合、多变”的病性特点。

冠心病病位在于“心”和“血”“脉”，伏毒损伤心脉，脉络功能失调，血瘀、痰浊蕴结，心脉瘀阻，不通则痛；心失所养，不荣则痛，发为胸痹心痛。此外，“伏毒”内潜体内，遇诱因引动可突发变证，起病急骤，毒损心脉，痰浊、血瘀随毒引动，堵塞心脉；甚者扰动心神，伤阴亡阳，发为心肌梗死等危重症。伏毒日久，又可耗伤心之气血阴阳，而导致诸多变证。

冠心病当从伏毒论治，祛毒之法有通腑泄浊，健脾除湿、芳香辟毒，祛痰涤毒，清热解毒，活血化瘀，攻毒散浊，扶正托毒等等，总以清宣、清降、清热、清解、清泻、清利、清通（通脉、通络、通瘀、通腑）、清润、清养、清补等法为要。辨“伏毒”所表现的病邪侧重不同，灵活地运用这些治疗法则，兼而治之，改善症状，减少并发症。（王新东. 冠心病伏毒损脉病机理论与应用浅析[J]. 南京中医药大学学报，2015，31（1）：8-12.）

7. 补养宣涤，通窍宁神论（任应秋）

【提要】　心的功能，首先是主阳气，其次是主血脉。因而，发生病变，亦首先是心阳不足，其次才是血脉有所损害。因此，冠心病的治疗大法应为益气扶阳，养血和营，宣痹涤饮，通窍宁神，即所谓“十六字诀”。具体运用于心气不足证、阳虚阴厥证、营阴失养证、阴虚阳亢证、气滞血瘀证、痰饮阻塞证。

【原论】　任应秋认为，由于心的功能首先是主阳气，其次是主血脉，因而发生病变，亦首先是在于阳气方面的亏虚，其次才是血脉有所损害。因此，将冠心病的治疗大法概括为“益气扶阳，养血和营，宣痹涤饮，通窍宁神"十六字诀。具体辨证运用分以下六个方面：①心气不足证：心痛，胸闷，气短，乏力，易倦，心悸，自汗，食欲不振，脉沉细，舌淡苔薄。其心痛虽不剧烈，但悠悠戚戚，发作频繁，并易于感冒。宜用益气宣痹法。用黄芪桂枝五物汤加味治疗。②阳虚阴厥证：心痛，短气，汗出，肢冷，面色苍白；甚至昏厥，舌淡苔白，脉沉细；或见虚数无力或见结代。应以扶阳救厥为急务。当剧痛难忍时，宜用乌头赤石脂丸加减方。③营阴失养证：心痛，胸闷，心悸，四肢麻，烦躁，口干，舌质红，脉细数。宜用养营通络之法。方由人参养营汤去黄芪、白术、茯苓，加地龙、丹参、郁金、鸡血藤组成。④阴虚阳亢证：心痛，胸闷，烦躁不安，易于激动，头痛，头晕，肢麻，面赤，烦热，口干，舌质红或紫暗，苔薄黄，脉多细弦有力。宜益阴制阳之法。方用知柏地黄汤化裁。⑤气滞血瘀证：心刺痛，胸满，气短，烦躁不安，多为阵发性，舌质紫暗，苔略厚，脉弦。气滞为血瘀的先导。宜用行气化瘀之法。方由金铃子散合丹参饮加味而成。⑥痰饮阻塞证：心痛，气短，胸部憋闷，痞塞不舒，咳嗽吐痰；甚或喘息，痰声辘辘，舌淡，苔厚腻，脉沉滑有力。痰饮之所以阻塞，皆由脾肾之阳虚，不能蒸发和散布水津，淤留日久，渐变而为痰饮。宜用导滞祛痰法。方由瓜蒌薤白半夏汤、苓桂术甘汤、二陈汤等组成。（任应秋. 任应秋论医集[M]. 北京：人民军医出版社，2008：466-468.）

（撰稿：卢红蓉；审稿：于智敏，史大卓，雷燕）

参 考 文 献

著作类

[1] 严世芸，郑平东，何立人. 张伯臾医案[M]. 上海：上海科学技术出版社，1979.

[2] 潘澄濂. 潘澄濂医论集[M]. 北京：人民卫生出版社，1981.

[3] 张琪. 临床经验集[M]. 哈尔滨：黑龙江科学技术出版社，1984.

[4] 史宇广，单书健. 当代名医临证精华·冠心病专辑[M]. 北京：中医古籍出版社，1988.

[5] 盛国荣著；柯联才，盛云鹤整理. 盛国荣医学论文集[M]. 第 2 集. 厦门：厦门大学出版社，1993.

[6] 吴勉华，王新月. 中医内科学新世纪 [M]. 第 3 版. 北京：中国中医药出版社，1994.

[7] 薛伯寿. 继承心悟——蒲辅周学术医疗经验[M]. 北京：人民卫生出版社，2000.

[8] 张镜人. 中国百年百名中医临床家丛书·张镜人[M]. 北京：中国中医药出版社，2001.

[9] 朱建贵. 中医老年病临床实践[M]. 贵阳：贵州科技出版社，2001.

[10] 刘德荣，俞鼎芳. 中国百年百名中医临床家丛书·俞慎初[M]. 北京：中国中医药出版社，2001.

[11] 王长荣. 中国百年百名中医临床家丛书·盛国荣[M]. 北京：中国中医药出版社，2002.

[12] 高辉远著述；于有山，王发渭水，薛长连，等主编. 中国百年百名中医临床家丛书·高辉远[M]. 北京：中国中医药出版社，2004.

[13] 周凤梧，张奇文，丛林. 名老中医之路[M]. 济南：山东科学技术出版社，2005.

[14] 邵念方. 中国现代百名中医临床家丛书·邵念方[M]. 北京：中国中医药出版社，2006.

[15] 中华中医药学会. 中医内科常见病诊疗指南·西医疾病部分[M]. 北京：中国中医药出版社，2008.

[16] 邓铁涛. 中华名老中医学验传承宝库[M]. 北京：中国科学技术出版社，2008.

[17] 任应秋. 任应秋论医集[M]. 北京：人民军医出版社，2008.

[18] 王永炎，严世芸. 实用中医内科学 [M]. 第 2 版. 上海：上海科学技术出版社，2009.

[19] 徐秋，王尚臣，怀珺，等. 实用临床中医内科学[M]. 天津：天津科学技术出版社，2011.

[20] 单书健，陈子华. 古今名医临证金鉴·胸痹心痛卷[M]. 第 2 版. 北京：中国中医药出版社，2011.

[21] 何清湖. 现代名医临证心得[M]. 太原：山西科学技术出版社，2013.

[22] 奚凤霖. 奚凤霖医论医案集[M]. 北京：中国中医药出版社，2013.

[23] 王辰，王建安. 内科学[M]. 第 3 版. 北京：人民卫生出版社，2015.

[24] 余小萍，方祝元. 中医内科学 [M]. 第 3 版. 上海：上海科学技术出版社，2018.

论文类

[1] 岳美中. 心痛、胸痹的探讨[J]. 新中医，1974，6（4）：10-15.

[2] 邢锡波. 冠状动脉硬化性心脏病心绞痛的辨证治疗[J]. 天津医药，1975，17（1）：7-10.

[3] 李斯炽，李克淦. 治疗心痛的经验体会[J]. 新医药学杂志，1979，29（1）：5-7.

[4] 廖家桢. 简述冠心病心绞痛的辨证论治[J]. 北京医学，1980，2（1）：45-46

[5] 郭士魁. 在研究防治冠心病的道路上[J]. 山东中医学院学报，1981，5（4）：1-3.

[6] 何正治. 方药中治疗冠心病心绞痛的经验[J]. 中医杂志，1983，33（5）：12-14.

[7] 陈可冀，张问渠，于英奇，等. 郭士魁运用散剂治疗心绞痛的经验[J]. 中医杂志，1983，33（10）：16-17.

[8] 奚凤霖. 运用建中、理中和补中法治疗冠心病的经验[J]. 中医杂志，1983，33（11）：23-25.

[9] 姜春华. 祖国医学对冠心病的认识与治疗[J]. 吉林中医药，1983，5（1）：4-5.

[10] 毛月丽，徐正福. 吴圣农治疗冠心病经验[J]. 中医杂志，1984，34（4）：13-15.

[11] 韩新民，王瑞娟，金伟勇. 朱锡祺用"强心饮"治冠心病的经验[J]. 上海中医药杂志，1985，31（6）：38.

[12] 郭维琴，郭志强. 郭士魁治疗冠心病经验简介[J]. 中医杂志，1985，35（11）：14-15.

[13] 王发渭，王雄. 赵冠英老中医治疗冠心病的经验[J]. 陕西中医，1987，8（1）：1-2.

[14] 于年福，张佩清. 著名老中医张琪治疗冠心病的经验[J]. 黑龙江中医药，1987，30（6）：1-3.

[15] 施建勇. 周仲瑛教授用药经验拾零[J]. 黑龙江中医药，1988，31（2）：6-7.

[16] 路志正. 调理脾胃法在胸痹治疗中的运用[J]. 北京中医，1988，7（2）：5-7.

[17] 王道瑞. 试论秦伯未先生的学术经验[J]. 黑龙江中医药，1988，31（1）：1-4.

[18] 吕立言. 颜德馨治疗冠心病经验[J]. 湖北中医杂志，1989，11（2）：2-3.

[19] 蒋梅先. 张伯臾以补法治疗老年冠心病的经验[J]. 上海中医药杂志，1989，35（5）：6-9.

[20] 焦东海. 郭士魁老中医冠心病Ⅱ号方创立依据及经验方[J]. 中成药，1990，13（3）：23.

[21] 李国昌. 沈宝藩运用痰瘀同治法治疗心脑血管疾病经验[J]. 新疆中医药，1991，11（3）：34-36.

[22] 李传方，罗琦. 蒲辅周治疗冠心病心绞痛经验探析[J]. 皖南医学院学报，1992，19（1）：57-58.

[23] 许群. 老年高血压病诊治原则与经验[J]. 实用内科杂志，1992，12（2）：59-61.

[24] 赵汉鸣. 吴德兴从肺论治冠心病心绞痛的经验[J]. 江西中医药，1993，43（6）：15-16.

[25] 许仕纳，俞宜年. 俞长荣教授治疗冠心病经验[J]. 福建中医药，1993，38（6）：4-5.

[26] 路广晃. 周次清诊治冠心病的经验[J]. 中医杂志，1993，43（8）：463-464.

[27] 高洪春. 周次清教授治疗冠心病的经验[J]. 山东中医学院学报，1994，18（2）：116-118.

[28] 李七一，唐蜀华. 周仲瑛治疗冠心病经验简介[J]. 南京中医学院学报，1994，36（3）：22-23.

[29] 李济仁，李梢，李艳. 冠心病诊治经验[J]. 中医杂志，1994，44（8）：465-466.

[30] 王发渭，于有山. 高辉远论治冠心病经验撷菁[J]. 河南中医，1994，19（4）：227-228.

[31] 徐贵成. 徐承秋治疗冠心病经验撷英[J]. 北京中医，1994，13（6）：6-7.

[32] 高振华. 高詠江辨治冠心病心绞痛的经验[J]. 中医杂志，1995，45（8）：460-462.

[33] 王晓峰. 沈宝藩教授痰瘀同治法治疗冠心病脑中风病的经验[J]. 陕西中医，1995，16（9）：405-406.

[34] 魏铁力. 颜德馨教授辨治冠心病的独特经验[J]. 实用中医内科杂志，1996，10（1）：1-3.

[35] 林修功，孙德权. 老年人急性心肌梗塞的诊治经验[J]. 中国实用内科杂志，1996，16（2）：80-82.

[36] 骆丰. 邵念方病证结合治疗经验[J]. 辽宁中医杂志, 1997, 40（1）: 12-13.

[37] 王长洪. 董建华治疗冠心病心绞痛的经验[J]. 辽宁中医杂志, 1997, 40（1）: 6-7.

[38] 樊永平. 王绵之教授治疗冠心病的经验[J]. 中医教育, 1997, 16（1）: 38-42.

[39] 葛保立, 苗凤芝. 赵锡武辨治冠心病经验撷萃[J]. 国医论坛, 1997, 12（1）: 23-24.

[40] 李十红. 李祥国治疗冠状动脉痉挛心绞痛的经验[J]. 辽宁中医杂志, 1997, 40（2）: 7-8.

[41] 戚宏. 华明珍用补肾活血法治疗冠心病心律失常的经验[J]. 山东中医杂志, 1997, 17（6）: 34-35.

[42] 郭良集. 张伯臾诊治冠心病经验介绍[J]. 中医文献杂志, 1997, 15（4）: 24-25.

[43] 张亚声. 张镜人治疗冠心病的经验[J]. 上海中医药杂志, 1997, 43（12）: 27-28.

[44] 徐贵成, 高荣林, 吴以岭, 等. 通心络胶囊治疗冠心病心绞痛的临床研究[J]. 中国中西医结合杂志, 1997, 17（7）: 414-416

[45] 王燕青, 刘学法. 李达祥用风药治疗冠心病心绞痛的经验[J]. 陕西中医, 1998, 19（1）: 25.

[46] 周德荣. 邢锡波治疗冠心病经验研究[J]. 天津中医, 1998, 15（1）: 6-7.

[47] 胡世云. 胡翘武从脾胃论治冠心病经验[J]. 中医教育, 1998, 17（5）: 57-58.

[48] 刘德荣. 俞慎初教授治疗胸痹心痛经验举隅[J]. 贵阳中医学院学报, 1998, 20（4）: 7-8.

[49] 朱邦贤. 赵锡武冠心病证治六法举要[J]. 上海中医药杂志, 1998, 44（6）: 2-5.

[50] 杨宁. 汤益明益气活血治冠心病经验[J]. 江西中医药, 1999, 49（1）: 3-4.

[51] 刘春芳, 侯丕华. 梁贻俊教授治疗冠心病心绞痛的经验[J]. 辽宁中医杂志, 1999, 42（6）: 3-4.

[52] 申秀云. 周信有教授冠心病辨治经验[J]. 甘肃中医学院学报, 2000, 17（1）: 5-6.

[53] 陈汝兴. 中医治疗冠心病的临床经验浅谈[J]. 医学理论与实践, 2000, 13（4）: 194-195.

[54] 赵军礼, 钟少昕. 陈镜合教授从郁论治冠心病经验[J]. 新中医, 2000, 32（4）: 11-12.

[55] 李琼, 金明华. 罗致强教授防治冠心病经验[J]. 新中医, 2000, 32（10）: 9-10.

[56] 徐凤芹. 陈可冀治疗自发型心绞痛经验[J]. 中医杂志, 2001, 51（1）: 16-17.

[57] 孟伟, 林燕. 高洪春调理气血治疗冠心病经验[J]. 山东中医药大学学报, 2001, 25（6）: 454-455.

[58] 吴以岭. 从络病学说论治冠心病心绞痛[J]. 中国中医基础医学杂志, 2001, 7（4）: 71-74.

[59] 林晓忠, 吴焕林, 严夏, 等. 邓铁涛老师调脾护心法治疗冠心病临床经验总结[J]. 中国医药学报, 2002, 17（1）: 40-43.

[60] 樊瑞红. 马连珍温阳活血法治疗冠心病心绞痛经验[J]. 辽宁中医杂志, 2002, 45（2）: 72.

[61] 刘懿, 林韶冰, 邵华. 郑孙谋主任治疗冠心病经验初探[J]. 福建中医药, 2002, 47（1）: 20.

[62] 林晓忠, 吴焕林, 严夏, 等. 邓铁涛运用调脾护心法治疗冠心病经验[J]. 中医杂志, 2002, 52（6）: 415-416.

[63] 孟繁蕴, 翟聚良, 张艳东. 周次清教授治疗冠心病经验[J]. 四川中医, 2002, 21（6）: 9.

[64] 张保亭. 颜德馨教授治疗冠心病经验介绍[J]. 新中医, 2002, 34（7）: 8-9.

[65] 陈萍, 刘桂廷. 刘桂廷从肺论治冠心病心绞痛经验[J]. 陕西中医, 2002, 23（8）: 720-721.

[66] 王世杰, 刘淑娅. 当代名老中医冠心病补法应用经验[J]. 现代中医药, 2002, 22（6）: 15-16.

[67] 朱明军, 王振涛. 孙建芝教授从肝论治冠心病经验[J]. 河南中医, 2003, 28（1）: 20-21.

[68] 王作顺. 马连珍老中医治疗冠心病经验[J]. 中国中医急症, 2003, 12（2）: 145.

[69] 朱寅圣, 朴吉花. 任应秋教授辨治冠心病经验[J]. 中国中医药信息杂志, 2003, 10（5）: 63-65.

[70] 刘超峰, 范虹, 雷鹏. 名老中医雷忠义治疗冠心病心绞痛痰瘀互结证的经验[J]. 陕西中医, 2003, 24（8）: 722-723.

[71] 袁智宇, 袁灿宇, 袁晓宇. 袁海波运用保元养心汤治疗胸痹经验[J]. 中医杂志, 2003, 53（11）: 825-826.

[72] 韩学杰. 沈绍功教授从痰论治冠心病经验[J]. 中国中医急症, 2004, 13（1）: 31-32.

[73] 严夏, 颜德馨. 颜德馨教授膏方治疗冠心病经验撷拾[J]. 实用中医内科杂志, 2004, 19（1）: 27-29.

[74] 龙云, 危玲, 刘淑琦, 等. 程丑夫教授治疗冠心病经验[J]. 中国中医急症, 2004, 13（7）: 450-451.

[75] 喻秀兰. 梅国强诊治冠心病的经验[J]. 湖北中医杂志，2004，26（10）：17-18.

[76] 丁书文. 李晓，李运伦. 热毒学说在心系疾病中的构建与应用[J]. 山东中医药大学学报，2004，28（6）：413-416.

[77] 张治祥. 杨培君治疗冠心病心绞痛经验[J]. 中医杂志，2004，54（10）：737-738.

[78] 马振，杨宁，刘东敏. 杨培君教授治疗冠心病心绞痛经验[J]. 中国中医急症，2004，13（10）：676-677.

[79] 李晓. 丁书文治疗早搏的经验[J]. 中国医药学报，2004，19（11）：674-676.

[80] 马晓昌. 陈可冀教授治疗冠心病临床经验介绍——祛浊利湿与活血化瘀并重[J]. 中西医结合心脑血管病杂志，2005，3（5）：441-442.

[81] 张云松，朱晓林. 邵念方活血九法治疗冠心病心功能不全的经验[J]. 中医药临床杂志，2005，17（3）：206-207.

[82] 吴焕林，林晓忠，邹旭. 邓铁涛治疗冠心病临床经验探析[J]. 辽宁中医学院学报，2005，7（4）：312-313.

[83] 张京春. 陈可冀院士治疗冠心病心绞痛学术思想与经验[J]. 中西医结合心脑血管病杂志，2005，3（7）：634-636.

[84] 吴焕林，陈海燕，程康林. 邓铁涛教授治疗冠心病心肌梗死临床经验[J]. 中医药学刊，2005，24（10）：1769-1770.

[85] 郭茂松，韩迪，陈子扬. 郭文勤教授治疗冠心病经验介绍[J]. 中医药学刊，2005，24（11）：27-29.

[86] 任继学. 伏邪探微[J]. 长春中医学院学报，2005，21（1）：4-7.

[87] 陈可冀，李连达，翁维良. 血瘀证与活血化瘀研究[J]. 中西医结合心脑血管病杂志，2005，3（1）：1-2.

[88] 吴岳. 董克礼教授诊治中老年冠心病经验[J]. 湖南中医杂志，2006，22（1）：20-22.

[89] 赵喜娟，李振军，张荣新. 张荣新主任医师治疗冠心病心绞痛经验举隅[J]. 陕西中医学院学报，2006，29（1）：19-20.

[90] 孙元莹，赵德喜，姜德友. 张琪教授治疗冠心病经验[J]. 陕西中医，2006，27（2）：202-204.

[91] 屈卫玲. 李世文治疗冠心病心绞痛经验[J]. 湖南中医杂志，2006，22（2）：36-37.

[92] 王科峰，杨海卿，张国伦. 张国伦辨治冠心病经验[J]. 辽宁中医杂志，2006，49（7）：780-781.

[93] 宋雅芳，姬爱冬，徐升. 杨培君治疗心血管疾病经验撷菁[J]. 辽宁中医杂志，2006，49（9）：1072.

[94] 严季澜. 孔光一教授治疗冠心病的经验[J]. 贵阳中医学院学报，2006，28（6）：17-18.

[95] 张梅红，谷万里. 谷越涛从湿热论治冠心病临床经验[J]. 辽宁中医杂志，2007，50（2）：139-140.

[96] 王艳，郑国庆. 风药治疗冠心病心绞痛——张志远学术经验系列（八）[J]. 中华中医药学刊，2007，26（3）：436-438.

[97] 赵益业，林晓忠，张敏州，等. 邓铁涛教授以心脾相关学说诊治冠心病经验介绍[J]. 新中医，2007，39（4）：5-6.

[98] 李柳骥. 冠心病心绞痛古今中医文献整理与研究[D]. 北京：北京中医药大学，2007.

[99] 李晓. 丁书文论治冠心病经验[J]. 山东中医杂志，2007，27（9）：641-644.

[100] 陈建明，周玲凤. 朱良春冠心病证治经验[J]. 中医研究，2007，20（11）：44-47.

[101] 何庆勇，施展，李霁，等. 陈鼎祺教授治疗冠心病的经验[J]. 时珍国医国药，2007，18（11）：2612-2613.

[102] 楼丹飞，周端. 周端治疗冠心病经验[J]. 辽宁中医杂志，2008，51（1）：24-25.

[103] 寇子祥，孙兰军，赵英强. 孙兰军从脾胃论治冠心病经验[J]. 中西医结合心脑血管病杂志，2008，6（4）：472-473.

[104] 汤诺，何燕. 林钟香论治冠心病心绞痛的经验总结[J]. 中医文献杂志，2008，26（3）：29-31.

[105] 朱红俊，陆佳. 陆曙清热泄浊补肾法治疗冠心病经验[J]. 辽宁中医杂志，2008，51（7）：979-980.

[106] 苏慧，靳利利，李典鸿. 王清海教授治疗冠心病心绞痛的经验介绍[J]. 中西医结合心脑血管病杂志，2008，6（10）：1206-1207.

[107] 徐浩，史大卓，殷惠军，等．"瘀毒致变"与急性心血管事件：假说的提出与临床意义[J]．中国中西医结合杂志，2008，28（10）：934-938．

[108] 王显，胡大一．急性冠脉综合征"络风内动"假说临床研究[J]．中华中医药杂志，2008，23（3）：204-208．

[109] 邓昭美，张国伦．张国伦教授应用益气活血化痰法治疗冠心病心绞痛的经验[J]．贵阳中医学院学报，2009，31（1）：21-22．

[110] 颜乾麟．颜德馨审机论治冠心病经验[J]．中国中医药信息杂志，2009，16（2）：88-89．

[111] 王振涛，韩丽华，朱明军，等．孙建芝辨治冠心病经验[J]．江苏中医药，2009，41（4）：15-16．

[112] 李秋霞，卢家凯，卿恩明．高龄心脏病患者非心脏手术麻醉管理经验[J]．心肺血管病杂志，2009，28（3）：156-158．

[113] 吴广平，吴晓新．邓铁涛治疗冠心病临证经验[J]．中国中医急症，2009，18（7）：1112-1113．

[114] 司徒宝珍．罗陆一治疗冠心病心绞痛经验[J]．江西中医药，2009，40（8）：14-15．

[115] 王雷，周文博．王如侠老中医治疗冠心病经验[J]．湖南中医药大学学报，2009，29（9）：92-94．

[116] 司徒宝珍．罗陆一教授经方治疗冠心病经验[J]．中国中医药现代远程教育，2009，7（11）：18-20．

[117] 周广社．加味四妙勇安汤治疗热毒血瘀型心绞痛45例[J]．陕西中医，2009，30（10）：1287-1288．

[118] 孙春林．加味四妙勇安汤治疗热毒血瘀型冠心病心绞痛的临床观察[J]．中国现代医生，2009，47（27）：85-94．

[119] 余锋，陈镜合．陈镜合教授论治冠心病学术思想简析[J]．新中医，2009，41（2）：9-11．

[120] 张明飞，寇玮蔚，郭茂松，等．郭文勤教授豁痰化瘀法治疗冠心病心绞痛经验介绍[J]．内蒙古中医药，2010，29（2）：125．

[121] 曹守沛．孙志广教授从脾胃论治冠心病经验[J]．中国中医急症，2010，19（3）：457-458．

[122] 纪晓栋．吴伟教授运用清热活血法治疗冠心病经验[J]．安徽中医学院学报，2010，29（2）：34-35．

[123] 王道成，李七一．李七一教授从脾胃论治冠心病经验介绍[J]．中医药导报，2010，16（4）：11-13．

[124] 袁灿宇，袁智宇，袁晓宇．袁海波教授治疗冠心病心律失常经验探讨[J]．中医学报，2010，25（5）：874-875．

[125] 武向阳，卢路，李联社．李联社教授运用中医方法治疗冠心病心绞痛经验总结[J]．北方药学，2010，7（5）：33-34．

[126] 武雪萍，于小勇，刘超峰，等．雷忠义主任医师痰瘀毒并治冠心病心绞痛的经验[J]．陕西中医，2010，31（11）：1507-1508．

[127] 崔英子，郭家娟，黄永生．从先天伏寒论治冠心病心绞痛126例临床观察[J]．中医杂志，2010，51（6）：516-519．

[128] 吴同启，顾宁．顾宁教授从气虚血瘀论治冠心病经验撷菁[J]．辽宁中医药大学学报，2011，13（1）：74-75．

[129] 陈娟，陈美华．陈美华教授治疗冠心病心律失常经验拾萃[J]．中医药导报，2011，17（1）：5-6．

[130] 高宇，张军平，阮士怡．阮士怡教授治疗冠心病临证经验[J]．天津中医，2011，28（1）：5-6．

[131] 安洪泽，陈旭梅，张景岳．范新发从湿、热、郁论治心系病证经验[J]．河北中医，2011，33（2）：167-168．

[132] 朱玉健，张培影．运用穴位贴敷疗法治疗劳力型心绞痛临床经验[J]．中医学报，2011，26（4）：504-505．

[133] 李珊．益气养阴活血化瘀法治疗糖尿病冠心病经验一则[J]．辽宁中医药大学学报，2011，13（4）：245-246．

[134] 黄天军．中医治疗冠心病心绞痛的临床经验[J]．中医临床研究，2011，3（10）：95．

[135] 胡梅．贺仲华治疗胃食管反流病经验[J]．世界中西医结合杂志，2011，6（7）：555-556．

[136] 刘绪银．益心宽胸通痹治疗冠心病——国医大师张学文治疗心系疾病经验[J]．中医药导报，2011，17（8）：1-3．

[137] 谢伟，康立源，王硕，等．张伯礼治疗冠心病经验[J]．中医杂志，2011，52（18）：1539-1541．

[138] 武雪萍，于小勇，刘超峰．雷忠义主任医师辨治冠心病心绞痛经验[J]．中医临床研究，2011，3（19）：79-80．

[139] 卢笑晖. 丁书文从热毒论治冠心病经验介绍[J]. 中国中医急症，2011，20（10）：1597-1607.

[140] 李长月，孙兰军. 孙兰军从肾论治冠心病经验[J]. 河南中医，2011，31（12）：1365-1366.

[141] 梁晋普，王亚红. 郭维琴辨治冠心病经验[J]. 中医杂志，2011，52（24）：2084-2085.

[142] 柏正平，孙春林，卜献春，等. 心可舒胶囊治疗热毒血瘀证冠心病心绞痛60例疗效观察[J]. 中国中医药科技，2011，18（1）：60.

[143] 康海静. 王化良教授运用清热解毒法治疗冠心病经验[J]. 长春中医药大学学报，2012，28（1）：59-60.

[144] 邓定伟，罗瑜，严夏. 颜德馨教授用"衡法"从气血论治冠心病经验[J]. 中国中医急症，2012，21（3）：374.

[145] 杨霞，陈学忠. 陈学忠教授以补肾活血法治疗冠心病心绞痛经验[J]. 广西中医药，2012，35（5）：47-48.

[146] 丁书文，李晓. 试论益气活血解毒是治疗冠心病的基本大法[J]. 中华中医药杂志，2012，27（12）：3141-3144.

[147] 李春岩. 史载祥学术思想及升陷祛瘀法治疗心血管疾病的理论及临床研究[D]. 北京：中国中医科学院，2013.

[148] 孟伟，李本志，王希法，等. 郭维琴辨治冠状动脉内支架植入术后再狭窄经验[J]. 中医杂志，2013，54（11）：912-914.

[149] 卢笑晖，张琰. 丁书文益气化瘀解毒法治疗冠心病经验[J]. 山东中医药大学学报，2013，37（4）：294-296.

[150] 黄小龙. 古今医家诊治胸痹经验初探[D]. 北京：北京中医药大学，2013.

[151] 胡婉申，李德新，于睿. 李德新从脾胃论治冠心病不稳定型心绞痛经验撷萃[J]. 辽宁中医杂志，2013，40（9）：1775-1776.

[152] 梁晋普，王亚红，秦建国. 郭维琴教授益气活血法治疗冠心病临证经验[J]. 北京中医药大学学报（中医临床版），2013，20（5）：44-46.

[153] 翟颖，刘淑荣. 于作盈教授应用丹参饮治疗冠心病心绞痛经验[J]. 中国中医急症，2013，22（10）：1709-1710.

[154] 马龙，刘如秀. 刘志明教授辨治冠状动脉粥样硬化性心脏病经验[J]. 中医学报，2013，28（11）：1643-1645.

[155] 黄燕，李果烈. 李果烈从痰瘀论治冠心病心绞痛的经验[J]. 四川中医，2014，32（1）：18-20.

[156] 倪菲，李德新，于睿. 李德新教授从脾论治冠心病经验集萃[J]. 世界中医药，2014，9（1）：67-68.

[157] 李同达，王乐，赵凯维，等. 曹洪欣教授治疗冠心病经验[J]. 中华中医药杂志，2014，29（2）：482-485.

[158] 李京，张明雪，金跟海，等. 胸痹心痛中医学术源流及特点[J]. 时珍国医国药，2014，25（4）：908-911.

[159] 李春岩. 史载祥教授从虚实两端辨治冠心病心绞痛经验[J]. 中华中医药杂志，2014，29（10）：3157-3159.

[160] 王显. 胸痹心痛络风内动证诊断专家共识[J]. 中医杂志，2014，29（17）：1528-1530.

[161] 冀照俊，孟洁，曹洋，等. 刘玉洁从肝论治冠心病经验[J]. 湖南中医杂志，2015，31（1）：25-26.

[162] 尹琳琳，刘如秀. 刘志明教授从心肾治疗冠心病经验[J]. 中西医结合心脑血管病杂志，2015，13（3）：391-392.

[163] 董梅. 周宜轩教授从心肾论治冠心病心绞痛的经验[J]. 中西医结合心脑血管病杂志，2015，13（12）：1460-1462.

[164] 张丽雯，姚祖培. 姚祖培从肝论治胸痹经验[J]. 中医药临床杂志，2015，27（9）：1245-1247.

[165] 赵地，郭伟星，姜红菊，等. 冠心病从虚瘀毒论治探讨[J]. 南京中医药大学学报，2015，31（4）：307-309.

[166] 王新东. 冠心病伏毒损脉病机理论与应用浅析[J]. 南京中医药大学学报，2015，31（1）：8-12.

[167] 赵娜，吕晓濛，曲文彦，等. 从脾论治冠心病名老中医经验汇集[J]. 辽宁中医药大学学报，2016，18（3）：51-53.

[168] 谢盈彧，张军平，李明，等. 阮士怡从脾肾立论治疗冠心病经验[J]. 中医杂志，2016，57（3）：193-195.

[169] 李峥，杨关林. 杨关林教授治疗胸痹心痛痰瘀互结证从脾胃论治临床经验总结[J]. 中华中医药学刊，

2016，34（3）：569-571.

[170] 孙菲，于睿. 于睿教授从肝论治冠心病五法经验探析[J]. 辽宁中医药大学学报，2016，18（5）：171-173.

[171] 王士超，吴伟，刘芳，等. 国医大师邓铁涛教授治疗心血管病学术思想和冠心病治疗经验初探[J]. 中西医结合心脑血管病杂志，2016，14（10）：1167-1170.

[172] 王锐，靳昭辉，温金莉，等. 高普教授治疗冠心病心绞痛的临床经验[J]. 中医药信息，2017，34（2）：52-54.

奖项类

[1] 中医活血化瘀治则原理的研究

奖励年度与级别：1978 年度全国科学大会奖

主要完成单位：中国中医研究院西苑医院

[2] 肺心病防治研究

奖励年度与级别：1978 年度全国科学大会奖

主要完成单位：中国中医研究院西苑医院呼吸病研究室

[3] 中西医结合治疗急性梗塞的研究

奖励年度与级别：1978 年度全国科学大会奖

主要完成单位：中国中医研究院西苑医院

[4] 中西医结合治疗急性心肌梗塞降低死亡率研究

奖励年度与级别：1978 年全国科学大会奖

主要完成单位：北京积水潭医院

[5] 冠心二号方治疗心脑血管病及其作用原理的研究

奖励年度与级别：1978 年度全国科学大会奖

主要完成单位：中国中医研究院西苑医院

[6] 宽胸气雾剂的临床和实验研究

奖励年度与级别：1978 年全国医药卫生科学大会奖

主要完成人：郭士魁、陈可冀、钱振淮，等

主要完成单位：中国中医研究院西苑医院、中国中医研究院中药研究所、中国中医研究院中心实验室

[7] 中西医结合益气活血注射液治疗急性心肌梗塞临床及实验研究

奖励年度与级别：1982 年度卫生部科技成果奖乙级奖

主要完成人：陈鼎祺、翁心植、赵荔雍，等

主要完成单位：中医研究院广安门医院、中医研究院西苑医院、中医研究院中药研究所、北京中医学院中药系、北京中医学院东直门医院北京红十字朝阳医院.

[8] 中医气血理论指导冠心病治疗的临床及实验研究

奖励年度与级别：1985 年度卫生部科技成果奖乙级奖

主要完成人：廖家桢、刘娴芳、宋崇顺，等

主要完成单位：北京中医学院附属东直门医院

[9] 通心络胶囊治疗冠心病的研究

奖励年度与级别：2000 国家科学技术进步奖二等奖

主要完成人：吴以岭、田书彦、张庆昌，等

主要完成单位：石家庄以岭药业有限公司

[10] 血瘀证与活血化瘀研究

奖励年度与级别：2003 国家科学技术进步奖一等奖

主要完成人：陈可冀、李连达、翁维良，等

主要完成单位：中国中医研究院西苑医院

[11] 复方丹参方药效物质及作用机理研究

　　奖励年度与级别：2004 国家科学技术进步奖二等奖

　　主要完成人：张伯礼、高秀梅、商洪才，等

[12] 芪参益气滴丸对心肌梗死二级预防的临床试验

　　奖励年度与级别：2011 国家科学技术进步奖二等奖

　　主要完成人：张伯礼、商洪才、姚晨，等

[13] 大蒜素治疗冠心病心绞痛的临床及实验研究

　　奖励年度与级别：2005 年中国中西医结合学会二等奖

　　主要完成人：史载祥、李格、贾海忠，等

　　主要完成单位：中日友好医院

[14] 冠心病介入术患者证候规律及辨证治疗的研究

　　奖励年度与级别：2005 年中国中西医结合学会二等奖

　　主要完成人：张敏州、李松、邹旭，等

　　主要完成单位：广东省中医院

[15] 冠心病心绞痛介入前后证候动态演变规律的研究

　　奖励年度与级别：2012 年中华中医药学会一等奖

　　主要完成人：王阶、邢雁伟、何庆勇，等

　　主要完成单位：中国中医科学院广安门医院、河南中医学院第一附属医院、中国中医科学院西苑医院首

　　　　　　　　　都医科大学安贞医院

[16] 通冠胶囊对冠心病介入术后作用的基础和临床研究

　　奖励年度与级别：2007 年中国中西医结合学会二等奖

　　主要完成人：张敏州、程康林、陈伯钧，等

　　主要完成单位：广州中医药大学

[17] 动脉粥样硬化药理评价技术平台及活血中药干预作用的系列研究

　　奖励年度与级别：2008 年中国中西医结合学会二等奖

　　主要完成人：陈可冀、史大卓、徐浩，等

　　主要完成单位：中国中医科学院西苑医院、中日友好医院

[18] 中国冠心病二级预防研究——血脂康调整血脂对冠心病二级预防的研究

　　奖励年度与级别：2009 年中国中西医结合学会一等奖

　　主要完成人：陆宗良、寇文镕、武阳丰，等

[19] 冠心病中药治疗心血管新生的系列研究

　　奖励年度与级别：2010 年中国中西医结合学会二等奖

　　主要完成人：范维琥、施海明、李勇，等

　　主要完成单位：复旦大学附属华山医院

[20] 益气活血、化瘀降浊法防治冠心病的机制与临床研究

　　奖励年度与级别：2013 年中国中西医结合学会二等奖

　　主要完成人：刘萍、童怡祎、唐靖一，等

　　主要完成单位：上海中医药大学附属龙华医院

[21] 气血相关理论及其在冠心病治疗中的作用

　　奖励年度与级别：1988 年度国家中医药管理局中医药科技进步奖二等奖

　　主要完成人：戴瑞鸿、朱伯卿、徐稚民，等

主要完成单位：上海医科大学附属华山医院、上海医科大学药理教研室、上海市浦东中心医院、上海市中医药研究院

[22] 心痛气雾剂的临床运用与实验研究

奖励年度与级别：1987 年度国家中医药管理局中医药重大科技成果奖乙级奖

主要完成人：沈绍功、徐承秋、许心如，等

主要完成单位：全国胸痹心痛协作组（后更名为国家中医药管理局医政司胸痹急症协作组）

[23] 麝香保心丸治疗冠心病心绞痛的临床应用

奖励年度与级别：1989 年度国家中医药管理局全国中医药重大科技成果奖二等奖

主要完成人：戴瑞鸿、王受益、龚伯祥，等

主要完成单位：上海医科大学附属华山医院、上海中药制药一厂

[24] 心痛口服液临床和实验研究

奖励年度与级别：1992 年度国家中医药管理局中医药科技进步奖二等奖

主要完成人：沈绍功、周玉萍、齐鸣，等

主要完成单位：中国中医研究院广安门医院、中国中医研究院西施医院、唐山市中医医院北京市中医医院

[25] 中药通心络胶囊治疗冠心病心绞痛的研究

奖励年度与级别：1997 年度国家中医药管理局中医药科技进步奖二等奖

主要完成人：吴以岭、田书彦、张庆吕，等

主要完成单位：石家庄以岭药业有限公司

[26] 气虚血瘀型冠心病中医证候学特征研究

奖励年度与级别：2007 天津市科学技术进步奖二等奖

主要完成人：张军平、赵广荣、李欲来，等

主要完成单位：天津中医药大学第一附属医院、天津大学

[27] 滋阴活血解毒法治疗动脉粥样硬化性疾病的临床与机制研究

奖励年度与级别：2008 天津市科技进步奖二等奖

主要完成人：张军平、袁卓、王筠，

主要完成单位：天津中医药大学第一附属医院

[28] 冠心病中医证候及治法研究

奖励年度与级别：2010 辽宁省科技进步奖二等奖

主要完成单位：辽宁中医药大学

[29] 痰瘀学说防治冠心病及其危险因素的临床应用与实验研究

奖励年度与级别：2011 广西壮族自治区科学技术进步奖二等奖

主要完成人：方显明、唐耀平、韦湘林，等

主要完成单位：中医学院附属瑞康医院广西中医学院第一附属医院、广西中医学院

[30] 冠心病心脾证治研究

奖励年度与级别：2007 广东省科学技术奖二等奖

主要完成人：吴焕林、邹旭、阮新民，等

主要完成单位：广州中医药大学

[31] 芪参胶囊治疗冠心病的临床及实验研究

奖励年度与级别：2002 年河南省科学技术奖二等奖

主要完成人：韩丽华、张文学、王振涛，等

主要完成单位：河南省中医院

[32] 舒心平胶囊治疗心律失常作用的临床与实验研究
　　奖励年度与级别：2003 年河南省科技进步奖二等奖
　　主要完成人：邵静、郭新民、黄霞，等

[33] 动脉粥样硬化药理评价技术平台及活血化瘀中药干预机理的系统研究
　　奖励年度与级别：2008 北京市科学技术奖二等奖
　　主要完成人：陈可冀、史大卓、徐浩，等
　　主要完成单位：中国中医科学院西苑、中日友好医院

[34] 中医络病理论及现代生物学内涵研究
　　奖励年度与级别：2005 北京市科学技术奖二等奖
　　主要完成人：雷燕、李岩、黄启福，等
　　主要完成单位：北京中医药大学

[35] 芎芍胶囊预防冠心病介入治疗后再狭窄的研究
　　奖励年度与级别：2001 北京市科学技术奖二等奖
　　主要完成人：陈可冀
　　主要完成单位：中国中医研究院第一临床医学研究所

[36] 活血化瘀中药干预冠心病介入治疗后再狭窄的多中心临床及机理研究
　　奖励年度与级别：2005 年中国中西医结合学会一等奖
　　主要完成人：陈可冀、史大卓、徐浩，等
　　主要完成单位：中国中医研究院西苑医院、北京安贞医院、北京同仁医院、中日友好医院、广东省中医
　　　　　　　　　院、北京国际生物制品研究所

[37] 益气活血法抗心肌缺血再灌注损伤机制及临床应用
　　奖励年度与级别：2010 湖南省科技进步奖二等奖
　　主要完成人：黄政德、田雪飞、李鑫辉，等
　　主要完成单位：湖南中医药大学

[38] 参附注射液对心肌缺血再灌注损伤的保护机制和临床应用的系统研究
　　奖励年度与级别：2006 年中华中医药学会二等奖
　　主要完成人：闵苏、曹俊、魏珂，等
　　主要完成单位：重庆医科大学

心 律 失 常

心律失常（cardiac arrhythmia）是心脏起搏和传导功能紊乱而发生的心脏节律、频率、起源部位、传导速度或激动次序异常，主要表现为心动过速、心动过缓、心律不齐和心脏停搏。心脏停搏或颤动，是心脏骤停的主要表现形式，是心脏性猝死的重要原因。

临床上根据心律失常的发生部位、机制与频率不同，可有不同的分类方法。①按发生部位：分为室上性（包括窦性、房性、房室交界性）和室性心律失常两大类；②按发生机制：分为冲动形成异常和冲动传导异常两大类；③按发生时心率快慢：分为快速型与缓慢型失常两大类。

以心率快慢进行分类：①常见的缓慢型心律失常（心率＜60 次/分）包括：窦性心动过缓、窦性停搏、病态窦房结综合征、窦房传导阻滞（Ⅰ、Ⅱ、Ⅲ度）。②常见的快速型心律失常（心率＞100 次/分）包括：窦性心动过速、房性心动过速（心房扑动、心房颤动）、室上性心动过速、室性心动过速（心室扑动、心室颤动）等。

心律失常的症状轻重不一，取决于发病的类型、持续时间以及原发病的严重程度。典型症状包括心悸、乏力等，但很多患者早期常无任何症状或症状较轻。随着疾病的发生发展，患者发病早期可有心悸、出汗、乏力、憋气等症状。此时，若心律恢复正常，则无严重不适；若进一步发展，可导致头晕、黑矇、晕厥，甚至猝死等。

本病的辨证论治，可参考"心悸""怔忡""眩晕""厥证""脱证""胸痹"等。

一、诊 治 纲 要

（一）诊疗思路

心律失常发生的病因，既有外感又有内伤，常因体质因素、饮食劳倦或情志过激引发，亦有因外邪或药物所伤。其病机为气血阴阳亏虚，心失濡养；或邪毒、痰饮、瘀血阻滞心脉，心脉不畅，心神不宁。病位在心，与肺、脾、肝、肾密切相关。

本病以虚证居多，或因虚致实，虚实夹杂。虚者以气血亏虚，气阴两虚，心阳不振，心阳虚脱，心神不宁为常见；实者则以邪毒侵心，痰火扰心，心血瘀阻，水饮凌心为常见。虚实可相互转化，如脾失健运，则痰浊内生；脾肾阳虚，则水饮内停；气虚则血瘀；阴虚常兼火旺，或挟痰热；实者日久，可致正气亏耗；久病则阴损及阳，阳损及阴，形成阴阳两虚等复杂证候。

心律失常多虚实相兼，故当首辨虚实。快速型心律失常，虚证以气血和阴阳的亏虚为主；

实证以瘀血、痰饮和火热之邪兼杂为多。缓慢型心律失常，虚证以气血和阴阳的亏虚为主，实则以瘀血、痰饮和阳虚寒凝兼杂为多。其次，辨病之轻重缓急。心律失常，在中医学中有惊悸和怔忡之分。如由外界因素刺激所致，并呈阵发性发作者，多为惊悸；无外界因素刺激而自发，伴乏力，气短，遇劳则甚者，为怔忡。惊悸者病情轻，怔忡者病情重，器质性心脏病多见。惊悸经久不愈，可发展为怔忡。器质性心脏病导致的快速性心律失常，病情重，预后差，易危及生命；功能性的，症状轻，预后好；但如频繁发作，也易导致血流动力学的改变，使心脏受损。故必要时，要结合西医检查，尽快对疾病的原因、性质进行明确的诊断；同时要对疾病的转归有较强的预见性，以免延误病情。第三，辨兼夹证。心律失常的病因病证复杂，辨证时应根据病史、症状及舌脉象，四诊合参。如心悸，气短乏力，劳则尤甚，脉细弱无力，为心气虚；兼见口干盗汗，五心烦热，舌质红少津，脉细数，为心阴亏虚；心悸伴烘热，心烦易怒，腰酸腿软，头晕耳鸣，舌红少津，为肝肾阴虚；心悸伴形寒肢冷，遇劳则甚，水肿，尿少，为阳虚水泛；心悸伴胸闷脘痞，不思饮食，苔白腻者，为痰浊内停；心悸伴胸闷痛或刺痛，舌质暗，脉细涩或结代，为瘀血阻络；心悸，烦躁，口干苦，大便秘结，舌质红，苔黄腻，为痰热内蕴。第四，病、证结合辨证。对心律失常的临床辨证，应结合引起心律失常原发疾病的诊断，以提高辨证准确性。如功能性心律失常，常表现为心率快速型心律失常，多属心虚胆怯，心神不宁，于活动后反而减轻为特点；冠心病心律失常，多为阴虚气滞，气虚气滞，或气阴两虚，肝气郁结，久之痰瘀交阻而致；病毒性心肌炎引起的心律失常，初起多为风温先犯肺卫，继之热毒逆犯于心，随后呈气阴两虚、瘀阻络脉证；风湿性心肌炎引起的心律失常，多由风湿热邪杂至，合而为痹，痹阻心脉所致；病态窦房结综合征，多由心阳不振，心搏无力所致；慢性肺源性心脏病所引起的心律失常，则虚实兼夹为患，多心肾阳虚为本，水饮内停为标。

由于本证的病变部位主要在心，证候特点是虚实相兼，以虚为主，故补虚是治疗本病的基本治则。当视脏腑亏虚情况的不同，或者补益气血之不足，或者调理阴阳之盛衰，以求阴平阳秘，脏腑功能恢复正常，气血运行调畅。本病的邪实，以痰饮内停及瘀血阻络最为常见，故化痰涤饮、活血化瘀也为治疗本病的常用治法。又因心律失常以心中悸动不安为主要症状，故常在补虚及祛邪的基础上，酌情配伍养心安神或镇心安神的方药。

心律失常在辨证治疗的同时，要结合辨病施治。根据原发病，如病毒性心肌炎、冠心病、高血压、慢性肺心病的不同，而采用相应的治疗方法。

（二）辨证论治

综合《中医内科常见病诊疗指南》《实用中西医结合内科学》《中医内科学》以及名老中医诊治经验等，将心律失常的辨证论治要点概括为以下几个方面。

1. 心虚胆怯证

临床表现：心悸不宁，善惊易恐，稍惊即发，劳则加重；胸闷气短，自汗，坐卧不安，恶闻声响，失眠多梦而易惊醒，舌质淡红，苔薄白，脉动数，或细弦。

基本病机：心胆气虚，心神失养，神不守舍。

常用治法：镇惊定志，养心安神。

2. 心脾两虚证

临床表现：心悸气短，失眠多梦，思虑劳心则甚，神疲乏力，眩晕健忘，面色无华，口唇色淡，纳少腹胀，大便溏薄，舌质淡，苔薄白，脉细弱，或弦细。

基本病机：心脾两虚，气血不足，心神失养。

常用治法：健脾养心，补益气血。

3. 阴虚火旺证

临床表现：心悸少寐，眩晕耳鸣，形体消瘦，五心烦热，潮热盗汗，腰膝酸软，咽干口燥，小便短黄，大便干结；或急躁易怒，胁肋胀痛，善太息，舌红少津，苔少或无，脉细数或促。

基本病机：肝肾阴虚，水不济火，心火内动，扰动心神。

常用治法：滋阴清火，养心安神。

4. 心阳不振证

临床表现：心悸不安，动则尤甚，形寒肢冷，胸闷气短，面色㿠白，自汗，畏寒喜温；或伴心痛，舌质淡，苔白，脉虚弱，或沉细无力。

基本病机：心阳虚衰，无以温养心神。

常用治法：温补心阳。

5. 水饮凌心证

临床表现：心悸眩晕，肢面浮肿，下肢为甚，甚者咳喘，不能平卧，胸脘痞满，纳食少，渴不欲饮，恶心呕吐，形寒肢冷，小便不利，舌质淡胖，苔白滑，脉弦滑，或沉细而滑。

基本病机：脾肾阳虚，水饮内停，上凌于心。

常用治法：振奋心阳，化气利水。

6. 心血瘀阻证

临床表现：心悸不安，胸闷不舒，心痛时作，面色晦暗，唇甲青紫；或兼神疲乏力，少气懒言；或兼形寒肢冷；或兼两胁胀痛，善太息；舌质紫暗，或舌边有瘀斑、瘀点，脉涩或结代。

基本病机：心脉瘀阻，心阳被遏，心失所养。

常用治法：活血化瘀，理气通络。

7. 痰浊阻滞证

临床表现：心悸气短，胸闷胀满，食少腹胀，恶心呕吐；或伴烦躁失眠，口干口苦，纳呆，小便黄赤，大便秘结，苔白腻或黄腻，脉弦滑。

基本病机：痰阻心脉，心阳被遏，心失所养。

常用治法：理气化痰，宁心安神。

8. 痰火扰心证

临床表现：心悸时发时止，受惊易作，胸闷烦躁，失眠多梦，口干苦，大便秘结，小便短赤，舌红，苔黄腻，脉弦滑。

　　基本病机：痰浊停聚，郁久化火，痰火上扰，心神不宁。

　　常用治法：清热化痰，宁心安神。

9. 邪毒侵心证

　　临床表现：心悸气短，胸闷胸痛，发热，恶风，全身酸痛，神疲乏力，咽喉肿痛，咳嗽，口干渴，舌质红，苔薄黄，脉浮数或细数，或结代。

　　基本病机：风热毒邪，侵袭肺卫，邪毒侵心，耗气伤津。

　　常用治法：辛凉解表，清热解毒。

二、名 家 心 法

1. 邓铁涛

　　【主题】　心脾相关，痰瘀相关

　　【释义】　邓铁涛认为，心悸当从脾胃论治；心律失常的病因病机，主要体现于心脾相关，痰瘀相关。首先，气血正常运行，有赖于诸脏腑间相互协调的作用。脾胃为后天之本，气血生化之源，其功能失调可对气血运行造成直接影响。脾胃失调除直接影响心脏之外，还可涉及到肝、肾两脏。脾胃气机不利，可致肝之疏泄失职，加重气血紊乱，临床上多见于心悸的早期。肾精依赖后天之精的不断补充，故脾胃不健，运化无权，久之可波及到肾，不但加重了原来的病情，又可产生新的病变，临床上多见于心悸的后期。其次，脾胃损伤，一方面使气血津液生化乏源，中气衰弱则心气亦因之不足；心气不足则无力推动血运，致脉道迟滞不畅，气虚不能自护则心悸动而不宁。气虚日久，可致心阳虚弱，阳虚则寒邪易乘；津血不足则不能上奉心脉，使心血虚少，久则脉络瘀阻。另一方面，脾主运化，脾胃损伤则运化迟滞，蕴而生湿；湿浊弥漫，上蒙胸阳致胸阳不展，心悸胸闷、气短乃作；湿浊凝聚为痰，痰浊上犯，阻滞胸阳，闭涩心脉，则心悸胸痹疼痛乃生。

　　心悸是标实而本虚之证，其内因是心阴心阳亏损内虚，为本；病理基础是痰与瘀，左右心悸的继续发展，为标。一般来说，心悸以气虚（阳虚）而兼痰浊者为多见；当疾病到了中后期，或心肌梗死者，则以心阳（阴）虚兼血瘀或兼痰为多见。治疗上，治病求本，运用调脾护心、补气除痰法，方用温胆汤去生姜加党参。（吴焕林，周文斌. 邓铁涛教授治疗心悸（心律失常）临床经验[J]. 中医药信息，2005，22（5）：60-61.）

2. 颜乾麟

　　【主题】　心律失常因于气、血、神失衡

　　【释义】　颜乾麟认为，心之藏于脉者气血耳，脉之舍于神者亦气血耳；心气是推动血行脉中之动力，心血是濡养气舍脉中之基宅，气血又为心神安舍之基础。气为血帅，血为气母，气需血载，血需气统，心神离不开气血之滋养，三者互相依存以维持心正常功能。而心律失常主要是由于气、血、神三者失衡所致，如久病体弱或情志扰心，气血运行失司，心无

所倚，神无所归，而见心悸不宁。因此，从调整气、血、神三者功能入手，依据病机演变，倡导应用疏肝、活血、温阳、安神等方法治疗，使心从病理状态转至正常生理状态，从而使心律恢复正常。肝郁气滞者，首当疏肝，代表方逍遥散；气滞血瘀者，治宜活血，血府逐瘀汤加减；心阳虚弱者，急当温阳，以桂枝甘草汤治之；心神不宁者，法宜安神，以归脾汤加减。（韩天雄，潘新，陈丽娟，等.颜乾麟治疗心律失常经验[J].中华中医药杂志，2011，26（4）：728-730.）

3. 严世芸

【主题】　邪、情、痰、瘀、虚综合致病

【释义】　严世芸将心悸的病因，归纳为邪、情、痰、瘀、虚。邪即感受外邪，情即七情过极，痰即痰饮内停，瘀即瘀血内阻，虚即气血阴阳亏虚。病机归纳为：其一，风、寒、暑、湿诸邪搏击心神。其二，七情过极。即大喜伤心；大怒伤肝，肝气郁结，胆气不足，母令子虚；思虑伤脾，脾不统血，心脾两虚；悲则气结，恐则气下，惊则气乱，均能导致气机失畅，而致心神不宁。其三，病久不愈，或痰饮、瘀血内停；或心阴亏虚，心气不足，气阴两伤；或阴阳失调；或心阳不振，心肾阳虚等，致心神失宁、心动无力、心脉瘀阻、阴阳气血不相顺接，遂呈心动悸、脉结代之证。纵观心悸的病因病机，虚实夹杂，本虚标实，但虚证为病之关键所在。治疗心悸，主要采用：①益气养心法，方用四君子汤加黄芪，或补中益气汤。运用的关键在于，用四君子汤加黄芪；或补中益气汤，必须用全方，且重用黄芪。②温通心阳法，可用四逆汤加减。③滋阴宁心法，方用炙甘草汤加减。其中，炙甘草和桂枝两味宜重用，炙甘草用量至20g以上，桂枝16g以上。④养心定志法，方用二仙汤合柴胡加龙骨牡蛎汤加减。⑤化痰泻热法，用黄连温胆汤。其中，黄连用至 6g 以上。⑥疏肝理气法，方用逍遥散。⑦活血通脉法，方用血府逐瘀汤等。（张玮，徐燕.严世芸治疗心悸七法[J].上海中医药杂志，2004，38（11）：3-4.）

4. 赵锡武

【主题】　病窦综合征心悸，缘于肾之精气亏虚

【释义】　病态窦房结综合征（简称"病窦综合征"），以胸闷气短，动则心悸而脉迟为特征。言迟脉者，《伤寒论》中有四：一为欲作谷疸；一为四逆汤证；一为桂枝汤证；一为大承气汤证。然验诸临床，病窦综合征之脉迟，既非因寒，又无痰饮、癥瘕；亦非阳明可下、厥逆下利之主下，且纯温之无效；细辨析之，实要结于肾。

人之脉，"资始于肾""资生于胃""统于心""会于肺""约于肝"，是谓脉关五脏。肾主封藏，受五脏六腑之精而藏之，复又还精于五脏。若肾气无余，不能还精于心，故脉迟而现胸闷、心悸；不能还精于肺，则气短。诸脏之康健无恙，皆有赖于肾之还精以充养。譬犹灯之恒亮，光明不息者，得由乎时时添油以续焰。故衰老病死，因于肾脏所匿之精涸竭不能返还。同为治悸，炙甘草汤治心动悸而脉结代；生脉散治气短心悸而脉疾无力；而病窦综合征之心悸而脉动迟缓者，缘于"资始于肾"障碍所致。故当从金匮肾气丸、炙甘草汤、生脉散、二仙汤、保元汤诸方综合化裁，非单纯温阳之所能。其治有别于炙甘草、四逆汤之藉中焦谷气以通其迟脉而重任甘草，亦不同于大承气汤急下存阴、祛邪安正之意，而旨在激发下元，令心肺二脏能得其精还，益损补虚，愈心悸短气、脉动迟缓之疾。（中医研究院西苑医院.赵锡武医疗经验[M].北

京：人民卫生出版社，1980：19-20.）

5. 曹鸣高

【主题】　首察过缓过速，次详属虚属实

【释义】　曹鸣高认为，心动过速与过缓，与中医学的心悸、怔忡有关，其病位主要在心。

心动过速者，多由痰火扰心，心阳独亢，心神不安所致。实证，其脉滑数有力，舌质红，苔黄，面红气粗，性躁易怒，心烦不得卧，便坚溲赤，治宜泻火涤痰，清心宁神。方选黄连温胆汤加黄芩、莲子心、远志、朱砂，痰火清则阳自降。虚证者，因阴血亏虚，心失所养，阴虚则阳浮，心神不宁所致。其脉数而细软无力，舌质嫩红或边尖红有裂纹，苔薄黄，颧红或面色无华，筋惕肉瞤，寐少梦多，心烦盗汗，头晕口干。治宜滋养心阴为主，可仿加减复脉汤、天王补心丹加减，阴复则阳自潜。

心动过缓实证者，多因痰饮上犯，心阳痹阻，阴邪窃踞阳位，影响气血运行所致。其脉迟而细弦，舌苔白腻，胸闷气急或有心痛彻背，面晦神疲。治宜通阳泄浊宣痹，方如枳实薤白桂枝汤合麻附细辛汤加减。浊阴除则痞结通，而阳气自伸。虚证者，因元气虚馁，心阳不振，阳微不运，而以阳气虚为主。其脉沉细或大而无力，舌质胖大或淡紫，苔白，面白唇绀，心慌，心痛，胸闷，气短似喘，自汗怕冷，神疲懒言。欲养其心，需运其血；欲运其血，需温其阳。故治当温阳益气，一般以参附汤为主方，汗多者加龙牡，阴阳俱虚者合炙甘草汤。（单书健，陈子华. 古今名医临证金鉴·心悸怔忡卷[M]. 北京：中国中医药出版社，1999：196-198.）

6. 郭士魁

【主题】　从心肝肾论治

【释义】　郭士魁认为，心律失常，一般多与心、肝、肾三脏关系密切。如心阴虚，心阳虚，心脉瘀阻，肝郁不疏，肝气郁滞；或肝郁化火致使心火偏旺，心肾阳衰等，均可出现脉促、脉结代。临床常见心痛心痹脉结代者，多为气虚或气阴两虚，气滞血瘀，或为阳虚寒凝脉迟等。心肌炎之脉结代，多为外感热邪损耗心阴；或久病气阴两虚，而见脉数结代。治疗上，益气，常用太子参、党参、黄芪；养阴，常用沙参、麦冬、玉竹、生地、百合等；活血，常用川芎、当归、赤芍、桃仁、红花、丹参、鸡血藤；温阳，常用附片、细辛、干姜、桂枝；疏肝理气，常用柴胡、郁金、香附、陈皮；芳香温通，常用良姜、荜拨、降香、沉香；平肝降逆，常用旋覆花、代赭石；养心安神，常用柏子仁、酸枣仁、生龙牡、珍珠母等；清热，常用金银花、大青叶、板蓝根、黄芩、莲子心等。（翁维良，于英奇. 杂病证治——郭士魁临床经验选集[M]. 北京：人民卫生出版社，1983：77-78.）

7. 岳美中

【主题】　培补心肾阳气为正治

【释义】　岳美中认为，现代医学之病态窦房结综合征，相当于中医学之脉迟证。症见忐忑怔忡，头昏头晕，胸时作闷，畏寒乏力，脉沉迟而细，左稍大。证属心肾阳虚。慢性病属生理衰退者多，治当培补心肾，非短期用药可获效。治病之法，犹如点油灯一般，灯光黯然之际，有时当添油，有时则须拨灯草，但添油是关键；倘系无油，纵有再长灯草，须臾即可燃尽；若不断添油，烛光长照不息。治慢性病，理同于斯。脉迟证，培补心肾阳气，乃正治法。但培补之法，不应过分辛温兴奋，当以强壮为主。常用保元汤为君，合生脉散；然其中麦冬在太阴则不宜用，五味子有阴有阳皆可用，并酌情加入枸杞子、巴戟天、肉苁蓉、熟地黄、菟丝子和山茱萸等温而不燥的补肾药。此方，黄芪、党参各 18～25g，甘草 9～12g，量小无效。唯桂枝入心，意取动药推动静药（黄芪、人参、甘草），3g 足矣。治疗此病，药物不能太多，要抓住主要矛盾；剂量不能太大，以免药过病所，反有贻患。只要守方稳进三五个月或更长时间，可望获效。（李兴培. 岳美中教授临床经验简介[J]. 辽宁中医杂志，1986，29（8）：17-18.）

8. 奚凤霖

【主题】　心脾（胃）同治

【释义】　奚凤霖认为，心律失常和心、脾（胃）间关系密切，常着眼于心、脾（胃）加以调治。对于过缓性心律失常，常用治法有：①益气升清法：适用于上气不足，心肺气虚之证。治以益气升陷，用升陷汤主之。②益气温中法：适用于宗气不足，脾胃虚寒之证。治以益气温中，在脾用人参汤，或加桂枝，或加附子，名附子理中丸；在胃用小建中汤，以补虚建中；加黄芪名黄芪建中汤，加强益气温中；加当归名当归建中汤。③温阳化饮法：适用于脾肾阳虚，水饮不运之证，治以苓桂术甘汤以健脾温化痰饮。④温经散寒法：适用于阳虚不足，外受寒邪之证。治以助阳散寒，用麻黄附子细辛汤主之；并常与建中汤合用，治心动过缓症，常能奏效。

对于快速性心律失常，心脾两虚，气血不足之证，治宜健脾益气，补血养心，用归脾汤。心肺气虚，阴津不足者，可用生脉散合甘麦大枣汤。窦性心动过速，尚无心气不足征象者，多无器质性改变，亦可据证选用清心、滋阴、化痰、养血等法。

对于早搏与乱搏性心律失常，常用：①益气复脉法：适用于气虚血少，动悸结代之证。治以益气护阴，养心复脉，用炙甘草汤主之。奚凤霖自创经验方，名"新方炙甘草汤"（炙甘草、桂枝、生姜、党参、丹参、苦参、玉竹、大枣）。如劳倦食少，虚热自汗，用建中复脉汤（即新方炙甘草汤加黄芪、芍药、饴糖）。②通阳重镇法：适用于心阳损耗，痰扰心神之证。治以通阳复脉，重镇安神，用桂枝去芍药加蜀漆龙骨牡蛎救逆汤主之。（奚凤霖. 心脾（胃）同治法治疗心律失常[J]. 上海中医药杂志，1990，24（7）：22-23.）

9. 王国三

【主题】　益气养阴，温阳复脉，健脾疏肝

【释义】　王国三认为，窦性心动过缓多发于 40 岁以上之中老年人，同时多在冠心病、心肌炎等病的基础上而发病。在窦性心动过缓的治疗中，大多从温阳论治。偏用温阳、助阳之药，唯近期疗效尚可，但远期疗效不稳定，易复发。王国三认为，气阴两虚是本病的主要病机；心阳不足是在气损及阳的基础上，出现的继发性病理改变。治疗立法应阴阳两求，益气养阴，温阳复脉，用生脉散和桂枝甘草汤化裁。此外，在滋阴以助阳的基础上，佐以温肾助阳之法，加入肉苁蓉、肉桂以温肾助阳，善发阳气，行于脉道。除注重补肾以温阳外，还关注脾胃之气的存亡。尤其是中老年人，脾胃功能已见衰弱，则在大剂温补药当中加入健脾之品，以保胃气，增化源。另外，在治疗本病时，还应注重肝气的条达，加入疏肝之品。如枳壳、生麦芽，一是用其疏达肝气，助阳气以升；二是以其解胸中之郁气，引胸中之阳气传之于脉，助其复脉之功。

（张军，刘玉洁，王洪林. 王国三运用助阳法治疗窦性心动过缓的经验[J]. 上海中医药杂志，2007，41（6）：1-2.）

10. 丁光迪

【主题】 养血宁心，益气复脉

【释义】 丁光迪认为，心悸怔忡的症状易于认识，而引起此病的病情变化却很复杂。①血虚心悸，用养血宁心汤。血虚心悸之本，在于心肾阴血亏虚；水不上济，而风火相煽为标。时作心悸而脉数，其治应重视血分，"水盛可以灭火，血旺则风自息"。故应阳病治阴，养血宁心为法；拟养血宁心汤，用治心动过速、心房颤动等。药用：熟地黄 10～15g，当归心 10g，麦冬 20～30g，炒酸枣仁 10g，炙甘草 4～7g，远志肉 10g，茯苓 10g，太子参 15g，合欢皮 30g，制半夏 10g，独活 10g。②气虚心悸，投益气复脉汤。气虚心悸，损伤在心，肺肾亦病。故气短明显，呼吸短促，尤其不能登高；登高则胸闷，甚则心痛。心阳不振而畏寒喜暖，脉迟，间见结、代，自感心跳一时停搏，或有噎塞感。治宜益宗气、复血脉，以治心为主，同时治肺、治肾，调整心、脾、肺、肾的生化关系，可以取效。拟益气复脉汤，用治心动过缓、期前收缩、左心功能不全等。药用：红参（另煎兑服）10g，麦冬 30g，五味子（打）4g，炙黄芪 30g，当归 10g，炙甘草 7g，茯苓 10g，炙远志 10g，九节菖蒲 10g，川芎 7g，生姜 3 片，大枣 7 枚。（单书健. 重订古今名医临证金鉴·心悸怔忡卷[M]. 北京：中国医药科技出版社，1999：266-272.）

11. 李玉奇

【主题】 益气养心为大法，三圣饮子乃妙方

【释义】 李玉奇认为，心房颤动，属于中医学"心悸""怔忡""胸痹""心痛"等范畴。十二经之血皆主于心，十二经之气皆感而应心。将房颤视为怔忡所属，多为心血不足。其病因多是由于汗吐下后，伤及心气，荣卫俱损，脉来结代，呈现心悸不宁；或精神抑郁，损及心脾；或由疲劳过度，损及心肾气虚；或由于湿痰闭阻脉络，心气不得疏通；或由于房室不节，损及心肾之气。其病在心肾，本虚而标实。

对本病的治疗，当从补益心气着手。心肾阳虚，补之以味，益之以气。心气素虚，行血无力，不宜用活血化瘀药物攻伐，以免心气更虚。临床心电图提示房颤发作，屡用活血化瘀治疗并未改善。故用益气养心之法治之，症状得以缓解，心电图亦随之改善。养心可以使心气得复，气助血行，气血运行畅通，房颤和心痛自然得以缓解。证候：多见自汗，气短心悸，烦躁不安，呼吸急迫，心区绞痛，疲倦无力，少寐，下眼睑肿，尿少便秘，伴血压偏高，面色青灰少华，舌质多绛，脉来沉细而结代。治法：养心益气，和血温阳。方药：三圣饮子。人参 10g，苦参 10g，丹参 15g，附子 5g，淫羊藿 15g，肉桂 5g，何首乌 15g，生地 20g，麦冬 20g，川芎 10g，甘草 20g。（李玉奇. 国医大师卷·李玉奇[M]. 第 2 版. 北京：中国中医药出版社，2011：24-25.）

12. 郭子光

【主题】 益气温通为基础，循序渐进分三步治疗

【释义】 郭子光认为，病理性窦性心动过缓，基本病机为少阴心肾阳气虚甚，阴寒凝结。治疗始终要以益气温通为基础，在益气温通的基础上分作三步治疗，循序渐进。

第一步：益气温通提速法。常用于治疗的第一阶段，以病人的心率在 50 次/分以下为标志。脉可呈迟、缓、涩、结、代等象，常有心慌，气短，心悸，胸闷或痛，头晕目眩；甚或晕仆，面白无华，神疲乏力，畏寒肢冷，舌淡苔白等表现。病机以阳虚寒凝，心气推动无力最为突出，故治疗首当提高心跳速率。提速的关键，在于辛通阳气，温化寒凝。处方常重用麻附细辛汤加味。再加入黄芪、红参、羌活、桂枝等，以增强益气温心、化瘀通脉之力。

第二步：益气养血稳率法。常用于治疗的第二阶段，以病人的心率在 55～70 次/分或以上为标志。往往是第一阶段治疗有效，心率回升已 2～3 周，临床症状亦明显缓解，故治疗当转向以稳率为主。提率相对容易而稳率难。临床用方，可仍以前方合生脉饮，加玉竹、黄精、丹参、当归等，适当减轻和减少辛热之品。

第三步：益气培元固本法。本法常用于治疗的第三阶段，本阶段以病人的心率已提升稳定在 65～70 次/分或以上为标志。此期治疗必须重视固本。固本之法，当以培补肾中元阳为主，并配合治疗宿疾及其他可导致心虚脉气不振之病机，以期彻底治愈本病。益气培元固本方药，可应用右归丸加淫羊藿、黄芪、丹参之类。（刘杨. 郭子光教授对窦性心动过缓的三步辨治经验[J]. 四川中医，2005，23（9）：3-4.）

13. 张珍玉

【主题】 治悸不在养，而在调阴阳

【释义】 张珍玉认为，心悸、怔忡不能分为二证，只有轻重之别，而无心肾之分。心之阴阳不调，为心悸怔忡的病机。心阴、心阳的相互协调，是心的生理功能正常发挥的保证。不论何种因素，若导致其阴阳不得协调，都可出现心悸或怔忡；在不调的过程中，也可出现脉结代。心悸怔忡是心病必有症状，很多病都可引起。若因其他病证所引起者，当治其原病，原病愈则心悸怔忡自愈。若心病所出现之心悸怔忡，当调心之阴阳，阴阳协调，则其心悸怔忡自愈。

治悸不在养，而在调阴阳。其心阴偏衰者，则可兼烦躁，且心惊而悸，头目昏晕而胀，体倦乏力；或有失眠，食少便干，脉细数无力，舌绛少苔等症。若心阳偏衰者，自觉心吊悬，终日悸惕不安，胸闷且时有恐怖感，时自汗并畏寒，困倦无力，饮食不振，小便清而大便不爽，脉沉弱，舌淡苔薄。此两证出现结代脉，则为阴阳不能协调顺接更为明显。故治疗本证不在养心安神，而在调理偏颇之阴阳，使阴阳顺接协调则心悸怔忡自除。炙甘草汤方中，阴药与阳药相互配伍，从而达到调整心之阴阳偏颇而续顺接。临床用炙甘草汤一般用量为：炙甘草 12g，生姜 6g，桂枝 6g，人参（或党参 18g 代之），阿胶 6g，生地 9g，麻仁 6g，大枣 6 枚，黄酒 100 毫升。（张珍玉. 古方运用二则[J]. 山东中医杂志，1989，8（2）：31-32.）

14. 吴以岭

【主题】 整合调节，调率复律

【释义】 吴以岭认为，气阴两虚而致络虚不荣，络脉瘀阻是心律失常的主要病理机制；络虚不荣，与心脏传导系统自主神经功能异常有内在相关性。心律失常治疗上，应"整合调节"，突出由"抗律"到"调率"的思维转变，开辟运用络病理论指导心律失常治疗新途径。参松养心胶囊方，由人参、麦冬、山茱萸、丹参、酸枣仁、桑寄生、赤芍、甘松、黄连、五味子、龙骨等药组成。全方以补虚为本，在益气养阴基础上，运用补、清、敛三法以养心气，运用通法以通血脉，恢复心脏正常的心率、心律及心力，共奏益气养阴、活血通络、清心安神之功。研究证实参松养心胶囊快慢兼治的特色优势，对目前尚无有效治疗药物的缓慢性心律失常，提供了新的用药选择。（吴以岭，谷春华，高学东，等. 参松养心胶囊治疗冠心病室性早搏的随机双盲多中心临床研究[J]. 疑难病杂志，2007，6（8）：449-452.）

15. 卢尚岭

【主题】　实证疏肝解郁，清火宁心；虚证补益心气，养心安神

【释义】　卢尚岭认为，室性早搏，病涉心肝二脏，证有虚实之分。心悸不宁，脉来结代，系心神不守，血脉失于主持所致，其病在心。实证常见于青壮年，且以女性为多，老年患者亦间有之；多责之肝经郁火，火邪扰心。其病在肝，肝气郁结，气郁化火，火邪扰心，心神失于宁静谧藏，是其病机。实证室性早搏，多见于无冠心病者，其发病率亦较虚证为高。治疗上，疏肝解郁，清火宁心以治其实。常用疏解汤加味：柴胡 20g，白芍 24g，枳实 15～30g，郁金 15g，莪术 15g，白头翁 20g，黄连 15～30g，苦参 20～30g，紫石英 30g，山栀 15～20g，远志 12g，柏子仁 20g。

虚证常见于中年以后，以老年患者居多。年老之人，正气多已不充。若心气亏乏，血脉失其统帅，故心悸、脉细弱而结代，皆系心气不足，鼓动无力之征。虚证室性早搏，多见于有冠心病者。治疗补益心气，养心安神以治其虚。常用方为益心汤：人参 9g（或党参 30g），麦冬 30g，五味子 9g，石菖蒲 15g，知母 12g，当归 15g。（丁元庆. 卢尚岭治疗室性早搏经验谈[J]. 上海中医药杂志，1997，31（1）：9-10.）

16. 郭维琴

【主题】　辨证辨病结合，注重安神定悸

【释义】　郭维琴认为，心气虚为本，瘀阻心脉，为心律失常的基本病理变化；营阴亏虚、神不守舍，是脉律（率）失常、心悸发作的病机；益气活血、养阴安神，是针对心律失常病机治疗的基本方法。主张在治疗不同疾病所伴发的心律失常时，必须辨证与辨病相结合，灵活用药，加减化裁。

针对心系疾病气虚血瘀的基本病机，以益气活血方为基础方，主要药物为：党参、生黄芪、丹参、红花、鬼箭羽、炒酸枣仁、炒远志、煅磁石。养阴和营、荣养心神是治疗心律失常的重要环节，在益气活血方的基础上，联合生脉散，以益气养阴、活血安神。同时，辨证与辨病相结合。冠心病心绞痛伴心律失常，需加强理气止痛。心衰伴发心律失常，治以益气活血、泻肺利水、温通心阳为法，用自拟益气泻肺方为主加减。对于伴发心衰的房颤患者的治疗，以温补心肾、泻肺化饮、养血安神为法，在益气泻肺方的基础上，联合苓桂术甘汤或五苓散，增强温阳化气行水之效，配合补骨脂、淫羊藿以温补肾阳。功能性心律失常，治以益气养心、安神定志为法，方用酸枣仁汤合安神定志丸加减。更年期心律失常，治以滋阴柔肝，或疏肝理气，合以养血益气、活血安神为法，常以一贯煎或丹栀逍遥散为基础进行加减。（梁晋普，王亚红，帅东亚. 郭维琴教授辨治心律失常经验[J]. 现代中医临床，2016，23（5）：5-10.）

17. 林钟香

【主题】　化痰祛瘀，痰瘀并治

【释义】　林钟香指出，痰饮和瘀血是顽固性心律失常的重要病理产物，痰瘀阻滞是本病的中心病理环节。痰瘀内阻之心律失常，表现为脉搏节律不匀；除常见结、代、促脉外，往往兼见沉、弦、滑、细、涩诸脉；同时伴有心慌、胸闷、胸痛、呕恶、纳呆、神疲肢困、舌淡胖嫩、边有齿痕或紫暗瘀斑、苔薄白或黄厚腻等症状和体征。治宜化痰祛瘀，痰瘀并治；并注意标本虚实，以攻不伤正、补不滞邪为原则。痰湿偏重者，酌选苍术、远志、菖蒲、茯苓、桂枝、半夏、瓜蒌等；瘀血偏重者，选川芎、赤芍、桃仁、红花、丹参、三七等；兼见阳虚者，酌选附子、桂枝、麻黄、细辛；气阴两虚者，选用黄芪、麦冬、生地、五味子等。（沈琳，张振贤，王显，等. 林钟香教授豁痰祛瘀法治疗顽固性心律失常的经验[J]. 四川中医，2001，19（8）：1.）

18. 周次清

【主题】　阳气虚衰，益气温阳

【释义】　周次清认为，阳气虚衰是病窦综合征发病的根本，其病机主要为心阳虚、心肾阳虚或心脾肾三脏之阳虚。肾阳为诸阳之本，元气之根，对人体各脏腑的生理活动，起着温煦与推动作用；心阳的主要功能，是鼓动心脏搏动，温运血脉；脾阳源于肾阳，有化生气血之功，对血脉的盈亏和运行也起着举足轻重的作用。故阳气的盛衰，直接影响心跳的快慢、血脉的盈亏和脉象的虚实。阳气虚衰是病窦综合征发病的本质，但在病证发展过程中，可因虚致实，常可伴见痰湿、血瘀或阴虚的现象。

　　益气温阳是治疗的根本大法。心阳不振者，温通心阳，首选桂枝甘草汤；心气虚者，宜用保元汤；心阳虚者，用桂枝去芍药加附子汤；阳虚血瘀者，加芎归散或丹参饮；阳虚阴盛者，用当归四逆加吴茱萸生姜汤。脾阳不运者，温运脾阳。脾阳虚为主者，用拯阳理劳汤；属心脾阳虚者，宜用桂枝人参汤；脾虚湿盛，痰浊中阻者，方选大建中汤合吴茱萸汤或瓜蒌薤白半夏汤；脾肾阳虚，宜用附子理中汤。肾阳虚衰者，温补肾阳。心肾阳虚者，宜用桂枝附子汤；心脾肾阳俱虚者，宜用附姜归桂参甘汤；阳虚阴乘者，可用麻黄附子细辛汤；阳虚损阴者，加生脉散。若见阴衰阳脱的离经脉和厥逆证，宜用镇阴煎或紫石英散。（路广晁. 周次清教授诊治病窦综合征经验述要[J]. 山东中山东中医杂志，1993，12（4）：6-8.）

【主题】　清热化痰降气，宁心安神

【释义】　周次清认为，室上性阵发性心动过速，病人自觉心悸、胸闷、烦躁、惊恐，有时恶心呕吐，头晕，甚至昏厥等症，和中医学所说的"痰火扰心"基本相似。痰火的生成有多种原因，有因七情内伤，气郁化火，火郁生痰的；有因吸烟、饮茶、喝酒，湿热内蕴，痰火内生的；亦有劳倦、过饱、损伤脾胃，积滞生痰的。不论哪种原因，在痰火发生发展和形成的过程中，必须有气滞、液淤、火炽的因素同时存在，即所谓"气有余便是火""液有余便是痰"。痰火生成之后，在一定条件下，痰随火升，火引痰行，上干心神，变生诸证。病人心悸、胸闷、恶心、呕吐、惊恐、烦躁、头晕、昏厥诸症，皆是痰火升动，上蒙清窍，干扰心神的具体表现。舌质红、苔黄腻和发作时出现的动脉、滑脉，是痰火外现的主要证据。室上性阵发性心动过速，多因痰火扰心所致。清热、化痰、降气以及宁心安神，是治疗本病的基本法则。具体运用，要针对痰、火、气的轻重主次组方用药。如以痰为主，宜选黄连温胆汤或涤痰汤；火邪较重，宜用滚痰丸或竹沥达痰丸；气郁明显者，宜用旋覆代赭石汤或六郁汤。（周次清. 从病证结合探讨心律失常的证治规律[J]. 山东中医杂志，1982，2（2）：65-68.）

【主题】　育阴潜阳，养血复脉

【释义】　周次清认为，人体的阴阳是互为其根，相互制约的；任何一方的偏盛偏衰，势必导致另一方的相对亢盛或虚衰。正常的心律和血液循环，也必须依靠心阴心阳的相对平衡来维持。在阳盛或阴衰时，心跳就加快；阴盛或阳衰时，心跳则减慢。如果心率的增快或减慢，达到阴阳不相顺接的程度，或因气滞、血瘀、痰湿阻遏心阳，就会出现"三五不调"的促脉或雀啄脉。心房颤动时出现的强弱、快慢不等的心律，就是这类脉象的具体表现。结合病人心悸、胸闷、气短乏力等气阴两虚的症状，更能充分证明心房颤动，是由于阴虚不能敛阳，阴阳不相顺接而发生的。治疗房颤的基本方法，是育阴潜阳，养血复脉。加减复脉汤或三甲复脉汤，是比较有效的方剂。兼气虚者合生脉散；兼阳气虚，心率较慢者，宜用炙甘草汤；阴虚内热，心率较快者，用黄连阿胶汤；阴虚内热，气虚不固者，用当归六黄汤。（周次清. 从病证结合探讨心律失常的证治规律[J]. 山东中医杂志，1982，2（2）：65-68.）

19. 朱良春

【主题】　外感之邪舍于心，以解毒护心为要

【释义】　朱良春认为，病毒性心肌炎心律失常，乃外感之邪舍于心，治疗以解毒护心为要。病毒性心肌炎的发生，一般多由感受时邪或时病之后，外邪传及于心所致。临床表现，可见心悸怔忡，气短乏力，胸闷胸痛，食欲减退，脉细数而促或伴结代等一系列症状。心电图检查常提示 Q-T 间期延长，T 波平坦或倒置及各种心律失常，如频发过早搏动（二联律、三联律）及 Ⅰ°-Ⅱ°房室传导阻滞、心动过速等。故治疗必须见微知著，防微杜渐，不能囿于一般时感治疗而贻误病机。此证的产生，系正气亏虚，病邪内舍心包使然。邪毒损心致心虚，又有心气虚与心阴虚两大类。假使在感邪之初，及早采用补心气或益心阴，并加用解毒祛邪之品，将对心肌炎有预防作用。由于热病易于耗伤津液，故病毒性心肌炎的临床表现，尤以心阴虚最为常见。治因邪毒舍心所致心律失常者，常取生脉散为主方，加玉竹、柏子仁、功劳叶养阴通脉，琥珀镇静解毒，板蓝根、连翘、白花舌蛇草、甘草清热解毒。还可选用珠黄散内服，每次1支，1日2次，收效颇佳。若热盛可加苦参清热泻火，胸痛加参三七、郁金化瘀通络，胸闷加婆罗子、合欢皮理气舒郁。随症加减，尚称应手。（朱良春. 心病证治点滴[J]. 中医杂志，1985，26（2）：13-14.）

【主题】　阳虚心动过缓，通阳重用桂枝

【释义】　朱良春认为，心动过缓总因心阳不足，心脉不通使然，一般均有心悸怔忡，胸闷气短，头晕目眩，甚则昏仆，脉细缓无力或细涩或浮缓等。《伤寒论》曰："心下悸，欲得按者，桂枝甘草汤主之。"故以桂枝、炙甘草、黄芪、丹参为基本方。桂枝和营通阳；炙甘草既养营补虚，又宣通经脉；心阳虚者心气必虚，故用黄芪补气；心阳虚则营运不畅，以丹参养血活血。此4味药合用，共奏益心气、复心阳、通心脉之效。但其中关键，在于桂枝的用量须打破常规。桂枝一般从10g开始，逐步递增，常用至24g，最多加至30g；服至心率接近正常或口干舌燥时，则将已用剂量略减2～3g，续服以资巩固。（周玲凤. 国医大师朱良春教授治疗心悸经验[J]. 中医研究，2011，24（7）：64-65.）

【主题】　辨阴阳之虚，调阴阳之偏

【释义】　朱良春认为，对风心病心悸的治疗，首先必须辨识是属于阳虚、阴虚，还是阴阳两虚，施治方可中的。其辨证的关键，又在于识脉。一般而论：凡阳虚者，脉多见濡细、迟

缓或结代；阴虚者，脉多见细数或促；阴阳两虚者，脉多见濡细、迟缓或结代。治疗此症，除需根据阴阳之偏颇，采用补而兼温，或补而兼清的治则外，还要注意参用通脉之品，方可提高疗效。凡阳虚，通脉可选用桂枝、鹿角霜、鹿角片等；阴虚，须重用柏子仁、麦冬、玉竹等。而炙甘草之补中兼通，无论阴虚、阳虚均应重用。阳虚心悸，常用参附汤合桂枝加龙骨牡蛎汤；阴虚心悸，常用生脉散加味；阴阳两虚之心悸，用炙甘草汤化裁。（周玲凤. 国医大师朱良春教授治疗心悸经验[J]. 中医研究，2011，24（7）：64-65.）

20. 李介鸣

【主题】 治分快速、慢速两类，结合辨病用药

【释义】 李介鸣治疗心律失常，分类处方用药：①快速型心律失常，治疗时主要从三方面入手，一为重镇，二为养心，三为调其气血。以炙甘草汤、归脾汤、生脉散三方加减化裁，取名"调心整律汤"：生龙骨、生牡蛎各24g，炙甘草12g，茯苓20g，生地黄20g，太子参15g，麦冬12g，五味子10g，当归15g，炒酸枣仁12g，远志12g，琥珀粉（分冲）3g。②慢速型心律失常，治疗上从两方面入手，一是温阳，二是调其气血。方以麻黄附子细辛汤、保元汤、生脉散三方加减化裁，取名为"温阳益气复脉汤"：人参15g，黄芪20g，北细辛6～15g，制附子10g，炙麻黄6g，麦冬12g，丹参18g，五味子12g，桂枝10g，甘草10g。

对于因器质性心脏病引起的心律失常，则在以上法则基础上，结合辨病进行加减用药。如冠心病心绞痛，加延胡索、生蒲黄、檀香活血行气；胸闷憋气，加瓜蒌、薤白以宣痹通阳，或加郁金解郁理气；高血压或头晕，加石菖蒲、磁石开窍通阳；风湿性心脏病，加熟地黄、山茱萸、黄芪、玉竹补益气血。（范爱平，曲家珍，李琏. 中医心脏病专家——李介鸣[J]. 北京中医杂志，1993，12（6）：5-7.）

21. 曹玉山

【主题】 调心健脾补肾，益气定悸

【释义】 曹玉山认为，心律失常因体质虚弱、饮食不节、劳倦过度、七情所伤、感受外邪等致气血阴阳亏损，心神失养，或痰饮瘀血阻滞，使心脉痹阻而发病。其病位在心，与肺、脾、肝、肾四脏有关，尤与脾、肾关系最为密切。病理性质主要有虚、实两端，虚者为气血阴阳亏损，实者多由痰火扰心、水饮上凌或瘀血阻滞所致。临床上，心悸之病虚证为多；若失治误治，因虚致实，往往虚实夹杂；但其本在气血阴阳亏虚。其中，快速型心律失常，病机以气血阴阳亏虚为本，气滞、血瘀、痰浊（热）内盛为标。同时，强调心神不宁为本病之共性；缓慢型心律失常，多以心脾肾阳气亏虚，而致痰湿、寒饮、瘀血阻滞，痹阻心脉。

对心律失常的辨证，遵从辨病辨证相结合的原则。辨病首要分清心律失常的性质，如房性早搏、室性早搏、快速型心律失常、缓慢型心律失常等；其次，辨心脏有无器质性病变，对有器质性病变者，在辨证基础上重视针对病因治疗。以调心健脾补肾、益气定悸为基本治疗大法。对于各种快速型心律失常，拟定四甲复脉汤合炙甘草汤加减，四甲复脉汤方由鳖甲、龟甲、龙骨、牡蛎组成；对于缓慢型心律失常，以自拟甘仙丹为主方，选用甘松、淫羊藿为主药，具补阳、行气、定悸之效。（张朝宁，余臣祖. 曹玉山辨治心律失常经验[J]. 中国中医药信息杂志，2015，22（12）：109-110.）

三、医 论 选 要

1. 瘀热论（魏执真）

【提要】 快速型心律失常致病的关键因素是"瘀热"，即血脉瘀阻，瘀久化热，热主要在血分。辨证分五型，凉血清热是治法之关键。

【原论】 心脏亏虚，血脉瘀阻，瘀而化热，为快速型心律失常之主要病机。心主血脉，心气阴血不足，气虚无力帅血运行，阴血不足，脉道不充，血流涩滞，均可致血脉流通不畅，出现瘀阻，瘀久化热。热可致急，瘀可致乱，遂出现数脉、促脉、促代脉，或涩兼数脉。快速型心律失常致病的关键因素是"瘀热"，即血脉瘀阻，瘀久化热，热主要在血分，故凉血清热是治法中之关键。

根据引起血脉瘀阻的不同途径，可分为五种证型。①心气阴虚，血脉瘀阻，瘀而化热。本型主要包括窦性心动过速、阵发性室上性心动过速、心室率偏快的各种早搏等。治宜益气养心，理气通脉，凉血清热。方用自拟清凉滋补调脉汤。以丹皮、赤芍凉血清热；太子参、麦冬、五味子益心气养心阴；丹参、川芎活血通脉；香附、香橼、佛手、乌药理气以助通脉；黄连厚肠。若患者阴虚明显，或内热明显，则太子参易为沙参，防止太子参补气助热。②心脾不足，湿停阻脉，瘀而化热。治以理气化湿，凉血清热，补益心脾，方用自拟清凉化湿调脉汤。以丹皮、赤芍凉血清热；白术、茯苓、陈皮、半夏健脾化湿；苏梗、川朴、香附、乌药理气宽胸，以助湿化；丹参、川芎活血通脉；太子参补益心脾；黄连厚肠。若大便黏滞，则加木香，与黄连配伍，调气行滞，厚肠止泻。③心气衰微，血脉瘀阻，瘀而化热。本型主要见于频发室性早搏、频发房性早搏，甚至形成二联律或三联律者。在原有治法的基础上，加重应用补气之品，选用人参或西洋参。④心阴血虚，血脉瘀阻，瘀而化热。本型见于快速型心房纤颤。治疗时应在原治法的基础上，加重养阴血之品，如白芍、生地、沙参等。⑤心气阴虚，肺瘀生水，瘀而化热。本型见于心力衰竭心动过速者。在治法中需注意肃肺利水，方用自拟清凉补利调脉饮。以生黄芪、太子参补气，黄芪并有利水退肿之功；麦冬、五味子滋心阴；丹参、川芎活血通脉；桑皮、葶苈子、泽泻、车前子泻肺利水；丹皮、赤芍凉血清热；黄连厚肠。（戴梅，张大炜，周旭升，等. 魏执真辨治快速型心律失常的临床经验[J]. 北京中医药，2011，30（5）：343-345.）

2. 阴寒论（魏执真）

【提要】 缓慢性心律失常的病机关键是"阴寒"，"心脉瘀阻"是发病的必要环节，根本因素在于"心脾肾脏亏虚"。临床辨证分5型论治，用药重视"补气（阳）化湿，活血升脉"和"补勿致壅，活勿伤气"。

【原论】 缓慢性心律失常的主要病机，为心脾肾阳气亏虚，寒湿、痰饮之邪阻滞心脉，心脉瘀阻，流通不畅。心主血脉，心阳气亏虚，气虚无力帅血运行，阳虚无力鼓动血脉流通；再兼脾肾阳虚，气化失常，水湿痰饮停聚，阴寒之邪内生，而致心脉阻滞。阴寒之邪可致脉迟缓，瘀而致乱，故可见脉迟缓而不齐（结、代、涩）。缓慢性心律失常的病机关键是"阴寒"，"心脉瘀阻"是其发病的必要环节，根本因素在于"心脾肾脏亏虚"。

对于缓慢性心律失常，根据所伤及心脾肾肝的脏腑不同，以及本虚之气血阴阳亏虚程度，标实之寒湿、痰饮、寒凝等的兼夹不同而分为五型。①心脾气虚，心脉瘀阻，血流不畅型。本型主要见于窦性心动过缓、结区心律、加速的室性自搏心律。治以健脾补气，活血升脉；自拟健脾补气调脉汤：太子参 30g，生黄芪 30g，茯苓 30g，白术 30g，陈皮 10g，半夏 10g，羌活 15g，川芎 15g，丹参 30g。②心脾气虚，湿邪停蓄，心脉受阻型。本型主要见于窦性心动过缓等。治以化湿理气，活血升脉；自拟理气化湿调脉汤：白术 30g，茯苓 30g，陈皮 10g，半夏 10g，苏梗 10g，川朴 10g，香附 10g，乌药 10g，川芎 15g，丹参 30g。③心脾肾虚，寒邪内生，阻滞心脉型。主要见于病态窦房结综合征、Ⅲ度房室传导阻滞或Ⅱ度Ⅱ型房传导阻滞等。治以温阳散寒，活血升脉；自拟温阳散寒调脉汤：附子 10g，肉桂 5g，鹿角 10g，干姜 10g，桂枝 10g，生黄芪 30g，太子参 30g，白术 30g，茯苓 30g，川芎 15g，丹参 30g。④心脾肾虚，寒痰瘀结，心脉受阻型。主要见于早搏而心室率慢、Ⅱ度Ⅰ型房室传导阻滞及心室率慢的窦房传导阻滞。治以温补脾肾，祛寒化痰，活血散结；自拟温化散结调脉汤：干姜 10g，肉桂 10g，鹿角 10g，白芥子 10g，莱菔子 10g，陈皮 10g，半夏 10g，白术 30g，茯苓 30g，生黄芪 30g，太子参 30g，川芎 15g，三七 6g 等。⑤阴阳俱虚，寒湿瘀阻，心脉涩滞型。主要见于心室率缓慢的心房纤颤。治以滋阴温阳，化湿散寒，活血通脉；自拟滋养湿化调脉汤：白术 30g，茯苓 30g，陈皮 10g，半夏 10g，干姜 10g，肉桂 5g，桂枝 10g，生黄芪 30g，太子参 30g，当归 10g，白芍 30g，生地 30g，阿胶 10g，川芎 15g，丹参 30g 等。本病治疗，用药特色为"补气（阳）化湿，活血升脉"和"补勿致壅，活勿伤气"，羌活为缓慢性心律失常的特效药物。（李云虎，韩垚. 魏执真辨证分型治疗缓慢性心律失常经验拾萃[J]. 环球中医药，2015，8（7）：857-858.）

3. 快慢分热毒与湿毒论（陈宝义）

　　【提要】　病毒性心肌炎所致快速性心律失常的病机，为热毒侵心，气阴受损；治宜清热解毒、宁心安律；缓慢性心律失常的病机，为湿毒侵心，阻遏心阳；治宜益气温阳，活血通脉。

　　【原论】　病毒性心肌炎病初所致快速性心律失常，多为热毒侵心证。其病机关键，是毒邪侵心，气阴受损。风热邪毒袭人，毒邪入里化热，内热壅盛，热毒耗伤心之气阴，使阴虚火旺而致心火亢动，心悸不宁。若发病日久，热邪可入里耗伤心之气阴；或久病热毒暗耗营血，使得营血亏虚而致心阴受损；日久累及肾阴，导致肾水不足，心阳独亢，阴不制阳而发病。而病毒性心肌炎急性期所致缓慢性心律失常，多属湿阻心阳证。其病机关键，是湿毒侵心，阻遏心阳。因湿热久蕴于脾胃，损伤脾阳，上攻于心，伤及心阳；心之阳气不足，鼓动血脉无力；则使经脉循行不畅，心脏搏动无力，心率失调，发展为此病。若病程久或迁延不愈，多出现以Ⅱ、Ⅲ度房室（或窦房）传导阻滞和病态窦房结综合征为主的缓慢性心律失常；病机主要为心肾阳虚，脉运涩滞。湿热毒邪可直犯心阳，或毒邪日久耗气伤阴，致气阴两虚，阴损及阳，导致心阳虚损；又肾阳乃诸阳之本，心阳不足可累及肾阳，心肾阳虚同时出现，心脉失于温煦，导致气血运行不利，血脉瘀滞而发病。

　　对病毒性心肌炎病初所致的快速性心律失常，用清热解毒，宁心安律法治疗；自拟清心解毒汤加减（银花、连翘、野菊花、大青叶、栀子、生地、元参、赤芍、黄连、黄芪、甘草）；久病不愈者，选用养阴益气，潜阳复脉法；方用益气生脉饮加减（太子参、麦冬、五味子、生地、白芍、桂枝、丹参、黄连、炙鳖甲、甘草）。对病毒性心肌炎急性期所致的缓慢性心律失常，注重清热化湿，益气温阳；方用藿连汤加减（藿香、川连、厚朴、苍术、茵陈、桂枝、黄芪、川芎、甘草）；对于久病迁延不愈者，应用益气温阳，活血通脉法施治；采用自拟温阳复脉饮加减（桂枝、淫羊藿、制附子、炙麻黄、细辛、生熟地、山茱萸、党参、黄芪、丹参）；对于后遗症期出现的缓慢性心律失常，治疗应坚持活血化瘀，养血通脉，兼振奋心阳之法；以通脉口服液（当归、三七、降香、赤芍、山楂、姜黄）长期治疗。（付美芳，刘虹，杨蕊. 陈宝义教授论治小儿病毒性心肌炎所致心律失常经验[J]. 浙江中医药大学学报，2013，37（8）：993-995.）

4. 毒、瘀、虚论（韩丽华）

【提要】　慢性心肌炎致快速性心律失常，为本虚标实之证。虚，主要为心气不足、阴血不足；实，为热毒内蕴、瘀血阻滞。因此，治疗宜清热解毒，化瘀通脉，兼顾益气养阴。

【原论】　毒、瘀、虚，是慢性心肌炎致快速性心律失常的关键。本病由内外因合病而来，外因为温毒之邪乘虚侵袭人体，"内舍于心"；由于调养失宜，病情反复，致心气虚衰；并可继发气虚帅血无力的气虚血瘀之变，使病情迁延、加重或变生他证；内因为心气不足，阴血虚耗，虚火内炽，使心率加快。其病性有虚实两方面，虚以脏腑虚损、气血阴阳不足为主，主要有心气不足、阴血不足，致心失所养；实者多因热毒内蕴，瘀血阻滞，致心脉不畅。正虚是发病的关键，温毒内犯则是发病的必要条件，病机特点为本虚标实，虚实夹杂。

临床辨证时，主张根据其临床表现，结合诱因予以辨证分型。如心悸始于感受外邪，未得根治，病程中又因外感而诱发或加重，伴见胸闷，烦躁，口苦，舌质嫩色红绛，舌尖多见芒刺，苔薄，脉沉涩有力或见促脉者，辨为瘀热阻脉，心脉不利。若平素情志不舒，又因精神刺激而诱发心悸或加重，伴见胸闷气短，心烦易怒，少寐多梦，舌红可见瘀斑、瘀点，苔薄黄，脉弦涩者，辨为肝郁化火，上扰心神。若患者平素体质较差，多疑善虑，营血暗伤，复因过劳而诱发心悸或加重者；或女子于经期心悸诸症加重，伴头晕乏力，舌淡脉细者，可辨为心血不足，致心神失养。若久病或因房劳过度而诱发心悸或加重，伴见眩晕，腰膝酸软，五心烦热，少寐多梦，舌红少津，脉细数者，可辨为阴虚火旺，内扰心神。只有在辨查主症的同时，细心审察伴随的各种不同兼症及体征，方可认识疾病的本质。

治疗时，必须抓住本病"虚""毒""瘀"的特点。临证时，辨明标本缓急，"急则治标，缓则治本"，以清热解毒，化瘀通脉为治疗大法，兼顾益气养阴。另外，在心悸的发生发展过程中，各种矛盾交叉而又不断转化，临证时不可固执一端，应据症而辨，随症加减。常以川黄连、苦参、牡丹皮、赤芍、丹参、太子参、沙参、柏子仁、酸枣仁、琥珀、甘草等药物组方。（吴鸿，尚东丽. 韩丽华治疗慢性心肌炎致快速性心律失常经验[J]. 上海中医药杂志，2004，38（7）：16-17.）

5. 阴阳虚实论（张静生）

【提要】　快速型心律失常，病机多以气阴两虚为基础，气滞血瘀为标；缓慢型心律失常，病机以心肾阳虚为本，兼见瘀血、痰浊。

【原论】　根据发作时心率的快慢，将心律失常分为快速型和缓慢型二大类。快速型心律失常，多见于各种心血管疾病，心慌较重，伴短气，乏力，汗出。病机多以气阴两虚为基础，气滞血瘀为标；为寒热错杂，虚实相间的本虚标实证；本在心，兼见五脏，以虚为本。功能性心律失常之心悸，亦多见快速性心悸，如心虚胆怯证。缓慢型心律失常，可见于窦性心动过缓、房室传导阻滞、病态窦房结综合征等。脉多沉、迟、细、结，伴胸闷，气短，乏力，心悸。病机以心肾阳虚为本，又以心气虚最常见；病久可伤及心阳，致心阳虚，心肾阳虚；心气不能化气生血，可致心气阴两虚；阳损及阴，可致心阴阳两虚，以及兼见瘀血、痰浊。

气阴两虚证，心悸临床较为多见，快、慢性心律失常均可见此证型；一般病程较长，延成虚损，营虚生内热。治宜酸甘养阴，益气安神；全用柔剂，方用生脉饮和炙甘草汤加减。心肾阳虚证，临床常见于病窦综合征及窦性心动过缓者。治以益气温阳，方用参附汤加减。痰火扰心证，较常见于风心病、冠心病导致的早搏、房颤等。治以清热化痰，养心安神；方用黄连温胆汤加减。心血瘀阻证，常见于冠心病心绞痛、心律失常患者。治宜益气活血，养心安神；方用血府逐瘀汤合生脉饮加减。阳虚欲脱证，此证临床并不常见，如病窦快慢综合征、心源性猝死，药用参附汤加减。（詹杰，柳承希，李景辉. 张静生治疗心律失常经验[J]. 辽宁中医杂志，2011，38（5）：830-831.）

6. 五法论治论（赵冠英）

【提要】 多种心脏疾病均可出现心律失常，临证中需辨病与辨证相结合。常用治法有益气活血、益气养阴、活血化瘀、宣通心阳、温阳通脉五法。

【原论】 根据导致心律失常的不同病因，辨病与辨证相结合，采用不同的治法。常用治法有：①益气活血。心主血脉，气率血行。此法针对由于心气亏虚、帅血无力的气虚血瘀型心律失常。证见：心悸乏力，胸闷气短及胸部隐痛，精神倦怠，脉结代等。常用于冠心病、风心病、高心病或心肌炎恢复期等。由于此类病人多年老体弱、病情迁延或毒邪耗损，使心气衰弱，鼓舞气血运行的力量不足，血行不畅，心神躁动，导致心律失常。治宜补益心气为主，活血通脉为辅。常用四君子汤或参术汤加丹参饮等加减。②益气养阴。心主血脉，主藏神，阴血为体，心神为用。系针对因心气不足，行血无力，及阴血亏虚，心神失养所致气阴两虚型心律失常。常用于冠心病、甲状腺功能亢进症、高血压性心脏病或神经衰弱等病，引起的各种心律失常的患者。此类患者，因久病体虚，气阴耗损；或思虑过度，心脾两伤，气血不足，阴血亏耗，使心气衰弱，心神失养，导致心脉不宁，心神躁动而发生心律失常。治宜益气养阴，补血复脉。常用生麦饮与炙甘草汤，或归脾汤与柏子养心丸合方加减。③活血化瘀。心主血脉，脉络以通达为要，气血以周流为和。系针对脉络痹阻，血行瘀滞，心脏运血不畅引起的心律失常。常见于冠心病、陈旧性心肌梗死、高心病、风心病等引起的心律失常或传导障碍。此类病人，由于病久脉络痹阻，外则使心脏运血不畅，内则使心脏失于气血滋养；导致心气不宁，心神躁动，而出现心律失常及心悸心痛。治宜活血通脉，兼用益气养血安神。常以桃红四物汤与丹参饮加减。④宣通心阳。心主一身之阳气，鼓舞气血运行，胸中阳气不舒，浊阴得以上逆，而阻其升降。系针对由于胸阳被遏、心阳不振，引起的心阳痹阻型心律失常。常见于冠心病、病态窦房结综合征，及传导阻滞性心律失常等。此类患者多由于痰饮、瘀血、寒邪等阴邪困遏胸阳，使心阳不达，导致气血运行迟缓，出现心动过缓，心律不齐等。治宜宣通心阳，兼化痰祛瘀或益气散寒。常用瓜蒌薤白汤与麻黄汤等加减。⑤温阳通脉。心为君火，温煦全身，心阳衰弱则鼓舞无力，血行迟滞。此法系针对心阳虚衰引起的各种心律失常。常用于窦性心动过缓、病态窦房结综合征、心肌梗塞后心律失常及各种原因的心功能不全伴发的心律失常。此类患者多因病久阳衰或大病伤阳，使心阳衰弱，心神为之失用，气血为之迟滞，从而导致心律失常，还可致水液内停。故治宜温阳益气及活血通脉。常用麻黄附子细辛汤、参附汤、桂枝甘草汤等方加减。

（窦永起，杨明会. 赵冠英教授治疗心律失常证治经验[J]. 辽宁中医杂志，1998，25（11）：502-503.）

7. 辨治三要论（张伯臾）

【提要】　心律失常论治需知晓三要：识脉、养神、理兼证。脉象不拘于数热迟寒，重要的是四诊合参，有时则需舍脉从证。治疗中必须注意护养心神以及兼证的调治。

【原论】　心律失常论治需晓三要：①识脉。心律失常者，除有心悸怔忡，甚或胸痛、晕厥等临床表现外，脉象常可见数（促）、迟（结、代）等。脉象不拘于数热迟寒，重要的是四诊合参，有时则需舍脉从证。以数（促）脉而言，"阳盛则促，数为阳热"。《濒湖脉学》有"促脉唯将火病医"之训。这类脉象在心律失常，多见于阴虚火旺者，治疗当以养阴清心为主。即便欲用复脉汤，亦多去桂、姜、酒，而重用养阴清热之味。数脉在心肌炎中见到最多，热盛者甚至可用犀角地黄汤类。但是，临证亦可见脉数而兼促沉细或微细，伴面浮肢肿，动辄气短，形寒舌淡者。切不可因其脉数而作热看，而应四诊合参，辨为心气心阳虚衰，守温补法，以益气温阳治疗，如附、桂、参、芪之类。古人对数（促）脉，有"实宜凉泄虚温补"之言，于临证是有指导意义的。其实，最棘手的还是寒热夹杂，阴阳互损之证。逢此，每取附子、川黄连，或附子、麦冬、生地黄同用，常可得效。以迟（结、代）脉而论，"阴盛则结""迟而无力定虚寒"。临床常用麻黄附子细辛汤类方治疗，确实有效（迟而有力非此方所宜）。至于脉迟或结，而又有舌红口干，夜间升火者，则多考虑为阴损及阳，同样需阴阳并调；常以苦参片代附子，亦有强心利尿之功。临证中体会到，气阴两虚有热象而脉迟（结、代）者，用苦参片效好；而万年青根，则于寒热两证均宜；同时，炙甘草重用（9g），可减其苦寒伤脾败胃之弊。倘阳虚明显，再合附子，则强心功能更著。凡脉结代者，均有气血流通不畅，故方中宜加流通气血之品，如当归、川芎、益母草、丹参等。但结、代两脉之间又有区别，一般来说"结脉皆因气血凝"，故应着重行气和活血；"代脉都因元气衰"，则重在补益心气。尤其是成联律的代脉，心脏虚弱更明显，故古人有"结轻代重自殊途"之说。此外，心律失常属虚者，如出现胸闷或胸痛隐隐，乃心气不足，搏动无力，不能推动血液流通，血不营络（心络）所致，与瘀阻者迥异；切不可破血通瘀，而当补之养之。②养神。心律失常者，每有心悸心慌，易惊，难寐之候，多为心神虚所致。故在治疗中，必须注意护养心神。心气虚者，选用归脾丸、钱氏养心汤；心阴亏者，分别选用甘麦大枣汤、酸枣仁汤、琥珀多寐丸、天王补心丹、朱砂安神丸、黄连阿胶鸡子黄汤等；心之阴阳气血皆亏，则常用复脉汤。③理兼证。心律失常者，每因兼证而发作加重。如女子多于经期而证情加重，青年常因感冒而引发；老年则多心肺同病，常因痰饮内阻而久治不愈，种种不同。故在治疗中要注意并治兼证，根据病情及诱发因素分别参以调经、解毒清热、化痰蠲饮等法，方可使顽疾向愈。（张伯臾，祝谌予，朱锡祺，等. 心律失常证治[J]. 中医杂志，1985，26（7）：9-14.）

8. 温阳益心安神论（曹洪欣）

【提要】　外感风寒、过服苦寒、久病伤阳，或年老阳气衰弱等各种原因，导致心阳不足，温煦失职，血行无力，心失所养而发房颤。因此，益气温阳是房颤的重要治法。

【原论】　心阳气不足，是房颤的主要病机。心属火，位居于胸；胸为阳，火亦为阳；两阳相合，故心为"阳中之太阳"。如感受风寒或寒邪等阴寒邪气，或过服苦寒之品，内伤阳气；

或久病迁延,而耗伤阳气;或因年老体虚,以及禀赋素弱等,皆可损伤心之阳气,而发生心阳不足,温煦失职,运血无力的证候。

心阳气不足是房颤的主要病机,但房颤的证候变化十分复杂。从临床患者表现来看,单纯的表现为心阳气不足虚证的极少见。由于阳气不足,气血运行不畅,痰浊、瘀血、水湿、气滞等病邪的形成,是本病的一大特点。临床观察发现,一些房颤患者初次就诊时,并不明显的表现为阳气虚弱的表现;而往往是痰热、痰瘀、气滞等表现比较突出,如心前区刺痛、部位较固定、舌暗红的瘀血症状等。此乃心阳气不足,鼓动无力,导致脏腑功能失调后,气血津液输布障碍而致。但在进行一段对症治疗后,随着标实症状缓解,心悸、胸闷、气短、畏寒、肢冷、舌淡苔白等阳气虚弱的病理本质则明显表现出来。

心的阳气不足,是房颤的基本病理基础。因此,房颤的基本治疗原则,为温心阳,益心气,重镇安神。并据痰浊、瘀血、气滞为其主要病理产物,多为虚实并见的证候特点,佐以化痰理气之品。基本方为:人参、桂枝、麦门冬、半夏、瓜蒌、厚朴、黄连、生龙骨、生牡蛎、珍珠母等。对于纷繁复杂的临床表现,难以用一成方以不变应万变,故仍需在基本方的基础上随证加减。总之,房颤治疗应重在治心而不专于治心,以益心气、温心阳为主,根据痰浊、瘀血、气滞的轻重而综合施治。(郑德俊. 曹洪欣教授以温阳益心安神法治疗房颤的经验[J]. 黑龙江中医药,2006,35(4):19-20.)

9. 补肾活血论(华明珍)

【提要】 肾阴不足,脉络空虚,或肾阳不足,温煦无力,均可导致血行缓慢,血脉瘀阻,心失所养,神无所主,发为心律失常。治疗宜补肾活血,根据肾阴虚、肾阳虚的不同,采取滋肾阴活血通脉或温肾阳活血温通之法。

【原论】 肾与心关系密切。冠心病心律失常多见于中老年人,年龄增长是本病的重要易患因素。其发病年龄与肾气衰弱的年龄是一致的,男性患者几乎在40岁以上,而女性则在绝经后发病率显著上升。肾阳不足,命门火衰,心君失于温养,则心阳不振,心神失守,而发为惊悸怔忡,心中空虚,惕惕而动;肾阴亏虚,虚火上扰,心阳独亢,则心失宁静,心悸动而烦。心为致病之标,肾为受病之本,故治上者必求其下,欲养心阴,必滋肾阴;欲温心阳,必助肾阳。

肾为血脉运行的原动力,肾阴亏虚,津液不足,脉络空虚,脉内有效血容量减少,血黏度增高,血流速减慢,则血滞脉络;肾阳不足,温煦推动血行之力减弱,血流减慢,亦致瘀滞脉络;若肾中真阳衰竭,阳虚生内寒,寒则血凝,也将导致瘀阻脉络。肾虚为病,无论是肾阴虚还是肾阳虚,都将发生因虚致瘀的病理改变。由于血脉瘀阻,心失所养,神无所主,故见心悸、心痛、胸闷等症。脉络瘀阻,血行不畅,则有碍肾精的充养、肾气的化生。故补肾有助于血脉的流通,活血又有利于肾阴、肾阳的化生。

对于冠心病伴发之缓慢型心律失常,病属肾阳亏虚,心血瘀阻者,常见心慌胸痛,心胸憋闷,气短息促,头晕乏力,畏寒肢冷,唇色紫暗,舌体胖嫩,舌质淡红,脉沉细、迟或结代。治以补肾活血,标本兼治。常用自拟增率汤:炮附子10g,淫羊藿10g,细辛3g,黄芪18g,川芎10g,党参12g,当归10g,枸杞子10g。对于冠心病快速型心律失常,病属肾阴亏虚,瘀阻血脉者,治以滋阴补肾,活血复脉。常见心慌心烦,胸痛阵作,胸闷气短,口干盗汗,腰酸乏力,头晕耳鸣,舌质暗红,少苔或无苔,脉细数、促或疾。常用自拟定心汤:何首乌

12g，延胡索 10g，三七粉（冲）3g，苦参 15g，珍珠粉（冲）3g，炒酸枣仁 15g，淫羊藿 6g。（咸宏. 华明珍用补肾活血法治疗冠心病心律失常的经验[J]. 山东中医杂志，1997，16（6）：34-35.）

10. 早搏七法论（周祯祥）

【提要】　将早搏分为七种类型，分别予以不同治法治疗。即补益心气、滋阴宁心、健脾养心、化痰和脉、理气散结、通阳和脉与化瘀通脉法。

【原论】　周祯祥将早搏分为七种类型，分别予不同治法治疗。①补益心气法。心气不足，不能鼓动血液正常运行，则脉现结代而虚软细弱。证见心悸气短，活动时加剧，头晕乏力，自汗，神疲体倦。治宜补益心气，可用《景岳全书》五味子汤加减。本方黄芪、人参、甘草大补元气，五味子、麦冬益气养阴，并可酌加酸枣仁、合欢皮等以养心安神收敛心气。如气虚甚者，亦可参合《医学衷中参西录》升陷汤意。若脉结代而迟缓，可加制附子以扶阳温经。

②滋阴宁心法。阴血不足，不能充实血脉，心气失于充旺，脉气不相连续，则脉见结代，每见心悸不宁，失眠多梦，眩晕健忘，五心烦热，口咽干燥，舌红少津。当用滋阴宁心法，可用养阴调脉汤，药用生地、丹参各 15g，玉竹 20g，五味子、柏子仁、酸枣仁、元参、党参、苦参、麦冬各 10g，甘草 6g。如气血两虚，脉结代，可用《伤寒论》炙甘草汤，益气滋阴，养血复脉。

③健脾养心法。脾气失健，运化失职，气血生化乏源，则心血亏损，不能贯注心脉；又脾虚无以生化水谷精微，宗气无由生成；宗气不足，心脉不能正常运行，脉结代而细弱，证见心悸怔忡，面色不华，神疲乏力，饮食减少，腹胀便溏，舌质淡嫩。法当健脾养心调脉，可用健脾宁心汤，药用党参、炒白术、当归、茯苓、黄芪、远志、桂枝、炙甘草、丹参、苦参。

④化痰和脉法。痰浊阻滞心气，心脉郁阻，亦可发生早搏等心律失常。证见心悸怔忡，心胸痹闷，咳嗽咯痰，食少恶心，舌苔白腻，脉来结代。宜用理气化痰法，可用《三因极一病证方论》温胆汤加胆星为主方；属痰热壅盛者，可用《医方考》清气化痰丸清化痰热。

⑤理气散结法。如因七情所伤，肝气有郁结，气机横逆胸膈之间，心脉涩滞，每见早搏频现，心悸胸闷，甚至上气喘满，两脉结代而弦滑，常因情绪波动时症状加剧。此病之标在心肺，病之本则在肝，宜用理气散结法，可用《医便》五磨饮子为主方，加入丹参、郁金以和畅心脉，玉竹、白芍、甘草柔肝缓急。气机得降，心脉徐和，则早搏亦随之消失。

⑥通阳和脉法。素体阳虚，或久病伤阳耗气；或年高阳气衰弱，心阳不振，心脉痹阻，血行失常，亦可发生早搏等心律不齐，每见心悸气短，畏寒肢冷，神疲乏力，脉现结代。治宜通阳和脉，可用通阳和脉汤，药用桂枝、黄芪、红参、甘草、制附子、合欢皮、广郁金、丹参、苦参。本方温运心阳，益气整脉，心阳振复，则心律亦随之复常。

⑦化瘀通脉法。早搏由血瘀而致者，常继发于心气或心阳亏虚。因气阳不足，无力运行血脉；血行不利，继而瘀血阻滞心脉。每见心悸时，时感心胸疼痛，舌质略紫或有瘀点，脉细涩结代。可用《医学衷中参西录》活络效灵丹为主方，加入郁金、合欢皮、失笑散、苦参、玉竹等。气虚者，加黄芪、人参；阳虚者，加制附子、桂枝；气滞者，可合四逆散。（周祯祥. 早搏证治七法[J]. 四川中医，1994，13（5）：10-11.）

11. 辨偏态用靶药论（仝小林）

【提要】　治疗各类心律失常时，首先要辨识人体的偏态（如热态、寒态、湿态、燥态等）；

结合不同类型的心律失常，选用不同类别的"治疗靶药"。

【原论】 治疗各类心律失常，首先要辨识人体的偏态（如热态、寒态、湿态、燥态等），即中医临证所辨之候。中医诊疗的基本思维，是从宏观入手，利用药物的偏性，调整人体疾病时的偏态，以最大限度调动体内的自我调节和修复能力。同时，对于不同类型的心律失常，如快速性（如早搏和心动过速等）和缓慢性（如传导阻滞等）心律失常，提出了不同类别的治疗靶药。①阳气不足脉迟缓，参仙麻黄心率常。对于阳气不足引起的心动过缓，治疗时当使用温通心阳之法。选用人参、麻黄、淫羊藿、桂枝等具有温通助阳、提高心率作用的中药。②心律不齐，心动过速，清热泻火稳心律。苦寒清心：心律不齐临床辨证以痰热上扰、心火上炎、肝胆郁热等热邪致病者，表现的热象明显，即使有心虚胆怯的表现，也必是标重本轻。因此，治疗应选用清心泻火、疏泄郁热之法，来镇静安神，稳定心律。黄连、苦参二药为大苦、大寒之品，正所谓"热者寒之，实则泻之"。黄连味苦性寒，善走心、胃二经，具有清心泻火，清热解毒和祛除阳明胃经湿热的作用。苦参性似黄连而偏走肝、胆、下焦，对肝胆湿热、郁热有较好的治疗作用。因黄连、苦参两药的苦寒之性，较大剂量或长期使用，恐有"苦寒败胃"之虞。临床应用时，生姜配伍黄连、苦参，去其苦寒之性，存其清心之用。重镇宁心：金石重坠之品，以潜藏为用。心藏神，心阳虚则心神浮越。应用重镇安神之品，收敛浮越之心神，潜镇躁动之浮阳，以使神藏于心而神明内守，稳定心律。《本草便读》认为，紫石英有"温营血而润养，可通奇脉"的作用。此药可引上扰之风火邪气下行，安神定悸，降低心率，对于气阴两虚、阳虚水泛、气血亏虚之心悸病，疗效显著。紫石英镇心定悸用量30g起，根据病情可加量至60g、90g，最大可用至120g。生牡蛎，性咸、涩、微寒，归肝、肾经，可固涩潜阳，收敛浮越之心阳。临床用量一般为30～60g。利水宁心：常用药物为白茅根，对于水饮凌心所致心律不齐心动过速常加此药，临床用量15～30g。（田卫卫，刘文科. 仝小林治疗心律失常经验[J]. 河南中医，2019，39（8）：1166-1169.）

12. 辨证结合辨病论（朱锡祺）

【提要】 心悸怔忡，有冠心病、风心病、病毒性心肌炎等器质性疾病引起者，也有植物神经功能失常所致者，临床应在辨证的基础上注重辨病。

【原论】 朱锡祺治疗心律失常，辨病、辨证相结合，而采用不同的治疗方法。①冠心病伴心律失常者，以气虚血滞为多见；治疗常用七分益气，三分活血。药用：党参15g、黄芪15～30g，丹参15g，益母草30g，麦冬15g为主。兼阴虚者，去党参、黄芪，用太子参15～30g；兼阳虚者，加附子12g，仙灵脾12g；心悸甚者，加柏子仁12g，磁石30g；胸痛加红花6g，王不留行12g。王不留行善入血分，通利血脉，走而不守，止痛作用较佳；胸闷加紫菀9g，郁金9g，旋覆梗9g。宗气贯心脉而行呼吸，紫菀专入肺经，能宣开肺气而改善心脏缺氧状态。②冠心病合并心律失常，因痰瘀所致者，也时能见到。可用桂枝6g，瓜蒌12g，薤白9g，丹参15g，半夏6g，陈皮6g，郁金9g，旋覆梗9g，黄芪15g。此类患者虽以痰瘀交阻为主，但多不同程度兼有气虚见症，故于豁痰化瘀药中常常配伍黄芪同用。黄芪补气优于党参，而且善补胸中大气；大气壮旺，则气滞者行，血瘀者通，痰浊者化。此即"大气一转，其气乃散"之谓。③风心病以心脉痹阻为主，故对其合并之心律失常，治疗以通为主。常用桂枝9g，赤芍12g，桃仁12g，川芎6g，益母草30g，丹参15g，红花6g，黄芪15g。桂枝为通血脉要药，配伍赤芍意在互制其弊而各展其长。即使风心病肺瘀血而致咳血者，用桂枝非但无害而且有益。

此症心功能障碍是本，肺瘀血是标，咳血乃标中之标。用桂枝可改善循环障碍，能减轻瘀血而起到止血作用。血热妄行之血证，以及舌红无津，则禁用桂枝。④病毒性心肌炎之心律失常，多由邪毒入侵，内舍于心所致，治疗时不可忽视病毒因素。基本方为整脉饮，药用生地15g，桂枝6～12g，麦冬15g，甘草6g，丹参15g，黄芪15g，大青叶15g，苦参15g，茶树根15g。急性发作期，因邪毒鸱张，故宜去桂枝、黄芪，加蒲公英15g，地丁草15g。⑤功能性心律失常多由植物神经功能失调所致，临床以快速型为多见。常用此方：太子参15～30g，麦冬15g，五味子6g，淮小麦30g，甘草6g，大枣7枚，丹参15g，百合15g，生龙牡各30g，磁石30g。心悸甚者，加生铁落30g；梦多心烦，加景天三七30g，柏子仁12g；苔少舌干，加石斛15g，天花粉30g；便秘，加生军3～4.5g；若心率不快，舌不红者，用党参15g易太子参，去磁石、龙牡，加仙灵脾12g。此方治虚性兴奋为主要特征的心律失常，疗效显著。对于器质性心律失常的治疗，应按病论治，结合辨证。（王复兴. 朱锡祺治疗心悸用药经验的探讨[J]. 福建中医药，1995，26（6）：16-17.）

13. 痰瘀同调论（周仲瑛）

【提要】 心悸之病，本虚标实，痰瘀同证，常是关键。临证当攻邪治标，化痰祛瘀，症分主次，治有先后；从本图治，养心通脉，调顺气机，助消痰瘀。

【原论】 ①心悸之病，本虚标实，痰瘀同证，常是关键。心悸总属本虚标实，心气、心阳、心阴、心血亏虚为本；痰浊、瘀血阻滞心脉为标。其中，痰瘀同证常是此病中重要的病理环节，尤在心悸加重、发作之时愈加明显。心气、心阳不足，不能输化津液，则聚而成痰；不能推动血行，则滞而成瘀；心阴亏虚，虚火灼津，炼液成痰；血液受热煎熬，结而成瘀。另一方面，痰瘀之间亦可互生互化，痰浊阻滞脉道，妨碍血液循行，则血滞成瘀；瘀血阻滞，脉络不通，影响津液正常输布，或离经之血瘀于脉外，气化失于宣通，以致津液停聚为痰。痰阻则血难行，血凝则痰易生；痰停体内，久必成瘀；瘀血内阻，久必生痰，终致痰瘀共证，心脉阻滞的病理变化。

②临证辨识，四诊为纲，察舌切脉，甚为详要。临证识辨心悸之痰瘀同证，当以四诊为纲。痰瘀同证的临床表现，不仅是痰、瘀的各自证候，而且应是两者在病机上互为因果所致的综合征象。例如：望其面色，油光多脂，或晦暗、青紫、黧黑；望其唇龈，可见口唇青紫、唇部黑斑、唇肥厚、齿龈暗红发紫；望其爪甲，可见爪甲青或紫，甲床下多瘀点、瘀丝，指甲菲薄、翻甲。又如：问诊患者多在中年以上，老年人多见，女性多体胖且月经失调、不孕。患者性格内向，久坐少动，嗜烟好酒，喜食辛辣、酸、咸味。心悸病史较久，反复发作，可伴有胸膺部闷塞隐痛，咳喘，失眠，腹胀纳少，伴恶心，口不渴，或但漱水不欲咽等。四诊之中，以察舌切脉最为紧要，舌为心之苗，心之外象可从舌诊上表现。临证可见患者舌体胖大有齿印，或有裂纹，舌色暗红、青、紫，有瘀斑瘀点，舌苔厚腻、浊腻、水滑，舌体运转不灵；切脉为滑、涩、沉、弦、结代等，合参四诊，则痰瘀同证昭然。

③攻邪治标，化痰祛瘀，症分主次，治有先后。由于痰瘀相伴为患，在具体治疗时尚需分清两者先后及主次关系，确定化痰、祛瘀之孰主孰次、孰先孰后，或是痰瘀并治。常选用化痰之药，如陈皮、法半夏、云茯苓、炙远志、石菖蒲、郁金、全瓜蒌、炒枳实、川厚朴等；祛瘀之品，常用紫丹参、川芎、川红花、桃仁、景天三七、京莪术、赤芍、血竭、降香等。治痰治瘀虽然主次有别，但痰化则气机调畅，有利于治血；瘀去则脉道通畅，而有助于痰清。若痰瘀

并重，则当兼顾合治，分消其势，使其不致互相为患。但用药不应孟浪过剂，宜中病即止，以免耗伤气血阴阳，变生坏病；选药以平稳为原则，慎用毒猛辛烈之品。

④从本图治，养心通脉，调顺气机，助消痰瘀。心悸之病，以心之气血阴阳亏虚、心神失养为本；君主之官功能失调，津血不归正化，变异可生成痰瘀，痹阻心脉，此为标。故扶正补虚，养心通脉，治本之道十分重要。此即古人所谓"不治痰而痰化，不治瘀而瘀去"之一。临证在心悸发作加重期，一方面予以化痰祛瘀，攻邪治标的同时，仍不忘消补兼施，标本共治；常审证选用太子参、潞党参、南北沙参、炒玉竹、大麦冬、炙甘草、生黄芪、全当归、功劳叶、大生地等补益之品。当标邪渐祛及心悸发作间歇期时，更为重视养心治本，以冀气血冲和，心脉流畅，而无生痰停瘀之患。另一方面，因为痰瘀是津血停聚而成，津血赖气化以宣通；所以调畅气机，则可助消痰瘀；常酌情配以适量理气药，行滞开郁，条达气机，使"气行则痰行""气行则血行"。如配用醋柴胡、炙香附、薤白等，此即"善治痰者，不治痰而治气，气顺则一身津液亦随之而顺矣"与"凡治血者必调气"之意。（顾宁. 周仲瑛教授辨治心悸痰瘀同证之经验[J]. 中医函授通讯，1999，18（4）：18-19.）

（撰稿：卢红蓉；审稿：于智敏，史大卓，雷燕）

参 考 文 献

著作类

[1] 中医研究院西苑医院. 赵锡武医疗经验[M]. 北京：人民卫生出版社，1980.

[2] 吴勉华，王新月. 中医内科学 [M]. 第 3 版. 北京：中国中医药出版社，1994.

[3] 江一平，沈桂祥，储水鑫，等. 中医辨治经验集萃·当代太湖地区医林聚英[M]. 北京：人民卫生出版社，1996.

[4] 单书健，陈子华. 古今名医临证金鉴·心悸怔忡卷[M]. 北京：中国中医药出版社，1999.

[5] 郭子光，熊曼琪，徐木林，等. 现代中医治病学[M]. 成都：四川科学技术出版社，2002.

[6] 周玉萍. 实用中西医结合心律失常学[M]. 北京：中国古籍出版社，2002.

[7] 翁维良，于英奇. 郭士魁临床经验选集——杂病证治[M]. 北京：人民卫生出版社，2005.

[8] 中华中医药学会. 中医内科常见病诊疗指南·西医疾病部分[M]. 北京：中国中医药出版社，2008.

[9] 邓铁涛. 中华名老中医学验传承宝库[M]. 北京：中国科学技术出版社，2008.

[10] 刘明军，吴晓微. 特诊特治心律失常[M]. 北京：科学技术文献出版社，2008.

[11] 王永炎，严世芸. 实用中医内科学 [M]. 第 2 版. 上海：上海科学技术出版社，2009.

[12] 徐秋，王尚臣，怀珺，等. 实用临床中医内科学[M]. 天津：天津科学技术出版社，2011.

[13] 朱良春. 国医大师朱良春[M]. 北京：中国医药科技出版社，2011.

[14] 周仲瑛，薛博瑜，王国辰. 名家实用文库·周仲瑛实用中医内科学[M]. 北京：中国中医药出版社，2012.

[15] 何清湖. 现代名医临证心得[M]. 太原：山西科学技术出版社，2013.

[16] 余小萍，方祝元. 中医内科学[M]. 第 3 版. 上海：上海科学技术出版社，2018.

论文类

[1] 中西医结合防治研究冠心病经验交流会[J]. 医学研究通讯，1978，7（4）：12-15.

[2] 周次清. 从病证结合探讨心律失常的证治规律[J]. 山东中医杂志，1982，2（2）：65-68.

[3] 贝润浦. 姜春毕治疗心律失常的经验[J]. 福建中医药，1983，28（5）：30-33.

[4] 陶御风. 朱锡祺心病四方[J]. 辽宁中医杂志，1984，27（2）：1-4.

[5] 张伯臾. 心律失常证治[J]. 中医杂志，1985，26（7）：9.

[6] 朱良春. 心病证治点滴[J]. 中医杂志，1985，26（2）：13-14.

[7] 陈宇材. 朱锡祺治疗心律失常的经验[J]. 辽宁中医杂志，1986，29（2）：16-17.

[8] 李兴培. 岳美中教授临床经验简介[J]. 辽宁中医杂志，1986，29（8）：17-18.

[9] 王金荣，沙星垣. 心律失常的中医临床辨治[J]. 江苏中医杂志，1986，7（12）：4-6.

[10] 潘文奎. 傅家翰诊治心动过缓之经验[J]. 中医杂志，1988，38（6）：11-12.

[11] 张之澧，朱荣达. 朱锡祺老中医治疗心悸经验[J]. 云南中医杂志，1988，9（1）：3-4，17.

[12] 张珍玉. 古方运用二则[J]. 山东中医杂志，1989，8（2）：31-32.

[13] 奚凤霖. 心脾（胃）同治法治疗心律失常[J]. 上海中医药杂志，1990，24（7）：22-23.

[14] 路广晃. 周次清教授诊治病窦综合征经验述要[J]. 山东中医杂志，1993，12（4）：6-8.

[15] 范爱平，曲家珍，李琏. 中医心脏病专家——李介鸣[J]. 北京中医杂志，1993，12（6）：5-7.

[16] 吴新欲. 吴雅恺治疗缓慢性心律失常经验[J]. 中医杂志，1994，44（3）：142-143.

[17] 林寿宁. 林沛湘从肺论治心律失常经验[J]. 广西中医药，1994，18（1）：26-28.

[18] 李家庚. 李培生辨治心律失常的经验[J]. 中医杂志，1995，45（11）：653-655.

[19] 王复兴. 朱锡祺治疗心悸用药经验的探讨[J]. 福建中医药，1995，26（6）：16-17.

[20] 范新发. 魏汉民治疗病态窦房结综合征的经验[J]. 中医杂志，1996，46（8）：460-461.

[21] 郭继鸿. 急性心肌梗塞合并心律失常治疗的经验[J]. 中国实用内科杂志，1996，16（2）：72-75.

[22] 戚宏. 华明珍用补肾活血法治疗冠心病心律失常的经验[J]. 山东中医杂志，1997，17（6）：34-35.

[23] 顾宁. 周仲瑛辨治顽固性心律失常的经验[J]. 浙江中医杂志，2000，50（12）：507-508.

[24] 要全保. 吴银根治疗心肌炎心律失常经验[J]. 中医杂志，2000，50（5）：268-269.

[25] 王守富，徐毅. 陈阳春老师治疗心房纤颤的经验[J]. 河南中医药学刊，2000，16（2）：4-5.

[26] 沈琳，张振贤，王显. 林钟香教授豁痰祛瘀法治疗顽固性心律失常的经验[J]. 四川中医，2001，20（8）：1-2.

[27] 夏永良，姜哲浩，金红姝. 全国著名中医专家李德新教授学术经验之二 谨守病机 四诊合参 辨证论治心律失常[J]. 辽宁中医杂志，2001，44（6）：323-324.

[28] 严永琴. 李松林治疗心律失常的经验[J]. 陕西中医学院学报，2001，24（1）：15-16.

[29] 孟繁蕴，翟聚良. 周次清治疗心律失常经验总结[J]. 山东中医杂志，2002，22（8）：500-501.

[30] 骆丽娟. 林钟香教授从肝论治心律失常的经验[J]. 上海中医药杂志，2002，47（1）：18-19.

[31] 王伟. 崔玉衡主任医师治疗心动过缓经验拾萃[J]. 中医药学刊，2003，22（6）：851-852.

[32] 宋冰. 魏执真诊治糖尿病并发心律失常经验[J]. 中国医药学报，2003，18（3）：165-168.

[33] 王佳涛，王丹，张国伦. 张国伦教授辨治心律失常经验拾零[J]. 甘肃中医，2004，17（12）：7-8.

[34] 吴鸿. 王振涛从虚、瘀、热论治快速性心律失常经验[J]. 中医杂志，2004，54（9）：657-658.

[35] 吴鸿. 王振涛从"虚""瘀""热"论治快速性心律失常的经验[J]. 江苏中医药，2004，49（6）：23-24.

[36] 张娟. 周宜轩治疗心律失常的经验[J]. 中医药临床杂志，2004，16（1）：17-18.

[37] 贝自强. 奚凤霖诊治心律失常的临床经验[J]. 中国医药学报，2004，19（10）：613-615.

[38] 吴焕林，周文斌. 邓铁涛教授治疗心悸（心律失常）临床经验[J]. 中医药信息，2005，22（5）：60-61.

[39] 卢富华，黄春林. 黄春林治疗心律失常的经验[J]. 湖北中医杂志，2005，27（4）：23-24.

[40] 滕政杰. 曹玉山治疗心律失常经验[J]. 辽宁中医杂志，2005，48（4）：271.

[41] 刘杨. 郭子光教授对窦性心律过缓的三步辨治经验[J]. 四川中医，2005，23（9）：3-4.

[42] 郑德俊. 曹洪欣教授以温阳益心安神法治疗房颤的经验[J]. 黑龙江中医药，2006，49（4）：19-20.

[43] 王晓丽. 裴正学教授治疗心律失常经验点滴[J]. 甘肃中医，2006，19（5）：3-4.

[44] 王振涛，韩丽华，朱明军，等. 孙建芝教授辨治病态窦房结综合征经验[J]. 中华中医药杂志，2007，

22（9）：616-617.

[45] 谢华文，康勇，肖海香. 中医药治疗心律失常的经验体会[J]. 赣南医学院学报，2007，29（4）：663-664.

[46] 章怡祎，顾仁樾. 顾仁樾辨证论治心悸经验撷菁[J]. 上海中医药杂志，2007，53（8）：7-8.

[47] 刘宗莲，徐淑文. 陈鼎祺辨治心律失常经验[J]. 中国中医基础医学杂志，2007，13（6）：467-468.

[48] 谢心，沈琳，孙丽华. 林钟香治疗心律失常临证经验撷析[J]. 辽宁中医杂志，2007，50（6）：720-721.

[49] 王磊，郭力恒，颜芳，等. 黄春林论治急性心肌梗死经验撷英[J]. 辽宁中医杂志，2007，50（5）：554-556.

[50] 张军，刘玉洁，王洪林. 王国三运用助阳法治疗窦性心动过缓的经验[J]. 上海中医药杂志，2007，41（6）：1-2.

[51] 何欣. 何立人辨治心律失常的临床经验[J]. 辽宁中医杂志，2008，51（12）：1813-1814.

[52] 项志兵，顾仁樾. 顾仁樾治疗缓慢性心律失常的经验[J]. 四川中医，2008，27（3）：1-2.

[53] 张文艳，马可，李远梯. 刘永家教授治疗冠心病经验[J]. 中国中医急症，2008，17（3）：344-345.

[54] 朱春娥，杨积武. 杨积武教授治疗房颤经验总结[J]. 辽宁中医药大学学报，2009，11（10）：87-88.

[55] 王晓丽，许彭龄辨治心律失常经验[J]. 中医杂志，2010，51（11）：976-977.

[56] 袁灿宇，袁智宇，袁晓宇. 袁海波教授治疗冠心病心律失常经验探讨[J]. 中医学报，2010，25（5）：874-875.

[57] 王目华，高洪春. 高洪春运用黄连温胆汤治疗痰火扰心型早搏经验[J]. 山东中医杂志，2010，29（9）：638-639.

[58] 于大君，翁维良. 翁维良教授治疗心律失常经验[J]. 河南中医，2010，30（8）：749-750.

[59] 彭广操，朱明军. 朱明军教授从脾论治心律失常经验[J]. 世界中西医结合杂志，2010，5（6）：474-475.

[60] 邢洁. 罗陆一教授中医治疗病态窦房结综合征经验[J]. 辽宁中医药大学学报，2010，12（4）：132-133.

[61] 王小霞. 杨积武教授治疗慢性心律失常的经验总结[D]. 沈阳：辽宁中医药大学，2010.

[62] 牛媛媛，朱翠玲. 朱翠玲教授治疗快速性心律失常经验撷要[J]. 光明中医，2010，25（3）：385-386.

[63] 寇玮蔚，张明飞，郭茂松，等. 郭文勤教授补肾法治疗缓慢型心律失常经验介绍[J]. 内蒙古中医药，2010，29（1）：53-54.

[64] 梁逸强，周端. 周端教授辨治心律失常的经验撷萃[J]. 云南中医学院学报，2011，34（6）：38-40，50.

[65] 杨涛. 裴正学教授治疗心律失常的经验[J]. 中国社区医师（医学专业），2011，13（25）：150-151.

[66] 李敏. 杨明会教授治疗心律失常经验[J]. 中华中医药杂志，2011，26（8）：752-755.

[67] 戴梅，张大炜，周旭升，等. 魏执真辨治快速型心律失常的临床经验[J]. 北京中医药，2011，30（5）：343-345.

[68] 詹杰，柳承希，李景辉. 张静生治疗心律失常经验[J]. 辽宁中医杂志，2011，38（5）：830-831.

[69] 华愫. 华明珍教授从肾论治心悸的经验[J]. 中国中医药现代远程教育，2011，9（9）：15-16.

[70] 韩天雄，潘新，陈丽娟，等. 颜乾麟治疗心律失常经验[J]. 中华中医药杂志，2011，26（4）：728-730.

[71] 王红，马民凯，李瀛均. 杨颙老中医治疗缓慢性心律失常临床经验[J]. 陕西中医学院学报，2011，34（2）：26-27.

[72] 安洪泽，陈旭梅，张景岳. 范新发从湿、热、郁论治心系病证经验[J]. 河北中医，2011，33（2）：167-168.

[73] 陈娟，陈美华. 陈美华教授治疗冠心病心律失常经验拾萃[J]. 中医药导报，2011，17（1）：5-6.

[74] 戴梅，张大炜，周旭升，等. 魏执真辨治快速型心律失常的临床经验[J]. 北京中医药，2011，30（5）：343-345.

[75] 李晓. 罗铨治疗快速性心律失常经验[J]. 中国中医药信息杂志，2012，19（12）：90-91.

[76] 陈会娟，姜玉，邓乃哲，等. 郭维琴教授缓慢性心律失常治疗经验[J]. 环球中医药，2012，5（12）：930-931.

[77] 蒋跃绒. 病证结合治疗快速性心律失常经验举隅[J]. 中国中西医结合杂志，2012，32（8）：1136-1137.

[78] 吕永飞，李庆海. 李庆海教授治疗冠心病心律失常经验[J]. 陕西中医，2012，33（4）：469-470.

[79] 毕殿红，吕冠华. 王长洪教授运用五参饮治疗心律失常经验[J]. 黑龙江中医药，2013，42（6）：45-46.

[80] 付美芳，刘虹，杨蒴. 陈宝义教授论治小儿病毒性心肌炎所致心律失常经验[J]. 浙江中医药大学学报，2013，37（8）：993-995.

[81] 邢国辉，王振涛，张会超，等. 韩丽华教授辨治缓慢性心律失常经验[J]. 中医学报，2013，28（3）：361-362.

[82] 李雅君. 魏执真教授治疗病态窦房结综合征经验[J]. 云南中医学院学报，2013，36（1）：54-55，59.

[83] 李春岩，史载祥. 史载祥治疗快速性心律失常经验介绍[J]. 新中医，2013，45（2）：166-169.

[84] 谢秋利，宋巍巍，吴冠信，等. 李庆海教授治疗心房颤动的临床经验[J]. 中医学报，2014，29（5）：665-668.

[85] 孔令越. 颜德馨教授从气血为纲论治心律失常经验[J]. 中国中医急症，2014，23（4）：641-643.

[86] 龚培培，李鑫，王建国，等. 刘建和教授辨治心悸（心律失常）学术思想及临证经验[J]. 中医药导报，2015，21（18）：98-99.

[87] 刘金凤，陈靖，童建霞，等. 刘如秀治疗心房颤动经验解析[J]. 辽宁中医杂志，2015，42（9）：1646-1649.

[88] 王甜甜，张文高. 张文高益气温阳活血法治疗缓慢性心律失常临证经验[J]. 中西医结合心脑血管病杂志，2015，13（11）：1336-1337.

[89] 李云虎，韩垚. 魏执真辨证分型治疗缓慢性心律失常经验拾萃[J]. 环球中医药，2015，8（7）：857-858.

[90] 边凌云，赵鹏飞. 孙霭教授辨证论治心悸经验撷菁[J]. 中医学报，2015，30（7）：978-981.

[91] 张朝宁，余臣祖. 曹玉山辨治心律失常经验[J]. 中国中医药信息杂志，2015，22（12）：109-110.

[92] 朱贤慧. 陈晓虎教授辨治心律失常临床经验[J]. 南京中医药大学学报，2016，32（6）：592-594.

[93] 梁晋普，王亚红，帅东亚. 郭维琴教授辨治心律失常经验[J]. 现代中医临床，2016，23（5）：5-10.

[94] 朱国东，代慧敏，李平，等. 李平教授中医辨证治疗冠心病室性早搏经验总结[J]. 中西医结合心脑血管病杂志，2016，14（15）：1816-1817.

[95] 梁蕴瑜，钟言，邹旭. 邹旭教授从"五脏相关"论治缓慢型心律失常经验介绍[J]. 新中医，2016，48（7）：233-234.

[96] 张思，吴斌，涂晋文. 涂晋文教授治疗缓慢性心律失常经验[J]. 陕西中医，2016，37（3）：334-335.

[97] 刘丽，苏文革. 林慧娟辨治心律失常经验[J]. 湖南中医杂志，2016，32（1）：16-17.

[98] 赵晓迪. 张艳教授中医辨治缓慢心律失常经验探究[J]. 河北中医，2017，39（11）：1613-1615，1619.

[99] 叶桃春，刘敏超，王陵军，等. 冼绍祥"心脉同治"理论探究及经验总结[J]. 中华中医药杂志，2017，32（12）：5374-5377.

[100] 李维娜，冯玲，隋歌川，等. 冯玲运用稳律汤辨治快速性心律失常经验[J]. 辽宁中医杂志，2017，44（10）：2047-2049.

[101] 张璇，曲华，柴华，等. 史大卓辨治阵发性快速心律失常经验[J]. 北京中医药，2017，36（7）：618-619.

[102] 王颖，崔丽平，崔德成. 崔德成温经养血通络法治疗颈源性心律失常经验[J]. 北京中医药，2017，36（7）：623-624.

[103] 王海燕. 梅国强教授治疗冠心病心律失常经验举隅[J]. 时珍国医国药，2017，28（6）：1473-1474.

[104] 曹兰秀，严亚锋. 国医大师张学文教授治疗快速性心律失常临床经验总结[J]. 陕西中医，2017，38（1）：101-102.

[105] 张贺，李金根，于美丽，等. 徐浩教授病证结合治疗心律失常临床经验撷英[J]. 中西医结合心脑血管病杂志，2018，16（19）：2913-2914.

[106] 于芳. 刘真"平脉辨证"治疗心律失常经验[J]. 山东中医杂志，2018，37（10）：843-846.

[107] 高琪，梁君昭. 张素清诊治冠心病心律失常经验[J]. 湖北中医杂志，2018，40（9）：15-17.

[108] 孙敬辉，王茹，王承龙. 王承龙调肝安神法治疗频发室性早搏经验[J]. 辽宁中医杂志，2018，45（8）：1608-1610.

[109] 陶修龙，姚淮芳，宋媛媛，等. 姚淮芳教授运用温心稳律汤治疗缓慢性心律失常经验总结[J]. 中西医结合心脑血管病杂志，2018，16（14）：2094-2095.

[110] 郑萍红，李浩洋，李飞泽，等. 李飞泽运用经方治疗心律失常经验[J]. 浙江中医杂志，2018，53（6）：404-405.

[111] 张翠萍，李雪倩，李娇. 周立华教授辨治缺血性心律失常经验[J]. 中医研究，2018，31（6）：41-43.

[112] 刘雯，张文高，张蕴慧. 张文高以健心复脉方化裁治疗频发室性早搏经验探讨[J]. 中西医结合心脑血管病杂志，2018，16（6）：818-819.

[113] 李国蕾，么传为. 真武汤加减治疗缓慢性心律失常的临证经验[J]. 世界中医药，2018，13（2）：407-410.

奖项类

[1] 参松养心胶囊治疗心律失常应用研究

　　奖励年度与级别：2009 国家科技进步奖二等奖

　　主要完成人：吴以岭、浦介麟、曹克将，等

　　主要完成单位：河北以岭医药集团有限公司、中国医学科学院阜外心血管病医院、南京医科大学第一附属
　　　　　　　　　医院、首都医科大学附属北京朝阳医院、天津中医药大学第一附属医院

[2] 益气升陷法在病毒性心肌炎中的应用与研究

　　奖励年度与级别：2004 年中华中医药学会一等奖，2005 年国家科技进步奖二等奖

　　主要完成人：曹洪欣、郭书文、张华敏，等

　　主要完成单位：中国中医研究院基础理论研究所、黑龙江中医药大学

高 血 压 病

高血压是以体循环动脉压升高为主要临床表现的心血管综合征，可分为原发性高血压（essential hypertension）和继发性高血压（secondary hypertension）两大类。原发性高血压，又称为高血压病，占高血压的 95%以上，是心脑血管疾病最重要的危险因素，常与其他心血管危险因素共存，可损伤重要脏器，如心、脑、肾的结构和功能，最终导致这些器官的功能衰竭。继发性高血压，是指由于某些确定的疾病或病因引起的血压升高，约占高血压的 5%。

人群中血压呈连续性正态分布，高血压的标准是根据临床及流行病学资料界定的。根据《中国高血压防治指南 2010》，<120/80mmHg 为正常血压；未使用降压药物的情况下，诊室收缩压≥140mmHg 和（或）舒张压≥90mmHg 为高血压，介于两者之间为正常高值血压。根据血压升高水平，高血压分级定义为：

（1）1 级高血压：（140～159）/（90～99）mmHg；

（2）2 级高血压：（160～179）/（100～109）mmHg；

（3）3 级高血压：≥180/110mmHg；

（4）单纯收缩期高血压：收缩压>140mmHg，舒张压<90mmHg。

原发性高血压通常起病缓慢，早期临床常无典型症状或症状不明显，仅在体格检查时发现血压升高，少数患者则在发生心、脑、肾等并发症后才被发现。高血压患者可有头痛、眩晕、颈项不适、疲劳、心悸、失眠、耳鸣等症状，但并不一定与血压水平相关。

本病的辨证论治，可参考中医学"眩晕""头痛""中风"等。

一、诊 治 纲 要

（一）诊疗思路

高血压病多由情志失调、饮食不节、劳逸过度、禀赋不足等因素，导致人体脏腑阴阳平衡失调，阴虚阳亢，上扰清窍，气血失常，风火内生，痰瘀交阻而发病。

高血压病病机多本虚标实，虚者为肝肾阴虚，实者以风、火、痰、瘀多见。或因风阳内盛，或因阴虚阳亢，上扰清窍；或因脾失运化，痰湿中阻；或因瘀血内停，痹阻脑窍所致。本病与肝、脾、肾三脏关系密切，其中又以肝为主。

高血压病初以风、火、痰、瘀实证为主，发病过程中，四大病理因素可相兼为病，并可兼夹转化。本病发病初期，多表现为肝阳上亢，风阳内扰，乘克脾土，致使脾虚生痰，痰浊郁久化火，痰火劫灼阴液，使阴不敛阳，而致肝阳愈亢，从而形成恶性病理循环；久则伤肝及脾及肾，最终可致肝、脾、肾俱虚。各种证候之间，常相互夹杂与转化，相互影响，以致虚实夹杂，或阴损及阳，阴阳两虚；或痰浊内蕴，阻遏气血运行，日久可致痰瘀互结；或肝风痰火上蒙清窍，阻滞经络，而形成中风；或突发气机逆乱，清窍闭阻或失养，而引起晕厥。

高血压病临床辨证时，首辨虚实。本病以本虚标实为多见，肝肾阴虚为病之本，风、火、痰、瘀为病之标。一般新病多实，久病多虚；体壮者多实，体弱者多虚；兼呕恶、面赤、头痛且胀者多实；体倦乏力，耳鸣如蝉者多虚。血压高而见头痛头晕，烦躁易怒，口干面红，或兼脘痞，呕恶欲吐者，多为肝阳上亢，肝郁化火或痰浊内蕴之实证；若见眩晕耳鸣，腰酸，乏力，手足心热或伴畏寒肢冷者，多为肾精不足，阴阳俱虚之证。第二，辨病变脏腑。高血压的发病部位主要在肝，与脾、肾两脏关系最为密切。若兼见头胀痛，面潮红，则多为肝阴不足，肝阳上亢或肝郁化火；若兼见眩晕头重，呕恶，胸闷，或面色黄白，肢体乏力等，则主要与脾脏有关，或为痰湿中阻，或为气血亏虚；若兼见腰酸腿软，耳鸣如蝉，则病位在肾，与肾精不足有关。第三，辨缓急。若头晕、头痛时作，血压时高时低，与情绪劳累有关，则病势较缓；若血压持续升高或突然升高，剧烈头痛，恶心呕吐，或手足麻木，四肢抽搐，则病情危急。

高血压病的治疗，以补虚泻实，调整阴阳为总原则。一般而言，实则肝阳上亢，兼及痰浊瘀血。肝阳亢盛，痰浊上蒙，瘀血阻络，治以通降为主；视风、痰、瘀等不同，分别给予息风、化痰、活血等。虚则多见肝肾阴虚兼及心脾，阴虚于下，水不涵木，脑髓失养使然，治以补降为法；审其气血阴阳的不足，是否兼肝、肺、脾、肾等脏之亏虚，调阴阳，补不足，纠正有关脏腑之偏衰。虚实夹杂者，宜审虚实之偏重，或以补为主，补中有通；或以通为先，兼以补虚，或补虚、通络并重。

（二）辨证论治

综合《中医内科常见病诊疗指南·西医疾病部分》《实用中西医结合内科学》《中医内科学》以及名老中医诊治经验等，将高血压病的辨证论治要点概括为以下几个方面。

1. 肝阳上亢证

临床表现：眩晕，耳鸣，头胀痛，易怒，失眠多梦，脉弦。或兼面红，目赤，口苦，便秘尿赤，舌红苔黄，脉弦数；或兼腰膝酸软，健忘，遗精，舌红少苔，脉弦细数；或眩晕欲仆，泛泛欲呕，头痛如掣，肢麻震颤，语言不利，步履不正。

基本病机：肝气郁结，气郁化火，肝火上扰清窍；或肝肾不足，水不涵木，肝阳上亢，上扰清窍。

常用治法：平肝潜阳，清火息风。

2. 痰浊内蕴证

临床表现：眩晕，倦怠或头重如蒙，胸闷或时吐痰涎，少食多寐，舌胖，苔浊腻或白厚而润，脉滑或弦滑。或兼见心下逆满，心悸怔忡，或兼头目胀痛，心烦而悸，口苦尿赤，舌苔黄腻，脉弦滑而数。

基本病机：痰浊中阻，上蒙清窍，气机不利，阻遏清阳。

常用治法：燥湿祛痰，健脾和胃。

3. 瘀血阻络证

临床表现：眩晕，头痛，或兼见健忘，失眠，心悸，精神不振，面或唇色紫黯或瘀点，脉弦涩或细涩。

基本病机：瘀血阻络，气血不得正常流布，脑失所养。

常用治法：祛瘀生新，活血通络。

4. 气血亏虚证

临床表现：眩晕，动则加剧，劳累即发，神疲懒言，气短声低，面白少华，唇甲淡白，或萎黄；或心悸失眠，纳减体倦；或兼食后腹胀，大便溏薄；或兼畏寒肢冷，唇甲淡白；舌色淡，质胖嫩，边有齿印，苔薄白，脉细或虚大。

基本病机：气血不足，脑失所养，心神失养。

常用治法：补益气血，健运脾胃。

5. 肝肾阴虚证

临床表现：头晕耳鸣，目涩，口咽干燥，五心烦热，盗汗，不寐多梦，胁痛，腰膝酸软，大便干涩，小便热赤，脉细数或细弦，舌质红少苔。

基本病机：肝肾阴液亏损，虚火上扰，头目失于阴精的濡养。

常用治法：滋补肝肾，平潜肝阳。

6. 肾精不足证

临床表现：心烦不寐，耳鸣腰酸，心悸健忘，失眠梦遗，口干口渴，舌红，脉细数。

基本病机：肾精不足，无以生髓，脑髓失充。

常用治法：滋养肝肾，益精填髓。

7. 冲任失调证

临床表现：妇女月经来潮，或更年期前后，出现头痛，头晕；兼见心烦，失眠，胁痛，面红汗出，腰膝酸软，月经不调，血压波动，舌红，脉弦细。

基本病机：冲任失调，相火上亢，上犯清窍。

常用治法：调摄冲任，潜降相火。

8. 阴阳两虚证

临床表现：血压升高，口干咽燥，五心烦热，神疲乏力，少气懒言，倦怠嗜睡，夜间多尿，阳痿早泄，舌质淡，苔白，脉沉弦细。

基本病机：久病体虚，累及肾阳，肾阳受损，或阴虚日久，阴损及阳。

常用治法：育阴助阳，阴阳双补。

二、名家心法

1. 郭士魁

【主题】 病因分三类，病机五阶段

【释义】 郭士魁认为，高血压多因情志过极、饮食失调、内伤虚损等，引起脏腑经络阴阳消长偏盛所致。发病早期，由于七情妄动伤肝，或饮食失节，肠胃热盛伤肝，均可引起"肝热上冲"的阳亢实证。而肝热日久，必损阴液，则出现阴虚阳亢之证。高血压病的发展过程，大概有以下几个阶段：阳亢→阴虚阳亢→阴虚→阴阳两虚→阳虚→中风，前5个阶段也可分别发展为中风。临床须在此基础上，再结合脏腑经络的病位，作出具体分型。如：①阳亢：肝热上冲型。②阴虚阳亢：肝肾阴虚肝阳旺型、肝风型、心阴虚怔忡型。③阴虚：肝肾阴虚型。④阴阳两虚：肝肾阴阳两虚型、心阳虚怔忡型、肝风型。⑤阳虚：心阳虚胸痹型、肾阳虚型。⑥中风。（郭士魁，陈可冀，张家鹏，等. 关于高血压病中医分型的讨论[J]. 中医杂志，1960，10（3）：4-5.）

2. 邓铁涛

【主题】 阴阳失调，风夹痰瘀

【释义】 邓铁涛认为，高血压病的发病，与先天不足，后天失养，七情失调，饮食不节，起居失常等诸多因素有关，而其病机则可用"阴阳失调，风夹痰瘀"来概括。高血压常见肝肾阴虚，肝阳上亢，肝风内动。一般而言，初发高血压、中青年高血压，偏于肝阳肝火者多；若肝阳过亢不已，可以伤阴伤肾；故至中期，肝肾阴虚、阴虚阳亢、虚风内动、虚实错杂等，成为病机的主要特点；而后期久病不愈、老年体虚及顽固性高血压患者，则多以虚损为主，阴虚阳亢虽仍是多数患者的主要病机，但由于阴损及阳，五脏相关，疾病最终阴阳两虚，气血同病，五脏受损，痰瘀互结。

高血压病以阴虚阳亢为之常，阳气亏虚为之变。除阴阳失调外，痰瘀病机在高血压病发病学上占有重要地位。总之，高血压病属于本虚标实，以脏腑损伤，阴阳失调，气血不和为之本，以肝阳上亢，虚风内动，痰瘀阻滞为之标。临床标急多见，本虚难察。治标可缓急，见效相对较快，血压下降明显，但难以维持巩固；终要加强治本，益脏腑，调阴阳，和气血，使阴平阳秘，气血调和，血压才可望长期稳定。（李南夷，李艺. 邓铁涛教授诊治高血压病的经验[J]. 中华中医药学刊，2014，32（5）：974-977.）

【主题】 调理肝肾，恢复阴阳平衡

【释义】 邓铁涛认为，高血压病与肝肾关系至为密切，故调理肝肾，使其阴阳平衡是治疗本病重要环节。主张降压要合理，不应把血压的降低与否，作为疗效判断的唯一标准；而应以治疗对象证候的改善，以至体内阴阳相对平衡的恢复，作为判断疗效的依据。因临床上一些患者，经治疗后血压虽暂时未降，但证候明显改善，则预后良佳；相反，一些患者血压并不很高，而证候险恶，则往往亦会出现中风等恶候。故降压不可妄求速效，而应听其自然，合理缓降，总以证候的改善，阴阳平调得到恢复为要。对肝阳过亢者，用药宜潜降平肝，不宜苦寒伐肝；若辨证的确需用时，亦宜中病即止；对肝肾阴虚者，宜滋肾养肝，但勿滋腻碍脾生痰；对于兼有瘀血证者，主张酌加活血通络之品以畅运血行，但不宜峻利破瘀，以防损伤元气；对于病久本虚标实或阴阳两虚患者，宜补气除痰去瘀，或双补肝肾，以图缓治，不宜用大剂泻火降逆或利水伤阴药物，妄求一时之速效。并要求用药配伍时，尽可能做到降不伤气，补不燥肝，滋不碍脾，这些都属经验之谈。临床分为肝阳上亢、肝肾阴虚、阴阳两虚、气虚痰浊四型论治。（赵立诚，邓中炎. 邓铁涛治疗高血压病经验辑要[J]. 新医学，1983，14（3）：117-118.）

3. 张学文

【主题】 肝热血瘀，贯穿病程始终

【释义】 张学文认为，尽管实际临证中高血压病人多存在虚实夹杂，数证相兼的情况，但总概起来不外虚、实两类。实证，多由情志所伤，使肝失疏泄，气机郁结，郁久化热；或情志过激，肝阳太过，阴不制阳，而致阳亢。虚证，多由劳倦内伤，肝肾不足，阴血暗耗所引起。"阴在内，阳之守也"，"肝体阴而用阳"，阴血不足以制阳，而使虚阳上亢。肝阳偏亢，生风化热，阳热上扰，则出现眩晕头痛，面红面热，目赤目胀，脑中热痛，急躁易怒等症。这里的肝热证，主要是指肝经郁热，或肝之阳气亢盛，或阴虚阳亢，导致机体机能活动亢进所表现的具有温热特点的证候。

肝热反过来又影响肝藏血、主疏泄的功能。疏泄不及，则气机失调，气滞则血瘀；气逆则血随之上逆，藏血作用失常，则对全身的血供调节失司，从而形成脏腑官窍经络的血液供求失衡，少则虚，多则瘀。肝热日久，伤及营血，而致血热；血受热则津少而血凝致瘀。故"肝热血瘀"概括了高血压病的基本病机。

"变通天麻钩藤汤"，为张学文治疗高血压病肝经郁热，肝阳偏亢证的首选方。方剂组成：草决明、地龙、磁石、菊花、麦芽、天麻、钩藤、川牛膝、生杜仲、桑寄生、川芎、生龙牡、炒栀子。"脑清通汤"，是治疗高血压病病程日久，渐损及脑，出现中风先兆征的经验方，方剂组成：草决明、川芎、赤芍、生山楂、丹参、磁石、菊花、葛根、地龙、豨莶草、川牛膝、水蛭。（刘安平，李军. 张学文教授辨证论治高血压病经验[J]. 陕西中医，2015，36（9）：1226-1227.）

4. 赵立诚

【主题】 脏腑虚衰，痰瘀互结

【释义】 赵立诚认为，老年高血压病往往表现为虚实夹杂，实者均有不同程度的夹痰夹瘀，而脏腑虚衰是老年人发病的重要因素。老年人五脏虚衰，尤其脾肾亏虚，均可引起痰浊或血瘀。痰之本在肾。肾寄元阴元阳，是气化作用的原动力，五脏之阴阳皆根于肾，胃的"游溢精气"，脾的"散精"，肺的"通调水道"以及小肠的"泌别清浊"功能，均依赖肾的蒸腾气化作用而实现，全身的水液，最终也都要通过肾的蒸腾气化。若肾虚则水不化气，转生痰水。老年人若嗜酒肥甘或思虑劳倦，易伤于脾。脾主运化水谷，为生痰之源。若脾气亏虚，脾失健运，则水谷不化，聚湿生痰，痰蒙清窍，发为眩晕。脾肾亏虚，加之地处岭南，气候潮湿，易生痰浊；痰浊可以引起或加重气滞、血瘀，痰瘀可以互结；痰阻气滞，血行不畅则血瘀；瘀血阻滞，水津敷布运行不利，则又可聚而为痰；痰浊滞经，可使血行不畅致瘀；瘀血停积，阻滞脉道影响津液布敷为痰湿。所以，老年性高血压病的病机关键在于脏腑虚衰，痰瘀互结。（汪朝晖，冼绍祥，杨忠奇. 赵立诚从虚痰瘀论治老年性高血压经验介绍[J]. 新中医，2018，50（9）：241-242.）

5. 江世英

【主题】 病变在肝，根源在肾，关键在脾

【释义】 江世英认为，高血压病机涉及肝肾脾胃，病理上又相互影响。如七情伤肝，肝郁化火，火盛灼津，则肝阳上亢；劳欲过度，高年肾衰，阴精亏耗，水不涵木，则肝用失于承制，亢而为害；恣食肥甘或饮酒过度，损伤脾胃，脾失健运，痰浊内生，挟肝风而上扰清窍，皆可发生高血压病眩晕、头痛。在病机转化上，肝阳上亢，化火动风，下灼肾阴，可致肾阴亏虚；而肾阴亏虚，水不涵木，肝失所养，则肝阳更亢。如此二者形成恶性循环，经久不愈。阴耗过度，又损及阳，则可出现肾阳不足，终成阴阳两虚证。脾为后天之本，升降之枢，过食肥甘厚味，酿成内热，热盛伤阴。肾阴为各脏腑阴液之泉源，肾阴不足，致肝阴不足，水不涵木，则虚阳上冒，发生高血压眩晕、头痛之症。因此，高血压病眩晕、头痛与肝肾脾胃关系最为密切，其病机可概括为"病变在肝，根源在肾，关键在脾"。（单书健，陈子华. 古今名医临证金鉴·头痛眩晕卷[M]. 北京：中国中医药出版社，1999：290-291.）

6. 刘德桓

【主题】 脾虚为本，痰浊为标

【释义】 刘德桓认为，高血压病容易出现痰凝的病机变化，与脾密切相关。脾为后天生养之本，气机升降之枢纽，水液代谢之源头。脾运化正常，气机通达，水液代谢正常，其升清降浊功能正常，则血压正常；饮食不节、过食肥甘厚腻、酗酒好烟、过度劳倦、熬夜等，均易损伤脾胃，脾虚则不能运化谷物精华，升清降浊功能失调，导致水湿内停，聚湿成痰，痰浊中阻，清阳不升，浊阴不降，发为眩晕。痰既是脾失运化的病理产物，又能成为新的致病因素，导致新的变证。痰邪郁留日久，郁而化热，生成痰热之证；又痰属阴邪之物，易阻滞脉络，影响血液运行，导致瘀血内生，痰瘀互结，使病情加重。痰凝阻遏气机，气机运行不畅，再次形成新的痰浊。脾虚是高血压发病之本，而其所引发的痰热、痰火、瘀血、痰湿、气滞为发病之标，治疗时当求其本兼顾其标。（叶靖，吴志阳，陈文鑫，等. 刘德桓教授从痰论治高血压病经验[J]. 中医研究，2015，28（3）：39-40.）

7. 郭维琴

【主题】 心气虚衰，心脉瘀阻

【释义】 郭维琴认为，气血失调是引起高血压的最直接原因，病机为气血逆乱。心主血，血舍神，心主神明，影响神志。心气血充盛，心神得养，心主血脉的功能才能正常发挥。若心有了病变，则种种病变亦随之而生，所以心主血脉异常是导致高血压病的重要病机之一。心主血脉，包括主血和主脉2个方面。全身的血液，都在脉管中运行，依赖于心脏的推动作用，才能输送到全身。心气不足，血流不畅，则虚损诸疾丛生，"气滞则血瘀"；气虚清阳不升，血虚脑失所养，发为眩晕、头痛之症。若兼有痰浊阻滞，浊阴不降，上扰清窍，可加重眩晕，或致反复不愈。

高血压病早期，因情志因素而致气滞血瘀；后期因热邪伤阴，致阴虚血阻，气血瘀痹；晚期因气阴两虚，气不帅血，致气虚血瘀，阳虚血凝。因疾病发展过程中，始终贯穿着导致血瘀的因素，而瘀血产生又成为进一步致病的病理因素，使病情不断进展加重。气虚则血瘀，特别是老年性高血压，心气虚衰为其主要病机。因此，从"心主血脉"的认识出发，在治疗中体现出"从心论治"的原则，适当加入活血化瘀药物，对高血压病治疗有益。（刘玉霞，王亚红. 郭维琴教授从"心主血脉"治疗高血压病[J]. 吉林中医药，2013，33（2）：119-121.）

8. 汪履秋

【主题】　首分阴虚阳亢，再辨风、火、痰

【释义】　汪履秋认为，高血压的形成，主要是由于脏腑阴阳平衡失调，即心肝阳气偏盛与肝肾阴精亏虚。阴虚与阳亢互相影响，互为转化，并可导致动风、化火。因此，本病应首先抓住阴虚与阳亢这一对矛盾进行治疗，同时根据是否兼有风、火、痰等病理因素而分别采用息风、降火、化痰等法。肝阳上亢证，治疗重在平潜肝阳，常用药如天麻、钩藤、白蒺藜、石决明、菊花、决明子、珍珠母、牡蛎、紫贝齿等，以重镇之性平潜浮越之肝阳。肝肾阴虚证，治疗则当养肝益肾，常用制首乌、枸杞子、大生地、白芍、女贞子、旱莲草、怀牛膝等。

头痛掣痛，四肢抽搐者，多为阳盛动风，治疗常用羚羊粉、全蝎、炙僵蚕、地龙等以息风潜阳；如头目昏晕，肢体麻木者，则为阴虚动风，治疗应以滋水涵木为主，药如当归、生地、白芍、枸杞子、龟板、鳖甲等。面红目赤，口中干苦者，则属肝火上炎，治疗宜选用龙胆草、夏枯草、黄芩、丹皮等清泄肝火，同时兼清其心火，取"实则泻其子"之意，另用黄连、山栀等；若颧红，腰膝酸软，虚火内扰者，则应投以知柏地黄丸。痰每多与风、火相合为病；风痰入络，肢体不遂，可合指迷茯苓丸；痰火上扰，窍闭神昏，可加用竹沥、半夏、胆南星、天竺黄、瓜蒌皮等，或礞石滚痰丸。血压较高或病情比较顽固，一般降压药物难以取效者，每将平肝息风、苦寒泻火、化痰祛瘀、降气利尿等法综合投施。（任继学. 中国名老中医经验集萃[M]. 北京：北京科学技术出版社，1993：293.）

9. 孟景春

【主题】　知常达变，治分四法

【释义】　孟景春认为，治疗高血压必须知常达变，具体分为四法：①补气降压，重用黄芪。重用黄芪降压，必须具有典型的气虚症状和体征，如体型肥胖，面色少华，语言短气，或有多汗、易汗，或有易于腹胀便溏，或下肢浮肿等。其脉见细软，重按近无，舌质淡肿，齿印明显，即可重用黄芪，适当加活血通络药。②活血降压，必伍降脂。活血降压法，适用于瘀血阻滞型。其症状和体征为：头晕较为突出，血压安静时升高，活动后降低；舌质有紫气，舌底静脉怒张，脉象细涩。凡此证型，常以活血通络为主，稍佐理气之品，以气为血之帅也。③燮调阴阳，二仙加减。燮调阴阳，调燮肾阴肾阳。这种阴阳失调的高血压，多见于妇女更年期。其阴阳失调之特征，常有夏季怕热，冬季畏寒；冬季畏寒，以两足更甚，熨之稍温。亦有上热下寒者，即面部常觉烘热颊赤，而下肢寒冷殊甚。此外，头晕、耳鸣亦多。上热下寒者，舌质偏红少苔；无上热者，舌质多较淡，两尺脉沉细，或见细数。凡见此血压升高持续不降者，常以二仙汤加减取效。④降血压须重视兼症。高血压病患者，除表现头痛、头胀或头晕外，常有不少兼症，如失眠多梦，大便干燥数日一行；或下肢浮肿，小便不利。这些兼症常与高血压相互为患。兼症不解，虽降压药（包括中西药）对症，其效亦不显。所以对其兼症，切勿忽视。（孟景春. 孟景春医集[M]. 长沙：湖南科学技术出版社，2012：161-162.）

10. 盛国荣

【主题】　利水降压，辨证施用

【释义】　盛国荣治疗高血压病，常于中医辨证处方中选用不同利水降压中药，而收事半功倍之效。利水降压的中药，具有清除患者体内的水湿瘀积，通畅血脉，调节气血之能。其中，有些药物尚有降血脂、血糖之效，所以没有西药利尿剂所引起的低血钾、高血脂、高血糖等副作用。

应用利水降压法的用药经验：①地龙、夏枯草，平肝利水。常用于肝阳妄动之高血压。②黄芩、龙胆草，泻热利水。对于肝胃火旺之高血压患者，常投苦寒之黄芩、龙胆草以清肝胃之实热，利水而除湿。③茯苓皮、车前子，渗湿利水。对于脾湿壅滞，痰湿瘀阻经络之高血压患者，尤为适用。④赤豆、玉米须，健脾利水。玉米须临证须用较大剂量，常用 30～60g。⑤琥珀、益母草，活血行水。两药均入心、肝经，功能活血祛瘀，行水安神。⑥牛膝、桑寄生，补肾利水。两药均入肝肾经，功能补肝肾，散瘀血，通经络。⑦人参、炙黄芪，益气化水。常以参、芪相伍，治疗元气虚弱，水湿内踞之高血压患者。⑧大黄、草决明，通便泻水。腑气不通，水道不畅，湿浊凝滞，升降失常，气血运行悖乱而致血压升高者，非通腑降浊，调畅二便不能为功。临床常选用大黄、草决明，以釜底抽薪，通便泻水。（柯联才，盛云鹤. 盛国荣利水降压法用药经验[J]. 中医杂志，1994，35（1）：22-24.）

11. 张镜人

【主题】　改善血流供求，实现自稳调节

【释义】　张镜人认为，高血压病的深层本质，是血流供求的不平衡，而血压升高本身又是体内为克服此种不平衡的代偿反应，于是就形成了血压升高的血管反应等持续存在。治疗若从帮助改善血流供求关系，改善血压升高所要去实现的调节机制，因势利导，促其成功，则可稳定血压的反复升高。所以，高血压病的治疗研究，应当放在全面谋求关系的改善，扶持机体的自稳调节能力上。这一认识，无疑是和中医学的理论与辨证论治思想相一致的。中医辨证论治的症状疗效，可能接触到高血压的深层本质，即临床症状的改善，是和重要器官血流供求关系的改善密切联系的。它比之单求降压的治疗，更具有实际意义。

高血压病之本在阴阳气血失调，其证候与治法可分：①肝火上炎证，多由将息失宜，肝火暴张所致。治宜清肝泻火，凉血泻热，方用龙胆泻肝汤加减。②阴虚阳亢证，多由肝肾阴虚，阳亢不潜所致。治宜育阴潜阳，宁心安神，方用杞菊地黄丸加减。③阴阳两虚证，多由肾阴虚失于濡养，肾阳虚失于温煦，浮阳上僭，少阴气厥不至所致。治宜滋阴助阳，宣窍清上，方用地黄饮子加减。④风痰内扰证，多由内风夹痰，扰及清窍所致。治宜息风化痰，和营通络，方用天麻钩藤饮加减。（张镜人. 中国百年百名中医临床家丛书·张镜人[M]. 北京：中国中医药出版社，2011：127-129.）

12. 朱良春

【主题】　滋养肝肾，平肝潜阳，兼顾辨病

【释义】　朱良春强调，高血压病病机为肝肾阴虚，肝阳上亢，或肝风内动，气血逆乱并走于上，上实下虚。治疗高血压病，重要的不是单纯降压，而是改善症状，整体调整。中医治疗强调治本，治疗原则滋养肝肾、平肝潜阳并施。滋阴为滋补肝肾之阴，常用枸杞子、女贞子、山萸肉、桑寄生。平肝潜阳亦包括镇肝潜阳之意，力度有轻重之别，视症情轻重而定。用药如菊花、钩藤、夏枯草，多为平肝；石决明、生牡蛎、龙骨、灵磁石等，为镇肝。治疗高血压病，重镇贝壳类为常用之药。但是，一些矿物药、贝壳类药，长期服用可能碍胃，影响脾胃运化，注意使用一些护胃之品，如神曲类。

此外，高血压病往往与其他疾病兼见，治疗常需兼而顾之，并非仅滋阴潜阳一治了之。对高脂血症，常常加泽泻、生山楂、虎杖；糖尿病血糖高，加生地黄、玄参、葛根、麦冬、地骨皮等；高尿酸血症，加土茯苓、萆薢、威灵仙、虎杖等；高黏血症，常加丹参、红花、鬼箭羽、川芎、三七。也常用"双降散"治疗，此方由水蛭0.5～5g（粉碎装胶囊吞）、生黄芪、丹参、生山楂、豨莶草各30g，广地龙、当归、赤芍、川芎各10g，泽泻18g，甘草6g组成；治疗气虚、血瘀、痰浊兼夹之证，因高血压患者往往伴高黏血症、高脂血症。（吴坚，高想，蒋熙，等. 国医大师朱良春高血压病辨治实录及经验撷菁[J]. 江苏中医药，2014，46（7）：1-3.）

13. 魏长春

【主题】 治重调和阴阳，不单从降压着手

【释义】 魏长春认为，高血压病可分别归属于肝火、肝阳、肝风的范畴。其治疗原则以调和阴阳为总旨，而不能拘泥于高血压的病名，单从降压着手。本病初起，患者体盛性刚，烦躁易怒，口苦烘热，目赤，头痛，头胀，大便干结，脉弦劲，舌红、苔黄，血压升高常有波动，且以收缩压为主，此为肝火上冲所致，治宜清肝泻火为主。若病已经年，头昏目眩欲仆，心烦，夜眠欠安，下肢酸软，面颊红赤发麻，脉弦，舌红，收缩压与舒张压均持续升高，此为肝阳上亢，治宜平肝降逆。若病久体虚，肾阴亏损，不能涵木潜阳；症见头重脚轻，心悸失眠，四肢麻木，脉象弦细，舌红干燥，血压升高以舒张压为著，此为下虚上实之证；治宜滋阴潜阳，清上实下。临床上尚须根据其变证、兼证，变通用药。如高血压兼有痰火者，症见头晕胀痛，咳喘气急，痰黄白厚腻，脉滑大，舌苔黄厚，治宜清降痰火为主，俟肺金复职，肝木自平。若患者素体中气不足，痰浊内蕴，呕吐涎沫，头痛头昏，肢麻，脉沉弦，舌淡苔白，此为厥阴寒气上逆犯胃之证，治宜温肝、和中、降逆。（何任，谭日强，陈树森，等. 高血压证治[J]. 中医杂志，1986，27（2）：11-14.）

14. 郭子光

【主题】 权衡主次，审机论治，综合调理

【释义】 郭子光认为，高血压虽以肝肾阴虚，肝阳上亢者多，但常兼风、痰、瘀为患。本虚标实，常以标实为主，故治疗当权衡主次，力求遣方用药更切病机。高血压病是多因素引起、多层次受累的复杂病证，当坚持整体调节。高血压病的治疗中，当采取综合治疗方法，包括适当运动、放松情绪、合理饮食及戒绝不良习惯等。中医药治疗高血压病，体现出多向调节作用。其降压作用缓和，但在改善症状、使血压稳定、延缓并发症和增强抗病能力方面，效果相当良好。遵循上述治疗原则和方法，部分病人，尤其是比较年轻的患者是可以治好的。若治疗失当，迁延不愈至老年期，脏器自然衰退，痰浊瘀血日久胶结，虽中医治疗仍有良好效果，而治愈则较难。

高血压常用治法为：①肝火亢盛证。治宜平肝潜阳，泻热降火，方用龙胆泻肝汤加减。

②阴虚阳亢证。治宜滋阴平肝，疏郁解热，方用天麻钩藤饮加减。③肝肾阴虚证。治宜滋肾养肝，方用首乌延寿丹加减。④阴阳两虚证。治宜育阴助阳，方用金匮肾气丸加减。⑤痰湿阻逆证。治宜祛痰化湿，方用温胆汤加减。⑥气虚血瘀证。治宜益气养阴活血，方用益气化瘀方：黄芪、丹参各 30g，赤芍、川芎、泽泻各 10g，葛根、川牛膝各 15g。（郭子光. 现代中医治疗学[M]. 成都：四川科学技术出版社，2002：139.）

15. 邢子亨

【主题】　虚证滋肾平肝，潜阳降压；实证清肝泻火，潜镇降压

【释义】　邢子亨认为，高血压大体上分虚实两种，虚性的是肾虚而引起肝阳上亢，实性的是肝阳偏盛、肝火上炎、肝气上逆。实性者，头晕头痛，憋胀甚而下肢多不软弱，脉搏弦劲有力。虚性者，头晕目眩而头很少胀痛，下肢多软弱，腰困乏力，脉多沉细弱或弦细。高血压病治疗大法为：虚证宜滋肾平肝，潜阳降压；实证宜清肝泻火，潜镇降压。有兼证者，随其症状调治。辅助之药多用活血通络之品，使末梢血流通畅，四周阻力下降，血络不阻，血压即可降低。活血消瘀，使血液黏稠度降低，血中沉渣得以溶解，管壁弹性复常，能正常舒缩，血流通畅，即压力可降。调理脏气偏亢，使心脏收缩舒张功能达于正常，不致亢进，则血压不高。调理五脏制化关系，使相互制化平调，则无亢害之虞。虚者多是肾阴亏虚，日久损及肾阳。高年患者，应注意肾之阴阳俱虚。病情错杂者，审证求因而兼治。（邢睿贞. 中国百年百名中医临床家丛书·邢子亨[M]. 北京：中国中医药出版社，2002：119.）

16. 周次清

【主题】　初期治肝，后期治肾，中期肝肾兼顾

【释义】　周次清认为，高血压病初期，多数为精神刺激，情志抑郁而诱发。肝气郁结、肝火上炎、肝阳上亢，甚至肝风内动，以实为主，病位在肝，均以头痛、眩晕为主症。临证宜分别采用疏肝、清肝、凉肝之法。高血压病发展至中期，常可出现本虚标实，阴虚阳亢的病理变化。有的始于肝阳有余，进而损及肝肾之阴；也有的先由肝肾阴亏，发展至阴虚不能敛阳，阳动风生；最终导致虚实并见，阴亏阳浮的病理结局。在辨治中，根据高血压病病因、病机的不同及肝肾受病的侧重，灵活运用滋阴潜阳与育阴摄纳、敛阳息风两法。高血压病发展至后期，往往因年老体弱，肾气虚衰，加之久病由肝及肾，由实转虚，而出现髓海空虚等肾虚之症。在辨治中，根据肾阴虚、肾阳虚与阴阳两虚的不同，分别采用补阴益阳、育阴涵阳、扶阳配阴法。对于老年人高血压病，治疗应以调理阴阳的偏盛偏衰为主；尤应注意降压不可太过，慎用重镇之品，以防全身重要脏器供血不足而导致变证丛生。（路广晁，周次清. 周次清辨治高血压病的经验[J]. 中国医药学报，1994，9（3）：40-42.）

17. 欧阳锜

【主题】　平肝息风，养阴柔肝

【释义】　欧阳锜认为，高血压的原发病因，为情志抑郁、恼怒或过度紧张；病位主要在肝，日久累及心肾；其发生发展的基本过程，为肝气郁结，郁火伤阴，阳亢化风，肝肾阴虚等。故其主要证候为肝气郁结、肝火上炎、肝阳上亢、肝风上扰、肝肾阴虚。临床上出现夹痰、夹湿、夹瘀，或肺脾气虚、心肾阳虚、阴阳两虚，多因患者合并高脂血症、脑动脉硬化、慢性支

气管疾患、冠心病；以及因患者年老体虚、禀赋不足；或疾病后期，阴损及阳所致。临证中，治疗高血压病，以平肝息风、养阴柔肝为法组成基本方，根据病情或用辨病专方，或酌情辨证加减及对症处理。高血压病常用方药：煅石决明 15g，刺蒺藜 12g，苦丁茶 15g，钩藤 16g，白芍 16g，桑椹 15g，郁金 12g，葛根 12g，甘草 1.5g。Ⅱ、Ⅲ 期高血压病患者，临床常有合并病症，则根据具体病情配伍治疗。（朱克俭. 欧阳锜研究员以病为纲、病证结合诊疗经验[J]. 湖南中医药导报，1995，1（2）：14-16.）

18. 周信有

【主题】　育阴潜阳，潜镇降逆，通络降浊

【释义】　周信有认为，高血压患者多见年事渐高，肾精渐亏，肝肾阴虚于下，阴不敛阳，阳亢气逆，则变化为风，扶摇而上；间或夹痰夹瘀，上扰清空，而见头痛，头晕，耳鸣耳聋，血压波动不定。高血压治疗，以育阴潜阳，潜镇降逆为主要治法。高血压和动脉硬化两者，常相互联系，互相影响，而致血脉瘀滞，浊瘀闭络。故养血活血通络，亦当为治疗高血压和防治变证的主要治法。肾中精气亏损，蒸化无力，脾失健运，精化为浊，痰浊入血，又可导致血脂升高，故化浊降脂亦为治疗本病常选用的治法。常用方药：夏枯草 20g，黄芩 9g，桑叶 9g，菊花 20g，钩藤 20g，茺蔚子 20g，决明子 20g，泽泻 9g，生龙骨、生牡蛎各 30g，石决明 30g，生地 20g，元参 20g，怀牛膝 9g，桑寄生 15g，丹参 20g。（何永强，殷世鹏. 周信有教授高血压病辨治经验[J]. 光明中医，2012，27（11）：2182-2184.）

19. 方和谦

【主题】　治虚为主，次治痰、火、风

【释义】　方和谦认为，高血压病、脑动脉硬化症等一系列有头晕表现的病症，相当于中医学"眩晕"的范畴。根据历代医籍记载及自己多年的经验，对于眩晕在治疗上多考虑"当以治虚"为主，其次治痰、治火、治风。如气血亏虚，则见眩晕，动则加剧，劳累即发，面色萎黄或㿠白，唇甲不华，发色不泽，心悸少寐，神疲懒言，饮食减少，舌质淡、脉细弱。治疗当补养气血，健运脾胃，方用自拟滋补汤化裁，药用党参、茯苓、白术、当归、熟地、白芍、官桂、陈皮、大枣、木香、炙甘草。如肾精不足，治疗当补益肝肾，方用杞菊地黄汤加味，药用熟地、泽泻、茯苓、菊花、山药、丹皮、山萸肉、桑寄生、怀牛膝、五味子、白芍。如肝阳上亢，治疗当平肝潜阳，滋养肝肾，方用天麻钩藤饮加减，药用天麻、钩藤、生石决、菊花、怀牛膝、草决明、石斛、茯苓、生地、熟地、夜交藤、珍珠母、枸杞子、沙苑子。（方和谦. 中国百年百名中医临床家丛书·方和谦[M]. 北京：中国中医药出版社，2011：197-198.）

20. 董建华

【主题】　调肝为首务，治疗分四法

【释义】　董建华提出，高血压病的治疗，以调肝为首务，具体方法：①疏肝降逆。肝郁上冲，气血逆乱使血压升高。治当疏肝降逆，药用白芍、枳实、青皮、香橼皮、佛手、广郁金、钩藤、旋覆花、代赭石、生牡蛎、生龙齿。②镇肝豁痰。脾虚聚湿生痰，未必就出现眩晕，只有肝气夹痰上冲，痰气交阻，气血逆乱，才会导致血压升高。药用代赭石、旋覆花、石决明、钩藤、黄连、半夏、全瓜蒌、陈皮、茯苓、白术、菖蒲、远志。③清肝泻火。情志过极，肝郁

化火，上扰清窍，而使血压突然升高者并不少见。临床表现：头痛，目晕，面赤，心烦易怒，口干口苦，大便干结，舌红苔黄，脉弦有力。治当清肝泻火，釜底抽薪，药用钩藤、菊花、黄芩、苦丁茶、龙胆草、白芍、木贼草、夏枯草、牛膝、生石决明。④平肝潜阳。若肝肾阴虚，水不涵木，则肝阳上扰，血压升高。临床表现：心烦少寐，面红潮热，头晕耳鸣，口干，腰膝酸软，健忘，舌红少津，脉弦细。治当平肝潜阳，药用生石决明、生牡蛎、灵磁石、钩藤、地龙、白蒺藜、白芍、生地、牛膝、苦丁茶。（王长洪. 著名中医学家董建华教授学术经验系列之三——从肝论治高血压病的经验[J]. 辽宁中医杂志，1999，26（9）：390.）

21. 路志正

【主题】　息风止痉，养血活血

【释义】　路志正认为，高血压病全身小动脉痉挛以及透明变性，皆可用中医理论加以理解。高血压病大多以"风"象示人，血络拘挛致风阳升动太过，应属广义之四旁运滞，升降失职。小动脉的玻璃样变性增生导致的缺血，可认为是血虚络瘀。这是关于高血压的新的病机认识，即血络拘挛瘀滞风动证。立方以解痉息风疗动脉痉挛，以养血活血治血脉之损伤变性，创理血解痉降压汤。基本方：制何首乌15g，白芍12g，当归12g，茺蔚子10g，北柴胡12g，麸炒枳实12g，甘草6g，盐杜仲18g，黄芪15g，黄柏6g，钩藤15～30g（后下）。凡表现为阴血亏虚，头痛、眩晕、神疲乏力、耳鸣、心悸等症状的原发性高血压病、肾性高血压及更年期综合征、心脏神经官能症等，均可用本方治疗。此方养血疏肝益气，滋阴泻火降压。当然，在使用该方治疗高血压病时还应注意辨证加减，方能体现中医个体化治疗的特色。（张维骏，郑昭瀛，路洁，等. 路志正理血解痉降压汤治疗高血压病经验[J]. 中医杂志，2014，55（7）：551-552.）

22. 王治强

【主题】　调补肝肾，勿忘活血，兼理脾脏

【释义】　王治强诊治高血压病的思路为：①调补肝肾，治之首务。肝为风木之脏，内寄相火，体阴而用阳，主升主动。素体阳盛之人，肝阳偏亢，亢极化火生风，风生火动，上扰清窍则为眩晕；或长期忧郁恼怒，肝气郁结，郁久化火，使肝阴暗耗而阴虚阳亢，阳升风动，亦致眩晕。如肾阴素亏或纵欲伤精，水不涵木，肝失所养，以致肝阴不足，肝阳上亢，也可发为眩晕。高血压病患者中，以肝风内动、肝阳上亢、肝肾阴虚证型多见。②既病防变，勿忘活血。治疗高血压病的目的，不但要减轻症状，使血压控制在理想水平，还要降低心、脑、肾等靶器官的损害，避免并发症的发生。高血压病的主要并发症是脑卒中和冠心病，其病理基础均为动脉粥样硬化。动脉粥样硬化的发生、发展，和中医的瘀血关系最为密切。因此，在高血压病的治疗过程中，适时选加活血化瘀之品以防止脑梗死、冠心病的发生。③兼理脾脏，调整阴阳。高血压病患者，多形体肥胖，平时喜食膏粱厚味。伤脾生痰化热，痰浊中阻，清阳不升，浊阴不降，蒙蔽清窍，发为眩晕；或肝木乘脾，更可加重脾虚。治疗上又当以健脾祛痰为要。另外，高血压患者，过用苦寒伤及阳气，或晚期阴损及阳，又可出现阴阳两虚的症状；治疗上当按虚补实泻、调整阴阳的原则，实证多责之于肝，虚证多责之于脾、肾。（王晟睿，付烊，王晓伟. 名老中医王治强临床经验荟萃[M]. 北京：科学技术文献出版社，2015：45-46.）

23. 颜乾麟

【主题】 老年高血压，温潜为主法

【释义】 颜乾麟认为，老年高血压患者，大多伴有精神不振，畏寒肢冷等症，阳气虚损明显。目前，中医临床治疗高血压，多从肝阳上亢立论，常用平肝潜阳之法。此法对于相应证型的中青年高血压患者疗效满意，但用于治疗老年高血压病，效果往往不够理想。老年高血压病的主要病机为虚阳上浮，故应以温潜法为主施治。常用效验方有：①羚羊角散加味方，原方出自《普济本事方》，由羚羊角、茯神各一两，芎（川芎）、防风、半夏、白芷、甘草各半两，枳壳、附子各三分组成。治疗老年高血压患者，每用 3～6g 小剂量之附子入煎剂，配伍 0.6～1g 羚羊角粉吞服。如此寒温并用，发挥附子温肾助阳之功；头晕显著者，加天麻定眩；若头痛明显，则重用川芎、白芷。②镇肝息风汤加减方，原方出自《医学衷中参西录》，由怀牛膝、生赭石各一两，生龙骨、生牡蛎、生龟甲、生白芍、玄参、天冬各五钱，川楝子、生麦芽、茵陈各二钱，甘草钱半组成。（胡琪祥，曹振东，韩天雄，等. 颜乾麟从虚阳论治老年高血压病经验[J]. 上海中医药杂志，2014，48（8）：1-3.）

24. 李士懋

【主题】 从肝风着眼，治分虚风实风

【释义】 李士懋认为，肝风是导致高血压眩晕的主要病机，并将肝风分为虚肝风和实肝风两类。实者，肝热、肝火，或肝经郁火上冲，或胆经郁火上扰，或肝胆湿热上蒸，或痰瘀搏结化热生风，或风寒入肝而循经上干。虚者，肝阴不足而阳亢生风，或肝阳虚、肝气虚而清阳不能上达，或肝虚相火郁而上干，或肝血虚头失所养，皆可致晕。

实肝风与虚肝风的区别要点，在于脉之沉取有力无力，有力者实，无力者虚。实者泻之，虚者补之。其次，根据脉证标准进行辨证论治。脉兼滑数者，舌红，苔黄腻，为痰热壅盛化风，治以黄连温胆汤清热涤痰息风；脉沉弦躁数者，舌红，少苔，为肝经郁火内伏化风，治以升降散合四逆散或龙胆泻肝汤，清透肝经郁火；脉弦细数者，舌嫩红绛，少苔，为肝肾阴虚，肝风内动，治以三甲复脉汤滋补肝肾，平肝息风；脉兼濡滑而尺弱者，舌红黯，苔薄白，为脾虚阴火浮于上，真阴亏于下，治以补中益气汤合理阴煎健脾益气升清，温补下元真阴。最后，根据不同的兼证进行加减化裁。痰盛脉滑大者，加紫苏子、芥子、莱菔子涤痰；风盛脉弦韧者，加全蝎、蜈蚣、地龙息风解痉；郁火脉燥数不宁者，加连翘、栀子、薄荷清透郁火；汗出脉细者，加浮小麦、五味子止汗；肝肾虚脉细无力者，加牛膝、杜仲、山茱萸滋补肝肾，填补肾精等。（申雪娜，来于，石坛贝，等. 李士懋教授从肝风论治原发性高血压眩晕经验[J]. 河北中医，2019，41（4）：485-490.）

25. 朱古亭

【主题】 辨舌为主，治分虚实

【释义】 朱古亭治疗高血压病，以辨舌为主。如舌质红者为阴虚阳亢，用杞菊地黄丸加平肝潜阳药，如钩藤、石决明、玄参、麦冬之类。阴虚则肠液不足，往往大便干燥。方中生地、玄参、麦冬即增液汤，服药后多数病人大便得以畅润，头晕发胀症状可以缓和。由于胃气下行，血压亦能因而下降。所以润大便，亦降血压之一法也。如舌苔黄糙，头晕胀痛并重，为肝胆气火上扰，以龙胆泻肝汤加清肝药，如夏枯草、桑叶、石决明、菊花、钩藤、白蒺藜之类。如舌苔腻者，为痰浊内蕴，夹肝阳上扰，舌白腻，以藿朴夏苓汤加平肝药，如钩藤、菊花、石决明之类；舌黄腻，以温胆汤加平肝药，如豆卷、竹茹、佩兰、半夏、茯苓、钩藤、菊花、石决明之类。如老年水亏木旺，风阳上扰而为眩晕者，以六味地黄丸加清肝潜阳息风药，如石决明、菊花、钩藤、桑叶之类。其中，菊花、钩藤、石决明三味为必用之品，另再根据舌苔、舌质的变化，选方加减运用。(何任，谭日强，陈树森，等. 高血压证治[J]. 中医杂志，1986，27（2）：11-14.)

26. 丁书文

【主题】 热毒内蕴，治宜清热解毒

【释义】 丁书文认为，高血压病病程较长和或合并高血脂的高血压病，应考虑其病机特点往往有热毒内蕴。热毒，是火热之邪发展至一定程度的结果。毒邪的产生，往往需要经过较长时间。在眩晕高血压病程中，初为多种因素（如环境、饮食、体质、情志等）促使机体脏腑阴阳、气血津液失调，君、相二火偏盛。热为火之渐，火为热之极，毒为火之聚，火热之邪蕴蓄不解，戕害人体成为"热毒"。故高血压病患者病程较长者，更容易出现热毒病机。

高血压病初期，多为青壮年患者，肝火亢盛者较多；独以平肝潜阳之药治疗，往往会出现血压降至一定水平后难以再降或降而复升的现象。若初即投以适量清热解毒药（如黄芩、黄连、栀子等），往往效果较好。高血压病后期，往往以肝肾阴虚等虚候为主，或虚实兼夹；有些老年高血压或高血压病伴随并发症时，也易出现面赤，舌红苔黄腻等热象。此时，在滋补肝肾等治法基础上配伍清热解毒药，也收到较好效果。(李慧慧. 丁书文教授辨治老年高血压特色[J]. 云南中医中药杂志，2015，36（5）：11-13. //李瑞凤. 丁书文教授从热毒论治治疗高血压病的临证思辨特点探讨[D]. 济南：山东中医药大学，2011.)

27. 李军

【主题】 痰瘀交结，痰瘀同治

【释义】 李军认为，痰浊与高血压病关系密切，脾虚生痰，痰浊内阻，循经上逆，闭阻清窍，则发为眩晕、头昏、头痛等高血压病的症候；瘀血与高血压也有密切的关系，高血压病中出现的头晕，头痛，胸闷胸痛，肢体麻木，均为"血瘀证"的具体体现。高血压病的形成与痰浊中阻，阻塞脉道，上蒙清窍之痰证，及瘀血内生，涩滞血脉，遏伤脏腑的瘀证均相关联。痰浊与瘀血为两种不同的病理产物，又同为致病因素，皆为气血代谢异常所为。瘀血不除，痰浊不清，缠绵日久，又阻碍气机和气化的功能，形成恶性循环。因此，高血压病的治疗，在辨证论治的基础上，要将痰瘀同治贯穿于治疗始终；治疗须涤痰活血，双管齐下。同时，要根据病机的发展演变、禀赋因素、失治误治、兼夹它邪的不同，分为"瘀中兼痰""痰中兼瘀"及"痰瘀并重"，适当配合温清消补诸法。(曹新超，李军. 李军教授从痰瘀交结论治高血压病的经验[J]. 现代中医药，2009，29（1）：30-32.)

三、医 论 选 要

1. 肝肾阴虚论（徐贵成）

【提要】 肝肾阴虚在高血压 Ⅰ 期、Ⅱ 期中均存在，不过主、次地位有差别。因此，治疗时要针对主要矛盾，在平肝、柔肝、息风的基础上，兼以补肾阴以恢复机体阴阳平衡，而不是一味降压。

【原论】　高血压病 I 期，体质较为强盛，多以阳亢为主兼有阴虚，出现一系列兴奋性、激惹性、充血性的交感神经兴奋征象。病情发展至 II 期阶段，肝阳亢奋，伤精耗血，下劫肾阴，由实证突出转为以虚证为主，肝肾阴虚成为此时的主要矛盾。肝主藏血，体阴而用阳。肾主藏精，为阴阳之本。肝之与肾，乃母子相生，乙癸同源。肝肾交融，使阴阳升降有序，气血调达，血压得以维持正常，故可认为肝肾为全身阴阳气血的调节中心。若忧思恼怒，或劳倦虚衰，或饮食不节，导致肝肾阴阳失调，气血逆乱，即可产生以眩晕、头痛为主症的高血压病。

中医辨证论治，针对病变主要矛盾，予以调理阴阳气血、平肝补肾之法，恢复机体自稳调节机能。如果只以血压作为治疗和压制的对象，片面强调血压升高造成的损害，而忽略了血压升高是机体为了克服血流供需不平衡所产生的一种主动调节过程，那么，单纯降压的结果，就更加重了血流供需的不平衡。临床治疗高血压病可从以下几型治疗。①肝阳上亢型，平肝潜阳，药用生牡蛎、灵磁石各 30g，丹皮、夏枯草、菊花、泽泻各 12g，茵陈 15g，黄芩 12g，生地 15g，怀牛膝 30g。②肝肾阴虚型，治宜滋补肝肾，药用黄精、女贞子各 15g，枸杞、川断各 12g，桑寄生 30g，黄柏 12g，制首乌 10g，葛根 15g，当归 10g，丹参 15g。③肝风痰浊型，治宜息风祛痰，药用法夏 10g，炒白术 12g，陈皮 10g，茯苓 30g，天麻 10g，石菖蒲 12g，泽泻 18g，泽兰 10g，车前子 30g，汉防己 12g。（徐贵成，徐承秋，张大荣. 平肝益肾法治疗 II 期高血压病的临床研究[J]. 北京中医杂志，1991，10（6）：13-15.）

2. 肾虚为本，痰瘀为标论（林慧娟）

【提要】　高血压病以本虚标实之证最为常见，肾虚为本，痰瘀为标。治疗时，实证以平肝息风、清热泻火为法，虚实夹杂证以补益肝肾、息风清热、活血化痰为法；同时合理配伍具有降压作用的中药。

【原论】　中老年高血压病，属于中医学"眩晕""头风"的范畴；临床上纯虚、纯实者少，本虚标实之证最为常见。"本虚"虚在肾，虚在气，虚在功能。肾中阳气是人体生命活动之根基，肾阳温煦血脉，使血流畅行脉道之中，津液得以正常运化输布，以充养五脏六腑、四肢百骸。若肾气亏虚，命门火衰，阳气鼓动乏力，导致血脉不畅；肾为水脏，肾气不足则气化无力，致水湿停积而为痰饮；血瘀内停，痰浊阻塞上窍，灵窍不通，则发眩晕、头风诸症。在肾虚的基础上，瘀血、痰浊等病理产物阻滞络脉，是本病的基本病理过程。痰瘀互结，上扰脑窍，则见眩晕、头痛；或阻于肾系，清浊不分，精微外溢；或滞于心络，故见变证丛生。

因此，临证之时，应该综合地、灵活地把握高血压辨证治疗的规律。实证以平肝息风、清热泻火为法，拟方宜选用天麻、钩藤、石决明、虎杖、黄连、地骨皮等。虚实夹杂者，治以补益肝肾、息风清热、活血化痰；在上述方药的基础上加用桑寄生、淫羊藿、杜仲、黄芪、川芎、瓜蒌、前胡等。此外，从各型高血压的发病特点入手，在辨证论治的基础上，选择既符合辨证，又具有降压作用的中药，积极地寻找二者的结合点，是现代中医治疗高血压的关键环节。①老年人高血压，以收缩压增高型为主，有肾虚血瘀病机的存在。因此，中医治疗宜补肾降压，活血化瘀。②青年人高血压，交感神经活性增高是发病特点。中医辨证属于肝阳上亢型，治疗要应用清肝泻火类的中药，常用药有黄连、黄芩、黄柏、栀子等。③更年期高血压，属于内分泌失调引起的妇女冲任不调型高血压。治疗重在调理阴阳，常选用二仙汤加减。④高血压左心室肥厚，"肥厚"的中医学病理因素，可归结为瘀血、痰浊。在辨证选方用药时，重视活血化瘀、祛痰泻浊药物的应用；主要选用活血、化痰药物中具有扩血管、改善微循环作用的药物，如丹参、川芎、红花、赤芍等。⑤并发肾损害，发病机制可与中医学"肾虚血瘀"的病机特点相联系，治疗高血压肾损害可用六味地黄丸配以活血化瘀类药物为基本方，如生地黄、山茱萸、山药、茯苓、丹参、红花、益母草等；蛋白尿甚者，加用黄芪、芡实、金樱子等。（戴国华，张彤，林慧娟. 高血压现代中医治疗思路与方法[J]. 中医药信息，2004，21（2）：47-49.）

3. 瘀阻血脉，肝风内动论（张振千）

【提要】 高血压病的基本病机，为瘀阻血脉，肝风内动。因此，活血息风为高血压病的基本治法。同时，结合不同类型的瘀血，息风宜分别配合化痰、行气、散寒、化饮等法。

【原论】 高血压病机是血脉瘀阻，引起血脉瘀阻的病理因素，包括痰阻血脉、血瘀血脉、气滞血脉、寒凝血脉，导致血行不畅，心主血脉功能异常；在心主神志功能调节作用下，通过加强心气的推动力，或者调节心跳频率，主动或被动地增加泵血量以维持五脏六腑、四肢百骸的血液供应，形成了高血压。血行不畅，清窍失养，筋脉失于润养，导致肝风内动。瘀阻血脉，肝风内动，是高血压的基本病机。因此，活血息风贯穿于治疗高血压的始终。根据痰阻血脉、血瘀心脉、气滞血脉、寒凝血脉、水饮停蓄之不同，分别治以化痰活血息风法、活血化瘀息风法、行气活血息风法、散寒活血息风法、化饮活血息风法。还可配合养心安神法，如治疗高血压病肝阳上亢型的天麻钩藤饮，方中的夜交藤、茯神，具有养心安神之功效，乃复"心为五脏六腑之大主"之意。病程短或者是年轻人，因为心气旺，可专于活血息风、养心安神；年老心气渐衰或者病久心气耗散太过，应适当补益心气。高血压病发展为心衰或心梗后，高血压转为血压正常或低血压，此乃心气耗散太过，以致心气的推动力减弱所致，治宜顾护心之阳气；在心衰病急性发作期，出现血压明显升高，肢体冰冷、大汗淋漓，为气损及阳，阳虚喘脱；应大补元气，回阳救逆；否则，会很快阴阳离决而厥脱、死亡。不可盲从西医所谓"人参升压"，而不敢应用生脉、参附。（张振千. 高血压病病因病机及中医治疗体会[J]. 陕西中医，2013，34（1）：126-128.）

4. 热（火）毒论（李运伦）

【提要】 热盛生火，火极为毒，是高血压病的重要病机。其病机演变大致分为初、中、末三期。治疗上，应当注重清热解毒，清泻心肝脾三焦之邪热，发散郁结于内之火热。

【原论】 原发性高血压热毒证，是脏腑气血功能紊乱、气血功能异常所引起的。导致脏腑功能失常的原因繁多，而以体质与饮食失节、五志过极相互综合作用而，导致心肝脾火热炽盛为最重要。初、中、末三期，是原发性高血压热毒证演变的主要形式。

毒乃火热发展至极点的结果，其病机演变大致分为初、中、末三期。初期，见火热入气分，脏腑气机紊乱，气火冲逆于上，热盛为毒。伴随火灼津液而为痰，痰毒互结，阻滞气机，外壅筋脉，上蒙清窍，故初期毒在气分，痰热是其重要的病机。中期，火热由气入血，血热妄行而为毒。上而热毒上逆，清窍不利；内而灼伤津液，耗伤肝肾之阴。伴随火热燔灼，血液滞而为瘀，瘀毒胶结，阻滞清阳，清窍为之不利。中期，为热毒在血分，瘀热是其主要的病机。后期，气血逆乱，热极毒盛，则耗伤阴津，肝肾阴伤，虚火上炎；甚至阴极阳竭，而致阴阳两虚。部分患者亦表现为热毒弥漫，腐败脏腑；痰凝则阻滞气机，瘀阻则血流不畅，而见痰浊与瘀血之象。故末期，主要病机为热毒伤津而现阴液不足。热盛生火，火极为毒，是原发性高血压热毒证发生、发展的重要病理过程。治疗上应从清热解毒立论，以期热清毒除。清泻心、肝、脾三焦邪热，乃正本清源、治病求本之法；多选用牛黄、栀子、黄柏等清热解毒之品。治疗，在清解火热的基础上，必给热毒以出路，或从外而解，或从下而泄；谨当遵《内经》"火郁发之"之说，用清热解毒兼有透发之性的药物，发散郁结于内之火热，使从外而解，有助于热毒的祛除。在原发性高血压的病理过程中，可因热毒炽盛，干犯脏腑，而致腑气不通；当选用清热泻火兼有下行之性的药物，如黄柏、芦荟等。（李运伦，李静. 原发性高血压与热毒证[J]. 山东中医杂志，2000，19（4）：195-197.）

5. 五型辨治论（邓启华）

【提要】　高血压病辨证，分阴虚阳亢型、风痰湿热型、气虚血瘀而风痰上扰型、气阴两虚夹血瘀型、肝火亢盛耗气伤阴夹风痰上扰型等五型，可用系列中成药进行治疗。

【原论】　邓启华根据中医辨证论治理论，创立了高血压病辨证分型系统，并开发了降压宝系列中成药，包括降压宝蓝片、降压宝黄片、降压宝绿片、降压宝红片、降压宝灰片，以治疗不同证型的高血压病。

①阴虚阳亢型，症见眩晕头痛，腰膝酸软，耳鸣健忘，五心烦热，心悸失眠，舌质红，苔薄少，脉弦细而数。治宜滋阴潜阳，镇肝息风。选用降压宝绿片，主要成分为何首乌、白芍、生牡蛎、夏枯草、钩藤、川牛膝等。

②风痰湿热型，症见眩晕，头痛头重，胸闷脘痞，心烦失眠，呕恶痰涎，肢体麻木，舌质淡，苔白腻或黄腻，脉弦滑。治宜清热化痰，祛风除湿。选用降压宝红片，主要成分为黄连、禹白附、白芍、钩藤、防己、冬瓜皮等。

③气虚血瘀、风痰上扰型，症见头晕头痛，神疲乏力，失眠健忘，胸闷气短，面色暗，舌质淡暗或紫暗，边有齿印或有瘀斑，苔薄白，脉弦细。治宜益气活血，镇惊息风。选用降压宝灰片，主要成分为黄芪、白术、红花、全蝎、钩藤、僵蚕等。

④气阴两虚夹血瘀型，症见头晕头痛，耳鸣，咽干口燥，腰膝酸软，五心烦热，神疲乏力，气短懒言，动则心悸汗出，四肢麻木，下肢水肿，口唇紫暗，舌淡紫或暗红、淡红，边有齿印，苔薄白，脉沉细或细涩。治宜益气养阴，理气化瘀。选用降压宝黄片，主要成分为黄芪、生何首乌、香附、丹参、红花、川牛膝等。

⑤肝火亢盛、耗气伤阴夹风痰上扰型，症见眩晕头痛，头重如蒙，面红目赤，急躁易怒，胸脘痞闷，腰膝酸软，神疲乏力，口燥咽干，气短懒言，舌质红，苔黄腻，脉弦细、沉细或细数。治宜清肝泻火，利湿化痰，健脾益气，养阴息风。选用降压宝蓝片，主要成分为龙胆草、栀子、泽泻、猪苓、白术、生地、熟地等。（邓启华，符文缤，邓松涛. 高血压病中西医结合辨证分型个体化治疗方法学的临床研究[J]. 中国中西医结合急救杂志，1999，6（10）：438. // 尹国有，郭新民. 高血压病辨证与成方治疗[M]. 北京：科学技术文献出版社，2006：191-192.）

6. 证治六辨论（周仲瑛）

【提要】　高血压病证治有六辨：肝风有上冒和旁走之分、虚实之辨；痰证辨痰火、风痰、痰浊之异；火盛者有清肝泻火与兼泄心肾之别；辨泻火与滋阴的应用；辨阴阳失调致气血紊乱之治；辨温补脾肾变法之应用。

【原论】 高血压病属于肝的病变，肝风有上冒和旁走之分、虚实之辨。肝风是由于肝阳亢盛所致，在病理反映上有两类情况：一是肝风上冒巅顶，表现为头部掣痛，眩晕如坐舟车，耳鸣目花，甚则一时性厥仆。治当息风潜阳，用天麻、钩藤、白蒺藜、菊花、罗布麻叶、石决明、龙齿、牡蛎、珍珠母、羚羊角之类。二是肝风旁走入络，表现为肢体麻木、抽搐，肌肉瞤动，项强，语謇，甚则瘫痪不遂。治当祛风和络，用豨莶草、地龙、蝎尾、僵蚕、臭梧桐等。

风阳亢盛，因水不涵木，血不养肝所致者，在治疗上应以滋水涵木，以达到平息内风的目的，与阳亢风动单纯用息风潜阳法的实证有所不同。水不涵木者，当滋肾养肝，育阴潜阳；用生地、玄参、阿胶、女贞子、桑椹子、牡蛎、龟板、炙鳖甲等品；若阴血不足，血不养肝者，又当养血柔肝以息风和络；用当归、地黄、白芍、杞子、首乌、黑芝麻等品。以上两类药物虽多交叉合用，但组方时应把握其主次比例，同时佐以息风或祛风之品。

痰证当辨痰火、风痰、痰浊之异。痰盛者，一般多兼火象，用黄连温胆汤、滚痰丸、雪羹汤合胆星、竺黄、竹沥、海藻、马兜铃、风化硝之类。若痰与风合，可表现风动痰升而见眩晕；又因风痰入络而致肢体麻木，重着不遂，舌强语謇，治应祛风化痰，取半夏天麻白术汤配僵蚕、南星、白附子之类，或另吞指迷茯苓丸。若表现为痰浊之候，而无明显火象者，治当燥湿化痰，泄浊开痹，可用二陈汤、瓜蒌薤白半夏汤等。

火盛者有清肝泻火与兼泻心肾之别。火盛主要由于肝旺，故治当苦寒泄降，清肝泻火。病势轻者清之即平，如丹皮、山栀、黄芩、夏枯草、槐花、车前子、泽泻之类；重者非泻不降，可用龙胆草、大黄、决明子等品。火起于郁者，还当注意佐以疏泄，酌配柴胡、白蒺藜、川楝子。另一方面，还当注意肝与心、肾的病理关系。若心烦易怒，寐差多梦，母令子实者，"实则泻其子"，配合泻心的黄连、木通、莲心。同时，因相火生于肾而寄于肝，如下焦相火偏亢，而致肝火上炎者，又当兼泻相火，配合知、柏之类。

注意辨别泻火与滋阴的应用。肝阳偏亢的实火，肝火燔灼日久，终必耗伤肝肾之阴。因此，苦寒泻火之法，不可久用、单用，宜配合甘寒滋阴药。如阴伤明显者，更当以滋养肝肾为主，"虚则补其母"，益其肾阴，用知柏地黄丸、大补阴丸之类；杞菊地黄丸、复方首乌丸亦可酌情选用。心阴虚的合补心丹，药如天冬、麦冬、玉竹、黄精、柏子仁、枣仁等。

辨阴阳失调致气血紊乱之治。高血压病人多为阴虚阳亢之体，故调气应避免香燥辛散，和血多用凉润和平，忌破血。调气以平降、疏利肝气为要，和血亦多选入肝之品。由于气血失调是多种因素所致的病理变化，且每与风阳痰火相因为患，故调气和血常与息风、潜阳、清火、化痰诸法配合使用，但须按其主次选方用药。

辨温补脾肾变法之应用。温阳补气法，多为高血压病病程较久，阴伤及阳，导致阳虚变证的变治方法。此时血压虽高，但其全身症状主要表现为阳气不足。因此，已非苦寒或单纯滋阴方法所能取效，误用反致伤害和抑遏阳气，必须从整体分析，防止单从血压考虑。温补法，当区别脾虚和肾虚的不同。

当标实为主时，固当化痰。但如虚象为主时，就必须用甘温补脾之法，予参、芪、苓、术之类，补气以杜痰源，兼以化痰治标，仿六君子汤意培土栽木。若饮象明显，畏寒心悸，呕吐痰涎，浮肿者，应合苓桂术甘汤以温阳化饮。这类证候可见于高血压心脏病伴有心衰之患者。

若妇女因肝肾不足而冲任不调，月经失常者，可用二仙汤及杜仲、苁蓉、寄生、茺蔚之类。

二仙汤临床试用于男性高血压见肾阳虚者，对部分病例的血压亦可获得较大幅度的下降。此即叶桂之温养肝肾法，但须注意去刚用柔。（周仲瑛. 中国百年百名中医临床家丛书·周仲瑛[M]. 北京：中国中医药出版社，2011：65.//高红勤，周仲瑛. 周仲瑛教授治疗高血压病经验介绍[J]. 新中医，2012，44（8）：204-206.）

7. 肝肾虚实辨治论（柴浩然）

【提要】 高血压病的辨证治疗，以虚实为纲，实责之于肝，虚责之于肾，权衡两者的主次、轻重、缓急，兼顾各种兼证，采用清肝泻热法、平肝息风法、滋阴潜阳法、补阴和阳法四种基本治法治疗。

【原论】 柴浩然对于高血压病的治疗，主张辨证以虚实为纲，分析不同证候的病因病机，确立相应的治疗大法。一般偏于实证者，多由素体阳盛，肝气偏激；或七情所伤，忧郁恼怒过度，使脏腑功能失调，气血逆乱，以致肝失疏泄，阳热亢盛，或化火、生风，或伤阴、耗血，或酿痰、致瘀，形成以肝火炽盛、肝阳上亢为主要证型，兼夹风、火、痰、瘀等以实为主的病因病机。偏于虚证者，多因年高体衰，肾虚精亏，虚阳失潜；或阴虚及阳，以致阴阳失衡，水火不济，形成以阴虚阳亢、阴阳两虚为主要证型，兼夹痰浊上逆、阳虚水泛等以虚为主的病因病机。

高血压病的辨证，以虚实辨证为纲，实责之于肝，虚责之于肾。至于病程日久，实证转虚；或病情变化，虚中夹实，仍可根据虚实之纲，权衡两者的主次、轻重、缓急，兼顾治疗。以虚实为纲，根据高血压病辨证分型的不同，确立以下 4 种基本治法。①清肝泻热法。此法适用于肝火炽盛，攻冲头目之高血压病患者。症见头痛且胀，口苦咽干，胸中烦热，急躁易怒，夜寐不安，大便干结，小便短黄，舌红苔黄，脉弦滑而数。常用自拟经验方：龙胆草 6～9g，杭白菊 9～15g，钩藤 12～18g，竹茹 15～24g，地龙 9～12g，生地 15～24g，决明子 15～30g，栀子 9～12g，黄芩 6～9g，玄参 9～15g，甘草 6g。大便秘结者加大黄 6～9g。②平肝息风法。此法适用于肝阳上亢，气血上逆，甚或肝风内动之高血压病患者。症见头晕头痛，心烦耳鸣，面红目赤，失眠健忘，噩梦纷纭；甚或眩晕欲仆，头痛如掣，双手颤抖，语言不利，步履不稳，舌红苔白，脉弦数或弦长有力。常用自拟经验方：珍珠母 24～30g，生石决明 24～30g，生白芍 15～18g，夏枯草 15～18g，天麻 6～9g，钩藤 12～18g，磁石 15～30g，生牡蛎 15～24g，生龟甲 15～24g，甘草 6g。③滋阴潜阳法。此法适用于肾阴不足，虚阳失潜之高血压病患者。症见头晕目眩，咽干耳鸣，两目干涩，视物昏花，失眠健忘，烦躁易怒，腰膝酸软，肢麻震颤，舌质红或绛，少苔或无苔，脉弦细或细数。常用自拟经验方：蒸首乌 18～24g，女贞子 9～15g，细生地 9～15g，杭白菊 9～15g，旱莲草 9～12g，桑寄生 9～15g，怀牛膝 9～15g，珍珠母 15～30g，制龟甲 9～15g，枸杞子 9～15g，炙甘草 6g。④补阴和阳法。此法适用于肝肾不足，阴阳两虚之高血压病患者。症见头晕耳鸣，心悸失眠，健忘目干，腰膝酸软，下肢不温，夜尿增多，舌质淡红，苔薄白，脉沉细弱。常用自拟经验方：熟地 15～24g，山萸肉 6～9g，仙灵脾 9～15g，杜仲 9～12g，桑寄生 9～12g，巴戟天 9～12g，怀牛膝 12～15g，制龟甲 12～15g，珍珠母 15～30g，炙甘草 6g。

对于高血压病程日久，络脉瘀阻，伴有肢体麻木，甚或活动失灵等症状者，一是善用藤类药，如养血通络的鸡血藤，清热通络的忍冬藤，祛风通络的青风藤、海风藤、络石藤等，此类药通络化瘀，性质平和，宜于长期配用；二是选用秦艽、嫩桑枝等辛寒或甘寒的祛风湿、通经脉之品，可避免温燥之弊端；三是择用乌梢蛇、桃仁、红花等活血通经之品，以畅血行，但此类药多为暂用，不宜长期服用。（柴瑞霁. 柴浩然治疗高血压病及其"反跳"的经验[J]. 中医杂志，1996，37（7）：408-410.）

8. 虚实兼顾，标本同治论（祝谌予）

【提要】　高血压病以肾阴亏损为本，肝阳上亢为标，其病位在肝肾。初期为实性高血压，属肝火上炎，肝阳上亢；病变后期则阴虚日久，阴损及阳，而发展为阴阳两虚，出现虚性高血压。治疗宜虚实兼顾，标本同治。

【原论】　祝谌予强调，根据高血压病虚中夹实、实中兼虚的特点，虚实兼顾，标本同治。高血压病，其本以肝肾阴虚为主，肾阴亏损，水不涵木；或肝阴不足，肝阳偏亢；在标以肝阳上亢，升动无制，肝风内动，上扰清空而为眩晕。由于阴阳互根，病变后期则阴虚日久阴损及阳，而发展为阴阳两虚，脏器受损之晚期高血压病。

实性高血压：①火盛阳亢型。本型常见于高血压病的初期，因精神刺激，恼怒愤郁伤肝，肝失疏泄，郁久化火，肝火上炎，肝阳上亢所致。临床表现为头痛眩晕，面红目赤，烦躁易怒，口苦耳鸣，小便黄赤，大便干燥，舌质红，苔黄腻，脉弦有力或上鱼际等一派肝经实热现象，故称之为实性高血压。其特点是血压多以收缩压增高为主，脉压差大，每于情绪波动而加重，耳鸣如雷，脉象洪大，多"上盈于寸，下盈于尺"，且强劲有力而上鱼际。其治疗宜清肝泻火，平肝潜阳。用祝谌予自拟降压验方：夏枯草 15g，苦丁茶 10g，杭菊花 10g，黄芩 10g，槐花 10g，钩藤 10g，茺蔚子 10g，桑寄生 20g，怀牛膝 15g，石决明 30g（先下）。头痛剧烈者，加羚羊角粉、白蒺藜；大便干燥者，加生大黄、草决明。②肝风夹痰型。此型多因恣食肥甘，痰湿中阻，蕴而化热，引动肝风所致。其治疗宜化痰清热，平肝息风。方用十味温胆汤加钩藤 10g，夏枯草 10g，黄芩 10g，石决明 30g（先下），珍珠母 30g（先下）。③瘀血阻络型。此型患者多由元气不足，运血无力，久则成瘀；亦可由肝郁气滞，血行不畅而成。其治疗宜补气逐瘀，平肝通络。方用补阳还五汤加丹参 30g，葛根 15g，桑寄生 20g，鸡血藤 30g，钩藤 15g，牛膝 15g。若气滞血瘀者，可用血府逐瘀汤加以上药物。

虚性高血压：①肝肾阴虚型。此型在临床中最为多见，常见于高血压病之中期；多因先天禀赋不足，脏腑亏损或病情发展，损伤肝肾之阴，而致肝肾阴虚，水不涵木，风阳内动所致。临床表现为头晕目眩，耳鸣心烦，失眠多梦，腰膝酸软，肢体麻木，舌质暗红，脉弦细等一派肝肾亏损的虚象，故称之为虚性高血压。其特点是血压多以舒张压增高为主，脉压差相对偏小，耳鸣声细，犹如蝉鸣，脉沉细弦。其治疗宜滋补肝肾，平肝降压。方用杞菊地黄汤加钩藤 10~15g，夏枯草 15g，黄芩 10g，桑寄生 20g，怀牛膝 15g，杜仲 10g。失眠多梦者加枣仁、五味子；肢体麻木者加鸡血藤；头晕加石决明、生牡蛎；耳鸣耳聋加珍珠母、磁石等。②阴阳两虚型。常见于高血压病之后期，因年老体衰，脏腑虚损，病久阴损及阳，而致阴阳两虚，虚阳上浮。临床表现为眩晕耳鸣，心悸气短，失眠多梦，目花干涩，畏寒肢冷，腰膝酸软，夜尿频多，舌质淡暗体胖，脉沉细等一派上热下寒，虚阳上浮，体质极虚之象。其特点是上热下寒，阴阳失调。其治疗宜温补肾阳，兼滋肾阴。方用桂附地黄汤加减，药用肉桂 10g，附子 10g，熟地 10g，山萸肉 10g，山药 10g，丹皮 10g，泽泻 10g，茯苓 10g，川断 15g，杜仲 10g，牛膝 10g，夏枯草 10g。

因高血压病以肾阴亏损为本，肝阳上亢为标，其病位在肝肾，临证时本着张景岳所言"无虚不作眩，当以治虚为主，而酌兼其标"的理论，治疗高血压病最喜用的方子是杞菊地黄汤。方中枸杞子、熟地、山萸肉滋补肝肾之阴，使水旺以制火，正所谓"壮水之主，以制阳光"；茯苓、山药、泽泻健脾以运水谷精微，是以后天养先天之本；丹皮、菊花清肝泻火，平肝明目。全方配伍，无论是虚是实，何法何型，只要加减配伍得当，均能取效，并无禁忌。常用药物有夏枯草、钩藤、牛膝等，功能在于补益肝肾，清肝息风，引经下行。（董振华，范爱平. 祝谌予教授治疗高血压病的经验介绍[J]. 中国医刊，1999，34（8）：43-45.）

9. 八法分治论（高辉远）

【提要】　高血压病病位在肝，累及肾、心、胆，临床兼症多端。治疗随机应变，灵活施治。常用泻肝清热法、平肝息风法、平肝温胆法、育阴潜阳法、滋补肝肾法、温肾补阳法、补阴和阳法、培补心肾法等。

【原论】　高血压病病机，主要与肝关系密切。因肝主谋虑，为刚脏，喜条达；如七情过用，五志过极，使体内动静不调，阴阳失衡，累及肝肾，遂引起肝气、肝火、肝风等证；或肝气郁滞日久，势必水不涵木，厥阴邪火翕然而起，上扰清窍，升降失度，头痛、目眩、耳鸣、烦躁、失眠诸证丛生。高辉远在临床，对此病精于审证求因，据证施治，虚则补之，实则泻之，遣方用药，不拘一格。

①泻肝清热法：适用于肝热炽盛，上冲头目之高血压病初期，多属体质壮实者。治以龙胆泻肝汤加减，药用龙胆草、栀子、黄芩、柴胡、生地、当归、木通、车前子、泽泻、决明子、甘草等药物。龙胆草味极苦，用量不宜太大，常用3～9g。

②平肝息风法：适用于肝热过盛，热极生风，引起肝风内动之高血压病。由于素体阳盛之人，阴阳平衡失其常度，阴亏于下，阳亢于上，治以天麻钩藤饮加减；药用天麻、钩藤、石决明、黄芩、栀子、蒺藜、白芍、杜仲、桑寄生、牛膝、夜交藤等药物；若手足麻木或不遂者，加豨莶草、络石藤、桑枝；眩晕重者，酌加龙齿、珍珠母、玳瑁。

③平肝温胆法：适用于肝胆郁热之高血压病。肝胆郁热，不宜徒用寒凉之品，应因势利导用平肝温胆，使之解热。治以温胆汤加味，药用陈皮、法夏、茯苓、枳实、竹茹、胆星、甘草等药物。

④育阴潜阳法：适用于肾水不足，肝失所养之高血压病。因肾为水火之宅，内寄元阴元阳，肾阴是诸脏阴液的源泉，肝木赖肾水的涵养；平素真阴匮乏，或热郁灼阴，阴虚则阳亢，多见于体质瘦削者，治以建瓴汤加减；药用磁石、牡蛎、牛膝、生地、白芍、柏子仁、桑寄生、钩藤、杜仲、石决明等药，以补益肾阴，敛神潜阳；也可用白薇汤（人参、当归、白薇、甘草）酌加石决明、生地等滋阴潜阳药物；若心悸，加酸枣仁、柏子仁；视物模糊，加茺蔚子、青葙子等药物。

⑤滋补肝肾法：适用于肝肾阴虚，肝阳上亢之高血压病。治以首乌丹加减，药用首乌、牛膝、黑芝麻、杜仲、桑椹、女贞子、菟丝子、旱莲草、豨莶草等药，以滋肾水养肝阴；也可用左归丸或六味地黄丸加减，一般可加龟板、磁石、牛膝之类。

⑥温肾补阳法：适用于肾阳不足之高血压病。治以八味肾气丸加减，药用熟地、山药、山萸肉、茯苓、泽泻、丹皮、制附子、肉桂、覆盆子等药，益火之源，以消阴翳。若阳虚湿盛，又常用附子汤加减，药用党参、白术、茯苓、附子、白芍、桑寄生、狗脊、杜仲、龟板。

⑦培补心肾法：适用于心肾不足或失调之高血压病，已影响心脏者。症见头晕耳鸣，腰腿

酸软，心慌气短，胸部发闷，舌尖红，脉结代。治以炙甘草汤加减，药用炙甘草、桂枝、阿胶、麦冬、党参、麻仁、小麦、生地、五味子、生姜、大枣。此法不仅对高血压心脏病，而且对其他心脏病，如风湿性心脏病，有心动悸、脉结代者均适宜。如患者不适宜用桂枝者，可用加减复脉汤化裁，药用炙甘草、阿胶、麦冬、麻仁、生地、太子参、五味子、白芍等药物。

⑧补阴和阳法：适用于阴阳两虚，冲任失调之高血压病。此时单以甘寒养阴则阳气益耗，纯用辛温助阳则阴气益伤。故治以二仙汤加味，药用仙茅、仙灵脾、当归、巴戟天、黄柏、知母、生地、白芍等以补下焦，调冲任，养阴而不损阳，扶阳而无燥烈之性，尤对女子绝经前后，肾阴阳衰退，冲任二脉失调所发生的高血压病更为适宜。若心悸严重者，加桂枝、炙甘草、紫石英；面色苍白者，加党参、阿胶；小便短少、下肢浮肿，加黄芪、防己；腰痛，加杜仲、川断、狗脊；小腿凉麻，加川牛膝、木瓜、川草薢。（王发渭，于有山. 高辉远治疗高血压病八法[J]. 陕西中医，1993，14（8）：23-24.）

10. 调气论（盛国荣）

【提要】　高血压病的病机，为气的升降失调。因此，治疗着眼于调气，根据不同脏腑病机，提出调气九法。

【原论】　盛国荣认为，高血压病与气有关，表现为气的升降失调。因此，治疗离不开调气，并根据不同脏腑有不同调气法。

①平肝降气，息风潜阳法：适用于肝阳上亢证。症见头晕头胀、面红目赤；或有耳鸣如潮，口干口苦，心烦少寐，便干，尿赤，舌红苔黄，脉弦或弦细。常用天麻、钩藤、黄芩、龙胆草、夏枯草、菊花、地龙干、生地、丹皮、白芍、车前子、泽泻等。或以丹栀逍遥散加平肝潜阳之品。

②滋补肝肾，平肝息风法：适用于肝肾阴亏，肝阳上亢，风气上逆的证候。此证乃肝阳上亢的进一步发展，其病理基础是肝肾阴亏。症见头晕欲作，步履不正；伴头痛，腰膝酸软，手足麻木，耳鸣如蝉，心烦失眠，手足心热，潮热盗汗，舌红苔少，脉弦细或数。药用生地、白芍、桑寄生、磁石、龙骨、牡蛎、天麻、钩藤等。

③健脾利水，行气通经法：适用于脾湿滞留，气化失常，经脉气滞的证候。症见头胀头晕头重，胸闷脘腹胀闷，纳少舌淡，气喘，尿少，便溏；或见四肢关节酸胀、活动不利，舌淡胖，苔白滑，脉细濡等。治宜健脾渗湿而利气化。若湿注关节筋肉，宜兼通利经气之法。药用党参、白术、茯苓、苡仁、赤豆、玉米须、泽泻、车前子、蚕沙、砂仁。经气不畅者，加木瓜、桑枝、秦艽等品。

④活血平肝，通利经气法：适用于瘀血痰湿阻滞经络，引起的肢体活动不利的证候。症见高血压中风，肢体偏瘫，一侧手足活动不利，舌强语謇，舌苔白厚腻，脉弦滑。药用益母草、地龙干、乳香、没药、赤芍、天麻、钩藤、石决明、磁石、全蝎、蜈蚣等。

⑤益气通阳，调气化湿法：适用于元气亏虚，心阳不振，水湿内停，升降失调的证候。症见头晕胸闷，心悸气短，舌淡胖苔白，脉虚等。药用党参、黄芪、薤白、杜仲等品。大剂量人参及多品种的黄芪，均有使血压明显下降，血管扩张，并有降低血糖之效。参、芪相伍，可治疗元气虚弱，水湿内踞之高血压患者。

⑥益气利水，通便降浊法：适用于气虚而致二便不通的证候。气虚不能行水，则小便短少而浮肿；气虚不能推动糟粕浊气下行，则便秘；浊气不降，则清阳不升而致头晕。腑气不通，

水道不畅，湿浊凝滞，升降失常，气血运行悖乱，而致血压升高者，非通腑降浊，调畅二便不能为功。临床常用药物，有黄芪、白术、茯苓、猪苓、车前子、大黄、火麻仁、郁李仁等。

⑦益气通阳，活血化瘀法：适用于胸阳不振，气不行血，血行不畅之高血压。症见头晕心悸，胸闷气短，胸闷胸痛，舌质淡紫，苔白腻，脉弦涩或结代。常用药物有丹参、郁金、桂枝、桃仁、黄芪、瓜蒌、薤白、人参、三七、红花等。自拟参七散（西洋参、川三七、鸡内金等量焙干研末）长期服用，对高血压伴动脉硬化、高血脂有较好的疗效。

⑧疏肝解郁法：适用于肝气郁结，气机阻滞，疏泄失常之高血压。症见头目眩晕，胸闷不舒，胁胀痛，呃逆口干，易怒，纳少，大便秘或溏。常用药物有柴胡、丹参、川芎、赤芍、玫瑰花、郁金、青陈皮、蒺藜、香附。解郁莫过于逍遥散，然对于肝郁化火者，常去辛温之当归，代之以川芎、丹参等。

⑨通腑降浊法：适用于腑气不通，升降失常之高血压。症见头胀头晕，口苦口臭，脘腹不舒，纳食欠佳，小便短少，大便秘结，舌红苔白厚或黄，脉洪大。常用药物，有大黄、元明粉、火麻仁、郁李仁、草决明、枳实、生莱菔子、苦杏仁、桃仁等。（王长荣. 中国百年百名中医临床家丛书·盛国荣[M]. 北京：中国中医药出版社，2002：21-24.）

11. 平衡阴阳论（韩旭）

【提要】 老年高血压以阴虚阳亢为主，后期可出现阴阳两虚，甚或阳虚者。因此，治疗从阴阳着手，早期滋阴潜阳，中后期平补阴阳，阳虚者则用温阳之法。

【原论】 肾中内蕴元阴元阳，为一身阴阳之本。肝为风木之脏，因有相火内寄，体阴用阳，其性刚，主动主升，全赖肾水以涵木之疏泄。基于"乙癸同源"理论，肝肾阴阳之间互制互用，共同维持了全身的阴阳平衡，是阴阳调节的枢纽。肝肾交融，则阴阳升降有序；气血冲和，血压得以维持正常。机体迈入老年阶段，肝肾虚衰，精气衰少，阴常不足，加之摄生不当、情志不遂、久病积损等病因，进一步打破肝肾阴阳平衡，形成了以眩晕、头痛等为主要表现的高血压病。

老年高血压发病与肝肾亏虚、阴阳失调密切相关，病理性质以虚为本。老年高血压病，以阴虚阳亢多见；疾病后期，迁延日久，阴损及阳，出现阴阳两虚证；另外，亦有部分患者呈阳虚之证。阴虚阳亢证有阴虚、阳亢轻重之分。治疗从阴阳论治。①滋阴潜阳法。肝肾阴虚，阴不敛阳，形成阴虚阳亢之证，法当滋补肝肾之阴以镇潜肝阳；代表方有天麻钩藤饮、镇肝息风汤等加减。②阴阳平补法。阴阳两虚证，乃肝肾阴虚日久，阴损及阳所致，治宜阴阳平补，以恢复阴阳平衡。补阳不可堆砌辛温峻烈之品，以免温燥伤阴，补阴亦不可过投滋腻味厚之品，虑其碍伤阳气，必须阴阳平补，温润并用，刚柔相济。基本处方：桂枝、桑枝、巴戟天、肉苁蓉，温阳化气；远志、石菖蒲，沟通阴阳、交通上下；熟地黄、山茱萸、桑寄生、怀牛膝，滋补肝肾之阴。③温阳法。素体阳虚之人，或者高血压后期，久服苦寒之品，损伤肾阳，形成阳虚证，治宜温肾壮阳。常用巴戟天、肉苁蓉、杜仲、菟丝子、沙苑子、枸杞等，既能温阳，又能益阴，且属不燥不腻之品。（花木莲，韩旭. 韩旭教授从阴阳论治老年高血压经验[J]. 四川中医，2017，35（2）：5-7.）

（撰稿：卢红蓉；审稿：于智敏，闫咏梅，史大卓，雷燕）

参 考 文 献

著作类

[1] 史宇广，单书健. 当代名医临床精华[M]. 北京：中医古籍出版社，1988.

[2] 吴勉华，王新月. 中医内科学新世纪 [M]. 第 3 版. 北京：中国中医药出版社，1994.

[3] 周信有. 周信有临床经验辑要[M]. 北京：中国医药科技出版社，2000.

[4] 欧阳锜著述；欧阳剑虹整理. 中国百年百名中医临床家丛书·欧阳锜[M]. 北京：中国中医药出版社，2001.

[5] 郭子光. 现代中医治疗学[M]. 成都：四川科学技术出版社，2002.

[6] 邢睿贞. 中国百年百名中医临床家丛书·邢子亨[M]. 北京：中国中医药出版社，2002.

[7] 王长荣. 中国百年百名中医临床家丛书·盛国荣[M]. 北京：中国中医药出版社，2002.

[8] 王真，张弘，王新华. 中国百年百名中医临床家丛书·魏长春[M]. 北京：中国中医药出版社，2004.

[9] 高辉远著述；于有山，王发渭，薛长连，等主编. 中国百年百名中医临床家丛书·高辉远[M]. 北京：中国中医药出版社，2004.

[10] 蔡光先，赵玉庸. 中西医结合内科学[M]. 北京：中国中医药出版社，2005.

[11] 尹国有，郭新民. 高血压病辨证与成方治疗[M]. 北京：科学技术文献出版社，2006.

[12] 中华中医药学会. 中医内科常见病诊疗指南·西医疾病部分[M]. 北京：中国中医药出版社，2008.

[13] 施今墨. 施今墨论临证[M]. 上海：上海中医药大学出版社，2009.

[14] 周仲瑛. 中国百年百名中医临床家丛书·周仲瑛[M]. 北京：中国中医药出版社，2011.

[15] 徐秋，王尚臣，怀珺，等. 实用临床中医内科学[M]. 天津：天津科学技术出版社，2011.

[16] 冼绍祥. 现代中医内科研究[M]. 上海：上海科学技术出版社，2010.

[17] 刘杨，江泳. 中国百年百名中医临床家丛书·郭子光[M]. 北京：中国中医药出版社，2011.

[18] 王昃睿，付烊，王晓伟. 名老中医王治强临床经验荟萃[M]. 北京：科学技术文献出版社，2015.

[19] 余小萍，方祝元. 中医内科学[M]. 第 3 版. 上海：上海科学技术出版社，2018.

论文类

[1] 孙煦初，李秉信. 治疗高血压病的初步临床观察[J]. 中医杂志，1957，7（9）：483-486.

[2] 中医中药治疗高血压病的经验初步总结及今后意见[J]. 人民军医，1959，10（10）：785-790.

[3] 程崇圮，高凌云，龙懿道，等. 中医治疗高血压的初步临床观察[J]. 江西中医药，1959，9（10）：18-20.

[4] 王鸿儒，李柱石. 中医治疗高血压病 57 例临床观察[J]. 黑龙江医刊，1959，2（10）：18-20.

[5] 郭士魁，陈可冀，张家鹏，等. 关于高血压病中医分型的讨论[J]. 中医杂志，1960，10（3）：4-5.

[6] 傅云江. 元参钩藤汤治疗高血压病 80 例临床观察[J]. 山西医药杂志，1978，22（4）：49-50.

[7] 张昕新，赵砚娟，王玉芬，等. 滋潜利复方降压片治疗高血压病 56 例临床疗效报告[J]. 中医杂志，1980，30（5）：31-33.

[8] 付义. 邓铁涛老中医治疗冠心病、高血压病的经验[J]. 新中医，1984，16（2）：14-17.

[9] 王元昭，高志林. "清脑熄风法"治疗高血压——王仲英老中医经验介绍[J]. 新中医，1985，17（2）：4-5.

[10] 朱梨馨，朱丽嫒. 复方当归芍药散治疗中度妊娠高血压综合征 52 例临床观察[J]. 中级医刊，1985，35（7）：50-52.

[11] 何任，谭日强，陈树森，等. 高血压证治[J]. 中医杂志，1986，27（2）：11-14.

[12] 赵国欣，李家敏，谭志仁. 中药治疗高血压病 100 例临床观察[J]. 陕西中医，1986，7（2）：56-57.

[13] 杨刚. 益气活血祛瘀法治疗八十八例高血压病临床观察[J]. 云南中医学院学报，1986，9（1）：22-24.

[14] 蒋本尤. 平调阴阳方治疗高血压病 101 例临床观察[J]. 湖南中医杂志，1986，2（5）：10-12.

[15] 王朝宏，吴垂光，薛光华，等. 鹿蹄草制剂治疗高血压病 101 例临床观察[J]. 中西医结合杂志，1986，

6（10）：604-605.

[16] 郭天玲，刘成，刘平，等. 当归芍药散治疗妊娠高血压综合征临床观察[J]. 中西医结合杂志，1986，6（12）：714-716.

[17] 何任，谭日强，陈树森，等. 高血压证治[J]. 中医杂志，1986，27（2）：11-14.

[18] 傅云江. 辨证治疗高血压病 100 例临床观察[J]. 山西中医，1987，3（1）：17-19.

[19] 严冰，徐立明. 活血潜降汤治疗 II 期高血压病 102 例临床观察[J]. 江苏中医，1988，33（8）：6-8.

[20] 江作霖. 重症鼻衄的辨证治疗经验[J]. 中国医药学报，1988，3（6）：41-42.

[21] 赖祥林，李明，陈国瑶. 辨证为主治疗高血压病临床观察[J]. 实用中医内科杂志，1990，5（1）：26-27.

[22] 卫明，陈可冀，周文泉. 长生降压液对中老年肾虚型高血压病及心肌肥厚影响的临床观察[J]. 中西医结合杂志，1990，10（10）：590-592，579-580.

[23] 吕志杰，田乃庚. 降压延寿汤治高血压病 87 例临床观察[J]. 新中医，1990，22（11）：22-24.

[24] 蒋红玉. "三辨论治"高血压病 159 例临床观察[J]. 新中医，1991，23（1）：31-34.

[25] 王世琪，王凤山. 中医辨证治疗高血压病 150 例临床观察[J]. 天津中医学院学报，1991，10（2）：19-21.

[26] 陈孝伯，蔡胜国，徐凤励，等. 以防芪地黄汤加减治疗肾实质性高血压的临床观察[J]. 辽宁中医杂志，1991，34（9）：24-26.

[27] 李有田，朱慧明，时文宇，等. 高血压病 258 例临床观察[J]. 吉林中医药，1991，13（6）：14.

[28] 徐贵成，徐承秋，张大荣. 平肝益肾法治疗 II 期高血压病的临床研究[J]. 北京中医杂志，1991，10（6）：13-15.

[29] 王彩丽，何淑贤，魏枫. 黄连素治疗高血压病 42 例临床观察[J]. 内蒙古医学杂志，1993，40（2）：54.

[30] 龚远明，郭仁旭，张立生. 降压膏贴敷涌泉穴治疗原发性高血压[J]. 中医杂志，1993，43（8）：462.

[31] 刘敬东. 加味地黄汤治疗高血压病 60 例临床观察[J]. 湖南中医杂志，1993，9（6）：5-8.

[32] 姚国楞. 小续命汤加减治疗高血压病——附 30 例临床观察[J]. 上海中医药杂志，1994，40（5）：7-8.

[33] 王顺贤. 汪履秋治疗高血压病经验[J]. 南京中医学院学报，1994，10（5）：26-27.

[34] 韩仲成，韩文彪. 印会河治疗高血压病经验举隅[J]. 浙江中医杂志，1994，39（11）：484.

[35] 郭伟星，周次清. 补益肾气法治疗老年人高血压的研究[J]. 山东中医学院学报，1994；16（5）：304-310.

[36] 栾峰，殷鸿雁，董培英. 脉络宁治疗妊娠高血压综合征 46 例临床观察[J]. 中国中西医结合杂志，1995，15（3）：153-155.

[37] 孙敏，王增泮. 补肾填精法治疗肾虚型高血压病及心室肥厚[J]. 山东中医学院学报，1995，19（2）：124.

[38] 顾衡强，唐福康，赵文发. 补阳还五汤治疗高血压 50 例的临床观察[J]. 福建中医学院学报，1995，5（2）：3-4.

[39] 李才顺，杨玉梅. 平降汤治疗 110 例高血压临床观察[J]. 河北中医，1995，17（3）：22.

[40] 常谊林，李连旺，刘过山. 尼群地平治疗高血压病 36 例临床观察[J]. 长治医学院学报，1995，11（2）：116-117.

[41] 朱克俭. 欧阳锜研究员以病为纲、病证结合诊疗经验[J]. 湖南中医药导报，1995，1（2）：14-16.

[42] 戴嵘华，邢琳，孙继峰. 王萌卿老中医治疗高血压的经验介绍[J]. 内蒙古中医药，1997，16（S1）：51.

[43] 王春霞. 张胜茂治疗眩晕经验[J]. 四川中医，1999，18（10）：4-5.

[44] 李运伦，李静. 原发性高血压与热毒证[J]. 山东中医杂志，2000，19（4）：195-197.

[45] 陈龙喜，杨军，黄海洋. 心脑血管疾病中医治疗的临床经验[J]. 职业与健康，2002，18（8）：112-114.

[46] 戴国华，张彤，林慧娟. 高血压现代中医治疗思路与方法[J]. 中医药信息，2004，21（2）：47-49.

[47] 方伟. 杨少山名老中医诊治高血压的经验[J]. 浙江中西医结合杂志，2006，16（1）：27.

[48] 林雪，尚玉红，杨娜. 刘继祖治疗更年期女性高血压经验[J]. 新疆中医药，2006，26（2）：37-38.

[49] 陈建鸿，杜建. 缓进型高血压病中医病因病机及治疗原则探讨[J]. 福建中医学院学报，2006，16（6）：

54-55.

[50] 张国华. 赵立诚从痰论治原发性高血压病经验[J]. 浙江中医杂志，2006，41（4）：206-207.

[51] 李铁云. 盖国忠教授治疗高血压病经验[J]. 中国中医急症，2007，16（2）：188-189.

[52] 尹萍，郭长青. 郭长青教授针药并用治疗高血压病瘀血证经验[J]. 云南中医中药杂志，2008，29（12）：4-6.

[53] 曹新超，李军. 李军教授从痰瘀交结论治高血压病的经验[J]. 现代中医药，2009，29（1）：30-32.

[54] 刘焕玉，郎园园，胡文娟，等. 王明三教授治疗高血压病的临床经验[J]. 四川中医，2010，28（1）：3-4.

[55] 张兆羽. 张明波教授治疗肝阳上亢型眩晕的经验总结[D]. 沈阳：辽宁中医药大学，2011.

[56] 付长庚，龙霖梓，谢琛，等. 调和阴阳 畅达气血治疗高血压病——史大卓治疗高血压病经验举隅[J]. 辽宁中医杂志，2010，37（10）：1892-1893.

[57] 余承云，任玉汝. 林雪诊治高血压病经验[J]. 江西中医药，2010，41（11）：14-15.

[58] 项成刚，张艳，礼海. 中医对原发性高血压病因病机的认识[J]. 世界中西医结合杂志，2010，5（4）：356-357.

[59] 金华. 曹玉山教授治疗老年高血压病经验[J]. 中华中医药杂志，2011，26（3）：520-522.

[60] 杨杰. 周全荣主任医师中医治疗血透并发症经验举隅[J]. 浙江中医药大学学报，2011，35（5）：704-705.

[61] 何云，陈晓虎. 陈晓虎教授治疗原发性高血压病经验介绍[J]. 新中医，2011，43（11）：148-150.

[62] 李瑞凤. 丁书文教授从热毒论治治疗高血压病的临证思辨特点探讨[D]. 济南：山东中医药大学，2011.

[63] 李寿松. 基于数据挖掘的丁书文教授治疗高血压病用药分析及流行病学调查[D]. 济南：山东中医药大学，2012.

[64] 刘敬霞，姚乃礼，张润顺. 地域性名老中医经验传承研究的意义和思考[J]. 辽宁中医杂志，2012，39（5）：802-804.

[65] 夏循礼. 黄寿人论高血压病诊治[J]. 江西中医药，2012，43（6）：15-17.

[66] 何永强，殷世鹏. 周信有教授高血压病辨治经验[J]. 光明中医，2012，27（11）：2182-2184.

[67] 罗继红，崔莉芳. 邱保国研究员治疗难治性高血压经验[J]. 中医研究，2013，26（4）：41-42.

[68] 李伟君，李应东. 李应东教授治疗原发性高血压的经验[J]. 中国中医急症，2013，22（4）：592-593.

[69] 余莉萍. 张觉人教授辨证论治疗老年性高血压病的经验探讨[D]. 武汉：湖北中医药大学，2013.

[70] 黄华，李寅如，杨学信. 杨学信治疗高血压病的学术思想及临床经验[J]. 四川中医，2013，31（9）：8-9.

[71] 张振千. 高血压病病因病机及中医治疗体会[J]. 陕西中医，2013，34（1）：126-128

[72] 刘玉霞，王亚红. 郭维琴教授从"心主血脉"治疗高血压病[J]. 吉林中医药，2013，33（2）：119-121.

[73] 王欣，李运伦. 调补肝肾法治疗原发性高血压理论探讨[J]. 山东中医杂志，2013，32（5）：299-300，306.

[74] 张维骏，郑昭瀛，路洁，等. 路志正理血解痉降压汤治疗高血压病经验[J]. 中医杂志，2014，55（7）：551-552.

[75] 余茂强，罗立媛，安秀文，等. 张俐教授治疗老年高血压的经验[J]. 中国中医急症，2014，23（6）：1087，1112.

[76] 董秋芬，王华，梁君昭. 梁君昭治疗高血压病的临床经验拾零[J]. 内蒙古中医药，2014，33（23）：124.

[77] 张文涛. 高血压中医病因病机归纳与探析[J]. 辽宁中医药大学学报，2014，16（10）：152-155.

[78] 桂明泰，符德玉，徐立思，等. 1000 例高血压病患者中医证候因子分布特点研究[J]. 四川中医，2014，32（10）：71-73.

[79] 徐娟，朱思敏，张骞，等. 杨学信主任医师治疗高血压病经验[J]. 光明中医，2014，29（11）：2263-2265.

[80] 王倩，王硕仁，王亚红，等. 郭维琴对中青年高血压的认识及治疗经验[J]. 辽宁中医杂志，2014，41（11）：2293-2295.

[81] 郭学军. 夏军教授治疗糖尿病合并高血压经验[J]. 世界中西医结合杂志，2014，9（12）：1271-1273.

[82] 王玉民，范军铭. 高血压病中医病机探讨[J]. 中医研究，2014，27（4）：6，8.

[83] 张铭，秦建国，王京军，等. 金章安教授养阴益气活血法治疗原发性高血压经验[J]. 现代中医临床，2014，21（6）：48-51.

[84] 王文豪，耿强，祁慧霞，等. 牛天福运用平肝通脉法治疗高血压病经验举隅[J]. 山西中医，2015，31（1）：5-6.

[85] 吴冠信，李庆海. 李庆海主任医师重用黄芪治疗难治性高血压经验[J]. 中医学报，2015，30（2）：213-215.

[86] 袁小飞. 李培旭主任医师治疗慢性肾功能衰竭的学术经验[D]. 郑州：河南中医学院，2015.

[87] 史耀勋. 李莹教授治疗高血压性肾损害经验介绍[J]. 中西医结合心血管病电子杂志，2015，3（16）：75-76.

[88] 王冬燕. 高洪春治疗老年高血压病的经验[J]. 山西中医，2015，31（9）：9-10.

[89] 张珍珍，王清海，靳利利. "脉胀"理论与高血压血管保护策略[J]. 中华中医药杂志，2015，30（4）：1316-1318.

[90] 叶靖，吴志阳，陈文鑫，等. 刘德桓教授从痰论治高血压病经验[J]. 中医研究，2015，28（3）：39-40.

[91] 甲婷. 治疗高血压经验方[J]. 中国民间疗法，2015，23（10）：97.

[92] 甘丽. 郑梅生主任中医药综合治疗高血压学术思想及经验总结[D]. 合肥：安徽中医药大学，2016.

[93] 张明慧，牟林茂. 益气活血法治疗心血管疾病临床经验举隅[J]. 中国民族民间医药，2016，25（3）：50-51.

[94] 马丽，尚玉红，安乐君，等. 刘继祖老中医治疗眩晕（高血压病）经验[J]. 新疆中医药，2016，34（2）：36-37.

[95] 贾丽丽. 林慧娟教授治疗高血压经验整理与挖掘[D]. 济南：山东中医药大学，2016.

[96] 崔鑫. 杨锡燕中医辨证治疗高血压病的经验[J]. 中西医结合心血管病电子杂志，2016，4（27）：19.

[97] 马钰，华德民，秦建国，等. 郭维琴教授辨证治疗高血压病经验[J]. 现代中医临床，2016，23（5）：14-16，23.

[98] 蔡艳，张晓丹，王归雁，等. 朱雪萍治疗高血压肾病经验介绍[J]. 新中医，2017，49（5）：134-136.

[99] 王雪冰. 丁书文教授治疗冠心病伴抑郁状态的经验总结[D]. 济南：山东中医药大学，2017.

[100] 王涵. 仝小林教授运用葛根汤治疗高血压经验及门诊病例回顾性分析[D]. 北京：中国中医科学院，2017.

[101] 张丽梅. 王永炎学术思想与经验总结及养阴熄风复脉汤治疗室早的临床研究[D]. 北京：中国中医科学院，2017.

[102] 钱锋，张晓华，于清华，等. 于作盈教授治疗高血压病（痰瘀互结证）的临床经验研究[J]. 中医临床研究，2017，9（25）：35-37.

[103] 田美玲，马进. 马进教授治疗肾性高血压临床经验总结[J]. 亚太传统医药，2017，13（24）：88-89.

[104] 花木莲，韩旭. 韩旭教授从阴阳论治老年高血压经验[J]. 四川中医，2017，35（2）：5-7.

[105] 王怡斐，苏文革，彭伟，等. 基于数据挖掘技术分析林慧娟教授治疗高血压临床经验初探[J]. 中西医结合心脑血管病杂志，2018，16（2）：252-254.

[106] 周海哲. 张学文教授肝热血瘀学术思想及清肝化瘀法治疗高血压病的临床研究[D]. 北京：中国中医科学院，2018.

[107] 任聪芝，陆峰. 松龄血脉康胶囊治疗原发性高血压的经验浅谈[J]. 世界最新医学信息文摘，2018，18（45）：221-222.

[108] 魏格玲，苏垠旭，吴丹，等. 补肾活血法治疗顽固性高血压临床经验总结[J]. 中西医结合心血管病电子杂志，2018，6（17）：31-32.

[109] 林炜基，刘迪继，江凯利，等. 冼绍祥教授治疗原发性高血压经验介绍[J]. 辽宁中医药大学学报，2018，20（8）：109-112.

[110] 玄欣彤，蒋卫民. 中医药治疗高血压前期的经验[J]. 中西医结合心脑血管病杂志，2018，16（11）：1627-1629.

[111] 王托资，李杨. 当代名中医治疗原发性高血压病经验总结[J]. 中医药临床杂志，2018，30（9）：1608-1611.

[112] 汪朝晖,冼绍祥,杨忠奇. 赵立诚从虚痰瘀论治老年性高血压经验介绍[J]. 新中医,2018,50(9):241-242.

[113] 林禹舜,王丽彦,朱婷婷,等. 张兆元运用大柴胡汤治疗杂病经验[J]. 北京中医药,2019,38(2):121-122.

[114] 邹景霞，王文平，陈学忠，等. 名老中医陈学忠经验方滋肾柔肝汤治疗眩晕（高血压病）的疗效分析[J]. 中医临床研究，2019，11（13）：41-43.

[115] 吴轩. 任仲传教授治疗高血压经验[J]. 内蒙古中医药，2019，38（5）：70-71.

[116] 申雪娜，来于，石坛贝，等. 李士懋教授从肝风论治原发性高血压眩晕经验[J]. 河北中医，2019，41（4）：485-490.

[117] 胡梁，卢富华. 黄春林教授治疗肾实质性高血压经验分析[J]. 四川中医，2019，37（8）：1-3.

奖项类

[1] 当归提取物治疗高血压病的作用机制与临床研究

　　奖励年度与级别：2009 年国家科技进步奖二等奖

　　主要完成人：吕圭源、陈素红、潘智敏，等

　　主要完成单位：浙江中医药大学、温州医学院

[2] 基于老年单纯收缩期高血压的辨证及病证结合治疗模式的应用研究

　　奖励年度与级别：2009 年中华中医药学会一等奖

　　主要完成人：李浩、刘剑刚、刘龙涛，等

　　主要完成单位：中国中医科学院西苑医院、北京市延庆县中医医院

脑 卒 中

脑血管疾病（cerebrovascular disease，CVD）是脑血管病变导致脑功能障碍的一类疾病的总称。脑卒中（stroke）为脑血管疾病的主要临床类型，包括缺血性脑卒中和出血性脑卒中，以突然发病、迅速出现局限性或弥散性脑功能缺损为共同临床特征，为一组器质性脑损伤导致的脑血管疾病。以下症状突然出现时，应考虑脑卒中的可能：①一侧肢体（伴或不伴面部）无力或麻木；②一侧面部麻木或口角歪斜；③说话不清或理解语言困难；④双眼向一侧凝视；⑤一侧或双眼视力丧失或模糊；⑥眩晕伴呕吐；⑦既往少见的严重头痛、呕吐；⑧意识障碍或抽搐。但单纯依靠症状和体征等临床表现，不能完全区别缺血性或出血性脑血管病，必须依靠脑 CT 等神经影像学检查才能作出鉴别诊断。

脑梗死（cerebral infarction，CH）又称缺血性脑卒中，是指各种脑血管病变所致脑部血液供应障碍，导致局部脑组织缺血、缺氧性坏死，而迅速出现相应神经功能缺损的一类临床综合征。脑梗死是脑卒中的最常见类型，占 70%～80%。依据局部脑组织发生缺血坏死的机制，可将脑梗死分为三种主要病理生理学类型：脑血栓形成、脑栓塞和血流动力学机制所致的脑梗死。

脑出血（intracerebral hemorrhage，ICH）是指非外伤性脑实质内出血，发病率约占全部脑卒中的 20%～30%。虽然脑出血发病率低于脑梗死，但其致死率却高于后者，急性期病死率为30%～40%。最常见的病因，是高血压合并细小动脉硬化。ICH 常见于 50 岁以上患者，男性稍多于女性，寒冷季节发病率较高，多有高血压病史，多在情绪激动或活动中突然发病，发病后病情常于数分钟至数小时内达到高峰。少数也可在安静状态下发病。ICH 患者发病后，多有血压明显升高；由于颅内压升高，常有头痛、呕吐和不同程度的意识障碍，如嗜睡或昏迷等。局限性表现，取决于出血量和出血部位。

本病的辨证论治，可参考中医学"中风"。

一、诊治纲要

（一）诊疗思路

中医认为，脑卒中是在脏腑功能失调，气血亏虚的基础上，由于忧思恼怒，或饮食不节，或房室所伤，或劳累过度，或气候骤变等诱因；以致阴亏于下，肝阳暴张，内风旋动，夹痰夹火，横窜经脉，气血逆乱，直冲犯脑；导致脑脉痹阻，或血溢脑脉之外，蒙蔽心窍而发生。临床常以猝然昏仆、半身不遂、口舌歪斜、言语謇涩或不语、偏身麻木等为主症。本病的病位在脑髓血脉，涉及心、肝、肾、脾、胃等多个脏腑。常由于脑络受损，神机失用，而导致多脏腑功能紊乱。其病性属本虚标实，虚实夹杂证。急性期以风、火、痰、瘀、毒等标实证候为主，可兼见正气不足，由于病机要素的相互兼夹以及损伤部位不同，可表现出风痰阻络、风火上扰、痰热腑实、痰热内闭、痰蒙清窍、瘀水互结、毒损脑络、元气败脱等不同证候。恢复期及后遗症期，则表现为虚实夹杂或本虚之证，以气虚血瘀、肝肾阴虚为多；亦可见气血不足、阳气虚衰之象，而痰瘀互结是脑卒中各阶段的基本病机。

　　脑卒中的临床辨证。首先，辨疾病分期。一般分为先兆期、急性期、恢复期和后遗症期四个阶段。脑卒中先兆期，缺血性脑卒中多见气虚血瘀、痰浊阻滞；出血性脑卒中，多见肝阳化风。脑卒中发病 3 日内往往病情变化迅速，1 周之内病情仍可继续加重，发病 2 周以内属急性期。急性期的病机，为风火相煽，痰瘀阻络，邪实充斥；以痰热腑实、痰蒙清窍、痰热内闭、元气败脱等证多见。中风发病 2 周后至半年间病情平稳者为恢复期，半年后则进入后遗症期。此期以正虚邪留为主，邪实主要以痰浊、瘀血阻滞为主。恢复期正虚者，气血阴阳皆有，以气阴两虚为主；后遗症期正气耗伤日久，其虚多以心脾气血虚、肝肾阴虚为主。第二，辨中脏腑经络。中风急性期，以半身不遂、口舌歪斜、言语謇涩或不语为主症，而无神志障碍，病位较浅，病情较轻，属于中医"中经络"范畴。起病即见神志障碍，病位深，病情重，属于中医"中脏腑"范畴。然而，临床中部分脑出血患者，最初并无神志异常表现。若因此将其归于中经络，则延误病情，甚至可因误诊误治发生再次出血，危及生命。故中经络、中脏腑之分有其局限性，其间的关系，是时间上或病理进展的深浅和速度的关系，并没有绝对的分界，临床不应僵化。第三，辨闭证、脱证。中脏腑者根据临床表现和邪正虚实的不同，可分为闭证（阴闭证、阳闭证）、脱证。闭证是指脑窍闭塞者，其中因于痰火瘀热者为阳闭，因于痰浊瘀阻者为阴闭。若风痰火热瘀毒炽盛，耗伤阴精，阴竭阳亡，导致阴阳离决则成脱证，病势危笃，预后凶险。通过中风闭、脱证的判断，可以了解脑实质损害的程度。中风脱证脑组织损伤程度，较闭证更为严重。第四，辨出血、缺血。除了现代检查结果的提示，一般而言，素体脾虚痰湿偏盛者，血瘀为多；素为火热之体，肝阳偏亢者，则血溢者为多。出血性中风，多因于"火""热"，病机为气血逆乱，脑络破损，血溢于脑；常见证型有风火上扰、痰热腑实、痰热内闭。缺血性中风，病机为气血不足，血不濡脑，脑窍痹阻；常见证型为风痰阻络、痰蒙清窍、元气败脱。第五，辨证候特征。一般而言，内风证特征，为起病急骤，病情数变，肢体抽动，颈项强急，目偏不瞬，头晕目眩等；火热证特征，为心烦易怒，躁扰不宁，面红身热，气促口臭，口苦咽干，渴喜冷饮，大便秘结，舌红或红绛，舌苔黄而干等；痰证特征，为口多黏涎或咯痰，鼻鼾痰鸣，表情淡漠，反应迟钝，头昏沉，舌体胖大，舌苔腻，脉滑等；血瘀证特征，为头痛，肢痛，口唇紫暗，面色晦暗，舌背脉络瘀张青紫，舌质紫暗或有瘀点、瘀斑等；气虚证特征，为神疲乏力，少气懒言，心悸自汗，手足肿胀，肢体瘫软，二便自遗，脉沉细无力等；阴虚阳亢证特征，为心烦不寐，手足心热，盗汗，耳鸣，咽干口燥，两目干涩，舌红少苔或无苔等。

　　脑卒中当重视预防，辨脑卒中先兆为先，其目的在于尽早干预，防止进展，积极治疗，早期康复，以延缓或阻止脑卒中的发生发展。脑卒中发病后，首先，应按标本缓急的原则，急性期急则治其标；中经络，治以平息肝风、清化痰热、活血通络、通腑泻热、醒神开窍等；中脏腑，常见闭证脱证等危候，闭证治以清热镇肝，豁痰开窍；脱证治以回阳救逆，扶正固脱。恢复期缓则治其本，以扶正培本为主。此时，血瘀、痰浊等标实仍在，故治疗最宜标本兼顾，常用益气活血、育阴通络、滋阴潜阳、健脾化痰等治法。其次，灵活应用活血法。活血化瘀法，是脑卒中的重要治法。即使出血性脑卒中，只要凝血机制和肝功能正常，发病后即可用活血药。在具体用药上，应选用一些具有活血与止血双向调节的药物，如三七、水蛭之属，并注意用量适度。第三，邪热内闭，重视通腑法。泻腑热降浊毒，一使腑气通畅，气血得以敷布，以通痹达络，促进半身不遂等症的好转；二可使阻于胃肠的痰热积滞得以清除，使邪有出路，浊邪不得上逆心神，阻断气血逆乱，以防内闭；三可急下存阴，以防阴劫于内，阳脱于外，发生抽搐、戴阳等变证。但泻热通腑勿使通泻过度，以防伤正。脑卒中后遗症可配合针灸、推拿等综合疗法，并适当锻炼，以促进康复。

（二）辨证论治

综合《中医内科学》《实用中医脑病学》《中医内科常见病诊疗指南——西医疾病部分》《专科专病名医临证经验丛书·心脑血管病》《中国脑梗死中西医结合诊治指南（2017）》以及名老中医经验等，将脑卒中的辨证论治要点概括为以下几个方面。

1. 急性期

脑卒中发病3日内往往病情变化迅速，1周之内病情仍可继续加重，发病2周以内属急性期，常见证候的辨证论治如下。

（1）中经络

①风痰阻络证

临床表现：半身不遂，口舌歪斜，言语謇涩或不语，偏身麻木，头晕目眩，痰多而黏，舌质暗淡，舌苔薄白或白腻，脉弦滑。

基本病机：内外风相引，肝风夹痰上扰清窍，气血逆乱，脑脉痹阻，经络不畅。

常用治法：息风化痰，活血通络。

②风火上扰证

临床表现：半身不遂，口舌歪斜，舌强言謇或不语，偏身麻木，眩晕头痛，面红目赤，口苦咽干，心烦易怒，尿赤便干，舌质红绛，苔黄腻而干，脉弦数。

基本病机：肝郁化火，阳亢风动，风火相煽，气血逆乱，直冲犯脑。

常用治法：平肝息风，清热泻火。

③痰热腑实证

临床表现：半身不遂，口舌歪斜，言语謇涩或不语，偏身麻木，腹胀，便干便秘，头痛目眩，咳痰或者痰多，舌质红，苔黄腻，脉弦滑或偏瘫侧弦滑而大。

基本病机：痰热上扰清窍，阻滞中焦，气机升降失常，腑气不通。

常用治法：清热息风，化痰通腑。

（2）中脏腑

①痰热内闭证（阳闭）

临床表现：起病急骤，神志昏蒙，鼻鼾痰鸣，半身不遂，肢体强痉拘急，项强身热，气粗口臭，躁扰不宁，甚则手足厥冷，频繁抽搐，偶见呕血，舌质红绛，舌苔褐黄干腻，脉弦滑数。

基本病机：风夹痰热上犯于脑，气血逆乱，清窍闭塞，神机失用。

常用治法：清热化痰，醒神开窍。

②痰蒙清窍证（阴闭）

临床表现：神志昏蒙，半身不遂，口舌歪斜，痰声漉漉，面白唇暗，静卧不烦，二便自遗，或周身湿冷，舌质紫暗，苔白腻，脉沉滑缓。

基本病机：湿痰内蕴，夹内生之风，蒙塞清窍，脑髓血脉受损，神气伏匿不出。

常用治法：温阳化痰，醒神开窍。

③瘀水互结（颅脑水瘀）证

临床表现：除有半身不遂、口舌歪斜、语言不利等中风病主症外，还出现头痛头胀，嗜睡，神志不清，恶心呕吐，项强肢痉，舌质多暗红或发紫；或舌下脉络迂曲，有瘀丝、瘀点或瘀斑，舌苔厚或水滑或腻，口中痰涎较盛，脉多弦硬、滑、涩等。

基本病机：瘀血与水饮痰浊搏结于脑，导致脑窍瘀闭，神机失运。

常用治法：醒脑通窍，活血利水。

④元气败脱证（脱证）

临床表现：昏愦不知，目合口开，四肢松懈瘫软，肢冷汗多，二便自遗，舌蜷缩，舌质紫暗，苔白腻，脉微欲绝。

基本病机：痰湿蒙神或痰热内闭日久，耗伤正气，元气败脱。

常用治法：扶助正气，回阳固脱。

2. 恢复期

发病 2 周以后病情平稳者进入恢复期，常见证候的辨证论治如下。

（1）气虚血瘀证

临床表现：半身不遂，口舌歪斜，言语謇涩或不语，偏身麻木，面色㿠白，气短乏力，自汗出，心悸，便溏，手足肿胀，舌质暗淡，有齿痕，舌苔白腻，脉沉细。

基本病机：正气不足，血行不畅，瘀滞脑脉，阻滞经络。

常用治法：益气活血，化瘀息风。

（2）阴虚风动证

临床表现：半身不遂，口舌歪斜，言语謇涩或不语，偏身麻木，眩晕耳鸣，手足心热，咽干口燥，舌质红而体瘦，少苔或无苔，脉弦细数。

基本病机：肝肾阴虚，阴不制阳，内风煽动，气血逆乱，上犯虚损之脑脉。

常用治法：育阴息风，活血通络。

二、名 家 心 法

1. 程门雪

【主题】 中风为经络间病

【释义】 中风为经络间病，一侧手足不举，是一侧之经络病也。阳脉会于面，口眼㖞斜，半身不遂，无一不关乎经络。治㖞斜之法，外风则去经络之风寒，内风泄经络之痰热。治半身不遂者，外风则用活血通络，清热化痰之法，以治经络之阻滞，又无一不从经络治也。治中风言经络者，首推《金匮》，《金匮》分中经、中络、中脏、中腑四法，而着重在经络，主病在经络。《金匮》"络脉空虚，贼邪不泄"是中风病之主要原因。所谓不泄，即《内经》"外不得泄，内不得通"之意。由麻木不仁，进而重着不胜；由重着不胜，进而半身不遂；由㖞僻不遂，进而舌强语謇，一切都是经络之病。因为经络内连脏腑，外通肢节九窍，外风可由经络而内入脏腑，内风亦可由脏腑而外延经络肢节九窍。《金匮》何以不识人属脏腑？因为中腑则滞九窍，九窍闭塞，痰浊蒙蔽，故不识人。痰浊化，胃腑通，九窍利，则识人矣。不识人是暂时的事，若数日神昏不醒人事，则是脏病无疑。舌难言亦如是，若暂时之舌强语謇，风痰化，络道通，九窍利，即能言语；若久延之舌难言，口吐涎，非外风由经络而侵脏，即由内风由脏而病络。总而言之，除昏仆不知人事、始终不醒、汗出如油为中风入脏之危症外，其余如半身不遂、口眼㖞斜、舌强语謇，都是经络间病。中风是经络间病，是因虚而招风，其虚以气为主，以脾为主；内风亦扰经络，是因虚而风动，其虚以阴液为主，以肝肾为主。内外风相引相煽致病，为最普遍；当分轻重、内外兼治。由经络而入脏腑者危，留滞经络者为易治，始终留恋不解者成痼疾（偏枯）。因虚而动风者，扶元为主，佐祛风、清热、化痰之药，最后以六君加味收功。因虚风而动者，育阴为主，而佐以化痰、息风、清热之品，最后以甘寒柔润收功。其有重用温开，温开特殊之症（如阳虚暴脱，骤然昏仆，冷汗厥逆，脉伏不见，唇面㿠白，二便自遗），不在常例。（程门雪. 金匮篇解[M]. 北京：人民卫生出版社，1986：44-49.）

2. 周仲瑛

【主题】 瘀热阻窍是出血性中风急性期的基本病机

【释义】 周仲瑛认为，出血性中风的基本病机是瘀热阻窍。瘀热之为病，既可以损伤阴血，又可以耗散元气，导致阴竭阳亡，产生厥脱之变。瘀热是一种特殊的病理因素，是由瘀血和火热两者相互搏结而成，因此兼有瘀血和火热各自的特征。其得火热动越之性，故而能流窜，直冲犯脑，灼伤脑络；其得瘀血凝着之性，故而能阻滞脑络，郁闭神机，蒙蔽清窍。瘀热相搏，血气蒸腾，血之与气，并走于上，损伤脑络，络伤血溢，溢于脉外，形成瘀血，清窍受阻，神机失用，神昏偏瘫，由是而成。因此，可以认为瘀热阻窍是出血性中风急性期的基本病机。风、痰、火、虚，皆因瘀热而成。血分瘀热，搏结不解，则热愈炽，瘀益甚，气机愈壅，进而化火、生风、成痰（水），三者互为因果、兼夹，表现为"火动风生""风助火势""痰因火动""风动痰升""气滞津停""血不利则为水"等病理演变，终致风火相煽，痰瘀闭阻，进一步加重瘀热阻窍的病势。瘀热为致病之本，风、火、痰（水）为发病之标。出血性中风急性期瘀热阻窍的典型表现，是猝然昏仆，不省人事，或躁扰不宁，或昏蒙不语，或神志恍惚；半身不遂，肢体强痉拘急，口歪眼斜，舌强语謇；腹胀硬满，便干便秘；发热甚至高热，面色红赤或深紫；舌质红绛或紫黯，苔黄燥，脉弦滑数或结。（周仲瑛. 出血性中风（瘀热阻窍证）证治的研究[J]. 中医药学刊，2002，20（6）：709.）

3. 卢尚岭

【主题】 气机升降逆乱是中风病病机关键

【释义】 （1）气机逆乱病机论。痰、火、瘀、滞均由气机升降逆乱，气血津液运行失其常度所致。患者先天不足，或后天饮食不节，情志失调，损伤脏腑，以致体内阴平阳秘的状态被破坏，气机失和，气血运行偏颇，痰瘀内结，成为中风病之内在的发病基础。如若继续发展，或迁延失治，气血津液运行失常日趋加重，气行不畅则为气郁、气滞。痰乃津液之变，津液赖气以蒸化鼓动，气滞则津停为痰。血由气行，气不行则血滞为瘀，气逆则血乱。故《素问·调经论》有"血之与气并走于上则为大厥"之说。滞而不通，责在气机不畅，气血津液不行，气滞、血瘀、痰阻则易从火化，火热内蕴为急性中风发病早期较为常见的病理改变。气机郁滞，大肠传导失调，糟粕内停，腑气不通，从而形成了风、火、痰、滞、瘀、宿食、燥屎等病理产物。在此基础上，若猝然情志相激，烦劳所伤，以致气机逆乱，升降失司，引触内伏之痰、瘀、火、滞，则气机升降逆乱，而上壅清窍，闭阻经脉，故昏仆不知人，歪僻不遂，诸风象由生，此之谓"风"。故风是气机逆乱之产物，是中风病之表现特点，而不是中风病之病因。气机逆乱责之脾与肝。人体气机之舒畅条达，要在肝脾两脏。脾与胃居中焦，中焦通上连下，为气机升降之枢纽，故中风病之气机逆乱，首先表现为中焦气机升降失司，其腹满腹胀，大便数日不行，甚则呕吐、呃逆、口气臭秽，皆为腑气不通，浊气不能下行，反而上壅清窍，其头痛眩晕，烦乱昏迷，亦皆由此而致。气乱浊壅，则痰、瘀、火、滞既可因之加重，亦可随之内生。肝主疏泄，调畅一身之气机。肝肾素亏，或肝阳、肝火偏亢，复因恼怒郁忿，肝气猝遏，肝火内炽，肝阳暴张，风阳上扰。因此，所谓气机逆乱，是指人体脏腑、经络、津液升降失调；失调较重，则会形成痰、火、瘀、滞等病理产物。所以说气机升降逆乱是中风病病机的关键，其痰、火、瘀、滞等均由气机升降逆乱，气血津液运行障碍所致。气机升降逆乱是本，痰、火、瘀、滞为标。气机逆乱要在肝脾，而中焦升降失常，清气不升，浊气不降，为中风病发病之根本。

（2）气机逆乱治法论。治疗急性中风首先注重调气，畅利中焦，祛除邪气为主。调气之要，在畅利中焦。中焦通上连下，为气机升降之枢纽，故调理气机，必以调畅中焦为首务。其一，通畅中焦，验在腑气，药以大黄、枳实为主，创制调气息风饮（生大黄、全瓜蒌、枳实、胆南星、土鳖虫）、大黄瓜蒌汤等，以大黄、枳实、瓜蒌为主药，以通腑调气为主要功效的方剂。其二，调气可以化痰。痰是中风病之主要病理因素之一，痰浊或痰热内阻，蒙窍阻络是中风病之主要病机。痰因气而生，气有不调，津不顺行，痰自内生，故治痰亦当先调其气。温胆汤本为调气化痰、宣通气机之剂，其化痰之力得益于调气之功。其三，平镇肝木之逆，舒畅条达肝气。肝郁气逆，风阳火热亢逆上冲，气血逆乱，直犯于脑，亦为中风病病机之一端。因此，平镇肝木之亢逆，疏达肝气，亦属中风病调气之法。凡中风病患者头痛，眩晕，面色潮红，烦乱多怒，舌质红，脉弦劲有力，宜用此法，处方用镇肝息风汤。其四，调气以助行血。瘀血内阻，经脉痹阻，为中风歪僻不遂之主要机制。瘀血为死阴，不能自行，唯赖气以行之，是以中风治瘀须以调气为先，血府逐瘀汤为常用方。综上所言，中风病病机，要在气机升降逆乱，调理气机之逆乱是治疗急性中风病的根本大法；而调气之要，重在肝脾。（丁元庆．卢尚岭调气为主治疗急性中风经验[J]．山东中医药大学学报，2000，24（1）：44-45．）

4. 王永炎

【主题】 水淫玄府，浊毒损脑，是中风病急性期脑水肿的基本病机

【释义】 常富业等认为，无论是出血性中风或缺血性中风，病机共同点为瘀血，即脉内或脉外的血肿。血肿持续存在，必然影响正常的血液运行和气血津液的渗灌交流。在正常状态下，脉内外之气（卫、营之气）是不断内外交流环运的。当脉内不通而受瘀血所阻时，受阻的脉管内，由于前有瘀血所阻，后有待流之血，在这种夹击下，脉道必然被撑压而处于高度胀满的状态。持续的胀满，使正常的卫、营之气津内外交流失常，造成卫气难入内以助血液运行，

而营津过度外流外渗，津停为水，形成水淫之证。水由脉内而到脉外运行流出的途径是玄府，玄府作为遍布体内的一种组织结构，脑内玄府甚丰，玄府的主要功能是流通气液。玄府郁滞，气液不通，脑气郁滞，水津停积，水聚为浊，浊蕴成毒，最终形成浊毒淫脑，贻害脑神，酿致中风诸症。据此提出了脑内玄府郁滞，浊毒损脑的最新病机假说。认为中风病急性期的发病，始于血肿，次之气肿，由生水肿，继之演化为泛痰、淀浊、酿毒的系列变化，而变化的基本部位在玄府。玄府气郁、水淤、毒滞是病机关键，序贯而生其他病邪是病情复杂与病势旋进的重要因素。水淫玄府，浊毒损脑乃中风病急性期脑水肿的基本病机。因而在治疗时，应切中玄府，抓住水浊和毒这两大病理因素，以开通玄府，利水解毒为大法。（常富业，张云岭，王永炎. 浅谈中风病急性期脑水肿之玄府郁滞、浊毒损脑病机假说[J]. 江苏中医药，2008，40（6）：12-14.）

【主题】　风火痰热瘀互结，为中风急性期基本病机

【释义】　王永炎等认为，出血性中风急性期的基本病理为风、火、痰、热、瘀互结。风是气的一种运动形式，病发之前，内风多为气机升降逆乱的一种表象，在出血性中风的发病中起到了主导作用。病发之后，瘀血生风，风火相合，加重气血逆乱。瘀又生水化痰，痰浊即可阻窍，痰瘀互结，蕴久化热，热为火之渐，火为热之甚，热极则化火生风。火热借风势而炽炎，炼津耗液，结于阳明又使粪结腑实而不通，清气不升，浊气难降，浊毒扰心脑，可致神昏谵语等危重之候。窍闭不开，神明无主，脑气与脏腑之气不相接，五脏六腑功能失调，又可化生风、火、痰浊等实邪。可见在出血性中风急性期，风、火、痰、瘀互结为患，形成恶性循环。如不及时救治，则变化多端而致危候变化而死亡。因此，急性期治疗不宜针对某一种病因和局部病变采用单一治法，而应就其病理变化进行治疗。由于痰瘀在病理上密切相关，又由于痰瘀同因，痰瘀互生，故痰浊和瘀血往往相互胶结，相兼为病，最为多见。（史大卓，李立志. 专科专病名医临证经验丛书·心脑血管病[M]. 北京：人民卫生出版社，2002：546.）

【主题】　毒损脑络致中风

【释义】　王永炎等提出中风病毒损脑络的病机假说，认为中风发病是由于毒邪损伤脑络，络脉破损，或络脉拘挛瘀闭，气血渗灌失常，致脑神失养，神机失守，形成神昏闭厥、半身不遂的病理状态。毒之来源，因于脏腑虚损，阴阳失衡，内风丛起，风火上扰，鼓荡气血，气逆血乱，上冲于脑；或风火夹内生瘀血、痰浊上犯于脑，交结阻于脑络等，终致营卫失和而壅滞，则毒邪内生。头窍之脑络当属缠络、孙络。逆乱之气血或风火夹内生瘀血、痰浊上犯，壅塞于脑之缠络、孙络，则阻滞胶结难通，必致营卫不得贯通而失和。因此，卫气壅遏不得宣通，火毒自生，损络伤血，较之壅塞于脑络之中的风火、痰瘀等毒邪，形成更严重的损害且不易疏解。因此，解毒以祛除损害因素，通络以畅通气血的渗灌，从而恢复脑神的正常功能，是中风病治疗的核心环节。其中气血逆乱与毒损脑络是中风发病的两个病机层次，二者既是发病上的因果关系，又是治疗上的协同关系。解毒通络法应是泻热解毒、养血和络、调和营卫方法的有机配伍。结合药性理论及临床实践经验，形成栀子、丹参、黄芪、天麻等配伍的解毒通络方剂。（李澎涛，王永炎，黄启福. "毒损脑络"病机假说的形成及其理论与实践意义[J]. 北京中医药大学学报，2001，24（1）：1-7.）

【主题】　痰热腑实是中风急性期重要病机

【释义】　王永炎首倡中风急性期痰热腑实病机。痰热形成于多种途径，包括风痰上扰，痰热阻遏；风痰瘀血痹阻脉络，痰瘀化热，中焦阻遏；阳亢生风，风火上扰，气机逆乱，痰瘀化热阻遏中焦；气虚生风，风痰瘀阻。中风病急性期痰热腑实证的辨证要点：便秘便干、舌苔

黄腻、脉弦滑，是临床选方应用时的三大基本指征。患者发病后即有便干便秘，常是3~5d，甚至10d不大便。初期见脘堵腹满，矢气臭；继而腹胀渐实，腹部可触及燥屎包块；或起病后虽能大便，但大便干硬如球状。便秘便难，乃因中焦蕴蓄痰热，消灼津液所致。因腑气不通，浊邪上扰心神，进而发生意识障碍，致病情加重。舌苔初始可见薄黄，舌质多暗红，此乃内有热邪，若舌苔转为黄厚腻，是中焦蕴蓄痰热渐盛。又常见舌中后部黄厚而腻，此是痰热郁阻中下焦，阳气受遏。脉弦滑是内有痰热，脉弦滑而大，尤以瘫侧弦滑而大显著者，则是痰热实邪猖獗之征，脉大为病进。治以化痰泻热通腑法，方用星蒌承气汤。（王永炎，谢颖桢. 化痰通腑法治疗中风病痰热腑实证的源流及发展（一）——历史源流、证候病机及临床应用[J]. 北京中医药大学学报，2013，20（1）：1-6，24.）

【主题】 阳（气）虚化风，益气温阳为大法

【释义】 王永炎系统观察到大量中风患者，发病前存在阳气不足临床表现，中风发生时除肢体松懈瘫软外，还存在着一派阳虚气弱，气血不能濡养四肢百骸、脏腑九窍，甚者阳虚瘀血阻络、水津不布、气化不能的临床特征，可见阳气不足同样可以引起气血运行失其常度，变化生风。其内在本质为阳气不足，一方面因无力鼓动气血运行，气血精微不能上达于脑，还可因阳气不足导致气血运行不畅，瘀血阻于脑络，使脑髓清窍失养，肢体经络失用，出现肢体瘫痪，言语不能等中风病状；另一方面阳气不足，气化不利，还可以导致有形物质的积聚，而成痰、成饮、成瘀，阻于心脉脑络，后者进一步阻碍阳气的化生和运行，易致"五脏气争，九窍不通"而发为中风，所谓"虚气留滞，变化生风"。其总的治疗以益气温阳为大法。中风病"阳（气）虚化风"论的提出，是从疾病和证候、治疗与验证的过程中，形成的中风病发生新机制；是对中风病急性期以"风火痰瘀"为核心证候病机的补充完善。（任晋婷，谢颖桢. 王永炎教授对中风病"阳（气）虚化风"的病机认识[J]. 北京中医药大学学报，2017，40（8）：621-625.）

【主题】 中风络病辨证法

【释义】 王永炎等认为，中风病自始至终都存在着病络病机，按络病辨证方法诊治中风病，有助于提高临床疗效。中风病络病辨证常见的证候有：①风窜络脉证。风动病机在中风病的发病上，表现为风扰、气戾和血乱的三个环节；治疗时应抓住这三个方面，采取治风、治气和治血的方法。治风当择息风药物，治气当择顺气降气之品；治血当区别不同病情而择之，属于出血性中风病者，当伍以破瘀行血开窍，缺血性中风病者，当伍以活血化瘀达络之属。②痰阻络脉证。治以祛痰通络为法，临床用药除祛痰药物外，尚投活血、息风和搜剔络道之品，方收痰祛络通之功。③瘀阻络脉证。治以活血化瘀，非用虫类通络药物不可，以使瘀开络通，恢复气血周流。④火扰脑络证。治以清火降火，通腑泻热。⑤毒滞络脉证。治以解毒通络为法。⑥水淫络脉证。临床上多是水瘀并治，采用活血利水的方法。⑦络脉气血两虚证。调补气血，常佐以理气通络之品。（常富业，王永炎，高颖，等. 中风络病证治述要[J]. 北京中医药大学学报，2004，27（5）：1-3.）

【主题】 出血、缺血分病辨治

【释义】 王永炎将中风分缺血性脑卒中和出血性脑卒中两种进行辨证论治。缺血性脑卒中常见有四证，四证均见半身不遂，偏身麻木，口眼㖞斜，言语謇涩。①风痰瘀血痹阻脉络。治以平肝息风，化痰活络。药选钩藤、菊花、瓜蒌、胆南星、丹参、赤芍、鸡血藤等，随症加减。②痰热腑实。治以通腑化痰为先，药选全瓜蒌、胆南星、丹参、赤芍、鸡血藤等。③气虚

血瘀。治以益气活血，药选黄芪、太子参、丹参、赤芍、鸡血藤等，随症加减。④阴虚风动。治以育阴息风为主，药选生地、玄参、麦冬、珍珠母、生牡蛎、丹皮、丹参等，随症加减。出血性脑卒中常见证候也归纳为四种：①风火上扰清窍。治以清肝息风，滋阴潜阳，药选羚羊角粉、钩藤、夏枯草、生地、白芍、生牡蛎、生石决明、丹皮、大黄等，加静脉滴注丹参或复方丹参注射液。②痰浊蒙塞心神。治以涤痰降浊，辛温开窍，药选半夏、茯苓、制南星、厚朴、附子、陈皮、菖蒲、郁金等，同时灌服或鼻饲苏合香丸 1 丸。③邪热内闭心窍。治以清心泻肝，辛凉开窍，药选丹参、黄连、麦冬、连翘、钩藤、菊花、龙胆草、丹皮、大黄、羚羊角粉、生石决明、生牡蛎等，同时灌服或鼻饲安宫牛黄丸 1 丸，或加静脉滴注清开灵注射液。④元气败脱心神散乱。治以回阳固脱，予大剂参附汤急煎灌服或鼻饲，同时静脉滴注生脉注射液。（单书健，陈子华. 古今名医临证金鉴·中风卷[M]. 北京：中国中医药出版社，2011：127-130.）

【主题】　畅达脾胃之气，调理气机升降

【释义】　王永炎等在中风的病机学说方面，尤其重视和强调气血逆乱和气机升降失常的关系。无论年老体衰、劳倦内伤、忧思恼怒、嗜食烟酒膏粱厚味等诱因，或因气虚、阴虚、风火、痰浊、血瘀，皆能使"浊邪"上乘清窍，上扰神明。此即清浊升降失去常态，可以说是气血逆乱的本源。中风后，则出现神志昏蒙，半身不遂，口眼㖞斜，言语謇涩等症，同时于急性期又常见便干便秘，头晕头痛，痰涎壅盛，舌苔黄腻，脉弦滑而大等表现。此因气血逆乱而神明失司，脏腑功能失调，中焦转输不利，脾胃升降失常，则痰浊内生，瘀血内阻，腑气不通。若痰瘀互结，蕴阻必生内热，甚至邪热充斥三焦；如上犯清阳之府，可进一步加重经脉清窍的气血逆乱。出于表病在腑，入于里病在脏。联系到治疗应从整体上纠正人体气血运行的紊乱，促进神明的恢复，力求使中风的病理状态迅速得到改善。再者，依据升降逆乱导致中风的认识，应把调理气机升降作为中风急性期治疗的关键所在。又因脾胃中焦通上连下，是气机升降的枢纽，故畅达脾胃之气可作为调理气机升降的一个重要环节。（王永炎，沈绍功. 今日中医内科·上[M]. 北京：人民卫生出版社，2000：40.）

5. 任应秋

【主题】　中风病辨证关键在于辨阴虚阳虚

【释义】　任应秋认为，阴虚与阳虚实为中风两大关键。至于真中、类中风的区分，这在辨证上没有多大意义。因为两证的根本原因，都是由于正气太虚，转运之权无以自主，若猝为时令升降敛散之气所影响，便将不能适应，而引起中风的发作。在识别阴虚和阳虚的两大证中，尤当分辨阳虚证有阴盛，有阴不盛的；阴虚证中有阳盛，有阳不盛的。阴盛者，症见寒冷，应治以重热；阴不盛者，症见寒燥，应治以温润。阳盛者，症见燥热，应治以凉润；阳不盛者，症见虚燥，亦应以温润。一般治疗阳虚，药取其气，气重在辛；治疗阴虚，药取其味，味重在酸。而总须重佐活血，因为阳虚血必凝，不活血无以拔其机；阴虚血必滞，不活血无以通经气。常用豨莶至阳汤，以治中风阳虚证，方药为制豨莶草、黄芪、天南星、白附子、川附片、川芎、红花、细辛、防风、牛膝、僵蚕、苏木。用豨莶至阴汤治疗中风阴虚证，方药为制豨莶草、干地黄、盐知母、当归、枸杞子、炒赤芍、龟板、牛膝、甘菊花、郁金、丹参、黄柏。（任应秋. 任应秋论医集[M]. 北京：人民卫生出版社，1984：489-491.）

6. 曹永康

【主题】 中风当辨痰火与痰浊

【释义】 曹永康认为，中风有起病急、发展快与起病缓慢、其来由渐两种类证。凡见猝然昏仆，不省人事，面红气粗，鼻鼾痰鸣，神昏失语，偏废痉急者，此多风阳痰火，激动气血，上冲犯脑，所谓"阳化内风，病出于肝"，以发病急骤为特点。如见面淡乏华，语欠流利，步履蹒跚，或半身不遂，意识迟钝或神识蒙昧者，则多痰浊垢滞，痹阻脉络，血菀于上，脑失清明，所谓"脾虚湿郁，木摇生风"，以病来由渐，发展缓慢为特征。以上从临床症状鉴别，推论中风病机，以"内风"为主体，掌握"痰火上扰"与"痰浊痹阻"两个侧面，两者在症状表现上各不相同，发病亦有缓急之分，其病机自各有殊异，可为临床辨证施治提供依据。（曹永康. 中风临证心得[J]. 黑龙江中医药，1985，（6）：4-6.）

7. 郑荪谋

【主题】 中风当辨血瘀与血溢

【释义】 郑荪谋提出，中风病辨别血瘀与血溢尤为重要。据多年临床经验，提出以下几方面鉴别意见：①观动静：烦属阳，静属阴。一般而言，素体脾虚痰湿偏盛者，血瘀为多。一则脾虚则气血虚少，无力推动血行以致瘀血内生；二则脾虚则痰盛，流注经脉，脉道凝泣，瘀血内生。脾虚则气少懒言，表情淡漠，面白唇暗，所以血瘀者多表现为静而不烦。素为火热之体，肝阳偏亢者，则血溢者为多。盖情志不遂，气郁化火，火动风升，肝阳鸱张，火性急迫，迫血妄行，乃致血溢于脉外。因此血溢者多表现为颜面潮红，呼吸气粗，躁动不安。②候脉象：血瘀者脉涩迟；血溢者脉大、数且弦，但重按无力。③辨发热：中风后出现发热者，要细心审辨发热的性质，尤其应注意血瘀发热与外感发热的鉴别，切不可见有发热即断为兼夹外感。一般而言，外感发热兼有恶寒的表现；对昏迷、不能言语者，可通过观察其皮肤毛孔是否耸立，以判断其有无恶寒。瘀血发热者，既无恶风寒，亦无内热熏蒸，多为低热；出血发热者，多为高热，躯干部位温度虽然很高，但肢体温度常不对称。（单书健，陈子华. 古今名医临证金鉴·中风卷[M]. 北京：中国中医药出版社，1999：181-182.）

【主题】 外风疏解，内风柔息

【释义】 郑荪谋认为，从辨证角度而言，中脏腑者病虽危重，然闭、脱二证差别大，易于鉴别，用药相对有的放矢；而中经络者，临证概念比较模糊。因此，治疗常有失误之处。因此，提出中经络者当辨风自何来。风有内生、外来之别，治有柔息、疏解之分，二者截然不同。教科书将中经络者分为络脉空虚、风邪入中和肝肾阴虚、风阳上亢两型，两型又均以口眼㖞斜、言语不利，半身不遂为主症，以致初学者难以识别。实际两型从病因、病位、治疗方面都大相径庭。前者为外风所伤，病位在络，以单纯口眼㖞斜、言语不利为突出表现；除少数病人伴有肢体麻痹外，极少见有半身不遂者。治宜疏风化痰，可与牵正散加味。后者为内风所扰，发病每与情志有关，多发于禀赋阴虚阳亢，或脾虚痰盛之体；病变在经，口眼㖞斜与半身不遂同时出现，偏瘫症状呈进行性加重，生活不能自理，一般不兼外感表证。治宜调整阴阳，平息内风，通常与地黄饮子、金匮肾气丸等加减。（单书健，陈子华. 古今名医临证金鉴·中风卷[M]. 北京：中国中医药出版社，1999：180-181.）

8. 李寿山

【主题】 中经络证别三候，中脏腑治分三期

【释义】 李寿山诊治中风分为中脏腑与中经络两大类。中经络类病人多属气虚体质，未病之先即有气虚血滞或阴虚阳亢表现。由于本虚标实，发病先后有异，临证常见三型：①气虚血滞，痰瘀阻络。治以补气祛瘀，化痰通络，方用补阳还五汤化裁。②阴虚风动，痰瘀阻络。治以平肝息风，化痰祛瘀通络，以镇肝息风汤化裁。③阳虚窍闭，痰瘀阻络。治以补肾益阳，化痰祛瘀，活络通窍，地黄饮子化裁。中脏腑治分三期：一是急性期。一般发病在1～2周内，以昏迷为突出表现。由于本虚标实不同，而有闭脱之分。①闭证：阳闭者先刺井穴泻血，开闭促苏，口服或鼻饲安宫牛黄丸，日2丸，醒脑开窍。阴闭者治以温通开窍法，先用苏合香丸口服或鼻饲，继进涤痰汤化裁。②脱证：急用加味参附煎。二是恢复期。经过急性期抢救后，逐渐清醒，则进入恢复期。此时肝风痰火之势已潜伏平定，虚证本质显露，痰浊瘀血尚留滞经络，半身不遂，语言謇涩为主要表现。①气虚血滞证：治以益气活血，化痰通络，补阳还五汤化裁。②阴虚阳亢证：治以滋水涵木，平肝息风，佐以化痰通络，天麻钩藤饮化裁。三是后遗症期。后遗症期治疗方法与恢复期大致相同。但因病程日久，精气内伤，气血亏虚，故其恢复缓慢。①肝肾虚者，滋阴补肾以治本，可用地黄饮子加减。②气血阴阳俱虚者，可用十全大补汤加减。③肢体疼痛挛缩者，加服大活络丹或人参再造丸。（李寿山. 中国百年百名中医临床家丛书·李寿山[M]. 北京：中国中医药出版社，2002：31-34.）

9. 任继学

【主题】 出血性中风从伏邪论治

【释义】 任继学认为，出血性中风，无论是发病还是复中，伏热（火）、伏痰、伏瘀在其中均占有重要地位。伏邪潜伏部位在脑髓。五脏精华之血，六腑清阳之气，皆上奉于脑，温养诸窍。脑为诸阳之会，五脏六腑之邪气也易随其经络气血而上至于脑。脑髓中血络屈曲，邪气因此而潜藏，表现为气机郁滞而化热化火，水行郁滞而为痰（饮），血行滞涩而为瘀。热（火）、痰、瘀久伏脑髓脉络，待时络破血溢而病作。基于以上认识，对于出血性中风的治疗，祛除以上三种伏邪势在必行。病在急性期，治则以通为主，应用破血化瘀、泻热醒神、化痰开窍法治疗，即是祛除藏匿伏邪的具体体现。发病3～7天内，伏邪较盛，只有猛峻之药方能急祛之。发病3天内的患者，以《素问病机气宜保命集》三化汤（大黄、枳实、厚朴、羌活）加生蒲黄、桃仁、煨皂角，导热（火）、痰、瘀邪由大便而出。见利停用后，以抵当汤接续治疗15天，继续用补阳还五汤减黄芪加生蒲黄等化瘀之品，服用2周。兼烦躁不安、神昏等，同样注重化瘀、泻热、化痰以祛邪的思路。（兰天野，李巧莹，张冬梅，等. 任继学从伏邪论治出血性中风经验[J]. 中医杂志，2018，59（9）：733-735.）

10. 郑绍周

【主题】 中风发热治分七类

【释义】 郑绍周认为，中风发热常为邪正盛衰转化的重要标志。中风发热病机复杂，病性有实有虚，辨证论治分为七型。①风火痰瘀，扰动清窍。症见神昏，高热，或腹背灼热而四肢厥冷，鼻鼾息粗，口气臭秽；或见口噤拳握，舌质红，苔黄厚腻，脉弦滑有力。治宜清化痰

热，化瘀开窍，用醒脑静注射液合黄连解毒汤加减。②痰热腑实，蒙蔽清窍。症见神昏，身热，腹胀，便秘，口臭，舌质红苔黄燥，脉沉滑有力。治当通腑泻热，方用白虎承气汤加减，水煎灌肠。③热入营血。症见高热，神昏，呕血，黑便，舌质红绛、苔黄，脉细数。治当清热凉营，方用清营汤加减，水煎鼻饲。④瘀血阻窍。症见中风3～5d之后，身热渐起，以午后及夜晚发热为主，常为低热，舌质暗，或有瘀斑、瘀点，脉涩或细略数。治宜化瘀通络，佐以凉血之品，方用通窍活血汤加减。⑤邪毒侵袭。症见发热，热势或高或低，伴见咳嗽，咯痰黄稠，或见尿频，滴沥刺痛，甚者尿闭，舌质红苔黄，脉滑数。治疗以清热解毒为主，针对咳嗽、咯痰黄稠，用桑白皮汤加减；若见小便淋漓，用八正散加减。⑥阴液亏虚。症见中风数日之后，渐起发热，热势不高，以午后身热为主，用退热药无效；伴见皮肤干燥，口唇干裂，舌红少苔或无苔，脉细数。治宜滋阴敛阳，方用生脉饮合沙参麦冬汤或益胃汤加减。⑦阴竭阳脱。多为中风高热日久，阴液枯竭，亡阳欲脱。治当急以回阳固脱，抢救治疗。（李社芳. 郑绍周教授治疗中风病发热经验[J]. 陕西中医，2006，27（7）：840-841.）

11. 王少华

【主题】　中风病治疗应注意清降不过剂，通下勿伤阳

【释义】　王少华总结中风误治病例，认为其常见原因有两个方面：①清降过剂，痰湿生而神复迷。中风起因于内风上越，虚阳独亢，血气逆乱，痰火为患者，临床屡见不鲜。但在运用滋阴潜阳，清降息风，豁痰等方药的过程中，尚须注意有无气虚湿痰内伏之象，以免寒凉遏伏而功亏一篑。②误下伤阳，额汗而呃乃欲脱。因腑气内实，痰热蒙心而中脏腑之中风病，其辨证应以大便干结，神志全迷，苔黄厚腻，中心老黄而干，脉实有力为准。另外，在用通腑法的同时，尤其对年事已高者，更应查询平昔有无气虚痰湿病史及见证，以便采取相应措施。对于用通腑法后大便已解而神志仍然昏迷者，需进一步查看舌脉，以免误诊。（王少华，王卫中. 中医诊疗阐微[M]. 天津：天津科学技术出版社，1990：171-174.）

12. 张学文

【主题】　颅脑水瘀证当醒脑通窍，活血利水

【释义】　张学文认为，"瘀血"是中风病基本的病理转归。无论是出血性中风还是缺血性中风，瘀血的形成或因血液郁滞，阻塞经络，或因脉络破损，血液外溢而致。瘀血一旦形成，引起的病理变化将会持续而复杂，并会使脑失去正常功能，致脑络不利，津血流行不畅，血滞留而为瘀，津外渗而为水，渐成瘀水互结颅内的病理状态。颅脑水瘀证的表现，主要有神志失常，半身不遂，偏身麻木，口舌㖞斜，言语謇涩，耳目失聪，呕吐，头痛等。观其舌脉，可见舌质多暗红或发紫，或舌下脉络迂曲，有瘀丝、瘀点或瘀斑，舌苔厚或水滑或腻；口中痰涎较盛，脉多弦硬、滑、涩等。颅脑水瘀证的基本病理机制，在于瘀血水浊互结于脑内，阻塞脑络，致使邪害空窍，脑神失养，脑窍不通。治疗本证的关键，在于祛除瘀血水浊之邪，恢复脑神功能，使脑窍得通，脑神得用。脑窍贵在清灵通利，在颅脑水瘀证治中，纯化瘀则水不去，单利水则瘀不散，唯有化瘀利水同施才是正治，故其治则为醒脑通窍，活血利水。处方组成为丹参、川芎、赤芍、桃仁、红花、益母草、川牛膝、茯苓、白茅根、麝香。（闫咏梅，周海哲. 张学文教授辨治中风颅脑水瘀证经验探析[J]. 北京中医药大学学报，2012，19（4）：9-10.）

13. 蒋日兴

【主题】 复合性中风治疗须出血缺血兼顾

【释义】 蒋日兴认为，中风大多由于肝阳暴张，血随气逆，溢于脉络而形成出血，但离经之血则为瘀，体内瘀血阻滞则可形成栓塞；反过来，脑栓塞病人，由于瘀血阻滞脉络，阻碍气血运行，以致络破血涌，血不循经而外溢，继发溢血。上述情况均可导致栓塞与溢血并存，两者可相互促进，相互转化。对于此类病人，单纯地采用某一方法均非所宜，而应以止血祛瘀、活血通络兼施，出血缺血兼顾，方能取得满意疗效。自拟"旱田黄龙饮"（旱莲草、田七、蒲黄、地龙、野菊花、茜草、毛冬青、川牛膝、丝瓜络、红花、生地、丹参）滋阴通络，活血止血，取得较满意效果。应该指出，临床上一旦确诊为复合性中风的患者，必须较长时间地贯彻以止血祛瘀，活血通络为主的治疗原则，不可轻易改弦更张，以利疾病康复。（史宇广，单书健. 当代名医临证精华·中风专辑[M]. 北京：中医古籍出版社，1992：87.）

14. 钟一棠

【主题】 出血性中风活用活血、止血、通腑三法

【释义】 钟一棠认为，对出血性脑卒中，辨治不可拘泥于止血和涤痰。①络破血溢，宜用活血凉血。出血性中风，一般多用止血药。但此病之出血常无凝血功能障碍，若过用止血之品，反使离经之血凝固而积滞于脑内，甚则昏迷，偏废难复。所以临床对于中风闭证而见阳亢现象者，可采用平肝潜阳或育阴敛阳之剂，佐以凉血活血之品，虽不止血亦可收止血之功。②血菀于上，勿需涤痰开窍。昏迷是血菀于上而使神明之府失司之故，非风痰湿浊蒙蔽所致，故勿需化痰开窍。对中风闭证，可区别阳闭与阴闭不同用药。阳闭者，治宜息风降逆，凉血止血。阴闭者，治宜息风通阳，温经止血。痰不是形成本病的根本原因，而是中风的一个兼症，故不必拘泥于治痰。但如果痰过多而阻滞气道，有引起窒息之虞时，亦须重视祛痰。③通腑可降浊热。出血性中风患者，保持大便通畅非常重要。即使没有便秘现象，亦可常加通腑之品。因为本病之作，多为肝阳上亢，血随气涌所致，苦寒清化通腑之品能使上亢之邪随大便下行，并能起到降低血压和颅内压的作用。一般可在常用方中加入生大黄、元明粉或枳实导滞丸。（钟一棠. 脑血管意外的辨证施治[J]. 浙江中医学院学报，1982，（6）：23-24.）

15. 陆永昌

【主题】 调理气机是中风病的重要治法

【释义】 陆永昌认为，气机升降逆乱是中风病发病的主要病机。脏腑损伤，阴阳失调，气血津液紊乱，是气机升降逆乱的病理基础。气机失调贯穿于中风病的整个病程中，调理气机是治疗中风病的重要法则。根据中风病不同的病期所表现出的不同证候特点，针对导致气机逆乱的不同原因，把调理气机治疗中风病常用的具体方法归纳为：①通腑化痰消瘀，斡旋气机之枢。适用于中风病急性期之气机逆乱，瘀热痰浊腑实证，方用通腑化痰饮（大黄、瓜蒌、芒硝、胆星）。②化瘀通络，疏畅气机。适用于痰浊瘀血痹阻脉络证，方用化痰通络饮（法半夏、生白术、天麻、胆星、丹参、香附、酒大黄）。③益气活血，助血上升。适用于气虚血瘀证，常见于中风病恢复期和后遗症期，方用益气活血汤（生黄芪、桃仁、赤芍、当归、红花、地龙、川芎）。④平肝降逆，引血下行。适用于肝肾阴虚，肝阳暴亢，气机逆乱之中风病，多见于急

性期，方以镇肝息风汤加减。（李瑛，陆永昌. 调理气机是中风病的重要治法[J]. 山东中医学院学报，1991，15（3）：48-52，73.）

三、医 论 选 要

1. 气血不和论（任继学）

【提要】 中风发病之由，多由情志不遂，饮食所伤，年老体衰，劳逸失度，终致气血不和。气不和之义有二：一为气有余，一为气不足；血不和亦有二途：一为实，一为虚。

【原论】 中风之病因有三：一是情志失调，情欲改变，多以怒、喜为主；怒则气激，气逆而血亦逆，上升于脑。二是饮食失常，多以膏粱美食为主；膏者肥脂，肥能充填腠理，促使腠理致密，阳气不得宣泄于外而为热，血得热则沸于上；或食咸多，血得咸则凝；饮多以酒为主，酒是五谷之精，有大毒，质寒性热，先渗于胃，然后入胆浸肝。肝为血道，为凝血之本，调血藏血之所。故酒入肝胆，毒聚伤血，血为逆乱，气亦必逆而上之。三是久患消渴之疾。中风之病，气血受伤而生逆变，亦有药误使然。在上述病因作用下，引起机体气血变乱于下，逆乱于上。上为脑，脑为神脏；一身之统，上下相召为生理之常；下则气血失和而生逆变，脑为之受扰，发生气血逆乱，因逆致变，因变受损，因损致病，所以脑生病。

中风之病机有二：一是脑之气街为患，气机受阻，气化欲行不速，引起气不顺为风；风动生热，热为火之渐；久而不解，风热伤及脑髓大经、小络、孙脉。二是"脑中血海"之血脉、络脉、毛脉受损，造成血络、血道循环障碍；轻则血失气煦，血为之凝，凝则为瘀，血瘀、痰生、热结、毒生，脑络脉瘀塞，损伤脑之神机，神经失治而生缺血性中风；重则脑气不能束邪，内风统领热邪火毒，窜扰脑络，血脉、毛脉之膜原；而脉络之内受风热外鼓之力，膜破、络裂，血脉不能束血；其脑气不能固血，其血必溢于外，血液稽留为积，聚而为瘀肿；血瘀水肿，津必外渗，化水、生痰，毒自内生；毒害脑髓，元神受伤，神机受损，神经肌肉发生病变，堵塞神明；轻则机窍失灵，神机不流贯，神经不能传导；重则血溢"琼室"之内，脑髓精质体受损，元神、神机、神经三者脑神之轴受损，窍络、清窍阻塞不通；在病机上，形成上下失应，阴阳不能互用而欲离，精、气、神不能互生互化而欲脱散，发生昏愦，危则昏迷，不省人事，内闭外脱之险候、危证。中风病之发生，是先有内在的正邪交争，虚实相搏，致使五脏六腑、气血经络功能失调，久而末除；从而导致脑之血脉受邪，造成脑脉脆而不坚，刚而不柔，阴阳气血失于平衡，营卫二气不能内守，肌腠空疏是本病的病理基础。然其成病之由，多由情志不遂，饮食所伤，年老体衰，劳逸失度，终致气血不和。

气不和之义有二：一为"气有余"，一为"气不足"。"气有余"则阳气蓄积，必从"热化"便是火；火摄阳动而生风，风火相煽，内鼓气血，则"壮火食气"而致气乏摄血之能，必然造成血乱逆上，侵伤脑脉，阻滞气血之正常循行；则脑髓气血亏虚，清气难入，浊气难出，神机用而不灵而生中风。重者，风热内阻，挟迫气血，"多上高巅"；则"其受盛之府，藏气不交，郁而内鼓"；鼓胀之极，则络破脉损，血液外溢，压迫神经，堵塞神明出入之窍，而生中脏腑之重证。"气不足"则阳气虚少，必从"寒化"便是寒；寒主收引、凝滞，气血运行迟滞；加之阳气亏损，其推动上升之力不足，必然引起脑髓失于气血滋养，神机失用而生中风。

血不和亦有二途：一为实，一为虚。实者，瘀血凝滞，脉道不利，则津血循行不畅，水液外渗为痰为饮，甚则化水而肿。故中风极期往往合并脑水肿一症，乃其病理之必然也。痰瘀互阻，亦是中风发病的基本病理因素之一。有瘀血之存在，总以活血化瘀为要务。虚者，血液内损，则血乏载气之功，必然导致脑髓亏乏五脏精华之血、六腑清阳之气的濡养、温煦，则神机呆滞，气化之主失灵，魂魄出入不利。故中风病人每常有肢体感觉、运动方面的障碍，因"魂主知觉，魄主运动"之故也。若邪气炽盛，正气虚衰，则邪气内闭，阻断了脑气与经络之气的顺接。轻者神机失用，窍络窒塞而为闭；重则邪气闭，气不复返，而一蹶不振；或正气耗脱，阴阳离决。（任继学. 中国名老中医经验集萃[M]. 北京：北京科学技术出版社，1993：173. // 任继学. 三谈中风病因病机与救治[J]. 中国医药学报，1998，13（5）：48-49.）

2. 气血左右论（麻瑞亭）

【提要】 中风病以肝胆燥热为标，脾肾湿寒为本；左盛病于右，右盛病于左。气分偏虚，则右半身不遂，因胆胃上逆，肺热不敛，浊阴冲逆于上；血分偏虚，则左半身不遂，因脾肾寒湿，肝郁化热，血燥筋急。故左病治血，右病治气。

【原论】 中风系因中土阳衰，不能行气于四肢，四肢失禀，七情所伤，外感风邪所致。四肢禀气于脾胃，为诸阳之本，经络之起止。脾为生血之本，胃为化气之源，血藏于肝，气统于肺；在经在络，名曰营卫；在脏在腑，名曰气血。平人中气健旺，化源充足，气血充沛，营卫调和，经脉通畅，故四肢轻健柔和，而不病中风。劳倦内伤，致使中虚阳衰，脾湿不运，气血虚弱，不能四达，四肢经络，凝涩不通。一旦因七情所伤，八风感袭，而致口眼歪斜，半身不遂，手足不用；甚则猝然仆倒，昏不知人，或舌强语謇者，是病中风。中风有在经在络、在脏在腑之分。浅在经络者，因卫气阻梗，肌肤痹着，故症见肌肤麻木不仁。经脉痹阻，气血凝瘀，故症见肢体重滞，步履沉重，口眼歪斜，半身不遂，手足不用。左盛则病于右，右盛则病于左。深入脏腑者，因气上逆，浊气熏蒸，化生痰涎，迷塞心窍，气血上壅，扰及神明，故症见突然昏仆，痰声辘辘，不省人事。肝脾下陷，筋脉紧急，牵引舌本，短缩不舒，故症见语言謇塞不利。土败不能摄涎，故症见涎水自流，不能自制。肺主皮毛，卫气郁遏，久则不能温煦濡养皮毛，故见皮肤枯槁，顽废无觉。肝主筋，筋会于诸节。土湿木郁，郁久化热，风动血耗，筋脉失养，而致挛急，故症见肢节蜷缩，痹阻枯硬，而成偏枯。病久脏腑湿盛，化生败浊，弥漫于上，蒙闭心神，故症见神迷言拙，顽昧不灵。

①气虚型：气分偏虚，则右半身不遂。因胆胃上逆，肺热不敛，浊阴冲填于上，故多见血压升高，脉现细濡、滞涩，关寸大，舌苔白腻或黄腻，舌质红或紫。治则：平胆和胃，清肺理气，宽胸降逆。方药：云茯苓、生白术、黄芩炭、炒杭芍、制首乌、广橘红、炒杏仁、法半夏、炒杜仲、夏枯草、茺蔚子、北沙参、决明子、鲜生姜。②血虚型：血分偏虚，则左半身不遂。因脾肾寒湿，肝郁化热，血燥筋急。故而血压偏高，脉见细濡、涩，关脉大，舌苔白腻。治则：健脾渗湿，疏肝润燥，理气和胃，行瘀通络。方药：云茯苓、建泽泻、炒杭芍、老川芎、制首乌、广橘红、炒杏仁、法半夏、炒杜仲、夏枯草、鸡血藤、路路通、赤丹参、鲜生姜。

中风系因邪留经络，营卫不调，气血瘀滞使然。乙木生于癸水而长于己土，脾土左升，则肝木畅荣而不郁；甲木生于壬水而降于戊土，胃土右降，则胆火下潜而不逆。故水温土燥，木气调荣，而不病中风。水土湿寒，木郁风动，动摇厥逆，则病中风。肝胆燥热，为中风之标；脾肾湿寒，为中风之本。脏腑为肢节之根本，肢节为脏腑之枝叶，根本既拔，枝叶必瘁。所以，外中风邪，并非中风之本源者也。诚如黄元御所云："风者，百病之长，变无常态，实以病家本气之不一，因人而变，而风未尝变。风无刻而不扬，人有时而病作，风同而人异也。"肝胆燥热，故羌活、独活、秦艽、防风等一切燥湿祛风之品，均不宜用；用则伤津耗血，于病无益。全蝎、蜈蚣，性燥有毒，亦当慎用。脾肾湿寒，木郁化热，风动耗血伤津，可致大便燥结。当用肉苁蓉、阿胶，清风润燥，以滑大肠，则便结自开。不可用滋湿伐阳之龟板、地黄、天冬之类，以免寒凉败胃。更不可用大黄荡涤脏腑，攻逐结滞；用则徒伤正气，致使中气败竭。

半身不遂及偏枯，可用外熨法。右半身不遂，用黄芪、云苓、附子、生姜；左半身不遂，用首乌、云苓、桂枝、附子，研末布包，热熨患侧肢节。药气透彻，则寒湿消散，筋脉柔和，肢节自利。或用布巾将药包裹，置于患侧肢节，外用暖壶熨之。三四次后，药之气味渐尽，另换新药。久而经络温畅，全身汗出，气息非常，胶黏如饴，则肢节柔和，屈伸如意矣。（西安市中医医院. 麻瑞亭治验集[M]. 西安：西安出版社，1995：182-185.）

3. 脾胃始动论（李振华）

【提要】 中焦脾胃是中风发病及病机演变过程的始动因素。脾伤失运，痰浊内生；脾胃亏虚，正气不足；肝脾失调，化生内风；枢机不利，气血逆乱。故中风病的治疗，重视健脾、疏肝、和胃。

【原论】 在中风发病及其病机演变过程中，中焦脾胃是重要的始动因素。①脾伤失运，痰浊内生。痰浊内生，是中风病的重要发病基础。现代人多久坐少动，且喜肥甘厚味，嗜酒过度，均易损伤脾胃，影响脾胃的消化、转运功能。运化失职，则致体内过多水湿停留，聚积生痰，阻滞经脉，蒙蔽清窍；或痰郁化火，痰火上攻，横窜经络，扰乱神明，发为中风。②脾胃亏虚，正气不足。脾主运化功能不及，气血生化不足，则脑髓、真气补给不足，而出现头晕、脑鸣、呆傻等髓海不足表现；甚至气不运血，血行停滞，痹阻脉络，发为中风。③肝脾失调，化生内风。怒伤则肝气郁结，忧伤则脾阳不振；肝郁化火易灼伤经络，脾虚生痰易阻滞络脉。因此，情志所伤、肝脾受损，是引发中风病的重要原因。究其缘由，是肝脾两脏的生理病理特点所决定的。④枢机不利，气血逆乱。脾胃居于中焦，通上连下，为气机升降之枢纽。若脾胃受损，脾胃的升降出入失常，清阳之气不能敷布，后天之精不能归藏，饮食清气无法进入，痰浊之物不能排出，则阻滞经络，蒙蔽清窍。故凡素体肥胖、饮食不节、劳倦内伤，或忧思郁结伤脾者，皆可导致脾胃气化失常，升降逆乱。在下腑气阻滞，则腹胀便秘；在上浊邪上攻，则眩晕头痛，甚或昏不知人。这也是中风病的关键病机之一。

脾胃及肝的功能状态，与中风病的发生密切相关，在中风病的治疗过程中，特别重视健脾、疏肝、和胃。①健脾化痰。燥湿健脾，使脾得以升展，中焦转运有权，湿邪得化，则痰无由生，窜络之痰也随之尽消。同时，健脾益气，甘温补脾，使后天之本生发元气，气贯经脉，推动血行，血有气帅；再借活血之品的辛散行走之性促血流加速，留络之瘀血得以消散，营血流畅，经脉得养则偏废自愈。自拟经验方复瘫汤、祛湿通络汤等加减。②疏肝解郁。肝气疏达能助脾胃运化水谷，无论情志伤肝、木郁克土，或饮食等损伤脾胃，土壅木郁，均可致肝脾失调或肝胃不和；脾胃肝病变相互影响，致内风携痰浊流窜经络。故治疗中风病时，须辅以疏肝理气之品；疏肝解郁，能使肝气条达，内风平息，脾不受伐。常用之方有逍遥散、清心豁痰汤等加减。③和胃通腑。中风病多见于老年人，而老年人脾胃功能下降；治疗用药宜温中和胃，用药宜轻灵、平和，则病症可徐徐转愈。尤其对中风便秘患者，宜在和胃健脾，增强胃肠功能的基础上，适加润肠之品即可逐渐通便。但是，中风病急性期，枢机不利，腑气不通，使中焦浊邪下降无门，反蒸于上，与风阳互结，可致窍闭神昏。当急则治其标，"釜底抽薪"，执通腑泻浊、开窍启闭之法，荡涤胃肠积滞，通导大便，使大便通利，腑气下降，上蒸蒙窍之浊热痰火随之下撤；可用清心开窍之品，则易使闭窍开通，气机宣畅，神志苏醒，用香砂六君子汤、承气汤类加减。（刘向哲. 国医大师李振华教授从脾胃论治中风病经验[J]. 中华中医药杂志，2011，26（12）：2884-2886.）

4. 正衰积损论（常富业）

【提要】 正衰积损是中风病发病的基本病理基础，因虚而生痰、致瘀、气滞、化火、动风，相互兼夹，病变复杂。正衰积损对人体的损害，包括功能失常、形质损伤、改变体质。在正衰积损产生过程中，增龄致衰和积因致损互相影响；积因致损具有七情致损、饮食致损、过劳致损、过逸致损和六淫致损等多种类型。

【原论】 中风病的病机因素，有虚、火、风、痰、气、血六端；而虚为中风之本，强调了虚的主导作用。正是在虚的基础上，才生痰、致瘀、气滞、化火、动风。换言之，正衰积损，虚象必然。否则，无虚则火难炽，风难亢，痰难生，气难滞，血难瘀。唯有虚，其他病机因素才得以产生，且相互交杂影响，形成了中风病复杂的病机变化。①无虚火难炽。火作为中风病病机因素之一，主要包括心火、肝火和肾火。心肝之火，多由情志刺激，也就是五志过极而来。肾火，多因性生活不节制，也就是房劳过度而生。肾水虚是造成"火"的根本原因。纵然长期精神刺激，或情绪波动过于激烈，郁而化火，倘若肾水不虚，此火随生随灭。但若肾水一亏，火生无制，必然内炽而肆虐。思虑劳心太过，亦能生火，此缘于耗伤心阴；心阴不足，心阳相对亢盛；随着病因积累，久之则发为心火。从中医五行学说来讲，水与火存在着相克的关系，水亏而火旺，水制而火灭，因而水亏——真阴不足是火炽的终极原因。②无虚风难亢。风作为中风病的病理因素，包括外风和内风。外风之伤人，侵入人体，必因于正虚显而易见，所谓"邪之所凑，其气必虚"。内风是因脏腑阴阳失调产生的，是体内阳气亢逆无制而形成的一种病理状态。形成这种病理状态，虽有肝阳化风、阴虚风动等多种原因，但形成机制皆为"身中阳气之变动"所致。阳气何以能变动为风？主要由于年老体衰，肾精不足，水不涵木，肝肾阴虚；精神紧张，劳累过度，耗伤肝肾之阴，以致阴虚阳亢；或由于情志所伤，郁而不畅，暗耗肝阴，使致阴亏于下，阳亢于上，日久下虚上实，阴不制阳，阳气升而无制，亢而化风，内风旋动，发为中风病。因而阴虚为阳亢之渐，生风之本。尚有血瘀生风之论。血瘀日久，必碍气机；气机郁滞，必碍肝之疏泄而损肝体；肝体阴而用阳，肝体被伤，肝阴自损，阴虚阳亢便动风。因而，无虚风不动，且以阴虚为主。③无虚痰难生。痰是人体受某种致病因素作用后所形成的病理产物，其形成机制主要是阳气虚弱，肺、脾、肾三脏气化功能失调，水液代谢障碍，以致水津停聚而成。因而阳气虚弱是产生痰浊的内在原因。阳气不虚，气运正常，水津自畅，痰无以生。若因外感六淫、饮食劳倦及七情内伤等多种原因，伤及阳气，势必影响气化，造成水湿停聚，变生痰浊。至于实火（热）炼液成痰，虚火（热）灼津成痰，总由于火；而火旺的终极原因，在于阴虚，已如上述。总之，正虚与痰浊存有必然的因果关系。痰浊一旦产生，便"随气升降，无处不到"，并可夹风、夹热、夹湿，参见同病；更有痰瘀互阻，加重病情，使痰证步入沉疴之途。④无虚气难滞、血难瘀。气滞和血瘀同样作为中风病的常见病理因素，与正气虚弱亦有重要相关性。气滞为气运受阻，血瘀为血液运行迟涩。任何原因都可以影响气的运化，妨碍血运。但若正气不虚，脏腑功能正常，一时的气运失调或血液迟滞，会因正常的气血协调机制而自我纠偏，使病变消失于萌芽状态。唯有气虚血弱，脏腑功能失调，气化功能减退时，气滞和血瘀这一病理状态才能持续，成为发病的重要病因。在正衰积损产生过程中，增龄致衰和积因致损互相影响，其过程就是邪气损正的过程。对中风病而言，一级病邪当以外邪、饮食、情志、劳倦为主；二级病邪又以痰浊、瘀血多见。随着这些病因（病邪）的积累，其对人体正气的损害，主要表现为三个方面：其一是导致功能失常。表现为病因贻害于人。首先，常影响脏腑经络的气机，导致生理功能的异常。其二是导致形质损伤。即由于病因的持续积累，造成对机体的皮肉筋脉骨、脏腑器官或精气血津液等的损伤或亏耗。如瘀血久久不去，结于脉管，造成脉管坚脆失常；或痰浊滞于经络，造成络道失畅等，都是形质损伤的表现。其三是病因积累，可以改变个体的体质特征。如长期肥甘厚腻，或久坐少动，可形成肥胖之体，痰湿体质；积思忧怒，气郁为火，可形成阳盛体质或阴虚体质。这一体质的改变，久之而成为中风病发病的夙根。正衰积损具有渐进性、长期性、加速性和突变性四大特征；在正衰积损产生过程中，增龄致衰和积因致损互相影响；积因致损具有七情致损、饮食致损、过劳致损、过逸致损和六淫致损等多种类型，以上这些类型的划分中，复合类型的积因致损颇为多见。（常富业. 浅谈中风病正衰积损学说[J]. 山东中医杂志，2002，21（4）：135-136.）

5. 中风毒邪论（王永炎）

【提要】 系统论述了中风毒邪的概念，毒邪的致病特点，毒损脑络的主要病机，解毒祛邪的治疗原则以及解毒的主要方法。

【原论】 中风病是多种内外病因不断积累和正衰积损的必然结果。随着致病因素的不断积累，诸邪丛生，久积之邪，必化为毒；各种毒邪大量停留，滞于血脉、经络，碍于脑窍、心神，引起中风病的发生。①中风毒邪的概念。中风毒邪就其属性而言，属内生之毒，是导致中风发病的一类特殊致病因素。是正气虚衰、脏腑功能失调、气机逆乱，致痰、瘀、火、浊、风等病理产物不断堆积，凝聚胶结而成，属中医瘀毒、痰毒、浊毒、火毒、风毒、络毒等范畴。现代医学的急性脑血管病缺血级联反应、能量代谢学说、脑微循环学说以及自由基学说等理论，为中风毒邪学说提供了充足的理论依据。②中风毒邪的致病特点。中风毒邪源自内生诸邪，无论痰瘀风火炽盛，或诸邪蕴化累积，一旦酿化成毒，它除了具有原病邪的致病特点外，还兼有秽浊之性及易腐筋伤脉之性。总之，毒邪具有非孤立性，毒总是与其他病邪交织而存，临床上很难发现孤立存在的毒邪。中风毒邪的致病特点，是以毒邪为首，兼夹风、火、痰、瘀等众邪合而为患。毒以其成因不同而具有不同的临床表征，但也有其临床共性，即毒损络脉，功能破坏，形质受损。③中风的主要病机是毒损脑络。中风病发病是由于毒邪损伤脑络，络脉破损，或络脉拘挛瘀闭，气血渗灌失常；而致脑神失养，神机失守；形成神昏闭厥、半身不遂的病理状态。毒损脑络，是中风病发病的最直接病机。风毒损络、（火）热毒损络、痰毒损络和瘀毒损络，是中风病毒损脑络的主要表征形式。具体的临床表现，又因其病程阶段的不同而异。④中风病的主要解毒原则。毒邪乃中风致病之因，其毒邪的变化态势，决定着疾病的发生、发展和变化。因此，在辨证与方药方面，应以"毒邪"和"毒损脑络"为切入点，从解毒祛邪入手。一是用针对邪毒的药物直接解除之，使正气免遭损伤；二是增强或调节机体清除邪毒的能力，以达到解毒的目的。⑤解毒的主要方法。通络解毒法：通过药物的作用以祛除损害因素，畅通气血的渗灌，保持气机的通畅，从而恢复机体的正常功能，以达到化毒、调毒的作用。通下解毒法：攻导里实，祛毒下泄的一种治疗方法，具有荡涤毒滞、通腑泄毒等作用，主要适用于邪毒蓄积于大肠，壅滞不通的证候。疏利解毒法：以渗利之品，疏利邪毒自小便而出的一种方法，具有疏通气机、通利小便、渗湿解毒的作用。清热解毒法：集寒凉之品直清里热，以折毒化毒的一种治法。化浊解毒法：用芳香之品驱解秽浊之毒的一种治法，具有祛湿化痰、透络醒脾、开闭通窍等作用。化瘀解毒法：以活血、通络之品解散毒邪的一种治法，具有疏通血络、祛瘀止血、防毒再生等作用。扶正解毒法：以养阴或益气之剂扶助正气，加强人体自身抗毒能力的一种治法，具有滋阴津、补元气、制邪抗毒等作用。息风解毒法：通过清热、滋阴、养血、解痉等使肝脏功能恢复正常，筋脉得以阴血的充分濡养，达到化毒防变作用的一种治法。

（常富业，张允岭，王永炎. 毒的临床表征与中风病毒损脑络探析[J]. 江苏中医药，2009，41（10）：13-14.）

6. 从瘀辨治论（张学文）

【提要】 中风发病的规律，是因虚致瘀，瘀阻脑络，瘀血证候贯穿于病变的全过程。因此，中风病应从瘀论治，具体治法有清肝化瘀、益气活血、涤痰开窍活血化瘀、通腑化瘀、通窍活血利水，以及补肾益精、活血化瘀。

【原论】 中风发病规律，是因虚致瘀，瘀阻脑络，瘀血证候，始终贯穿于整个病变过程。据现代医学的大量资料报道，无论是脑血管痉挛、脑血栓形成、脑栓塞，还是脑出血，其病理改变，都符合中医"血瘀"的概念。根据临床实践经验，总结了中风整个病变过程的发展规律，将其概括为六大证候：①肝热血瘀证。系指肝经郁热，或肝肾阴虚，水不涵木，肝阳上亢，化热灼津为瘀；或肾精亏乏，肝血不足，血涩为瘀所致的一种中风早期证候。其临床表现为头痛眩晕或目胀面赤，肢体麻木，或短暂性语言謇涩；或一过性肢瘫无力；大便秘结，或排便不爽，舌质紫黯，舌下散布瘀丝或瘀点，脉象弦滑或细涩、或弦硬等。治疗以清肝化瘀为大法。常用自拟清脑通络汤加减，基本方药是：菊花、葛根、草决明、川芎、地龙、赤芍、胆星、山楂、磁石、鸡血藤、丹参、川牛膝等。②气虚血瘀证。指因气虚无力行血而致血行缓慢为瘀的一种证候。其症见半身不遂，或肢体麻木，神疲乏力，语言不利，面色㿠白，舌质淡黯、苔白或白腻，脉细涩等。可见于中风初期或恢复期，缺血性中风多见。根据益气活血为宗旨，研制了通脉舒络液静脉滴注剂（由黄芪、丹参、川芎、赤芍等组成）。③痰瘀闭窍证。指因瘀滞脉络，脉络不利，气不行津，津聚为痰，或宿有痰疾；痰瘀互结，内闭神窍，外滞经络的一类证候。其症见突然昏仆，神志不清，肢体偏瘫，喉中痰鸣，语言不利或失语，脉弦滑或弦硬，舌体胖大或偏歪，舌质黯或有瘀丝、瘀点。常见于中风急性期或康复初期。治疗宜涤痰开窍，活血化瘀。方用自拟"蒲金丹"（郁金、菖蒲、丹参等组成）。④瘀热腑实证。指因精亏血瘀，胃肠液乏，传导失司而致腑气不通、上闭下实之证。临床表现为神志昏蒙，偏身不遂，舌强语謇，口眼㖞斜，呕恶便闭，舌红或黯红、苔黄腻，脉弦滑等，常见于中风急性期。常用通腑化瘀，釜底抽薪之法。药用生大黄、枳实、玄明粉、丹参、川牛膝、桃仁、菖蒲、胆星等，使瘀浊邪去，腑气通利。⑤颅脑水瘀证。指瘀血与水湿痰浊互阻于脑窍，致神明失主，肢体失用，七窍失司为主要表现的一类证候。临床表现为神志障碍，半身不遂，语言謇涩，偏盲等。本证急则可因瘀血水浊之病理产物压抑脑髓而致病危，缓则可致脑髓失养而萎缩。常见于中风急性期或恢复期及其他脑病中，颅脑水瘀为诸多脑病之病机关键所在，为"血不利则为水"之所因。以通窍活血利水为大法，研制了"脑窍通口服液"（丹参、赤芍、红花、茯苓、水蛭、麝香等）。⑥肾虚血瘀证。指因肾精不足，血亏液乏，血脉不充为瘀，液少不能上承清窍的一类中风后遗症。其症见音喑失语，心悸，腰膝酸软，半身不遂，舌质红或暗红，脉细涩等。肝肾同源，精血相生；久病及肾，久病入络，精亏血必瘀，瘀阻则清窍失濡，肢体不用。治宜补肾益精，活血化瘀。常用桃红四物汤加鹿角胶、鹿衔草、桑寄生、川牛膝、大云、丹参，少佐黄芪以益气生精。（王景洪，李军，张宏伟. 张学文医学求索集[M]. 西安：陕西科学技术出版社，1996：221-224.）

7. 中风先兆防治论（郭维一）

【提要】　中风先兆症六般症情，包括头昏头胀、肢体麻木、头痛头闷、说话不利、耳鸣耳聋、神疲嗜睡。其主要病机是"痰瘀阻络（脑络）"；治疗重点是豁痰通络，活血化瘀。

【原论】　郭维一重视对中风先兆症的诊断、辨治与预防，其经验体现在以下三个方面。

（1）中风先兆症候表现。综合先贤论述，结合临床实践，认为常见中风先兆的主要症候可有下面几种：①头昏头胀：突然感到头昏目眩，视物旋转，头脑发胀，头重脚轻，脚底如踏棉絮，摇晃不稳。②肢体麻木：突然感到一侧肢体麻木，软弱无力；或手指麻木，尤其常见大、中指麻木，或一侧肢体有蚁行感。③头痛头闷：突然出现异于一般的头痛头闷，或头沉难举。④说话不利：突然发生说话不利，或嘴角抽动，口角流涎，舌体胖大或歪斜。⑤耳鸣耳聋：突然耳如蝉鸣，耳内阻塞迫胀，听力障碍。⑥神疲嗜睡：突然出现全身异常疲惫，或没有明显原因的嗜睡不醒。以上种种迹象，有的单独发生，有的二三种并发，皆为中风先兆症候。提示人们应当引起重视，并结合年龄、体质、舌苔、脉象和可行性化验指标，及时予以早测、早防、早治。

（2）中风先兆的辨治。中风先兆的主要病机是"痰瘀阻络（脑络）"。因人到中年由壮渐弱，精血耗损，或肾水亏损，水不涵木；或脾失健运，聚湿生痰；或气虚血瘀，脉络瘀阻，皆是发病之"基因"。劳累过度，事不遂心，纵欲无度，过食肥甘等，均可致使气血逆乱，上扰清窍，横窜经隧，脉络（脑络）受阻而诱发此病。防治之法，不拘泥于分型立法；根据病机，重点是豁痰通络，活血化瘀。

（3）中风先兆的预防。中风先兆是中风病的前驱症候，它预示中风病有可能将要发生，因此，对中风先兆应采取有效的多种预防措施，药物的预防，俱必须基于"痰瘀阻络"，进行立法、组方、遣药，方能以矢中的。此外，针灸预防也有效验，一般用艾炷或艾条灸百会、足三里、绝骨等穴，意在扶正祛邪，活血通络。（史宇广，单书健. 当代名医临证精华·中风专辑[M]. 北京：中医古籍出版社，1992：259-265.）

8. 中风闭证论（曹永康）

【提要】　中风闭证，可从脉辨析风、阳、痰、热，权其缓急而治有侧重。闭证病机，总属"留而不去，其病为实"；治疗大法当在"通"字，务必先予通腑，以急应急。中风脱证，有闭证中见脱证者或由闭转脱者，当掌握先机，闭脱兼顾。

【原论】　中风见面红目赤，鼻鼾痰鸣，牙关紧闭，肢体抽搐。此时，神志极度昏迷，问诊已无法进行，而辨脉十分重要。如寸口脉弦劲搏指，相对地趺阳脉隐约较小，则可决其为肝阳上越，气血逆行；当用石决明、紫贝齿、珍珠母、元精石、磁石、龙骨、牡蛎等潜降镇摄，以平肝阳之暴僭。若脉来直上下行，或搏指起伏如蛇形，此内风煽动，风性劲急；外观虽仅见体僵痰潮，而内在之筋脉、器官，均已呈痉挛拘急。脉管痉急，将迫使血液上逆；气管挛急，将加重痰鸣曳锯；且挛急不解，极则麻痹，由闭而脱，最为危急。息风止痉，实为当务之急。宜重用羚羊角、钩藤、葛根、白芍、木瓜、僵蚕、地龙、蝉衣、全蝎等，以息风止痉，缓解挛急。若人迎及太阳穴之脉，搏指不挠，面赤如醉，为气火上逆，升多降少，势必促使血溢于上。急宜重用犀角、生地、赤芍、丹皮、山栀、龙胆草、木通等通降泻火，凉血散血。若脉象弦滑动数，舌苔垢腻，神志昏昧，此痰热阻闭窍络，血菀于上。宜用川贝、郁金、胆星、竺黄、菖蒲、川连及礞石滚痰丸、至宝丹等以开泄痰热而启闭塞。以上诸法的具体运用，在辨析风、阳、痰、热所表现的脉证，权其缓急而治有侧重，加减进退贵在变通。

中风当猝然昏仆，痰鸣肢掣之际，血之与气并走于上，机窍闭塞，壅而不通。此时此证，不论风也，火也，痰也，瘀也，悉奔于上，冲激犯脑，总属"留而不去，其病为实"的病变。治疗大法当在"通"字上着眼。盖此病瞬息万变，当此壅闭不通之紧要关头，苟有可下之症，务必先予通腑，以急应急，不能畏首畏尾，坐失时机。要知六腑一通，风火痰之奔迫于上者，得以急剧下降；全身极度紧张的筋脉、器官，得以迅速舒缓，乃平血逆，降脑压最捷之法。凡遇此等证，只要见到"可下"之机，先予承气一类方急下通腑，釜底抽薪，迅疾下夺，以挫其"上盛"之势。但转手之法，务必眼明手快，大踏步地进退有序，以防其病变趋向另一个极端。盖中风毕竟是标实本虚，下夺是"奇袭"之计，临床要及时掌握"战机"，奇兵制胜，实为治中风闭证之要法。中风脱证，有突然身体倾斜，阒无声息，一蹶不振，顷刻危亡者。此证多伴有心阳暴脱，确难争取时间抢救。有闭证中见脱证端倪者，如病起神昏不语，牙关紧闭，鼻鼾痰鸣，而又兼有遗尿失禁，瞳孔放大，肤冷汗渍等一二脱证夹杂其间，务必引起警惕。在潜镇开泄的同时，必须辅以生脉龙牡以摄纳。有由闭转脱者，如面色由红而忽淡，鼾声由高而倏低，神情由烦躁而转寂静，偏废由强急而渐弛软，脉象由劲急而变为微细或虚大，均是由闭转脱之指征。此证务必注意其在"渐转"时的关键症状，掌握先机，及时用参附龙牡汤加山萸肉，以回阳维阴。中风亦有戴阳、格阳证，辨证在面颧潮红而明堂阙庭㿠白或灰黯，鼻鼾气粗而下肢清冷，脉来虚大而尺露不藏。对此证候不能忽视其中的"虚寒"真象，又必须顾及"浮阳"在上，宜用二加龙牡汤加人参，以温摄下元而导浮阳。（曹永康. 中风临证心得[J]. 黑龙江中医药，1985，（6）：4-6.//曹永康. 急证经验拾零[J]. 江苏中医杂志，1987，（7）：5-6.）

9. 虚实闭脱论（王季儒）

【提要】 将中风的治疗，简化为中经络与中脏腑两种类型；据其脉证分为虚、实、闭、脱四证，自拟四方。中脏腑之闭、脱两证，相兼出现者最为难治；当辨真假虚实，闭脱兼顾。

【原论】 王季儒将中风的治疗，简化为中经络与中脏腑两种类型，同时又据其不同脉证，进一步分为虚、实、闭、脱四证，自拟四方。①用平肝豁痰、通络活血法，治中经络实证，方用通络活血汤（生石决明、黛蛤粉、旋覆花、代赭石、桑寄生、威灵仙、地龙、生穿山甲、僵蚕、豨莶草、竹茹、鸡血藤、知母、黄柏、全蝎）。②用补气养血、宣通经络法，治中经络虚证，方用通络益气汤（黄芪、党参、鸡血藤、桑寄生、威灵仙、豨莶草、当归、白术、地龙、僵蚕、熟地、杭白芍、全蝎、白附子）。③以清热镇肝、豁痰开窍法，治中脏腑之闭证，方用镇肝益阴汤（生石膏、生石决明、黛蛤粉、龙胆草、山栀子、天竺黄、九节菖蒲、旋覆花、代赭石、知母、黄柏、牛膝、川郁金、竹茹、滑石、磁石）。④以补气固脱法，治中脏腑之脱证；方用固脱保元汤（黄芪、党参、熟地、山茱萸、桂圆、山药、枸杞、茯苓、酸枣仁、白术、生龙骨、生牡蛎、甘草）。中风一病，多系肾阴不足，肝阳上亢，热极生风，肝风上扰所致。在治疗时，以神志分中经络或中脏腑，再以脉象辨虚实。如半身不遂是中经络之主症，其实证之脉来弦滑而数，虚证之脉来则弦软无力或濡滑。昏迷为中脏腑之主症，但其闭证之状，牙关紧闭，两手握固，面赤气粗，痰涎壅盛，脉弦滑而数；其脱证之状，口开，眼合，手撒，遗尿，或四肢清冷，汗出如油，面赤如妆，脉浮大无根，或沉细欲绝。在脱证中，心肺两绝最为严重。然中风一病，机制复杂，兼证迭出；尤其是中脏腑之闭、脱两证相兼出现者最为难治。如见病人猝然倒仆，不省人事，伴有眼合，手撒，遗尿，牙关紧闭，脉弦数有力。眼合为肝绝，手撒为脾绝，遗尿为肾绝。但牙关紧闭、脉弦数有力，系肝阳暴涨，气血充斥之征；虽见脱证，亦应以闭证治疗，兼以固脱。若见脱固脱，则肝阳得助，必升腾莫制。又如，患者脉来弦大，身大热及眼合，手撒，遗尿，若细按其脉来中空，恐为虚阳外脱之象，当按脱证治之。如在治疗脱证过程中，见病人两手已握，牙关已闭，脉转弦数有力，当急转直下，按闭证治疗。治脱证如此，治闭证亦如此。故在闭脱难辨或机制转变时，详寻脉象至关重要。大凡神昏之人，一旦苏醒，即加入通络之品，以速荡经络之瘀滞，如是则可不留偏瘫之余弊。脉滑数有力者，用通络活血汤；脉弦软无力者，用通络益气汤。如服通络药，患侧已能活动，唯觉无力，脉仍滑数有力者，亦不可加入人参、黄芪等补益之品，必待脉象已衰方可加入。否则，必将痰热之邪郁闭于内，酿成终身之累。（王启瑞. 王季儒对辨治中风的临床经验[J]. 中医杂志，1995，36（10）：587-588.）

10. 主症治法论（朱进忠）

【提要】 总结中风昏迷、偏瘫、失语、呃逆、痴呆五大主症；提出昏迷辨治11法、偏瘫辨治12法、失语辨治8法、呃逆辨治4法、痴呆辨治4法；强调治疗必分标本缓急。

【原论】 中风之发，来势猝急，其发之症状主要有五：昏迷、偏瘫、失语、呃逆、痴呆。其治疗之时，必分标本缓急。若但见昏迷者，必首治昏迷，或主治昏迷，佐治偏瘫；昏迷、呃逆、偏瘫共存者，必须昏迷、呃逆并重，或佐治偏瘫；眩晕、轻瘫者，或首治眩晕，佐治轻瘫，或但治眩晕；呃逆、偏瘫并见者，重治呃逆，或主治呃逆，佐治偏瘫；痴呆、偏瘫共存，重在治痴呆，佐以治瘫。不可标本不分，前后倒置。

（1）中风昏迷证治。昏迷的治法，根据临床表现不同可分11法：①昏迷痰声漉漉，面红气粗，二便不通，舌质红、苔黄而干，脉弦滑而数，关脉尤盛者，治宜白虎承气汤、安宫牛黄丸合方。②神昏发热，便秘，舌质红绛，舌苔黄燥，脉沉滑数者，治宜犀角地黄汤加大黄、芒硝、郁金、安宫牛黄丸、竹沥。③神昏发热，舌苔白，脉虚大无力，健侧弦或弦细者，治宜补阳还五汤加至宝丹或苏合香丸。④昏迷，全身痉挛紧张，发热，舌质紫暗，苔少，脉沉细数者，治宜活络效灵丹加郁金、至宝丹。⑤面赤神昏，脉弦大，寸脉尤盛，甚或上入鱼际者，治宜镇肝息风汤合安宫牛黄丸。⑥项强昏迷，全身痉挛性瘫痪，发热，舌质红绛无苔，脉弦大而数者，治宜大定风珠。⑦昏迷，舌苔白，舌质暗，脉沉者，治宜四逆散加郁金、青皮、连翘、丹参、苏合香丸。⑧昏迷，痰声漉漉，舌苔黄白或腻，脉沉滑数者，治宜钩藤、地龙、全蝎、郁金、茯苓、南星、半夏、橘红、连翘、竹沥、姜汁。⑨目闭口张，手撒遗尿，汗出肢冷，脉散或沉微欲绝，治宜人参30g，附子9g。⑩面赤如妆，足冷，脉虚大无根者，治宜地黄饮子。⑪昏迷，舌苔黄白厚腻，脉虚大弦滑者，治宜加减十味温胆汤。

（2）中风偏瘫证治。偏瘫之治，大致有如下12法：①疏风散寒法：方用续命汤加千年健、威灵仙、老鹳草。②益气活络法：方用补阳还五汤加木瓜。③理气疏肝法：方用柴胡加龙骨牡蛎汤去铅丹。④理气活血法：方用逍遥散加减。⑤平肝潜阳法：方用镇肝息风汤加桑枝。⑥柔肝息风法：方用大定风珠、三甲复脉汤。⑦益气散风法：方用侯氏黑散加附子。⑧苦寒泻火法：方用龙胆泻肝汤加防风。便秘者，去车前子、泽泻、木通，加酒军。⑨化痰通络法：方用息风通络汤。⑩益气养血，化痰通络法：方用加减十味温胆汤。⑪补气养阴法：方用芪麦地黄汤。⑫培补肾气法：方用地黄饮子加减。

（3）中风失语证治。失语论治法，大致分为 8 证：①寒痰阻滞：治宜用资寿解语汤。②热痰阻滞：治用星沥二陈汤。③气滞痰郁：治用四逆散加味。④气阴两虚，痰阻心窍：治用加减十味温胆汤。⑤阴虚肺燥：宜用参麦二甲煎。⑥瘀血阻滞：治用活络效灵丹加味。⑦阴虚阳浮，痰蒙心窍：治用地黄饮子加减。⑧痰热阻滞，风寒闭郁：治宜上中下痛风方加减。

（4）中风痴呆证治。中风后遗症的痴呆失语，或无故悲伤喜哭，或无故悲喜失常，或痴呆不知亲疏，或痴呆不知香臭秽恶。其证初始多风痰夹虚，久则多虚而夹痰，虚有气阴俱虚，肝虚肾虚，又有阴阳之分，临证应当详辨。①风痰阻滞心窍：治宜化痰开窍息风，药用竹沥、生姜、半夏、钩藤、全蝎、附子、连翘。②气阴俱虚，痰郁气结：治宜补气养阴，化痰开窍，方用加减十味温胆汤。③肝肾俱虚，痰阻心窍：治宜培补肝肾，化痰开窍，方用地黄饮子加减。④瘀血阻滞，风痰阻窍：治宜活血逐瘀，化痰开窍，方用癫狂梦醒汤加减。

（5）中风呃逆证治。呃逆一症，杂病之中虽然胃寒者较多，然中风呃逆则殊少胃寒所致者，细审其证，有气阴两虚，胃气上逆，及阴虚风动，木邪犯土两类。气阴两虚，胃气上逆，其脉滑数为主者，宜橘皮竹茹汤；虚大为主者，宜加减十味温胆汤。阴虚风动，木邪犯上者，大多面赤，若舌质红绛或嫩红无苔，脉细数者，小定风珠主之；舌质淡，手足冷，脉沉细或虚者，宜地黄饮子。（史宇广，单书健. 当代名医临证精华·中风专辑[M]. 北京：中医古籍出版社，1992：176-185.）

11. 上病下治论（于智敏）

【提要】　病生于下，伏其所主先其因；病势向上，降其冲逆求其属；本虚标实，釜底抽薪治其急；年长求腑，因人制宜归其类；星蒌承气，承顺胃气通病络；泻下浊毒，截断扭转拔病根。"上病下治"法，以通里攻下、化痰通腑的星蒌承气汤为代表方剂。

【原论】　中风病的"上病下治"是一种执简驭繁的治病求本、标本同治之法。①病生于下，伏其所主先其因。中风病病位在脑髓血脉，涉及心、肝、脾、肾等多个脏腑。治疗当遵《内经》"必伏其所主而先其所因"之训，从下治之。上病下治，从恣食肥甘、偏嗜烟酒、脾胃受损、调理脾胃入手进行治疗。②病势向上，降其冲逆求其属。中风病是在气血内虚的基础上，脏腑阴阳失调、气血逆乱，直冲犯脑，导致脑脉痹阻或血溢脑脉之病，求其病机所属为"气满发逆"无疑；急当折冲降逆，疏其气血，令其调达，而致和平。③本虚标实，釜底抽薪治其急。中风病乃本虚标实，以气血内虚为本，脏腑阴阳失调、气血逆乱为标；"急则治标"，釜底抽薪，上病下治，通里攻下；通其腑气，降气泻火，导热下行。如此则腑气得通，浊毒得泻，气血得以输布，气血逆乱得以纠正。④年长求腑，因人制宜归其类。中风病多发于中老年患者，为"膏粱之疾""肠胃之所生"。故"上病下治"察其过，调理肠胃"之于腑"，对中老年患者尤其适宜。此处之"求"，可理解为调理肠胃传导运化，当是防治中风病的重要手段。⑤星蒌承气，承顺胃气通病络。"毒损脑络"是对中风病发病机制的深入认识，脏腑虚损为本，气血逆乱，痰、瘀、火毒蕴结，营卫失和，化毒损络为核心病理机转。毒邪，是风火痰瘀由量变到质变的结果。故浊毒损伤脑络，治疗重在"通""调"，通络解毒，辨证以施治。王永炎所创星蒌承气汤，功能化痰通腑，适用于中风病痰热腑实证，对于改善病人意识状态、缓解病情加重的趋势和减轻偏瘫的病损程度具有显著效果。⑥泻下浊毒，截断扭转拔病根。中风病气血乖逆，升降失调，风火相煽；毒邪弥漫扰窍，毒邪上逆，毒损脑络；治疗当泻下通腑，驱逐毒邪，调畅气机。此为切中病机之举。泻腑热，降浊毒，一是使腑气通畅，气血得以敷布，以通痹达络、促进半身不遂等症的好转；二是可使阻于胃肠的痰热积滞得以清除，使邪有出路，浊邪不得上逆心神，阻断气血逆乱，以防内闭；三可急下存阴，以防阴劫于内，阳脱于外，发生抽搐、戴阳等变证。上病下治，通里攻下，泻下浊毒，截断扭转，拔除病根，确是中风病治疗的重要方法。⑦善其应用，通泻之药亦无陨。星蒌承气汤由全瓜蒌、胆南星、生大黄、芒硝组成，泻下作用猛烈。诸药共用，承顺失降胃气，以恢复其主降的功能；清化热痰浊毒，防止痰热化风，风痰上扰，窍闭神昏诸证。其泻下作用虽然猛烈，但由于方证相应，善其应用，标本相得，邪气乃伏。综上，以通里攻下、化痰通腑为代表的"上病下治"法，具有治疗中风病的普适性，它为临床提供了一种执简驭繁的治疗方法；星蒌承气汤是中风病"上病下治"的代表方剂，严格明确其应用指征，中病即止，不可尽剂，更不可长期服用，必要时可参考现代理化检查等指标，防止矫枉过正。（于智敏，王永炎. 中风病的"上病下治"[J]. 中国中医基础医学杂志，2010，16（1）：6-7.）

12. 五脏辨治论（周喜燕）

【提要】　中风病位在脑，脑的功能正常，离不开五脏六腑的功能协调。所以，治疗中风病时，除了针对中风病本身的病变治疗外，还应调理肝、心、肺、脾、肾五脏的功能，以促进中风恢复。

【原论】　中风病位在脑，与心肾肝脾密切相关。脑的功能正常，离不开五脏六腑的功能协调。所以，治疗中风病时，除了针对中风病本身的病变治疗外，还应调理他脏的功能，才能促进中风病早日恢复。肝主疏泄，有保持全身气机疏通畅达，通而不滞，散而不郁的作用。肝失疏泄，气机郁滞，而生瘀血痰湿之邪，上扰脑窍；肝体阴而用阳，肝之阴气不足，则肝阳偏亢，阳亢则升动过度，气上逆，血上涌，气动过速则生风；暴怒伤肝，则肝阳暴张，或心火暴盛，风火相煽，血随气逆，上冲犯脑。在治疗上当兼顾养肝阴、平肝阳、解肝郁。"心火暴甚"是中风病一个直接病因，它可由肾水虚衰所致，亦可由肝火引动心火而成。心主神明，若心神不明，人体各部分得不到应有的协调和统摄，产生紊乱，疾病由是而生。在治疗上可兼用治疗心的方剂，如治疗闭证的安宫牛黄丸、至宝丹和治疗脱证的参附汤，治疗言语不利的解语丹等。在方剂中可适当加用安神之品，如龙骨、牡蛎、远志等以调神志。肺主气司呼吸，对全身气机起调节作用。若肺主气失司，势必影响机体气的生成或气的运动，导致气虚或气机失调的病理状态。一方面易致气虚，气虚推动无力，又会形成血瘀、痰湿内停等病理状态；另一方面又易致全身气机失调，尤以影响肝的疏泄功能为著。若肺降不及，肝升太过，气机逆乱于上，易致脑气失调，甚则络破血溢，发为中风。因此，在治疗上宜配合宣肺降气法，可在汤药中加用清肺化痰，宣肺降气之中药。脾胃为气血生化之源，脾胃虚弱，中气不足，气虚不能运血，气血瘀滞，脉络痹阻，发为中风；脾主运化水谷和水液，若平素嗜食肥甘厚味，体型肥胖，致脾失健运，水湿内停，聚湿生痰，痰郁化热，引动肝风；夹痰上扰，蒙蔽心窍。因脾胃居于中焦，通上连下，为气机升降之枢纽，故脾胃升降失常，气血升降逆乱，是中风病的主要病机。所以，在中风病的治疗中，及时恰当地调理脾胃升降之机，使之趋于正常，对于预后至关重要。治疗上可合用健脾化痰、通腑泻下、补气活血之品，方选半夏白术天麻汤、调胃承气汤、补阳还五汤加减。中风病以肾亏气虚为本，可上溯至《内经》"内虚邪中"说，中风病多发于年迈之人，正气不足，感受风邪，经脉闭阻，瘀塞不通，气血运行不畅，筋脉失养所致。肾藏精，主骨生髓充脑，精足髓充，脑络畅行则脑神旺盛，清灵畅达，脏腑组织器官功能协调。肾藏精以化气，为元气之所系，元气为脏腑功能活动及气血运行的原动力。若肾中精气亏虚，则元气生成不足，气化不利，升降失常，而致血流不畅，脉道滞涩而成瘀。故在临床治疗中，可酌加补肾活血化瘀之中药，如首乌、桑寄生、杜仲等。此外临床上根据受累脏腑不同，还有肝脾同治，肝肾同治，肝心同治，肺肾同治等等。（周喜燕，秦秀德. 中风病从脏腑论治[J]. 辽宁中医杂志，2010，37（5）：821-822.）

13. 四步法论（程门雪）

【提要】　中风的治疗方法，分开关、重镇、清滋、腻补四步。首宜开关（开窍），使其痰闭得开，窍闭得通；第二步，接着用重镇之法，以平其逆上之气火；第三步，用清滋之法，以清其气火，滋其阴液；第四步，气火已清，冲激既平，则用血肉有情、厚味腻补之品，生精益血，填补肝肾。

【原论】　中风治疗方法上，当分开关、重镇、清滋、腻补四步。①首宜开关（开窍）。内风升扰于上，本宜重镇之药以降之，但发病之时，必有痰涎壅塞，则药无下行之路，不得不暂借开关之药，使其痰闭得开，窍闭得通，重镇药方能见效，不是说开关即能治内风也。唯开关亦有法，一切芳香走窜，均不相宜。尤在泾氏"卒中八法"中，开关一门，但取白矾散、稀涎散、通关散、胜金丸各方，而不用苏合香丸、龙脑、麝香等香窜之品，以免拔其升浮之焰，可以取法。②关闭既开，第二步接着用重镇以平其逆上之气火，乃治内风之要法。药取兼用，不任独味，凡珍珠母、石决明、玳瑁、牡蛎、贝齿、龟甲、鳖甲、铁落、磁石、龙骨、精石、寒水石、紫石英、辰砂等介类、金石之品，大剂量一方并投，先平其冲激之势。上述诸药均属重镇，但又分潜降、镇坠、吸纳三种用法。介类一般都有潜降之功，对肝风最为适合；磁石、龙骨、石英兼有吸纳、重镇两种功能，亦是治内风的好药；其他金石类仅以镇坠见长者，作用最差。③内风既降，痰涎已化，上逆既平，则用清滋之法，以清其气火，滋其阴液。因为中风虽由于上逆，但上逆之源，由于气火；气火之来，由于阴虚，滋阴当为主法。唯内风夹痰涎以上升，阻碍气道，滋阴药多黏腻，恐其更滞关窍。故取清滋之品，清气火，滋阴液，而不助痰增腻者，以清其气火之源，为第三步。用方如十味温胆汤、大补阴丸、二至丸、生脉散、阿胶鸡子黄汤、三甲复脉汤、大小定风珠之类。④气火已清，冲激既平，便当用血肉有情、厚味腻补之品，生精益血，填补肝肾。养肾阴以恋肝阳，为根本之治，用方如左归丸、杞菊地黄汤等，进而用血肉有情之品，此末一步。急则治其标（开关、重镇），缓则图其本（清滋、腻补），标本缓急，步骤不乱，乃可见效。（何时希，程焕章，莫雪琴. 程门雪老中医治疗中风的经验[J]. 中医杂志，1979，（7）：19-22，57.）

14. 中风六要论（汪履秋）

【提要】　提出中风六要，即中脏开窍为先，火盛通腑为要，化痰贯穿始终，治风首当治血，中气尤须调气，中风后注意扶正。

【原论】　中风六要：（1）中脏开窍为先。中脏腑多表现为闭证，症见神志昏糊，牙关紧闭，两目直视，呼吸气粗，两手握固，二便不通，脉弦有力。闭而得开，可望生机；闭而不开，一闭到底，病情凶险；由闭转脱，目合口开，气息低微，手撒肢瘫，汗出肢冷，二便自遗，脉微欲绝，命在顷刻。故及早地使用开窍剂，促使神志转清，对本病的预后有极其重要的意义。开窍的方法，除灌服汤药外，临床主要使用安宫牛黄丸、至宝丹、紫雪丹、牛黄清心丸、苏合香丸等。前四药属于凉开，主要用于阳闭。后一药属于温开，主要适用于阴闭。

（2）火盛通腑为要。中风中脏腑闭证，多为痰火炽盛，常有胃热积滞，腑气不通，大便秘结，舌苔厚腻。此时证情每多危重。清火化痰是所必须，然往往难取速效。唯攻下一法，可迅速荡涤肠腑中积滞，大便一通，邪热下泄，痰火之势每亦随之转衰，窍闭渐开，转危为安。即使大便不甚干结，只要痰火壅盛亦可使用通腑法，临床常用大承气汤。

（3）化痰贯穿始终。中风病理虽有风、火、痰、瘀、气等，然痰是一个特别重要的病理因素，所谓"无痰不中风"。故此，化痰之法贯穿在整个治疗过程中。曾有"痰一化，窍自开，络自通，风自灭"之说。中脏腑急性期，痰涎壅盛者，常用陈胆星、竹沥、半夏、川贝、远志、竹茹、僵蚕、石菖蒲、矾水、郁金等药煎汤灌服或鼻饲，同时还可加用竹沥水、猴枣散、雪羹汤等以加强化痰之功。中经络和中脏腑后期，遗有半身不遂，手足活动不利者，常用指迷茯苓丸化痰通络；语言謇涩者，常用解语丹化痰通窍。

（4）治风首当治血。中风发病与瘀血有很大的关系，缺血性脑血管病为血液黏滞阻塞致病，出血性脑血管疾病为血溢脉道，出血致瘀，二者均有"瘀血"的因素存在。故活血化瘀为现在临床常用之法，此即"治风先治血，血行风自灭"之意。在中风急性发作期，使用活血化瘀法，要区分缺血性与出血性脑血管疾病而分别处理。缺血性脑血管疾病（脑血栓形成、脑栓塞），宜活血化瘀通络之法；出血性脑血管疾病（脑溢血、蛛网膜下腔出血），宜用化瘀止血的方法。出血性脑血管疾病，在急性发作期用活血化瘀药，并不会导致再次出血而加重病情。相反，因瘀血祛除，血流通畅，而有利于出血停止。中风恢复期，后遗半身不遂，多为气滞血瘀，络脉痹阻，风痰流窜经络，气血不能营养肢体所致。治疗此证，宜活血化瘀与补气通络之品同用。

（5）中气尤须调气。所谓中气，是指气机逆乱导致中风而言。治疗中风必须注意调气，尤其是有恼怒为诱因者。且气有余便是火，气滞则痰凝，气滞则血瘀；调气（理气、降气）有利于清火、降火、化瘀、祛痰。临床常用《苏沈良方》之顺风匀气汤，治疗因气血不和所致的中风。

（6）中风后注意扶正。中风乃本虚标实为患，病初风阳痰火，气滞血瘀等实邪较盛，治以祛邪为主；后期往往虚象较著，或正虚邪实并见，治以扶正为要，通过扶正可增强机体抵抗力。虚者多见气血不足，肝肾亏虚，故益气养血，滋养肝肾为治虚之大法。气血亏虚者，多见肢软无力，面色萎黄，舌质淡，脉细弱。气虚不能推动血液运行，血郁或瘀，脉络痹阻，还每有肢体瘫废不用，舌有瘀点。治以益气养血，化瘀通络，补阳还五汤为首选方。总之，中风恢复期必须重视扶正补虚，但化痰、祛痰之法也不可偏废。（汪履秋. 中风证治体会[J]. 吉林中医药，1986，（2）：15-16.）

15. 中风针药并用六法论（刘冠军）

【提要】　中风针药并用六大治法：通关、开噤、豁痰、启闭、固脱、治后遗症。病在脏腑，闭证治以通关、开噤、豁痰三法，按步进行；痰涎消除后，予以启闭；脱证则以固护真气为主。病在经络见半身不遂、语言不利等，治分虚实。

【原论】　刘冠军根据尤在泾的经验，将中风的治疗大法归纳为通关、开噤、豁痰、启闭、固脱、治后遗症等六法。

（1）病在脏腑。①闭证：多因肝阳暴亢，阳升风动，夹痰夹火，上蒙清窍所致。猝然昏倒，不省人事，口噤不开，两手握固，呼吸急促，面赤气粗，二便闭结不通，形成一个有升无降的局面。由于病情急骤，应采取有力措施，消除有升无降的病理过程。第一步：开关。昏倒，不省人事是窍闭不通，必须迅速通关醒神，清除心神之危，恢复其神志。可急取人中、中冲、百会、太冲、涌泉五穴，以降肝经上逆之气，引上亢之气火下行，达平肝潜阳之效；宜用短暂的强刺激，使之产生良性痛觉，以达开窍启闭唤醒之目的。同时，用吹鼻通关散以开窍。第二步：开噤。当关窍已开，就要解除口噤、手禁。可取合谷、劳宫开手禁，颊车、下关开口噤。或用乌梅泡软，塞于腮内缓解咬肌痉挛，则牙噤可开。第三步：豁痰。噤开之后，就要豁痰，以防痰涎过盛，造成呼吸不通，阻塞窒息。当取天突、丰隆、中脘以祛痰，降气逆；再重按天突、中庭以顺气降痰。兼服竹沥、生姜汁、红糖以除痰涎。以上通关、开噤、豁痰三法，必须按步骤进行，不可颠倒。痰涎消除后，要进一步区分阴闭、阳闭，针对其特殊矛盾以"启闭"，才能获事半功倍之效。阳闭：药物应投辛凉开窍之安宫牛黄丸，本品宜用于热盛谵语。针灸采用泻热、降压、启闭法。取至阴、窍阴以泻二经壅盛之气，大敦平厥阴之风火，中冲清心凉血，委中降压，长强通督降脑中高热。上述处理可使阳闭消除，不留后患。阴闭：治宜辛温开窍，可用苏合香丸温通开窍，或与安宫牛黄丸并用亦效。针灸可取人中、百会以醒神，刺劳宫、涌泉以清心开窍，使肾气上交于心，心肾相交，水火相济则升降有度；再刺长强、大椎降低脑压，使上壅之气血下降，则阴闭可除。②脱证：治以固护真气为主，当急灸百会以升清阳，关元助命门真阳，气海固真气、壮真元，达到扶阳救逆之效。再刺素髎、内关提高血压，人中通阳醒神。由于病人呈深昏迷状态，应采用支持疗法。

（2）病在经络。①半身不遂，分虚实两类。虚邪为患，多为血亏不能养其筋脉，气虚不能鼓舞血行，形成脉络瘀阻，偏废不用，故脉多虚大、细软无力；治以补气则血行自利，养血则筋脉自荣；再佐以活血通经以消除瘀滞，使血足气盛则偏废可除，可重用补阳还五之品。实邪为患，多为肝阳亢盛，瘀阻窍络，故脉多弦数有力；治以平肝息风，通经活络，以消除瘀滞；可用补阳还五汤加钩藤、牛膝、夏枯草、羚羊角之品；出血甚者加三七、槐花止血。②失语、语言不利。失语实证，多因风痰互结，阻于喉间所致。治以疏风豁痰，宣窍通络；可用解语汤、涤痰汤加味。虚证者多因肾精不能上承舌本所致，当用壮水开窍之法，可选用地黄饮子。（史宇广，单书健. 当代名医临证精华·中风专辑[M]. 北京：中医古籍出版社，1992：245-254.）

16. 中风治疗七法勿忘外风论（张琪）

【提要】　中风辨治七法：化痰清热，通腑泻浊法；辛温开窍，豁痰法；滋阴潜阳，清热平肝息风法；清热养血，疏风通络法；疏风清热，活血通络法；培补真元以固本，开窍豁痰以治标法；补气活血通络法。

【原论】　中风一证，主要呈现本虚标实，上盛下虚证候。临床上根据轻重缓急的不同，而又有在经络、在脏腑之分，闭证、脱证之别，以及急性期与后遗症的不同。在治法上，根据不同情况，自拟七法，试之临床收到一定效果。但本病历来有外风与内风说，至金元以降，外风说渐被忽视，证之临床亦常以小续命汤、大秦艽汤等祛风剂而获效。故在七法中又拟祛风二法，以示对外风学说正确对待，祛风活络的治法仍具有一定的实用价值。①化痰清热，通腑泻浊法。适应证：中风入脏腑（脑出血），痰热壅闭清窍，腑实不通。症见猝然昏倒，神志不清，面红，口喎，痰声曳锯，牙关紧闭，偏瘫，鼻鼾，大便不通，小便赤涩，两手紧握，体温高，舌苔黄腻，舌质绛干，脉弦滑或弦数有力。瞳孔定而干涩，呼吸气粗，胸部烦热，时去衣被，血压高。②辛温开窍，豁痰法。适应证：中风入脏腑，痰气（寒痰）郁结，扰于心神，窍络闭阻之阴闭证。症见昏不知人，痰声辘辘，四肢不温，面白唇紫，舌苔白腻，脉象沉滑，无狂躁，静而不烦，口眼歪斜，偏瘫，两拳握不紧。③滋阴潜阳，清热平肝息风法。适应证：中风苏醒后，阴亏阳亢，心肝二经风火上升。症见头痛，心烦不寐，半身瘫痪，舌强难言，手足热，脉弦滑或弦数，血压一般偏高。④清热养血，疏风通络法。适应证：中风入经络，血虚不能营筋，邪热内蕴，外为风邪所中。症见半身不遂，口眼歪斜，舌强语言謇塞，意识清，头晕，手足麻；或寒热，肢体拘急，脉浮滑或弦滑兼数，舌边红苔白。见于脑血栓形成及脑出血之轻者，或脑出血后遗症及脑血管痉挛等。⑤疏风清热，活血通络法。适应证：中风入经络（脑血栓形成），风邪夹热入于经络。症见半身不遂，酸软无力，头昏，口眼歪斜，舌苔白薄而干，脉浮数或弦数。⑥培补真元以固本、开窍豁痰以治标法。适应证：中风（脑血栓形成及脑溢血后遗症等）后，肝肾阴亏，阴损及阳，虚风内动，肾气不能上荣，痰浊循心肾二经上泛闭阻窍络者。症见舌强语言不清（喑痱），肢体麻木弛软，偏废不用，口眼歪斜，饮水呛，口干痰多，舌淡，脉虚弦，尺沉弱。治宜补肝肾之阴为主，辅以助阳以固本，开窍豁痰以治标，标本兼顾，以治本为主，使水升火降，内风自息。⑦补气活血通络法。适应证：气虚类中风（脑血管意外后遗症）。气为血之帅，气虚无力推动血液运行，偏注一侧；症见半身不遂，口眼歪斜，口角流涎，语言不清，小便频数，全身无力，短气自汗，脉虚或缓弱，舌淡润。（张琪. 临床经验集[M]. 哈尔滨：黑龙江科学技术出版社，1984：4-11.）

（撰稿：张惜燕；审稿：闫咏梅，于智敏）

参 考 文 献

著作类

[1] 史宇广，单书健. 当代名医临证精华·中风专辑[M]. 北京：中医古籍出版社，1992.

[2] 卢尚岭，浦家祚. 中医内科临证备要[M]. 济南：济南出版社，1992.

[3] 李富生. 新编中医内科临证备要[M]. 北京：中国中医药出版社，1995.

[4] 陈镜合. 现代中医急诊内科学[M]. 广州：广东科技出版社，1996.

[5] 雍履平. 脑病辨治[M]. 合肥：安徽科学技术出版社，1996.

[6] 张学文. 近代中医名家论治中风病荟萃[M]. 西安：陕西科学技术出版社，1997.

[7] 王永炎，沈绍功. 今日中医内科（上）[M]. 北京：人民卫生出版社，2000.

[8] 黄业芳. 中风后遗症中医治疗[M]. 南京：江苏科学技术出版社，2001.

[9] 潘俊辉. 中风病中医辨治及验方[M]. 广州：羊城晚报出版社，2004.

[10] 吴大真. 现代名中医高血压中风治疗绝技[M]. 北京：科学技术文献出版社，2004.

[11] 邱保国，韩伟锋. 心脑血管病临床治疗要览[M]. 郑州：河南科学技术出版社，2005.

[12] 尹国有，孟毅. 中风病辨证与成方治疗[M]. 北京：科学技术文献出版社，2006.

[13] 尹国有，郭新民. 高血压病辨证与成方治疗[M]. 北京：科学技术文献出版社，2006.

[14] 楼绍来，张建中. 沪上中医名家名科[M]. 上海：上海中医药大学出版社，2006.

[15] 曹晓岚，张文高. 中风病中医特色诊疗[M]. 北京：人民军医出版社，2008.

[16] 中华中医药学会. 中医内科常见病诊疗指南·西医疾病部分[M]. 北京：中国中医药出版社，2008：256-260.

[17] 尹国有. 35种内科病中医辨治方法与误治分析[M]. 北京：人民卫生出版社，2008.

[18] 中华中医药学会. 中医内科常见病诊疗指南·中医病症部分[M]. 北京：中国中医药出版社，2008.

[19] 中国中医科学院. 中医循证临床实践指南·中医内科[M]. 北京：中国中医药出版社，2011.

[20] 高新彦. 高血压病中医诊疗经验集[M]. 西安：西安交通大学出版社，2011.

[21] 史大卓，李立志. 专科专病名医临证经验丛书·心脑血管病[M]. 北京：人民卫生出版社，2011.

[22] 王松龄. 中西医结合防治急性脑血管病[M]. 北京：人民卫生出版社，2012.

[23] 刘朝阳，李年火. 当代中医专科专病治验精华·脑血管疾病卷[M]. 北京：中医古籍出版社，2013.

[24] 蔡业峰，招远祺. 中风病专病专科中医古今证治通览丛书[M]. 北京：中国中医药出版社，2015.

[25] 王广尧. 国家级名老中医用药特辑·中风诊治[M]. 长春：吉林科学技术出版社，2015.

论文类

[1] 高濯风. 防治中风应用活血化瘀法的探讨[J]. 河北医药，1980，（1）：33-36.

[2] 钟一棠. 脑血管意外的辨证施治[J]. 浙江中医学院学报，1982，（6）：23-24.

[3] 谢昌仁. 通腑法在急性脑血管疾病中的运用[J]. 南京中医学院学报，1984，（2）：14-15.

[4] 曹永康. 中风临证心得[J]. 黑龙江中医药，1985，（6）：4-6.

[5] 周筱斋. 通腑祛瘀、清化痰热疗中风[J]. 江苏中医杂志，1985，（10）：1-2.

[6] 汪履秋. 中风证治体会[J]. 吉林中医药，1986，（2）：15-16.

[7] 陆芷青. 中风证治[J]. 浙江中医学院学报，1987，（4）：27-29.

[8] 朱良春. 中风论治[J]. 中医药研究，1989，（4）：22.

[9] 李瑛，陆永昌. 调理气机是中风病的重要治法[J]. 山东中医学院学报，1991，15（3）：48-52，73.

[10] 张学文，陶根鱼，李军，等. 中风先兆证发病规律的研究[J]. 中国中医急症，1993，2（1）：3，7-15.

[11] 申锦林. 张学文教授治疗中风病的思路与方法[J]. 陕西中医学院学报，1994，17，（3）：6-9.

[12] 王永炎，关于提高脑血管疾病疗效难点的思考[J]. 中国中西医结合杂志，1997，17（2）：195-196.

[13] 姬晓东，高志刚. 姬乾园治疗中风临床经验撷粹[J]. 山西中医，1997，13（2）：6-7.

[14] 任继学. 三谈中风病因病机与救治[J]. 中国医药学报，1998，13（5）：48-49.

[15] 丁元庆. 卢尚岭调气为主治疗急性中风经验[J]. 山东中医药大学学报，2000，24（1）：44-45.

[16] 祝维峰. 缺血性中风痰瘀互结机制的探讨[J]. 浙江中医学院学报，2000，24（3）：57-59.

[17] 李澎涛，王永炎，黄启福. "毒损脑络"病机假说的形成及其理论与实践意义[J]. 北京中医药大学学报，2001，24（1）：1-7.

[18] 丁元庆. 火热病邪在脑病发病中的致病作用及证治[J]. 中国中医基础医学杂志，2001，7（1）：44.

[19] 刘昭纯，马月香. 关于建立"瘀血生风"概念的思考[J]. 山东中医杂志，2001，20（1）：5-8.

[20] 常富业. 浅谈中风正衰积损学说[J]. 山东中医杂志，2002，21（4）：135.

[21] 丁元庆. 近20年中风病研究的回顾[J]. 中国中医急症，2002，11（4）：292-293，299.

[22] 周仲瑛. 出血性中风（瘀热阻窍证）证治的研究[J]. 中医药学刊，2002，20（6）：709.

[23] 刘永惠，刘毅，杨晓峰，等. 中风证治探讨[J]. 湖南中医学院学报，2003，23（5）：31-32，36.

[24] 常富业，王永炎，高颖，等. 中风络病证治述要[J]. 北京中医药大学学报，2004，27（5）：1-3.

[25] 常富业，王永炎. 中风病毒邪论[J]. 北京中医药大学学报，2004，27（1）：3-6.

[26] 潘相安. 中风病病因病机的探析及治疗[J]. 中华中医药学刊，2007，25（1）：138-141.

[27] 任丽，曹晓岚，王芳. 中风病毒损脑络释义[J]. 中华中医药学刊，2008，26（8）：1703-1704.

[28] 常富业，张允岭，王永炎. 毒的临床表征与中风病毒损脑络探析[J]. 江苏中医药，2009，41（10）：13-14.

[29] 翟磊. 郑绍周治疗无症状中风经验撷粹[J]. 辽宁中医杂志, 2009, 36（9）: 1455-1456.

[30] 王金成, 史晓燕. 对"治风先治血血行风自灭"的认识[J]. 天津中医药, 2009, 26（4）: 310-311.

[31] 朱磊, 张彦红, 刘茂才. 刘茂才教授分期治疗中风经验介绍[J]. 新中医, 2009, 41（8）: 9-10.

[32] 杨国防, 王新志. 王新志教授从肠胃论治中风经验[J]. 河南中医, 2009, 29（5）: 444-445.

[33] 于智敏, 王永炎. 中风病的"上病下治"[J]. 中国中医基础医学杂志, 2010, 16（1）: 6-7.

[34] 周喜燕, 秦秀德. 中风病从脏腑论治[J]. 辽宁中医杂志, 2010, 37（5）: 821-822.

[35] 李锐朋. 浅析孟河医派治疗中风经验[J]. 四川中医, 2010, 28（12）: 44-45.

[36] 赵超蓉. 王左教授论述中风病之诊病十诀[J]. 中国中医急症, 2010, 19（12）: 2080-2081.

[37] 张云保, 刘海燕. 李言林中风辨治经验[J]. 光明中医, 2010, 25（5）: 767-768.

[38] 关新义. 葛健文诊治中风病经验管窥[J]. 甘肃中医, 2010, 23（5）: 10-11.

[39] 张晓文. 万政治疗中风并发症经验[J]. 河北中医, 2011, 33（10）: 1454, 1517.

[40] 周中元, 何燕. 万远铁教授治疗中风经验介绍[J]. 新中医, 2011, 43（8）: 188.

[41] 刘向哲. 国医大师李振华教授从脾胃论治中风病经验[J]. 中华中医药杂志, 2011,（12）: 2884-2886.

[42] 闫咏梅, 周海哲. 张学文教授辨治中风颅脑水瘀证经验探析[J]. 北京中医药大学学报, 2012, 19（4）: 9-10.

[43] 何昌生, 王明福. 王明福治疗中风与消渴学术经验初探[J]. 中医药临床杂志, 2012, 24（2）: 144-145.

[44] 吴林, 郑福奎, 陈炜, 等. 名老中医吴子辉治疗出血性中风学术思想及临证经验[J]. 辽宁中医杂志, 2012, 39（2）: 234-235.

[45] 王永炎, 谢颖桢. 化痰通腑法治疗中风病痰热腑实证的源流及发展（一）——历史源流、证候病机及临床应用[J]. 北京中医药大学学报, 2013, 20（1）: 1-6, 24.

[46] 张根明, 周莉, 马斌, 等. 出血性中风急性期的临证思路[J]. 中国中医基础医学杂志, 2013, 19（2）: 158-159.

[47] 文雅. 张学文教授治疗中风先兆肝热血瘀证的经验整理[J]. 中医临床研究, 2013, 5（15）: 67-68, 70.

[48] 曹雅琼, 张启明, 刘中华, 等. 无症状脑卒中可归为中医中风先兆[J]. 中国中医基础医学杂志, 2013, 19（4）: 434-435.

[49] 刘永惠. 刘茂甫教授诊疗中风经验辑要[A]. 中华中医药学会. 中华中医药学会名医学术思想研究分会年会论文集[C]. 2013: 5.

[50] 张克江, 王秀丽, 冷大南. 从肝肾同源探讨中风病的病机[J]. 中医临床研究, 2014, 6（31）: 45-46.

[51] 王孝理, 李焕芹, 曹克刚, 等. 中风病因病机理论探讨[J]. 山东中医杂志, 2014, 33（3）: 165-167.

[52] 亓鹏浩, 刘创, 李宁. 基于络病理论的中风"气络失调, 血络不通, 络伤毒浸"病机刍议[J]. 辽宁中医药大学学报, 2014, 16（7）: 162-164.

[53] 于晓东, 张淑贤, 李晓东, 等. 崔金海开窍法治疗中风急性期经验[J]. 河北中医, 2014, 36(12): 1765-1766.

[54] 赵瑞成, 张崇泉, 袁华, 等. 张崇泉教授辨治缺血性中风恢复期证素及其组化规律研究[J]. 中华中医药学刊, 2014, 32（8）: 1955-1957.

[55] 王彦华. 王松龄教授治疗中风病类证、变证学术思想拾萃[J]. 中医研究, 2015, 28（9）: 42-44.

[56] 陈硕, 秦振华. 名老中医秦振华教授治疗中风经验浅析[J]. 内蒙古中医药, 2015, 34（5）: 52-53.

[57] 王耀顷, 曹健. 李可治疗中风经验[J]. 湖北中医杂志, 2015, 37（1）: 30-31.

[58] 刘永辉, 高玉广. 刘泰教授从痰瘀论治中风病的经验[J]. 广西中医药大学学报, 2015, 18（3）: 10-12.

[59] 肖周华, 陈雪梅, 刘柏炎. 浅析治痰三法在中风痰证中的辨证应用[J]. 湖南中医杂志, 2015, 31（3）: 130-131.

[60] 马萌. 有关肺与中风病机问题的商榷[J]. 中华中医药杂志, 2016, 31（3）: 762-765.

[61] 龚海军, 姜华. 姜华教授治疗中风病经验[J]. 中国社区医师, 2016, 32（36）: 171-173.

[62] 马大勇，马洪明. 心源性中风"气虚动风"证治探析[J]. 现代中医临床，2016，23（6）：53-54.

[63] 古春青，赵铎. 郑绍周教授采用补肾法治疗中风后遗症经验[J]. 中医研究，2016，29（10）：31-33.

[64] 王颖，张莉君，张争昌. 张争昌治疗中风病恢复期经验[J]. 辽宁中医杂志，2016，43（3）：484-485.

[65] 谢宛君，连宝涛，李晓菲，等. 近现代名老中医治疗中风病规律研究[J]. 亚太传统医药，2016，12（1）：81-82.

[66] 韩家密，黄良文. 出血性中风恢复期机体气机失常与对策[J]. 中国中医基础医学杂志，2016，22（11）：1491-1492.

[67] 任晋婷，谢颖桢. 王永炎教授对中风病"阳（气）虚化风"的病机认识[J]. 北京中医药大学学报，2017，40（8）：621-625.

[68] 金远林，王晓彤. 祛瘀生新法治疗中风病的经验总结[J]. 中国中医急症，2017，26（12）：2136-2138.

[69] 刘冲冲，刘道新，张运克. 从玄府理论探讨中风的外风学说[J]. 中医学报，2017，32（12）：2383-2386.

[70] 丁元庆. 营卫失常与中风相关问题探讨[J]. 山东中医药大学学报，2017，41（6）：491-495.

[71] 甘业贤，钟升华，向军军，等. 胡跃强运用阴阳本体结构理论指导中风病的次第治疗经验[J]. 湖南中医杂志，2017，33（10）：25-26.

[72] 王玮雨. 中医"治未病"理论在中风病防治中的运用[D]. 南京：南京中医药大学，2017.

[73] 李鑫辉，司马旦旦，黄森鑫，等. 张仲景"外风"与叶天士"阳化内风"论治中风[J]. 中国中医药信息杂志，2017，24（9）：96-98.

[74] 陈慧亭，崔应麟，朱燕，等. 从"虚、瘀"浅议缺血性中风恢复期的治疗[J]. 中国民族民间医药，2017，26（17）：69-70，72.

[75] 沈晓东，张晓瑜，于才，等. 浅谈叶天士"阳化内风"学说[J]. 中医学报，2017，32（9）：1666-1668.

[76] 李鹏，骆彤，阮明军. 中风病的中医五脏病因病机探讨[J]. 中医药临床杂志，2017，29（7）：1004-1005.

[77] 王鑫浩，林亚明. 中风病辨证标准的研究进展[J]. 科学技术创新，2017（21）：85-86.

[78] 褚洪飞. 浅析从脾胃论中风病病机及诊治[J]. 中医临床研究，2017，9（13）：100-101.

[79] 赵冠华. 略析张锡纯论治中风及大气病变之间的联系[J]. 亚太传统医药，2017，13（9）：75-76.

[80] 王雅茹，胡建鹏. 中风病病因病机理论的形成与发展[J]. 中医药临床杂志，2017，29（3）：303-306.

[81] 胡龙涛，蔡芳妮，王亚丽. 中风病病因病机探析[J]. 中西医结合心脑血管病杂志，2017，15（7）：883-885.

[82] 冯立娟，焦富英. 焦富英息风化痰通络法治疗中风风痰阻络证[J]. 实用中医内科杂志，2017，31（3）：17-19.

[83] 吴永江. 对中风病"毒损脑络"假说的质疑[J]. 中医临床研究，2017，9（7）：45-46.

[84] 杨潼，崔应麟. 崔应麟教授运用"益气化瘀，通络祛浊"法治疗中风病经验[J]. 中医临床研究，2017，9（7）：71-72.

[85] 陆跃，姚晓泉，常佳慧，等. 张仲景脑中风治略思想探究[J]. 中华中医药杂志，2017，32（3）：1197-1200.

[86] 王一战，范吉平，谢颖桢，等. 基于数据挖掘的中风先兆证证候规律研究[J]. 吉林中医药，2017，37（2）：136-140.

[87] 王开达. 叶天士治疗中风病用药规律分析[J]. 湖南中医杂志，2017，33（1）：128-131.

[88] 宋颖民，郭甜甜，王冰. 清热解毒法治疗中风病急性期的相关探讨[J]. 中国中医药现代远程教育，2017，15（2）：130-131.

[89] 马小丽. 京城名医孔嗣伯辨证治疗中风病述要[J]. 北京中医药，2017，36（11）：996-997.

[90] 邵祥芸，赵一. 赵国岑教授治疗中风病经验[J]. 中医研究，2017，30（8）：29-31.

[91] 孙秀红. 赵继福名老中医治疗中风病的辨证思路与方法[J]. 世界最新医学信息文摘，2017，17（55）：139-140.

[92] 曾丽玲，黄仕沛. 黄仕沛教授治疗中风的学术经验[J]. 时珍国医国药，2017，28（1）：227-228.

[93] 兰天野，李巧莹，张冬梅，等. 任继学从伏邪论治出血性中风经验[J]. 中医杂志，2018，59（9）：733-735.

[94] 韩胜斌，郭荣娟. 老年人中风的病机分析[J]. 世界中西医结合杂志，2018，13（12）：1743-1746.

[95] 李帅，张耀升，曹子成. 曹子成五期防治中风经验[J]. 河南中医，2018，38（12）：1826-1828.

[96] 王雪. 浅析国医大师任继学对中风病的理论见解[J]. 中西医结合心血管病电子杂志，2018，6（34）：7-8.

[97] 程南方，谭峰，詹杰，等. 活血化瘀治疗早期缺血性中风[J]. 河南中医，2018，38（11）：1682-1685.

[98] 于少泓，李万斌，刘昭纯. 基于中风"气虚生痰、瘀阻脑络"病机假说的数据挖掘[J]. 中国中医基础医学杂志，2018，24（11）：1514-1516.

[99] 曾慧，卢圣锋. 厥阴阳明转枢气机法在中风病中的应用[J]. 江苏中医药，2018，50（11）：5-7.

[100] 马萌. 有关中风病机外风学说问题的商榷[J]. 中华中医药杂志，2018，33（10）：4305-4309.

[101] 黄洁，姚宝农. 中医药治疗中风先兆的研究进展[J]. 湖南中医杂志，2018，34（9）：187-189.

[102] 贾奎，王珍. 从"阳不足，阴有余"谈中风病及其并发症的证本质研究[J]. 中国中医基础医学杂志，2018，24（8）：1052-1053，1061.

[103] 王建伟，张允岭，贺立娟，等. 从气-血-脑神关系谈中风病病机演变[J]. 新中医，2018，50（7）：225-227.

[104] 李响，辛衍璞，吴限. 李延教授治疗中风后失语经验[J]. 中医药导报，2018，24（12）：108-109.

[105] 周沛沛，吉学群，周围. 从舌象变化探讨中风病不同时期的病机演变规律[J]. 广西中医药，2018，41（3）：58-60.

[106] 孙慧丽，吴承玉. 吴承玉教授诊治中风的经验与思路[J]. 疾病监测与控制，2018，12（3）：203-204，207.

[107] 王晶，岳仁宋，汪晓敏，等. 岳仁宋教授治疗中风后遗症的临证经验[J]. 浙江中医药大学学报，2018，42（6）：470-472.

[108] 钱前进，刘晓楠，马云枝. 马云枝治疗中风恢复期经验介绍[J]. 新中医，2018，50（6）：251-252.

[109] 柴毅，吴颢昕. 吴颢昕辨治中风的思路与临证经验[J]. 中国中医基础医学杂志，2018，24（5）：699-701.

[110] 赵瑞华，张晋平. 中风病湿痰瘀体质初探[J]. 山西中医，2018，34（5）：1-3.

[111] 李一铭，周鑫，杜梧榕，等. 急性缺血性中风治则治法初探[J]. 中国中医急症，2018，27（4）：644-647.

[112] 王慧君，万嘉洋，程兰，等. 万海同应用养阴益气活血方治疗缺血性中风经验介绍[J]. 新中医，2018，50（4）：217-220.

[113] 汪承芳，王宇宁，江晓敏，等. 浅议益气活血、调补阴阳法在中风病中的应用[J]. 中医药临床杂志，2018，30（3）：432-434.

[114] 王冬慧，任晋婷，谢颖桢. 王永炎教授诊治中风病变证戴阳证经验探析[J]. 现代中医临床，2018，25（1）：23-26.

[115] 郑宏，刘雪梅. 中风病毒损脑络与复杂网络性[J]. 中国中医基础医学杂志，2018，24（1）：24-25.

[116] 丁元庆. 基于心主血脉理论对中风发病机制的探讨[J]. 山东中医杂志，2018，37（1）：1-3.

[117] 赵秀珍，刘林锡，马春玲，等. 马春玲名中医论治中风病的经验[J]. 实用中医内科杂志，2019（11）：9-11.

[118] 周韩，周德生，刘利娟，等. 缺血中风荣气虚滞病机源流[J]. 中医学报，2019，34（9）：1844-1849.

[119] 马朝晖. 基于中医"气血津液"学说分析中风病病因病机[J]. 中西医结合心脑血管病杂志，2019，17（4）：623-624.

[120] 文天保. 卢万义名中医治疗脑梗死经验[J]. 光明中医，2019，34（1）：34-36.

[121] 华荣，丘宇慧，孙景波，等. 刘茂才教授通、调、补三法论治中风病[J]. 陕西中医药大学学报，2019，42（1）：11-13.

奖项类

[1] 冠心 2 号注射液治疗急性缺血性脑血管病

    奖励年度与级别：1981 年北京市卫生部科技成果奖乙级奖

    主要完成单位：中国中医研究院西苑医院

[2] 通腑化痰法治疗缺血性中风的辨治规律

    奖励年度与级别：1986 年北京市国家中医药管理局中医药重大科技成果奖乙级奖

    主要完成单位：北京中医学院东直门医院

[3] 气功预防高血压性脑卒中 240 例 20 年随访对照观察

    奖励年度与级别：1986 年上海市国家中医药管理局中医药重大科技成果奖乙级奖

    主要完成单位：上海第二医科大学上海市高血压研究所

[4] 通脉舒络液合汤剂辨证治疗脑血栓形成

    奖励年度与级别：1986 年陕西省国家中医药管理局中医药重大科技成果奖乙级奖

    主要完成单位：陕西中医学院

[5] 清开灵注射液治疗中风病的临床与实验研究

    奖励年度与级别：1989 年北京市国家中医药管理局中医药重大科技成果奖二等奖

    主要完成单位：北京中医学院、长春中医学院、山东中医学院、陕西中医学院、天津中医学院

[6] 逐瘀化痰口服液治疗急性脑出血的临床及实验研究

    奖励年度与级别：1993 年四川省科技进步奖二等奖

    主要完成单位：成都中医学院、成都中医学院附属医院

[7] "醒脑开窍"针刺法治疗中风病临床及实验研究

    奖励年度与级别：1995 年国家科技进步奖三等奖

    主要完成单位：天津中医学院第一附属医院

[8] 破血化瘀、泻热醒神、化痰开窍法治疗出血性中风的临床与实验研究

    奖励年度与级别：1997 年北京市科技进步奖一等奖

    主要完成单位：北京中医药大学、长春中医学院附属医院、上海中医药大学龙华医院、山东中医药大学附属医院、北京市怀柔县中医院

[9] 龟羚熄风胶囊治疗缺血性中风的临床与实验研究

    奖励年度与级别：2001 年河南省科技进步奖二等奖

    主要完成人：王保亮、王新志、艳梅，等

    主要完成单位：河南中医学院

[10] 脑脉通胶囊治疗脑动脉硬化症临床与实验研究

    奖励年度与级别：2002 年河南省科技进步奖二等奖

    主要完成单位：河南中医学院

[11] 益气活血软脉方药对老年动脉硬化影响的临床与实验研究

    奖励年度与级别：2004 年天津市科学技术进步奖二等奖

    主要完成单位：天津中医学院、天津中医学院第一附属医院

[12] 分期辨证治疗急性缺血性脑卒中研究

    奖励年度与级别：2006 年上海市中国中西医结合学会科学技术奖二等奖

    主要完成人：蔡定芳、杨云柯、唐红敏，等

    主要完成单位：复旦大学附属中山医院

[13] 利水通络冲剂治疗急性脑梗塞的临床与实验研究

    奖励年度与级别：2006 年河南省科技进步奖二等奖

主要完成人：马云枝、周晓卿、孟毅，等

主要完成单位：河南中医学院

[14] 中风病急性期综合治疗方案研究

　　奖励年度与级别：2007 年广东省科学技术奖二等奖

　　主要完成单位：广州中医药大学、中山市中医院、佛山市中医院、中山大学附属第二医院、中山大学信
　　　　　　　　　息科学与技术学院

[15] 缺血性中风中药注射剂合理使用的临床研究

　　奖励年度与级别：2009 年北京市中国中西医结合学会科学技术奖二等奖

　　主要完成人：高利、罗玉敏、宋珏娴，等

　　主要完成单位：首都医科大学宣武医院、北京中医药大学东直门医院、首都医科大学附属北京中医医院、
　　　　　　　　　北京市中西医结合医院、北京市怀柔区第一医院

[16] "脑心同治"理论及脑心通胶囊治疗中风胸痹的基础和临床研究

　　奖励年度与级别：2010 年陕西省中国中华中医药学会科学技术奖一等奖

　　主要完成人：赵步长、伍海勤、赵涛，等

　　主要完成单位：陕西步长制药有限公司

[17] 缺血性中风早期康复和避免复发中医方案研究

　　奖励年度与级别：2011 年北京市中国中华中医药学会科学技术奖一等奖

　　主要完成单位：中国中医科学院中医临床基础医学研究所、中国中医科学院、北京中医药大学东直门医
　　　　　　　　　院、首都医科大学附属天坛医院、天津中医药大学第二附属医院、河南中医学院第一附
　　　　　　　　　属医院、首都医科大学附属安贞医院、山东中医药大学第二附属医院、广东省中医院、
　　　　　　　　　邢台市人民医院

[18] 脑梗死急性期火毒证辨证规范的初步建立及验证

　　奖励年度与级别：2012 年北京市中国中华中医药学会科学技术奖一等奖

　　主要完成人：张允岭、邹忆怀、郭蓉娟，等

　　主要完成单位：北京中医药大学

[19] 人参皂苷 Rd 治疗急性缺血性脑卒中的临床研究

　　奖励年度与级别：2012 年陕西省中国中西医结合学会科学技术奖一等奖

　　主要完成单位：第四军医大学、广州中医药大学第二附属医院、兰州军区总医院

[20] 针康法治疗脑卒中技术规范的建立及临床应用

　　奖励年度与级别：2012 年黑龙江省科技进步奖一等奖

　　主要完成人：唐强、邢艳丽、王艳，等

　　主要完成单位：黑龙江中医药大学

[21] 缺血性中风急性期综合治疗技术

　　奖励年度与级别：2012 年吉林省科技进步奖二等奖

　　主要完成人：赵德喜、姚金齐、郭骏骐，等

　　主要完成单位：长春中医药大学、吉林省人民医院、四平市中心医院

[22] 缺血性中风急性期综合治疗技术

　　奖励年度与级别：2012 年吉林省科技进步奖二等奖

　　主要完成单位：长春中医药大学、吉林省人民医院、四平市中心医院

[23] 脑卒中后炎症损伤机制研究及中西医结合治疗新策略的临床应用

　　奖励年度与级别：2013 年河北省中国中西医结合学会科学技术奖二等奖

　　主要完成单位：河北医科大学第二医院

慢性支气管炎

慢性支气管炎（chronic bronchitis）是指气管、支气管黏膜及其周围组织的慢性非特异性炎症。临床上以咳嗽、咳痰或伴有喘息为主要症状，呈反复发作的慢性过程。临床一般分为急性发作期、慢性迁延期与临床缓解期。急性发作期，指在一周内出现脓性或黏液性痰，痰量明显增加，或伴有发热等炎症表现，或咳、痰、喘等症状任何一项明显加剧；慢性迁延期，指咳嗽、咳痰、气短呈慢性迁延状态持续一个月以上；临床缓解期，指经治疗或临床缓解，咳嗽每日少于 30 声，痰量少于 20ml 保持两个月以上者。本病随病情进展，常并发阻塞性肺气肿，进而发生肺动脉高压、肺源性心脏病。

本病的辨证论治，可参考中医学"咳嗽""喘证"等。

一、诊 治 纲 要

（一）诊疗思路

慢性支气管炎的病因，不外外感与内伤两端，外邪侵袭为外因，脏腑功能失调，特别是肺、脾、肾三脏的功能失调为内因。由于机体正气不足，卫表不固，抗御外邪能力低下，当气候稍变，外邪乘虚而入，肺卫首当其冲，外感之邪引动宿疾，内外合邪，郁遏肺气而发病。外感之邪，常见风寒、风热、风燥。风寒犯肺，寒邪凝滞津液成痰；风热犯肺，热灼津液成痰；风燥犯肺，灼津耗液成痰。痰阻气道，肺气失畅，遂致咳嗽、咯痰。脏腑功能失调，多为肺系疾病迁延不愈，肺气不足或气阴两虚；或久病不愈，耗伤脾气；或久病劳欲，肾脏亏虚，肾元不固，摄纳失常，气不归元。本病尚与情志有关。情志抑郁，肝失调达，气郁化火，则火气循经上逆犯肺，肺失肃降，引发本病。总之，慢性支气管炎病位在肺，与脾、肾、肝相关，病久则及于心；病性多虚实夹杂，正虚以肺、脾、肾三脏气虚为主兼阴虚；痰浊是慢性支气管炎的病理产物及致病因素，痰浊阻肺，肺失宣肃，肺气上逆为基本病机。慢性支气管炎无论是外邪袭肺，还是内伤于肺，往往相互影响。当外感失治、迁延日久，长期反复作用于肺，则损耗肺气；肺气虚卫外不固，更易招受外邪侵袭，以致病情缠绵难愈。本病的一般演变规律，是由肺及脾，由脾及肾、心，渐次加重。慢性支气管炎急性发作期，多为风寒、风热犯肺，或痰浊阻肺、痰热郁肺、寒饮伏肺，致肺失宣降，以痰浊、热邪、寒邪等邪实为主；临床缓解期及慢性迁延期，多因肺、脾、肾虚，常表现为以正虚为主，或虚实错杂。

慢性支气管炎有慢性迁延及急性发作的特点，临床上当先辨标本缓急，注意观察痰色、量、质及咳嗽频率、发作的新久、病情的轻重，分清急性发作期、临床缓解期与慢性迁延期。在此基础上再辨证，将辨病与辨证有机结合起来，并注意动态变化情况。急性发作期首辨寒、热，偏寒者有风寒犯肺、寒饮停肺，偏热者有风热犯肺、痰热郁肺、肝火犯肺；其次，需辨别痰的颜色、性质及量，痰多者常属痰湿、痰热，痰白而稀薄者属风寒、寒饮，痰少者常属风热、肝火犯肺。慢性迁延期多表现为本虚标实，肺、脾、肾虚为本；痰浊阻肺，肺失宣降为标。病程日久者，脏腑功能虚衰，气血运行不利，加之痰浊阻滞，可见痰瘀互结。临床辨证，首先辨邪正盛衰，确定虚实之主次。其次辨病位。肺主气，脾为生痰之源，肾为气之根。慢性支气管炎病位在肺，兼痰多者，多肺脾气虚；兼气喘者，多肺肾气阴两虚；兼阳虚者，多见脾肾阳虚。最后辨病理产物，主要为痰浊或痰瘀相兼。临床缓解期以虚证多见，临床首先辨病位，以判断虚证在肺、脾、肾三脏哪一脏；其次辨病性，气虚者多呈现为肺、脾、肾三脏气虚，阴虚者呈现为肺肾气阴两虚，阳虚者呈现脾肾阳虚。

慢性支气管炎的治疗，首先，要注意标本缓急。根据中医学"急则治标，缓则治本"之旨，急性发作期的治疗以祛邪为主，慢性迁延期的治疗扶正与祛邪兼顾，临床缓解期以扶正为主。其次，由于慢性支气管炎为本虚标实之病，常因虚致实，虚实夹杂，临床常呈现多证相兼的复合证候。此时，治疗宜标本兼顾，扶正祛邪。第三，痰浊是慢性支气管炎的病理产物及致病因素，故祛痰应贯穿治疗全程。

（二）辨证论治

综合全国高等中医药院校规划教材《中西医结合内科学（第三版）》《呼吸科专病中医临床诊治》《中医内科常见病诊疗指南——西医疾病部分》以及名老中医经验等，将慢性支气管炎的辨证论治要点概括为以下几个方面。

1. 风寒犯肺证

临床表现：咳嗽气急，胸部胀闷，痰白量多；伴有恶寒或发热，无汗，口不渴，舌苔薄白而滑，脉浮紧。

基本病机：风寒袭肺，肺失宣肃，痰浊滋生，阻塞胸肺。

常用治法：宣肺散寒，化痰止咳。

2. 风热犯肺证

临床表现：咳嗽频剧，气粗或咳声嘶哑，痰黄黏稠难出，胸痛烦闷；伴有鼻流黄涕，身热汗出，口渴，便秘，尿黄，舌苔薄白或黄，脉浮或滑数。

基本病机：外感风热，肺失宣肃，痰浊滋生，阻塞胸肺。

常用治法：清热解表，止咳平喘。

3. 痰浊阻肺证

临床表现：咳嗽，咳声重浊，痰多色白而黏，胸满窒闷，纳呆，口黏不渴；甚或呕恶，舌苔厚腻色白，脉滑。

基本病机：痰浊壅肺，肺失肃降。

常用治法：燥湿化痰，降气止咳。

4. 痰热郁肺证

临床表现：咳嗽，喘息气促，胸中烦闷胀痛，痰多色黄黏稠，咯吐不爽，渴喜冷饮，面红咽干，尿赤便秘，苔黄腻，脉滑数。

基本病机：邪热蕴肺，蒸液为痰，痰热壅肺，肺失清肃。

常用治法：清热化痰，宣肺止咳。

5. 寒饮停肺证

临床表现：咳嗽，喘逆不得卧，咳吐清稀白沫痰，量多，遇冷空气刺激加重，甚至面浮肢肿，常兼恶寒肢冷，微热，小便不利，舌苔白滑或白腻，脉弦紧。

基本病机：外感寒邪，引动伏饮，饮留肺道，肺气不利。

常用治法：温肺化饮，散寒止咳。

6. 肝火犯肺证

临床表现：上气咳逆阵作，咳时面赤，咽干口苦；常感痰滞咽喉而咯之难出，量少质黏，或如絮条；胸胁胀痛，咳时引痛，症状可随情绪波动而增减；舌质红或边红，苔黄少津，脉弦数。

基本病机：肝气郁结化火，上逆于肺，熏灼肺脏，肺气不降。

常用治法：清肝泻肺，化痰止咳。

7. 肺气亏虚证

临床表现：咳嗽气短，痰涎清稀，反复易感，倦怠懒言，声低气怯，面色㿠白，自汗畏风，舌淡苔白，脉细弱。

基本病机：久咳伤肺，肺气亏虚，气失所主，清肃无权。

常用治法：补肺益气，化痰止咳。

8. 肺脾气虚证

临床表现：咳嗽气短，倦怠乏力，咳痰量多易出，面色㿠白，食后腹胀，便溏或食后即便，舌体胖边有齿痕，舌苔薄白或薄白腻，脉细弱。

基本病机：肺气亏虚，久病不愈，耗伤脾气，脾失健运，化生痰湿，上渍于肺，壅塞气道，肺失宣降。

常用治法：补肺健脾，止咳化痰。

9. 肺肾气阴两虚证

临床表现：咳喘气促，动则尤甚，痰黏量少难咯；伴口咽发干，潮热盗汗，面赤心烦，手足心热，腰酸耳鸣，舌红，苔薄黄，脉细数。

基本病机：久病不愈，肺脏虚弱，气阴耗伤，伤及肾阴，肾不纳气；或肾阴亏耗，津液不能上润肺金；或虚火上扰，灼伤肺阴，肺失滋润，肺失宣降。

常用治法：滋阴补肾，润肺止咳。

10. 脾肾阳虚证

临床表现：喘促日久，呼多吸少，或咳嗽反复发作，痰涎清稀，头晕，畏寒肢冷，食少纳呆，夜尿多，大便稀溏或五更泻，舌质淡，苔薄白，脉沉细无力。

基本病机：久病不愈，累及脾肾，脾肾阳气不足，中阳不运，气失摄纳。

常用治法：补肾纳气。

二、名 家 心 法

1. 裴正学

【主题】 西北地区发病多风寒起病，燥湿相间

【释义】 裴正学认为，慢性支气管炎多为风邪犯肺所致。"风为百病之长""风邪上受，首先犯肺"。肺主呼气，肾主纳气。肺病日久，必伤于肾。甘肃地属西北，北为寒水之源，西乃燥金之地。故该地区的慢性支气管炎患者，除咳喘、痰涎等痰浊犯肺之水湿证候外，尚有口干、咽干、鼻干、咯痰不利，甚者干咳无痰等燥证表现。因此，该地区的慢性支气管炎，乃风寒起病，燥湿相间，继则入里化火；新病邪实，久病正虚；邪实为标，正虚为本。根据以上认识，治疗慢性支气管炎，以温散风寒，润肺化痰为主；方用杏苏散合麻杏石甘汤加味（杏仁、苏叶、陈皮、半夏、前胡、白前、茯苓、桔梗、枳壳、梨皮、麻黄、生石膏、甘草。（薛文翰、李敏. 裴正学先生治疗慢性支气管炎的临床经验[J]. 中国全科医学，1998，1（3）：202.）

2. 曹玉山

【主题】 肺、脾、肾三脏功能不足

【释义】 曹玉山认为，慢性支气管炎的病理机制，为肺、脾、肾三脏功能不足。肺主气，脾主运化，肺气有赖于脾所运化的水谷精微以充养；脾失健运，不能输布水谷精微，酿湿生痰，上渍于肺，壅塞肺气，影响气机出入，遂为咳嗽，即"脾为生痰之源，肺为贮痰之器"之意。肺为气之主，肾为气之根。脾虚日久，肺气亦衰，亦可出现咳嗽、气促。肾精亏损，不能助肺吸气，则呼吸表浅。然肺、脾、肾三脏功能不足，易招致外邪，会致慢性支气管炎加重。肺主气，心主血，气血相关，肺脏病变，日久必及于心。慢性支气管炎反复发作，日久不愈，气滞、痰凝、血瘀、水停，而演变为肺气肿、肺心病。气滞、痰凝、血瘀、水停，为慢性支气管炎的病理产物。以四子养亲汤为基本方，治疗慢性支气管炎。此方由三子养亲汤（苏子、白芥子、莱菔子）加葶苈子组成，可降气、祛痰、泻肺平喘。（滕政杰. 曹玉山用四子养亲汤治疗慢性支气管炎的经验[J]. 中医研究，2004，17（4）：46-47.）

3. 王有奎

【主题】 肺脾气虚，痰浊阻肺

【释义】 王有奎认为，慢性支气管炎虽以咳嗽、咳痰为主症，但肺气虚是多年不愈、反复发作之关键。痰的产生，是由肺失宣通肃降，不能散布津液；或脾失运化，水湿内停而凝聚

所致。痰浊形成后又成为致病因素，所以滞留气道之痰浊不除，炎症不清，本病就难以痊愈。痰浊不仅是本病迁延不愈之源，而且还是致病之标。治标不治本，已生之痰即便消除，新痰仍不断滋生；故祛痰同时须补益脾肺，以杜绝生痰之源。痰浊消除，肺气清肃，宣通肃降功能得以恢复，则咳嗽可愈。治疗慢性支气管炎时，化痰止咳法贯穿始终。阴虚肺燥者，益气养阴，利痰止咳，常用经验方润肺汤（桑白皮、款冬花、知母、五味子、天花粉、冬瓜仁、党参）治疗；脾虚痰盛者，健脾益气，祛痰止咳，每以六君子汤加味；肺卫气虚者，补益肺卫，化痰止咳，常用补肺汤加减治疗；喘息型慢性支气管炎多属痰气郁结，治以宣肺化痰，止咳平喘，常以定喘汤加减；慢性支气管炎急性感染期，常表现为痰热壅肺，治以清热解毒，化痰止咳，每以清金化痰汤加减。（陈火花. 王有奎主任医师治疗慢性支气管炎经验介绍[J]. 新中医，2006，38（9）：18-19.）

4. 杨牧祥

【主题】   气虚血瘀为病机特点

【释义】   杨牧祥认为，慢性支气管炎的病机特点是气虚血瘀。慢性支气管炎，咳嗽、咯痰迁延不愈，损伤肺气，脏腑机能减退，表现为邪减肺虚之象；或素有肺虚，又感外邪，形成本虚标实之证。病情缠绵日久，脏腑功能一时难以复原，病邪亦退之不尽，最终形成慢性病理损害。虚即脏腑机能减退，多表现在肺、脾、肾三脏功能衰退，尤以气虚显著；实即血瘀。慢性支气管炎动物模型，在免疫功能低下的同时，存在着显著的"血瘀"病理改变；慢性支气管炎患者，存在典型的"血瘀"微观改变。所以，无论肺气虚弱，或肺气壅滞，皆可导致"血瘀"，"血瘀"是必然的病理结果。以咳喘宁方（主要由炙麻黄、杏仁、紫菀、款冬花、百部、桃仁、丹参、地龙、炙黄芪、太子参、五味子、补骨脂等药组成），补气活血祛瘀，化痰止咳平喘，治疗慢性支气管炎。（成立，陈分乔. 杨牧祥教授治疗慢性支气管炎经验浅谈[J]. 中国中医急症，2014，23（10）：1850-1851.）

5. 高体三

【主题】   肺、脾、肾虚寒为本，木火刑金、痰浊壅肺为标

【释义】   高体三认为，慢性支气管炎属于一种慢性虚寒性疾病。其发病常常表现为本寒标热，上热下寒之候，然虚寒为发病关键之所在。证因脾肺虚寒，土不生金，导致肺失宣降，痰浊内阻，而见咳喘痰多（上实）。肾阳虚弱，肾不纳气，寒水侮土，又加重了脾肺功能的失调。若土虚不能培木，导致木郁化火而刑金侮肺，又可出现口干口苦、吐痰黄稠、舌红苔黄等症（上热）。本病症状虽在肺金，但与肝、脾、肾三脏密切相关，肺、脾、肾虚寒为本，木火刑金、痰浊壅肺为标。治当温补脾肾，清疏养肝，宣肺化痰，止咳平喘。临床上以茯苓四逆汤、苓甘五味姜辛汤和二陈汤三方，加柴胡、黄芩、瓜蒌仁、川贝母、石膏为主；寒热并用，补泻兼施，标本兼顾，且以温补为主治疗。（高天旭. 高体三治疗慢性支气管炎经验[J]. 中医研究，2002，13（1）：17-18.）

6. 邵长荣

【主题】   健脾以益肺，燥湿以化痰

【释义】   邵长荣认为，慢性支气管炎有咳嗽、咳痰等主症，治疗一般偏重于清肺、宣肺、

止咳化痰；又因病期较长而有"久咳伤阴"见证，故加入养阴润肺之药，在临床应用上，可收到一定的效果。但是，慢性支气管炎也往往表现为"痰湿阻于中焦"的见症，如胸闷、四肢酸软乏力、身重喘咳、痰稠黏、口干不欲饮、舌苔白腻尤以根部为甚，脉弦滑或濡滑等。则养阴润肺之剂常不能收到理想的效果，有时反可起"助湿"的作用，使症状更加剧烈。咳嗽、咳痰的病机，与肺、脾、肾三脏密切相关。肺主气，为五脏之华盖，肺系是气体出入之孔道，故初病常先犯肺而咳，属于外感咳嗽者多见之；至于内因咳嗽，常以脾、肾二脏为主，常偏于脾虚之征象。脾虚而影响咳嗽的机理，为脾虚生湿，逐渐聚而为痰浊，湿痰上渍于肺，影响气机的出入，引起咳嗽。用健脾燥湿法治疗慢性支气管炎的立法，依据是"脾阳不振，运化失司，水湿留聚，湿胜生痰"，健脾以益肺，即"培土生金"之意；燥湿以化痰浊，是标本兼顾之治。用方以平胃散及二陈汤为基础，略作加减。（邵长荣，屠光英，屠伯言，等．以健脾燥湿法为主，治疗慢性支气管炎及肺气肿[J]．上海中医药杂志，1965，11（3）：7-9．）

7. 王正公

【主题】　老年患者寒饮见症为多，治宜温肺化饮

【释义】　王正公认为，临床所见老年慢性支气管炎，以寒饮见症为多，其痰色白清稀如泡沫状。痰越稀薄，越不易咯出，因此不宜用促进分泌、稀释痰涎的祛痰药，也不适宜用润肺止咳药。前人有"饮为阴邪，当以温药和之"的治则，如苓桂术甘汤、苓甘五味姜辛半夏汤，以及二陈汤、平胃散一类方剂，都具有温肺化饮、健脾燥湿作用。对本病喘咳痰多问题，应采用"因势利导，制源畅流"的方法。"制源"就是减少痰涎的来源，"畅流"就是加强祛痰作用，"因势利导"促使痰涎咯吐爽利。同时，气急、胸闷等症状，也可随之缓解。对老年慢性支气管炎寒饮见症者，拟方取苓桂术甘汤、苏子降气汤化裁。若伴有外感，加荆芥、防风、苏叶；若喘急严重、舌苔白润、口不渴、寒饮见症明显，用小青龙汤加减。除寒饮见症外，尚有体质偏于阴虚或湿热者，可见咽干口燥、舌红苔黄、脉细弦数等痰热证候，治疗须用清肺泻热之剂；拟方取定喘汤、三拗汤化裁，加牛蒡子、前胡、芦根、枇杷叶以轻清宣透，僵蚕、蝉衣以解痉定喘，南沙参补气，连翘、银花、生石膏以退热。（王正公．老年慢性支气管炎的防治[J]．上海中医药杂志，1981，（11）：22．）

8. 姜春华

【主题】　温补清消，止咳化痰并祛痰

【释义】　姜春华治慢性支气管炎，自拟治咳主方（百部、开金锁、全瓜蒌、马勃、南天竹、天浆壳、五味子），温补清消、止咳化痰祛痰于一炉，集中兵力打歼灭战，辨证加减治疗。方中开金锁即野荞麦，能抑菌消炎治咳；百部治咳有卓效，不拘新老寒热虚实，皆可配伍使用；全瓜蒌有抗菌作用，能润肺、祛痰、止咳、平喘。马勃治老咳嗽，见周吉人《集验方》，原系研粉滴冰糖含咽，现改入汤剂。南天竹为观赏植物，广东药摊常与天浆壳合治百日咳，有镇咳平喘作用，但用量不可过大。天浆壳亦名萝藦，治咳嗽痰喘。五味子补肺滋肾，平喘止咳。此方不拘寒热虚实、新旧老小皆可服用。若遇痰多者常加川贝（或大贝）、半夏、桔梗；痰黄成块成丝，加竹沥、竹茹、蛤粉、天竺黄；干咳无痰或痰少而黏，加麦冬、天冬、石斛、北沙参、木蝴蝶；遇有阳虚肢冷畏寒、脉微舌淡者，加附子、肉桂，或桂枝、干姜；如气虚气短懒言、四肢无力者，加黄芪、党参；如脾虚痰多咳唾不止，加入香砂六君丸、干姜。（陈树森，曹鸣

高，姜春华，等. 慢性支气管炎证治[J]. 中医杂志，1985，26（11）：4-9.）

【主题】 不可见咳只治咳，须兼顾体质，整体辨治

【释义】 姜春华认为，慢性支气管炎的主症是咳嗽，次为痰多，其次为气急，再其次为气短。其症状以虚寒性为多，但急性发作也可以见到热性类型。急性发作以解表为主，兼治咳嗽。治疗咳嗽，干咳痰稠，以滋润化痰为主，使其痰容易咳出，就可减少咳嗽；假如痰多气壅，则用刺激性祛痰药物，痰除则咳易止；干呛阵作，以止咳为主，因为这种咳与痰无关；痰黏成块，则以化痰为主，使痰变稀，容易略出。但慢性支气管炎不可见咳只治咳，必须联系到体质和全部症状加以调整和补益。慢性支气管炎一是病程长；二是经常持续，逢冷加剧；三是体质、症状均表现为虚寒。因此，调整体质是一个重要环节，可称之为体质疗法，增强体质可以减少、减轻发作，甚至于经久不再复发。脾虚气弱者，用健脾益气法，以六君子汤随症加味。阳虚水泛者，可用温阳益气；重者参附汤随症加味，轻者附桂八味丸作汤方加减。感染时，加开金锁、马勃、蝉衣、板蓝根等；痰多咳出不爽者，加胆南星、远志、大贝、桔梗；痰浓，加竹沥、天竺黄、蛤粉。虚弱甚者，可酌用下列药物：①红参3g，日服2次。②五味子9g，日服3次。③紫河车3g，以粉或胶囊吞服，日服3次。④补中益气丸9g，日服2次。⑤六君子丸9g，日服2次。（戴克敏. 姜春华治疗慢性支气管炎的经验[J]. 山西中医，2002，18（6）：3-6.）

9. 朱良春

【主题】 敛肺定喘治久咳

【释义】 朱良春认为，咳嗽病因多端，既有外感、内伤之分，又有虚实夹杂之别。但久咳不已，总以止嗽定喘为主。正如徐东皋所说："凡治咳嗽，当先求病根，伐去邪气，而后可以乌梅、诃子、五味子、罂粟壳、款冬花之类。此辈性味燥涩，有收敛劫夺之功，亦在所必用，可一服而愈，然须权其先后而用之。"乃经验之言。历年来对慢性久咳，除先针对病情，或燥湿化痰，或补益肺脾，或清润肺金之后，概予"久咳丸"（五味子、罂粟壳、枯矾、杏仁）治之。盖五味子具敛肺、滋肾、生津之功，对肺虚咳嗽最宜。罂粟壳善于收敛肺气，对久咳尤合。枯矾擅长消痰燥湿，而杏仁功能消痰润肺。四味合用，有相辅相成之功，力专用宏之妙。（陈树森，曹鸣高，姜春华，等. 慢性支气管炎证治[J]. 中医杂志，1985，26（11）：4-9.）

10. 颜德馨

【主题】 急性期治宜宣风肃肺，直泻肺金；缓解期以温、散、逐、泻四法合治

【释义】 对于慢性支气管炎急性发作之由于风燥痰热引致者，症见咳嗽、咽痒、痰黏难出、脉滑数、舌红苔黄腻，一般宣肃之品皆无效果者，颜德馨常以麻杏石甘汤加葶苈子，大剂宣风肃肺，直泻肺金之热，一鼓而下，往往立竿见影。咽痒乃风热内寄的表现，葶苈泻肺，釜底抽薪，风热不解即为肺实，亦治未病之意。慢性支气管炎缓解期，临床习以附片、桂枝之温化，麻黄、细辛之辛散，生半夏之逐痰，葶苈子之泻肺，随证加减配伍，以温、散、逐、泻四法合治。凡症见咳喘胸闷、多白沫痰、形寒神怯，即以附、桂为君，温运肺肾之阳，立法重在"温"字。若咳喘气短、不得平卧，则加细辛、麻黄温散寒痰，此则重视"散"字。久咳痰黏难化，仅用温、散犹难中的，常加生半夏温化痰浊，此"逐"痰之义。邪满于中，冲激上逆，上迫于肺，喘逆难平者，常加葶苈子泻肺降气，或以降香降气泻肺。集温、散、逐、泻四法，辨证制方，适用于慢性支气管炎之偏于寒性者。（陈树森，曹鸣高，姜春华，等. 慢性支气管

炎证治[J]. 中医杂志，1985，26（11）：4-9.）

11. 李济仁

【主题】 据痰辨治，豁痰利气为要

【释义】 李济仁认为，痰液阻塞气道为本病病机，因此豁痰利气为治之要法。痰除可去其阻塞气道之弊，又消其刺激气道而致反复感染之因。临床常见痰液渐稀少或被祛除之际，即胸宽气畅病缓之时。因此，在治本病时紧扣"痰"，据痰辨治。其经验是：①痰色白，量少质稀者，选用射干麻黄汤加减。药用射干、麻黄、细辛、款冬花、法半夏、姜枣之属。②痰量多，色黄，质偏稠者，以马兜铃、海浮石、款冬花、桑白皮、杏仁、苏子、黄芩、炒葶苈子、清半夏等为主，因症化裁。③痰量中等或较多，色青灰，质稠厚者，则以炒苏子、旋覆花、紫菀、橘红、杏仁、法半夏、远志、制南星、炙甘草等为主，加减使用。因本病患者多见老人，体质多虚，故除痰黄热显著者外，在治痰同时，加用桂附八味丸以平补肾中之阴阳。如此汤丸并进，攻补兼施，收效颇著。此外，还要注意择时服药。如以汤丸并进，则晨起一用附桂八味丸，为借自然与人体"平旦阳气升"之力，而助肾气发旺；二用汤药豁痰利气，清除隔夜之陈积。寝前一时许，再服汤剂，为求药效恰在喘嗽动作时得以发挥；临卧服丸剂，以补入夜阳气衰，而减夜间喘嗽之苦。（陈树森，曹鸣高，姜春华，等. 慢性支气管炎证治[J]. 中医杂志，1985，26（11）：4-9.）

12. 陈树森

【主题】 病分三期论治，慢性迁延期治疗重视肺脾肾

【释义】 陈树森治疗慢性支气管炎，主张分为急性发作期、慢性迁延期和缓解期进行论治，在慢性迁延期的治疗，强调标本兼顾，主张从肺、脾、肾论治。其病在肺脾两虚者，症见咳嗽痰多而浊，色白或灰白，但易于咳出，纳差腹胀，大便时溏，神疲乏力，舌苔薄或腻，脉缓弱或弦滑。治以补气健脾，燥湿化痰，常以六君子汤合三子养亲汤加减（党参、制半夏、百部、白术、茯苓、橘红、炙紫菀、白芥子、炒莱菔子、炙紫苏子、炙甘草）。食欲不振者，加焦三仙、山药；自汗易感冒者，加黄芪。其病在肺肾两虚者，症见咳喘气短，呼多吸少，动则尤甚，腰膝酸软，舌质淡或紫暗，脉弱或虚数。治以补肾纳气，佐以活血化瘀，常用麦味地黄汤加减（麦冬、五味子、生晒参、山茱萸、牡丹皮、紫河车粉、茯苓、泽泻、杏仁、蛤蚧粉、丹参）。肾阴虚者，加知母；肾阳虚者，加补骨脂、淫羊藿。（陈树森. 陈树森医疗经验集粹[M]. 北京：人民军医出版社，1989：39-41.）

13. 胡翘武

【主题】 益气滋阴，补肺固金，兼顾脾肾为基本治法

【释义】 胡翘武认为，老年慢性支气管炎患者，以气阴两虚为多，肺治节无权，宣肃失司；故滋益气阴，补肺固金，为其重要一环。历代补益肺金之方甚多，认为唯生脉散最佳，以人参益肺气，麦冬养肺阴，五味子既可敛肺生津，还可收耗散之气。如阴虚甚者，加南北沙参、百合等；气虚甚者，加炙黄芪、炙甘草。肾为水脏，主藏精，故滋水润金为肺阴不足常用之法，方以六味地黄丸合生脉散化裁，宜去茯苓、泽泻，加玄参、天冬、南北沙参等，使金水相生，互滋互充。若兼精血不足者，可选用龟板胶、阿胶、冬虫夏草等肺肾兼补之血肉有情之品。

肺气不足之因，脾土亏虚者不为少见。故补益肺气而收效不显者，可从脾土求之，治以保元汤合补中益气汤化裁。兼寒者加少量干姜，与肉桂同用，既可温中散寒，又有"少火生气"之用。其量宜轻勿重，缓缓调治。若肺气亏虚因肾阳失煦、徒温补肺气、补益中气不奏效者，当温养肾督以补肺气；方宜右归丸加紫河车、紫石英、胡桃肉、五味子等。如肺阴亏虚因脾阴不足所致者，症如喘咳气急、口干欲饮、纳差脘痞、面颊唇舌淡红、溲淡黄、大便或结或溏、脉虚濡且数等，非滋养脾阴无以建功。此与肾阴不足无以润肺者有别，六神散合生脉散加百合、北沙参、西洋参为佳，此亦为培土生金之法。（胡国俊．胡翘武治疗老年慢性支气管炎的经验[J]．中医杂志，1991，32（12）：15-16.）

14. 高辉远

【主题】 慢性迁延期正虚邪恋，法宜标本兼施

【释义】 高辉远认为，慢性支气管炎的病情既不能缓解痊愈，又未表现急性发作状态，然始终纠缠不愈者，此为慢性迁延期，属正虚邪恋之证。临床可见外邪客肺和痰浊壅肺的标实证，又有肺、脾、肾不足的本虚证。久患慢性支气管炎，卫气虚弱，患者不任风寒，极易感邪，症见咳嗽有痰兼喘、咳声低弱、痰白清稀、自汗恶风、易于感冒、身倦懒言、舌淡苔薄白、脉虚弱等。此多为肺虚痰恋之证，宜用玉屏风散合补肺汤化裁。症见咳嗽痰多、痰白黏稠、倦怠乏力、食欲不振、腹胀便溏、舌淡苔白、脉沉滑，其病机为脾虚痰滞；宜治宜益气健脾、止咳化痰之法，宗六君子汤合二陈、三子养亲汤化裁。肾虚痰滞者，见咳嗽气急、腰酸腿软、潮热盗汗等症，宜麦味地黄丸合太子参、天冬、沙参治之，甘寒滋阴，肺肾同治。若肾气上逆而咳痰喘，上盛下虚，其症痰涎壅盛、胸膈噎塞，宜苏子降气汤。（王发渭，于有山．高辉远辨治慢性支气管炎的经验[J]．吉林中医药，1995，15（1）：5-6.）

【主题】 缓解期标实已平，重在扶正固本

【释义】 高辉远认为，慢性支气管炎病人经过治疗或自然缓解，临床表现无明显症状，或有轻微咳嗽、咯痰，或稍有气喘、精神欠佳、面色少华、食纳欠馨、舌淡苔白、脉沉细无力等，均属临床缓解期阶段。此时病情暂趋于相对平稳状态，但机体抗病能力差，其病变尚未清除，容易复感外邪，而使病症复发或加重。因此，必须重视缓解期患者的治疗，正如朱丹溪所云："久喘之症，未发宜扶正为主，已发以攻邪为主。"慢性支气管炎缓解期以本虚为主，标证不突出，故治疗上主要针对其虚多实少的病机，缓则治其本，以扶正固本为要，以促进机体虚损脏器逐渐复元，提高机体自身抗病能力。宜采用扶正固本，培补肺、脾、肾，改善此三脏功能为重。临证多以保元汤、玉屏风散、六君子汤、人参胡桃汤等方剂为基础方化裁变通之。（王发渭，于有山．高辉远辨治慢性支气管炎的经验[J]．吉林中医药，1995，15（1）：5-6.）

【主题】 新感引动伏痰，当先祛痰宣肺，大忌敛肺止咳

【释义】 高辉远认为，慢性支气管炎有反复咳、痰、喘，尤以痰潜伏肺家是其发病基础。由于人体正气不足，卫外不固，气候稍变或寒冷，乘虚袭人之客邪，肺首当其冲，新感引动伏痰。如此内外合邪，郁遏太阴，咳喘之痰因此诱发或转者，屡见不鲜。故其主要表现为咳嗽、咯痰、痰多、气喘或有发热恶寒，临证必须根据痰之色、质，苔、脉等辨其寒热。寒痰宜温化，热痰宜清化，但治疗大法总不离乎祛痰宣肺。此时大忌敛肺止咳，以防闭门留寇。若是年老素体亏虚者，因其脏腑痿瘁，故宣肺不可太过，以免损伤正气。（王发渭，于有山．高辉远辨治慢性支气管炎的经验[J]．吉林中医药，1995，15（1）：5-6.）

15. 洪广祥

【主题】　治疗当兼顾鼻咽病症

【释义】　鼻为肺之窍，是呼吸出入的门户，不仅对呼吸有调节作用，而且对下呼吸道也有保护作用。洪广祥长期观察证明，慢性支气管炎患者中有 80%伴有鼻腔疾患，如慢性鼻炎、过敏性鼻炎等。故患者多伴鼻塞，流稀涕，喷嚏多或鼻痒等症状，以晨起为甚。其病机重心是肺肾阳虚。所以在治疗慢性支气管炎的同时，配合运用温阳宣窍利鼻法，兼顾治疗鼻腔疾患，收效甚捷。临床多选生黄芪、淫羊藿、仙茅、防风、白术、路路通、卫矛、辛夷花、苍耳子等。其中，路路通、卫矛，具有抗过敏的作用，对于过敏性鼻炎效果尤佳；辛夷花、苍耳子，宣窍利鼻，引药上行。慢性支气管炎长期迁延不愈，易引起咽部炎症。临床上，患者多伴有咽部不适，自觉有梗阻感，似有痰黏，但咯之不出；或咽痒难忍作咳，或咽痛等症状。咽部望诊可见局部充血滤泡增生。所以，对于慢性支气管炎合并咽炎的患者，洪广祥多运用上下兼顾的方法，在温化寒痰之中加桔梗、瓜蒌皮、白僵蚕、射干、牛蒡子、白鲜皮、地肤子、木蝴蝶、丹皮、赤芍等行气化痰利咽之品。（万文蓉. 洪广祥治慢性支气管炎特色[J]. 江西中医药，1996，27（4）：5.）

16. 詹文涛

【主题】　分型论治，兼顾益气养阴

【释义】　詹文涛认为，慢性支气管炎，邪实以痰饮伏肺，外感风邪等引动，以致气道阻塞，久遏化热，消灼津液，肺失宣降，本虚以气阴两虚为主。由于正虚不胜邪，故反复发作，久病入络，肺脏受损，反复感受外邪与痰饮相合，以致痰瘀热互结，形成严重的咳、痰、喘。临床分为痰热壅肺、表寒里饮化热二型，兼考虑气阴两虚加以治疗。气阴两虚，表现为咳声低微，咯痰无力，喘不足息，汗出恶风，气短乏力，动则加重，口干夜渴，舌苔少津，久病频繁发作。对痰热壅肺型，治以清热化痰、宣肺降气。基础方为自拟四三汤加味：炙麻绒、桃仁、薏苡仁、冬瓜仁、苏子、葶苈子、芦根、白茅根、葛根、射干、鱼腥草、炒黄芩。喘甚，加地龙；痰咯吐不利，加全瓜蒌；大便秘结，加生大黄；兼恶寒发热、鼻阻，加苏叶、防风；兼气阴两虚，加太子参、麦冬、五味子。对表寒里饮化热型，治长解表蠲饮，清热化痰。基础方为青龙三子石膏汤加味：炙麻绒、桂枝、法半夏、杭芍、细辛、干姜、五味子、苏子、葶苈子、生石膏、射干、鱼腥草、连翘等。喘甚，加地龙；兼气阴两虚者，加太子参、麦冬、五味子。生脉饮的运用，既提高了机体的免疫机能，又改善了心肺功能，有利于本病的治疗和康复。（罗小菊. 詹文涛辨证论治慢性支气管炎急性发作临床经验的分析与总结[J]. 云南中医中药杂志，1998，19（3）：1-2，47.）

17. 林求诚

【主题】　清热化痰，益气活血

【释义】　林求诚认为，慢性支气管炎合并感染，是本虚标实的病证。其标实为痰湿化热壅肺兼有瘀血，其本虚常为肺脾两虚。临床上常表现为咳嗽，痰多，痰黄不易咯出，胸闷，气短，神疲乏力，或见发热，口干，舌质常暗红或有瘀斑、瘀点，苔黄腻，脉细滑。中医辨证为痰热壅肺，气虚血瘀，用自拟清热化痰，益气活血方（瓜蒌、薤白、半夏、黄芪、党参、丹参、赤芍、黄芩、连翘、蒲公英、紫花地丁、鱼腥草、甘草）治疗。认为不能单用清热化痰法控制标证，还应采取健脾益气，培土生金，佐以活血的方法标本兼治，方可提高临床疗效。同时，针对痰热这一特点，选用清热解毒之品，认为药味要多，剂量要大，方能收效。对于合并肾虚患者，可加用淫羊藿、核桃肉、枸杞等，补肾填精，纳气平喘。（陈志斌，连林辉. 林求诚治疗慢性支气管炎合并感染的经验[J]. 福建中医药，1998，28（5）：23.）

18. 葛琳仪

【主题】　发作期以清为主，迁延期佐健脾助运，缓解期培补虚损

【释义】　葛琳仪认为，慢性支气管炎急性发作期患者，或由于外感风热之邪，内合于肺，肺气壅塞，不能输布津液而聚成痰热；或由于饮食不当，脾运失健，痰湿内生，上壅于肺，日久郁而化热成痰热，故治疗当以清为主。初期表现为发热、微恶寒、咽痛咽痒、咳嗽痰少等，治疗多采用清宣为主，重用金银花、连翘、牛蒡子、黄芩、蒲公英、桔梗、前胡、杏仁、浙贝母、板蓝根、青果、木蝴蝶等，使邪从表而解。经过治疗，表证渐去；对痰热（浊）壅肺，肺失肃降所致者，则以清化、清降为治；多投黄芩、蒲公英、重楼、野荞麦根、炒苏子、莱菔子、牛蒡子、姜半夏、厚朴花等。迁延期的患者，主要表现为痰热（浊）壅肺之症。久病之体，因脾失健运，水谷不得化生津液，聚成痰湿，是肺之痰浊的主要病因。治疗上，在清肺化痰的基础上，加入白术、薏苡仁、茯苓、猪苓健脾助运，淡渗利湿。缓解期的病人，肺、脾、肾三脏多有虚损，分别采用清热生津、补益肺气、健脾助运、补肾纳气、温阳利水、滋阴清热等治法。夏季"三伏"，是一年阳气最盛时期，卫阳固护，不易外感，故是培补虚损之体的大好时机。此期投以补益之剂，如炙黄芪、炒白术、防风、党参、茯苓、薏苡仁、人参、补骨脂、枸杞子、制玉竹、当归、仙茅、淫羊藿等，治疗虚损的脏器，往往能收到事半功倍之效。（魏佳平，钱沈京. 葛琳仪主任医师治疗慢性支气管炎的经验[J]. 浙江中医学院学报，1999，23（4）：40-41.）

19. 高复安

【主题】　老年患者久咳应治肺从脾，培土生金

【释义】　高复安认为，脾胃乃后天之本，气血生化之源。若脾失健运，水谷既不能化为精微上输以养肺气，也不能下输以滋肾元，反而聚为痰浊而上贮于肺，肺气壅塞则上逆为咳。由此可见，脾虚对本病之邪实与正虚两个方面均有重要影响，尤其后者是老年慢性支气管炎积年久咳，迁延难愈的一个重要因素。临床上老年慢性支气管炎患者，常见少气懒言、倦怠乏力、脘闷纳呆、大便溏薄等脾胃虚弱的症状。脾虚在老年人诸脏亏虚中占重要地位，脾胃一虚则四脏无所受益，机体防御机能减弱而百病易生。肺之与脾，子母相依。若脾虚不能散精归肺，则肺气先绝生化之源，此即肺最易受病。由于肺气的强弱，在一定程度上取决于脾胃的盛衰，因此对一些久咳不愈的患者，采用治肺从脾，培土生金的方法，常可获得满意的疗效。临床上常用六君子汤、参苓白术散等方加减。（高健. 高复安治疗老年慢性支气管炎经验[J]. 陕西中医，1999，20（3）：121-122.）

【主题】　补肺益肾，为老年慢性支气管炎之大法

【释义】　高复安认为，老年慢性支气管炎，属中医"内伤咳嗽""痰饮""喘证"等范畴。老年人元气渐衰，肺、脾、肾不足，既易滋生痰饮，又易感受外邪，导致肺失宣肃而咳嗽不已。究其病之根本，还在于肺肾亏虚。肺与肾乃金水之脏，肺为气之主，肾为气之根，病则可彼此影响，互为因果。久咳不愈伤肺，肺气日虚，母病及子，病则由肺传肾，导致肾也亏虚；肾虚

水泛，为痰为饮，上阻于肺，又致咳嗽不已。最终必致肺肾俱虚，宣降摄纳失司，咳喘剧烈，缠绵难愈。这是老年慢性支气管炎的基本病机特点。故补肺益肾为治疗该病的基本原则。即使在急性发作期，也不能仅是见痰化痰，见喘平喘，而应标本兼顾，扶正祛邪。（高健. 高复安治疗老年慢性支气管炎经验[J]. 陕西中医，1999，20（3）：121-122.）

20. 王福全

【主题】 三焦之痰的治疗法则

【释义】 王福全认为，慢性支气管炎外因是邪，内因是虚，痰饮阻肺是标，肺、脾、肾功能失调是本；阳虚阴盛是病之常，久则阳损及阴，出现病之变；反复发作，导致气血失调，甚则出现心脉瘀阻，病由气分及水分，影响到血分；最后导致气、血、水同病，上、中、下三焦功能失调，导致"痰浊"的产生。上焦之痰宜宣、降、清、温，去痰宜润、宜收，可用宣肺化痰法。其药如炙麻黄、前胡、杏仁、桔梗、苏叶等；（降）肃肺化痰法，其药如苏子、白前、百部、杏仁、莱菔子、白芥子等；清肺化痰法，其药如黄芩、桑白皮、鱼腥草、冬瓜仁等；温肺化痰法。其药如干姜、细辛、半夏、桂枝等；润肺化痰法，其药如知母、贝母、瓜蒌、花粉、百合、桔梗等；收敛肺气法，其药如当归、生地、熟地、白芍、五味子、玄参、麦冬、白果等。中焦之痰宜燥湿、健脾、逐饮，可用燥湿化痰、理气健脾法，方选用平胃散、二陈汤、菖蒲郁金汤等，其药如苍术、厚朴、半夏、陈皮、茯苓、菖蒲、郁金等；健脾逐饮法，方选用葶苈大枣泻肺汤、己椒苈黄丸，其药如葶苈子、白芥子、防己、椒目、苏子等。下焦之痰宜补肾纳气，温肾纳气法，常选用炙附片、肉桂、巴戟天、补骨脂、杜仲等；滋肾纳气法，常选用生地、天冬、桑椹子、五味子、女贞子、山萸肉、首乌等；出现下焦湿热，用清利兼补肾法，常选用知母、黄柏、桑寄生等。（张成新，赵翡翠，姜淑芬. 王福全从痰饮论治慢性支气管炎经验[J]. 新疆中医药，2002，20（6）：52-53.）

21. 马智

【主题】 祛除痰饮，止咳平喘

【释义】 马智认为，痰饮作为本病发病过程中最重要的病理产物，可使肺气壅滞，肺失宣肃而发为咳喘，与肺、脾、肾、肝均有密切关系。因此，祛除痰饮在本病的治疗中具有重要意义。此治法多用于慢性支气管炎急性发作期，常表现为咳嗽、咯痰加重，甚则喘息、胸闷，以祛除痰饮、止咳平喘为主要治则。风痰证治宜疏风化痰，常用止咳散加减；痰热证治宜清热化痰，常用清金化痰汤加减；寒痰证治宜温化寒痰，常用小青龙汤、苓甘五味姜辛汤、射干麻黄汤等治疗；燥痰证治宜润肺化痰，常用清燥救肺汤加减；湿痰证治宜燥湿化痰，常用二陈汤加减；痰瘀互结证治宜化痰逐瘀，给予祛痰宽胸、活血化瘀、宣降肺气及补肾元之药物配伍治疗。（曲妮妮. 马智教授从痰论治肺系病证经验[J]. 中医药学刊，2006，24（1）：26.）

22. 钟一棠

【主题】 急性发作辨寒热，缓解期权虚实

【释义】 钟一棠治疗本病时，注意分清寒热虚实，概括为"虚喘在肾，实喘在肺"。急性发作辨寒热，缓解期权虚实。急性发作分三型：寒型，治以温肺散寒、化痰逐饮，方用三拗汤加减；热型，治以清肺化痰、止咳平喘，用经验方（北沙参、前胡、浙贝母、野菊花、鱼腥草、蒲公英、瓜蒌、甘草）加减；寒热夹杂型，治以宣肺化痰、止咳平喘，方用参苏饮加减。急性发作时，寒热夹杂证较多，且寒热又易互相转化，治疗宜加重清热之品；若见化寒之象，则酌加温化之味。缓解期分四型：肺气虚，治以补肺益气，用经验方（党参、黄芪、煅牡蛎、紫菀、苦杏仁、五味子、川贝母、甘草）加减；肺阴虚，治以润肺生津、健脾养胃，用经验方（北沙参、麦冬、谷芽、麦芽、天花粉、石斛、山药、炒扁豆、甘草）加减；肺肾阳虚，治以温补肺肾，纳气平喘，用经验方（红参、紫河车、白术、姜半夏、茯苓、肉苁蓉、锁阳、淫羊藿、肉桂）加减。日久累及心者，酌加益心气、和营活血之品，选用丹参、党参、小麦、柏子仁等。肺气较虚者，取猪肺一具煮汤取汁，代水煮药，寓以脏补脏，往往可收更好效果。（徐立民. 钟一棠老中医治疗慢性支气管炎经验介绍[J]. 新中医，2008，40（8）：8.）

23. 郭选贤

【主题】 化痰之要在调气

【释义】 郭选贤认为，痰产生的病理机制非常繁杂，气机失调是最为重要的一环。大凡外感、饮食、情志、劳倦等因素，皆可引起气机失调，进而引起津液的布散障碍，以致津液聚而为痰。痰既成之后，又会阻碍气的运行，气因痰阻，痰随气升，痰气交阻，从而产生咳、痰、喘等慢性支气管炎的主要症状。因此，化痰之要在于调理气机。气机失调有气逆、气滞、气陷、气闭等多种形式。治慢性支气管炎之调气，主要是使上逆之气得降，阻滞之气得通，气陷之气得升。故慢性支气管炎之治，于组方多用枳壳、桔梗，宽胸顺气，宣肺降浊；柴胡、郁金疏理中焦气机；健脾多莪术、白术同用，加强破滞行气之功。（张晓艳，刘俊芳. 郭选贤教授从痰、气论治慢性支气管炎经验介绍[J]. 新中医，2011，43（3）：169-170.）

24. 周平安

【主题】 急则治其标，祛邪为主，首当辨清寒热

【释义】 周平安认为，慢性支气管炎急性加重时，以邪实为主，脏腑辨证主要责之于肺，以肺脏为中心。治疗首先应祛邪。邪气不能外达，痰浊无以蠲化，肺气壅遏不宣，则咳喘难愈。辨证时应根据症状、舌苔、脉象首先辨清寒热。症状中尤以痰为辨证的要点，根据痰的色、质、量辨别寒痰、热痰。寒痰宜温化，热痰宜清化。慢性支气管炎本为慢性病，病程迁延，虽同为急性加重期就诊，个体情况又有所不同。因此，对于久病体虚年老者，治宜标本兼治。另外，急性加重时，伴有肝气不舒，少阳枢机不利者，若投常规的宣肺止咳之品往往疗效欠佳，配合以疏肝理气之法常能奏效。（金在艳，李辉，刘世刚. 周平安治疗慢性支气管炎经验[J]. 中医杂志，2012，53（8）：647-648.）

【主题】 缓解期扶正固本，培补肺脾肾

【释义】 周平安认为，缓解期以本虚为主，主要为肺、脾、肾三脏之虚。慢性支气管炎患者初病在肺，久咳致肺气虚，卫外不固，不能抗御外邪；外邪反复侵袭，发病愈加频繁，病情逐渐加重；日久子盗母气，影响脾胃；脾胃功能失常，水谷既不能化为精微上输以养肺气，也不能下输以滋肾元，反而聚为痰浊上贮于肺。同时，脾胃亏损，又致气血生化无源，无以滋养五脏，病久及肾；肾虚则气不受纳，气喘不接；或肾阴不足，内热灼津生痰；或肾阳不足，温化无权，水湿上泛为痰，终致肺、脾、肾三脏俱虚。故缓解期主要治法，为扶正固本，培补肺、脾、肾。（金在艳，李辉，刘世刚. 周平安治疗慢性支气管炎经验[J]. 中医杂志，2012，53（8）：647-648.）

25. 陈家礼

【主题】　重视风痰为患，理气燥湿健脾，化痰和中宣肺

【释义】　陈家礼认为，慢性支气管炎患者，本肺脾气虚，若复感外邪，则可形成脾虚痰浊内蕴兼外感的证候。慢性支气管炎急性发作的主要特点，在于风与痰为患，可郁而化热，可损伤正气。据体质因素有寒化、热化不同，但痰邪为患是其主要病理因素。脾恶湿喜燥，理气燥湿健脾，方能杜绝生痰之源。所以，在治疗慢性支气管炎时，抓住风与痰的特性，选用杏苏散加减化裁。杏苏散为《温病条辨》方，是清宣凉燥的代表方。轻宣温润，为治疗秋令小寒而设。肺脾同治，以此方为基础，改方中苏叶为苏梗和苏子，与杏仁一道为君，增强降气化痰和中之力；桔梗、枳壳、陈皮、半夏、茯苓为臣，健脾化痰理气、升降气机，使痰浊得以运化；紫菀、冬花、浙贝母温肺润肺化痰为佐药；荆芥开宣肺气、祛风引药上行为使药。全方燥润辛相合，燥湿化痰，理气和中，宣肺润肺，肺脾同治。组方较单纯杏苏散，增强了化痰和中宣肺力度，尤适合于外感日久咳嗽不愈，痰浊内蕴者。对于喘促明显者，不论寒热均可佐用少量炙麻黄以宣肺平喘。（苗建平. 陈家礼学术思想与临床经验总结及杏苏散加减治疗慢性支气管炎的临床研究[D]. 北京：北京中医药大学，2012.）

26. 刘建秋

【主题】　急性发作期祛邪为先，兼以扶正

【释义】　刘建秋认为，慢性支气管炎急性发作的基本病机，为"外邪引动伏痰"，病程迁延难愈与痰瘀壅塞气道密切相关；痰瘀阻滞肺气，肺失宣肃，是慢性支气管炎久病难愈的基本病机。治疗方面以祛邪为先，兼以扶正为治则。①外邪袭肺证：治以解表散寒、宣肺化痰、止咳平喘之法，常用麻杏二三汤为主加味治疗。②瘀血阻滞证：以活血行瘀兼清热化痰为基本治法，以丹参、桃仁、当归、川芎等活血化瘀药为主，适当配伍桑白皮、瓜蒌皮、前胡、百部等化痰药。③痰热郁肺证：以清肺化痰为治法，药用半夏、薤白、瓜蒌、黄连、桑白皮、地骨皮等清泻肺热。④痰瘀阻滞证：以清肺化痰、活血行瘀为基本治法。化痰方根据外寒内热或痰热壅肺，选用小青龙加石膏汤、定喘汤或泻白散加减，或用三拗汤加银花、蒲公英、黄芩、桑白皮、冬瓜仁、浙贝、瓜蒌皮等清泻肺热之品。活血化瘀药，用丹参、桃仁、当归、川芎等。⑤脾肾阳虚证：慢性支气管炎急性发作的基本矛盾，是阴阳失调，阳虚阴盛；故以扶阳法为防治慢性支气管炎急性发作的重要法则。在遣方用药时多用温药，如用制附子、补骨脂、菟丝子、淫羊藿、巴戟天等温肾扶阳，用党参、黄芪、白术、甘草等健脾益气兼以温阳。（李竹英，胡慧珍，王雪慧. 刘建秋教授治疗慢性支气管炎急性发作期临证经验浅析[J]. 中国中医急症，2015，24（1）：83-84.）

三、医论选要

1. 燥邪论（周铭心）

【提要】　燥邪为西北慢性支气管炎主要致病因素，燥证分内燥、外燥，同时有燥证夹湿、外燥内湿之特征，自拟西北燥证方药，运用于临床。

【原论】   燥邪是与风、寒、湿、火、暑并列的致病因素。燥邪外袭，自口鼻皮毛而入，首先伤肺，最易引发咳嗽等病症。肺主气而司呼吸，与大气相通，又外合皮毛，开窍于鼻。燥邪伤人，多从口鼻而入，故最易伤损肺阴。肺阴为燥邪所伤，失其滋润，则肺气宣发肃降功能均受影响，可出现一系列肺失宣降、津亏干燥之证，如干咳少痰，或痰黏难咯，或痰中带血，甚则喘息胸痛等症。

西北之方域、地势、气候、民俗等复杂原因，决定了燥邪为其地主要致病因素。但居民的阴虚内燥、外燥内湿体质亦决定了其为发病的内在因素。①阴虚内燥：外燥经久不除，势必内侵，伤及阴津精血。西北燥证研究结果证实这一关系：西北燥证主证是肺卫孔窍皮肤燥证，为外燥证候；而兼证中肝肾精血不足和心肾阴虚、脾胃阴虚、冲任血虚证候，均属内燥证候。内燥由津液枯涸而起。西北人有喜食辛辣之习，阴津内耗，加之寒气外束，阳气郁内，必发为热，暗伤阴液，故亦可致成内燥。燥伤肺津，久则肺阴亏耗，成为内伤阴虚肺燥之咳嗽；肺阴不足每致阴虚火炎，灼津为痰，可见干咳、少痰之症。此外，肝肾精血不足亦可致咳，此因肝血不足而生风，风火上炎，灼伤肺阴之故。②外燥内湿：内湿因外燥内逼，气血滞涩，津液积留而致。在西北燥证的调查中，发现确诊为西北燥证的患者中，有许多人夹有湿证表现。但就西北燥证而论，其燥证既有外燥，又有内燥，其湿证则唯内证而已。故西北燥证便见有燥证夹湿、外燥内湿之特征。西北燥证中燥邪与湿邪相互转化的病机关系凡四：一为燥滞营卫，外燥内湿；二为遂燥气敛，津停生湿；三为燥极而泽，湿从燥化；四为湿阻气机，燥自内生。西北燥证所兼湿证为内湿，系由外感燥邪侵袭人体，邪正交争，病机转化而生。湿邪与肺、脾、肾三脏关系密切，湿邪犯肺，肺不能通调水道，气机升降失调，肺气阻郁，不能宣发肃降，发为咳嗽；湿困中焦，水谷不能化为精微上输以养肺，反而聚生痰湿，上干于肺；久延则肺脾气虚，气不化津，痰浊更易滋生，此即"脾为生痰之源，肺为贮痰之器"的道理。湿邪下注，殃及于肾，肾主开阖失司，肾气不固，不能纳气，由咳致喘。

临床干预主方：桑白皮12g，麦冬15g，五味子10g，桔梗12g，炙麻黄10g，黄芩15g，鱼腥草30g，炙甘草12g，贝母12g。加减：肝肾精血不足证，加当归12g、山茱萸12g；肺心脾风火燥证，加金银花12g、桑叶10g、紫苏子12g；心肾阴虚证，加酸枣仁20g、西洋参8g、天麻10g；脾胃阴虚证，加黑芝麻30g、厚朴15g；脾胃蕴湿证，加苍术12g、茯苓30g。（张丽丽. 周铭心教授治疗慢性支气管炎的经验研究[D]. 乌鲁木齐：新疆医科大学，2010.//韩荣，王燕. 周铭心. 西北燥证经验方治疗携证型慢性支气管炎31例疗效分析[J]. 中医杂志，2012，53（8）：673-674.）

2. 辨痰论（李鸿娟）

【提要】   见痰先辨痰，治痰顾标本；无痰并非真无痰，四诊灵活参机变。

【原论】   咳痰为慢性支气管炎的重要症状，也是病情加重或减轻的一个重要标志，对痰的辨证和治疗在本病治疗中占有重要地位。痰是人体阴阳失调，水液代谢失常而形成的病理产物，又是"从外知内""见标识本"，据以辨证的主要客观依据。从辨痰本身来讲，清痰含有泡沫为寒痰，稠浊或黄稠为热痰，多而易出为湿痰，少而不易咯出为燥痰。同时还要结合舌象、脉象和其他临床资料综合辨证，更重要的是要辨明产生痰的原因。痰的产生主要与肺、脾、肾三脏功能失调有关，而本病的产生与发展，由肺而脾至肾，逐次加重。故根据临床具体情况，恢复肺、脾、肾三脏功能为治本之举。寒痰因于阳虚，当温化，即"病痰饮者，当以温药和之"。

肺脾阳虚者宜苓甘五味姜辛夏仁汤，肺肾阳虚者宜真武汤加减，脾肾阳虚者宜四逆汤加减；热痰多见于急性发作期，常选用自拟的清肺化痰汤加减（炒杏仁、浙贝母、瓜蒌、陈皮、半夏、茯苓、黄芩、鱼腥草、芦根等）；湿痰当健脾燥湿化痰，宜二陈汤加减；燥痰当润之，以清燥救肺汤加减。

许多慢性支气管炎患者急性发作时，憋喘很重，但不咳痰；多为严重呼吸道阻塞，痰不能咳出，或正虚无力排痰等，并非真正无痰。此时应综合四诊资料，灵活辨证遣药。例如，伴发热，口干口渴，舌红苔黄厚腻，脉滑数，即可辨证为痰热蕴肺，予以清肺化痰汤。待喘憋稍减后，自然痰能排出。有些病人胸闷憋气，咳嗽无力，但咳声重浊，伴乏力，精神萎靡等表现，此为气虚无力排痰，治宜培土生金化痰，六君子汤加减。有些病人咳喘发作，伴水肿；由于过量应用了利尿剂，出现咳喘加重，痰难咳出。此类病人多伴口干舌燥，舌苔焦燥，脉细数；治疗宜养阴化痰，以麦门冬汤加减，并配合补液，调整水、电解质平衡。（陈拥军，庞晓钟. 李鸿娟主任医师治疗慢性支气管炎经验[J]. 吉林中医药，2008，28（1）：10-11.）

3. 扶阳论（徐仲才）

【提要】　阳虚证的主要特点，一是气虚，二是内寒。扶阳是防治慢性支气管炎的基本法则，临床应用时须处理好扶阳与益气、清热、滋阴的关系。

【原论】　阳虚证的主要特点，一是"气虚"，二是"内寒"。凡神疲乏力，面白，恶寒，手足不温，小便清长，夜尿增多，大便溏薄或五更泻，唇甲色青，舌质淡胖，舌苔白滑润，或舌光不欲饮，脉或细或沉迟等症中，只要抓住一二主症，不必悉具，即可放手应用扶阳法。

扶阳与益气。临证所见，气虚之重者即是阳虚，阳虚之轻者便为气虚。张景岳谓"气本属阳""气不足便是寒"，气虚和阳虚只是阳虚轻重不同而已。慢性支气管炎由肺气虚到脾阳虚，最后发展到肾阳虚，表明病情由浅入深，由轻转重。因此，在气虚和阳虚辨证之间，既求其同，也辨其异。就慢性支气管炎而言，积极的防治应该是阻止病情由气虚发展到阳虚，不要等待病情由气虚发展到肾阳虚后，才注意到温肾扶阳；而应在气虚阶段就兼顾扶阳，可能更富有成效。这种设想与《金匮要略》所云"上工治未病"采用"治肝补脾"之法，防患于未然，或有相符之处。

扶阳与清热。一般说，扶阳法主要适用于寒证、虚证，清热法用于热证、实证。二者泾渭分明，不可混淆，否则易犯"虚虚实实"之戒。慢性支气管炎的基本矛盾，是阴阳失调，阳虚阴盛；根据"谨察阴阳所在而调之，以平为期"的原则，温肾扶阳是防治慢性支气管炎的基本法则。然慢性支气管炎病情相当复杂，往往寒热交错、虚实夹杂。在寒郁化热或痰热蕴肺情况下，治疗常须寒热并用，或以清热化痰为主，才能迅速控制病情，为扶阳固本创造条件。防治慢性支气管炎不能局限于一法一方，在运用扶阳法的同时，清热法也不可偏废，贵在临证时辨其寒热虚实之所宜而施治。

扶阳与滋阴。鉴于阴阳互根的理论，对阳虚患者的治疗，除了用温阳药物以外，需适当配合一些滋阴之品，谓之"阴中求阳"。然阳虚型慢性支气管炎患者，往往兼见脾失健运的症状。而滋阴药物滋腻柔润，用之不当，常有夹湿呆胃之虑，故对阳虚型慢性支气管炎，一般不主张加入滋阴药。当然，慢性支气管炎属于阴虚者也不乏其例。如在治疗过程中兼见有口干、便秘等阴津不足现象者，则可酌加沙参、麦冬、肥玉竹之类。至于舌光绛干裂，阴虚较甚或实热津伤，口渴引饮者，扶阳法则须慎用。但口渴不尽属于热盛津伤，如慢性支气管炎由于湿浊中阻，津不上承，症见舌淡苔腻而口渴者，反宜运用温阳健脾化湿法，则脾健湿去津升而口渴自解。（沈新兴，徐仲才，邵长荣，等. 中医扶阳法治疗阳虚型慢性支气管炎——学习和运用徐仲才教授的临床经验[J]. 中医杂志，1982，23（2）：22-27.）

4. 通腑论（宋传荣）

【提要】 肺气肃降有赖于腑气的通畅，故以通腑法治疗慢性支气管炎。具体有泻热通腑法、润下通腑法、理气通腑法、益气通腑法。

【原论】 根据肺与大肠相表里，大肠通畅有助于肺气肃降的理论，按照中医辨证论治原则，对符合适应证的患者，运用通腑法进行治疗，取得了较好的疗效。具体方法有：①泻热通腑法。本法适用于慢性支气管炎急性发作或伴有感染引起的痰热证，方用小承气汤加味。本证多因素有咳喘宿疾，又外感风寒，内舍于肺；或外感寒邪，郁而化热所致。临床主要表现为痰热证或兼有表证，同时伴有大便秘结。此类患者多为肺热及肠，腑气不通。腑气不通，反过来又使热结于内而无出路，壅塞肺中，故咳喘甚。腑气下通，则热有出路。同时，还有助于改善病人饮食，增强正气，以利于抗邪。根据个人经验，有的肺热咳喘兼有表证，不必拘泥于先表后里或表里同治，只要有腑气不通表现，皆可先用通降之法为主。待腑气通畅，再根据病情辨证论治，常可事半功倍。②润下通腑法。本法适用于慢性支气管炎伴有阴津不足的肠道燥结证。多因肺津不能下布于肠，或素体肠道津亏所致。主要表现为咳嗽兼有便秘，方用麻子仁丸加减。肠燥津亏，大便不行，腑气不通，则肺气难降。故治疗此类患者，首先要解决便难一症。③理气通腑法。此法适用于气滞病证。多因肺病及肝，或肝气犯肺，导致气机阻滞，肺失肃降。临床主要表现为咳喘伴有胸腹胀满。此类患者多为性情急躁之人，虽未有明显诱因，但素体肝旺，所愿不遂，亦常使肝失疏泄，气滞胸腹；唯有通腑，使气得下泄，则肺气始降。方用消胀散加味，由苏梗、陈皮、莱菔子各30g组成，理胃肠之气效果甚好。④益气通腑法。本法适用于肺气虚证。多因久咳肺虚，或脾虚及肺所致。临床主要表现为肺气虚或脾肺气虚兼排便困难，方用补肺汤加减，另用番泻叶6g，蜂蜜50g，沸水冲泡，日1次。久咳肺虚，推动无力，故大便难。虽有补气之法，但参、芪之类，非短时奏效。而大肠之气不畅，直接相关于肺，大便通畅，肺气得降，可避免努厕耗气，有助于肺气尽快恢复。方中番泻叶虽属苦寒之品，但用量少，又有蜂蜜相伍，可润通肠道而无碍于胃，未见有副作用。若便难较轻，只用蜂蜜即可，番泻叶可以不用。（宋传荣. 运用通腑法治疗慢性支气管炎的体会[J]. 现代中医药，2005，2（2）：14-15.）

5. 宣清肃降四法论（沈丕安）

【提要】 慢性支气管治以调气为主，分别有宣肺止咳，清肺解毒或化痰，肃肺止咳，降气平喘以及纳气平喘等相应治法。

【原论】 ①宣肺，是将外邪向上、向外宣散出去，又称宣肺止咳，为治疗上呼吸道感染（以下称上感）咳嗽症状的主要方法。传统方剂有三拗汤、麻黄汤、小青龙汤、大青龙汤等，经验方有新咳汤（水炙麻黄9g，杏仁12g，浙贝2g，黄芩30g，白毛夏枯草30g，半夏2g，陈皮6g，茯苓12g，甘草3g）。新咳汤主要适用于慢性支气管炎继发上感，症见咽喉一痒就咳，无痰或少痰者，或慢性支气管炎继发上感后咳嗽不止者。②清肺，是清除肺支气管内的感染病灶和痰液等病理产物，分清热解毒和清肺化痰二法。传统方剂有银翘散、清气化痰丸、贝母瓜蒌散等，经验方有佛耳草汤（佛耳草15～30g，鱼腥草15～30g，炙地龙12g，炙百部12g，车前草 15g，陈皮 9g，炙甘草 9g）。佛耳草汤，主要适用于慢性支气管炎和慢性支气管炎继发上、下呼吸道感染后咳嗽、痰多者。③肃肺，为肃清肺部的病邪和余邪。其一，为肺支气管慢性炎症，需长期清肃肺气；其二，为感染基本控制后，仍然咳嗽不止；治以清肃余邪，肃肺止咳；其三，为慢性支气管炎咳嗽未愈，又添上感咽痒新咳，新老咳嗽同治，称宣肃并治；其四，为肃降肺气，既治咳嗽，又治气喘。传统方剂有止嗽散，经验方有白毛夏枯草汤（白毛夏枯草 30g，老鹳草 30g，碧桃干 30g，合欢皮 30g）。白毛夏枯草汤主要适用于慢性支气管炎和慢性支气管炎继发下呼吸道感染（以下称下感）以及肺癌患者，呛咳不止，为剧烈的刺激性咳嗽，无痰。④降气，肃降肺气，治疗肺实气喘。纳气，补肾纳气，治疗肾虚气喘。肃降肺气的传统方剂，有小青龙汤、厚朴麻黄汤等；补肾纳气的传统方剂，有人参蛤蚧散、人参固本丸等；经验方有参芪坎炁汤（生晒参 3g，黄芪 12g，坎炁半条，熟地 12g，五味子 12g，白毛夏枯草 30g，炙紫菀 30g，炙款冬 30g，川贝母 3g，浙贝母 12g，半夏 12g，茯苓 12g，陈皮 6g，甘草 3g）。参芪坎炁汤适用于慢性支气管炎、肺气肿、肺功能减退继发感染的咳嗽、气喘、痰多者。（沈丕安. 中医治疗慢性支气管炎经验[J]. 世界临床药物，2006，27（1）：35-38.）

6. 三期辨治论（洪广祥）

【提要】 急性发作期辨寒热重在祛邪，慢性迁延期辨虚实重在扶正祛邪，临床缓解期辨脏腑突出扶正固本。

【原论】 慢性支气管炎患者，因受凉、感冒或其他因素，引起咳、痰、喘任何一项症状比平素增重一成以上者，称为急性发作期。临床表现以炎症征象较为突出，病情较急而重，属邪实阶段。此期的关键，必须迅速控制感染，防止病势加重。按"急则治其标"的原则，治疗重在祛邪，并应区分寒、热的不同而辨证用药。急性发作期表现为寒证者，症见咳嗽或气喘，痰稀白而量多，伴见恶寒发热，头痛鼻塞，舌苔薄白，脉浮滑。其病机为风寒或寒痰遏肺，肺失宣降。治应辛散肺寒，化痰利气。常用药如生麻黄、桂枝，或苏叶、干姜、细辛、紫菀、杏仁、陈皮、牡荆子、甘草等。发作期表现为热证者，症见咳嗽或气喘，痰黄黏稠，且不易咯出，伴发热或微恶风寒，口渴，舌质红，苔薄黄或黄腻，脉浮滑数。其病机为风热或兼痰热犯肺，肺失宣肃。治宜辛凉清肺化痰。常用药如桑叶、杏仁、桔梗、连翘、薄荷、鱼腥草、黄芩、浙贝、生甘草等。肺热重者，可酌加金荞麦根、七叶一枝花、天葵子等；咳甚痰多者，还可加用矮地茶、瓜子金等，以加强祛痰镇咳之效果。

慢性迁延期患者，以病邪缠绵，症状反复，迁延不愈，功能紊乱，抗病力差为特点。证候表现多属本虚标实，虚实夹杂。针对这些特点，应按"标本兼顾"的原则，治疗重在扶正祛邪。同时，还应根据肺、脾、肾的临床不同见证，进行辨证施治。肺虚咳痰证，治宜益气温肺，祛痰止咳。常用药如黄芪、百部、紫菀、款冬、杏仁、法半夏、陈皮、天浆壳、矮地茶、牡荆子等，玉屏风散、温肺煎（经验方）为常用方。脾虚湿痰证，其病机为脾气虚弱，湿痰犯肺。治宜健脾燥湿，祛痰止咳。常用药如党参、白术、茯苓、甘草、法半夏、陈皮、白芥子、矮地茶、牡荆子、天浆壳等，补中益气汤、苓桂术甘汤、二陈汤为常用方；阳虚寒象明显者，加干姜或熟附子。肾虚痰喘证，其病机为肾不纳气，痰浊壅肺，气血瘀阻。治宜补肾纳气，化痰平喘，活血祛瘀。常用药如补骨脂、五味子、淫羊藿、沉香、苏子、礞石、椒目、葶苈子、牡荆子、小牙皂、青皮、桃仁、红花等，参蛤散、苏子降气汤为常用方。

临床缓解期，突出扶正固本。常规治疗一般可分为三种情况：如偏于肺脾气虚者，以益气补脾为主，常用方如玉屏风散、补中益气汤加减；偏于脾肾阳虚者，以健脾益气，补肾壮阳为主，方以右归丸、桂附八味丸、补中益气汤加减；偏于肺肾阴虚者，以滋养肺肾为主，方以七味都气丸、金水六君煎、六味地黄丸加减。（洪广祥. 论慢性支气管炎的证治[J]. 中医药通报，2007，6（2）：5-8.）

7. 三态十一证论（姜良铎）

【提要】 姜良铎提出，慢性支气管炎可分三态十一证辨治。三态，为外感引动宿疾状态、发作状态、缓解状态。十一证，分别为风寒束表证、风热袭表证、燥邪伤肺证、寒痰阻肺证、痰热壅肺证、毒热壅肺证、肝火犯肺证、肺气不足证、脾气虚弱证、肾阳虚衰证、肾阴不足证。

【原论】 （1）外感引动宿疾状态，宜解表祛邪，化痰宣肺为先。①风寒束表，治宜解表散寒，化痰宣肺。方药：炙麻黄 6g，桂枝 10g，紫苏叶 10g，干姜 5g，细辛 3g，五味子 5g，桔梗 10g，紫菀 12g，葶苈子 5g，杏仁 10g，半夏 10g，炙甘草 6g。②风热袭表，治宜凉散风热，宣肺止咳。方药：麻黄 6g，桑叶 10g，生石膏 30g（先煎），牛蒡子 12g，前胡 10g，杏仁 10g，桑白皮 10g，地骨皮 10g，生甘草 6g，虎杖 15g，连翘 15g，漏芦 12g，沙参 15g，太子参 30g。③燥邪伤肺，治宜清热润燥，宣肺止咳。方药：冬桑叶 10g，豆豉 10g，薄荷 6g，杏仁 10g，百部 15g，紫菀 15g，苏子 10g，瓜蒌 20g，浙贝母 12g，牛蒡子 10g，枇杷叶 10g，芦根 15g，白茅根 15g，阿胶 10g（烊化），麦冬 10g，沙参 15g，金荞麦 20g，连翘 15g，甘草 10g。（2）发作状态，宜祛邪豁痰，降气平喘为法。①寒痰阻肺证，治宜温肺散寒，化痰止咳。方药：麻黄 6g，桂枝 10g，杏仁 10g，五味子 10g，细辛 3g，干姜 10g，冬花 12g，紫菀 15g，百部 15g，半夏 12g，陈皮 12g，茯苓 10g，桔梗 10g，金沸草 12g，前胡 10g，甘草 10g。②痰热壅肺证，治宜清化热痰，宣肺平喘。方药：炙麻黄 6g，杏仁 10g，生石膏 30g（先煎），全瓜蒌 30g，冬瓜仁 30g，贝母 10g，桑白皮 12g，冬花 12g，桔梗 10g，黄芩 15g，连翘 15g，虎杖 15g，鱼腥草 30g，金荞麦 15g，白花蛇舌草 30g，桃仁 6g，芦根 15g，甘草 6g。③毒热壅肺证，治宜清热解毒，泻肺平喘。方药：炙麻黄 6g，生石膏 30g（先煎），杏仁 10g，知母 10g，浙贝母 15g，葶苈子 10g，牛蒡子 15g，天竺黄 12g，胆星 6g，虎杖 15g，白花蛇舌草 30g，蒲公英 30g，黄芩 12g，鱼腥草 20g，金荞麦 15g，生大黄 10g，瓜蒌 20g，青蒿 15g，生甘草 10g。④肝火犯肺证，治宜清肺泻肝，化痰止咳。方药：柴胡 10g，黄芩 10g，羚羊角 0.6g（分冲），生石决明 30g（先煎），黛蛤散 6g（包煎），苏子 12g，枇杷叶 10g，竹茹 20g，瓜蒌 20g，桔梗 10g，旋覆花 12g（包煎），陈皮 10g，清半夏 10g，枳壳 15g，白芍 15g，薏苡仁 30g，甘草 6g。（3）缓解状态，宜扶正固本，调补肺、脾、肾为要。①肺气不足证，治宜补肺健脾，益气固表。方药：生黄芪 30g，防风 10g，生白术 15g，党参 15g，茯苓 15g，炙甘草 10g，陈皮 12g，法半夏 10g，五味子 10g，桑白皮 10g，紫菀 15g，杏仁 10g。②脾气虚弱证，治宜益气健脾，化痰止咳。方药：党参 15g，焦白术 15g，茯苓 15g，山药 10g，扁豆 10g，炙甘草 6g，木香 6g，砂仁 6g（后下），焦神曲 15g，陈皮 10g，半夏 10g，苏子 10g，紫菀 15g，炙冬花 15g，干姜 3g，官桂 3g。③肾阳虚衰证，治宜温补肾阳。方药：熟地黄 20g，山茱萸 12g，山药 12g，茯苓 15g，泽泻 10g，丹皮 10g，炮附子 10g，肉桂 6g，枸杞子 15g，菟丝子 15g，杜仲 12g，五味子 10g，胡桃肉 30g（研冲），沙参 15g，黄精 15g，紫河车 15g，生麦芽 30g。④肾阴不足证，治宜滋补肺肾。方药：熟地 15g，山茱萸 10g，山药 10g，泽泻 10g，茯苓 15g，丹皮 10g，南沙参 15g，百合 10g，天冬 10g，桔梗 10g，浙贝母 10g，知母 10g。（魏文浩. 姜良铎教授从三态辨治慢性支气管炎经验[J]. 中华中医药学刊，2010，28（9）：1819-1821.）

8. 外感内伤分治论（王玉）

【提要】 分外感、内伤辨证治疗。外感分风寒束肺证、风热袭肺证、风燥伤肺证；内伤分痰热郁肺证、痰湿壅肺证、肝火犯肺证、肺阴亏虚证、肺气虚弱证。

【原论】 慢性支气管炎相当于中医学的"咳嗽"，分外感、内伤治疗。（1）外感：①风寒束肺证，疏风散寒，宣肺止咳。方药：杏苏散加减。荆芥、苏叶、杏仁、桔梗、前胡、细辛、紫菀、百部、陈皮、甘草。若咳嗽较甚，痰白较多者，加干姜、肉桂以温里化痰止咳；若夹痰湿，咳而痰黏，苔腻者，加藿香、砂仁等芳香燥湿化痰之药。②风热袭肺证，疏风清热，宣肺止咳。方药：桑菊饮加减。桑叶、菊花、薄荷、连翘、金银花、杏仁、桔梗、芦根、前胡、枇杷叶、陈皮、甘草。若痰黄稠，肺热甚者，酌加黄芩、贝母以清肺泻热；若咳嗽甚者，前胡、枇杷叶加量以清宣肺气，化痰止咳；若咽喉疼痛，酌加薄荷、牛蒡子以利咽止痛；若痰中带血丝者，酌加白茅根、生地以凉血止血。③风燥伤肺证，疏风清肺，润燥止咳。方药：桑杏汤加减。药物：桑叶、杏仁、川贝母、沙参、栀子、麦冬、知母、白茅根、百合、豆豉、玄参、甘草。若痰质清稀，恶寒无汗，属凉燥者，用杏苏散加味；若燥伤肺络，痰中带血丝者，酌加生地、白茅根以凉血止血；若干咳无痰者，杏仁、川贝母加量以润肺止咳。

（2）内伤：①痰热郁肺证，清肺泻热，化痰止咳。方药：清金化痰汤加减。药物：桑白皮、黄芩、栀子、知母、前胡、瓜蒌皮、葶苈子、浙贝母、茯苓、车前子、鱼腥草、竹茹、桔梗、甘草。若痰热伤津，咳痰不爽者，加天花粉、川贝母以养阴生津；若痰热内盛，咳痰腥臭，或如脓者，加败酱草、鱼腥草、冬瓜仁、公英等清化痰热；若胸满咳逆，痰涌，便秘者，加芒硝、大黄泻肺通腑；若痰热伤津，咳痰不爽，加天花粉、川贝养阴生津。②痰湿壅肺证，燥湿化痰，理气止咳。方药：二陈汤合三子养亲汤加减。药物：制半夏、茯苓、苏子、莱菔子、白芥子、白术、苍术、陈皮、枳壳、甘草。若胸闷脘痞者，可加生姜、黄连辛开苦降消痞；若寒痰较重，怯寒背冷，加干姜、细辛以温肺化痰；脾虚证候明显者，加黄芪、桂枝以健脾益气；兼有表寒者，加紫苏、荆芥、防风解表散寒。③肝火犯肺证，清肝泻肺，化痰止咳。方药：泻白散加减。药物：桑白皮、地骨皮、海蛤壳、柴胡、枳壳、郁金、丹皮、栀子、枇杷叶、甘草。若火盛津伤，口干咽燥，咳嗽延绵者，酌加沙参、麦冬、百合、天花粉以益阴生津润肺；若痰黏难咯者，酌加贝母、瓜仁、天竺黄以清热化痰；若咳痛引胸胁者，加白芍、香附、丝瓜络以理气和络；若肝火亢盛者加栀子、黄芩、牡丹皮以清肝泻火。④肺阴亏虚证，滋阴润肺，止咳化痰。方药：沙参麦冬汤加减。药物：沙参、麦门冬、天花粉、玉竹、桑叶、生扁豆、甘草。若久咳致热者，加地骨皮、丹皮泻肺清热；若咳剧者加川贝母、瓜蒌润肺止咳；若痰中带血，加白茅根、白及清热凉血止血；若低热，潮热骨蒸，酌加功劳叶、银柴胡、白薇、鳖甲等以清虚热。⑤肺气虚弱证，补肺益气，化痰止咳。方药：补肺汤加减。药物：陈皮、制半夏、五味子、紫菀、桑白皮、生姜、大枣。若久咳低热者，加柴胡、升麻升提中气，甘温除热；若气短乏力者，畏风体虚者，加附子、干姜温阳扶助正气。（王景琦. 王玉教授论治慢性支气管炎临床经验[J]. 中国药物经济学，2014，9（S2）：68-69.）

9. 清肺化痰论（宋八恺）

【提要】 慢性支气管炎的病因主要为痰火，临证中始终坚持以清肺化痰为主，善用加味三拗汤以达宣肃肺气之目的。

【原论】 慢性支气管炎的病因主要为痰火。如外感六淫，内伤七情，皆能化火；灼津炼液，而成痰火；痰火上逆，咳痰喘并见；治痰要清火，清火要化痰。临证中始终坚持以清肺化痰为主，善用加味三拗汤以达宣肃肺气之目的。方药组成：生（炙）麻黄10g，苦杏仁10g，甘草10g，炙紫菀10g，款冬花10g，黄芩10g，赤芍20g。在慢性支气管炎急性发作期和慢性缓解期的不同阶段，正虚与邪实的主次有异，将清化宣肃法贯穿于治疗始终。其主张感冒初起宜清疏解表；酿成肺炎则涤痰蠲毒；病程迁延，即达邪扶正。感邪初期，在加味三拗汤的基础上辨证论治：外感风热，病在肺卫，投以前胡、牛蒡子、金银花、连翘；感邪蕴热，热势鸱张，燔灼三阳，症见恶寒体楚无汗，加荆芥、防风，甚则用羌活、独活；但热不寒，汗出溱溱，加生石膏、知母；寒热往来，加柴胡、青蒿；高热不退，心烦懊憹，加淡豆豉、焦山栀、鸭跖草；若见鼻塞喷嚏，用苍耳子、浙贝母、路路通；咽痛如裂，用山豆根、荔枝草；咽哑声嘶，用蝉衣、木蝴蝶、天浆壳、郁金、胖大海。慢性支气管炎急性发作合并肺部感染时，在原方基础上加入清热解毒之拳参、鱼腥草、金荞麦根、败酱草、泽漆等。此类草药性寒凉，而味不甚苦，对胃肠刺激小，一般选用2或3味，每味取30g。咽燥痰干，舌光红，加南沙参、山海螺、地黄、麦冬、玄参；痰多难化，加制半夏、陈皮、旋覆花；咳呛阵作，气冲难抑，加柴胡、黛蛤散、枇杷叶；久咳不已，加白前、炙百部、胡颓叶、天竺子；顽咳剧呛，加蜈蚣、全蝎；胸闷喘促，喉中有"水鸡声"，加葶苈子、石韦、佛耳草、鬼箭羽、老鹳草；胸肋隐痛，加拳参、广木香、泽兰、泽泻。在慢性支气管炎缓解期，在原方基础上去黄芩、赤芍，酌加鱼腥草、金荞麦清肺，加枇杷叶、浙贝母化痰，加川芎、丹参活血化瘀。病久阳虚内寒，肾不纳气，则选用桂枝、五味子、干姜、附子、细辛、鹿角霜、蛇床子、坎炁；若脾虚湿重，加白术、枳实、沉香曲、茯苓。可随证同用玉屏风散、参苓白术散、金水六君煎、金匮肾气丸、沙参麦冬汤等。（陶智怡. 宋八恺运用清化宣肃法治疗慢性支气管炎经验[J]. 北京中医药，2015，34（3）：221-223.）

（撰稿：李海玉；审稿：王新佩，张晓梅，于智敏）

参 考 文 献

著作类

[1] 史宇广，单书健. 当代名医临证精华·咳喘专辑[M]，北京：中医古籍出版社，1988.

[2] 陈树森. 陈树森医疗经验集粹[M]. 北京：人民军医出版社，1989.

[3] 单书健，陈子华. 古今名医临证金鉴·咳喘肺胀卷 [M]. 北京：中国中医药出版社，1999.

[4] 余绍源. 中西医结合内科学[M]. 第2版. 北京：科学出版社，2008.

[5] 中医内科常见病诊疗指南·西医疾病部分[M]. 北京：中国中医药出版社，2008.

[6] 邵长荣. 邵长荣实用中医肺病学[M]. 北京：中国中医药出版社，2009.

[7] 朱世增. 王正公论肺病[M]. 上海：上海中医药大学出版社，2009.

[8] 周慎. 专科专病名医临证实录丛书·咳嗽[M]. 湖南：湖南科学技术出版社，2010.

[9] 余小萍，黄吉赓. 黄吉赓肺病临证经验集[M]. 上海：上海科学技术出版社，2011.

[10] 林琳，张忠德. 呼吸科专病中医临床诊治[M]. 北京：人民卫生出版社，2013.

[11] 何清湖. 现代名医临证心得[M]. 太原：山西科学技术出版社，2013.

[12] 张玉珠. 咳喘病效验录[M]. 北京：学苑出版社，2013.

[13] 武蕾，张勇，马蕴，等. 慢性支气管炎中西医诊疗学[M]. 北京：科技文献出版社，2014.

[14] 王广尧. 国家级名老中医用药特辑·咳喘病诊治[M]. 长春：吉林科学技术出版社，2015.

[15] 陈志强，杨关林. 中西医结合内科学[M]. 新世纪第 3 版. 北京：中国中医药出版社，2016.

[16] 余小萍，方祝元. 中医内科学[M]. 第 3 版. 上海：上海科学技术出版社，2018.

[17] 唐光华，姜良铎. 咳嗽从状态论治[M]. 北京：中国中医药出版社，2018.

[18] 王辰，王建安. 内科学[M]. 第 3 版. 北京：人民卫生出版社，2019.

论文类

[1] 邵长荣，屠光英，屠伯言，等. 以健脾燥湿法为主，治疗慢性支气管炎及肺气肿[J]. 上海中医药杂志，1965，11（3）：7-9.

[2] 陶葆荪. 慢性支气管炎的临床经验[J]. 新中医，1973，4（5）：28-29.

[3] 王正公. 老年慢性支气管炎的防治[J]. 上海中医药杂志，1981，（11）：22.

[4] 沈新兴，徐仲才，邵长荣，等. 中医扶阳法治疗阳虚型慢性支气管炎——学习和运用徐仲才教授的临床经验[J]. 中医杂志，1982，23（2）：22-26.

[5] 陈树森，曹鸣高，姜春华，等. 慢性支气管炎证治[J]. 中医杂志，1985，26（11）：4-9.

[6] 马仁美. 王正公治疗老年慢性支气管炎的经验——附 156 例临床疗效分析[J]. 上海中医药杂志，1991，25（9）：18-19.

[7] 胡国俊. 胡翘武治疗老年慢性支气管炎的经验[J]. 中医杂志，1991，32（12）：15-16.

[8] 韩树人. 慢性支气管炎的辨证施治[J]. 中国农村医学，1992，（11）：44-47.

[9] 黄翠英，王强. 王有奎对慢性支气管炎的认识及治疗经验[J]. 中医药研究，1994，10（3）：33.

[10] 王发渭，于有山. 高辉远辨治慢性支气管炎的经验[J]. 吉林中医药，1995，15（1）：5-6.

[11] 万文蓉. 洪广祥治慢性支气管炎特色[J]. 江西中医药，1996，27（4）：5.

[12] 薛文翰，李敏. 裴正学先生治疗慢性支气管炎的临床经验[J]. 中国全科医学，1998，1（3）：202.

[13] 罗小菊. 詹文涛辨证论治慢性支气管炎急性发作临床经验的分析与总结[J]. 云南中医中药杂志，1998，19（3）：1-2，47.

[14] 张丽娟，张锦明，魏燕红，等. 盛宝山治疗慢性支气管炎的经验[J]. 河北中医，1998，20（5）：290-291.

[15] 陈志斌，连林辉. 林求诚治疗慢性支气管炎合并感染的经验[J]. 福建中医药，1998，28（5）：23.

[16] 张颖，施红. 邵长荣治疗慢性支气管炎特色举要[J]. 浙江中医杂志，1998，33（10）：440-441.

[17] 高健. 高复安治疗老年慢性支气管炎经验[J]. 陕西中医，1999，20（3）：121-122.

[18] 魏佳平，钱沈京. 葛琳仪主任医师治疗慢性支气管炎的经验[J]. 浙江中医学院学报，1999，23（4）：40-41.

[19] 孙燕妮. 曹世宏教授治疗慢性支气管炎的经验[J]. 南京中医药大学学报，1999，15（5）：64，66.

[20] 高天旭. 高体三治疗慢性支气管炎经验[J]. 中医研究，2002，13（1）：17-18.

[21] 张成新，赵翡翠，姜淑芬，等. 王福全从痰饮论治慢性支气管炎经验[J]. 新疆中医药，2002，20（6）：52-53.

[22] 戴克敏. 姜春华治疗慢性支气管炎的经验[J]. 山西中医，2002，18（6）：3-6.

[23] 敖素华. 慢性支气管炎研究治疗进展、导师经验总结暨生脉注射液治疗慢性支气管炎的临床观察[D]. 成都：成都中医药大学，2003.

[24] 滕政杰. 曹玉山用四子养亲汤治疗慢性支气管炎的经验[J]. 中医研究，2004，14（4）：46-52.

[25] 宋传荣. 运用通腑法治疗性支气管炎的体会[J]. 现代中医药，2005，2（2）：14-15.

[26] 李进龙，于文涛，田元祥. 杨牧祥教授从气血论治慢性支气管炎经验[J]. 河北中医，2005，27（12）：887-888.

[27] 沈丕安. 中医治疗慢性支气管炎经验[J]. 世界临床药物，2006，4（1）：35-38.

[28] 陈火花. 王有奎主任医师治疗慢性支气管炎经验介绍[J]. 新中医，2006，38（9）：17-18.

[29] 洪广祥. 论慢性支气管炎的证治[J]. 中医药通报，2007，6（2）：5-8.

[30] 陈拥军，庞晓钟. 李鸿娟主任医师治疗慢性支气管炎经验[J]. 吉林中医药，2008，28（1）：10-11.

[31] 徐立民. 钟一棠主任医师治疗慢性支气管炎经验拾萃[J]. 实用中医内科杂志，2008，21（7）：16-17.

[32] 李武卫，郭秋红，于慧卿. 邢月朋分期辨证治疗慢性支气管炎的经验[J]. 河北中医，2008，30（7）：677-678.

[33] 徐立民. 钟一棠老中医治疗慢性支气管炎经验介绍[J]. 新中医，2008，40（8）：8.

[34] 李树成. 李春辉老中医治疗慢性支气管炎哮喘经验介绍[J]. 新中医，2008，40（10）：13.

[35] 周东花. 陈凤鸣治疗慢性支气管炎经验拾零[J]. 中国民间疗法，2008，16（10）：7.

[36] 张丽丽. 周铭心教授治疗慢性支气管炎的经验研究[D]. 乌鲁木齐：新疆医科大学，2010.

[37] 魏文浩，姜良铎. 姜良铎教授从三态辨治慢性支气管炎经验[J]. 中华中医药学刊，2010，28（9）：1819-1821.

[38] 张晓艳，刘俊芳，张华锴. 郭选贤教授从痰、气论治慢性支气管炎经验介绍[J]. 新中医，2011，43（3）：169-170.

[39] 黄文清. 寇辉教授益气化痰活血法论治慢性支气管炎经验浅析[D]. 沈阳：辽宁中医药大学，2011.

[40] 钱卫斌，张伟，蔡欣蕊. 张伟教授防治老年糖尿病合并慢性支气管炎的经验[J]. 中医药导报，2011，17（11）：35-36.

[41] 马瑞智. 寇辉教授论治慢性支气管炎经验浅探[D]. 沈阳：辽宁中医药大学，2012.

[42] 金在艳，李辉，刘世刚. 周平安治疗慢性支气管炎经验[J]. 中医杂志，2012，53（8）：647-648.

[43] 韩荣，王燕，周铭心. 西北燥证经验方治疗挟证型慢性支气管炎 31 例疗效分析[J]. 中医杂志，2012，53（8）：673-675.

[44] 苗建英. 陈家礼学术思想与临床经验总结及杏苏散加减治疗慢性支气管炎的临床研究[D]. 北京：北京中医药大学，2012.

[45] 张珂. 崔应珉教授治疗慢性支气管炎经验[J]. 中医学报，2013，28（4）：505-506.

[46] 胡蝶，张念志. 张念志教授治疗慢性支气管炎经验[J]. 云南中医中药杂志，2014，35（6）：7-8.

[47] 成立，陈分乔. 杨牧祥教授治疗慢性支气管炎经验浅谈[J]. 中国中医急症，2014，23（10）：1850-1851.

[48] 王景琦. 王玉教授论治慢性支气管炎临床经验[J]. 中国药物经济学，2014，9（2）：68-69.

[49] 李竹英，胡慧珍，王雪慧. 刘建秋教授治疗慢性支气管炎急性发作期临证经验浅析[J]. 中国中医急症，2015，24（1）：83-84.

[50] 陶智怡，宋八恺. 宋八恺运用清化宣肃法治疗慢性支气管炎经验[J]. 北京中医药，2015，34（3）：221-223.

[51] 何晓艳，郑小伟. 郑小伟治疗慢性支气管炎经验[J]. 江西中医药大学学报，2015，27（2）：35-36.

[52] 杨海玲. 陆家龙教授学术思想和临床经验总结及治疗慢性支气管炎急性期临床研究[D]. 昆明：云南中医学院，2015.

[53] 丁波，卓泽君. 当代名老中医治疗疑难病经验概述（三）——慢性支气管炎[J]. 中国中医药现代远程教育，2015，13（21）：30-32.

[54] 梅文星. 申春悌学术思想和治疗肺系疾病经验总结及仙芎汤治疗慢性支气管炎肾虚血瘀证临床研究[D]. 南京：南京中医药大学，2015.

[55] 马莹，李竹英. 刘建秋教授自拟止咳汤治疗慢性支气管炎急性发作期[J]. 长春中医药大学学报，2016，32（2）：286-288.

[56] 郑浩迪，王新佩. 李致重教授治疗慢性支气管炎的三种策略[J]. 浙江中医药大学学报，2016，40（5）：380-382.

[57] 殷竹泉. 自拟补肺止咳汤治疗慢性支气管炎经验举隅[J]. 中国民族民间医药，2016，25（12）：74.

[58] 赵晓芳，胡晓宁，邓鑫. 蓝青强教授治疗慢性支气管炎经验[J]. 中华针灸电子杂志，2017，6（1）：43-44.

[59] 田静，张念志，各廷秋，等. 张念志治疗慢性支气管炎急性发作期经验[J]. 中医药临床杂志，2017，29（3）：344-345.

[60] 张银环, 潘文军, 刘立华. 刘立华治疗慢性支气管炎临床经验[J]. 实用中医药杂志, 2017, 33（5）: 571.

[61] 白云苹, 李建生, 李庆磊, 等. 基于现代名老中医经验的慢性支气管炎病因病机及证素规律研究[J]. 中华中医药杂志, 2017, 32（11）: 4921-4924.

[62] 鲁德甫, 张念志. 张念志运用膏方治疗慢性支气管炎经验[J]. 中医药临床杂志, 2017, 29（10）: 1627-1629.

[63] 刘洲, 刘永平. 刘永平辨治慢性支气管炎经验[J]. 中医药通报, 2018, 17（3）: 22-23, 28.

[64] 赵睿学, 李城, 李璐, 等. 商宪敏辨证治疗慢性支气管炎临床经验[J]. 中华中医药杂志, 2018, 33（12）: 5453-5455.

[65] 张利. 陈天然经验方麻杏前胡饮治疗慢性支气管炎急性发作期的疗效观察[J]. 内蒙古中医药, 2019, 38（5）: 106-107.

[66] 徐达, 谌晓莉, 肖庆龄, 等. 朱启勇教授诊治慢性支气管炎急性发作期经验[J]. 时珍国医国药, 2019, 30（6）: 1495-1496.

[67] 白云苹, 李建生. 基于现代名老中医经验的慢性支气管炎常见证候方药规律[J]. 中国老年学杂志, 2019, 39（15）: 3666-3671.

支气管哮喘

支气管哮喘（bronchial asthma，简称哮喘），是由多种细胞包括气道的炎性细胞（如嗜酸粒细胞、肥大细胞、T淋巴细胞、中性粒细胞）和结构细胞（如平滑肌细胞、气道上皮细胞等）以及细胞组分参与的气道慢性炎症性疾病。主要特征，包括气道慢性炎症，气道对多种刺激因素呈现的高反应性，广泛多变的可逆性气流受限，以及随病程延长而导致的一系列气道结构的改变，即气道重构。

支气管哮喘临床表现为反复发作的喘息、气急、胸闷或咳嗽等症状，常在夜间及凌晨发作或加重。根据临床表现及病理进程，本病分为急性发作期、慢性持续期、临床缓解期，各期临床表现有所侧重。发作期以喉中哮鸣有声，呼吸气促困难，甚则喘息不能平卧等为典型临床表现，一般发作和缓解均迅速。突然起病，若能将大量黏痰畅利吐出，则窒闷之势得以渐减，呼吸渐感通畅，痰鸣气憋随之缓解，即如常人。发作可持续数分钟、数小时，或更长。持续期，没有急性发作，但有不同频度和程度的喘息、咳嗽、胸闷等症状。缓解期无典型症状，若病程日久，反复发作，导致身体虚弱。

本病的辨证论治，可参考中医学"哮病""伏饮""呷嗽""哮吼""齁齁"等。

一、诊治纲要

（一）诊疗思路

中医认为，支气管哮喘系宿痰内伏于肺，遇感引触，痰阻气道，痰气搏击，气道挛急，肺失肃降，肺气上逆所致。伏痰因先天禀赋薄弱，或久病体弱，导致肺、脾、肾虚损而产生；生成后伏藏于肺，成为发病的"夙根"。急性发作期，每因外感风寒或风热之邪，吸入烟尘、花粉、动物毛屑、异体气味，进食海膻发物，情志不遂，过劳等因素引触伏痰，以致痰阻气道，肺失肃降而致喘息哮鸣突然发作。慢性持续期，因痰浊久留，甚至痰瘀互结，且病久正气受损，肺气不足，甚则脾、肾不足，以致肺气宣降不得复常，表现为喘息哮鸣轻重间作。临床缓解期，风、寒、热、痰、瘀等邪实表现不显，主要表现为肺、脾、肾等脏气虚弱之候。总之，支气管哮喘的病理因素，以痰为根本；气候突变、饮食不当、情志失调、劳累过度，既是生痰聚浊之原因，又是本病发作的诱因；肺、脾、肾脏腑功能不足，是伏痰形成之本；各种因素，包括疾病本身，使肺、脾、肾虚损加重，导致痰阻气道反复，不易解除，以致本病迁延难愈。本病病位主要在肺，与肝、脾、肾相关。病性多虚实夹杂，正虚表现为肺、脾、肾三脏气虚为主，邪实则有风邪、寒邪、热邪、痰浊、瘀血。本病一般演变规律，是由肺及脾，由脾及肾，渐次加重。

支气管哮喘，临床首辨发作期、持续期、缓解期。急性发作期，多为风邪、寒邪、热邪犯肺引动伏痰发病，以邪实为主。慢性持续期，涉及肺、脾、肾、肝的功能失调，尤以肺脾为核心；痰饮、瘀血等病理产物共存，呈现虚实错杂、寒热错杂的临床表现。临床缓解期，多因肺、脾、肾虚，表现为以正虚为主。其次，辨证候虚实。发作期以邪实为主，其邪有寒、热、风、痰，当仔细区分其寒热属性及邪气兼夹，注意是否兼有表证，邪实为主亦有正虚表现。慢性持续期则正虚邪实兼有，正虚以气虚为主，邪实则以痰浊为代表，当权衡正邪轻重；而缓解期以正虚为主，其虚在脏腑，应详辨肺、脾、肾之脏腑定位，阴阳之偏虚偏实。虽然肺、脾、肾虚可单独出现，但临床上更多的是复合表现，如肺脾气虚、肺肾阴虚、脾肾阳虚或肺、脾、肾俱虚等证候。若久发正虚，虚实错杂者，当按病程新久及全身症状辨别其主次。

支气管哮喘的治疗，以"发作时治标，平时治本"为原则，注重寒热虚实的转化及兼夹。发作期以祛邪为主，以宣降定喘为关键。因感邪不同，具体治疗又有差异。外寒内饮证宜温化宣肺，痰热壅肺证宜清热肃肺，风痰阻肺证宜祛风化痰宣肺，痰瘀交阻证宜活血祛痰宣肺；若大发作有喘脱倾向时，则应重视回阳救脱，急固其本。持续期扶正祛邪并用，痰浊阻肺证宜健脾化痰，肺肾气虚证宜补肺纳肾，降气平喘。缓解期以益气扶正为主，根据脏气虚损的不同分别以补肺、健脾、益肾，佐以祛痰理气。对于兼有血瘀证者，可佐以活血化瘀药物。平时应注意避免感冒、异味和烟尘刺激；积极参加适当的体育活动，增强体质；服用切合具体情况的扶正固本中药，以增强机体抗病能力。

（二）辨证论治

综合全国高等中医药院校规划教材《中西医结合内科学》《中医内科常见病诊疗指南——西医疾病部分》《呼吸科专病中医临床诊治》《支气管哮喘中医诊疗专家共识（2012）》《支气管哮喘中医证候诊断标准（2016版）》以及名老中医经验等，将支气管哮喘的辨证论治要点概括为以下几个方面。

1. 急性发作期

（1）外寒内饮证

临床表现：喉中哮鸣如水鸡声，呼吸急促，喘憋气逆，胸膈满闷如塞，咳不甚，痰少咯吐不爽，色白而多泡沫，口不渴或渴喜热饮，形寒怕冷，天冷或受寒发作，面色青晦，舌苔白滑，脉弦紧或浮紧。

基本病机：外感寒邪，引动伏痰，痰升气阻，肺失宣畅。

常用治法：宣肺散寒，化痰平喘。

（2）痰热壅肺证

临床表现：喉中痰鸣如吼，喘而气粗息涌，胸高胁胀，咳呛阵作，咯痰色黄或白，黏浊稠厚，排吐不利，口苦，口渴喜饮，汗出，面赤，或有身热，甚至有好发于夏季者，舌质红苔黄腻，脉滑数或弦滑。

基本病机：痰热壅肺，壅阻气道，肺失清肃。

常用治法：清热宣肺，化痰定喘。

（3）风痰阻肺证

临床表现：喘憋气促，喉中鸣声如吹哨笛，咳嗽，咯痰黏腻难出，无明显寒热倾向；起病多急，常倏忽来去；发前自觉鼻、咽、眼、耳发痒，喷嚏，鼻塞，流涕，舌苔薄白，脉弦。

基本病机：内外风邪引动伏痰，风盛痰阻，气道挛急。

常用治法：疏风宣肺，解痉止哮。

（4）痰瘀交阻证

临床表现：气息喘促，喉中痰鸣，咯痰黏腻难出，或咯白色泡沫痰，面色晦黯，口唇肢末青紫，舌边紫黯，舌苔白腻，脉弦或涩。

基本病机：痰浊、瘀血胶结，壅塞肺络，肺失宣畅。

常用治法：涤痰祛瘀，宣肺平喘。

（5）阳气暴脱证

临床表现：哮病反复久发，喘息鼻煽，张口抬肩，气短息促，烦躁，昏蒙，面青，四肢厥冷，汗出如油，舌质青暗，苔腻或滑，脉细数不清，或浮大无根。

基本病机：哮病屡发，正气日虚；或因内外皆寒，格阳外越；或凉下太过，克伐真阳，而致阳气暴脱。

常用治法：回阳定喘，扶正固脱。

2. 慢性持续期

（1）痰浊阻肺证

临床表现：喉中痰涎壅盛，声如拽锯，喘急胸满，但坐不得卧，痰多易出，面色青暗，舌苔厚浊或黄腻，脉滑实。

基本病机：肺脾两虚，痰浊壅肺，肺气郁闭，宣肃失职。

常用治法：健脾化痰，降气平喘。

（2）肺肾气虚证

临床表现：气短息促，动则喘甚，发作频繁，甚则持续喘哮，口唇、爪甲青紫，咯痰无力，痰涎清稀或质黏起沫，面色苍白或颧红唇紫，口不渴或咽干口渴，形寒肢冷或烦热，舌质淡或偏红，或紫暗，脉沉细或细数。

基本病机：肺气不足，不能主气；肾虚气损，不能摄纳，气不归元。

常用治法：补肺益肾，纳气平喘。

3. 临床缓解期

（1）肺气虚证

临床表现：哮鸣轻微，气短声低，咳痰清稀色白，神疲乏力，汗出，恶风，易感冒，发前喷嚏频作，鼻塞流清涕，舌淡苔薄白，脉细无力。

基本病机：久病肺气虚弱，肺失宣降，卫外不固。

常用治法：益气固表，补肺平喘。

（2）肺脾气虚证

临床表现：气短声低，自汗，怕风，易感冒，倦怠无力，食少便溏，舌质淡苔白，脉细弱。

基本病机：肺脾两虚，肺失宣降，脾失健运。

常用治法：健脾益肺，培土生金。

（3）肺肾两虚证

临床表现：短气息促，动则为甚，腰膝酸软，脑转耳鸣，不耐劳累。或五心烦热，颧红，口干，舌质红、少苔，脉细数；或畏寒肢冷，面色苍白，舌淡质胖，苔白，脉沉细。

基本病机：久哮及肾，精气亏乏，摄纳无权。

常用治法：补肺益肾。

二、名家心法

1. 姜春华

【主题】 "痰"为病理的重要环节

【释义】 姜春华认为，支气管哮喘以"痰"为病理的重要环节，表现为支气管、细支气管黏液腺的肥大、增生、腺体分泌亢进。然"痰"伏于肺，平时可不发病。如外有非时之感，即为过敏原诱因触发，则"痰"随气升，气因"痰"阻，互相搏击，闭拒气道，发生变态反应。此时中小型支气管平滑肌痉挛，管壁黏膜红肿和管腔内黏稠分泌物大量增多。由于气道壅塞，肺管因而狭窄，肺气升降不利，以致呼吸困难、气息喘促；同时气体的出入，又复激动停积之"痰"，搏击有声，故产生哮鸣。临床创制"截喘方"（佛耳草、老鹳草、开金锁、合欢皮、防风、碧桃干、全瓜蒌、旋覆花），控制哮喘发作期症状。"截喘方"抓住化痰和抗过敏环节，截断支气管哮喘。对哮喘重度发作者，加广地龙、僵蚕、白果等三味药，以增强截喘效应。（贝润浦. 姜春华教授截治支气管哮喘的临床经验[J]. 中西医结合杂志,1984,4（9）：566-567.）

2. 徐仲才

【主题】 伏痰为发病关键，肾阳虚与发病密切相关

【释义】 徐仲才认为，哮喘的发病原因，大致可归纳为内因和外因两个方面。外因或诱因以受凉、气候转变或疲劳为主，内因主要为体质因素。本病与"伏痰"有关，导致"伏痰"的原因有四个方面：①寒冷伤肺。肺主皮毛，衣着过少，寒邪由皮毛而入侵于肺；也有人因感受风寒，汗液未能很好散布，水液内聚而为痰；或过多饮冷，水湿内停犯肺为患。②饮食偏嗜。过食甘肥或偏嗜酸咸，可酿痰助热。③气候转换是哮喘发病的最主要诱发因素。由于气候转换，诱发"伏痰"为患。④肺、脾、肾三脏虚弱，而以脾肾阳虚为主。脾虚运化转输失常，痰浊壅聚；肾虚气化不利，水泛为痰为饮。脾肾之中，尤以肾亏更为重要。体质的强弱，其根本在于肾。哮喘反复发作，迁延日久，无不由肺及肾。哮喘患者于发育后往往向愈，与肾气充盛有关；中年以上，肾气日衰，气不归元，多不易根治。在内因方面，肾阳的盛衰与哮喘的关系至为密切，这是由于阳气在生理的情况下是生命的动力，在病理的情况下又是机体抗病的主力，而肾主身之阳，命门是生命之根。哮喘患者常常表现出肾命火衰症候群，肾气失于摄纳，因而病情日趋严重。（上海中医学院附属龙华医院编. 1960～1985建院二十五周年论文选（上）[M]. 上海中医学院附属龙华医院，1986：9-10.）

3. 洪广祥

【主题】　痰瘀伏肺为哮喘复发之夙根

【释义】　洪广祥认为，肺气以清肃下降为顺，壅塞上迫为逆。支气管哮喘由肺气壅塞所致，而肺气之壅塞又由"痰瘀伏肺"而成。痰浊、瘀血不仅为哮喘发作之病理产物，而且痰瘀互结，内伏于肺，成为哮喘发病的重要致病因素。痰瘀的产生与气机不利互为因果，即肺气不利则不能布津行血，津停血滞而成痰瘀，痰瘀伏肺则益增肺气之阻滞。痰瘀同源，痰可酿瘀，瘀能生痰，形成恶性循环。痰瘀胶结，结成窠臼，内伏于肺，遂成哮喘反复发作的"夙根"。本病发作时可见喉间痰鸣如吼，甚者可有颜面、口唇、肢末青紫等痰瘀气壅见证；哮喘缓解期，亦可见口唇、舌质暗，苔腻、脉弦滑等痰瘀伏肺证。而这些症状、体征的存在，主要与痰瘀相关。根据《内经》"肺苦气上逆，急食苦以泻之"的理论，及"治痰以治气为先"的原则，选择具有"苦降"疏利气机作用的药物作为组方基础，创制涤痰祛瘀之蠲哮汤，泻肺除壅，涤痰祛瘀，利气平喘。方中葶苈子泻肺气以除壅塞；青皮调肝气，达肺气，使气机升降正常；陈皮调脾气，以杜生痰之源；槟榔下痰降气，伍大黄，利腑气、腑气通则肺气自降；卫矛有抗过敏作用，与逐瘀除壅之大黄相配，更能增强行瘀之力。哮喘之作，多为外感诱发，伍生姜既可外散表寒，又可内散水饮，且能防葶苈子、大黄苦寒伤胃之弊。（赵凤达. 洪广祥运用疏利气机法治疗支气管哮喘的经验[J]. 中国医药学报，1993，9（6）：31-33.）

4. 吴银根

【主题】　阳虚寒盛为哮喘病机之本，痰瘀为主要发病因素

【释义】　吴银根认为，哮证之病理因素诚然以痰为主，然哮证之主因仍为阳虚寒盛。这从哮证患者体质及病因病机两个方面可知，哮喘患者多素体禀赋不足，肾阳亏虚，阴寒内生；外感寒邪，更伤阳气；故哮喘日久，反复发作的患者，多有面色晦暗，畏寒肢冷等阳虚表现，阳虚寒盛贯穿于哮证发病的始终。痰乃津液所化，其性属阴，易为同类之阴邪所引动触发，故风寒邪气最易引动"膈上宿痰"而诱发哮喘。不仅从文献中可知"寒"（指阳虚内寒、风寒、寒饮等邪气）在哮喘发病中的重要性，临床上寒型哮喘颇为多见。虽有患者出现喘促而伴发热、痰黄而黏等症状，但亦多由寒邪郁而化热所致，其本质仍然是寒邪作祟。因此，阳虚寒盛乃哮喘病机之本，"肺气不利"是哮喘的主要表现，"痰""瘀"是哮喘发病的主要病理因素，而"（肾）阳虚"是哮喘反复发作的根本原因，治疗以温阳化痰祛瘀为主要法则。但哮喘不同时期，"气""痰""瘀""虚"等病机表现不同，当分期择法用药。急性发作期，急则先治气；非急性发作期，重在理痰；病顽日久，注重化瘀；缓解期扶正，重在温阳补肾。（冯新格. 吴银根教授治疗支气管哮喘经验[J]. 吉林中医药，2000，20（1）：9-10.//石克华，熊必丹. 吴银根辨治支气管哮喘临床经验[J]. 上海中医药杂志，2007，41（12）：10-11.）

5. 晁恩祥

【主题】　风邪犯肺，气道挛急为重要病机

【释义】　晁恩祥认为，支气管哮喘的病因是"风邪"为患。风性善行而数变，风为百病之长。风性轻扬，善侵于上，风盛则挛急。哮病的临床特点亦是发病突然，发作前多有鼻及咽发痒、喷嚏、胸闷等先兆症状；而后气道挛急，患者突感胸闷窒息，哮喘迅即发作，呼吸气促

困难，张口抬肩，甚则面青肢冷等，可持续数分钟或数小时不等。其过程完全体现了"风邪"致病之特点。因此，风邪是支气管哮喘发病的重要因素之一。风邪，包括外风和内风两个方面。有的患者表现为外受风寒、风热因素而发；也有患者表现为突发咳嗽或哮喘，早期还常有喷嚏、鼻咽部痒感。哮病可以见到突发突止，反映了风邪犯肺，气道挛急，表现少痰而有风之特点。风邪袭肺，阻于肺与气道，肺失宣发肃降，风盛气逆，气道挛急，肺管不利而发哮病。因此，风邪犯肺，气道挛急，是哮病发病中的重要病机。由于外受风寒、风热之邪，或因吸入花粉、尘埃等物；或因感染、感冒影响气道；使之反应性增强，出现气道挛急不畅，呼吸困难，通气障碍，常使哮喘加重。痰作为继发性致病因素，也可碍肺之宣降，气之升降。但痰只是其中的病理因素之一，风盛挛急或痰气搏结是其机理。血瘀作为痰气交阻病理基础上继发的病理因素，可贯穿本病的始终。（晁恩祥. 中国现代百名中医临床家丛书·晁恩祥[M]. 北京：中国中医药出版社，2011：54-55.）

6. 李振华

【主题】　论治纲领，辨别虚实

【释义】　李振华认为，支气管哮喘的临床辨证，应首先辨其虚实，作为论治之纲领。实证发声大，呼吸深长有余，以呼出为快，气粗声高，脉象浮数有力。虚证病势徐缓，以深吸为快，气怯声低，语言无力，时轻时重，动则喘甚，脉象微弱。在治疗上应按照"急则治其标，缓则治其本"的原则，哮喘发作以祛邪治标为主，未发作时以补虚治本为主。祛邪应识别风寒、风热或痰湿之偏盛，补虚应分清肺、脾、肾哪一脏偏虚。同时由于本病反复发作，虚易受邪，邪能致虚，往往虚实交错。所以在祛邪时应注意其本虚，补虚时亦应考虑有无标实之余邪。实证发作，中西药物等治疗易于缓解，根治本病在于长期坚持补虚治疗。实证之风寒证，散寒宣肺、燥痰平喘，处方用加减小青龙汤；风热证，宣肺清热、化痰平喘，用加味麻杏石甘汤；痰湿证，健脾祛痰、降气平喘，处方用加味苓桂术甘汤。虚证之肺气虚，补肺健脾平喘，处方用加味生脉散；脾虚，温中健脾、祛痰平喘，处方用香砂六君子汤和附子理中汤化裁；肾阳虚，温肾纳气，处方用桂附八味丸加味；肾阴虚，滋阴补肾纳气，处方用加味七味都气丸。（李振华. 支气管炎和支气管哮喘的辨证论治[J]. 河南中医学院学报，1976，1（4）：36-40.）

7. 黄吉赓

【主题】　明辨寒热为用药关键

【释义】　黄吉赓认为，辨明寒热是指导哮喘用药的关键所在。在哮喘病的治疗中，如若首先不明寒热，随意使用苦寒或温燥药物，往往适得其反。若属寒证而误用苦寒之药，犹如"雪上加霜"；若属热证却投用温燥之品，犹如"火上浇油"。因此，寒热之辨，在哮喘辨证中显得尤为重要，常作为八纲之首。寒热之辨，除从一般的全身症状来辨以外，如口干与否、二便情况、四肢冷热、舌苔脉象等，还把痰色及痰的咯吐难易程度等症作为辨证要点。如痰色白黏，咯出不易，可能辨为热证而非寒证。（王兵，杜丽娟. 黄吉赓教授诊治支气管哮喘学术经验总结[J]. 新疆中医药，2012，30（4）：55-57.）

8. 黄文东

【主题】　治疗用表、攻、补三法

【释义】 黄文东治疗支气管哮喘，用表、攻、补三法。表法，即表散风邪，用于受风寒或风热之邪侵袭而发病者，以祛邪为主。属风寒者，用小青龙汤治疗；偏于风热者，以小青龙汤加生石膏、黄芩，干姜可改用生姜。若伴有咽痛者，加射干，或用射干麻黄汤去大枣。攻法，即温化痰饮或清化痰热。对于有痰饮宿疾，复外受风寒，或内有痰热内结，复受外邪，以致气郁痰壅而发者，除用表散之药外，尚需攻其有形之痰。如属痰饮者，以小青龙汤为主，或以苓桂术甘汤为基本方，加入苏子、杏仁、陈皮、半夏、紫菀、当归之类。如属痰热内结者，则以定喘汤清化痰热为主。当痰浊壅肺，咳喘较剧，他方治疗效果不显时，用导痰汤合三子养亲汤。补法，即温补脾肾，以培其本。哮喘既有偏阳虚者，也有偏阴虚者。偏阳虚者，用苓桂术甘汤、肾气丸等；偏阴虚者，用生脉散、七味都气丸等。此外，治虚方中可选用紫菀、款冬、远志、金沸草、鹅管石、蛤壳等顺气化痰降逆之品。（马贵同. 黄文东医师治疗咳喘的经验[J]. 上海中医药杂志，1976，10（6）：2-6.）

9. 张瀚清

【主题】 治分冷哮、热哮、久哮致虚三型

【释义】 张瀚清根据本病发作的特点，分为冷哮、热哮、久哮致虚三型治疗。①冷哮：素体阳虚，形寒饮冷，气不化津，痰饮内停；每因风寒外袭，入舍肺系，宿邪阻气阻痰，发为冷哮。病因风寒袭于肌表，皮毛开阖失司，致肺气郁；以宣通肺气，化痰定喘为急，首选华盖汤。若内有停饮，外感寒邪诱发者，症见咳而上气、喉中如水鸡声，方用射干麻黄汤以散寒宣肺，降逆化痰；喘逆不平，可合用三子养亲汤加强降气定喘作用；外寒已解，气机不畅而声急者，可用苏子降气汤，气顺则哮喘自平。②热哮：饮食不节，恣食肥甘，积湿生热，熏蒸于肺；或寒饮久郁化热，炼津为痰；痰热壅阻于肺，每因外感引发。内有痰热，外为风寒所束，方用千金定喘汤散寒平喘，清热化痰；肺胃蕴热，痰热内阻，为外感风热引发者，方用麻杏石甘汤加黄芩、瓜蒌、浙贝，桑皮之属；火郁作喘者，葶苈泻白散；痰浊壅肺而发者，方用千金苇茎汤合葶苈大枣泻肺汤；内有痰热，风入肺经而作哮者，用费氏鹅梨汤。③久哮致虚：治疗肺气虚，用钟乳补肺汤（人参、麦冬、五味子、款冬花、紫菀、桑皮、桂枝、钟乳石、白石英、糯米、生姜、大枣）。肺脾两虚，用六君子汤合苓桂术甘汤加味；肺肾阴虚，用七味都气汤，送服人参蛤蚧散；肺肾阳虚，用金匮肾气汤，送服黑锡丹；心肾阳衰欲脱，用参附汤益气回阳固脱。表虚自汗加黄芪，脾虚便溏加白术。（刘淑珍，刘德清. 介绍张瀚清医生治疗支气管哮喘的临床经验[J]. 天津医药，1976，（12）：624-626.）

10. 姜良铎

【主题】 支气管哮喘从三态辨治

【释义】 姜良铎提出支气管哮喘从三态辨治。①实态。发作状态是因痰邪壅肺，痰阻气闭，以邪实为主，故呼出困难，以自觉呼出为快。由于病因不同，临床分为寒哮、热哮、风哮、痰哮、瘀哮。急性发作状态，重在治标，以祛邪为主。②虚实夹杂态。哮喘频发，肺、脾、肾三脏气血耗散，痰瘀、湿毒内蕴，或外感六淫、风毒之邪而发哮喘。此时应先辨虚实孰多孰少，邪正孰缓孰急，而定扶正祛邪之法。分阳虚痰盛、阳气暴脱施治。③虚态。哮病久发，气阴日伤，肺、脾、肾俱衰，临床以正虚为主。虚态以扶正培本，补益肺肾为要。（魏文浩. 姜良铎教授论支气管哮喘从三态辨治经验[J]. 环球中医药，2010，3（4）：290-292.）

11. 颜德馨

【主题】　哮喘剧作，多缘寒痰胶滞，气失升降，治当温肾通阳平喘

【释义】　颜德馨认为，哮喘剧作，多缘寒痰胶滞，气失升降，投麻黄附子细辛汤有立竿见影之效。附子温肾散寒，麻黄宣肺平喘，相得益彰。哮喘之偏于寒胜者，最喜用两味。细辛通阳平喘，喘息甚时非此不克，量必重用，一般用4.5g，喘剧者可用至9g以上。临床尝见顽固性哮喘，用大量激素亦不为功，端坐喘息，日以继夜，投麻黄附子细辛汤一剂而安。哮喘为沉宿之病，缠绵反复，正气溃散，精气内伤，症状错综出现，但毕竟寒痰阴凝于内者居多；用附子、麻黄偕细辛，离照当空，阴霾自化，能使喘平痰减。即使舌质稍红，津液不足，但实质寒凝为本，经用麻附后阳气来复，津液上承，舌色转润泽，故治哮喘时用药不可拘泥。生半夏化痰之力甚著，治哮喘亦习用之。水蛭粉能改进缺氧现象，每服1.5g，一日二次，其效亦著。哮喘预防，"冬病夏治"有临床意义。尝于夏季嘱久喘病人服苓桂术甘汤，日服一剂，连续服用一个月，即可减少发作或不发作，此法可取。（曹鸣高，姜春华，邵长荣，等. 支气管哮喘证治[J]. 中医杂志，1984，25（10）：4-7.）

12. 朱良春

【主题】　发作期以平喘降气，化痰止咳为大法

【释义】　朱良春认为，支气管哮喘的治疗，应根据已发、未发，序贯论治。发作之时，急则治其标，当以攻邪为主，分别寒热，予以温化宣肺或清化肃肺，降气平喘；寒热错杂者，寒热兼施，温清合用。哮喘发作时的治疗大法是平喘降气，化痰止咳，根据病情，分别选用射干麻黄汤、苏子降气汤、麻杏石甘汤、小青龙汤、大青龙汤、定喘汤诸方。临证喜用清宣肺热平喘之麻黄、石膏，宣肺降气平喘之麻黄、杏仁，宣肺利咽平喘之麻黄、射干，清肺化痰定喘之金荞麦、鱼腥草，温肺化饮平喘之细辛、干姜，组成药对使用。并在辨证基础上，参用平喘化痰、补益培本、壮阳益肾之虫类药物。如地龙、僵蚕，有平喘通络，祛风止痉之功，用于喘促痉咳；猴枣、海蛤壳，清肺化痰，定喘散结，用于哮喘属痰热者；猴枣散为清热豁痰良方，常用于痰热诸症；冬虫夏草味甘，性温，归肺、肾二经，习用于肺肾两虚，咳喘不已；紫河车温肾益精，用于肾虚不能纳气，动则气促之虚喘；蛤蚧补肺益肾、纳气平喘，兼入肺肾二经，长于补肺气、助肾阳、定喘咳，为治多种虚证喘咳之佳品。（高想，吴坚，姜丹，等. 国医大师朱良春支气管哮喘辨治实录及经验撷菁[J]. 江苏中医药，2014，46（11）：1-2.）

13. 沈仲圭

【主题】　发作时其治在肺，缓解期宜培脾补肾

【释义】　沈仲圭认为，本病的发病机理，主要在于内伏之痰遇诱因而触发。因宿痰潜伏胸膈，故反复发作。痰生于脾，贮于肺。如脾土不虚，不致聚湿成痰；肺金无痰，虽受外邪亦不至喘息痰鸣。本病病位在脾、肺二经，发作时其治在肺，酌投定哮化痰汤（苏子、莱菔子、半夏、白芥子、瓜蒌、天冬、陈皮、杏仁、贝母、桑叶、淡豆豉、生姜）散寒除痰；或用鹅梨汤（蒌仁、贝母、杏仁、苏子、半夏、橘红、茯苓、桑叶、当归、麻黄、鹅管石，梨汁一杯冲服）宣散风寒、化痰降气，用于哮喘气逆痰多。久发不已，脾、肺、肾三脏俱虚，宜培脾补肾，用金水六君煎（党参、白术、茯苓、炙草、半夏、陈皮、川贝、当归、熟地）肺肾双补；用人

参蛤蚧散（蛤蚧、人参、沉香，共为末，混和，入胶囊内，每服一钱，温水送下）治肺肾两虚，动作喘甚，足膝痿弱，尺脉沉细，四肢寒冷者。（沈仲圭. 哮喘的病因和治法[J]. 浙江中医学院学报，1978，2（2）：5-6，10.）

14. 张镜人

【主题】 发时治标以宣肺豁痰，平时治本补养肺脾肾

【释义】 张镜人认为，痰气相搏是引起哮喘的关键，故发时治标以宣肺豁痰为重点，但需根据证候寒热之属性，或宣肺散寒，或宣肺清热。冷哮常因寒痰留伏，肺失宣肃所致，治以宣肺散寒，豁痰平喘，常用小青龙汤加减。热哮常因热痰交阻，肺失宣肃所致，治以宣肺清热，化痰降逆，常用定喘汤加减。缓解期，分脾肾，结合病程、症情及体质禀赋，采用养肺、健脾、补肾等法。肺脾两虚，治以养肺固卫，健脾运中，方用玉屏风散合六君子汤加减。肺肾俱亏，常因哮喘久发，肺病久必及肾所致，治以益气敛肺，补肾摄纳，药用白术、怀山药、香扁豆、杏仁、五味子、胡桃肉、附子、肉桂、补骨脂、山萸肉、枸杞子、熟地黄。（张镜人. 中国百年百名中医临床家丛书·张镜人[M]. 北京：中国中医药出版社，2001：118.）

15. 周信有

【主题】 发作期分寒喘、热喘施治，缓解期调补脾肾

【释义】 周信有认为，本病的治疗，按中医辨证可分寒喘、热喘施治。热喘，清热宣肺、化痰平喘，方以麻黄、杏仁、生石膏、鱼腥草、黄芩、贝母、桔梗、桑皮、前胡、瓜蒌仁、炙枇杷叶、沙参、广地龙、甘草加减化裁。寒喘，宣肺散寒、祛痰止咳、利肺平喘，方以麻黄、桂枝、杏仁、半夏、干姜、细辛、五味子、紫菀、款冬花、白前、桑皮、苏子、白芥子、甘草加减化裁。麻黄可解气管痉挛，为治哮喘之要药，用量以 10g 左右为宜。在实践中探索到，全蝎、蜈蚣、土鳖虫、僵蚕、蝉衣、地龙、蜂房、穿山甲等虫类药，具有缓解支气管平滑肌痉挛的作用。实践证明，蝉衣、僵蚕更具解痉缓急之功。在辨证施治方药中选加二三味，确能收到显著疗效。对于缓解期的治疗，可本着"缓则治本"的原则，着重培本补虚，调补脾肾。平素可服人参蛤蚧丸、金匮肾气丸。其治疗方药，调补脾肾，祛痰止咳，利肺平喘，可用党参、黄芪、五味子、淫羊藿、补骨脂、半夏、茯苓、杏仁、桑皮、紫菀、款冬花、白前、广地龙、炙甘草加减化裁。经验证明，丹参有防治支气管哮喘的作用，可改善患者因长期缺氧而形成的微循环障碍，故可在处方中适当加用。（周信有. 中国现代百名中医临床家丛书·周信有[M]. 北京：中国中医药出版社，2007：123-125.）

16. 胡翘武

【主题】 发作期祛痰与启闭相辅，缓解期治痰与活血同行

【释义】 胡翘武认为，内有壅塞之气和膈有胶固之痰，是本病主要的发病根源；外有非时之感，只是发病的诱因。从标本论之，壅塞之气和胶固之痰，是本病发作期的标中之本。抓住这一点，常取杨栗山之升降散去姜黄，代以枇杷叶或金沸草化裁。蝉衣轻升上肺，枇杷叶（或金沸草）肃降宽胸，大黄通幽安里，僵蚕散结解痉。本方可斡旋上下，升降气机，启壅塞之气，以宣通肺气。膈有胶固之痰，非二陈、导痰之剂所能奏效，常选牙皂、商陆、芫花、泽漆、白芥子、葶苈子等，按其寒热而取用之；再与升降散化裁，祛痰与启闭相辅相成。缓解期，哮喘

日久，络无不阻，血无不瘀，痰瘀交结而作祟，以治痰与活血同行。其寒痰夹瘀者，以六君子汤合三子养亲汤，加当归、川芎、红花、泽兰、三七等；热痰挟瘀者，治以千金苇茎汤合雪羹汤，加葶苈子、赤芍、水蛭、地龙、丹参等，清热化痰，通络活血。久病多虚，哮喘日久者，肺无不虚，调补肺金是消胶固之痰、御非时之感、畅壅塞之气的治本之道。肺气不足者，以张景岳举元煎为主方增损用之；肺阴虚者，用生脉散加南北沙参、百合、阿胶，并以太子参易人参；气阴两虚者上两方合用。肺气虚而又偏于阳不足者，取举元煎合张仲景甘草干姜汤去升麻；肺气虚而又根于脾肾者，以补中益气汤加少量干姜、肉桂，或以肾气丸合青娥丸、右归饮加紫石英、核桃肉等，分别论治。（胡国俊. 胡翘武治疗支气管哮喘的经验[J]. 中国医药学报，1993，8（6）：56.）

17. 邵长荣

【主题】 发作期首辨寒热，缓解期培补肾元

【释义】 邵长荣认为，哮喘急性发作时，首辨寒热治疗。寒喘，喜用小青龙汤加减，常以炙麻黄、大白芍、细辛、五味子、炙款冬、鹅管石组方。热喘，喜用定喘汤加减，常以炙麻黄、黄芩、桑白皮、蝉衣、炙款冬等组方。善用麻黄治喘，汗出较著者改用麻黄根，热喘必配黄芩、桑白皮、射干等清肺利咽平喘，以制麻黄燥热之性。高血压病人或体弱不宜用麻黄者，以黄荆子替代麻黄平喘。止咳化痰加前胡、紫菀或桔梗；清化热痰用瓜蒌、竹茹；咳嗽频频为气道平滑肌张力增高，加入胡颓叶敛肺止咳；痰涎壅盛，不易咯出者，以车前草利水祛痰而平喘，或配用防己、陈葫芦以加强利水祛痰之力；倚息咳喘者，加用葶苈子泻肺利水而平喘。缓解期，大多数病人的气道仍处于高反应状态，将其病机归之于肾亏，以"补肾培本"为治疗重要法则。常用经验方三桑肾气汤，药物组成是桑椹子、桑白皮、桑寄生、五味子、黄精、补骨脂、平地木、功劳叶、鹅管石、老苏梗、防己、昆布，补肾平喘，止咳化痰，加工成糖浆，便于病人服用。（傅继勋. 邵长荣治疗支气管哮喘的经验[J]. 中医杂志，1988，29（3）：12-13.）

18. 周仲瑛

【主题】 补益肺（脾）肾，化痰祛风为主要治法

【释义】 周仲瑛认为，风痰内伏是哮喘反复发作的根本原因。因此，对于哮喘复发的防治，采取"补益肺（脾）肾，祛风化痰"为主要大法。一方面通过调补肺、脾、肾三脏，恢复脏腑功能，正气强盛，使邪不易侵，气机升降归于正常，同时亦可达治痰的作用。治肺者，通过补肺益气养阴，肺旺则津液归于正化；在脾者，补脾以杜生痰之源；在肾者，补肾以导其归藏，元气强而痰自不生。在此基础上，再配合化痰祛痰之品。化痰用三子养亲汤加前胡、浙贝母、半夏等。哮喘久发，痰液黏稠，胶固难出，加用厚朴、杏仁、葶苈子、猪牙皂等。另外，根据患者体质之差异，分寒痰、热痰、风痰、湿痰，临证分别以温化、清化、疏风、燥湿等法治之。因凤根的性质属风痰为患，故在涤痰的同时配用祛风药。通过祛风，使风邪外达，肺气得以宣发，清肃之令得行，气道通利，则哮喘缓解。常用的祛风药，有麻黄、苏叶、防风、苍耳草等。病情重者，则加用僵蚕、蝉衣、地龙、露蜂房、全蝎、蜈蚣等虫类祛风药；祛肺经伏邪，增强平喘降逆之功。（王志英，周学平，郭立中，等. 周仲瑛教授从风痰论治支气管哮喘的经验介绍[J]. 南京中医药大学学报，2010，26（1）：67-69.//王志英，周学平，郭立中，等. 周仲瑛治疗支气管哮喘经验介绍[J]. 中医杂志，2010，52（4）：307-308.）

19. 曹世宏

【主题】 健运脾胃治本，祛风化痰治标为论治总则

【释义】 曹世宏认为，肺、脾、肾三脏功能失调，是水液代谢失常的直接动因；而三脏之中，尤以脾运失司，首当其要。因脾阳一虚，上则不能输精以养肺，水谷不归正化，反为痰饮而干肺；下不能助肾以制水，水寒之气反伤肾阳，而致水液内停中焦，流溢各处，波及五脏。故用"脾胃气虚-肺气不足-肾失蒸化-卫外不固-痰饮内生-哮喘发作-脾胃气虚"的模式图来分析哮喘发病机理。以健运脾胃为本，祛风化痰为标，为论治总则。①急性发作期以祛风化痰，止痉平喘为主。常选苍白术健脾燥湿，以截生痰之源；枳壳、郁金、苏子、蛤壳理气宽胸降气化痰；用麻黄、蝉蜕、防风、乌梅以祛风宣肺抗敏；选射干、葶苈子、地龙利咽泻肺，解痉平喘。诸药共同组成基本方，具有祛风抗敏平喘，健脾调气化痰之功。②病情迁延期，则健脾化痰同施。脾虚夹滞者，常以异功散加平喘化痰药；脾虚湿盛者，常用参苓白术散加减；脾虚及阳，痰饮内停者，选用理中汤、三子养亲汤加细辛辈，以健脾助运，温化寒痰；脾虚肺热者，选用二术二陈汤加泻白散、千金苇茎汤化裁，以健脾化痰，清肃肺气。③哮喘缓解期，重补益脾气，以提高机体免疫机能，增强新陈代谢。用玉屏风散和六君子汤加减。（史锁芳. 曹世宏治支气管哮喘经验[J]. 江西中医药，1998，29（6）：8-9.）

20. 徐钢

【主题】 久哮当祛痰化瘀，未发宜标本兼顾

【释义】 徐钢观察到，凡病羁日久，面色黧黑、口唇乌黯、眼下发青、爪甲紫绀、舌青或有瘀点、舌下脉络紫暗怒张者，实属血行失畅、络道壅塞。每在方中加用川芎、红花、凌霄花等活血化瘀之品。经多年探索，拟制了支哮 1 号方，（川芎、红花、麻黄、皂荚、鱼腥草、淫羊藿）。方中川芎、红花，活血祛瘀、畅通血气；麻黄除有开肺解痉平喘定哮作用外，尚能"深入积痰凝血之中"（《衷中参西录》语）；皂荚、鱼腥草，则清泄肺中之痰瘀。诸药合用，共奏活血祛瘀，化痰定哮之功。哮症未发，虽当固护本气，但绝非一味蛮补，亦应灵活不泥。因哮喘患者多始作于孩提，又常反复发作，不唯正气衰疲，更兼痰瘀滞留。若单纯持以扶正，则有愈补愈壅之虞；倘能标本兼顾，扶正固本与化痰祛瘀并进，则使虚有所补，痰有所除，瘀有所消，哮证可望痊愈。故又创制支哮 2 号方扶正固本，化痰消瘀。药用川芎、红花、半夏、黄芪、紫河车、淫羊藿。以川芎、红花活血化瘀，半夏祛痰下气；黄芪、紫河车、淫羊藿大补元气、温养肺肾。本方适于哮喘缓解期患者，可收减轻与控制哮喘发作之效。（李琳. 久哮当祛痰化瘀未发宜标本兼顾——徐钢治疗支气管哮喘的经验[J]. 上海中医药杂志，1986，20（2）：28-29.）

21. 王会仍

【主题】 发作期标本兼顾，权衡扶正祛邪，缓解期脏腑同治，保持肺气通畅

【释义】 王会仍认为，无论是哮喘发作期，还是缓解期，应自始至终坚持"治标不离本""治本不离标"的治疗原则，将治标、治本有机地结合在一起。哮喘属于沉疴顽疾，其病迁延，正气亏虚，发作时多表现为虚实错杂之候。哮喘发作时以祛邪为急，但治疗时若一味投以宣肺化痰、降气平喘之剂，虽症状暂时可除，但药力过后，诸症复萌，疗效不易巩固。因此，必须在祛邪同时酌加扶正之品，如黄芪、太子参、广地龙、淫羊藿等，以促进病情尽快恢复。在哮

喘急性期缓解后，由于宿根伏邪留恋，应在扶正固本的同时，适当加用宣肺、清肺、化痰等祛邪药物，如桑白皮、银花、七叶一枝花、云雾草等，以奏"邪去正安"之效。"肺与大肠相表里"，肺主宣发、肃降，大肠主传导、排泄；肺气肃降有序，则大肠传导正常。根据脏病治腑、脏腑兼顾的治疗原则，治疗哮喘时应保持腑气的通畅。尤其是痰热壅肺而腑气不通的实证哮喘，适当加入通腑泻热或润肠通便之药，如瓜蒌仁、桃仁、大黄、枳壳等药，能使腑气通而肺气降，从而更快地达到平喘的目的。在运用通腑药物时，还应注意患者的体质强弱及正气盛衰。如药后出现腹痛等症状，当减轻剂量；若腹泻严重，甚至有阴竭阳脱之征兆，应及时停药，以防发生变证。（骆仙芳，蔡宛如. 王会仍辨治支气管哮喘的经验[J]. 浙江中医杂志，1999，34（4）：147-148.）

22. 刘弼臣

【主题】　宣敛并行，标本兼顾，辨证施治

【释义】　刘弼臣认为，调肺大法，既有宣通升降之异，又有散敛补泻之殊。哮喘每因感触外邪而起，故疏散外邪、宣肺为常用之法，而喘发既久则可使肺气为之耗散，故不可不顾及。临证时在宣肺方中配合酸收之品，如乌梅、五味子等防止肺气耗散，以期散邪而不损肺气；敛肺又不碍散邪，如银花乌梅紫菀汤（银花、乌梅、紫菀、五味子、紫石英、钩藤、地龙），寓散中有敛，宣敛并行，标本可得兼顾，使用得当，每获良效。临床应用时，须在辨证论治的基础上，分别配合以宣肺解表、通腑降气、健脾补肾、通窍利咽等法。哮喘发作期，热喘者，可与麻杏石甘汤、泻白散合用，痰多色黄加苏子、莱菔子、葶苈子、黄芩等；寒喘者，可与小青龙汤合用，痰多色白质稀者，加陈皮、半夏、茯苓等药。哮喘因于肺失肃降，大便秘结者，加大黄、芒硝、莱菔子等药。哮喘缓解期，肺脾两虚者，如面色萎黄，神疲乏力，舌淡苔白，可加太子参、黄芪、白术、茯苓、炙甘草等药；痰多色白者，加陈皮、半夏、枳壳；纳差者，加焦三仙、鸡内金、香稻芽。舌体瘦质红，苔剥脱，脉细，为气阴不足者，可加沙参、麦冬、玉竹等药；纳差者可加生谷麦芽、生山楂。阴虚内热，逼汗外出者，可与当归六黄汤合用；肾虚动则喘甚，可与麦味地黄丸合用，有补中寓散，散中寓补之意。（于作洋. 中国百年百名中医临床家丛书·刘弼臣[M]. 北京：中国中医药出版社，2001，45-46.）

23. 曹鸣高

【主题】　治本当调理脾胃，兼顾肺肾

【释义】　曹鸣高认为，要把哮喘的发病率降低或根除，应先考虑到如何杜绝生痰之源，如何促使代谢机能畅盛，营养吸收充沛，使患者正气充足以和调五脏，洒陈六腑，充实腠理，捍御外邪，然后内外各种刺激因素才能因机体抵抗力的不断提高而无由侵袭。只有这样，哮喘的复发率，才能逐渐降低，甚至不再发作。因此，李东垣理脾胃一法，实为治疗和预防本病的关键。因胃主受纳，脾司健运，脾胃属土，依膜相连，而能为之行其津液。所以，营养物吸收和分解的过程，首先要凭借脾胃的受纳和健运的作用，才能泌糟粕，蒸津液，化其精微，推行新陈代谢过程，以保供应脏器和组织日常活动所消耗的需要。如果脾失健运，不能为胃行其津液，清浊升降失常，精微不得四布，不生气血，反变痰浊；而机体日常不断地消耗，因少营养的补偿，无法充分发挥其安内攘外的作用。由是体愈弱而痰愈多，受邪的机会亦愈多，哮喘的复发愈勤而愈剧。因此，治哮喘以理脾胃为主，以补肺或补肾或肺肾兼顾为辅，作为治本之法。（曹鸣高. 哮喘论治结合病例讨论[J]. 江苏中医，1956，（试刊号）：28-31.）

24. 柯新桥

【主题】 肾虚为本，急性期处方兼用益肾温阳纳气之品，缓解期治宜补肾为主

【释义】 柯新桥认为，肾虚是发病之本。宿痰内伏，与患者先天禀赋不足、肾之阳气亏虚密切相关。肾阳乃机体阳气之根，总司气化，又可摄纳肺所吸入之清气。若阳虚则温化失常，脾肺水津不布，继而化痰生饮，伏留于体内，遇感而诱发哮喘。由于先天不足，故大多自幼发病；随着年龄的增长，肾中精气渐充，部分病人可逐渐自行向愈；反复发病，肾虚更甚，摄纳失常，故时至成年，则较难治愈；病程日久，每致阴阳俱虚。故临证治疗时，即便痰浊内盛，哮喘严重，亦主张适当选用益肾温阳纳气之品。急性期分为寒哮、热哮两大类，分别用方小青龙汤、越婢加半夏汤加减，同时加用淫羊藿、补骨脂、巴戟天等益肾温阳之品。缓解期采用补肾为主的治法，自拟补肾防哮丸（补骨脂、淫羊藿、巴戟天、熟地、山萸肉、菟丝子、白术、黄芪、当归、五味子、附片、法半夏、胆南星、胎盘），每日早晚各服 9g（小儿酌减）。本方重在培补先天，温肾壮阳，以增强抗病能力；兼顾补益脾肺之气，培养后天，以杜绝生痰之源；同时选用法半夏、胆南星等祛除内伏之痰。（廖文生. 柯新桥治疗支气管哮喘经验[J]. 安徽中医临床杂志，2003，10（3）：178-180.）

25. 蒋天佑

【主题】 缓解期当补肾培本，防止复发

【释义】 对于哮喘防治，历代医家有"治喘咳不离于肺，不止于肺"和"发时治肺，平时治肾"之说。蒋天佑把哮喘病人的气道反应异常归之于肾亏，主张"补肾培本"改善病人的素质，降低其气道反应性，为治疗哮喘缓解期病人的重要所在。缓解期治疗以中药为主，常用经验方补肾定喘方（炙黄芪、露蜂房、怀山药、炙紫菀、地龙、熟地、补骨脂、丝瓜络、五味子、葶苈子、僵蚕、枳实、全蝎、甘草）。方中加用地龙、全蝎、僵蚕的目的，在于增强抗敏解痉，祛风平喘的作用。（李亚萍. 蒋天佑治疗支气管哮喘的经验[J]. 陕西中医，2008，29（4）：472-473.）

26. 张明德

【主题】 久病多属肺肾阴虚，治当滋养肺肾之阴，药用甘凉濡润之品

【释义】 张明德认为，哮喘邪侵日久，药用温燥，往往容易损伤肺肾之阴。如许多哮喘病人，在发作期或缓解期，常兼有干咳少痰、五心烦热、夜寐不安、口干、大便干结、舌红绛有裂纹、苔少或无苔、脉细数等阴虚或阴虚内热症状。此时治当滋养肺肾之阴，药用甘凉濡润之品；并针对气阴两伤的病理特点，在配伍时注意气阴两调。临床常用麦门冬汤、沙参麦冬汤、六味地黄丸、滋阴降火汤等；常用药有地黄、百合、南北沙参、天冬、麦冬、玉竹、天花粉、山萸肉等。有时还要根据具体病情，给予血肉有情之品滋阴填精，如龟胶、紫河车等，以巩固疗效。（曹福凯. 张明德教授辨治支气管哮喘经验[J]. 中国中医药现代远程教育，2006，4（4）：28-29.）

27. 李鸣真

【主题】 益气固卫，贯穿始终

【释义】 李鸣真认为，卫外不固，腠理疏松，外邪易侵，是哮喘反复发作的重要原因之

一。患者平素怯寒，每每重裹，又常自汗鼻痒，喷嚏频作，鼻流清涕。此皆属一派卫外不固之象，即使哮喘发作之时，亦常实中夹虚，寒中包热，故常用益气固卫之玉屏风散贯穿于治喘始终。玉屏风散中黄芪益气固表，白术健脾培中，又能化湿，防风疏风祛邪，三药合用扶正而不恋邪。又据现代医学研究，玉屏风散具有增强免疫功能、抗过敏等功效，而支气管哮喘与免疫异常、体质过敏有关。以玉屏风散与化痰平喘、补肾健脾诸法合用，与中西医理论，皆为合拍。（涂胜豪．李鸣真教授治疗支气管哮喘经验简介[J]．中医药研究，1998，14（2）：1，60．）

28. 钱今阳

【主题】 治哮喘可配合清肝、疏肝、养肝之法

【释义】 钱今阳认为，应注意到肝在哮喘发病中的作用。盖肝属木，肺属金，金本克木；而一旦肺金病变，则常易受木气反侮，慢性反复的肺病患者尤其如此。或肝失调达，一身气机升降乖乱，肺失肃降；或木郁化火，火性上炎克伐肺金；或肝阴不足，下吸肾水，子盗母气，肺少清润。故临证每于一般常用治疗哮喘方法基础上，配合以清肝、疏肝、养肝之法，临床应用比较得心应手。清肝平喘法，用于肝胆火旺，木火刑金，肺失清肃之咳喘证。治拟肃肝平喘合清肝降火，方药用全瓜蒌、苦杏仁、桑白皮、蜜炙麻黄、蜜炙紫菀等。疏肝平喘法，用于肝失条达，气机郁滞，肺失宣降之咳喘证。治拟理肺平喘合疏肝解郁，方药用制香附、广郁金、炙苏子、麸炒枳壳、杭白芍、云茯苓、川楝子、蜜炙麻黄、蜜炙紫菀。养肝平喘法，用于肝阴不足，燥气上迫，咳嗽气喘之证。治拟润肺平喘合养血柔肝，方药用南沙参、苦杏仁、玄参、地骨皮、女贞子、旱莲草、甘草、蜜炙麻黄、蜜炙紫菀等。（杨忠华．上海当代名中医列传[M]．上海：康复杂志编辑部．1989：192-195．）

29. 李石青

【主题】 哮兼呕逆，当治肝胃

【释义】 李石青认为，哮证急发，气逆痰壅，脘胁胀满，呕苦吞酸，必兼治肝胃。肝主升发，胃性和降，肺喜清肃。唯肝气条达、疏泄有致，胃气冲和、斡旋有序，肺气始宣发肃降不悖；若肝失疏泄，胃失和降，则气机郁滞，升降逆乱，势必影响肺气宣降之职而发喘哮。从临床看，哮证发作多在夜半丑时，而丑时为肝气所主，肝气太过，侮金动喘；肝气不足，疏泄无力，也致肺气宣降失职。另一方面，研究已证实胃食道反流（GER）、胃酸刺激也会造成支气管收缩而引发哮喘。症状除有哮吼喘逆外，多有嗳气嘈杂、恶心呕吐、口苦泛酸，或呕吐清涎、脘胁作胀等肝胃见症。此时恒取苏子降气汤去当归、肉桂，加吴茱萸、桑白皮、旋覆花等，抑肝和胃，化痰降逆，不仅呕酸胁胀肝胃症除，哮喘气逆之候也多可平定。肝胃见症不同，加减组合有别。如舌心红边白，痰饮之中寓郁火灼津，则方去川朴、肉桂，加泻白散，合金水六君意，育阴化痰两不滞，最有巧思；若症见寒热往来，胁痛呕苦，则可合小柴胡汤、黛蛤散、桑丹汤等和解清降，又为一格；若兼腹痛，四末作冷，口苦，舌边尖红，乃为木郁不达之象，遂取四逆散合小陷胸、青皮、竹茹辈，以疏和气机，清化肃肺。（史锁芳．李石青治疗支气管哮喘持续发作的经验[J]．江苏中医，1995，16（8）：3-4．）

30. 武维屏

【主题】 调肝理肺为治疗大法

【释义】 武维屏认为，风、痰、气、瘀、虚导致肝肺功能失调，是哮喘发作期的基本病机特点。外风引动内邪，是哮喘发作的始动环节；痰瘀伏肺为哮喘发病的重要致病因素，气郁、气逆皆是哮喘发作的病机关键，气虚、阴虚、气阴两虚是哮喘发病的内在条件。风、火、气、痰、瘀、虚在哮喘发病过程中互相影响，密切相关，其中以气郁、气逆最为关键。一方面，风、火、痰、瘀、虚皆可导致气郁、气逆。另一方面，气郁、气逆又可变生风、火、痰、瘀、虚。因此，肝郁不疏、肺气膹郁，在哮喘发病中至关重要；提出调肝理气法治疗支气管哮喘，旨在调气机，和气血，化痰瘀，理虚损，适寒热，助肺宣降，以平定哮喘。调肝，即疏肝气、解肝郁、平肝阳、清肝火、息肝风、滋肝阴、养肝血等。使肝体得养，肝气得舒，肝用得畅而风、火、痰、气、瘀不生，无犯肺致哮之虞。理肺，即宣肺、肃肺、清肺、泻肺、敛肺、润肺、补肺等。使气得宣降，外邪得解，痰浊得化，肺络得通，卫表得固，肺复清虚，呼吸自如，而无哮喘之患。调肝理肺二者相合，升清降浊，通达表里，使气机升降自如，开阖有序，气血调畅而哮喘自平。调肝理肺基本方——哮喘宁，方用柴胡、葶苈子、全瓜蒌、黄芩、清半夏、钩藤、地龙、白芍、防风、丹参、甘草。全方共奏调肝理肺，理气降逆，祛风化痰，活血通络之效。（崔红生，赵兰才. 武维屏从肝辨治支气管哮喘经验撷要[J]. 中国医药学报，1999，14（2）：49-50.）

31. 陈宪海

【主题】 内有壅塞之气为主因，治宜调理气机

【释义】 陈宪海认为，"内有壅塞之气"是支气管哮喘发生的根本原因。支气管哮喘的核心症状是憋气、气喘。所以调理气机占有举足轻重的地位。调气方面，多用桂枝加厚朴杏子汤和六君子汤加减。女性患者情志不畅，同时月经不调，多用小柴胡汤加减来调理气机。肝属木，"风动木摇，木叩钟鸣"。支气管哮喘由吸入过敏性致敏原，如花粉、螨虫、灰尘、烟雾、冷热空气、异味等诱发。其发病迅速，来去如风，有风邪善行而数变的特点。外风引动内风，则表现为气道挛急，喉中哮鸣，可应用柴胡、香附、郁金、紫苏子、炒枳壳、白芍等疏肝理气之品以恢复肝之调达，肝气舒畅。疏肝理气之法，可降低哮喘缓解期气道高反应性。在临床上患者有夜间憋醒的症状，可重用钩藤，清热平肝，息风止痉。肝主疏泄，钩藤能疏肝理气，调理气机。在支气管哮喘的恢复期也重视调气。在脏腑方面，肺为"气之主"，脾为"气血生化之源"，肾为"气之根"，调理肺、脾、肾，重在调理气机，抑制气道的挛急，使气道通畅。所以，补气、行气、疏肝理气等都是调气的方法，不能将调气片面理解为单纯的补气或行气。（柳凯，董萱，贾祥文，等. 陈宪海教授辨治支气管哮喘经验[J]. 福建中医药，2014，44（3）：27-28.）

三、医 论 选 要

1. 阳虚寒盛论（吴银根）

【提要】 阳虚寒盛乃哮喘病机之本，温阳补肾法贯穿治疗始终。提出温阳补肾4法：补肾填髓，阴中求阳；补肾健脾，扶土益水；温阳通络，祛除宿根；补肾固本，撤减激素。

【原论】 哮喘的根本致病因素为寒体与寒邪。所谓寒邪，是指外感风寒、饮食生冷等；所谓寒体是指哮喘患者为阳虚寒盛之体，阳虚主要责之于肾阳亏虚，命门火衰。肾阳乃机体阳

气之根，总司气化。肾中阳气不足，不能壮火暖土，可致脾失健运，水湿内停，聚而生痰；肾阳不足，气化失司，痰饮留伏。可见宿痰的产生，与肾阳虚衰密切相关。宿痰壅滞于肺，每因外感、七情、饮食等引发哮喘，渐呈慢性反复发作状态。肾主水液，同时主纳气，掌司呼吸功能。肾主纳气，呼吸虽由肺所主，但吸入之气必须下归于肾，由肾摄纳。若肾的摄纳失常，气不归元，阴阳不相续接，气逆于上则喘。肾寓元阳，为气之根。肾阳衰微，无以化气，则生气无根，肺难为气之主；肾阳不足，气不归元，气浮于上，上下不济则喘咳不止，动则气促。因此，哮喘病位在肺，其根在肾。命门火衰，肾阳不足，阳虚寒盛，是哮喘发病的基本病机。因此，临床治疗哮喘，始终宗温阳补肾为大法。无论是发作期，还是缓解期，均据病情轻重施以温补肾阳法为基础综合治疗，以温补肾阳法贯穿哮喘治疗的始终。

温阳补肾 4 法：①补肾填髓，阴中求阳。在温补肾阳的同时，注重补肾填髓，阴中求阳。温阳补肾，主要选用淫羊藿、巴戟天、仙茅、怀山药、附子、桂枝、菟丝子、补骨脂、益智仁、葫芦巴等药物，温补肾阳，振奋阳气，纳气平喘。在温肾阳的同时，常配滋补肾阴药，如生地黄、玄参、龟板、五味子、鳖甲、桑椹、女贞子、墨旱莲等；补肾填精，常用黄精、制何首乌、熟地黄、枸杞子、金樱子、杜仲、鹿角胶、龟胶、肉苁蓉、桑螵蛸等，以达阴中求阳，阴阳互补之目的。②补肾健脾，扶土益水。肺为气之主，肾为气之根，脾胃为气血生化之源。肺、脾、肾三脏相互为用，故重视温补肾阳的同时，辅以补益肺脾以助化源，共奏扶助正气的作用。③温阳通络，祛除宿根。哮喘的根本病机为"命门火衰，肾阳亏损"，而"痰瘀伏肺"为哮喘反复发作之宿根。哮喘反复发作，肺络虚损，久病必入络。常在补肾为主的基础上，加入一些虫类药，以补肾通络，祛风化痰，达解痉祛邪、祛除宿根的目的。常用的虫类药，有蜈蚣、地龙、僵蚕、全蝎、蝉蜕等，搜剔肺络之伏痰顽瘀。虫类药具有祛风解痉，活血通络之功，适用于哮喘患者伴有眼痒、鼻痒、耳痒、喷嚏等"风性"症状。④补肾固本，撤减激素。哮喘患者中，有部分由于治疗不当或病情难治，形成了长期对口服激素的依赖；还有一部分患者，长期吸入糖皮质激素治疗，逐渐出现骨质疏松、咽部慢性炎症等副作用，故这部分患者迫切需要激素撤减。根据患者体质，对激素依赖性哮喘进行辨证论治；或温阳补肾以利于激素停减，或辅以滋阴清热调整脏腑阴阳，最终可以安全撤减或停用激素。（王丽新．吴银根运用温阳补肾法治疗支气管哮喘经验[J]．上海中医药杂志，2014，48（12）：1-2.）

2. 火热致哮论（王檀）

【提要】 哮病的病机关键为"火"，五脏之虚火，六腑之实火，脏腑相干，火热冲逆犯肺，发为哮病。哮病发作期分为 5 个证型：肝经风热、心火上炎、脾经伏火、胆胃郁热、肾虚火炎。提出 5 个证型的主症、次症、舌脉、治法及方药。

【原论】 哮病的病机关键为"火"，火热致哮，有五脏之虚火，有六腑之实火；脏腑相干，火热冲逆犯肺，发为哮病。肺朝百脉，宣肃浊气，一身之火，经肺宣发。肺火偏盛，一方面火性急迫，熏灼肺道，肺管暴急，则哮病发作；另外，炅则气泄，肺气不足，易致激惹；若诱因引触，则哮病发作。根据"哮病主于火"及"五脏皆令人哮"的理论，将哮病发作期分为以下 5 个证型：①肝经风热。主症：喉间哮鸣，气喘；次症：咳嗽，无痰或少痰，胸膈满闷，两胁灼痛，情绪不宁，心烦易怒，两目赤涩，面色红赤，头晕耳鸣，腰膝酸软，口咽干燥。舌脉：舌红苔薄黄干，脉浮弦细数。治法：清热息风，育阴平喘。镇肝息风汤加减：白芍、天冬、玄参、生龙骨、生牡蛎、代赭石、茵陈、生麦芽、龟板、牛膝、炙甘草、川楝子、紫石英、蝉蜕。有痰者，可加桑白皮、杏仁、天竺黄等。中成药：六味地黄丸。②心火上炎。主症：喉间哮鸣，气喘；次症：咳嗽，咯痰，心烦，目赤涩，口唇干，口舌生疮，咽干咽痛，眠差，小便短赤，灼热疼痛，大便秘结。舌脉：舌尖红绛，苔黄，脉数有力。治法：清心滋阴，泻火止哮。清心止哮汤：黄连、生地黄、玄参、丹参、麦冬、生甘草、远志、茯苓、当归、通草、五味子、桔梗、竹叶、天冬、厚朴、杏仁、紫石英。中成药：天王补心丹。③脾经伏火。主症：喉间哮鸣，气喘；次症：咳嗽，咯痰，痰色黄质黏，不易咯出，胸闷气短，烦渴，口燥唇干，口臭，多食易饥，大便秘结。舌脉：舌质红，苔黄腻，脉滑数。治法：清宣伏火，化痰止哮。理脾止哮汤：黄芩、姜半夏、藿香、川芎、栀子、生石膏、陈皮、浙贝母、厚朴、杏仁、川楝子、防风、黄连、紫石英、蝉蜕、甘草。加减：痰多色黄加瓜蒌、桑白皮，大便秘结加芒硝。中成药：补中益气丸。④胆胃郁热，熏灼肺道。主症：喉间哮鸣，气喘；次症：咳嗽，咯痰，痰色黄质黏，痰多，不易咯出，胸胁满闷，面色晦暗，口苦反酸，呕恶纳呆，大便黏腻。舌脉：舌质红，苔黄腻，脉滑。治法：清胆和胃，降逆平喘。蒿芩清胆汤加减：青蒿、黄芩、姜半夏、竹茹、枳实、茯苓、黄连、大青叶、陈皮、紫石英、蝉蜕、甘草。气虚加黄芪、人参；咳重，痰多色黄，可加浙贝母、天竺黄、桑白皮。中成药：香砂养胃丸。⑤肾虚火炎，熏灼肺道。主证：喉间哮鸣，气喘；次证：腰膝酸软，两颧潮红，五心烦热，咳嗽，痰少，质黏难出，胸闷气短。舌脉：舌红苔少，脉细数。治法：滋阴降火，纳气平喘。知柏地黄汤加减：熟地黄、山药、山茱萸、牡丹皮、泽泻、茯苓、麦冬、五味子、知母、黄柏、砂仁、紫石英、蝉蜕。心烦多梦，合导赤散；咳嗽痰多者，加桑白皮、地骨皮、葶苈子。中成药：六味地黄丸。（张丽秀，王檀. 王檀教授从"火"论治支气管哮喘急性发作期经验[J]. 吉林中医药，2012，32（12）：1211-1212.）

3. 化痰平喘论（胡国俊）

【提要】　化痰平喘贯穿疾病治疗全程。急性期：疏风宣肺化痰、辛温散寒化痰、清热凉肺化痰；缓解期：补肺金化痰别温润、运脾胃化痰分燥湿、培下元化痰辨寒热。

【原论】　痰之为病无处不到，唯支气管哮喘为最。若要迅速控制症状，缓解病情，支气管哮喘之病不可不治痰。急性期祛客邪，必伍化痰药。①疏风宣肺化痰：支气管哮喘之由风邪诱发引动伏痰停饮者，予金沸草散加蝉蜕、僵蚕、桔梗、生姜等，以轻清宣透，疏风化痰。症情较重者，加全蝎、蜈蚣，以增祛风化痰之力。②辛温散寒化痰：支气管哮喘之由感寒着凉引发者，最为多见。因寒主收引与内伏之痰为祟，则气道凝塞，太阴抑闭，呼吸吐纳不利，非温化不为功。射干麻黄汤去大枣、五味子，加莱菔子、白芥子、苏子，以散寒温肺化痰，止哮平喘。如症情急重，上方尚未控制时，可增干姜、牙皂以增温化之力。③清热凉肺化痰：支气管哮喘之由痰热而致者，缘由内伏之痰感内热之熏蒸后，痰热一体互结为患，壅遏气道，痹阻气机。不清热无以遏其热势，不化痰无以畅其气道。是故清热凉肺化痰为其唯一之大法，用千金苇茎汤、葶苈大枣泻肺汤及泻白散化裁最为理想，地龙、鱼腥草、泽漆也为常伍之药。

缓解期调脏腑，毋忘治痰。①补肺金化痰别温润：支气管哮喘缓解之后，肺气虚愆，营阴亏耗为其常见之机制；治当补肺气化痰涩，以《永类钤方》之补肺汤，去熟地黄、桑白皮，加二陈汤化裁。偏于阳虚者，加甘草干姜汤。偏于阴虚者，此肺阴暗耗，燥痰内结，非滋阴不能生津，非化痰无以散结，生脉散合清燥救肺汤易人参为太子参，加南沙参、海蛤壳、薏苡仁、海蜇皮等。②运脾胃化痰分燥湿：脾为生痰之源，脾虚失运，水湿易凝聚为痰，上渍于肺而贮之。是故支气管哮喘缓解期，若有脾失健运之症时，应在健脾益胃运用之同时，再加化痰除湿。

附子理中与二陈平胃合方，使失运阴寒之中州得理中之温煦，气阳一振，健运复司；再得二陈平胃之燥湿化痰，则水湿化，痰浊消，生痰之源渐清。但在奏捷之后仍应小剂常服，予缓缓调治之中，更有土厚金旺之效。若口舌干燥，脘腹胀满，或口臭龈肿，纳馨易饥，或便秘溲黄，或咳而痰少黄黏，舌红苔黄腻，脉滑数，此胃阴不足，痰热内蕴；治当清胃热，养胃阴，佐以化痰热为法；增液汤合《东垣试效方》之清胃散合温胆汤化裁，可热清、液复、痰化。③培下元化痰辨寒热：喘哮之标在肺，其本则在肾。急则治标，治在肺；缓时治本，治在肾。是故支气管哮喘缓解期，培补下元、平衡阴阳尤为重要。或温肾强督，或滋阴填精，或于阴中求阳，或于阳中求阴，当随机而设。但逐痰化饮，消解暗伏之邪，也应同步而施。其治之之法当分二途：温肾强督佐以化痰，当为肾阳亏虚，督脉虚寒兼有寒痰而设；金匮肾气丸合《外科全生集》之阳和汤，加皂荚、姜半夏、制南星等为合拍。若肾阴不足，金水六君煎合二至丸或左归饮，加雪羹汤、黛蛤散化裁。上述二型皆应缓缓调治，因虚无速补之法，痰非即日化解也。（周雯.胡国俊从痰论治支气管哮喘经验举隅[J]. 中医药临床杂志，2008，15（1）：18-19.）

4. 祛风宣痹论（史锁芳）

【提要】　哮喘发作的重要病机，为风痰阻肺，胸阳痹阻；祛风宣痹，为哮喘的重要治法。

【原论】　本病多因气候突变或闻致敏异味，或食发物之品而发作；春秋发作较多，常有眼鼻发痒、喷嚏、流涕等先兆症状；发作迅速，速发速止，符合风邪之"善行而数变"之性。因此，风邪乃哮喘发作始动病因。风邪，有肺风、脾风、肝风之别。肺风乃外感风邪，若外感风邪，邪蕴于肺，肺气塞阻，气不布津，则聚津为痰；脾风乃饮食不当，嗜食海鲜发物，致湿热伤脾，脾失健运，痰浊内生，上干于肺，肺失宣降；肝风多由情志失调，忧郁恼怒，肝火犯肺，肺气郁闭，气郁痰阻，肺失宣降所致。痰为继发性致病因素，肺、脾、肾三脏失调，均可导致水液代谢失常。肺虚失于布津，脾虚传输失职，肾虚开阖不利，皆可生痰内停，痰踞肺器，又成为哮病反复发作之宿根。哮病之作，每每缘于风邪触发，或外感（异常气候、粉尘异味、花粉蜡虫等）伤肺触发；或食入发物伤脾引动；或情志过激，肝郁化风犯肺，皆可导致痰阻气郁，升降失常，气道奔迫，呼吸有声，喉间鸣响，胸闷如滞，咯痰不爽等。

肺为华盖，司呼吸；主一身之气，朝百脉，主治节。肺气宣畅，则能辅助心君完成气血循环畅通之职。如风袭痰生，痰浊留阻，碍肺阻气，气道壅阻，清气难入，浊气难出，痰浊邪踞上焦，胸阳被遏，气机壅塞，可形成胸痹证，临床常见胸膺憋闷、喘息咳唾，甚则口唇紫暗、不能平卧等。因此，哮喘发作的重要病机，为风痰阻肺，胸阳痹阻。风痰阻肺为因，胸阳痹阻为果。病久则化热成瘀，使哮喘频发难愈。以祛风宣痹为哮喘重要治法，祛风包括疏散外风和平息内风。外风袭肺，邪在上焦，喜用麻黄、紫苏叶、徐长卿为祛风主药。麻黄辛散祛肺风，紫苏叶和胃祛脾风，徐长卿解郁祛肝风。药理实验证实，三药均有良好的抗过敏作用。鼻为肺之外窍，咽喉为肺之内窍。哮喘患者常常合并过敏性鼻炎，故常见鼻痒、喷嚏等症状。又风痰阻窍，患者常有喉间如水鸡声响的症状，故常选用辛夷、苍耳子等，祛风宣肺通窍；蝉蜕、僵蚕息风宣肺利咽；若风动挛急较甚，则选用炙蜈蚣、炙全蝎，以增息风解痉缓急之力。若风哮久作，肺络挛动难止，常加用芍药甘草汤，重用白芍30～60g，甘草15～30g。前者酸收舒筋，后者缓急有激素样作用，两药具有缓急解痉之功。常配伍茯苓、陈皮健脾化饮、理气和胃，并可防大剂量甘草助湿生满碍胃之弊。哮喘发作，多有风痰阻肺，胸阳失展之候。如胸膺憋闷、喘憋难出、呼吸困难等。喜配用《金匮要略》瓜蒌薤白类方，以瓜蒌甘寒滑利，开胸豁痰，降气开结；薤白辛苦温，辛则开胸行滞，苦则降泄痰浊，温则通阳散结；二者配伍极尽开泄通阳宣痹之功。现代药理也证实瓜蒌、薤白具有抑菌、舒张支气管平滑肌、祛痰平喘等作用。（范一平. 史锁芳副教授应用祛风宣痹法治疗支气管哮喘经验介绍[J]. 新中医，2008，40（2）：18-19.）

5. 膏方调治论（徐志瑛）

【提要】 支气管哮喘缓解期，以膏方益气健脾补肾为本；加以祛痰、祛风、利咽。膏方的适用时间：春夏以补足卫外阳气为主，秋冬以养阴为主，达到阴阳平衡。

【原论】 膏方用于支气管哮喘缓解期，其功效为调和阴阳，强健五脏，补益气血，扶助正气。因为支气管哮喘宿痰伏肺为病之标，肺、脾、肾等脏虚损为病之本，外感、劳倦等为病之诱因。膏方能强健脏腑，增强体质，使肺卫固，肾气纳，血脉和，痰浊去，预防外邪侵入，从而使患者的病情得以控制，预防哮喘的发作。其次，兼顾祛邪治病。膏方能对支气管哮喘患者起到清里热、除沉寒、化痰湿、行气血、疏经脉、调冲任等功效，体现了中医寓攻于补，攻补兼施的治疗特色。

支气管哮喘膏方辨因论治，益气健脾补肾为本。支气管哮喘患者病程缠绵，久病多虚，尤以肺、脾、肾三脏虚损为甚。肺虚不能主气，气不化津，而致痰浊内伏，痰气交阻；脾虚运化失司，水谷不化精微，积湿生痰，上贮于肺，肺失宣肃；肾虚精气亏虚，摄纳失司，阳虚水泛为痰，阴虚则虚火灼津为痰，上扰于肺，肺气出纳失司。故支气管哮喘膏方调治当益气固表，而使肺气充足，宣肃正常，卫外有力，肌肤得以温养，腠理汗孔之开合有度，皮肤柔润，肌肉坚实，外邪不易侵入。方选玉屏风散加减，常用药物有人参、黄芪、党参、白术、防风等。健脾化痰，使水精四布，以杜其生痰之源；同时，脾为后天之本，气血生化之源，脾运强健则五脏六腑皆有所养，各司其职，邪无所犯。方选六君子汤、补中益气汤、参苓白术散加减，常用药物有茯苓、半夏、白术、陈皮、山药等。补肾固本、温肾纳气、滋阴补肾，方选人参蛤蚧散、金匮肾气丸、苏子降气汤加减，常用药物有人参、蛤蚧、石斛、冬虫夏草、补骨脂、淫羊藿、熟地黄等。并佐以通鼻窍、利咽喉、清肺热等治法，从而起到了较满意的疗效。

支气管哮喘膏方调治注意事项：①膏方治哮勿忘痰。痰饮是哮喘发病的关键因素，其基本病机是伏痰遇诱因引触，痰随气升，气因痰阻，相互搏结，壅塞气道，使肺失宣降，引动停积之痰而致痰鸣、喘促。故在扶正补虚的同时当以治痰，采用健脾燥湿、清热化痰、温化寒痰等法。常用药物，有野荞麦根、老鹳草、佛耳草、桔梗、浙贝、天竺黄、浮海石、海蛤壳、寒水石、胆南星、皂角刺、白芥子、苏子等。②祛风利咽贯其中。"鼻为肺之窍，咽为肺之门"。肺系疾患，鼻咽首先受害。这与现代医学将过敏性鼻炎和哮喘，归为全气道炎症高反应综合征，有相似之处。流行病学资料表明，哮喘患者中过敏性鼻炎的发病率为78%。这一现象，在临床中也得到了验证，故认为鼻咽炎症是哮喘发病的宿根之一。当哮喘发作期缓解后，治疗其鼻咽部的炎症很有必要，体现了治病求本的思想。方选辛夷散加减，常用药物有防风、鹅不食草、辛夷、苍耳子、香白芷、川芎等，利咽用木蝴蝶、人中白、鱼脑石、桔梗等，使鼻咽通利，表卫得固，肺气宣降。

膏方的适用时间："春夏养阳，秋冬养阴"。"春夏养阳"，补足卫外的阳气，以在秋冬能预防哮喘的发作，代表药以参、芪之类为主。"秋冬养阴"，达到阴阳平衡，其代表药应属胶类，如阿胶、龟胶、鹿角胶等。通过全年的调治，达到气血充盛，阴阳平衡，"正气存内，邪不可干"，从而促进哮喘的痊愈。

　　膏方的形式：仅以糖和蜜糖熬炼成膏的称素膏，一般用于小儿支气管哮喘患者的治疗。含有动物类药物，以胶炼膏称为荤膏，滋补力量较强，常用于成人支气管哮喘患者的治疗。（许海舰. 徐志瑛应用膏方治疗支气管哮喘经验浅析[J]. 云南中医中药杂志，2008，29（8）：11-12.）

（撰稿：李海玉；审稿：王新佩，张晓梅，于智敏）

参 考 文 献

著作类

[1] 上海中医学院附属龙华医院编. 1960—1985 建院二十五周年论文选（上）[M]. 上海中医学院附属龙华医院，1986.

[2] 史宇广，单书健. 当代名医临证精华·咳喘专辑[M]. 北京：中医古籍出版社，1988.

[3] 杨忠华. 上海当代名中医列传[M]. 上海：康复杂志编辑部. 1989.

[4] 国家中医药管理局. 中华人民共和国中医药行业标准：中医病证诊断疗效标准[M]. 南京：南京大学出版社，1994.

[5] 李素云，周庆伟. 支气管哮喘的中西医诊治[M]. 郑州：中原农民出版社，1995.

[6] 张俊龙，肖飞. 支气管哮喘中医独特疗法[M]. 太原：山西科学技术出版社，1996.

[7] 单书健，陈子华. 古今名医临证金鉴·咳喘肺胀卷 [M]. 北京：中国中医药出版社，1999.

[8] 陈永辉，王民集. 支气管哮喘的中西医诊断与治疗[M]. 北京：中国医药科技出版社，1999.

[9] 史仁华. 支气管哮喘[M]. 北京：中医古籍出版社，2000.

[10] 张镜人. 中国现代百名中医临床家丛书·张镜人[M]. 北京：中国中医药出版社，2001.

[11] 于作洋. 中国现代百名中医临床家丛书·刘弼臣[M]. 北京：中国中医药出版社，2001.

[12] 汪悦，郭海英. 支气管哮喘的中医特色疗法[M]. 上海：上海中医药大学出版社，2004.

[13] 吴红玲. 慢性支气管炎支气管哮喘良方[M]. 太原：山西科学技术出版社，2004.

[14] 王学东. 支气管哮喘中医治疗[M]. 南京：江苏科学技术出版社，2005.

[15] 董树江. 支气管哮喘中医独特疗法[M]. 石家庄：河北科学技术出版社，2009.

[16] 周信有. 中国现代百名中医临床家丛书·周信有[M]. 北京：中国中医药出版社，2007.

[17] 晁恩祥. 中国现代百名中医临床家丛书·晁恩祥[M]. 北京：中国中医药出版社，2011.

[18] 李竹英. 支气管哮喘中西医结合诊断治疗学[M]. 哈尔滨：黑龙江科学技术出版社，2012.

[19] 林琳，张忠德. 呼吸科专病中医临床诊治[M]. 第 3 版. 北京：人民卫生出版社，2013.

[20] 薛汉荣. 支气管哮喘中西医结合临床诊治[M]. 北京：科学技术文献出版社，2014.

[21] 王玉栋. 支气管哮喘中西医诊疗学[M]. 北京：科学技术文献出版社，2014.

[22] 陈志强，杨关林. 中西医结合内科学 [M]. 新世纪第 3 版. 北京：中国中医药出版社，2016.

[23] 余小萍，方祝元. 中医内科学 [M]. 第 3 版. 上海：上海科学技术出版社，2018.

[24] 钱叶长，吴先正. 支气管哮喘中西医结合防治手册[M]. 上海：上海科学技术文献出版社，2019.

论文类

[1] 曹鸣高. 哮喘论治结合病例讨论[J]. 江苏中医，1956，试刊号：28-31.

[2] 李振华. 支气管炎和支气管哮喘的辨证论治[J]. 河南中医学院学报，1976，1（4）：36-40.

[3] 刘淑珍，刘德清. 介绍张翰清医生治疗支气管哮喘的临床经验[J]. 天津医药，1976，（12）：624-626.

[4] 马贵同. 黄文东医师治疗咳喘的经验[J]. 上海中医药杂志，1976，10（6）：2-6.

[5] 沈仲圭. 哮喘的病因和治法[J]. 浙江中医学院学报，1978，2（2）：5-6，10.

[6] 曹鸣高，姜春华，邵长荣，等. 支气管哮喘证治[J]. 中医杂志，1984，25（10）：4-7.

[7] 贝润浦. 姜春华教授截治支气管哮喘的临床经验[J]. 中西医结合杂志，1984，4（9）：566-567.

[8] 李琳. 久哮当祛痰化瘀未发宜标本兼顾——徐钢治疗支气管哮喘的经验[J]. 上海中医药杂志，1986，20（2）：28-29.

[9] 傅继勋. 邵长荣治疗支气管哮喘的经验[J]. 中医杂志，1988，29（3）：12-13.

[10] 刘德清. 张翰清教授治支气管哮喘的临床经验[J]. 天津中医，1990，7（1）：9-10.

[11] 赵风达. 洪广祥治疗支气管哮喘持续发作的经验[J]. 中医杂志，1992，32（9）：21-23.

[12] 赵风达，洪广祥. 洪广祥运用疏利气机法治疗支气管哮喘的经验[J]. 中国医药学报，1993，（6）：31-33.

[13] 胡国俊. 胡翘武治疗支气管哮喘的经验[J]. 中国医药学报，1993，8（6）：56.

[14] 史锁芳. 李石青治疗支气管哮喘持续发作的经验[J]. 江苏中医，1995，16（8）：3-4.

[15] 崔儒涛. 王左教授治疗支气管哮喘的经验[J]. 中国中医急症，1997，6（3）：116-117.

[16] 程枫. 刘明达主任医师治疗支气管哮喘经验介绍[J]. 贵阳中医学院学报，1998，20（2）：9-10.

[17] 张洪春，晁恩祥. 疏风解痉法治疗过敏性支气管哮喘的临床研究[J]. 中国中医急症，1998，7（2）：54-58，97.

[18] 史锁芳. 曹世宏治支气管哮喘经验[J]. 江西中医药，1998，29（6）：8-9.

[19] 涂胜豪. 李鸣真教授治疗支气管哮喘经验简介[J]. 中医药研究，1998，14（2）：1，60.

[20] 骆仙芳，蔡宛如. 王会仍辨治支气管哮喘的经验[J]. 浙江中医杂志，1999，34（4）：147-148.

[21] 邓平荟，余宗阳. 戴西湖主任治疗支气管哮喘经验浅谈[J]. 福建中医药，1999，29（1）：45.

[22] 杨质秀，刘姝. 孙恩泽治疗支气管哮喘的经验[J]. 黑龙江中医药，1999，21（4）：22-23.

[23] 王有奎. 哮灵汤治疗支气管哮喘的经验[J]. 山西中医，1999，15（2）：8-9.

[24] 邓平荟，余宗阳. 戴西湖治疗支气管哮喘经验浅谈[J]. 实用中医内科杂志，1999，13（1）：16-17.

[25] 崔红生，赵兰才. 武维屏从肝辨治支气管哮喘经验撷要[J]. 中国医药学报，1999，14（2）：49-51.

[26] 陈晓宏，王余民，黄吉赓. 黄吉赓应用地龙治疗支气管哮喘经验[J]. 中医文献杂志，1999，9（1）：38-39.

[27] 王庆兰. 靖玉仲治疗支气管哮喘的经验[J]. 山东中医杂志，2000，19（5）：299-300.

[28] 冯新格. 吴银根教授治疗支气管哮喘经验[J]. 吉林中医药，2000，20（1）：9-10.

[29] 崔红生，牛常霞. 武维屏辨治支气管哮喘经验举隅[J]. 北京中医药大学学报，2001，24（6）：66-67.

[30] 崔红生，常佩芬，杨勇. 武维屏教授辨治支气管哮喘经验[J]. 中国中医基础医学杂志，2001，7（12）：57-59.

[31] 廖文生. 柯新桥治疗支气管哮喘经验[J]. 安徽中医临床杂志，2003，10（3）：178-180.

[32] 史锁芳，闵婕，李彤. 支气管哮喘发作期中医辨证回顾性调查报告[J]. 南京中医药大学学报，2003，19（1）：18-20.

[33] 王烈. 精治细防根治哮喘[J]. 长春中医学院学报，2003，19（3）：8-11.

[34] 宋曦，张有花. 周兆山治疗支气管哮喘临床经验[J]. 中医药临床杂志，2005，12（6）：554-555.

[35] 刘慧，林琳. 林琳治疗支气管哮喘的经验[J]. 辽宁中医杂志，2005，31（2）：98.

[36] 曹福凯. 张明德教授辨治支气管哮喘经验[J]. 中国中医药现代远程教育，2006，4（4）：28-29.

[37] 沈丕安. 中医治疗支气管哮喘经验介绍[J]. 世界临床药物，2006，27（6）：356-358，363.

[38] 刘秀芳. 史锁芳治疗支气管哮喘经验介绍[J]. 中国中医药信息杂志，2006，17（10）：86-87.

[39] 石克华，熊必丹. 吴银根辨治支气管哮喘临床经验[J]. 上海中医药杂志，2007，41（12）：10-11.

[40] 范一平. 史锁芳副教授应用祛风宣痹法治疗支气管哮喘经验介绍[J]. 新中医，2008，40（2）：18-19.

[41] 叶广才，温敬东. 支气管哮喘痰瘀阻肺的辨证治疗体会[J]. 赣南医学院学报，2008，28（3）：360.

[42] 周雯. 胡国俊治疗支气管哮喘治痰经验举隅[J]. 中医药临床杂志，2008，15（1）：18-19.

[43] 李亚萍. 蒋天佑治疗支气管哮喘的经验[J]. 陕西中医，2008，29（4）：472-473.

[44] 刘恩顺，孙增涛，封继宏. 支气管哮喘中医证候分布的文献调查分析[J]. 河北中医，2008，30（6）：642-643.

[45] 许海舰, 徐志瑛. 徐志瑛应用膏方治疗支气管哮喘经验浅析[J]. 云南中医中药杂志, 2008, 29（8）: 11-12.

[46] 陈锋. 徐艳玲教授从中医整体观念论治支气管哮喘的经验总结[D]. 沈阳: 辽宁中医药大学, 2008.

[47] 曹铁留. 周仲瑛教授辨治支气管哮喘的临证经验研究[D]. 南京: 南京中医药大学, 2009.

[48] 薛汉荣. 洪广祥教授治疗支气管哮喘的经验[A]. 江西省中西医结合学会、江西省人民医院. 江西省中西医结合学会呼吸病专业委员会首次学术会议论文集[C]. 2009: 3.

[49] 于雪峰. 郭振武中药干预支气管哮喘缓解期经验探析[J]. 辽宁中医杂志, 2009, 36（5）: 676-677.

[50] 丁强, 曹铁留, 王志英. 王志英教授治疗支气管哮喘经验[J]. 中医药导报, 2009, 15（10）: 18-20.

[51] 代平, 杨仁旭. 杨仁旭治疗支气管哮喘的临床经验[J]. 江西中医药, 2009, 40（10）: 21.

[52] 朱慧志. 胡国俊运中培土法治疗支气管哮喘经验[J]. 安徽中医学院学报, 2009, 29（6）: 32-33.

[53] 魏文浩. 姜良铎治支气管哮喘经验[N]. 中国中医药报, 2009-06-17004.

[54] 周雯. 胡国俊从痰论治支气管哮喘经验举隅[A]. 安徽省科学技术协会、安徽省卫生厅、安徽省食品药品监督管理局. 中医药理论与应用研究——安徽中医药继承与创新博士科技论坛论文集[C]. 2008: 3.

[55] 杨洋. 周仲瑛防治支气管哮喘复发临床经验的应用研究[D]. 南京: 南京中医药大学, 2010.

[56] 何龙. 乔世举教授治疗支气管哮喘之经验[D]. 沈阳: 辽宁中医药大学, 2010.

[57] 樊茂蓉, 张燕萍, 苗青. 许建中教授治疗支气管哮喘缓解期学术经验[A]. 中华中医药学会. 全国中医内科肺系病第十四次学术研讨会论文集[C]. 2010: 3.

[58] 李红华. 曲妮妮教授治疗支气管哮喘临床经验浅探[D]. 沈阳: 辽宁中医药大学, 2010.

[59] 王志英, 周学平, 郭立中, 等. 周仲瑛教授从风痰论治支气管哮喘的经验介绍[J]. 南京中医药大学学报, 2010, 26（1）: 67-69.

[60] 王东. 李慧教授治疗支气管哮喘经验[J]. 光明中医, 2010, 25（2）: 191-192.

[61] 王志英, 周学平, 郭立中. 周仲瑛治疗支气管哮喘经验[J]. 中医杂志, 2010, 51（4）: 307-308.

[62] 刘华平. 史锁芳教授应用大剂量甘草治疗支气管哮喘探讨经验[J]. 中医学报, 2010, 25（2）: 230-231.

[63] 徐立然. 王志英教授防治支气管哮喘经验探析[J]. 中医学报, 2010, 25（4）: 656-657.

[64] 樊茂蓉, 张燕萍, 苗青. 许建中教授治疗缓解期支气管哮喘学术经验[J]. 时珍国医国药, 2010, 21（6）: 1506-1507.

[65] 魏文浩. 姜良铎教授论支气管哮喘从三态辨治经验[J]. 环球中医药, 2010, 3（4）: 290-292.

[66] 洪毓键, 许朝霞, 燕海霞. 王忆勤教授治疗支气管哮喘经验[J]. 中华中医药学刊, 2010, 28（11）: 2368-2369.

[67] 王金成, 王红霞, 徐信义, 等. 杨王义老中医治疗支气管哮喘经验[J]. 中国中医急症, 2010, 19（12）: 2091-2092.

[68] 殷楚芬. 马凤彬主任医师治疗支气管哮喘临证经验整理[D]. 广州: 广州中医药大学, 2011.

[69] 樊长征, 苗青, 张燕萍. 许建中从"虚、痰、毒、瘀"论治支气管哮喘的经验[J]. 光明中医, 2011, 26（4）: 657-658.

[70] 吴平路, 吴蕾, 孟凡宇, 等. 孟庆云治疗支气管哮喘经验总结[J]. 中国中医药信息杂志, 2011, 12（2）: 92-93.

[71] 魏慧利, 于文涛. 杨牧祥教授治疗支气管哮喘的临床经验[J]. 天津中医药, 2011, 28（2）: 93-94.

[72] 王祥双. 景洪贵治疗支气管哮喘经验[J]. 实用中医药杂志, 2011, 27（7）: 470-471.

[73] 丁强. 王志英教授应用"治未病"理论防治支气管哮喘的经验[J]. 中医药导报, 2011, 17（10）: 8-10.

[74] 赵霞, 王丽新. 吴银根运用膏方治疗支气管哮喘经验[J]. 上海中医药杂志, 2011, 45（11）: 10-11.

[75] 李冬梅. 浅谈徐艳玲教授中医药治疗支气管哮喘的临床经验[D]. 沈阳: 辽宁中医药大学, 2011.

[76] 邓琼. 董征教授治疗支气管哮喘经验总结[D]. 北京: 北京中医药大学, 2012.

[77] 邹思捷. 周仲瑛教授从风痰论治支气管哮喘经验研究[D]. 南京: 南京中医药大学, 2012.

[78] 张峰. 俞长春名老中医治疗支气管哮喘经验[J]. 中国中医急症, 2012, 21（2）: 206-207.

[79] 张蕾. 王学东教授应用膏方治疗支气管哮喘经验[J]. 中国中医急症, 2012, 21（2）: 210, 255.

[80] 冯丽伟. 王左教授辨治支气管哮喘经验[J]. 中国中医急症, 2012, 21（1）: 38.

[81] 贾海燕. 李国勤主任医师治疗支气管哮喘经验[J]. 光明中医, 2012, 27（4）: 658-659.

[82] 张仕玉, 刘松林, 邢颖. 梅国强教授治疗支气管哮喘经验简介[J]. 新中医, 2012, 44（6）: 212-213.

[83] 王兵, 杜丽娟. 黄吉赓教授诊治支气管哮喘学术经验总结[J]. 新疆中医药, 2012, 30（4）: 55-57.

[84] 吴霞, 夏露, 孙昉昉. 田正鉴教授中西医结合治疗支气管哮喘临床经验总结[J]. 新疆中医药, 2012, 30（4）: 61-62.

[85] 李永泉, 李墨航. 李统华教授辨治支气管哮喘经验[J]. 中医研究, 2012, 25（10）: 34-36.

[86] 张丽秀, 王檀. 王檀教授从"火"论治支气管哮喘急性发作期经验[J]. 吉林中医药, 2012, 32（12）: 1211-1212.

[87] 姜越, 江柏华. 江柏华教授治疗支气管哮喘经验[J]. 黑龙江中医药, 2012, 34（5）: 30-31.

[88] 傅安安. 徐艳玲教授从五脏论治支气管哮喘经验总结[D]. 沈阳: 辽宁中医药大学, 2012.

[89] 梁芳苏. 导师乔世举治疗支气管哮喘（虚哮）的临床经验[D]. 沈阳: 辽宁中医药大学, 2012.

[90] 晁恩祥, 孙增涛, 刘恩顺. 支气管哮喘中医诊疗专家共识（2012）[J]. 中医杂志, 2013, 54（7）: 627-629.

[91] 刘坛树, 赖新生. 赖新生教授治疗支气管哮喘临床经验[J]. 中华中医药杂志, 2013, 28（1）: 140-143.

[92] 黄磊, 安娇娇, 杨馨超. 宋康教授治疗支气管哮喘经验举隅[J]. 中国中医急症, 2013, 22（1）: 61, 66.

[93] 胡爽杨. 吴银根运用膏方治疗支气管哮喘经验浅析[J]. 上海中医药杂志, 2013, 47（1）: 14-16.

[94] 高宇芳, 樊茂蓉, 张燕萍. 张燕萍教授治疗支气管哮喘经验[J]. 时珍国医国药, 2013, 24（2）: 462-463.

[95] 吴东南, 禤少敏, 柯新桥. 柯新桥辨治支气管哮喘经验[J]. 河南中医, 2013, 33（6）: 18.

[96] 严颖, 徐志瑛. 徐志瑛治疗支气管哮喘经验[J]. 浙江中医药大学学报, 2013, 37（5）: 522-523, 526.

[97] 卢保强, 郑肇良, 范良. 王河清治疗支气管哮喘经验[J]. 河南中医, 2013, 33（9）: 1570.

[98] 陈晶晶, 胡蝶, 张念志. 张念志支气管哮喘缓解期经验撷萃[J]. 中国民族民间医药, 2013, 22（15）: 126.

[99] 陶建峰, 方泓, 唐斌擎, 等. 吴银根"祛邪实温脾肾"法治疗支气管哮喘经验[J]. 上海中医药杂志, 2013, 47（8）: 13-15.

[100] 唐雪春. 周仲瑛教授治疗支气管哮喘的学术思想和临证经验研究探索[J]. 广州中医药大学学报, 2013, 30（5）: 750-752.

[101] 赵克明, 徐艳玲. 徐艳玲教授通腑泻肺法治疗支气管哮喘经验介绍[J]. 新中医, 2013, 45（9）: 188-189.

[102] 王曾敏. 曲妮妮教授从痰瘀论治支气管哮喘经验总结[D]. 沈阳: 辽宁中医药大学, 2013.

[103] 婧懿. 曲妮妮教授中医治疗支气管哮喘缓解期临床经验总结[D]. 沈阳: 辽宁中医药大学, 2013.

[104] 孔庆寅, 倪伟. 吴银根教授应用虫类药物治疗支气管哮喘经验撷英[J]. 河北中医药学报, 2013, 28（4）: 41-42.

[105] 焦秋粉, 樊茂蓉. 张燕萍教授治疗缓解期支气管哮喘经验总结[J]. 环球中医药, 2014, 7（1）: 52-54.

[106] 高凤丽, 李竹英. 刘建秋教授治疗支气管哮喘慢性持续期临证经验[J]. 中国中医急症, 2014, 23（5）: 853, 856.

[107] 李月梅. 赖新生教授治疗支气管哮喘经验介绍[J]. 新中医, 2014, 46（5）: 14-16.

[108] 谌晓莉. 朱启勇主任病证结合治疗支气管哮喘经验[J]. 内蒙古中医药, 2014, 33（13）: 17-18.

[109] 杨宏志, 邓可斌, 冯毅, 等. 王鹏论治支气管哮喘经验[J]. 湖北中医杂志, 2014, 36（9）: 24-25.

[110] 柳凯, 董萱, 贾祥文, 等. 陈宪海教授辨治支气管哮喘经验[J]. 福建中医药, 2014, 44（3）: 27-28.

[111] 高想, 吴坚, 姜丹, 等. 国医大师朱良春支气管哮喘辨治实录及经验撷菁[J]. 江苏中医药, 2014, 46（11）: 1-2.

[112] 蔡彦, 赵家友, 陈创荣, 等. 刘小虹治疗支气管哮喘经验[J]. 广州中医药大学学报, 2014, 31（6）: 1007-1009.

[113] 廉吉，蔡宛如. 蔡宛如治疗支气管哮喘经验[J]. 浙江中医药大学学报，2014，38（10）：1163-1165.

[114] 洪日. 徐艳玲教授从肺脾肾论治支气管哮喘缓解期经验[D]. 沈阳：辽宁中医药大学，2014.

[115] 张玉. 胡国俊名老中医治疗支气管哮喘经验的数据挖掘研究[D]. 合肥：安徽中医药大学，2014.

[116] 房兴宇，刘建秋，李竹英. 刘建秋教授治疗支气管哮喘经验总结[J]. 新中医，2014，46（12）：17-18.

[117] 王丽新. 吴银根运用温阳补肾法治疗支气管哮喘经验[J]. 上海中医药杂志，2014，48（12）：1-2.

[118] 李建生，王至婉，余学庆，等. 支气管哮喘证候诊断标准研究[J]. 中医学报，2015，30（6）：790-794.

[119] 刘赟，邬东华. 张燕萍教授治疗支气管哮喘经验[J]. 河北中医，2015，37（3）：328-329.

[120] 黄萍，黄凤蝶，李磊. 沈其霖教授治疗支气管哮喘临床经验[J]. 亚太传统医药，2015，（7）：72-73.

[121] 韩燕，秦艳虹. 秦艳虹治疗支气管哮喘经验[J]. 中国民间疗法，2015，23（6）：13.

[122] 杨宏志，姚欣. 王鹏从络病论治支气管哮喘经验探析[J]. 上海中医药杂志，2015，49（6）：14-15.

[123] 黄娟，谢雅革. 胡国俊治疗支气管哮喘的中医经验[J]. 中医药临床杂志，2015，22（6）：762-763.

[124] 黄焰. 孙凤霞诊治支气管哮喘的经验[J]. 江苏中医药，2015，47（8）：28-30.

[125] 赖芳，翁燕娜，张燕，等. 国医大师晁恩祥教授防治重症支气管哮喘经验总结[J]. 中国中医急症，2015，24（10）：1767-1768.

[126] 苗青，丛晓东，崔云，等. 王书臣教授治疗支气管哮喘的学术经验[J]. 世界中医药，2015，10（9）：1377-1379.

[127] 顾雯靓. 基于关联规则杜怀棠教授治疗痰瘀阻肺证支气管哮喘经验研究[D]. 北京：北京中医药大学，2015.

[128] 鲁伟威. 徐艳玲教授运用六味地黄丸加减治疗支气管哮喘经验初拾[D]. 沈阳：辽宁中医药大学，2015.

[129] 李建生，王至婉，余学庆，等. 支气管哮喘证候诊断标准的初步验证[J]. 中医杂志，2016，57（20）：1772-1776.

[130] 孙艳彪. 张纾难教授运用中医药治疗支气管哮喘临床经验小结[D]. 北京：北京中医药大学，2016.

[131] 唐阿梅，刘良丽. 刘良丽教授运用养肺保元汤治疗支气管哮喘稳定期经验[J]. 亚太传统医药，2016，（12）：94-95.

[132] 李建生，王至婉. 支气管哮喘中医证候诊断标准（2016版）[J]. 中医杂志，2016，57（22）：1978-1980.

[133] 王雪慧，田梓廷，李竹英. 支气管哮喘慢性持续期中医分型[J]. 河南中医，2018，38（4）：508-510.

[134] 王静，曾四清. 对支气管哮喘急性发作期患者进行中医辨证治疗的效果研究[J]. 当代医药论丛，2018，16（20）：14-16.

慢 性 胃 炎

慢性胃炎（chronic gastritis，CG）系指不同病因所引起的胃黏膜的慢性炎症性病变。本病的病因和发病机制尚不完全清楚，可能是多种因素综合作用的结果。已知幽门螺杆菌（Hp）感染与慢性胃炎关系密切，其他如酗酒、吸烟、十二指肠液反流、自身免疫、药物及饮食因素等，也可引起慢性胃炎。慢性胃炎缺乏特异性的临床表现，约半数有上腹部不适、饱胀、隐痛、烧灼痛，疼痛无明显节律性，一般进食后加重。亦常见食欲不振、嗳气、反酸、恶心等消化不良症状，部分患者无临床症状。有胃黏膜糜烂者可出现少量上消化道出血，长期少量出血可引起缺铁性贫血。少数患者可伴有乏力及体重减轻等全身症状。萎缩性胃炎伴恶性贫血者，常有全身衰弱，疲惫，一般消化道症状较少。慢性胃炎分类方法很多，我国目前一般分为浅表性胃炎（非萎缩性胃炎）和萎缩性胃炎两大类。伴有中重度肠上皮化生及不典型增生者称为癌前病变，与胃癌发生有明显的关系。慢性胃炎特别是慢性萎缩性胃炎的患病率，一般随年龄的增加而升高。

本病的辨证论治，可参考中医学的"胃脘痛""痞满"等。

一、诊 治 纲 要

（一）诊疗思路

中医学认为，慢性胃炎的发生，主要与脾胃虚弱、饮食不节、情志失调、感受外邪、禀赋不足等多种因素有关。脾胃运化失司，胃失和降，气机升降失调，则会产生气滞、食停、湿（痰）阻、寒凝、火郁、血瘀等各种病理产物，引发慢性胃炎。表现出痞满，纳呆，嘈杂，胃痛，反酸，呕吐等症状。本病病位在胃，与肝、脾两脏关系密切，常可表现有肝气犯胃、脾气亏虚、湿邪困脾、寒邪伤脾等证候。慢性胃炎正虚，多由于素体虚弱或邪气损伤而成。正虚邪弱，往往病程缠绵，反复不愈。慢性胃炎虽多呈慢性起病，但病程中可有急性加重。急性起病或加重者，多因外感寒邪，或恣食生冷，或暴饮暴食；起病渐发者，常由肝郁气滞，或脾胃虚弱所致。

慢性胃炎的辨证，应当审证求因，分清缓急、寒热、虚实、气血及所涉及的脏腑。其病机与具体的临床类型有关，可分为本虚和标实两个方面。在临床上常表现为本虚标实、寒热错杂、虚实夹杂之证。本病早期多以实证为主，多在气分，涉及气、食、湿、寒、火等因素。病久则变为虚证或虚实夹杂证，虚证多见脾气（阳）虚和胃阴虚。病久兼涉血分，其中血瘀则是久病的一个重要病机，在胃黏膜萎缩发生发展乃至恶变的过程中起着重要作用。慢性非萎缩性胃炎，以脾胃亏虚、肝胃不和证多见；慢性萎缩性胃炎，以脾胃虚弱、气滞血瘀证多见；慢性胃炎伴胆汁反流，以肝胃不和证多见；伴幽门螺杆菌感染，以脾胃湿热证多见；伴癌前病变者，以气阴两虚、气滞血瘀、湿热内阻证多见。胃镜下镜像，对中医辨证有一定的参考意义。热证为主的胃镜像，多表现为胃黏膜呈樱桃红或绛红色，充血水肿明显；胃液呈黄绿色，质地浑浊偏稠；胃体蠕动增快，甚则胃蠕动紊乱。倾向于血瘀证的胃镜像，表现为胃黏膜呈暗红色，多伴有黏膜下血管网隐约可见；胃黏膜凹凸不平，可见颗粒状或结节状增生。"湿阻""气滞"等实证为主的胃镜像，表现为胃液明显增多，伴有胃蠕动减少，幽门闭合不开。气虚证为主的胃镜像，表现为胃黏膜以苍白色为主；胃蠕动明显减缓，胃液量大质稀；幽门口松弛，呈开放状。阴虚为主的胃镜像，表现为胃液明显减少，胃黏膜呈龟裂状改变。

中医药对慢性胃炎的干预手段有多种，临床可根据具体情况选择药物治疗、针灸疗法等治疗方式，并配合饮食调节、心理疏导等方法综合调治。对每个患者要进行具体地辨证与辨病，实行病证合参的个体化治疗。多数情况下，肝郁气滞证常有抑郁、易怒等情志变化，胃肠运动功能失调，胆汁反流等改变；则给予舒肝解郁理气导滞与心理疏导抗抑郁、调节胃肠动力等相结合的治疗。肝胃郁热证，多有胃黏膜充血水肿明显，可见糜烂或散在出血点；应给予清肝泻热、和胃止痛与护膜生肌、消炎止血相结合的治疗。脾胃湿热证，多有显著充血水肿糜烂和Hp感染；应给予清热化湿、和中醒脾与抑酸护膜、抗菌消炎相结合的治疗。胃络瘀阻证，常见萎缩、癌前病变和陈旧性出血；应给予理气活血，化瘀止痛与改善微循环、抗癌止血相结合的治疗。脾胃虚寒证，常表现胃黏膜炎症缓解，胃肠功能低下，体质虚弱；应给予温中健脾、和胃止痛与护膜生肌、增强功能相结合的治疗。胃阴不足证，常有充血水肿或兼少许糜烂及萎缩性病变；应给予养阴健脾、益胃止痛，与抑酸消炎、逆转萎缩相结合的治疗。

（二）辨证论治

综合《中医内科常见病诊疗指南——西医疾病部分》《慢性胃炎中西医结合诊疗共识意见（2011年，天津）》《慢性胃炎中医诊疗专家共识意见（2017）》以及名老中医经验等，将慢性胃炎的辨证论治要点概括为以下几个方面。

1. 肝气犯胃证

临床表现：胃脘胀痛，善叹息，胸胁痞闷，嘈杂吞酸，排便不畅，舌边红苔白，脉沉弦等。
基本病机：忧思恼怒，肝郁气滞，横逆犯胃乘脾，胃失和降。
常用治法：疏肝理气，和胃降逆。

2. 脾胃湿热证

临床表现：胃脘热痛，胸脘痞满，口苦口黏，纳呆嘈杂，大便不爽，舌苔黄腻，脉滑数等。
基本病机：胃气壅滞，湿与热交互搏结，脾胃湿热内蕴。
常用治法：清化湿热，理气和胃。

3. 寒邪客胃证

临床表现：胃脘冷痛，遇冷痛重，纳呆喜热，口淡乏味，大便稀溏，小便清长，舌淡苔白，脉弦紧等。

基本病机：寒邪犯胃，阳气受遏，胃失通降。

常用治法：温胃散寒，理气止痛。

4. 饮食伤胃证

临床表现：伤食胃痛，脘腹饱胀，厌食拒按，嗳腐酸臭，恶心欲吐，吐后症轻，大便臭秽难闻，舌苔厚腻，脉弦滑。

基本病机：食滞中焦，损伤脾胃，运化失健，升降失常。

常用治法：消食导滞，下气宽中。

5. 胃络瘀阻证

临床表现：胃脘刺痛，痛处不移，入夜痛甚，食后痛重，舌底脉络紫暗，舌质暗红或有瘀斑，脉弦涩等。

基本病机：气滞血瘀，阻滞胃络。

常用治法：活血化瘀，理气和胃。

6. 胃阴亏虚证

临床表现：胃热隐痛，空腹症重，似饥不食，口干舌燥，大便干燥，手足心热，舌红少津，裂纹无苔，脉细数等。

基本病机：胃阴亏虚，胃失所养，虚火内盛。

常用治法：养阴生津，益胃止痛。

7. 脾胃虚寒证

临床表现：胃凉隐痛，喜温喜按，遇冷痛重，得食痛减，纳少便溏，畏寒肢冷，餐后饱胀，舌淡有齿痕，苔薄白，脉沉细迟等。

基本病机：脾胃阳气不足，虚寒内生，胃失温煦，运化失常。

常用治法：益气健脾，温胃止痛。

二、名 家 心 法

1. 张学文

【主题】　饮食不节，邪毒内聚于胃是发病关键

【释义】　张学文认为，本病病位在胃，与肝、脾密切相关，"毒邪"存在于疾病全程。上腹隐痛，食欲不佳，餐后饱胀，反酸，恶心等症状，正是胃失和降的表现，故本病病位在"胃"。本病的发生，大多与各种因素引起的过度精神刺激、饥饱失常、药物损害、病菌感染等有关，情绪不遂，常引起肝气郁滞，气机不畅；饥饱失常，则常引起胃失和降，脾失健运，故疾病常与肝脾相关。在生冷、辛辣、肥腻等可口饮食大量涌现的情况下，若存在肝气不舒、脾胃不足的基础，加之饮食不节，则常致寒、热、湿、食等邪气留滞中焦；日久因虚致瘀，因实致瘀；

寒、热、湿、食、瘀等，郁滞日久，化毒化火；亦有毒邪来自于饮食，直中于胃者；邪毒聚集日久，或生癥瘕，或灼伤胃络而出血，则变证丛生。故肝气郁、脾胃虚为本病的发病基础，而饮食不节，邪毒内聚于胃，则是发病的关键病因，毒邪存在于疾病全程。（沈鸿婷，马洋，张惠云. 国医大师张学文教授辨治慢性胃炎经验探析[J]. 中华中医药杂志，2017，32（4）：1570-1572.）

2. 姚乃礼

【主题】　"邪毒"兼夹致病

【释义】　姚乃礼认为，邪毒是慢性萎缩性胃炎发病的重要原因。慢性萎缩性胃炎的病机，主要是由于饮食不节、情志失调或寒热邪毒等伤及脾胃，影响了脾胃的运化功能，导致脾胃升降失宜，邪毒壅滞，气血瘀阻；病变呈虚实夹杂、寒热错杂的特点。在疾病发展的过程中，各种邪毒损伤了胃膜，形成气血瘀滞而影响到胃络，出现胃络失养，产生了萎缩性胃炎的病变。导致慢性萎缩性胃炎的邪毒，包括邪气和毒邪。邪，包括寒、热、湿、浊等邪气。这些邪是一般的邪气，有外来的、内生的邪气。除了一般的邪气之外，尚有毒邪导致慢性萎缩性胃炎发病。毒邪亦有内外之分。毒邪又经常与寒、湿、浊、痰、热、瘀等邪气兼夹，成为湿毒、痰毒、热毒、火毒、瘀毒、疫毒等。

临床治疗时，根据具体证候，辨邪毒的寒热（火）、湿浊（痰），以及毒之轻重兼夹。祛邪解毒，有化湿（浊）解毒、清热解毒、化瘀解毒等不同的治法。湿毒为患，用法半夏、黄连、生薏苡仁、白豆蔻、苍术、厚朴等药；若胃黏膜糜烂者辨为热毒，可以使用蒲公英、连翘、栀子等药清热解毒；瘀毒，则用丹参、莪术、三七粉、浙贝母、夏枯草、牡蛎等药化瘀散结解毒；病理见肠化或不典型增生者，酌加半枝莲、白花蛇舌草、生薏苡仁、藤梨根、刺猬皮等解毒抗癌；幽门螺杆菌感染者，配合运用黄连、黄芩、蒲公英、白花蛇舌草等药抗炎杀菌。（殷振瑾，闫远杰，姚乃礼. 姚乃礼主任医师从邪毒理论辨治慢性萎缩性胃炎经验[J]. 时珍国医国药，2017，28（8）：2007-2008.）

3. 刘启泉

【主题】　浊毒相干为害，贯穿疾病全程

【释义】　刘启泉认为，慢性胃炎的发生，是一个多病因综合作用的、漫长的、多阶段且复杂的积累过程；在临床中常循气滞、湿阻、浊聚、热郁、浊毒、络瘀、阴伤的发展规律，浊毒相干为害贯穿于慢性胃炎的全过程。浊毒是慢性胃炎发展、演变、反复难愈的主病机。

浊毒的致病，具有三易、四性的特征。三易，指易耗气伤血，入血入络；易阻碍气机，胶滞难解；易积成形，败坏脏腑。四性，则指迁延性、难治性、顽固性、内损性。浊毒病邪胶结，作用于人体胃部，导致胃部细胞、组织的浊化，即病理损害过程；浊化的结果，导致细胞、组织的浊变，即形态结构的改变。包括现代病理学中的肥大、增生、萎缩、化生和癌变，以及炎症、变性、凋亡和坏死等变化。浊变的结果，是毒害细胞、组织和器官，使之代谢和机能失常，乃至机能衰竭。浊毒黏滞，致使胃络瘀滞，气不布津，血不养经，胃失荣养，腺体萎缩久久不愈，终则发生肠上皮化生或异型增生。可见，浊毒之邪黏滞不解，盘踞成积是慢性胃炎病程长、反复难愈的关键所在，亦是肠上皮化生及异型增生形成的"启动因子"。

针对慢性胃炎浊毒相干为害这一主病机，慢性胃炎的基本治法为化浊解毒。其基本方为：砂仁 15g，石菖蒲 20g，茵陈 12g，罗勒 15g，黄连 6g，蒲公英 20g，冬凌草 12g，香附 20g，枳实 15g，白芍 20g，延胡索 15g，郁金 12g，茯苓 15g，三七粉（冲）2g。（刘启泉，李佃贵，张纨，等．慢性胃炎从浊毒论治[J]．北京中医药大学学报，2010，33（3）：153-155．）

4. 裴沛然

【主题】　虚实夹杂，寒热交错为病机特点

【释义】　裴沛然认为，胃炎病位虽在胃，而病机与脾、肝、胆的关系至为密切。胃以和降为顺，脾以健运为常；脾健则令精气敷布于全身，胃和则浊气转输于魄门。胃有病，必令脾无所输化；脾失健运，必致胃不能纳谷。一般胃炎初期，多表现为胃失和降，症见痛、胀并作；病久则波及于脾，脾之健运失职，症见神疲、纳呆及气血生化不足之虚象。反之，脾虚也会影响到胃的通降功能，最终形成脾胃皆病，虚实互见。

胃炎的病机特点，为虚实夹杂，寒热交错。虚，重在脾胃气阴虚亏；实，主要是气滞、血瘀、湿阻等；寒，多因饮食生冷，积冷成寒，或脾胃阳气虚弱，寒从内生；热，缘因嗜食辛辣，湿热内蓄，或脾胃阴分不足，阴虚而生内热等。故治疗慢性胃炎，崇尚辛散苦泄，甘缓和中或加酸收之法。（战文翔，孙雪萍，李红．裴沛然教授治疗慢性胃炎的经验[J]．中华中医药学刊，2007，25（4）：662-663．）

5. 姚树坤

【主题】　痰瘀互结，阻于中焦为病因病机

【释义】　姚树坤认为，痰瘀互结，阻于中焦，为慢性胃炎常见病因病机。临证常见胃脘痞塞，胁肋脘腹胀痛，烧心纳呆，嗳气吞酸，大便溏泄或者干结，舌红或有瘀点，苔黄腻，脉弦细或弦滑数。治疗上应掌握湿热之邪为病因，痰瘀互结为结果，以清热化湿，活血化瘀为原则。中焦脾胃虽以湿热之邪为多，然临证当中也有一部分病人以寒湿为主，不可不辨。治疗上应注重寒湿之本，以温化寒湿，活血祛瘀为原则。不论是湿热还是寒湿之邪，日久而成痰瘀，往往胶结难去，阻碍气机，影响全身气血循环。痰瘀之邪，既为病理产物，又为新的病理因素，互为因果，一般理气化痰之品难以清除。临床往往表现为胃脘隐痛，恶心欲吐，胸中郁闷，乏力，不思饮食，腹部压痛，大便溏滞或干结，舌红有瘀斑瘀点，苔白腻或黄腻，脉弦涩。治疗应以气机阻滞、痰瘀互结为本，以活血理气、消痰化瘀为原则。（赵军艳，姚树坤．从痰瘀论治慢性胃炎[J]．中国中医基础医学杂志，2006，12（3）：205-210．）

6. 路志正

【主题】　气阴两虚，阴虚为主，虚实夹杂

【释义】　路志正通过临床观察，指出以阴虚为主的气阴两虚证，为慢性萎缩性胃炎（CAG）的主要证候类型；此外，亦多见气滞、血瘀、气虚、阳虚、湿阻、热郁等，呈现"虚实夹杂，本虚标实"的基本病机；临证当全面考虑寒热虚实，不可一概而论。CAG 患者多病情迁延难愈，胃部不适多易反复。主诉胃脘隐痛或脘腹痞闷不舒，食欲欠佳，纳食偏少或胃脘嘈杂，或食欲尚可但纳食不多，或伴见嗳气、恶心、口干、咽干、大便不调、睡眠欠安等症。西医检查可见胃黏膜腺体减少，或有肠上皮化生，上皮内瘤变；亦有患者同时伴有幽门螺杆菌感染或胃内游离酸减少等，与胃阴不足和气阴两虚证相吻合。胃居中焦，受纳腐熟水谷，主通降、喜润恶燥。胃失通降，则以滞为患；久病入络，易见血瘀。同时，胃与肝、脾密切相关，肝气犯胃或脾胃失和，又可导致胃气壅滞，胃气上逆；或脾胃升降失调，燥湿难济；或中焦郁而化热，呈现气滞、湿阻、热郁之证。且 CAG 患者病程较长，久病伤气，甚则伤阳；或治疗过程中清利过度，正气损伤；或患者素体虚弱，正气不足，都可出现气虚、阳虚，而形成虚实夹杂，寒热错杂之候，临床表现多样。特别是阴虚夹湿，以及中焦虚寒并见郁热之证，更需详细辨别。（苏泽琦，于春月，张文君，等. 国医大师路志正治疗慢性萎缩性胃炎临证经验[J]. 现代中医临床，2017，24（3）：34-36.）

7. 单兆伟

【主题】 脾胃亏虚为本，湿热血瘀为标

【释义】 单兆伟认为，慢性萎缩性胃炎虽病因多样，但病机不离脾胃虚弱，湿热血瘀。慢性萎缩性胃炎多迁延日久，耗伤正气，而为脾胃虚弱。气血生化乏源，胃失荣养，致使胃黏膜萎缩；脾胃气虚，运化失职，湿浊内生，郁久化热，湿热阻滞，中焦枢机不利，气血运行不畅，日久成瘀；因实致虚，因虚成滞，脾胃亏虚为本，湿热血瘀为标。临床上常见面色少华，纳谷欠馨，神疲乏力等脾胃气虚之证；亦可见脘痞胀满，便溏嗳气等标实之证。胃镜下亦可见胃黏膜呈灰白色，甚至可见大片苍白区，白相为多。临床可见慢性萎缩性胃炎患者舌苔多为黄腻，且口干口苦之人偏多，皆为湿热中阻之象。本病患者脾胃功能失健，导致内湿所生，复加过食肥甘厚腻或纵恣口腹，或感染幽门螺杆菌，皆可使脾失健运，胃腑失和，湿热内蕴。初病在经，久病入络，经主气，络主血，久病则血络瘀痹，多见青紫舌或舌见瘀点瘀斑，舌下络脉增粗迂曲色紫黯。脾胃为中焦气机斡旋之枢纽，本病病程迁延，脾胃虚弱，枢机不利，无以鼓动血行，加之湿热阻滞气机，血行不畅，瘀血乃成。胃黏膜血络瘀阻，则萎而不用。（马青，单兆伟. 单兆伟教授治疗慢性萎缩性胃炎经验拾零[J]. 四川中医，2016，34（4）：11-13.）

8. 徐经世

【主题】 细察病机，明辨起病缓急、虚实寒热、脏腑气血

【释义】 徐经世认为，慢性胃炎的临床辨证，要掌握以下几个方面：辨起病缓急。一般而言，慢性胃炎往往起病缓慢，反复发作，缠绵难愈；但也有因气候变化、饮食不当、情志失调、服用药物等诱因，而突然发病，或突然加重。其起病方式有缓急之别，临床辨证时当细察病因病机。

辨病性寒热虚实。寒性凝滞收引，往往可见脘腹胀满疼痛，得温痛减，伴有纳呆，苔白，脉紧。脾胃虚寒者，往往可见隐隐疼痛，喜暖喜按，遇冷加重，四肢不温，舌淡苔薄，脉弱等。火热内蕴者，往往可见突然暴痛，烦渴思饮，恶热喜凉，小便黄赤，大便秘结，舌红苔黄少津，脉弦数。如果临床表现为上腹部胀满或疼痛拒按，大便秘结不通，脉弦滑者多为实；上腹部胀满或隐痛，喜按喜暖，脉弱无力者多为虚；新病多为实，久病多为虚。

明辨脏腑气血。心下痞闷胀满，可因脾胃虚弱，纳运失职；或湿热中阻，升降失司，胃气壅滞所致。嗳气、恶心、呕吐乃胃气上逆之征，无论是胃气虚弱，还是湿热蕴结，皆可导致胃气不降而上逆。纳呆、食少、肠鸣、腹胀，是因脾胃纳运失司所致。不论是中气虚弱，还是湿热中阻，皆可致纳运失司。胃不能纳则纳呆食少，脾不能运则腹胀肠鸣。湿热阻胃，胃气壅滞，

不通则痛，此多为胀痛。口苦黏腻，苔黄厚腻，是因湿热中阻，上泛口舌使然；湿性黏腻，易阻碍气机，脾气郁滞，故大便溏滞不爽。若热势较甚，煎熬津液，则大便干结。湿热侵及下焦，膀胱气化不利，故小便黄而短少。（张国梁，陶永. 国医大师徐经世[M]. 北京：中国医药科技出版社，2016：189.）

9. 朱良春

【主题】 脾虚夹瘀，治予益气消瘀

【释义】 朱良春认为，慢性萎缩性胃炎是一种慢性消耗性疾病，患者多有病程长，体质差，形体瘦之特征。胃为五脏六腑之海，气血生化之源。胃病既久，化源匮乏，气血无以营养周身，故虚衰之象迭见。对此，常用益气消瘀之法。尝取张锡纯氏以参、芪配伍棱、莪的方法加以发挥，以生黄芪为主治疗萎缩性胃炎的气虚夹瘀证，并灵活掌握其剂量、配伍。如以益气为主，黄芪可用30～60g，再佐以潞党参或太子参；如以化瘀为主，莪术可用到15g，伍入当归、桃仁、红花、炙地鳖虫等。凡胃气虚衰，瘀阻作痛者，以此二药为主，随症制宜，胃痛多趋缓解或消失，食欲显增；病理变化亦随之改善或恢复正常，确有祛瘀生新，扶正祛邪之功。朱良春指出："黄芪能补五脏之虚，莪术善行气，破瘀消积；黄芪与莪术同用，可奏益气化瘀之功，病变往往可消弥于无形，补不壅滞，攻不伤正，相得益彰。"（朱良春，朱建平. 慢性萎缩性胃炎治疗经验[J]. 新中医，1986，2（2）：4-6.）

10. 颜正华

【主题】 常兼湿阻中焦，注重化浊健脾

【释义】 颜正华认为，慢性胃炎，常因外感湿邪内犯中焦，或过食生冷内伤脾胃，致水湿不化，困阻中焦所致。又因脾主运化水湿，脾失健运则水湿内停，湿阻中焦。因此，有些患者即使没有明显的外感内伤湿邪病史，在病变过程中亦可因胃失和降、脾失健运而致湿浊不化。湿浊既成，困阻中焦，则又进一步影响脾胃升降之枢。因此，治疗中十分重视化湿健脾这一环节。凡患者胃脘胀满闷痛，口中黏腻；或口干不欲饮，食欲不振，大便黏溏不爽，小便混浊不清，舌苔厚腻，则必芳香化湿，醒脾健胃。由于慢性胃炎多兼湿浊不化，因此，虽无典型湿浊中阻之证，但见口中黏腻，舌苔厚腻，亦予化湿辟浊，选用佩兰、藿香、苡仁、苍术、厚朴之类。五药之中，藿香长于理气止呕，对湿郁而见呕逆者多用之；佩兰芳香性平，长于去陈腐，辟秽浊，脾湿口黏口甜口臭多用之；苡仁甘淡利湿，微寒清热，兼有健脾之功，脾虚湿困或湿渐化热，皆可用之；苍术、厚朴则芳香燥烈，能燥湿化浊，其性温燥，多用于寒湿中阻之证。（徐刚，常章富. 颜正华教授治疗慢性胃炎的经验[J]. 北京中医药大学学报，1996，19（3）：24-25.）

11. 董建华

【主题】 病机多郁而化热，治疗要注意清热

【释义】 董建华主张慢性胃炎的治疗要注意清热。现在的胃炎患者，多是恣食厚味，饮酒过度，胃气壅滞，郁而生热；再复餐寒凉生冷，或感外邪，郁闭气机，助热为毒而生。在内表现为胃黏膜充血、红斑、甚至糜烂；在外表现为胃脘灼痛，舌红苔黄。这和虚寒证的表现迥然不同，郁而化热的证型显而易见，因此提出胃热学说。胃炎若见大便干结，舌红苔黄，宜通

腑泻热，药用黄连、黄芩、酒大黄、栀子等；若胃热口渴，舌红少津，宜清泻胃热，药用石膏、知母、黄芩等；若胃痛因寒而发，表现寒热错杂，舌红苔黄，宜温清并调，药用吴茱萸、黄连、山栀子等；若痰热互结，舌苔黄腻，宜化痰清热，药用黄连、瓜蒌、清半夏等；若胆热犯胃，胃中胆汁反流，宜降胃清胆，药用柴胡、黄芩、郁金等。慢性胃炎胃热的辨证，舌苔黄是辨证的眼目。慢性胃炎静止期，舌苔多薄；活动期舌苔多厚；胃炎重或有糜烂，舌苔多黄；胃炎由重转轻时，舌苔亦由厚变薄，由黄转白；反之，胃炎加重时，舌苔由薄变厚，由白转黄。（王长洪. 著名中医学家董建华教授学术经验系列之四——辨治慢性胃炎的经验[J]. 辽宁中医杂志，1999，26（10）：435-436.）

12. 张镜人

【主题】 强调中焦如衡，用药主张寒温相配，升降同用

【释义】 张镜人认为，"中焦如衡，非平不安"，在杂病中亦能应用，对慢性胃炎的治疗尤为重要。因中焦脾胃，以膜相连，脾气宜升，胃气宜降；脾喜刚燥，胃喜柔润，恰是相反而相成，故治疗应十分注意"衡"。其应用有两个方面：①寒温同用：慢性胃炎虽以热证居多，但若投一派寒凉药物必碍胃气，脘痛反而有增无减。故常用辛温之苏梗，取其辛香和胃，行气宽中，温而不燥；与黄芩或铁树叶、平地木同用，寒温相配，胃气得护，虽长期服用而不致碍胃。②升降同用：慢性胃炎可见嗳气、泛恶、泛吐酸水或苦水等胃气上逆之症，又有消瘦、乏力、腹胀、便溏等脾气不振之象。故在治疗中经常以升降药物同用，如柴胡与旋覆花、代赭石同用。且肝与胆互为表里，肝郁不达，少阳清气失展，必致胆热液泄，症见口苦、胁痛、泛吐苦水，胃镜检查往往可见胆汁反流，则尤需柴胡以升少阳清气，并配合黄芩之苦降而泄胆热。（严佩贞. 著名老中医张镜人治疗慢性胃炎的经验[J]. 上海中医药杂志，1983（5）：3-5.）

13. 张泽生

【主题】 本病虚证多见，治以补虚为主，少佐辛散

【释义】 张泽生认为，萎缩性胃炎无论表现为胃脘痛或痞胀，虚证最常见。治疗以补虚为主，少佐辛散。实则根据"通则不痛"原则，视其标邪性质分别治之。治疗用药上有以下特点：①善用甘温调中，慎用开破。萎缩性胃炎病程多久，中虚证多见；甘温补中为主，少佐辛散，既能健运中宫，缓中止痛，又能开发郁结，使气转痞消。甘温常用党参、白术、当归、甘草，行气多用木香、佛手、陈皮、苏梗等。②散中有收，气药常兼血药。胃以通为补，但辛通过度可耗正。在药物配伍上，注意散中有收，或收补中微兼疏通。除痰湿较重外，一般均配芍药甘草汤，既能和里缓急，又能柔肝安脾。③根据脾胃特性，权衡升降润燥。根据脾升胃降的特性，用药注意调整升降、润燥之偏。如胃气上逆，以二陈汤为主方。若兼中虚有寒的，配旋覆花、代赭石、吴茱萸、干姜、沉香、党参等；兼热的配川连、黄芩、竹茹等；肠胃失其润降的，用火麻仁、生首乌、决明子、全瓜蒌、枳实等。④开痹散结，当先疏启其中。对于痹塞痞结，主张区别寒热虚实、标邪性质，先当疏启其中。如对寒凝停痰湿阻所致痞闷、脘痛，以二陈汤加桂枝、吴茱萸、木香、苍术、厚朴等辛温泄浊。舌苔灰腻，胸脘痹窒，则以瓜蒌薤白半夏汤或瓜蒌薤白桂枝汤通阳开结。中焦阳衰，阴寒窃踞，胸脘失其清旷者，取苓桂术甘汤加味，温中化滞。（张继泽，单兆伟，江杨清. 张泽生治疗萎缩性胃炎的经验[J]. 中医杂志，1982（8）：13-55，19.）

14. 李恩复

【主题】 滋养胃阴，佐以健脾，消食顺气

【释义】 李恩复认为，慢性萎缩性胃炎系由胃阴不足，津液少敷，胃失濡养而致。临床表现为胃脘疼痛、胀满，胃中灼热，纳呆嗳气等。此犹如天旱无雨，阳光暴烈，田地龟裂，禾苗枯萎而不长也。治疗本病应首选沙参、麦冬、石斛、百合、生地等药以养胃阴。津液来复，胃体得养，则胃热退，胃痛止，胃胀消，胃纳增。本病的病位虽在胃，但脾与胃除经脉络属外，且以膜相连，故胃病易累及于脾，导致脾胃同病。脾病则不能为胃行津液，化水谷，致使肢骸脏腑失养，表现为周身乏力，面色少华等症。所以在滋养胃阴的同时，还要选用茯苓、山药、白术、薏苡仁等药以健脾气。另外，在慢性萎缩性胃炎中，由于胃阴不足，胃失润濡，胃和降之功失常，饮食停滞阳明，浊气不降，而使肝气不伸，横行于两胁，胀满乃生。治疗上应在滋养胃阴的同时，佐以消食顺气，如配用鸡内金、焦三仙、广木香、厚朴、枳壳等药，以使食消浊降，肝气自舒，胁胀自止。（苏通臣. 李恩复治疗慢性萎缩性胃炎经验[J]. 山东中医学院学报，1989，13（5）：54-56.）

15. 杜雨茂

【主题】 辨证治疗，重视保护胃气

【释义】 杜雨茂认为，治疗慢性萎缩性胃炎的关键，要自始至终重视"保胃气"这一原则，强调有胃气则生，无胃气则亡。因此，无论何证，皆用四君子汤以健脾补虚，使脾土旺，化源足，充实后天，以利速复。但本病临床表现多端，治疗必须本着辨证论治的原则，针对病因病机，而立法施治，治随证转，丝丝入扣，方能奏效。反之，若株守一方一药来概治此病，则往往事与愿违，难以收效。

本病病程较长，多为脾胃功能不足，运化迟滞，因此，遣方用药，稍有不慎，变证蜂起，难以恢复。遣药应尽可能选取滋而不腻，补而不滞，温而不燥，凉而不寒，化瘀而非攻破之品，以利于久服而无流弊，正复邪去而病得愈。如在治疗胃阴不足，脾气亦虚时，所选滋阴之品，皆为补而不腻之品，即使如此，尚加陈皮、苏梗，和胃行气，动而去滞；若兼见纳呆、嗳气等时，加入少量公丁香，芳香醒脾，以纠其偏；又如化瘀通络法中，选用丹参，养血和血，养而不滞，活而不伤；再如疏肝健脾法中，所用之药，性皆平和，以防寒热之化，促成变证。若病已化热，仅加胡黄连少许，以杜寒凉变故等。（张喜奎. 杜雨茂教授治疗慢性萎缩性胃炎经验[J]. 黑龙江中医药，1989（4）：2-3.）

16. 胡翘武

【主题】 善后巩固，强胃助运

【释义】 胡翘武认为，慢性胃炎之临床症状消失后，并不意味着疾病即已痊愈，诸多患者之所以反复不已，迁延数载，就是中止服药，放弃了善后的巩固疗法。该病能否治愈，除饮食、寒温、精神等方面之自我调节外，坚持善后巩固治疗十分重要。病情多次反复，体虚病深者，预后大多不佳。常以自拟强胃健运汤（黄芪、怀山药、百合、旱莲草、甘草、鸡内金、紫河车、佛手、田三七、蒲公英）煎服或研末吞服皆可。气阳偏虚者，加桂枝、党参；气阴不足者，加麦冬、石斛。方中黄芪、甘草益气，山药百合养阴，均微甘温润，不热不腻，皆合胃土之性，可补胃体以助其用。旱莲草补肾益阴，紫河车大补精血，合上 4 药，不寒不热，性味平和，为补虚强胃之佳伍。鸡内金消食磨积，田三七行血理劳，佛手快膈悦中，蒲公英清热解毒，四味辅补虚强体之药，补消并行，寓消于补，诚有强胃健运之用。胃炎善后巩固之方，应以微甘温润为主，切忌苦寒滋腻，或辛热呆补之剂；且以小剂，或间日，或 2 日 1 剂服用，或碾制细末吞服，持之以恒；坚持 3～6 个月，或 1 年者，大多很少复发。（胡国俊，胡世云. 胡翘武慢性胃炎辨治经验[J]. 新中医，1994（12）：1-2.）

17. 何炎燊

【主题】　甘柔濡润与苦辛通降为治疗胃病基本方法

【释义】　何炎燊治疗胃病的基本方法有二：其一，因"胃为阳土，得阴自安，宜用甘平或甘柔濡润，以养胃阴"。如萎缩性胃炎，多见口干纳少，形瘦脉细，大忌温燥升提。何炎燊用甘柔清养、轻灵流动之法，每用《金匮要略》之麦门冬汤，并宗张锡纯以山药代粳米，去大枣之甘壅，加沙参、石斛之清养，加陈修园《时方歌括》百合汤中的百合、乌药，则甘柔之中，清补而不腻滞。其二，乃"腑以通为补，胃气以下行为顺"。如胃窦炎及胆汁反流性胃炎，多见脘痛气逆，口苦苔腻，纳呆便溏等寒热虚实错杂之症，则忌用甘柔，宜用苦辛通降之法。常用半夏泻心汤与温胆汤化裁，热症重者加蒲公英，兼实热者加大黄，食滞者加麦芽、鸡内金，嘈杂泛酸者加瓦楞子、乌贼骨，待胃气和降后再用药调理。（刘石坚. 名老中医何炎燊治疗慢性胃炎的经验[J]. 新中医，1997，29（1）：10-11.）

18. 刘渡舟

【主题】　从脾胃不和入手，以平胃散合经方治疗

【释义】　刘渡舟认为，慢性胃炎的中医治疗，首当从脾胃不和入手。脾胃之气不和，升降之机乖戾，使气痞于心下而成心下痞。五泻心汤中，半夏泻心汤、生姜泻心汤、甘草泻心汤三方是调理脾胃阴阳的；大黄黄连泻心汤和附子泻心汤乃是针对寒热具体情况而制订的，虽然不能完全归咎于脾胃的气机升降失调，然气机痞于心下，而使胃脘之气不和则一。因此，仲景创五泻心汤以治疗心下痞证，为后世留下了宝贵的财富，为脾胃病的治疗提出了系统的方法。

刘渡舟治疗胃病，首重饮食因素，常以平胃散为基础方，合用不同的经方，临床辄获佳效。与平胃散合用的古方，有小柴胡汤和大黄黄连泻心汤；与小柴胡汤合用叫作柴平煎，临床用于肝郁湿盛、肝胃不和型的慢性胃炎。此方针对饮食、情志、湿热三大病因，其中的参、草、枣能补益脾胃之虚，对于慢性胃炎，只要不是明显的胃阴亏虚证，皆可应用。因此，本方是刘渡舟临床治疗慢性胃炎最常用的方剂之一。本方运用的辨证要点，是胃痛连胁，舌苔白腻，脉弦。（张保伟. 刘渡舟教授治疗慢性胃炎的经验[J]. 中医教育，2000，11（6）：51-53.）

19. 蔡淦

【主题】　用药贵在轻灵平和，以调气机

【释义】　蔡淦治疗慢性胃炎，在选用药物上，特别重视药性的轻灵、平和。因脾胃为气机升降的枢纽，慢性胃炎患者每每可见气机阻滞、逆乱等异常表现，用药上唯其轻灵平和才能达到调整气机的作用。同时，药物本身亦有赖于脾胃的消化、吸收，若用药过于滞重，反会加重脾胃的负担，不利于疾病的治愈、好转。为此提出了补勿过腻、攻勿过峻、热勿过燥、寒勿

过苦、疏勿过散、敛勿过涩的用药原则。此外，在药味、药量方面，提倡方药对证、量适力专，不主张大而全的用药方法。（程勇. 蔡淦治疗慢性胃炎经验[J]. 中医杂志，2004，45（3）：173-174.）

20. 林沛湘

【主题】 养阴和胃，佐以益气温阳

【释义】 林沛湘认为，脾胃虽同属中土，但功能有别，脾主运化，喜燥恶湿，以升为顺；胃主受纳，喜润恶燥，以降为用。气虚阳虚属脾，阴虚属胃。慢性萎缩性胃炎胃阴不足，多由素体阴虚，或情志不遂，郁而化火，或热病伤阴等所致，以胃阴虚证多见。症见脘腹不适，饥不欲食，口干唇燥，干呕呃逆，或兼见头晕耳鸣，两目干涩，大便干结，舌红少津、少苔或无苔，脉细数或弦数等。在治法上，一方面推崇叶天士脾胃分论，重视胃阴之说，以养阴和胃为法，多用甘凉柔润之剂。方用养胃汤、益胃汤加减，常选用太子参、沙参、麦冬、生地黄、冰糖、饴糖、蜂蜜、银耳、百合、白芍、炙甘草等，并用冰糖、饴糖、蜂蜜、银耳、百合作为药膳或配合主方加强养胃阴之功；喜用百合、银耳以养肺胃之阴，且用量较大；另一方面十分注意养阴与益气、养阴与补阳的关系，认为阴虚常兼气虚，养阴易碍脾阳。故养阴同时，注意佐以益气温阳之品，如白术、山药、白扁豆、肉桂、干姜等。其中，肉桂、干姜用量少，仅用 5g，以防中土运化不畅。此外，以海螵蛸之咸涩，防养阴药之滑利，奏健脾化湿行滞之功。（黄贵华，林寿宁. 林沛湘教授治疗慢性萎缩性胃炎经验介绍[J]. 新中医，2005，37（10）：16-17.）

21. 李乾构

【主题】 幽门螺杆菌相关性胃炎多属脾虚湿热，治宜健脾清化

【释义】 李乾构认为，虽然 Hp 感染中医证型上，各家有一定的差别，但研究表明慢性胃炎中以脾胃湿热者 Hp 检出率最高，脾虚湿热是幽门螺杆菌相关性胃炎的中医病理基础。根据中医"四季脾旺不受邪""邪之所凑，其气必虚"的理论，认为幽门螺杆菌感染作为外邪致病因素，它只有在脾胃虚弱，正气不足的情况下，才可以附着定植于胃黏膜，导致炎症反应，引起胃炎的发生。脾胃气虚，不能运化水谷，升清降浊失调，水谷不能化为精微而为水湿，内蕴中焦，阻滞气机，水湿久蕴又生热而化为湿热。故从健脾清化立论，创健脾清化方。健脾清化汤主用四君子汤补益脾气，辅以黄连及大黄清化，蒲公英杀菌，配合丹参活血化瘀，改善胃黏膜的血液循环，以改善胃腑局部营养，加速毒素排出，改变胃内环境有利于抑杀 Hp。（白家温，杜雪方，常虹. 李乾构治疗慢性胃病学术思想及经验[J]. 江西中医药，2007，38（7）：8-9.）

22. 沈洪

【主题】 慢性糜烂性胃炎治宜清热化瘀

【释义】 沈洪认为，慢性糜烂性胃炎的病因，有外邪侵袭、饮食失常、七情内伤、脏腑相累等。饮食不节、外邪入侵，或情志不调，气机不畅，损伤脾胃；脾伤则运化失常，致津液不能输布，湿浊内聚而为患。同时，脾失健运又易致外湿侵袭，内外合邪，湿浊内蕴，郁久化热。湿为阴邪，其性黏滞重浊，易阻遏气机，气滞而血瘀；热为阳邪，易耗伤气阴。初期多在气分，迁延日久则深入血分，若郁于血分日久，则热从毒化，瘀从毒结，致胃黏膜糜烂腐败出

血。由此可见，瘀热为本病的基本病理因素，是发生胃黏膜糜烂的关键因素，清热化瘀是治疗本病的主要治法。基本方药用三七、白及、地榆、乌贼骨、仙鹤草、薏苡仁。三七活血化瘀止血，有止血不留瘀，化瘀不伤正的特点。白及收敛止血，消肿生肌，可保护胃黏膜，促进肉芽生长、疮面愈合。地榆凉血止血，解毒敛疮，能降低毛细血管的通透性，减少渗出，减轻组织水肿，保护黏膜。乌贼骨制酸止血，能明显抑制胃酸分泌。仙鹤草收敛止血，补虚，有抗菌消炎、抗肿瘤、镇痛等作用。薏苡仁清热健脾，利水渗湿。诸药合用，清热而不伤阴，利湿而不伤津，祛瘀而不破血。临床用药时，脾胃湿热者加黄连、黄芩、大黄、生地等，脾胃虚弱者加党参、白术、茯苓、陈皮等，肝胃不和者加柴胡、枳壳、香附、陈皮、厚朴等，胃阴亏虚者加沙参、麦冬、玉竹、白芍等。(顾益，沈洪. 沈洪从瘀热论治慢性糜烂性胃炎经验[J]. 实用中医药杂志，2010，26（6）：421-422.)

23. 谢晶日

【主题】 治胃必实脾，治胃必疏肝

【释义】 谢晶日认为，慢性胃炎病位虽在胃，但其病机与肝、脾的关系至为密切。因此在治疗胃炎的时候，应结合肝、脾予以辨证。①治胃必实脾。胃主受纳，脾主运化，胃主降浊，脾主升清；二者相互配合，脾为胃行其津液，共同完成水谷的消化吸收及其输布，从而滋养全身，故脾胃为"后天之本"。一旦为病，胃失和降，势必影响脾的升清和运化；脾运化不及，也可导致胃通降失职。故脾虚易出现胃实，胃实易出现脾虚，二者常并列出现。因此在治法上，治胃必健脾，健脾也必和胃。脾与胃中任一方病证偏重或有兼证，可随证治之。②治胃必疏肝。脾胃与肝关系极为密切。脾胃得肝之疏泄，则运化健旺，升清降浊。脾胃病多因饮食伤脾胃，或情志伤肝。脾虚失运则生湿，湿邪阻滞气机，可影响肝的疏泄功能，造成肝郁气滞。肝主疏泄，可助脾胃运化。一旦肝失疏泄，可导致脾胃升降失常，即所谓肝脾失调或肝胃不和等证。根据肝、脾、胃之间的辩证关系，故治胃病必须紧密联系肝脏，疏肝健脾是治疗慢性胃炎的关键之一。(周云. 谢晶日教授治疗慢性胃炎的经验[J]. 中国中医急症，2010，19（6）：988-989.)

24. 李振华

【主题】 重视肝与脾胃关系，主张脾宜健，肝宜疏，胃宜和

【释义】 李振华认为，治疗脾胃疾病并非只从脾胃着眼，而应根据脏腑相关理论，注意从肝调治。因肝的疏泄条达，可有助于脾胃的正常运化、腐熟功能。无论情志伤肝，木郁乘土，或饮食损伤脾胃，还是脾胃久病虚弱，土壅木郁，均可导致肝脾失调或肝胃不和，脾、胃、肝三者相互影响。临床各种慢性脾胃病证，其病理不可能仅在脾胃，常涉及于肝。故治疗脾胃病时必须辅以疏肝理气之品，"治肝可以安胃"。治疗肝病时，亦必注意健脾和胃，根据病机重在肝、脾、胃之不同而随证施治。根据脾虚、肝郁、胃滞的病理特点，在治法上提出"脾宜健，肝宜疏，胃宜和"的学术观点。如对于脾胃虚寒之证，在温中健脾药中，注意酌加抑肝之品以防土虚木乘；对于脾胃气虚下陷之证，"土衰而木无以植"者，治当培土养肝。根据"木郁达之"的原则，常选用香附、柴胡、郁金、青皮、枳壳、木香、乌药等药物疏肝理气。(李郑生，郭淑云. 国医大师李振华[M]. 北京：中国医药科技出版社，2011：3.)

25. 危北海

【主题】 浅表性胃炎，治当条达肝木，升清降逆

【释义】 危北海认为，临床上多数浅表性胃炎，中医辨证为脾虚肝郁、肝胃不和或肝脾不和之证；主要是气机阻滞，升降失司。通畅是脾胃的基本功能，脾胃素有虚弱，加上肝气犯胃，胃失和降，脾亦从而不运，出现一系列脾胃升降不和之证，并伴有湿阻、食积、痰结、血瘀和热郁之象。因此，在治疗上强调"通降"之法，主要达到疏解壅塞，消散郁滞。其中关键有两点：一在于条达肝木，二在于升清降逆。肝木克土，肝气不畅方面有郁结、横逆、火灼、木乘之分，因此临证治疗有疏肝、抑肝、清肝和柔肝之剂。若肝郁木壅，用疏肝和胃法，方以四逆散加减；肝气横逆犯胃，用抑肝降逆法，方以旋覆代赭汤加减；肝火犯胃者，用清肝和胃法，方以清肝达郁汤或金铃子散加减；木乘土虚者，用柔肝扶脾法，方以痛泻要方加减。

在升清降逆方面，总以气滞为主。虽有脾虚，但如气滞明显，不宜一味补之，过用甘腻反滋痞满。可在补中益气之中加枳实、佛手、大腹皮之属，使之升中有降；气滞湿困者，可用藿香、佩兰、半夏、厚朴、滑石以芳香淡渗，湿祛则脾运。若脾虚食滞，则用鸡内金、焦三仙、砂仁、炒莱菔子等，以消导化积，食化则纳自振。（危北海. 慢性胃炎的诊治经验[J]. 中国临床医生，2012，40（1）：10-15.）

26. 周福生

【主题】 强调心胃相关，治宜养心安神和胃

【释义】 周福生认为，脾胃为气血生化之源，同时，还是全身气机升降之枢纽，在情志的产生、活动中有着特殊的地位。因而深入探讨脾胃与情志的相关性，具有重要的理论价值和临床指导意义。而在临床实践当中，有不少患者就诊时，除了胃脘不适之外，还时常伴见焦虑，忧郁，多疑，恐惧，健忘，失眠等精神情志异常的表现。因此，根据其多年积累的临床工作经验，创立了"心胃相关"理论，认为治疗本病应注重从养心安神和胃法论治，选用夜交藤、合欢皮、合欢花、浮小麦、龙眼肉、煅牡蛎、生磁石等药物，配合心理指导治疗，更利于促进患者早日恢复健康活力。（黄颖，纪云西，郑超伟，等. 周福生教授治疗慢性胃炎经验[J]. 光明中医，2011，26（5）：899-900.）

27. 胡建华

【主题】 用药须注意灵通与升降

【释义】 胡建华在治疗慢性胃炎用药方面：一注意"灵通"二字。因本病虽着重在于脾胃，而实与肝郁气滞血瘀有关。本病常见食后饱胀，嗳气，泛恶，胃痛等症状，如果用药不注意轻灵流通，则可使症状加剧。因此，虽见脾胃气虚而用党参、黄芪、白术、炙甘草之类以益气健脾，也须配以陈皮、半夏、木香之属以理气和胃；虽见胃阴亏虚而用石斛、麦冬、沙参等品以清养胃阴，亦当佐以川楝子、绿萼梅、佛手等药以疏肝醒胃。同时在选择灵通药物中，要善于运用活血化瘀药，丹参、赤芍可以优先选用，莪术、红花亦有很好的化瘀止痛作用。二注意"升降"二字。由于脾气宜升，胃气宜降，如果脾之清气不升，则见中满腹胀，泄泻；胃之浊气不降，则见呕吐，泛酸，嗳气。升提药常与益气药同用，如升麻、柴胡、党参、黄芪、枳实等。和降药常与泄肝药同用，如旋覆花、代赭石、川连、左金丸等。偏寒者加生姜、紫苏；

偏热者加竹茹、枇杷叶（有清泄苦降作用）；在用升提或和降药中，均可配伍白芍，柔养以制肝木之旺，有很好的缓急止痛作用。（陈泽霖，胡建华，张葜梅，等. 慢性胃炎证治[J]. 中医杂志，1985，（3）：9-12.）

三、医 论 选 要

1. 三证辨治论（徐景藩）

【提要】 慢性胃炎伴肠化、异型细胞增生的基本证候，以中虚气滞、肝胃不和、胃阴不足 3 类主证为多，尚有兼寒、夹湿、郁热、血瘀等兼证。

【原论】 中虚气滞证的主要特点，为胃脘痞胀不适，嘈杂，甚则隐痛，均于空腹时占多（如夜间、黎明、进食之前），舌质偏淡，或淡而紫暗。结合胃黏膜病理，治法以调中理气为宜。药如太子参、炙黄芪、炒山药、茯苓、炙甘草、炒陈皮、法半夏、煨木香、炙鸡内金、三棱、当归。兼胃寒显著者，酌加高良姜、香附、乳香等。

肝胃不和证的主要特点，为胃脘痞胀（或兼隐痛）及胁或及背，食后尤甚，嗳气多，舌质淡红、舌苔薄白，或见舌有紫点。结合胃黏膜病理，治法以疏肝和胃，佐以行瘀。药如苏梗（或炙柴胡）、炒枳壳、炒白芍、佛手、陈皮、橘络、制香附、麦芽、茜草、广郁金、红花等。

胃阴不足证的主要特点，为口干，饮食少，胃脘痞胀不适；甚者可兼有嘈杂、灼热之感，舌质红，脉小数。结合胃黏膜病变，治法以养胃理气行瘀为主。药如北沙参、麦冬、石斛、百合、玉竹、绿萼梅、佛手、木蝴蝶、丹参、木香、丹皮等。

在以上方药中，均可参用石见穿、仙鹤草、半枝莲、白花蛇舌草、八月札、薏苡仁、重楼等，选其 1～2 味，加入主方中。

如肝胃气滞兼有郁热、胃阴不足、阴虚里热者，酌加蒲公英、黄芩、栀子等。如兼有舌苔腻，口黏，夹有湿浊者，加厚朴、炒苍术、薏苡仁、陈皮、法半夏等；不欲饮水者，加入草豆蔻。如胃阴不足而夹湿，舌红苔腻，宜加芦根、薏苡仁、陈皮、冬瓜子等。如食滞中宫，脘痞纳呆者，酌加鸡内金、谷芽、麦芽、莱菔子、焦山楂、建曲，必要时参用枳实、槟榔、大黄等。

总之，气虚与血瘀是导致胃黏膜病损的主要病理因素。如无明显症状，可用简易方：黄芪口服液 10g，每日 2～3 次，餐前 1～2 小时服，并以石见穿（或仙鹤草）15g，纱布袋装，开水泡代茶饮服，每日 1 剂。（罗斐和，徐丹华. 徐景藩诊治慢性胃炎伴肠化、Hp 感染经验[J]. 中医杂志，2000，41（4）：202-203.）

2. 五法辨治论（徐珊）

【提要】 慢性胃炎的基本病机，为病邪犯胃，胃气失于通降，正气亏虚，胃体失于和养。辨证治疗采用理气和胃、健脾助运、健脾清热除湿、理气活血行瘀、清热益胃养阴等五法。

【原论】 慢性胃炎临床主要表现为慢性上腹部疼痛及消化不良等症状，中医学常将其参照"胃脘痛""痞满"等病证进行治疗。本病病位在胃，但与脾、肝、胆等脏腑功能失调有密切关系。在病变过程中，往往呈现出虚实夹杂的病理变化。胃为水谷之海，传化物而不藏，位居中焦，为气机升降枢纽；胃气以通为用，以降为和。若病邪犯胃，气不通降，胃腑阻滞，不通则痛；阴虚胃体失于濡养，胃络拘急，则出现虚而不通。胃腑喜疏通而恶郁滞，慢性胃炎病机中病邪阻滞是关键，正气亏虚是慢性胃炎发病的内因。

（1）理气和胃：胃气受阻，胃络失和，胃气失于和降，则食糜在胃内久留，胃张力降低或通过幽门障碍；出现脘腹胀满，脘痛不舒，嗳气频频，恶心呕吐等气机不畅的症状。若肝气疏泄不及或太过，则肝胃失和；出现胃脘痞闷胀痛，痛引胁肋，呕恶吐酸，烦躁易怒等症。此为肝胃不和证，治宜疏肝理气和胃，方用柴胡疏肝散加减。常用药物如柴胡、白芍、香附、白术、佛手花、绿萼梅、玫瑰花等。

（2）健脾助运：脾胃虚弱，中气不足，运化功能失职，则出现胃内容物运化乏力，脾胃失和；表现为胃张力低，蠕动缓弱，胃脘隐痛，呕吐痰涎，纳呆痞闷及神疲乏力等。脾贵在运而不在补，益气应以健运脾胃为先；脾胃运化正常，气血才能生化无穷。故治疗当以益气健脾治其本，方用异功散加减。常用党参、太子参、白术、茯苓、佛手、厚朴花等。

（3）健脾清热除湿：湿热之邪壅遏阻滞中焦，困遏脾胃，则气机阻滞，湿滞难化，出现口腻，纳呆，脘腹痞满或胀满，大便滞而不爽，或泄泻等症。湿蕴化热，伤及胃肠，灼烧血络，可出现胃痛，腹痛，发热，泄泻，大便脓血或便血等。复加患者常合并幽门螺杆菌感染，或胆汁反流，或偏嗜辛辣、肥厚、烟酒等，更易出现湿热中阻之候。湿热壅滞脾胃，尤易累及肝胆，致使肝胆脾胃同病。脾胃肝胆气滞，胆汁不利，出现胁腹胀满或疼痛，口苦口腻，小便黄浊等。故治疗当以清胃泻热，健脾除湿；方用三仁汤加减。常用苦杏仁、豆蔻、薏苡仁、芦根、酒黄芩等。

（4）理气活血行瘀：胃肠气机郁滞，瘀血闭阻；临床常见胃脘刺痛、拒按、舌暗红而有瘀斑等症。治宜活血化瘀，和胃止痛，方用失笑散合丹参饮加减。常用药物如丹参、郁金、川芎、五灵脂、蒲黄、延胡索、赤芍、白芍、绿萼梅等。

（5）清热益胃养阴：本病反复发作，临床常见胃脘隐隐灼痛，食少或饥不欲食，口燥咽干，干呕呃逆，大便干燥，舌红少津或光剥，脉细弦而数。治疗当以清热益胃养阴为主，方用沙参麦冬汤、一贯煎加减。常用沙参、麦冬、玉竹、甘草、白芍、谷芽等。（裘秀月，徐珊．徐珊治疗慢性胃炎经验[J]．中医杂志，2013，54（7）：558-559．）

3. 证治六法论（徐迪华）

【提要】　治疗慢性胃炎有六法，即疏肝和胃法、泻肝和胃法、宣泻湿热法、清化湿热法、护养胃阴法、益肾补脾法。

【原论】　（1）疏肝和胃法。本法是治疗由于肝郁乘克脾胃，胃气失和导致慢性胃炎之常法；临床见胃脘痞闷疼痛，胁肋不舒，嗳气，善太息，苔薄黄腻，脉弦细数等。常选用柴胡疏肝散化裁变通。

（2）泻肝和胃法。本法适用于由肝气郁结化火或胆热上扰，燔灼胃阴的慢性胃炎急发期。证见胃脘胀闷疼痛，按之痛甚，纳差，食则痛加，口干口苦，泛恶酸苦，舌赤绛，苔黄腻。临床常首选龙胆泻肝汤合化肝煎化裁变通。

（3）宣泻湿热法。湿热之生可由嗜酒或偏嗜膏粱之物而起，亦可由肝气久郁湿热内生而致；湿热蕴结中州，气机升降受阻，痞满由此而作。此类病证多见胃脘痞闷或胀痛，口发黏腻，啖食乏味，食后不舒，舌赤，苔腻黄等。治疗既要芳开，又要苦泻，宜用藿朴夏苓汤合黄连泻心汤化裁变通。

（4）清化湿热法。此法适用于湿热久蕴，热郁血瘀所致迁延不愈的慢性胃炎，症见胃脘胀痛，痛有定处而拒按，口干苦，便坚溲赤；甚则呕血便黑，舌色紫暗，苔黄腻，临床常选用失笑散合黄连泻心汤化裁变通。

（5）护养胃阴法。本法适用于慢性胃炎胃阴受损期。胃阴损伤，多见胃病缠绵，或为隐痛，或为刺痛，且多见胃脘灼热，嘈杂似饥，口干欲饮，食后腹胀，舌光红或微有黄苔，脉细弦数等。常以两种方法护养胃阴，其一是酸甘化阴合苦泻法，此法适用于阴伤而兼有热郁的患者；另一方法为酸甘化阴合调气法，适用于胃阴伤，胃阳无以为用，胃胀闷感严重的患者。

（6）益肾补脾法。本法适用于脾气虚，运化失司，气血生化乏源所致的慢性萎缩性胃炎。症见精神萎靡，不思饮食，食则腹胀，舌体淡白苔腻，脉濡细等。治疗本证时，轻者建中益气法，常用黄芪建中汤合参苓白术散化裁变通。对不思食，面黄肌瘦，形寒喜暖的患者，用益火生土法，在前方基础上用仙灵脾 10g，熟附子 3～6g。（夏正明. 徐迪华老中医慢性胃炎证治六法[J]. 实用中医内科杂志，1990，4（4）：5-7.）

4. 酸甘化阴论（周仲瑛）

【提要】　慢性萎缩性胃炎多以胃阴亏损为临床特点，"酸甘化阴"是治疗慢性萎缩性胃炎的大法。可根据不同的临床证候，结合运用凉润、柔润、温润等法。

【原论】　慢性萎缩性胃炎多以胃阴亏损为临床特点，"酸甘化阴"是治疗该病的大法，可根据不同的临床证候，结合运用凉润、柔润、温润等法。①酸甘凉润法。将酸味药与甘寒滋阴重剂合用，使两阴相济，以资助胃液和肝阴。酸味药，如白芍、乌梅、山楂肉等，既能敛阴生津，也可敛肝和胃。甘寒药，如鲜生地、鲜石斛、天冬、麦冬、天花粉、知母等，不但滋阴润燥，又能柔肝养胃。适应于胃阴耗伤的重证。症见脘中灼热隐痛，或嘈杂如饥而不欲食，甚则厌食不饥，咽燥，口干，口渴，大便干燥，舌质光红而干，苔少或无苔。

注意事项：肾亏肝旺，耗伤胃液者，当重用滋养肝肾之品；胃热内盛，火盛伤津者，可在大队酸甘凉润滋阴药中，酌情少佐黄芩、黄连、山栀等品；胃燥阴伤，虚火内灼者，必须采取滋阴制火，以润胜燥的原则，苦寒清火之品当少用、慎用。

②酸甘柔润法。将酸味药与甘平养阴轻剂合用，以化阴生津，调养肝胃。酸味药，如白芍、乌梅等，可养肝敛肝，制其横逆。甘平药，如沙参、玉竹、干石斛、扁豆、莲肉、谷芽等，养胃生津又荣肝。适应于胃阴不足的轻证。症见脘部痞胀隐痛，食不甘味，纳少，口微干，大便虽干不燥，苔薄欠润。

注意事项：胃阴不足，伴有肝胃不和，经投疏肝和胃理气药不效者，当在酸甘柔润的基础上佐以调气，不宜再取辛香燥烈之品，以免耗劫肝胃阴液；肝胃两伤，阴虚尚不明显者，可取酸甘合化法，用乌梅、白芍合甘草、大枣等以养胃缓肝，不宜过于滋柔。

③酸甘温润法。在酸甘柔润法的基础上，配合甘温补气药，以益气养阴。酸甘柔润药，如白芍、乌梅、石斛、麦冬等，能化阴生津，调养肝胃。甘温补气药，如党参、太子参、黄芪、白术等，使酸与甘温相合，通过补气以化阴生津，对因气虚而导致的津亏尤为适宜。适应于气阴两虚证。凡津亏不能化气或气虚不能生津，而致胃的津气俱伤，或肝阴与胃气交亏，既有阴津不足的症状，同时又见气虚诸候。

注意事项：气阴两虚证，当少用或不用酸甘凉润的纯阴厚腻药。因本证之阴伤多未至严重程度，加之又有气虚的一面，故养阴当取酸甘柔润之法；单纯胃阴虚证，用酸甘柔润法而阴不复者，只要没有虚火征象，亦可根据"阳生阴长"之旨，参以甘温补气之品。（周少林. 周仲瑛教授治疗慢性萎缩性胃炎经验简介[J]. 国医论坛，1995（3）：18-19.）

5. 辨病分证论（田德禄）

【提要】 根据慢性胃炎由浅入深的演变特点，采用辨证与辨病相结合的方法，分慢性浅表性胃炎、慢性浅表萎缩性胃炎，及慢性萎缩性胃炎轻、中、重型进行治疗。

【原论】 慢性浅表性胃炎的临床表现，属中医学实胀或实痞之证。"实则阳明，虚则太阴"。故治宜和胃通降为法，以香苏散化裁。基本方为：苏梗、荷梗、制香附、炒陈皮、焦三仙、大腹皮及子、连翘、蒲公英、土贝母。病由外感诱发，风寒所伤，加苏叶、生姜；寒凉直中，加高良姜、桂枝等；风温所伤，加荆芥、薄荷；暑湿所侵，加藿香、佩兰。病因气恼所伤，兼见胁肋胀满者，加柴胡、青皮、郁金；兼烧心、吐酸、嘈杂者，加黄连、吴茱萸或乌贼骨、煅瓦楞；苔黄腻者，合小陷胸汤为治。腹气不通畅者，加炒莱菔子或大黄；胃病日久兼胃脘刺痛者，加炒五灵脂、生蒲黄或三七粉；分泌物多且黏稠，苔腻者，加生苡仁；若为胆汁反流所致，症见口苦泛呕，宜苦辛通降，加生姜、黄芩、半夏等。

慢性萎缩性胃炎，多数由慢性浅表性胃炎失治、误治而来。此时病位由胃传脾，证候由实转虚，虽也属胀病，却是虚胀、虚痞。将其分为四型治疗：①慢性浅表萎缩性胃炎：慢性浅表性胃炎以实证、热证居多，久之则耗气伤津损阴。所以，治疗浅表与萎缩同时存在胃炎，宜在和胃通降方基础上加用益气生津养阴之品，如沙参、麦冬、石斛、玉竹、百合等。②慢性萎缩性胃炎轻型：萎缩性胃炎合并黏膜糜烂、出血者多见。此型患者表现气阴两伤而以阴津损伤为主，且有虚火之象。治宜甘寒益胃为法，以益胃汤化裁。基本方为：沙参、丹参、麦冬、玉竹、生白芍、生甘草、佛手、香橼皮。虚火较重者加石斛、生地生津养阴之品；兼见糜烂、出血者加生地、丹皮、生蒲黄等凉血止血之品。③慢性萎缩性胃炎中型：此型患者气阴两虚无火，治宜甘平养胃。方以百合乌药加味而成。其本方为：炙百合、太子参、黄精、茯苓、生白术、砂仁、乌药、山楂。④慢性萎缩性胃炎重型：多见于胃黏膜大片苍白，黏膜下血管网清晰可见，甚者有过形成改变。此型患者，由于胃病日久脾胃两伤，生化乏源，多见气血亏虚之象，甚则伴有贫血之症。治宜甘温健脾，方以香砂六四君合当归补血汤化裁。基本方为：党参、炙黄芪、茯苓、炒白术、砂仁、木香、酒当归、鸡内金。脾阳虚者，加干姜、炙桂枝以温中健脾；泄泻重者，加肉豆蔻、灶心土、五倍子以补脾止泻；胃镜活检病理为中度以上的非典型增生或肠上皮化生者，加半枝莲或白花蛇舌草及少量活血化瘀药，如赤芍、三七等；血虚重者，加白芍、熟地或胎盘糖衣片。（张浩，金容炫. 田德禄教授治疗慢性胃炎临证撷拾[J]. 中医药学刊，2003，21（1）：136，140.）

6. 气血辨治论（彭万枫）

【提要】 慢性胃炎病位在胃，与肝、脾二脏密切相关；肝、脾二脏影响胃之生理功能，是通过气血运动而实现的，故可以气血辨证来统摄其分型证治。重视其气血辨证，认清其在气在血，对制定治疗方案有着重要意义。

【原论】 慢性胃炎其在气者，有气滞、气逆、气陷，甚则阳虚。气滞者，临床常见肝郁气滞（肝气犯胃）、湿阻气机（寒湿困脾，湿热中阻）、寒阻气机、食滞中满、肝胃郁热之证；气逆者，常见胃气上逆、肝胆横逆之证；气虚者，有脾胃虚弱，甚则脾胃虚寒；气陷者有中气下陷。①滞者行之导之。法有疏肝和胃、理气止痛；苦寒、苦温燥湿行气；醒脾运脾、消食导滞；温中散寒行气；辛开苦降等。方有柴胡疏肝散、平胃散、胃苓汤、藿香正气散、保和丸、良附丸、香砂六君子汤、左金丸、连朴饮等。②逆者降之、平之。法有和胃降逆、平肝利胆和胃。方有小半夏汤、旋覆代赭汤、橘皮竹茹汤等。③虚者补之、寒者温之。法有健脾益气，温中健脾。方有四君子汤、五味异功散、大小建中汤等。④陷者举之。法有益气升举。方有补中益气汤、大举元煎等。

其在血者，有血虚，甚则阴虚，有血瘀，甚则痰瘀交阻。虚则补之，治当养血益阴濡胃。方有四物汤、益胃汤、一贯煎等。痰瘀阻络之实者攻之，治当活血化瘀，化痰散结。方有丹参饮、失笑散、膈下逐瘀汤、二陈汤、温胆汤等。又有气血、阴阳、痰瘀、湿阻错杂为病者，又当圆机活法，不拘一格，随宜施治。临床所见，在气未及血者，病浅而易治，病程短，胃镜检查多属浅表或肥厚性胃炎，舌苔多厚腻，或黄或白，在于其化热化寒，舌质多淡红有神；而病至阴血者，病深而难痊，病程迁延缠绵，胃镜检查多属萎缩性胃炎，舌苔多薄或少或无，而舌质呈现或红或暗，或老或嫩，失其红活。浅表与萎缩互见者，则气血病变亦兼而有之。

其治疗，在气者病浅，常可数剂而收功；在血者病深，每需缓图以取效。疗程多有半年之久，欲速则不达。其在气者，治之多用香燥之品，但不宜久服，久服则易伤阴血；其在血者，虽以濡润为主，但亦当佐以气药以防气滞。（彭万枫，王孝如. 以气血为纲辨治慢性胃炎经验[J]. 新疆中医药，2003，21（6）：9-10.）

7. 中焦如衡论（姜良铎）

【提要】　慢性胃炎的治疗，要分清主次，平调寒热；通补结合，虚实同调；用药轻灵，燥湿兼顾，最终都以达到中焦以至全身平衡状态为目标。

【原论】　慢性胃炎病因不一，病程较长；其病机多见寒热错杂、虚实夹杂、气血不和、升降失调、燥湿不济等；其治疗无论温、清、攻、补、升、降、燥、湿，最终都以达到中焦以至全身"平""衡"的状态为目标。①分清主次，平调寒热。脾喜温燥而胃喜凉润，脾病多寒，胃病多热。慢性胃炎病位虽主要在胃，但属脾病者亦不少，更多见的是脾胃同病。单纯寒性或热性的比较少见，临床常见到寒热错杂的证情。寒热互结，清热则虑其伤脾阳以助寒，温里则恐其助内热而伤阴，宜寒热并用。要注意药性之间的相制，常用辛温之紫苏梗、枳壳、香附等理气药，取其辛香和胃、行气宽中、温而不燥的特点；配以黄芩、黄连、蒲公英、连翘等苦寒清热药，使寒温相配，胃气得护；并常用佛手、香橼皮、绿萼梅等性味平和，理气不伤阴之品。体内有热毒者予虎杖、土茯苓以清热化湿，解毒通腑；自感发热者，予地骨皮、青蒿以轻清虚热；湿热内蕴，阳气不展，用泽泻、桂枝通阳、利小便；腹冷痛、腹泻者加黄连、炮姜温阳止泻；少腹冷痛加木香、小茴香、川楝子、槟榔以行气疏肝，散寒止痛；头痛，外感风寒，予白芷、荆芥散风寒，止痛；外感风热夹肝风上扰，头晕、耳胀、目赤痛，以桑叶、菊花宣散风热，调达肝气，清热平肝；手足发凉，用桂枝辛温通阳。因人参、黄芪易助热上火，需仔细辨明患者体质，且用黄芪时多配知母以制其热。总之，要辨明寒热互结之病机，分清寒热之轻重，恰当地选择用药，以药性平和为期。②通补结合，虚实同调。虚实夹杂在慢性胃炎病变中颇为常见，虚多表现为脾胃气阴不足，实多表现在气滞、食积、湿阻、血瘀及肝胆胃肠的积热。临床表现，既有虚象又有盛候；治疗时必须权衡轻重，灵活掌握。其辨治常需分清虚实标本，灵活选方用药。在补虚之时，少用黏腻之药；在祛实之中，少用峻猛之品。对晨起腹泻，饭后即泻，怕冷等属脾肾阳虚者，予四神丸温补脾肾，助阳止泻；疲乏、劳累后加重，气虚又易上火者，予仙鹤草、功劳叶，以补虚益气且不易助火；肾阳虚，下肢冷，脉沉细者，加仙茅、仙灵脾温补肾阳；便溏，舌淡胖，有齿痕，属脾气不足者，加木香、砂仁、扁豆、山药健脾止泻；泛酸重者在黄连、吴茱萸清解郁热，降逆止呕基础上，加海螵蛸、煅瓦楞以加强制酸止痛之力；海螵蛸能收敛大便，与通便药同用，可防止大便偏稀或次数过多；脘痞，胁下痞满重者，加生牡蛎以软坚散结消痞；老年体虚之胃病患者，常用党参、蒲公英，蒲公英清热而不伤胃，且能补益气血；阳虚者，加荜澄茄、桂枝以温通；体虚便秘者，用肉苁蓉（偏阳虚者）、生何首乌（偏血虚者）、生白术（偏气虚者）；大便不成形，用益智仁；兼见失眠者，应判断其脏腑虚实，酌情予以合欢花、珍珠母、生龙牡、炒枣仁、远志等；尤其注重补与通的结合，在大列补药之中常加入陈皮、枳壳，以使气机流畅，补而不滞，补中有通，通中寓补，调整虚实至平衡状态。③用药轻灵，燥湿兼顾。脾为湿土喜燥，胃为燥土喜湿，生理上，燥湿相合，相互为用。若脾湿太过，则有湿聚饮停；胃燥太过，则易津亏阴伤。临床表现，既可见到胃脘灼热、嘈杂或胀闷、肌肤干燥、口干咽燥、舌红少津等燥证；又可见到神倦乏力、肢体困重、脘痞纳呆、大便黏滞、舌苔白腻、脉濡等湿证。治疗宜结合温燥升运与甘凉濡润之品，平调燥湿，以助脾胃运化。常用百合、佛手以养阴理气，防温燥太过；痰饮内盛，咽中痰堵，予半夏以化痰结；湿热较重，苔黄腻者，加茵陈、藿香、佩兰芳香化浊；舌苔水滑，内有停饮者，加苍术、厚朴、猪苓、茯苓以燥湿渗湿；痰热结于胸脘，用黄连、瓜蒌、半夏以清热化痰；三焦水停，气化不利者，予杏仁、白蔻仁、薏苡仁理气化湿；饥不欲食，舌红少苔或剥苔，予沙参、石斛、绿萼梅以清养胃阴；肝肾阴虚，多用山萸肉、枸杞子平补滋阴；有口干口渴，双目干涩等症，加石斛、芦根以生津液。平调燥湿用药轻灵，较少使用培补滋腻之品，化湿而不温燥，润燥而不助湿。（王宁群. 治中焦如衡与脾升胃降——姜良铎教授治疗慢性胃炎经验探讨[J]. 北京中医药大学学报，2005，28（2）：88-89.）

8. 清法为要论（葛琳仪）

【提要】 慢性胃炎的治疗，气滞为主者治以清疏，湿阻为重者治以清化，邪热内盛者治以清利，气阴不足者治以清养，总不离一个"清"字。

【原论】 慢性胃炎，无论气滞还是湿阻，均可化热；阴虚也可生内热。所以，治疗以"清"法为要，清法当贯穿始终；临床常用药，如黄芩、蒲公英、石菖蒲等。根据不同病情，立清疏、清化、清利、清养四法。标实，治疗以清为主，佐以补虚；病情缓解、正虚明显时，以补养为主，辅佐以清。

（1）气滞为主，治以清疏。"疏"即疏理气机，调和肝胃。此法适用于慢性胃炎，证属肝气郁滞，脾虚失运，胃气壅滞为主者。常见脘腹胀满为甚，疼痛连及胸胁，食后尤甚，打嗝或矢气则舒，纳呆便溏；或有情志抑郁，善太息，急躁易怒，苔薄或腻。常因情志因素致病或加重病情。治疗上，凡肝郁或肝旺之人需用清疏之品，在黄芩、蒲公英等清热的基础上，选用柴胡、郁金、制香附、广木香、佛手、玫瑰花、代代花等，取柴胡疏肝之意；且疏肝不忘理脾，健脾助运常用太子参、炒白术、茯苓、陈皮、半夏、枳壳等。具体而言，以脾虚失运为主而兼滞者，以四君子汤为主，加用疏肝理气之品；以肝气郁滞为主而虚不甚者，以柴胡疏肝散为主加理气助运之味。清疏之法，还包括疏导情志。这类病人大多有紧张、抑郁、焦虑等情志因素存在，临证时要耐心予以疏导。

（2）湿阻为重，治以清化。"化"即化湿祛邪。此法适用于慢性胃炎，证属脾虚湿滞，或湿热中阻者。临床常见胃脘痞满疼痛，自觉胃中灼热，嘈杂，口干或苦或黏，纳呆恶心，大便黏腻不爽，舌红或淡胖，苔厚腻或白或黄。多与饮食不节等因素有关。临证要重视舌苔，苔厚腻者，为痰湿阻滞之象。如舌淡，苔白腻，则脾虚湿阻为主；舌质红，苔黄腻，以湿热中阻为重。治以清化湿热，理气助运。在清热的基础上，化湿常用川厚朴、苍术、苏梗、佩兰、草果、薏苡仁等，健脾助运常用太子参、炒白术、茯苓、山药、炒扁豆、焦六曲等，并佐以佛手、陈皮、木香、枳壳等理气之品。理气不仅可以化湿健脾，还可以止痛。

（3）邪热内盛，治以清利。此法适用于慢性胃炎，证属胃中湿热内蕴而以热为主者，临床常见胃中灼热疼痛，口苦口臭；或口舌生疮，嗳气泛酸，易饥不食，大便干结，舌质红，舌苔薄黄腻。此类患者，湿滞不重，唯胃肠邪热内盛，故应治以清利。但不主张大量使用寒凉药，防其伤胃气。在清的基础上，要注意保持大便通畅；大便通畅则气机通畅，邪有去路，并寓急下存阴之意。治疗在清热的基础上，通利大便以泻热通腑；常选用生地、麦冬、玉竹、何首乌、天花粉、鲜石斛、制黄精等养阴生津润肠药标本兼顾，而不用大黄、芒硝等峻烈之味；恐下之太过，反舍本逐末，耗气伤阴。并佐象贝母、海螵蛸、煅瓦楞制酸止痛。恶心欲吐者，加姜竹茹、半夏；苔腻者，加姜半夏、制苍术、川厚朴、胆南星。"气有余便是火"，肝气怫郁化火犯胃，症见胃中灼热，时痛时止，泛酸嘈杂，舌红脉数，可选用左金丸。

（4）气阴不足，治以清养。此法适用于病情缓解，以虚为主者。临床常见脘腹隐痛不适，口干舌燥，胃中嘈杂，干呕，大便或溏或结，舌淡嫩，苔少或薄腻。慢性胃炎大多以脾胃气阴不足为其根本，"胃为阳明之土，非阴柔不肯协和"，平时调理应以益气养阴为主；湿热缠绵，邪难速去，炎症持续存在，也应兼顾，清热化湿通利之法仍在所难免，所谓治以清养。舌苔厚腻者为湿重，不宜即补；脘腹胀痛甚者为邪重，也不宜即补；仍应辨证施以清疏、清化、清利之法。待舌苔干净，胀痛之势缓解后，方可予以清养。清养之法寓"补而不滞""滋而能通"之意。补气，多用太子参、白术、茯苓、扁豆、陈皮、佛手、焦六曲等平补之味及理气消导助运之品，取四君、六君之意；滋阴润燥，多选用生地、沙参、麦冬、玉竹、鲜石斛等甘凉濡润，滋而不腻之品，取益胃汤之意。此外，还可用芍药甘草汤，此两味酸甘化阴，且可柔肝缓急止痛。（赵育芳，魏佳平. 葛琳仪主任医师"清"法治疗慢性胃炎的经验[J]. 中华中医药学刊，2007，25（2）：274-275.）

9. 通调脏腑论（郭喜军）

【提要】 治疗慢性胃炎，要着眼于胃，通调脏腑。涉及的脏腑器官，主要有脾、肝、心、肺、肾、大肠、咽喉。

【原论】 胃失和降为胃病的基本病机，治疗着眼于胃，重视通调脏腑。①脾与胃。本病多因过食肥甘厚味，或暴饮暴食，恣食生冷，以及情志不畅所引起，其病位多在胃。虽然不少患者亦有伤及脾的表现，但大量的补脾益气升提的药物往往有实实之弊。不如在着眼治胃的基础上，加一二味补脾的药，如白术、茯苓等。气虚甚者，可加太子参等。②肝。肝主疏泄，其调畅气机的功能，可助脾升胃降；对兼有情志因素的患者，疏肝理气更不可少。临床上，可见许多慢性胃炎病人，有肝气郁结及肝郁化火者，可以柴胡、青皮、荔枝核、八月札等疏肝，以黄芩、茵陈等清肝，以白芍、甘草、当归等柔肝、养肝。③心。嗳气从心论治。心为噫，与胃密切相关，病机为火土之郁；治以通心气，清心火，和胃降逆，可获佳效。可用石菖蒲、郁金、苏叶、黄连等。④肺。慢性胃炎患者，常诉背沉重痛者，此多为胃阴不足导致肺阴虚，重用养肺胃之阴之沙参，亦可伍以羌活、鸡血藤等。⑤肾。肾中所藏真阴，乃主阴液之根本，亦为脾胃生化之源，先天之肾赖后天之胃以充养，后天之胃赖先天之肾以化生。肾阴亏耗，不能上济于胃，必致胃阴亏竭，而生诸症。可选用女贞子、旱莲草、玄参等。⑥大肠。泄泻者，可参考李中梓治泻九法择而用之。便秘者，主张慎用大黄、芦荟、番泻叶等药物。证非湿热者，故一般不可用；即使有湿热之征者，亦不宜久用。而在中药中有很多安全而有效的润肠通便药，在辨证基础上，女贞子、火麻仁、郁李仁、柏子仁、瓜蒌、当归、杏仁等都可应用。⑦咽。咽为肺胃之门户，肺胃郁热上壅，则咽部红肿疼痛；肝郁气滞、胃气上逆，则常见咽堵；而胃受其所吞不洁之物则为病。现代医学亦发现有些咽炎与胃食管反流有关。治疗可在辨证的基础上，加用板蓝根、山豆根、干青果等。（裴昱，王苏霞，邢彤，等. 郭喜军治疗慢性胃炎经验[J]. 辽宁中医杂志，2008，35（2）：176-177.）

10. 三因制宜论（雷正荣）

【提要】 慢性胃炎多因胃失和降，胃络受损而发病，与胃、肝、脾关系密切。对难治性慢性胃炎的治疗，可以三因制宜为基础，兼顾全身气血变化，辨证加以治疗。

【原论】 ①因地而施。治疗脾胃湿热证、寒热错杂证时，遵循脾胃气机升降的特点，用半夏泻心汤等，以辛开苦降法治疗。治疗气津两伤时，主张调气，非单行气破气，而要视其虚实寒热，调理脏腑气机升降出入为主；使气以行血，行而勿耗，达到"调气之乱，保气之正"的目的。若单纯的破气破血，行而不守，必然对气津之伤者更伤。以益胃汤合芍药甘草汤，治疗气津两伤。且多使用南沙参，因其能养阴润燥、益气、祛痰，用于重庆地区寒热错杂及湿热内蕴后期的余热未尽、气津不足尤为贴切。湿热蕴积日久，造成余热未尽，气津两伤者，加用竹叶石膏汤，以清心胃热，以防余热进一步耗伤气津。②因时而治。治疗慢性胃炎，常根据重庆四季阴阳变化特点加减用药。重庆冬暖，肾之封藏不足；加之重庆人冬季喜食火锅，使火热炙烤肾阴、肾精，加剧封藏不足，肾脏阴精亏虚。冬季常以巴戟天、枸杞、黄精等对肾之阴阳进行同时调补。春来较早，气温回升较快，加上冬季封藏不足，人体阳气易升发太过。除用柴胡、白芍等药平肝疏肝外，还在冬末春初，少用大温之品，以免阳气升发太过。夏季湿热，常益气生津和清热化湿药同施。秋季益气润燥同施，以防夏之余热，伤肺胃津液。针对一天内发病时间规律性强、常法难以治愈的患者，则依据脏腑主时、气血运行规律，进行辨证治疗。③因体而别。根据慢性胃炎的症状，将脾胃虚弱分为脾胃阳虚和脾胃气虚分别而治。脾胃为后天之本，气血生化之源，饮食起居、气候因素伤及脾气，则会出现气短乏力，面色萎白，纳食减少，舌淡苔白，脉虚弱等症状。以四君子汤以补益脾胃之气，复其受纳运化之功，使脾胃气健，痰湿并祛；加以陈皮、半夏、白芥子祛除痰饮，或加木香、砂仁通脾肾元气，开膻郁之气。因脾胃虚弱多生湿邪，又因重庆湿热两蓄的致病因素，常导致脾胃湿热和寒热错杂证。在健脾益气的基础上，加用辛开苦降法，使湿除热泄，脾气得补。对脾胃虚寒证，以脾失健运和寒象表现为辨证要点，治以温中补虚而兼养阴、和里缓急而能止痛的黄芪建中汤。因脾胃虚寒多为病程日久发展而来，脾胃虚弱较重，若用过辛、过燥、过补、过泻等药，可致病情加剧，所以对其加减较少。若伴有正虚邪实及其他变症者，均以性味平和的药物加之。④性格差异。肝胃不和证，若伴有嘈杂吞酸、呕吐口苦、舌红苔黄、脉象弦数等肝经火郁等症状时，常在四逆汤的基础上加左金丸以清肝泻火，降逆止呕。并且，不拘泥于《丹溪心法》所说黄连与吴茱萸的比例是 6：1，而是根据病情定量，常用比例为 1：1，使其一辛一苦，共奏清肝和胃降逆之功；更佐以炒川楝子增强疏肝行气作用。慢性胃炎伴有咽梗不适，精神淡漠等情志变化者，认为其病理因素多与痰气郁结有关。施以半夏厚朴汤，或在原来基础方中加用半夏厚朴汤，以理气散结，降逆化痰。在治疗的同时，注重对患者精神的开导。让患者多参加活动、出门旅游等，以分散其注意力。使患者心情畅快，百病皆消。（张遂峰，雷正荣. 雷正荣治疗难治性慢性胃炎经验总结[J]. 贵阳中医学院学报，2010，32（5）：12-14.）

11. 化浊解毒论（李佃贵）

【提要】　依据浊毒理论，倡导化浊解毒法治疗慢性胃炎；并在其基础上辨证施治，能稳固持久地缓解慢性普通胃炎的不适症状。

【原论】　李佃贵认为，在脾胃病的发生、发展过程中，浊毒是一重要病理因素，后经多年积累、升华，遂成"浊毒理论"。其治疗脾胃病，善用化浊解毒法，又不拘泥于此；审证求因，谨察病机，辨证选药。李佃贵将慢性胃炎病机归结为：胃气壅滞、湿浊中阻、浊犯肝胃、浊毒内蕴、浊毒壅盛、瘀血内结、毒热伤阴、脾胃虚弱。以化浊解毒为基本，设立养肝和胃、和胃降逆、降逆止呕、疏肝理气、活血止痛、清胃制酸、解毒抗炎等治疗大法；以此组成协定方，加减应用于临床。

（1）胃气壅滞型：慢性胃炎致脾胃功能受损，胃失和降，气阻中焦，不通则痛。症见胃脘胀痛，或痛处走窜，或伴腹胀肠鸣、矢气，矢气得舒；胃气上逆，故时有嗳气、欲呕，更有甚者，腹胀剧而无肠鸣、矢气，大便闭结不通。可见舌红/淡红，苔黄/黄腻，脉多弦象。此为浊气内停，气机阻滞之象。电子胃镜下可见：黏膜充血性红斑、水肿、红白相间、黏液增多或可见黏膜下出血、糜烂。治以和胃降逆，药用木香、枳实、厚朴、槟榔、炒莱菔子等。

（2）湿浊中阻证：症见脘腹堵闷，纳呆，头身困重，四肢肿胀、口中黏腻乏味，大便稀溏或黏腻不爽，舌红，苔腻，脉濡或滑。胃镜下尚见黏膜充血性红斑、水肿、红白相间、黏液增多或可见黏膜下出血、糜烂。治以除湿化浊和胃，药用石菖蒲、郁金、茯苓、白术、茵陈、砂仁、肉豆蔻、苍术。

（3）肝胃不和证：消化系统是心身相关最敏感的器官，胃肠系统又是人类情绪的一面镜子。故每遇情绪不遂，肝失疏泄，肝气横逆犯胃，可致胃脘、胁肋胀痛，走窜不定；或伴嗳气、呃逆，情志抑郁，善太息，吞酸嘈杂，纳呆，大便不爽，舌红，苔腻，脉弦滑。胃镜下可见：黏膜红斑、渗出、水肿，或胃腔内胆汁反流。治宜疏肝和胃，常用柴胡、香附、青皮、荔枝核、佛手、香橼、绿萼梅、八月札等。

（4）瘀血内结证：胃病日久，可见瘀血内结。症见胃脘胀满，刺痛，痛处固定，夜间为甚，胸满口燥，面色黧滞，舌质紫或紫黯，见瘀点、瘀斑，脉弦涩。胃镜下以出血点多见。治之以理气活血，化瘀消结，药用当归、川芎、延胡索、三七、蒲黄、五灵脂、姜黄、白芷、丹参、鸡血藤。

（5）浊毒内蕴/壅盛证：胃炎迁延不愈，邪气留滞中焦，郁久化热，可生浊毒，症见胃脘胀、痛、灼热；浊毒阻滞阳气输布，气机郁滞，可见怕冷，大便不爽或溏泄；日久耗气伤阴，致口干口苦，并伴见恶心欲呕、纳呆、溲黄，舌红/紫红，苔黄腻，脉滑/滑数。胃镜可见隆起结节、糜烂、黏膜粗糙。病理多伴有肠上皮化生和（或）不典型增生。治之以化浊解毒。毒轻者，用绞股蓝、黄芩、黄连、黄柏、蒲公英、连翘、石膏、茵陈、藿香、佩兰，毒中者加半边莲、半枝莲、白花蛇舌草。毒重者，加白英、黄药子。伴肠化，重用白花蛇舌草、薏苡仁、白英；伴不典型增生，加水红花子、三棱、莪术，并用穿山甲、全蝎、蜈蚣、水蛭，取以毒攻毒之意。

（6）毒热伤阴型：症见胃脘胀满、灼痛，胃中嘈杂，饥而不欲饮食，口干，五心烦热，大便干结，舌红少津，苔少或花剥，脉弦细或细。胃镜可见：镜下病损程度及病理形态改变较其他证型为重，红斑渗出多见。治以滋养胃阴为主，常用生地黄、乌药、沙参、麦冬、五味子、山茱萸、乌梅、元参、玉竹、黄精。

（7）脾胃虚弱型：多为久病或素体脾胃虚弱而致。症见胃脘胀满或隐痛，胃部喜按喜暖，纳少，气短乏力，懒言，呕吐清水，口淡乏味，大便稀溏，舌淡/胖，边有齿痕，脉细弱。胃镜所见，以单纯萎缩、胆汁反流和出血性为主，红斑渗出、黏膜粗糙多见。治以补气健脾和胃，药用党参、茯苓、白术、陈皮、扁豆、山药。（赵润元，谷诺诺，白亚楠，等. 李佃贵治疗慢性胃炎经验[J]. 中华中医药杂志，2018，33（7）：2010-2913.）

12. 清润补和化瘀论（李世增）

【提要】　治疗慢性胃炎（浅表性胃炎、萎缩性胃炎），当注重辨病施治，同中求异；应用清、和、润、补、化瘀等法，用药注重清、轻、简。

【原论】　慢性胃炎主要致病因素之一为药食不节，其次是情志不畅。临床实践发现，慢性胃炎的发作或病情的进退，常与情志变化有关。其病机离不开肝气郁结，进而殃及脾胃的升降。脾胃虚弱，气阴不足为发病之本。若诸因易致脾胃受损，日久即导致脾胃虚弱，中气不足；或久病失治、误治，湿热邪毒胶结，严重损伤脾胃之气阴，脾气虚弱，脾阴亏损，脾失健运；气不行血，胃阴亏乏，阴不荣络，致胃络瘀阻，胃失所养而成本虚标实、虚实夹杂之顽疾。胃热、气滞、血瘀、湿阻为发病之标，胃热贯穿慢性胃炎发病的始终。胃为阳明之腑，多气多血，有易于化热生火之特点。若腐熟通降功能不畅，则宜积热或郁滞化热；或情志致病，肝火犯胃；或湿热壅滞中焦，均表现为胃热之征。

慢性胃炎以脾胃中虚为本，以气滞、湿阻、血瘀、胃热为标。标本互为因果，形成一恶性循环；最终导致因虚致实，因实致虚、虚实兼夹、寒热错杂的病理状态。但慢性浅表性胃炎以实证为主，而慢性萎缩性胃炎以虚证为主。慢性胃炎的治疗应当清、润、补、和、化瘀诸法结合。

清法：慢性浅表性胃炎，如属于慢性胃炎初期，一般炎症活动较为明显。炎症的活动，与中医的气滞郁热病机密切相关。治疗上，"清胃法"应贯穿慢性浅表性胃炎治疗之始终。即使该病病程较长，出现了纳呆、乏力少气、舌胖大等虚象，仍不能忽视胃热病机的存在。而慢性萎缩性胃炎常兼有郁热内蕴之证，清解郁热也是慢性萎缩性胃炎治疗原则，但清热不可过于苦寒。常使用的中药，为蒲公英、夏枯草、白花蛇舌草、连翘、知母、石膏、桑白皮、黄芩、黄柏等，尤喜使用蒲公英、连翘二味。

润：润养脾胃之阴，注意养阴不要滋腻碍胃。润法分润养胃阴和润养脾阴，治疗胃阴虚偏于生津清热，用药多甘寒之品，如沙参、麦冬、生地黄、天花粉、玉竹、石斛等，酌选用益胃汤、麦门冬汤、沙参麦冬汤之类方药；而脾阴虚则养阴和营，用药多甘淡、甘平，如山药、黄精、薏苡仁、茯苓、石斛、玉竹等。

补：补气健脾，常用生黄芪、党参、太子参、白术、山药、炙甘草等药补益脾气，最常用的药是太子参。注意补气要防治过于壅滞，组方尤其重视健脾运脾药物的应用，促使脾胃运化功能。根据病情或选用健脾理中之品，如陈皮、枳壳之品；芳香健脾药，如藿香、佩兰、厚朴、砂仁、豆蔻之类，且可化湿；健脾消食药，如焦三仙、炙鸡内金、生谷芽、麦芽之类。健脾类药物的应用，有助于补气药功效的发挥，使补而不滞。和：对于慢性胃炎，理气和胃是其基本治则。用陈皮、半夏、枳壳、莱菔子、苏梗和胃降逆，理气调中；若腑气不通者，以全瓜蒌合熟大黄通腑导滞。对合并有肝郁气滞者，调理肝气，用柴胡、郁金、枳壳、合欢花、制香附等疏肝理气。但对于慢性胃炎病程较长者，当使用理气而不伤阴的药物，如佛手、绿萼梅、合欢花、香橼。有阴伤者，使用理气药时可配合养阴药，如沙参、麦冬、石斛等；或通过药物炮制的方法，减少阴伤，如使用醋柴胡。

化瘀：胃为多气多血之腑，本病之血瘀多由气虚或气滞波及血运，导致气血同病。故活血化瘀亦是治疗慢性胃炎常用之法，常用的药物有当归、丹参、三七、延胡索、郁金、桃仁、红花、莪术等药物。尤多用丹参、三七或以二者配伍，因二者祛瘀而不伤正。（刘仁慧，杨铮，李慧安，等. 李世增教授治疗慢性胃炎经验总结[J]. 世界中医药，2013，8（11）：1323-1328.）

13. 温法为主论（顾勤）

【提要】 治疗慢性胃炎以温健为法，理中为要，方用理中、建中类化裁；温清并举，苦辛同用，方拟半夏泻心汤、柴胡桂枝干姜汤、左金丸等加减；温法为基，合以化瘀，方用桂枝汤合丹参饮、失笑散等化裁。

【原论】 ①温健为法，理中为要。脾胃为后天之本，胃气旺盛是饮食消化、气血化生的基础条件，而胃为阳土，具腐熟功能，为腐熟之根本。当今社会生活节奏快，生活方式多元，常饮食生冷或过用苦寒之品，使脾胃之阳受损，而表现寒湿内阻或中阳受损之症候。如胃痛时喜温喜按，得热食则缓等；或贪凉饮冷，或气温骤降，顾护不慎，而出现或痛或胀等实寒表现的胃脘不适的症状，常伴有苔白腻、大便溏等。因此，治疗慢性胃炎，既要把握脾胃阳气为本的生理特点，也要注意寒邪为标的病理表现。同时，胃气的运行又"以降为顺""以通为用"，应注意脾胃气机的疏通，恢复脾胃健运之功。治疗原则，当以温健为法，以补脾胃；理中为要，以调气机；方用理中、建中类化裁。②温清并举，苦辛同用。胃为水谷之海，饮食不慎，最易伤胃。故胃的病理常表现易虚、易实、易寒、易热、易湿、易滞。病机常见寒热错杂，虚实相兼；常表现为疼痛、痞满、病情反复等特点。对此证常温清并举，苦辛同用，方拟半夏泻心汤、柴胡桂枝干姜汤、左金丸等加减。③温法为基，佐以化瘀。凡脾胃久病者，气血不足，血虚之人，脾胃易病。胃为阳明，乃多气多血之腑。久病入络入血，故慢性胃病日久者常见有血瘀之征。脾胃之病，多与气血相关，脾胃与气血常互为因果；脾胃久病，常致血瘀；血瘀不化，气血难成。又气血得寒则凝，得温则行。故多在温法基础上，佐以活血化瘀之法。临床四诊时，尤重患者特异性的瘀血表现，特别是舌下脉络。罹病日久者，如见舌下络脉迂曲粗胀，或呈青紫等血瘀表现者，则多用此法，方用桂枝汤合丹参饮、失笑散等化裁。（杨成祥，顾勤. 顾勤运用温法治疗慢性胃炎经验撷菁[J]. 中医药通报，2014，13（6）：19-27.）

14. 镜检辨治论（刘先勇）

【提要】 运用胃镜下胃黏膜辨证，辅助传统中医辨证；慢性胃炎可分为脾胃湿热证、肝胃不和证、胃络瘀血证、脾胃虚寒证、胃阴亏虚证五种证型治疗。

【原论】 慢性胃炎胃镜下胃黏膜辨证主要分型及方药。①脾胃湿热证：黏膜色红，湿润度增加，光泽增强、充血水肿并存，散在糜烂，黏液湖多混浊，治以清中汤加减。此证型病变胃黏膜炎症细胞浸润明显，胃黏膜充血、水肿、糜烂的重要原因，为炎症细胞释放炎症介质损伤而致。②肝胃不和证：胃窦黏膜常呈条状充血水肿，胃蠕动增快、节律紊乱，贲门及幽门括约肌的舒张、收缩功能紊乱，可伴有胆汁反流。治以柴胡疏肝散加减。推测此证型多为胃的蠕动功能紊乱，与胃肠道激素分泌失调密切相关。③胃络瘀血证：黏膜色暗红、粗糙，有颗粒样、结节样增生或疣状增生糜烂，黏膜下血管网多紫暗。治以失笑散加丹参饮加减。此证型多与瘀血相关。④脾胃虚寒证：黏膜以白为主，可有水肿，黏液湖清稀。治以黄芪建中汤加减，寒甚加附子、干姜。此证型多与胃黏膜血液循环减退相关。⑤胃阴亏虚证：黏膜色红湿润度低、欠光泽、粗糙、菲薄、血管纹理可见，黏液湖量少。治以一贯煎加芍药甘草汤加减。推测此证型为消化液分泌减少，特别是上皮细胞分泌表面黏液、三叶因子、活性磷脂等成分减少，黏膜细胞及组织间隙缺乏津液水分。其他，如饮食停滞证，胃镜检查常提示有宿食残留。

以上镜下辨证，需参考中医舌脉象及主要症状辨证。脾胃湿热证，一般有舌红，苔黄腻，脉滑数，口干苦等症；肝胃不和证，一般有脉弦，胃痛胀闷，攻撑连胁等症；胃络瘀血证，一般有刺痛，舌质紫或有瘀斑，脉涩等症；脾胃虚寒证，一般有胃痛隐隐，喜温喜按，舌淡苔白，脉虚弱或迟缓等症；胃阴亏虚证，一般有胃痛隐隐，口燥，咽干，舌红等症。若中医辨证与镜下辨证不符的，亦需重视镜下辨证结果合理用药。

上述无论何证，有糜烂者，常用白及、白蔹、赤石脂等敛疮生肌；糜烂面色淡，黏膜菲薄以白为主的，需加服补益气血之药；若兼见黏膜下血管纹理紫暗，多为久病入络，需用活血化瘀之药。黏膜充血、红斑者，常用石膏、蒲公英、黄连、藤梨根、制大黄、生地黄及赤芍等清热凉血。对于黏膜水肿明显热象不著者，可予薏苡仁、茯苓等健脾利湿。黏膜粗糙，有肠上皮化生及不典型增生的，可予莪术、丹参、乳香、没药及当归等活血化瘀药，以防生变。（刘先勇. 胃镜下辨证在慢性胃炎证治中的应用[J]. 现代中医药，2017，37（5）：75-77，83.）

15. 序贯四步论（沈绍功）

【提要】　辨治慢性胃炎分为四步：第一步，分清虚实，确定病机及治疗方剂；第二步，确定主症，对症治疗；第三步，一般情况的处理，如二便、睡眠等；第四步，协调整合成方。

【原论】　（1）病机及治疗方剂：慢性胃炎病机转化的总体趋势是：湿热中阻—气虚痰湿—阴虚气滞。治疗上，湿热中阻选用温胆汤，气虚痰湿选用香砂六君子汤，胃阴不足选用益胃汤或百合乌药散。

（2）主症及对症治疗：脘腹胀满，加蒲公英、连翘、木香清热理气。蒲公英、连翘清热解毒，对幽门螺杆菌有治疗作用。严重时，胃黏膜充血、肿胀、糜烂，则再加虎杖；伴分泌物较多，质地黏稠，则选用具有燥湿之功的黄芩、黄连、大黄等清热解毒药。若见胃中冷、感寒即发，可以酌加良附丸反佐，用高良姜6g，香附3g；如因怒而得者，用高良姜3g，香附6g；如因寒怒兼有者，用高良姜、香附各4.5g。胃脘疼痛，选加川楝子配延胡索，疏肝行气止痛；徐长卿、蚕沙祛风化湿止痛；若见舌有瘀斑，可加当归、赤芍、川芎以活血止痛。嗳气呕恶，合小半夏汤（半夏、茯苓）降逆止呕；若兼热者，合《金匮要略》中的橘皮竹茹汤；若重者，合《伤寒论》中的旋覆代赭汤的主药旋覆花、代赭石以重镇降逆。泛酸，加苏叶、黄连，重者合入左金丸，煅龙牡、煅瓦楞、海螵蛸以制酸。纳呆，选加生薏苡仁、砂仁、白扁豆、石菖蒲以醒脾开胃。胃黏膜糜烂，胃黏膜充血、肿胀、糜烂，则加蒲公英、连翘、虎杖以清热解毒；重者加服乌贝散，组成为乌贼骨15g，凤凰衣3g，白及10g，浙贝母10g，蒲公英10g，甘松3g。

胃黏膜红白相间，树枝状血管透见，黏膜呈颗粒样或结节样增生等改变，病理活检揭示肠化生和不典型增生，则加三棱、莪术、路路通、贝母以化痰通络。胃黏膜见出血或渗血，则视病及血分，并据"离经之血便为瘀"之理，加失笑散、赤芍、三七粉以止血不留瘀。

（3）一般情况处理：重点对人的睡眠和二便进行处理。腹泻：脾虚的选加炒白术、山药、白扁豆、木香、砂仁、煨葛根；湿盛的选加土茯苓、车前草、白花蛇舌草、生薏苡仁；腹泻日久加五味子、肉豆蔻等。便秘：首选当归配菊花润肠通便，之后可酌加生白术、白芍、决明子、炒莱菔子、全瓜蒌等润肠之品。尿少，用车前草、白花蛇舌草、泽泻、王不留行等通利小便。尿频，用滋肾通关丸（知母、黄柏、肉桂）滋阴降火。失眠：首选炒酸枣仁配川芎，后酌加合欢皮、首乌藤、生龙牡；兼心悸者合黄芪桂枝五物汤；兼高血压者合珍珠母丸。

（4）协调整合成方。协调整合成方的要点主要有五个：①痰湿、瘀血与气滞的关系。痰湿、瘀血为有形之邪，气滞为无形之邪，两者常相互影响，治疗当以祛有形的痰湿、瘀血为主，少佐行气药。②痰湿与瘀血的关系。痰瘀常互相影响，治疗当在祛痰药中少佐活血药，在活血药中少佐祛痰药。③升药与降药的关系。胃以通降为顺，脾以升清为顺，故需协调升药与降药的关系，虚证时应以升药为主，实证时应以降药为主。④寒药与热药的关系。胃属中土，不耐寒热，故用药不宜过寒与过热，在寒凉药中少佐温热药，在温热药中少佐寒凉药。⑤肝与脾胃的关系。脾胃属土，肝属木，两者常发生木郁土壅、木被土侮，故应协调两者关系，适当佐入疏肝、柔肝、清肝之品。（赵坤，李成卫，沈宁. 沈绍功"序贯四步法"辨治慢性胃炎经验[J]. 辽宁中医杂志，2019，46（8）：1602-1604.）

16. 从肾辨治论（刘启泉）

【提要】　慢性萎缩性胃炎病位虽然在胃，但其发病与肾也有密切关系；从肾论治是临床治疗慢性萎缩性胃炎常用变法之一，尤其是对病情迁延日久的难治性慢性萎缩性胃炎效果更佳。

【原论】　慢性萎缩性胃炎病位在胃，胃与脾互为表里，其治疗离不开脾。而脾胃分属太阴、阳明二经，各有其特性。阳明病易于化热燥结，病多从燥化、热化。太阴病易虚，湿易伤脾，故病多从寒化、湿化。因此，从肾论治亦需辨证用药，以胃阴亏虚为主症时，滋养肾阴以养胃阴；偏于脾阳不足者，重在温肾阳以补脾阳；对于病久年迈，肾气不足者，重在补肾和胃以扶正固本。①肾水亏虚，滋肾养胃。慢性萎缩性胃炎的病情发展，是个漫长、复杂的过程，临证常循气滞、湿阻、热毒、血瘀、阴伤的发展规律。胃为阳腑，喜润恶燥。对于养胃阴而言，关键是保护与滋养胃中之津液，应当以甘寒柔润之品为主，慎用滋腻碍胃之物。而对于胃阴亏虚日久，出现诸如饥饿痛、嘈杂、痞满、饥而不欲饮食、灼痛、口干等胃阴严重不足症状，此时纯用养胃阴之法往往疗效欠佳，应适当加滋养肾阴之品，补肾阴以养胃阴。②肾失温煦，温肾健脾。脾胃属土，需"火"温煦方可腐熟水谷。脾胃虚寒日久可损及肾阳，肾阳不足则脾失运化，胃失腐熟，而出现胃胀、纳呆、胃凉、便溏等症状，故应注重温补肾阳。临床中温补肾阳的经典方剂很多，如右归丸、肾气丸、济生肾气丸、二仙汤等，多以附子、干姜、肉桂、仙茅、巴戟天、淫羊藿等温热之品为主药温煦肾阳，并加山茱萸、熟地黄、炒山药、五味子等滋肾阴的药物，以取"阴中求阳"之意。结合现代人的饮食、情志、劳逸等生活习惯，以及阳明胃病多从燥化、热化的特点，在温补肾阳采取阴中求阳之法时，而慎用大温大热之品。其药效太过，反伤胃阴，临证常坚持"以平为期"的主要原则。③肾气不足，补肾和胃。慢性萎缩性胃炎患者多数年事已高，肾气衰竭，机体阴阳平衡失调；或病程日久，气阴两虚。此时应以平补肾气为主。常用的单味药，有西洋参、太子参、炒山药、刺五加、红景天等。或者选用滋肾阴、温肾阳的对药，如杜仲配黄精，枸杞子配鹿衔草等。除了气阴双补外，还常加用解毒散结之品，给邪气以出路，喜用绞股蓝、红景天等攻补并施药物。另外，慢性萎缩性胃炎日久，常在气滞、气虚、阴虚、湿阻的基础上，兼见血瘀证的表现，临证胃镜检查，也可观察到胃黏膜苍白无泽、血管网络显现、颗粒状增生隆起、糜烂、出血等。因此，临床中常加地榆、仙鹤草、三七粉等活血化瘀药物，以改善黏膜循环，促进胃黏膜修复。（卫静静，赵蓓蓓，李京尧，等.刘启泉从肾论治慢性萎缩性胃炎经验[J]. 河北中医，2019，41（8）：1129-1131，1124.）

（撰稿：李志更；审稿：徐世杰，于智敏）

参 考 文 献

著作类

[1] 单书健，陈子华，徐杰. 古今名医临证金鉴·胃痛痞满卷[M]. 北京：中国中医药出版社，1999.

[2] 中华中医药学会. 中医内科常见病诊疗指南——西医疾病部分[M]. 北京：中国中医药出版社，2008：93-96.

[3] 李振华，李郑生. 中医脾胃病学 [M]. 第 2 版. 北京：科学出版社，2012.

[4] 单兆伟，沈洪. 单兆伟治疗脾胃病经验撷粹[M]. 北京：人民卫生出版社，2014.

[5] 刘沈林，刘沈林脾胃病临证心悟[M]. 北京：人民卫生出版社，2014.

[6] 徐丹华，陆为民，罗斐和. 国医大师徐景藩临证百案按[M]. 北京：人民卫生出版社，2014.

[7] 宁泽璞，蔡铁如. 国医大师专科专病用方经验—脾胃肝胆病分册[M]. 北京：中国中医药出版社，2015.

[8] 蔡淦，林江，丛军. 蔡淦治疗脾胃病临证经验医案要集[M]. 北京：科学出版社，2015.

[9] 徐景藩. 徐景藩脾胃病临证经验集粹 [M]. 第 2 版. 北京：科学出版社，2015.

[10] 吴耀南，陈一斌. 涂福音脾胃病临证经验集[M]. 北京：科学出版社，2016.

[11] 唐旭东，胡建华. 名老中医诊治慢性胃病临证经验选介[M]. 北京：人民卫生出版社，2016.

[12] 张声生，沈洪，王垂杰，唐旭东. 中华脾胃病学[M]. 北京：人民卫生出版社，2016.

[13] 李乾构. 李乾构十三法治脾胃病[M]. 北京：北京科学技术出版社，2016.

[14] 李吉彦，沈会. 中医脾胃病临证思辨录[M]. 北京：人民卫生出版社，2018.

[15] 杨沈秋. 张金良肝胆脾胃病学术经验集[M]. 北京：科学出版社，2018.

[16] 李克绍. 李克绍胃肠病漫话 [M]. 第 2 版. 北京：中国医药科技出版社，2018.

[17] 王道坤. 新脾胃论 [M]. 北京：科学出版社，2018.

[18] 章浩军. 六经辨治脾胃病[M]. 北京：中国中医药出版社，2018.

[19] 何晓晖，葛来安. 何晓晖论治脾胃病[M]. 北京：中国中医药出版社，2018.

[20] 李志更，赵晖，岳利峰. 国医大师名方验方选[M]. 北京：化学工业出版社，2018.

[21] 魏玮. 名老中医脾胃病辨治枢要[M]. 北京：北京科学技术出版社，2019.

[22] 唐旭东，张声生，温艳东. 常见脾胃病中医临床实践指南[M]. 北京：科学技术文献出版社，2019.

[23] 程宏辉，黄绍刚，傅诗书. 周福生脾胃病临证经验[M]. 北京：中国中医药出版社，2019.

[24] 陈永灿. 浙江近代中医名家脾胃病临证经验[M]. 上海：上海科学技术出版社，2019.

论文类

[1] 张继泽，单兆伟，江杨清. 张泽生治疗萎缩性胃炎的经验[J]. 中医杂志，1982（8）：13-55，19.

[2] 严佩贞. 著名老中医张镜人治疗慢性胃炎的经验[J]. 上海中医药杂志，1983（5）：3-5.

[3] 陈泽霖，胡建华，张羹梅，等. 慢性胃炎证治[J]. 中医杂志，1985（3）：9-12.

[4] 李恩复，段利民，郭庆，等. 中医中药治愈慢性萎缩性胃炎 31 例总结[J]. 山东中医学院学报，1985，9（2）：43-45.

[5] 朱良春，朱建平. 慢性萎缩性胃炎治疗经验[J]. 新中医，1986，2（2）：4-6.

[6] 苏通臣. 李恩复治疗慢性萎缩性胃炎经验[J]. 山东中医学院学报，1989，13（5）：54-56.

[7] 张喜奎. 杜雨茂教授治疗慢性萎缩性胃炎经验[J]. 黑龙江中医药，1989（4）：2-3.

[8] 夏正明. 徐迪华老中医慢性胃炎证治六法[J]. 实用中医内科杂志，1990，4（4）：5-7.

[9] 顾庆华. 陈伯涛运用经方治疗慢性胃炎的经验[J]. 江西中医药，1992，28（6）：12，22.

[10] 刘得华. 王灿晖教授治疗慢性胃炎经验撷要[J]. 陕西中医，1993，14（7）：307-308.

[11] 胡国俊，胡世云. 胡翘武慢性胃炎辨治经验[J]. 新中医，1994（12）：1-2.

[12] 周少林. 周仲瑛教授治疗慢性萎缩性胃炎经验简介[J]. 国医论坛，1995（3）：18-19.

[13] 徐刚，常章富. 颜正华教授治疗慢性胃炎的经验[J]. 北京中医药大学学报，1996，19（3）：24-25.

[14] 王秋兰. 谢昌仁诊治慢性胃炎的经验[J]. 江苏中医，1996，17（11）：6-7.

[15] 郑逢民. 郑中坚辨治慢性胃炎的经验[J]. 浙江中医学院学报，1996，20（4）：33-34.

[16] 刘石坚. 名老中医何炎治疗慢性胃炎的经验[J]. 新中医，1997，29（1）：10-11.

[17] 裴瑞霞. 高上林运用和法治疗慢性胃炎经验[J]. 山东中医杂志，1998，17（5）：230.

[18] 王长洪. 著名中医学家董建华教授学术经验系列之四——辨治慢性胃炎的经验[J]. 辽宁中医杂志，1999，26（10）：435-436.

[19] 罗斐和，徐丹华. 徐景藩诊治慢性胃炎伴肠化、HP 感染经验[J]. 中医杂志，2000，41（4）：202-203.

[20] 张保伟. 刘渡舟教授治疗慢性胃炎的经验[J]. 中医教育，2000，19（6）：51-53.

[21] 张林国. 董建华治疗慢性胃炎经验[J]. 中国医药学报，2001，16（2）：46-49.

[22] 徐杰，贾育蓉. 王道坤教授辨治慢性萎缩性胃炎经验[J]. 甘肃中医学院学报，2001，18（1）：5-7.

[23] 张彦丽. 田德禄教授治疗慢性萎缩性胃炎经验拾粹[J]. 中医药学刊，2002，20（5）：578-579.

[24] 陈延. 余绍源治疗慢性胃炎经验简介[J]. 中医杂志，2002，43（7）：556-557.

[25] 王晓梅，董盛. 沈舒文教授治疗慢性胃炎经验探析[J]. 中医药学刊，2003，21（10）：1624.

[26] 朱传伟. 朱鸿铭治疗慢性胃炎经验[J]. 中医杂志，2003，44（2）：94-95.

[27] 樊讯，成肇仁，李家庚. 成肇仁治疗慢性胃炎的经验[J]. 湖北中医杂志，2004，26（6）：17-18.

[28] 黄贵华，林寿宁. 林沛湘教授治疗慢性萎缩性胃炎经验介绍[J]. 新中医，2005，37（10）：16-17.

[29] 顾缨. 单兆伟教授治疗慢性萎缩性胃炎经验[J]. 南京中医药大学学报，2005，21（3）：184-185.

[30] 金丽杰，王秀娟. 高忠英治疗慢性胃炎经验[J]. 北京中医，2006，25（7）：408-409.

[31] 张纨，王志坤，杜艳茹，等. 刘启泉运用风药治疗慢性萎缩性胃炎的经验[J]. 北京中医，2006，8（6）：67-68.

[32] 白家温，杜雪方，常虹. 李乾构治疗慢性胃病学术思想及经验[J]. 江西中医，2007，38（7）：8-9.

[33] 王北京，路广晃. 路广晃治疗慢性萎缩性胃炎的临床经验[J]. 北京中医药，2008，27（12）：935-936.

[34] 史成和，王秀娟. 高忠英治疗慢性胃炎学术思想及临证特色[J]. 北京中医药，2009，28（12）：934-936.

[35] 宋莹，叶进. "养胃阴"思想在治疗慢性胃炎中的应用[J]. 辽宁中医杂志，2009，37（1）：182-184.

[36] 中华中医药学会脾胃病分会. 慢性萎缩性胃炎中医诊疗共识意见[J]. 中医杂志，2010，51（8）：749-753.

[37] 中华中医药学会脾胃病分会. 慢性浅表性胃炎中医诊疗共识意见（2009，深圳）[J]. 中国中西医结合消化杂志，2010，18（3）：207-209.

[38] 陈剑明，崔超，张声生. 张声生诊治慢性萎缩性胃炎经验[J]. 北京中医药，2010，29（3）：180-181.

[39] 鞠庆波. 李德新治疗慢性胃炎临床经验[J]. 世界中医药，2010，5（3）：165-166.

[40] 中华中医药学会. 慢性胃炎诊疗指南[J]. 中国中医药现代远程教育，2011，9（10）：123-125.

[41] 白海燕，王维，刘启泉. 刘启泉教授治疗慢性萎缩性胃炎经验[J]. 四川中医，2011，29（12）：5-6.

[42] 张琳，邓晋妹，朱培一. 李乾构辨治慢性胃炎经验[J]. 中国中医药信息杂志，2011，18（12）：87.

[43] 史瑞锋. 金海生治疗慢性胃炎的经验[J]. 辽宁中医杂志，2011，38（9）：1746-1747.

[44] 中国中西医结合学会消化系统疾病专业委员会. 慢性胃炎中西医结合诊疗共识意见（2011年，天津）[J]. 中国中西医结合消化杂志，2012，32（6）：738-743.

[45] 朱晓琳，陈涤平. 陈涤平教授治疗慢性胃炎的临床经验撷菁[J]. 新中医，2012，44（10）：158-159.

[46] 曾洁，徐晶，丁广智. 谢旭善治疗慢性胃炎经验[J]. 山东中医杂志，2012，31（1）：62-63，78.

[47] 吴若霞，谢雪姣，黄政德. 黄政德教授治疗慢性胃炎寒热错杂型经验[J]. 中医药导报，2012，18（3）：8-9.

[48] 陆为民，徐丹华，沈洪，等. 徐景藩论治慢性萎缩性胃炎的经验[J]. 江苏中医药，2012，44（5）：1-3.

[49] 中华医学会消化病学分会. 中国慢性胃炎共识意见[J]. 胃肠病学，2013，18（1）：24-36.

[50] 刘仁慧，杨铮，李慧安，等. 李世增教授治疗慢性胃炎经验总结[J]. 世界中医药，2013，8（11）：1323-1325，1328.

[51] 汪红兵，彭美哲，李享，等. 李乾构治疗慢性萎缩性胃炎经验[J]. 北京中医药，2013，32（12）：907-908，916.

[52] 唐昭荣，单兆伟. 单兆伟治疗慢性萎缩性胃炎经验[J]. 山东中医杂志，2013，32（5）：355-356.

[53] 朱振红，唐旭东. 唐旭东教授慢性胃炎从肝论治经验举隅[J]. 世界中医药，2013，8（6）：647-648.

[54] 刘舟，张卫华，骆殊. 孟景春教授论治慢性萎缩性胃炎的临床经验[J]. 南京中医药大学学报，2013，29（5）：486-488.

[55] 潘军，何镔，曹正龙，等. 徐景藩"三型论治慢性萎缩性胃炎"经验应用研究[J]. 中医药临床杂志，2013，25（9）：777-779.

[56] 杨静. 刘家义治疗慢性胃炎学术思想撷英[J]. 湖南中医杂志，2014，30（7）：24-26.

[57] 王亢，张翼宙. 治未病思想在慢性胃炎防治中的应用[J]. 陕西中医学院学报，2014，37（6）：18-20.

[58] 刘奕，吴海柱，徐慧媛. 徐慧媛治疗慢性胃炎的经验[J]. 世界中医药，2014，9（4）：463-464，467.

[59] 李艳梅，张继东. 张继东辨治慢性胃炎经验[J]. 山东中医药大学学报，2014，38（3）：234-236.

[60] 许雷，蔡淦. 蔡淦运用东垣元气阴火学说论治慢性萎缩性胃炎经验[J]. 四川中医，2014，32（4）：11-12.

[61] 程志鹏. 隗继武辨治慢性胃炎经验[J]. 山东中医杂志，2014，33（4）：306-307.

[62] 王春燕，王萍，王凤云，等. 唐旭东运用失笑散治疗慢性萎缩性胃炎血瘀证经验[J]. 中国中医药信息杂志，2014，21（3）：96-97.

[63] 刘慧敏. 危北海治疗慢性萎缩性胃炎临床经验[J]. 中国中医基础医学杂志，2014，20（12）：1712-1713.

[64] 赵克学. 朱世楷主任医师治疗慢性糜烂性胃炎学术经验拾萃[J]. 湖南中医药大学学报，2015，35（10）：43-46.

[65] 冯文亮，马卫国，田德禄. 田德禄中医辨证治疗慢性萎缩性胃炎经验[J]. 北京中医药，2015，34（9）：700-702.

[66] 郭红梅，郭冬梅，曾斌芳. 曾斌芳治疗慢性萎缩性胃炎临床经验撷菁[J]. 中国中医基础医学杂志，2015，21（9）：1174-1176.

[67] 刘宇. 国医大师辨治慢性萎缩性胃炎经验采撷[J]. 中外医学研究，2015，13（23）：151-153.

[68] 张雪梅，周学文. 周学文教授治疗慢性萎缩性胃炎经验[J]. 辽宁中医药大学学报，2015，17（6）：235-237.

[69] 燕东，汪红兵. 慢性胃炎胃镜像的中医属性初探[J]. 北京中医药，2015，34（3）：225-228.

[70] 缪春润，汪荫华. 汪荫华治疗慢性胃炎的经验[J]. 山东中医杂志，2015，34（7）：545-546.

[71] 邱岳，李志钢，苏琳. 杨晋翔教授治疗慢性萎缩性胃炎的经验[J]. 环球中医药，2015，8（8）：987-988.

[72] 肖芸，倪华. 陈熠治疗慢性胃炎经验[J]. 河南中医，2016，36（1）：29-31.

[73] 曹翠纳，张北平，罗云坚. 平治中焦法治疗慢性胃炎经验[J]. 中医杂志，2016，57（5）：436-438.

[74] 刘晨萍，李毅平，李勇. 李毅平治疗慢性胃炎经验[J]. 河南中医，2016，36（9）：1513-1515.

[75] 蒯仂，吴人杰，应海峰，等. 沈小珩治疗慢性胃炎用药经验[J]. 上海中医药杂志，2016，50（7）：23-25.

[76] 孙钟海，毕媛媛，史玲，等. 解乐业治疗慢性胃炎经验[J]. 湖北中医杂志，2016，38（7）：25-26.

[77] 郭晶，姜苗，单敏敏. 周平安治疗慢性萎缩性胃炎经验[J]. 中国中医药信息杂志，2016，23（7）：121-122.

[78] 崔涵，张榜，王莉杰. 崔公让治疗慢性萎缩性胃炎经验介绍[J]. 新中医，2016，48（9）：167-168.

[79] 刘思毅，卞嵩京. 卞嵩京辨治慢性萎缩性胃炎肠腺化生经验举隅[J]. 天津中医药，2016，33（9）：570-572.

[80] 中华中医药学会脾胃病分会. 慢性胃炎中医诊疗专家共识意见（2017）[J]. 中华中医药杂志（原中国医药学报），2017，32（7）：3060-3064.

[81] 马青，单兆伟. 单兆伟教授治疗慢性萎缩性胃炎经验拾零[J]. 四川中医，2016，34（4）：11-13.

[82] 沈鸿婷，马洋，张惠云. 国医大师张学文教授辨治慢性胃炎经验探析[J]. 中华中医药杂志，2017，32（4）：1570-1572.

[83] 马豆，董筠. 董筠教授辨治慢性萎缩性胃炎[J]. 长春中医药大学学报，2017，33（2）：237-239.

[84] 王佳，伍银平，赵星，等. 李军从痰浊瘀毒论治慢性胃炎兼次症验案举隅[J]. 四川中医，2017，35（4）：137-139.

[85] 陈莹莹，刘涛. 王灿晖治疗慢性萎缩性胃炎的经验[J]. 山东中医杂志，2017，36（8）：686-689.

[86] 殷振瑾，闫远杰，姚乃礼. 姚乃礼主任医师从邪毒理论辨治慢性萎缩性胃炎经验[J]. 时珍国医国药，2017，28（8）：2007-2008.

[87] 杨娇，黄一茜. 宋清江"脾胃病，建中平"论治慢性胃炎经验[J]. 医学研究与教育，2017，34（4）：26-28.

[88] 周汝杨，张小琴. 单兆伟教授辨治慢性萎缩性胃炎四法[J]. 浙江中医药大学学报，2017，41（11）：863-865.

[89] 刘旺华. 从络病论治慢性胃炎[J]. 云南中医中药杂志，2017，38（11）：98-99.

[90] 赵润元，谷诺诺，白亚楠. 李佃贵治疗慢性胃炎经验[J]. 中华中医药杂志，2018，33（7）：2910-2913.

[91] 宋雅婵，谢晶日，李贺薇. 基于"阳化气，阴成形"理论的慢性萎缩性胃炎辨治[J]. 时珍国医国药，2018，29（8）：1955-1956.

[92] 林洁民，黄穗平，邝宇香. 余绍源教授治疗慢性萎缩性胃炎的临床经验[J]. 世界中西医结合杂志，2018，13（6）：782-784，841.

[93] 刘素贤，柏树纲. 柏树纲教授治疗慢性糜烂性胃炎用药分析[J]. 陕西中医药大学学报，2018，41（4）：118-122.

[94] 饶娟，陈玲. 陈玲辨证论治慢性胃炎经验介绍[J]. 新中医，2018，50（7）：245-246.

[95] 高孟尧，姜树民. 姜树民教授以"顾护胃气"思想治疗慢性胃炎经验[J]. 辽宁中医药大学学报，2018，20（7）：209-212.

[96] 王韶康，段永强，王道坤. 王道坤从气虚痰瘀论治慢性萎缩性胃炎经验[J]. 中华中医药杂志，2018，33（7）：2920-2922.

[97] 赵润元，谷诺诺，白亚楠，等. 李佃贵治疗慢性胃炎经验[J]. 中华中医药杂志，2018，33（7）：2910-2913.

[98] 董敬敬，董筠. 从"阳道实，阴道虚"论治慢性萎缩性胃炎[J]. 环球中医药，2018，11（5）：726-728.

[99] 骆萍，林平. 林平教授运用"治未病"思想诊治慢性萎缩性胃炎[J]. 福建中医药，2018，49（1）：58-60.

[100] 陈喜建，王祠菊，殷贵帅，等. 周素芳从"脾虚气滞、瘀毒内结"论治慢性萎缩性胃炎经验[J]. 中医药临床杂志，2018，30（1）：68-70.

[101] 崔奕，郑亮. 郑亮教授论治慢性萎缩性胃炎临证撷要[J]. 陕西中医药大学学报，2018，41（1）：18-20.

[102] 董环，王彦刚，张晓梅. 从"六位一体"论治慢性糜烂性胃炎[J]. 中华中医药杂志，2018，33（10）：4454-4456.

[103] 朱新红，阮玉东. 阮玉东治疗慢性糜烂性胃炎经验介绍[J]. 新中医，2018，50（10）：262-264.

[104] 马锦霞，张东，朱方石. 从脾主思论治慢性萎缩性胃炎伴抑郁、焦虑[J]. 中华中医药学刊，2018，36（10）：2362-2364.

[105] 张碧文，朱方石. 朱方石论治慢性萎缩性胃炎[J]. 吉林中医药，2018，38（10）：1143-1145.

[106] 魏冬琴，王红梅，蒋士生. 蒋士生治疗慢性萎缩性胃炎经验[J]. 湖南中医杂志，2018，34（11）：2，21-22.

[107] 丁霞，魏玮，沈洪，等. 从中医学视角看慢性胃炎"炎-癌转化"[J]. 北京中医药大学学报，2018，41（11）：885-889.

[108] 黄超原，黄远程，潘静琳，等. 广东省名中医刘凤斌教授辨治慢性萎缩性胃炎经验探讨[J]. 时珍国医国药，2018，29（12）：3025-3028.

[109] 杨淑慧，佘世锋，曹敏，等. 劳绍贤分型辨治慢性萎缩性胃炎经验[J]. 广州中医药大学学报，2018，36（1）：124-127.

[110] 刘彦兴. 慢性胃炎清热论及用药探析[J]. 现代中医药，2018，38（6）：114-116.

[111] 李娅，孙建慧，王彩云，等. 刘启泉运用花类药物治疗慢性胃炎经验[J]. 辽宁中医杂志，2019，46（7）：1379-1381.

[112] 王涛，王萍，迟伟，等. 白长川从胃滞虚热论治慢性非萎缩性胃炎伴糜烂[J]. 辽宁中医杂志，2019，46（4）：693-695.

[113] 高远，张伟英，于莉，等. 林平诊治慢性胃炎临床经验[J]. 新中医，2019，51（4）：302-304.

[114] 丁佳璐，王玲玲，魏冬梅，等. 王邦才"养胃和络饮"治疗阴虚络瘀型慢性萎缩性胃炎撷菁[J]. 江苏中医药，2019，51（3）：19-21.

[115] 高奎亮. 解建国应用角药治疗慢性萎缩性胃炎伴肠上皮化生经验[J]. 环球中医药，2019，12（3）：410-412.

[116] 刘又前，沈洪. 沈洪教授治疗慢性萎缩性胃炎癌前病变经验[J]. 中医药导报，2019，25（3）：97-98，106.

[117] 李朝辉，邹文君，韩钰，等. 从滞而论慢性萎缩性胃炎伴肠上皮化生[J]. 中国中医药现代远程教育，2019，17（4）：95-98.

[118] 杜洪乔. 季明昌分型论治慢性萎缩性胃炎经验[J]. 浙江中医杂志，2019，54（2）：116.

[119] 王郑，赵智强. 赵智强辨治慢性萎缩性胃炎[J]. 长春中医药大学学报，2019，35（3）：431-433.

[120] 殷静，易晋宇，徐波，等. 血瘀理论与慢性萎缩性胃炎的诊治[J]. 中华中医药学刊，2019，37（3）：624-627.

[121] 毛阿芳，叶振昊，黄俊敏，等. 黄穗平教授补土论治慢性萎缩性胃炎经验[J]. 中国中西医结合消化杂志，2019，27（2）：150-152.

[122] 胡鹏飞，郭淑云. 郭淑云从脾虚血瘀论治慢性萎缩性胃炎经验[J]. 国医论坛，2019，34（1）：57-59.

[123] 沈东，邓厚波，刘铁军. 刘铁军辨治慢性萎缩性胃炎[J]. 长春中医药大学学报，2019，35（1）：33-35.

[124] 孙明明，李聪，史林. 王庆国教授对慢性萎缩性胃炎的治疗经验探析[J]. 陕西中医，2019，40（2）：260-263.

[125] 郝旭蕊，李维康，刘凯娟，等. 李佃贵教授应用虫类对药治疗慢性萎缩性胃炎经验[J]. 河北中医，2019，41（5）：645-648.

[126] 魏捷. 柯梦笔治疗慢性胃炎经验鳞爪[J]. 江苏中医药，2019，51（1）：23-25.

[127] 王韶康，段永强，王道坤. 王道坤运用化瘀消痞汤治疗慢性萎缩性胃炎癌前病变经验[J]. 中国中医药信息杂志，2019，26（1）：122-124.

[128] 马丹，赵兵，周斌. 周斌应用"胃天年"理论治疗慢性萎缩性胃炎经验[J]. 中华中医药杂志，2019，34（9）：4093-4095.

[129] 张磊，马骏，张培. 马骏运用宏观辨证结合胃黏膜相治疗慢性萎缩性胃炎经验[J]. 河南中医，2019，39（9）：1334-1337.

[130] 邵长乐，陈婉珍，朱方石. 对几位国医大师慢性萎缩性胃炎辨治思想的探讨[J]. 辽宁中医杂志，2019，46（8）：1613-1614.

[131] 赵坤，李成卫，沈宁. 沈绍功"序贯四步法"辨治慢性胃炎经验[J]. 辽宁中医杂志，2019，46（8）：1602-1604.

[132] 严富，谢军. 谢军运用辛开苦降法治疗慢性胃炎经验[J]. 湖南中医杂志，2019，35（8）：22-23.

[133] 贝鸽，徐陆周. 徐陆周运用加味芩蒲饮治疗慢性糜烂性胃炎[J]. 河南中医，2019，39（10）：1507-1510.

消化性溃疡

消化性溃疡（peptic ulcer，PU）是消化系统的一种常见多发性疾病，是指在各种致病因子的作用下，与胃酸分泌有关的消化道黏膜发生的炎症与坏死性病变，病变深达黏膜肌层。消化性溃疡的发生，是一种或多种有害因素对黏膜的破坏，超过黏膜抵御损伤和自身修复能力所产生的综合结果。按其性质分为胃溃疡（gastric ulcer，GU）、十二指肠溃疡（duodenal ulcer，DU）及特殊类型溃疡（如隐匿型溃疡、巨大溃疡、复合性溃疡、球后溃疡、应激性溃疡等），其中以胃、十二指肠最常见。典型的消化性溃疡临床表现，具有慢性、周期性、节律性上腹痛的特点。就疼痛部位而言，胃溃疡在上腹偏左，十二指肠溃疡在上腹偏右；疼痛性质多呈空腹痛、灼痛、隐痛、胀痛。胃溃疡多在饭后30min后痛，至下次餐前缓解。十二指肠溃疡有空腹痛、半夜痛，进食可以缓解。常伴反酸、烧心、嗳气等消化不良症状。

本病的辨证治疗，可参考中医学的"胃脘痛""嘈杂"等。

一、诊治纲要

（一）诊疗思路

中医认为，消化性溃疡的病因，主要有情志失和、饮食不节、外邪伤胃、劳倦过度、脾胃虚弱等。病位虽然在胃、十二指肠，但与肝、脾的关系至为密切。胃与脾互为表里，胃主受纳，腐熟水谷，以和降为顺；脾主饮食精微的运化转输，以上升为常。二者同为后天之本，仓廪之官，在生理上相互配合，在病机上亦相互影响。如劳倦内伤，饥饱无常，外邪所伤，每多脾胃同病，而致脾胃虚弱、脾胃湿热或寒热错杂。肝属木，喜条达，主疏泄，调畅脾胃气机。郁怒伤肝，肝气犯胃，气机阻滞；气滞日久，可导致瘀血的产生，而致胃络瘀阻；肝郁化火，邪热犯胃，并可导致胃阴亏虚。本病初起多表现为实证，发病日久则常由实转虚，由气及血，而因实致虚；或素体脾胃虚弱，气血运化无力，血分瘀阻，致胃黏膜失养溃烂，终成因虚致实之虚实夹杂证。

消化性溃疡的辨证，重在辨其寒热、虚实、气血等。一般寒证多冷痛或隐隐作痛，喜暖喜按，遇冷加剧；热证多灼热疼痛，恶热喜凉。实证多疼痛较剧，部位固定，拒按；虚证多疼痛徐缓，痛处不定，喜按。凡痛属气分者，多见既胀且痛，以胀为主，痛无定处，时作时止；凡痛属血分者，多见持续刺痛，痛有定处，舌质紫暗。另外，胃镜、舌象对本病辨证有一定的参考意义。脾胃虚弱（寒）证患者，胃肠蠕动常明显减弱；脾胃湿热证，多出现黏膜充血、水肿、糜烂；胃络瘀阻证，多出现黏膜出血及血痂。肝气犯胃证及脾胃湿热证，溃疡、舌苔颜色以黄色为主，而脾胃虚弱（寒）证、胃络瘀阻证，溃疡、舌苔颜色以白色为主。

消化性溃疡多以胃失和降，气机郁滞，不通则痛为基本病机，治疗以疏导气机、扶助脾胃为大法；根据辨证可采用疏肝理气、清热化湿、养阴和胃、温中健脾、活血祛瘀等治法。脾胃虚弱，是导致消化性溃疡发生的根本所在。治疗中常适当配伍健脾药，通过健脾益气可以提高机体免疫力，以抵御各种损伤因素的侵袭；促进溃疡愈合，降低其复发率。本病发生和胃酸分泌过多有关，所谓"无酸无溃疡"。胃酸作为一种攻击因子，刺激胃黏膜引起疼痛等症状。治疗中均可适当配伍中药制酸药，同时还要辨证与辨病结合，实行个体化治疗。如肝气犯胃证，以神经胃肠功能失调为主要表现者，给予疏肝理气与调节功能相结合的治疗；如有精神紧张、抑郁、焦虑者，应予心理治疗，调节心态、疏导情志；寒热错杂证伴幽门螺杆菌阳性者，可酌加清热解毒药以抑菌；瘀血阻络证伴有出血倾向者，应予活血化瘀与护膜止血相结合的治疗，可酌情加入活血化瘀止血中药；胃阴不足证，仍有炎症反应或伴萎缩病变者，应予养阴清热与改善微循环相结合的治疗，可酌情加入益胃养阴之品；脾胃虚寒证，趋向于愈合过程者，应予温中散寒与促进愈合相结合的治疗，可酌情加入温中散寒中药。此外，针灸治疗能够对溃疡病起到改善症状、促进溃疡愈合等作用，也具有良好的临床效果。

（二）辨证论治

综合《中医内科常见病诊疗指南》《中医临床诊疗指南释义》《中西医结合临床内科学》以及名老中医经验等，将消化性溃疡的辨证论治要点概括为以下几个方面。

1. 肝气犯胃证

临床表现：胃脘胀痛，遇情志不遂加重，嘈杂反酸，嗳气频繁，舌质淡红，舌苔薄白或薄黄，脉弦。

基本病机：肝气郁结，横逆犯胃，胃失和降，久则气郁化火，肝胃郁热。

常用治法：疏肝理气，和胃止痛。

2. 寒热错杂证

临床表现：胃脘灼痛，喜温喜按，嗳气，嘈杂泛酸，口干苦，四肢不温，大便时干时稀，舌淡或淡红，舌体胖有齿痕，苔黄白相间或苔黄腻，脉弦细。

基本病机：寒热错杂，升降失司，运化失健。

常用治法：辛开苦降，寒温并用。

3. 脾胃湿热证

临床表现：胃脘灼热疼痛，身重困倦，口干口苦口臭，恶心呕吐，食少纳呆，苔黄厚腻，脉滑数。

基本病机：湿热蕴结脾胃，气滞血瘀，热壅血败，肉腐成痈。

常用治法：清利湿热，和胃止痛。

4. 胃阴不足证

临床表现：胃脘隐痛或灼痛，饥不欲食，纳呆干呕，口干便干，舌红少苔，脉细数。

基本病机：胃阴亏虚，胃失所养，虚火内生。

常用治法：养阴益胃。

5. 脾胃虚弱（寒）证

临床表现：胃脘隐痛，喜暖喜按；空腹痛重，得食痛减；畏寒肢冷，倦怠纳呆，泛吐清水，便溏腹泻，舌淡胖、边有齿痕，舌苔薄白，脉沉细或迟。

基本病机：脾胃气虚，运化无力，或阳气受伤，脾胃虚寒。

常用治法：温中健脾，和胃止痛。

6. 胃络瘀阻证

临床表现：胃脘胀痛或刺痛，痛处不移，夜间痛甚，口干不欲饮，或见黑便，舌质紫暗或有瘀点、瘀斑，脉涩或弦涩。

基本病机：瘀血阻滞于胃络，气血循行不畅。

常用治法：活血化瘀，行气止痛。

二、名 家 心 法

1. 何任

【主题】 肝气犯胃，肝体失涵，肝用失调

【释义】 何任认为，消化性溃疡在许多情况下，可归属中医肝气犯胃范畴。其临床症状可见胃中嘈杂，灼热而痛，伴两胁痛或胀，性情暴躁，不思饮食，嗳气吞酸，口干咽燥，口渴心烦，干呕呃逆，唇红，舌红少苔甚则光剥，脉细数等。肝气之所以能犯胃，往往与肝阴不足有关。导致肝阴不足，常见有几种情况：其一，肝气郁而化火伤阴；其二，过食辛燥之品；其三，肝血虚进一步发展；其四，肾阴亏损引起，即水不涵木。由此而肝失柔和之性，疏泄不调，从而横逆犯胃，造成胃脘疼痛。临床上这种胃痛也往往受情志刺激和过度劳累而发作。可见其病本为肝体失涵而肝用失调。（姜春华，何任，张镜人，等. 消化性溃疡证治[J]. 中医杂志，1984（8）：4-7.）

2. 刘启泉

【主题】 浊毒内蕴为主要病机

【释义】 刘启泉认为，饮食不节、情志不畅和感受外邪等致病因素都能影响脾胃，致脾失健运，胃腐熟水谷功能失司，则水反为湿，谷反为滞；日久则气滞、血瘀、湿阻、浊聚、食积、痰结、郁火诸症蜂起，其中尤以浊毒为要。浊毒内蕴不解，是消化性溃疡的主病机，治以化浊解毒。药物常选生薏苡仁、白蔻仁、砂仁、黄芩、黄连、白英、冬凌草等。胃为多气多血之腑，气血不调，胃失和降，脾失健运，中焦不利，浊毒愈盛，使病情加重或反复。叶天士云"初病在气，久病入络"。消化性溃疡患者常反复发作，初起多为气机不畅，久病伤气，气不行血，气血凝滞，则见胃痛加剧，局部压痛或拒按，舌质暗红或有瘀点，或吐血、便血等；另有气虚摄血无权，血溢脉外，离经之血成瘀者，故应调气和血。用药多选当归、川芎、丹参、赤芍、姜黄、枳壳等。若兼气虚者，可加白术、党参。有黑便者，加三七粉、白及化瘀止血。兼血虚者，加山萸肉、黄精补血而不留瘀。（王志坤，张晓利. 刘启泉治疗消化性溃疡经验[J]. 中国中西医结合消化杂志，2011，19（4）：257-258.）

3. 周信有

【主题】 气机不畅，胃络瘀阻

【释义】 周信有认为，本病的病因病机有虚、实两个方面。虚者表现为素体不足，脾胃虚弱，或久病不愈伤及脾胃；实者表现为寒邪客胃、饮食不节，导致胃气阻滞，和降失调；或情志不畅，肝失疏泄，气机郁结，乘侮脾胃。上述诸因，皆可导致脾胃运化功能失常，气机不畅；胃络阻滞，血液循环障碍，使胃黏膜糜烂，导致溃疡发生。本病的发生，多是在脾胃气虚的基础上，形成气滞、血瘀；或因他邪伤及脾胃，邪实正虚而致病情反复发作，从而形成了虚实夹杂，本虚标实，错综复杂的病理特点，且以正虚为主。而由他邪犯胃和脾胃虚弱所引起的气机不畅，胃络瘀阻，乃是胃黏膜糜烂、溃疡形成的关键。（田苗，张晓国. 周信有教授治疗消化性溃疡的临证经验[J]. 光明中医，2014，29（1）：35，45.）

4. 劳绍贤

【主题】 病位不离肝脾胃，病机多属瘀和热

【释义】 劳绍贤认为，消化性溃疡病势漫长，病变部位不离肝、脾、胃三脏腑，与肝、脾、胃功能失调、气血失和有关。若情志不调导致肝失疏泄，肝脾不调，则气机阻滞，升降失常，气滞不通而发生疼痛。如饮食不节，脾胃损伤，导致脾胃功能失调，气机逆乱。如由于劳倦内伤，素体亏虚，易受外邪侵袭，痰瘀湿滞。上述各种原因，最终导致胃络气血不畅，血瘀内停；瘀血积久化热，则腐肉损肌，形成溃疡病灶。病损日久，伤及阴络则血内溢，伤及阳络则血外溢，导致溃疡病出血或穿孔。结合现代医学的研究结果看，胃黏膜血流减少或血管损害，均可引起防御机能下降，导致溃疡的形成或加重溃疡损害。因此，病灶局部血供障碍，是溃疡缠绵难愈的重要因素之一。

同时，幽门螺杆菌感染是引起消化性溃疡的重要致病因素，说明热毒之邪内侵（外感六淫）在本病的致病因素中也占有重要地位。在溃疡病活动期，患者多表现为胃痛明显，呈胀痛或刺痛，伴心烦易怒，口苦口干，苔黄或腻。说明肝胃气滞，郁（或瘀）而化火，或湿热（热毒）内侵，停滞于胃，也是极其重要的病机特点。可见，溃疡病的发生发展和慢性迁延过程，与"瘀"（病灶局部血供障碍）和"热"（局部病灶炎性活动，幽门螺杆菌感染）有着极其密切的关系。（常东. 劳绍贤教授诊治消化性溃疡经验[J]. 中国中西医结合消化杂志，2015，23（6）：427-428.）

5. 葛惠男

【主题】 脾胃先虚，胃络瘀阻

【释义】 葛惠男认为，消化性溃疡的成因，不外乎饮食失调、劳倦过度、情志不畅、先天禀赋不足等因素。脾胃虚弱是起病之源，胃络瘀阻是病机关键，临床上多表现为本虚标实的虚实夹杂证。脾胃位居中土，易受邪气；无论外感六淫、饮食劳倦、情志过极，还是罹患痼疾，

均可损伤脾胃，使中虚纳化失职。难治性消化性溃疡，多有病程长、难以愈合或愈而复发的特点；久病不已，脾胃虚弱亦是其必然的转归。在临床上，难治性消化性溃疡患者，常见胃脘隐痛绵绵，喜温喜按，得食缓解，食后腹胀，便溏，舌淡或有齿痕等脾虚见症。且在胃镜下可见溃疡周围黏膜苍白、糜烂及出血。"脾胃先虚"是溃疡病发病的病理基础。胃痛之始，虽系气分受病，然气分日久，未有不伤及血分者，其中胃络瘀阻是其关键。对于难治性消化性溃疡，病程长，反复发作，符合"久病必瘀""久痛入络""胃痛久而屡发，必有痰凝聚瘀"等理论。另外，气与血关系密切，脾胃先虚，气血生化乏源，气虚日重，推动无力，势必影响血行；胃为多气多血之腑，病程日久，胃络瘀滞，则引起瘀血胃痛。（满光亮. 葛惠男运用益气活血方治疗难治性消化性溃疡经验采撷[J]. 中国中医急症，2015，24（10）：1769-1771.）

6. 张柏林

【主题】 气虚血瘀，肝胃郁热为核心病机

【释义】 张柏林认为，消化性溃疡虚证，常以脾气不足为多，可及胃阴脾阳，致中焦虚寒或胃失濡养而痛，迁延日久可损肾之阴阳。实证则以肝胃郁热为主，肝郁日久，化火生热，邪热犯胃，热灼而痛，气郁常兼血滞，胃热多夹脾湿。根据临床观察，多数患者发病及愈后复发时，既有脘闷隐胀疼痛，得食痛减，食后腹胀，神疲乏力，便溏，舌淡胖、边有齿痕等脾气亏虚的表现，又常兼见脘痛不移，两胁攻胀，嗳气频作，吞酸吐苦，舌边尖红或有瘀斑，苔黄或腻等肝胃郁热夹瘀夹湿的征象。且脾胃同居中焦，为人体气机升降之枢纽；胃属阳明，气血俱丰；气郁血必滞，气虚血必瘀，气虚气滞血无以行，胃络瘀阻病势迁延，故"虚、热、瘀、滞"常贯穿于溃疡病始终，虚实夹杂为其主要特点；气虚血瘀、肝胃郁热，为溃疡病的核心病机；食积、湿滞为其兼夹，并有损阴、伤阳之变。（阎威，梁正宇. 张柏林教授治疗消化性溃疡经验介绍[J]. 新中医，2015，47（1）：25-26.）

7. 张舜华

【主题】 脾气虚、胃阴虚为本，寒热、气滞、瘀血为标

【释义】 张舜华认为，一般实证多见于溃疡初期，因过食辛热肥甘，酿生湿热；或恣食生冷，寒积胃脘，损伤脾胃之气；或情志所伤，以致中焦脾胃升降失常，气机阻滞所致。虚证多因久病不愈，耗气伤阴，或清利过度，正气损伤所致。消化性溃疡病变过程中，往往呈现虚实夹杂的复杂征象，如脾胃虚弱夹湿、夹瘀等。另外，胃为阳腑，喜润恶燥，所以消化性溃疡迁延日久，还常常兼胃阴虚之证。其病位虽在胃，但与肝胆脾有密切关系。本病病性为本虚标实，以脾气虚、胃阴虚为本，寒热、气滞、瘀血为标。治疗消化性溃疡，常以攻补兼施为治则；在健脾和胃、滋养胃阴的基础上，又加用疏肝理气、活血化瘀、散结止痛的方法。常用药物有党参、黄芪、黄连、大黄、炒白术、广木香、云茯苓、麦冬、玉竹、海螵蛸、三棱、莪术、田七、白及等。（范敬，李艳. 新安"张一帖"第十四代传人张舜华治疗消化性溃疡临证经验[J]. 辽宁中医杂志，2016，43（1）：40-42.）

8. 胡希恕

【主题】 胃溃疡病为里之阴疮

【释义】 胡希恕认为，平日体质虚弱，胃阳不振，感受寒邪，或七情六郁，忧思恼怒，

肝失条达，横逆犯胃，伤及气血，使气滞血瘀，胃之纳降失其常态，以致胃内发生溃疡。经 X 线造影可看到龛影，其溃疡平塌凹陷口小底大，向深层溃破，甚则穿孔，此病为里之生疮。此疮在最里，当属阴疮。然胃可与外界直接相通，一日三餐均直接受到刺激，所以疮面很难愈合，不易治愈。故在治疗上应调和阴阳，托疮生肌长肉，鼓动气血，补益中气，振奋胃阳，温暖中焦。方药可选黄芪建中汤、十全大补汤、理中汤，以黄芪建中应用机会尤多。因此方温中补气，托疮生肌长肉，常佐以制酸止痛、止血之品。（石国璧. 医门真传[M]. 北京：人民卫生出版社，1990：53-54.）

9. 谢晶日

【主题】   湿热壅滞为基本病机，治疗重视清热解毒

【释义】   谢晶日指出，现代医学认为幽门螺杆菌（Hp）是消化性溃疡的主要病因，而 Hp 感染大多都与中医的湿热之邪有关。脾胃居于中焦，为全身气机升降之枢纽，主升清降浊，运化水湿；脾属太阴湿土，性喜燥而恶湿；胃属阳明燥土，性喜润而恶燥。北方气冷，居民喜食肥甘厚腻，易滋腻碍胃，导致脾不运化，痰湿内生，郁而化热，给 Hp 提供了良好的滋生条件，故湿热不去则病邪难消。因此，治疗由 Hp 引起的溃疡时，在补养脾胃的基础上，酌加黄芩、黄连、大黄、白花蛇舌草等清热解毒之品来杀灭 Hp。大黄荡涤胃肠，推陈致新，善解疮疡、热毒，与清热解毒之黄芩、黄连配伍能消炎止痛，保护和修复胃黏膜，促进溃疡面愈合。白花蛇舌草具有清热解毒、消肿散结之效。现代药理研究认为，此药可显著增强免疫能力，促进抗体形成，对 Hp 有显著的抑制和杀灭作用。苦寒之品长期应用，对脾胃阳气也有一定的损害，溃疡病患者只要胃脘胀痛、反酸、烧心、食欲不振等不适症状好转，整个机体无不适感，则减少苦寒之品的用量，不必过分在意 Hp 的清除率，切勿矫枉过正。（裴丽丽，谢晶日，李明. 谢晶日治疗消化性溃疡经验介绍[J]. 新中医，2017，49（3）：172-173.）

10. 张羹梅

【主题】   病久必虚，以补为主

【释义】   张羹梅认为，消化性溃疡的中医辨证比较复杂，临床证型可分很多。但简而言之，从整体论，消化性溃疡病久必虚，一般以补为主，常用下方治疗：党参 12g，白术 15g，茯苓 12g，白芍 15g，甘草 4.5g，姜川连 3g，吴萸 1.5g，瓦楞子 30g。苔腻加清半夏 9g、陈皮 6g。如舌红脉数，有阴虚表现，以养胃阴为主，方用石斛 15g，太子参 12g，冬术 9g，茯苓 12g，川连 3g，吴萸 1.5g，白芍 25g，甘草 4.5g。痛加川楝子 9g，元胡 9g。有时痛处拒按，属于实痛，以五香丸主之。寒痛者，畏寒，按之较舒，以良附丸为治。热痛，痛有定处，按之更甚，以左金丸、金铃子散主之。对消化性溃疡并发呕吐，轻者用左金丸，稍重加二陈汤，再重加旋覆代赭汤；若仍不效，再加乌梅。无效应疑及肿瘤，需详加检查。（姜春华，何任，张镜人，等. 消化性溃疡证治[J]. 中医杂志，1984，25（8）：4-7.）

11. 张镜人

【主题】   寒温相适，升降并调，营阴兼顾，虚实同理

【释义】   张镜人认为，消化性溃疡，中医属胃脘痛，当明辨寒热虚实。若久痛不已，寒渐化热，实亦转虚，寒热交错，虚实夹杂，选方遣药，殊费斟酌。盖脾性喜燥，宜升则健；胃

性喜润，宜降则和，相反而又相成。其升降之枢机，全赖肝之疏泄。故脘痛虽责之胃，病机却不能不涉及肝脾，论治自需从肝脾胃着眼。临床体会，胃脘痛迁延经年，每有蕴热，辛燥之品万难合辙。然痛必气滞，肆意寒凉，气机更碍；且肝失疏泄，脾胃升降乖常，清无所归，浊无所降，是以脘腹胀满与噫嗳酸苦等症并见。太仓热扰，甚至耗阴损络，或嘈杂，或燔灼，或便血，虚中夹实，病变蜂起。对于此证，独宗吴鞠通"中焦如衡，非平不安"之说，主张寒温相适，升降并调，营阴兼顾，虚实同理。适寒温，取苏梗之辛香微温，"敛木气横逆，散肝经郁滞"，配黄芩、连翘之苦寒清热，"入胃以和胃阳而与脾阴表里"；调升降，取柴胡之轻举畅达，配旋覆、代赭之和胃降逆；顾营阴，取丹参之和营活血，配芍药、甘草之甘酸化阴，缓急止痛；理虚实，取孩儿参之健脾安中，配香附、枳壳之理气除满。上列药物，分之似嫌支离无序，合成汤剂，实为芍药甘草汤、旋覆代赭汤、香苏散、柴胡疏肝散诸方之复合，温凉通补，堪符衡平之旨，庶几缓缓图功。（姜春华，何任，张镜人，等. 消化性溃疡证治[J]. 中医杂志，1984，25（8）：4-7.）

12. 王乐善

【主题】 补气养血，托疮生肌

【释义】 王乐善认为，中医疡科疾患，分肿疡、脓疡、溃疡三大类。治疗肿疡宜用消化，治疗脓疡宜用托法，治疗溃疡宜用补法。这是中医常用的治疗方法。人体内有五脏六腑，外具四肢百骸，皆由气血灌注濡养，才能进行正常的生理功能活动。一旦气血发生异常变化，就会出现各种病变；气血虚衰，疾病就很难治愈。如溃疡病就是如此。因此，溃疡病无论发生在人体任何部位，都要以补气养血、托疮生肌为治疗原则。因为疡症开始发病，虽有天行时气、七情内郁、膏粱之变等不同因素，但到后期成为溃疡时，均属经久不愈，气血亏虚之证。虚则补之。治疗慢性消化性溃疡，除用八珍汤补气养血以外，还要配用大量黄芪以托疮生肌，使其疮面愈合，自觉症状消失，很快得到治愈。凡遇呕血或便血者，要重用白芍；年老体弱者要重用党参；呕吐较重者加竹茹；胃脘剧痛者加川楝子。（史宇广，单书健. 当代名医临证精华·胃脘痛专辑[M]. 北京：中医古籍出版社，1988：226.）

13. 许鑫梅

【主题】 辨咽喉治疗溃疡病

【释义】 临床上常见溃疡病患者合并咽喉部炎症，除溃疡病表现外，患者诉咽部痒痛、干燥，似有物梗，声音嘶哑，咳嗽，咯痰等症状。咽部检查：呈现咽部黏膜充血，淋巴滤泡增生，或黏膜萎缩，黏膜下血管显露，或兼有扁桃体红肿等征象。许鑫梅将其称之为"咽胃合病"，认为其发病机制，主要因患者胃内的酸性内容物反流至咽喉部，腐蚀咽喉黏膜所致；另有少数患者，因咽喉部感染而服用抗菌消炎药后，引起或加重溃疡病。一般而言，咽病性质多属于热，用药宜凉忌热；而胃病性质多属于寒，用药宜温忌寒。如果将咽病、胃病分而治之，若单用清咽药如银花、薄荷之类，则会加重胃痛；或单用温胃药如附子、干姜之类，又会加重咽病。故须把咽病、胃病合而治之。临床上喜用木蝴蝶、桔梗、牛蒡子、蝉蜕、胖大海、土牛膝、诃子、岗梅、火炭母等不刺激胃的利咽药。对于溃疡病合并咽痛，兼有外感症状者，常用小柴胡汤加减以祛邪护胃；溃疡病合并咽痛，咽部黏膜明显充血，由胃酸多反流所致者，多见于肝胃郁热证、肝郁气滞证和脾胃虚弱证，在疏肝和胃降逆制酸治疗方药中，加用上述利咽药；溃疡病合并咽痛，咽部黏膜萎缩，黏膜下血管显露，而胃酸不多者，多见于胃阴虚证，宜在养阴益胃方药中，加用上述利咽药。（唐志鹏. 许鑫梅教授辨治消化性溃疡的经验[J]. 中国中西医结合脾胃杂志，2000，8（2）：96-97.）

14. 单兆伟

【主题】 益气和胃，健脾助运，分期辨治

【释义】 单兆伟认为，基于消化性溃疡脾胃气虚为本，虚实夹杂的特点，可以确立益气和胃，健脾助运为其治疗大法。但此病在病程发展过程中，常出现病机上的转化及演变，仍可根据脏腑及气血津液辨证理论进行辨证论治。消化性溃疡可以分为以下 5 型：肝胃不和证、湿热壅滞证、脾胃虚寒证、胃阴不足证及瘀血停滞证。其中，肝胃不和证和湿热壅滞证，多见于溃疡活动期，属实证；脾胃虚寒证和胃阴不足证，多见于愈合期，属虚证。各证型往往兼夹出现，如湿热蕴结，致气机不利，而见湿热、气滞同见；或脾胃虚寒则运化不利，湿浊内生，郁而化热，则兼见湿热。临证中，溃疡活动期以中虚湿热为主，愈合期则多见中虚气滞，溃疡愈合后则表现为脾胃虚寒或胃阴不足证。溃疡反复发作者，病程迁延日久，可见瘀血停滞。治疗上应注意其病机演变，做到方随证变，药随证变。肝胃不和者，治当疏肝和胃，选柴胡疏肝散为主方加减；湿热壅滞者，治宜清化湿热，方用平胃散加减；脾胃虚寒者，治当补中益气，方选黄芪建中汤或香砂六君汤化裁；胃阴不足者，治可养阴益胃，方选沙参麦冬汤。（查蓓蓓. 单兆伟教授治疗消化性溃疡经验辑要[J]. 中国中医急症，2011，20（3）：401-441.）

15. 顾丕荣

【主题】 溃疡宜补不宜通

【释义】 顾丕荣认为，溃疡病虽属中医"胃脘痛"范畴，但不能与一般"胃脘痛"等同论治。书称"诸痛为实，痛无补法""不通则痛，通则不痛"。常遵此以治由于气血、寒热、痰饮、食积所致的胃脘痛，每多取效。但溃疡病属虚，为思虑伤脾之证。虚者当补，以通治虚，势必虚者更虚，溃者益溃，非但无益，而反有损，故溃疡病宜补不宜通。因本病属于体内溃疡，常用托补而效。体内溃疡，亦宜填补。读叶天士、丁甘仁等医案，有求助于食之胃痛，主张用甘温填补等法。由此足见，溃疡病宜补不宜通，补可保护黏膜，促进溃疡早日愈合。但也不可拘执甘温一法，唯用黄芪建中一方。如前贤程钟龄用归脾汤以治虚痛，丁甘仁用妙香散以治不食胃痛。

临床治疗溃疡病，肝强犯中，脾胃损伤者，可用四君子汤合逍遥散治之。或因郁火伤阴，则宜一贯煎之类以滋养之。若因饥饱生冷，损伤脾胃者，当以理中汤、六君子汤以温中健脾。亦需整体与局部相结合，故常加乳香、没药、乌贼、瓦楞、白及等制酸、止血、止痛以治局部病灶，且有保护溃疡作用。通过临床观察，辨证与辨病相结合，可收相得益彰的疗效。（上海市卫生局. 上海老中医经验选编[M]. 上海：上海科学技术出版社，1980：250-251.）

16. 余在先

【主题】 化瘀通络，除湿解毒

【释义】 余在先认为，消化性溃疡的根本在于脾胃虚弱，无论是气虚气滞，津血亏虚，还是阳虚寒客，火热内盛，均可导致瘀血内生。脾胃又为后天之本，主运化，为气血生化之源，

是人体津液输布的重要一环。脾胃虚弱，运化失宜，则水湿内生，困阻脾胃，中焦气机亦受阻滞；而瘀血、水湿久则郁滞化热成毒，损伤脾胃。故瘀血湿毒在本病的发生发展过程中占据重要地位，既是病理产物，亦是致病因素。故在治疗上，应重视化瘀通络，除湿解毒，常用方为仙方活命饮加减。（王新，余在先. 余在先主任医师治疗消化性溃疡临证经验[J]. 中国民族民间医药，2018，27（7）：56-58.）

三、医 论 选 要

1. 毒热蕴结论（周学文）

【提要】　根据消化性溃疡临床表现与外痈的"红、肿、热、痛和急性化脓性炎症"的表现极其相似，创立"毒热"病因说，将中医外科"消""托""补"法引入消化性溃疡的治疗。

【原论】　周学文根据消化性溃疡的临床症状及胃镜下的形态学特征，认为其临床表现与外痈的"红、肿、热、痛和急性化脓性炎症"的表现极其相似，消化性溃疡应属于内痈范畴，其病名应为"胃痈"。这一性质的认定，为以痈论治消化性溃疡创造了依据。从痈立论的"痈"沿袭了《内经》的称谓，虽然消化性溃疡在胃镜下可见疮面溃破，但未以溃疡称之，是有别于现代医学称谓之意。

周学文在以痈论治的基础上，创立"毒热"病因新说，并认为"毒热"病邪的重点在于"毒"。外邪伤中，或胆火，或情志犯脾及胃，致脾胃气机升降失司，气机郁滞，邪气不解；日久则郁而化热，即病由毒起，热由毒化，日久而成"毒热蕴胃证"，导致血败肉腐而成溃疡。其病机以脾胃虚弱为本，"毒热"为标。疾病初期，以气血壅遏为始；中期病邪从阳化热，热盛肉腐为变；后期气血耗伤，脾胃虚弱为终。

"毒热"的关键病机，为毒蕴不解。"毒邪"作为致病因素又分"外毒"与"内毒"。外毒，属外感六淫之邪过盛，或疫疠之邪侵袭人体，其性属热。内毒，系由脏腑功能调节失度，气血失养，致毒内生，蕴积体内；或外邪袭中，由口而入；或情志过极，或胆汁反流，不循常道，肝胆之火，移入于胃；或为药邪伤胃，或失治误治，或对本病不当理解，或过度诊疗，或心理负担过度，其忧思再伤其脾，重伤于胃。凡此种种可致邪气长期蕴结于胃而不解，致使胃腑失养，气血凝滞，毒侵热盛。内外毒并非绝对孤立，在一定条件下两者可相兼为患，日久渐成溃疡。本病病由毒起，热由毒化，内外合邪，相兼为因，危害人体；或由微及渐，或因盛而变；一气一病，或一气多病，症状相似；变化多端，缠绵难愈。（肖景东，周学文. 创新"毒热"理论以痈论治消化性溃疡[J]. 中华中医药学刊，2008，26（6）：1166-1168.）

2. 脾虚血瘀论（黄瑞彬）

【提要】　老年消化性溃疡，常以脾虚血瘀为主；治疗以补益脾胃，活血散瘀为法。

【原论】　老年性消化性溃疡的发病，一般为精神刺激、劳累过度、饮食不节、外感六淫等致病因素，引起脾虚、血瘀、阴阳失调所致。患者脾胃多虚，故见疾病反复发作；脾虚不能运化气血，日久瘀络。老年性溃疡病的治疗，以补益脾胃，活血散瘀为法。黄瑞彬特别强调，血瘀是老年性溃疡最常见的病因，同时伴有脾胃虚弱症状。临床常表现为神倦乏力，食少纳呆，胃脘胀痛或胀满不适，黑便，舌质淡有瘀斑、苔白或白腻，脉虚弦等。老年患者脾气虚弱，易致血瘀内阻，脉络不通，不通则痛。自拟生肌愈疡颗粒治疗，方由党参、炙甘草、白芍、熟大黄、三七、白及、乳香、没药、五倍子、象贝母、煅牡蛎、仙鹤草、延胡索组成。其中，党参、炙甘草补中益气，健脾助运；白芍养血敛阴，缓急止痛。三药合用，气旺血盛，胃膜得养，溃疡易愈。熟大黄、三七寒温互调，共奏化瘀止血之功效，祛瘀而不动血，止血而不留瘀，达到祛瘀生新、营养胃膜、修复溃疡之作用。白及、乳香、没药三药寒温中和，共同起到消肿止痛、活血止血、生肌敛疡的功效。五倍子性寒味酸涩，象贝母性寒味苦，两者共用可化痰散结，消除胃黏膜充血糜烂。煅牡蛎收敛固涩，抗酸愈疡。仙鹤草收敛止血，兼能补中。延胡索行气活血，解痉止痛。此外，方中熟大黄、延胡索、党参等，具有杀灭幽门螺杆菌的作用。方中大量运用活血行气的药物，也体现了"行气血"的治法。同时，结合老年患者特殊的生理特点，加用补益脾气之品，意在提高免疫力，促进溃疡修复。（季永胜，杨瑾，李谡，等. 黄瑞彬从脾虚血瘀论治老年性消化性溃疡临床经验[J]. 浙江中医杂志，2018，53（9）：678.）

3. "稳定""易变"分型论（廖达仁）

【提要】 廖达仁根据长期的临床观察，对溃疡病的各种证型进行了反复的摸索比较，提出了以"稳定""易变"两大类型为纲的分型观点。

【原论】 稳定类型亦可称基本类型，主要有肝胃不和（包括肝脾不和）与肝胃虚弱（包括脾气虚与胃阴虚）证型。这一证型的临床特点，是在无明显的诱因（如寒邪所伤，暴饮暴食等）刺激下，在较长时间内可相对稳定，证候变化不大。并且，其在溃疡病中所占的比例较大，以我们的观察资料，肝胃不和见证是 60.5%，脾胃虚弱见证是 72.3%，与国内杂志报道的情况相似。此型溃疡病发生的主要原因，是饮食失调损伤脾胃功能，加上精神过度紧张所致。情志不畅，肝郁不舒，疏泄无权，则是发病的重要原因。而脾胃虚弱，既是溃疡病发病的基础，又常是各种证型治疗后的转归。因为当溃疡发生后，由于机体反应不同，或受外界刺激因素的不同，亦可出现其他各种证候。这些不同的证候（证型）经过治疗后，其主要症状逐渐好转，但是脾胃虚弱的矛盾一般不易消失，而且更易显露出来。即使溃疡已进入静止修复期，甚至瘢痕愈合后，此证还可在相当一段时间内继续存在。

易变类型，亦可称演变类型。常见有中焦虚寒、肝胃郁热、寒热夹杂、湿盛困脾、胃中留饮、肝郁血瘀、脾不统血等证型。这一类证型的出现，多数是稳定类证型失治或治疗不当，矛盾逐渐发生转化，或受到寒冷、饮食不节等因素刺激演变而成。例如，肝胃不和，郁久化热，可转为肝胃郁热证；脾胃虚弱，外感寒邪或过食生冷，可转为中焦虚寒等。这一类证型的特点，是多见于溃疡病的中期（溃疡活动期）或复发性溃疡，而且证候易趋变化，呈不稳定性。若通过正确治疗，往往服药数天，各种主症便可缓解或消失。

这一分型方法，对临床上溃疡病复杂多变证型，具有执简驭繁的优点；而且从理论上阐述了脾胃虚弱与肝郁不舒的综合影响，是溃疡病的基本矛盾；并提出了这一基本矛盾，在多种因素作用下，可以相互转化的动态变化，从而演变出各种不同的证候类型。因此，廖达仁的观点有可能揭示出符合临床实际的溃疡病中医辨证的一般规律。（廖文华，许建平. 廖达仁对消化性溃疡的辨治经验[J]. 湖南中医学院学报，1989，9（4）：202-203.）

4. 八法治疗论（姜春华）

【提要】 治疗消化性溃疡有八法：苦寒清泄法、辛热温胃法、通阳下气法、益气温中法、益气活血法、疏肝和胃法、滋阴疏肝法、祛瘀止血法。临床上，应根据不同患者的特点灵活运用。

【原论】 姜春华治疗消化性溃疡的方法可分为八种：①苦寒清泄法：本法适用于溃疡病痛证，湿热蕴阻中焦的证候。症见中脘痛胀痞满，口苦泛恶，嘈杂灼热，吞酸吐酸，舌苔黄腻，脉数。常用苍术、茯苓、芩、连、川朴花、藿香、佩兰、薏苡仁、枳壳等苦寒燥湿，清泄郁热；加用瓦楞子、白螺蛳粉壳制酸和胃。②辛热温胃法：本法适用于消化性溃疡遇冷即发，症见胃脘寒冷剧痛，脉象弦数或沉紧者。多用制川乌、肉桂、高良姜等辛热温胃之品。③通阳下气法：本法适用于胃痛彻背，气逆上冲，嗳气则舒者。方用枳实薤白桂枝汤加减，药用桂枝、瓜蒌、薤白头、苏子、枳壳、杏仁等。④益气温中法：本法适用于十二指肠球部溃疡，症见腹痛喜按，得食则减，受寒则发，舌质偏淡，苔多薄白，辨证属虚寒者。方用黄芪建中汤为主治疗，常用药物有黄芪、桂枝、当归、芍药、炙甘草、高良姜、大枣、饴糖等。⑤益气活血法：本法适用于消化性溃疡，症见胃痛，脘腹部有痞块鼓起，时噫气吞酸，舌有瘀斑或瘀点。用参、芪配下瘀血汤合旋覆代赭汤加减。⑥疏肝和胃法：本法适用于消化性溃疡，胃痛连胁，常吐酸水，嗳气，脉弦，证属肝气犯胃。治以左金丸合旋覆代赭汤加减，药用旋覆花、代赭石、姜半夏、太子参、吴茱萸、川黄连、高良姜、大枣、甘草等。⑦滋阴疏肝法：本法适用于消化性溃疡属肝胃阴虚，肝气犯胃之证。症见胃中嘈杂，灼热而痛，伴胁痛，口干口渴，唇舌俱红，少苔甚则光剥，脉细数。治宜滋阴疏肝，以一贯煎加减，常用药物有生地黄、枸杞子、北沙参、麦冬、当归、川楝子、绿萼梅、佛手片、玫瑰花等。⑧祛瘀止血法：本法适用于溃疡病出血，症见大便呈柏油色，每饥饿则腹痛、乏力、头晕，舌有瘀紫斑，脉弱。用旋覆代赭汤合下瘀血汤加减。（戴克敏. 姜春华治疗消化性溃疡的经验[J]. 山西中医，2005，21（1）：6-8.）

5. 三证辨治论（李振华）

【提要】 消化性溃疡的病变部位在胃或十二指肠，与肝、脾二脏关系密切。临床常可分肝胃郁热、气滞血瘀、脾胃虚寒等三型论治。

【原论】 消化性溃疡的成因，主要与饮食不节，情志不遂有关。如饮食不调，过食生冷，损伤脾胃；或素体脾虚，复因饮食寒冷所伤，致中焦阳气不振，虚寒凝滞，气血不畅，形成溃疡。或情志不遂，忧思恼怒，致肝气郁结，横逆于胃，胃失和降，气血壅滞不畅，久而形成溃疡。若肝郁日久不愈，气郁化火，横逆于胃，可耗伤胃阴，灼伤脉络而见呕血、便血。本病病变部位在胃或十二指肠，而与肝、脾二脏关系密切。因而，在病机演变中，分别可见肝胃郁热、气滞血瘀、脾胃虚寒等不同病理机制。这些不同的病理机制，即构成了临床辨证论治的内在病理依据。李振华根据数十年临证体会，以病因病机为指导，将本病分为脾胃虚寒、气滞血瘀、肝胃郁热三证论治。①脾胃虚寒证。症见胃脘隐痛，痛处喜暖喜按，饥饿时痛甚，进食痛减，口淡食少，腹胀嗳气，泛吐清水，身倦乏力，四肢欠温，大便溏薄，舌质淡，苔薄白，脉沉细等。治宜温中健脾，理气活血。方用自拟理脾愈疡汤。药物组成：党参15g，白术10g，茯苓15g，桂枝6g，白芍12g，砂仁8g，木香6g，厚朴10g，甘松10g，刘寄奴15g，延胡索10g，乌贼骨10g，炙甘草6g，生姜3片，大枣3枚。方中党参、白术、茯苓、炙甘草益气健脾；桂枝、白芍、生姜、大枣配炙甘草调和营卫，温中补虚，缓急止痛；砂仁、厚朴、木香、甘松、刘寄奴、延胡索疏肝和胃，理气活血；乌贼骨生肌收敛，制酸止痛，共奏温中健脾，理气活血，生肌愈疡之效。若大便色黑，状如柏油者，加白及10g、三七粉3g（分2次冲服）、黑地榆12g；如语言无力，形寒畏冷，四肢欠温者，加黄芪30g，甚者加附子10g；如嗳气频作者，加丁香

5g、柿蒂 15g；如食少胀满者，加焦山楂 12g、神曲 12g、麦芽 12g。②气滞血瘀证。症见胃脘部刺痛，痛处固定不移，严重时疼痛不休，食后痛甚；或见呕血、便血，舌质暗红，边见紫斑，苔薄白，脉沉涩等。治宜活血化瘀，理气止痛。方用自拟活血愈疡汤。药物组成：当归 10g，赤芍 10g，川芎 10g，香附 10g，小茴香 10g，木香 6g，延胡索 10g，五灵脂 10g，炒蒲黄 10g，三七粉 3g（分 2 次冲服），甘草 3g。方中当归、川芎、赤芍、五灵脂、蒲黄、延胡索、三七粉活血散瘀，行气止血；香附、木香、小茴香疏肝理气。诸药合用，可使气血通畅，则疼痛与出血自解。疼痛消失后，宜常服健脾和胃，理气活血之品，以巩固疗效，防止复发，促使溃疡愈合。方用健脾活血汤。药物组成：党参 15g，白术 10g，茯苓 12g，当归 10g，赤芍 12g，香附 10g，砂仁 8g，厚朴 10g，甘松 10g，延胡索 6g，炙甘草 6g。③肝郁化火证。症见胃痛急迫，痛处拒按，伴灼热感，口干口苦，心烦易怒，嘈杂吞酸，食后疼痛无明显缓解，尿黄便秘，舌质红，苔薄黄缺津，脉弦数等。治宜养阴和胃，疏肝泻热。方用自拟养阴疏肝汤。药物组成：辽沙参 20g，麦冬 15g，石斛 15g，白芍 15g，青皮 10g，陈皮 10g，甘松 10g，刘寄奴 12g，吴茱萸 5g，黄连 6g，白及 10g，甘草 3g。方中辽沙参、麦冬、石斛、黄连滋阴清热；白芍、青皮、陈皮、甘松、吴茱萸疏肝开郁，理气止痛；刘寄奴通经活血，消瘀止痛；白及消肿止血，收敛生肌；同时吴茱萸、黄连并用，辛开苦降，可解嘈杂吞酸。诸药共奏养阴清热，疏肝活血，收敛生肌之效。若疼痛缓解，胃火渐清，可酌减清热之品，加入健脾而不燥之山药、薏苡仁、茯苓等常服，以促使脾胃功能恢复。（李郑生，黄清. 李振华教授治疗消化性溃疡经验[J]. 中医研究，2007，20（5）：51-53.）

6. 益气清热护膜论（单兆伟）

【提要】 消化性溃疡的病机，为湿热内盛，蕴积脾胃，损伤胃肠黏膜。故临证以益气健脾、清热护膜为治疗大法。

【原论】 单兆伟结合消化性溃疡的成因及临床症状，认为本病生于胃，关键在脾，脾气亏虚为基本病机。同时指出，随着人们生活条件的改善和生活方式的变化，以及环境因素的影响，现代人的体质呈现出形盛体实、湿热蕴积的特点。素体湿热内阻，可以影响到脾胃的健运功能。脾胃不健，运化失司，再遇外界的湿热之邪加临，内外相引；又形盛体实，感受湿邪之后多从热化。以上因素，皆可导致湿热内盛，蕴积脾胃，损伤胃肠黏膜，从而导致消化性溃疡的发生。基于上述病机特点，在遣方用药上主张以益气健脾、清热护膜为治疗大法；筛选出益气清热护膜方（炙黄芪 10g，炒白术 10g，黄芩 10g，仙鹤草 15g，蒲公英 15g，煅乌贼骨 15g，大贝母 6g，炒薏苡仁 15g，莱菔子 15g，参三七 6g，白及 10g），治疗脾虚胃热型消化性溃疡。方中以黄芪为君药，有健脾益气，升阳举陷，托毒生肌之效；白术、薏苡仁补气健脾，燥湿利水为臣。两药合用，增强补脾益气之功。黄芩、蒲公英、仙鹤草清热解毒，泻火燥湿。煅乌贼骨、大贝母制酸止痛，保护胃黏膜。枳壳、莱菔子行气消痞，通降胃气。参三七祛瘀生新，止血定痛。白及收敛止血，消肿生肌，与三七同用，既可增强止血作用，又不致瘀血留滞。诸药合用，健脾益气、生肌止血、制酸止痛、解毒敛疡，使溃疡愈合，相得益彰，疗效确切。

单兆伟治疗消化性溃疡，喜黄芩、蒲公英合用。黄芩苦寒通泄、蒲公英辛凉宣散；苦寒直折热势，但过用苦寒有伤阴之弊；辛凉宣散瘀热，并有升腾胃气，振奋阳气之功，使热泄而阳气自生。因此，苦寒、辛凉并用，具有热清而阴不伤，祛邪而不伤正之功效。现代药理研究证明，两药不仅具有抑菌作用，且对实验性胃溃疡及胃黏膜损伤有保护作用。此外，基于消化性溃疡是消化道黏膜保护因素和损害因素失调所致的疾病,单兆伟将西医的发病机制与中医的辨证用药相结合,辨病辨证互参,治疗上突出体现生肌敛疮、护膜愈疡之托补法,以加强黏膜的保护屏障作用。托补之法能有效地修复损伤的胃黏膜,促进溃疡愈合。临证时,喜用参三七与白及相配伍,以补益气血,兼化瘀生肌,促进溃疡周围血液循环,利于疮面愈合。同时加藕粉调服,以增强清热凉血止血作用,防止出血。

此外,幽门螺杆菌是一种重要的致病因素,与溃疡病的发生密切相关。幽门螺杆菌属"邪气"范畴,其病因病机不出本虚、标实两端;脾胃虚弱,正气不足为其本;热郁、湿阻为其标。在宏观与微观辨证相结合的基础上,以扶正祛邪为基本原则,立益气健脾、清热除湿之法,适当佐用清热解毒,且有杀菌、抑菌作用之中药(药如黄芩、仙鹤草、蒲公英等),以冀提高疗效。脾胃之气不虚,则 Hp 也无以生存,或即使存在也不易致病。因此,治疗 Hp 感染性溃疡,常以益脾健胃与清化湿热并用,效果显著。(胥波. 单兆伟益气清热护膜法治疗消化性溃疡经验[J]. 中医学报,2010,25(1):50-51.)

7. 辨病选药论(汪荫华)

【提要】 辨证与辨病相结合,在消化性溃疡的诊治过程中,重视胃镜检查和幽门螺杆菌检查,并以此作为遴选药物的依据。

【原论】 ①杀菌巧用黄连:汪荫华在临床上,凡见到幽门螺杆菌感染者,除偶用西药"三联疗法"治疗外,更喜用中草药抑制或杀灭幽门螺杆菌,常用黄连、蒲公英、白花蛇舌草,其中以黄连的使用频率最高。善用黄连,在肝胃不和、肝胃郁热和脾胃湿热 3 型中均要用黄连,主要根据《内经》"诸痛痒疮,皆属于心"。黄连味苦性寒,归心、肝、胆、胃及大肠经,可上清心肺,中清脾胃,下清大小肠之火,乃苦泻清降之佳品,火热得清则溃疡可愈。现代药理研究,已证实黄连具有较好的抑制幽门螺杆菌作用。但黄连毕竟为苦寒之品,易伤气败胃,临证时仅用 2~3g,且按左金丸和半夏泻心汤之意,用少量吴茱萸或干姜反佐制之以顾护胃气。②制酸喜用浙贝母:根据消化性溃疡多与胃酸分泌过多相关的现代医学理论,在临床上凡见有"吐酸""吞酸"等症状者,常加用制酸之品。除常用的煅瓦楞子、乌贼骨外,更喜用浙贝母。浙贝母味苦性寒,用此药既可制酸止痛,又可化痰以防脾虚运化失健,滋生痰湿之虞。③生肌重用血竭:临床上看到胃镜报告示患者处于活动期时,尤其重视生肌敛疮。除常用白及外,更重用血竭。血竭,性味甘、咸、平,归心、肝经。功能散瘀定痛,止血生肌,可治内伤瘀痛。或入汤剂冲服,或用藕粉调服,有时两法皆用。④活血擅用莪术:临床上看到胃镜报告示患者处于愈合期时,亦重视活血化瘀。除常用的丹参、川芎外,更擅用莪术。莪术味辛、苦,性温,归肝、脾经。功能破血散瘀,行气止痛。现代药理研究证实,莪术尚有抗肿瘤、防突变的作用。加用莪术等活血破血之品,可改善溃疡局部血液循环,提高溃疡愈合质量,减少消化性溃疡的复发。(潘存生. 汪荫华治疗消化性溃疡经验撷菁[J]. 山西中医,2012,28(9):4-5.)

8. 调理气机论(李力强)

【提要】 消化性溃疡病的主要病机,为肝脾不和、气机失调。临床治疗当从调理气机入手,注重肝脾同治、顾护胃气、行气活血生肌,以及清化湿热之邪。

【原论】 消化性溃疡病的主要病机为肝脾不和、气机失调,临床治疗当从调理气机入手。①注重肝脾同治。李力强治疗消化性溃疡的主方,一般用逍遥散和左金丸,疏肝健脾,和胃止痛，辛开苦降，调理气机，并根据伴随症状加减。如伴胃脘寒冷，口泛清涎者，加吴茱萸、干姜；伴胃灼痛，舌红苔黄者，加牡丹皮、山栀子、蒲公英、黄芩；伴口苦，舌红，嘈杂吐酸者，加乌贼骨、浙贝母；伴食积症状者，加神曲、麦芽、谷芽、檀香；伴脘腹胀满者，加枳实、厚朴、焦槟榔；伴嗳气者，加苏梗、代赭石；伴呕吐恶心者，加法半夏、生姜；瘀血阻络刺痛者，加丹参、三七、五灵脂；胆热犯胃，合黄连温胆汤。②注重顾护胃气。邪之所凑，其气必虚。脾胃气虚，是消化性溃疡发病的根本原因。脾胃气虚，气血生化无源，则正气不足，易感外部邪毒，产生痰饮、食滞、瘀血等病理产物，致脏腑气机失调，络脉不通，局部组织失养而形成溃疡。因此，年老体弱者易患消化性溃疡，且治愈后易复发。在治疗溃疡和预防其复发时，重视健脾益胃、顾护胃气，以增强胃黏膜的抗溃疡能力。临床上多用黄芪建中汤、理中汤、参苓白术散、益胃汤、沙参麦冬汤等加减。③注重行气活血生肌。胃属六腑之一，腑以通为顺，胃以降为和，且久病多瘀。气行则血行，气滞则血瘀，故行气活血可消除胃腑气滞，改善溃疡及其周围的血液循环，这对防止溃疡瘢痕组织致十二指肠球部变形、影响胃内容物的正常排空有一定作用。针对此类问题，多用膈下逐瘀汤、失笑散或丹参饮及延胡索、佛手、郁金等加减。④注重清化湿热之邪。脾喜燥恶湿，胃喜湿恶燥；脾主运化升清，胃主受纳降浊。寒湿困脾、湿浊中阻、痰湿内盛等证型者，湿郁久而化热，以致湿热瘀滞，脾胃升降失常。其中，证属寒湿者，治以二陈汤或平胃散合茵陈五苓散，并加藿香芳香化湿，配三仁汤宣畅三焦之湿；证属湿热者，治以茵陈蒿汤合藿朴夏苓汤、六一散、黄连温胆汤加减；证属寒热交杂者，治以半夏泻心汤加减。（曾艺文，温鸿源. 李力强调理气机法治疗消化性溃疡经验介绍[J]. 新中医，2017，49（5）：136-137.）

9. 从痈论治论（姜树民）

【提要】　比较消化性溃疡的形态、病机与中医关于痈的认识，提出消化性溃疡可从痈论治，以解毒消瘀，祛腐生新，扶正固本为主。

【原论】　中医无消化性溃疡病名，据其病位、症状当属"胃痛"范畴，姜树民提出从痈论治消化性溃疡的观点。

（1）古今考证，立痈有据。痈分为内痈和外痈。外痈生于体表，内痈是生于脏腑间的脓肿。沈氏《杂病源流犀烛》中有"胃脘痈"之名。现行《中医外科学》定义痈为：皮肉间的急性化脓性炎症，局部具有红、肿、热、痛的特征者称痈。消化性溃疡在内镜下可直观地看到溃疡病灶的局部形态，对其认识更直观、确切。内镜下溃疡病灶的渗出、充血、水肿、坏死等表现，与疮痈的红、肿、热、痛等特点有相似之处。所以可称其为痈。

（2）穷究因机，述古不悖今。鉴于今人生活水平、饮食习惯及社会因素，胃痛多以饮食和情志致病者居多。因今人进食醇酒厚味，食精身静，胃聚物而类杂，久则或胃为所伤，气虚及阳，黏膜失养而为痈；或郁久而热，气血不畅，壅遏不通而成痈。又则今人社会压力过大，情志常抑郁不舒，久则或郁而生火，或伤脾失运，终壅遏为痈。

（3）辨证分型，综观症状体征。据前所论病因病机，结合临床症状表现及胃镜所见，依"八纲辨证"将本病主要分为两型。虚寒型：临床症状多见胃脘隐痛，泛吐酸水，喜温喜按，大便溏泄，舌淡苔白，脉细或沉细。胃镜下多见溃疡较浅，黏膜充血较轻，水肿明显，病灶覆盖白苔。郁热型：临床症状多见胃脘灼痛，干渴喜冷饮，吞酸嘈杂，大便干燥，舌红苔黄，脉弦滑或弦数。胃镜下多见溃疡较深，黏膜充血较重，溃疡灶被灰黄苔覆盖。

（4）合病机症状，从痈立法。本病治法以辨证论治为本，兼融外科治痈之"消、托、补"法。郁热证治疗以消为主，本证多为肝胃郁热，故治疗以理气清热为主。虚寒证治疗以托补为主，总以解毒消瘀，祛腐生新，扶正固本为旨。

（5）证治分合，配伍有法。虽本病病因病机复杂不一，证型各异，但祛腐生新为治疗主旨。故可确立主体方药，再随证化裁。主体方药：黄芪、苦参、地榆、三七。虚寒型：可合暖肝煎。药用：肉桂、小茴香、茯苓、乌药、枸杞子、当归、高良姜、白豆蔻。郁热型：可合化肝煎。药用：青皮、陈皮、白芍、牡丹皮、栀子、泽泻、贝母、黄连、吴茱萸。（蔡红荣. 姜树民教授从痈论治消化性溃疡经验[J]. 中医药学刊，2006，24（4）：605-606.）

10. 疮疡论治论（刘绍能）

【提要】 按疮疡论治消化性溃疡，治疗以健脾益气为主；结合活血化瘀、解毒去邪、制酸抗损、清热利湿、消食导滞、托疮生肌等方法，综合调理肝、脾、胃，促使溃疡痊愈。

【原论】 首先，消化性溃疡临床特征与疮疡类似。基于胃镜检查是中医望诊延伸之认识，镜下见胃黏膜溃疡深达肌层，表面有黄白苔，其状类似于外科的疮疡。其次，消化性溃疡发病机制与疮疡类似。现代医学对消化性溃疡的认识，可概括为"无酸则无溃疡""无幽门螺杆菌感染则无溃疡复发""好的黏膜屏障则无溃疡形成"；对应的中医认识，则为"无毒则无溃疡""肉不腐则疡难成""脾胃正气充足则无溃疡的发生"。二者在疾病的发生、发展及预后方面如出一辙。

从中医病因病机角度认识消化性溃疡，首先，脾气虚是发病之本。消化性溃疡症状，多有上腹部疼痛隐隐，多由饮食劳倦诱发及加重，可伴有纳食减少、疲倦乏力、舌淡脉细等，病程迁延难愈，符合虚证之象。且即使胃镜下观察发现溃疡已经愈合，胃痛等临床症状消失，但反应脾虚的舌苔脉象仍然存在，这成为溃疡容易反复发作的潜在原因。其次，邪毒蕴结是发病的损害因素。从中医角度出发，消化性溃疡的发生也存在损害因素，如热毒、湿毒、食毒、酸毒、瘀毒等。机体常在脾气亏虚的基础上，感受邪毒损伤而成溃疡。此外，络阻血瘀贯穿始终。消化性溃疡迁延难愈，容易复发，其结果是"久痛入络"。且溃疡病易于合并出血，溃疡病久，反复出血，亦可导致气血亏虚，气虚不摄则血溢致瘀；气虚运血无力则血脉瘀滞；血虚不充脉道，血脉涩滞亦可导致瘀血。此外，溃疡病可因郁致病，病成之后复而影响肝之疏泄功能，导致气机不畅而形成瘀血。

因此，治疗消化性溃疡，①健脾益气为治疗溃疡病的基本原则。常用黄芪、白术、甘草等药。其中，黄芪既可补气健脾，升举阳气，又可以托疮生肌，是治疗溃疡病的主要药物。在方剂的选择上，可采用补中益气汤、四君子汤等加减，健脾益气，升举阳气，以达到恢复脾胃纳运、升降的功能。②解毒祛邪。治疗上强调去除损害因素，同时要调理相关脏腑的功能，尤其是要兼顾调理胃、肝功能，有利于对损害因素的治疗。胃热用蒲公英、连翘祛除热毒；湿阻中焦用苍术、白术、薏苡仁、茯苓、白豆蔻去除湿毒；湿热蕴结中焦，可用蒲公英、黄连、黄芩、白花蛇舌草等清热燥湿；消化不良者，可用焦三仙、鸡内金消食和胃。③活血化瘀。活血化瘀，应贯穿于溃疡治疗的全过程。另外，还要注意制酸抗损和托疮生肌。祛腐生肌，是治疗一切疮疡的总则。常用药有生黄芪、蒲黄、三七、血竭、白及、珍珠粉、象皮粉，以及中成药康复新液、锡类散、生肌散、云南白药等。（丁佳媛. 刘绍能按疮疡论治消化性溃疡经验撷要[J]. 江苏中医药，2018，50（9）：21-23.）

11. 散剂治疗论（孔昭遐）

【提要】 消化性溃疡的症结，在于溃疡面的存在。治疗消化性溃疡，可结合具体证型内服中药散剂，以利于溃疡面的修复。

【原论】 消化性溃疡的症结，在于溃疡面的存在。因此，参照"外疡"的内服汤剂、外敷中药以加速溃疡愈合的治疗思路，采用健脾和胃、制酸行瘀、理气止痛、补托生肌的治疗大法，创制了治疗消化性溃疡的方剂溃灵散。溃灵散，由乌贼骨（去硬壳）、白及、黄芪、全当归、浙贝母、延胡索、炙乳香、炙没药、川黄连、生甘草等药物组成。其中，乌贼骨、白及为君药，以制酸、止血，保护胃黏膜。尤其是乌贼骨能中和胃酸，减少氢离子向胃黏膜反渗，从而有利于溃疡面的修复。白及味苦甘涩，性微寒，质胶黏，有良好的吸附及成膜作用，能保护胃肠道黏膜，单用或与他药配伍应用，均能取得良好效果。尤其是以散剂空腹吞服，既可增加其他药物在胃壁的吸附，有利于更好地发挥药效，又可成膜、止血，保护溃疡面，减少胃酸刺激和促进血细胞凝集，起到止痛、止血、消炎作用。

溃灵散标本兼治，对消化性溃疡而言，无论新病旧恙，均可应用，验之临床，疗效显著。但本病临床常合并慢性胃炎，症状较为复杂。故常在溃灵散基础上，结合症状、舌、脉予以辨证加减，进一步提高疗效。对于胃脘胀痛，口苦，吐酸，舌红，苔黄腻，脉滑数，辨证为脾胃湿热者，加用白术、黄芩以清热燥湿，使湿去则脾健，脾健湿自化。胃脘隐痛，喜暖喜按，泛吐清水，畏寒肢冷，便溏腹泻，舌胖边有齿痕，苔薄白，脉沉细或迟，辨证为脾胃虚寒者，加用党参、高良姜、桂枝、茯苓以健脾益气，温中和胃。胃脘胀痛，善叹息，嗳气频繁，嘈杂泛酸，舌淡红，苔薄白或薄黄，脉弦，辨证为肝胃不和者，加用柴胡、白芍药、制香附以疏肝行气解郁。胃脘隐痛，口干咽燥，手足心热，大便干燥，舌红少苔少津，脉细数，辨证为胃阴不足者，加用麦冬、石斛以滋阴润燥。胃痛如针刺，痛处固定，胃痛拒按，食后痛甚，舌质紫暗或见瘀斑，苔薄白或薄黄，脉涩，辨证为瘀血阻络者，加用丹参、三七以活血化瘀。（陈杨，王成华，余晓琪，等. 孔昭遐辨治消化性溃疡经验[J]. 上海中医药杂志，2012，46）（2）：10-11.）

（撰稿：李志更；审稿：于智敏，徐世杰）

参 考 文 献

著作类

[1] 中华中医药学会. 中医内科常见病诊疗指南——西医疾病部分[M]. 北京：中国中医药出版社，2008.

[2] 李振华，李郑生. 中医脾胃病学 [M]. 第 2 版. 北京：科学出版社，2012.

[3] 单兆伟，沈洪. 单兆伟治疗脾胃病经验撷粹[M]. 北京：人民卫生出版社，2014.

[4] 刘沈林. 刘沈林脾胃病临证心悟[M]. 北京：人民卫生出版社，2014.

[5] 徐丹华，陆为民，罗斐和. 国医大师徐景藩临证百案按[M]. 北京：人民卫生出版社，2014.

[6] 宁泽璞，蔡铁如. 国医大师专科专病用方经验－脾胃肝胆病分册[M]. 北京：中国中医药出版社，2015.

[7] 蔡淦，林江，丛军. 蔡淦治疗脾胃病临证经验医案集要[M]. 北京：科学出版社，2015.

[8] 徐景藩. 徐景藩脾胃病临证经验集粹[M]. 第 2 版. 北京：科学出版社，2015.

[9] 吴耀南，陈一斌. 涂福音脾胃病临证经验集[M]. 北京：科学出版社，2016.

[10] 唐旭东，胡建华. 名老中医诊治慢性胃病临证经验选介[M]. 北京：人民卫生出版社，2016.

[11] 张声生，沈洪，王垂杰，等. 中华脾胃病学[M]. 北京：人民卫生出版社，2016.

[12] 李乾构. 李乾构十三法治脾胃病[M]. 北京：北京科学技术出版社，2016.

[13] 李吉彦，沈会. 中医脾胃病临证思辨录[M]. 北京：人民卫生出版社，2018.

[14] 杨沈秋. 张金良肝胆脾胃病学术经验集[M]. 北京：科学出版社，2018.

[15] 李克绍. 李克绍胃肠病漫话 [M]. 第 2 版. 北京：中国医药科技出版社，2018.

[16] 王道坤. 新脾胃论 [M]. 第 2 版. 北京：科学出版社，2018.

[17] 章浩军. 六经辨治脾胃病[M]. 北京：中国中医药出版社，2018.

[18] 何晓晖，葛来安. 何晓晖论治脾胃病[M]. 北京：中国中医药出版社，2018.

[19] 李志更，赵晖，岳利峰. 国医大师名方验方选[M]. 北京：化学工业出版社，2018.

[20] 魏玮. 名老中医脾胃病辨治枢要[M]，北京：北京科学技术出版社，2019.

[21] 唐旭东，张声生，温艳东. 常见脾胃病中医临床实践指南[M]. 北京：科学技术文献出版社，2019.

[22] 程宏辉，黄绍刚，傅诗书. 周福生脾胃病临证经验[M]. 北京：中国中医药出版社，2019.

[23] 陈永灿. 浙江近代中医名家脾胃病临证经验[M]. 上海：上海科学技术出版社，2019.

论文类

[1] 潘澄濂. 中医对消化性溃疡分型辨证和治疗[J]. 浙江中医学院学报，1978（1）：11-15.

[2] 姜春华，何任，张镜人，等. 消化性溃疡证治[J]. 中医杂志，1984，25（8）：4-7.

[3] 梁其源. 辨病与辨证在消化性溃疡病的临床运用[J]. 广州中医学院学报，1987，4（4）：53-55.

[4] 倪明霞. 消化性溃疡的中医辨证及治疗的特点[J]. 实用医学杂志，1988（6）：35-36.

[5] 廖文华，许建平. 廖达仁对消化性溃疡的辨治经验[J]. 湖南中医学院学报，1989，9（4）：202-203.

[6] 江杨清. 抗消化性溃疡复发的临床思路与方法[J]. 中医杂志，1992，4（21）：48-50.

[7] 冯德富. 消化性溃疡的病因病机探讨——附 122 例分析[J]. 实用中医内科杂志，1993，7（1）：23-24.

[8] 陈横昌. 脾胃学说与十二指肠溃疡[J]. 实用中医内科杂志，1993，7（1）：12-14.

[9] 连祺周. 黄承槱老中医治疗胃炎胃溃疡的经验[J]. 福建中医药，1993，24（6）：8-9.

[10] 王增苏. 王宁教授治疗消化性溃疡的经验[J]. 山西中医，1995，11（2）：3-4.

[11] 牛学恩. 消化性溃疡复发的辨治体会[J]. 河南中医，1996，16（4）：45-46.

[12] 李俊. 梅广源治疗老年消化性溃疡经验[J]. 山东中医杂志，1997，16（1）：32-33.

[13] 吴中柱，何斌，夏中和. 周楚良辨治消化性溃疡病经验[J]. 四川中医，1997，15（7）：4-5.

[14] 李玲，姚军，孙英新，等. 姚子扬消化性溃疡从痈疡论治经验[J]. 山东中医杂志，1997，16（5）：222-223.

[15] 王伟明. 祝德军三期辨治消化性溃疡经验[J]. 山东中医杂志，1997，16（7）：323-324.

[16] 戴云，张筱文. 浅探溃疡病胃镜征象与中医辨证关系[J]. 辽宁中医杂志，1997，24（2）：51-52.

[17] 熊国良. 李家邦教授治疗消化性溃疡的临床经验[J]. 湖南中医药导报，1998，4（11）：16.

[18] 禄保平. 毛德西教授辨治消化性溃疡经验[J]. 中国中西医结合脾胃杂志，1999，7（4）：229-230.

[19] 刘小雨，毛以林. 从肺论治顽固性消化性溃疡 92 例[J]. 湖南中医药导报，1999，5（3）：17-18.

[20] 李俊，罗翌，邹旭，等. 消化性溃疡活动期证型探讨[J]. 辽宁中医杂志，2000，27（7）：297-298.

[21] 胡运莲，夏瑾玉. 程丽芳辨治消化性溃疡的经验[J]. 中国中医药信息杂志，2000，7（12）：73.

[22] 唐志鹏. 许鑫梅教授辨治消化性溃疡的经验[J]. 中国中西医结合脾胃杂志，2000，8（2）：96-97.

[23] 娄兴德，娄金凤. 治疗胃、十二指肠溃疡病的临床经验[J]. 长春中医学院学报，2000，16（2）：20.

[24] 沈晓艳，陈光钧. 马贵同治疗消化性溃疡经验述要[J]. 辽宁中医学院学报，2000，2（2）：113-114.

[25] 陈福如. 难治性溃疡病治疗经验[J]. 深圳中西医结合杂志，2000，10（4）：145-147.

[26] 贾风新，李桂. 从脾胃的生理特点探讨消化性溃疡的组方结构[J]. 中国中医基础医学杂志，2001，7（5）：43-44.

[27] 喻长远，李家邦. 中医治疗消化性溃疡研究概况[J]. 中国中医基础医学杂志，2001，7（10）：73-75.

[28] 孙元昭. 张柏林辨治消化性溃疡病的经验[J]. 天津中医，2001，18（2）：3.

[29] 王敏，韩秋鑫，韩秋艳. 消化性溃疡的中医证治规律初步探讨[J]. 贵阳中医学院学报，2001，23（3）：11-12.

[30] 张伯君. 任俊杰从痰瘀辨治老年消化性溃疡的经验探讨[J]. 北京中医，2002，21（3）：143-145.

[31] 周会鼎. 胃炎胃溃疡的发病与中医脾胃的关系[J]. 陕西中医学院学报，2002，25（4）：9-10.

[32] 贾锡莲. 消化性溃疡的中医抗复发治疗探讨[J]. 山东中医杂志，2002，21（6）：329-330.

[33] 程宏辉，周福生. 周福生教授治疗消化性溃疡的临床经验[J]. 湖南中医药导报，2003，9（8）：8-15.

[34] 何镔. 单兆伟疗复发性消化性溃疡的经验[J]. 北京中医，2003，22（2）：16-17.

[35] 吕方. 林禾禧主任治疗消化性溃疡的经验[J]. 福建中医药，2004，35（4）：17-19.

[36] 吕明安. 张杰治疗消化系统疾病经验[J]. 山东中医杂志，2004，23（1）：52-54.

[37] 王晓丽，王立平. 许彭龄辨治消化性溃疡的经验[J]. 北京中医，2004，23（4）：210-212.

[38] 张志华，王月蓉，张永忠. 汤一新诊治消化性溃疡的经验[J]. 四川中医，2005，23（9）：9-10.

[39] 戴克敏. 姜春华治疗消化性溃疡的经验[J]. 山西中医，2005，21（1）：6-8.

[40] 白光. 周学文治疗消化性溃疡经验[J]. 辽宁中医杂志，2005，32（3）：183-184.

[41] 康承君. 李家邦教授治疗消化性溃疡经验[J]. 湖南中医杂志，2005，21（4）：39-40.

[42] 刘青. 陈福如教授治疗难治性溃疡病的经验[J]. 中医药学刊，2006，24（10）：1866-1867.

[43] 苏玉明，彭芃，孙世晓. 中医治疗消化性溃疡的方法和思路[J]. 中医药信息，2006，23（3）：26-27.

[44] 盛淑芬，王才党. 林真寿应用经方治疗消化性溃疡经验[J]. 实用中医药杂志，2006，22（3）：162-163.

[45] 蔡红荣，姜树民. 姜树民教授从痈论治消化性溃疡经验[J]. 中医药学刊，2006，24（4）：605-606.

[46] 申定珠，蒋荣鑫，凌江红. 李家邦疏肝健脾和胃法治疗消化性溃疡经验介绍[J]. 中国中医药信息杂志，2006，13（7）：82-83.

[47] 孙玉凤，赵丽梅. 姚希贤教授中西医结合诊治慢性胃病的经验[J]. 河北中医，2007，29（12）：1061-1062.

[48] 张林军. 运用加味半夏泻心汤治疗胃溃疡的经验[J]. 四川中医，2007，25（4）：55-56.

[49] 李郑生，黄清. 李振华教授治疗消化性溃疡经验[J]. 中医研究，2007，20（5）：51-53.

[50] 张彪，冉文绪. 张芳馥治疗消化性溃疡经验[J]. 中国中医急症，2007，16（5）：570.

[51] 詹程胹. 吴滇治疗消化性溃疡经验[J]. 中华中医药学刊，2007，25（7）：1332-1333.

[52] 戈焰，邱健行. 邱健行治疗消化性溃疡经验[J]. 中医杂志，2007，48（12）：1069-1070.

[53] 刘红英. 莫衿耀教授治疗脾胃病经验[J]. 云南中医中药杂志，2008，29（7）：1-3.

[54] 李予川，魏玉玲. 消化性溃疡辨治体会[J]. 中国中医药现代远程教育，2008，6（8）：859-860.

[55] 解淑萍. 曹志群治疗十二指肠溃疡经验[J]. 山东中医杂志，2008，27（5）：346-347.

[56] 高振华. 章次公治疗胃溃疡经验琐谈[J]. 中医药临床杂志，2008，20（1）：79-80.

[57] 胡素敏，张小萍. 胃溃疡虚瘀湿热病机研究述评[J]. 辽宁中医杂志，2009，36（12）：2069-2071.

[58] 蔡行平，李建强. 消化性溃疡的中医辨治方法探讨[J]. 新中医，2009，41（8）：113-114.

[59] 高玉芬. 疏肝益胃法治疗胃十二指肠溃疡体会[J]. 现代中西医结合杂志，2009，18（18）：2174.

[60] 中华中医药学会脾胃病分会. 消化性溃疡中医诊疗共识意见（2009，深圳）[J]. 中医杂志，2010，51（10）：941-944.

[61] 金东浩，姜树民. 姜树民教授"以痈论治"胃溃疡临床经验[J]. 实用中医内科杂志，2010，24（9）：14-15.

[62] 李毅，张小萍. 张小萍治疗难治性消化性溃疡经验[J]. 辽宁中医杂志，2010，37（7）：1210-1211.

[63] 胥波. 单兆伟益气清热护膜法治疗消化性溃疡经验[J]. 中医学报，2010，25（1）：50-51.

[64] 唐伟，陶国水，张文东，等. 张炳秀论治消化性溃疡经验辑要[J]. 中医药临床杂志，2010，22（1）：4-7.

[65] 曹国强，安丽. 张照兰教授治疗消化性溃疡临床经验[J]. 四川中医，2010，28（3）：8-9.

[66] 覃洁梅，邓鑫. 蓝青强教授治疗消化性溃疡经验[J]. 现代中西医结合杂志，2010，19（24）：3090.

[67] 王贺忱. 中药治疗消化性溃疡病经验总结[J]. 实用心脑肺血管病杂志，2011，19（12）：2142.

[68] 张卫平. 葛惠男主任医师治疗消化性溃疡经验介绍[J]. 中国中医急症，2011，20（4）：570，625.

[69] 赖谦凯. 中药治疗消化性溃疡复发经验[J]. 中医杂志，2011，52（3）：249-250.

[70] 李海泉，吕冠华. 王长洪治疗消化性溃疡经验[J]. 上海中医药杂志，2011，45（2）：46-48.

[71] 查蓓蓓. 单兆伟教授治疗消化性溃疡经验辑要[J]. 中国中医急症，2011，20（3）：401，441.

[72] 李德桃. 冉玉璋治疗消化性溃疡经验[J]. 中国民间疗法，2011，19（5）：11.

[73] 胡素敏，张小萍. 张小萍教授治疗消化系统疾病经验简介[J]. 新中医，2011，43（7）：173-175.

[74] 陶国水. 消化性溃疡中医诊治经验[J]. 世界中医药，2011，6（4）：329-331.

[75] 王志坤，张晓利. 刘启泉治疗消化性溃疡经验[J]. 中国中西医结合消化杂志，2011，19（4）：257-258.

[76] 叶柏. 单兆伟教授治疗消化性溃疡经验[J]. 辽宁中医药大学学报，2011，13（12）：17-18.

[77] 中国中西医结合学会消化系统疾病专业委员会. 消化性溃疡中西医结合诊疗共识意见（2011 年，天津）[J]. 中国中西医结合消化杂志，2012，32（6）：733-737.

[78] 黄爽明. 勾承鸽治疗慢性胃炎及消化性溃疡经验[J]. 实用中医药杂志，2012，28（1）：46-47.

[79] 陈杨，王成华，余晓琪，等. 孔昭遐辨治消化性溃疡经验[J]. 上海中医药杂志，2012，46（2）：10-11.

[80] 张野，姜树民. 姜树民教授从痈论治幽门螺杆菌阳性消化性溃疡经验[J]. 辽宁中医药大学学报，2012，14（4）：161-162.

[81] 王天鹏，郝文，王化猛. 康素真老中医治疗消化性溃疡临床经验[J]. 中外医学研究，2012，10（16）：88.

[82] 陈茜，陆为民. 陆为民从体质论治消化性溃疡经验及用药特点[J]. 四川中医，2012，30（6）：15-17.

[83] 马云龙，路广晃. 路广晃教授治疗消化性溃疡经验[J]. 实用中医内科杂志，2012，26（7）：16-17.

[84] 潘存生，汪荫华. 汪荫华治疗消化性溃疡经验撷菁[J]. 山西中医，2012，28（9）：4-5.

[85] 窦进，郭珺，金宇安. 金宇安主任治疗消化性溃疡经验[J]. 吉林中医药，2012，32（10）：981-982，992.

[86] 刘杨. 王长洪教授应用清法治疗胃溃疡经验[J]. 辽宁中医药大学学报，2012，14（4）：172-173.

[87] 迟伟，林榕，蒋魁瑛. 李寿山主任医师治疗消化性溃疡经验[J]. 光明中医，2013，28（3）：460-461.

[88] 顾玲，顾庆华. 顾庆华教授治疗胃溃疡临床经验[J]. 中医药通报，2013，12（4）：29-31.

[89] 张川，葛惠男. 葛惠男教授治疗消化性溃疡经验[J]. 吉林中医药，2013，33（2）：129-130.

[90] 林路平，邝卫红. 许鑫梅教授治疗消化性溃疡复发经验[J]. 广州中医药大学学报，2013，30（1）：105-108，111.

[91] 盛桐亮，周天梅，张洁，等. 张卫华先后天方加减治疗慢性胃炎、消化性溃疡经验[J]. 中华中医药学刊，2013，31（4）：900-903.

[92] 许辉. 王道坤治疗消化性溃疡经验[J]. 河南中医，2013，33（7）：1038-1040.

[93] 刘佳，郝尧坤，黄海阳. 周福生教授中西医结合治疗消化性溃疡经验[J]. 广州中医药大学学报，2013，30（6）：920-921.

[94] 高颖，王秀娟. 高金亮教授治疗消化性溃疡经验[J]. 天津中医药，2013，30（8）：451-452.

[95] 李玢玢，汤建光. 汤建光教授治疗消化性溃疡经验[J]. 中医临床研究，2014，6（22）：60-61.

[96] 刘盘盘，曹洵，王伟明. 王伟明运用胃疼方治疗消化性溃疡经验[J]. 湖南中医杂志，2014，30（11）：29-30.

[97] 田苗，张晓国. 周信有教授治疗消化性溃疡的临证经验[J]. 光明中医，2014，29（1）：35，45.

[98] 阎威，梁正宇. 张柏林教授治疗消化性溃疡经验介绍[J]. 新中医，2015，47（1）：25-26.

[99] 常东. 劳绍贤教授诊治消化性溃疡经验[J]. 中国中西医结合消化杂志，2015，23（6）：427-428.

[100] 满光亮，葛惠男. 葛惠男运用益气活血方治疗难治性消化性溃疡经验采撷[J]. 中国中医急症，2015，24（10）：1769-1771.

[101] 王飞，王玉龙，黄雅慧. 黄雅慧辨治消化性溃疡临床经验[J]. 山西中医，2016，32（11）：4-5.

[102] 章卓滢，郑红斌. 郑红斌教授运用中药散剂治疗消化性溃疡经验探微[J]. 中国中医急症，2016，25（8）：1525-1526，1530.

[103] 李维. 叶柏教授治疗消化性溃疡经验辑要[J]. 浙江中医药大学学报，2016，40（1）：41-43.

[104] 范敬，李艳. 新安"张一帖"第十四代传人张舜华治疗消化性溃疡临证经验[J]. 辽宁中医杂志，2016，43（1）：40-42.

[105] 徐进杰. 段海辰教授应用调气和血法治疗消化性溃疡经验[J]. 中医学报，2017，32（9）：1651-1653.

[106] 王晓戎，张薇，盛红艳，等. 唐喜玉教授辨治消化性溃疡经验[J]. 陕西中医药大学学报，2017，40（1）：22-24.

[107] 裴丽丽，谢晶日，李明. 谢晶日治疗消化性溃疡经验介绍[J]. 新中医，2017，49（3）：172-173.

[108] 贺侠，万强. 万强教授治疗消化性溃疡的经验[J]. 内蒙古中医药，2017，7（13）：49-50.

[109] 董宏利. 葛惠男教授应用益气活血通络方治疗消化性溃疡经验[J]. 河北中医，2017，39（5）：655-658.

[110] 曾艺文，温鸿源，李力强. 李力强调理气机法治疗消化性溃疡经验介绍[J]. 新中医，2017，49（5）：136-137.

[111] 丁佳媛，刘绍能. 刘绍能按疮疡论治消化性溃疡经验撷要[J]. 江苏中医药，2018，50（9）：21-23.

[112] 王新，余在先. 余在先主任医师治疗消化性溃疡临证经验[J]. 中国民族民间医药，2018，27（7）：56-58.

[113] 季永胜，杨瑾，李譞，等. 黄瑞彬从脾虚血瘀论治老年性消化性溃疡临床经验[J]. 浙江中医杂志，2018，53（9）：678.

[114] 高孟尧，姜树民. 姜树民教授"从痈论治"消化性溃疡经验解析[J]. 辽宁中医药大学学报，2018，20（6）：126-128.

[115] 叶甜婧. 名老中医治疗胃溃疡临证经验总结[J]. 中国民族民间医药，2018，27（9）：47-49.

[116] 刘天齐，肖景东. 肖景东治疗胃溃疡经验介绍[J]. 山西中医，2018，34（8）：6-7.

[117] 陈小娟，曾梅艳，宋厚盼，等. 消化性溃疡的中医病机及辨证论治研究概述[J]. 环球中医药，2019，12（7）：1118-1124.

[118] 王玉涛，肖景东. 周学文以痈论治胃溃疡及"毒热"病因病机研究[J]. 中医临床研究，2019，11（16）：55-57.

[119] 凌江红，丛军，张正利，等. 全国名中医蔡淦教授治疗消化性溃疡经验[J]. 时珍国医国药，2019，30（6）：1497-1498.

[120] 宋雪莉，石晓如，张昊，等. 李郑生教授运用脾胃肝动态辨证方法治疗消化性溃疡经验[J]. 中医研究，2019，32（8）：34-35.

溃疡性结肠炎

溃疡性结肠炎（ulcerative colitis，UC），是一种主要累及直肠、结肠黏膜和黏膜下层的慢性非特异性炎症，属于炎症性肠病（inflammatory bowel disease，IBD）范畴。本病病因目前尚未完全明确，一般认为和遗传易感性、免疫调节紊乱、感染、精神心理及环境等因素有关。本病起病多缓慢，少数急骤偶有呈暴发性者。病程多迁延，呈发作与缓解期交替，少数可持续并逐渐加重。临床表现多以腹泻、腹痛、黏液脓血便、里急后重为特征，全身表现可有发热、贫血、消瘦和低蛋白血症等。肠外表现可有关节炎、结节性红斑、坏疽性脓皮病、口腔黏膜溃疡，以及眼部、肝胆等系统受累。部分患者有腹部压痛，轻者除下腹稍有压痛外，多无其他体征。重型和暴发型病例，可见腹胀、腹部压痛、反跳痛及肌紧张。部分患者，左下腹可触及条索状物。结肠镜检查为确定诊断的最可靠方法，可见病变呈连续性、弥漫性分布，黏膜充血、水肿、脆性增加，易出血及脓性分泌物附着等炎症表现。重者有多发性糜烂或溃疡，慢性者结肠袋形变浅或消失，可有假息肉或桥形黏膜等。

本病的辨证论治，可参考中医学"泄泻""痢疾"等。其中，慢性复发型属中医"休息痢"范畴，慢性持续型属中医"久痢"范畴。

一、诊治纲要

（一）诊疗思路

中医学认为，溃疡性结肠炎多因禀赋不足、外感时邪、饮食不节（洁）、情志内伤等原因，导致大肠传化失司，肠道脂膜血络受伤，腐败化为脓血而成溃疡。其中，湿热蕴肠，气滞络瘀为基本病机，脾虚失健为主要发病基础，饮食不调常是主要发病诱因。本病病位在大肠，涉及脾、肝、肾等脏。饮食不节或劳倦损伤，脾胃虚弱，运化失职，湿浊内蕴，导致脾虚湿阻；素体湿热内蕴，又感受湿热毒之邪；或脾虚湿阻，湿郁化热，以致湿热内结蕴蒸大肠；若兼饮食生冷，寒邪伤中，则可致寒热错杂之候；情志失调，肝失疏泄，肝气横逆，克伐脾土，则成肝脾失调之证；湿阻、肝郁、热壅，阻滞气机，使气血运行不畅，而致气滞血瘀；先天不足，素体肾虚，或久病及肾，可见脾肾两虚之候；疾病日久，泄泻、便血耗损阴血，则致阴血亏虚。初起以邪实为主，病久伤及阴血或阳气，而成虚实夹杂或以虚为主。

本病辨证，应结合肠镜检查结果，首先辨其标本缓急，分清发作期与缓解期。其次，围绕主症，辨清寒热虚实。以脓血便为主者，病机重点是湿热蕴肠，脂膜血络受伤；但痢下白色，或为黏冻，或涕液状者，属寒、属气；脓血黏液量少质稠难下者，多属阴虚。以泄泻为主者分别虚实，实证为湿热蕴肠，大肠传导失司；虚证为脾虚湿盛，运化失健。以便血为主者，实证为湿热蕴肠，损伤肠络，络损血溢；虚证为湿热伤阴，虚火内炽，灼伤肠络。二者的病机关键，均有瘀热阻络，迫血妄行。腹痛实证的主要病机，是湿热蕴肠，气血不调，肠络阻滞，不通则痛；虚证为土虚木旺，肝脾失调，虚风内扰，肠络失和。第三，重视体质与证候演变的关系。患者体质，与感邪性质及病情转化有关。湿热质者，易感受湿热之邪，或湿易从热化，而成湿热证；阳虚质者，易感受寒湿之邪，或湿易从寒化，而成寒湿证。

本病多为本虚标实之证。活动期，主要为湿热蕴肠，气血不调，以实证为主，可采用清热化湿，调气和血，敛疡生肌等治法。缓解期，属本虚标实，虚实夹杂，主要为正虚邪恋，运化失健，且本虚多呈脾虚，亦有兼肾亏者，可采用健脾益气，兼以补肾固本，佐以清热化湿的治法。轻中度患者多以湿热为主，治疗可用中医辨证治疗缓解病情，缓解期可用中药维持治疗。重度患者以热毒、瘀热为主，可采用中西医结合治疗，中医治疗以清热解毒，凉血化瘀止血为主。反复难愈者，应考虑痰浊、血瘀和脾肾两虚的因素。本病还可以采用针灸或中药灌肠等方法，如直肠型或左半结肠型溃疡性结肠炎，可采用中药灌肠或栓剂治疗；广泛结肠型，可采用中药口服配合灌肠，内外合治。本病病程较长，缠绵难愈，多属本虚标实，寒热错杂之证。中医中药治疗，一般不少于 3 个月，还要不断随访，最好前后约 6～12 个月，才能判断其治疗效果。病情缓解后应按需维持治疗，维持治疗时间尚无定论，可能是 3～5 年甚至终身服用，以防复发。对病程 8～10 年以上的广泛性结肠炎、全结肠炎和病程 30～40 年以上的左半结肠炎、直乙状结肠炎患者，溃疡性结肠炎合并原发性硬化性胆管炎者，应经常进行监测性结肠镜检查，并作多部位活检。另有少数患者，可出现中毒性巨结肠、下消化道大出血、肠穿孔、高度怀疑或明确癌变者，以及组织学检查发现重度异型增生者，应及时采取中西医结合及外科手术治疗。

（二）辨证论治

综合中华中医药学会脾胃病分会 2010 年发布的《溃疡性结肠炎中医诊疗共识意见》、中国中西医结合学会消化系统疾病专业委员会 2011 年发布的《溃疡性结肠炎中西医结合诊疗指南（草案）》、中华中医药学会 2008 年发布的《中医内科常见病诊疗指南——西医疾病部分》，将溃疡性结肠炎的辨证论治要点概括为以下几个方面。

1. 大肠湿热证

临床表现：腹痛，腹泻，里急后重，肛门灼热，便下黏液脓血，口干口苦，小便短赤，舌质红，苔黄腻，脉滑数。

基本病机：湿热蕴结大肠，气血阻滞，传导失司。

常用治法：清热化湿，调气行血。

2. 脾虚湿蕴证

临床表现：大便溏薄，黏液白多赤少，或为白冻；神疲乏力，倦怠懒言，腹痛隐隐，脘腹胀满，食少纳差，舌质淡红，边有齿痕，苔白腻，脉细弱或细滑。

基本病机：脾气亏虚，化湿无力，湿浊内停，清浊不分，并走大肠。

常用治法：健脾益气，化湿止泻。

3. 寒热错杂证

临床表现：下痢稀薄，夹有黏冻，反复发作，四肢不温，腹痛绵绵，腹部有灼热感，烦渴，舌质红，或舌淡红，苔薄黄，脉弦，或细弦。

基本病机：寒热交织，错杂于肠，大肠传导失司。

常用治法：温中补虚，清热化湿。

4. 肝郁脾虚证

临床表现：腹痛即泻，泻后痛减，大便稀溏或黏液便，常因情志或饮食因素诱发大便次数增多。情绪抑郁或焦虑不安，嗳气不爽，食少腹胀，舌质淡红，苔薄白，脉弦或弦细。

基本病机：肝气不舒，脾气亏虚，木旺克土，运化无权。

常用治法：疏肝理气，健脾和中。

5. 脾肾阳虚证

临床表现：久泻不止，夹有白冻，甚则完谷不化，滑脱不禁；伴有形寒肢冷，腹痛喜温喜按，食少纳差，腰酸膝软，舌质淡胖，或有齿痕，苔薄白润，脉沉细。

基本病机：脾肾阳气亏虚，脾土失于温煦，大肠传化失司。

常用治法：温阳散寒，健脾补肾。

6. 阴血亏虚证

临床表现：排便困难，粪夹少量黏液脓血，腹中隐隐灼痛，午后低热，口燥咽干，头晕目眩，心烦不安，盗汗，舌红少津，少苔或无苔，脉细数。

基本病机：阴血不足，肠道阴津亏虚，肠失所养，升降失常。

常用治法：滋阴清肠，养血宁络。

7. 气滞血瘀证

临床表现：腹胀腹痛，脓血便，大便不畅，血色紫暗，嗳气少食，或见肌肤甲错，舌质紫暗或有瘀斑，苔薄少，脉沉弦或涩。

基本病机：疾病日久，血瘀肠络，大肠传导失司。

常用治法：活血化瘀，行气导滞。

二、名家心法

1. 董德懋

【主题】　脾肾阳虚，不化不固为主要病机

【释义】　董德懋认为，溃疡性结肠炎病位在阳明燥金大肠，主要病机以脾肾阳虚为本。

脾胃者，仓廪之官，五味出焉。胃主受纳，脾主运化，为后天之本，气血生化之源，气机升降的枢纽。肾为水火之脏，元气之根，先天之本，又为胃关，主司二便。若禀赋不足，脾肾虚弱；或饮食不节，脾胃受伤；或命门火衰，火不生土，水谷精微不能运化输布，水湿停留，气机阻滞，升降失常，关门不利，清浊不分，脂膏下流，则形成泻痢。脾脏气虚，运化失司；肾阳不足，火不生土；脾肾阳虚，不化不固，遂致大肠泻痢不止。临床治疗慢性溃疡性结肠炎，以温补脾肾，理气燥湿为大法；经验方为"平正理肠汤"。药用藿香10g，紫苏梗10g，干姜6g，制附子（先煎）6g，苍术、白术各10g，厚朴10g，陈皮10g，补骨脂6g，炙甘草6g。平正理肠汤融藿香正气散、平胃散、理中汤、四逆汤、四神丸于一炉，全方温补脾肾，理气燥湿。（徐凌云. 董德懋治疗慢性溃疡性结肠炎经验[J]. 中医杂志，2003，44（3）：173-174.）

2. 沈舒文

【主题】　脾胃虚弱为本，湿热、寒湿、瘀毒为标

【释义】　沈舒文强调脾胃虚弱是发病的基础，脾胃虚弱为本，湿热、寒湿、瘀毒为标。或因感受外邪，或因饮食不慎，或因忧思恼怒，引起大肠传导失司，气机不畅，通降不利；湿热、寒湿、瘀毒结于肠道，损伤肠膜脉络而病。此三邪中，尤当强调湿邪为患。因脾胃虚弱，运化功能减退，不能化水谷为精微，反聚为湿。而脾喜燥恶湿，脾虚与湿邪互为因果，相互影响。且湿邪重浊黏腻，难于速去，故病多缓慢，反复迁延难愈。临床治疗，发作期首分湿热与寒湿，迁延期标本兼治，缓解期补益脾肾。由于脾气虚弱是疾病缓解期的基本病机特征，因而应把益气健脾放在重要位置。（樊振，李恒，颜莉芳. 沈舒文教授治疗溃疡性结肠炎经验[J]. 陕西中医，2006，27（11）：1392-1394.）

3. 路广晁

【主题】　脾虚湿蕴，热毒瘀阻为基本病机

【释义】　路广晁认为，溃疡性结肠炎，多由禀赋不足、感受外邪、饮食不节、情志失调等因素，导致脾胃虚弱，运化失职，湿浊内蕴，郁化热毒，下注肠道，壅塞气血，以致肠腑气血凝滞，肉腐血败而成痈成疡，下痢赤白。故脾虚湿蕴，热毒瘀阻，是本病的基本病机。脾虚是其本，湿热、气滞、血瘀为其标。脾胃虚弱与湿热瘀毒相胶结，是本病的主要病机特点。脾虚加之湿瘀困阻，以致本病缠绵难愈，易反复发作。临床治疗，活动期以清热解毒、除湿理气、化瘀止血为主，健脾扶正为辅；缓解期以健脾益气、固肠止泻为主，佐以化湿祛邪。（顾培青. 路广晁治疗溃疡性结肠炎经验[J]. 山东中医杂志，2006，25（10）：709-710.）

4. 王长洪

【主题】　主要病机为气血瘀滞，证候特征是虚中夹实，临床治疗以通瘀为要

【释义】　王长洪认为，溃疡性结肠炎病人，不论病史长短、症状轻重、缓解或发作，主诉均为腹痛、腹泻、黏液脓血便；结肠镜检查：黏膜充血、水肿，甚至出现糜烂、溃疡、出血。肠黏膜活检，病理组织学常见大量血栓形成，均与中医的"血瘀"之征吻合。强调溃疡性结肠炎总的病机特点应归纳为"瘀滞"；证候特征是虚中夹实，并贯穿于疾病的全过程。肠胃为市，无物不受，极易被邪气侵犯而盘踞其中。一旦气机壅滞，则水反为湿，谷反为滞，形成气滞、血瘀、湿阻、热郁等。瘀滞更易留邪内存。瘀血既是脏腑功能失调的病理产物，又可成为新的

致病因素。瘀血一旦形成，则可加重气血瘀滞与湿热交阻。全身与局部表现出不同病理特点，从整体来看，机体处于一种免疫失衡的状态，而在局部则以充血水肿为主，甚至出现糜烂溃疡。该病治疗的关键在于"通瘀"，即调畅气血，疏其壅滞，祛瘀生新；并承胃腑下降之性，导引瘀滞下行，给邪以出路。化瘀可行血，血行则气畅，瘀滞得以畅通。溃疡性结肠炎极易瘀、虚同病，治疗即要紧扣一个"瘀"字，更要注重一个"虚"字；恪守化瘀通滞不伤正，扶正固本不留邪的原则。（王艳红，郝震，赵聪林．王长洪教授活血化瘀法治疗溃疡性结肠炎经验[J]．中医药学刊，2006，24（1）：32-33.）

5. 余绍源

【主题】 脾虚湿滞，虚实夹杂为病机特点

【释义】 余绍源认为，溃疡性结肠炎的病因病机，多为外感六淫、饮食不节、湿热滞肠、肝气乘脾、脾胃虚弱、血瘀肠络。其中，风邪、饮食失节、湿热、肺热、肝经血热、肝郁、血瘀均属客邪为标。除血瘀只见于久病、反复发作期，风邪多见于初发期外，湿热、肺热、肝经血热、肝郁，均可见于初发期和反复发作期。初发期和反复发作期，以邪气盛为主兼见脾虚，脾胃虚弱为本并且贯穿于整个病程中，如《内经》所说"正气存内，邪不可干，邪之所凑，其气必虚"。缓解期多邪退正虚，脾虚为主或兼见邪气，血瘀肠络为局部病理改变，更使本证迁延难愈。虚中有实、虚实夹杂是其显著特点，临床上比较突出的、多见的表现是脾虚湿滞。（延卫东，何琰，陈延．余绍源教授治疗溃疡性结肠炎经验[J]．河南中医，2006，26（6）：17.）

6. 罗云坚

【主题】 宿根伏毒为发病关键，湿瘀风热常兼夹转化

【释义】 罗云坚认为，宿根伏毒是溃疡性结肠炎发病关键，其病理基础以湿、瘀、风、热为主，四者之间尚可相互转化，多种病理因素可兼夹出现。活动期多见湿、热、风等病理表现，湿邪每易兼热；湿为阴邪，热为阳邪；湿热相合，伤阴又伤阳。且湿得热而益深，热因湿而愈炽，两者相搏，结于营血，交蒸于内，久酿而为伏毒。湿热下迫，故肛门灼热，大便黏滞，便烂；热灼血络，故便鲜血；湿热阻滞气机，气机不畅，不通则痛，故腹痛；肝风下迫，故有里急后重感。缓解期则多见湿、瘀等病理表现，湿性黏滞缠绵，这些宿根难除，一旦有诱发因素，湿邪便郁而化热，疾病便转变成活动期。同时，溃疡性结肠炎一般病程较长，反复不愈，血滞于经，易生瘀血。伏毒入血，久郁化火，与瘀血搏结，便成瘀热，呈现瘀热相搏的临床表现。故湿与瘀两者是致病的关键。因此，祛毒治疗贯彻病程之始终。常用基本方：白头翁、牡丹皮各5g，黄连9g，薏苡仁、白花蛇舌草各30g，木香（后下）、乌药各12g，黄芪20g等。（李叶，张北平．罗云坚教授从伏毒致病学说论治溃疡性结肠炎经验介绍[J]．新中医，2011，43（3）：157-159.）

7. 沈洪

【主题】 肝脾失调，湿邪内生，气血失和为基本病机

【释义】 沈洪认为，肝主疏泄，脾主运化，是维持人体正常消化功能的重要机制。肝失条达，脾失健运，湿邪内生，气血失调，是导致肠络损伤，传导失司的主要因素。①木不疏土，脾土壅滞，湿邪内生。肝木不调，失于疏泄，可导致脾胃运化失常，水谷不归正化，湿邪内生，

下注大肠,传导失司。随着病情演变和素体阴阳的盛衰,可出现寒化、热化之分。②木旺乘土,脾胃受损,运化不健。如患者素体肝旺或情绪不畅,导致肝木横逆,极易克伐脾土;导致脾胃运化功能的失常,气机升降失司;出现泄泻,腹痛腹胀,矢气频作,泻而不畅。③木郁化火,生风动血,损伤肠络。肝气郁滞,郁而化火,热极生风,火盛动血,损伤肠络;可表现为便血或脓血便,常伴有性情急躁易怒。④脾胃不足,土虚木乘,肝脾失调。患者素体脾胃虚弱,或病情日久,用药失宜,脾胃受损,导致木邪乘克,肝脾功能失调;临床可表现为腹痛腹泻,泻后痛减,肠鸣不适。⑤中气不足,木失升发,清阳下陷。饮食不调,劳倦过度,常致中气不足,脾失升清,清阳下陷,湿浊相混,出现"溲便为之变""清气在下,则生飧泄"。而且,脾气下陷也会导致木气升发无力;常表现为劳累后腹泻、脓血便加重,病情反复发作。⑥厥阴受邪,寒热往复,气血失和。肝属厥阴,受邪易出现寒热之变,影响气血的调和。热邪偏重者,可出现热痢下重,便脓血;寒热错杂者,可见泻痢不止,寒热往复,病机往往较为复杂。(沈洪,郑凯,于毅.论调肝理脾法在溃疡性结肠炎中的应用[J].世界中医药,2015,10(5):684-686,689.)

8. 赵智强

【主题】 瘀热相搏,肠毒内伏为病机关键;凉血化瘀,清肠化毒为基本治法

【释义】 赵智强认为,溃疡性结肠炎初起,病机多为湿热内蕴,气血郁滞,传导失司;日久脾气虚弱,气虚及阳,致脾肾阳虚,温运不及,下利赤白脓血;进而久病不愈,土虚木乘,同时气血的慢性耗损渐甚,气虚则行血无力,血虚则血流涩滞难行,久则脉络瘀滞。瘀郁生热,与血搏结,血热血瘀交存;无形之热毒以有形之瘀血为依附,邪热稽留不退,瘀血久踞不散,且两者互为因果,正所谓"热附血而愈觉缠绵,血得热而愈行胶固";久病正虚,酿生成毒,伏于肠腑,损伤肠络,渐致脂膜腐败溃烂,内溃成疡,化为脓血;正虚毒恋,日渐毒甚,毒邪内发,表现为持续性大量黏液脓血便等临床症状。临床辨治,可分为急性发作期与临床缓解期。急性发作期,患者病情较严重,大便日行5~6次以上,有明显黏液脓血便;或伴体温升高,血沉增快,腹部包块,贫血等。此期患者病情以急证实证为主,瘀热搏结为其主要病机,并夹毒邪内发。缓解期,患者病情趋于稳定,大便次数明显减少,多在4~5次以下,无明显便血,不伴发热,血沉增快等。患者病程迁延,以虚证为主。此期瘀热交争已久,故正虚毒恋,毒邪内伏为主要病机,常伴瘀热;需扶正气,抑伏毒,防其再发。本病总以瘀热相搏,肠毒内伏为病机关键,以凉血化瘀、清肠化毒为基本治疗大法。(蒋梦婷,赵智强.赵智强教授从瘀热伏毒学说辨治溃疡性结肠炎经验撷萃[J].四川中医,2018,36(7):5-7.)

9. 李恩复

【主题】 辨证注重依据舌脉,病机多为湿热成毒

【释义】 李恩复认为,溃疡性结肠炎属慢性腹泻,可持续发病或时缓时剧,常兼纳呆、腹胀及全身衰弱症状,虚实互见,临床症状错综复杂;对此当以舌象和脉象,作为辨证的主要依据,舌、脉是证候形诸于外的客观指标。本病舌质多为紫黯或黯红,舌苔多为黄腻,脉象多为弦滑或弦细,显示出湿热成毒的主要病机。许多患者仅因黎明泄泻,腹痛肠鸣,手足不温,被当作"五更泄"屡进温补,经年罔效。细致诊察,却见上述舌脉而非舌淡苔白脉弱,症状之虚寒乃假象,舌脉之有邪乃实据。黎明泄泻,由肝木乘脾,湿遏阳郁所致,并非阳虚。可见诊

察舌脉是十分重要的, 否则会贻误病机。(李建新. 李恩复教授治疗溃疡性结肠炎的经验[J]. 河北中医, 1993, 15 (2): 41-42.)

10. 印会河

【主题】 病因湿滞肠道, 亦有脾肾虚寒, 治湿为主

【释义】 印会河认为, 溃疡性结肠炎, 其病因主要是湿滞肠道, 一般属实证居多。湿邪可郁而化热, 成为湿热。此热是由湿化生的, 有湿才有热, 湿去热便无从产生。故本病的治疗, 应以治湿为主, 重点在于清利湿浊, 不可一味地苦寒攻下。如热象比较明显, 也只宜在治湿药中加黄连、黄芩等一、二味苦寒药, 取其苦以燥湿, 寒以清热。此证虽以实证居多, 但也有病久正气受损, 出现脾肾虚寒证者。①湿热积滞, 临床表现为腹部胀痛拒按, 便肠垢不爽, 泻下次数多, 有后重感, 反复发作, 舌苔黄腻, 脉弦略数者, 治宜通肠导滞; 方用枳实导滞丸加减: 枳实 9g, 大黄 9g, 黄芩 9g, 黄连 9g, 焦山楂、焦神曲各 9g, 茯苓 9g, 泽泻 9g。②湿渍肠道, 临床表现为便肠垢不爽, 日三、四行, 或更多次; 腹痛不甚, 肠鸣后重, 苔腻或白或黄, 脉弦细者, 治宜清理肠道; 方用清理肠道方 (经验方): 桃仁 9g, 杏仁 9g, 生薏仁 9g, 冬瓜仁 30g, 黄芩 15g, 赤芍 15g, 马齿苋 30g, 败酱草 30g。加减法: 寒象明显, 可加肉桂 2.5g, 取其厚肠止泻, 特别是病久者宜之。③脾胃虚弱, 临床表现为时泻时止, 泻下物有不消化食物或带肠垢脓血, 但大便时较通畅, 面色萎黄, 食欲不振, 倦怠无力, 食后脘闷, 舌淡苔白, 脉虚弱无力者, 治宜利湿补脾, 方用参苓白术散加减。(辛瑛, 郭霞珍, 辛晓虹. 印会河治疗溃疡性结肠炎的经验总结[J]. 北京中医, 2003, 22 (6): 10-11.)

11. 危北海

【主题】 健脾固本, 重视活血, 巧用消导

【释义】 危北海认为, 溃疡性结肠炎属于慢性炎症性疾病, 病情迁延, 反复不愈; 虽下痢便脓血多为气血瘀滞, 肠络受损, 应以调气行血为要, 但病久体虚、正气不足才是慢性病缠绵难愈的根本原因。因此, 在治疗中时刻不忘健脾固本, 常常选用生芪、党参, 佐以赤石脂、伏龙肝等药品。虚时为主, 实时为佐, 总为顾护正气, 行走气血, 以利排瘀解毒。同时, 还重视活血药的应用, 往往用丹参、红花、炙乳没、三七粉等通行血脉, 祛瘀生新。服药后, 患者便脓血的症状不仅没有加重, 反而消失。究其原因, 一方面是活血药物选用得当, 另一方面也与应用扶正固本的药物有关。另外, 腹痛症状的解除, 也与此类药物使用的轻重和疗程有关。最后, 其画龙点睛的一笔, 是消导药物的应用。溃疡性结肠炎看似与消化关系不大, 然而治疗期间一日三餐必不可省。食物入于肠胃, 必赖于胃之受纳、小肠之分清泌浊、大肠之传导。若饮食不化, 壅滞肠胃, 则积湿生热, 病体难愈。故遣药必用谷麦芽、神曲、山楂之属, 量亦非轻, 意在消导, 使邪不留滞, 更有利于瘀毒的排出。(刘薇. 危北海治疗慢性溃疡性结肠炎的经验[J]. 北京中医, 2005, 24 (4): 207-208.)

12. 李佃贵

【主题】 病机多属浊毒内蕴肠道, 治以化浊解毒贯穿始终

【释义】 李佃贵认为, 浊毒与溃疡性结肠炎关系密切, 浊毒既是致病因素, 又是病理产物。溃疡性结肠炎, 多由于脾胃虚弱, 湿浊内生, 加之饮食不节、情志失调, 导致湿浊内蕴,

阻滞气机，气机不畅；气郁日久化热、化毒，浊毒互结于肠道。阻滞肠道气机而致腹痛，湿浊下注而致泄泻，浊毒内蕴肠道致肠道肉腐化脓而见痢下赤白黏液。临床可分为四型治疗，四型中浊毒致病虽有程度轻重之不同，但始终存在。因此，治疗上化浊解毒贯穿于治疗全过程。①脾虚气滞：以脾虚气滞为主，浊毒较轻，宜健脾行气，化浊解毒。药用茯苓、白术、柴胡、香附、青皮、藿香、佩兰、黄连、蒲公英、连翘等。②浊毒内蕴：由湿热中阻，浊毒内蕴大肠，致肠道肉腐化脓。治以化浊解毒，清热利湿。药用黄芩、黄柏、大黄、白花蛇舌草、白头翁、败酱草等。③浊毒阻络：多由浊毒下注、瘀血内结而成。治宜化浊解毒，同时佐以活血化瘀。药用蒲公英、黄连、虎杖、当归、红花、赤芍药等。④浊毒伤阴：多见于溃疡性结肠炎缓解期，此时浊毒之证轻微，以阴伤为主。治宜化浊解毒滋阴。药用白蔻仁、砂仁、黄芩、乌梅、五味子、山萸肉等。（杜艳茹，张纨，王延峰，等. 李佃贵从浊毒论治溃疡性结肠炎[J]. 上海中医药杂志，2009，43（2）：7-8.）

13. 徐景藩

【主题】 温清并用，补泻兼施，凉血行瘀贯穿始终

【释义】 徐景藩认为，溃疡性结肠炎活动期，以黏液脓血便为典型临床表现，当按痢证论治；应重视调气行血，即刘河间所谓"调气则后重自除，行血则便脓自愈"。症状逐渐缓解以后，当以益气健脾为大法。本病治疗的始终，都应重视清热化湿。徐景藩根据溃疡性结肠炎病机是"脾虚湿热夹瘀，寒热错杂，肝、脾、肾同病"的观点，提出"温清并用，补泻兼施"的治疗原则。具体而言，"清"指应重视清热化湿；"温"指溃疡性结肠炎多病程缠绵，日久及肾，出现脾肾阳虚，当佐以温肾之法；"补"指因脾虚失健为发病基础，当以健脾为本；"泻"指痢疾治疗，应当因势利导，行气导滞。因血热、血瘀亦为溃疡性结肠炎两大病理因素，故在治疗中应将凉血、行瘀之法贯穿始终。溃疡性结肠炎病情进入缓解期后，治当健脾温肾，同时配合抑肝、敛肝之法。就"抑肝"而言，寓有调节肠管神经兴奋与抑制的功能和抗过敏的作用，有利于缓解溃疡性结肠炎患者的腹痛。溃疡性结肠炎患者下利病久食少，肝脾不和而属于疏泄太过者居多，肝气疏泄不及者极少或较轻。既有疏泄太过，故应予敛柔治之，是谓"敛肝"。（郑凯，沈洪. 国医大师徐景藩教授论治溃疡性结肠炎学术思想[J]. 中华中医药杂志，2013，28（8）：2326-2328.）

14. 李玉奇

【主题】 病机本质为肠道湿热蕴毒，治疗主张清热凉血解毒

【释义】 李玉奇认为，溃疡性结肠炎的病机本质，为肠道湿热蕴毒，灼伤血络，成痈成脓，和血而下；故当治以清热凉血解毒之法，泻下瘀毒，去腐生新。凡是泄泻症见黏液脓血者，均可以湿热证辨证论治。如大便黏滞难出，未见脓血而仅见黏液者，亦可以清热解毒化之；如便黏腻，便臭，腹痛泄泻，一天排便可见八至十次者，或见黄腻舌苔，或口干欲饮，均应以湿热证辨证治疗。此湿热内蕴，只是发展阶段不同尔。平日饮食不节，伤及脾胃，运化失司，至湿热蕴结肠间，久之热灼血肉脂络，化腐生痈，血伤肉腐而成脓血、脂血。故治疗本病当以湿热辨证，治以清热凉血解毒之法均可获效。如未见黏液脓血者，可以腹痛、泄泻辨证。痛缓，泻清水样便，当以健脾升阳为法治之，方以四君子、参苓白术散、补中益气汤加减；如腹中窜痛，便次增多，便质呈渣状不成形者，可治以行气疏导，消食健脾之剂，方以木香槟榔丸、枳

实导滞丸加减化裁。上证虽有不同程度的脾虚、食积、气滞等症状，但由于其病机本质为湿热为患，故往往在单用上述方剂未见明显疗效之时，加入黄连、苦参、槐花等清热燥湿凉血解毒之品可立见功效。（汤立东，王垂杰，王辉，等. 李玉奇治疗溃疡性结肠炎经验[J]. 辽宁中医杂志，2013，40（2）：224-226.）

15. 姜树民

【主题】 以痈论治，治以调节脾胃，和其营卫

【释义】 姜树民认为，溃疡性结肠炎与"痢疾"更为相似，因其皆有腹痛，腹泻，里急后重，所下之物皆黏液脓血相间。现代医学依据溃疡性结肠炎病势的急缓，可分为初发型、慢性复发型、慢性持续型、急性暴发型。中医根据发病的缓急，也分为"暴痢""久痢""休息痢"；并认为其基本病机，为湿热之邪壅滞肠腑，气血壅于内，大肠传导失司，脂络受损；其根本的病因，在于湿热邪毒内壅。病位在肠，与脾胃密切相关。溃疡性结肠炎，内镜下可见肠黏膜弥漫性的充血、水肿、糜烂、溃疡，血管纹理模糊，且黏膜质脆易出血；病理发现活动期有慢性炎性细胞和中性粒细胞浸润，隐窝炎或脓肿形成，黏膜糜烂溃疡。这些现代医学的检查手段，都提示溃疡性结肠炎的病灶都与"痈"密切相关。"痈"又可分为"内痈""外痈"。"外痈"生于体表，为皮肉之间的化脓性炎症，以红肿热痛为其特点；"内痈"，顾名思义为脏腑之内所生之痈，所以 UC 可以归为"内痈"。《素问·生气通天论》曰："营卫不从，逆于肉里，乃生痈肿。"是故调节脾胃，营卫和则痈可自除。（有为. 姜树民教授治疗溃疡性结肠炎临床经验[J]. 辽宁中医药大学学报，2013，15（3）：223-224.）

16. 姚乃礼

【主题】 健脾调肝，重用健脾化湿，清热和络

【释义】 姚乃礼认为，溃疡性结肠炎多有脾胃虚弱的基础，在饮食不节、感受外邪、情志不遂等诸多因素下诱发。其基本病机为脾运失调、湿毒瘀滞、肠络受损。脾气虚弱，运化水湿无力，湿浊之邪稽留肠间，阻滞气机；且日久化热，湿热之邪与气血相搏结，肠道传导失司；气滞血凝，伤及肠络，血败肉腐，内溃成疡。本病病程较长，病机复杂，湿毒阻滞气机，郁久化热，熏蒸气血，影响肠道传导运化功能，出现一系列临床表现。由于瘀毒产生，湿、热、瘀、虚互结，符合络病理论"久病入络入血"的传变规律。本病虽在脾胃和肠，但常影响到肝肾。治疗主张"三阴有病，治从厥阴"，常用乌梅丸加减。在健脾调肝之中，重用健脾化湿，清热和络。根据病情，以乌梅丸为主，将四君子汤、痛泄要方、香连丸等加减组合，并适当加用莪术、当归、赤芍、败酱草等和络解毒之品。如出血明显，则配伍具有化瘀止血作用的中药，如槐花炭、地榆炭、仙鹤草、茜草炭等，以防活血太过造成出血。（朱丹，姚乃礼. 姚乃礼应用"络病"理论治消化系统疾病[J]. 中华中医药杂志，2018，33（2）：577-579.）

17. 屠金城

【主题】 祛风清热利湿，当佐用温肠散寒，补脾益肾

【释义】 屠金城认为，从溃疡性结肠炎性状来看，似属中医学"泄泻""痢疾""肠风""便血""大瘕泄""小肠泄"等病；其发病机制为湿热之邪蕴结大肠，致使脾之清气不升而下陷；郁久化热，热腐化脓，气血不通，此其一也。此等发病以湿热为先。此外，湿热往往与寒

邪交滞，难解难分，故致缠绵不愈，此其二也。根据临床观察，认为此病并非仅以驱肠中之风、清肠中之热、利肠中之湿以固涩坚肠所能奏效。必须以上三法佐以温肠散寒、补脾益肾之法，方能收功。拟定治疗结肠炎之处方，药用蒲公英炭15g，生薏仁30g，败酱草30g，白头翁30g，川黄连6g，肉桂心6g，炮附子（先煎）9g，桃仁9g，红花12g，台乌药9g，广木香9g，土炒白术12g，土炒白芍12g，猪茯苓各15g，升麻炭9g，葛根9g，诃子肉20g，川厚朴9g，鸭胆子7粒去皮，用龙眼肉一枚包裹吞服。（金宇安，屠莲茹. 屠金城教授治疗溃疡性结肠炎经验初探[J]. 甘肃中医学院学报，1992，9（2）：44-45.）

三、医 论 选 要

1. 瘀阻肠络论（缪卫华）

【提要】 瘀血既是溃疡性结肠炎之病理产物，又是其重要的致病因素，也是其迁延难愈的主要原因，存在于溃疡性结肠炎的各型及疾病发展的全过程。

【原论】 脾弱气虚，则血行无力，瘀滞脉中；脾虚日久，阳虚生寒，外受寒邪，寒则血凝；感受湿热之邪，蕴结肠中，则血因湿而滞，因热而结；郁化热毒，下注肠道，壅塞气血，以致肠腑气血凝滞，肉腐血败而成痈疡，下痢赤白。饮食不节，脾运失司，痰湿内蕴，以致痰瘀互结；湿蕴化热，下注肠道，脏腑气血凝滞，肠膜血络受损；情志不遂，肝失疏泄，则气滞血瘀。由此可见，溃疡性结肠炎患者，虽病因不同，证型各异，但虚、郁、寒、湿、热皆可致瘀；其病机均有气机不畅，瘀血内阻。而血瘀形成后，更加阻滞气血，气滞血瘀互为因果，交相为病；且瘀血内留，脾胃运化受阻，气虚更甚，瘀血愈聚，气血愈虚，病程迁延，缠绵难愈。可见，瘀血既是溃疡性结肠炎之病理产物，又是溃疡性结肠炎的重要致病因素，也是溃疡性结肠炎迁延难愈的主要原因。故本病的主要机理，是脾胃虚弱，肠络瘀阻；瘀血内停，不通则痛；血不归经，则便血不止。

血瘀证候存在于溃疡性结肠炎的各型及疾病发展的全过程，瘀血在本病的发病和复发中占有重要地位。活血化瘀是治疗溃疡性结肠炎的重要法则，应融于辨证施治中，贯穿治疗始末。化瘀可行血，血行则气畅；瘀血得以消融，瘀滞得以畅通；使瘀血祛，新血生，肠络活，腐肉祛而新肌生，促进组织的修复和再生。①急性发作期：湿热蕴肠，气血不调。若单用清热燥湿解毒之品恐难解除，只知凉血止血，止血太过或寒凉太甚，反致瘀重，使湿瘀留滞，久病入络，以致迁延不愈。治疗应攻补兼施，补脾益气，清肠化湿，佐以活血化瘀，行气逐痰为旨。将活血通络和化瘀止血二法合用，力求活血不伤血，止血不留瘀。②临床缓解期：病久入络，脾肾两虚。治以健脾益气，温阳补肾为主，辅以调气行血。（缪卫华，汪荫华，缪春润. 溃疡性结肠炎从瘀论治的再认识[J]. 江苏中医药，2012，44（1）：5-6.）

2. 虚瘀病机论（王振宜）

【提要】 "虚瘀"为本病的主要病机。在坚持扶正祛瘀的基础上，根据证候不同，治以清热利湿、固本化瘀；扶正健脾、祛瘀生新；温肾助阳、化瘀通滞。

【原论】 "虚瘀"为本病的主要病机，下痢脓血日久可耗伤气阴，导致阴阳虚损；而血行不畅，或血虚不运，都可致瘀血；而气虚血不得摄，能加重出血；血虚伤阴，又可致阴血亏损。反复如此，可致恶性循环。瘀血作为血行失度、血脉不畅的病理产物，又是本病的一种致病因素，并可与其他邪气相互联系。所以，不治或久治不愈，必然加重病情，甚至变生他病。治疗本病，当以"扶正祛瘀"为大法，扶正固本，才能有助于祛邪外出，瘀祛新生；而活血化瘀，能使血脉畅通，血行则气行；瘀血消散，气机才能调畅。扶正固本、化瘀行血是手段，生新才是目的；新肉得生，溃疡愈合，才是治疗本病的根本。

根据证候不同，辨证使用三法：

（1）清热利湿，固本化瘀。溃疡性结肠炎初期证候，多表现为胃肠湿热，肠络瘀滞；可见腹痛，腹泻，便下黏液脓血，里急后重，舌红，苔黄腻，脉多滑数。常用中药：地锦草、鸡眼草、生薏苡仁、熟薏苡仁、黄柏、白头翁、败酱草等，清热祛湿；桃仁、红花、赤芍、川芎等，化瘀通滞；黄芪、党参，扶正固本；腹胀里急后重者，加厚朴、木香理气消胀；热重于湿者，改黄柏为黄芩、黄连，增大清热力量；泄泻日行数次，可加防风炭、炒葛根、诃子止泻。善用地锦草、鸡眼草，因鸡眼草味苦性凉，清热解毒利湿力强，并兼有健脾扶正作用。

（2）扶正健脾，祛瘀生新。若治疗不及时或延误病情，日久不愈，可进一步损伤脾胃肠道正气。脾胃气虚，湿热弥留，本虚标实兼见，并可互为因果。脾胃虚弱，胃肠运化失常，水湿停滞，蕴而生热；湿热交错，血络受损，迫血妄行，发为脓血黏液便。此证多见于年老患者，正气不足，体质较弱，病程较长；常见腹部隐隐作痛，腹泻脓血黏液便，肛门坠胀，神疲乏力，面色萎黄，舌淡，苔薄白，脉濡缓。常用药物：黄芪健脾补中，托毒生肌，为治疗本虚标实疮疡的良药；太子参补气健脾，生津润肺；白术为补脾胃利湿之良药；生地黄滋阴养血；鸡眼草主要作用为清热解毒、健脾利湿；地锦草清热止痢，凉血止血，并"善通流血脉"，是治血痢、疮肿之良药；桃仁活血化瘀，有治疗瘀血诸证之效；川芎为"血中之气药"，是调气和血的良品。湿重者，加藿香、佩兰；便血日久者，加赤芍、牡丹皮；腹胀甚者，加厚朴、枳壳、大腹皮；便次多者，加芡实；纳食不香者，多用鸡内金、谷芽、麦芽、焦山楂、神曲消食导滞。

（3）温肾助阳，化瘀通滞。溃疡性结肠炎缠绵不愈，耗伤正气，可累及下焦，耗气伤阴，日久及阳，虚寒内滞，可见形寒肢冷，腰膝酸软，耳鸣乏力；大便可见下痢脓血，反复发作；腹痛隐隐，腹胀明显；面色晦暗，舌暗，苔少或无，脉细弱。常用组方：淫羊藿、补骨脂、芡实、炮姜温中助阳；桃仁、当归、丹参、川牛膝活血化瘀；鸡眼草、地锦草、败酱草除湿解毒；阳虚重者可加肉桂、炙附子；腹泻重者加用五味子、乌梅；腹痛甚者加延胡索、白芍；瘀重者用红花、丹参等。（吴闯，王芳，王振宜. 从瘀虚论治溃疡性结肠炎[J]. 山东中医杂志，2012，31（10）：731-732.）

3. 健脾温肾论（李振华）

【提要】 治疗溃疡性结肠炎的基本思路，是健脾利湿，温肾止泻；常用五苓散和平胃散（胃苓汤）、理中汤、四神丸、香连丸等合方。

【原论】 脾虚湿阻，是溃疡性结肠炎的首要病理基础。生理上，脾主运化包括运化水谷精微与运化水湿两方面。起病多因饮食不节或劳倦损伤脾胃，或素体湿热内蕴又感受暑湿热毒之邪；或肝木郁克脾土，脾虚湿滞或湿阻气机，郁而化热。病理上，"诸湿肿满，皆属于脾"，脾气虚则生湿，湿阻气机，郁而化热，或气滞血瘀。故而溃疡性结肠炎的病变发展，是以脾虚为先，再有水湿停滞，或有湿郁化热、湿热蕴结，或气滞血瘀。脾失健运和升清，主要责之于脾气（阳）虚弱，即脾气虚甚至阳虚。脾虚则脾失健运，水谷不化；湿滞气郁，则中满腹胀、肠鸣。脾虚清阳不升则中气下陷，而疲乏无力、倦怠、腹泻或溏便；湿阻郁热，伤及阴络、肠膜，则会有黏液血便。故脾虚为本，湿阻湿热互结，气滞血瘀，是脾虚继发的病理变化。叶天士云："湿热缠绵，病难速已。"湿为脾气虚引起，湿为阴邪，为实邪，阻滞气机会化热。所以，"脾虚"病理上有三个层次：脾虚（第一层次）、生湿（第二层次）、化热（第三层次）。脾虚为本，湿热为标。重视湿热互结，治疗先祛湿热。故在急性期可用三黄解毒汤、茵陈、虎杖等苦寒清热燥湿，要中病即止，多则伤脾。湿盛热清，则改用五苓散。五苓散为化气利水，治脾阳虚水湿气化不利之方，用辛温之桂枝助脾阳，助膀胱气化。

用药之道，遵《金匮要略》"病痰饮者，当以温药和之""祛湿不利小便，非其治也"的治疗原则。湿热缠绵，病理是阴阳寒热矛盾交错；治湿当以温药和之，助脾运以化湿。清热宜苦寒燥湿清热，但寒凉不宜太过而伤脾阳。因脾虚才产生湿，湿郁阻滞气机又可化热。故湿热蕴结证，湿为阴邪，热为阳邪，病理矛盾交错，复杂难治，病难速已。治疗上，祛湿当宜温药，清热宜用苦寒；用清热药宜中病即止，过则苦寒损伤脾气脾阳，热减则及时加入健脾利湿之品，以治其本。同时佐以疏肝理气，气行则湿化，湿去则热无所存。

脾肾阳虚，是溃疡性结肠炎的主要病理转归。脾胃的阳气与肾阳有密切关系。"脾阳根于肾阳"，肾阳（即命门之火）能助脾胃腐熟运化水谷，但肾阳又需脾阳运化水谷之精微以作其旺盛之源。二者互相促进，相辅相成。如泄泻日久，脾胃阳虚，水谷精微输布失常，必波及肾阳不足，火不生土，则纳化力弱，谷气下流，泄泻复作。肾阳亏虚，反促使脾胃之阳更虚。脾肾阳虚，命门火衰，阴寒则盛，故于每天黎明之际，阳气未复，阴气盛极之时，即令人肠鸣。

基于以上病理分析与实践，治疗溃疡性结肠炎的基本思路，是健脾利湿，温肾止泻法。常用五苓散和平胃散（胃苓汤）、理中汤、四神丸、香连丸等合方，与病机环环相扣，根据病情发展的阶段各有所侧重。（华荣，罗湛滨，李郑生．李振华教授健脾温肾法治疗溃疡性结肠炎经验[J]．河南中医，2006，26（8）：17-18．）

4. 六经辨治论（章浩军）

【提要】　从六经辨证慢性非特异性溃疡性结肠炎，可将其分为5个证型。初发期或急性暴发期，多见于六经的三阳证；慢性复发期及慢性持续期，以三阴证为常见。以上证候，均可用经方加减治疗。

【原论】　慢性非特异性溃疡性结肠炎病情复杂，病性虚实夹杂，在六经辨证中多符合二经或三经并病、合病形式。在临床实践中，将其分为三阳热利、少阳寒热利、太阴少阴寒利、厥阴热利、厥阴久利5个证型。初发期或急性暴发期，多见于六经的三阳证；慢性复发期及慢性持续期，以三阴证为常见。病在三阳，反映邪实正气不衰；病居三阴，则体现正虚邪恋不去。三阳热利证重心在阳明，因邪在太阳、少阳均需内犯阳明方能导致泄利。三阴之利关键在于太阴，少阴、厥阴之利都与太阴密切相关。①三阳热利证。自下利，肛门灼热，或有发热，恶寒，口干，胸胁苦满，腹痛，舌苔黄或白，脉弦或浮紧。证属太阳、少阳邪热下迫阳明，大肠传导失司。治宜清热利湿，方选黄芩汤合葛根汤加减。药物组成：黄芩15g，白芍10g，甘草6g，葛根10g，生姜2片，大枣10枚。发热甚者加黄连8g，石膏20g。②少阳寒热利证。腹胀痛，下利便溏，小便不利，口苦，胸闷，心烦，舌质淡红，苔薄黄，脉弦细。证属少阳邪热，太阴寒湿，寒热湿滞于肠，气机阻滞。治宜疏利肝胆，温寒通阳，散结化饮；方选柴胡桂枝干姜汤加减。药物组成：柴胡 10g，桂枝 10g，炙甘草 6g，干姜 10g，黄芩 10g，生牡蛎 15g，天花粉 10g，半夏 10g。腹痛肠鸣较甚者，加防风 10g，香附 10g。③太阴少阴寒利证。自利不渴，大便溏泄，夹有不消化食物或夹脓血色黯，腹痛隐隐，喜温喜按，神疲纳少，畏冷肢凉，舌质淡，苔白，脉沉细。证属脾肾阳虚，寒湿下注。治宜温补脾肾，方选附子理中汤加减。药物组成：制附子 10g，干姜 10g，党参 30g，白术 20g，炙甘草 6g。便下脓血，次数频多者加赤石脂 15g，诃子 10g。④厥阴热利证。下利不爽，大便夹有脓血，肛门灼热，腹痛里急后重，口渴，身热心烦，小便短赤，舌质红，苔黄腻，脉弦滑数。证属湿热蕴结肠道，影响厥阴肝之疏泄功能，气机不畅。治宜清热养阴泻火，方选白头翁汤加减。药物组成：白头翁 10g，黄芩 10g，黄连 6g，秦皮 10g，黄柏 10g，生地黄 20g。便血较甚，加地榆 10g，牡丹皮 10g。⑤厥阴久利证。腹中隐痛，久泻不止，大便夹有脓血黏液，口渴，心中烦热，四肢逆冷，舌质淡，苔白，脉弦细。证属厥阴气血耗伤，正虚邪实，寒热错杂。治宜清上暖下，攻补兼施，方选乌梅汤加减。药物组成：乌梅、细辛、干姜、黄连、制附子、当归、党参、黄柏。下利日久加肉豆蔻、赤石脂。以上诸证治疗 1 个月为 1 个疗程，连续治疗 3 个疗程。（范文东. 章浩军治疗慢性非特异性溃疡性结肠炎经验[J]. 河北中医，2011，33（8）：1129.）

5. 三方辨治论（黄煌）

【提要】　运用经方甘草泻心汤、黄芩汤和乌梅汤，治疗溃疡性结肠炎，要详辨病机，正确加减，方可取得较好疗效。

【原论】　黄煌根据溃疡性结肠炎的临床表现和患者体质特征分析，总结了治疗溃疡性结肠炎常用的经方，有甘草泻心汤、黄芩汤和乌梅汤。甘草泻心汤：黄煌认为此方是古代的止利剂，同时也是治疗狐惑病的专方。原方经典剂量：甘草四两、黄连一两、黄芩三两、干姜三两、人参三两、半夏半升、大枣十二枚。黄煌常用剂量：生甘草 6～20g，黄连 3～6g，黄芩 6～20g，干姜 6～12g，党参 10～20g，姜制半夏 6～12g，红枣 15～30g。水煎，每日分 2～3 次服用。黄煌认为此方适用于溃疡性结肠炎。甘草泻心汤还是消化道黏膜的修复剂，口腔溃疡的专方，即从口腔到肛门的消化道黏膜的糜烂、溃疡等，均可使用此方。而溃疡性结肠炎的肠外表现，就有口腔黏膜溃疡。适用此方的患者，临床表现多为唇红、舌红、烦躁、失眠、脉滑等。关于临床加减，黄煌认为，如有发热、结节性红斑、关节炎、虹膜炎者，要加黄柏、柴胡，而柴胡剂量应在 20g 以上。

黄芩汤：黄煌认为此方是古代止痢专方，多将此方用于溃疡性结肠炎见腹痛出血者。其证多见腹痛如绞，或阵作，或里急后重，腹泻或便下脓血或鲜血。患者多有发热，或自觉肛门灼热，或烦躁身热等。此方适用的患者，黄煌将其命名为"黄芩体质"，即患者唇色多深红如朱，舌质多暗红，脉象滑数，女性月经多黏稠有血块。此方药量可根据病情轻重而调整，如出血黏稠，量多有血块，重用黄芩，可达 30g；若腹绞痛甚者，重用芍药，可达 30g。另外，此方多加味使用，如腹痛，加制大黄 3～10g；腹泻、烦热，加黄连 3～10g；出血多者，加阿胶 10～20g。

乌梅丸：黄煌认为此方是古代治疗胆道蛔虫专方，也主治久利。此方适用于重度溃疡性结肠炎，出现食欲不振、恶心呕吐、腹痛剧烈，伴有消瘦、营养不良、四肢厥冷者。乌梅丸的解痉止痛作用明显，但其病情比较复杂，体内状态是"寒热夹杂、虚实互见"，即在腹泻、体质虚弱、营养不良等的基础上，加上绞痛、继发感染，甚至出现中毒性休克。所以，乌梅丸中有乌梅、川椒安蛔，附子、细辛、川椒、当归止痛；黄连、黄柏清热；人参、干姜、附子、桂枝温中回阳。适用此方者，大多营养不良，体质虚弱；有其他消化道疾病，或久泻或久痢；或高龄，或年幼，同时对疼痛的耐受性差等。（古求知，老膺荣，范宇鹏. 黄煌教授经方治疗慢性溃疡性结肠炎的经验[J]. 中国临床研究，2012，25（7）：712-713.）

6. 以"通"辨治论（田振国）

【提要】　从"通"论治溃疡性结肠炎，临床治疗中常用三大治法，即健脾祛湿为主法，宣通气血是关键，以及扶土不忘抑木，治虚不忘疏导。

【原论】　田振国根据肠腑的生理特性，即"传化物而不藏""六腑以通为用，以降为顺"；结合本病本虚标实，瘀血贯穿疾病始终的特点，从刘河间的"行血则便脓自愈，调气则后重自除"得到启发，提出从"通"论治溃疡性结肠炎；并将这一思想贯穿于治疗溃疡性结肠炎的理、法、方、药之中，其疗效显著。

气血在人体的生命活动中占有非常重要的地位，人身只有气血通畅才无以发病，反之则生诸病。因此，在治疗疾病时相当注重气血的调理，此即为广义的"通"。"通因通用"指用通利疏导的药物，来治疗具有通泻症状的实证，属于反治法。本病的临床治疗中，常用以下三大治法，即"健脾祛湿为主法"，"宣通气血是关键"，"扶土不忘抑木，治虚不忘疏导"。

田振国在治疗本病时，特别注意其虚实夹杂的病机特点。强调若在临床上见到有腹痛、腹泻、脓血黏液便，伴里急后重、肛门灼热、舌苔厚腻、脉弦滑等湿热证者，亦不可过分涤荡肠腑；患者大便次数已多，既易伤津又易耗气；若一味攻邪，则使滑脱更重，而更伤正气，病情加重，因此常于通中寓补。如酒大黄与乌梅就是常用的配对药，其用量为酒大黄 5～10g，乌梅 10～15g。大黄酒制后，可去其苦寒之性，泻下之力较弱；然其活血作用仍存，尤适用于久病、瘀血阻滞之证患者。乌梅能收也能祛，既能收敛正气，也能祛除毒邪。此二者相合，使祛邪不伤正，收敛不留邪。此外，还常用椿根皮、秦皮等，既能清热化湿，又具涩肠止泻功效，使通中寓补，祛邪不伤正。

脾虚虽为发病之本，但脾虚易致湿盛，而湿邪困脾，则使脾气更虚。因此，治疗之时不可纯用甘温之品以培土，而应补中寓通，于健脾之中佐以利湿之药，喜用资生丸加减。方中以党参、黄芪、白术、茯苓、山药等以益气健脾，佐以焦三仙、豆蔻仁、砂仁、泽泻、莱菔子等以祛湿导滞，酌加木香、枳实、香附等理气导滞之品，使补不滞胃，补中有通，而达治脾之根。（刘钰. 田振国教授从"通"论治溃疡性结肠炎经验探析[D]. 沈阳：辽宁中医药大学，2013.）

7. 纵通擒摄论（沈舒文）

【提要】　纵通腑气与擒摄肠津，固摄与通泄反向调节，以治疗溃疡性结肠炎。可根据疾病不同阶段及邪正虚实状态而灵活使用。

【原论】　纵擒通摄法，即通过纵通腑气与擒摄肠津并用治疗肠道疾病的一种方法。通过固摄与通泄反向调节，调治病理势态相反的病证。腑气以通为用，肠津以摄为要。用纵通的方法调节脏腑机能的不运，使其张；用擒摄的方法调节脏腑机能的太过，使其敛之，从而使机能相反的病理势态归于平复。

急发治宜纵而宣：溃疡性结肠炎的病位在胃肠，湿热蕴结肠道是结肠炎早期与发作期最为多见之类型。此阶段结肠病损以炎性反应与络脉破伤为主，表现为黏液脓血便；其病机为湿热蕴结大肠，热盛化腐成脓，邪伤肠络血溢脉外，脓与血相混。治疗以苦寒清肠与解毒凉血之重剂纵之，竭其毒邪，修复络伤，设堤防变；其次是大肠功能紊乱，表现为湿热壅滞气机。因此，要适当配行气通腑化瘀之药宣之，可用枳实、槟榔、制大黄或酒大黄，纵宣以通腑导滞，使滞随气通，血行络和。

缓发治宜擒而摄：在疾病后期，发展至脾胃虚弱，尤其是脾肾阳虚阶段，疾病以正气内亏为主，往往少邪无滞，或无邪无滞（如脾肾阳虚），病势以本亏肠滑、下漏谷流为主。在扶正的同时必须扭转病势，由通转涩，宜涩不宜通，适度地用涩肠止泻药物。在脾胃虚弱阶段，大便时稀时泻，用石榴皮、肉豆蔻、乌梅炭温酸涩肠；脾肾阳虚阶段，大便脱滑不禁，用赤石脂、诃子效果较好。

虚实夹杂，纵擒并用：迁延期湿邪留恋，余邪未清，而见虚实夹杂，正邪交加。若表现为腹泻与便秘交替出现，或既有大便溏稀，又有排便不畅的证候时，要纵通与擒摄并用。常用理中汤合四神丸健脾固肠止泻。若以便滞为主，以枳实、炒莱菔子、槟榔配制大黄纵以通腑；寒湿凝塞重者，可配瓜蒌仁宣通腑气；便滞腹痛，加三棱、莪术破气血结滞。

重症三联显神效：由于溃疡性结肠炎病变是从直肠向上扩展，呈连续性病变，可以由直肠扩展到全结肠，直至盲肠，偶有倒灌性回肠炎，腹痛及脓血黏液便久治不除。可在内服中药的同时，配合艾灸及直肠给药，能显著提高疗效，即中医三联疗法；标本兼顾，扶正不留邪，祛邪不伤正，整体与局部治疗相结合。直肠给药首先能使药物直达病所，药物高浓度作用于病灶，有利于直肠、结肠黏膜充血水肿消失及溃疡修复愈合；其次，是药物通过直肠中、下静脉及肛管静脉，绕过肝脏直接进入大循环，从而大大提高了药物的生物利用度。临床实践表明，本病内服药配合艾灸及直肠给药，疗效优于单纯西药口服或直肠给药。直肠给药，如苦参、黄柏健脾燥湿，杀菌消炎；赤石脂、白及收敛止血，涩肠止泻；乌药行气止痛，温肾散寒。因此，对本病治疗应采取内服中药配合艾灸，及与直肠给药结合；既能清热燥湿，涩肠止泻，杀菌消炎，又可温中健脾，行气升陷；祛邪和扶正相结合，标本兼治。（惠建萍，杜晓泉，王捷虹. 沈舒文运用纵擒通摄法治疗溃疡性结肠炎经验[J]. 河南中医，2013，33（7）：1036-1037.）

8. 湿毒辨治论（周玉祥）

【提要】 溃疡性结肠炎，急性期多以湿毒与瘀热结合发病，缓解期多以本虚湿盛为主证。急性期治宜祛湿解毒，清热活血；慢性期治宜温中健脾化湿。

【原论】 溃疡性结肠炎发病过程中，如湿邪壅滞或蕴结日久即可化为毒。湿毒日久则多从热化；湿毒化热，蓄积日久，胶结壅滞，则易入血入络，出现瘀血征象。湿毒为病，不仅易困脾为患，而且易伤肝肾。湿毒乃阴邪所化，易袭阴位，肝肾居于下焦，常为湿毒所犯。

溃疡性结肠炎，根据病情可分为急性发作期和缓解期。急性期多以湿毒与瘀热结合发病，湿毒夹热瘀蕴结于肠，肠道肉败腐溃成疡，损伤血络而致便血、脓血便。因此，急性期宜祛湿解毒，清热活血，常用白头翁汤合芍药汤加减。方中黄连、黄柏、秦皮、白头翁清热解毒、凉血燥湿。白头翁汤与芍药汤，合用，各取所长，既能弥补白头翁汤行气活血之不足，又可增强芍药汤清热解毒之功。

溃疡性结肠炎缓解期，多以本虚湿盛为主证。湿毒为病，不论初起因外湿、内湿，而其发病不离湿邪困脾，脾失运化，久则脾虚湿盛。因此，脾虚湿盛是溃疡性结肠炎的常见证型。治疗可用参苓白术散加减。若久病出现畏寒肢冷阳虚表现者，应考虑久病及肾，可予桃花汤加减论治。

溃疡性结肠炎急性期必用黄连，但要遵循《本草纲目》"黄连大苦大寒，用之降火燥湿，中病即当止"原则。做到《本草衍义》所要求的"若气实初病，热多血痢，服之便止，仍不必尽剂也。或虚而冷，则不须服"。黄连的配伍要灵活，如香连丸（木香、黄连）、姜连散（伍干姜）、变通丸（伍吴茱萸）、姜黄散（伍生姜），皆一冷一热，一阴一阳，寒因热用，热因寒用，君臣相佐，阴阳相济，最得利方之妙，所以有成功而无偏胜之害也。缓解期常用干姜。干姜性味辛热，归脾、胃、肾、心、肺经，具有温中散寒，回阳通脉，温肺化饮的功效。脾喜燥恶湿，同时湿邪得温可化。溃疡性结肠炎缓解期，脾虚湿盛是主要病机。因此，用干姜温中运脾化湿，与黄芩、黄连联用，共奏辛开苦降之效。同时，干姜具有止血生新的功效。《本草纲目》谓"干姜，能引血药入血分、气药入气分。又能去恶养新，有阳生阴长之意，故血虚者用之。凡人吐血、衄血、下血，有阴无阳者，亦宜用之，乃热因热用，从治之法也"。化瘀血不离三七。一味三七，止血与化瘀作用兼俱，临床应用既无止血敛邪之忧，亦无化瘀出血之患，同时有补虚强壮之功，尤适合久病体虚之人。（孙芳，陆新瑜. 周玉祥从湿毒论治溃疡性结肠炎经验[J]. 实用中医药杂志，2014，30（9）：871-872.）

9. 透法增效论（李军）

【提要】　溃疡性结肠炎发病，符合伏邪致病特点，而透法是伏邪治疗的重要方法。风药因其辛散而常被用作"透药"，且有"宣透""渗透""通透"及"润透"之分。临床应用透法，需注重药宜轻灵、顾护正气和气血通调。

【原论】　临床治疗溃疡性结肠炎，应用透法不仅起到因势利导，给邪以出路的作用，而且在辨证施治的基础上，加入"透药"可以增强疗效。如与补益剂伍之可升清阳，与祛湿剂伍之可疏风湿，与清热剂伍之可散郁火。具体方法有：①宣透。适用于肝郁脾虚证。常用麻黄、桔梗宣肺气，调节全身气机升降出入；白蒺藜、薄荷疏肝气，"土得木而达"；葛根、防风升脾气，清阳既升则水谷运化正常，下陷之气得举；升麻、细辛散郁火，使抑遏于脾土之阳气得以升散。方如痛泻要方。②渗透。适用于湿蕴肠腑证。常用苍术祛风燥湿，取风能胜湿而止泻之义，配伍藁本祛风散寒除湿，可治寒湿泻痢；配伍苍耳草祛风清热除湿，擅长湿热泻痢。方如《保命集》之苍术汤。③通透。适用于肠络瘀阻证。常用川芎、凌霄花祛风通络。方如少腹逐瘀汤。④润透。适用于阴血亏虚证。常用秦艽，取其祛风湿、清虚热而无燥烈之弊，以达透邪而不伤血。

透法的应用原则如下：①透邪外达药宜轻灵。"透药"用治溃疡性结肠炎，其用量应据病情而定。若表邪较盛，则用量大一些，但须中病即减；若表邪不盛，则药味不能太多，可选择2～3 味，用量也宜小些，常取 3～6g，一般不超过 10g，体现"轻灵辛散"之性，重在审因论治，妙在导邪外出，起到以少胜多的作用。②透邪不忘顾护正气。溃疡性结肠炎多为本虚标实之证，而"透药"大多辛散温燥，过用易损耗人体阳气和津液，尤其在湿热蕴肠及阴血亏虚证，故临证应合理配伍助阳、清热、养阴之品。正如《疡医大全·后阴部·肠风门主论》所云："初起宜于升阳清热；次则清补相兼，和血解毒；结阴则当升清利浊，兼于温补其血可也。"③透邪尤重调气行血。前述四法之中，"宣透"与"通透"是气血通调之法，在下痢治疗中尤为重要。正如刘河间所云："调气则后重自除，行血则便脓自愈。"脾为阴土，"体阴而用阳，以升为健"，运用"透药"应顺应脾阳气升发之特性；大肠的传导变化作用，既是脾胃升清降浊的延伸，又与肺的肃降有关，故运用风药还须注重宣畅肺气。另外，根据"久病入络"理论，可配伍应用莪术、三七、薏苡仁等其他通透、渗透药。此法对溃疡性结肠炎伴息肉样肿块型增生者，常有意外之效。（李军. 透法在溃疡性结肠炎治疗中的应用[J]. 四川中医，2015，33（6）：46-47.）

10. 标本缓急论（周福生）

【提要】 溃疡性结肠炎的病机特点为本虚标实，脾虚为本，湿、瘀、热为标。扶正以健脾护胃为要，祛邪以淡渗利湿，芳香化湿，醒脾开胃为主。寒湿兼用温化，化热兼用甘凉。活血化瘀，亦为重要治法。

【原论】 溃疡性结肠炎的病机特点为本虚标实，脾虚为本，湿、瘀、热为标，治疗应根据病情之缓急、虚实的主次，因人、因时而治，如患者正气大虚，应以扶正为主，如正虚不甚而邪实较盛，应以攻邪为先。

扶正以健脾护胃为要，补气健脾之药较多，应根据其药性特点合理选用。如白术善于补气健脾、燥湿利水，脾虚湿盛者尤为适宜；党参补气生津，并能养血，多用于脾胃气虚、中气不足之证；黄芪长于补气升阳，脾虚下陷、清阳不升者尤宜。周福生善用岭南草药如五爪龙，又称"五指毛桃""南芪"；味甘辛，性平，以根皮清香者药效最佳，归脾肺经；补气健脾而不助热，又能行气化湿，适用于脾虚兼有湿热者。如患者苔腻、纳呆、腹胀，为湿浊内蕴；不宜过用补益，尚需配伍行气化湿开胃之品。如广陈皮、春砂仁、广木香等，使补而不滞，又可防攻邪之品伤胃。若脾虚兼有气阴两伤者，用太子参或西洋参。

祛湿以淡渗利湿、芳香化浊、醒脾开胃为主，避免过于苦寒之品伤胃，常用茯苓、广藿香、佩兰、白蔻仁等，既可祛湿，又可行气和中；寒湿者兼用温化，用小剂量附子、桂枝，温阳化气以行水；湿蕴化热者多以甘凉之品，如火炭母、凤尾草、紫珠草等，具有清热利湿，凉血止痢之功效，祛邪而不伤正。

活血化瘀是本病另一个重要治法，以便血色暗，腹部刺痛，舌质暗或青紫，脉细弦为辨证要点；常用三七散瘀止血、消肿止痛。三七饮片入煎剂，长于化瘀止痛，宜先煎。三七粉则长于止血，常配伍醋延胡索、姜黄，既能活血化瘀，又可行气止痛。对于久积结硬，按之痛剧，或久治不愈者，常加入水蛭，破血通经，逐瘀消癥，该品破血力大，"破瘀血而不伤新血，于气分丝毫无损"。（马普伟，周福生. 周福生名老中医辨证论治溃疡性结肠炎经验[J]. 中医临床研究，2017，9（28）：49-50.）

11. 分期辨治论（周平安）

【提要】 诊治溃疡性结肠炎，坚持辨病与辨证相结合；主张分急性期和缓解期具体辨证论治；强调益气托毒应贯穿治疗始终，灵活运用基础方加减。

【原论】 溃疡性结肠炎病程多迁延，呈发作与缓解期交替，少数可持续并逐渐加重。现代肠镜技术是中医望诊的延伸，中医可借鉴西医黏膜病理结果，将西医辨病与中医辨证相结合。因此，根据结肠镜及组织病理检查，可将其病程分为急性期和缓解期；结合中医疮疡理论，而急性期又可分为酿脓期、成脓期及迁延期。急性期：①酿脓期：以突然起病，高热恶寒，腹痛下坠，里急后重，泻下脓血黏液，脉滑数，舌红苔黄腻为辨证要点。病机为外邪入里，肺热移肠，热毒凝聚。此期重在疏风清热，兼以益气解毒；常以柴胡、荆芥、防风、枳实疏风清热解表，白头翁、黄芩、马齿苋清热解毒，兼以生黄芪、金银花、黄连等益气解毒，肺肠同治，表里兼顾。②成脓期：以腹痛腹胀，大便黏液脓血状，日十余次，脉细数，舌红绛苔黄为辨证要点。病机为热毒蕴久，热壅血瘀，血败肉腐成脓。此期以清热解毒，凉血止血为主；以生黄芪、蒲公英、黄连、大黄益气解毒，生地榆、三七粉凉血止血；佐以木香、山楂、槟榔理气，消除胃肠积热，调气和血，攻补兼施。③迁延期：以病情反复日久，腹痛腹泻，或便溏，便后带血，疲乏无力，脉细滑，舌红苔白为辨证要点。病机为余邪未净，气虚无力托毒外出。此期着重益气托毒，涩肠止泻；以生黄芪、金银花、当归、甘草益气托毒，生肌愈疡；补骨脂、五味子、诃子涩肠止泻。④缓解期：以腹部恶寒，稍食生冷油腻即腹痛腹泻，四末不温，脉细，舌淡苔白为辨证要点。病机为日久伤及脾肾之阳；脾肾阳虚，多治以健脾益肾，涩肠止泻；以参苓白术散合四神丸加减，配伍诃子、豆蔻以收敛固涩。

热毒是溃疡性结肠炎发生重要的病理因素，贯穿疾病始终。初期，即酿脓期，热邪正盛；若失治误治，热邪必内陷于里；因此以疏风解表为主，同时要辅以益气解毒，鼓舞正气，祛邪外出，防止热邪内陷；中期，即成脓期，热毒损伤胃肠血络，血败肉腐而成脓；应治以清热益气解毒，生肌愈疡；后期，即迁延期，气血亏虚，余邪未净；必以益气扶正为主，同时解毒清除余邪，可适当配伍酸涩收敛之品。由此，益气托毒应当贯穿疾病治疗始终。根据扶正祛邪思想，提出益气托毒之法，确立溃疡性结肠炎的基础方：生黄芪 30g，金银花 30g 或蒲公英 30g，当归 30g，生甘草 10g。如患者病程在初期酿脓阶段，风热偏盛，取金银花辛散之性，既能宣透外邪，又可清热解毒；而患者处于中后期，常选用蒲公英，取其味苦可消痈散结，清热解毒之力亦强。（孙蕊，牛洁，曹芳. 周平安教授病证结合治疗溃疡性结肠炎经验探析[J]. 环球中医药，2018，11（8）：1316-1317.）

12. 清肠化湿多脏兼顾论（沈洪）

【提要】 溃疡性结肠炎，病变位于大肠，病机责于脾，与肺、肝、肾三脏相关。治疗以清肠化湿为主要原则，兼以健脾升阳、调肺化痰、固肠止泻、温补脾肾等治法。

【原论】 溃疡性结肠炎病程较长，缠绵难愈，久可营阴内耗。故临床辨证时，亦可见一类证型，即虽有湿热内蕴之候，但患者多诉口干，观其舌脉兼有阴虚之象，称之为阴伤络损证，用药时喜用石斛、生地黄药对。生地黄甘寒质润，性凉而不滞，可清热凉血，生津止渴；石斛甘寒汁浓，擅养胃阴，生津液。二者同为甘寒之品，又同取鲜品入药，意取其更多的汁液，以增强养阴生津之功，使络损得愈而血止。

脾虚湿盛为本病的病机关键，辨证施药时尤重视健脾益气，调和诸脏。且脾贵运而不在补，益气当以健脾为先，并结合补脾与健脾的灵活应用，防止一味壅补，致病邪留恋。

溃疡性结肠炎病人以脾虚为本，脾胃本虚，肝木极易乘侮而发病，或使病情加重。故扶土抑木，肝缓则脾强矣，泻能止也。临床常以少腹胀痛、腹痛即泻、泻后痛减、肠鸣矢气为主症；常选四逆散、逍遥散、痛泻要方；常用药物如柴胡、香附、青皮、郁金。若湿热久蕴，热为阳邪，阳盛每易伤阴；此时可酌情加减甘润之药柔肝养肝，常用药为生地、白芍、女贞子、墨旱莲。

肠络受损，失于卫外，益气固表，固肠止泻。皮毛腠理为人之御外之屏障，其卫外功能失常则会出现外邪袭表，卫表不固等证。同理，肠道黏膜亦可视为肠道的"卫表"，其功能失常，使湿热之邪有机可乘，则可致腹痛腹泻甚至为脓血便。尤其是溃疡性结肠炎缓解期，邪气不盛，兼有正虚，且多以肺脾气虚为主，临床表现为久泄不止，夹有白冻，胃纳减少，气短乏力等症。临证施治时，在清肠化湿、柔肝、健脾等基础上辅以益气固表，恢复肠道黏膜的固表之功，使湿热之邪无以为犯，症自可缓。代表方为玉屏风散，有益气固表止汗之效。溃疡性结肠炎患者病程较长，病情缠绵，易复发，故益气固表法还可增强免疫，减少其他并发症的发生，提高临床患者生活质量。

溃疡性结肠炎病情缠绵，病情多累及于肾，火不暖土，可致下利清谷，或五更泄泻，少腹冷痛，形寒腰酸等脾肾阳虚之证。治宜益火补土，温补脾肾。临证常用附子理中汤，常用药物为制附子、干姜、补骨脂、益智仁等。（袁红刚，沈洪. 沈洪从脏腑辨证治疗溃疡性结肠炎经验撷菁[J]. 辽宁中医杂志，2019，46（5）：949-951.）

13. 调理脾阴论（顾庆华）

【提要】　脾虚为本，久泄久痢、忧思愤郁、饮食不节，均易导致脾阴受损。治则上补泻兼施，滋阴不忘和阳；治法上分期论治，和法、补法并重；用药平和，甘淡酸苦，寒热并施，主以健脾助运、滋阴和阳，佐以通腑去滞、行血和络之品。

【原论】　理脾阴法在溃疡性结肠炎的临床应用中，包括治则治法、用药原则等。治则上补泻兼施，滋阴不忘和阳；治法上分期论治，和法、补法并重；用药平和，甘淡酸苦，寒热并施，主以健脾助运、滋阴和阳，佐以通腑去滞、行血和络之品。①甘淡实脾。甘能入脾，能补、能和、能缓；淡能渗湿，淡为土之正味，即"味之淡者，皆属土"，其与甘淡味同义，同时契合了脾"喜燥恶湿之性"。甘淡相合，使得补而不滞，运而不燥，守中化阴。山药、白扁豆为甘淡扶脾的代表药物。张锡纯言"山药之性，能滋阴又能利湿"。甘能补，以生用效果最佳。淡性升浮，引脾之津液精微上输于肺，下输膀胱，通调水道，水精四布。白扁豆味甘气香，性微温。《本草求真》云："扁豆得味之甘，故能于脾而有益也；扁豆禀气芬芳，故能于脾而可舒也；扁豆得性之温，故能于脾而可燥也。"白扁豆与山药配伍，能健脾渗湿，固守中州。②甘温益阴。张介宾《景岳全书》云："善补阳者，必于阴中求阳，则阳得阴助而生化无穷；善补阴者，必于阳中求阴，则阴得阳升而泉源不竭。"选方以四君子汤为代表，取其中和之意，多为溃疡性结肠炎缓解期的主方。陈士铎《辨证录》言"脾虽属阴，非补阳之药不能效"。临床应选用补而不燥、滋而不腻、行而不滞之品。补脾阴太过甘润，则药物易滋腻碍运，且脾喜燥而恶湿；若配伍少剂量的党参、砂仁、甘草等甘温益阴之品，既可佐甘润之滋腻，又可治阴损及阳；从而使气机得以调畅，气血得以充盛，阴阳得以平衡。③酸甘化阴。溃疡性结肠炎病程迁延，久泻脾阴不足，邪滞已去，而见形体消瘦者，可加乌梅、木瓜、芍药、甘草等酸甘化阴，滋润脾阴。酸味药品，其性多寒，能收能涩，养阴生津。甘味药品，味甘性平，补益和中，缓急止痛。酸得甘助，阴能得化；甘得酸合，液得复生。注意在临床药物使用时，需以苔净为指标。否则邪滞未尽，使用酸敛之品，可有闭门留寇之嫌。芍药、甘草为滋阴基本组合，张仲景有芍药甘草汤，《血证论》称之为甲乙化土汤，小建中汤中亦用此二味补脾阴。此外，芍药有柔肝之效，溃疡性结肠炎以脾虚为本，脾虚则肝侮，肝侮太过可加重泄泻症状，故在治疗时当抑木扶土。④辛苦去滞。脾虚则内湿从生、气滞不畅、瘀血阻络。结合肠镜检查，见肠黏膜水肿、溃疡、息肉样增生、肠腔狭窄等改变；肠黏膜活检，病理组织学观察，常见大量血栓形成。故重症迁延期患者，多呈虚实夹杂的特点。六腑以通为用，治以通因通用，用药上可选用辛苦去滞之品。制香附"芳香性平，其味多辛能散，微苦能降，微甘能和"；配伍槟榔通腑导滞，治从调气，"调气则后重自除"。若腹胀明显，可配伍佛手、厚朴、枳壳等。山楂消食化滞，活血散瘀，与建曲配伍可消食化滞；与莪术配伍，可活血通络；与贝母配伍，可化痰通络散结。

若血瘀明显者，可配以丹参、参三七等活血化瘀药。（徐逸，顾庆华. 论理脾阴法在溃疡性结肠炎治疗中的应用[J]. 中国中医急症，2019，28（11）：2002-2004.）

（撰稿：李志更；审稿：于智敏，徐世杰）

参 考 文 献

著作类

[1] 中华中医药学会. 中医内科常见病诊疗指南——西医疾病部分[M]. 北京：中国中医药出版社，2008.

[2] 吴焕淦，季光，施征，等. 溃疡性结肠炎中医诊断与治疗[M]. 上海：上海科学技术出版社，2009.

[3] 沈洪. 溃疡性结肠炎——中西医的过去、现在与未来[M]. 南京：东南大学出版社，2012.

[4] 李振华，李郑生. 中医脾胃病学（第2版）[M]. 北京：科学出版社，2012.

[5] 黄穗平，黄绍刚. 专病专科中医古今证治通览丛书：溃疡性结肠炎[M]. 北京：中国中医药出版社，2012.

[6] 沈洪. 溃疡性结肠炎中医特色疗法[M]. 北京：人民军医出版社，2014.

[7] 单兆伟，沈洪. 单兆伟治疗脾胃病经验撷粹[M]. 人民卫生出版社，2014.

[8] 刘沈林，刘沈林脾胃病临证心悟[M]. 北京：人民卫生出版社，2014.

[9] 徐丹华，陆为民，罗斐和. 国医大师徐景藩临证百案按[M]. 北京：人民卫生出版社，2014.

[10] 宁泽璞，蔡铁如. 国医大师专科专病用方经验－脾胃肝胆病分册[M]. 北京：中国中医药出版社，2015.

[11] 蔡淦，林江，丛军. 蔡淦治疗脾胃病临证经验医案集要[M]. 北京：科学出版社，2015.

[12] 徐景藩. 徐景藩脾胃病临证经验集粹[M]. 第2版. 北京：科学出版社，2015.

[13] 吴耀南，陈一斌. 涂福音脾胃病临证经验集[M]. 北京：科学出版社，2016.

[14] 李佃贵. 溃疡性结肠炎浊毒论[M]. 北京：中国科学技术出版社，2016.

[15] 唐旭东，胡建华. 名老中医诊治慢性胃病临证经验选介[M]. 北京：人民卫生出版社，2016.

[16] 张声生，沈洪，王垂杰，等. 中华脾胃病学[M]. 北京：人民卫生出版社，2016.

[17] 李乾构. 李乾构十三法治脾胃病[M]. 北京：北京科学技术出版社，2016.

[18] 李吉彦，沈会. 中医脾胃病临证思辨录[M]. 北京：人民卫生出版社，2018.

[19] 杨沈秋. 张金良肝胆脾胃病学术经验集[M]. 北京：科学出版社，2018.

[20] 李克绍. 李克绍胃肠病漫话[M]. 第2版. 北京：中国医药科技出版社，2018.

[21] 王道坤. 新脾胃论[M]. 第2版. 北京：科学出版社，2018.

[22] 章浩军. 六经辨治脾胃病[M]. 北京：中国中医药出版社，2018.

[23] 何晓晖，葛来安. 何晓晖论治脾胃病[M]. 北京：中国中医药出版社，2018.

[24] 李志更，赵晖，岳利峰. 国医大师名方验方选[M]. 北京：化学工业出版社，2018.

[25] 魏玮. 名老中医脾胃病辨治枢要[M]，北京：北京科学技术出版社，2019.

[26] 唐旭东，张声生，温艳东. 常见脾胃病中医临床实践指南[M]. 北京：科学技术文献出版社，2019.

[27] 程宏辉，黄绍刚，傅诗书. 周福生脾胃病临证经验[M]. 北京：中国中医药出版社，2019.

[28] 陈永灿. 浙江近代中医名家脾胃病临证经验[M]. 上海：上海科学技术出版社，2019.

论文类

[1] 金宇安，屠莲茹. 屠金城教授治疗溃疡性结肠炎经验初探[J]. 甘肃中医学院学报，1992，9（2）：4-5.

[2] 李建新. 李恩复教授治疗溃疡性结肠炎的经验[J]. 河北中医，1993，15（2）：41-42.

[3] 王传明，迟莉丽. 祝德军辨治溃疡性结肠炎的经验[J]. 中医杂志，1997，38（8）：466-467.

[4] 曹振华. 赵玉庸教授运用调中化滞法治疗慢性溃疡性结肠炎经验[J]. 河北中医药学报，1997，12（1）：33-34.

[5] 郑红斌，胡鸿毅. 马贵同治疗溃疡性结肠炎经验[J]. 中医杂志，1999，40（12）：718-719.

[6] 杨效华，刘娟，焦扬. 周平安教授治疗溃疡性结肠炎经验[J]. 中医教育，2000，19（4）：52.

[7] 辛瑛，郭霞珍，辛晓虹. 印会河治疗溃疡性结肠炎的经验总结[J]. 北京中医，2000，22（6）：10-11.

[8] 张伦. 周福生教授论治溃疡性结肠炎经验[J]. 中医药学刊，2003，21（3）：344-345.

[9] 徐凌云. 董德懋治疗慢性溃疡性结肠炎经验[J]. 中医杂志，2003，44（3）：173-174.

[10] 季雁浩，邵荣世. 邵荣世治疗慢性溃疡性结肠炎的经验[J]. 上海中医药杂志，2004，38（11）：21-22.

[11] 刘薇. 危北海治疗慢性溃疡性结肠炎的经验[J]. 北京中医，2005，24（4）：207-208.

[12] 樊振，李恒，颜莉芳. 沈舒文教授治疗溃疡性结肠炎经验[J]. 陕西中医，2006，27（11）：1392-1394.

[13] 华荣，罗湛滨，李郑生. 李振华教授健脾温肾法治疗溃疡性结肠炎经验[J]. 河南中医，2006，26（8）：17-18.

[14] 李玉锋，王垂杰. 王垂杰治疗溃疡性结肠炎经验[J]. 辽宁中医杂志，2006，33（6）：655.

[15] 戴彦成，张亚利. 唐志鹏用"和法"治疗溃疡性结肠炎经验拾萃[J]. 江西中医药，2007，38（11）：46-47.

[16] 周男华. 钟一棠治疗溃疡性结肠炎的经验[J]. 浙江中医药大学学报，2007，31（3）：281-282.

[17] 郭婷婷，朱文佩. 郑红斌治疗溃疡性结肠炎经验[J]. 浙江中医杂志，2008，43（10）：569-570.

[18] 缪春润，沈洪. 沈洪教授治疗溃疡性结肠炎的经验[J]. 吉林中医药，2008，28（10）：709-710.

[19] 霍传彬. 刘学勤主任医师治疗溃疡性结肠炎经验浅析[J]. 中医学报，2009，24（5）：67-68.

[20] 刘铁龙，田振国. 田振国治疗慢性溃疡性结肠炎经验[J]. 辽宁中医杂志，2009，36（6）：892-893.

[21] 张宇翔，杨建宇. 国医大师治疗溃疡性结肠炎之经验浅谈[J]. 中国中医药现代远程教育，2010，8（23）：61-62.

[22] 赵克学. 朱世楷主任医师治疗溃疡性结肠炎经验[J]. 辽宁中医药大学学报，2010，12（10）：119-120.

[23] 丛军，蔡淦. 蔡淦诊治溃疡性结肠炎的经验特色[J]. 上海中医药杂志，2010，44（11）：5-6.

[24] 李享辉. 石志超治疗溃疡性结肠炎经验[J]. 中医杂志，2010，51（10）：879-880.

[25] 张春红. 谢晶日教授治疗溃疡性结肠炎经验[J]. 现代中西医结合杂志，2010，19（18）：2296-2297.

[26] 王刚，杨秀丽，田振国. 田振国教授治疗溃疡性结肠炎经验总结[J]. 辽宁中医药大学学报，2010，12（7）：134-135.

[27] 中华中医药学会脾胃病分会. 溃疡性结肠炎中医诊疗共识意见[J]. 中华中医药杂志，2010，25（6）：891-895.

[28] 中华中医药学会. 溃疡性结肠炎诊疗指南[J]. 中国中医药现代远程教育，2011，9（10）：126-128.

[29] 程发峰，王雪茜，刘敏，等. 王庆国治疗溃疡性结肠炎经验[J]. 中医杂志，2011，52（2）：166-167.

[30] 李叶，张北平. 罗云坚教授从伏毒致病学说论治溃疡性结肠炎经验介绍[J]. 新中医，2011，43（3）：157-159.

[31] 周晓青，朱曙东. 从肝论治慢性溃疡性结肠炎经验琐谈[J]. 江苏中医药，2011，43（4）：73.

[32] 王捷虹，樊振，赵运. 沈舒文治疗溃疡性结肠炎经验[J]. 中医杂志，2011，52（22）：1905-1906.

[33] 中国中西医结合学会消化系统疾病专业委员会. 溃疡性结肠炎中西医结合诊疗指南（草案）[J]. 中国中西医结合消化杂志，2011，19（1）：61-65.

[34] 乔兵，徐晶，谢旭善. 谢旭善治疗溃疡性结肠炎经验[J]. 山东中医杂志，2011，30（5）：344-345.

[35] 范文东. 章浩军治疗慢性非特异性溃疡性结肠炎经验[J]. 河北中医，2011，33（8）：1129.

[36] 张凤霞，刘伟，王新陆. 王新陆教授治疗溃疡性结肠炎经验[J]. 中医药信息，2012，29（4）：94-95.

[37] 韩义红. 王嘉麟治疗溃疡性结肠炎经验[J]. 中国中医基础医学杂志，2012，18（3）：279，288.

[38] 王宏伟，方盛泉，汤瑾，等. 朱生樑辨治溃疡性结肠炎经验浅析[J]. 上海中医药杂志，2012，46（11）：15-17.

[39] 朱伟宁，王丽媛，孙志宇. 路广晃教授治疗溃疡性结肠炎经验[J]. 世界中西医结合杂志，2012，7（12）：1025-1026.

[40] 杨舒，王新月. 王新月教授从肝论治溃疡性结肠炎经验[J]. 中华中医药杂志，2012，27（6）：1589-1592.

[41] 谢有良，徐英敏. 石景亮治疗溃疡性结肠炎经验[J]. 中医杂志，2012，53（7）：553-554.

[42] 刘云霞，徐珊. 徐珊教授治疗溃疡性结肠炎临证经验[J]. 中华中医药杂志，2013，28（11）：3259-3261.

[43] 王志坤，李博林，杜志杰，等. 刘启泉教授治疗溃疡性结肠炎经验[J]. 中华中医药杂志，2013，28（12）：3589-3591.

[44] 董晓琳. 查安生治疗复发型溃疡性结肠炎经验[J]. 安徽中医学院学报，2013，32（6）：53-54.

[45] 刘达，叶柏. 叶柏运用清热解毒、凉血活血法治疗重度溃疡性结肠炎经验[J]. 中医药学报，2013，41（6）：28-30.

[46] 胡婉申，李德新. 李德新教授治疗溃疡性结肠炎经验撷萃[J]. 辽宁中医药大学学报，2013，15（9）：147-148.

[47] 汤立东，王垂杰，王辉，等. 李玉奇治疗溃疡性结肠炎经验[J]. 辽宁中医杂志，2013，40（2）：224-226.

[48] 解赢，吕冠华. 王长洪运用清法治疗溃疡性结肠炎经验[J]. 湖南中医杂志，2014，30（4）：25-26.

[49] 金友. 刘友章教授治疗溃疡性结肠炎经验[J]. 环球中医药，2014，7（5）：371-373.

[50] 康宜兵. 吕永慧教授治疗溃疡性结肠炎经验总结[J]. 广西中医药，2014，37（3）：66-67.

[51] 张志君，翟敏，郑德. 杨巍治疗溃疡性结肠炎经验采撷[J]. 上海中医药杂志，2014，48（8）：16-17.

[52] 吴青萍，史仁杰. 史仁杰辨治溃疡性结肠炎的经验[J]. 湖北中医杂志，2014，36（2）：25-26.

[53] 邹娟娟，刘朝霞. 谢晶日治疗缓解期溃疡性结肠炎经验总结[J]. 中国中医药信息杂志，2014，21（4）：109-110.

[54] 庞晓健. 贺平教授治疗溃疡性结肠炎经验[J]. 四川中医，2014，32（1）：14-16.

[55] 陆为民，周晓波，徐丹华. 国医大师徐景藩教授论治溃疡性结肠炎的经验[J]. 中华中医药杂志，2014，29（1）：124-126.

[56] 隋楠，田振国. 田振国通灌结合治疗慢性非特异性溃疡性结肠炎经验[J]. 辽宁中医杂志，2014，41（8）：1595-1597.

[57] 邢海伦，劳绍贤. 劳绍贤教授诊治溃疡性结肠炎经验介绍[J]. 新中医，2014，46（8）：21-23.

[58] 孙芳，陆新瑜. 周玉祥从湿毒论治溃疡性结肠炎经验[J]. 实用中医药杂志，2014，30（9）：871-872.

[59] 杨璐，李飞，刘万里. 李飞教授运用仲景治利方治疗溃疡性结肠炎经验举隅[J]. 成都中医药大学学报，2014，37（4）：77-79.

[60] 黄宽忠，徐进康. 徐进康论治溃疡性结肠炎经验[J]. 中医药通报，2014，13（6）：25-27.

[61] 高善语，梅笑玲，刘晓明，等. 从湿论溃疡性结肠炎的中医病因病机[J]. 天津中医药，2014，31（3）：154-155.

[62] 曾培鹏，占煜，黄太基. 溃疡性结肠炎中医证型分布研究概况[J]. 湖南中医杂志，2014，30（3）：148-150.

[63] 郑红斌. 溃疡性结肠炎中医辨治六法[J]. 辽宁中医杂志，2015，42（12）：2333-2335.

[64] 李军. 透法在溃疡性结肠炎治疗中的应用[J]. 四川中医，2015，33（6）：46-47.

[65] 张恒钰，周强，王跃旗，等. 张声生从"内痈"分期论治溃疡性结肠炎经验[J]. 北京中医药，2016，35（7）：671-673.

[66] 陈静，蒋丽. 甘爱萍运用溃肠宁治疗溃疡性结肠炎活动期经验[J]. 湖北中医杂志，2016，38（6）：32-33.

[67] 高文艳. 王长洪教授治疗难治性溃疡性结肠炎经验[J]. 世界中西医结合杂志，2016，11（6）：774-777.

[68] 孙蓓. 邵荣世治疗溃疡性结肠炎经验[J]. 山东中医杂志，2016，35（1）：57-58.

[69] 徐文江，曾升海. 曾升海治疗慢性溃疡性结肠炎经验[J]. 湖南中医杂志，2016，32（1）：19-20.

[70] 李学军，金月萍. 马骏运用消补法治疗溃疡性结肠炎临床经验[J]. 安徽中医药大学学报，2016，35（2）：44-45.

[71] 宋熠林，郭宇，苏晓兰，等. 魏玮教授治疗溃疡性结肠炎的经验[J]. 世界中西医结合杂志，2016，11（5）：622-625.

[72] 谢建寰. 邱家廷辨证治疗慢性非特异性溃疡性结肠炎经验[J]. 河北中医，2016，38（6）：805-807.

[73] 马欣跃，白光. 白光运用疏肝解郁法治疗溃疡性结肠炎的经验[J]. 湖北中医杂志，2016，38（8）：32-33.

[74] 石磊，施丽婕. 化瘀通阳法治疗轻中度溃疡性结肠炎经验[J]. 环球中医药，2016，9（9）：1101-1102.

[75] 刘艳华，任宝崴，初洪波，等. 任继学教授辨治溃疡性结肠炎大瘕泄的经验[J]. 中国中医药现代远程教育，2016，14（17）：64-66.

[76] 刘明坤，于博文，陶夏平. 陶夏平辨治溃疡性结肠炎经验浅析[J]. 中华中医药杂志，2016，31（10）：4081-4083.

[77] 景欣，刘磊，高晔，等. 景洪贵治疗慢性溃疡性结肠炎经验[J]. 四川中医，2016，34（10）：9-11.

[78] 朱春洋，周强，赵鲁卿，等. 张声生教授从内痈论治溃疡性结肠炎经验[J]. 天津中医药，2016，33（11）：641-643.

[79] 朱蓉，何永恒. 何永恒治疗溃疡性结肠炎经验[J]. 湖南中医杂志，2016，32（5）：40-41，48.

[80] 张声生，赵鲁卿. 溃疡性结肠炎的中医治疗策略和思考[J]. 中国中西医结合消化杂志，2016，24（6）：411-413.

[81] 李薇，赵慧燕，胡凤林，等. 李吉彦从痈论治溃疡性结肠炎经验介绍[J]. 新中医，2017，49（7）：142-144.

[82] 冯大勇，王春晖，白志勇，等. 安阿玥治疗溃疡性结肠炎经验[J]. 河南中医，2017，37（3）：409-411.

[83] 朱卫，高亚，王爱华，等. 王爱华教授辨治溃疡性结肠炎经验[J]. 湖南中医药大学学报，2017，37（1）：48-51.

[84] 张春虹，黄彬. 黄彬运用"治未病"思想防治溃疡性结肠炎经验[J]. 现代中西医结合杂志，2017，26（1）：101-103.

[85] 王芮，杜晓泉. 从血瘀角度浅谈血竭治疗慢性非特异性溃疡性结肠炎经验[J]. 河北中医，2017，39（9）：1398-1401.

[86] 马普伟，周福生. 周福生名老中医辨证论治溃疡性结肠炎经验[J]. 中医临床研究，2017，9（28）：49-50.

[87] 赵菲，惠建萍. 沈舒文辨治溃疡性结肠炎经验[J]. 云南中医中药杂志，2017，38（10）：6-8.

[88] 何润，姜树民. 姜树民治疗溃疡性结肠炎经验介绍[J]. 新中医，2017，49（11）：177-178.

[89] 王亚美，曹志群，姜璐. 曹志群治疗溃疡性结肠炎经验[J]. 湖南中医杂志，2017，33（12）：26-28.

[90] 邓松华，李秀，彭昭文，等. 王行宽治疗溃疡性结肠炎经验[J]. 中医杂志，2017，58（12）：1005-1007.

[91] 王丹，戴彦成，唐志鹏. 唐志鹏教授理脾法治疗溃疡性结肠炎经验[J]. 世界中医药，2017，11（12）：2738-2740.

[92] 段泽玉，王美玲. 白兆芝教授治疗湿热内蕴型溃疡性结肠炎临床经验[J]. 云南中医中药杂志，2018，39（4）：3-6.

[93] 黄建，黄政德. 黄政德运用左金丸加减治疗溃疡性结肠炎经验[J]. 湖南中医杂志，2018，34（5）：23-25.

[94] 沈淑华，江张曦，王坤根. 王坤根治疗溃疡性结肠炎经验探要[J]. 浙江中医杂志，2018，53（6）：403.

[95] 魏蓉溪，周强，张声生. 溃疡性结肠炎之中医临证经验荟萃[J]. 北京中医药，2018，37（6）：535-538.

[96] 石美凤，花梁，葛来安. 何晓晖衡法治疗溃疡性结肠炎临床经验[J]. 江西中医药大学学报，2018，30（4）：16-18.

[97] 孙蕊，牛洁，曹芳. 周平安教授病证结合治疗溃疡性结肠炎经验探析[J]. 环球中医药，2018，11（8）：1316-1317.

[98] 郑彩华，常玉娟，张娜，等. 郭光业教授应用乌梅丸加减治疗溃疡性结肠炎临床经验[J]. 河北中医药学报，2018，33（4）：58-61.

[99] 曾智力，王行宽，黄柳向. 王行宽治疗溃疡性结肠炎经验[J]. 中国中医药信息杂志，2018，25（9）：117-119.

[100] 屈杰，孔文霞，李培. 李培治疗溃疡性结肠炎学术经验总结[J]. 辽宁中医杂志，2018，45（9）：1821-1824.

[101] 杨强，赵燕俐，白秋生，等. 卞嵩京辨治溃疡性结肠炎经验[J]. 上海中医药杂志，2018，52（11）：24-26.

[102] 张良宇，陆为民. 徐景藩治疗溃疡性结肠炎经验[J]. 中医杂志，2018，59（23）：1993-1995.

[103] 许文忠, 朱叶珊, 肖宝玉, 等. 从 "土郁夺之" 辨治溃疡性结肠炎经验[J]. 中国中医基础医学杂志, 2018, 24（3）: 413-414.

[104] 张浩彬, 叶柏. 叶柏教授应用阴火理论治疗溃疡性结肠炎的经验[J]. 中国中医急症, 2018, 27（4）: 721-723.

[105] 潘向阳, 熊之焰. 熊之焰治疗溃疡性结肠炎经验[J]. 湖南中医杂志, 2019, 35（3）: 28-29.

[106] 姜慧, 李军祥, 谭祥, 等. 李军祥教授治疗溃疡性结肠炎经验[J]. 中国中西医结合消化杂志, 2019, 27（3）: 232-235.

[107] 庞佳, 王玥, 黄雅慧. 黄雅慧治疗溃疡性结肠炎经验[J]. 湖南中医杂志, 2019, 35（2）: 21-22.

[108] 刘朝霞, 金秋宇, 王海强. 谢晶日教授辨治缓解期溃疡性结肠炎经验[J]. 四川中医, 2019, 37（3）: 9-11.

[109] 张纨, 孙建慧, 李娅, 等. 国医大师李佃贵治疗溃疡性结肠炎经验[J]. 中华中医药杂志, 2019, 39（5）: 1504-1506.

[110] 戴路明. 国医大师徐景藩治疗溃疡性结肠炎经验[J]. 河南中医, 2019, 39（5）: 677-681.

[111] 李娜, 李维康, 刘凯娟, 等. 刘启泉教授从肝脾分阶段论治溃疡性结肠炎经验[J]. 现代中西医结合杂志, 2019, 28（15）: 1689-1691.

[112] 魏冬琴, 蒋士生. 蒋士生治疗溃疡性结肠炎经验[J]. 湖南中医杂志, 2019, 35（8）: 27-28.

[113] 王琦, 沈洪. 沈洪运用凉血化瘀法治疗溃疡性结肠炎经验撷粹[J]. 江苏中医药, 2019, 51（5）: 17-19.

[114] 赵壮壮. 查安生治疗溃疡性结肠炎经验[J]. 安徽中医药大学学报, 2019, 38（3）: 34-37.

[115] 刘晨阳, 张冰, 谢晶日. 谢晶日治疗溃疡性结肠炎经验采撷[J]. 辽宁中医杂志, 2019, 46（8）: 1608-1610.

[116] 张天涵, 沈洪. 沈洪教授运用六经辨证治疗溃疡性结肠炎经验探析[J]. 天津中医药, 2019, 36（8）: 784-787.

[117] 刘子号, 芦煜, 代秋颖, 等. 基于《金匮要略》辨治下利病思想论治溃疡性结肠炎[J]. 中医学报, 2019, 34（10）: 2052-2055.

[118] 雷超芳, 翟昌明, 马重阳, 等. 王庆国治疗溃疡性结肠炎活动期经验总结[J]. 山东中医杂志, 2019, 38（9）: 861-865.

[119] 徐逸, 顾庆华. 论理脾阴法在溃疡性结肠炎治疗中的应用[J]. 中国中医急症, 2019, 28（11）: 2002-2004.

肝 纤 维 化

肝纤维化（hepatic fibrosis，HF）是指肝组织内细胞外基质成分过度增生或增生与降解失去平衡，导致肝内纤维及结缔组织异常沉积，引起肝脏结构或（和）功能异常的病理变化。结构上表现为肝窦毛细血管化与肝小叶内以及汇管区纤维化，功能上可以表现为肝功能减退、门静脉高压等。肝纤维化患者常有慢性乙型病毒性肝炎、慢性丙型病毒性肝炎、血吸虫感染性肝病、酒精性肝病、非酒精性脂肪性肝病、药物性或中毒性肝病、胆汁淤积与自身免疫性肝病等病史。其形成机制主要由于肝炎病毒、酒精、药物与毒物、血吸虫、胆汁淤积、代谢和遗传、自身免疫性肝病等多种损伤因素长期慢性刺激肝脏，使肝窦内肝星状细胞的活化，胶原等细胞外基质成分代谢失衡，生成大于降解，促使肝脏细胞外基质沉积与组织结构重构。本病患者的临床表现差异较大，常见的有肝区不适或胀或痛，乏力，食欲不振，面色晦暗，大便异常，舌质暗红，舌下静脉曲张，脉弦细等。部分患者可无明显症状与体征，或可表现为伴同于原发病的其他临床表现。肝纤维化可见于大多数不同病因的慢性肝脏疾病中，进一步发展，可形成肝硬化，严重影响患者健康与生命。

本病的辨证论治，可参考中医学的"胁痛""肝积""癥积""积聚"等。

一、诊 治 纲 要

（一）诊疗思路

中医认为，肝纤维化的主要病因，为感受杂气疫毒、湿热邪毒、虫邪蛊毒；或情志内伤，肝失疏泄，气滞血瘀；或偏食肥甘厚味、嗜酒过度、积热酿痰。病变常涉及肝、脾、肾三脏，基本病机可概括为本虚标实，虚实夹杂，脏腑不和，肝络受损。基本病理因素有湿、热、痰、浊、毒、瘀、虚。这些病理因素互相夹杂，反复作用于肝经，最终致脉络瘀阻。气血阻滞肝络是本病的共同病机，正气虚弱是内因，湿热痰浊瘀毒等邪是外因，正虚邪恋使疾病病势缠绵，迁延不愈。从脏腑相关角度来看，肝与脾胃在生理病理上关系十分密切，肝病则脾胃疏泄不足，脾虚则肝失所养，因而常表现有肝病传脾、肝脾同病的演变过程。肝肾同源，肝藏血，肾藏精，精血互生，生理上相互影响，病理上一损俱损，因而病久常及肾，出现肝肾双亏。

肝纤维化的辨证论治，要充分考虑患者病程长短、虚实主次，方可抓住病机关键，把握正虚与邪实的轻重。在肝纤维化的不同阶段，病机重点也有所侧重。如早期以湿热毒邪伤及气分，导致肝气郁滞，湿热内蕴之证；然邪气黏滞，不易祛除，正邪相持，则逐渐耗伤正气。继而邪气进一步深入血分，则见湿热瘀毒交结，瘀滞肝络；加之正气耗损，常出现肝郁脾虚、血瘀毒互结等；后期则正气亏虚，邪气亦弱，多以肝脾亏虚、肝肾不足、气血阴阳亏虚为主，兼有湿热未净、血瘀痰浊等。

针对肝纤维化正虚血瘀的基本病机，可采用益气健脾，柔肝养阴、通络解毒等治法。肝纤维化多由慢性疾病迁延而来，久病必虚，因此扶助正气在治疗中具有重要的地位。在辨证治疗时，应病证结合，不可忽视对原发病的控制与治疗；对于病毒导致的肝纤维化，要进行有效的抗病毒治疗，从而使肝纤维化生成减少，临床症状得以缓解，肝功能指标得到改善。遣方用药时也需要结合现代中药药理学研究成果，处方既要符合传统的方剂配伍原则，又要对某些客观指标有所针对或兼顾；要注意避免应用肝脏毒性药物，从而达到安全有效。体质对本病的预后转归有一定的影响。患者每在体质偏弱即正气不足时，常会因情志不畅、劳累等因素引起病情反复加重。因而，调整体质，扶正祛邪，对于疾病的预后有着重要意义。

（二）辨证论治

综合《中医内科常见病诊疗指南》《实用中西医结合内科学》《中医内科学》《肝纤维化中西医结合诊疗指南 2006》以及名老中医诊治经验等，将肝纤维化的辨证论治要点概括为以下几个方面。

1. 肝气郁滞证

临床表现：两胁胀或痛，善太息，嗳气稍舒，胸闷，情志抑郁，嗳气，腹胀，乳房胀痛或结块，舌质淡红，苔薄白或薄黄，脉弦。

基本病机：肝气疏泄失常，气机不畅。

常用治法：疏肝解郁。

2. 肝胆湿热证

临床表现：胁胀或痛，口苦或口臭，胃胀纳呆，倦怠乏力，皮肤巩膜黄染，大便黏滞秽臭或干结，舌红苔黄腻，脉弦数或弦滑数。

基本病机：湿热之邪蕴结肝脏，阻滞气机，影响肝之疏泄，脾之健运。

常用治法：清热化湿。

3. 肝郁脾虚证

临床表现：胁肋胀满疼痛，善太息，精神抑郁或性情急躁，饮食欠佳，脘腹痞闷，面色萎黄，神疲乏力，大便偏稀，舌质淡或伴有齿痕，苔白，脉沉弦等。

基本病机：肝气郁滞，肝木乘脾，脾气虚弱。

常用治法：疏肝健脾。

4. 瘀血阻络证

临床表现：肝区不适或痛，面色晦暗，肝掌，蜘蛛痣，腹壁静脉曲张，舌质暗红，舌下静脉曲张，脉弦细或弦细而涩等。

基本病机：瘀血阻滞肝络，肝失疏泄。

常用治法：活血化瘀。

5. 毒损肝络证

临床表现：胁肋胀痛或脘腹痞满，神疲乏力，口中不和，纳呆食减，大便不调，舌质暗，苔白腻或黄腻，舌下静脉迂曲，脉弦细或弦涩。

基本病机：疫毒、酒毒、药毒等毒邪内蕴肝脏，损络伤肝。

常用治法：调和肝脾，解毒通络。

6. 肝肾阴虚证

临床表现：胁肋隐痛，遇劳加重，腰膝酸软，咽干心烦，目睛干涩，头晕目眩，失眠多梦，舌红苔薄白少津，脉弦细数等。

基本病机：肝肾之阴亏损，滋养濡润失职。

常用治法：滋养肝肾。

二、名 家 心 法

1. 姚乃礼

【主题】 肝纤维化可归入络病，病机为毒损肝络，痰瘀交阻

【释义】 归纳了络脉理论基本内容，提出络病的基本改变是气滞、血瘀、津停、络虚，引用古典文献及临床实验、动物实验、细胞实验、分子生物学实验结果，系统论证肝纤维化和络病的关系，提出肝纤维化可归入络病进行辨治，其主要病理机制是"毒损肝络，痰瘀交阻"。认为慢性肝病发展至肝纤维化，进而出现门脉高压，肝硬化的过程，是一个由络伤气滞，进而发展至痰湿阻络，痰瘀交阻的过程，应重视用中医络病理论指导对肝纤维化、肝硬化病因、病机的分析，指导诊断和治疗、判断预后。（刘为民，姚乃礼. 络病理论与肝纤维化关系探讨[J]. 中医杂志，2003（02）：85-87.）

2. 薛博瑜

【主题】 湿热疫毒及正气不足是本病发病两大因素

【释义】 薛博瑜认为，湿热瘀毒及正气不足为本病的两大因素。病毒性肝炎的形成，多因湿热疫毒入侵。湿热既可自外感受，亦可由内而生。外感湿热，内蕴中焦，影响脾胃运化，或湿热熏蒸肝胆，导致胆汁外溢，形成黄疸。饮食不节，醇酒甘肥辛辣之品，郁遏脾胃，积湿生热。同时，本病更与疫毒之邪入侵密切相关。疫毒即"杂气""疫疠之邪"。"毒"在病因学中的概念之一，可指"存在于自然界中具有生物活性的一类致病物质"。肝炎病毒也是一种疫毒。正是由于湿热疫毒在体内持续作用，以致部分肝炎患者迁延反复转为慢性，甚至发展成肝硬化。另一方面，内因正气不足，不仅是病毒性肝炎的主要原因之一，也是肝纤维化发生不可忽视的一个方面。正气不足，尤其是肝脾不足，湿热毒邪容易侵入，或感邪后不易祛除。（薛

博瑜，顾学兰. 肝纤维化的病机认识和辨证论治[J]. 南京中医药大学学报（自然科学版），2001，17（2）：76-78.）

3. 张金良

【主题】　酒精性肝纤维化发病特点为酒毒伤肝，损及脾肾

【释义】　张金良认为，酒精性肝纤维化的发病特点，可以概括为"病在肝，邪在酒毒，损及脾肾"。酒乃水谷之精，与人之精血实为同气相求。肝主疏泄，条达一身之气机，又主藏血。酒为湿热之品，酒毒之邪舍于内，助湿化热，影响肝的疏泄功能。肝失条达，气机郁滞，血行不畅，血瘀于内，瘀阻脉络，病症由气入血及络。过用酒毒湿热之品，或情志不畅，均可使肝失疏泄，气机不畅；肝气乘脾，脾失升降，气血生化乏源；日久则气滞而血瘀，瘀血内停而阻塞血络，结于胁肋之下而成痞块、积聚等。络脉失养，正衰而邪盛，湿热未尽，血瘀、痰湿结聚于内，肾气虚损，故肝、脾、肾三脏同病。通过熵层次聚类统计分析，总结治疗酒精性肝纤维化的用药规律，体现了疏肝解郁、活血化瘀、软坚散结、补肾健脾的学术思想特点。据此总结出"药对""组方""复法"等治疗肝胆系统疾病的经验。临床常用方药，如用于肝硬化、脾脏肿大治疗的软坚散（丹参、生牡蛎、鳖甲），用于病毒性肝炎的清解散（白花蛇舌草、大青叶、板蓝根），用于各种原因导致的转氨酶升高的降酶散（茵陈、败酱草、五味子），用于治疗高脂血症、脂肪肝的调脂汤（生山楂、女贞子、决明子、葛根）等。（刘定，姚晓菲，杨沈秋. 基于中医传承辅助系统分析张金良治疗酒精性肝纤维化用药经验[J]. 中华中医药学刊，2016，34（11）：2764-2768.）

4. 李佃贵

【主题】　病因为浊邪内伏血分，病机在于肝肾阴亏，肝络瘀积

【释义】　李佃贵认为，肝纤维化的病因，主要是机体感受疫毒、湿热邪毒后，病邪久伏，伤津灼液；或气虚血滞，以致瘀血凝滞，着而不去；凝血与痰湿蕴结，阻滞血络则成痞块。肝血亏虚、痰瘀阻络、血虚血瘀，是肝纤维化过程中的主要病机；痰浊、瘀血是病程中形成的主要病理产物。因此，活血化瘀与行水化痰，乃是肝纤维化的基本治则。在继承前人经验的基础上，创新提出乙型肝炎后肝纤维化的病因为浊邪内伏血分，病机在于肝肾阴亏，肝络瘀积。并根据多年来的临床经验，总结出解毒化浊、活血化瘀、软坚散结的治疗大法。指出乙型肝炎后肝纤维化，系外来邪毒导致肝脾功能失调，肝失疏泄，脾失运化，致气血津液输布异常，停滞中焦，进而化生痰浊，邪毒夹痰浊入于血络所致。"初病在经在气，久病入络入血"。所以，乙型肝炎所致纤维化为浊毒深伏之证，短时间难以祛除；肝纤维化难于治疗，亦基因于此。《临证指南医案》云："治肝之法，无非治用治本。"在此基础上，提出解毒化浊是治疗乙型肝炎后肝纤维化的基本大法，而补益肝肾、活血化瘀、软坚散结亦必须以此为基础。（王珏，黄学亮，赵红利. 李佃贵教授治疗乙型肝炎后肝纤维化经验[J]. 河北中医，2004，26（12）：889.）

5. 支军宏

【主题】　湿毒内蕴，气滞血瘀贯穿病程始终

【释义】　支军宏认为，病毒性乙型肝炎的病因为湿热疫毒，但根本为"湿毒"。"毒"这一概念，来源于病毒性乙型肝炎为传染性疾病，与国医大师张学文教授对温病"毒"的概念相

通。湿性黏滞，因此缠绵难愈，所以乙型肝炎慢性化的原因就在于此。湿有内外之分，乙型肝炎的湿毒多由外感，进入人体后因个体差异可以热化为湿热，寒化为寒湿。从病因学分析，肝纤维化总由湿邪为患。湿为阴邪，易伤阳气，湿性黏滞，缠绵难愈，这是其特点。湿阻气滞，气滞则血瘀，故瘀贯穿在病性的始终。从脏腑而言，肝主疏泄，藏血；脾主运化，湿易伤脾，故脏腑主要为肝脾，日久可影响到其他脏腑，主要为肾。脾为后天之本，肾为先天之源；脾肾同源，故肝纤维化的主要原因是湿、瘀，主要病变脏腑为肝、脾、肾。根据正气的强弱，病程的进展，可出现以下病机转归：湿阻气滞，湿热蕴结，肝郁脾虚，气滞血瘀，肝肾阴虚，脾阳不足。若出现正虚瘀结、脾肾阳虚等进一步发展，往往已经为肝硬化。对肝纤维化的治疗，紧紧围绕"血瘀为积之体，虚损为积之根"的"虚损生积"理论，充分调整肝、脾、肾功能失调，抗肝实质细胞损伤，改善微环境；补虚主要是补益肝、脾、肾，祛邪主要是活血化瘀、清热利湿；创制"珍珠丹胶囊"（珍珠草、丹参、桃仁、黄芪、茯苓等），抗肝纤维化。（田莉婷，李煜国，李向阳. 支军宏主任医师治疗肝纤维化的经验[J]. 陕西中医，2012，33（11）：1523-1524.）

6. 盛国光

【主题】　病因病机为正气亏虚，毒痰、血瘀、湿热互结

【释义】　盛国光认为，慢性乙型肝炎肝纤维化，在病因病机上与慢性乙肝、肝硬化难以截然分开。根据慢性乙型肝炎病因病机及临床经验研究，其病位主要在肝、脾二脏，病变始于肝，继而肝病传脾，并及于肾，终可致肝肾亏虚。病变初起，毒邪入肝，肝失疏泄，气郁而血行不畅，瘀血阻络；继而肝病传脾，肝郁脾虚，由气郁渐至气虚，且瘀血阻络加重。此时乃本虚标实，气虚血瘀。病情发展，脾气亏虚，脾失健运，湿聚为痰，形成痰瘀互结之势；痰瘀互结日久，或郁而化热，湿热为患，或耗气伤阴，致肝肾阴虚。因此，毒痰血瘀湿热正虚是慢性乙型肝炎肝纤维化的病因病机。临证分为三型辨治。气郁血滞证，多见于慢性乙型肝炎肝纤维化早期，治以解毒疏肝解郁，理气活血，方用柴胡疏肝散合丹参饮加减。气虚血瘀证，多见于慢性乙型肝炎肝纤维化早、中期，治以解毒益气化瘀，方用自拟解毒益气化瘀方（黄芪、太子参、茯苓、葛根、白术、丹参、桃仁、红花、蛇舌草、叶下珠、泽兰、甘草）加减。痰瘀互结证，多见于慢性乙型肝炎肝纤维化中、后期，治以解毒化痰行瘀，软坚通络，方用自拟抗纤软肝方（黄芪、太子参、茯苓、葛根、白术、丹参、桃仁、红花、蛇舌草、叶下珠、泽兰、甘草）加减。（徐建良. 盛国光治疗慢性乙型肝炎肝纤维化的经验[J]. 湖北中医杂志，2015，37（3）：21-22.）

7. 吕志平

【主题】　病机关键是肝郁脾虚，血瘀兼夹湿热

【释义】　吕志平认为，中国人群肝纤维化发生的主要原因是病毒性肝炎。其病因有：①外感湿热疫毒，从表入里，郁而不达，内阻中焦，脾失健运，湿热疫毒交蒸于肝胆不能疏泄。②饥饱失常，嗜酒过度，损伤脾胃，以致运化功能失职，湿浊内生，郁而化热，熏蒸肝胆。③情志失调，肝气不舒，脏腑失和，气机阻滞，脉络受阻，血行不畅，气滞血瘀。④素体脾胃虚弱，久病或劳欲过度，致精血亏损，肝阴不足，血虚不能养肝。总之，正气不足是慢性肝炎肝纤维化发病的内因，外因多为湿邪疫毒之实邪，体内正虚邪实并存，虚实夹杂，互为因果。急性期湿热疫毒未净，迁延不愈，湿毒之邪困遏脾胃，损伤肝体，脾失健运之职，肝失疏

泄之能；病久湿热损伤肝脾气血生化之源，肝失所养，造成肝郁脾虚证，进一步则脾土衰败。肝郁脾虚，肝脾同病，是慢性肝炎肝纤维化的重要病机之一。又肝失疏泄，气机郁滞，血行不畅而致血瘀内停；肝为藏血之脏，肝炎病毒内侵，留着肝脏，而成为瘀毒。湿热血瘀毒阻滞肝胆，胆汁不循常道，外溢肌肤，可出现黄疸。因此，在慢性肝炎持续活动，肝纤维化明显进展，甚至逐渐向肝硬化演变时，临床常表现为虚实夹杂证。慢性肝炎肝纤维化的病机关键，是肝郁脾虚、血瘀兼湿热。同时，在肝纤维化的不同阶段，病机重点也有所侧重。如早期以湿热毒郁结为主；继而出现肝郁脾虚，血瘀毒互结；后期则以肝脾亏虚为主，兼有湿热等。根据慢性肝炎肝纤维化的病因病机，提出疏肝解郁、益气健脾、活血化瘀、软坚散结、兼清热利湿解毒的治法，自创新方保肝宁（柴胡、枳壳、白芍、黄芪、丹参、桃仁、鳖甲、黄芪、白背叶根等）。（贺松其，张绪富，蔡红兵. 吕志平教授辨治慢性肝炎肝纤维化经验介绍[J]. 新中医，2005，37（3）：16-17.）

8. 周仲瑛

【主题】　病机特点本虚标实，瘀热相搏为关键

【释义】　周仲瑛认为，慢性肝炎迁延不愈，终将发展为肝纤维化、肝硬化，病机特点是本虚标实。本虚者，以肝脾不调、肝肾阴虚为多见；标实者，湿热瘀毒郁结复合为患，瘀热相搏为其关键。慢性病毒性肝炎的基本病机，为"湿热瘀毒郁结"；在不同患者或同一患者的不同阶段，或湿重，或热重，或湿热并重；或在气，或在血，并有偏于肝胆或脾胃之别。随着病情迁延和加重，肝炎伴有肝纤维化、肝硬化阶段，"瘀热"病机逐渐成为主要矛盾。邪毒久羁，暗耗正气，往往先有气虚，继之阴虚，或气阴两虚。病位在肝胆、脾胃，日久可及肾等。因此，临证之际常以清热化湿、凉血解毒为基本治法。慢性肝炎合并肝纤维化、肝硬化，临床证候表现复杂。根据病机主次，临床分以下四型，随证加减论治。湿热瘀毒互结证，治以清热祛湿，凉血化瘀解毒；肝脾两伤，湿热瘀毒郁结证，治以疏肝理脾，清化湿热瘀毒；气阴两伤，湿热瘀毒郁滞证，治以滋养肝肾，清化湿热瘀毒并重；瘀热相搏，湿热未尽，肝肾阴伤证，治以凉血清热，凉血化瘀。（王佳赢，范赟芝，叶放. 周仲瑛教授辨治肝炎肝纤维化经验钩玄[J]. 陕西中医，2012，33（5）：581-582.）

9. 姚希贤

【主题】　气滞血瘀最为常见，贯穿疾病全程

【释义】　姚希贤依据肝纤维化临床表现及本病肝脏纤维组织增生的病理特征，认为该病病机主要为湿热停滞，迁延日久，气机郁滞，导致血瘀。气滞日久，就会导致血瘀，甚至有出血之征。因此，本病的关键在于气滞血瘀。在临床上则可见胁痛，胁胀；气血瘀结则有肝区刺痛，肝脾肿大，舌质晦暗或青紫，有瘀点、瘀斑；甚则出现肝掌、蜘蛛痣、呕血黑便。肝纤维化的病因病机虽复杂，但诸症中气滞血瘀最为常见，且常贯穿于疾病的各个阶段。慢性肝病、肝纤维化，是各种致病因素导致的肝脏损害；除有肝细胞变性、坏死或再生等病变外，多有不同程度的纤维组织增生、胆系病变及肝脏血循环障碍。临床上采用活血化瘀，疏肝理气方药，治疗慢性肝病、肝纤维化，取得了较好的疗效。因此，对慢性肝病肝纤维化，确立了益气活血、化瘀软坚散结为主的治疗法则。瘀血为肝纤维化的病机关键，治疗应以活血化瘀为主，重用丹参；丹参有活血凉血、通经活络之功。如有热象，兼有口渴、小便黄、舌质红或红绛，可选配

赤芍药、郁金、丹皮等。（杨倩，冯玉彦，蒋树林. 姚希贤瘀血论治慢性肝纤维化经验[J]. 中华中医药杂志，2007，22（3）：168-171.）

10. 陈国良

【**主题**】 病机呈现"湿-热-毒-瘀-虚"动态演变

【**释义**】 陈国良认为，慢性肝病肝纤维化的基本病机特点是本虚标实。其中，"本虚"是指肝、脾、肾、气血亏虚，以脾虚最为常见且占主要地位；"标实"是指湿热疫毒之邪稽留血分、气郁血阻。本病初起乃因不慎感受湿热疫毒之邪，内蕴肝胆，失其疏泄，肝气郁结；日久则邪留不去，肝木乘土，脾失健运，气血乏源，呈现肝郁脾虚表现，体现了"肝病传脾"，此时疾病已由实证转为虚实夹杂；由于湿热疫毒之邪稽留血分，且气机郁滞，血行不畅，加之久病入络，故形成气滞血阻，瘀血阻络；由于"肝肾同源""精血同源"，故疾病进一步进展则可损及肾脏，最终形成了肝、脾、肾气血亏虚的局面。慢性肝炎肝纤维化是一个沿着"湿-热-毒-瘀-虚"进展的动态变化过程，呈现出由实至虚，由表入里，由气及血，由轻到重的进行性演变特点。正虚血瘀是本病病机的关键环节，脾虚、湿热、瘀阻贯穿病机演变过程，故治疗肝纤维化应当标本兼治，扶正与祛邪相结合，从而确立扶正祛邪的治则大法。秉承全国名老中医林庆祥的"补土"学术思想，以益气健脾为"扶正"的具体治疗方法；因肝纤维化以湿热毒邪稽留血分、气郁血阻为标，结合全国名老中医康良石"疫郁"理论，以清热解毒，活血化瘀，疏肝理气为"祛邪"的具体治疗方法。创立七味化纤汤（黄芪、赤芍、丹参、当归、醋鳖甲、柴胡、炙甘草）为肝纤维化治疗的基础方。（肖志鸿，吴丽，陈国良. 陈国良教授以扶正祛邪法诊治肝纤维化的经验[J]. 光明中医，2018，33（7）：927-929.）

11. 杨震

【**主题**】 通络为大法，分五型辨治

【**释义**】 杨震认为，肝纤维化应属于中医"肝痹"范畴。本病病因多为感受湿热疫毒之邪与正气不足，病机为湿、热、毒、瘀、虚的病理进展过程；病位在肝，涉及脾肾。本病基本病机特点为肝络瘀阻，病性虚实夹杂。治疗原则以通络为大法，根据病情的发展及病邪的不断深入，通络之法有行气通络、活血通络、补虚通络、利水通络等。临床采用辨病与辨证相结合进行治疗，临床辨证分为五型。肝郁脾虚型，治以疏肝健脾，理气通络；方用和肝通络汤（柴胡、白芍、枳实、鸡内金、茯苓、白蔻仁、砂仁、炒薏苡仁、茜草、炙鳖甲、桃仁、大枣）。肝胆湿热型，治以清热化湿，活血通络；方用桃红化浊汤（桃仁、香薷、藿香、红花、佩兰叶、茵陈、白茅根、板蓝根、炒薏苡仁、茯苓、金钱草、青皮、郁金、鸡内金、炙鳖甲）。气滞血瘀型，治以疏肝理气，活血通络；方用疏肝化瘀汤（柴胡、白芍、枳实、青皮、香橼、甘草、郁金、丹参、炙鳖甲、鸡内金、海螵蛸、茜草、大枣）。气阴两虚型，治以益气养阴，扶正通络；方用三才化纤汤（天冬、生地、党参、地龙、炙鳖甲、海螵蛸、桃仁、茜草、鸡内金、桑椹、黄芪、大枣）。肝肾阴虚型，治以柔肝滋肾，软坚利水通络；方用甲苓饮（生地、茯苓、猪苓、泽泻、生牡蛎、茜草、白芍、麦冬、阿胶、火麻仁、龟板、炙鳖甲、海螵蛸、甘草）。（郝建梅，陈香妮，袁超，等. 杨震教授分型辨治慢性肝病肝纤维化的经验[J]. 中西医结合肝病杂志，2013，23（1）：52-54.）

12. 钱英

【主题】 体用同调，补消兼施，以补为主

【释义】 钱英认为，软肝煎全方以滋补肝肾、软坚散结化瘀为主，以化痰解毒、散结通络为辅。基础方以一贯煎合鳖甲煎丸化裁，药物由沙参、女贞子、百合、三七、鳖甲、桃仁、泽兰、丹参、郁金、半边莲、水红花子等组成。肝纤维化的过程，就是肝体损伤和肝用失调的过程，"体用同调"是指导中医药抗肝纤维化的重要法则。肝体包括肝血与肝阴，"肝藏血"，故肝赖血以濡之；"肾主骨生髓，髓生肝"，故肝赖肾以养之。张景岳曾说："故凡损在形质者，总曰阴虚，此大目也。"古人亦云："肝无血养则失柔，木无水涵则枯萎。"故选用滋补肝肾的代表方"一贯煎"为基础，意在养肝体以补之。肝用则包括肝气和肝阳，"肝主疏泄"，故肝赖气以调达之；"肝为刚脏，主升、主动"，故肝赖阳以升动之；选用行气活血、软坚散结消癥的代表方"鳖甲煎丸"为基础，意在调肝用以消之。全方补消兼施，以补为主。正如秦伯未曾说："体用不二""体用一源"。肝纤维化辨证治疗的全过程，一方面要养肝体以助肝用，另一方面要调肝用以益肝体，始终采用"体用同调"的法则，方可谓上工。（钱英."体用共调"治疗肝纤维化的经验[J].江苏中医药，2007，39（5）：7.）

13. 门九章

【主题】 温阳健脾，养血柔肝

【释义】 门九章认为，肝纤维化是由各种慢性肝病发展而来，病程相对较久。由于患者长期与病邪抗争，久病必虚，大多数患者演变为脾肾阳虚，水湿内停之证。此种功能衰竭态势不可妄施攻伐，应避免单纯应用清热解毒、活血化瘀、散结利水等法而损伤阳气。需立意于人之根本，即"天之大宝，只此一丸红日；人之大宝，只此一息真阳"。故提出温阳健脾法治疗本病，并自拟复方制剂雄芍汤（制附子、生白芍、人参、炒白术、干姜、茯苓）。方中制附子为君，性味辛、甘、大热，功效回阳救逆，补火助阳，散寒除湿。制附子辛散肝之郁，甘缓肝之急。因其为百药之长，功兼通补，效专力宏，故称为雄药。肝之质体在生理活动中，以阴为养，以柔为生，且肝为藏血之脏，赖血以濡之，故肝无血养则失柔。方中用白芍，性凉，味苦酸，养肝血以柔肝，同时制约附子燥烈之性。肝脾两脏有密切联系，《金匮要略》云："见肝之病，知肝传脾，当先实脾。"方中加用人参、白术、茯苓健脾益气化湿，蕴含此意。诸药共奏温阳健脾，利水化湿之功。研究表明，温阳中药复方可改善肝脏微循环，增加肝脏及肠系膜静脉血流量，改善肝功能，减轻肝纤维化病变。（麻莉.门九章温阳健脾法治疗肝纤维化经验[J].湖北中医杂志，2014，36（7）：23-24.）

14. 方和谦

【主题】 调和肝脾，益气活血，化湿通络

【释义】 方和谦认为，肝纤维化是肝脾功能失调，气虚（滞）血瘀而致。治疗原则以调和肝脾，益气活血，化湿通络为主。长期患有慢性肝炎，肝失疏泄，肝木克脾土，脾失健运，湿邪内阻，气机不畅，故见气短、懒言、大便软、纳差；脾为后天之本，脾虚气血生化不足，肝血不足，清窍失养，故睡眠差、面色晦暗无光泽；气虚血瘀，肝络痹阻，可出现蜘蛛痣、瘀血成痕。根据"见肝之病，知肝传脾，当先实脾"，采用"和肝汤"（党参、当归、柴胡、白芍、苏梗、炙甘草、香附、薄荷、大枣）加减。方老曰："和为扶正，解为散邪。"肝硬化本身无急症，如单用活血化瘀之药，只能使其气更虚。只有益气健脾，和肝养血，培土滋木，才能使正气得充，祛邪有力，病情好转。若患者消化道的症状突出，并有器质性病变，门静脉高压、食道静脉曲张、血小板减少，可因活血药的过量使用而引起消化道大出血，引发病情变化。因而，"只能是保护性治疗，带病延年"，采用和肝健脾、开胃祛湿之法，扶植正气，保护胃气，使患者从"后天补养升发之气"，则肝气得生，脾土得运，病情转安。方老在治疗过程中特别强调要保护胃气，常嘱咐患者服药 2 天或 3 天而后，休息 1 天以恢复胃气。（孙维娜. 方和谦和解法治疗肝纤维化的经验[J]. 北京中医，2004，23（3）：143-145.）

三、医 论 选 要

1. 血瘀为主论（李德新）

【提要】 肝纤维化多具有血瘀、癥积的特征，病机是以血瘀为主，可兼见湿热、气滞、脾虚、肾虚等证。治疗时通过辨病确立活血通络，化瘀软坚之大法，再结合辨证进行加减。

【原论】 肝藏血，主疏泄，体阴而用阳；湿热毒邪蕴结于肝，留连不去，致肝失条达之性，肝郁气滞；由气滞而致血瘀，经络阻塞，血不养肝，形成肝纤维化。正如清代医家叶天士所说："初病湿热在经，久则瘀热入络"，"其初在经在气，其久入络入血"（《临证指南医案》）。脾胃居于中焦，为气机升降的枢纽。肝木为病，易于横侮脾土。若中土受损，人体气机升降逆乱，则诸证蜂起。肝肾同居下焦，乙癸同源。肝病及肾，日久肝肾阴津亏虚，肝肾同病。由此可见，肝纤维化的病机是以血瘀为主，可兼见湿热、气滞、脾虚、肾虚等证；病位在肝，与脾、肾关系密切。

肝纤维化的治疗，李德新采取辨病与辨证相结合的方法。现代研究表明，肝纤维化多具有血瘀、癥积的特征。如中国医学科学院血液研究所的研究证明，血瘀的本质是：纤维结缔组织的增生与变性，以及微循环障碍。据此确立了活血通络、化瘀软坚的治疗大法。活血通络，则多选用辛散温通，活血而不破血之桃仁、红花、川芎、当归等。盖辛温之品能温通气血，使血络瘀滞得行，气机条畅，邪去正安。化瘀软坚，选用鳖甲、牡蛎。肝纤维化的病理改变多数发展较为缓慢，需经数月至数年之久。肝脏具有很强的代偿功能，即使肝纤维化处于活动期，患者的临床表现也不典型。对此，李德新主要是根据验舌、辨脉进行辨证。以活血通络，化瘀软坚为大法，结合辨证进行加减。分为以下四种类型：①肝郁脾虚型：以胁痛、神疲食少、舌苔白或腻、脉弦数为主症；治以疏肝理脾，逍遥散加减。②肝郁气滞型：以胁痛及脘腹胀满、食后尤甚、舌苔薄白、脉弦为主症；治以疏肝理气解郁，柴胡舒肝散加减。③肝胆湿热型：以口苦、恶心呕吐、舌红苔黄腻为主症；治以清肝利胆，龙胆泻肝汤加减。④肝肾阴虚型：以胁肋隐痛、头晕目眩、口干咽燥、舌红少津、脉弦细数为主症；治以滋补肝肾，一贯煎加减。对肝纤维化调养阶段的治疗，除治肝外，尤其重视脾胃及肾，常从脾肾两脏入手；以补中益气汤或六味地黄丸为主方进行加减调治。（夏永良，崔家鹏. 李德新治疗肝纤维化经验[J]. 中医杂志，2003，44（5）：338.）

2. 湿热瘀毒论（薛博瑜）

【提要】 慢性肝病的病机演变过程（湿热–血瘀–瘀热–湿热瘀毒–气阴亏耗），是肝纤维化形成和加重的重要环节，其中湿热瘀毒最为关键。治疗肝炎肝纤维化，除采用辨证论治外，尚应高度重视清化瘀毒法的运用。

【原论】 肝纤维化，多由外感湿热之邪，或感染疫毒，或饮酒过度，酿生湿热，羁留不去；再加上情志不遂等因素，渐致肝脾肾功能失调，气血津液搏结，以致气血凝滞，肝络瘀阻。对于本病病机，众医家中有强调"湿热""疫毒""痰瘀""肝郁"者，也有强调"正虚""血瘀"者。在我国，肝纤维化的病因主要是肝炎病毒感染，而肝炎病毒作为病因与中医的湿热疫毒有相似之处。湿热与疫毒胶着难去，则导致疾病的持续存在和慢性进展。湿热疫毒入侵和正气不足，是本病的主要原因；热毒瘀结，肝脾损伤，是病机的关键。感受疫毒（病毒），并非是肝纤维化的唯一因素。反复或持续的肝损伤，才是肝纤维化形成和加重的关键因素。湿热疫毒造成慢性肝损伤，而"湿热瘀毒"也是肝纤维化的始动因素，是持续的致病原因。湿热毒邪瘀滞肝络血分，肝络受伤，毒邪致瘀，血瘀不化又助湿生热；"湿热瘀毒"积于肝络，正是肝纤维化形成和加重的主要因素。湿热瘀毒持续存在，损伤正气，导致脾气虚弱、肝肾阴亏；继而脾肾阳虚，最终形成积聚、臌胀等难治之证。慢性肝病的病机演变过程（湿热-血瘀-瘀热-湿热瘀毒-气阴亏耗），是肝纤维化形成和加重的重要环节，其中湿热瘀毒最为关键。

临床上许多慢性肝炎肝纤维化患者，尤其是炎症活动阶段，每每伴有口苦口干，胁肋脘腹胀痛或刺痛，疲劳乏力，低热，衄血，舌苔黄腻、质黯红，脉弦数等症；并易出现黄疸、肝脾肿大、肝掌、蜘蛛痣、面色晦暗等体征，即可归属于湿热瘀毒证。以清化瘀毒法组方的"肝复净""紫七软肝片""丙肝宁冲剂"，治疗慢性乙型肝炎、丙型肝炎。这些方药有显著的抗肝纤维化作用。治疗肝炎肝纤维化，除应采用辨证论治外，尚应高度重视清化瘀毒法的运用。在疾病早期，湿热毒邪蕴于气分，或由血分显露于气分，常表现为肝胆脾胃湿热毒蕴；治当清化湿热为主，兼以凉血化瘀。用药时，依据湿热在脾在胃，在肝在胆，偏于中上焦还是中下焦的不同，而分别采用健脾和胃、疏肝利胆、清利分消等法，佐以丹参、败酱草、虎杖等凉血活血药。病程日久，邪气深入血分，则见湿热瘀毒交结，瘀滞肝络，"瘀毒"最为重要，治宜清化瘀毒。但应注意本法所用药物寒凉者居多，久服易伤脾胃正气，也可因寒而致血凝。故要适当考虑药物配伍，如苦寒药与温通药配伍则不致血凝，佐益气药则不至于碍脾；或将偏于苦寒的清热解毒药与偏于辛散的凉血化瘀药同用，可防止"血得寒则凝"之弊。疾病后期，湿热瘀毒久羁，日久及肾，而致肝肾阴虚。肝肾阴虚证较肝脾不调、脾胃气虚证更难调治，故应重视"养阴重于益气"。并且肝肾阴虚证极少单独出现，常常与湿热瘀毒未尽、肝脾两伤、肝脾血瘀等证兼见；治疗选药每多棘手，当祛邪与扶正并用，即滋养肝肾之阴与清化湿热瘀毒并重。另一方面，久病瘀毒成癥，有癌变之虞，应据证适时配合化瘀解毒之品。（薛博瑜. 清化瘀毒法治疗肝纤维化的体会[J]. 江苏中医药，2007，39（5）：5.）

3. 毒损肝络论（姚乃礼）

【提要】 乙型病毒性肝炎后的肝纤维化，病机关键为"毒损肝络，正气不足，痰瘀交阻"，瘀、毒、湿、热是主要致病因素。当从肝络辨治，治以化瘀通络、扶正解毒之法。临床分为肝络失和证、肝络瘀滞证、络损成积证、络脉失养证，反映了肝络病变的一般规律。

【原论】 肝络具有络脉的特点，微细如丝，广泛分布于肝脏，是气血运行及沟通内外表里的通道，也是气血交换的场所。故疫毒邪气侵袭，循经及络，易深入血络，损伤肝络，引起肝脏的系列病变。湿热疫毒袭肝，如正气不足，无力抗邪；或邪正交争，邪未除尽而正气已损，邪毒循经入络，伏而后发，与"伏邪"相似。邪客于肝，肝失条达，承其所不能；久之气滞而湿阻，血瘀于内；病症由气及血，久之瘀、毒、湿、热结聚于肝络，壅阻络道，由聚至积，因实致虚；严重影响肝络运行气血、输布津液，及沟通脏腑内外表里的功能。肝络受损而致肝纤维化、肝硬变等病症，顽固难愈，变证丛生。姚乃礼提出，肝窦是肝之络脉的重要组成部分，同肝络密切相关。前期研究，从细胞、分子、生物学及临床流行病学等方面，研究肝纤维化的逆转问题，证实肝络与肝窦的相似性和相通性，肝纤维化当属肝络受损，与肝窦毛细血管化密切相关。明确提出乙型病毒性肝炎后的肝纤维化当从肝络辨治，病机关键为"毒损肝络，正气不足，痰瘀交阻"。

慢性乙型病毒性肝炎发展至肝纤维化、肝硬变，是一个动态进展的过程。络脉之治，当辨其病变不同而治法各异。"肝络"病症有以下特点：①肝络失和：湿热疫毒初袭肝络，"初病及气""初为气结在经"，络脉气机不畅，多以气滞表现为主。常见胸胁或脘腹胀满，嗳气；或腹中包块，聚散不定，按之不痛；大便不畅，舌暗红，脉弦或弦细。对于气分表现明显者，常予疏通气血、疏肝通络之法；"辛可通络"，临证多以旋覆花、桂枝、当归、木香、香附、姜黄、郁金等辛香通络之品，疏通肝络，行气活血，防止病变深入发展。②肝络瘀滞：肝络气机不畅，"久则血伤入络"，气滞常与血瘀兼见。患者多见局部胀满疼痛，甚者刺痛，位置较固定，口干不欲饮，舌暗紫，脉弦涩或细涩。治疗常以化瘀通络之法，临证常用黄芪、白术、莪术、丹参、桃仁等。③络损成积：肝络气血不畅日久，瘀、毒、湿、热蕴结肝络，形成结节、积块、癥瘕。患者多见局部肿块或癥积，面色晦暗或黧黑，肌肤甲错如鱼鳞状，疼痛位置固定，痛如针刺，按之加重，舌质紫暗或有瘀斑，舌下络脉曲张或有结节状，脉细涩，病症较深重。常治以化瘀消癥散结之法，常用丹参、莪术、浙贝母、牡蛎、䗪虫、山慈菇、鸡内金等。同时根据病情佐以虫类药以搜剔在络之邪，如全蝎、地龙、蜈蚣、蝉蜕等药。④络脉失养："邪之所凑，其气必虚"。机体感受疫毒邪气，其本在于素体不足，正气亏虚，络虚留邪，精微化生不足，肝络愈虚而毒邪深伏；或邪毒侵袭，伤及正气，正邪交争，则肝络益损。临证可见神疲乏力，少气懒言，爪甲不荣，皮肤起屑或干燥，唇舌色淡，脉虚或弱等络虚不荣的表现。治以养血和络之法，常以黄芪、白术、茯苓、当归、白芍、丹参等药。以上病机演变是肝络病变的特点，反映了肝络病变的一般规律。慢性乙型病毒性肝炎、早期肝硬变的始动因子及持续因素是湿热疫毒，发病之本是正气不足。病机在于"毒损肝络"，疾病渐进深入。瘀、毒、湿、热是主要致病因素。治以化瘀通络、扶正解毒之法。自拟莪术颗粒（黄芪、白术、莪术、丹参、柴胡、茵陈、甘草等）。（张若宣，吕文良，曹正民，等. 姚乃礼以"肝络"理论辨治慢性乙型病毒性肝炎肝纤维化[J]. 中医学报，2020，35（2）：304-307.）

4. 脏虚络痹论（辛伟）

【提要】　肝纤维化病机的中心环节为"脏虚络痹"。"络痹"是一个发展的病理过程，即病变为由经到络、由气至血、由浅入深的进程；"脏虚"则是因为其病程较久，缠绵难愈，往往导致正气不足，肝、脾、肾亏虚。

【原论】　肝纤维化与中医的"癥积"有一定的类同之处，其病机的中心环节为"脏虚络痹"。①外邪侵犯，络脉痹阻。络脉多分布于体表，六淫之邪从外而入，则络脉首当其冲；且六淫之邪无形，容易渗透侵入络脉之中，故六淫之邪客于络脉是导致肝纤维化的主要病因之一。邪气侵入络脉，会导致不同程度的气滞、血瘀和津凝；气滞、血瘀和津凝，是络脉痹阻的基本病理变化。气在络中运行不息，若邪气阻络，便会首先影响气机的运行而导致气机郁滞。血气在络脉中流注不已，渗灌周身。若邪壅络道，血气运行受阻，便可滞留为瘀。瘀血既可以瘀阻于经络之中，又可以瘀阻于经络之外。由于络脉较细，分布广泛，且不参与十四经循环，因此，血行瘀滞在络脉病变中最为常见。津液出入于络脉内外，赖络脉输布及阳气运行。若邪客络中，气血不行，则津液不布，或滞于络中，或聚于络外，而为痰为饮。络脉阻滞则成痞块（肝脾肿大），进而凝缩坚硬，推之不移；若脉道受阻，则络脉怒张，青筋暴露。②脏气亏虚，本虚标实。脏气亏虚是导致肝纤维化发生的重要环节，本病的病机主要是肝、脾、肾功能失调。初起重在肝脾，情志所伤，气机不利，肝郁乘脾，脾失健运，水湿内停。若失治误治，水湿不去，土壅而侮木，肝郁更甚。其结果既可及血而致血瘀，又可使脾气更虚，水湿更甚。又肝、脾、肾在生理上密切相关，肝脾病变必然累及于肾。脾虚不运，肾精衰减，而导致肾阳不足，膀胱气化不利；命门火衰，则进一步导致脾阳更虚；脾肾阳虚，水湿潴留更甚。肝藏血，肾藏精，肝肾同源。肝气郁结，郁久化热伤阴；肝阴不足必然导致肾阴不足，而形成肝肾阴虚。

对于肝纤维化，病机重点为肝、脾、肾三脏功能失调，气滞、瘀血、水饮互结腹中。"络痹"是一个发展的病理过程，即病变为由经到络、由气至血、由浅入深的进程；"脏虚"则是因为其病程较久，缠绵难愈，往往导致正气不足，肝、脾、肾亏虚。另外，本虚与邪实相互影响，互为因果，形成因实致虚，因虚致实，虚者更虚，实者更实的病理特点。只要立足于中医药抗肝纤维化的整体优势，把握肝纤维化复杂的病理变化，围绕肝纤维化的主要病理环节，研究中医药逆转肝纤维化的现代科学理论基础，即使肝纤维化患者临床表现纷繁错杂，但其"脏虚络痹"的基本病机和病情演变规律贯穿于病程的始终。抓住这一特有规律去审视病情，会对临证有积极的指导作用。（辛伟. 论"脏虚络痹"为肝纤维化的基本病机[J]. 中国中医药信息杂志，2005，12（7）：88.）

5. 毒瘀痰虚论（江一平）

【提要】　肝纤维化为本虚标实之证，病位在肝，与脾、肾密切相关。肝血瘀阻是基础病机，毒、瘀、痰、虚等病理因素相互滋生。治疗重视治未病，应用风药，善用动物类血肉有情之品，强调化瘀当从根本病因着手。

【原论】　肝炎后肝纤维化，系外来邪毒导致肝脾功能失调，肝失疏泄，脾失运化，致气血津液输布异常，停滞中焦，进而化生痰浊，邪毒夹痰浊入于血络所致。"初病在经在气，久病入络入血"。所以，乙、丙型肝炎所致纤维化为浊毒深伏之证，短时间难以祛除；肝纤维化难于治疗，亦基于此。江一平认为其病因病机有如下特点：①疫毒湿热沉痼留着不去，临床常见湿热证象虽然不重，但在病人体征和症状上长时间存在。②正气亏虚，难以抗邪。以脾胃气虚和肝肾不足多见，可因邪气伤正，亦可由治疗不当而成。③气机郁滞，肝脾失调。一因情志不舒，一因湿邪阻滞。常表现为胁痛，抑郁，纳食不香，大便失调。④瘀血内停，肝脾气滞。常因病久，气机久郁导致血瘀，血瘀又致气机阻滞。常表现为面色黧黑，赤缕朱掌，舌暗脉涩。总之，本病为本虚标实之证，病位在肝，与脾、肾密切相关。湿热疫毒入侵和正气不足，是本病主要病因，肝血瘀阻是病理基础，毒、瘀、痰、虚等病理因素相互滋生。

临床用药特色：①重视治未病，既病则防变。"见肝之病，则知肝当传之于脾，故先实其脾气，无令得受肝之邪"。在治疗肝纤维化过程中，始终注意顾护脾胃功能，经常在遣方用药中加用健脾之轻剂，如白术、茯苓、炒谷麦芽、炒鸡内金、刘寄奴等。脾运则湿无所藏，痰无所生，气血充足，脉络畅通，邪气难凑，机体康复。②应用风药。慢性肝炎肝纤维化的持续进展，主要因为肝炎病毒的复制，导致机体免疫细胞激活，大量胶原物质生成并沉积所致。故治疗应抗病毒、调节机体免疫。中医认为乙肝病毒属阴邪湿毒，湿邪疫毒缠绵，化生湿热痰瘀，久则入血伤阳。风药多味辛质轻，走窜善行，畅气胜湿，通阳活血，能促使湿邪疫毒外排，消散痰、湿、瘀。常用风药有：徐长卿、威灵仙、僵蚕、防风、秦艽、独活、柴胡等。现代中药药理研究，亦表明这类风药具有明显的抑制病毒复制，调节免疫功能，或不同程度地直接降解胶原的作用。③善用动物类血肉有情之品。根据总体辨证情况，随证加减使用诸如紫河车、鳖甲、龟板、鸡内金、鹿角霜、炮甲珠、地龙、土鳖虫等动物药，以柔肝、软肝，达到治疗目的。现代医学研究，也认为这类药物具有较显著的抗肝纤维化、调节免疫功能。④强调化瘀当从根本病因着手。不能单纯活血化瘀，不主张大剂量地应用破血逐瘀之品。慢性肝炎病程长，湿热疫毒已损伤人体正气。若强用破血逐瘀药，不仅不能奏效，只能徒伤正气，甚至造成血离脉道导致出血。善用扶正祛瘀之法，如益气化瘀、养阴化瘀、温阳化瘀等，使肝脾恢复藏血摄血的功能，从而从根本上化解瘀血，恢复正常的血行。（刘翔. 江一平治疗慢性肝炎肝纤维化经验[J]. 江西中医药，2007，38（292）：8-9.）

6. "微癥积"论（张永生）

【提要】 肝纤维化阶段，可以定义为"癥积"的初始阶段——"微癥积"。临床上把握肝纤维化患者"无证可辨"阶段的"微癥积"特征，用中医"治未病"思路及早加以干预，能够较好地提高慢性肝病的临床疗效。

【原论】 从慢性肝病的证候演变规律来看，大多在经历了早期的湿热邪毒、疫毒、蛊毒等以邪实为特征的阶段后，会进入一个较为稳定的以"正虚邪恋"为特征的病理阶段。这个时期以虚实夹杂为主要特征，但是临床症状可以不明显，往往迁延日久，亦可以健如常人。如喻嘉言在《医门法律》中就有论述，"不病之人，凡有癥瘕、积块、痞块，即是胀病之根。日积月累，腹大如箕，腹大如瓮，是名单腹胀"。很显然，文中所说"不病之人"，多属于现代意义上慢性肝病患者迁延过程中的虚实夹杂时期，较为严重者会出现早期"肝纤维化"的病理学改变。可以将这一时期，定义为慢性肝病肝损伤的"微癥积"阶段。肝纤维化虽与中医学中所记载的"癥积"有着紧密的因果联系，但是两者要在确切的证据上画上等号，尚缺少一个有效的桥梁。利用实验室检查、影像学检查等微观证据，为"微型癥积"提供实验室证据，组织学可以成为两者能够共同认可并且紧密结合的一个关键环节，肝脏轻度的纤维化改变可以称之为肝脏的"微癥积"。

各种病因造成的慢性肝病，经历了从"慢性肝损伤—肝纤维化（微癥积）—肝硬化（癥积）"等3个大致的病变过程。在肝纤维化的发生发展过程中，虽然有其不同的病机特征，如由于"湿热毒邪""疫毒""蛊毒""酒食"等湿热毒邪侵袭（病因），留而不去，久病入络，终致"肝气不舒"（微癥积阶段）；"津液涩渗"，则进入以"气郁血滞"为主要特点的邪正交织的迁延期；经久不愈，后期则"痰瘀交阻"，以有形的积聚为主要临床表现。"微癥积"是各类慢性肝病纤维化的一个共同病理阶段，"正气不足，湿毒之邪留恋""久病入络"为其主要病机特点。各种慢性肝病在经历了邪实、正虚两个阶段后，进入"微癥积"阶段的主要特征性病机，治疗上当以此为首要目标。早期进行干预，也就是在肝纤维化（微癥积）阶段进行治疗，能够取得较为理想的治疗效果。慢性肝病早期，以肝损伤为主，病位在气分；郁而积滞，肝气不舒，以肝郁气滞为主要病机特点；无形之聚久而入络，致气郁而入血络，气郁而血滞，肝血运行不畅，则生"微癥积"。此即各种慢性肝损伤所致肝纤维化阶段，也是各类慢性肝病防治的关键阶段。如在此阶段积极加以干预治疗，如活血化瘀通络之品综合用药，当能"瘀化而血行"。否则，"病进而致痰瘀交阻"，进入典型的"积证"时期，病理观察可见大量假小叶形成，"有形之积"大量形成。慢性肝病肝硬化失治进展后，可以进入"失代偿"阶段，则其临床疗效更不理想，大多属于"不治"或"死证"范畴。所以在"微癥积"阶段积极防治，逆转其"微癥积"向"癥积"转变的趋势，非常有必要。但如何干预，仍是临床一大难题。结合临床症状进行辨证论治，仍是一大原则，但必须遵循分期分阶段治疗。（张永生，徐珊，朱飞叶，等. 肝纤维化"微癥积"中医病证探究[J]. 中华中医药杂志，2014，29（9）：2903-2905.）

7. 虚积互生论（李瀚旻）

【提要】 肝再生紊乱，是导致肝纤维化向肝硬化进展中，出现"因实致虚"（"积生虚损"）、"因虚致实"（"虚损生积"）两种病机转换（"虚积互生"）的关键环节。治疗主张协调运用"扶正除积"与"除积复正"法则，采用"补肾生髓成肝"之法，可以通过调控肝损伤与肝再生失衡，打破"虚积互生"的恶性病理循环。

【原论】 "虚损生积"，是上海中医药大学肝病研究所，针对肝纤维化向肝硬化的病程进展，提出的病机假说。肝脏虚证的本质，是肝损伤与肝再生失衡，故"虚损"是并列词组，分别表达"虚"与"损"两个相互关联的独立事件。"损"指肝脏病的发生发展不可避免地出现肝损伤的病理机制和过程。"虚"指肝脏组织结构破坏，导致功能减退或丧失的结局性病理状态。"虚"与"损"之间，存在不可或缺的肝再生修复的关键环节。肝损伤（"损"）是"因"，肝脏组织结构破坏导致功能减退或丧失（"虚"）是肝损伤的"果"。但肝损伤后，并非必然出现"虚证"的结果。因在正常情况下，肝损伤可诱导肝再生修复机制，而使损伤的肝脏完全恢复正常的结构和功能，不会出现虚证。由于许多肝脏病在其病程中，往往出现不完全再生（"肝失生发"），是导致虚证发生发展的关键环节和病因病机。但"肝失生发"并非全然出现虚证，实证亦是"肝失生发"结果之一，且往往出现因实致虚、因虚致实互为因果的恶性病理循环。故临床"虚实夹杂"是常态（可有先后、主次、轻重、缓急之分），很少有"纯虚""纯实"之证。"正虚血瘀"是这种"虚实夹杂"的代表证候之一，但绝非全部。除"因虚致实"的"虚损生积"病机转换外，"因实致虚"的"积生虚损"病机转换亦很重要。概括"虚损生积"与"积生虚损"的病因病机，合称"虚积互生"。根据"虚"与"积"先后、主次、轻重、缓急的区别，具体防治措施应有所不同。一般来讲，肝脏病的初、中期，"因实致虚"的"积生虚损"病因病机常占主导地位，"积"的发生发展为先、为主、为重、为急。中晚期，"因虚致实"的"虚损生积"病因病机常占主导地位，"虚"的发生发展为先、为主、为重、为急。病程中可能会出现难以区分先后、主次、轻重、缓急的"虚积夹杂"之证。肝病终末期，形成"虚积共生"的"死循环"。要打破"虚积互生"的恶性病机循环，切断"虚""损""积"之间的病机转换，调控肝损伤与肝再生失衡，是其重要策略及方法。

"虚""损""积"三者之间，通过肝再生修复机制，存在如下关系：肝损伤后，通过正常肝再生修复而不会形成虚证；肝再生修复机制受到干扰后，会出现虚证与实证两种结果，并会形成"因虚致实""因实致虚"恶性病理循环。肝再生紊乱，是导致肝纤维化向肝硬化进展中出现"因实致虚"（"积生虚损"）、"因虚致实"（"虚损生积"）两种病机转换（"虚积互生"）的关键环节。治疗主张协调运用"扶正除积"与"除积复正"。由于肝损伤与肝再生失衡是肝脏虚证的本质，肝再生修复机制是决定肝脏虚证发生发展的关键环节，故"精虚"是其他虚证的根本。"肝肾精虚"是肝脏病病程进展中的基础证候，常见的"肝肾阴虚""脾肾阳虚""肾虚邪实"诸证，均在"肝肾精虚"的基础上发展而来。"补肾生髓成肝"，基于机体存在的正气与邪气、损伤与再生、肝主生发与肝失生发、髓生肝与髓失生肝等阴阳互根转化、对抗协调机制发挥治疗作用。在"补肾"的治疗手段与"成肝"的治疗结果之间，以"髓"为作用的中心和治疗靶点。"髓"是包括肝干细胞在内的肝再生修复的组织微环境，通过维持或改善肝干细胞的肝再生微环境，以保持发生发育和再生修复的生命状态，是"生髓"的重要作用机制。通过"生髓"实现维持或促进"髓生肝"的生理状态，预防或改善"髓失生肝"的病理机制（改"不生或乱生"为"完全再生"，使之恢复到"髓生肝"的生理状态）。对肝脏病的"肝肾精虚"的"隐性证候"进行早期干预，可以打破"虚积互生"的恶性病机循环，切断"虚""损""积"之间的病机转换，降低"肝郁脾虚""脾肾阳虚""肝肾阴虚"等"显性证候"的发生率，提高其治愈率。（李瀚旻. 肝硬化"虚积互生"的病机探讨[J]. 中华中医药学刊，2015，33（12）：2825-2827.）

8. 酒癖分期论（田德禄）

【提要】 酒精性肝纤维化（酒癖）病，因为纵酒日久，湿热为患，痰湿蕴结，体质从化是酒癖发病的重要原因之一；脾胃虚弱贯穿于酒癖病程的始终；肝郁脾虚，气痰瘀互结是酒癖病机的关键。临证分三期论治，初期理气、活血、祛湿；中期清热利湿，化痰、理气、活血消积；后期扶正祛邪，理气软坚，化痰利水。

【原论】 酒精性肝纤维化（ALF）属中医"酒癖"范畴。①嗜酒是引起 ALF 的外因。ALF 病因主要是纵酒日久，湿热为患，痰湿蕴结。酒邪伤人，多现湿热实证，也可以直接损伤人体正气，导致脏腑亏虚。过饮之必伤及脾胃肝胆而引发疾病。②禀赋不足是引起 ALF 的内因。酒邪伤人，因人禀赋不同而异，同受湿热酒毒，有盈石而不醉者，有濡唇而辄乱者，皆因禀赋使然。素体脾胃虚弱之人，易于患酒癖、酒疸等病证。③体质从化是酒癖发病的重要原因之一。酒性湿而且热，素体脾（气、阳）虚之人，邪从寒化，湿易滞脾，而出现脾虚湿盛的表现；禀赋阴虚，邪从热化，更易为酒热所耗，损伤肝体，皆可导致肝脾失调，气血不和，而发生酒癖。④脾胃虚弱贯穿于酒癖病程的始终。脾虚之人，平素运化失常，易生内湿；复因酒之湿热内侵，而致湿滞日甚，湿聚为痰；痰湿中阻，阻滞气机，肝脾失调，气血失和，发为酒癖。同时，酒癖为病，肝脾失调，气血痰与湿热相互搏结，或气滞、血瘀、痰湿呆脾，或湿热耗气，正气损耗；在酒癖病程的不同阶段，多有腹胀、乏力、纳少、便溏等脾虚证的表现，成为酒癖的主要症状之一。⑤肝郁脾虚，气、痰、瘀互结，是酒癖病机的关键。肝脾两脏在酒癖发病过程中有着重要的作用。由于酒最易助热生火，聚湿成痰。若酒食不节，嗜酒成癖，则脾胃受伤，或脾滞失运；或酒邪伤正，运化乏力，而致湿邪内蕴。郁久化热，湿热相搏；或酒食之热，炼湿为痰；痰湿阻滞气机，由脾及肝，土壅木郁，使肝失疏泄，气失调畅，气滞则血瘀。瘀血阻滞肝经，致血行不畅。如此反复不已，终至气血痰湿相互搏结，停于胁下，形成酒癖。由此可见，酒癖发病的主要原因，是酒食不节，嗜酒成性；其病理的关键，是脾虚（滞）生痰，肝郁气滞，气滞成瘀，气血痰瘀互结而成癖。

酒精性肝纤维化（酒癖）当分三期论治：初期病机，为酒毒湿热之邪蕴结中焦，伤及脾胃，运化失司，湿浊内生，蕴而化热，湿热搏结，或阻于脘腹，或停于胁下，出现胃痞、胁痛等伤酒之证。此时病位在肝脾（胃），证多属实属热，以气滞、血瘀、湿阻为主。治疗当以理气、活血、祛湿为法，方药可选用木香顺气丸加减。中期病机，为酒毒湿热之邪留滞中焦，聚而为痰，阻碍气机，致气血痰与酒毒湿热相互搏结，凝结成块；停滞于腹中则为积块，或留置胁下而为癥块。病位在肝、脾，以气滞、血瘀、痰阻为主，为邪气盛而正气未衰之时。治疗当清热利湿，化痰、理气、活血消积；方药可选用膈下逐瘀汤加减。后期病由肝脾及肾，邪势未衰，正气已伤，正虚邪恋，为本虚标实之证。此时气滞、血瘀、水停、正虚交织错杂，而成酒臌之证。本期为本虚标实之证，标实有气滞、血瘀、痰湿、水停的侧重，正虚有脾气虚、气阴两虚、脾肾阳虚、肝肾阴虚的不同。病位在肝、脾、肾，治疗当扶正祛邪，理气软坚，化痰利水。方药的选择可依偏虚的不同而异。如属肝肾阴虚者，方药可选用滋水清肝饮合化积丸加减。依据酒癖的病机演变规律及病变的证候特点，提出调肝理脾加解酒药物治疗本病的法则。（李丰衣，孙劲晖. 田德禄教授治疗酒精性肝纤维化经验浅探[J]. 深圳中西医结合杂志，2007，17（1）：32-33.）

9. 以平为期论（叶永安）

【提要】 肝纤维化以病因治疗为首要，应扶正祛邪以平为期。围绕"正虚毒瘀"这一基本病机，治宜调理肝脾，重在理气和阴阳；和血，重在养血活血、舒经通络；健脾益肾，重在平调脾肾之阴阳；清解毒邪当慎重；治疗不忘肝之生理特点。

【原论】 慢性肝炎肝纤维化基本病机为正虚毒瘀，其中"毒伤肝络，瘀血阻络"为病变发展的基本脉络，"脾虚"则是贯串疾病始终的基础。肝纤维化是一动态变化的病理过程，病因主要有肝炎病毒、血吸虫、饮酒、药物等。在慢性肝炎肝纤维化的治疗中，病因治疗为首要，针对病因治疗可以延缓甚至阻止肝纤维化的进展。但是，仅治疗病因并不能完全代替肝纤维化的治疗，如酒精性肝纤维化即使戒酒后，纤维化仍在进展。确切地说，病因治疗与抗肝纤维化的治疗密不可分。治疗应扶正祛邪以平为期，临床围绕"正虚毒瘀"这一基本病机，治宜调和气血、疏通经络、化湿解毒，以平调肝、脾、肾之阴阳。其中理脾为治疗之枢纽，健脾益气乃基本之法。①调理肝脾重在理气和阴阳。肝炎病毒、酒精等多为湿毒之邪，易伤中焦脾胃，土壅则木郁不达。而患者因长期患病情绪不畅，或抑郁或易怒，皆易伤肝；肝伤则气机不畅，阴阳失衡；可见肝阴虚、肝阳亢，或肝阳化火、肝火偏旺等征象。临床治疗重在调肝理气、养阴柔肝、清肝降火、平调阴阳。遵循这一思路，选用柴胡、白芍、郁金、山栀、赤芍、决明子、生地、枸杞、水红花子等柔和之品。同时，注意肝脾的内在关系，调肝不忘实脾，理脾应以疏通中焦壅滞、和调阴阳为主。②和血重在养血活血、舒经通络。慢性肝炎肝纤维化病程较长，毒邪长期为患，久则瘀血阻络，和血通络法应贯穿治疗始终。但应知晓治疗不会短期获效，用药当考虑患者的承受力以及长期服药的毒副作用。治疗当以养血活血为主，酌配舒经通络之品，当慎用力猛之破血药，重在"和"字，使血滞得以疏通，毒邪得以透解。药物可选用丹参、郁金、当归、赤芍、牛膝、白芍、鸡血藤、三七、茜草根、地龙、丝瓜络等。③健脾益肾重在平调脾肾之阴阳。慢性肝炎肝纤维化患者晚期以脾肾亏虚为主，治疗以调节阴阳平衡为主，使脾肾之气得以充达。临床上，对于肾阴虚者当滋肾阴，肾阳虚者当温肾阳，肾气虚者则益肾气，脾虚亦如此。治疗当总以阴阳平衡为期。药物可选用太子参、茯苓、白术、山药、乌药、熟地、首乌、金樱子、仙灵脾、苁蓉、肉桂、女贞子、旱莲草等补益脾肾、调和阴阳药。④清解毒邪当慎重。慢性肝炎肝纤维化病因多以毒邪为患，或为疫毒，或为湿热。"毒伤肝络"是肝纤维化发生发展的基础之一，故清解毒邪是一种重要治法。但临床及实验研究表明，仅以清热解毒为主，或偏重于解毒，效果并不令人满意。从临床来看，解毒当以上几种治法基础上选用，必须在辨证的指导下选用解毒药，不可不用，又不可长期、大量使用，应以准确、适当为原则。⑤治疗不忘肝脏生理特点。肝为刚脏而性动，主筋藏魂，其志怒，其气急，体阴而用阳。到了肝纤维化阶段，已出现肝"体用同损"的病理改变。治疗应遵循肝脏自身的生理特点，需"体用同调"，既照顾到肝体，又考虑到肝用，不能偏于一方。（叶永安. 慢性肝炎肝纤维化的中医药治疗对策[J]. 江苏中医药，2007，39（5）：1-2.）

10. 治疗五法论（王绵之）

【提要】　肝失疏泄，气机升降失常，是肝纤维化的基本病机之一。治疗以疏肝理气为要，重用活血化瘀，不忘软坚散结，清除湿热余邪，养正顾护脾胃。

【原论】　①以疏肝理气为要。肝失疏泄，气机升降失常，是肝纤维化的基本病机之一。它是因情志不遂、暴怒、抑郁、六淫、疫疠等作用于肝而致。临床上常表现出胁肋胀痛，胁下痞块，压之痛甚，舌质暗或有瘀斑，脉弦细等。其治疗就是要通过药物的作用，尽快恢复肝主疏泄、喜条达的特性。治疗肝病当以恢复肝的生理特性为要。治宜疏肝解郁，理气通络，以遵"木郁达之"之旨。但肝为刚脏，喜柔润而恶辛燥，在用药时特别强调重在"舒"肝，忌燥求润。疏肝理气药多辛散香燥，若用量过大，或使用过久，或配伍不当，易耗气伤血，不利肝体，亦削肝用，甚至化火动风，加剧病情。因此，主张治疗慢性肝病，要注意肝脏的生理特性，尽量体用兼顾，解肝郁而不耗气伤血；使肝气条达，疏泄有权；既助气血运行，又助脾胃运化。临床上用药轻灵，不伤正气，寓"轻可去实"之理；常选用香橼皮、广郁金、炒元胡、远志、陈木瓜、通草、佛手等，以疏肝解郁、调畅气机；肝郁得解，则不至横逆犯脾伤胃；气机调畅，血运如常，不至于瘀积成癥。②重用活血化瘀。慢性肝病肝纤维化的发生，常因情志不舒，肝气郁结，或因酒食不节，痰湿内生；或因感受湿热、寒湿、疫疠、虫毒等，邪去未尽，留着肝体；致使肝郁脾虚，气滞血瘀，痰瘀凝结，壅塞肝络，形成痞块。临床见胁痛，或胁下痞满而痛，触之有块，面色晦黯，舌质暗或有瘀斑等。至于肝纤维化进一步发展，出现胁痛，肝脾肿大、黄疸、蛛纹赤掌、面色晦黯黝黑，舌质紫黯或见瘀点瘀斑等，无一不与瘀血有关。所以，行气活血、化瘀通络，是治疗该病的基本治法之一，并贯穿于肝纤维化发生发展的整个过程。调和气血，使气血运行通畅，不仅可使肝脏失却所养的状态得以缓解，也可使药力顺利到达病所，充分发挥疗效。常选用桃仁、红花、当归、川芎、丹参活血化瘀，同时蕴含祛瘀生新之意。③不忘软坚散结。肝纤维化迁延日久，正气日衰，气血运行不畅，寒热痰湿之邪与气血相搏，聚而成形，结于胁下，一般有病势较缓、病程较长、虚实间杂的特点。对肝纤维化胁下痞块已成，且质地较硬者，仅用活血化瘀之品难以奏效；当在活血化瘀的同时，配伍软坚散结之品，依据"坚者削之""结者散之"的原则，治宜渐消缓散。在抗肝纤维化方剂中多配伍软坚散结类药物，常配以醋炙鳖甲，用量宜大，取其软坚散结，消癥化积。④清除湿热余邪。肝纤维化的发生多因各种肝病在急性期治疗不彻底，或在恢复期调养失宜，以致湿热之邪未能彻底清除，余邪留恋，蕴积于肝胆脾胃，即残毒余热未尽；或肝病日久，复感于邪；或脏腑功能失调，肝郁脾虚，肝木横逆犯脾，脾胃运化失职，痰湿内生，蕴久化热。所以，在肝纤维化发展过程中，往往也表现出湿热的病理变化，出现口苦心烦，溲黄便秘或溏滞不爽，并可出现黄疸。且湿热之邪缠绵难解，有阻碍气机运行的特点。湿热蕴久，炼液为痰，导致痰热瘀血互结的病理结果，这也是肝纤维化病症胶结难解的主要原因之一。临证常适当配伍清热利湿化痰之品，一则清除余邪，二则有利于气机的运行，三则促进癥块的软缩。⑤养正顾护脾胃。病邪久留，邪恋正伤，正不胜邪，亦是本病病机的一个方面。因此，治疗中攻邪勿忘扶正。针对肝纤维化存在正虚的病理特点，采用扶正祛邪作为治疗大法之一。强调养正除积，通过扶正，令真气实，胃气强，营卫充盛，而积自除。在遣药组方时，常选用人参、白术、茯苓等，一则益气健脾，扶助正气，以治病本；二则俾脾气实，防"土虚木贼"；三则防配伍中寒、燥、虫、介之品碍胃伤脾。从而确保脾胃的受纳与运化，使水谷精微得以输布化为气血津液，成为扶正达邪的物质基础。(晏军，王煦. 王绵之教授治疗肝纤维化经验撷菁[J]. 中医药学刊，2001，19（5）：410-411.)

（撰稿：李志更；审稿：姚乃礼，张国梁）

参 考 文 献

著作类

[1] 程明亮，杨长青. 肝纤维化的基础研究及临床 [M]. 第 2 版. 北京：人民卫生出版社，2002.
[2] 王灵台. 王灵台谈肝病[M]. 上海：上海科技教育出版社，2004.
[3] 刘燕玲，洪慧闻. 专科专病名医临证经验丛书肝胆病. [M]. 第 2 版. 北京：人民卫生出版社，2006.
[4] 上海市中医文献馆，上海市张云鹏名老中医工作室. 张云鹏肝病学术经验集[M]. 上海：上海交通大学出版社，2008.
[5] 朱世增. 关幼波论肝病[M]. 上海：上海中医药大学出版社，2009.
[6] 周福生. 肝病中医临证旨要[M]. 广州：广东科技出版社，2010.
[7] 尹常健. 肝病临证十法[M]. 北京：人民卫生出版社，2012.
[8] 赵伯智. 关幼波肝病杂病论[M]. 第 2 版. 北京：中国医药科技出版社，2013.
[9] 刘渡舟，程昭寰. 肝病证治概要[M]. 北京：人民卫生出版社，2013.
[10] 鲁兆麟. 现代中医名家临证类案·肝胆病卷[M]. 北京：北京科学技术出版社，2014.
[11] 王国玮，刘清泉. 肝病名家王鸿士[M]. 北京：人民军医出版社，2014.
[12] 尹国有. 中医名家肝胆病辨治实录[M]. 北京：学苑出版社，2014.
[13] 卢秉久，张艳，郑佳连. 王文彦肝病辨证思维经验集[M]. 北京：科学出版社，2015.
[14] 康俊杰，吴剑华，陈进春. 康良石肝病指归[M]. 北京：中国中医药出版社，2015.
[15] 李佃贵. 肝纤维化浊毒论[M]. 北京：科学技术文献出版社，2016.
[16] 张玮，王俐琼. 龙华中医谈肝病[M]. 北京：中国中医药出版社，2018.
[17] 李志更，赵晖，岳利峰. 国医大师名方验选[M]. 北京：化学工业出版社，2018.
[18] 施维群，裘云庆，蔡敏. 肝纤维化中西医结合诊疗的临床实践[M]. 北京：科学出版社，2019.

论文类

[1] 张金楠，张静荣，杨小平，等. 中药抗肝纤维化的研究进展[J]. 河南中医，1993，13（4）：198-200.
[2] 吴嘉赓，张立煌，邓银泉，等. 乙型肝炎肝纤化的辨证施治与生化指标改变的关系[J]. 中医杂志，1994，35（7）：416-418.
[3] 吴嘉赓，李凫坚，张立煌. 疏肝健脾活血法治疗乙型肝炎肝纤维化的研究[J]. 中国中西医结合杂志，1994，14（12）：744-745.
[4] 金树根，任家濂，王灵台，等. 柔肝抗纤方治疗慢性肝病的临床与实验研究[J]. 中国医药学报，1994，9

（4）：12-15.

[5] 黄振国，覃贵伦，彭齐荣，等. 五莲益肝汤抗肝纤维化的实验研究[J]. 山西中医，1995，11（6）：44-45.

[6] 燕忠生，沈吉云，赵淑媛，等. 中药抗肝纤维化的研究概况[J]. 中国中西医结合杂志，1996，16（10）：634-637.

[7] 刘平，刘成，陈高朝，等. 扶正化瘀319方治疗慢性乙型肝炎及其对纤维化血清学指标的影响[J]. 中国中西医结合杂志，1996，16（10）：588-592.

[8] 张国梁，季红燕，高健，等. "软肝饮"治疗慢性肝病肝纤维化48例疗效观察[J]. 安徽中医学院学报，1995，14（1）：24-25.

[9] 唐智敏，茹清静，朱起贵. 论肝血瘀阻与肝纤维化的关系[J]. 中国中医基础医学杂志，1996，2（3）：14-18.

[10] 吴嘉庚，李夏玉. 抗纤方治疗肝硬变的临床研究[J]. 新消化病学杂志，1997，5（5）：303-304.

[11] 卢良威. 论肝纤维化的中医治疗[J]. 中国医药学报，1998，13（3）：52-54.

[12] 丁霞，田德录. 酒精性肝纤维化的中医研究思路与方法[J]. 中国医药学报，1998，13（6）：62-64.

[13] 吴嘉庚，张立煌. 肝硬化患者中医"证"的实质研究[J]. 中国中西医结合杂志，1999，19（5）：3.

[14] 张金楠. 治肝经验琐谈[J]. 河南中医，1999，19（2）：3.

[15] 孙玉凤，姚希贤，蒋树林. 肝纤维化的中医中药治疗[J]. 世界华人消化杂志，2000，8（6）：686-687.

[16] 廖祈祈，张凌云. 张光华教授诊治肝纤维化的经验[J]. 四川中医，2001，19（10）：1-4.

[17] 孙守才，刘光炜. 中医药抗肝纤维化研究中若干问题的思考[J]. 中西医结合肝病杂志，2001，11（2）：120-121.

[18] 刘绍能. 慢性乙型肝炎肝纤维化证治规律探讨[J]. 中国中医药信息杂志，2001，8（11）：10-11.

[19] 卢良威. 肝纤维化的中医病机探讨[J]. 中国医药学报，2001，16（3）：39-41.

[20] 晏军，王煦. 王绵之教授治疗肝纤维化经验撷菁[J]. 中医药学刊，2001，19（5）：410-411.

[21] 周玉琴. 龚锡曾治肝病经验[J]. 辽宁中医学院学报，2002，4（3）：202-203.

[22] 石怀芝. 辨证施治治疗肝纤维化[J]. 北京中医，2002，21（3）：191-192.

[23] 刘绍能，吕文良. 慢性乙型肝炎肝纤维化辨证分型的研究[J]. 中医药信息，2002，19（5）：15-17.

[24] 王晓文. 杨培明治疗血吸虫病肝纤维化的经验[J]. 湖北中医杂志，2002，24（2）：13-14.

[25] 康良石，刘平，张赤志，等. 肝硬化论治经验[J]. 中医药通报，2002，1（2）：3-5.

[26] 夏永良，崔家鹏. 李德新治疗肝纤维化经验[J]. 中医杂志，2003，44（5）：338.

[27] 何浩，张玉亮，严义忠，等. 乙型肝炎后肝纤维化的中医防治[J]. 新中医，2003，35（4）：75.

[28] 刘为民，姚乃礼. 络病理论与肝纤维化关系探讨[J]. 中医杂志，2003，44（2）：85-87.

[29] 胡永生，杨宏志. 杨宏志治疗慢性乙型肝炎肝纤维化经验探赜[J]. 中国中医药信息杂志，2003，10（3）：70-72.

[30] 叶放，周珉，薛博瑜. 对中医药防治肝纤维化研究若干问题的思考[J]. 中西医结合肝病杂志，2004，14（6）：375-377.

[31] 赵小青，邓芳柏，黄贤樟. 黄贤樟教授诊治肝纤维化经验拾缬[J]. 广西中医药，2004，27（3）：37-39.

[32] 孙维娜. 方和谦和解法治疗肝纤维化的经验[J]. 北京中医，2004，23（3）：143-145.

[33] 王珏，黄学亮，赵红利. 李佃贵教授治疗乙型肝炎后肝纤维化经验[J]. 河北中医，2004，26（12）：889.

[34] 夏克平. 论肝纤维化的中医病证类属及防治[J]. 中医研究，2005，18（6）：7-9.

[35] 熊泽民. 中医治疗肝纤维化六法[J]. 湖北中医杂志，2005，27（6）：31.

[36] 衣蕾，杨俊生. 肝纤维化中医病机浅探[J]. 中医杂志，2005，16（11）：806-808.

[37] 贺松其，张绪富，蔡红兵. 吕志平教授辨治慢性肝炎肝纤维化经验介绍[J]. 新中医，2005，37（3）：16-17.

[38] 中国中西医结合学会肝病专业委员会. 肝纤维化中西医结合诊疗指南[J]. 中国中西医结合杂志，2006，26（11）：1052-1056.

[39] 杨倩，冯玉彦. 姚希贤治疗慢性肝纤维化经验体会[J]. 辽宁中医杂志，2007，34（3）：276-277.

[40] 刘翔. 江一平治疗慢性肝炎肝纤维化经验[J]. 江西中医药，2007，38（4）：8-9.

[41] 李丰衣，孙劲晖，田德禄. 田德禄教授治疗酒精性肝纤维化经验浅探[J]. 深圳中西医结合杂志，2007，17（1）：32-33.

[42] 杨倩，冯玉彦，蒋树林. 姚希贤瘀血论治慢性肝纤维化经验[J]. 中华中医药杂志，2007，22（3）：168-171.

[43] 钱英. "体用共调"治疗肝纤维化的经验[J]. 江苏中医药，2007，39（5）：7.

[44] 杨倩，胡冬菊，冯玉彦. 姚希贤教授中西医结合治疗慢性肝炎肝纤维化经验[J]. 陕西中医，2007，28（9）：1209-1211.

[45] 周滔，刘成海，陈园，等. 气血理论在慢性肝病肝纤维化治疗中的指导作用[J]. 上海中医药大学学报，2007，21（2）：34-36.

[46] 彭勃，闫永彬. 从彭勃治"暗瘀"说探索肝纤维化的中医论治[J]. 中华中医药杂志，2007，22（11）：782-784.

[47] 侯宝峰，寇小妮. 肝纤维化的中医病机浅析[J]. 陕西中医，2008，29（6）：761.

[48] 胡军勇，陈金亮. 肝纤维化的中医病机和治法探讨[J]. 时珍国医国药，2008，19（6）：1492-1493.

[49] 丁霞，杨晋翔，王婧，等. 酒精性肝纤维化中医证素分析[J]. 中国中医基础医学杂志，2009，15（2）：136-137.

[50] 吕文良，陈兰羽，姚乃礼. 络病理论与肝纤维化研究进展[J]. 中华中医药学刊，2009，27（12）：2540-2542.

[51] 袁建，杨宇. 吴又可"主客交"学说对中医肝纤维化证治的启示[J]. 河南中医，2010，30（5）：428-430.

[52] 陈国中，徐珊，张永生，等. 肝纤维化中医病机与治疗的探讨[J]. 浙江中医杂志，2011，46（6）：395-396.

[53] 朱东，卢良威. 卢良威教授治疗肝病临床经验[J]. 浙江中医药大学学报，2011，35（1）：41-42.

[54] 华忠，李燚光，薛博瑜. 金实辨治慢性乙型肝炎肝纤维化经验[J]. 山东中医杂志，2011，30（4）：267-268.

[55] 神州，王芳. 尹常健治疗慢性肝病肝纤维化经验[J]. 山东中医杂志，2011，30（4）：264-266.

[56] 程良斌. 张赤志教授从痰论治肝硬化的经验[J]. 中西医结合肝病杂志，2011，21（2）：108-109.

[57] 周强，张家成，赵锡艳，等. 仝小林教授治疗肝硬化经验[J]. 世界中西医结合杂志，2011，6（9）：741-743，762.

[58] 华忠，李燚光，薛博瑜. 金实教授应用龙柴方辨治肝炎肝纤维化经验[J]. 现代中西医结合杂志，2011，20（30）：3850，3908.

[59] 黄维良，许爱婷. 肝纤维化中医病机及证治探讨[J]. 河南中医，2012，32（1）：45-46.

[60] 柳诗意，刘燕玲. 刘燕玲治疗肝病经验[J]. 中医杂志，2012，53（4）：341-343.

[61] 周语平，王文萍. 中医药治疗肝纤维化经验规律研究[J]. 中华中医药学刊，2012，30（4）：692-693.

[62] 王佳赢，范赟芝，叶放. 周仲瑛教授辨治肝炎肝纤维化经验钩玄[J]. 陕西中医，2012，33（5）：581-582.

[63] 田莉婷，李煜国，李向阳. 支军宏主任医师治疗肝纤维化的经验[J]. 陕西中医，2012，33（11）：1523-1524.

[64] 杜宇琼，车念聪，张秋云，等. 钱英教授"养血柔肝法"治疗肝纤维化经验初探[J]. 中西医结合肝病杂志，2012，22（6）：366-367.

[65] 郭政，薛博瑜. 薛博瑜教授辨治肝纤维化经验[J]. 长春中医药大学学报，2013，29（1）：67-68.

[66] 郝建梅，陈香妮，袁超，等. 杨震教授分型辨治慢性肝病肝纤维化的经验[J]. 中西医结合肝病杂志，2013，23（1）：52-54.

[67] 祝佳，丁诗正，黄维. 骆传佳教授分型论治非酒精性脂肪性肝病的经验[J]. 中西医结合肝病杂志，2013，23（2）：101-102.

[68] 张永生，徐珊，朱飞叶，等. 肝纤维化"微癥积"中医病证探究[J]. 中华中医药杂志，2014，29（9）：2903-2905.

[69] 马继征，张云，陈兰羽，等. 肝纤维化的中医病机认识及治则治法研究[J]. 中西医结合肝病杂志，2014，24（6）：381-382.

[70] 马羽萍. 薛泱洪抗肝纤维化治疗经验[J]. 陕西中医，2014，35（2）：214-215.

[71] 张连俊. 杨小平教授运用鼓胀片治疗慢性乙型肝炎肝纤维化经验[J]. 中医研究，2014，27（3）：45-47.

[72] 麻莉，门九章. 门九章温阳健脾法治疗肝纤维化经验[J]. 湖北中医杂志，2014，36（7）：23-24.

[73] 孙玉莉，高占华. 尹常健治疗慢性乙型肝炎肝纤维化临床经验[J]. 中国中医药现代远程教育，2014，12（22）：27-29.

[74] 舒发明，龚世梅，刘业方，等. 经验方治疗肝纤维化研究进展[J]. 辽宁中医药大学学报，2015，17（1）：214-216.

[75] 徐建良，盛国光. 盛国光治疗慢性乙型肝炎肝纤维化的经验[J]. 湖北中医杂志，2015，37（3）：21-22.

[76] 何玲，张光华. 张光华"一分为三"辨治慢性肝病血瘀证经验[J]. 江西中医药，2015，46（6）：18-20.

[77] 杨沈秋，孙忠人，刘定. 张金良主任医师治疗酒精性肝纤维化经验[J]. 世界最新医学信息文摘，2015，15（32）：252-253.

[78] 王靖思，孙桂芝，陈兰羽，等. 肝纤维化中医认识[J]. 吉林中医药，2015，35（5）：533-536.

[79] 旋静，高金良. 肝主疏泄理论指导下肝纤维化的治疗[J]. 中国中医药现代远程教育，2015，13（17）：150-151.

[80] 廖宇，宋翊. 从痰瘀阻络论治肝纤维化肝硬化[J]. 四川中医，2016，34（1）：38-40.

[81] 刘定，姚晓菲，杨沈秋. 基于中医传承辅助系统分析张金良治疗酒精性肝纤维化用药经验[J]. 中华中医药学刊，2016，34（11）：2764-2768.

[82] 李鲜，李永亮. 运用桂枝茯苓丸加味治疗肝纤维化经验[J]. 中医研究，2016，29（2）：45-46.

[83] 陈香妮，郝建梅，袁超. 杨震名老中医经验方"桃红化浊汤"治疗湿热瘀阻型肝纤维化临床效果[J]. 临床医学研究与实践，2016，1（3）：57-58.

[84] 刘贤永，杨金燕，李柯更，等. 基于活血化瘀法治疗肝纤维的临床经验[J]. 实用中西医结合临床，2016，16（5）：61-62.

[85] 李鲜，胡茜茜. 运用理冲汤加味治疗肝纤维化经验[J]. 中医研究，2017，30（1）：50-53.

[86] 张欣. 李鲜教授辨证论治肝纤维化经验[J]. 中医研究，2017，30（5）：56-58.

[87] 薛建华，潘黎清，吴香香，等. 陈建杰教授应用滋肾养肝法治疗慢性乙型病毒性肝炎肝纤维化临证经验[J]. 河北中医，2017，39（9）：1288-1290.

[88] 刘梅，张斌. 从瘀论治肝纤维化[J]. 从瘀论治肝纤维化，2018，26（3）：310-314.

[89] 王姝瑞，胡茜茜，李鲜. 李鲜"以通为用"论治肝纤维化的经验[J]. 国医论坛，2018，33（1）：22-23.

[90] 肖志鸿，吴丽，陈国良. 陈国良教授以扶正祛邪法诊治肝纤维化的经验[J]. 光明中医，2018，33（7）：927-929.

[91] 彭得倜，陈亮，姜小艳. 周大桥教授治疗早期肝硬化经验[J]. 中西医结合肝病杂志，2018，28（3）：183-185.

[92] 史艳平，王少波. 杨震治疗肝硬化经验[J]. 山东中医杂志，2018，37（9）：748-750.

[93] 李慧哲，刘汶，王仲霞. 刘汶教授养血活血方治疗乙肝肝硬化的临床研究[J]. 中国中医药现代远程教育，2018，16（21）：72-76.

[94] 刘成海，赵志敏，吕靖. 中医对肝纤维化逆转的认识与治疗[J]. 临床肝胆病杂志，2019，35（4）：728-733.

[95] 方子燕，王邦才. 王邦才辨治酒精性肝硬化经验[J]. 浙江中西医结合杂志，2019，29（9）：3.

[96] 蒋亚君，阮清发. 康氏肝病学术流派从湿热疫毒辨治慢性乙型病毒性肝炎肝纤维化经验探要[J]. 上海中医药杂志，2019，53（9）：36-37，46.

[97] 中华医学会肝病学分会，中华医学会消化病学分会，中华医学会感染病学分会. 肝纤维化诊断及治疗共识（2019 年）[J]. 现代医药卫生，2019，35（18）：2928-2938.

[98] 李婷，徐春军，郑鑫卓. 徐春军教授治疗慢性乙型肝炎肝纤维化经验总结[J]. 中西医结合肝病杂志，2019，29（4）：297-298.

慢性肾小球肾炎

慢性肾小球肾炎（chronic glomerulo nephritis，CGN），简称慢性肾炎，是一组以血尿、蛋白尿、水肿和高血压为主要临床表现的肾小球疾病，伴或不伴肾功能损害。本病的临床表现差异较大，症状轻重不一。以血尿、蛋白尿、高血压和水肿为基本症状。早期可有体倦乏力、腰膝酸痛、食欲减退等，水肿时有时无，病情时轻时重，肾功能渐进性减退，最终发展至终末期肾衰竭。多数患者有轻重不等的高血压，部分患者以高血压为突出表现，甚至出现高血压脑病、高血压心脏病、眼底出血及视神经盘水肿等。部分慢性肾炎患者，因感染、劳累、使用肾毒性药物等，使病情急剧恶化，及时去除诱因可使肾功能有所恢复。晚期则主要表现为终末期肾衰竭的相应症状。临床特点为病程长，病情迁延，病变缓慢持续进展，最终至慢性肾衰竭。

本病的辨证论治，可参考中医学"风水""肾风""水肿""虚劳"等。

一、诊 治 纲 要

（一）诊疗思路

中医学认为，慢性肾小球肾炎的发病，其内因主要是先天禀赋不足或体质差异，外因以感受风寒、风热、时疫邪毒为主；或药物损伤肾脏，七情过极、饮食失常、劳欲过度或病后体衰等，为其发病的诱因；水湿、热毒、瘀血、浊毒，是导致疾病加重和发展的条件。亦有因急性肾炎调治失当，迁延伤肾发展而来。本病病位主要在肾，病变为肾体受损，肾用失司，常涉及肺、脾、肝等脏及胃、肠、三焦等腑。临床上，慢性肾小球肾炎以肾虚为中心，虚实并见、寒热错杂是其病机特征，呈现出本虚标实之证。本虚表现为肺、脾、肝、肾亏虚，以脾肾虚损为主，气虚发生率最高，有偏阴虚与偏阳虚之不同；标实多由风寒、水湿、湿热毒邪乘虚侵袭人体，或因虚致实而来，以湿热和瘀血最为多见。本病多遵循由脾及肾以及从湿化浊的规律，初期总以脾虚为主，出现一系列脾虚湿盛之象。若未能及时治疗，或素体阳虚，用药又过于苦寒，损伤阳气，使疾病由气虚变为阳虚，由脾及肾，致真阳大亏。素体阴虚，在发病过程中过用温燥或复感外邪，使其入肾而热化，首先表现的是气阴两虚之证，继之出现阴虚水停之证。病传入肾之后，根据治疗情况，一部分患者因病程较长，每每阳损及阴，阴损及阳，从而出现阴阳俱虚之证。就邪实的一面而言，病发之初，可从外感，或因正虚不化，因虚致实，水湿为患，阻滞三焦，内停之水湿郁久化热，或久病致瘀。血瘀贯穿发病始终，肾络瘀阻，水液不寻常道，外溢肌肤，可见水肿；瘀血阻滞于肾络，出现腰部固定疼痛；瘀血阻滞，血不循经，溢于脉外，随尿而下，可见血尿。水湿日久蕴而成浊，留贮体内，水浊不泄，浊阴壅滞，排泄不畅，蓄而成毒。水湿、湿热、瘀血、浊毒阻滞，元气衰败，正虚邪实互为因果，疾病进入慢性肾功能衰竭期。

中医辨证，首先辨邪正盛衰。本病临证以正气亏虚之本证为常见，可表现为脾肾气虚、肺肾气虚、脾肾阳虚、肝肾阴虚、气阴两虚等。由于肺、脾、肾等脏腑功能障碍，常形成水湿、湿浊等实邪，进一步转化生成湿热、瘀血、浊毒等病理产物，虚实之间常多转化兼夹。临床当明辨本证与标证之不同，以及二者的兼夹与主次关系。其次，辨脏腑病位。肾藏元阴元阳，为气之根，肺主气，脾为气血生化之源。故气虚者多呈现为肺、脾、肾三脏气虚，阳虚者多为脾肾二脏阳虚。肝藏血，肾藏精，故阴虚者，多为肝肾阴虚；肺主皮毛，肺卫主一身之表，故外感邪气，病多涉及肺卫。第三，辨外邪的有无及其性质之寒热。本病常因外感而使疾病反复加重，慢性咽炎持续不愈，常使尿蛋白及红细胞长期不消失。故应重视咽部症状的辨识，结合全身症状与舌脉，辨清风寒、风热之不同。第四，辨证与辨病相结合。由于慢性肾小球肾炎多表现出水肿、蛋白尿、血尿、管型尿、贫血及高血压等不同情况，有些病人也可能临床缺乏明显症状，故围绕不同病症进行辨证。血尿明显者，多见于气虚失摄之脾肾气虚证，热邪灼伤血络之肝肾阴虚证、气阴两虚证、湿热证；蛋白尿多与先后天之本脾肾相关，如气虚精微不摄之脾肾气虚、脾肾阳虚证，或精微流失日久之气阴两虚证；水肿突出者，多见于肺、脾、肾功能失调，津液失布之脾肾气虚证、脾肾阳虚、肺肾气虚证、气阴两虚证，以及湿邪壅滞，三焦气化不利之水湿证、湿热证、湿浊证；高血压则多见于阴不制阳，阳亢于上之肝肾阴虚证。

慢性肾小球肾炎的治疗，第一，以扶正祛邪、治本和治标相兼为原则。根据邪正盛衰，决定扶正祛邪的先后与主次。对于正虚为主，兼有邪实者，邪气轻浅，当以扶正为主，兼以祛邪，或扶正以祛邪。本病以脾肾两脏气虚为发病之本，故培补脾肾、温阳化气是基本的治疗大法。常用治法还有滋补肝肾、温阳利水、育阴利水等。对于个别邪实较盛者，急则治其标，治以祛邪为主，兼以扶正，包括清热祛湿、活血化瘀、利水泄浊等。其次，针对不同主症辨证论治。在辨证论治基础上佐以活血化瘀法，是慢性肾小球肾炎治疗中不可或缺的一环。第三，外邪侵袭是慢性肾小球肾炎发生发展的重要致病因素，防止外邪侵袭，控制上呼吸道感染，是治疗慢性肾小球肾炎的关键环节。在有外感病时，需要先宣散外邪，待外邪解除后，再按常法治疗本病，或标本同治。另外，引导患者正确认识疾病，减轻心理压力，配合相应的饮食、气功等疗法，也是重要的辅助治疗措施。

（二）辨证论治

综合《中医内科常见病诊疗指南——西医疾病部分》《中医临床诊疗指南释义——肾与膀胱病分册》《中西医结合临床内科学》以及名老中医经验等，将慢性肾小球肾炎的辨证论治要点概括为以下几个方面。

1. 本证

（1）脾肾气虚证

临床表现：疲倦乏力，或浮肿，纳少或脘腹胀满，大便溏薄，尿频或夜尿多，舌质淡红，有齿痕，苔薄白，脉细。

基本病机：脾肾之气不足，健运失司，固摄、封藏失司。

常用治法：补脾益肾。

（2）肺肾气虚证

临床表现：颜面浮肿或肢体肿胀，疲倦乏力，少气懒言，易感冒，面色萎黄，舌淡，苔白润，有齿痕，脉细弱。

基本病机：肺肾之气不足，水液输布失常。

常用治法：补益肺肾。

（3）脾肾阳虚证

临床表现：全身浮肿，面色苍白，畏寒肢冷，精神倦怠，食少纳呆，便溏，遗精，阳痿，早泄；或月经失调，舌质淡胖，边有齿痕，脉沉细或沉迟无力。

基本病机：脾肾气虚日久，损伤阳气，以致脾肾阳气亏虚，蒸腾气化失司。

常用治法：温补脾肾，行气利水。

（4）肝肾阴虚证

临床表现：眼睛干涩或视物模糊，头晕耳鸣，五心烦热，或手足心热，口干咽燥，遗精滑精，或月经失调，舌红少苔，脉弦细或细数。

基本病机：肾虚日久，母病及子，阳损及阴，肝肾阴液亏虚，形体失其滋润，阴虚化热。

常用治法：滋补肝肾，滋阴清热。

（5）气阴两虚证

临床表现：面色无华，少气乏力，或易感冒，午后低热，手足心热，浮肿，口干咽燥或咽部暗红，咽痛，舌质红，少苔，脉细或弱。

基本病机：失治误治，久而蛋白精微流出较多，转为气阴两虚，形体失养。

常用治法：益气养阴，调补肾气。

2. 标证

（1）外感证

临床表现：水肿、尿血迁延不愈，每于外感后加重。风寒证：可见微恶风寒，或伴发热，骨节酸痛，舌质淡，苔薄白，脉浮紧。风热证：可见发热恶风，咳嗽，咽喉肿痛，口干而渴，小便短赤，舌边尖微红，苔薄黄，脉浮数。

基本病机：风寒或风热邪气，侵袭肺卫，循经伤肾，肺肾主水功能失司。

常用治法：宣肺解表。

（2）水湿证

临床表现：颜面或肢体浮肿，口淡乏味，胸痞腹胀，小便不利，舌苔白或白腻，脉缓或沉缓。

基本病机：湿从外受或由内而生，阻滞气机，影响水液代谢。

常用治法：益气健脾，行气化湿。

（3）湿热证

临床表现：皮肤疖肿、疮疡，咽喉肿痛，小便黄赤、灼热或涩痛不利，面目或肢体浮肿，口苦或口干口黏，胸闷纳呆，口干不欲饮，舌苔黄腻，脉濡数或滑数。

基本病机：水湿化热，湿热壅盛，泛溢肌肤。

常用治法：清利三焦湿热。

（4）血瘀证

临床表现：面色黧黑或晦暗，腰痛固定或呈刺痛，肌肤甲错，肢体麻木，舌色紫暗或有瘀斑瘀点，脉细涩。

基本病机：病情反复，日久不愈，可因实致瘀或因虚致瘀，瘀血阻滞肾络。

常用治法：活血化瘀。

（5）湿浊证

临床表现：纳呆，恶心或呕吐，口中黏腻，脘胀或腹胀，身重困倦，精神萎靡，舌苔腻，脉缓。

基本病机：水湿久蕴成浊，水浊不泄而潴留，浊阴壅滞，排泄不畅，蓄而成毒。

常用治法：温运脾阳，化湿泄浊。

二、名 家 心 法

1. 张琪

【主题】 外邪侵袭是反复加重主因

【释义】 张琪认为，在慢性肾小球疾病中，常因外感而使疾病反复加重。如慢性肾小球肾炎的急性发作，隐匿性肾小球肾炎的发病等，常有上呼吸道感染的病史；肾病综合征治疗中，浮肿消失，尿蛋白减少或消失，病情稳定的情况下，常因外感而再度发生浮肿及大量蛋白尿；慢性肾炎患者慢性咽炎持续不愈，常使尿蛋白及红细胞长期不消失。因此，外邪侵袭，是肾病发生发展的重要致病因素；防止外邪侵袭，控制上呼吸道感染，是治疗肾病的关键环节。外邪侵袭，多以肺经证候表现为主，诸如发热、咽痛、头痛、咳嗽等；有的则迅速出现面目浮肿或周身浮肿、尿少等肺气不宣，水气不行等症；有的则出现尿血等下焦热结之症；在有些患者，仅表现周身不适，尿黄赤，尿蛋白增多或尿中红细胞增多等。临床则应根据病情变化而辨证论治，迅速控制病情，消除病因。大多数患者，随着外感的控制，浮肿消退，尿蛋白减少，血尿消除，疾病渐趋缓解。（张琪. 张琪临床经验辑要[M]. 北京：中国医药科技出版社，1998：19.）

2. 任继学

【主题】 喉肾相关是慢性肾风病理演变的关键环节

【释义】 任继学认为，喉肾相关是慢性肾风病理演变的一个关键环节。①感受外邪是喉肾相关的启动因子。形成慢性肾风喉肾相关证的外因有二：一是邪毒从皮毛、玄府而入；二是邪毒从口鼻而入，结于咽喉，形成乳蛾，迁延不愈。②经络连属是喉肾相关的物质基础。邪者为毒，内伏于肾，肾气受伤，封藏失职，则精气外泄。皮毛内合于肺，少阴肾脉注肺中，循喉咙，夹舌本。故邪毒侵袭肺卫，从气血之道侵犯于肾，形成伏邪，久而为毒，诱发本病。③肾脏体用俱损，是喉肾相关的病理结局。肾气受害，肾精受伤，久则肾之体用俱损。体损，经络、血脉、毛脉、缠络、结络发生逆变，膜络失去肾气固护，命门不能温润膜络，毛脉无力固血，血液外渗，则为血尿；肾命水火失用失统，封藏功能发生障碍，水精不得内藏而外漏，下注膀胱随尿液而出是为蛋白尿。病久毒剧，肾之脏真受伤，故其证为重、为虚、为衰，充分体现了古人所谓"伤风不醒变成劳"之意。创制紫金肾安方（金荞麦、紫荆皮、木蝴蝶、郁金、土茯苓、白茅根、生蒲黄、马勃），为治疗慢性肾风的基本处方，可清上沉下，解毒散结，清热利湿。（刘艳华，任喜洁，王健，等. 任继学应用喉肾相关理论诊治慢性肾风经验[J]. 中医杂志，2015，56（4）：283-285.）

3. 姜春华

【主题】　正气内虚，卫外失护，热毒下伏，遏于肾络是内在病因

【释义】　姜春华认为，慢性肾炎由多种病因引起，部分病人可由急性肾炎迁延而来，常因感染而引起急性发作。正气内虚，卫失外护，热毒下伏，遏于肾络，是慢性肾炎常见的内在病因。正不御外，则易罹虚邪贼风；邪风中人，引动肾络蕴伏之热毒，则内外相应，虚实相兼。上有头痛、眩晕，咽痛，面色㿠白或目胞浮肿；下有腰府酸痛，尿意频数，小溲短赤而混。凡属此证，均用益气扶正，疏风解毒，透泄肾络之法，祛邪而不伤正，扶正以助祛邪，务使新感表邪从外而透，肾络之热从下而泄。根据热在下焦和少阴脉涩可致尿血的理论，认为慢性肾炎因肾阴受损，相火内动，灼扰阴络，阴络损则血下渗，则为尿血；若渗血日久，下焦离经之血成瘀与热相搏，瘀热互阻，涩滞肾络，更伤肾阴。如此相循，则尿血迁延，反复发作。因此，慢性肾炎尿血者，应从肾阴不足、瘀热阻络角度辨证。其特征是：①单用滋养肾阴药无效；②单用清热止血药亦无效，相反引起血瘀堵塞，排尿困难；③兼有瘀热证，如口干而不欲饮，低热，身有紫斑，舌红有青紫瘀点，舌下青筋暴露，脉细涩。此时可用滋阴清热、化瘀止血一法，养中有清，止中有化，使肾阴复而络脉静，瘀热去而尿血止。（陈镜合. 当代名老中医临证荟萃[M]. 广州：广东科技出版社，1987：360-365.）

4. 张大宁

【主题】　肾虚为本，血瘀为标，相互影响而发病

【释义】　张大宁认为，慢性肾小球肾炎的发生为"肾虚血瘀"所致。指出在临床上肾虚和血瘀不是孤立的，而是相关存的；肾虚必兼血瘀，血瘀加重肾虚；肾虚是本，血瘀是标；肾虚为因，血瘀是果。反过来，瘀血又构成新的致病因素，从多方面加重肾虚的程度，形成恶性循环。因此，慢性肾炎的本证不仅仅是"本虚"，即以肾虚为主的肺、脾、肾三脏虚损，它们又同时兼有血瘀。故提出慢性肾炎的本证，应为虚中夹实之证。而瘀血作为新的病理产物，又同湿热一起，形成所谓的"标实"。治宜采用补肾活血、祛湿利水的治则。而慢性肾小球肾炎蛋白尿的发病基础，是脾肾亏虚，固摄失司；血瘀、湿热，是蛋白尿缠绵难愈的重要因素。常以补益脾肾、固涩升提为主，兼以活血化瘀、清热利湿为治疗大法。（张大宁，沈伟梁，张勉之，等. "肾虚血瘀湿热论"与港、澳地区慢性肾炎发病关系的研究[J]. 中国中医基础医学杂志，2003，9（6）：1-3.//曹国芳，徐英. 张大宁治疗慢性肾炎蛋白尿用药经验[J]. 山东中医杂志，2014，33（6）：501-502.）

5. 赵绍琴

【主题】　湿浊秽毒内阻，枢机升降失责是慢性肾病特征之一

【释义】　赵绍琴认为，湿浊秽毒内阻，枢机升降失责，是慢性肾病的又一特征；治应通

降胃腑，除秽泻毒；处方时常用少量大黄通滞行浊，化积秽以通脉络；胃气降则脾气得升，枢机运化正常，以期邪去正安。一般用量为 0.5～5g，以缓缓疏通而不致耗津败胃。稍加陈皮、香附，以助中焦气机畅达。若湿浊壅盛，恶心呕吐者，用灶心土 60～120g，煎汤代水（且平时饮水、烹食皆用此水），配以半夏降浊平逆；呕吐不止者，加代赭石、瓦楞子以镇纳胃气。在通降胃腑的同时，主张配以健胃运脾消导之药，如水红花子、焦三仙、鸡内金等，以促进脾气的升发，一降一升，使中焦枢机运转正常。（梁萌. 中西医结合肾脏病诊治进展[M]. 北京：北京广播学院出版社，1998：59-60.）

6. 叶传蕙

【主题】　久治不愈，责之肝郁气滞

【释义】　叶传蕙认为，慢性肾炎久治不愈或难收全效，多责之于肝郁气滞。因肝肾同源，母子相生，因此治疗则必须从肝着手。①疏肝泻热法防复发：慢性肾炎合并有咽部肿痛，常用疏肝泻热法，使温毒从肝经透泄而出，以防邪气深入于肾。待外邪除去，再补肾固本，对缓解、稳定肾病病情，防止其反复发作，有良好的效果。方取叶氏经验方（金银花、连翘、鱼腥草、板蓝根、黄芩、栀子、僵蚕、蝉蜕、大黄、桔梗、柴胡），疏肝解郁，畅行气血，消散瘀热。②疏肝养血、补肾健脾法纠正肾性贫血：凡形质不足、精血亏虚，皆责之肾精肝血相生失调者，采用疏肝养血、补肾健脾的逍遥散加味。③疏肝和胃法调理脾胃：肾病出现恶心、呕吐、腹胀、纳差，从肝论治有着重要意义。选用藿香、苍术、柴胡、姜半夏、黄芩、苏叶、黄连、竹茹。④疏肝利水活血法治疗顽固性水肿：水液代谢与肝之疏泄亦密切相关，采用调肝理气为主，活血行水为辅的治法，以调肝解郁，和畅枢机，疏其气血，通行三焦，而使津液得下，小便得通，水肿得消，则气血水三者同治，其效更捷。方选叶氏消肿汤（柴胡、法半夏、白芍、枳壳、猪苓、车前草、丹参、益母草、僵蚕、桂枝、泽泻）。（赵良斌，李蕾等. 叶传蕙从肝论治肾脏疾病经验举隅[J]. 山西中医，2009，25（7）：7-9.）

【主题】　治疗关注清利湿热，兼顾养阴

【释义】　叶传蕙认为，肾病多因外感湿热之邪而发病，湿热停滞体内，日久势必化火伤阴，加之激素及利水药的运用，伤阴则在所难免。故在肾病治疗中，除强调邪实必先祛邪外，还应注意湿热易伤阴液的特点。若发现患者虽舌红苔黄厚腻，但苔有裂纹；或苔仅居中央，边尖少苔而燥，或苔有剥脱，则在利湿清热的同时，配用养阴药。因湿热与阴虚这一对矛盾，在肾病病机演变过程中相当普遍，而化湿利水不利肾阴的恢复，滋肾养阴有碍于湿热的化除。对此常根据患者湿热与阴虚偏重的程度不同，分别加用清热利湿和滋养肾阴药于一方，育阴利水，标本兼顾。其常将北沙参每用至 30g，如是则达湿热清而阴不伤，肾阴充而湿不增，邪祛正复，肾病不难向愈。（刘玉宁，郭立中，王立红，等. 叶传蕙教授对慢性肾小球肾炎的中医治疗[J]. 中国中西医结合肾病杂志，2001，2（10）：562-565.）

7. 张喜奎

【主题】　湿热毒邪内蕴是重要病机

【释义】　张喜奎等认为，湿热毒邪内蕴是慢性肾炎发生发展的重要病机。导致慢性肾炎湿热毒邪内蕴的原因是多方面的，概括起来主要有如下几点：一是与体内宿邪的性质有关，如素体阴虚，则宿邪即为热邪，当水湿形成之后与热相合，即为湿热之证。二是慢性肾炎病程较长，湿郁日久，湿从热化，生毒内结。三是在病变的过程当中，久用肾上腺皮质激素，每有助湿化热生毒之弊。四是阳气虚证过服温补之剂，使邪火妄动，与湿邪相结发为热毒。五是在病变过程中，毒热侵袭，与湿浊相搏，而成湿热之候。六是脏腑功能紊乱，体内毒素外排不畅，留滞于内，与湿相合。热毒一旦形成，则邪热与湿邪相结，从而加重病情。首先，湿热蕴结下焦，气化不利，则致水湿更甚。次则，湿热扰动，肾关不固，致大量蛋白从尿中排出。再则，热邪灼络，易致尿血；热邪内郁，腐肉化脓，则每致肉腐成脓，从而出现尿中脓球及白细胞等。临床上用清热解毒之法，疗效颇佳；甚至以清热解毒为主而治者，亦有不少报导，皆取得了较好的疗效，亦证明湿热毒邪为慢性肾炎较常见的病邪。（张振忠，张喜奎，赵明君. 慢性肾炎中西医防治[M]. 北京：中国中医药出版社，1997：11.）

【主题】 瘀血内阻，是慢性肾炎内在病机之一

【释义】 张喜奎等从文献报道与临床诊疗实践的角度，提出瘀血内阻是慢性肾炎内在病机之一。究瘀血形成之因，一是该病病程较久，多有正气虚亏之象。脾气不足则统摄无权，致血溢脉外，发为瘀血；阳虚则失于温化，血液凝固；阴虚则血稠，流动缓慢；气虚则推动无力，血行不畅，停而为瘀等，即正虚生瘀。此与免疫功能紊乱引起凝血系统病变之理，不无相关之处。二是该病系水湿为患，湿邪久蕴，下焦不通，气化不畅，闭滞脉络，积而成瘀。三是该病郁久化热，热毒内结损伤阴络，血溢于外而成瘀血。加之该病多伴有肾功能不全，各种毒邪留滞体内，壅滞气机，阻塞脉道，形成瘀血。四是外邪侵袭，与体内固邪相合，引起机体升降失常，清浊相干，加重瘀血。瘀血一旦形成，则又反过来损伤正气，加重邪气。首先，瘀血内阻，气机不通，水路不畅，泛溢于外，此即张仲景所说的"血不利则为水"、唐容川之"瘀血化水"说。而瘀血内阻，与湿毒相合，更能损害脏腑组织，影响精微输布，致使蛋白下注尿道，而为蛋白尿。且肝主藏血，病变的后期，因瘀血浊毒侵溃，又往往引起肝风内动等等诸多变证。（张振忠，张喜奎，赵明君. 慢性肾炎中西医防治[M]. 北京：中国中医药出版社，1997：18-19.）

8. 余立敏

【主题】 毒损肾络与肾虚纠缠是蛋白尿、血尿长期不清的主因

【释义】 余立敏认为，毒损肾络与肾虚纠结不解，是蛋白尿、血尿长期不消的罪魁祸首。毒有外毒、内毒之分，本病多由内生之毒导致。所谓内生之毒，即指湿邪、热邪、瘀血蕴积于肾，久积不去，郁而所化之毒，亦可称湿毒、热毒、瘀毒。慢性肾炎中，热毒、湿毒、瘀毒最为常见，并贯穿于病程的始终。毒邪损伤肾之气络，影响肾脏主水、藏精功能，使津血输布、互换代谢失常，再加肾之血络瘀阻，损伤肾体，最终肾体用俱病。毒损肾络，肾失开阖，精微失摄，蛋白漏出而见蛋白尿；肾络气化不利，津液代谢障碍，游溢机体则发为水肿。故对于慢性肾炎蛋白尿、血尿的治疗，除了补肾益肾、清热泻火、活血化瘀和利湿化浊之外，还要注意涤除火热、瘀血和湿浊所化之毒邪。对"毒"的治疗思路，可以从以下3个方面入手。一是使用解毒药，主要是指清热解毒药；二是使用攻毒药，所谓攻毒药，是指常规祛邪药中之重药、猛药；三是使用排毒药，使毒邪从皮毛、二便排出。（余立敏. 从"肾虚毒损"治疗慢性肾炎蛋白尿血尿[J]. 中华中医药学刊，2007，25（5）：972-973.）

9. 张镜人

【主题】 中西合参，重视依据微观指标辨治

【释义】　张镜人重视慢性肾炎微观指标的辨治。其经验有：①血尿：多由气阴俱虚，湿热伤络所致。治疗可选用补肾养阴的炒生地、旱莲草，结合清热止血的炒赤芍、炒丹皮、荠菜花、乌蔹莓、小蓟草、白茅根、仙鹤草、炒藕节等。②蛋白尿：多由湿热内扰，脾虚不能摄取精微，肾虚不能固密精气所致。治疗可选用健脾固肾的黄芪、山药、山萸肉、莲须、芡实，结合化湿清热的米仁根、大蓟根、石韦等。③管型尿：多由脾肾气阴不足，湿热夹瘀所致。可选用祛瘀利水的扦扦活、益母草等。④低血浆蛋白：多由脾肾两亏，生化乏源，气血虚弱所致。可选用黄芪、党参、山药、黄精、黑大豆等。⑤高胆固醇血症：多由脾失健运，清不升而浊不降，痰湿夹脂质沉积所致。可选用健脾化湿，除痰泄浊的苍白术、茯苓、制半夏、生米仁、炒陈皮、晚蚕沙、泽泻等。（张镜人. 中国百年百名中医临床家丛书·张镜人[M]. 北京：中国中医药出版社，2003：225-227.）

10. 谢天忠

【主题】　辨证论治抓住四个关键环节

【释义】　谢天忠认为，临床有相当一部分肾炎患者仅表现为尿检异常，而无症状，因此治疗时应辨证与辨病结合，宏观辨证与微观辨证结合，才能够提高疗效。慢性肾炎的发病有四个关键环节，抓住四个环节，准确辨证论治：①链球菌感染，清热解毒利咽，方用自拟桑银煎（桑叶、金银花、连翘、黄芩、射干、板蓝根、黄柏、蒲公英等）加减。②免疫复合物形成，益气养阴扶正，方用自拟参归汤（党参、当归、黄芪、黄精、生地、白芍、茜草、川芎等）加减。③免疫复合物沉积，化瘀消滞凉血，方用自拟益桃饮（益母草、桃仁、红花、丹参、地龙、柴胡、丹皮、生地等）加减。④病情缓解期，固本培元益卫，方用芪术散（白术、黄芪、茯苓、防风、杜仲、牛膝、首乌、桂枝等）加减。（张雷. 谢天忠教授治疗慢性肾炎经验[J]. 辽宁中医杂志，1993，（12）：5-6.）

11. 杨洁

【主题】　坚持补肾凉血散血宗旨，重视卫气营血同病治疗

【释义】　杨洁认为，慢性肾炎虽非典型的外感热病，但其病程中也存在明显的卫气营血传变过程。从病史上看，相当一部分慢性肾炎由外感引发。在疾病的早期，可表现为卫分证，出现发热、恶寒、咽痛、口渴、舌红、脉浮等症状。多由于外邪袭表，正邪相争所致。若外邪不解，移热于下焦，或是在卫分阶段大量使用抗生素，或过用寒凉药物，使外邪失去出路，与素体痰湿、血瘀等病理产物相合，可出现小便短少，尿频，小便泡沫增多，从而进入气分阶段。若外感早期使用过量解热镇痛药，可能会使余邪不得外解而内入于营分。在上述症状基础上，出现尿检隐血阳性，进入营分阶段。若病情进一步加重，迫血妄行或血液不循常道，有可能出现尿血，进入血分期。此外，慢性肾炎的迁延过程中，患者也可多次感受外邪，出现卫气营血同时感邪同病的情况；多次外感和气血同病在慢性肾炎和肾功能不全阶段大量存在，往往是肾病加速发展的重要原因。故慢性肾炎可应用卫气营血辨证进行治疗，既要坚持补肾凉血散血的基本宗旨，同时也要重视卫气营血同病的治疗。在兼有急性外感热邪的情况下，先治外感或卫气营血同治，在没有明显外感时也可酌情加用疏风散邪等轻清之品，如银花、竹叶、连翘，起到"透热转气"，稳定免疫和炎症活动的目的，提高治疗效果。（杨洁，郭海，龚婕宁，等. 从卫气营血论治慢性肾炎探析[J]. 南京中医药大学学报，2012，28（3）：209-210.）

12. 郭士魁

【主题】 治疗注意因人制宜及微观数据

【释义】 郭士魁认为，慢性肾炎病情复杂多变，治疗上应注意以下几点：①浮肿重而体质比较好，可以攻补兼施，温阳健脾利水药中加入大黄10g；体质不太壮者加大黄6g，能促进浮肿消退，减少尿中血细胞而不伤正气。②浮肿重体质壮者加峻泻剂，攻补并用，但需要严密观察及严格掌握适应证。常用黑白丑粉2～3g，分2次冲服，或用6～10g加入汤剂中（适可而止，不可久用）。③尿蛋白多者加桑螵蛸，有补肾消蛋白的作用。每日服黄芪赤小豆粥，有补气健脾利水作用。④血浆蛋白低而肾功能尚好者，可服鲤鱼汤，每周服1条，对提高血浆蛋白有一定作用。⑤血压高者，加汉防己20～30g、萆薢10～15g、牛膝10～12g。⑥活血药的应用，浮肿久治不消或尿中有血球不消者，可酌加活血药如当归10～12g、川芎10～12g、益母草10～12g、红花10～12g。⑦早期尿毒症病人，恶心胃胀，头晕，贫血，可以用小陷胸汤合当归芍药散治之。（翁维良. 中国百年百名中医临床家丛书·郭士魁[M]. 北京：中国中医药出版社，2003：249-250.）

13. 吕仁和

【主题】 "三型五候"分期辨治

【释义】 吕仁和根据慢性肾炎前期本虚标实的特点，分为本虚三种证型、标实五种证候进行论治，简称"三型五候"辨治法。三型辨治：Ⅰ型（肾气阴虚）。主症：腰腿酸软，疲乏无力，目涩，头晕，舌质暗红，舌苔薄黄，脉弦细数。治法：益气养肝，滋阴补肾。主方六味地黄丸。Ⅱ型（肾气阳虚）。主症：腰腿沉重酸痛，畏寒肢冷，面足浮肿，神疲乏力，舌胖有齿痕，脉细无力。治法：益气健脾，助阳补肾。主方牛车肾气丸、四君子汤合水陆二仙丹加减。Ⅲ型（肾阴阳气虚）。主症：腰膝酸软，不耐寒热，舌胖有裂纹，舌苔黄白相兼，脉象滑数。治法：调补阴阳。主方早服八味地黄丸，晚服六味地黄丸，四君子汤送服。五候辨治：1候（肝郁气滞）。主症：胸胁苦满，口苦咽干，胸闷太息，纳饮不香，舌暗苔黄，脉弦。治法：疏调肝脾，理气解郁。主方加味逍遥丸。2候（血脉瘀阻）。主症：腰背酸痛或有刺痛，夜间加重，口唇舌暗，或有瘀斑，脉沉紧甚则涩滞。治法：活血通脉。主方丹参三七片合桂枝茯苓丸。3候（浊热阻滞）。主症：胸脘痞闷或腹部胀满，纳饮不香，便溏，面足浮肿，舌胖嫩红，苔黄白腻厚，脉象滑数。治法：健脾和胃，清热利湿。主方平胃散合茵陈五苓散加减。4候（痰湿不化）。主症：胃脘停饮，背部发冷，时有咯痰，纳饮不香，疲乏无力，形体消瘦，舌胖苔白，脉沉细数。治法：补中益气，健脾化湿。主方补中益气丸合苓桂术甘汤加泽泻。5候（外感热毒）。主症：咳喘发热，汗出口渴，咽喉肿痛，便干尿黄，舌红苔黄，脉象浮数。治法：宣肺解表，清热泻火。主方麻杏石甘汤合三黄泻心汤加减。（吕仁和. 慢性肾炎分期辨治[J]. 北京中医，1993，（4）：15-18.）

14. 查玉明

【主题】 始发于虚，从补着手

【释义】 查玉明认为，慢性肾炎始发于虚，邪气侵凌，日久病深，损阳耗气（正虚）。阳气衰微，不能化浊；导致湿邪内阻，缠绵不去；进而伤阴损营，精气被夺（尿改变明显），由实转虚，阳气日衰；正不胜邪，则反复发作，长期不愈，整个病变过程表现为虚证。治则：

根据"虚者补之，损者益之"的原则，必须扶正，采取滋补肝肾、益气固精之法。提出治疗慢性肾炎从补着手是重要一环，补能增强抗病能力，调动内脏生理功能，促进肾脏功能向愈转化。如果治其标，势必应用利水逐水之峻剂，虽能取一时利尿肿消之效，但真气大伤，病邪甚矣。往往导致症状反复加重，造成虚者更虚、实者更实之祸。扶正才能修复肾脏组织之损害，达到预期的效果。（尹远平，查杰. 中国百年百名中医临床家丛书·查玉明[M]. 北京：中国中医药出版社，2003：56.）

15. 李聪甫

【主题】 治疗注重脾肾，辨清主次，亦当顾及肺肾

【释义】 李聪甫认为，在慢性肾炎的病程中，脾、肾之间的矛盾居于主要地位；慢性肾炎治疗重在脾肾，但当辨清二者之间的主次。①治脾重于治肾。病人肾脏功能遭到很大损害，而脾受湿阻更不能行使运化水精的能力，脾失健运，水邪泛溢，增加肾脏的压力；肾脏关门不利，更使湿困脾机，堤防溃决。根据这种病变，当以实脾为主，用实脾饮。②治肾重于治脾。在脾、肾俱败的情形下，主要矛盾在肾。因为肾阳脱绝，脾机也就断绝生化之源，所以以救肾阳为主。③治脾不能忽视治肾，治肾不能忽视治脾。脾肾之间的矛盾，当脾为矛盾的主要方面时，治脾不能忽视治肾；当肾为矛盾的主要方面时，治肾不能忽视治脾。病起于肾而累及于脾，病及于脾而又加害于肾。肾阳复，则脾机自运；脾机运，又能推动肾中水邪的消除。而肺肾之间的矛盾，居于次要地位。慢性肾炎全身水肿形成，多有咳嗽、气急、胸满症状，小溲越短少，喘促越严重，小溲利而喘促减。说明一方面肾关不利，水气上凌；另一方面肺失"治节"之职，不能通调水道，二者互相影响。在治疗原则上，当以化气导水治肾为本，兼行肺气；方用小半夏加茯苓汤，咳嗽加杏仁、葶苈子。（李聪甫. 中国百年百名中医临床家丛书·李聪甫[M]. 北京：中国中医药出版社，2003：266-268.）

16. 章真如

【主题】 肾炎患者，小儿治脾，成人治肾

【释义】 章真如认为，肾炎患者小儿应治脾为主，因为小儿多脾虚；成人则以治肾为要，因为成人多肾虚。小儿治脾由其生理特点所决定，小儿有如草木之方萌，脏腑娇嫩，形气未充，又如旭日初升，生机蓬勃，发育迅速，其五脏六腑，成而未全，全而未壮，全靠后天脾胃水谷之精微得以充养；小儿往往乳食不知自节，脾胃易伤，故小儿"脾常不足"。而水肿之本，虽然其本在肾，但小儿肾精未足，亦必得脾土以为充养，始能精足气旺，增强主水之职能；外加药力之敷布，亦藉脾胃纳运之功，方能发挥其作用。故小儿实脾则可培土强肾，强后天而养先天，扶正祛邪，肾病可愈；导水茯苓汤、参苓白术散主之。成人治肾因其病机而立法，人体在漫长的生活中，外邪之扰，药食所累，操劳伤肾，房室损精，诸脏之伤，穷必及肾，时既久，肾元亏虚，在所难免。肾为水火之脏，藏元阴而寓元阳，肾阳蒸化水液，使水能化气，又能使气聚为水，以利水液在体内升降出入，布施排泄，从而使水液代谢通利正常。肾气内损必然导致肾失开阖，封藏失职，水液代谢失常，清浊相混而出现水肿、蛋白尿之变。故维护肾气，加强肾脏之气化功能，是治疗肾炎的根本原则。成人治肾在于治病必求于本，金匮肾气丸、真武汤为主化裁。（郑翔. 中国百年百名中医临床家丛书·章真如[M]. 北京：中国中医药出版社，2003：43-44.）

【主题】　扶正祛邪，补泻互用为基本治则

【释义】　章真如认为，慢性肾炎治有两难，一为正虚难复，病多反复；二为内外合邪，邪实难除。法有两则，一是扶正，二是祛邪，主张补泻互用，集于一方。因为肺、脾、肾三脏之虚，可使水液不归正化，或凝集成痰，或停蓄成水，或浊毒成瘀浊，水邪与毒瘀反过来妨碍肺、脾、肾三脏之化。有鉴于此，用药之机贵在补正必祛邪，邪祛则补药得力。叶天士说："通阳不在温，而在利小便。"利尿渗湿有助于阳气通达，脏腑功能恢复，则水湿祛而气血旺，邪有去路而正自安。常用桂附地黄丸加黄芪、牛膝温阳益气，同时并用茅根、赤小豆、薏米等专利小便之品。其中桂、附用量较小，6～8g即可，取"少火生气"之意，使扶阳而火不升，水去而阴不伤，以泻为补，达补正之目的。（郑翔. 中国百年百名中医临床家丛书·章真如[M]. 北京：中国中医药出版社，2003：44.）

17. 童少伯

【主题】　外感阶段先"截源"，外邪解除再"治本"

【释义】　童少伯认为，因外感病而得慢性肾炎的患者，外感病是疾病的"源"，所以在治疗慢性肾炎时，需要先"截源"再"治本"。在"源"控制住的情况下，才能开始"治本"，并且应预防"源病"再次发生。其他合并发生外感病的患者，外感病虽定义为"标证"，但因其不同于其他"标证"，需要及时控制，否则疾病会更加严重。所以在外感病时，需要先治其"源"，宣散外邪，待外邪解除后，才能按常法治疗本病。外感病易伤及肺卫，肺气损伤，导致水精散布功能障碍，肺气损伤亦会伤及脾肾，导致本病的发生。因此在治疗本病期间，出现外感病这一"标证"之时，亦应根据病情，先治"标证"或"标本同治"，万不能放之不顾。只有使肺气得固，才能防御外邪侵袭，从而避免外感，减少本病的诱因。总之，外感病是诱因，是疾病的"源"；肾虚是疾病发生的根本，是疾病的本；根据急则治标，缓则治本的原则，先"截源"再"治本"，"截源"主要疏散外邪，"治本"为健脾补肾，从而达到中医"正气存内，邪不可干"的治疗目的。（何立群. 童少伯学术经验集：海派中医丁甘仁内科流派[M]. 上海：上海科学技术出版社，2016：32.//陈建，曾莉，何立群. 童少伯从肺论治慢性肾炎经验初探[J]. 辽宁中医杂志，2015，42（10）：1868-1870.）

【主题】　恶化期辨五脏论治

【释义】　童少伯等主张从脾肾双补着手治疗慢性肾炎，一般来说，无论是水肿期，或正虚期，或正衰邪实期，均以补益脾肾为主。然恶化期，肾病及心，邪陷心包，治以清营凉血、清心开窍，方用犀角地黄汤加减；肾病及肝，虚风内动，治以育阴息风，方用大定风珠；肾病及肺，气脱痰盛，治以补气敛汗，兼以化痰，方用生脉散合猴枣散；肾病及脾，浊邪内盛，治以温补脾肾，攻逐浊阴，方用温脾汤加减；脾肾及胃，浊气上逆，治以扶正降浊，方用吴茱萸汤或黄连温胆汤加减；脾肾及心，心阳欲脱，治以回阳固脱，方用参附龙牡汤加减。（童少伯，张天权，郭协埙，等. 以脾肾为主治疗慢性肾小球肾炎的探讨[J]. 上海中医药杂志，1966，（1）：10-15.）

18. 李玉奇

【主题】　治疗以实脾为本，利尿先实脾，脾实尿自利

【释义】　李玉奇认为，慢性肾炎久治而病程逆转缓慢，水肿消而复至，表明肾气渐衰，

肾虚不能化水。其制在脾，脾虚不能制水而反克，致肾虚水气妄行。症见尿少，口干心悸，恶心，呃逆，厌食，形体消瘦，低热，水肿，面色灰垢无华，形态憔悴，舌质淡，多呈黄苔，脉来弦细。久病导致阴虚内热，阳气濒于衰竭，阴精耗损于内，阳气耗损于外，而形成肢厥等脾肾阳虚指征。若利水必伤阴津，而尿反少而闭，久而形成尿毒症。故本病治疗应以利尿为标，实脾为本，利尿先实脾，脾实尿自利，而脾实当能摄养肾水。无须直接利尿，利尿易损肾气，最终出现尿毒症。（李玉奇. 中国百年百名中医临床家丛书·李玉奇[M]. 北京：中国中医药出版社，2003：38-39.）

19. 郭子光

【主题】 消肿为首要，着眼于气与虚

【释义】 郭子光认为，慢性肾炎几乎没有一例在水肿消除以前，其蛋白尿转阴或肾功能改善者，故消除水肿是治疗慢性肾炎应当首先考虑的问题。其水肿形成的机理，总的说来，不外肺气的宣降失调，脾气的升降失司，肾气的开合失权，以致三焦气化不行。其留滞之浊水，多在气分而不在血分。水愈停气愈滞，气愈滞则水愈停。故《景岳全书·杂病谟·肿胀》云："凡治肿者，必先治水；治水者，必先治气；若气不能化，则水必不利。"所以，把握一个"气"字是消除水肿的第一个关键。不过，三焦气化紊乱，往往互为因果，很少单一为病者。必须治肺不忘治脾，治脾不忘治肾。不管治肺、治脾或治肾，都应当认识到慢性肾炎系病久失治，正气虚衰，任何以消肿为目的的克伐峻利之剂，都当慎用。郭老说他亦曾有过为取暂时之效而强行消肿，造成气阴亏耗，中阳受损，肾功恶化的教训。因此，把握一个"虚"字是消肿的第二个关键。他常用于慢性肾炎的消肿治法，有宣降行水、渗利行水、化气行水、攻逐行水等。（刘杨. 中国现代百名中医临床家丛书·郭子光[M]. 北京：中国医药出版社，2009：147.）

20. 刘炳凡

【主题】 治疗主张气内复而机自行

【释义】 刘炳凡认为，慢性肾炎每有急性肾炎史，求诊时或见遍身浮肿，腰酸腹胀，小便不利等症。尿化验呈现蛋白、管型、红、白细胞等病理指标。这些客观存在的症征，仍宜用《内经》"从内之外而盛于外者，先治其内而后调其外"的治则，重在一个"慢"字，缓慢治本。机体的自然调节，发汗利尿，不在辛温淡渗，而在于"气内复而机自行"。"内"指什么？根据"五脏元真通畅，人即安和"之旨，这里指肺主气运，心主血循，脾胃主纳化，肝主疏泄，肾主水又主封藏。注重内部功能的自我调节，用于治疗慢性疾病，也是治病必须治人的一条真理。需要注意：①"三阴结谓之水"，腹水明显增多时，不用攻逐，而用姜附温中助运，兴奋肠肌，化"三阴之结"而"布五阳之气"，此治病必须治人之法。②可配合防己、五加皮之辛开苦降，因势利导，则二便俱利，不用硝黄，而非蛋白氮自然排出。③重用黄芪，旨在益气利尿以消除蛋白，以减轻肾脏之负担。此皆"气内复而机自行"的自我调节反映。健脾是利湿之本，益气摄精是治尿蛋白之本，固卫护表是防感之本，无余蕴矣。因人求本，重在素质。不能脱离素质而论治，阳虚阴虚，素质不同，治法亦异。（刘炳凡. 中国百年百名中医临床家丛书·刘炳凡[M]. 北京：中国中医药出版社，2003：128-131.）

21. 赵进喜

【主题】 主张三维护肾疗法，分别表里、上下、前后同治

【释义】 赵进喜提出"三维护肾疗法"治疗肾病。①表里同治。肾病的主体疾病为肾炎，与风邪、热毒、湿浊等邪外袭，导致脾、肾、肺三脏功能失常，肾络瘀阻、气血失畅有关。或因素体肺、脾、肾功能较弱，复因劳倦或感受风、寒、热、湿浊等病邪诱发或加重。因此，肾病虽然多属内伤病的范畴，但在治疗中必须重视防治外感，治以祛风散寒，利湿，清热解毒。若外邪已清，则需治里，从扶正着手，根据脏腑虚实偏颇加以纠正；或益气健脾，或滋阴补肾，或气阴双补，此所谓"表里同治"。②上下同治。风寒、风热、风湿、热毒等外邪犯肺，咽喉被外邪侵袭，邪毒留恋，则可引起邪毒内陷于肾引起肾脏病变。因此，肾病虽为下焦之病变，却与肺和咽喉有密切的关系。故在治疗肾病时，急性期常以散邪解毒为主，缓解期则以益肾扶正为主，此所谓"上下同治"。③前后同治。"肾开窍于二阴"，后阴连大肠，前阴连膀胱；肺与大肠相表里，肾与膀胱相表里，脾胃也相为表里。肾为胃之关，故二阴的病变会影响肾的正常功能。肺、脾、肾的病变同样也会影响二阴，导致二阴功能失调，出现小便或多、或少、或无，大便或秘或溏。肾病通过调理二阴往往能收到较好的治疗效果，如通过利小便以达到消肿之目的；对于肾病晚期出现肌酐、尿素氮升高，可通过通便法使其降低。即所谓"前后同治"。前后同治的方法是权宜之计，不宜久用，以免更伤正气。（邓德强. 赵进喜"三维护肾疗法"治疗肾病经验撷菁[J]. 江苏中医药，2006，27（7）：20-21.）

22. 李孔定

【主题】 治疗以补脾为大法

【释义】 李孔定提出，慢性肾炎以补脾为大法，脾健水湿运；水化在于气，气行则水行。慢性肾炎虽肺、脾、肾三脏俱虚，但以脾虚为主。因脾居中焦，为制水之脏，是水液输布、气机升降之枢纽。脾虚则散精无权，上可致肺虚不肃降，水道不通调；下可致肾阳衰微，精微流失，致病情加重。脾虚运化失常，初期多见肢肿、呕恶、纳差、腹胀、便溏，日久则气血阴阳俱虚，出现面色苍白或萎黄不华，面浮肢肿，气短懒言，舌淡脉弱等。李氏以补脾为大法，取"建中央以运四旁"之意。治随脾虚之轻重，酌情选用四君子汤、参苓白术散或理中汤等方。一般肺气虚加黄芪，偏肾阳虚加淫羊藿、枸杞，阴虚加山药、女贞子。本病的病机特点在于脏气虚衰为主，气虚则湿聚水停，反过来又影响肺气的通调，脾气的转输，肾气的开阖和三焦的决渎，使上下出入枢机不利，形成水因湿阻，气因水塞。于是水道壅塞结滞，水渗皮肤、肌腠而肿。水化之关键在于气，气化则水行，并遵明代张介宾"凡治肿者必先治水，治水者必先治气"之旨，于健脾方中加入行气之品，常收著效。一般宣降肺气、畅理三焦，肺寒常选麻黄，肺热常选枇杷叶，肺闭常选桔梗以宣降水之上源，开其上而下自通；调理脾胃，斡旋中州，常选陈皮、枳壳、神曲，使升降出入有序；下焦肝肾气滞不畅，常选橘核，偏寒选小茴香；还常用牛膝引水下行，使大气一转，水湿邪气自散。兼汗出恶风者，常宗岳美中用法，选汉防己通行十二经，领诸药斡旋于周身，使上行下出，外宣内达。（张耀. 李孔定治疗慢性肾炎经验介绍[J]. 中国农村医学，1995，23（7）：58.）

23. 李寿山

【主题】 治疗着眼湿和瘀，清利与化瘀二法并重

【释义】　李寿山认为，慢性肾炎始终呈现本虚标实之病理状态。正虚难复，易感外邪，外邪侵袭，正气更伤，进而使病情反复多变，此其一。其二，湿邪久恋，郁而化热，热伤气阴；进而阴阳气血俱虚，正气愈虚，湿邪更张。其三，久病气虚（阳虚）不运，血行不畅而气虚血滞，导致湿阻血瘀互相蕴结，虚者更虚，实者更实。如此恶性循环，反复增剧，终至正气大伤，先后天俱衰，脾失健运，肾失封藏，血瘀湿阻，互相影响，肺、脾、肾三脏失调，造成严重后果。对慢性肾炎的治疗，正气尚未大伤时，应抓住时机及时清利湿热、活血化瘀以澄源，使邪去而正复。即使正气已衰时仍应祛邪为主，"泻七补三"，祛邪与扶正兼顾。临床上应始终着眼于"湿"与"瘀"的病理症结，治宜"清利"与"化瘀"二法并重，以清除病邪而恢复正气。若一味补涩，则越补越恋，越涩越重，邪不去则正难安，而尿蛋白之排泄终难控制。若必欲补者，需湿去瘀消大半，施以"补七泻三"之法。即有一分湿邪存在，就不可补涩过早，以免闭门留寇。在临床上应始终本着祛邪为主兼扶正气的治则，拟清利湿热，益气化瘀之法，名清化益肾汤，治疗慢性肾炎，对消水肿、控制蛋白尿有较好疗效。药用黄芪、白术、冬葵子、茯苓、当归、丹参、益母草。（李寿山著；李小贤等整理. 李寿山医学集要[M]. 大连：大连出版社，1992：98-99.）

24. 叶景华

【主题】　益肾清利，活血祛风为治疗大法

【释义】　叶景华认为，反复感受外邪，风邪入络，湿热郁遏，肾虚而瘀血蕴阻，实为本病反复发作的主要病机。围绕湿热瘀而肾虚作为主要病理机制这一共性，创立以益肾清利、活血祛风为主的治疗大法。益肾之法主要是针对疾病过程中肾之阴阳盛衰变化而选择相应的治法，以调整肾脏阴阳失衡状态。目前认为，调整阴阳失衡，可调节免疫功能，提高机体抗病能力，恢复脏腑正常生理功能。湿热伤肾是肾病基本病理特点，往往贯穿病程始终。实验研究表明，肾小球系膜细胞增殖，可以认为是湿热伤肾的表现；而红细胞免疫复合物花环率升高，是机体对湿热滞留的防御性反应。这些可作为肾炎湿热证辨证的客观指标。因此，清利湿热法是慢性肾炎的重要治法。祛风法具有祛风除湿通络之功，部分祛风药有利水消肿之用。根据研究，祛风药具有抗炎镇痛、解热降压作用，并可抑制抗体形成或清除抗原。有表证者可用祛风药。若无明显表证，但见腰酸痛者，亦可认为与风邪入络未清有关，用祛风法可提高疗效。瘀血亦是慢性肾炎病变的病理基础之一，用活血化瘀法配伍他法，可取得较好疗效。（王莉珍. 益肾清利 活血祛风——叶景华治疗慢性肾炎的独特经验[J]. 上海中医药杂志，1996，（12）：12-13.）

25. 李济仁

【主题】　益气活血治久病，养阴固肾除隐血

【释义】　李济仁认为，慢性肾炎非肾病型患者病程日久，除具有面色萎黄、形体虚衰、疲惫无力、食欲不振等气虚症状外，还常见血尿和蛋白尿长期并存。此类患者的病机在气血虚衰，络脉瘀阻，是虚中夹实之证。在治疗上仅用凉血止血法与辨证并不熨帖，理应在益气补虚方中辅佐活血行瘀之品。因长期血尿不止者，必有瘀血阻络；所谓久病入络，久漏宜通，所以活血行瘀为治疗所必需。若将活血行瘀药与益气药相伍，则气行血亦行，瘀血除，新血生，循经归络，则血尿自止，蛋白亦消。急性或慢性肾炎水肿消退后，可见蛋白尿、血尿持续不退。盖肾精宜藏不宜泄，宜固不宜升，宜敛不宜散。若肿去阴伤，肾精不藏，精血亏损，则以养阴

固肾为要。代表方如六味地黄汤加女贞子、旱莲草、金樱子、菟丝子、白茅根、丹皮炭等。（李稍．中国百年百名中医临床家丛书·李济仁[M]．北京：中国中医药出版社，2003：104-106．）

26. 曹恩泽

【主题】 治从虚湿瘀入手，主张清补相合为治疗大法

【释义】 曹恩泽以"虚""湿""瘀"概括慢性肾炎的病理本质，认为正虚尤以肺、脾、肾亏虚为发病之根本，其中三脏的亏虚又当责之气虚为主，三脏亏虚在疾病的不同阶段各有偏重。气虚则气化不利，水湿停聚，聚于肌肤，发为水肿；气虚则固摄无力，精微外泄，自小便出，而见蛋白尿、血尿；气虚无以升清，脑窍失充，则眩晕。湿久化热，湿热蕴结，一则加重气的耗伤，诸症加重；二则气机郁滞，气滞则血瘀，又添瘀血之兼证，血不利则为水。治疗应从"补虚，化湿，祛瘀"入手，阻止本病继续发展。创立"清补相合"的治疗大法，即"清补法"。在治疗过程中应辨证论治，分清主次，有所侧重。治疗重点在六个方面：①补益脾肾，注重扶正固本。早期健脾益气为主，兼以益肾；后期注重脾肾同补。温阳慎用附子、肉桂一类温燥之品，以防耗伤阴液。②清热利湿，不伐胃伤阴，注重调和脾胃。③重视固护脾阴。由于慢性肾炎治疗过程中，久服激素易致湿热内蕴，损伤阴精，出现脾阴虚证，所以特别注重甘淡之品顾护脾阴。④祛邪治标，化瘀贯穿始终。⑤祛除外邪，防止病情反复。由于外邪会导致病情的加重和复发，所以治疗上也应注意祛除外邪。⑥病证相合，辨证勿忘辨病。（吕芳，王亿平，王东．曹恩泽辨治慢性肾炎经验[J]．安徽中医学院学报，2010，29（3）：30-32．）

27. 戴希文

【主题】 补虚不忘祛邪

【释义】 戴希文等认为，由于长期以来，受到以正虚为纲的影响，在治疗肾炎过程中，存在过于强调从补虚着手，重视脾肾的习惯思维。临床经验发现，邪实病因在慢性肾炎的发病中亦起很大作用，因而治疗中在补虚的基础上，加重了祛邪的治疗。对于湿热、热毒、瘀血，应用清热、解毒、利湿及活血化瘀之法，从而使体内某些病理过程受到抑制，而达到减少尿蛋白，保护肾功能的目的。在治疗慢性肾炎时，注重使用清热、解毒、活血、祛湿等治法。特别强调的是，对于大量蛋白尿的患者，使用解毒祛湿的白花蛇舌草、蛇莓、穿山龙、蒲公英、紫花地丁等中药，可以减少蛋白尿的排泄，可能与这些药物的免疫抑制作用有关。

肾小球肾炎多为本虚标实之证，单独脾肾阳虚型很少见，多夹湿、夹瘀，湿邪热化多见。在肾功能正常阶段，以益气固表，健脾补肺为要，不可过于滋腻或温阳。少数有阳虚者，不宜用大热之品如附子、肉桂、鹿茸等药，而宜用温而不燥之菟丝子、川断、仙灵脾、鹿角霜等药。（戴希文，饶向荣．中西医结合治疗肾小球肾炎[J]．中国中西医结合肾病杂志，2006，7（1）：1-3．）

28. 邹燕勤

【主题】 从气论治六法

【释义】 邹燕勤提出慢性肾炎从气论治，分为补气、行气、宣气、降气、化气和疏滞泄浊六个方面。①补气：补肾气以治病求本；补脾以充肾，后天养先天；补肺气以正本清源。心肾水火相济，君命之火亦不得相失；命火为君火之根，君火为命火之用。故补心气以调和坎离。②行气：行气利水为肾病水肿的重要治法，常于扶正利水方中少佐行气之品，令"气行则水行"

"气行水自利"。③宣气：慢性肾炎常合并有外邪壅肺、胸膺痹阻之证；上焦不通，下焦闭塞，不利于肾脏正常气化。上焦心肺以宣通为补，中焦湿困以宣散为畅。④降气：肾炎急性期，常有因外感六淫犯肺及肾，而致上焦壅滞、下焦闭塞之证。当以降肺为先，肺气得降，水道通畅，则有利于肾气化功能的恢复。⑤重视肾脏气化功能。凡肾气衰惫，无力化气，多于辨证方中配温阳化气之品。⑥对于气血痰湿郁滞经隧，阻于脉络肌腠，造成周身气机升降出入功能紊乱，治当疏滞泄浊，调畅气机。（仲星，倪斌. 浅谈邹燕勤教授肾病气治思想[J]. 江苏中医，2000，21（9）：39-40.）

29. 彭暾

【主题】 从瘀论治八法

【释义】 彭暾提出治疗慢性肾炎从瘀论治八法：①疏风宣肺活血法，适用于风邪郁表触发之慢性肾炎，方用麻黄连翘赤小豆汤加减。②利水除湿活血法，适用于水湿浸渍型慢性肾炎，方用五苓散合补阳还五汤加减。③清利湿热活血法，适宜于湿热内蕴型慢性肾炎，方用甘露消毒丹合四妙勇安汤加减。④化浊解毒活血法，适用于湿浊壅积型慢性肾炎，方用黄连温胆汤合丹参饮加减，并结合大黄煎汤灌肠。⑤健脾益气活血法，适用于脾肺气虚型慢性肾炎，方用补中益气汤合补阳还五汤加减。⑥温补脾肾活血法，宜用于脾肾阳虚型慢性肾炎，方用金匮肾气丸合桂枝茯苓丸加减。⑦滋阴补肾活血法，适宜于肝肾阴虚型慢性肾炎，方用左归丸合四物汤加减。⑧益气养阴活血法，适宜于气阴两虚型慢性肾炎，方用参麦地黄汤合桃仁四物汤加减。（彭暾. 慢性肾小球肾炎从瘀论治八法[J]. 黑龙江中医药，1993，（4）：51-52.）

30. 曹式丽

【主题】 从风论治，兼顾它邪

【释义】 曹式丽根据中医审证求因的原则，提出风或从外受，或从内生，均是导致慢性肾炎迁延难愈的重要致病因素。风为百病之长，易合邪致病，临床治疗时还应明辨所兼夹的其他病邪。具体治疗时从三方面着手：①外风宜散，内风宜息。外感风邪首先宜疏散解表，祛邪外出。临床根据病邪的寒热属性，酌情选用麻黄、桂枝、荆芥、防风、苏叶、浮萍、牛蒡子、菊花、桑叶等药。肝风内动，则出现眩晕、血压升高等表现。临床遣方用药时应注意：一是所选之药应能入络搜风，祛除在里之风邪；二是此类药还应能入肝，平肝潜阳、息风通络；三是由于风邪侵袭，脏腑功能失职，湿痰瘀浊内生，所选之药还应能利湿化浊、息风涤痰、活血化瘀。临床常用药，如青风藤、雷公藤、蝉蜕、僵蚕、地龙、全蝎、乌梢蛇等。②复合病邪，应宜兼顾。临床上风邪夹湿热之邪而伤人最为常见，临床治疗应重视清热解毒、祛风胜湿。常用药：金银花、连翘、野菊花、蒲公英、汉防己、猪苓、茯苓、泽泻等。③正气内虚，固表防风。对于病程较长，由于气虚则卫外不固，邪气易于入侵的患者，应注意调护肺、脾、肾，扶正固本，是增强患者机体防御功能的重要手段。（张文娟，曹式丽. 曹式丽教授从风辨治慢性肾炎蛋白尿的临床经验[J]. 四川中医，2014，32（2）：3-4.）

31. 石志超

【主题】 从肺论治，疏散风毒

【释义】 石志超认为，风邪侵袭肺表，因为正气虚弱不能逐邪于外，风邪内蕴久滞而成毒，风毒之邪侵袭人体，每可致肾风、风水之证。风毒致病具有以下特点：①亲上善变：风毒多先由肺表入侵，起病急，传变迅速；多直中脏腑，而不循经内传；病势急重，不断恶化，变证丛生。②壅滞致瘀：风毒之为病，易于胶结脏腑气血，壅塞阻滞气机，气滞血瘀络阻。因此，本病新病既夹瘀，不单纯久病而入络。③顽固难愈：风毒内蕴，血络不通，毒瘀互结，使得病邪深伏，入络入血；又进一步耗伤正气，虚虚实实，缠绵难愈。因此，提出导致慢性肾病迁延难愈之本源，在于风毒侵袭于肺经；从肺论治，当以疏散风毒为主，方能令水谷精微归其正道，从而使蛋白尿、血尿好转或消失。在辨治过程中，从本上讲，肺经病变亦极重要，可与脾、肾等同；在标上讲，"风毒"辨治亦当贯穿始终。而从中西医结合的角度上讲，肾炎多是感染后免疫反应性疾病，疏散风毒的中药大都具有调整免疫之功。故从风毒立论，选用宣畅肺气，疏散风毒的药物亦是必不可少的，常用药有浮萍、金银花、牛蒡子、蝉蜕、僵蚕等。（石志超. 中国现代百名中医临床家丛书·石志超[M]. 北京：中国中医药出版社，2015：17.）

32. 于俊生

【主题】 从毒论治六法

【释义】 于俊生认为，慢性肾炎病机特点，是本虚标实，虚实夹杂。对于标实之邪，除了近些年已得到广泛重视的湿热和血瘀外，毒邪是慢性肾炎病程中的重要病理因素。毒邪表现有热毒、瘀毒、浊毒、尿毒等形式，毒邪蕴结于肾，致使病情反复或加重，甚至危及生命。因此，慢性肾炎从毒论治有着重要的临床意义。临证可采用六法论治：①清肺利咽解毒，方用银翘散合玄麦甘桔汤加减。②清热除湿解毒，方用甘露消毒丹加减。③清利化瘀解毒，方用自拟肾炎化瘀解毒汤（当归、赤芍、川芎、红花、桃仁、益母草、泽兰、金银花、虎杖、六月雪、半边莲、白茅根、白花蛇舌草）。④和解升降解毒，即和解少阳、升降枢机、清热解毒，方用小柴胡汤合升降散加减。⑤和中化浊解毒，方用黄连温胆汤加减。⑥通腑泻浊解毒，用药如大黄、芒硝、番泻叶、牵牛子等通腑利尿解毒之品。（于俊生. 慢性肾炎从毒论治[J]. 山东中医杂志，1998，17（12）：531-532.）

33. 黄坚白

【主题】 从三焦论治

【释义】 黄坚白辨治慢性肾炎从三焦论治。其一，从上（表）治。临床主症：浮肿，寒热，头痛身疼，或无热恶风头痛，身半以上水势较重，脉浮，苔滑。①见寒象，脉浮紧，苔白滑，用辛温发表剂，消风败毒散。②见热象，脉浮数，苔黄滑，用辛凉发表剂，越婢汤。③见风湿俱重，关节烦疼，身重汗出恶风，用祛风逐水剂，防己黄芪汤。④浮肿在表，按之没指，不恶风寒，脉浮，从肺治，防己茯苓汤。⑤浮肿小便不利，口干呕逆，头眩脉浮，用五苓散。⑥兼虚寒，脉沉小弱，苔淡薄，用温肾发表剂，麻附细辛汤。其二，从中（里）治。临床主症：一身浮肿，小便不利，腹胀气逆。①见脉虚大，苔滑等，从脾肺治，用五皮饮。②见湿重，胃满不思食，脉濡苔腻，从健脾利湿治，用大橘皮汤。其三，从下治。临床主症：浮肿，尿不甚黄而少，便溏泄或完谷不化，气短，食少，面色苍黄淡白，倦怠无力，身重，脉缓弱沉小，苔淡白。①兼腹满，气喘痰盛，脉沉细小，苔淡薄，用补肾法，济生肾气汤。②兼腹胀，不思食，便泄不渴，皮色白亮，脉沉迟，苔薄滞，用脾肾两顾法，实脾饮。③见四肢重，疼痛尤甚，兼虚寒明显，脉沉弱，苔淡白，用温肾利水法，真武汤。水肿退后用脾肾双补法调理，如四君子汤、六君子汤、十全大补汤、六味地黄丸、金匮肾气丸等。（黄坤强. 中国百年百名中医临床家丛书·黄坚白，傅方珍. [M]. 北京：中国中医药出版社，2003：34-36.）

34. 杜雨茂

【主题】　慢性肾炎水肿治疗五法

【释义】　杜雨茂提出慢性肾炎水肿治疗五法：①化湿通阳，利水消肿法。适用于三焦决渎不利，膀胱气化不行，水湿泛滥，以邪胜为重之慢性肾炎水肿。临床上以全身肿甚，按之如泥为特点，方用五苓散合五皮饮加减。②温阳利水法。适用于肾阳虚、水湿内停之慢性肾炎水肿。临床上以腰以下肿甚，按之如泥为特点，方用真武汤加减。③益气健脾利水法。适用于肺脾气虚、水湿内停之慢性肾炎水肿。临床上以颜面、肢体浮肿，下肢按之凹陷难起，易于感冒，常因感冒而诱发或加重水肿为特点，方用六君子汤加减。④育阴利水法。适用于肾阴亏虚、水湿内停之慢性肾炎水肿。临床上以肢体浮肿，按之凹陷，皮肤不润为特点，方用六味地黄丸合猪苓汤加减。⑤活血利水法。适用于血水互结之慢性肾炎水肿。临床上以水肿顽固难消，日久不愈为特点，方用桃红四物汤加减。（杜雨茂. 中国百年百名中医临床家丛书·杜雨茂[M]. 北京：中国中医药出版社，2003：18-21.）

【主题】　蛋白尿宜调脾肾，截流止涩，祛邪安正

【释义】　杜雨茂提出蛋白尿宜调脾肾，截流止涩，祛邪安正。①肾元亏虚，调补阴阳。补肾是治疗慢性肾炎及蛋白尿的关键。肾阴虚，症见手足心热，腰酸腰痛，头晕耳鸣，口咽干燥，脉细数等，用二至丸加减；肾阳虚，症见畏寒肢冷，腰部冷痛，小便清长，舌淡胖有齿痕，脉沉细等，宜在补肾阴的基础上选加附片、桂枝、杜仲、菟丝子、淫羊藿，所谓阳得阴助，生化无穷。②截流止涩，固摄精微。固涩精微，控制蛋白尿是调治慢性肾炎病人正气日渐虚衰的主要环节。若兼见小便清长频数，尿后余沥未尽，女子带下清稀，在补肾的基础上选加金樱子、莲须、芡实、潼蒺藜、鹿衔草等收涩精微的药物，以增加肾脏之固摄能力。③肾之蛰藏，必藉土封。对肾虚为主而兼见纳差，食后腹胀，大便稀溏，面色萎黄者，乃常于补肾之中加入补脾之品。④逐湿热瘀血，祛邪安正。水湿、湿热、瘀血等邪气内扰，是慢性肾炎迁延难愈，病情发展变化的主要因素之一。所以，必须及时地祛除病邪，才能提高慢性肾炎疗效，消减蛋白尿。（杜雨茂. 中国百年百名中医临床家丛书·杜雨茂[M]. 北京：中国中医药出版社，2003：14-16.）

35. 管竞环

【主题】　平和用药治血尿

【释义】　管竞环认为，慢性肾炎血尿，一方面由于肾气虚损，固摄无权；另一方面病程迁延，易致脏腑阴阳两虚、气血失调，复因外邪、水湿、湿热、火毒、瘀血等兼夹为病；使病情反复缠绵，标本互见、虚实夹杂；临床多见气阴两虚、阴虚湿热、气虚夹瘀、湿热夹瘀等证。因而在治疗时勿一味止血，应审因证治，针对本虚标实病机，有是证用是药。临床采取补泻兼施、温清并用、表里同治原则，或滋肾健脾，或清热除湿，或调气化瘀等，不一而同。对于肾炎血尿的治疗，应以"平"为期。虽有邪实，但不可攻伐过甚；既有本虚，亦应慎用温补；忌大温大补、大寒大下之品；否则攻甚则伤正，补过则恋邪。特别是无症状的血尿，更不可滥用温补之品，以免病情反复。善以六味地黄丸为主化裁治疗慢性肾炎血尿，认为六味地黄丸为补肾平剂，患者有明显表证或实证都可服用，并可长期服用。该方加党参、黄芪而成参芪地黄丸，

治疗血尿兼气血亏虚；加五味子、金樱子、芡实，治疗血尿伴夜尿频多；合五皮饮，治疗血尿兼肢肿；合参苓白术散，治疗血尿兼脾肾双亏；合知母、黄柏、二至丸（女贞子、墨旱莲），治疗血尿属阴虚血热等。（刘毅，薛莎，马利，等. 管竞环诊治慢性肾炎血尿的经验[J]. 辽宁中医杂志，2001，28（1）：14-15.）

【主题】 从咽论治八法

【释义】 管竞环认为，慢性肾炎反复发作的原因，与咽喉的感染密切相关，提出从咽论治慢性肾炎的观点。他认为慢性肾炎咽喉证的病因病机，主要为风热蕴结咽喉，临床多以实证为主。创从咽论治八法：①养阴清热利咽法，方用玄麦甘桔汤加味；②滋补肾阴，清肺利咽法，方用知柏地黄丸加泻白散加味；③化瘀消肿，养阴利咽法，方用桃红四物汤加玄麦甘桔汤加味；④养阴清热，疏肝降逆法，方用玄麦甘桔汤合四气汤加味；⑤清热泻肺，化瘀排脓法，方用苇茎汤加泻白散；⑥通腑泻肺法，方用大承气汤合泻白散加味；⑦养阴清热润肺法，方用清燥救肺汤；⑧清燥润肺法，方用自拟白色汤（苇茎、薏苡仁、冬瓜仁、百合、白茅根、百部、川贝母、白茯苓、白芍、山药、白菊花、白芷、白果、葱白）。（潘静，马威，管竞环. 管竞环从咽论治慢性肾炎经验[J]. 安徽中医学院学报，2012，31（5）：35-36.）

36. 刘宝厚

【主题】 "澄源塞流"治疗蛋白尿

【释义】 刘宝厚临床上治疗蛋白尿，主张依据虚实之异、脏腑之别、标邪之殊辨证用药，以"澄源"为主，辅以"塞流"，自成体系。采用四法治疗：①补虚固塞法：是在补益脾肾之气的基础上，配合收敛固塞之品，以期恢复脾之升清、肾之封藏功能而消除蛋白尿。适用于各种慢性肾小球疾病标邪不著，特别是未合并湿热证者。补益脾气，常用生黄芪或红芪、茯苓、炒白术、党参或太子参等。补益肾气，喜用山药、杜仲、菟丝子、山萸肉、旱莲草、女贞子、沙苑子等平补阴阳之品。收敛固塞，常选益智仁、芡实、桑螵蛸、莲须、荷叶、乌梅炭等。②祛风法：适用于急性肾炎和各种慢性肾小球疾病急性发作者，同时对急慢性肾小球疾病蛋白尿迁延不消者，亦有良好的疗效。临床上常用疏风解表之荆芥、防风、苏叶、牛蒡子、银花、连翘、麻黄、桂枝等，化痰息风止痉之僵蚕、蝉衣、地龙等，祛风胜湿之忍冬藤、鸡血藤、海风藤、青风藤、穿山龙等。③化瘀法：为消蛋白尿之通法，常用川芎、红花、全当归、桃仁、赤芍、益母草、泽兰叶、丹参、水蛭等。④清解法：为消蛋白尿常用之法，适用于反复感染或疑有隐性感染灶而蛋白尿迁延不消者。其中，上焦湿热，选用白花蛇舌草、银花、连翘、射干、山豆根、蒲公英、蚤休、地丁等；中焦湿热，选用生薏仁、藿香、佩兰、炒黄连、蒲公英等；下焦湿热，选用土茯苓、石韦、车前草、白茅根等。（戴恩来. 刘宝厚教授诊治蛋白尿的经验[J]. 甘肃中医学院学报，1995，12（4）：16-17.）

三、医论选要

1. 瘀热论（周仲瑛）

【提要】 "湿热"与"瘀血"日久，胶结为患，互为因果，而成瘀热。瘀热既是慢性肾炎的病理产物，又是引起肾功能损害的重要致病因素。从瘀热论治慢性肾炎，根据辨证不同，分别治以泻下通瘀、凉血化瘀、清泄瘀热合滋阴生津、清泄络热等法。

　　【原论】　瘀热既是慢性肾炎的病理产物，又是引起肾功能损害的重要致病因素，所以在标实中尤为重视瘀热。慢性肾炎多以水肿、血尿、蛋白尿为临床表现。肾性水肿反复发作，水肿可消，但旋而又起，治疗较为棘手。水不自行，赖气以动；肾气不足，无以推动血行，故致血瘀水停；瘀血日久必生郁热，热邪伤及肾络是血尿产生的直接原因；外邪侵袭，内客于肾，留滞不去，是诱发或加重血尿的因素；瘀血是贯穿慢性肾炎发展的整个过程中的病理产物。肾炎血尿尤其是镜下血尿，病程冗长，缠绵难愈，究其关键在于外邪郁久化热与内瘀胶结，难以速去。蛋白尿之新发，标实以湿热多见，病久湿热、瘀血并见。血瘀内阻，三焦水道运行失畅，精微不能循行常道而外泄，以致蛋白尿形成。湿热、瘀血相互胶结，加重了脏腑功能的失调，脾肾更亏；外邪乘机入侵，易致湿、热、瘀血等病理产物，形成恶性循环，终使蛋白尿经久难消。现代医学认为，慢性肾炎的发生，主要是由于病毒或细菌感染，使外源性抗原增加，免疫复合物在肾脏基底膜的沉积，损伤肾小球；并通过免疫系统，如补体的活化，吸引白细胞，激活吞噬细胞等，从而加重肾小球的损伤。结合实验室检查，多有高凝状态以及脂质代谢紊乱，这为慢性肾炎"湿热"的存在提供了有力的证据。肾小球是由毛细血管丛组成，慢性肾炎肾脏活检病理改变，多以增生性和硬化性病变为主；加之血液流变学的异常、微循环障碍，及小球内微血栓的形成等，与中医认为的"瘀血"的意义是相通的。"湿热"与"瘀血"日久，胶结为患，互为因果，为瘀热的产生提供必备条件。提出从瘀热论治慢性肾炎。①瘀热水结证，治宜泻下通瘀，佐以滋阴利水，方用自拟方泻下通瘀合剂（大黄、芒硝、枳实、桃仁、猪苓、生地、麦冬、白茅根）。②瘀热血溢证，治宜凉血化瘀，方用犀角地黄汤。③瘀热阴伤证，治宜清泄瘀热，滋阴生津，方用增液承气汤加减。④络热血瘀证，治宜清泄络热，方用升降散加减。（刘彩香，郭立中. 周仲瑛教授从瘀热论治慢性肾炎经验[J]. 中国中西医结合肾病杂志，2008，9（2）：98-99.）

2. 风湿论（王永钧）

　　【提要】　风湿内扰是慢性肾炎的始动因子，也是其进展恶化的重要因素。慢性肾炎的病机演变规律，为"肾风·肾虚→肾痹→肾劳"，风湿内扰贯穿始终。祛风化湿治疗，是缓解慢性肾炎病情的重要手段。

　　【原论】　风湿内扰是发生慢性肾炎主要症状的重要原因。慢性肾炎临床主要表现是血尿、蛋白尿，一些患者可出现浮肿、高血压，慢性过程中易出现病情反复，部分患者病情逐渐进展。这些特点显示，风湿内扰于肾是其主要病机，不仅是慢性肾炎的始动因子，也是其进展恶化的重要因素。慢性肾炎的主要临床表现是尿检异常，即尿中出现血尿、蛋白尿，可由于肾失封藏或肝行肾气太过。但临床更常见的，还是风湿之邪的干预。风性开泄，所以当风湿内扰于肾时，风的开泄之性干扰肾的封藏职能，亦使肾所封藏的精微随尿泄漏，或因"风入于少阴则尿血"（《诸病源候论》）。倘若风湿邪重，内扰于肾，或风湿内扰，原有肾气亏乏，封藏失职的患者，则可发现尿有多量泡沫浮于尿液表面，历久难消；同时发现原有的病情加重。此时检测尿蛋白定量多≥1.0g/24h，甚或伴肉眼血尿。目前已经明确蛋白尿、高血压以及肾脏病理的严重程度，是肾脏病进展的危险因素。可见，风湿内扰是慢性肾炎尿检异常的主要病机，也是慢性肾炎病情进展的重要原因。水肿是慢性肾炎的另一症状，不仅与肾虚水液开阖失职有关，也与风湿有关。

慢性肾炎的"肾风·肾虚→肾痹→肾劳"的病机演变规律。慢性肾炎可以在相当长时期，除尿检异常外无明显其他症状，呈现慢性隐匿状态；在长达几十年病程中，可以反复出现泡沫尿加重，肉眼血尿，头晕，浮肿等，呈现活动性病变；反复活动性病变，致病情逐渐加重，肾功能逐渐减退。根据慢性肾炎的这一特点，可认为在湿的慢性化过程中，时添风的活动性因素；寓风于湿之中，寓活动性病变于慢性化过程之中，促使肾病病机发展。风湿扰肾，由内外两途而来：由外而至者，往往前有风、湿、热邪侵袭肺、皮肤、肠道的病史，以后热邪虽去，但风湿余邪未能尽除，乘虚内扰于肾；由内而生者，多因三焦气涩，脉道郁闭，或肝阴（血）不足，或脾运不及，或肾气亏虚所致。但总因内外因互动者居多，"善行数变"的风邪与"缠绵难愈"的湿邪相合，内扰于肾，不仅加重"肾失封藏"的病机，使尿泡沫明显增多，尿蛋白及尿血加重；干扰肾主水、司开阖的职能，使水液潴留，发生尿少、水肿、夜尿或纳呆泛恶；甚者干扰肾的气血运行，以致肾络瘀阻、痰瘀互阻、久闭致痹，形成肾内微型癥积。风湿干扰，积以时日，导致肾劳，肾体缩小，气化功能减退。这就是风湿干预→肾虚（肾主封藏、主水、司开阖的功能下降）→肾痹（久闭成痹致肾络瘀痹及肾微癥积形成）→肾劳（病情加重，由体及用，肾的各种气化功能逐渐衰减）的慢性肾炎病机演变规律。病情进展最终可导致尿毒（终末期肾衰竭）。

祛风化湿治疗，是缓解慢性肾炎病情的重要手段。慢性肾炎的风湿内扰证，有别于风水证、水湿证以及湿热证等。风水证往往有风邪袭肺（包括风寒、风热）的表证，开鬼门发汗可以取效；水湿证，通常指因于湿而发生的一些症状，包括内湿和外湿所致症状，多指水肿症状明显；而慢性肾炎风湿之邪只是内扰于肾脏局部，一般无表证，也可无明显水肿症状，这与风水证、水湿证不同。而风热证、湿热证是慢性肾炎发展过程中常见证候，可以是慢性肾炎发病过程中的诱因，如风热上扰、膀胱湿热、肠道湿热；或者是慢性肾炎病程中的并发症，如应用激素后的湿热证，并发感染后的湿热证或风热证，但并非慢性肾炎本身的辨证特点。故慢性肾炎的治疗，从虚、瘀、风、湿热论治，虽有一定疗效，但对蛋白尿、血尿明显的患者却难以奏效。而及时祛风化湿治疗，则有可能缓解慢性肾炎的这些证候。（俞东容，王永钧. 慢性肾炎与肾风[J]. 中国中西医结合肾病杂志，2010，11（4）：355-356.）

3. 慢性肾炎病机演化论（张喜奎等）

【提要】 慢性肾炎的发生发展，遵循着由脾及肾以及从湿化浊的一般规律。病发初期以脾虚为主，有真阳大亏和入肾化热两种转归；病传入肾，则阳损及阴，阴损及阳，出现阴阳俱虚之证。发病过程中因虚致实，水湿、瘀血蓄久成毒，而成湿浊，终致元气衰败。

【原论】 慢性肾炎以本虚标实、寒热错杂为病理特征。但在整个病程当中，虚实寒热则呈现着动态的变化。虽然这种变化较为复杂，但就其一般规律来说，总是遵循着由脾及肾以及从湿化浊的规律。考本病之发，初期总以脾虚为主，出现一系列脾虚湿盛之象。此时证候尚较轻浅，若能恰当地治疗，则一般可以痊愈。若病在脾，未能及时治疗，则根据用药、患者体质以及固邪的性质，可有两种不同的转归。其一，素体阳虚，用药又过于苦寒，损伤阳气，使疾病由气虚变为阳虚，由脾及肾，致真阳大亏。此时作为其外在表现，多有明显的畏寒肢冷、四肢不温或足胫不温等阳虚失温之症，一般水肿也渐次加重，而脾气不足原有之症可以保留，则标志着疾病已经恶化。就临床而言，此时大多已进入较为严重的阶段，肾功能已有不同程度的损害。其二，素体阴虚，在发病过程中过用温燥或复感外邪，使其入肾而热化。在此往往出现一个过渡阶段，首先表现的是气阴两虚之证，继之才出现典型的阴虚水停之证，在临床上最常见的是患者在服用激素的过程中，此种变化最为明显。病传入肾之后，根据治疗情况，一部分患者因病程较长，每每阳损及阴，阴损及阳，从而出现阴阳俱虚之证。就其整个演变来看，若病情不解，正气进一步损伤则可出现元气衰败之象，已进入了慢性肾功能衰竭期。在邪实的一面，病发之初，乃因正虚不化，因虚致实，水湿为患阻滞三焦，久则生瘀血及邪毒，进一步损伤脏腑，以致体内邪毒积蓄，从而发展为浊。浊湿一旦出现，则标志着肾功能的不全，血肌酐、尿素氮等已经升高。由此可知，在慢性肾炎的治疗中，一定要把握其病机转变的规律，争取在正气未衰败、湿邪未变浊之前，积极治疗。（张振忠，张喜奎，赵明君. 慢性肾炎中西医防治[M]. 北京：中国中医药出版社，1997：23-24.）

4. 从肺辨治论（童少伯）

【提要】 从肺通调水道、主治节、朝百脉及肺肾金水相生出发，提出补肺益肺可治疗慢性肾炎之水肿、血尿、蛋白尿、高血压；基于此提出从肺论治慢性肾炎九法。

【原论】 从补肺益肺治疗慢性肾炎。①从肺治水肿。肺主气司呼吸，能宣发肃降，通调水道，将水液下输膀胱。在肾的蒸腾气化作用下，清者上升至肺，浊者化尿排出。若肺气受损，宣发肃降功能失常，水道不通，影响水液的输布和排泄，水液外溢发为水肿。再者，肺为"相傅之官"，主治节，主调节气血津液及三焦气化活动。肺受侵袭，治节不施，气血津液不能运行输布，三焦气化失司，水道不通，则出现小便不利、水肿等症。②从肺治血尿、蛋白尿。肺属金，肾属水，肺为肾之母，金水相生。肺气固，不但能使水道通调，还能助肾发挥其封藏之职，使精微物质不外泄。若卫外不固，易致外邪侵袭，外邪伤肺，母病及子，金不生水，肾失封藏，使精微物质外泄而产生蛋白尿。肺气亏虚，母病及子，至肾气亏虚，摄血无权，血溢脉外，出现尿血。又因蛋白和血持续流失，损伤肾元，正气耗损，卫气更虚，又易遭致外邪侵袭，而反复发生外感病；进而加重慢性肾炎，或使慢性肾炎复发。③从肺治疗高血压。肺朝百脉，能助心行血，肺通过宗气，贯穿心脉以行气血，扶助心脏推动和调节血液的运行。肺气不足，宗气虚弱，不能助心行血，血气不上行头目，发生眩晕等高血压症状。所以，肺气不足可以引起高血压。高血压在中医机理为肝阳上亢，肝属木，肺属金，木偏亢，金制木。所以当肝阳上亢之时，需"佐金平木"，清肃肺气，抑制肝火亢盛，从而达到降血压的目的。又有高血压病因为肝阳上亢，肝阳上扰于上，肝肾阴亏于下。又，肺与肾为相生的关系，补充肺气，金水相生，肺气得固，所以肾阴亦得补充，可使肝阳得潜，血压亦能降低。基于此提出从肺论治慢性肾炎九法：①辛温宣肺利尿法，方用射干麻黄汤合五苓散加减。②固表祛邪利尿法，方用玉屏风散合杏苏饮加减。③辛凉肃肺利尿法，方用桑菊饮合五皮饮加减等。④宣肺清热利尿法，方用越婢汤合四苓散加减。⑤清热解毒法，方用银翘散加减。⑥泻肺理气法，方用葶苈大枣泻肺汤合三子养亲汤加减。⑦滋养肺肾法，方用沙参麦冬汤加减。⑧疏风宣肺法，方用越婢加术汤加减。⑨益气温阳利尿法，方用防己黄芪汤或麻黄附子细辛汤。

从肺论治慢性肾炎，改善全身与改善局部相结合，从各个方向来治疗慢性肾炎。改善全身症状，体现了中医学的整体观念。首先是从发病因素上，预防和治疗外感病，可以加强人体正气，也可以防止慢性肾炎的复发因素。再者，从肺治疗，可以间接或直接的改善慢性肾炎的各个症状，来减少蛋白尿、血尿，治疗高血压，消除水肿。但是慢性肾炎病程较长，治肺虽重要，但不能以点概全，临证之时需灵活运用，与其他方法相结合，辨证施治。（陈建，曾莉，何立群. 童少伯从肺论治慢性肾炎经验初探[J]. 辽宁中医杂志，2015，42（10）：1868-1870.）

5. 气血精神辨治论（张磊）

【提要】　慢性肾炎早期，多属风寒犯肺，水气内停，病在气分，重在益气祛邪。邪气入内，水肿乏力明显，气血同病，重在血分；治宜气血同调，以血为重。邪气深陷，正不胜邪，肾精元阴耗损，属气血精同病，重在精分；治宜气、血、精同调、以顾护阴精为重。病情进展，终致脾肾两衰、阴阳俱虚、湿浊内蕴、神气衰败的神分阶段；治当补气与补血并重，活血与解毒同施。

【原论】　从气血精神层次，探析张琪辨治慢性肾炎的思路。在慢性肾炎早期或者慢性肾炎急性发作，此时多为风寒犯肺，肺气不宣，水气不行；或伴有肾阳式微，开合失司，水气内停。辨治重在气分，治以宣肺解表，利水清热，或辅以温肾利水。常选用加味越婢汤、加味麻辛附子桂甘姜枣汤治疗。病在气分，脏腑定位以肺为主，或涉及肾，邪气主要以水湿或湿热为主，故宣降肺气，畅达三焦气机，益气祛邪是此层次的治疗大法。若气分失治，邪气传变入内，脾肾受困，水湿运化蒸腾失职，痰湿内生，恶性循环；湿郁化热，湿热内停，血行滞涩；加之久病入络，终致瘀血内生。瘀血为慢性肾炎的病理产物，也是加重水肿、血尿、蛋白尿的主要因素，自拟坤芍利水汤，重用益母草、赤芍等血分药，化瘀利水。此阶段，虽水肿、乏力等气分症状更为明显，血分症状相对不显；然已病进证转，实为气血同病，重在血分；治则气血同调，以血为重。若血分失治，邪气深陷，水湿、湿热、瘀血相互为患，正不胜邪；进一步损伤脾肾，肾精元阴耗损，先天之本衰败，出现肾气不足，肾精虚羸，固摄失司，精微外泄，用八味肾气丸加味。此阶段，气分、血分、精分同病，病位深移，重在精分；治则气血精同调，以顾护阴精为重。慢性肾炎继续发展，最终可出现脾肾两衰、阴阳俱虚、湿浊内蕴、神气衰败的神分阶段，相当于肾功能失代偿期，是慢性肾病的终末阶段。此时，病机复杂，矛盾较多，既有水湿、瘀血、浊毒、湿热等邪实一面，又有脾肾虚极、血虚精亏、神气衰败等，呈虚实夹杂、正虚邪实之难解局面。当辨病与辨证相结合，明确虚实轻重，标本缓急，抓主要矛盾；补气与补血并重，活血与解毒同施。健脾补肾固本时，慎用温燥及偏滋腻之品，唯气味中和，最为适宜。常选用四逆散理气，桃红四物汤活血，六君子汤调脾，六味地黄丸补肾，并常用自拟参芪地黄汤加味治疗，随证施治。（张磊. 从气血精神层次探析张琪辨治慢性肾炎的思路[J]. 上海中医药大学学报，2013，27（6）：24-26.）

6. 慢性肾炎慎过六关论（颜德馨）

【提要】　治慢性肾炎慎过六关：利水肿，温肾阳、复真火；消蛋白，重气化、用风药；止血尿，重清热、辨虚实；纠贫血，治中焦、益脾气；降血压，治在肾、调阴阳；去溺毒，拯关格、执六法。

【原论】　治疗慢性肾炎，应根据所处的不同阶段，解决好水肿、蛋白尿、血尿、贫血、高血压及晚期出现的尿毒症6关。①利水肿，温肾阳、复真火。因肾司开阖，阴气太盛，关门常阖，水不下趋，通调转输之机不用，大水弥漫，彻内彻外，群阴用事，汩没真阳。当此之时，开腠理，通三焦，利水道，非借温肾一法，难布阳和之局。肾中真阳之气得温而上升，脾之斡旋，肺之治节，皆能复其职司。故主张温肾治水，宜峻宜猛，否则难以收功。②消蛋白，重气化、用风药。消除蛋白尿，乃治慢性肾炎一大难题。诸贤多责肾封失职，精气外泄，从固肾涩精论治。虽有效者，然不效者亦多。因肾炎蛋白尿往往伴有许多细胞沉渣，此乃清浊不分。片面强调固涩反使沉瘀胶结，浊气不能外泄，精气反而渗漏。故治蛋白，重在气化，气化而愈者，愈出自然。尤其是肺主一身之气而行治节，肺气通调则气化有自，故用宣肺法控制蛋白尿，别出心裁。③止血尿，重清热、辨虚实。论血尿成因，多缘热蓄肾与膀胱，迫血妄行。然热有虚实之分，实热起病甚急，缘于外邪入侵。临床表现：肉眼血尿或镜检红细胞满视野，见于慢性肾炎急性发作期。当从清热凉血，小蓟饮子加减，能建殊功。虚热病程较长，君相之火下移小肠，灼伤血络。古贤多取育坎脏之真阴，颜德馨则每从清离宫之元阳立法。因心主血，君火一动，相火随之，损伤脉络，血遂妄行。欲止其血，必平其亢，故用清心之方捷于补阴。④纠贫血，治中焦、益脾气。肾炎导致贫血，原因颇多，每至于此，诸症蜂起，治疗往往顾此失彼。脾是贫血转归之关键，脾的健复，对改善各脏机能均为有益。因"脾统四脏"，一荣俱荣，一衰俱衰。临床每见脾气一败，江河日下，元气渐漓，故常从补气益脾入手。⑤降血压，治在肾、调阴阳。慢性肾炎出现高血压，病之本在于阴阳失调，其标为痰浊内阻。肾藏阴而寓阳，以阴阳互根之理论之，单用平肝而潜阳，此乃舍本而求末，非治本之法。当以滋阴补阳并进，木得阴阳两气之助，能遂条达畅茂之性。⑥去溺毒，拯关格、执六法。肾炎晚期，每致尿闭、呕吐并见，此乃尿毒内闭，关格重症。每至于此，脾肾阳衰，阳不化湿，水湿内停，浊邪壅滞三焦，故"三焦相涸，内外不通"是病之渊薮。本着急则拯关格，缓则调气化的原则，常用方法有六：①升清降浊，降中有化；②湿热兼治，清化浊邪；③通肠下泄，邪去正安；④标本同治，补中寓泻；⑤温补肾阳，阴中求阳；⑥活血化瘀，血水同求。（颜德馨. 中国百年百名中医临床家丛书·颜德馨[M]. 北京：中国中医药出版社，2003：100-104.）

7. 慢性肾炎治疗四法论（裘沛然）

【提要】　慢性肾炎病机的基本特点，是脾肾气血亏虚和风邪、水湿、热毒、瘀血相夹杂。临床表现为表里夹杂、寒热错杂、虚实并存。治疗当表里合治，寒热兼施，利涩同用，补泻并投。

【原论】　慢性肾炎病机的基本特点，是脾肾气血亏虚和风邪、水湿、热毒、瘀血相夹杂。临床常表现为表里夹杂、寒热错综、虚实并存。故治疗当表里合治，寒热兼施，利涩同用，补泻并投。①表里合治。慢性肾炎常随感冒或上呼吸道感染而诱发、加重，故临床既有畏寒、发热、咽痛等外感表证，又有浮肿、高血压、腰酸、眩晕等里证。治疗可采用表里合治法。常选用羌活、白芷、紫背浮萍、苍耳草、蝉衣、黄芪、黄柏、漏芦、半枝莲、生白术、生甘草、仙灵脾、土茯苓、黄芩等药物治疗。方中既有辛散祛风之品，又集解毒、泄浊、健脾、利水诸药。对慢性肾炎因感冒而急性发作者，有一定疗效。其中，羌活一味，入太阳、少阴二经，与黄芪相伍，对预防感冒效胜玉屏风散。现代研究证明，辛散祛风药如蝉衣、苍耳草、白芷等，不仅可疏解表邪，且能调整机体的免疫功能，有抗过敏作用，可减轻或抑制感染后变态反应性损害，消除蛋白尿等。故即使表邪已解而蛋白尿未除者，仍可沿用一段时间。其与解毒泄浊、健脾利水药相合，可表里双解，标本兼顾，相得益彰。②寒热兼施。慢性肾炎长期蛋白尿及血尿，阴精亏耗，阴虚则阳亢，而见头晕、头痛、鼻衄、高血压等；水湿逗留，最易损伤阳气，故又多脾肾阳虚之证；呈阴阳两损，上盛下虚等病机。因此，采用寒热并调之法，尤其对本病中高血压型者更为适宜。常用生熟地黄、巴戟肉、山茱萸、肉苁蓉、茯苓、麦冬、五味子、炮附子、肉桂、生姜、大枣、黄柏、知母、仙茅、仙灵脾、当归等。寒热兼施法不仅可改善临床症状，而且对改善肾功能有一定帮助。③利涩同用。慢性肾炎的临床表现，一般以水湿痰浊逗留为多，而实验室检查中又以长期蛋白尿、血尿、管型等肾精失固为主要表现。对前者应予化湿、利水、泄浊等通利之法，对后者则须用固肾涩精之法。因此，通利与收涩并投，为治疗本病的又一法则，适合于混合型患者。通利，常用生苡仁、茯苓、猪苓、汉防己、大黄、玉米须、生白术、半枝莲、白花蛇舌草等；涩精，常用覆盆子、芡实、金樱子、五味子、乌梅肉、补骨脂、菟丝子、肉苁蓉、楮实子、牡蛎等。④补泻并投。慢性肾炎的基本病机是本虚标实，本虚宜补益，标实应攻泻；是以补益攻泻法为标本同治之法，对慢性肾炎出现肾功能不全患者尤为切用。肾病性肾炎经过较长时期的病理演变，正气衰惫，邪气留恋，水湿痰浊滞留更甚，出现氮质血症。临床表现为头晕头痛、嗜卧、神疲乏力、食欲不振、恶心呕吐、呃逆，甚至昏迷等症；呈现正气不支，浊邪弥漫之势，严重的还可出现动风之证。故治疗必须融补益脾肾气血阴阳和攻泻湿浊、水气、瘀血于一炉。常选用黄芪、党参、巴戟肉、仙灵脾、黑大豆、炮附块、干姜、黄柏、土茯苓、泽泻、牡蛎、生大黄、白花蛇舌草、半枝莲、漏芦、白蔹、益母草、丹参、桃仁、红花等。一般用量偏重，中病渐减其制。依据慢性肾炎病因病机，制定简验方：黄芪、牡蛎、巴戟肉、黄柏、泽泻、土茯苓、黑大豆、大枣。（单书健，陈子华，石志超. 古今名医临证金鉴·水肿关格卷[M]. 下卷. 北京：中国中医药出版社，1999：42-45.）

8. 分段辨治论（时振声）

【提要】 慢性肾炎分阶段辨治，水肿阶段属中医"水肿"范畴，治疗以利水为主；水肿消退以后当属"虚损"范畴，治疗以补虚为主；迁延日久者往往虚实互见，故渗利水湿多与各法合用，提出治疗慢性肾炎十四法。

【原论】 在临床上往往分阶段对慢性肾炎进行辨证论治，在水肿阶段属中医"水肿"范畴，治疗上以利水为主；除攻泻逐水、通利三焦外，其他如疏风宣肺、健脾益气、温补脾肾、滋养肾阴、清热解毒、活血化瘀诸法，皆当配合渗利水湿同用，以消除水肿。在水肿消退以后当属中医"虚损"范畴，治疗上以补虚为主，一开始没有水肿者，也按虚损论治。在这个阶段中医治疗要补虚，但因肾炎病机比较复杂，迁延日久者往往虚实互见，更应辨别何时以补虚为主，何时以祛邪为主，健脾益气、健脾固肾、温补脾肾、滋养肾阴、气血双补、气阴两补、阴阳两补是补虚；祛风宣肺、清热解毒、活血化瘀是祛邪，多种情况中皆可使人残留水湿，故渗利水湿多与各法合用。其常用治法具体有：①疏风宣肺法。用于急慢性肾炎风邪犯肺的水肿。属风寒者可用麻黄汤、麻黄附子甘草汤、麻黄附子细辛汤；属风热者可用越婢汤、麻黄连翘赤小豆汤；水肿严重者可合五皮饮、五苓散。②健脾益气法。用于脾肺气虚者，方如补中益气汤、香砂六君子汤、参苓白术散、黄芪大枣汤等；卫阳不固者可用玉屏风散；脾虚而水湿停留者，宜健脾益气合渗利水湿之剂，方如防己黄芪汤、防己茯苓汤、胃苓汤等。③健脾固肾法。用于脾肾气虚者，常用方剂如水陆二仙丹、桑螵蛸散、金锁固精丸、补中益气汤加桑螵蛸、补骨脂、金樱子等。④温补脾肾法。用于脾肾阳虚者，常用方剂如附子五苓散、真武汤合五苓散、金匮肾气丸、济生肾气丸等。⑤滋养肾阴法。用于肺肾阴虚或肝肾阴虚者，常用方如六味地黄汤、麦味地黄汤、杞菊地黄汤等。⑥气血双补法。用于气血不足者，方如当归补血汤、八珍汤、归芍六君汤等。⑦气阴两补法。用于脾气不足又有肾阴亏虚者，方如参芪地黄汤、大补元煎等。⑧阴阳两补法。用于阴阳两虚者，方如金匮肾气丸、济生肾气丸、地黄饮子等。⑨清热解毒法。用于咽喉红肿疼痛，或皮肤有疮毒久久不愈，或有身热口渴，小便赤涩或见血尿，大便秘结，舌红苔黄，脉象滑数等，方如银蒲玄麦甘桔汤、麻黄连翘赤小豆汤、银翘败毒散、五味消毒饮等。⑩活血化瘀法。用于有瘀血者，方如当归芍药散、桂枝茯苓丸合五皮饮等。⑪通利三焦法。用于三焦气滞，水道不通，小便不利，全身水肿者，方如大橘皮汤、导水茯苓汤、木香流气饮等。⑫攻泻逐水法。用于邪实正不虚，大腹水肿者，方如禹功散、舟车丸、十枣汤等。⑬渗利水湿法。用于有水肿者，多与其他治法合用，方如五皮饮。⑭消化蛋白法。用布渣叶、蝉蜕、苏叶、益母草、尖槟榔作为消除尿蛋白的主方，配合清热解毒的中草药，如葫芦茶、地胆头、银花、蒲公英、紫花地丁等。（朱昭明，马军，苏宝印，等. 慢性肾炎中西医诊疗学[M]. 北京：科学技术文献出版社，2013：229-232.）

9. 益气养阴论（邹云翔）

【提要】 气阴两虚是慢性肾炎发展的必然转归。其治则要义有三：一是补益气阴，着眼脾肾，兼顾肺肝；二是辅以祛邪，重在湿瘀，兼防诱因；三是谨守病机，随证论治，以平为期。

【原论】 近几年慢性肾炎气阴两虚证增多，其病机变化规律：①病机特点是虚实夹杂，以虚为主；②病变部位以肾为中心，影响肺、脾、肝；③病情反复、迁延不愈的重要原因，与兼夹外感、水湿、湿热、瘀血等病邪有关；④一般变化规律是先伤于气，后损于阴；⑤必然转归是气阴两虚或阴阳两虚。慢性肾炎气阴两虚证的治疗，当把握以下治则要义：①补益气阴，着眼脾肾，兼顾肺肝。根据五脏所主，气阴与脾肾关系至为密切。脾肾为先后天之本，肾主一身之阴，脾主化生之气，两脏有互生互长、充养五脏气阴之功。因此，本病的气阴两虚证，就意味着主要是脾肾功能活动与物质构成均存在不足，而补脾气、益肾阴是益气养阴的主要治疗途径。补脾气可以化生精血，温煦阳气。临床具体应用，又常有脾肺同治、脾肾同治，重点补脾气以益肾气、生肺气，从而起到恢复衰弱的肺、脾、肾气化机能作用。益肾阴可使肾精充盈而能生气，精盈气旺而能泄浊，帮助恢复衰弱的气化机能。益肾阴与填肾精结合，治疗中一方面选用熟地、山萸肉、枸杞子、首乌等养阴益精，同时常加入紫河车、阿胶珠，重症患者又多用冬虫夏草；养阴填精又常与补气结合，加补气健脾的党参、黄芪，或温肾化气的鹿角片（或以全鹿丸代）；滋肾阴与养肝、润肺相结合，养肝常用白芍、当归、枸杞子，润肺常用沙参、麦冬、百合，重点则益肾阴以养肝阴、润肺阴。②辅以祛邪，重在湿瘀，兼防诱因。祛邪诸法中，祛湿是其基本法则之一，包括祛除水湿、湿热、湿浊。邹老善于调气治水的临床经验，是抓住肺、脾、肾、肝生理上气机功能特点，顺而调之。常用以下五法：疏风宣肺利水、补气健脾利水、补肾泄浊利水、活血化瘀利水、疏滞泄浊。治疗湿热湿偏重者，常用运脾化湿法，热偏重者又常用清热渗湿法。对湿浊治疗，宗扶正祛邪之原则，维护肾气，祛湿泄浊；常选用茯苓、苍术、生薏仁、车前子、六月雪、黑豆衣、茅芦根等药。活血化瘀，是祛邪的另一重要法则，对于气阴两虚证兼有瘀血，主张在益气养阴的基础上，加入活血化瘀药物，常用桃仁、红花、丹参、益母草、怀牛膝、参三七；顽重病证，又常加用虫类搜剔之品。诱因的预防，包括外感的预防、过劳的预防、药物损伤脾肾气阴的预防。③谨守病机，随证论治，以平为期。主要归纳为"四要""四忌"。首先，要把握病机，忌因循守证。第二，要分辨标本，忌固执一法。第三，要掌握大法，忌拘泥方药。第四，要权衡药性，忌用药猛峻。益气不宜太温，宜甘平；补阴不宜滋腻，宜甘微寒；除湿热不宜用燥，宜甘淡、甘凉；清热解毒不宜苦寒，宜甘寒。

邹云翔教授治疗慢性肾炎、肾功能不全气阴两虚证经验方——肾炎宁胶囊，从组方意义到选择药物，完全贯彻以上治则精神。本方总的治则，是以益气养阴为主，佐以渗湿和络；主要由补气健中、养阴填精、渗湿清利、活血化瘀药合理配伍组成。补气的途径主要是健脾，故重用生黄芪、怀山药等；养阴的途径主要是益肾填精，故用枸杞子、紫河车等。补气健脾、养阴益肾并用，可使气中生精，精中生气，从体用两方面增强和恢复五脏气化机能，以便从根本上祛除或改善因虚衍生的病理产物；将补气药与活血化瘀药（如怀牛膝、益母草等）配合使用，既可避免活血化瘀药的耗气损血之弊，又经实验证实可增强活血化瘀药的作用；将养阴填精药与渗湿清利药（如生薏仁、车前子等）配合使用，使滋阴而不恋邪生湿，渗湿清利而不伤阴液。四法巧妙配合，益气养阴并举，和络渗湿兼使，远寒热之性，弃苦辛之味，俾精气相生，使正复邪退。（邹燕勤，王钢. 中国百年百名中医临床家丛书·邹云翔[M]. 北京：中国中医药出版社，2003：95-101.）

10. 宣肺凉化养阴托邪论（赵绍琴）

【提要】 慢性肾病病机复杂，邪实以湿热郁遏、血热血瘀为主，正虚以阴液亏虚为重；基于此创立宣展肺气、凉血化瘀、养阴托邪的治疗大法。

【原论】 慢性肾病是多方面因素所致，邪实是其主要症结，湿热郁遏是关键，血热血瘀是直接后果。而久病缠绵，以致阴液亏虚是不可忽视的正虚的一面。其中，湿浊与邪热相互裹结，湿热郁阻与下焦血热血瘀相互交错，湿邪与阴伤互为矛盾，诸多因素决定了该病错综复杂、变化多端、缠绵难愈的特点。基于慢性肾病的这种复杂病机，创立了宣展肺气、凉血化瘀、养阴托邪的治疗大法。治疗湿热内蕴，独重宣肺开郁之法。肺主一身之气，肺气宣通则全身气机通畅，湿易化而热外达。慢性肾病因有血热阴伤存在，采用温热燥湿或淡渗利湿之法殊为不当。因其药性燥烈剥削，极易助热伤津，苦寒燥湿亦有凉遏之弊，不可多用。此时，宣展肺气更显其独特功效。轻宣肺气之机理主要在于"透"，以轻灵宣散之品透畅肺络，统领全身气机条达；不但湿热之邪难留，且可通络致津，缓解阴分之虚。多选用荆芥、防风、苏叶、白芷、独活、杏仁等；用量不宜大，辛散过当则易助火，一般为6g左右，小儿减半。若表闭肿甚者，可用麻黄、前胡、枇杷叶开闭利水。古人曰"以辛润之"，其原理主要是辛香通络，使津液畅达而滋润。宣展肺气之药，多芳香微辛，能通络行滞，故能达到辛润致津以缓阴虚之功。十分推崇荆芥炭，荆芥炒炭，减其辛温之性，能宣畅肺气，化湿行滞，且能入阴分，通络和阴，是治疗慢性肾病的重要药物之一。

宣展肺气旨在开通邪之出路，而凉血清热则是逼邪外出的必要手段。血热得宁，络脉调和，则热难作祟，邪毒易出。同时，凉血清热亦是护阴保阴的重要措施，邪去则正安，热平则阴液易复。多选用生地榆、紫草、白头翁、赤芍等。若血热妄行，络脉破损而尿血衄血者，则选用槐花、荷叶、茜草、藕节炭等。因慢性肾病多病程久而病势深入，伴有经络失和、气血瘀滞者占绝大多数，故强调凉血清热与活血化瘀紧密结合，多选用两种功效兼善之药物，如赤芍、丹皮、地丁草、紫草等。

阴液亏虚是慢性肾病的重要病理因素之一，不可忽视。一般情况下，应以祛邪为主，邪不去则阴难复。通过祛邪以保阴，以免养阴碍湿。但若阴伤较甚时，则当补则补，养阴可托邪外出。但此刻应注重技巧，主张以清补通补为准则，切忌滋腻壅塞。清补者，甘凉清润或甘寒养津，选用沙参、麦冬、生地黄、玉竹等，液多而流动不滞，清凉而不助邪热；通补者，补中兼通，疏调血脉，选用丹参、玄参、益母草等，既养阴固本，又通络行滞，相辅相成。若邪实与正虚对峙，攻补掣肘时，须变通两者之配合，可一日处以两方。上午养阴增液方煎汤代茶饮，下午使用疏化凉血方，一面扶正，一面祛邪，往往互不妨碍，相得益彰，多能达到邪去正安之效。（单书健，陈子华，石志超. 古今名医临证金鉴·水肿关格卷[M]. 下卷. 北京：中国中医药出版社，1999：52-54.）

11. 肾病治肺五法论（邹燕勤）

【提要】 部分肾脏病人常伴发肺系症状，肺系疾病的发生与反复，又常加重肾脏疾病的病情。从而提出肾病治肺五法，即疏风宣肺利水法、降肺理气利水法、清肺解毒利咽法、补气固卫渗利法、润肺滋阴清利法。

【原论】 临床观察可发现，部分肾脏病人除表现为水肿、蛋白尿、血尿等症状外，还常伴发肺系症状。其表现，如咳嗽、咽痛、咽部红肿、溃腐成脓等。而肺系疾病的发生与反复，又常加重肾脏疾病的病情。故提出肾病治肺大法：①疏风宣肺利水法。此法多用于急性肾炎或慢性肾炎急性发作期。其临床表现，如目睑浮肿，甚则颜面肢体亦肿，按之凹陷。尿常规检查可见蛋白尿、红细胞、管型。此外，还伴见肺气不宣的表现，如发热恶寒，周身酸楚，鼻塞流涕，或见咳嗽、气喘等症。方用三拗汤合五苓散加减。风寒偏重者加荆芥、防风、羌活，以助疏风散寒之力；风热偏重者选用金银花、连翘、薄荷、芦根，以增疏风清热之效；若水湿甚，肿势严重者，加渗利水湿之品，如大腹皮、猪苓、泽泻、茯苓皮、车前子等。②降肺理气利水法。本法可用于急性肾炎、慢性肾炎、肾病综合征等。症见：面肢浮肿，按之凹陷，甚则胸部胀满，腹部膨隆，难以平卧。尿常规检查，可见蛋白尿、红细胞、管型。胸腹部透视可见积液。同时伴见咳嗽、气喘等肺气上逆症状。此乃肺气不降，通调失职所致。治以苏子降气汤合三子养亲汤加减。水肿甚者，可加用五皮饮渗利水湿。若效不显，可短期使用黑丑、白丑、大腹皮等攻逐之剂。但应中病即止，水肿退后应注意培护正气。③清肺解毒利咽法。有些患者水肿轻微，而以蛋白尿、血尿为主要表现，并常伴有咽喉不利等症状。表现为咽喉不适，或红肿疼痛，甚则溃腐成脓，或伴有咳嗽、咳痰色黄。治以玄麦甘桔汤合银翘散加减，亦可选用木蝴蝶、马勃、射干、蝉蜕等清利咽喉之品。④补气固卫渗利法。肺气虚，卫外不固，病人反复外感，而致肾脏病迁延反复。表现为水肿、蛋白尿、血尿缠绵难愈。治以玉屏风散为主。方中重用黄芪，并加用健脾渗利之品，如太子参、泽泻、生薏苡仁、茯苓、车前子等。⑤润肺滋阴清利法。此类病人多无浮肿或有轻度浮肿，以尿常规异常为其主要表现，反复出现蛋白尿、红细胞、隐血。病人多伴长期咽痛，检查可见咽部暗红或有滤泡。此乃阴虚内热或虚热夹湿缠绵所致。治以沙参麦冬汤加玄参、百合、黄芩、茯苓皮、生薏苡仁、茅根、芦根、白花蛇舌草、蒲公英等品。（邹燕勤，曾安平，周迎晨. 中国现代百名中医临床家丛书·邹燕勤[M]. 北京：中国中医药出版社，2009：236-237.）

12. 水肿与蛋白尿治法论（张琪）

【提要】 辨治肾炎水肿六法，即宣肺清热温肾利水、温肾健脾利水活血、流气行水、内外上下分消、中满分消、清肺健脾温肾等法；蛋白尿治疗四法，即益气养阴利湿热、健脾益气升阳、补肾固摄、利湿解毒等法。

【原论】 肾小球肾炎水肿辨治六法：①风水初起，急用加味麻辛附子汤。慢性肾小球肾炎急性发作，临床多以水肿为主要症状，水肿常从头面部开始，至周身浮肿；伴有咳嗽、喘息、畏寒，周身肢节酸痛等肺卫之症；辨证为肺气不宣，水湿不行之风水证。治疗当以宣肺清热、温肾利水法，方用麻辛附子桂甘姜枣汤加味。②阳虚阴水，真武参麦合用。慢性肾小球肾炎以水肿为主症，伴有尿少腰痛，畏寒肢冷，神倦，脘腹胀满，便溏，面色㿠白，舌体胖嫩，舌质淡，苔白滑，脉沉细；或口唇发绀，面色晦暗，舌质紫有瘀斑，脉沉涩。辨证为脾肾阳虚夹有血瘀之证，治疗当以温肾健脾利水活血之剂，方用真武汤与参麦饮加味。③水气交阻，新方流气饮行水。慢性肾小球肾炎，大腹膨胀，四肢肿胀，面目虚浮，两胁作痛，小便不利，大便秘结，呕吐少食，口苦咽干，舌苔白厚腻或稍黄，脉象滑而有力。辨证为气滞水蓄为病，水气同病。方用《局方》木香流气饮加减，药用：干晒参、白术、茯苓、甘草、陈皮、半夏、公丁香、广木香、枳实、川朴、槟榔、香附、草果仁、青皮、大黄、肉桂。④三焦水热，选用疏凿清利。慢性肾小球肾炎，症见周身浮肿，头面肿甚，喘息口渴，口干咽干，小便不利，大便秘结，脘腹胀满，舌质红，舌苔白厚，脉象沉数或沉滑有力。辨证为水热壅结三焦之证。方用疏凿饮子，可使水邪从表里内外上下分消，水邪自然再无留滞余地。⑤湿热中阻，中满分消丸首选。慢性肾小球肾炎周身乏力水肿，以腹水为重者。病机为脾气虚不能升清而湿浊中阻，胃气滞不能降浊而热瘀，形成虚中夹瘀，湿热中阻之证。方用东垣中满分消丸衍化。⑥上热下寒，瓜蒌瞿麦丸清肺健脾温肾。慢性肾小球肾炎，出现水肿，小便不利，口干渴咽痛；或胃脘灼热，舌红苔燥，形寒肢冷，四肢困重，头昏沉，大便不实，腰膝酸痛，膝多沉重。辨证为肺、脾、肾功能失调，肺热脾虚肾寒，上热下寒，寒热交错之证。综上，三脏寒热交错为病机之症结，用自拟方（天花粉、瞿麦、附子、山药、泽泻、茯苓、麦冬、知母、桂枝、黄芪、甘草）。

肾小球肾炎蛋白尿辨治四法：①气阴两虚，兼夹湿热之证，方用清心莲子饮加味。②肾小球肾炎水肿消退后，脾胃虚弱，清阳不升，湿邪留恋；方用升阳益胃汤加减。③肾小球肾炎蛋白尿、血尿日久不消失。辨证属肾气不足，固摄失司，精微外泄。方用参芪地黄汤加味。④肾小球肾炎日久，水肿消退或无水肿，或轻度浮肿，蛋白尿仍持续不消失。辨证为湿热毒邪蕴结下焦，精微外泄所致蛋白尿。方用自拟利湿解毒饮（土茯苓、萆薢、白花蛇舌草、萹蓄、竹叶、山药、薏苡仁、滑石、通草、茅根、益母草、金樱子）。慢性肾炎日久多夹湿热，湿热不除则蛋白尿不易消除。在应用清利湿热药时，要注意防止苦寒伤脾。本方皆淡渗利湿之品，务使清热不碍脾，利湿不伤阴，以轻灵淡渗取效。（张佩青.中国百年百名中医临床家丛书·张琪[M].北京：中国中医药出版社，2003：17-23.）

13. 水肿辨治四法论（柴浩然）

【提要】　提出水肿辨治四法：水湿壅盛者，宜决流逐水。风水夹表，证有虚实，表虚者宜解肌和卫、温阳利水；表闭阳虚者宜温经助阳，发汗解表，宣通水道。脾肾阳虚者，宜温阳利水。阴虚络瘀者，宜养阴活血。

【原论】　慢性肾炎的病因病机较为复杂，临床大致可分为风热袭肺，肺失肃宣，水气不利；湿热蕴结，三焦不利；脾肾阳虚，水湿泛滥；脾阳虚弱，水湿逗留；阴虚湿热，肾络阻滞；少阳枢机不利，三焦瘀滞；水湿壅盛，气机闭阻；肾阳不振，脾失健运；肝肾阴虚，肝阳上亢；阴阳两虚，湿浊内盛等等。其对慢性肾炎水肿的辨治见解独到，颇有效验。①水湿壅盛者，决流逐水。慢性肾炎水肿属本虚标实者居多，但也有体质壮实，水湿壅盛，气机闭阻，以致全身高度浮肿，肚腹胀满，皮色光亮，大便干结，小便不利，证属水邪盘踞，形气俱实者。方用《傅青主男科》之决水汤，决流逐水，温阳化气。②风水夹表，证有虚实。慢性肾炎所作风水，以阳虚水停为本，症见全身浮肿，肚腹胀大，小便不利，食少神疲，舌淡苔白，脉沉细迟。然其夹表之证又有表虚与表实的不同，表虚阳弱者恶风畏寒，自汗或汗出不畅，常用桂枝汤加茯苓、白术、附子，解肌和卫，温阳利水；表闭阳虚者恶寒无汗，身重而紧，多用麻黄附子汤温经助阳，发汗解表，宣通水道。③脾肾阳虚者，温阳利水。慢性肾炎反复发作，时起时伏，常有程度不同的浮肿。此属脾肾阳虚、水气不化之证。治当健脾补肾，温阳化水。常选用真武汤加味，小剂常服，以冀阳气渐复，水气得化，愈病于无形之间。④阴虚络瘀者，养阴活血。慢性肾炎水肿经久不愈，水气及血，或过用温燥渗利之品，伤及阴分，渐致阴血受损，络脉瘀阻，病情复杂难解。此时温阳燥烈与滑利渗泄之品均非所宜，当养阴活血与甘寒利水并举。用自拟经验方：女贞子、旱莲草、白茅根、丝瓜络、益母草、丹皮、赤芍、茯苓皮、桑白皮、通草、甘草。此外，慢性肾炎水肿消退后，应注意善后治疗。水肿属阳虚所致者，善后宜用五味异功散或参苓白术散健脾益气，和胃渗湿；亦可酌情用济生肾气丸补肾助阳，化气利水。若水肿兼阴虚之证者，善后则用六味地黄丸补肾滋阴。（柴瑞霭，柴瑞霁，柴瑞震. 中国百年百名中医临床家丛书·柴浩然[M]. 北京：中国中医药出版社，2003：70-74.）

14. 水肿辨治五法论（赵进喜）

【提要】 赵进喜提出治疗肾脏病水肿五法：祛风、解毒、理气、活血、补气。即所谓"治水需祛风，风去水自清；治水需解毒，毒去水易除；治水需理气，气行水不聚；治水需活血，血行水自解；治水需补气，气足水易去"。

【原论】 ①治水需祛风，风去水自清。慢性肾脏病水肿多因感受风邪加重，尤其肾炎水肿患者常因反复发作的上呼吸道感染而加重病情。研究发现，风邪为上呼吸道感染发病的主要病因，并常兼有寒、热、湿邪。风邪及其兼夹外感病邪，又是慢性肾脏病产生和进展的始动和加重因素。风邪侵袭后，机体内产生一系列炎性反应，故运用祛风治法治疗慢性肾脏病水肿除可减轻水肿之外，尚可阻止或延缓慢性肾脏病的发展。祛风一法，具体可分为祛风散寒、祛风清热、祛风除湿、搜风通络治法。②治水需解毒，毒去水易除。慢性肾脏病水肿的发生、发展，与"毒邪"密切相关，并且"毒邪"常于水湿互结，使得病情缠绵难愈。解毒即给邪以出路，邪有出路则水肿易消。"毒邪"有内外之分，外毒常见风、热、湿毒，内生之毒有痰、瘀、湿、浊毒。虽引起肾脏疾病的毒邪种类不一，但在某一种肾脏病变中可见多种毒邪常兼夹为患。如风热毒邪、湿热毒邪、瘀浊毒邪、湿浊毒邪等，且可相互转化及发展。湿毒、瘀毒，是慢性肾炎迁延难愈的重要因素。在临床实践中，祛除病因之毒，截断或扭转毒邪的传变，应贯穿于肾病治疗的整个过程。解毒一法，具体可分为疏风清热解毒、清热解毒、利湿解毒、泄浊解毒、清利湿热解毒。③治水需理气，气行水不聚。气机郁滞是慢性肾脏病水肿的重要病理因素，气机调畅则各脏腑发挥其正常的生理功能；气机升降失调，出入失序，则百病丛生；理气可助水肿消退，正所谓"气行则水行，气滞则水停"。肺宣发肃降，输布津液；脾升清降浊，运化精微；肾脏温煦气化，运行水液，无不赖于肝脏的升发与疏泄。而肾脏病水湿内停，气机不畅，且久病缠绵每致患者心情抑郁，复致肝郁益甚，气滞不行，血行不畅，肾络瘀滞，形成恶性循环；终使肾络损伤，气化封藏失职，以致肾病更加缠绵难愈。另外，慢性肾脏病水肿经常伴有气滞症状，如嗳气、呃逆、胸脘痞闷、腹胀、大便不畅等。单纯运用利尿消肿药物效果不佳，因此需辨证加入理气之品。理气一法，具体可分为疏肝理气、和胃通降、疏利三焦。④治水需活血，血行水自解。慢性肾脏病水肿，病程迁延，久病入络，故均存在不同程度的瘀血阻络证。可表现为面黑唇暗，肌肤甲错，舌质暗、有瘀斑，月经错乱、色暗、有血块。使用活血化瘀治法治疗此类水肿，常收到较好效果。研究表明，湿瘀互结是导致慢性肾炎患者病情反复的一个重要病理因素，同时也是肾脏病水肿治疗棘手的主要原因。因此，治疗上需重视活血利湿。另外，使用活血化瘀中药，能改善免疫介导的高凝状态，防止血栓、栓塞的形成，防治肾纤维化。活血一法，具体可分为活血化瘀、活血散结、活血通络法。⑤治水需补气，气足水易去。慢性肾脏病水肿普遍存在气虚病机，气虚具体又有肺气虚、脾气虚、肾气虚之别。肺主通调水道，脾主运化水湿，肾主水液蒸化，三脏气虚均可出现水肿。另外，蛋白尿是肾脏病水肿反复发作的病因之一。其属于中医学"尿浊"范畴，脾肾虚损为蛋白尿发生、发展的重要病机。由此可见，健脾补肾治法，不仅可调整水液代谢，使水湿得以正化；尚可固摄精微，减少蛋白尿，从而有效防治肾脏病水肿的发生、发展。补气一法，具体可分为补益脾肺之气、补肾气。（申子龙，赵进喜，王世东，等. 赵进喜治疗肾脏病水肿五法[J]. 世界中医药，2015，10（11）：1748-1751.）

15. 蛋白尿虚实辨治论（郭子光）

【提要】 慢性肾炎难治之关键，是蛋白尿持续难消，损害肾脏。辨治蛋白尿，重在虚与实。常见实邪有湿热、风湿、湿浊、瘀滞，虚证常见脾（气）肾阳虚、肝肾阴虚。治疗之要，在于辨清虚实消长，根据主次缓急，虚实兼顾。

【原论】 慢性肾炎之所以难治，从中医观点来看，关键是蛋白尿的持续难消。蛋白尿的持续存在，表明患者肾脏继续受到损害。其结果是：一方面肾气不固，大量精微物质潜然漏失；另一方面，肾气不化，水、湿、浊、瘀、热、风等邪气滋生，又对肾脏造成更大的损害。如此恶性往复，脏气交亏，而成为临床上棘手的难题。要消除持续存在的蛋白尿，促进肾功能恢复，必须以辨证论治为指导，关键在于辨清实与虚，分别施治。存在蛋白尿时，常见的实邪有：①湿热：辨证要点是小便短黄，舌质红，苔黄厚腻干。常选用茵陈、黄柏、苍术、石韦、白花蛇舌草等药。②湿浊：辨证要点是小便混浊，舌苔白厚腐腻。常选用茵陈、藿香、厚朴、法夏、茯苓、白蔻、通草等药。③风湿：辨证要点是小便泡沫甚多，舌苔白厚。常选用防风、蝉蜕、僵蚕等药。④瘀滞：辨证要点是小便有血或镜检有红细胞，或颜面皮肤呈深赤色，舌有瘀点瘀斑，或舌下紫脉怒张。常选用桃仁、红花、丹参、当归、益母草、水蛭等药。水蛭能深入络道，善解积久之瘀滞，郭老常喜用之。临床证明，蛋白尿存在，往往有血流动力学改变，而引起肾脏血流淤滞；对于一些久治不愈的病例，即使没有瘀滞的外证，适当配用活血化瘀治疗，于消除或减少蛋白尿也有作用。上述几种实邪通常夹杂致病，很少单一为患。如湿热浊邪郁久必致脉络瘀滞，瘀滞不除则湿热浊邪亦难化解。

虚证常见脾（气）肾阳虚和肝肾阴虚二型。在慢性肾炎中，脾肾阳虚多见于肾病型，肝肾阴虚多见于普通型。24 小时尿蛋白定量，反映脾肾阳虚大于肝肾阴虚，而血尿的发生率反映肝肾阴虚大于脾肾阳虚。慢性肾炎以脾肾阳虚为多见，补脾气常选用黄芪、白术、芡实、山药之类，重用黄芪，或补中益气汤之类；温肾阳多用巴戟天、仙灵脾、仙茅、补骨脂以及金匮肾气丸；固肾气常用金樱子、龙骨、牡蛎之类。由于"阴难成而易亏"，故肝肾阴虚型的治疗难于脾肾阳虚，又易于恶化；一般选用女贞子、旱莲草、枸杞、杜仲、山茱萸、生地或六味地黄丸、知柏地黄丸之类；血尿突出者，酌加仙鹤草、白茅根、生地榆、小蓟之类。经验证明，这些存在蛋白尿的病证，多是虚实夹杂之患。只要辨证准确，守法守方，效果较好。（刘杨. 中国现代百名中医临床家丛书·郭子光[M]. 北京：中国中医药出版社，2007：147-160.）

16. 慢性肾炎临床用药论（杜雨茂）

【提要】 治疗慢性肾炎的用药经验：温肾消肿，善用附子；连翘消肿散结，调畅三焦；活血利水，重用益母草；尿少而赤，首选茅根；活用猪苓汤，广泛疗肾疾。

【原论】 治疗慢性肾炎的用药经验：①温肾消肿，善用附子。对于慢性肾炎引起的水肿，如果患者表现出肾阳虚衰或脾肾阳虚的症状，常采用熟附子配以茯苓、泽泻、桂枝、葶苈子等药加减治疗；对脾肾阳虚型水肿患者，常以附子理中汤化裁，熟附片用量为 9～15g；对肾阳虚衰，水邪泛溢者，善用真武汤化裁，附子用量酌用 12～18g；肾阴阳两虚者，多用济生肾气丸加减，熟附片一般用量为 15g；脾肾两虚者，用实脾饮出入治疗，亦以熟附子为主要药物。至于阴虚（虚火不甚）水肿遣用附子，其用量不宜太大，一般在 6g（先煎）左右。究其原因，在于阳虚者得之可峻补肾阳，阴虚者得之可阳中求阴，阴津速复，故其适应证颇广。如果患者在病初或服药过程中，表现出明显的热象时，则应忌投附子或及时减去附子，以免加重病情，延长病程。②连翘消肿散结，调畅三焦。连翘以辛散之性取长，善入三焦，调气活血，疏利水道；上可清肺肃降，下可利肾退肿。故在临床上，无论阳水、阴水，皆可于辨证方药中伍入连翘。如对湿热壅滞，三焦气机不畅，而见全身浮肿、小便不利且黄、口渴而干、恶心纳差者，可于柴胡四苓散（小柴胡汤合四苓散）中加入连翘 15～30g，收效明显；对于膀胱气化不利，水湿内停之肿，在五苓散合五皮饮加减方中伍入连翘 15g，意在疏通下焦，利水消肿；若水肿久不退舍，则可累及心肾而成心肾阳衰，水湿内留之证，可选用真武汤佐连翘 9～15g，化裁治之，意在清心利肾，利水退肿。同时，还可以减除附子大热之性，使其去性存用，更好地发挥有效治疗作用。总之，治本病运用连翘有清热而无过伤阳气之弊，利湿消肿而无损阴之害。因其味辛可通壅滞，微寒可解郁热，故可用于本病之实证患者。又因本品质轻而苦寒不甚，故又可用于虚证水肿病人。③活血利水，重用益母草。中医认为"久病多瘀"，慢性肾炎中期，尤其晚期，瘀血内阻，血水互结，几乎十有八九。因为水湿停留，经脉不畅，影响血行，而致瘀血内阻；血水互结，病情更加缠绵。在这种情况下，常在辨证用方中加入生益母草一味，并且用量均在 30g 左右，以求重剂取效。益母草辛凉微苦，归肝肾经，以活血祛瘀、调经利水为突出功能，故在本病的任何证型中，只要有瘀水并存情况，均可取益母草 30g 加入相应的方药中进行治疗。如为肾阴不足，日久不愈者，可于二至丸（女贞子、旱莲草）中加入桑寄生 15g、益母草 30g、山萸肉 15g、生地 12g；如属湿热下注，阴虚日久者，则可于猪苓汤中加入益母草 30g、山萸肉 10g、连翘 12g 等；如属肾阴阳俱虚，水肿难消退者，则在济生肾气丸中加入益母草 30g、白茅根 30g 等。如此灵活配伍，切证应用，则可收到较为满意的疗效。④尿少而赤，首选茅根。慢性肾炎水肿，小便不利和尿量减少常是主要原因。因此，利尿是消除水肿的重要治疗途径之一。如果患者小便短少、尿中带血，或镜检发现尿中红细胞较多，则在辨证后的处方中加入白茅根 30～45g、玉米须 30g，连续服用，多可收到清热凉血，利水消肿之良好效果。由于白茅根甘淡微寒，清热而不碍胃，止血而不留瘀，利尿消肿而不伤阴，故不仅对急性肾炎，而且对慢性肾炎水肿伴血尿者用之最为对症。据临证经验，本品用量不可太小。⑤活用猪苓汤，广泛疗肾疾。猪苓汤乃张仲景为阴津亏损、水热互结证而设。在慢性肾炎患者中，阴津亏损、水热互结证占较大比例，是慢性肾炎最常见的证候之一。临床以水肿伴见眩晕耳鸣，腰膝酸软，五心烦热，舌红少苔或无苔，脉细数为辨证要点。治疗用猪苓汤合二至丸化裁。猪苓汤有育阴清热利水的作用，二至丸有滋补肝肾的作用。合用后补中有散、滋中有渗，且补而不滞，滋阴而不助湿，利尿而不伤阴，对慢性肾炎阴虚水停者疗效较佳。临床应用时，亦常加生地，因生地既能养阴，又能清热，尤其可凉血止血，能切中慢性肾炎之病机。若兼皮肤瘀斑、局部刺痛，舌质紫暗或有瘀点，口唇紫暗等瘀血证者，可加生益母草、丹参、丹皮；若兼胸闷痰多、舌苔白腻等痰湿内盛者，加姜半夏、陈皮；若兼面赤、口苦、小便短赤、舌苔白腻等湿热内蕴者，加金钱草、连翘、石韦；若兼见外感，偏寒者，加桂枝、炒白芍或荆芥、防风；偏热者，加银花、连翘；若有肉眼血尿或镜下血尿者，加小蓟、旱莲草、白茅根、炒蒲黄；若大量蛋白尿长期不去者，加石韦、金樱子、芡实、莲须、白术。（杜雨茂. 中国百年百名中医临床家丛书·杜雨茂[M]. 北京：中国中医药出版社，2003：14-29.）

（撰稿：张惜燕；审稿：赵进喜，程小红）

参 考 文 献

著作类

[1] 史宇广，单书健. 当代名医临床精华·肾炎尿毒症专辑[M]. 北京：中医古籍出版社，1988.

[2] 张大宁. 实用中医肾病学[M]. 北京：中国医药科技出版社，1990.

[3] 张天，陈以平. 实用中医肾病学[M]. 上海：上海中医学院出版社，1990.

[4] 张大宁. 中医肾病学大辞典[M]. 北京：中国医药科技出版社，1993.

[5] 时振声. 时氏中医肾脏病学[M]. 北京：中国医药科技出版社，1997.

[6] 张振忠，张喜奎，赵明君. 慢性肾炎中西医防治[M]. 北京：中国中医药出版社，1997.

[7] 沈庆法. 中医临床肾脏病学[M]. 上海：科学技术文献出版社，1997.

[8] 单书健，陈子华，石志超. 古今名医临证金鉴·水肿关格卷[M]. 北京：中国中医药出版社，1999.

[9] 戴京璋. 实用中医肾病学[M]. 北京：人民卫生出版社，2002.

[10] 魏汉林，向楠，巴元明，等. 中医肾病学[M]. 北京：中国医药科技出版社，2002.

[11] 沈庆法，何立群. 中医肾病临床手册[M]. 上海：上海中医药大学出版社，2002.

[12] 叶任高. 中西医结合肾脏病学[M]. 北京：人民卫生出版社，2003.

[13] 沈庆法，何立群. 肾脏病的医药研究新进展[M]. 上海：上海中医药大学出版社，2004.

[14] 邵朝弟，王小琴，巴元明. 中医肾病学基础[M]. 武昌：武汉大学出版社，2005.

[15] 张喜奎. 肾脏病六经辨治[M]. 北京：中国中医药出版社，2006.

[16] 沈庆法. 中医肾脏病学[M]. 上海：上海中医药大学出版社，2007.

[17] 沈庆法. 当代中医肾脏病临床经验精粹[M]. 北京：人民卫生出版社，2007.

[18] 沈庆法. 现代中医肾脏病理论与临床[M]. 上海：同济大学出版社，2008.

[19] 张佩青. 张琪肾病医案精选[M]. 北京：科学出版社，2008.

[20] 中华中医药学会. 中医内科常见病诊疗指南·西医疾病部分[M]. 北京：中国中医药出版社，2008.

[21] 陈香美. 临床诊疗指南·肾脏病学分册[M]. 北京：人民卫生出版社，2011.

[22] 陈志强，蔡光先. 中西医结合内科学[M]. 北京：中国医药科技出版社，2012.

[23] 王钢，邹燕勤，周恩超. 邹云翔实用中医肾病学[M]. 北京：中国中医药出版社，2013.

[24] 朱昭明，马军，苏宝印，等. 慢性肾炎中西医诊疗学[M]. 北京：科学技术文献出版社，2013.

[25] 邹燕勤，孔薇. 邹燕勤治疗肾病临证经验医案集要[M]. 北京：科学出版社，2014.

[26] 陈志强，杨关林. 中西医结合内科学[M]. 北京：中国中医药出版社，2016.

[27] 聂莉芳，余仁欢. 聂莉芳治疗肾病经验辑要[M]. 北京：中国医药科技出版社，2016.

[28] 李培旭. 李培旭肾病临证验方验案[M]. 郑州：河南科学技术出版社，2016.

[29] 高继宁，赵建平. 高继宁肾病临证经验集[M]. 北京：科学出版社，2016.

[30] 肖相如. 肖相如论治肾病[M]. 北京：中国中医药出版社，2017.

[31] 聂莉芳. 聂莉芳中医辨治肾病经验[M]. 北京：中国医药科技出版社，2018.

[32] 宋立群，于思明. 肾病辨治思路与方法[M]. 北京：科学出版社，2018.

论文类

[1] 郭洁宗. 中医对慢性肾炎辨证施治的初步探讨[J]. 山东医药，1963，（12）：1-5.

[2] 童少伯，张天权，郭协埙，等. 以脾肾为主，治疗慢性肾小球性肾炎的探讨[J]. 上海中医药杂志，1966，（1）：10-15.

[3] 时振声. 慢性肾炎蛋白尿的中医治疗十法[J]. 江苏医药，1977，（12）：26-29.

[4] 李振华. 谈谈肾炎的辨证治疗[J]. 河南中医学院学报，1978，（1）：3-7.

[5] 张问渠. 赵锡武老中医治疗慢性肾炎尿毒症经验[J]. 新中医，1979，4（3）：8-10.

[6] 刘慰祖，徐嵩年，毛良，等. 著名老中医徐嵩年辨证治疗慢性肾炎的经验——附100例临床疗效分析[J]. 上海中医药杂志，1982，（11）：5-7.

[7] 马国俊. 李紫楠老中医治疗慢性肾炎的经验[J]. 陕西中医，1986，7（1）：15-16.

[8] 谢桂权. 慢性肾炎证治与气的关系探讨（摘要）[J]. 新中医，1986，（5）：19-22.

[9] 王晓君，张思超，刘霞. 从咽痛辨治慢性肾炎[J]. 山东中医杂志，1998，17（2）：61.

[10] 许玉山. 慢性肾炎后期虚损证治[J]. 山西医药杂志，1984，（1）：38-39.

[11] 张喜奎. 杜雨茂从滋补阴精治疗慢性肾炎的经验[J]. 湖北中医杂志，1990，（2）：2-3.

[12] 刘宏伟. 时振声教授治疗慢性肾炎水肿八法[J]. 新中医，1991，（1）：5-6.

[13] 金良骥，谈仕学. 江耀南老中医治疗"肾性水肿"[J]. 新中医，1991，4（1）：9-10.

[14] 刘宏伟，黄晓晖. 时振声治疗慢性肾炎的经验[J]. 山东中医杂志，1993，12（6）：51-53.

[15] 彭暾. 慢性肾小球肾炎从淤论治八法[J]. 黑龙江中医药，1993，（4）：51-52.

[16] 吴俊喜. 田乃庚教授治疗慢性肾炎的经验[J]. 新中医，1993，11（1）：1-3.

[17] 张雷. 谢天忠教授治疗慢性肾炎经验[J]. 辽宁中医杂志，1993，（12）：5-6.

[18] 杨晓莹. 中医辨治慢性肾炎之血尿[J]. 天津中医，1993，（3）：6-7.

[19] 彦志林. 慢性肾炎从肝论治的体会[J]. 中医函授通讯，1994，（1）：20-21.

[20] 戴恩来. 刘宝厚教授诊治蛋白尿的经验[J]. 甘肃中医学院学报，1995，12（4）：16-17.

[21] 邓宝华. 略论慢性肾炎水肿从脾施治[J]. 实用中医内科杂志，1995，9（2）：14-16.

[22] 楼狄，徐琳，王永钧. 肾小球性血尿的现代中医治疗[J]. 浙江中医药杂志，1995，（6）：253-254.

[23] 王莉珍. 益肾清利、活血祛风——叶景华治疗慢性肾炎的独特经验[J]. 上海中医药杂志，1996，（12）：12-13.

[24] 石志超，张秀亭，周升平. 慢性肾炎蛋白尿辨治[J]. 吉林中医药，1996，（4）：4-5.

[25] 宋建平. 活血行水法在慢性肾炎中的运用[J]. 江西中医学院学报，1997，9（2）：3-4.

[26] 刘新，李朝平. 刘宝厚教授慢性肾炎诊治经验[J]. 甘肃中医学院学报，1997，14（4）：5-6.

[27] 李素清. 时振声对慢性肾炎发病机制的探析[J]. 山东中医杂志，1998，17（10）：37-38.

[28] 于俊生. 慢性肾炎从毒论治[J]. 山东中医杂志，1998，17（12）：531-532.

[29] 高亚陇，汪建勋. 董平老中医治疗肾炎蛋白尿的经验[J]. 新中医，1998，30（1）：9-10.

[30] 陈文君. 慢性肾炎从小肠论治体会[J]. 实用中医药杂志，1998，14（9）：31.

[31] 任秦有. 夏天教授治疗慢性肾炎的经验[J]. 陕西中医，1999，20（10）：458-459.

[32] 张金玺，王俊苗. 杜雨茂教授治疗肾病经验述略[J]. 国医论坛，1999，14（2）：20-21.

[33] 王祥生. 慢性肾炎顽固蛋白尿的辨治[J]. 中医函授通讯，2000，19（5）：24-25.

[34] 仲星，倪斌. 浅谈邹燕勤教授肾病气治思想[J]. 江苏中医，2000，21（9）：39-40.

[35] 黄俊武. 慢性肾炎高血压型的辨治体会[J]. 实用中西医结合临床，2001，1（4）：40-41.

[36] 刘毅，薛莎，马利，等. 管竞环诊治慢性肾炎血尿的经验[J]. 辽宁中医杂志，2001，28（1）：14-15.

[37] 刘玉宁，郭立中，王立红，等. 叶传惠教授对慢性肾小球肾炎的中医治疗[J]. 中国中西医结合肾病杂志，2001，2（10）：562-565.

[38] 戴京璋. 吕仁和教授治疗慢性肾炎经验[J]. 新中医，2001，33（6）：9-10.

[39] 吴深涛. 清金和木扶正法治疗慢性肾炎的体会[J]. 江苏中医药，2002，23（3）：35-36.

[40] 吕崇山，冯桂贞. 祛风法治疗慢性肾炎初探[J]. 中国医药学报，2002，17（11）：648-649.

[41] 庞媛. 刘明教授运用调畅气机法治疗慢性肾小球肾炎经验总结[D]. 沈阳：辽宁中医学院，2003.

[42] 杨爱国，安晓英，阮诗玮，等. 辨证治疗单纯血尿性慢性肾炎 87 例[J]. 江苏中医药，2003，24（5）：24.

[43] 杨利. 任继学教授对肾小球肾炎的中医理论见解[J]. 广州中医药大学学报，2003，20（1）：79-81.

[44] 张大宁，沈伟梁，张勉之，等. "肾虚血瘀·湿热论"与港、澳地区慢性肾炎发病关系的研究[J]. 中国中医基础医学杂志，2003，9（6）：1-3.

[45] 陈明. 刘渡舟辨治慢性肾小球肾炎主要症状的经验[J]. 北京中医，2003，22（2）：10-12.

[46] 杨巧芳. 朱宗元教授治疗慢性肾炎经验摭拾[J]. 实用中医内科杂志，2004，18（6）：492.

[47] 王宝玉，任建新. 慢性肾炎气阴两虚湿热论[J]. 承德医学院学报，2004，21（2）：135-138.

[48] 韩履祺. 于家菊教授治疗慢性肾炎临床经验[J]. 中国中西医结合肾病杂志，2005，6（7）：377-378.

[49] 刘秀华. 郭子光教授治疗慢性肾炎经验介绍[J]. 新中医，2005，37（12）：13-14.

[50] 牟林茂. 徐敬才教授治疗慢性肾炎血尿的经验[J]. 中国中西医结合肾病杂志，2005，6（10）：563-564.

[51] 朱冬云. 蓝华生治疗慢性肾炎蛋白尿经验[J]. 辽宁中医药大学学报，2006，8（5）：76.

[52] 琚玮. 郑建民教授从脾论治慢性肾炎[A]. //中国中西医结合学会. 第十二次全国中西医结合儿科学术会议论文汇编[C]. 2006：2.

[53] 梁琼芳，汤之明. 慢性肾炎从脾胃论治初探[J]. 新中医，2006，38（7）：83-84.

[54] 焦安钦，闫敏. 从肺论治肾小球肾炎[J]. 山东中医杂志，2006，25（5）：303-305.

[55] 王琛. 郑平东教授论治慢性肾炎蛋白尿的学术经验[A]. //中华中医药学会肾病分会. 第十九次全国中医肾病学术交流会论文汇编[C]. 2006：3.

[56] 孙元莹，张玉梅，姜德友. 张琪教授治疗慢性肾小球肾炎经验[J]. 四川中医，2006，24（2）：1-4.

[57] 代渊. 唐章全主任医师治疗慢性肾炎蛋白尿经验[J]. 中医药学刊，2006，24（3）：408-409.

[58] 张正新. 戴希文治疗慢性肾小球肾炎的经验[J]. 湖北中医杂志，2007，29（2）：22-23.

[59] 陈东枢. 王少华老中医运用含附子方剂治疗肾炎水肿经验[A]. //中华中医药学会、河南省鹤壁市人民政府. 全国第二届中医中西医结合肾脏病临床进展学术研讨会论文集[C]. 2007：2.

[60] 黄国东. 中医"治未病"在隐匿型 IgA 肾病的临床应用[A]. //中华中医药学会、广西中医学院、广西壮族自治区卫生厅、昆仑—炎黄公司. 第三届泛中医论坛·思考中医 2007——中医"治未病"暨首届扶阳论坛论文集[C]. 2007：4.

[61] 孙波. 刘尚义教授辨治慢性肾炎经验[J]. 贵阳中医学院学报，2007，29（5）：16-17.

[62] 余美献，阮善明. 蒋文照治疗慢性肾炎的经验[J]. 世界中医药，2007，12（4）：222-223.

[63] 梁琼芳. 脾胃学说在治疗慢性肾小球肾炎中的运用[J]. 中国中医药信息杂志，2007，14（3）：80-81.

[64] 张丑丑. 裴正学教授治疗慢性肾炎的经验[A]. //中华中医药学会肾病分会. 中华中医药学会第二十一届全国中医肾病学术会议论文汇编（上）[C]. 2008：3.

[65] 许筠. 悟刘宝厚教授诊治肾脏病的思路与方法[A]. //中华中医药学会肾病分会. 中华中医药学会第二十一届全国中医肾病学术会议论文汇编（上）[C]. 2008：3.

[66] 李波. 夏翔教授治疗慢性肾炎方药临证应用一得[A]. //中华中医药学会肾病分会. 中华中医药学会第二十

一届全国中医肾病学术会议论文汇编（上）[C]. 2008：3.

[67] 李玉卿，费得升，韦先进，等. 周富明治疗慢性肾炎蛋白尿经验[J]. 中国中医药信息杂志，2008，15（10）：81-82.

[68] 刘彩香，郭立中. 周仲瑛教授从瘀热论治慢性肾炎经验[J]. 中国中西医结合肾病杂志，2008，9（2）：98-99.

[69] 刘春思，张春雷. 石景亮治疗慢性肾炎经验撷菁[J]. 光明中医，2008，23（4）：429-430.

[70] 刘红艳. 从肺论治慢性肾炎的文献研究[D]. 北京：北京中医药大学，2008.

[71] 郑建功. 赵绍琴辨治慢性肾小球肾炎心法[J]. 浙江中医杂志，2008，43（4）：187-189.

[72] 师彦勇，王燕涛，李蕾，等. 叶传惠治疗慢性肾炎经验简介[J]. 山西中医，2009，25（9）：7-8.

[73] 辛文华. 杨亚民治疗慢性肾炎水肿经验拾零[J]. 山西中医，2009，25（8）：7-9.

[74] 赵良斌，李蕾等. 叶传惠从肝论治肾脏疾病经验举隅[J]. 山西中医，2009，25（7）：7-9.

[75] 柴巍，宋瑞芬，吉瑞雪，等. 柴瑞霭治疗慢性肾炎经验举隅[J]. 山西中医，2009，25（12）：6-8.

[76] 冯梅，王晓戎. 从"瘀"论治慢性肾炎六法[J]. 辽宁中医药大学学报，2009，11（8）：27-28.

[77] 关冰. 邵朝弟教授治疗慢性肾炎的临床经验研究分析[D]. 武汉：湖北中医药大学，2010.

[78] 何琳，孔庆歆. 慢性肾炎血尿的中医证治[J]. 中国全科医学，2010，13（7）：2399-2400.

[79] 李艳. 国医大师李济仁治疗慢性肾炎蛋白尿经验[J]. 中华中医药杂志，2010，25（1）：83-86.

[80] 吕芳，王亿平，王东. 曹恩泽辨治慢性肾炎经验[J]. 安徽中医学院学报，2010，29（3）：30-32.

[81] 杨巧芳，董秋梅，麻春杰，等. 朱宗元治疗慢性肾炎临证思辨特点探析[J]. 中国中医药信息杂志，2010，17（11）：86-87.

[82] 朱成英，莫燕新. 莫燕新治疗慢性肾炎经验[J]. 辽宁中医药大学学报，2010，12（11）：150-151.

[83] 矫健鹏. 魏品康教授慢性肾炎治疗三法[J]. 中华中医药杂志，2010，25（10）：1593-1595.

[84] 郭旸. 戴希文治疗慢性肾脏病的经验总结[D]. 北京：中国中医科学院，2010.

[85] 朱俊. 王钢教授辨治慢性肾脏病的创新性思维撷英[J]. 中国中西医结合肾病杂志，2010，11（2）：102-103.

[86] 侯英华，王耀光. 王耀光教授从脾论治慢性肾炎蛋白尿[J]. 吉林中医药，2011，31（10）：947-948.

[87] 盛梅笑，张丽丽. 益肾清利法治疗慢性肾炎蛋白尿的临床应用[J]. 中国中医基础医学杂志，2011，17（7）：775-778.

[88] 于洁. 从风论治慢性肾小球肾炎的理论探讨及临床病案分析[D]. 南京：南京中医药大学，2011.

[89] 戴克敏. 姜春华治疗慢性肾炎的经验[J]. 山西中医，2011，27（4）：4-6.

[90] 杜珍芳，翟唯凯. 翟唯凯主任医师运用疏泄三焦法治疗慢性肾炎经验[J]. 长春中医药大学学报，2012，28（1）：51-52.

[91] 韩冰，林志贤. 林志贤教授治疗慢性肾炎蛋白尿的经验点滴[J]. 中国中医药现代远程教育，2012，10（16）：87-88.

[92] 贾冬梅. 基于数据挖掘方法的聂莉芳教授治疗慢性肾小球肾炎经验研究[D]. 北京：中国中医科学院，2012.

[93] 林捷. 曹田梅教授治疗慢性肾小球肾炎临床经验总结[D]. 武汉：湖北中医药大学，2012.

[94] 潘静，马威，管竞环. 管竞环益气固肾清热解毒法治疗慢性肾炎蛋白尿[J]. 中国中医基础医学杂志，2012，18（4）：396-397.

[95] 薛雪. 慢性原发性肾小球肾炎的中医证候规律研究[D]. 南京：南京中医药大学，2012.

[96] 杨洁，郭海，龚婕宁，等. 从卫气营血论治慢性肾炎探析[J]. 南京中医药大学学报，2012，28（3）：209-210.

[97] 蔡浔远. "潜风扰络"与慢性肾炎病机探析[J]. 辽宁中医药大学学报，2012，14（1）：13-15.

[98] 黄文政，黄建新. 三焦理论与慢性肾炎临床实践[J]. 世界中医药，2013，8（9）：1010-1014.

[99] 吴兆怀，李志坚，吴庆鹏. 吴廷扬治疗慢性肾炎验案举隅[J]. 现代医院，2013，13（7）：61-62.

[100] 张磊. 从气血精神层次探析张琪辨治慢性肾炎的思路[J]. 上海中医药大学学报，2013，27（6）：24-26.

[101] 尹洪磊，李志明. 李志明治疗慢性肾小球肾炎[J]. 实用中医内科杂志，2013，27（10）：6-7.

[102] 高尚社. 国医大师朱良春教授治疗慢性肾炎验案赏析[J]. 中国中医药现代远程教育，2013，11（5）：7-9.

[103] 陈建，何立群. 童少伯"阳损及阴"学术思想在临床上论治慢性肾炎应用研究[J]. 中国中西医结合肾病杂志，2013，14（12）：1038-1039.

[104] 韩冰，刘强. 赵振昌教授治疗慢性肾小球肾炎蛋白尿经验总结[J]. 中国中医药现代远程教育，2014，12（22）：24-26.

[105] 唐挺，文昌晖，贺爱娟，等. 刘尚义治疗慢性肾小球肾炎经验[J]. 湖南中医杂志，2014，30（8）：23-25.

[106] 庞学丰，王乾，黄彬，等. 徐富业教授运用动静并治法辨治慢性肾炎经验[J]. 时珍国医国药，2014，25（7）：1717-1718.

[107] 张文娟，曹式丽. 曹式丽教授从风辨治慢性肾炎蛋白尿的临床经验[J]. 四川中医，2014，32（2）：3-4.

[108] 曹国芳，徐英. 张大宁治疗慢性肾炎蛋白尿用药经验[J]. 山东中医杂志，2014，33（6）：501-502.

[109] 邓颖，邓尔禄. 名老中医邓尔禄治疗慢性肾小球肾炎经验[J]. 世界中医药，2015，10（6）：879-881.

[110] 杜少华，翟玉珍. 慢性肾炎蛋白尿的中医辨证治疗经验[J]. 新疆中医药，2015，33（2）：90-91.

[111] 韩世胜，卢嫣，王怡，等. 基于肾玄府理论浅议"辛以通玄"在肾病蛋白尿治疗中的应用[J]. 上海中医药杂志，2015，49（1）：22-24.

[112] 李培银，徐英. 国医大师张大宁辨治慢性肾小球肾炎经验[J]. 长春中医药大学学报，2015，31（4）：707-709.

[113] 刘艳华，任喜洁，王健，等. 任继学应用喉肾相关理论诊治慢性肾风经验[J]. 中医杂志，2015，56（4）：283-285.

[114] 秦刚新，付建霆. 马居里教授治疗慢性肾炎蛋白尿的经验[J]. 福建中医药，2015，46（3）：18-19.

[115] 禹田. 基于阴火学说治疗慢性肾小球肾炎蛋白尿的临床观察[D]. 北京：北京中医药大学，2015.

[116] 宋钰婧，孙伟. 孙伟教授治疗慢性肾小球肾炎蛋白尿经验探微[J]. 四川中医，2015，33（3）：8-10.

[117] 陈建，曾莉，何立群. 童少伯从肺论治慢性肾炎经验初探[J]. 辽宁中医杂志，2015，42（10）：1868-1870.

[118] 俞曼殊，盛梅笑. 试谈慢性肾炎从风论治[J]. 中国中西医结合肾病杂志，2016，17（5）：467-468.

[119] 钟利平，余柯娜. 童少伯教授论治肾脏病经验[A]. //中国中西医结合学会肾脏疾病专业委员会. 2016年中国中西医结合学会肾脏疾病专业委员会学术年会论文摘要汇编[C]. 2016：1.

[120] 徐建龙. 益气托毒法治疗慢性肾炎探讨[J]. 山西中医，2016，32（8）：1-3.

[121] 黄虎范，马进. 马进从湿瘀论治慢性肾炎[J]. 实用中医内科杂志，2016，30（8）：17-19.

[122] 杨芸，宋丽，童安荣. 童安荣主任医师论治慢性肾炎蛋白尿的学术思想[J]. 中国中西医结合肾病杂志，2016，17（4）：287-288.

[123] 朱霁虹. 基于中医传承辅助平台研究国医大师郭子光教授诊治慢性肾病的学术经验[D]. 成都：成都中医药大学，2016.

[124] 张琦. 慢性肾炎的少阴辨证论治研究[D]. 南京：南京中医药大学，2016.

[125] 张会，康娜，严海英，等. 詹华奎教授运用透法、泄法分期论治慢性肾炎[J]. 世界最新医学信息文摘，2017，17（A2）：197-198.

[126] 曾伶俐. 名老中医赵化南使用黄芪四二二方治疗慢性肾炎经验浅析[J]. 中国民族民间医药，2017，26（21）：85-87.

[127] 刘可先，余利军，樊平. 戴双明主任医师诊治慢性肾小球肾炎临床经验[J]. 世界最新医学信息文摘，2017，17（80）：180，182.

[128] 王景峰. 曹恩泽治疗慢性肾炎经验感悟[J]. 中医药临床杂志，2017，29（8）：1236-1238.

[129] 姜健，沈沛成，王婳婳，等. 从"虚""瘀""风"论治慢性肾炎研究进展[J]. 辽宁中医药大学学报，2017，19（8）：155-157.

[130] 李雯雯，沈沛成. 从风论治慢性肾小球肾炎研究进展[J]. 中医学报，2017，32（5）：864-867.

[131] 姚洁琼. 从"咽肾相关"理论探讨慢性肾炎血尿与咽炎关系的研究[D]. 北京：北京中医药大学，2017.

[132] 范高俊，潘静，刘益源. 管竞环疾病归经理论辨治慢性肾炎蛋白尿经验[J]. 中国中医基础医学杂志，2017，23（3）：425-427.

[133] 运苛政，赵华，吴新萍. 从肝论治慢性肾炎蛋白尿临证体会[J]. 新中医，2017，49（11）：155-156.

[134] 柳思源，赵彤，高继宁. 高继宁从湿热辨治慢性肾小球肾炎蛋白尿经验探微[J]. 山西中医，2017，33（12）：4-5.

[135] 陈珑. 国医大师朱良春教授"温振肾阳"法治疗慢性肾小球肾炎临证经验及学术思想研究[D]. 南京：南京中医药大学，2017.

[136] 叶乃菁，罗芯怡，邓荣荣，等. 从"风瘀"论治慢性肾炎[J]. 世界最新医学信息文摘，2018，18（92）：208-209.

[137] 靳会卿，徐重华. 徐重华老中医治疗肾炎经验总结[J]. 中医临床研究，2018，10（29）：50-52.

[138] 谷鑫，史话跃，薛静，等. 慢性肾炎辨证思维新模式的构建[J]. 江苏中医药，2018，50（10）：5-7.

[139] 付雅丽，李学华. 李学华慢性肾炎临床治疗经验[J]. 中医临床研究，2018，10（17）：36-37.

[140] 赵亚. 张大宁治疗慢性肾炎经验[J]. 浙江中医杂志，2018，53（5）：320-321.

[141] 陈英兰，毕礼明. 慢性肾小球肾炎中医治疗优势与难点[J]. 医学争鸣，2018，9（1）：18-20，24.

[142] 李正胜，王叶，程晓娟，等. 王玉林名老中医应用苗药治疗慢性肾炎经验[J]. 光明中医，2018，33（2）：173-175.

[143] 马放，占永立. 基于伏邪理论探讨从肺论治慢性肾小球肾炎[J]. 中华中医药杂志，2018，33（5）：286-288.

[144] 孙成力，陆文，何立群，等. 慢性肾炎应从少阳枢机论治[J]. 中国中西医结合肾病杂志，2019，20（8）：747-748.

[145] 刘瑶，李伟. 慢性肾小球肾炎的中医病机与微观辨证研究探讨[J]. 世界科学技术–中医药现代化，2019，21（6）：1062-1067.

[146] 包自阳，朱彩凤. 朱彩凤"三步法"辨治老年慢性肾炎蛋白尿经验[J]. 浙江中西医结合杂志，2019，29（5）：351-353.

奖项类

小儿肾脏疾病临床病理与中医证型关系的研究

奖励年度与级别：2012 年江苏省中国中华中医药学会科学技术奖二等奖

主要完成人：刘光陵、高远赋、夏正坤，等

主要完成单位：南京军区南京总医院、江苏省中医院

IgA 肾 病

IgA 肾病（IgA nephropathy）又称为 Berger 病，是我国肾小球源性血尿最常见的病因，以反复发作性的肉眼血尿或镜下血尿，肾小球系膜区 IgA 沉积或以 IgA 沉积为主要特征的原发性肾小球病。多数患者起病前数小时或数日内有上呼吸道或消化道感染等前驱症状，主要表现为发作性的肉眼血尿或镜下血尿，可伴少量蛋白尿；部分患者起病隐匿，表现为无症状性血尿和（或）蛋白尿；部分患者表现为肾病综合征（尿蛋白＞3.5g/24h）、严重高血压及肾功能损害。重症 IgA 肾病可导致肾功能损害或肾衰竭。IgA 肾病全身症状轻重不一，可表现为全身不适、乏力和肌肉疼痛等。

本病的辨证论治，可参考中医学"尿血""虚劳""肾风""水肿"等。

一、诊治纲要

（一）诊疗思路

中医学认为，IgA 肾病以肾元亏虚为主要内因；感受外邪，尤其是风热毒邪为主要外因；而过度劳累，饮食不节，情志失调等，为本病发病的常见诱因。本病病位常以肾为病变中心，并可涉及肺、肝、脾等脏。临床上，IgA 肾病围绕肾的虚、热、瘀、湿变化，其病性多呈本虚标实、虚实夹杂之证。一般急性发作期，多为风热犯肺，或湿热瘀阻，终致络伤血溢，以邪实为主；慢性持续期，多因肺、脾、肾气虚，或气血双亏，或气阴两虚，或因虚致瘀，以致阴络损伤，血溢于外，常表现为以正虚为主，或虚实错杂。风热上扰及下焦湿热，是 IgA 肾病的初始证候，或短期出现的急性伴发证候；气阴两虚，是 IgA 肾病的基础证候或中心证候；脉络瘀阻及风湿内扰，则是 IgA 肾病最常见、最重要的合并证候；病变涉及肺、脾、肾，故三焦气滞亦当为重要证型之一。

鉴于 IgA 肾病有慢性迁延及急性发作的特点，临床上当先辨标本缓急，分清急性发作期与慢性迁延期。在此基础上，将辨病与辨证有机地结合起来，并注意其动态变化情况。中医辨证，首先，辨邪正盛衰，以确定证之虚实。本病正气亏虚，多见肺脾气虚、气阴两虚、肝肾阴虚、脾肾气虚等；邪实，常见风热犯肺、下焦湿热、脉络瘀阻、风湿内扰、三焦气滞等。虚与实之间可以相互转化。各种实证，如迁延不愈，导致脏腑功能下降，转变为虚证；而各种虚证，机体功能不足，易在原有病证的基础上产生湿热、瘀血等病理产物，临床上出现虚实夹杂证候，如阴虚血瘀等。其次，辨病位。肾为气之根，肺主气，脾为气血生化之源，故气虚者多呈现为肺、脾、肾三脏气虚。肝藏血，肾藏精，故阴虚者，多为肝肾阴虚。肺主皮毛，肺卫主一身之表，故风热毒邪多袭肺表。第三，辨病理产物，主要为湿热和瘀血。脾虚不能化湿，湿邪蕴久化热则为湿热之邪；气虚、气滞或血热，致血行凝滞而成瘀血。湿热、瘀血等病理产物，又常作为致病因素，使病情反复难愈。另外，由于肺、脾、肾等脏腑功能失调，还可形成水湿、痰湿、寒湿、浊毒等病理产物，故在辨主证的同时，又须详辨不同的兼证。

IgA 肾病的治疗，首先要注意标本缓急，根据"急则治标、缓则治本"的原则，急性发作期的治疗以祛邪为主，慢性迁延期以扶正为主。由于 IgA 肾病为本虚标实之病，常因虚致实，虚实夹杂，临床证型常呈多证相兼的复合证候。此时，治疗宜标本兼顾，扶正祛邪。第二，气阴两虚证，是 IgA 肾病慢性迁延期最常见的证型。当 IgA 肾病慢性迁延期，辨证为气阴两虚证或无证可辨时，常规采用益气养阴法，亦可取得一定的疗效。第三，在辨证论治基础上佐以活血化瘀法，是 IgA 肾病治疗中不可或缺的一环。第四，对于咽喉症状突出的 IgA 肾病患者，要重视解毒利咽法的运用。另外，要注意引导患者正确认识疾病，减轻心理压力，配合相应的饮食宜忌等，有助于提高患者的生活质量。

（二）辨证论治

综合中西医结合专业规划教材《内科学》《中医内科常见病诊疗指南——西医疾病部分》《IgA 肾病西医诊断和中医辨证分型的实践指南》《中西医结合临床内科学》以及名老中医经验等，将 IgA 肾病的辨证论治要点概括为以下几个方面。

1. 风热犯肺证

临床表现：发热或微恶风寒，咽喉肿痛，小便红赤；或伴头痛，咳嗽，泡沫尿；舌红或舌边尖红，苔薄黄，脉浮数。镜下血尿。

基本病机：风热外袭，内舍于肺，循经灼伤脉络，迫血下行。

常用治法：疏散风热，清热解毒。

2. 下焦湿热证

临床表现：小便短赤频数灼热，大便腥臭稀溏，口干、口苦，脘腹胀闷，腰部疼痛，舌红，苔黄腻，脉滑数。镜下血尿。

基本病机：湿热下注，灼伤血络，迫血下行及精微物质下泄。

常用治法：清热化湿，和血宁络。

3. 脉络瘀阻证

临床表现：病程日久（反复迁延不愈，病程 1 年以上），腰部刺痛；面色晦暗，肌肤甲错，舌质暗，有瘀点瘀斑，或舌下脉络瘀滞，脉沉涩。血尿（包括镜下红细胞尿），蛋白尿增多。

基本病机：久病入络，瘀血内阻，新血不生。

常用治法：养血活血，祛瘀消癥。

4. 风湿内扰证

临床表现：眩晕加重，水肿逐渐加重，泡沫尿，舌淡红，苔薄腻，脉弦或弦细，或沉。

基本病机：风湿余邪未尽，乘虚内扰于肾。

常用治法：养血活血，祛风胜湿。

5. 气阴两虚证

临床表现：神疲乏力，盗汗、自汗，腰膝酸软，气短乏力，手足心热，口干，或咽干痛，大便偏干或溏薄，舌淡或淡红，质胖大边有齿痕，少苔偏干，脉沉细或细数而无力。镜下血尿或伴见蛋白尿。

基本病机：气虚统摄失司，阴虚虚热内扰，封藏失职，血及精微物质下泄。

常用治法：益气养阴，固肾涩精。

6. 肝肾阴虚证

临床表现：目睛干涩或视物模糊，耳鸣，腰痛，头目眩晕，潮热盗汗，五心烦热，口干、口苦，舌红，苔薄黄而干或少苔偏干，脉细数或弦细数。镜下血尿或伴见蛋白尿。

基本病机：肝肾阴虚，阴虚则生内热，藏血、藏精功能失司，血及精微物质下泄。

常用治法：滋养肝肾。

7. 脾肾气虚证

临床表现：神疲乏力，腰膝酸软，夜尿频多，大便稀溏或腹泻，口淡不渴，舌淡胖边有齿痕，苔薄白，脉沉弱。镜下血尿伴见蛋白尿。

基本病机：脾肾气虚，统摄、封藏之职失司，血及精微物质下泄。

常用治法：健脾补肾。

8. 肺脾气虚证

临床表现：面色苍白或萎黄，神疲懒言，纳少，腹胀，颜面或肢体水肿，易感冒，口淡不渴，自汗，大便溏薄，舌淡红，质胖大边有齿痕，苔薄白，脉细弱。

基本病机：肺脾气虚、升降失司，卫表不固。

常用治法：补中益气，升清降浊。

9. 阴虚血瘀证

临床表现：乏力气短，五心烦热，咽干而痛，头晕目眩，耳鸣腰痛，大便干结，小便黄赤，舌红，苔干，脉细数或弦细数。镜下血尿伴见蛋白尿，长期不消。

基本病机：病程迁延，气阴两虚，尿血不止，必有瘀滞。

常用治法：补益肝肾，化除瘀血，清利湿热。

10. 三焦气滞证

临床表现：全身高度水肿，可有胸水、腹水，尿少色黄，面色㿠白或黧黑，神疲乏力，肢体水肿，口淡不渴或喜热饮，纳少，腹胀，舌质黯，质胖边有齿痕，脉沉弦。

基本病机：脾肾阳虚，湿浊阻滞三焦，气机不畅。

常用治法：温补脾肾，疏调三焦。

二、名 家 心 法

1. 聂莉芳

【主题】 脾肾虚损为主因，外邪过劳是诱因

【释义】 聂莉芳认为，IgA 肾病的好发年龄为青少年，其病因有主因与诱因之分。主因多系脾肾虚损，因先天不足、饮食失常、七情内伤等多种因素耗伤正气，以致机体免疫功能失调；诱因主要是外邪与过劳，以致血尿反复发作，最终呈迁延性病变。基于对其病机的认识，将 IgA 肾病分为急性发作期和慢性迁延期。急性发作期的病机中心以邪实为主，有因肺胃风热毒邪壅盛，下通肾与膀胱，以致血络受伤；有因心火炽盛，移热于小肠与膀胱，遂致尿血。慢性迁延期的病机以正虚为中心，以脾肾气阴两虚最为多见，因脾不统血，血随气陷，加之肾虚封藏失职，血从尿中而出；还有因肝肾阴虚，虚热内蕴，血失所藏而致尿血；偶可见到因脾肾气虚、阳虚，摄血无权而致的虚寒性尿血证。而 IgA 肾病出现蛋白尿的病机关键，亦是脾肾两虚。脾虚不能升清，肾虚不能封藏固精，则阴精外泄，治以健脾益肾法。根据脾虚或是肾虚的轻重，临床灵活运用。若表现为肾病综合征伴有高凝状态者，还可配合活血化瘀药。若有上呼吸道感染者，则改用银翘散或加金银花、野菊花等。重点控制诱发因素，逆转病情。（聂莉芳. IgA 肾病血尿的中医辨治体会[J]. 中国医药学报，1997，12（3）：39-41.）

2. 邵朝弟

【主题】 咽喉是外邪入侵的重要途径

【释义】 邵朝弟依据临床上 IgA 肾病患者多伴有咽喉红肿疼痛的症状，且多在感染后出现血尿或血尿加重的特点，认为外邪侵袭咽喉后可循经直传肾脏，引起腰痛、血尿、蛋白尿、水肿等，提出咽喉是外邪入侵于肾的重要途径。强调感染是诱发和加重病情的重要因素，故在治疗中要重视消除这一诱因。即当外感风邪占主导地位时，当"急则治其标"，以祛风为主，控制感染以防病情加重或变化；当病情稳定时，注重健脾益肾固精，培固正气，从根本上调整患者的脏腑功能，提高机体的抵抗能力，从而避免外邪乘虚而入。（巴元明，林晓媛. 邵朝弟治疗 IgA 肾病的经验[J]. 时珍国医国药，2015，26（3）：707-708.）

3. 时振声

【主题】 IgA 肾病与阴虚密切相关

【释义】 时振声认为，IgA 肾病患者其病本在肾。肾阴亏虚，腰失所养，所以临床常见腰痛，而且是本病有些患者的唯一主诉。中医认为血尿之因有虚有实，而属阴虚者多。IgA 肾病患者，由于阴虚内热，热灼血络，血溢脉外，故见尿血。或由于素体阴虚，感受外邪，热毒扰肾，损伤血络，可见肉眼血尿。蛋白属人体之精微物质，肾主藏精。若肾阴亏虚，肾失封藏，精微下流而致蛋白尿。肾主水，肾阴虚损，精不化气，肾虚失主，水湿泛滥，溢于肌肤，则见水肿。肝肾阴虚，肝阳上亢，加之水湿内蕴，壅阻于上，而呈现高血压等。患者发病前有上呼吸道感染等，系本病肾阴亏虚，精不化气，卫气乏源，表失固密，易感外邪。而且，阴虚者易

感风热阳邪，故容易出现咽干咽痛等症。由此可见，从临床表现分析，IgA 肾病与阴虚密切相关。随着 IgA 肾病系膜病变的加重，中医分型以气阴两虚型多见，说明气阴两虚型多由阴虚型发展而来，多较阴虚型病变为重。临床运用滋阴益肾、活血清利之法为主，治疗 IgA 肾病效果良好，进一步反映了 IgA 肾病与阴虚密切相关。（刘宏伟，时振声. 45 例 IgA 肾病与中医辨证分型的关系探讨[J]. 江苏中医，1991，（1）：39-41.）

4. 杜雨茂

【主题】 正虚邪留，邪遏血瘀为总病机

【释义】 杜雨茂认为，IgA 肾病总的病机是正虚邪留，正不能克邪致胜，形成正邪双方的相持局面。邪遏血瘀，血液难循故道而妄溢；气虚失于固摄，精微失于内守而下泄，故血尿及（或）蛋白尿持续难愈。而 IgA 肾病微观病理变化的共同点是：肾小球系膜增生、纤维化、硬化、玻璃样变、球囊粘连，肾小管萎缩及间质损害。结合中医病机理论去认识，当属邪阻血瘀。肾脏脉络中，血瘀气滞，气血凝结，进而导致组织增生、硬化、变性。治当化瘀通络，以期瘀去而生新，使病损修复而组织新生，达到从根本上缓解和治愈本病。鉴于此提出"益气养阴，化瘀宁络"应为本病之首要治法，且以此法贯彻本病治疗之始终。其主要常用药物有黄芪、党参、生地、山萸肉、丹参、蒲黄、三七、丹皮等。但还应根据本病患者各属何级别及各个病期、病情的表现各异，理化检验指标的不同，而分别采用辨证与辨病相结合的方法予以立法施治。在病情改善、症状基本消失、一般检验指标好转或趋于正常之后，仍要采取本首要治法的配方坚持服用约半年至两年，以使其从病理上得到根本性的改善和恢复，达到临床完全缓解和治愈。（杜雨茂. 中国百年百名中医临床家丛书·杜雨茂[M]. 北京：中国中医药出版社，2003：54-57.）

5. 何炎燊

【主题】 相火亢盛，迫血妄行为根本病机

【释义】 何炎燊认为，IgA 肾病属于变态反应一类，即中医之阴阳失其平衡所致，虽见血尿而病不在血分，故徒用凉血、止血、补血之药不效，其根本乃相火亢盛，迫血妄行使然，大法以滋阴降火为主。然初诊之际，若出现类似肾炎之浮肿及蛋白尿，可能乃过用凉血补血药，助火资湿所致，故用枇杷叶煎（枇杷叶、栀子皮、北杏仁、黄芩、茯苓皮、白茅根、滑石、薏苡仁、冬瓜子、车前子等）展气、通津、泻热，而最后予以丸方（人参固本丸、六味地黄丸、大补阴丸、二至丸加清凉淡渗之品而成），乃正本清源正治之法，常服不辍，庶可获得远期疗效。（马凤彬. 中国百年百名中医临床家丛书·何炎燊[M]. 北京：中国中医药出版社，2003：144-146.）

6. 黄文政

【主题】 少阳三焦枢机不利，气化失司为病机关键

【释义】 黄文政认为，IgA 肾病既有脏腑功能的衰退，又有气、血、水等物质代谢的失调，同时还有湿热、瘀血等病理产物的蓄积；在治疗上不能单纯采用"虚则补之""实则泻之"的方法，必须从整体上把握其病机特点，才能找出治疗本病的关键。在传统中医少阳三焦气化理论的基础上，结合"少阳主枢""三焦者决渎之官，水道出焉"等理论，提出少阳三焦枢机

不利、气化失司为 IgA 肾病的病机关键；创立以疏利少阳为主，兼益气养阴、清利通络、标本兼治之大法；并研制出有效方剂肾络宁（柴胡、黄芩、生黄芪、女贞子、山楂、扁蓄、地锦草、白花蛇舌草、生侧柏叶）。肾络宁是在以疏利少阳为主的小柴胡汤的基础上加减组方，以柴胡、黄芩疏利少阳，清解郁热，畅达三焦，枢转气机；以生黄芪补肺脾之气，女贞子益肝肾之阴，二者相伍使补气不过于温燥，养阴不过于滋腻；以白花蛇舌草、扁蓄清热利湿；地锦草、生侧柏解毒凉血；山楂入血分而活血化瘀散结。诸药合用，标本兼治，其特点是清补清化，使益气不过于甘温，养阴不过于滋腻，清热解毒利湿不过于苦寒，活血化瘀不过于峻猛。（黄文政，何永生，曹式丽，等. 疏利少阳标本兼治法对 IgA 肾病相关作用机制的研究[J]. 天津中医药，2013，30（6）：384.）

7. 吴永君

【主题】 毒邪聚于口鼻，循少阴直中肾脏，是本病起因

【释义】 吴永君认为，IgA 肾病血尿属中医络病范畴，病位在肾络。其初期病因病机，是由于禀赋或体质等原因，脾肺气弱，卫表藩篱不固，易受六淫外邪侵袭；导致外感风、寒、湿、热等六淫毒邪侵犯卫表，毒邪聚于口鼻、咽喉诸窍，循少阴肾经下行直中肾脏；是 IgA 肾病发病的起因及外在诱因，同时也是 IgA 肾病反复受邪、发作加重的重要因素。故治疗时，初期应以益气解毒，化瘀通络法为宜；中后期应以解毒化瘀，益肾养阴为宜。饮食调养，忌食高蛋白质饮食，适当活动，宜动不宜静。（吴永君. 解毒通络扶正法辨治 IgA 肾病初探[J]. 陕西中医，2010，31（6）：714-715.）

8. 陈以平

【主题】 病机不外实、虚、瘀三类

【释义】 陈以平认为，IgA 肾病病机虽然错综复杂，但概而言之不外于实、虚、瘀三类。实是指邪实，邪实乃为本病急性发生初期的主要病机；在慢性持续阶段时，复感外邪也可兼之。其一，由于风热毒邪壅盛，下迫肾与膀胱，以致血络受损而尿血；其二，由于湿热下注肾与膀胱，热甚伤络则尿血；其三，由于心火热甚，移热于小肠与膀胱，遂致尿血。虚主要是指阴虚，在疾病不同的阶段，分为肾阴虚和气阴两虚两种；在刚进入慢性阶段时一般以肾阴虚为主，后期则以气阴两虚为主，但肾阴虚始终贯穿于全程。瘀即瘀血，或水湿成瘀，或因虚致瘀，气虚不足以行血则瘀；或脾肾两虚，久则阳损及阴，脾肾及肝；肝病必然影响其疏泄，而气机郁滞，血脉瘀阻。瘀血阻络，血不循经，则血尿不止。（卢巧珍. 陈以平治疗 IgA 肾病的经验[J]. 中医文献杂志，2004，22（2）：40-41.）

9. 钟念文

【主题】 重视咽喉病灶及脾胃功能，咽部视诊必不可少

【释义】 钟念文认为，IgA 肾病与上呼吸道或肠道感染关系十分密切，因此在临床上十分重视咽喉病灶及脾胃功能，将"咽部视诊"作为临床上不可缺少的环节。针对咽部红肿、干燥等，重用赤芍、白芍、玄参，辅以象贝、银花、连翘，清热利咽，消除诱因。在应用清热药的同时，特别强调切忌苦寒太过，以免伤及脾胃功能。令患者忌食海鲜，以免引起异性蛋白过敏或肠道感染而诱发或加重本病。既把清热药放在很重要的位置上，又注意保护脾胃功能，补

后天而充先天，这对于本病的预后转归有重要意义。（李传平. 钟念文教授治疗 IgA 肾病经验[J]. 中医临床与保健，1993，5（1）：23-24.）

10. 刘宝厚

【主题】 血尿治从热、虚、瘀三个方面

【释义】 刘宝厚将血尿的病因病机概括为热、虚、瘀三个方面，其中以热伤脉络及脾肾不固为要。外感风热，热毒内蕴；湿热下注，瘀毒蕴结，扰动血络，内侵肾脏，损伤肾络，迫血妄行而尿血；或久病热病之后，正气亏损，气虚不能摄血而尿血。治疗血尿当分清标本虚实，随证化裁，灵活加减，或凉血止血，或活血止血，或二者兼用；强调决不能见血止血，偏用炭性收敛，一味地使用止血药。对久病血尿，特别强调湿热和瘀血所起的重要作用，提出"瘀血不祛，血尿难止；热清湿散，瘀血得去，则血流通畅，新血得生，肾关得安"。加强活血化瘀，将其贯穿始终，如桃仁、红花、川芎、三七之类，如此常另辟蹊径，出奇制胜。（沈庆法. 当代中医肾脏病临床经验精粹[M]. 北京：人民卫生出版社，2007：202.）

11. 吕仁和

【主题】 分肾功能正常期与异常期辨证施治

【释义】 吕仁和以肾功能指标为依据，把 IgA 肾病分为肾功能正常期和肾功能异常期，明确疾病阶段，而后根据四诊辨证，选方用药。肾功能正常期分为 4 型：①风寒化热、侵袭肺卫，治以疏风散寒、清热解毒宣肺；②胃肠湿热、气机不利，治以清热利湿；③肝郁化火，治以疏肝清热；④气阴两虚，治以益气养阴。肾功能异常期分为 3 型十候，3 型包括：①气血阴虚型，治以益气养血、滋补肝肾；②气血阳虚型，治以益气养血、补肾助阳；③气血阴阳俱虚型，治以益气养血、调补阴阳。十候包括：①肝郁气滞，治以疏肝解郁；②血脉瘀阻，治以活血通脉；③湿热阻滞，治以清利湿热；④痰湿不化，治以化痰利湿；⑤外感热毒，治以清热解毒；⑥胃肠结滞，治以通腑泻浊；⑦浊毒伤血，治以凉血、解毒、止血；⑧水凌心肺，治以补气养心，泻肺利水；⑨肝风内动，治以柔肝息风；⑩毒入心包，治以清开醒神。（张虹，牛常霞. 吕仁和教授对 IgA 肾病分期辨证论治经验[J]. 中国中医药信息杂志，2002，9（5）：68-69.）

12. 焦安钦

【主题】 从湿热毒邪论治

【释义】 焦安钦从湿热毒邪论治 IgA 肾病：①风热毒盛：风湿热毒壅盛是急性发作期的主要病机，也是本病的病机要点，病位在上焦肺及肺系。宜疏风清热，利咽解毒，清上治下，凉血止血。方用银翘散、银蒲玄麦甘桔汤、小蓟饮子加减。②中焦湿热：治宜清热利湿解毒，兼以凉血止血。方如藿朴夏苓汤、四妙散加减。③下焦湿热：治宜清热利湿，泻火解毒，凉血止血。代表方如八正散、二妙散、小蓟饮子加减。④心经热盛：当清心泻火，凉血止血。代表方用加味导赤散、小蓟饮子加减。⑤湿热夹瘀：治宜清热解毒，活血化瘀，凉血止血。方用桃黄止血汤加减。⑥湿热毒瘀夹虚：慢性迁延期常见多种虚实夹杂证候。常见的有：阴虚火旺夹湿热毒瘀，宜清热养阴，凉血止血，方用知柏地黄丸加减；气阴两虚夹湿热毒瘀，宜补气养阴，凉血解毒，化瘀止血，方选参芪地黄汤加减。（焦安钦. 从湿热毒论治 IgA 肾病[J]. 福建中医药，2004，35（4）：55-56.）

13. 曹式丽

【主题】 从毒论治

【释义】 曹式丽从毒阐释 IgA 肾病病机，认为毒邪既是一种对人体脏腑经络、气血阴阳均能造成严重损害的致病因素，同时也指多种原因导致脏腑功能紊乱，气血运行失常，机体内产生的代谢产物化生的，具有缠绵难愈，深重难治特点的病理产物。按毒邪的来源，可以分为外源性毒邪和内源性毒邪。外源性毒邪可分为风毒、热毒、湿毒；内源性毒邪可分为浊毒、瘀毒。治疗方法：①疏风解毒法，适用于风毒致病，常用越婢加术汤；②清热解毒法，用于热毒致病，常用黄连解毒汤、五味消毒饮等；③利湿化毒法，适用于湿毒致病，常用平胃散、半夏泻心汤、藿朴夏苓汤；④降浊排毒法，适于浊毒致病，常用五苓散、济生肾气丸、吴茱萸汤等；⑤活血散毒法，用于瘀毒致病，常用桃红四物汤加减。（张琳，曹式丽. 曹式丽从毒论治 IgA 肾病经验[J]. 辽宁中医杂志，2015，42（12）：2315-2316.）

14. 远方

【主题】 从瘀论治

【释义】 远方认为，瘀血贯穿于 IgA 肾病始终，瘀血阻滞肾络，致血不循经溢出脉络，祛瘀方能引血归经。灵活运用活血化瘀药物，能更好地提高疗效。本病治疗上应分期辨证，分型论治。发作期出现血尿、蛋白尿时，以活血化瘀治标为主，适当应用益气滋阴护本之品；而稳定期，血尿、蛋白尿已消失，临床表现以本虚为主时，则当益气固本为主，活血化瘀为辅。但临床上需注意活血化瘀药物的剂量，避免活血力度过大伤及正气。对于女性患者，服药过程中应注意观察其月经变化情况，注意经量、经色及有无血块等，并依此调整活血化瘀药物的用药及用量。（姚鑫，远方. 远方从瘀论治 IgA 肾病经验[J]. 湖南中医杂志，2015，31（2）：23-25.）

15. 殷苏燕

【主题】 从温病辨治

【释义】 殷苏燕采用温病辨证治疗 IgA 肾病。①风热侵犯肺卫，内迫营血。治当疏风清热透邪，方用桑菊饮加减。本型多见于 IgA 肾病因感受外邪如扁桃体炎、咽炎等上呼吸道感染而发作，病机为风热之邪郁于肺卫，内迫营血，属卫营合邪，卫分邪阻为主。此时只需宣郁透热，肺卫郁热得宣，热自不逼营血，邪祛而营卫通。②火郁伤津，内窜营血。治当清泄肝火，方用丹栀逍遥散加减。本型病机为温热邪气深入气分，内窜营血，属气血同病，气分热炽为主，治当清泄里热。因里热炽盛易伤津耗气，故治疗时应在清热同时适当配入养阴生津药或补益气阴药。③血热妄行。方用小蓟饮子加减。本型病机为血分热毒炽盛，灼伤脉络，多兼气分证，表现为口渴饮冷等。治疗时在用具有清热凉血作用的药物清除血分郁热的同时，应配入具有宣通气机作用的药物，如金银花、连翘、竹叶，促进营血分邪热透出气分而解。本型病势较重，既有邪热，又有阴伤，血热亦可成瘀，故于凉血药中宜配入活血、养阴之品。④湿阻血热。治当化湿清热，宣畅气机，方用藿香、苍术、茯苓、黄连、半夏、全瓜蒌、薤白、炒栀子、连翘、芦根、白茅根。本型病机为血分郁热兼有湿阻，宣郁透热化湿是治疗的关键。⑤气虚血热。治当健脾气，清郁热，方用归脾汤加减。本型病机为血分郁热兼有气虚，宣郁透热，健脾益气为治疗关键。若病人出现腰膝清冷，手足不温等阳虚见症时，可于上方中加干姜、巴戟天、补骨脂等温化之品。（殷苏燕. 试从温病论治 IgA 肾病[J]. 中医杂志，2000，41（5）：276-277.）

16. 董志刚

【主题】 从经络论治

【释义】 董志刚依据 IgA 肾病的症状与体征，将其归属为腰痛的范畴，从经络论治 IgA 肾病。腰为肾之府，由肾之精气所溉；肾与膀胱相表里，足太阳经过之；足少阴肾经属肾络膀胱，同时又穿过肝，入肺，从肺分出络心。此外，任、督、冲、带诸脉，亦布其间，所以腰痛与诸经脉有关。络脉是从经脉分出，遍布全身各处的分支脉络，具有加强沟通表里经脉之间的联系，到达经脉未能通过的部位等功能。它是体内经脉的分支，遍布周身，交错纵横，无处不到。"衡络之脉，令人腰痛不可以俯仰，仰则恐仆，得之举重伤腰，衡络绝，恶血归之"（《素问·刺腰痛》）。因此，从经络论治 IgA 肾病，更加深入地分清疾病的病因病机，辨证分为：①太阳腰痛：太阳风寒型，治法为发汗祛湿，方拟九味羌活汤加减；肾虚膀胱失约型，治法为补肾涩精，方拟菟丝子丸加减。②太阴腰痛：湿热证治法为清热祛湿，方拟二妙散加减；寒湿证治法为散寒祛湿、温经止痛，方拟甘姜苓术汤加减。③少阴腰痛：寒化证治法为扶阳益气，方拟真武汤加减；热化证治法为滋阴清热，方拟猪苓汤加减。④厥阴腰痛：治法为行气散寒止痛，方拟天台乌药散加减。⑤络脉辨治：络脉腰痛，治法为补肾强腰膝、活血通络，方拟补肾活血方加减。（杨荣栋. 董志刚教授从经络论治 IgA 肾病经验[D]. 沈阳：辽宁中医药大学，2014.）

三、医论选要

1. 热虚瘀论（曹恩泽）

【提要】 IgA 肾病与热、虚、瘀相关，急性发作期须辨风热、火热、湿热之偏盛；慢性持续期当辨气血阴阳之不足；肾络瘀阻是不可忽视的重要方面。治当补益脾肾，清热凉血，活血化瘀，以益气通络、清热凉血为大法。

【原论】 IgA 肾病患者多有阵发性肉眼血尿（肉眼血尿过后为持续性镜下血尿）、倦怠乏力、口干咽痛、尿道灼热、舌质暗红或有瘀斑，与气虚、血热、瘀血有关。一般急性发作阶段尿血突出，多为风热犯肺或火热炽盛，或湿热瘀阻，终致络伤血溢，以邪实为主，须辨风热、火热、湿热之偏盛；慢性持续阶段，尿血不甚或仅见镜下血尿，多因脾肾气虚，或气血双亏，或阴亏阳伤，或因虚致瘀，以致脉络损伤，血溢于外，以正虚为主，当辨气、血、阴、阳之不足；而肾络瘀阻是 IgA 肾病病机中不可忽视的重要方面，瘀血既是 IgA 肾病的病理产物，又可成为新的致病因素。现代医学研究也认为，病程中免疫复合物的沉积、系膜基质增生、肾小球硬化、凝血纤溶异常等，均可视为瘀血证的微观指标。由于脾肾虚损，每于感受外邪或劳倦过度而诱发，气虚则血溢，瘀久正亦虚，瘀血不消又可郁而化热，瘀、热、虚三者相合，常使本病缠绵，迁延难愈。基于此提出 IgA 肾病治疗三法。①补益脾肾，益气养阴为本。"邪之所凑，其气必虚"，邪从虚入，热毒客咽或湿热侵肠以诱发此病，故正气强弱是本病发展和转化的关键。正虚以气虚、阴虚或气阴两虚最为常见，病位在脾肾。气虚则肾络失充，血失统摄而渗尿中；阴虚则虚火灼络，血溢脉外而随尿出，故治当顾护脾肾之气阴。②清热凉血，息火宁络为急。IgA 肾病血尿发作之前，多有上呼吸道感染或肠道感染。究其病因，总为风热外邪或湿热下注所致。风热之邪从外而侵，肺脏先受，母病及子，邪热入肾；湿热之邪内侵，流注下焦，内舍于肾。风热和湿热均可灼伤肾络，迫血外溢，产生血尿诸症。热毒久羁伤津，血尿日久损伤营血，虚火炽燔，灼伤肾络而见尿血。故临床治疗当重视清热息火。③活血化瘀，通络止血为要。血尿病程日久，久病入络，瘀血阻络，血不循经则尿血不止。离经之血不能及时消散、排出，或邪热虚火耗津炼液，均可导致瘀血内停。瘀血与湿热毒邪交织为患，则使病势加重，病情缠绵。由此，瘀血既是 IgA 肾病的病理产物，又可成为新的致病因素，故活血化瘀止血应贯穿治疗始终。活血化瘀能提高肾脏血流量，改善肾脏血液循环，促进纤维组织的吸收。IgA 肾病以瘀、热、虚为病机核心，故益气通络、清热凉血常为治疗关键。根据此法而拟康肾止血冲剂（由太子参、赤芍、丹皮、茜草、连翘、三七粉、大蓟、小蓟、白茅根等组成），可针对 IgA 肾病血尿发生的诸多环节发挥作用。（曹恩泽，方华. 中国现代百名中医临床家丛书·曹恩泽[M]. 北京：中国中医药出版社，2007：42-51.）

2. 风邪致病论（张昱）

【提要】 风邪贯穿 IgA 肾病发生发展始终，外风为发病之始动因素或诱因，肾中"伏风"致日久迁延难愈，虚实皆可化内风。治疗应益肾健脾复其本，兼顾祛邪，外风宜散，伏风须托，内风当息，针对伏风立"温、养、透、清"四大法。

【原论】 基于"虚-风-瘀-毒"复杂病机网络诊治 IgA 肾病，总结风邪在 IgA 肾病发生发展中的重要作用。①外风为 IgA 肾病之始动因素或诱因。风邪为病最为广泛，寒、湿、热、毒等邪气皆可依附于风邪侵袭人体。风邪具有轻扬、升散、向上、向外的特性，常易侵犯人体的上部、头面、咽喉、阳经、肌表、腰背等阳位而发病，故肾小球肾炎常以面目浮肿为首发症状。而 IgA 肾病多在发病前有明确的上呼吸道感染史，如鼻炎、咽炎、喉炎、扁桃体炎等，均是风邪外袭的表现。风性开泄，若风邪客于足少阴肾经，导致肾小球滤过膜受损，肾之封藏失职，肾不藏精，精气下泄而形成蛋白尿。风邪内入，穿透肾膜、血络，或"络破则血溢"，血液大量溢出，而见肉眼血尿；或肾之膜络受损而开泄，则有血液外渗，发为镜下血尿。风行则水涣，风邪袭表，肺失通调水道，入里伤肾，导致肾主水功能失常，壅遏三焦，水液不行常道，而致面目浮肿及身肿。②伏风是 IgA 肾病迁延难愈之因素，常贯穿始末。风邪外袭，或失治，或误治，邪气循肾络侵入肾脏，肾元亏虚，不能托邪外出，风邪潜伏于肾，蕴伏不解，潜销暗损，耗伤肾元，败坏肾脏，谓之肾中"伏风"。肾中"伏风"导致 IgA 肾病日久迁延难愈，风邪潜伏肾络，伏而难出，伺机而发，极易被外风引动而复发。风邪潜伏于咽喉、胃肠道与膀胱，与他邪相合，导致反复上呼吸道感染、胃肠道感染和泌尿系感染，中医谓之"咽喉风""肠风""膀胱风"。③虚实皆可化内风。"内风非风"，实际上此风是一种继发性的致病因素。其形成机制有二：一者由于邪之阻，即痰湿、水饮、瘀血、火热等邪气阻滞气机，导致脏腑功能失调，气机升降失常，影响肝脏疏泄功能的正常发挥，筋脉气血运行不畅或阻滞，从而导致风自内生；二者由于阴血之虚，肝失所养，筋失所荣，而见动风。常见病机有阴虚风动、血虚生风。内风窜扰肢体筋络关节，则肢体痉挛、抽搐、麻木、关节疼痛等；内风壅遏三焦，风邪鼓荡，水液代谢失常，泛溢肌表，面部及肢体水肿；内风袭扰肾膜、肾络，则出现血尿、蛋白尿。

风分内外，治之有别。①外风宜散。常用祛风解表药物为荆芥、防风、苏叶、蝉衣、连翘等；祛风除湿药，常用藤类药，如雷公藤、青风藤、海风藤、络石藤、忍冬藤等；或非藤类药，如白芷、羌活、独活、穿山龙、鹿衔草、徐长卿等。②伏风须托，络深当搜。立"温、养、透、清"四大法。其中，"透法"是核心，"透法"与"托法"名异实同，均为促使伏邪由里出表、达邪外出之法。风邪伏肾，非温难以使其散，非温难以使其透，常用温透之药为白芷、防风、羌活、独活等。风邪伏肾，肾元亏虚，肾精耗伤，非补之养之难以托邪。而补肾益精之药多为温补之品，如熟地、菟丝子、枸杞等。毒邪当"清"，热清气化复司，有助于伏邪外出。清热药，常用清热解毒和滋阴清热药物，前者如白花蛇舌草、鱼腥草等，后者如生地、玄参、女贞子、旱莲草等。此三法俱为辅助透邪，故"透法"居核心地位。黄芪既能温养补益肾元，兼有托邪外出之能，复有扶正御风之效，可谓功兼多用，是为治疗伏风之主帅。若伏风未得及时透发，或日久病势发展，与痰、湿、热、瘀、毒等邪气逐渐侵入络脉深处，胶着顽固，主客交浑，寻常草木之品难以为功，非虫类飞升走窜之物，难以深入肾络，搜风剔络，直达病所，拨动病根。③内风当息。内风所致的临床表现为表象，治病当求其内在根源，常用息内风之法。活血息风法，血活风自去；化痰息风法，痰化风自息；祛湿息风法，湿祛风自灭；利水息风法，水利风不扰；清热息风法，热清风自平；养阴息风法，阴复风自潜；养血息风法，血足风自静等。（李刘生，赵明明，张昱．张昱基于"虚—风—瘀—毒"复杂病机网络诊治 IgA 肾病的经验[J]．世界中西医结合杂志，2017，12（4）：450-455，472．）

3. 风湿扰肾论（王永钧）

【提要】　风湿之邪或从外袭，或从内生；内扰于肾，影响肾之经络、气血运行；肾之功能失常，久致肾络瘀痹。进而提出风湿扰肾证的辨证依据及治疗法则。

【原论】　风湿扰肾证的病因病机。①风湿外袭。IgA 肾病多在发病前有明确的外感史，有咽痛或乳蛾、喉痹的发生，这是风邪外袭的证据。风邪犯表，常与寒、湿、暑、燥、热、毒等邪相合，形成各种复合证候。湿为阴邪，易袭阴位。肾为阴中之少阴，位居下焦，是湿邪易犯之处。今风湿二邪兼夹为病，循经入里，内舍于肾，则肾病生焉。②风湿内生：慢性肾病气阴两虚证，以肾阴虚偏甚者，往往水不涵木，出现肝阴虚、肝火旺、肝气横逆、肝风内动等病理表现，此即为内生之风。所以，肾病患者常见眩晕、耳鸣、血压偏高等症。若肝行肾气太过，使肾失封藏，诸症蜂起。内湿是体内津液输布失常的一种病理产物。若肾气亏虚，气化无权，则津液代谢不循常道，湿浊内生。内生之风湿与外感之风湿同气相求，常内外合邪为患。湿本滞重而性黏，发病较慢，但与风邪相夹，湿借风力则善行而多变；风借湿势直袭于肾，则缠绵难愈，导致疾病呈现慢性进展的过程。③风湿合邪，内扰于肾。风湿扰肾，肾失气化，开阖不利，可发生尿少、水肿等症。同时，风的开泄之性干扰肾的封藏职能，则使所封藏的精微随尿泄漏，出现泡沫尿。尿检可见蛋白和红细胞阳性。风湿合邪必然会影响肾之经络、气血的运行，久而致肾络瘀痹。若风湿与痰瘀相互胶结，则形成肾内微癥积。故风湿内扰于肾的病机演变规律是：风湿之邪干预肾主封藏、主水、司开阖的职能（肾风、肾虚）→久病入络，久闭成瘀，导致肾络瘀痹及肾内微癥积形成（肾痹）→由体及用，肾的气化功能进一步衰减和丧失（肾劳）→病证进展，终致湿浊溺毒内留，甚而累及肾外多个脏腑。

几乎所有 IgA 肾病患者均出现尿中泡沫增多，且不少患者是以此现象作为首发或唯一症状。故在进行传统中医辨证的同时，宜从下列线索采集慢性肾病风湿证候的辨证依据：主症：泡沫尿，尿蛋白定量＞1.0g/24h，或兼有多形性红细胞尿，甚或肉眼血尿；次症：①水肿；②腰困重痛；③皮肤瘙痒；④恶风；⑤祛风湿药治疗有效；⑥血肌酐从原先稳定的水平发生变动、升高；⑦肾病理出现各种活动性指标。如细胞增殖及间质炎性细胞浸润加重，细胞性新月体，足突融合等。舌脉：脉弦或弦细而滑，苔薄腻。提出风湿证候确立标准：①符合主症，同时具备次症一项或以上；②仅符合主症，但可排除其他证候者；③泡沫尿，尿蛋白定量在 0.5~1.0g/24h 之间，但经补肾、固肾治疗后，疗效欠佳，亦可视同风湿扰肾证的主症进行辨治；④兼夹其他证候，则可称××/风湿二联证。

风湿扰肾证的治疗。根据祛风先养血、治湿先健脾，治风先治血、血行风自灭，气为血帅、气行血行和气行湿行等中医传统理论，提出慢性肾病风湿证与气血相关的理论；创复方积雪草Ⅱ号方：积雪草、生黄芪各 30g，当归、桃仁各 10g，制军 3~10g；另服雷公藤多苷片 30~60mg/d。加减防己黄芪汤：汉防己、仙灵脾各 15g，生黄芪、茯苓、薏苡仁各 30g，苍术、白术各 10g，青风藤 10~30g。前方益气养血行瘀、祛风除湿，着眼于风湿与荣血的相关性；后方益脾肾、助气化、祛风除湿，着眼于风湿与气化的相关性。临床应用时，二方亦可一起配伍应用。
（裘怡. 王永钧从风湿论治慢性肾病的经验[J]. 浙江中医杂志，2009，44（7）：472-473.）

4. 伏邪致病论（冯伟峰）

【提要】 从伏邪论治 IgA 肾病，其病因病机有外感伏邪、新感引动伏邪、内生伏邪三个方面，伏邪的病位传变大多在三焦膜原和少阴肾脉。临床治疗以治火为首务，以扶本逐邪为根本原则，以清、养、透为治法。

【原论】 从伏邪阐释 IgA 肾病，其病因病机有：①外感伏邪。IgA 肾病的发病，多数于病前即有上呼吸道感染、急性胃肠炎、泌尿系感染等，典型的可在上呼吸道感染数小时至 1~3 天后出现突发性血尿。这表明 IgA 肾病的发生、发展、转归，都与外感伏邪密切相关。②新感引动伏邪。邪气之所以能够潜伏，是因为正气无力祛邪外出，邪气无力继续积聚，达到了一种暂时互相妥协的平稳状态。新感之邪与伏邪同气相求，使正无辨邪之意，直听邪之所为。IgA 肾病之所以迁延难愈，反复无常，虽有多方面的原因，但与治疗不彻底、预防不到位和再度感染等因素密切相关，而这些因素也是伏邪再发的重要诱因。③内生伏邪。内生伏邪大多以痰湿、瘀血和伏毒为主。嗜食醇酒厚味，易生湿酿痰，蕴毒聚邪；日久化热，结于脉络，使血脉壅阻，血液稽留，为积为聚，为肿为毒；血脉肿胀，脉络变薄变脆，血液外渗，而生血尿。

伏邪的病位传变，大多在三焦膜原和少阴肾脉。①膜原是正邪交争的场所。这也与 IgA 免疫复合物的抗原首先来自于呼吸道、胃肠道、泌尿道等黏膜感染的细菌或病毒的认识，具有一致性。病邪自口鼻、肌肤而入，邪不胜正，不即发病，入于膜原，伏而不发；当邪气胜正，则溃发而传，或出表，或入里，或表里分传，此即为"邪伏膜原"。②少阴肾脉注入肺中，循喉咙，有里也有表，上火下水而主枢机，为气血之主。邪伏少阴肾脉之中，动甚则发病，初发之时，往往肾气不虚，邪尚不能容而外达，邪不留阴则径出三阳，可见三阳经证；如果病发之时就见肾阳虚馁，则往往邪机冰伏，每有半化半伏，欲达不达之症。即热象郁滞不达于三阳，也不归于胃腑，而直接窜入厥阴，危及生命。伏邪不发则已，一发即可见一派里热症状，或热毒客咽，或湿热壅肠，或毒窜溺窍，进而移热于肾，火盛气逆，灼伤血络，迫血妄行，而致血尿。在反复出血之后，则会导致阴血亏损，阴虚内热，虚火内生。临床治疗应以治火为首务，以扶本逐邪为根本原则，以清、养、透为治法。清指直清里热，养指养阴透邪，透指透邪外达。
（冯伟峰，孙升云. 以"伏邪学说"探讨 IgA 肾病[J]. 浙江中医药大学学报，2009，33（6）：748-749.）

5. 咽脾肾辨治论（王钢）

【提要】 IgA 肾病辨证责之咽、脾、肾，肾脏虚损为发病关键，咽、脾常为影响病情反复的诱发因素。故其治疗当先祛邪后扶正，重视咽、脾湿热。

【原论】 从咽、脾、肾辨治 IgA 肾病：①IgA 肾病辨证责之咽、脾、肾。发病关键以肾脏虚损为主，咽、脾常为影响病情反复的诱发因素。现代医学认为，部分本病患者，由于咽喉部炎症刺激诱发或加重，常有程度不同的扁桃体炎，并反复发作。咽属肾所主，喉为肺之门户。外邪入侵途径不外乎口鼻、皮毛，故咽喉之疾每可循经侵犯足少阴肾。风热邪毒搏结咽喉，或湿热邪气留恋不解，可循足少阴之支脉侵犯至肾，故肾病的发生常与咽喉密切相关。对反复咽喉干燥、疼痛、咽红、扁桃体肿大，并常因咽部或扁桃体感染而导致病情反复者，清利咽喉是截断病邪犯肾的重要方法。胃肠黏膜免疫缺陷和免疫调节功能受损，是 IgA 肾病的另一主要发病因素，许多临床资料提示胃肠黏膜免疫在 IgA 肾病发病机制中起重要作用。脾气与现代医学的免疫调节功能有很大关系，这种胃肠免疫功能的低下，免疫清除的缺陷和免疫调节功能的异常，常责之于中医脾气虚弱，气失所养，饮食不化精微。②IgA 肾病治疗原则分层次，先祛邪后扶正，重视咽、脾湿热。由于 IgA 肾病常因咽喉部炎症刺激，或因饮食不慎，或胃肠道感染诱发或加重，故在风邪湿热蕴结咽喉及湿热蕴脾阶段，应先从咽论治，或从脾论治。如患者出现咽喉干燥、疼痛，咽红，咽痒，咽部异物感或灼热感，扁桃体肿大，咽黏膜充血，淋巴滤泡增生，悬雍垂充血肿大，并常因咽部或扁桃体感染而导致病情反复，常见于合并急、慢性咽炎或其他上呼吸道感染，或因此而致病情发作或加重者，治疗应从咽论治；宜清利咽喉为先，可选择银翘散合玄麦甘桔汤加减。对咽喉及脾胃湿热等邪实症状不显，表现为腰酸腰痛，或肾功能损害者，宜扶正为主。IgA 肾病正虚以气阴两虚为多，治疗应重点抓住脾肾气阴两虚。而脾肾为先后天之本，肾主一身之阴，脾主化生之气，两脏有互生互长，充养五脏气阴之功。因此，本病的气阴两虚证，就意味着脾肾功能活动与物质构成均存在不足。脾肾气阴不足，可见口干、体乏无力、腰膝酸软、纳食减少、舌质偏红有齿印等表现。治疗从滋补肾阴，健脾益气入手，以参芪地黄汤加减。血尿者当先清后止，久病者结合祛瘀。血尿是 IgA 肾病的常见表现，并有较多患者长期以镜下血尿作为该病的主要症状。对病程短，或近期内因咽喉或肠道感染而致血尿加重或反复者，不可见血止血，应先以清利凉血，祛邪外出为原则，以防湿热久稽，闭门留寇。止血药物，也应选择止血不留瘀之品，以免瘀血内阻，血尿反复不止。（沈庆法. 当代中医肾脏病临床经验精粹[M]. 北京：人民卫生出版社，2007：496-498.）

6. 肾脾肺虚实论（邹燕勤）

【提要】 IgA 肾病的基本病机特点是本虚标实，本虚为气虚、气阴两虚，标实可演变为湿、热、瘀。临证当首辨虚与实，治疗重在肾、脾、肺，病久参治脏腑痹。

【原论】 IgA 肾病日久迁延不愈，由气虚、气阴两虚，可致阴阳亏损，气血俱虚；标实可演变为湿、热、瘀，诸邪胶结内蕴而化为浊毒，导致肾元虚衰，浊毒内蕴之重证，演变为肾劳。治疗 IgA 肾病：①临证首辨虚与实：IgA 肾病的基本病机特点是本虚标实。临床常表现为急性发作性肉眼血尿和无症状性尿常规检查异常。治疗前者以邪实证为主，后者以正虚证为主；祛邪常用治法有清热解毒、利湿、活血、凉血，扶正常用治法有益气养阴、健脾补肾。而对于反复发作者，则扶正祛邪并举；发作阶段以泻实为主，缓解阶段以扶正为主。具体治疗措施的应用，遵循补虚不恋邪，祛邪不伤正，保护患者的肾气不受损，以利长期维持正常肾功能。②治疗重在肾、脾、肺：IgA 肾病的病位在肾，但临床本病的发生、发展，常与肺、脾、肾的功能状态有关。治疗过程中，应重点关注此三脏的生理及病理变化。肺气失治，常伴见咽痒咳嗽，或咽喉肿痛。治疗分为清热利咽和养阴利咽两大法。前者以咽部红肿明显为辨证要点，常加用金银花、连翘、射干、牛蒡子等药；后者以咽部暗红，肿痛不明显为辨证要点，常加用沙参、麦冬、百合、芦根等药。脾失健运，常伴见纳少便溏，苔薄或腻。治疗分为健脾助运和健脾化湿两大法。前者以纳少，苔薄为辨证要点，常加用党参、白术、茯苓、薏苡仁、焦谷麦芽、焦楂曲；后者以便溏，苔腻为辨证要点，常加用凤尾草、马齿苋、车前草、生薏苡仁、芡实、怀山药。肾失气化，常伴见腰膝酸痛，肢体浮肿。治疗以益肾清利为大法。常以补肾药和利湿药配伍，如怀牛膝、川断、桑寄生、山茱萸、枸杞子、石韦、车前草、白茅根。③病久参治脏腑痹：IgA 肾病久治不愈，正气愈虚而邪未消退，标邪乘虚入络，致风邪、湿邪、痰浊、瘀血相互胶结于肾络，进而肾元亏损，湿毒内蕴，可发展为尿毒症，治疗较为棘手。可参考中医湿、痰、瘀相互胶结于关节的"痹证"治疗方法，常对延缓 IgA 肾病的进展取得疗效。临床常用补肾强腰药与祛风湿药、化痰湿药、活血药相配伍进行治疗。代表方剂有独活寄生汤，常用经验方为：川断 15g，桑寄生 15g，怀牛膝 15g，生黄芪 30g，太子参 15g，生薏苡仁 20g，枸杞子 20g，川芎 12g，赤芍 12g，青风藤 15g，制僵蚕 12g，牡蛎 30g，泽兰 12g。如血尿明显者，加茜草 15g、仙鹤草 15g、荠菜花 20g；如尿蛋白明显者，加用蝉衣 6g、全蝎 3g，或用雷公藤多苷片或火把花根片。（邹燕勤. 邹燕勤治疗肾病临证经验医案集要[M]. 北京：科学出版社，2014：35-37.）

7. 脏腑辨治论（李学铭）

【提要】 从脏腑论治 IgA 肾病，治肺以宣肺清热法，治肺胃以清热生津、宁络止血法，治肺脾以补益肺脾法，治脾肾以健脾益肾法，治肝肾以滋阴降火法，治夹杂证当兼顾肺、脾、肾、肝。

【原论】 IgA 肾病的发生发展过程，属本虚标实、虚实夹杂之证。本虚，有气血阴阳亏虚及脏腑虚损；标实，主要为湿、热、瘀等。标实是导致疾病恶化的主要病理因素。病位涉及肺、肾、脾、肝，肾是本病中心所在。①治肺（宣肺清热法）：适用于 IgA 肾病因外感诱发或加重、复发者。临床表现为血尿及有咳嗽、头痛、咽痛、鼻塞等感冒症状。治宜宣肺疏风清热为主，清热宁络为辅。方选桑菊饮、银翘散。②治肺胃（清热生津、宁络止血法）：适用于 IgA 肾病外感后表证已解，余邪未清，热伤血络者。临床表现为血尿、蛋白尿，及少许咳嗽、咽干、咽痛、口干等。治宜清热生津、宁络止血。方选竹叶石膏汤加芦根、白茅根、忍冬藤等。③治肺脾（补益肺脾法）：适用于 IgA 肾病轻度蛋白尿者，可伴少量血尿。临床兼见乏力，肢软，头昏，纳谷减少，大便易溏，或易感冒，或伴有面虚浮、足浮肿等。治宜健脾祛风利尿。方选加味四君子汤加防风、制僵蚕、蝉衣、独活、羌活、鬼箭羽等。④治脾肾（健脾益肾法）：适用于 IgA 肾病中重度蛋白尿及病程较长者。临床表现为下肢重度浮肿或全身浮肿，按之凹陷不起，面色苍白，神倦肢软，乏力畏寒，纳差便溏。治宜健脾补肾。方选加味四君子汤加附子、仙灵脾、山萸肉、菟丝子、葫芦巴等。⑤治肝肾（滋阴降火法）：适用于 IgA 肾病中度蛋白尿、血尿者，证属肝肾阴虚、内热伤络。临床兼见腰腿酸软，头目眩晕，耳鸣耳聋，或手足心热，舌红少苔，脉细数等。治宜滋阴补肾。方选六味地黄汤合二至丸或参芪地黄汤、麦味地黄丸、知柏地黄丸等。⑥治夹杂证：夹杂证是 IgA 肾病迁延不愈，反复发作的重要因素，治疗当予以兼顾。(范军芬. 李学铭治疗 IgA 肾病临证经验撷菁[J]. 浙江中医杂志，2012，47（1）：10-11.)

8. 三焦辨治论（王耀献）

【提要】　IgA 肾病从三焦论治。早期从上焦论治，使肺气宣畅，卫表固密；水道通调，津布有次；金能生水，有助封藏。中期从中焦论治，使脾气健运，统摄有权，肾有所藏，诸症悉减。晚期从下焦论治，或温补肾阳，化浊利水；或益气养阴，利水排毒。

【原论】　IgA 肾病早期多以上焦心肺症状为主，中期多以脾胃症状为主，后期多以肝肾症状为主，故从三焦论治。IgA 肾病早期（Cr 功能正常期，Cr＜132μmol/L，Hb≥110g/L），常表现有咽干、咽痛、发热恶寒、鼻塞咳嗽等外表肺系症状，也常因感冒使血尿、蛋白尿、水肿等症状加重，逐渐使肾功能受损。早期从上焦论治，肺气宣畅，卫表固密；水道通调，津布有次；金能生水，有助封藏。临床证治分型如下：①风热伤肺，继伤肾络；治宜疏风清热，凉血止血。方药：金银花、连翘、桑叶、菊花、蝉蜕、胖大海、黄芩、桔梗、小蓟、白茅根、苇根。②热毒蕴肺，气阴两伤；治宜清热解毒，利咽消肿。方药：金银花、连翘、黄芩、板蓝根、太子参、沙参、石膏、知母、丹皮、白茅根、芦根。③心阴不足，心火上扰；治宜清心泻火，滋补心阴。方药：太子参、炒栀子、柏子仁、麦冬、黄芩、黄连、莲子心、桑白皮、竹叶、车前子、白茅根。IgA 肾病中期（肾功能异常期，Cr132～450μmol/L，Hb90～110g/L），常表现为痰湿困脾和胃肠湿热症状，如纳食不香，痞满不舒，倦怠乏力，身重嗜睡，腹胀便溏，皮肤发痒等。血尿、蛋白尿、水肿加重，肾功能进一步损害（失代偿期）。中期从中焦脾胃论治，脾气健运，统摄有权，肾有所藏，则诸症悉减。临床证治分型如下：①脾阳不振，湿浊内阻；治宜醒脾理气，温阳利湿。方药：炙附片、干姜、苍术、白术、薏苡仁、藿香、佩兰、砂仁、厚朴、陈皮、血余炭、茜草、猪苓、泽泻。②脾气虚弱，统摄无权；治宜健脾益气，补气摄血。方药：党参、黄芪、白术、茯苓、黄精、陈皮、当归、砂仁、血余炭、三七粉、甘草。③脾胃湿热，气机不利；治宜清热利湿，宣畅气机。方药：茵陈、薏苡仁、黄柏、苍术、砂仁、车前子、黄连、柴胡、石韦、金钱草、藿香、佩兰、猪苓。IgA 肾病晚期（肾功能衰竭期和尿毒症期，Cr450μmol/L 以上，Hb90g/L 以下），常表现为肾气不足、肾阳虚衰、肝肾阴虚的症状。水肿可进一步加重，但血尿、蛋白尿或加重（肾病综合征的表现）或减轻，甚至消失（肾功能衰竭所致）。晚期从下焦论治，临床证治分型如下：①肾阳虚衰，湿浊内蕴；治宜温补肾阳，化浊利水。方药：炙附片、桂枝、猪苓、茯苓、杜仲、山萸肉、薏苡仁、菟丝子、旱莲草、桑寄生。②气阴两伤，浊毒内停；治宜益气养阴，利水排毒。方药：太子参、女贞子、旱莲草、黄精、茯苓、白术、知母、猪苓、葶苈子、马鞭草、六月雪、大腹皮。③肝肾阴虚，风痰内动；治宜滋肾平肝，豁痰息风。方药：天麻、钩藤、赤芍、白芍、当归、丹参、玄参、代赭石、煅龙骨、煅牡蛎、远志、枸杞、石菖蒲、黄精。(霍光旭. 王耀献从三焦论治 IgA 肾病经验[J]. 中医药临床杂志，2005，17（1）：76-78.)

9. 四大病机论（彭培初）

【提要】　中气不足，清升浊降失司，治以补中益气，升清降浊；三焦气机不畅，治以疏调三焦；风邪外袭，水湿内生，治以祛风逐水；瘀血阻络，治以活血通络。

【原论】 依据 IgA 肾病的四大病机进行辨证论治。①IgA 肾病具有反复外感加重病情、泡沫尿增加的临床特点。故其病机之一，为中气不足，清升浊降失司。中气不足，肺脾气虚，卫外不固，则反复感邪；脾主升清，中气不足，清气不升，浊阴不降，精微外泄，水湿内生，出现蛋白尿、水肿。治以补中益气，升清降浊。制定升清降浊方（炙黄芪、党参、白术、茯苓、升麻、防风、柴胡等）。②IgA 肾病的病机之二，为三焦气机不畅，邪犯少阳，日久造成上焦肺、中焦脾和下焦肾的多种病变。因水湿泛滥，以全身高度水肿，可有胸水、腹水，尿少色黄，脉象沉弦，舌质黯红等常见症。三焦不利是 IgA 肾病的主要病机变化所在，也是导致临床治疗棘手的重要因素。所以要提高疗效，不可忽略少阳三焦的疏利。因此，斡旋三焦，调理气机，拨动表里出入，开启上下升降及阴阳虚实之枢机，能使气化行而水道通，水湿归渠，血行脉内，湿热瘀毒之胶结随之而解。所以在治疗上必须畅通上、中、下三焦。治以疏调三焦，定疏调三焦的验方——黏膜方（柴胡、黄芩、知母、连翘、玄参、佛手、白花蛇舌草、制大黄）。③IgA 肾病的病机之三，为风邪外袭，水湿内生。此类患者多有过敏体质，与外感风邪有关。风邪为病，善行数变，其性轻扬，易袭阳位。所以，外感后迅速出现血尿，伴有鼻咽部症状，中医称之为"肾风"，形象概括了本病的这一特点。治以祛风逐水。常选用金银花、连翘、荆芥、防风、羌活、牛蒡子等，解毒利咽，祛风除湿。④IgA 肾病的病机之四，为瘀血阻络。临床特别重视"肾络瘀阻"的致病作用，对于血尿反复不愈者，认为其病机是"久病入络，久病必瘀"，即肾病日久，反复不愈，肾络瘀滞。治以活血通络，推崇《血证论》中"宁血、消瘀、止血"的方法。在辨证论治的基础上，加用活血通络药物。主要有四法：一是凉血化瘀的犀角地黄汤加茜草、马鞭草，适用于舌质绛红，瘀热在里的血尿。二是益气活血的补阳还五汤，适用于气虚血瘀型血尿。三是补肝肾之阴的六味地黄汤加丹参，适用于肝肾阴精亏虚的血尿。四是随症选用祛瘀通络的三棱、莪术、三七粉、炮穿山甲粉等，适用于血尿、蛋白尿均难以控制，病理表现为增生硬化严重的 IgA 肾病者。（邵命海，卓鹏伟，彭培初. 彭培初辨治 IgA 肾病经验探析[J]. 上海中医药杂志，2015，49（4）：1-2.）

10. 四步治法论（石景亮）

【提要】 IgA 肾病从脾、肺、心、肾论治，整体遵循"治火、治气、治血"原则。第一步调理气机，从中焦着手，开发郁结，疏通中焦脾胃之结滞；第二步从肺论治，泻肺中郁热；第三步清心经之火，导赤宁血；第四步滋补肝肾，清热宁血。

【原论】 小儿 IgA 肾病，可从脾、肺、心、肾论治。总体治疗分四步进行。①发越郁结法。在多年研究 IgA 肾病的临床中发现，消化道感染是诱发本病及病情反复发作的重要原因，患 IgA 肾病的早期，患儿多有舌苔腻、脉濡之特点，并且病变中心常以中焦脾胃气机郁结为特征。宗李东垣"脾胃为气机升降之枢"之理论，认为 IgA 肾病的初期病起中焦，中焦气机升降受阻是造成 IgA 肾病无形之气和有形之郁滞的主要原因。因此，治 IgA 肾病的第一步从中焦着手，开发郁结，以疏通中焦脾胃之结滞，冀气机升降条达，遵朱丹溪名方越鞠丸之旨，方用新加越鞠汤。②泻肺郁热法。IgA 肾病的急性期或发作期多由外感所引起，特别是病情的反复与加重多与外感密切相关。肺肾相关，而且这种缠绵难消的原因，主要与肺金有郁，郁而化热有关。因而肾病从肺论治，泻肺中郁热，对于 IgA 肾病的治疗也是非常关键的一步，并且是能否促使 IgA 肾病发生病理机转的一个重要时期。因此，临床常抓住清泻肺金郁热这个特点，治用泻白散加味方。③导赤宁血法。IgA 肾病迁延不愈的因素较多，除外感、伤食受到重视之外，其他的隐匿性感染病灶往往不易引起人们的重视，但往往也是导致 IgA 肾病不能长期稳定或趋向好转的重要因素。经多年临证研究发现，心经有热为其主要特征。故此抓住清心经之火的环节，采用竹叶石膏汤合导赤散加减，导赤利湿宁血，使心经之热从下而去。④滋肾宁血法。IgA 肾病的前三步开郁、泻肺、清心之后，方可进入第四步由上及下的治疗。经过多年临床观察总结出，其根本性治疗在于滋补肝肾，清热宁血，因为 IgA 肾病的患儿正处在生长发育阶段，阴常不足，阳常有余，多有肝肾不足之证。由于阴亏而火相对偏旺，肾络灼伤，血溢脉外而血尿长期镜下难消。因此，立滋补肝肾，清热宁血之大法。常用自拟经验方滋肾宁血汤（女贞子、旱莲草、山药、枸杞、山萸肉、百合、炒槐花、生地榆、花蕊石、琥珀粉、倒扣草、凤尾草、茜草、三七粉）。

治疗 IgA 肾病虽然分为四个层次，从中医治血的理论上讲，仍遵循着"治火、治气、治血"原则，用药上虽然有四步，但每步的治疗遣方用药上，都不离上述原则。第一步的发越郁结，实为调理气机；从第二到第四步的用药上，则更表现出养阴清热止血的特点。特别是养阴清热药物的应用上，随着治疗层次的逐渐深入，养阴清热止血药物的分量也在加重。这是因为患 IgA 肾病的病儿多为学龄期，处于生长发育阶段的儿童，多阴常不足，阳常有余；阴亏则火旺，火热灼伤肾中血络，血不归经则为血尿。本为虚火炎上，故养阴清热而治血。治血不离血分药，故从第二到第四步都用清利止血而不留瘀的药物。（石景亮，傅文录. 中国现代百名中医临床家丛书·石景亮[M]. 北京：中国中医药出版社，2007：53-60.）

11. 血尿辨治论（张琪）

【提要】　张琪辨治 IgA 肾病血尿的方法，主要包括疏风清热、清热利水、泻热逐瘀、益气养阴、滋阴降火、滋阴凉血、益气摄血等。

【原论】　血尿辨治五法：①血尿急发，加味八正散清热利水。IgA 肾病因感染等诱因而出现湿热蕴结证候，症见尿血鲜红，或尿黄赤，尿常规检测以大量红细胞为主，伴咽干口燥，五心烦热，口舌生疮，咽痛，或伴眼睑、颜面及双下肢水肿，腰酸痛，脉滑数，舌质红，苔白干，方用加味八正散治疗。②热结于下焦，桃黄止血汤效佳。IgA 肾病等临床见尿血色紫，或尿如酱油色，或镜下血尿，排尿涩痛不畅，小腹胀满，腰痛，便秘，手足心热，或兼咽痛，扁桃体红肿，舌暗红或舌尖红少津，苔白燥，脉滑数有力；辨证多为热壅下焦，瘀热结滞，血不归经；方用自拟桃黄止血汤（大黄、桃仁、小蓟、茅根、生地、侧柏叶、山栀子、蒲黄、桂枝）。③气阴两虚，用益气养阴摄血合剂。IgA 肾病反复出现血尿迁延不愈，临床见周身乏力，气短心悸，腰酸膝软，咽干口燥，手足心热，舌淡，脉沉数或细数无力，属气阴两虚之证；用自拟益气养阴摄血合剂（侧柏炭、大黄炭、阿胶、蒲黄炭、生地、熟地、黄芪、党参、血余炭、地榆炭、小蓟）。此时见血止血则难使血止，必以补气滋阴从本论治，方能达到固摄止血之效。④阴虚内热，知柏地黄加味主治。IgA 肾病血尿反复出现，症见腰痛，手足心热，神疲乏力，腰膝酸软，气短心悸，头晕耳鸣，尿黄赤，舌红少苔，脉细数或沉数；辨证属阴虚内热，气虚固摄无力；用知柏地黄汤加参、芪等补肾滋阴、益气固摄。⑤阴亏火动迫血妄行，滋阴凉血辅以收敛。尿血伴见头昏腰酸，倦怠乏力，五心烦热，或尿色乳白混浊，尿涩痛时作时止，肉眼血尿或镜下血尿，舌红苔白少津，脉细数。辨证属肾阴亏耗，相火妄动，血不能循经而外溢所致。以滋阴补肾为主，辅以清热止血收敛固涩之品，适用于血尿日久不止之证，用之多能收效。

但凡属肾阴亏耗相火妄动者，皆以此收异病同治之效。

徐巍等将张琪治疗 IgA 肾病血尿的经验总结为以下八法：①清热利湿、解毒止血，用加味八正散。适应证为尿血鲜红或黄赤，尿中大量红白细胞，尿道灼热疼痛，舌质红，苔黄腻，脉滑数。②疏风清热、利湿解毒，用清热解毒饮。适应证为尿血鲜红，恶寒发热，肢体酸痛，舌边尖红，苔白干，脉滑数。③泻热逐瘀、凉血止血，用桃黄止血汤。适应证为尿血或紫或酱色或镜下血尿，排尿涩痛不畅，小腹胀痛，舌暗红或红紫，苔白干，脉滑或滑数。④益气阴、利湿热、止血，用清心莲子饮。适应证为肉眼或镜下血尿，尿黄赤而灼热，倦怠乏力，五心烦热，舌质淡，苔白腻，脉细数。⑤益气清热、凉血止血，用益气凉血汤。适应证为尿血日久不愈，尿道灼热，身热不退午后尤甚，气短乏力，舌淡，脉细弱或虚数。⑥滋阴补肾降火，用知柏地黄汤加味。适应证为肉眼血尿或镜下血尿，腰酸腰痛，手足心热，舌质红，少苔或无苔，脉细数无力。⑦温肾清热、利湿止血，用温肾利湿饮。适应证为尿血或镜下血尿，腰酸痛，小腹凉，脉沉滑或沉缓。⑧健脾补肾、益气摄血，用参柏地黄汤。适应证为尿血日久或镜下血尿，腰酸痛，倦怠乏力，四肢不温，脉沉或弱。（张佩青. 中国现代百名中医临床家丛书·张琪[M]. 北京：中国中医药出版社，2007：32-37. //徐巍，张玉梅. 张琪教授对 IgA 肾病血尿的认识及辨治经验[J]. 中国中西医结合肾病杂志，2002，3（4）：194-195. //王宇光. 张琪治疗 IgA 肾病血尿经验[J]. 中医杂志，2011，52（1）：14-15，26.）

12. 病证结合治疗论（杜雨茂）

【提要】　IgA 肾病总的病机为正虚邪恋，邪正相持，阳气阴血俱虚，邪热与瘀血并存。总的诊治思路为辨证论治与辨病论治相结合，宏观辨证与微观辨析相结合。

【原论】　IgA 肾病总的诊治思路：辨证论治与辨病论治相结合，宏观辨证与微观辨析相结合。IgA 肾病的临床表现轻重不一，错综复杂，归纳起来主要有四个方面：①发作性肉眼血尿及持续性镜下血尿；②无症状镜下血尿或伴有少量蛋白尿；③大量蛋白尿及（或）镜下血尿，同时有眼睑浮肿，甚至全身浮肿，头晕、头痛，腰酸困痛，血压升高，血脂偏高。若不是经肾穿刺活组织检查，很容易诊断为肾病综合征；④并发慢性肾功能不全，头晕、倦怠，面色苍黄少华，唇甲色淡，脘腹胀满，面肢浮肿，食欲减退，恶心呕吐，小便不利，大便不畅或干结。理化检验可有尿蛋白及（或）隐血、贫血、肾功能各项主要指标不正常。从中医学角度去辨证分析，本病应属于尿血、肾虚腰痛、水肿、肾痨、关格等病证的范畴。辨证应抓住两个重点：第一是本病无论哪一级，病程都比较长，不易短期治愈，说明其总的病机是"正虚邪恋，邪正双方势均力敌，相持不下"。治疗应扶正与祛邪并重。第二是本病以尿血（肉眼及/或镜下）为主，其初起的病机多为阴虚内热，邪热迫伤阴络，血液从下窍而妄溢。如经久不愈，邪留络阻，必生瘀血，甚至阴损及阳，血损及气，形成"阳气阴血俱虚，邪热与瘀血并存"。治疗必须虚实兼顾。基于此将 IgA 肾病分为Ⅰ、Ⅱ、Ⅲ级；Ⅳ级及Ⅴ级；IgA 肾病之重症及轻症失治、误治，日久并发慢性肾功能不全者三期论治。①气阴两虚，脉络瘀阻。多见于 IgA 肾病Ⅰ、Ⅱ、Ⅲ级患者，临床表现以血尿（肉眼或镜下）为主。治宜养阴清热，活血止血。用小蓟饮子、生地四物汤化裁组方应用。待其邪热得清，血尿减轻或转阴，再转而治本，以补气养阴，化瘀宁络。②脾肾气虚，湿浊内留。多为 IgA 肾病Ⅳ级及Ⅴ级，病情严重，绝大部分肾小球系膜弥漫性增生硬化、新月体形成、硬化、玻璃样变，肾小管萎缩及间质损害。临床常表现为肾病综合征，这时应侧重健脾益肾，利湿化浊为主，佐以固摄精微。③肾气亏虚，三焦疏泄不利。IgA

肾病之重症及轻症失治、误治日久，多进展为慢性肾功不全。对于慢性肾功能不全代偿期及失代偿期运用中药及时治疗，多可使肾功能稳定或恢复。此时病情复杂，已成邪盛正虚，寒热错杂之势，治以扶正达邪，双管齐下，应以益肾降浊，疏利三焦之法为主，用柴苓汤合大黄附子汤化裁。（杜雨茂. 中国百年百名中医临床家丛书·杜雨茂[M]. 北京：中国中医药出版社，2003：54-57.）

（撰稿：张惜燕；审稿：程小红，赵进喜）

参 考 文 献

著作类

[1] 张大宁. 实用中医肾病学[M]. 北京：中国医药科技出版社，1990.

[2] 张天，陈以平. 实用中医肾病学[M]. 上海：上海中医学院出版社，1990.

[3] 张大宁. 中医肾病学大辞典[M]. 北京：中国医药科技出版社，1993.

[4] 时振声. 时氏中医肾脏病学[M]. 北京：中国医药科技出版社，1997.

[5] 沈庆法. 中医临床肾脏病学[M]. 上海：科学技术文献出版社，1997.

[6] 戴京璋. 实用中医肾病学[M]. 北京：人民卫生出版社，2002.

[7] 魏汉林，向楠，巴元明，等. 中医肾病学[M]. 北京：中国医药科技出版社，2002.

[8] 沈庆法，何立群. 中医肾病临床手册[M]. 上海：上海中医药大学出版社，2002.

[9] 沈庆法，何立群. 肾脏病的医药研究新进展[M]. 上海：上海中医药大学出版社，2004.

[10] 邵朝弟，王小琴，巴元明. 中医肾病学基础[M]. 武昌：武汉大学出版社，2005.

[11] 王钢. IgA 肾病现代中医治疗[M]. 南京：江苏科学技术出版社，2006.

[12] 沈庆法. 中医肾病学[M]. 上海：上海中医药大学出版社，2007.

[13] 沈庆法. 当代中医肾脏病临床经验精粹[M]. 北京：人民卫生出版社，2007.

[14] 沈庆法. 现代中医肾脏病理论与临床[M]. 上海：同济大学出版社，2008.

[15] 中华中医药学会. 中医内科常见病诊疗指南·西医疾病部分[M]. 北京：中国中医药出版社，2008.

[16] 张佩青. 张琪肾病医案精选[M]. 北京：科学出版社，2008.

[17] 陈香美. 临床诊疗指南·肾脏病学分册[M]. 北京：人民卫生出版社，2011.

[18] 中国中医科学院. 中医循证临床实践指南·中医内科[M]. 北京：中国中医药出版社，2011.

[19] 陈志强，蔡光先. 中西医结合内科学[M]. 北京：中国医药科技出版社，2012.

[20] 王钢，邹燕勤，周恩超. 邹云翔实用中医肾病学[M]. 北京：中国中医药出版社，2013.

[21] 邹燕勤，孔薇. 邹燕勤治疗肾病临证经验医案集要[M]. 北京：科学出版社，2014.

论文类

[1] 邹燕勤，章永红. IgA 肾病的中医治疗[J]. 中华肾脏病杂志，1992，8（4）：235-236.

[2] 刘宏伟，黄晓晖. 时振声治疗 IgA 肾病的经验[J]. 山东中医杂志，1993，12（6）：51-53.

[3] 李传平，钟念文教授治疗 IgA 肾病经验[J]. 中医临床与保健，1993，5（1）：23-24.

[4] 楼狄，徐琳，王永钧. 肾小球性血尿的现代中医治疗[J]. 浙江中医药杂志，1995，（6）：253-254.

[5] 聂莉芳. IgA 肾病血尿的中医辨治体会[J]. 中国医药学报，1997，12（3）：39-41.

[6] 王少亭，宋敏，王耀献，等. 辨证治疗特发性 IgA 肾病[J]. 北京中医药大学学报，1998，21（4）：358.

[7] 孙伟，曾安平，王钢，等. IgA 肾病中医病理机制的探讨[J]. 河北中西医结合杂志，1999，8（4）：522-523.

[8] 刘宏伟，庞俊娟. 中医药治疗 IgA 肾病的研究思路与对策[J]. 山东中医杂志，1999，18（3）：3-6.

[9] 杜兰屏. 陈以平中药治疗 IgA 肾病经验[J]. 辽宁中医杂志, 2000, 28（4）: 204-205.

[10] 殷苏燕. 试从温病论治 IgA 肾病[J]. 中医杂志, 2000, 41（5）: 276-277.

[11] 杜兰屏. 陈以平中药治疗 IgA 肾病经验[J]. 辽宁中医杂志, 2000, 28（4）: 204-205.

[12] 桑健. 辨证治疗 IgA 肾病血尿 25 例[J]. 江苏中医, 2001, 22（4）: 18-19.

[13] 胡仲仪, 陈以平, 邓跃毅, 等. 保肾康治疗 IgA 肾病临床观察[J]. 上海中医药杂志, 2001, 9（12）: 21-22.

[14] 徐巍, 张玉梅. 张琪教授对 IgA 肾病血尿的认识及辨治经验[J]. 中国中西医结合肾病杂志, 2002, 3（4）: 194-195.

[15] 刘宝厚. IgA 肾病血尿的治疗[J]. 中国中西医结合肾病杂志, 2002, 3（5）: 251-253.

[16] 李良. 中医辨证论治 IgA 肾病 60 例[J]. 上海中医药杂志, 2002, 36（8）: 24.

[17] 杜治锋, 杜治宏. 杜雨茂教授治疗 IgA 肾病的思路与经验[J]. 中华中医药学刊, 2002, 20（5）: 573-577.

[18] 张虹, 牛常霞. 吕仁和教授对 IgA 肾病分期辨证论治经验[J]. 中国中医药信息杂志, 2002, 9（5）: 68-69.

[19] 张立艳, 曲还汝, 刘超. 胡仲仪辨治 IgA 肾病经验[J]. 陕西中医, 2002, 23（4）: 331-332.

[20] 段晓虹. 周家俊老师治疗 IgA 肾病的经验[J]. 吉林中医药, 2003, 23（1）: 5-6.

[21] 曹田梅. 刘宝厚教授治疗 IgA 肾病经验[J]. 甘肃中医学院学报, 2003, 20（2）: 1-2.

[22] 刘玉宁, 邓跃毅, 王立红. 陈以平教授治疗 IgA 肾病的临证经验[J]. 中国中西医结合肾病杂志, 2003, 4（6）: 314-315.

[23] 朱彩凤. IgA 肾病中医辨证现状分析及认识[J]. 浙江中医学院学报, 2003, 27（4）: 17-18.

[24] 聂莉芳. IgA 肾病的中医辨证论治研究[J]. 中医杂志, 2003, 44（8）: 629-630.

[25] 杨爱国, 安晓英, 阮诗玮, 等. 辨证治疗单纯血尿性 IgA 肾病 87 例[J]. 江苏中医药, 2003, 24（5）: 24.

[26] 钟清. 陈贤教授治疗 IgA 肾病的临证经验[J]. 中国中西医结合肾病杂志, 2004, 5（4）: 189-190.

[27] 卢巧珍. 陈以平治疗 IgA 肾病的经验[J]. 中医文献杂志, 2004, 22（2）: 40-41.

[28] 焦安钦. 从湿热毒论治 IgA 肾病[J]. 福建中医药, 2004, 35（4）: 55-56.

[29] 霍光旭. 王耀献从三焦论治 IgA 肾病经验[J]. 中医药临床杂志, 2005, 17（1）: 76-78.

[30] 王今朝, 黄彦彬. 再析张琪教授治疗 IgA 肾病血尿的经验[J]. 黑龙江中医药, 2005, （2）: 4-5.

[31] 孔薇. 王钢教授对 IgA 肾病中医药辨治规律研究[J]. 中国中西医结合肾病杂志, 2005, 6（2）: 67-69.

[32] 孙瑞涛. 王铁良教授治疗 IgA 肾病的临证经验浅析[J]. 中医药学刊, 2005, 23（2）: 230.

[33] 郑艳辉, 孙伟. 伴有咽喉症状的 IgA 肾病的辨证治疗[J]. 中国中医药信息杂志, 2005, 12（12）: 80-81.

[34] 陈香美, 陈以平, 李平, 等. 1016 例 IgA 肾病患者中医证候的多中心流行病学调查及相关因素分析[J]. 中国中西医结合杂志, 2006, 26（3）: 197-201.

[35] 林启展, 马育鹏, 潘碧琦, 等. 张琪教授辨治 IgA 肾病尿血证经验[J]. 广州中医药大学学报, 2006, 23（3）: 234-236.

[36] 聂莉芳, 余仁欢, 于大君. 益气滋肾颗粒控制 IgA 肾病血尿的多中心临床疗效评价[J]. 中国中西医结合肾病杂志, 2006, 7（4）: 215-218.

[37] 杨敏, 陈原, 熊维建, 等. 郑新主任医师治疗 IgA 肾病血尿的临证经验[J]. 中国中西医结合肾病志, 2006, 7（12）: 687-688.

[38] 沈惠风, 李鹤, 李祎群. 牛蒲汤治疗 IgA 肾病热结咽喉证 42 例临床观察[J]. 中国中西医结合肾病杂志, 2006, 7（2）: 98.

[39] 曹恩泽, 胡顺金. 中医药治疗 IgA 肾病血尿的经验[J]. 中医临床杂志, 2006, 18（3）: 221.

[40] 孙建实. IgA 肾病中医病因病机新探[J]. 中医药学报, 2006, 34（2）: 1-2.

[41] 郑春燕, 琚玮, 黄甡. 郑建民教授治 IgA 肾病经验[J]. 中医研究, 2006, 19（2）: 44-45.

[42] 中华中医药学会肾病分会. IgA 肾病的诊断、辨证分型和疗效评定[J]. 上海中医药杂志, 2007, 41（5）: 9-10.

[43] 余仁欢. 聂莉芳教授治疗 IgA 肾病的经验[J]. 中西医结合肾脏病杂志, 2007, 8 (1): 4-5.

[44] 聂莉芳, 韩东彦, 于大君, 等. 467 例慢性迁延期 IgA 肾病中医证候分布的研究[J]. 中西医结合肾脏病杂志, 2007, 8 (7): 404-405.

[45] 聂莉芳, 韩东彦, 余仁欢, 等. 363 例 IgA 肾病气阴两虚证类证候的分布研究[J]. 中国中西医结合肾病杂志, 2008, 9 (5): 426-429.

[46] 饶向荣, 白雅雯. 戴希文治疗 IgA 肾病的经验[J]. 北京中医药, 2008, 27 (9): 691-693.

[47] 顾向晨, 王怡, 卢嫣. 和解法在 IgA 肾病中应用的思考[J]. 上海中医药杂志, 2008, 42 (11): 90-92.

[48] 冯伟峰, 孙升云. 以"伏邪学说"探讨 IgA 肾病[J]. 浙江中医药大学学报, 2009, 33 (6): 748-749.

[49] 庞政, 朱晓娟. IgA 肾病血尿的诊断与中医治疗[J]. 中国社区医师·医学专业, 2009, 11 (21): 104.

[50] 须冰. 三焦理论与 IgA 肾病[J]. 中国中西医结合肾病杂志, 2009, 10 (7): 656-658.

[51] 裘怡. 王永钧从风湿论治慢性肾病的经验[J]. 浙江中医杂志, 2009, 44 (7): 472-473.

[52] 曾莉, 汤水福. 洪钦国教授治疗 IgA 肾病经验简介[J]. 新中医, 2010, 42 (5): 110-111.

[53] 何琳, 孔庆歆. IgA 肾病血尿的中医证治[J]. 中国全科医学, 2010, 13 (7): 2399-2400.

[54] 祁爱蓉. 脾肾相关理论在 IgA 肾病中的临床应用[A]. //中国中西医结合肾脏病专委会. 第十一届全国中西医结合肾脏病学术会议论文汇编[C]. 2010: 1.

[55] 潘莉, 丁英钧, 常风云, 等. 络病理论在 IgA 肾病中的应用[J]. 辽宁中医杂志, 2010, 37 (9): 1683-1684.

[56] 吴永君. 解毒通络扶正法辨治 IgA 肾病初探[J]. 陕西中医, 2010, 31 (6): 714-715.

[57] 朱晓雷. 金惠伯教授治疗 IgA 肾病经验介绍[J]. 光明中医, 2011, 26 (4): 664-665.

[58] 刘瑞勇, 张琳琪. 张琳琪教授治疗 IgA 肾病血尿的经验[J]. 光明中医, 2011, 26 (4): 678.

[59] 张丽, 张兴坤, 张宗礼. 张宗礼教授治疗 IgA 肾病经验[J]. 长春中医药大学学报, 2011, 27 (2): 191-192.

[60] 王宇光. 张琪治疗 IgA 肾病血尿经验[J]. 中医杂志, 2011, 52 (1): 14-15, 26.

[61] 李涵, 杜金行. 杜金行治疗 IgA 肾病临床经验[J]. 北京中医药, 2011, 30 (1): 28-29.

[62] 聂莉芳. 益气滋肾法治疗 IgA 肾病的系列研究与经验体会[J]. 中国中西医结合肾病杂志, 2011, 12 (1): 4-5.

[63] 贾冬梅. 浅述热毒与 IgA 肾病的关系[J]. 世界中医药, 2012, 7 (4): 284-286.

[64] 刘文朝, 杜文静, 万廷信. 万廷信主任医师治疗 IgA 肾病的用药规律经验介绍[J]. 新中医, 2012, 44 (2): 146-147.

[65] 周迎晨. 邹燕勤教授治疗 IgA 肾病经验[J]. 长春中医药大学学报, 2012, 28 (5): 799-800.

[66] 范军芬. 李学铭治疗 IgA 肾病临证经验撷菁[J]. 浙江中医杂志, 2012, 47 (1): 10-11.

[67] 聂莉芳, 徐建龙, 余仁欢, 等. IgA 肾病中医临床实践指南概览[J]. 中国中西医结合肾病杂志, 2013, 14 (7): 565-568.

[68] 中国中西医结合学会肾脏疾病专业委员会. IgA 肾病西医诊断和中医辨证分型的实践指南[J]. 中国中西医结合杂志, 2013, 33 (5): 583-585.

[69] 邹川, 卢富华, 刘旭生, 等. 黄春林教授分型治疗 IgA 肾病中医用药经验[J]. 世界科学技术–中医药现代化, 2013, 15 (5): 965-968.

[70] 黄文政, 何永生, 曹式丽, 等. 疏利少阳标本兼治法对 IgA 肾病相关作用机制的研究[J]. 天津中医药, 2013, 30 (6): 384.

[71] 邓杲. 王秀琴教授治疗尿血的经验总结及分析[D]. 北京: 北京中医药大学, 2013.

[72] 吴佳. 程晓霞教授中西医结合诊治 IgA 肾病经验[J]. 陕西中医学院学报, 2013, 36 (1): 30, 43.

[73] 张燕, 余仁欢, 孙红颖. 聂莉芳益气滋肾法治疗 IgA 肾病经验[J]. 中医杂志, 2014, 55 (24): 2084-2086.

[74] 樊平, 梁新华, 戴双明. 戴双明主任医师以三因制宜理论辨治 IgA 肾病的经验[J]. 陕西中医, 2014, 35 (12): 1668-1670.

[75] 张昆，焦安钦. 焦安钦教授治疗 IgA 肾病血尿临床经验[J]. 现代中医药，2014，34（4）：13-14.

[76] 杨荣栋，董志刚. 董志刚教授从经络论治 IgA 肾病经验[D]. 沈阳：辽宁中医药大学，2014.

[77] 陈迪，赵丹妮，何灵芝. 何灵芝主任辨治 IgA 肾病经验[J]. 浙江中医药大学学报，2014，38（2）：153-155.

[78] 杨荣栋，董志刚. 董志刚教授以虚论治 IgA 肾病经验[J]. 光明中医，2014，29（1）：37-38.

[79] 聂莉芳. IgA 肾病中医病名、证候特点及益气滋肾治法研究[J]. 中国中西医结合肾病杂志，2015，16（1）：1-3.

[80] 邵命海，卓鹏伟，彭培初. 彭培初辨治 IgA 肾病经验探析[J]. 上海中医药杂志，2015，49（4）：1-2.

[81] 聂莉芳. IgA 肾病中医病名、证候特点及益气滋肾治法研究[J]. 中国中西医结合肾病杂志，2015，16（1）：1-3.

[82] 巴元明，林晓媛. 邵朝弟治疗 IgA 肾病的经验[J]. 时珍国医国药，2015，26（3）：707-708.

[83] 张琳，曹式丽. 曹式丽从毒论治 IgA 肾病经验[J]. 辽宁中医杂志，2015，42（12）：2315-2316.

[84] 姚鑫，远方. 远方从瘀论治 IgA 肾病经验[J]. 湖南中医杂志，2015，31（2）：23-25.

[85] 郑蓉，姚晔，邓跃毅. 邓跃毅教授治疗 IgA 肾病临床经验[J]. 中国中西医结合肾病杂志，2015，16（12）：1041-1043.

[86] 杨恺瑞. "伏邪理论"在李侠教授治疗 IgA 肾病中的体现[D]. 北京：北京中医药大学，2017.

[87] 李刘生，赵明明，张昱. 张昱基于"虚—风—瘀—毒"复杂病机网络诊治 IgA 肾病的经验[J]. 世界中西医结合杂志，2017，12（4）：450-455，472.

[88] 李雯雯，贾维，沈沛成. 调和营卫法治疗 IgA 肾病的理论探微[J]. 中国中医基础医学杂志，2017，23（1）：53-54，62.

[89] 游培博，刘文军. 从标本缓急论治 IgA 肾病蛋白尿[J]. 环球中医药，2017，10（1）：44-46.

[90] 郑舒月，牛晓雨，马淑然. 刘燕池辨治 IgA 肾病经验[J]. 山东中医杂志，2017，36（5）：403-404，410.

[91] 崔海兰，黄一珊，姜韩雪，等. 刘玉宁教授运用三焦辨证治疗 IgA 肾病的临床经验[J]. 中国中西医结合肾病杂志，2018，19（12）：1035-1037.

[92] 陈瑶，车树强. 车树强运用补肾活血法为主分期治疗 IgA 肾病血尿经验[J]. 湖南中医杂志，2018，34（11）：23-24.

[93] 高雅婵，何立群. IgA 肾病血尿的病因病机及中医临床研究进展[J]. 中国中西医结合肾病杂志，2018，19（11）：1024-1026.

[94] 边红萍，张胜容. 张胜容教授辨证治疗 IgA 肾病临床经验[J]. 时珍国医国药，2018，29（11）：2765-2767.

[95] 刘纳，王祥生，赵旭涛. 王祥生六经辨治 IgA 肾病经验[J]. 中医药临床杂志，2018，30（10）：1802-1804.

[96] 孙红旭，卢嫣，王怡. "枢机不利"致 IgA 肾病机制探讨[J]. 辽宁中医杂志，2018，45（10）：2068-2070.

[97] 刘晨珂，徐杰，刘厚颖，等. 王玉林名老中医运用王氏肾炎汤治疗 IgA 肾病经验[J]. 中西医结合心血管病电子杂志，2019，7（17）：52-53.

[98] 李雪，陈静，马放，等. 占永立教授从咽论治 IgA 肾病的理论与实践探析[J]. 世界中医药，2019，14（4）：1002-1005，1010.

[99] 郝丽洋，周锦，朱敏杰，等. 周锦辨证治疗 IgA 肾病临床经验[J]. 山西中医，2019，35（4）：8-10.

[100] 苏红，安丽丽，韩培英. 郭登洲治疗 IgA 肾病经验[J]. 河南中医，2019，39（2）：192-194.

[101] 郭双奋，李琦. 李琦教授辨治 IgA 肾病临证经验[J]. 中国民族民间医药，2019，28（1）：84-85.

奖项类

[1] 补肾活血法治疗系膜增生性肾小球肾炎的基础和临床研究

  奖励年度与级别：2009 年天津市科学技术进步奖一等奖

  主要完成人：张大宁、张勉之、赵松，等

  主要完成单位：天津市中医药研究院

[2] 肾炎宁治疗 IgA 肾病的临床及实验研究
奖励年度与级别：2010 年河北省科技进步奖二等奖
主要完成人：郭登州、王月华、曹枫，等
主要完成单位：河北省中医院

[3] IgA 肾病辨证创新体系的建立与应用
奖励年度与级别：2011 年浙江省中国中华中医药学会科学技术奖二等奖
主要完成单位：杭州市中医院

[4] IgA 肾病中医证候特点及益气滋肾治法研究
奖励年度与级别：2011 年北京市科学技术奖二等奖
主要完成单位：中国中医科学院西苑医院

[5] 中药辨证论治联合激素对 IgA 肾病疗效水平的影响
奖励年度与级别：2012 年黑龙江省科技进步奖二等奖
主要完成单位：齐齐哈尔市中医医院

糖 尿 病

糖尿病（diabetes mellitus，DM）是由于胰岛素分泌绝对或相对不足（胰岛素分泌缺陷），以及机体靶组织或靶器官对胰岛素敏感性降低（胰岛素作用缺陷）引起的以血糖水平升高，可伴有血脂异常等为特征的代谢性疾病。DM 可分为原发性 DM 和继发性 DM，原发性 DM 又分为 1 型糖尿病（T1DM）和 2 型糖尿病（T2DM）。T1DM 为胰岛素分泌绝对不足，T2DM 为胰岛素不足伴抵抗；T1DM 必须使用胰岛素治疗，T2DM 多采用中西医综合控制。在 DM 中 90% 以上为 T2DM，按其自然过程分为 DM 前期、DM 期与慢性并发症期。严重高血糖时，出现典型的多饮、多尿、多食和消瘦"三多一少"症状，多见于 1 型糖尿病。发生酮症或酮症酸中毒时，"三多一少"症状更为明显。2 型糖尿病，多见疲乏无力，肥胖。DM 血糖严重升高者，可发生 DM 酮症酸中毒或非酮症性高渗综合征等急性并发症；长期血糖升高，可导致视网膜、肾脏、周围神经或血管等全身大血管、微血管及神经病变，是 DM 致死致残的主要原因。

本病的辨证论治，可参考中医学"脾瘅""消瘅""消渴"等。

一、诊 治 纲 要

（一）诊疗思路

中医学认为，糖尿病发生的原因，有禀赋异常、五脏柔弱、素体阴虚、过食肥甘、情志失调、久坐少动、运动量减少等因素。其中，禀赋异常为内因，饮食情志为外因，内外因相合而致糖尿病。过食肥甘厚味及饮食结构或质量改变为主要病因。禀赋异常，脾胃虚弱，又多食肥甘，滞胃碍脾，中焦壅滞，升降受阻，运化失司，聚湿变浊生痰，日久化热伤津；或久坐少动，活动减少，脾气呆滞，运化失常，脾不散精，精微物质不归正化，则为湿为痰、为浊为膏，日久化热；或情志失调，肝失疏泄，则中焦气机郁滞，形成肝脾气滞、肝胃气滞，脾胃运化失常，饮食壅而生热，滞而生痰，均可导致糖尿病。糖尿病为食、郁、痰、湿、热、瘀交织为患。其病机演变，基本按郁、热、虚、损四个阶段发展。发病初期以六郁为主，病位多在肝、脾（胃）；继则郁久化热，以肝热、胃热为主，亦可兼肺热、肠热；燥热既久，壮火食气，燥热伤阴，阴损及阳，终至气血阴阳俱虚；脏腑受损，病邪入络，络损脉损，变证百出。糖尿病病位在五脏，以脾（胃）、肝、肾为主，涉及心肺。病性多虚实夹杂，本虚标实，以阴虚或气虚为本，痰浊血瘀为标。初期为情志失调，痰浊化热伤阴，以标实为主；继之为气阴两虚，最后阴阳两虚，兼夹痰浊瘀血，以本虚为主。阴虚血脉运行涩滞、气虚推动无力、痰浊阻滞、血脉不利等，都可形成瘀血；痰浊是瘀血形成的病理基础，且二者相互影响；瘀血贯穿糖尿病始终，是并发症发生和发展的病理基础；痰浊、瘀血又可损伤脏腑，酿生毒邪，内蕴血分，耗伤气血；痰浊、瘀血、毒邪相合，使病变错综复杂。

　　糖尿病辨证，首先当明确郁、热、虚、损等不同病程特点。郁、热、虚、损，往往同时存在，但根据其表现程度的轻重不同，而有所侧重。郁的阶段代表疾病早期，由于长期饮食积滞或情志不调等，使机体处于一种郁滞状态，表现为肝郁气滞、脾胃壅滞等证；郁滞日久化热，热邪弥漫，波及脏腑，则见肝热、胃热、肠热、肺热、血热之证；火热持续，势必伤阴耗气，伤及脏腑元气，致各种虚象渐显。同时，因气血津液运行不利，致痰浊瘀血等病理产物逐渐内生。此阶段以热为根源，虚为标象，病性属虚实夹杂。糖尿病后期，诸虚渐重，气阴两虚，阴损及阳；或因虚极而脏腑受损，或因久病入络，络瘀脉损而成，表现为络损、脉损和以此为基础导致的脏腑器官损伤，主要表现为肝肾阴虚和阴阳两虚之证。其次辨标本。糖尿病以阴虚为主，燥热为标，两者互为因果，常因病程长短及病情轻重的不同，而阴虚和燥热之表现各有侧重。一般初病多以燥热为主，病程较长者则阴虚与燥热互见，日久则以阴虚为主。进而由于阴损及阳，可见气阴两虚，并导致阴阳俱虚之证。第三，辨本症与并发症。多饮、多食、多尿和乏力、消瘦为糖尿病本症的基本临床表现，而易发生诸多并发症为本病的另一特点。本症与并发症的关系，一般以本症为主，并发症为次。多数患者，先见本症，随病情的发展而出现并发症。但亦有少数患者与此相反，如少数中老年患者，"三多"及消瘦的本症不明显，常因痈疽、眼疾、心脑病症等为线索，最后确诊为糖尿病。第四，辨兼夹证。糖尿病不同时期，特别是并发症期，多有兼夹痰、湿、浊、瘀之不同，或多种病理要素相互兼夹，当辨析其先后主次之不同。

　　糖尿病的治疗，初期多六郁相兼为病，宜辛开苦降，行气化痰。郁久化热，肝胃郁热者，宜开郁清胃；热盛者宜苦酸制甜，其肺热、肠热、胃热诸证并宜辨证治之。燥热伤阴，壮火食气，终致气血阴阳俱虚，则须益气养血，滋阴补阳润燥。脉损、络损诸证，更宜及早、全程治络，应根据不同病情选用辛香疏络、辛润通络、活血通络诸法，有利于提高临床疗效。对于糖尿病患者，合理用药的同时，积极预防各种并发症，科学的饮食、规律的生活、运动锻炼、调畅情志也是糖尿病综合治疗的重要部分。

（二）辨证论治

　　综合中西医结合专业规划教材《内科学》《今日中医内科》《糖尿病中医防治指南》《糖尿病中医诊疗标准》《中西医结合临床内科学》以及名老中医经验等，将糖尿病的辨证论治要点概括为以下几个方面。

1. 糖尿病前期

（1）脾胃壅滞证

　　临床表现：腹型肥胖，脘腹胀满，嗳气、矢气频频，得嗳气、矢气后胀满缓解，大便量多，舌质淡红，舌体胖大，苔白厚，脉滑。

　　基本病机：实热内积，气滞不行。

　　常用治法：调畅气机，消除积热。

（2）肝郁气滞证

临床表现：情绪低落，急躁易怒，两胁胀满，胸闷，胸痛，腹胀，舌淡苔薄白或舌红苔黄，脉弦。

基本病机：肝失疏泄，气机郁滞。

常用治法：疏肝解郁，调理气机。

（3）湿热蕴脾证

临床表现：胸脘腹胀，或食后饱满，头身困重，体型肥胖，心胸烦闷，四肢倦怠，小便黄赤，大便不爽，舌红苔黄腻，脉滑数。

基本病机：湿热困脾，脾失健运。

常用治法：清热除湿，健脾和胃。

（4）脾虚痰湿证

临床表现：形体肥胖，腹部增大；或见倦怠乏力，纳呆便溏，口淡无味或黏腻，舌质淡有齿痕，苔薄白或腻，脉濡缓。

基本病机：脾气亏虚，痰湿阻滞。

常用治法：健运脾胃，化除痰湿。

（5）气阴两虚证

临床表现：倦怠乏力，自汗盗汗，气短懒言，口渴喜饮，五心烦热，心悸失眠，溲赤便秘，舌红少津，舌体胖大，苔薄或花剥，脉弦或细数。

基本病机：元气亏虚，阴液内耗。

常用治法：补益元气，滋补阴液。

2. 糖尿病期

（1）肝胃郁热证

临床表现：面色红赤，心烦易怒，口干口苦，脘腹痞满，胸胁胀闷，形体偏胖，腹部胀大，大便干，小便色黄，舌质红，苔黄，脉弦数。

基本病机：肝胃气滞，郁而化热。

常用治法：开解肝郁，清泻实热。

（2）痰热互结证

临床表现：形体肥胖，腹部胀大，口干口渴，胸闷脘痞，喜冷饮，饮水量多，心烦口苦，大便干结，小便色黄，舌质红，舌体胖，苔黄腻，脉弦滑。

基本病机：痰浊内蕴，痰热互结。

常用治法：清泻实热，燥化痰湿。

（3）肺胃热盛证

临床表现：口大渴，易饥多食，汗出多，喜冷饮，饮水量多，小便多，面色红赤，舌红，苔薄黄，脉洪大。

基本病机：肺胃实热，壅盛化火。

常用治法：清肺热，泄胃火。

（4）胃肠实热证

临床表现：脘腹胀满，痞塞不适，大便秘结难行，口干口苦，或有口臭，口渴喜冷饮，饮水量多，多食易饥，舌红，苔黄，脉数有力。

基本病机：胃肠实热，气机壅滞。

常用治法：清热泻火，泻下导滞。

（5）肠道湿热证

临床表现：脘腹痞满，大便黏腻不爽，或见臭秽难闻；小便色黄，口干不渴，或有口臭，舌红，舌体胖大，或边有齿痕，苔黄腻，脉滑数。

基本病机：湿热之邪，壅滞肠道，传导不利。

常用治法：清热利湿。

（6）热毒炽盛证

临床表现：口渴引饮，心胸烦热，体生疖疮、痈疽，或皮肤瘙痒，便干溲黄，舌红，苔黄，脉滑数。

基本病机：邪热化毒内炽，耗津腐肉。

常用治法：清热凉血，泻火解毒。

（7）热盛伤津证

临床表现：口大渴，汗多，乏力，喜冷饮，饮水量多，易饥多食，尿频量多，口苦，溲赤便秘，舌干红，苔黄燥，脉洪大而虚。

基本病机：实热内盛，耗伤气阴。

常用治法：清泻实热，补气生津。

（8）阴虚火旺证

临床表现：五心烦热，急躁易怒，口干口渴，时时汗出，少寐多梦，小便短赤，大便干，舌红赤，少苔，脉虚细数。

基本病机：阴液亏虚，火热内盛。

常用治法：滋阴降火。

（9）气阴两虚证

临床表现：消瘦，疲乏无力，易汗出，口干口苦，心悸失眠，舌红少津，苔薄白干或少苔，脉虚细数。

基本病机：元气亏虚，阴液内耗。

常用治法：益气养阴，清热生津。

（10）脾虚胃滞（热）证

临床表现：心下痞满，乏力纳呆，口苦口干，水谷不消，便溏，或腹泻，干呕呃逆，舌淡胖苔腻或薄黄腻，舌下络瘀，脉弦滑无力。

基本病机：脾气亏虚，气滞于胃，脾胃升降失常，纳运失司。

常用治法：辛开苦降，调理气机。

（11）上热下寒证

临床表现：心烦口苦，胃脘灼热，或呕吐、下利，手足及下肢冷甚，舌红，苔根部腐腻，舌下脉络瘀闭。

基本病机：热盛于上，寒聚于下，寒热错杂。

常用治法：清上温下。

3. 糖尿病并发症期

（1）肝肾阴虚证

临床表现：小便频数，浑浊如膏，视物模糊，腰膝酸软，五心烦热，低热颧红，口干咽燥，多梦遗精，皮肤干燥，雀目，或蚊蝇飞舞，或失明，皮肤瘙痒，舌红少苔，脉细数。

基本病机：肝肾阴精亏虚，虚热内生。

常用治法：滋阴清热，补益肝肾。

（2）阴阳两虚证

临床表现：小便频数，夜尿增多，浑浊如脂如膏，甚至饮一溲一，五心烦热，口干咽燥，神疲，耳轮干枯，面色黧黑，腰膝酸软无力，畏寒肢凉，四肢欠温，阳痿，下肢浮肿，甚则全身皆肿，舌质淡，苔白而干，脉沉细无力。

基本病机：阴损及阳，肾阳衰微。

常用治法：补益肝肾精血，阴阳并调。

（3）脾肾阳虚证

临床表现：腰膝酸冷，夜尿频，畏寒身冷，小便清长或小便不利，大便稀溏，或见浮肿，舌淡胖大，脉沉细。

基本病机：脾肾阳虚，气化不利。

常用治法：温补脾肾，助阳化气。

4. 兼证

（1）兼痰

临床表现：主要见于肥胖糖尿病患者。嗜食肥甘，形体肥胖，呕恶眩晕，恶心口黏，头重嗜睡，食油腻则加重，舌体胖大，苔白厚腻。

基本病机：痰浊阻滞，气机不畅。

常用治法：调畅气机，健脾化痰。

（2）兼湿

临床表现：主要见于糖尿病胃肠病变患者。头重昏蒙，四肢沉重，遇阴雨天加重，倦怠嗜卧，脘腹胀满，食少纳呆，大便溏泄或黏滞不爽，小便不利，舌胖大，边有齿痕，苔腻，脉弦滑。

基本病机：湿浊内生，气机不利。

常用治法：健脾燥湿，和胃理气。

（3）兼浊

临床表现：主要见于糖尿病血脂、血尿酸较高的患者。实验室检查：血脂或血尿酸升高，或伴脂肪肝；腹部肥胖，舌胖大，苔腐腻，脉滑。

基本病机：久病迁延，脂浊内生。

常用治法：疏利气机，升清泄浊。

（4）兼瘀

临床表现：主要见于糖尿病血管病变。肢体麻木或疼痛，胸闷刺痛，或中风偏瘫，语言謇涩，或眼底出血，或下肢紫黯，唇舌紫黯，舌有瘀斑或舌下青筋暴露，苔薄白，脉弦涩。

基本病机：久病入络，瘀血内生。

常用治法：理气活血，破血除瘀。

二、名 家 心 法

1. 张鸿恩

【主题】　发病以阴虚为本，治疗须兼顾血瘀

【释义】　张鸿恩等认为，糖尿病的病机以阴虚为其发病的关键。初始多见阴虚热盛证，阴虚在肺肾，热盛在肺胃。随着临床应用清热药及正气的消耗，热象随之而失，呈现气阴两虚证。此时气虚以脾气虚为主，阴虚以肾阴虚为主，日久阴损及阳而见阴阳两虚。瘀血是本病预后差的重要方面，随着病程的推移，常因瘀血引起并发症致残或危及生命。随着科学的发展，以血液流变学检查方法，可及早发现血液的瘀滞情况。临床无瘀血表现，而血液流变学检查示血黏度增高者，要及时活血治疗，以减少并发症的发生。湿热阻滞是糖尿病病程中的变证，湿热阻滞的病人多伴有泌尿系感染、慢性迁延性肝炎等其他疾病。（张鸿恩，林兰，睦书魁. 糖尿病中医病机探讨（附 112 例分析）[J]. 吉林中医药，1989，11（1）：11-12.）

2. 熊曼琪

【主题】　脾气亏虚，运化失司，病发消渴

【释义】　熊曼琪认为，脾虚之人，复因饮食不节、情志不调、过度劳倦等，更伤脾胃，致使饮食摄入不能正常运化转输，气津无以充养全身，发为消渴病；或过食肥甘辛辣，或饮酒过度，反而酿生湿浊，困遏脾气，造成脾虚湿困；年老本虚，形胖湿盛之人，又因饮食劳倦所伤，致脾为湿困，脾气虚弱。上述各种因素直接或间接损伤脾气，致使脾气虚弱，脾胃运化失司，升降失常，脾主散精上归于肺，肺津枯燥则燥渴引饮；脾主输津于胃，脾虚不能输津于胃，则胃失濡润，胃燥阳亢则消谷善饥；脾主肌肉四肢，脾气不能健运输布，胃虽摄入大量饮食，但气血仍无以生化输布充养四肢肌肉，则在多食同时见消瘦，倦怠乏力，少气懒言；脾气主升，气虚则清气不升，精微不布，随津液下趋偏渗于膀胱，则见小便清长频多、尿糖高，甚者出现腹泻；或有脾气虚日久则胃气亦虚，病人不多食反而出现纳差；脾气虚弱日久气血生化不足，或气虚不能推动血的运行，脉络瘀阻，致肢体失养，则出现麻木。脾虚肝血不足，则双目视物昏蒙；脾虚气血不足，肌肤失于濡养，营卫乖和，或血虚生风，皆可导致皮肤发痒。（熊曼琪，李惠林. 脾虚是消渴病的重要病机[J]. 广州中医学院学报，1991，8（1）：1-4.）

3. 邓铁涛

【主题】　发病之本，脾肾两虚

【释义】　邓铁涛认为，肾为先天之本，主藏精而寓元阴元阳；肾阴亏虚则虚火内生，上燔心肺则多饮，中灼脾胃则消谷；阴虚阳亢固摄失司，故小便量多。《石室秘录·消渴篇》明确指出："消渴之证，虽分上、中、下，而肾虚以致渴则无不同也。故治消之法，以治肾为主，不必问其上、中、下之消也。"可见，消渴以肾气阴两虚为本。《素问·阴阳应象大论》指出：

"年四十而阴气自半也。"阴气即肾气，含肾阴、肾阳。对中老年消渴病人来说，肾虚真水不足是三消之本，命门火衰乃下消之因。此外，脾为后天之本，主运化，为胃行其津液；脾阴不足，胃热亢盛，则多食多饮；脾气虚，不能摄水谷精微，则小便味甘；水谷精微不能濡养肌肉，故形体消瘦，可见脾脏气阴亏虚与消渴发病亦密切相关。因此，邓铁涛认为滋阴益肾、健脾益气，乃治疗本病的关键所在；而六味地黄丸，其立法以肾、肝、脾三阴并补，若在此基础上加强益气之功，则能符合临床治疗之要求。（温子龙. 邓铁涛治疗中老年消渴的经验[J]. 浙江中医杂志，2001，（9）：3.）

4. 王文彦

【主题】　脾胃运化失常，清浊升降失调为主要病机

【释义】　王文彦指出，若因饮食失常、情志失调或劳倦内伤而损伤脾胃，可致脾胃运化功能失调，清气当升而不升，浊阴当降而不降。当食物入于胃时，若胃气虚弱，不能将水谷腐熟为精微，或脾虚不能为胃行其津液，使水谷精微之气不能运化输布而独留于脾，则清阳当升不升而与浊阴同降并随尿排除，以致精微物质及津液流失，发为消渴病。或脾虚运而不化，只能运输水谷之气，而不能将其进一步化生为能被脏腑应用的精微物质，亦致水谷物质不能充养五脏六腑及四肢百骸，使谷气随尿排出，发为消渴病。肺居上焦，肺之阴赖脾气输布津液以滋润，当脾虚不能运化水谷精微并散布于肺，肺失脾土之津而干涸，化燥生热，热反伤阴，心火亢盛，则可致烦渴而多饮；脾虚运而不化，不能将水谷化生为精微物质，以充养脏用，则脏腑失养而致多食易饥；由于多饮及多食，但脾虚而不能将津液敷布于周身，肾亦不能蒸化，使津液随尿排出，以致多尿；脾胃为后天之本、气血生化之源，若脾胃失调，不能将水谷转化为精微物质，以充养五脏六腑、四肢百骸，则机体得不到充养，以致日渐消瘦并乏力。（陈民. 王文彦教授对消渴病的独到认识[J]. 中医函授通讯，1994，44（6）：42-43.）

5. 林兰

【主题】　复合病因，耗伤阴液，致五脏柔弱为主因

【释义】　林兰认为，禀赋不足，五脏柔弱为发病的主因、内因。《黄帝内经》"五脏皆柔弱者，善病消瘅"之论，与西医所说的遗传因素、体质因素是一致的。外因必须通过内因起作用。先天禀赋不足，五脏柔弱，使肾虚、肺燥、胃热，阴虚燥热的病机主线乃成，六淫侵袭，化热损阴，内外相合发为消渴病。六淫侵袭犯肺伤阴，与西医病毒感染启动了自身免疫，导致胰岛细胞的毁损而发生糖尿病的认识基本相同。情志不调，郁久化火，上损肺津，中伤胃液，下耗肾水，发为消渴病。此与西医理论中紧张刺激可致内分泌失调，焦虑状态血胰岛素含量减少可诱发糖尿病观点一致。饮食不节，蕴热伤津可致胃火亢盛，上耗肺津，下损肾阴发为消渴病，为发病的外因之一。西医亦十分重视饮食失控导致肥胖，产生胰岛素抵抗而诱发糖尿病。劳逸失度，房劳伤肾，可使人的禀赋愈亏，体内肾上腺素、肾上腺皮质激素分泌增加，与胰岛素相拮抗，促进糖原异生，升高血糖而发生糖尿病。由此可见，糖尿病是先天不足、饮食、劳倦、房劳、六淫、七情等复合病因，耗伤肺、胃、脾、肾之阴所致。肺、脾、肾等脏腑柔弱，津液代谢失常，肝气郁结，疏泄不利，可造成气滞、血瘀、痰凝，使病情迁延缠绵，变证百出。（林兰. 糖尿病的中医研究[J]. 中国医药学报，1998，13（4）：3-5.）

【主题】　三期三型，分证辨治

【释义】 林兰等以中医八纲、脏腑辨证理论为指导，宏观辨证和微观检测相结合，对成人糖尿病患者进行了系统的中医证候研究。结果发现糖尿病患者具有热盛、阴虚、气虚、阳虚等四大证候，且证候之间相互兼夹，经分析归纳为"阴虚热盛""气阴两虚""阴阳两虚"等三个证型，反映了糖尿病早、中、晚三个阶段，阴虚为三型的共性，"气阴两虚"为基本证型。进一步对糖尿病患者进行临床验证，结果证实了"三型辨证"的客观性和可靠性。总结出"三型辨证"的特点。①阴虚热盛型，以热盛证候为主兼有阴虚证，多见于糖尿病早期，血糖较高，病程较短，并发症少而轻，以中青年居多。该类患者对糖尿病缺乏认识，常伴有恐惧、焦虑、抑郁心理。②气阴两虚型，以气虚证候为主兼阴虚证，为糖尿病中期阶段，病程较长，并发症多而轻；见于糖尿病早期肾病、视网膜及周围神经病变等，以中老年居多。③阴阳两虚型，以阳虚证候为主兼有阴虚证，病程最长，并发症多而重；见于糖尿病并发心、脑、肾等多脏器功能不全以及胃肠功能紊乱，为糖尿病后期，以年老患者居多。系糖尿病迁延日久，阴损及阳，致全身阴阳亏虚，功能低下。（林兰，倪青. 2 型糖尿病"三型辨证"的理论与实践[A]. 第五届全国中西医结合内分泌代谢病学术大会暨糖尿病论坛论文集[C]. 2012：1-5.）

6. 魏子孝

【主题】 病涉全身脏腑，肝失疏泄为主，病机分虚实两端

【释义】 魏子孝认为，由于肝在生理功能及组织结构上与其他脏腑组织气血津液密切相连，肝为气化之本，在病理上对其他脏腑组织气血津液有广泛的影响，而消渴病就是一个涉及全身各脏腑组织的疾病。五脏之中，肝主疏泄，调节控制整个机体新陈代谢的动态变化。肝的经脉上行胃、膈入肺。肝气郁结，易从火化；火性炎上，上灼于肺；肺阴耗伤，津液干涸，则多饮；肝木不能调达，脾胃失其疏泄，则升降失常，气机不利，郁而化火，则消谷善饥；肝肾同源，肝火亢盛，肾阴耗伤，肾气失其固摄，约束无权，故多尿。肝失疏泄，脏气失和，气血津液代谢异常，阴阳水火调节失衡，其病理机转有虚、实两端。实证，肝气郁结为始，而后可致肝郁脾虚，或肝郁化火犯肺胃及肾，或肝郁痰瘀；虚证，肝郁化火伤阴而致肝肾阴虚，日久阴损及阳而肝肾阳虚，也有年迈而以肝肾阳虚发病者。（王智明，魏子孝. 从肝论治消渴（糖尿病）的临床体会[J]. 中国中医基础医学杂志，2001，7（3）：65-67.）

7. 王道坤

【主题】 因瘀致病，因病致瘀

【释义】 王道坤认为，消渴病的病程中始终与瘀血密切相关，瘀血既是糖尿病的病理产物，又是糖尿病发生及加重的重要因素。即所谓"因瘀致病，因病致瘀"。其形成原因：一是气虚血运无力为瘀；二是燥热耗灼营阴，阴虚血少运行不畅而成瘀；三是医者拘泥阴虚燥热的病机，在治疗中偏于滋阴清热，过用苦寒伤阳，寒甚血脉凝滞而致瘀；四是病久入络，营卫之行涩而成瘀。临床上，糖尿病患者常出现的口干但漱水而不欲咽、颜面部黄褐斑、色泽晦暗、肌肤甲错、舌质紫黯瘀斑、舌下脉络青紫迂曲等症状，以及出现肢体麻木刺痛、女子月经不调、体表血管异常，以及顽固性皮肤瘙痒、疮疡疖肿、化脓溃烂、动脉硬化、中风偏瘫等并发症，都属于内有瘀血的表现。基于此，在辨证论治中多加用当归、丹参、虎杖、泽兰、赤芍、三七、益母草、桃仁、红花等活血化瘀之品。（徐杰. 王道坤教授治疗糖尿病思想探究[J]. 甘肃中医学院学报，2002，19（1）：1-2.）

8. 朱良春

【主题】　久病患者，多为肝失疏泄，变生诸症

【释义】　朱良春指出，糖尿病人经中西药物治疗后，三多症状多不明显，而尿糖、血糖高于正常范围。尤其是胰岛素依赖型患者，久治不愈，燥热入血，血滞浊留，气阴两损；燥热不仅伤津伤血，而壮火食气乃至气虚、阴虚。盖津亏液少则不能载血畅行经脉，致血行缓慢，乃至瘀阻脉络。气虚无力鼓动，脾虚运化失司，浊邪羁留，壅塞三焦，乃使气机升降失常，气血运行阻滞，体内各种代谢物质紊乱，痰瘀湿浊蓄积，即成西医所谓之酸性酮体。现代医学认为，糖尿病的病机是胰腺内外引起的能量代谢紊乱，即葡萄糖氧化供能的去路障碍和机体脏腑能量来源不足，及脂类、蛋白质分解代谢异常。治疗重点，应以疏通障碍和恢复受损器官的机能为主。此说恰和调理肝脾、益气养阴、和血通脉的治法相吻合。考胰岛素是由胰腺分泌的有效化学物质，含量微小，但活性很大。与肝的疏泄失度密切相关，肝的疏泄太过和疏泄不及，均导致胰腺分泌机能紊乱，而变生糖尿病的各种症状。胰岛素依赖型，多见形体消瘦，神疲乏力，不耐劳累，心慌气短，懒言少动，头昏目眩，心烦少寐，多汗口干，肢体发麻或疼痛，腰膝酸软，舌多暗淡或衬紫，脉多细弦带涩。这些与肝有密切关系的症状，说明糖尿病久治不愈者，除与肺、脾、肾脏腑功能失调有关外，与肝的功能失调有密切相关。（邱志济，朱建平，马璇卿. 朱良春治疗糖尿病用药经验和特色选析——著名老中医学家朱良春教授临床经验（39）[J]. 辽宁中医杂志，2003，30（3）：163-164.）

9. 姜良铎

【主题】　内外合毒，杂而为病

【释义】　姜良铎认为，2型糖尿病的发生较为复杂，多为内外合毒，杂而为病。内生之"糖毒"既是糖尿病之因，又是糖尿病之果，还是加重糖尿病及其慢性并发症以及发生兼证、变证的根源。糖毒还常易化生"热毒""火毒"，而"热毒""火毒""糖毒"相合，蓄积胶结，内外相引，侵犯脏腑，可耗伤阴津，内生燥热；进而阴伤及气，致气阴两虚；日久不得纠正，最终将出现阴阳两虚的糖尿病诸症。此外，"糖毒"乃终身之毒，迁延难解，日久不去，一方面导致中焦脾胃运化失权，并与易生痰湿的肥甘厚味内外相合而酿湿生痰；又可因阳气亏虚，水津不化，聚而成痰。此外，火热之毒又可直接炼液为痰而蕴生"痰毒"。另一方面"糖毒"蓄积不解，损伤气血，致气虚推动无力，血行不畅；阴阳失调，阳虚生寒，寒凝血滞；阴虚内热，灼炼阴血，血涩难行；情志不畅，气郁不达，血行涩滞等，均又可蕴成"瘀毒"。"瘀毒"和"痰毒"均为机体在代谢过程中产生的代谢废物，是对机体有不利影响的因素，"瘀毒""痰毒"相互影响，互相转化，痰阻则血难行，血瘀则痰难化。三毒与其他病因相合，又成为导致糖尿病慢性并发症的重要致病因素。（李怡，姜良铎. 从"毒"而论糖尿病的病因病机初探[J]. 中国医药学报，2004，19（2）：119-120.）

10. 吴深涛

【主题】　启变要素，浊毒内蕴

【释义】　吴深涛认为，浊毒为糖尿病病机的启变要素。初为血浊内瘀，促发了血糖升高和形成持续高血糖状态及损害脏腑气血。而浊邪本为害清之邪气，加之其黏滞之性与毒相类，黏滞于血分，瘀败腐化必酿生毒性。而浊毒内蕴过程，对于机体是一种慢性、渐进性的损害，

并致使机体处于慢性中毒状态（糖毒性、脂毒性）。因此，从病程而论，糖尿病早期阶段的病机，多单纯以血浊内瘀；此后的阶段，由浊生毒、浊毒内蕴，是糖尿病形成和进一步发展的主要病机因素。虽然浊毒单纯从其属性而言多为实邪，可以表现为实证，但基于许多患者病初即已正气内虚，或浊毒内蕴血分后化热化燥，必耗气血伤阴津，或阴损及阳，导致阳虚或阴阳两虚，变为寒热错杂之证。再者，浊毒常相生相助为虐，如浊毒内蕴血分，不仅可再伤脾气而生瘀浊（胰岛细胞损害）；亦使肾不固藏，精微泄漏（尿糖甚至尿蛋白增多）；或致肝失疏泄、藏血不利而形成瘀血（肝糖原合成减少，分解增加）；亦能消肌肤（胰岛素受体缺陷）等等。根据浊毒的演变过程，可以分为脾不散精、血浊内生，由浊致毒、浊毒内蕴和浊毒兼杂顽痰瘀血3个过程。（何燕. 吴深涛运用浊毒理论治疗糖尿病及其并发症经验[J]. 河北中医，2009，31（9）：1285，1297.）

11. 栗德林

【主题】　五脏虚弱为发病基础，气阴两虚为基本病机

【释义】　栗德林认为，先天禀赋不足，五脏虚弱是消渴的发病基础，气阴两虚是贯穿消渴全过程的基本病机，也是消渴病病理转机的关键。因此，气阴两虚与本病的发生有着密切的关系。一方面，由于消渴病日久，脾气亏虚，生化不足，气血津液生化无源，津亏液少，气血不足，形成气阴两虚；另一方面，消渴病人素体阴虚，容易在阴虚的基础上形成气阴两虚。精微物质的化生与输布全赖气的推动，气虚则化生无权，阴精更少，而阴精少则气更虚。如此反复，更易形成气阴两虚之证。再者，消渴病人由于阴虚火旺日久，既伤阴又耗气，最终导致气阴两虚。故气阴两虚是消渴病病机的重要阶段，并贯穿于疾病的始终。只有当气阴两虚证得到有效控制，可以转化为气虚或阴虚，疾病才会逐渐缓解。否则，将由气及血致瘀血阻塞，虚火灼津为痰。消渴所形成之瘀血、痰浊，交阻经脉而发病。因此，努力纠正"气阴两虚"这一重要病理环节，对治疗本病具有深远的意义。（李泽光，栗德林. 栗德林教授关于糖尿病足的理论研究[J]. 中医药信息，2009，26（5）：56-57.）

12. 印会河

【主题】　热盛为本，络脉瘀阻贯穿全程

【释义】　印会河认为，糖尿病患者早期有阳热亢盛，气化太过的表现。比如，患者饮食入胃后，腐熟消化的过程较迅速，故消谷易饥；水液蒸腾较过，故汗多；膀胱气化太过，故溲数；水液耗散，故口干口渴多饮，这种机能亢进的状态循环往复。根据目前临床调查，多数糖尿病患者发病的早期，往往有饮食不节生胃热；不节嗜欲，不慎喜怒生心火、肝热；大便秘结生肠热等导致阳热亢盛的病因，这些均符合消渴多因"阳气悍而燥热郁甚之所成"的观点。此期虽可耗气伤阴，有气阴不足的表现，但气阴不足决非矛盾的主要方面。所以，治疗上应本着气由热损，津由热耗的思想，以清热为法，少佐养阴生津之法。只有热邪清除，气阴才得以恢复。燥热不除，则多汗、多尿现象得不到纠正，会耗散阳气，耗伤阴血。众所周知，汗和尿都是阳气作用于阴液而得，壮火散气，耗气伤阴，日久则会导致气阴两伤，进而阴损及阳，阴阳两虚。燥热内灼可以致瘀，津亏血枯可以致瘀，气虚气滞可以致瘀，阴血虚衰可以致瘀，阳虚寒凝也可致瘀。因此，脉络瘀阻贯穿消渴病全过程。瘀血内阻，使脏腑器官功能失调，产生种种变证。（徐远. 印会河治疗糖尿病经验[J]. 世界中医药，2007，2（1）：27-28.）

13. 任继学

【主题】 禀赋为本，燥热为标，散膏为核心

【释义】 任继学认为，消渴发病，禀赋为本，燥热为标，散膏（胰腺）为其核心。部分消渴患者，其父精母血遗有先天消渴之因，是谓禀赋之毒，它植根于肾命，潜伏于散膏。散膏为元真精气所化，乃肾命体用之延伸。内虚外患削伐肾命，正气虚衰无力镇摄伏毒，致水火失衡，水亏火盛则伤精耗液，阴盛阳虚则气不化精，二者均可导致散膏精液衰乏，温润无力，燥象虚张声势而致消渴。消渴发病，是因情志抑郁、饮食不节（尤其是酗酒蓄毒）、年老体衰或先天禀赋不足而化燥，燥又分热燥、寒燥。热燥耗精损液，寒燥凝精害液，使液不散，津不布，瘀滞内生而化毒，损害散膏，侵蚀三焦，进而募原受伤，藏真受损，由损生逆，由逆致变，变则为病。三焦为气化水津之通道，三焦受损，气化受阻，以致气不化精，精不化液，水津代谢失常，气血循环瘀阻，痰浊内生，毒自内泛，体液暗耗而成病。故本病临床多表现为气血精津代谢失常之症，如体倦，身痒，汗出，口干，甚则烦渴喜饮，多尿，多食善饥，形体消瘦等虚损性症状。（任继学. 任继学经验集[M]. 北京：人民卫生出版社，2009：195-196.）

14. 仝小林

【主题】 脾瘅病机，中满内热

【释义】 仝小林认为，脾瘅的形成和发展过程与代谢综合征基本一致，二者具有共同的基础和始动因素——肥胖，共同的核心病机——"中满内热"。其证候的形成和演变过程可概括为在遗传背景下，长期过食肥甘和少动，生膏生脂，引发肥胖；肥胖生中满，中满生内热，脾失健运，导致枢机不利，大气不转，进而化热、化湿、化痰、化浊。肝胆火盛则发眩晕，胃肠热盛则生消渴，浊入血脉则血脂异常，膏聚脏腑则生脂肪肝，湿热下注则引发痛风。病程日久，膏脂湿浊痰瘀毒使脉络瘀闭，多脏受损，则中风、胸痹、目盲、肾劳、皮痹（肌肤甲错）、脉痹（脱疽）等变证百出。由于脾主运化水谷，过食肥甘，脾胃功能受损，食滞中焦而成中满；脾土壅滞，日久则化热。内热主要累及脾、胃、肠，涉及肝胆，可见胃热、肠热、肠胃俱热，或胆热、肝热。病理产物为膏、浊、痰、湿、瘀、毒。脾主运化水湿，脾失健运，则津液输布代谢障碍，水液不化，聚而成湿，停而为痰；中焦升降失常，不能"泌糟粕，蒸津液"，清浊难分，浊从中而化；水停则血瘀，痰浊瘀血积久，则聚而为毒。总而言之，中满内热是脾瘅的核心病机，中焦受困致枢机不利、大气不转，脾运化失职，是湿浊内困，痰浊内生，瘀血内阻，浊毒内聚的关键。（仝小林，姬航宇，李敏，等. 脾瘅新论[J]. 中华中医药杂志，2009，24（8）：988-991.）

【主题】 消瘅病机，脏腑柔弱

【释义】 仝小林认为，消瘅的基础病机，主要是脏腑柔弱，诸脏虚弱，调适能力较差；若饮食起居不慎，易伤脏腑而生诸病。脾失养不能为胃行其津液；肝失养而疏泄失常，或致相火妄动，消铄津液；肾失养而精血亏少，封藏失职，一不能蒸腾津液上承，二不能蒸腾卫气上运温肺固表，而使饮入于胃后不经布散而直趋于下，流失于外。如此种种，均可导致消渴病的发生。脏腑"消瘅"，可由七情所伤致。心为君主之官，主血，藏神；肝者谋虑之官，主疏泄，藏魂。怒则肝气上逆，气血上壅而积于胸中，气血郁滞，郁久化热，耗铄津液而成"消瘅"。津伤血液不畅复瘀，瘀血形成后进一步妨碍了营血的运行，无论阴虚、气虚或阳虚，都与瘀血

互为因果，导致正气益虚，体内各种代谢失去平衡，从而产生各种病证。其临床症状，可见性情急躁（其心刚，刚则多怒），发热（血脉不行，转而为热），肌肉消瘦痿弱；胸中不舒，胸部皮肤充血；目坚硬（坚）活动不灵活（固）而深陷（深），横眉直视（长冲直扬）。(仝小林. 糖络杂病论[M]. 北京：人民卫生出版社，2010：7-8.)

【主题】 脾虚胃热，病在脾肾

【释义】 仝小林认为，"消瘅"的发生多与先天禀赋相关。《灵枢·五变》曰："五脏皆柔弱者，善病消瘅。"五脏之中，肾为先天之本，脾为后天之本，故脏腑虚弱最关乎脾肾。肾虚则脏腑先天不足，功能低下。脾虚则运化无力。若饮食不慎则积聚中土，日久化热，可致阳土（胃土）有热，阴土（脾土）愈虚。《脾胃论》云："脾胃气虚，则下流于肾，阴火得以乘其土位。"因而脾肾更虚，邪火伏胃。肝脉挟胃，胃伏火邪，波及肝木，形成肝热。《脾胃论》言："既脾胃气衰，元气不足，而心火独盛。"正如《灵枢·五变》所述："其心刚，刚则多怒，怒则气上逆，胸中蓄积，血气逆流，髋皮充肌，血脉不行，转而为热，热则消肌肤，故为消瘅。"因此可以说，脾虚胃热是"消瘅"的核心病机，病理中心在脾肾。《脾胃论》云："脾胃虚则火邪乘之，而生大热。"此处火邪，即指脾胃气虚下流于肾形成的阴火。体内大热，耗气伤阴，形成气阴两伤，肝肾愈亏，致肝肾阴虚。因此，由"消瘅"至消渴，再由消渴至并病，其病机演变规律大致为：脾虚胃热－气津两伤－肝肾阴虚－阴阳两虚－脾肾阳虚。由此看出，"消瘅"发为消渴过程中，脾肾是关键病理中心。(仝小林. 糖络杂病论[M]. 北京：人民卫生出版社，2010：9-10.)

【主题】 络脉病机演变，从滞→瘀→闭

【释义】 仝小林提出，糖尿病络脉病变经历"络脉滞、络脉瘀、络脉闭"三个阶段。三个阶段依次发生，是对"络气失用"到"络血伤形"的形象概括。络病的病机往往殊途同归，即络脉瘀滞是其共同走向。"邪"客络脉，营卫气化失常，络之气血津液代谢必将紊乱，导致不同程度的络中气滞、血瘀或痰阻饮停。因此，初起营卫不和是络病的基本病理环节，此阶段为"络脉滞"；此后气机不畅，津血输布失常，络脉失于濡养或瘀血内停，血行不畅，气血互根互用，血瘀加重气滞，气滞影响血行，气滞血瘀，则百病丛生，此阶段为"络脉瘀"；瘀血内阻，络道不利，痰浊渐生，病至晚期，痰瘀凝结，络脉闭塞，此即"络脉闭"。(刘霞. 仝小林教授治疗 2 型糖尿病临证经验总结[D]. 北京：北京中医药大学，2008.)

【主题】 观察舌底络脉，判断虚实寒热

【释义】 仝小林认为，糖尿病患者的舌底脉络形色的改变，对提示糖尿病患者的病程、病情的虚实有重要意义。舌下脉络的观察，包括两个方面：其一为脉络之形，其二为脉络之色。脉络若充盈，或迂曲，甚则成片，常见于实证，为痰或瘀血内阻。若脉络塌陷，细短，则为虚证，多为气血阴阳不足。舌下脉络颜色变化，可反映病之寒热与轻重。舌下络脉色红，提示病情轻或为寒证；若脉色发紫，提示病情较重或热重；若出现瘀点或瘀斑，则病情甚。舌色、舌下络脉瘀滞，与患者年龄有密切关系；随着年龄的增长，会出现络脉的闭塞；在舌则表现为瘀点或瘀斑；眼底检查作为糖尿病血管病变检查的一部分，可直观的显现眼络的生理病理变化；舌下络脉诊法在判断病期中应与眼底互参。(刘霞. 仝小林教授治疗 2 型糖尿病临证经验总结[D]. 北京：北京中医药大学，2008.)

15. 周仲瑛

【主题】 燥本阴虚，三热致消

【释义】　周仲瑛认为，糖尿病有燥热、湿热、瘀热的病机，常称之为"三热"。燥热为病，主因肺、胃、肾三脏阴津不足，真水亏耗，而致阴虚阳盛，发为消渴。燥热本质在阴虚，阴虚致生燥热。燥热伤肺，肺失濡润，津不上承，故常出现口干、咽燥、喜饮。湿热本质以实为主，但可以化燥伤阴。若湿热蕴于上中焦，则见口渴而不多饮，似饥而不欲多食，脘腹满闷，口苦黏腻，尿频尿急，苔黄腐腻或黄厚腻，脉濡缓或濡数。若湿热阻于下焦，则见身热，尿频尿急，口苦黏腻，苔黄腐腻，脉滑数。周仲瑛提出"瘀热致消"之说，因为津血同源，互为资生转化，阴虚燥热，津亏液少，则不能载血循经畅行，血液停滞，发为瘀血；亦可因燥热久羁内灼，煎熬营血，而致血瘀；瘀热久羁，又可化热伤阴，津伤而瘀愈深，循环往复，病渐笃深。瘀阻气滞，则津液愈益难以输布。病程日久，症见舌质紫暗，或舌有瘀点、瘀斑，舌下脉络粗大、迂曲，脉细涩或结代；或时有胸中刺痛，心悸、肢麻，或头痛，眩晕，耳鸣，甚至半身不遂。多见于消渴久病的兼夹证，即西医学糖尿病合并微循环障碍、心脑供血不足等多种并发症。（田同良，王珊珊，陈晓娅. 周仲瑛教授治疗糖尿病经验[J]. 中医临床研究，2014，6（7）：113-114.）

16. 祝谌予

【主题】　治本为主，化瘀为辅

【释义】　祝谌予认为，糖尿病患者阴虚火旺，煎熬津液，势必引起血液黏滞，运行不畅致瘀，即所谓"阴虚血滞"。气为血帅，血为气母，气运血，血载气。糖尿病患者阴血亏虚，气无所附，导致气虚。气虚血运无力而致瘀，即所谓"气虚浊留"。另外糖尿病多缠绵难愈，久病也会造成血脉失疏。临床上，大多数病人的舌质，多表现为淡暗，或红暗，或见瘀斑，或见舌下静脉青紫怒张，或见肌肤甲错；或病人主诉肢体麻木疼痛，口渴甚但饮水不多。常见的并发症，如冠心病、脑血管意外、高血压、眼底视网膜病变、周围神经炎等，其病理机制均为"血脉瘀阻"所致。糖尿病之病理机制为阴虚燥热，最后导致气血阴阳俱衰。"血瘀"为本病之标，治疗时，应在辨证的基础上，以治本为主，活血化瘀治标为辅，或标本并重。但活血化瘀法要贯穿治疗的始终。即便瘀血症状不明显，也应防患于未然，"疏其气血，令其条达"。用药应多选用丹参、葛根、鸡血藤、赤芍、当归等养血活血之品，以防温燥伤阴，而达增水行舟之目的。（李毅. 祝谌予老中医用活血化瘀法治疗糖尿病的经验[J]. 北京中医学院学报，1986，9（5）：27-28.）

17. 杜雨茂

【主题】　治以润上健中，补脾肺之气，温下补火，暖肾元之阳

【释义】　杜雨茂认为，糖尿病乃三焦病变皆有，三消错杂共现。其中，上、中焦因气阴之不足，下焦乃阳虚或阴阳双亏。肺主气为宗气之门，功专布津液于周身。脾为后天之本，气血生化之源，精微资生之巢。肾为先天之根，内宅元阴元阳。若肺气不足，津液不布，气津亏虚，则客热熏灼；中焦失司，脾气亏虚，燥润相背，精华不运，津液不化，则宗气不生，元气不升；而肾之二元亏耗，则上不能滋润肺气肺阴，中不能温化脾土之阳。且脾肺二脏，病久穷必及肾。从阴阳气血水火言，则肺为阴虚火旺，气阴不足；脾为气不升运，肾为阳衰无化，或阴亏不润。况肺为娇脏，喜润恶燥；脾为阴土，喜运恶滞；肾为人本，喜补恶泻。故治之法，当以润上健中，补脾肺之气；温下补火，暖肾元之阳。药以益气润肺，天冬、麦冬、五味子之

属；补气健脾，西洋参、茯苓、山药、黄芪之类；润清胃燥，黄精、沙参、粉葛、天花粉、知母之辈；温补肾元，以熟地、山萸肉、沙苑子、枸杞子补肾阴之亏，附子、肉桂温肾阳之衰。并佐以敛津固涩之品，如金樱子、覆盆子、益智仁等，以制精津下趋，对降低尿糖有确切疗效。且沙参、麦冬同滋肺胃，天冬、五味子、黄精共濡肺肾；西洋参、黄精，既能补脾之气，又能润肺之阴。山萸肉、沙苑子、益智仁、五味子，一以温补元气，一以固摄肾精。山药补脾气中有益胃阴之意，黄精滋胃阴中寓益脾气之功。（史宇广，单书健. 当代名医临证精华·消渴专辑[M]. 北京：中医古籍出版社，1992：81-82.）

18. 李寿山

【主题】 治疗大法为益气滋阴，清热润燥，调补阴阳

【释义】 李寿山认为，消渴病由阴虚之体，肥甘无节，饮酒过度，情志失调，从而形成阴虚燥热的病理变化；病延日久，阴损及阳，则形成阴阳俱虚证。治疗大法，不外益气、滋阴、清热、润燥、调补阴阳。①阴虚燥热，治以益气养阴。消渴之成，责之于阴虚内热，热伤气阴化火，内生燥热，消灼肺胃津液及肾之阴精，而阴虚的重点在肾，燥热的本质属虚。临床上虽有多饮、多食、多尿三消之分，然实际难以截然划分，唯有主次缓急之别。临床出现肺燥多饮，胃热善饥，肾虚多尿者，不必凿分上中下三消而分治之，凡临床症见烦渴多饮，消谷善饥，小便数多，倦怠无力，头晕耳鸣，视力减弱，日渐消瘦，舌红少津，苔薄黄，脉弦滑或数，空腹血糖或尿糖高者，即可投以经验方消渴汤，益气养阴，清热润燥治之。药用黄芪、太子参、山药、麦冬、玄参、五味子、生地、枸杞子。②阴损及阳，滋肾调补阴阳。消渴病久，未能控制，阴损及阳，常见阴阳俱虚证。症见面色㿠白，倦怠怕冷，腰膝酸软，口渴多饮，小便频多而混浊如有脂膏，男子阳痿，女子闭经；甚则浮肿，大便溏泄，舌淡苔白，脉沉细无力。此为阴阳俱虚之证，病的关键在肾。方用肾气丸化裁，药用熟地黄、山茱萸、山药、茯苓、肉桂、炮附子、仙灵脾、鹿角霜、桑螵蛸、益智仁、覆盆子。（李寿山. 李寿山医学集要[M]. 李小贤等整理. 大连：大连出版社，1992：153-156.）

19. 冯建华

【主题】 痰湿证治以健脾运脾，燥湿化痰

【释义】 冯建华认为，形成痰湿的病理基础，主要是肺、脾、肾三脏功能失调；但重点在脾，脾失健运是形成痰湿的主要原因，故中医有"肥人多痰湿"之说。有人做过调查证实，在 40 岁以上的糖尿病病人中，约 2/3 的病人在发病前体重超过 10%。可以说，肥胖是Ⅱ型糖尿病的重要诱发因素之一，而不能一概责之于阴虚或热盛。在治疗中，燥湿化痰无疑是具有重要意义的。而在临床运用时，应考虑到痰湿与脾虚的关系，尤其是脾虚症状明显时，更应重视健脾，即健脾燥湿化痰。方用白术、茯苓、陈皮、半夏、苍术、泽泻等药物，共奏燥湿化痰，降浊消脂之功。所以，在诊治Ⅱ型糖尿病人时，要考虑痰湿证的存在。对痰湿型的治疗，应以燥湿化痰为务，兼顾运脾，用药不必过分顾忌"阴虚燥热"。（冯建华. 糖尿病痰湿型论治 36 例小结[J]. 中国医药学报，1994，9（6）：29-30.）

20. 吴以岭

【主题】 病变根本在于脾失运化，从脾论治

【释义】　吴以岭认为，消渴病根本的病理变化在于脾的转输功能失常而引起的水谷津液输布和利用上的不平衡及代谢紊乱状态。其中，脾之病变并非一端，故应审因而治。消渴治脾之道，大要不外以下几个方面：一曰益脾气，脾气旺而阴自升；药用黄芪、山药、白术、人参等；二曰养脾阴，脾为太阴，太阴者三阴之长，脾阴足自能灌溉诸脏腑；药用玉竹、黄精、石斛、葛根等；三曰化脾湿，使湿不困脾，运化自健；药用苍术、茯苓、泽泻、佩兰等；四曰泻脾热，脾有伏火，则蒸胃熏肺；药用黄连、石膏、青黛等；五曰温脾阳，用于消渴病渴饮无度，脾土内溃，或过用寒凉，克伐中阳者；药用桂枝、干姜，甚者用附子等。治脾诸法，或可与滋脾益肾相兼，或与清胃同施；或专药独任，直培中宫，贵在使脾运得健，水谷精微的转输与利用恢复正常为目的。诸药合用，以益脾气、养脾阴为主，并配以清脾热、化脾湿、温脾阳、活血、行气诸药，治脾诸法并行不悖，使脾气旺而运化健，脾阴足而精自生。湿热清、血脉和而中焦气机畅达，则饮食之津微，通五脏，达六腑，四肢百骸皆得其养；津自生，力自达，消渴病诸证得以悉除。（吴以岭. 消渴病从脾论治探讨[J]. 中医杂志，2002，3（6）：410-411.）

21. 周国英

【主题】　治疗不忘血瘀，养血活血为主

【释义】　周国英认为，在糖尿病的病程中均存在有血瘀的病机，治疗当不忘血瘀的本质，以养血活血为主；同时注意调整脏腑气血阴阳虚损，协调阴阳，维持气血运行的通畅。活血化瘀法，应当以养血活血为主，不主张使用大量破血攻伐药物，或长期用虫类通络药物损伤正气。因糖尿病患者多数存在不同程度的虚损情况，尤其是老年人或久病患者，多存在气阴两虚、脾肾亏虚、肝肾两虚，甚至阴阳两虚的情况，常需长期配合使用活血化瘀药物；为避免损伤正气，应选用养血活血之品，根据消渴血瘀的轻重程度选择用药。如消渴早期，血瘀征象不十分明显时，可用丹参一味，防止血瘀的形成，通利血脉；消渴中后期，本虚明显，血瘀证表现也逐渐突出，可选用桃红四物汤、血府逐瘀汤、补阳还五汤等方加减。针对消渴合并严重并发症或晚期时，应予以活血通络，常用药如地龙、僵蚕、水蛭、蜈蚣等。注意剂量不宜太大，尽量选择毒副作用小者，以散剂入药为佳，不宜长期服用。（张前. 周国英教授治疗 2 型糖尿病经验总结[D]. 福州：福建中医学院，2004.）

22. 冯兴中

【主题】　毒邪内生发病，治法多兼解毒

【释义】　冯兴中认为，糖尿病之毒主要是内生之毒，系脏腑功能失调和气血运行紊乱，机体内代谢产物不能及时排出，蕴积于体内而化生。在糖尿病过程中，患者阴虚燥热日久，伤阴耗气，气阴两虚，气虚运血无力，阴虚津亏液乏；导致机体气血阴阳亏虚，变生水湿痰饮，血脉不畅，痰瘀互结，无以排出，或为湿毒，或为瘀毒；毒损脑髓，发生中风痴呆；毒痹胸阳，发为心痛；毒结肾络，变生关格水肿；毒客经脉，则肢体麻木坏疽；毒窜肌肤，则为风毒瘙痒。糖尿病之毒具有广泛性、从化性、善变性、趋内性、兼夹性、顽固性等病理特点。临床表现为热毒、湿毒、痰毒、瘀毒、风毒等多种形式；治疗宜采用清热解毒、利湿祛毒、化痰解毒、活血祛瘀解毒、扶正解毒诸法。认为毒邪理论与糖尿病发病机制之炎症学说具有内在联系，解毒法是防治糖尿病的重要方法。（冯兴中. 解毒法在糖尿病治疗中的意义[J]. 山东中医药大学学报，2010，34（1）：23-25.）

23. 颜德馨

【主题】 治疗主张运脾行津，提出"脾胰同源"，治脾即治胰

【释义】 颜德馨认为，消渴病的病因多系恣啖肥甘，以致脾运失畅，湿热内盛，肝肾阴亏。故《素问·奇病论》谓："此肥美之所发也，此人必数食甘美而多肥也。肥者，令人内热，甘者令人中满，故其气上溢，转为消渴。"可见，消渴的病机与脾失健运有关，其症状也多系脾失健运的结果。如脾气不足，则津液不升，故口渴欲饮；脾气不升，反而下陷，使水谷精微随小便排出体外，而出现多尿且味甘；脾虚不能为胃行其津液，而致胃火炽盛，可见消谷善饥；脾主四肢肌肉，脾虚则肌肉消削，乏力倦怠等。中医学无"胰"之脏，从胰的生理功能来看，当隶属中医学"脾"的范畴，胰腺的病理改变大多归属于脾的病理变化之中，为此提出"脾胰同源"之说，应用运脾法治疗胰脏病变，临床习用苍术健脾运脾，激发胰岛功能，使脾气健运，不治渴而渴自止。（韩天雄，颜琼枝. 国医大师颜德馨教授辨治糖尿病经验[J]. 浙江中医药大学学报，2012，36（10）：1067-1069.）

【主题】 久病多主活血化瘀

【释义】 颜德馨认为，消渴病缠绵难愈，日久势必影响气血功能，导致气血阴阳失调，血气运行不畅，瘀血内生。如脾气虚弱，运行乏力，血流受阻，可致血瘀；或阴血不足，血脉失于濡润，使血干涩成瘀。临床上，消渴病常见口渴、头晕、胸痛、舌紫，均为瘀血表现。治以活血化瘀，调畅气血；见善饥，形体日瘦，大便秘结，小便频数，舌红或暗红，有瘀斑瘀点，苔黄或黄腻，脉滑数等瘀热蕴结表现，投以清热解毒，活血祛瘀之温清饮加减；见烦渴多饮，尿频而多，色浑浊如脂膏，面色晦黯，胸闷胸痛，盗汗失眠，舌暗红而有紫气，苔黄而少津，脉弦滑或弦数等阴虚血瘀表现，投以滋阴生津，活血养血之人参白虎汤合桃红四物汤加减；见气短乏力，易于饥饿，渴饮不多，小便清长，面色憔悴，胸闷憋气，腰膝酸软，舌淡红，有瘀斑瘀点，苔薄白，脉细弱等气虚血瘀表现，投以益气健脾，活血化瘀之补阳还五汤加减。（韩天雄，颜琼枝. 国医大师颜德馨教授辨治糖尿病经验[J]. 浙江中医药大学学报，2012，36（10）：1067-1069.）

24. 岳仁宋

【主题】 治疗重点为苦辛运中，清热祛湿并举

【释义】 岳仁宋认为，在消渴病的病机演变过程中，湿土之气同类相召，故湿热之邪始虽外受，终归脾胃；湿热证多以脾胃为病变中心，常表现为中焦湿热证候。而中气之盛衰决定中焦湿热的转归，中气实而阳气偏旺者，则邪随热化，病变部位偏重于阳明胃，则见热重湿轻，以实证为主的虚实夹杂证，治疗重点在于泻热兼以化湿；中气虚者，则邪随湿化而病变部位偏重于太阴脾，见湿重热轻，以虚证为主的虚实夹杂之证，治疗重点在于益气健脾化湿佐以清热；中气无明显偏颇则见湿热偏重证，治疗重点在于苦辛运中，清热与祛湿并举之法。（李娟，岳仁宋. 消渴病从湿热论治[J]. 四川中医，2013，31（2）：43-45.）

25. 高普

【主题】 治疗主张益气养阴，滋阴补肾

【释义】 高普指出，老年糖尿病病机以阴虚为本，燥热为标，而肾阴虚为根。五脏皆受

损，以肾为主。五脏津液皆本于肾，肾阴虚则虚火上扰，灼伤心肺，而见渴饮不止，心烦燥热；阴虚火旺，中灼脾胃，则消谷善饥。肾为胃之关，失于濡养，则开阖固摄失权，关门不利。肾与膀胱同处下焦，受邪失司，下焦之水妄行，则水谷精微不能正常输布，故而小便多，尿有甜味。肾气虚，不能固护精液，久则气阴两虚，阴虚致瘀，瘀则络脉不通。在治疗中，主张益气养阴，滋阴补肾为主。治之从肾论治，尤其注重肾阴虚论治。同时，在临床中也会出现阴津愈损，燥热愈甚；燥热愈甚，则更加损耗阴津。消渴病日久，阴津耗损，上、中之燥邪可乘势下犯及肾，尤其是中消传变至肾，表现明显。消渴病日久，未能控制，则阴损及阳，常见阴阳俱虚诸证，病机的关键更在于肾。因此，在消渴的临床治疗中，各脏腑应协调兼顾，尤其应该重视肾的关键作用。肾主藏精，为先天之本。水谷精微的化生，须借助于肾阳的温煦，肾内寓元阴元阳，滋其阴则上润肺胃，壮其阳则助脾运化。概而言之，消渴病证属肾阴虚，多采用六味地黄丸；脾肾阳虚者，多采用八味肾气丸。（许建梅，宋芊，靳冰，等. 高普教授从肾论治老年糖尿病[J]. 中医药学报，2015，43（1）：89-91.）

三、医 论 选 要

1. 痰湿致消论（高中祖）

【提要】 糖尿病与痰湿关系密切，痰湿既可直接耗伤阴液，痰郁化火，又可损伤阴液，更有痰湿日久闭阻经络，阴津失于输布，使肌体失去濡养而发为消渴。

【原论】 对于消渴病的病机，大都认为是阴津亏损，燥热内盛，阴虚为本，燥热为标。自当代施今墨、祝谌予氏创立气阴两虚说和血瘀说以来，各种病机假说被不断地提出，极大地丰富了对消渴病发病机理的认识。但关于消渴与痰湿的关系重视不够。①素体亏虚，气机失调。脾虚失健，水湿内停，蕴结成痰；或脾失摄纳，水谷精微下注，不能濡养充实五脏经脉，致百脉空虚，常为有形之邪所占踞，致经络阻滞而成痰；肾中阴虚及阳，出现阴阳两虚；阴虚则精不可生，骨髓空虚；阳虚则不能蒸腾气化，水液停聚而成痰；三焦失于通调，水气互结成痰。肺朝百脉，阴损及阳，阳虚气亏，宣降无力，痰阻气滞而致瘀血阻脉。②热盛伤津，炼液成痰。肾阴不足，阴虚内热，煎熬津液，津液黏稠，瘀阻脉络而致痰饮；肺燥津亏，肺阴不足，肺失宣降敷布，聚津成痰；脾胃受燥热损伤，胃火炽盛，脾阴亏损，脾失健运，水湿内停，蕴结成痰。由此可见，阳虚则气乏，阴虚则血竭津涸，阴虚内热则灼津炽痰，血黏液稠，皆可使三焦失于通调，水湿互结成痰。糖尿病病程长、难速愈。其原因之一，痰湿黏腻浊滞，为病缠绵难解；痰浊形成之后，极易阻碍气机，影响脏腑功能。其有形之痰或壅于心肺，或留于肝胆，或阻于脾，或碍于肾，或滞于目，或闭阻血络等，皆可进一步阻碍津液敷布，加重津亏气虚、燥热、瘀血，形成恶性循环，以致血中糖、脂居高不下，并发症迭出不穷。临床上如不辨有无痰湿气滞，而一味养阴滋燥、清热活血而难为功者，常与气机阻滞未得调畅，痰湿未得蠲化有关。

糖尿病不仅缠绵难愈，而且并发症较多。其原因之一，是痰湿黏腻浊滞，阻塞血络，与瘀血搏结之后，尤属如斯。痰湿留于体内，随气升降，无处不到，或阻于肺，或停于胃，或蒙心窍，或流窜经络，或郁于脑络，临床上变证可随痰湿阻塞部位的不同而异。如痰瘀阻于肢体脉络，可表现为肢端麻木刺痛，甚至坏死脱疽；阻于心脉，则心悸、胸痛；上阻脑络、目系，则可发生中风、视物障碍，直至失明；下阻肾脏，则可出现尿蛋白，直至肾功能衰竭。（张海燕，高中祖. 消渴病从痰湿论治[J]. 江西中医药，2007，38（5）：23-25.）

2. 消渴非皆为燥热论（周洲）

【提要】 消渴虽多阴虚燥热，但不能概括消渴病的全貌。五脏功能失调，脾气散津无权，精微不得正化，是消渴病的关键病机。

【原论】 历来中医论消渴多以三消立意。其多饮归上消，为燥热伤津所发；多食属中消，为胃热消谷所为；关于多尿之下消，教材除责之于肾虚外，余未作详细论述。其阴虚燥热为病理特点而贯穿始终。消渴多饮其因有三：形体肥胖者，多因痰浊壅滞阻于气道，气道相对狭窄，此类患者夜间鼾声如雷，大量津液随之而失，晨起多口干而苦，甚有夜间多饮水者；另有患者五脏柔弱，水谷精微不得正化，体内水津输布异常，津随液失，精随尿出，脾不散津，津不上承；再有患者多尿日久，津液亏耗，阴虚津亏，燥热内生，此类患者形体消瘦为其临床特点。另多食者其因亦有三：患者平素脾健胃强，而不能控制饮食，酒醴过度，食入的精微难以为五脏六腑全部利用，超出正常人体代谢之需要，多余的精微物质反阻脾胃而生痰、生浊或随尿排出，形体丰肥为此类患者的临床特征；另有患者胃强而脾弱，正常情况下脾不能完全为胃行其精微，故而要使精微物质完全满足人体正常需要，必须通过多食才能实现；三者则更有胃中燥热所耗，而不能为机体代谢正常提供精微物质；胃之消渴善饥，实为机体为满足代谢需要而形成的代偿机制。关于多尿一症虽属下焦，但水津代谢与脾之运化、肺之通调、三焦之运输、肾阳之气化关系密切。综上所述，消渴五脏功能失调，阴阳气血运转异常，皆可致机体产生"三消"之症状，绝非阴虚燥热所为。消渴之名，本于尿有甜味，相传为孙思邈在临床中见消渴患者尿地时虫蚁善食而聚所发现，并成为糖尿病的定名基础。"五味入口藏于胃，脾为之行其精气，精气在脾故令人口甜"。此本说明甜味归五脏皆脾气所主，其实质为体内葡萄糖不得正化使然。正常情况下，人身之精微随脾气而散，通过肺之输布，和调于五脏，洒陈于六腑，为人体生生不息的功能活动，提供着足够的物质基础。病理条件下，若患者多食肥腻、酒醴无度，即使脾强胃旺，但精微生成超过人体功能代谢需要，五脏也难将其完全代谢消耗，此必阻脾气而生湿化浊，机体平衡系统也会促使多余物质从尿而出，以求得机体代谢暂时平衡。再有，患者平素情志不畅，肝木侮土，禀赋不足，劳倦过度，致使五脏柔弱。此皆可使中焦运化无权，脾气散精功能失调，五脏功能代谢紊乱，精微不得正化而入三焦，进而水液从尿而失。不可否认，在消渴病的发展过程中，会有中焦生湿，湿生热，热伤阴，阴虚生燥，燥伤津的病理过程，但阴虚之先，脾已失正常运化，两者之间明显存在有因果关系，故而阴虚燥热不能概括消渴病的全貌。反之，五脏功能失调，脾气散津无权，精微不得正化，倒与消渴病的病理特征更为贴近。（黄为群，周洲. 消渴"阴虚燥热"辨[J]. 山东中医药大学学报，2008，6（1）：21-22.）

3. 气虚浊留论（李振中）

【提要】 脾气虚弱，健运失司，脾不散精，精微蓄积过多而为浊；气虚血瘀，湿聚为痰，痰湿瘀血滞留脉道，使饮食精微不能正常转输布散而蓄积亦为浊。因此，健脾益气、化痰活血是降浊之基本法则。

【原论】 糖尿病以气阴两虚为本，气虚鼓动无力，血流缓慢致瘀；阴亏液少，血液黏滞，血行涩滞不畅而致瘀。瘀血郁久化热或消渴燥热，炼津为痰；或脾虚失运，水湿内生，聚而为痰。血糖、血脂者，饮食所化之精微也。脾气虚弱，健运失司，脾不散精，精微蓄积过多而为浊（糖浊、脂浊），此即近代名医祝谌予谓之的"气虚浊留"。痰与浊混溶而为痰浊，痰浊瘀血滞留互阻于脉络。如是，痰浊滞积则阻碍血行，血行不畅而致瘀；血液瘀滞则脉络痹阻不通畅，致使湿聚为痰，精微蓄积为浊而致痰浊。痰浊瘀血相互作用，互为因果，恶性循环，致使痰浊（痰糖浊、痰脂浊）升高和瘀血加重，造成糖尿病进行性发展加重。浊的形成，多为脾虚失健，无力运化敷布饮食精微各归其所，精微蓄积过多所致。若中焦健旺，输布饮食精微各归其所，精微则不能蓄积而形成浊（糖浊、脂浊），故健脾补气是治本降浊。瘀血痰湿，滞留互阻于脉络，阻碍血行，致使饮食精微不能正常敷布而各归其所，蓄积过多而为浊。故当祛湿化痰，活血化瘀，则湿祛痰除，滞活瘀化，脉络通畅，血流畅利，精微得以顺利输布而各归其所。因此，化痰散结、活血化瘀是治标降浊。临床多见痰浊瘀血互阻的糖尿病，以气阴两虚为本，痰浊瘀血为标。治本，当益气（健脾补气）养阴降浊；治标，当化痰活血降浊。如斯，标本兼治，攻补兼施，可收事半功倍降浊之功效。临床常用黄芪、太子参、生地黄、玄参、苍术、丹参、葛根、白僵蚕、清半夏、茯苓、泽兰、水蛭等加减。（李振中，董志，丁学屏，等. 气虚浊留[J]. 中华中医药杂志，2009，24（S1）：168.）

4. 伏毒伤肝论（朴春丽）

【提要】　先天禀赋内蕴之毒，加之后天饮食不节、情志失调，是糖尿病的诱发因素；肝失疏泄，是糖尿病发生的启动环节和病机核心；伏毒伤肝，是糖尿病的病理基础。

【原论】　伏邪与长期的精神压力、不良饮食习惯有关，导致伏毒内蕴于肝。糖尿病的发生与肝失疏泄有着密切的关系。从对肝的功能分析，如饮食不节，过食肥甘，加之好逸恶劳，易致形体肥胖，痰湿壅盛，郁遏肝气；长期的精神刺激最易伤肝，使肝失调畅，气机紊乱；素体阴虚复加劳欲过度，肾阴匮乏，导致肝阴（血）不足，影响肝之疏泄等。由于肝疏泄失职，气机紊乱，致使气血津液等精微物质不能进行正常代谢，作用于人体皆可致瘀、痰、湿、浊之邪，留而不去，胶结壅滞，深伏络脉蕴邪成毒。伏毒阻滞肝络，络为毒扰，又致痰、瘀、湿、浊、热，伏毒既因又果，继而引起肺、胃、肾等脏腑功能紊乱，出现糖尿病多饮、多食、多尿及消瘦等症状。"五脏六腑，肝为之将"（《甲乙经》），继而引起肺、胃、肾等脏腑功能紊乱，导致糖尿病的产生发展。

肝的功能失调在糖尿病中的作用，与现代医学的胰岛素抵抗引起 2 型糖尿病的作用极为类似，故伏毒伤肝是胰岛素抵抗及 T2DM 的主要病理机制，伏毒伤肝高度概括了 2 型糖尿病的病理机制。肝脏生理病理在早期糖尿病的发病机理中起着重要的作用，在其并发症中也扮演着重要角色。如肝阴不足，肝阳上亢导致眩晕；肝阳化风，脑络瘀阻导致中风；肝在体为筋，肝血不足或肝血瘀阻，筋脉失养，导致肢体麻木不仁；肝主藏血，心主血脉，肝郁气滞血瘀，阻于心脉，导致胸痹、心痛等；肝开窍于目，肝阴不足或肝郁气滞血瘀，精血不能上承于目则视瞻昏渺；肝肾同源，肝血不足，不能滋生肾精，进而肾阴阳两虚，导致水肿、腰痛；肝郁肾虚，宗筋不用而导致阳痿；肝气不疏，郁久化火，火热炽盛，壅聚凝滞成毒，故出现疖、痈、脓肿等。这些慢性并发症的发病机理亦离不开肝。

综上所述，由于先天禀赋内蕴之毒，加之后天饮食不节、情志失调是糖尿病的诱发因素，肝失疏泄是糖尿病发生的启动环节和病机核心，伏毒伤肝是糖尿病的病理基础。（朴春丽，杨叔禹，仝小林，等. 早期干预糖尿病策略重视"伏毒伤肝"的思考[A]. //第四届国际中医糖尿病大会论文汇编[C]. 2009：148-154.）

5. 脾虚不运不化论（蓝青强）

【提要】 脾胃受损，失其运化，不能上输于肺；肺津干涸，化燥生热则口渴；脾不能为胃行其津液，胃阴虚则火旺消谷善饥；脾虚则生化乏源，阴精化源不足；久病及肾而见消瘦、乏力诸证。故消渴治法当以健脾助运为主。

【原论】 脾位于中焦，为气机枢纽。脾主运化，水谷精微须经脾气散精才能上输于肺。若脾气不足，水谷精微不能运化吸收，则肺肾之阴皆失补充，故可致肺燥肾亏。又脾主肌肉，脾虚则肌肤失于濡养而见消瘦乏力。脾虚水湿不运，湿邪内生，湿郁化热，湿热交阻，阻碍中焦气机升降，又可反过来损伤阴津的化生。糖尿病的病因虽有饮食不节、情志失调、劳欲过度等多种因素，但这些因素均可直接或间接地影响到脾胃，造成脾胃功能的障碍。若脾胃受损，一者影响运化功能，致脾失其散精之用，不能把水谷精微上输于肺，使肺津干涸，化燥生热，故需饮水自救而见口渴喜饮之症。同时，脾虚不能输津滋润于胃，胃阴不足，胃阳独旺，便可产生消谷善饥之症。二者脾虚影响生化功能，可致阴精化源不足，肾精来源衰少以致津液不能充养形体，因而出现体倦乏力、气短、形体消瘦等症。三者脾病其气不升，反而下降，津液趋下，注入小肠，渗入膀胱，故小便频数量多。水谷精微未经肺的宣发，变味而用，却下流原味而出，故小便混浊味甜。由于脾虚为消渴之重要病机，临床又多见夹痰、夹湿、夹瘀之证，故而治法当以健脾助运为主，辅以健脾祛痰、健脾燥湿、益气活血等。因脾虚为消渴之重要病机，且脾虚不运，上不润肺，下不滋肾，故而治消渴当先健脾助运，以复脾之运化，则精微水液得以输布于肺肾，诸证自安；因脾虚又可见痰、湿、瘀血，则应在健脾助运基础上，辨明其兼证，采用相应治法，以求治病求本。如脾虚不化，水液不得输布，困脾而生痰、湿，因脾喜燥恶湿，则应加燥湿健脾之品。如有血瘀，则应用益气活血之法，以活血化瘀，畅通气机，使其能载液上行，则渴自止。（邓鑫，吴发胜，覃洁梅. 全国名老中医蓝青强教授治疗糖尿病的经验[J]. 吉林中医药，2011，12（1）：24-25.）

6. "郁热虚损"四段论（仝小林）

【提要】 糖尿病的演变可分为郁、热、虚、损四个阶段。疾病早期，饮食积滞或情志不调等，气机郁滞；气郁、食郁等日久化热，热邪弥漫，波及脏腑；火热持续，势必伤阴耗气，伤及脏腑元气；疾病后期则诸虚渐重，气阴两虚，阴损及阳，或因虚极而脏腑受损。

【原论】 糖尿病的演变，可分为郁、热、虚、损四个阶段。消渴实际上只是糖尿病的一个阶段，无法概括其全程。糖尿病的发展过程，经历了郁、热、虚、损 4 个阶段，分别代表疾病的发生、发展和结局，消渴即是其中虚的阶段。郁的阶段代表疾病早期，由于长期饮食积滞或情志不调等，使机体处于一种郁滞状态，表现为食郁、气郁、火郁等，治疗以清郁开郁为主。热的阶段，代表疾病的发展。气郁、食郁等日久化热，热邪弥漫，波及脏腑，则见肝热、胃热、肠热、肺热、血热等。热的阶段，属糖尿病早、中期，病性以实为主，治疗以清热泻火为根本。虚的阶段，代表疾病的进一步发展。火热持续，势必伤阴耗气，伤及脏腑元气，致各种虚象渐显，同时因气血津液运行不利，致痰浊瘀血等病理产物逐渐内生。此阶段以热为根源，虚为标象，病性属虚实夹杂，古代所论消渴即为虚的阶段。糖尿病已发展至中后期，治疗应虚实并重。糖尿病后期，诸虚渐重，气阴两虚，阴损及阳；或因虚极而脏腑受损，或因久病入络，络瘀脉损而成，表现为络损（微血管）和脉损（大血管）及以此为基础导致的脏腑器官损伤。此期痰浊瘀毒等病理产物积聚，各种并发症相继而生，治疗以调补阴阳为基础。消渴多因过食肥甘而内生中满，中满日久化生内热，以致发病。然因病者体质不同，有偏中满者，有偏内热者。偏于中满者，病位以胃肠为主。偏于内热者，病位以肝胃为主。发展至虚的阶段，多表现为脾虚胃滞、气阴两虚等。至虚的阶段后期，二者发展走向基本一致，殊途同归。故虽同属中满内热病机，却因侧重脏腑病位不同，早中期发展走向略有区别，细细辨别有助于临床择用合宜方药。（仝小林，刘文科，王佳，等. 糖尿病郁热虚损不同阶段辨治要点及实践应用[J]. 吉林中医药，2012，32（5）：442-444.）

7. 热伤气阴瘀血论（赵进喜）

【提要】 "内热伤阴耗气"之基本病机贯穿于消渴病始终，其病性、病位和病势皆与内热伤阴耗气有关。因此，消渴病的治疗，在清热的同时，还应注重益气养阴；阴虚血瘀，久病入络，还应不忘活血化瘀。

【原论】 古今医家对糖尿病病机认识虽存在着差异，但皆来源于实践。如简单地把糖尿病视为"阴虚燥热"，视为"气阴两虚"，视为"脾虚"，视为"肝郁"，都是不全面的。糖尿病病程长，病情复杂，不同阶段病性、病位也不同，糖尿病病机应体现其动态性和整体性，能全面地反映糖尿病发生、发展、变化的机理。糖尿病虽然复杂，但其发病、发展及演变有一定的规律，"内热伤阴耗气"的基本病机贯穿于糖尿病始终；在不同病理阶段，其病性、病位和病势皆与内热伤阴耗气有关。

糖尿病的病因，尤其与"热"关系密切。究其原因，或因长期嗜食肥甘厚腻、恣饮酒浆，内生湿热、痰热；或因情志不畅，肝失疏泄，肝气内郁，久郁化火；或因外邪未清，反入里化热；抑或感热毒之邪而伤人。总之，此热当包括火热、痰热、湿热、郁热、热毒等诸多种。火热之邪，最易伤津，久则伤阴。同时，壮火食气，火热之邪同样能耗伤人体正气。高血糖损伤胰岛细胞功能，与中医学的"壮火食气"理论，具有一定程度上的一致性。说明患者血糖越高，热象就越显，伤阴耗气就越重。因此，在糖尿病的治疗上，清热的同时还应当不忘益气养阴。具体表现在：益气方面，若患者气虚明显，则以黄芪、山药相伍健脾益气；气虚的同时，出现口干等伤阴症状时，则以黄芪、生地黄、沙参、葛根相配益气养阴，而且在方中加用仙鹤草，补虚而不敛邪；养阴方面，多以葛根、生地黄、石斛、麦冬等养阴生津润燥；口干明显，提示津伤严重者，则加用天花粉、五味子等酸甘生津；大便干者，加大生地黄用量以通便；伤阴明显，则酌加知母、山萸肉等滋补肝肾之阴。对于热象不显的患者，平素多表现有气短乏力、神疲等气虚症状时，重视固护中焦脾胃之气，方以四君子汤、参苓白术散加减。同时兼顾到糖尿病热伤气阴的病机特点，佐以黄芩、黄连等少许清热之品。而对于糖尿病合并冠心病的患者，常见乏力、胸闷、气短等症，善从脾虚中气下陷辨证论治，重视升提中气。宗气下陷则中气亦随之下陷，通过升提中气来达到补宗气的目的，组方多以升陷汤为主方加减。若患者气虚明显，可逐渐加大黄芪用量；口干明显，加重知母用量以生津润燥；气急易怒，肝郁症状明显者，加重柴胡用量以疏肝解郁；脾虚生湿者，则酌加半夏、茯苓、白术等以健脾燥湿；瘀血内阻者，加当归、川芎、丹参等以活血化瘀。

糖尿病初期，应该加入活血化瘀之品。火热之邪，耗伤脉中津液，血滞不行，停而为瘀。再者，伤气后气虚无力运血亦可成瘀；脾虚内生痰湿，痰湿内阻，也可留瘀。糖尿病中后期久病入络，导致相关并发症的出现。所以，活血化瘀应该贯穿糖尿病始终。糖尿病初中期，常用当归、川芎、丹参、鸡血藤等活血化瘀之品；瘀血内阻，疼痛症状明显者，则加乳香、没药等活血化瘀止痛；血瘀日久化热，见有热象者，用药时酌加茜草、赤芍等凉血活血；若瘀血久攻不去，常以三棱、莪术同用破血消瘀，或适当加入地龙、水蛭等虫药入络。糖尿病中后期，并发糖尿病周围血管神经病变，而见四肢麻木、发凉者，常以补阳还五汤、黄芪桂枝五物汤等为基础方，加用水蛭、地龙、土鳖虫、穿山甲、九香虫等虫蚁搜剔之品，以达到活血通络化瘀之效；并发糖尿病肾病者，补虚亦不忘活血化瘀散结。（丁英钧，王世东，赵进喜，等. 糖尿病"内热伤阴耗气"基本病机探讨[J]. 中医杂志，2008，49（5）：389-391. //金建宁，赵进喜. 赵进喜治疗糖尿病经验[J]. 中医杂志，2013，11（6）：526-528.）

8. 肝郁影响肺脾肾论（王智明）

【提要】 肝失疏泄，气机不畅，郁而化火，消烁肺阴，则口渴；横逆克土，胃火内生，则善饥；肝火耗伤肝阴，日久及肾，肝肾阴虚；气郁日久，瘀血内停。总之，肝失疏泄是消渴病发病的重要环节。

【原论】 肝主疏泄，司气机之通畅，推动血液和津液的正常运行，并调节脏腑的气机升降，以协助完成对水谷精微的消化吸收和糟粕的排出，不致在体内蓄积而导致病理改变。若情志所伤，致肝失疏泄，气机不畅，郁而化火，木火刑金，消烁肺阴，则口渴欲饮；若横逆克土，胃火内生，则消谷善饥；肝郁化火，日久必损肝阴，乙癸同源，肝阴一伤，则肾阴不能自保，肾虚无以约束小便，则尿多而甜；若肝失疏泄，气机升降失常，气郁不行，瘀血内停，亦可导致消渴病及其并发症。根据脏腑相关理论，消渴病虽以阴虚为本，然无肝疏之过则不可为消渴病。因肝肾乙癸同源，肝肾阴亏，肝阳亢动，上炎肺胃而致肺胃燥热，渴饮善饥；肝火下劫肾阴，致肺失滋润，治节无权。木不得制而疏泄太过，肾虚又失固摄之能，是以水液精微直趋下行而多尿味甘。因此，肝在消渴病中起主导作用。其病理机转包括：①肝气郁结。肝气郁结，气化不利，肺不布津，脾失"散精"，肾失封藏，初时燥象不甚，"三多"症状可不明显。若肝郁血瘀，气不得通，不载津上承而致消渴，唐容川名之曰"血渴"。②肝郁脾虚。脾不"散精"，津不上输于肺则肺燥口渴多饮，津不输于胃则胃燥消谷善饥。脾不升清，津液直注小肠渗入膀胱而多尿，因水谷精微未经肺的宣发而直从膀胱而出故尿甜。若肝郁脾虚，水谷不化精微而变为痰浊布于体内，可见形胖而四肢因失去充养反而乏力。此时"三多"症不显，多见于老年消渴者。③肝郁化火。肝郁化火，上灼肺津，中劫胃液，下耗肾水，可见三消俱现。若木火刑金，则伴见咳嗽甚有咯血，肝火灼伤眼底脉络，可致暴盲。④肝肾阴虚。阴液缺乏，燥热内生，可见三消俱现；目失滋养，可致视物昏花等目疾。阴虚阳亢，如遇诱因极易致阳化动风而中风。⑤肝肾阳虚。消渴日久，阴损及阳，而见阳虚水停之象。如形肿乏力，怕冷肢凉，多尿等。若肝虚不疏脾土，可见胃脘胀满之痞证（糖尿病胃轻瘫）。⑥肝藏血失司。肝失藏血之职，不能将瘀血化去，而碍气载津上承即发为"血渴"。若肝血不足，则血虚生渴。（王智明. 中医从肝论治 2 型糖尿病——方药研究和临床应用[M]. 北京：人民卫生出版社，2015：6-11.）

9. 甘邪致病论（吴长汶）

【提要】 甘味太过，使得机体容易从正常的"平和"状态，发展到"阴虚燥热"的状态。

"甘邪"易化火化热而伤阴津；甘性壅缓，易遏阻气机，导致"内热""气虚""阴虚"。

【原论】 适当甘美之味，能养脾健脾，调和五味，滋养周身。然而，任何原因导致甘味在体内壅滞，便会引起诸多变证。如过食肥甘厚腻之品，甘美之太过，超出脾能吸收的范围，即不但化不成精微以滋五脏，反成浊邪而先困脾胃，久则入淫他脏以生诸证，故称"甘邪"；抑或病久体虚，五脏精气耗伤，此时，一方面机体欲"阴阳自和"以自救，使脾加强运化以化生气血精津以济羸弱之躯，则脾气愈虚，无力运化，饮食五味、精气津液停滞于脾，则易酿生"甘邪"淫溢五脏；另一方面，虽然五脏阴精的产生来源于饮食五味，但由于五脏屡弱，水谷五味非但未能滋养五脏，反将其伤害。甘为饮食药物的主味，不独先入脾，而且能统调五味入五脏，进而伤害五脏。这时正常的甘味便成了致病的"甘邪"。此外，五志过极，最先伤气，一是耗气，一是气郁；耗气则虚，气郁则实，虚如前述。气郁则五味滞留不化，亦可化生甘邪。因此，先天禀赋不足或久病劳欲的五脏虚弱；暴饮暴食，过食肥甘，醇酒厚味的饮食失节；五志过极，气机郁结的情志失调均可产生甘邪。故"甘邪"是在不同病因的作用下，气虚或气郁日久，使甘味不能发挥正常生理功能，反而流溢成邪，进而危害五脏。因此，它既是一种病理产物，又是一种致病因素。

甘邪致病的特点：①易化火化热而伤阴津。味辛甘淡为阳，所以"甘邪"具有阳邪的本质，易化火化热而伤阴津，又因五味本为阴质（"阳为气，阴为味"），为水谷阴津所化生，且甘性壅缓，故"甘邪"具有如湿邪一般流连不去、缠绵难愈的性质，易遏阻气机，进而气滞化火。因此，多食甘味令人易觉"上火"感。这就使得"甘邪"容易化热伤阴，引起"阴虚燥热"而产生"消渴"，并终致心肾疾病。②易伤脾胃致中满。"甘邪"有易生寒热、湿浊、痰饮等致病特点，因而易伤脾胃而出现"中满"等"气滞"之证，引起"胀气""纳减"。若进一步发展，可转化为"内热""气虚""阴虚"，并终致变证丛生。如脾气滞缓，运化失常，湿壅胃胀；壅滞脾气，使脾气日久郁而化热。这种脾热，可先灼伤胃阴，出现易饥多食，身体消瘦；继而波及肺阴、肾阴，出现口渴、多饮、多尿的三多症。③易生痰湿致肥胖。"甘邪"伤脾，使脾气虚弱则运化传输无力，水谷精微失于输布，化为脂肪和水湿，滞留在体内则易导致肥胖。总之，"甘邪"为病，既可使机体的营养物质基础缺乏或不足，又能令机体功能亢进，消耗增多。前者称为"阴亏"，后者称为"内热"，由此而引发消渴病。"甘邪"的存在，是消渴病的易发因素和主要病因之一，贯穿于消渴病的"未病""将病""已病"3 种状态。（吴长汶，张转喜，吴水生，等. 从五味太过探讨"甘邪"与消渴病因的关系[J]. 中华中医药杂志，2015，30（3）：670-672.）

10. 脾瘅致病论（吕仁和）

【提要】 消渴的发病，多与脾瘅密切相关。脾之运化失司，肥甘厚味停于中焦，壅滞气机，故气机不畅，久积化热，故生内热，发为"脾瘅"；化燥伤阴，正气持续耗伤，发为消渴。

【原论】 消渴发病是二阳（足阳明胃、手阳明大肠）有结滞，结则化热，胃热则消谷善饥，大肠热则大便干燥。此病发病与体型、遗传以及"心热""脾热"相关，说明消渴病的发生与心脾忧思，耗气伤阴有关。基于《内经》理论，根据糖尿病中医分期理论，认为消渴期出现在脾瘅期之后。因脾热不减，饮食旺盛，二阳结滞，大便不畅，复加精神紧张，使甘甜之气过满上溢而成。过食肥甘厚腻之物，肥者厚腻，甘者易滞；脾为运化之官，长期过食肥甘，脾之运化失司，肥甘厚味停于中焦，壅滞气机，故气机不畅。此外，运化不及，食滞于中，反伤脾气，致脾气渐亏，津液不化，壅滞于脾，久积化热，故生内热，从而发为"脾瘅"。脾开窍于口，故见口甘。消渴期，多在脾瘅基础上，甘美饮食不忌，肥胖体重不减，逐渐发展而成。复因情志不舒，肝气郁结；或因外邪侵袭，或因过食辛辣燥热，或因劳累过伤，均可化热化燥伤阴，持续耗伤正气，从而可转化为阴虚燥热，二阳结热，肝郁化热，湿热困脾，热伤气阴等证；过食厚味、怒伤是消渴期的重要病因，肝、肾、胃、脾是消渴期主要病位。除肝肾阴虚外，湿热瘀阻、肝郁化热、肠胃积热、阴虚内热、心神不宁等病机，在消渴期较突出。脾瘅期的病人，体形都较为肥胖，且有乏力感。这是因为处于脾瘅期的患者，往往正值壮年，精力充沛，有多食肥甘的机会，导致脾气虚弱。脾主四肢，脾气虚弱，故造成乏力。肥甘使脾中有热，脾与胃相表里，脾热导致胃热，胃火炽盛造成患者的食欲旺盛，导致饮食量进一步增大，从而加重肥胖，产生一种恶性循环。脾热亢盛耗气伤阴，故脾瘅期以阴虚为主。（龙泓竹，田文杨，杨晓晖. 吕仁和教授分期诊治消渴病探源[J]. 北京中医药大学学报，2016，39（6）：508-510.）

11. 益气养阴兼用他法论（董建华）

【提要】 糖尿病病机，以阴虚燥热，耗气伤阴为主。故以益气养阴为基本治法。同时兼以泻火、补肾、助阳、化瘀等法。

【原论】 对于糖尿病的治疗，中医多以上、中、下三消论治，病机以阴虚燥热为主，养阴清热为治疗常法。脾主运化，转运水谷精微。糖尿病患者，水谷不能正常输布，不仅阴亏，而且耗气。故以益气养阴为基本治法，有益气养阴生津、益气养阴泻火、益气养阴补肾、益气养阴助阳、益气养阴化瘀等变通，疗效颇著。

①益气养阴生津。糖尿病的临床表现，是以口渴、多饮、多食、多尿、乏力等为其特点，属于中医消渴的范畴。消渴虽有上、中、下三消之分，但一般多从燥热论治，以滋阴清热为法。糖尿病虽有燥热，不能忽视脾虚在糖尿病发病中的作用。因为"饮入于胃，游溢精气，上输于脾，脾气散精，上归于肺，通调水道，下输膀胱，水精四布，五经并行"，如果脾气虚弱，运化失职，水谷精微不能正常输布，则易发生本病。糖尿病一旦发生，水谷精微直驱膀胱，不仅伤阴，而且耗气，势必出现气阴两伤的病理变化，如烦渴多饮、倦怠无力，舌红少津、脉细等。治疗应益气养阴生津，以恢复脾的转输作用。临证对于糖尿病气阴两伤而兼证不明显者，常用处方：黄芪 30g，生地黄 20g，麦冬 20g，天花粉 20g，玄参 10g，五味子 10g，地骨皮 10g，知母 10g，五倍子 10g，僵蚕粉 10g，竹叶 5g。

②益气养阴泻火。糖尿病患者，如情志失调，肝郁化火，消烁肺胃之阴；复加饮食不节，过食肥甘，酿成胃热；或劳逸失度，肾阴被伤，水亏火浮，出现阴虚火旺之候。症见口燥咽干，烦渴引饮，多食善饥，疲乏无力，大便干结，口舌生疮，或皮肤疖肿，舌红苔黄，脉数有力。此为本虚标实之证。十分推崇《金匮要略》白虎加人参汤的配伍原则，采用益气养阴泻火之法。处方：黄芪 20g，生地黄 20g，知母 10g，天花粉 15g，玄参 10g，生石膏 30g，黄芩 10g，竹叶 10g，黄连 5g。

③益气养阴补肾。糖尿病患者，肺胃燥热，下灼肾阴，固摄无权，精微不藏，使下消的症状尤为突出。症见尿频量多，五心烦热，渴而多饮，头晕乏力，腰膝酸软，脉沉细而数。此即气阴两伤，肾亏开阖失司。治宜益气养阴补肾。处方：黄芪 20g，山药 20g，茯苓 20g，泽泻 10g，冬青子 10g，墨旱莲 10g，知母 10g，枸杞子 12g，菟丝子 10g，金樱子 10g，熟地黄 10g。

④益气养阴助阳。糖尿病日久，气阴两虚，阴损及阳；或过服寒凉，损伤阳气，均可导致

阴阳两虚。症见形体消瘦，口渴，面色无华，头昏耳鸣，腰膝酸软，甚则形寒肢冷。治疗要益气养阴助阳。助阳擅用小量肉桂，使命门火复，膀胱气化得行，肺津得布，则"三多"症状较易控制。常用方药：黄芪20g，山药20g，肉桂3g，熟地黄15g，山茱萸10g，知母10g，玄参6g，天花粉10g，枸杞子10g，黄柏5g。

⑤益气养阴化瘀。糖尿病患者气阴两伤，往往导致气滞血瘀，影响水津输布而加重消渴。症见口渴引饮，消食善饥，神疲无力，下肢麻木明显，舌紫黯或有瘀斑。糖尿病日久，内有瘀滞是非常多见的。此时，除益气养阴之外，同时伍用化瘀通络之品，对于改善症状，预防并发症是十分重要的。黯舌是血瘀的早期外候。即使瘀滞的外在表象不甚明显，也常从病机分析的角度，伍用通络之品。处方：黄芪20g，生地黄20g，白芍20g，鸡血藤20g，玄参10g，天花粉15g，牡丹皮15g，牛膝10g，五味子10g，当归10g，冬青子10g。（王长洪. 董建华益气养阴法治疗糖尿病的特色[J]. 浙江中医杂志. 1989，24（8）：340-341.）

12. 消渴治疗须顾阳气论（桑景武）

【提要】 消渴者，燥热为标，阳虚为本。阳虚则气化失职，气不化津，津不上达。故消渴论治应注重温阳，温阳则阳生阴长，精血自沛；阳回则津回，津生则热除。

【原论】 在长期的临床实践中，许多消渴病人，久施养阴清燥之品罔效。细审其证，确无阴虚之明征。虽口渴，无舌红少津，反多舌淡齿痕、苔滑之象，且每多阳衰诸症。其口渴者因肾阳虚衰，气化失职，气不化津，津不上达所致；有降无升，故小便清长；脾不散精，精微不布，随小便排出，故多食善饥。于此，张仲景《金匮要略》已见端倪，"男子消渴，小便反多，以饮一斗，小便一斗，肾气丸主之。"以药测证，显系肾阳虚衰，不能蒸腾津液，气虚不能化气摄水，温肾健脾以化饮，消除致渴之源，真武汤主之。救治肾阳虚衰，未过仲景真武汤，为治太阳病误汗，转入少阴，乃为救误而设；少阴病篇则用于治疗肾阳衰微，水气不化，气不化则津不行，津不行则渴不止。阳回则津回，津生则热除。方用大辛大热之附子，温肾助阳化气；茯苓、白术健脾渗湿，白芍敛阴和阳；生姜味辛性温，既可协附子温肾化气，又能助苓、术健脾和中，共奏温阳化气之功。可谓不生津而津自回，不滋阴而阴自充。阳气者，身之瑰宝也，阳生则草木以荣，阳衰则草木凋萎。对于年过不惑，多病体衰之人尤须刻意调养，阴津精血再生较易，其阳耗损却难恢复，故助阳则阳生阴长，精血自沛；戕阳则阴盛阳没，气乃消亡。消渴者燥热为标，阳虚为本，为其病机之眼目，知此者鲜矣。即用肾气丸者，亦思过之半矣。更况一见口渴，多投清滋之品，以阴抑阳，阴阳格拒，上热下寒，寒热交错，必致阳衰阴凝。（刘立昌，桑树贤. 桑景武运用真武汤治疗消渴病的经验[J]. 吉林中医药，1991，5（3）：11.）

13. 消渴辨别分治论（章真如）

【提要】 消渴病程不一，症状表现各异，故其治法也有所区别。既消又渴，法在养阴；不消不渴，治当益气；渴而不消，气阴兼治；消而不渴，重在补肾。

【原论】 消渴病，由于患者病程久渐及治疗方法不一，症状表现很不一致，有既消又渴的，有不消不渴的，有渴而不消的，有消而不渴的。证出多端，必须详细辨别，依法治之。①既消又渴，法在养阴。既消又渴，包括口渴多饮，多尿，善食易饥且消瘦，多见于病久失治者，暴病者间亦有之。其人皮肤枯燥，全身肢体肌肉针刺样疼痛或麻木，咽燥唇干，四肢困乏，视物昏瞀，甚则发生痈肿等症，脉多细数，舌暗赤、苔干黄。其病机为阳明热盛，蕴结化燥，消烁肺胃津液，或肾燥精虚所致。治宜养阴润燥，方用自拟育阴润燥汤。药用生地、熟地、玉竹、地骨皮、山药、天冬、麦冬、石斛、天花粉、沙参、山萸肉、黄精、枸杞子。②不消不渴，治当益气。不消不渴，中医辨证不能认为是"消渴"。实际上这种消渴病所占比例较大，因为这类患者病程甚久，治疗时间长，或开始就服用"降糖"药，或为胰岛素依赖型糖尿病。患者虽表现不消不渴，实际上阴伤气耗，其症如形不消，口不渴，食不多，尿不长；但精神困倦、肢体乏力，食纳反少，面部虚浮，睡不安寐或嗜睡，懒言少语，脉沉细无力，舌淡苔薄白。因长期用降糖药，血糖、尿糖均可在正常范围或稍高。治宜益气扶元，方用自拟益气扶元汤。药用黄芪、党参、白术、茯苓、炙甘草、苍术、山药、黄精、附子、枸杞子、山茱萸、白芍。③渴而不消，气阴兼治。渴而不消，病程有长有短。患者渴而欲饮或不多饮，并不消瘦，小便偏多，饮食基本正常，精神较差，不能耐劳，午后疲乏较甚。血糖、尿糖基本接近正常范围，脉沉细或弦细，舌淡红或暗淡，苔薄白。证属气耗阴伤、气阴两虚。治宜益气养阴，方用自拟气阴固本汤。药用黄芪、山药、天花粉、生地、熟地、麦冬、地骨皮、生牡蛎、苍术、茯苓、葛根、五味子、沙参。④消而不渴，重在补肾。消渴病后期，表现肾气极度衰弱，形寒畏冷，精神萎靡不振，形体消瘦，肢体困乏，阳痿不举，语言无力，食少便溏，口干不欲饮，小便无力，颜面及下肢微浮，四肢末端麻木，视力锐减，脉沉细，舌淡苔薄白。证属消渴病久，肾精暗耗，损气伤津，阴阳俱亏。治宜补肾温阳，方用自拟加味金匮肾气汤。药用肉桂、附子、熟地、山茱萸、山药、泽泻、丹皮、茯苓、黄芪、苍术、枸杞子、肉苁蓉。（章真如. 章真如中医临床经验集[M]. 北京：科学普及出版社，1993：96-99.）

14. 降糖对药论（祝谌予）

【提要】 消渴辨治可分五型，即气阴两虚型、阴虚火旺型、燥热入血型、阴阳俱虚型、瘀血阻络型。临证以降糖对药方作为基本方加减化裁。

【原论】 祝谌予提出，传统的三消辨证分型方法不适于糖尿病病情，主张用阴阳、脏腑、气血辨证合参，将本病分为 5 型进行辨证论治：①气阴两虚型，治宜益气养阴，兼予活血，方用自拟降糖对药方（生黄芪、大生地、苍术、元参、葛根、丹参）；②阴虚火旺型，治宜滋阴降火。方用一贯煎加味（北沙参、麦冬、枸杞子、生地、当归、川楝子、黄芩、黄连）；③燥热入血型，治宜清热凉血，兼予益气养阴。方用温清饮加味（黄芩、黄连、黄柏、山栀、川芎、当归、生地、白芍、生黄芪、苍术、元参）；④阴阳俱虚型，治宜温阳育阴，益气生津。方用桂附地黄汤加味（炮附片、肉桂、生地、熟地、山萸肉、怀山药、丹皮、茯苓、泽泻、生黄芪、苍术、元参）；⑤瘀血阻络型，治宜活血化瘀，益气养阴。方用自拟降糖活血方（广木香、当归、益母草、赤芍、川芎、丹参、葛根、苍术、元参、生地、生黄芪）。由于阴阳互根，气血相关，阴可及阳，阳可及阴，气病延血，血病碍气，临床所见糖尿病单纯、简单的类型少，交错复合的类型多，所以辨证分为 5 型并不是绝对的，尤其是气阴两伤、血瘀不活贯穿于疾病的始终，故常把降糖对药方作为基本方加减化裁。降糖对药方，由生黄芪 30g、生地 30g、苍术 15g、元参 30g、丹参 30g、葛根 15g 共 3 组对药构成。方中生黄芪配生地降尿糖，是取生黄芪的补中益气、升阳、固腠理与生地的滋阴凉血、补肾固精之作用，防止饮食精微漏泄，使尿糖转为阴性。苍术配元参降血糖，系施今墨先生之经验。一般认为，治消渴病，不宜用辛燥之苍术。施今墨云："用苍术治糖尿病是取其敛脾精，止漏浊的作用，苍术虽燥，但伍元参之润，可展其长而制其短。"上述两组对药，黄芪益气，生地养阴；黄芪、苍术补气健脾，生地、元参滋阴固肾。总以脾肾为重点，从先后天二脏入手扶正培本，降低血糖、尿糖确有实效。葛根配丹参活血化瘀、祛瘀生新、降低血糖，则为祝师近年研究糖尿病用药配伍经验所得。糖尿病患者多瘀，血液呈浓、黏、聚状态，流动不畅。葛根伍用丹参，生津止渴，通脉活血，使气血流畅，提高降糖疗效。3组对药相伍，益气养阴治其本，活血化瘀治其标，相辅相成，标本兼顾，且经药理研究均有降低血糖之功效。（董振华，祝谌予. 祝谌予治疗糖尿病经验举要[J]. 中国医药学报，1993，8（1）：43-46.）

15. 肺脾肾同治论（张琪）

【提要】　糖尿病病位多在肺、脾、肾三脏，阴虚燥热、气阴两伤为其基本病机；在疾病演变过程中，脏腑之间常相互影响，又有所侧重，故其治法也有所区别。

【原论】　张琪临床辨治糖尿病，从脏腑辨证以肺、脾、肾为病位，从阴阳属性观察以阴虚燥热、气阴耗伤为多见，亦有属于阳虚、湿热、血瘀者。因辨证治疗中，脏腑之间往往相互关联，治疗中善补脾肾、活血化痰浊，标本兼顾。故治疗糖尿病及其他疑难证，喜用大复方组合治疗。①气阴同治，首当顾肺。根据临床观察，糖尿病患者多见短气乏力，倦怠，口干，舌红剥少苔，五心烦热，头昏，口渴引饮或不渴，小便短黄，脉虚数等候。辨证属气阴两虚，燥热伤肺。因肺主气，为水之上源，燥热耗伤肺金，必然气阴亏耗。当以清热润肺，益气养阴治疗。自拟益气滋阴汤方：生地黄、天花粉、知母、麦门冬、玄参、西洋参或太子参、黄芪、黄连。如燥热症状不甚明显，以气虚为主者，以益气为主，滋养阴液为辅。用加味清心莲子饮：黄芪、人参或党参、石莲子、地骨皮、柴胡、茯苓、麦冬、玉竹、天花粉。以阴虚燥热为主，气虚为辅者，治以清热滋阴润肺，辅以益气。自拟滋阴益气汤：西洋参或太子参、黄芪、麦冬、生地、玄参、沙参、知母、天花粉。②清化湿热，注重脾运。部分糖尿病患者脾虚失运，湿热蕴蓄，困阻脾阳，津不上承，而致口渴引饮，虽渴而饮水不多；常见大便黏滞不爽，小便短黄，头晕，倦怠乏力，口苦口臭；甚至口腔溃疡，牙龈肿痛，脘闷纳呆，呕恶，舌苔腻，脉濡缓等。治当清化湿热，醒脾和胃。拟清化湿热饮：石菖蒲、白蔻仁、黄连、黄芩、滑石、茵陈、苍术、白术、葛根、薏苡仁、升麻、天花粉、连翘。③以肾为主，当顾气阴。糖尿病初起多伤肺，病程日久者肾阴亏耗。"肾为气之根"，"肾藏真精，为脏腑阴液之根"，为元气之所系。糖尿病日久则"穷必及肾"，致使肾阴亏耗，气阴两伤。症见头眩，心悸，腰酸腿软，性欲减退，气短乏力，口渴，舌干，脉象虚数。用参芪地黄汤加味：人参、黄芪、熟地、山茱萸、山药、茯苓、丹皮、泽泻、肥玉竹、何首乌、枸杞子、五味子、菟丝子。亦有属于阳气虚者，如畏寒肢冷、便溏尿清等，用肾气丸、右归丸之类。④痰瘀同治。糖尿病由于肺、脾、肾功能失调，日久成瘀、痰、湿，为本病之病理转变。气虚无力推动血液运行，则导致血瘀，阴分耗伤；津液不能布化，则烁津为痰，痰瘀交阻为本病之变证。此类病人体质多见肥胖，舌质紫有瘀斑，舌下静脉青紫，头昏，气短乏力明显，脉象多见弦滑有力。治宜活血祛瘀，消化痰浊为主，辅以小量益气阴之品。拟活血涤痰汤：生地、桃仁、红花、赤芍、枳壳、柴胡、川芎、半夏、胆南星、苍术、石菖蒲、黄连、丹参、葛根、玄参、黄芪、太子参。如便秘可加大黄、何首乌、生山楂。（张琪. 糖尿病证治经验[J]. 吉林中医药，1999，2（6）：3-5.）

16. 标本兼顾治未病论（魏子孝）

【提要】　糖尿病的诊治，要注意辨证与辨病相结合，重视"抓主症"；在无证可辨的情况下，要重视舌象和体形，同时在整个治疗过程中要注意分清标本先后而治未病。

【原论】 以病发先后而论，先病为本，后病为标。以病症而论，糖尿为本，并发病（兼证）为标。在没有并发病，或并发病较轻而稳定的情况下，治疗应着眼于本病。阴伤燥热-气阴两虚-阴阳俱虚，为消渴病的病机发展过程。治疗中清泻需顾护中气，滋补需顾护元阳。在临床中以"三多症"为提纲，三多症明显，先验舌质。凡舌红瘦而老者，是阴亏热盛，拟清上滋下，以张景岳玉女煎加太子参、玄参为基础方。凡舌淡胖而嫩者，是津气不升，拟益气升津，以张锡纯玉液汤加减。三多症不明显者，必辨阴阳。凡舌红烦热者，是肾阴耗伤，拟益气滋肾，用参芪麦味地黄汤加减。凡舌淡憎寒者，是肾阳虚损，用参芪地黄汤加菟丝子、肉桂为基础方。"治未病"主要是预防有形之邪形成。因此，治疗糖尿病过程中，配伍适当的行气、化瘀、消痰、降浊药物，是很有必要的。如瘀象出现之先，可配伍当归、川芎、赤芍、鸡血藤、丹参、丹皮等养血活血之品；已有瘀象舌色见黯者，可选用桃仁、红花、莪术、三棱；至血脉已阻或麻木，或冷痛，或局部紫乌，则必用水蛭、九香虫、山甲、地龙等药。又如，苔腻必须配伍化湿浊之品，防湿聚生痰阻络；清化，如青蒿、荷叶、佩兰等；温化，如苏叶、厚朴、藿香等。若痰郁阻络，而见头晕、心悸、惊惕、脘闷、滑泄等，可用胆星、半夏、僵蚕、瓜蒌、昆布等。当燥则燥，当利则利，因势利导，遏制其传变。（袁敏，魏子孝. 魏子孝教授诊治糖尿病经验[J]. 四川中医，2011，19（2）：14-15.）

（撰稿：胡勇；审稿：赵进喜，程小红）

参 考 文 献

著作类

[1] 施今墨. 施今墨临床经验集[M]. 北京：人民卫生出版社，1982.

[2] 史宇广，单书健. 当代名医临证精华·消渴专辑[M]. 北京：中医古籍出版社，1992.

[3] 吕仁和. 糖尿病及其并发症中西医诊治学[M]. 北京：人民卫生出版社，1997.

[4] 邓铁涛. 邓铁涛临床经验辑要[M]. 北京：中国医药科技出版社，1998.

[5] 施今墨. 中国百年百名中医临床家丛书·施今墨[M]. 北京：中国中医药出版社，2001.

[6] 梁剑波. 中国百年百名中医临床家丛书·梁剑波[M]. 北京：中国中医药出版社，2001.

[7] 颜德馨. 中国百年百名中医临床家丛书·颜德馨[M]. 北京：中国中医药出版社，2001.

[8] 吴大真. 现代名中医糖尿病治疗绝技[M]. 北京：科学技术文献出版社，2003.

[9] 张琪. 中国百年百名中医临床家丛书·张琪[M]. 北京：中国中医药出版社，2003.

[10] 王明惠，刘元真. 糖尿病名医秘验绝技[M]. 北京：人民军医出版社，2004.

[11] 范冠杰，邓兆智. 内分泌科专病与风湿病中医临床诊治[M]. 北京：人民卫生出版社，2005.

[12] 任继学. 任继学经验集[M]. 北京：人民卫生出版社，2009.

[13] 印会河. 印会河中医内科新论[M]. 北京：化学工业出版社，2010.

[14] 仝小林. 糖络杂病论[M]. 北京：人民卫生出版社，2010.

[15] 周仲瑛. 中国百年百名中医临床家丛书·周仲瑛[M]. 北京：中国中医药出版社，2011.

[16] 沈元良. 名老中医话糖尿病[M]. 北京：金盾出版社，2013.

[17] 南征. 任继学用药心得十讲[M]. 北京：中国医药科技出版社，2014.

[18] 肖莹. 古今名医临证实录丛书·糖尿病[M]. 北京：中国医药科技出版社，2015.

[19] 王智明. 中医从肝论治 2 型糖尿病——方药研究和临床应用[M]. 北京：人民卫生出版社，2015.

[20] 李斯炽. 李斯炽医集[M]. 北京：中国中医药出版社，2016.

[21] 赵进喜. 赵进喜临证心悟[M]. 北京：中国中医药出版社，2016.

[22] 仝小林. 名老中医糖尿病辨治枢要[M]. 北京：北京科学技术出版社，2017.

[23] 陈大舜，喻嵘. 中西医结合糖尿病学[M]. 长沙：湖南科学技术出版社，2017.

[24] 吕仁和. 糖尿病及其并发症中西医诊治学[M]. 北京：人民卫生出版社，2017.

[25] 仝小林. 脾瘅新论[M]. 北京：中国中医药出版社，2018.

[26] 赵进喜，王世东，肖永华. 国医大师吕仁和糖尿病诊治"二五八六三"诊疗经验[M]. 北京：中国中医药出版社，2018.

[27] 倪青，徐逸庭. 糖尿病中医治疗学[M]. 北京：中国科学技术出版社，2019.

论文类

[1] 刘之谦，孔令诩，王庆文. 张继有先生对糖尿病的治疗经验[J]. 吉林中医药，1981，（3）：17-18.

[2] 翁维良，于英奇. 郭士魁老中医治疗糖尿病的经验[J]. 广西中医药，1982，（1）：1-2.

[3] 李育才. 祝堪予教授治疗糖尿病的经验[J]. 辽宁中医杂志，1985，（2）：14-16.

[4] 李毅. 祝谌予老中医用活血化瘀法治疗糖尿病的经验[J]. 北京中医学院学报，1986，9（5）：27-28.

[5] 王国柱. 三消同治 以肾为本——时振声主任医师治疗糖尿病的经验[J]. 重庆中医药杂志，1987，2（2）：2-3，48.

[6] 张鸿恩，林兰，睦书魁. 糖尿病中医病机探讨（附112例分析）[J]. 吉林中医药，1989，11（1）：11-12.

[7] 王长洪. 董建华益气养阴法治疗糖尿病的特色[J]. 浙江中医杂志.1989，24（8）：340-341.

[8] 刘立昌，桑树贤. 桑景武运用真武汤治疗消渴病的经验[J]. 吉林中医药，1991，5（3）：11.

[9] 熊曼琪，李惠林. 脾虚是消渴病的重要病机[J]. 广州中医学院学报，1991，8（1）：1-4.

[10] 郭教礼，陈竹林. 糖尿病从毒论治初探[J]. 新疆中医药，1992，10（2）：9-12.

[11] 刘艳骄，王琦. 肥胖人痰湿体质与糖尿病相关性研究[J]. 山东中医学院学报，1993，17（2）：34-39.

[12] 董振华，祝谌予. 祝谌予治疗糖尿病经验举要[J]. 中国医药学报，1993，8（1）：43-46.

[13] 冯建华. 糖尿病痰湿型论治36例小结[J]. 中国医药学报，1994，9（6）：29-30.

[14] 陈民. 王文彦教授对消渴病的独到认识[J]. 中医函授通讯，1994，44（6）：42-43.

[15] 张恩虎. 益气养阴法治疗糖尿病的体会[J]. 南京中医药大学学报，1995，12（4）：16.

[16] 安俊义，李超美. 任佑才应用疏肝法治疗消渴病经验[J]. 山西中医，1995，11（6）：7-8.

[17] 魏占一. 从肺论治糖尿病[A]. //中华中医药学会糖尿病分会、山东中医药学会糖尿病分会. 第四届全国糖尿病（消渴病）学术研讨会论文集[C]. 1997：2.

[18] 尚文斌. 浅论糖尿病痰湿之辨治[J]. 江苏中医，1998，19（7）：39.

[19] 林兰. 糖尿病的中医研究[J]. 中国医药学报，1998，13（4）：3-5.

[20] 刘守杰，倪青. 林兰辨证治疗糖尿病的经验述要[J]. 中国医药学报，1999，14（5）：38-41.

[21] 杨君. 从毒论治消渴病初探[A]. //中华中医药学会糖尿病分会. 糖尿病（消渴病）中医诊治荟萃——全国第五次中医糖尿病学术大会论文集[C]. 1999：3.

[22] 张琪. 糖尿病证治经验[J]. 吉林中医药，1999，2（6）：3-5.

[23] 温子龙. 邓铁涛治疗中老年消渴的经验[J]. 浙江中医杂志，2001，（9）：3.

[24] 李德珍. 施今墨治疗糖尿病探析[J]. 中医杂志，2001，42（5）：261-262.

[25] 王智明，魏子孝. 从肝论治消渴（糖尿病）的临床体会[J]. 中国中医基础医学杂志，2001，7（3）：65-67.

[26] 徐杰. 王道坤教授治疗糖尿病思想探究[J]. 甘肃中医学院学报，2002，19（1）：1-2.

[27] 吴以岭. 消渴病从脾论治探讨[J]. 中医杂志，2002，3（6）：410-411.

[28] 邱志济，朱建平，马璇卿. 朱良春治疗糖尿病用药经验和特色选析——著名老中医学家朱良春教授临床经验（39）[J]. 辽宁中医杂志，2003，30（3）：163-164.

[29] 张前. 周国英教授治疗 2 型糖尿病经验总结[D]. 福州：福建中医学院，2004.

[30] 李怡，姜良铎. 从"毒"而论糖尿病的病因病机初探[J]. 中国医药学报，2004，19（2）：119-120.

[31] 刘敏，李静，朱章志，等. 消渴病湿热证证治探析[J]. 新中医，2005，1（9）：3-5.

[32] 吴深涛. 糖尿病中医病机新识[J]. 中国中医基础医学杂志，2005，4（11）：13-16.

[33] 闫秀峰，倪青，陈世波，等. 对林兰糖尿病中医"三型辨证"理论的探讨[J]. 中医杂志，2005，46（12）：885-887.

[34] 唐咸玉，周泉，朱章志. 糖尿病阳虚枢机不利探微[J]. 中医杂志，2006，47（12）：886-887.

[35] 林丽华，陈润东. 从肝论治糖尿病的理论基础[J]. 中医药导报，2006，12（10）：1-2，9.

[36] 卞镝，李敬林，董天宝. 从瘀论治糖尿病肾病[J]. 辽宁中医杂志，2006，33（10）：1266-1267.

[37] 刘振杰，熊莉华，范冠杰. 浅谈糖尿病从脾胃论治[J]. 新中医，2006，38（8）：84-85.

[38] 仝小林，胡洁，李洪皎，等. 糖尿病中医新论[J]. 中华中医药杂志，2006，21（6）：349-352.

[39] 吕仁和. 消渴病（糖尿病）的分期[J]. 中国中医药现代远程教育，2006，4（2）：18-19.

[40] 谭宏文，葛莉，陈亚民，等. 仝小林治疗糖尿病经验[J]. 中医杂志，2006，47（1）：19-20.

[41] 徐远. 印会河治疗糖尿病经验[J]. 世界中医药，2007，2（1）：27-28.

[42] 张海燕，高中祖. 消渴病从痰湿论治[J]. 江西中医，2007，38（5）：23-25.

[43] 吴以岭，魏聪，贾振华，等. 从络病学说探讨糖尿病肾病的病机[J]. 中国中医基础医学杂志，2007，13（9）：659-660.

[44] 吕仁和，肖永华，刘滔波. 分期论治糖尿病[J]. 药品评价，2008，5（1）：35-37.

[45] 刘霞. 仝小林教授治疗 2 型糖尿病临证经验总结[D]. 北京：北京中医药大学，2008.

[46] 黄为群，周洲. 消渴"阴虚燥热"辨[J]. 山东中医药大学学报，2008，6（1）：21-22.

[47] 郭蕾，李振中，丁学屏. 论"气虚浊留"在糖尿病中的病机学意义[J]. 中国医药指南，2008，6（24）：283-285.

[48] 丁英钧，王世东，赵进喜，等. 糖尿病"内热伤阴耗气"基本病机探讨[J]. 中医杂志，2008，49（5）：389-391.

[49] 李泽光，栗德林. 栗德林教授关于糖尿病足的理论研究[J]. 中医药信息，2009，26（5）：56-57.

[50] 李振中，董志，丁学屏，等. 气虚浊留[J]. 中华中医药杂志，2009，24（S1）：168.

[51] 何燕. 吴深涛运用浊毒理论治疗糖尿病及其并发症经验[J]. 河北中医，2009，31（9）：1285，1297.

[52] 赵伟. 糖尿病浊毒内蕴刍议[J]. 中医药信息，2009，26（5）：9-10.

[53] 朴春丽，杨叔禹，仝小林，等. 早期干预糖尿病策略重视"伏毒伤肝"的思考[A]. //第四届国际中医糖尿病大会论文汇编[C]. 2009：148-154.

[54] 仝小林，姬航宇，李敏，等. 脾瘅新论[J]. 中华中医药杂志，2009，24（8）：988-991.

[55] 冯建文. 从肝论治糖尿病理论基础的探讨[J]. 江苏中医药，2009，41（10）：61-62.

[56] 闫镛，王麒又. 浅论三焦理论与糖尿病治疗的关系[J]. 中医学报，2009，24（5）：19-21.

[57] 郑敏，杨宏杰. 2 型糖尿病从肝论治[J]. 时珍国医国药，2010，21（11）：2969-2971.

[58] 冯兴中. 解毒法在糖尿病治疗中的意义[J]. 山东中医药大学学报，2010，34（1）：23-25.

[59] 岳仁宋，王帅，陈源，等. 2 型糖尿病早期从火热论治的思考[J]. 辽宁中医杂志，2010，37（9）：1691-1692.

[60] 张丹，李敬林. 从中医气化角度探讨糖尿病病因病机[J]. 辽宁中医杂志，2010，37（6）：1033-1034.

[61] 邓鑫，吴发胜，覃洁梅. 全国名老中医蓝青强教授治疗糖尿病的经验[J]. 吉林中医药，2011，12（1）：24-25.

[62] 仝小林，刘喜明，魏军平，等. 糖尿病中医防治指南[J]. 中国中医药现代远程教育，2011，9（4）：148-151.

[63] 万方. 仝小林教授辛开苦降法治疗糖尿病临床用药规律分析[D]. 北京：中国中医科学院，2011.

[64] 袁敏，魏子孝. 魏子孝教授诊治糖尿病经验[J]. 四川中医，2011，19（2）：14-15.

[65] 李荔. 当代名中医临床辨治糖尿病经验探讨[D]. 广州：广州中医药大学，2011.

[66] 杨明华. 论"以酸制甘"与糖尿病的中医药治疗[J]. 世界中医药，2011，6（2）：99-100.

[67] 仝小林，倪青，魏军平，等. 糖尿病中医诊疗标准[J]. 世界中西医结合杂志，2011，6（6）：540-547.

[68] 章志，林明欣，樊毓运. 立足"阳主阴从"浅析糖尿病的中医治疗[J]. 江苏中医药，2011，43（4）：7-8.

[69] 韩天雄，颜琼枝. 国医大师颜德馨教授辨治糖尿病经验[J]. 浙江中医药大学学报，2012，36（10）：1067-1069.

[70] 林兰，倪青. 2型糖尿病"三型辨证"的理论与实践[A]. //第五届全国中西医结合内分泌代谢病学术大会暨糖尿病论坛论文集[C]. 2012：1-5.

[71] 李智，齐铮. 从施今墨药对浅析消渴病病机[J]. 北京中医药，2012，9（1）：28-29，72.

[72] 仝小林，刘文科，王佳，等. 糖尿病郁热虚损不同阶段辨治要点及实践应用[J]. 吉林中医药，2012，32（5）：442-444.

[73] 庞博. 施今墨学派名老中医诊治糖尿病学术思想与经验传承研究[D]. 北京：北京中医药大学，2012.

[74] 贾海骅，赵红霞，赵凯维，等. 探讨糖尿病（消渴）中医病因病机[J]. 中国中医基础医学杂志，2012，18（1）：22，25.

[75] 李娟，岳仁宋. 消渴病从湿热论治[J]. 四川中医，2013，31（2）：43-45.

[76] 庞博，赵进喜，王世东，等. 祝谌予诊疗糖尿病学术思想与临证经验[J]. 世界中医药，2013，8（2）：184-178.

[77] 金建宁，赵进喜. 赵进喜治疗糖尿病经验[J]. 中医杂志，2013，11（6）：526-528.

[78] 许成群，王元，孙永亮. 糖尿病"肾虚致消"理论及其应用[J]. 国医论坛，2013，28（4）：12-14.

[79] 庞博，赵进喜，王世东，等. 施今墨诊疗糖尿病学术思想与临证经验[J]. 世界中医药，2013，8（1）：60-63.

[80] 田同良，王珊珊，陈晓娅. 周仲瑛教授治疗糖尿病经验[J]. 中医临床研究，2014，6（7）：113-114.

[81] 赵勤勇，陈巧明，余燕萍. 糖尿病辨治心得[J]. 浙江中医杂志，2014，38（7）：528-529.

[82] 李中南，张培培，叶飞成，等. 从肾论治探析糖尿病[J]. 中国临床保健杂志，2014，17（1）：5-8.

[83] 徐笋晶. 李赛美教授经方辨治2型糖尿病学术思想及经验传承研究[D]. 广州：广州中医药大学，2014.

[84] 石光，石岩，孙晓波. 从脾论治胰岛素抵抗[J]. 辽宁中医杂志，2014，41（2）：251-252.

[85] 许建梅，宋芊，靳冰，等. 高普教授从肾论治老年糖尿病[J]. 中医药学报，2015，43（1）：89-91.

[86] 赵润栓，刘欢. 从"脾损为本，湿浊为标"的角度论消渴病[J]. 环球中医药，2015，8（12）：1478-1480.

[87] 吴长汶，张转喜，吴水生，等. 从五味太过探讨"甘邪"与消渴病因的关系[J]. 中华中医药杂志，2015，5（3）：670-672.

[88] 许伟明，胡镜清，彭锦，等. 肥胖与痰瘀互结病机关系论析[J]. 环球中医药，2015，8（6）：654-657.

[89] 龙泓竹，田文杨，杨晓晖. 吕仁和教授分期诊治消渴病探源[J]. 北京中医药大学学报，2016，39（6）：508-510.

[90] 黄国庆. 浅论中医脾脏与糖尿病[J]. 江苏中医药，2016，48（5）：10-11.

[91] 徐达，吴颢昕. 吴颢昕治疗糖尿病经验[J]. 中国中医基础医学杂志，2016，22（10）：1403-1404，1407.

[92] 杨娅男，傅纪婷，杨芳. 痰瘀立论糖尿病肾病病机[J]. 中国中医药现代远程教育，2017，15（12）：62-63，70.

[93] 高慧娟，冯兴中. 冯兴中"从肝论治"糖尿病经验总结[J]. 中华中医药杂志，2016，31（10）：4066-4068.

[94] 刘香春，苏文博，蒲蔚荣，等. 消渴病湿热致病机理与治法探讨[J]. 中国中医基础医学杂志，2016，22（8）：1121-1122.

[95] 祖义志，唐小妹，陈秋. 从燥湿同治论治2型糖尿病理论探讨[J]. 山东中医杂志，2016，35（8）：670-672.

[96] 冯兴中. 基于"气虚生毒"学说论糖尿病的防治[J]. 中医杂志，2016，57（12）：1023-1026.

[97] 刘文科，倪青. 论脾瘅理论与三型辨证[J]. 北京中医药，2017，36（6）：516-518.

[98] 何泽. 名老中医南征教授治疗消渴病学术思想及临证经验[J]. 光明中医，2016，31（3）：331-334.

[99] 郑玉娇, 逄冰, 刘文科, 等. 脾瘅理论与肥胖刍议[J]. 北京中医药, 2017, 36（6）: 528-531.

[100] 周博文. 论脾瘅有余不足与当泻当补之理[J]. 中国中医基础医学杂志, 2017, 23（4）: 449-450.

[101] 王琦威, 曹雯, 喻嵘, 等. 浅谈从心论治糖尿病[J]. 中医药临床杂志, 2017, 29（3）: 314-316.

[102] 王仁和, 石岩. 消渴病瘀热证理论探讨[J]. 南京中医药大学学报, 2017, 33（4）: 325-327.

[103] 薛谋建, 石岩, 杨宇峰. 试论脾虚是消渴病的始动因素[J]. 辽宁中医药大学学报, 2017, 19（4）: 60-62.

[104] 王进波, 李能娟, 胡江. 从 "阴火论" 探析脆性糖尿病中医证治[J]. 浙江中医药大学学报, 2017, 41（2）: 108-111.

[105] 王东, 李阳欣, 李敬林. 从脾肾亏虚论治糖尿病肾病[J]. 辽宁中医杂志, 2017, 44（1）: 60-62.

[106] 王浩, 陈筱云. 陈筱云主任医师从肝脾论治糖尿病临证经验[J]. 中国民族民间医药, 2018, 27（2）: 71-73.

[107] 史丽伟, 倪青. 当代名医辨治糖尿病用药经验举隅[J]. 河北中医, 2018, 40（2）: 165-169, 186.

[108] 晏和国, 李硕苗, 王柯炜, 等. 糖尿病从瘀分期论治[J]. 中医学报, 2018, 33（8）: 1404-1406.

[109] 闫铮, 曹云松, 高菁. 中医分期论治糖尿病的临床经验[J]. 慢性病学杂志, 2018, 19（12）: 1779-1781.

[110] 赵静, 柏力萄, 郑慧娟, 等. 肝源性糖尿病 "从肝论治" 思路探讨[J]. 北京中医药, 2018, 37（9）: 839-842.

[111] 晏和国, 李硕苗, 王柯炜, 等. 糖尿病从瘀分期论治[J]. 中医学报, 2018, 33（8）: 1404-1406.

[112] 唐明哲. 段富津教授治疗消渴病经验的研究[D]. 哈尔滨: 黑龙江中医药大学, 2018.

[113] 聂春丽. 吕仁和教授中西医结合治疗 2 型糖尿病胰岛素抵抗经验总结[D]. 北京: 北京中医药大学, 2018.

[114] 陈淑琪, 陈继欣, 许能贵. 从温病角度探讨消渴病的因机证治[J]. 中医药导报, 2018, 24（18）: 5-6, 10.

[115] 黄晨. 基于中医脾瘅理论探讨糖尿病前期[J]. 中医药临床杂志, 2018, 30（3）: 434-436.

[116] 谢榆, 钱先, 鲁璐. 金实从脾瘅论治糖尿病经验[J]. 上海中医药杂志, 2019, 53（9）: 27-28, 32.

[117] 邓小敏, 陈兰, 陈思华, 等. 从《内经》"五脏皆柔弱, 善病消瘅" 理论探讨 2 型糖尿病防治策略[J]. 辽宁中医药大学学报, 2019, 21（3）: 9-11.

奖项类

[1] 开郁清热法在 2 型糖尿病中的应用

　　奖励年度与级别: 2009 国家科学技术进步奖二等奖

　　主要完成人: 仝小林、周水平、连凤梅, 等

　　主要完成单位: 中日友好医院、天津天士力集团有限公司、中国中医科学院广安门医院

[2] 肝脾肾同治法辨证治疗 2 型糖尿病临床研究

　　奖励年度与级别: 2011 国家科学技术进步奖二等奖

　　主要完成人: 高思华、龚燕冰、倪青, 等

　　主要完成单位: 北京中医药大学、中国中医科学院研究生院、中国中医科学院广安门医院

类风湿关节炎

类风湿关节炎（rheumatoid arthritis，RA）是以慢性、侵蚀性多关节炎为主要表现的自身免疫病。主要表现为手、腕、膝、踝和足等小关节受累为主的对称性、持续性、进展性多关节炎，逐渐出现关节软骨和骨破坏，导致关节畸形和功能丧失；还可出现发热、贫血、皮下结节及肺部损害等全身表现。病理表现为滑膜炎、血管翳形成和血管炎。血清中可出现类风湿因子（rheumatoidfactor，RF）及抗环瓜氨酸肽（抗CCP）抗体等多种自身抗体。是造成人类丧失劳动力和致残的重要原因之一。

本病的辨证论治，可参考中医学"尪痹""历节""鹤膝风""顽痹"等。

一、诊 治 纲 要

（一）诊疗思路

中医学认为，类风湿关节炎的发生，与先天禀赋、体质盛衰、气候条件、生活环境及饮食因素等有密切关系；一般多以素体阳气、阴精不足、肝肾亏虚为内因，风寒湿热之邪为外因；邪气侵袭人体，流注肢体经络关节，阻滞气血运行而发病。若阳虚之体，易感风寒湿邪，而致寒湿痹阻；若阴虚之体，感受风湿热邪，则致湿热痹阻；或风寒湿郁久化热，形成寒热错杂之证。病久气血周流不畅，而致血停为瘀，湿凝为痰，而致痰瘀痹阻证；或气血亏耗，肝肾虚损，筋骨失养，导致正虚邪恋或虚实夹杂。一般初起以邪实为主，病位在肢体皮肉经络；久病则多属正虚邪恋，或虚实夹杂，病位则深入筋骨或脏腑。若痰瘀互结，或与外邪相合，阻闭经络，深入骨骱，则致根深难以祛除。

临床上，类风湿关节炎的辨证，首先当分新久虚实。初起多为风寒湿热之邪乘虚侵入人体，阻闭经络气血，以邪实为主。如反复发作，或渐进发展，由于经络长期为邪气壅阻，营卫不行，湿聚为痰，络脉瘀阻，痰瘀互结，多为正虚邪实。病久入深，气血亏耗，肝肾虚损，筋骨失养，遂为正虚邪恋之证，以正虚为主。新病多实，久病多虚，或虚实夹杂。但这只是就一般情况而言，临床所见肝肾气血先亏，而感于外邪者，一开始就出现以虚为主，或本虚标实证的，亦复不少；而其病程虽缠绵数月数年，或寒湿久羁，或湿热流注，或痰瘀胶结，虚实夹杂，以邪实为主者较为常见。第二，识病邪特点。类风湿关节炎病邪有风寒湿热之异，临床上各有特点。风性轻扬，善行数变，故其疼痛呈游走性，无固定部位，苔薄白，脉浮。寒性凝滞，痛处固定，疼痛剧烈，因寒而剧，得温则痛减，舌苔白，脉紧。湿性黏滞缠绵，酸痛重者，湿留关节则濡肿，苔白腻，脉濡，其发病多在下部。热性急迫，最易熏灼津液，使之留聚成邪，同时因湿热蕴结，筋脉失养拘挛，故症见关节红肿热痛，痛剧手不能触，患者多兼高热口渴等全身症状，舌红，苔黄干，脉滑数。第三，识痰瘀特征。在类风湿关节炎的病程中，由于经脉气血长期不畅，瘀血痰浊内生，痰留关节，瘀阻络脉，痹阻不通，气血失荣，而见疼痛、麻木、肿胀，甚至骨节变形，活动受限。关节肿痛多为痰瘀交阻的病变。关节肿大，多为有形之邪流注其间。湿未成痰者，多见漫肿，按之柔软，而疼痛一般并不剧烈；痰瘀互阻，则按之稍硬，肢体麻木，疼痛剧烈。

类风湿关节炎治疗，以扶正祛邪宣通为首要原则。大法不外寒者温之，热者清之，留者去之，虚者补之。本病常以疼痛为主要表现，气血流通，营卫复常，则痹痛自可逐渐向愈。风寒湿痹，辛而温之，使阳气振奋，驱邪外出；风热湿痹，疏风清热化湿，使风散热清湿去；顽痹痰瘀胶结，祛瘀化痰，或兼以虫蚁搜剔，皆寓宣通之义于其内。而虚人久痹，阳虚者须参之以温通、温散；阴虚者亦须体现静中有动。其次，治疗须分新久虚实。如初起或病程不长，全身情况尚好，当用温药者，以辛散温通为主；久病正虚邪恋，其证多属虚寒，用温补为主；实热用甘寒、苦寒之剂清之，湿热则清热而兼分利，虚热滋阴清热，须考虑邪正盛衰，不可犯虚虚实实之误。第三，治疗时应注意病证结合。发作期间，以祛邪为主，兼以扶正；在缓解期，则以调营卫、养气血、补肝肾为主。治疗目标，不能只停留在症状的缓解层面，而应以临床指标为主要评价标准，以改善患者总体健康状况和生活质量为核心，以控制和延缓疾病病程进展为最终目标。另外，要注意引导患者正确认识疾病，减轻心理压力，平素应注意防风、防寒、防潮，注意保暖，免受风寒湿邪侵袭。同时应加强体育锻炼，增强体质。疾病后期康复可适当采用针灸、推拿、理疗等外治法，有助于提高患者的生活质量。

（二）辨证论治

综合中西医结合专业规划教材《内科学》《今日中医内科》《类风湿关节炎诊疗指南》《类风湿关节炎病证结合诊疗指南》《中西医结合临床内科学》以及名老中医经验等，将类风湿关节炎的辨证论治要点概括为以下几个方面。

1. 寒湿痹阻证

临床表现：肢体关节冷痛、肿胀或重着，局部皮色不红，触之不热；晨僵，关节屈伸不利，遇寒痛剧，得热痛减，局部畏寒怕风，或肌肤麻木不仁；或口淡不渴，恶风寒，阴雨天加重，肢体沉重；舌质淡或淡红，苔薄白或白腻，脉弦紧或沉紧或浮缓。

基本病机：寒湿之邪，痹阻关节，经气不利。

常用治法：疏风散寒，祛湿宣痹。

2. 湿热痹阻证

临床表现：四肢关节或肌肉局部红肿，重着，疼痛如燎，局部肤温升高，手足关节尤甚，晨僵，活动受限；或关节积液，屈伸不利；或伴发热，口苦口黏，口渴不欲饮；或恶风发热，有汗不解，心烦口渴，便干溲黄，舌红，苔黄腻或燥，脉滑数或弦滑。

基本病机：湿热之邪壅滞关节，气血阻滞。

常用治法：清热通络，疏风胜湿。

3. 风湿痹阻证

临床表现：关节疼痛、肿胀，游走不定，时发时止，晨僵；恶风，或汗出，头痛，肢体沉重，舌质淡红，苔薄白，脉滑或浮。

基本病机：风湿入侵，痹阻经络关节，气血运行不畅。

常用治法：祛风除湿，通络止痛。

4. 寒热错杂证

临床表现：肢体关节疼痛、肿胀，局部触之发热，但自觉畏寒肢冷，关节屈伸不利；或自觉发热，但局部触之不热，全身热象不显；舌淡苔白或黄，或黄白兼见，脉弦数。

基本病机：风寒湿邪杂至，侵袭关节，郁久化热。

常用治法：祛风散寒，清热除湿。

5. 瘀血阻络证

临床表现：关节刺痛，疼痛部位固定不移，疼痛夜甚；肢体麻木，关节局部色暗，肌肤甲错或干燥无泽，舌质紫暗，有瘀斑或瘀点，苔薄白，脉沉细涩。

基本病机：瘀血阻滞关节，脉络痹阻。

常用治法：活血化瘀，通络止痛。

6. 痰瘀痹阻证

临床表现：关节漫肿日久，肌肉关节刺痛，痛处不移，关节肿大，肢体顽麻或重着；甚至强直畸形，屈伸不利，周围可见硬结；肌肤甲错或干燥无光泽；或关节肌肤紫暗，肿胀，按之稍硬；或关节僵硬变形，有硬结、瘀斑；面色黧黑，眼睑浮肿，或胸闷痰多；舌质紫暗，或有瘀斑，苔白腻或黄腻，脉细涩或细滑。

基本病机：痰瘀互结，留滞肌肤，闭阻关节。

常用治法：活血化瘀，祛痰通络。

7. 肾虚寒凝证

临床表现：关节冷痛而肿，肢冷不温，关节屈伸不利，晨僵，关节畸形，腰背酸痛，俯仰不利；面色㿠白，畏寒怕冷，神倦懒动，天气寒冷则加重；舌淡胖，苔白滑，脉沉细。

基本病机：肾阳亏虚，温煦不及，寒凝关节。

常用治法：温补肾阳，祛风散寒。

8. 肝肾阴虚证

临床表现：病久关节肿胀疼痛或酸痛，局部关节灼热疼痛，屈伸不利；形瘦骨立，腰膝酸软，头晕耳鸣，盗汗，失眠，舌红少苔，脉细数。

基本病机：肝肾精血亏虚，筋脉失于濡养，虚热内生。

常用治法：补益肝肾，滋阴清热。

9. 气血亏虚证

临床表现：关节疼痛，肿胀僵硬，麻木不仁，行动不利；面色淡白，心悸，自汗，神疲乏力，舌淡苔薄白，脉细弱。

基本病机：气血亏虚，关节筋脉不荣。

常用治法：补益气血，祛邪通络。

10. 气阴两虚证

临床表现：关节肿大伴肌肉酸痛，气短乏力，口干眼涩，自汗或盗汗，手足心热，形体瘦弱，肌肤无泽，虚烦多梦，舌质红或有裂纹，苔少或无苔，脉沉细无力或细数无力。

基本病机：病久耗气伤津，气阴两伤。

常用治法：益气养阴，通络止痛。

11. 正虚邪恋证

临床表现：关节疼痛，经久不愈，痛势绵绵，甚至彻夜不眠，日轻夜重；形体消瘦，面色萎黄，神疲乏力，腰膝酸软，舌淡苔薄白，脉细小弦。

基本病机：正气亏虚，无力驱邪，肾虚骨弱，邪气留恋。

常用治法：益肾培本，蠲痹通络。

二、名 家 心 法

1. 姜春华

【主题】 风寒湿痹，正虚为本

【释义】 姜春华认为，痹证初起多为风寒湿之邪乘虚入侵人体，气血为病邪闭阻，以邪实为主；如反复发作或渐进发展，络脉瘀阻，痰瘀互结，多为正虚邪实；病久入深，气血亏耗，肝肾虚损，筋骨失养，遂为正虚邪恋之证，以正虚为主。若患者先天不足，禀赋虚弱，素体亏虚，阴精暗耗，则发病即为虚证，且缠绵日久，不易治愈，染病的机率也会大大增加。痹分虚实两端，但邪实为标，正虚是本。故治痹当以扶正为先。正虚又有肝肾不足、气血虚弱、营卫不固、阴虚、阳虚之别，何以为本？从历代医家论述分析，其本应在肝肾。盖肾为先天之本，主藏精，亦主骨；肝主藏血，亦主筋；痹证之病变部位在筋骨关节，筋骨有赖于肝肾中精血之充养，又赖肾中阳气之温煦；肾虚则先天之本不固，百病滋生。肾中元阳乃人身诸阳之本，风寒湿痹多表现为疼痛、酸楚、重着，得阳气之振奋始能化解。肾中元阴为人身诸阴之本，风湿热痹多化热伤阴，得阴精滋润濡养始能缓解。（张云鹏. 姜春华学术经验精粹[M]. 北京：中国中医药出版社，1994：125.）

2. 周仲瑛

【主题】 痰瘀互为因果，痹阻发为尪痹

【释义】 周仲瑛认为，痹证日久，风寒湿热诸邪痹阻经络，气血运行不畅；且因留邪与气血相搏，津液不得随经运行，凝聚成痰；血脉涩滞不通，着而成瘀；或因气血不足，不能运行布散津血，导致痰瘀的生成。痰浊与瘀血既是病理产物，又都是致病因素，二者之间相互影响。由于瘀血阻滞，影响气机通利，气滞血瘀，可使津液凝而为痰；痰浊阻滞，影响气血运行，反过来进一步加重气滞血瘀，故有"痰瘀同源"之说。痰瘀因果为患，至痰瘀痹阻，成为尪痹的特异性证候。表现关节肿大畸形、僵硬不利、活动障碍，尤以侵犯多个小关节呈对称性肿痛为特点；苔腻，舌质紫黯而有瘀斑紫点。故顽痹化痰祛瘀，当重虫类搜剔。若证见痰瘀痹阻为主者，还应审察两者的偏盛配药。痰盛则肢节肿胀僵硬，重滞麻木；瘀盛则骨节刺痛，强直畸形。祛瘀活血可取桃红饮（《类证治裁》方）加山甲、土鳖虫、姜黄、乳香、没药；化痰通络用青州白丸子（《局方》方），风痰加僵蚕，寒痰加白芥子，热痰改南星为胆南星。如关节漫肿而有积液，可加用小量控涎丹（《伤寒论》方）祛痰消肿。（周仲瑛. 中国百年百名中医临床家丛书·周仲瑛[M]. 北京：中国中医药出版社，2004：207-209.）

3. 杨继荪

【主题】 素体虚弱为内因，风寒湿热之邪为外因

【释义】 杨继荪认为，痹证的发生，与体质盛衰、气候条件、生活环境等有密切关系。由于患者素体虚弱，气血不足，腠理空疏，以致风、寒、湿、热之邪易于入侵；既病之后，亦无力驱邪外出，使邪得以逐渐深入，留连于筋骨血脉而为痹证。阳虚者卫外不固，易为风寒湿邪所伤。"风寒湿三气杂至，合而为痹"。此三气并非一气一痹，乃三气杂合，一邪偏胜。阴虚体质者，阳气偏胜，脏腑经络先有蓄热，复遇风寒湿邪客之，热为所郁，气不得通，久之寒邪化热，或感受湿热之邪而为热痹。痹证病久不愈，或素体气血不足，脾肾之阳素亏，以致气血周流不畅，血停为瘀，湿凝为痰，痰瘀互结，阻闭经络。总之，痹证的发生，一般以素体虚弱为内因，风寒湿热之邪为外因。初起以邪实为主，病位在肢体皮肉经络；病久则多属正虚邪恋，或虚实夹杂，病位深入筋骨或脏腑。（杨继荪. 中国百年百名中医临床家丛书·杨继荪[M]. 北京：中国中医药出版社，2007：245-246.）

4. 焦树德

【主题】 尪痹发病关键为风寒湿邪，入肾伤骨

【释义】 焦树德首创"尪痹"病名，认为尪痹的产生因先天禀赋不足，或后天失养，房事过度，以及妇女经病，产后失血而致肾虚；肾虚不能濡养肝木，筋失养而成骨松筋挛，关节变形不得屈伸；肾旺于冬，寒为冬季主气，冬季寒盛，感受三邪，肾先受之，寒邪伤肾入骨，致骨重不举，疼痛彻骨；肝肾同源，筋骨失养，久则关节变形，而成尪痹；痹症迁延不愈，冬春寒冷之季，复感三邪，寒风气盛，内舍肝肾，筋骨同病，渐成尪痹。尪痹发病关键在于风寒湿邪入肾伤骨，骨质受损，关节变形。三邪未侵入肾者，虽久痹不愈也不会使骨质受损变形，所以尪痹的发病机理较风寒湿诸痹更为复杂，病邪更为深入，症状更为严重，常波及于肝肾致骨损筋挛肉削；且病程绵长，寒湿、贼风、痰浊、瘀血，互为胶结，凝聚不散，使病情不断加重。（焦树德，王伟纲. 尪痹病名及其证治规律的研究[J]. 浙江中医药大学学报，2009，9（33）：684-685.）

5. 王振亮

【主题】 痹证可从肝论治

【释义】 王振亮认为,肝主藏血,在体合筋,主全身之筋膜;若肝血不足,血液不能正常流布,筋骨关节失于濡润,则可见手足关节僵硬不适或肿胀之证。肝主血海,冲脉为血海,女子经带胎产,全赖乎此。女性以血为本,月事以时下,常可致肝血不足,冲脉空虚,筋膜关节失于濡润,风寒湿热之邪易于入侵,故类风湿关节炎女性多发。怀孕时期,血聚胞宫以养胎,血海相应充足,筋膜关节濡养不至匮乏,故此时类风湿关节炎得以缓解;生产之后,失血耗气,或血化为乳,血海不足,故病情易于复发。

肝主疏泄,调畅气机,而气为血帅,血为气母,气行则血行,气滞则血凝。若肝气失于疏泄,气滞日久,血涩而不畅致瘀滞;瘀滞日久,血中津液旁渗,又可产生痰湿。若痰瘀与风寒湿热之邪结于关节,阻滞经络,痰瘀互结致使关节肿大、强直、畸形。肝脏疏泄正常,则中焦气机斡旋顺畅,水谷精微和水液输布有度;反之,水湿停留,聚痰化浊,流注关节;或日久阻塞血脉,痰瘀痹阻,关节可为之肿大或畸形。肝为风木之脏,脾为中州之府,与五气相配则肝主风,脾主湿,而风湿正是类风湿关节炎的主要病因。再者,肝脾失调,内生风湿,是类风湿关节炎发病的主要因素;由其内生的风寒湿热诸邪,痹着于周围关节而发病,并可因外邪诱发。(王振亮.从肝论治类风湿关节炎[J].浙江中医药大学学报,2008,32(5):622.)

6. 汪悦

【主题】 毒寓于邪,毒随邪入

【释义】 汪悦认为,毒邪既可从外感受,也可由内而生。外感之毒多与六淫病气为伍,"毒寓于邪""毒随邪入",致病具有发病急暴,来势凶猛,传变迅速,极易内陷的特点,而使病情危重难治,变化多端。内生之毒是由脏腑功能失调,风、火、痰、瘀等多种病理因素所酿生,其性质多端,如风毒、热毒、火毒、寒毒、湿毒、水毒、痰毒、瘀毒、燥毒等多类;且可兼夹、转化,交错为患,如热毒化火,则为火毒;火热煎熬,与血相搏,则为血毒、瘀毒;瘀毒里结,气化失司,则水毒内生;火动风生,风火相煽,则为害更烈;湿遏热伏,湿热逗留,则病势缠绵;痰瘀互生,胶结同病,则尤为痼结。毒邪致病具有如下特征:①暴戾性与凶险性:致病暴戾,病势急剧。②难治性与顽固性:常规辨治,难以奏效;病期冗长,病位较深;病情顽固,易于反复,难以根治。③多发性及繁杂性:临床表现多样,可兼夹其他病邪侵犯不同的脏腑、经络,导致多种疾病的发生,既有外周躯干症状,又有内在脏腑病变;病理属性既兼风火,又涉及痰瘀等。④内损性:指毒邪致病易犯内脏,损害脏腑功能,导致难以恢复的恶候。⑤依附性:毒邪极少有单独致病,外来者,常依附六淫;内生者,常附着于痰浊、瘀血、水湿等病理产物。(周红光,汪悦.从毒论治类风湿关节炎[J].中华中医药学刊,2010,28(10):2088-2089.)

7. 朱良春

【主题】 肾阳气不足为痹证根本因素

【释义】 朱良春认为,痹证的发生是阳气不足在先,此为本质性的问题,所关脏腑为肾。肾为先天之本,受五脏六腑之精而藏之,是调节各个脏器功能的中心,肾气充足,则精力充沛,五脏六腑之阳气充足,百病少干;倘肾阳衰、肾气虚,脏腑之阳气衰少,必然神气衰惫、倦怠无力,百病丛生;温煦、气化功能不足,则卫阳卫外功能失常,腠理不能固密,予外邪可乘之机。外邪侵入机体,正邪斗争,又加重阳气的耗伤,难以驱邪外出,缠绵难愈,致风寒湿燥等邪停留于肌肉、筋脉、脏腑，而成痼疾。由此提出痹证"四久论"：久病必瘀、久病必虚、久病入络、久必及肾。认为无论是从痹病之始，还是从痹病过程，均以肾阳气不足为痹证根本因素。"阳气行则痹自通"，督为阳脉之海，循行于背部正中，与全身各阳经都有联系，是阳气功能的外在集中表现，故强调辨治痹证纠正阳虚时不可偏废督脉之功用。（陈党红. 国医大师朱良春教授治痹重温肾壮督[J]. 中华中医药杂志，2012，27（12）：3130-3132.）

【主题】 治肿重在祛湿，参用涤痰化瘀

【释义】 朱良春认为，湿胜为关节肿胀形成之主因。早期可祛湿消肿，但久则由湿而生痰，终则痰瘀交阻，肿胀僵持不消。必须在祛湿之时，参用涤痰化瘀，始可奏效。关节痛而肿者证情较重，凡见关节肿胀者定有湿邪，其肿势与湿邪之轻重往往相应。如肿势不消，湿邪内停，黏着不去，致气血不畅，痰凝、血瘀，三者胶结，附着于骨，则导致关节畸形。通常而言，"伤科治肿，重在化瘀；痹证治肿，重在祛湿"。二法同时并用，相得益彰，可提高疗效。肿胀早期，常用二妙散、防己、泽泻、泽兰、土茯苓等。中后期，则需参用化痰软坚的半夏、南星、白芥子和消瘀剔邪的全蝎、水蛭、地鳖虫、乌梢蛇等。此外，七叶莲长于祛风除湿，活血行气，消肿止痛，并有壮筋骨之效；刘寄奴、苏木、山慈姑均擅消骨肿，亦可选用。（朱良春. 痹病治疗必须抓住三个环节，重点解决三大主症[J]. 河南中医，2008，28（2）：1-5.）

8. 谢海洲

【主题】 脾虚不运是发病的关键

【释义】 谢海洲认为，痹证的发病是内外合邪，其中又以正虚为其本，脾虚则是发病的关键。脾虚则运化不健，湿浊内生，外湿易侵；气血化源不足则有阴阳气血亏虚之虞，气血虚则外风易入，阳虚则外寒易袭，阴虚则外热易犯。又因脾虚生内湿，久生痰浊，血虚生内风，阴虚生内热，阳虚生内寒，气虚生痰瘀等。风寒湿热、痰浊、瘀血从内而生，留滞经脉，停滞关节，闭阻气血，痹从内生。以往每多重视肝肾在痹证发病中的作用，然痹多夹湿，湿之由在脾；痹多夹风，风之源可由血虚；痹多夹瘀，瘀之因多为气虚；气血之源又在脾胃，痹证病变的部位主要在四肢肌肉关节。而脾主四肢，又主肌肉；阳明主润宗筋，宗筋主束骨利关节。故脾胃虚弱、气血不足在痹证的发生发展中不可忽视。（谢海洲. 中国百年百名中医临床家丛书·谢海洲[M]. 北京：中国中医药出版社，2004：121.）

【主题】 祛邪尤重除湿，治痹勿忘外感

【释义】 谢海洲认为，祛邪须重除湿。痹证乃风寒湿邪侵袭人体，造成气血运行不畅所致，无论寒痹、热痹、风痹每每兼夹湿邪，治疗当祛风散寒除湿。然风可骤散，寒因温可去，唯湿浊难以速除。湿邪不仅在痹证的发生发展转归中起重要作用，而且也是痹证所以迁延不愈的原因之一。临床多见关节肿痛、关节酸沉、屈伸不利等症。治疗不用宣肺、温肾之法，而把理脾放在首位，脾健则湿无内生之源。如治类风湿关节炎症见手肿、手痛时，生薏仁用量达45g，正是体现了健脾祛湿的思想。根据病位的不同，湿在上当发其汗，湿在下则利其小便，使邪有去路。在病性上，湿为阴邪、性寒，治疗当偏于温化。此外，病情的反复发作与迁延还与外感有关，不少痹证患者往往有咽部红肿之症，不可轻视。治疗时，可加入射干、玄参、山豆根、板蓝根之类。若外感明显，咽喉肿甚，可急则治标，往往起到控制病情，改善疗效之功。表虚之人，常因表卫不固而诱发痹证，治疗时应固表和祛风散寒同用，方用玉屏风散加味。（谢海洲. 谢海洲临床经验辑[M]. 北京：中国医药科技出版社，2001：203.）

9. 张琪

【主题】 正气亏虚为本，与风寒湿邪相合成痹

【释义】 张琪认为，痹证多为风寒湿邪侵袭人体、内外相合成痹。外邪侵袭人体后是否发病，关键还在于内因，即人体的抵抗能力。人体正气旺盛，气血充盈，卫外固密，外邪不易入侵，即便入侵人体后，亦易祛邪外出。痹证发病的内因，在于素体虚弱，气血亏虚，腠理空虚，卫外不固；或既病之后，正气亏虚，无力祛邪外出，故风寒湿等外邪得以由表入里，由浅入深，留连于筋骨气血经脉之间，与营卫相合而为痹证。所以，正气亏虚是痹证发生的基本条件，也是痹证转归的关键因素。正气亏虚范围较广，由多方面原因造成，如先天禀赋不足，后天失养，饮食劳倦，七情太过，久病伤正等。此外，由于肝主筋、肾主骨，所以肝肾亏损也是正气亏虚的重要组成部分。治疗总以扶正祛邪为大法，扶正勿忘祛邪，祛邪须顾正虚。（梁光宇，王立范. 国医大师张琪教授治疗痹证经验[J]. 中医学报，2011，26（5）：554-555.）

10. 陈湘君

【主题】 脾虚湿盛，外湿侵袭，发为着痹

【释义】 陈湘君认为，脾胃虚弱，内易生湿浊，外不能抵御外湿入侵。脾主运化，具有把水谷化为精微，将精微物质吸收转输至全身的生理功能。倘若脾胃的运化功能失常，不能充分运化水谷和水液，则可引起脾虚生湿的内湿病。同时，脾虚土亏，又会招致外湿的入侵，而外邪的入侵又会进一步影响脾的运化而生内湿。湿为阴邪，湿性重着黏滞，迁延难愈，是类风湿关节炎（着痹）的重要致病因素之一。脾胃虚弱，气血亏虚，致使肺卫失宣而不能固表；脾胃功能失常，精微物质化生不足，精血同源，可导致肝肾精血的不足。肝肾不足，筋骨失养，邪留经络，气血痹阻而成痹证。健运脾胃，可从根本上补益肝肾而强筋健骨。脾主肌肉，四肢的功能正常与否，与脾的运化水谷精微和升清功能是否健旺密切相关。而类风湿性关节炎的临床表现，大多以四肢肌肉、关节、筋骨为主。（赵蓓俊，陈湘君. 陈湘君教授治疗类风湿性关节炎经验[J]. 河南中医，2009，29（3）：247-248.）

11. 陈纪藩

【主题】 筋伤骨损为基本病机

【释义】 陈纪藩认为，类风湿关节炎的基本病机是"筋伤骨损"。类风湿关节炎属于中医学中"痹病""尪痹"的范畴。其致病原因的内因，是肝肾亏虚和气血不足导致筋骨失养，是发病的根本原因，而"风寒湿热"等邪是重要的外在诱发因素，也是该病发病的必要条件。外邪乘机体正气亏虚、卫外不固入侵而痹阻经络；外邪不去，病久入络，而见瘀血阻滞；风、寒、湿、痰、瘀是病之"标"，肝肾亏虚和气血虚弱是病之"本"；寒热错杂、阴阳失衡，虚实相兼是该病的主要病机特点。在此病不同阶段，患者症状体征、临床表现也明显不同。但早期患者关节肿胀、疼痛多为"筋伤"；而后期患者病情进展至关节畸形，则属于"骨损"。临床上"筋伤"与"骨损"不可截然分开，因此常以"筋伤骨损"并称，概述该病的基本病机特征。（饶晶. 对陈纪藩教授治疗类风湿关节炎学术经验的研究[D]. 广州：广州中医药大学，2014.）

12. 李济仁

【主题】 顽痹久痹，治以脾肾为本

【**释义**】　李济仁认为，脾胃为后天之本，气血生化之源。脾主肌肉，统四维。脾胃健运，中气充足，升降相因，脏腑气血运行调畅，疾病难生。反之，脾胃失健，中气不足，升降失司，脏腑气机运行受阻，百病由生。肾为先天之本，主藏精，元阴元阳寄居之所，肾中阴阳为五脏六腑阴阳之根本。"五脏之阴气，非此不能滋""五脏之阳气，非此不能发"。肾气充盛，命门火旺，正气固护，生命原动力充足，外邪难侵。反之，肾元亏虚，命门火衰，正气不固，病邪侵袭人体而致病。痹病病程长，寒热虚实错杂。痹病外感湿邪，外湿内侵，合于内湿，伤及脾胃，中气失运，周身气机运行不畅，脏腑功能失调，疾病迁延；痹久致虚，久病及肾，肾气虚衰，肾阴不足，命门火衰，先天之本受损，疾病难愈。（范为民，胡怡芳，李艳. 李济仁教授辨治痹病学术经验撷要[J]. 风湿病与关节炎，2014，3（8）：40-42.）

【**主题**】　虚实夹杂，重视痰瘀

【**释义**】　李济仁认为，痹病的发病皆因劳逸不当、年老体衰，风、寒、湿、热、痰、瘀等邪气留滞肢体筋脉、关节、肌肉，经脉闭阻，不通则痛。本病基本病机演变是本虚标实，虚实夹杂，病情胶结，迁延难愈。其中，痰瘀不仅是痹病日久出现的病理产物，而且还是痹病发生之原因。痰浊之邪，是机体津液代谢障碍所形成的病理产物。其作为疾病的致病因素，留滞机体，阻滞气血之运行，影响脏腑之功能，造成更为复杂的病机结果，导致顽痹发生。瘀血之邪，是机体内血液运行不畅，积存体内的病理产物。其阻滞于经脉的运行，不通则痛，痹病由生。痰瘀之邪常互为因果，相兼致病。痰浊为有形之邪，停滞在脏腑经络组织之中，必然会阻滞气血之正常运行，发生瘀血之征。瘀血之邪，停留在脏腑经络之中，影响津液之输布、排泄，造成痰浊之证。故朱丹溪提出"痰和瘀均为阴邪，同气相求，既可因痰生瘀，亦可因瘀生痰，形成痰瘀同病"的论点。（范为民，胡怡芳，李艳. 李济仁教授辨治痹病学术经验撷要[J]. 风湿病与关节炎，2014，3（8）：40-42.）

13. 沈丕安

【**主题**】　卫气失常是重要发病机制

【**释义**】　沈丕安认为，卫气失常是免疫性风湿病如痹证的重要发病机制。卫气的病变主要分为三种类型：第一，卫气虚实为百病之母。《灵枢·禁服》曰："审察卫气，为百病母，调其虚实。"说明卫气有两面性，卫气虚弱与卫气实滞都能患病，都需要调节。卫气虚弱者，腠理开放，卫气不循其道，六淫之邪最易入侵而致病。卫气实滞也会引起体内的许多病证，因此人体的卫气不是越实越好。第二，卫气稽留而致病。《灵枢·口问》提出"卫气稽留"而致病的观点。卫气应中正平和，并与营气在脉外、脉内一起运行。如果阴阳相逆，卫气会进入脉道中，引起卫气稽留实滞，脉道不通，卫气失去正常的运行而致病。第三，卫气内伐而致病。《灵枢·营卫生会》提出"卫气内伐"而致病的观点，说明卫气在体内能够戕伐自身，卫气过实过强，在脉道内留滞逆行都能克伐自身而致病。（沈丕安. 中医卫气理论与免疫性风湿病[J]. 风湿病与关节炎，2013，2（3）：41-44.）

14. 赵绍琴

【**主题**】　关节疼痛肿大，治以涤痰通络之法

【**释义**】　赵绍琴认为，类风湿关节炎初期，关节尚未肿大，可按一般痹证辨治；若关节肿大疼痛一旦形成，则应从痰论治。凡关节肿大疼痛，多属有形之邪留滞其间，痰浊、水饮、

瘀血皆其类也。类风湿之关节肿大，或为梭形肿大如指关节病变，成为漫肿凸起如腕关节病变，然其并无骨质增生，但有关节腔水肿或软组织增生。况其肿胀可反复发作，其为痰饮甚明。此皆因外邪久留，经络闭阻，致气血津液停滞而为痰为饮。此等痰饮生于经络之中，留于骨节之内，徒以健脾燥湿化痰亦不能速去。当治以涤痰通络之法，选用性滑利善走窜之品，组成开窍通关之猛剂，以涤除骨节之留痰浊饮。方用五子涤痰汤，即三子养亲汤加冬瓜子、皂角子而成。临床上可根据病程和症状的差异，酌情加入化痰通络逐饮之药。若病在早期，表现为四肢关节游走性疼痛，关节并无肿胀，或略显微肿，或其痛忽作忽止，倏忽往来者，皆是痰饮留注，欲作窠囊之象，治宜在祛风胜湿通络剂中加入三子养亲汤，以祛除经络中流痰；若病至晚期，症见关节肿大变形，周围肌肉萎缩，屈伸不利，运动受限，此属痰瘀互结，治疗较为棘手，治宜涤痰化瘀并举。（彭建中，杨连柱. 赵绍琴教授从痰辨治类风湿性关节炎的经验[N]. 中国医药学报，1994，9（5）：57.）

15. 张鸣鹤

【主题】 活动期以热毒蕴结为主要病机，清热解毒为治法要义

【释义】 张鸣鹤认为，类风湿关节炎活动期当属中医学"热痹"的范畴，以热毒蕴结为主要病机特点。治病求本，以清热解毒为第一要义，直挫病势。一为治本，即对内外之毒有清除作用，可消除病因。二为针对活动期的根本病机而治。三为治标，即镇痛消肿、通络止痛以缓解症状。及早应用清热解毒药，可较彻底清除外邪，防止转为慢性，是阻断病情发展的关键。缓解期热毒虽暂被抑制，但余热未尽，火势虽减，炉烟未熄。当正气虚弱，复外感六淫之邪，外邪引动内伏之毒，则痼疾新发。因此，稳定期的治疗也应长期使用少量清热解毒的药物，防止余火复燃。故清热解毒的原则应贯穿始终。类风湿关节炎具有慢性迁延及反复发作的特点，非长程大剂不能遏其源，除其根。因此，在清热解毒药的选择上，应尽量选用苦而微寒或甘寒之品，禁用或慎用苦寒直折之品。选用清热解毒药物时，还应根据热毒证临床表现的轻重缓急灵活增减药味和剂量。热毒轻证，只选小剂量金银花；热毒中证，再联用红藤中剂量；热毒重证，联用板蓝根大剂量；热毒极重证，联用田基黄大剂量，或伍用其他清热解毒药。对素体脾胃虚弱，或胃肠反应难以耐受者，可加健脾益气之品。（毛毛. 张鸣鹤教授治疗类风湿关节炎经验撷萃[D]. 济南：山东中医药大学，2008.）

16. 路志正

【主题】 治疗重视益气养血，充实营卫，濡润关节，以蠲尪痹

【释义】 路志正认为，正气不足为尪痹发生发展的重要原因，强调临床治疗不应一味投以峻猛之药以攻邪；而顾护人体正气，注重机体正气恢复，实为疗痹之不二法则。在治疗上，若只见风、寒、湿、热诸邪侵袭，单投以攻邪之猛药克敌，虽可令邪气暂时退却，但恐已再次损伤人体正气，当患者饮食起居稍有不慎时，极易复感，令病情反复，甚至加重，十分不利于患者预后。因此，恢复人体正气，才能真正达到"蠲痹"的目的。益气养血目的有二：一是充实营卫，抵御外邪；二是濡润筋骨关节，通则不痛，从而消除痹病。脾胃为后天之本，为气血生化之源、气机升降之枢。因此，长养气血、顾护人体正气的关键，即为强健脾胃。在临床上运用益气养血这一治则时，须十分注重脾胃的运化作用。常以生黄芪、党参、山药、白术等益气健脾而升脾阳，并有"补气以生血"之意；用杏仁、枇杷叶、苏梗、半夏、枳壳等宣降胃气，

从而令脾气得升，胃气得降；同时再配以当归、阿胶、白芍等养血补虚之品，以加强益气补血之功效。脾胃运化有常，气机升降有序，气行而血不滞，才能使气血津液生化有源，运转得当，循环往复，调动患者身体机能恢复正常。因此，强健脾胃，充实气血营卫，长养正气，才能祛邪外出，消除痹患。（黄梦媛，张华东，陈祎，等. 路志正教授益气养血躚尪痹[J]. 中医药学报，2011，39（1）：25-27.）

三、医 论 选 要

1. 阴虚络热论（周学平）

【提要】 肝肾阴虚是类风湿关节炎"阴虚络热证"的病机基础，"经络蓄热"是病机变化中的核心。其总病机可概括为阴虚热郁，风湿痹阻，痰瘀互结。

【原论】 类风湿关节炎，从病机分析来看，往往阴虚与经络蓄热并见。其中兼有虚热、痰热、瘀热、湿热的蓄积，从而痹阻经络，继则深入筋骨、关节。临床表现为关节疼痛，局部肿胀，或变形强直，皮色变红，触之觉热，潮热口干，腰膝酸软，小便色黄，舌红苔薄或少苔，光剥，脉细数。类风湿关节炎作为一种特殊的痹证，其病因远较一般痹证复杂。形成本证的原因主要有以下几点：①先天禀赋不足。主要是指肾精不足。类风湿关节炎，无论寒证、热证、虚证、实证，肾精不足是其共同的病变基础。尽管初起多以邪实为主，然此种邪实必兼有本虚的一面。②肝肾阴血亏虚。多见于素体阴亏及年老体弱之人。此外，烦劳过度，暗耗阴血或房事不节，耗损精血，均可致阴亏液乏。阴血不足，一者易致经络不利，生痰生瘀；二者由于络脉不充，易感三气，血脉瘀滞。故常见关节肿痛有热感，夜晚加重，烦热盗汗，形成阴虚络热的病理表现，久则导致骨关节损害，筋肉萎缩。③诸痹日久，化热伤阴。除直接感受火热之邪可损伤阴液外，风寒湿邪痹阻经络，郁久亦可化热伤阴；素体阳盛或阴虚血弱之体以及嗜酒辛辣、内有蕴热等均是促使这一转化的重要因素。④用药不当。长期服用辛香走窜之品及虫类搜风药，一则直接耗气伤阴，二则可使邪从热化，久则肝肾阴伤。偏于阴虚的体质，不宜久用温燥药物，以免重伤阴液。另外，有人认为肾上腺皮质激素为纯阳之品，久用、过用肾上腺皮质激素也是痹久阴伤、经络蓄热的重要原因。

肝肾阴虚是类风湿关节炎"阴虚络热证"的病机基础，"经络蓄热"是病理变化中的核心。其总病机可概括为阴虚热郁，风湿痹阻，痰瘀互结。病证性质为本虚标实，病理因素主要为痰瘀。病变初期邪在肌表、经络、关节之间，故先以肢体百节疼痛为主的"五体痹"见症；久病不愈，病邪由表入里，由经入脏，形成难愈的"五脏痹"。如表现为心痹者，除见关节肿痛，变形强直，皮色变红，触之觉热，潮热口干，小便色黄外，还可见心悸不宁、气喘、脉结代等心阴亏虚的症状。（宋耀鸿，周学平. 类风湿性关节炎阴虚络热证证治浅析[J]. 江苏中医，2001，22（1）：14-15.）

2. 新病入络论（王永炎）

【提要】 外邪侵袭，与伏邪交阻，蓄结于内，痰瘀内生，盛而为毒；毒损络脉，败坏形体，腐蚀筋骨，甚则循络侵袭相合之内在脏腑。

【原论】 "新病入络"，指机体体表皮部之络脉，感受邪气（外邪、伏邪）侵犯。就类风湿关节炎而言，"新病入络"，即为外邪入络、伏邪逆攻入络之并称。络脉是经脉中血气营养脏组织的桥梁和枢纽，为血气交汇之处，亦为邪毒易居之所。营卫为御邪抗病的屏障，当二者失之调和固密，外感六淫疫疠之邪，乘虚从肌肤皮毛侵入，或兼有内生之邪相合，均可袭及络脉气血，侵犯入络。而且，人身中凡是营卫气血流行、会聚、出入的道路和门户，也是邪气侵入、流传、舍止、外出的道路和门户。络脉中之孙络、浮络等相对于经脉而言，多散布于体表，为卫外抗邪之主体。故当六淫之邪从外入侵，则络脉尤其是交会营、卫之孙络往往首当其冲，且六淫之邪无形，易于渗透侵入络脉，遂导致"新病入络"。即络脉气血为邪气所阻，不能宣行，因而留滞，气血凝涩，发为痹病诸证。

类风湿关节炎病变的机理，可作如下认识：外邪作用于机体后，初起使络脉结滞，血气不行，继而与伏邪交加，蓄结于关节、骨骱、血络之中，凝而为毒；或凝泣津血，或灼津熬血，变生痰、湿、瘀等；并继续消耗气血，瘀阻脉络，败坏形体，腐蚀筋骨，形成恶性病理循环。病变的发展趋势，由早期的疼痛、肿、僵，渐至于关节变形，肢体失用，甚则晚期内舍于脏腑。这是"毒损肢节络脉"，其势由表及里，由浅入深，由局部至全身的渐进性过程的表现。络中气滞、血瘀、津阻、痰凝等互结互病，积久蕴毒，则至毒损络脉，败坏形体；甚则循经络、脏腑之络，侵袭相合之内在脏腑。亦即毒邪在病变的初期，仅见于病变的局部或有限的几个靶点（关节、筋膜、肌肉等），不是整个络脉系统的紊乱，但毒邪不除，将导致局部病变的继续加重，同时出现以络脉系统为主导的机体稳态的破坏。

"新病入络"与"久病入络"，也存在有机的联系。由"新"至"久"，反映出的是类风湿关节炎病变由浅至深、由皮部络脉至脏腑络脉、由络实至络虚、由局部累及整体的过程与机转。痹病的病变渠道在于"病络"，络脉受邪，或受传变，影响其输布气血津液，濡养四肢百骸、脏腑器官等正常之生理功能，产生诸种疾病，致为"络病"。"络病"的主要病机特点包括络脉阻滞、络脉空虚、络脉损伤及络毒蕴结，累及络脉（经络之络、脉络之络），使其功能或形质处于病变状态，故称为"病络"。"病络"为类风湿关节炎病变的主要渠道和枢纽，因而类风湿关节炎病变的核心、治疗的焦点亦在于"病络"。（李梢. 类风湿性关节炎从"络"辨治及寒热方剂作用机理研究[D]. 北京：北京中医药大学，2001. //李梢. 王永炎院士从"络"辨治痹病学术思想举隅[J]. 北京中医药大学学报，2002，25（1）：43-45.）

3. 少阳蕴热正虚论（肖明辉）

【提要】 类风湿关节炎是因正气亏虚，风寒湿热之邪外袭，痹阻经络关节所致；以邪热内蕴少阳、脾肾亏虚为主要病机基础。因此，治疗本病不论当时临床表现有无邪热之症，均要兼顾到少阳邪热内蕴之病机。

【原论】 类风湿关节炎的病因病机，为脾肺不足，肝肾亏虚，风寒湿热之邪外袭，痹阻经络关节所致，但以邪热内蕴少阳、脾肾亏虚为主要病机基础。一则风寒湿热之邪留滞，是该病形成的主要原始动因；在病变过程中，风寒湿以及病程中产生的痰浊瘀血等病理产物，均可郁滞体内逐渐化热，蕴伏体内，从而引起各种复杂的病机变化，成为类风湿关节炎长期反复发作、逐渐加重、日久不愈的关键因素。根据本病的临床表现、少阳经的病机特点及多年的临床实践，少阳常是邪热蕴结之所。如类风湿关节炎的急性活动期，就常表现为发热，关节或肌肉红肿热痛，口苦口干，心烦，小便黄短，大便或干，舌红，苔黄或腻，脉弦滑数或濡数等少阳邪热内盛之症。实验室检查多见 ESR 增快，CRP、IgM 增高、RF 阳性等。所以，治疗本病不论当时临床表现有无邪热之症，均要兼顾到少阳邪热内蕴之病机，以柴胡、黄芩、黄柏等清泄少阳邪热。另一方面，类风湿关节炎日久不愈，常常有脾肾亏虚的征象。脾肾为先、后天之本，脾虚则气血生化不足，四肢肌肉失濡；肾虚则肝失滋养，元气不充，筋骨不坚。故风寒湿热痰瘀之邪留注关节痼结难除，而成虚实兼夹、寒热互见、复杂多变的病理表现，使该病治之棘手、缠绵难愈。因此，在治疗本病的过程中，多从虚、实两端着手：实者责之于少阳邪热及风寒湿痰瘀血；虚则主要责之于脾肾不足。以清泄少阳，宣痹通络，健脾益肾为主立法，药用柴胡、黄芩、黄柏、生地黄清少阳之邪热；青风藤、豨莶草、独活、制川乌祛风除湿、通经止痛；黄芪、白术、薏苡仁、鸡血藤益气补肺、健脾养血；鹿角霜、补骨脂、熟地黄补肝肾、壮筋骨以充先天，丹参化瘀通络活血脉。诸药相伍，多法联用，攻补兼施，温清并蓄，祛邪扶止，标本同治。（肖明辉，杨钦河，谷晓红，等. 清泄少阳、健脾益肾法为主治疗类风湿性关节炎 65 例临床研究[J]. 中国医药学报，2003，18（5）：313.）

4. 伏邪致痹论（考希良）

【提要】　伏邪致痹往往具有邪气内伏、病自内发，感邪与发病不尽相符，伏邪隐匿，难以祛除的特点，其临床多分活动期和缓解期进行分期论治。

【原论】　伏邪致痹有以下 3 个特点：①邪气内伏，病自内发。且初发多以里证为主，或仅有里证而无表证。如痹证遇风冷阴雨可引发关节疼痛，但却无恶寒表证，即使有表证亦轻且短。②感邪发病不尽相符。当外邪触动伏邪发病时，外感之邪仅是诱因，内伏之邪方是病之根本。故虽外感风寒湿邪，却可表现出关节红肿热痛之象。③伏邪隐匿，难以祛除，易于复发。多数痹证患者病情反复，缠绵难愈，病程长短不一，多有初次"治愈"而后又复发者。细究其因则或因邪未尽除，遗邪伏内；或因正气虚弱，不能祛邪外出；或因劳累，复感风寒、风热或汗出当风，居住潮湿等，外邪引动伏邪则疾发。伏邪致痹，临床有如下证候特点：大多缓慢起病，病程较长，病程中突然出现一个或多个关节肿胀疼痛加重，活动不利，晨起僵硬重着，或者关节肌肉疼痛酸楚，呈游走性；或者关节局部灼热红肿，痛不可触，可有皮下结节或红斑；或者肌肉关节刺痛，固定不移，关节肌肤紫暗、肿胀，按之较硬，肢体顽麻或重着；或者关节僵硬变形，屈伸不利，有硬结、瘀斑。舌质多红或暗红或紫暗，舌苔多腻或黄腻。脉象多弦滑、滑数、沉细或沉涩。伏邪致痹，临床多从活动期和缓解期进行分期论治。活动期类风湿关节炎，基本病机多为湿热毒邪痹阻经络、筋脉、骨节，故其治疗时应采取清热利湿解毒的方法，常获良效。热重于湿者，清热解毒；湿重于热者，清热利湿解毒；湿热伤阴者，清热与滋阴并用。当湿热毒邪衰其大半之后，患者病情缓解，诸症减轻或消失，进入缓解期。由于湿热毒邪未能尽除，残留于机体一定部位，伏而待发；遇有诱因即可使余毒复燃，出现再次发作。此即为类风湿关节炎善于复发、缠绵难愈的主要原因。因此，临床缓解期的治疗，仍继续以祛毒清热、利湿通络为主，佐以扶正；使余毒得清，伏邪得去，则患者可不再受复发之苦。临床中，根据活动期和缓解期类风湿关节炎的病情特点，采用如下经验方。活动期：雷公藤 9g，白芍 30g，青风藤 15g，独活 15g，虎杖 20g，青蒿 15g，生甘草 12g，金银花 15g。缓解期：在上方基础上加用黄芪 30g，当归 12g。活动期突出的是清热利湿解毒，缓解期强调的是通过益气养血来透解伏毒。10 味相伍应用于缓解期，着眼于疏风、除湿、清热、化瘀等祛邪之路，而不忘益气健中、养血扶正之策。其宗旨在于透解伏毒，祛邪止痛，佐以扶正。（考希良. 从伏邪致痹探讨类风湿关节炎复发及临床证治[J]. 中华中医药杂志，2011，26（5）：1157-1160.）

5. 热毒湿瘀论（房定亚）

【提要】 早期类风湿关节炎发病，多由正气不足，感受风寒湿热等毒邪，邪正交争，风变为火，寒变为热，湿变为痰，经络阻隔，气血凝滞，形成毒热内壅，湿瘀阻络之证。其病机关键是"热毒湿瘀"，而"清热解毒"是治疗早期类风湿关节炎的大法。

【原论】 对于早期类风湿关节炎，房定亚强调证候要素"毒、瘀、虚"的重要性。毒邪是一种广泛存在、致病力强、来势迅猛的病邪。对于"毒"邪要从三方面来理解：第一，外界致病力强、暴烈淫盛的风寒湿热之气，皆可看作毒邪；第二，在卫外功能不固的情况下，六淫之邪郁久化火成毒；第三，由于情志失调，饮食失宜，损伤脏腑功能，导致湿热内蕴、痰瘀内生，久居人体不能祛除变成毒邪，故有瘀毒、湿毒之称。对于"瘀"邪可以从三方面来理解：第一，离经之血积存体内，临床表现出血、肿块；第二，血液运行不畅，阻滞于经络和脏腑内形成瘀血；第三，瘀有"郁积、停滞"之义，痰饮、瘀血、湿毒等病理产物停滞郁积，都可理解为"瘀"邪。如《伤寒论》中云："伤寒瘀热在里，身必发黄。""虚"泛指正气不足，可理解为正气亏虚，肝肾不足，筋骨失养，营卫失和，脏腑亏虚。个体差异，先天禀赋不足，造成在同样的诱因下，疾病性质和状况不同，认为"虚"与疾病发病与否存在决定意义的相关关系，也就是传统中医所讲的"正气存内，邪不可干，邪之所凑，其气必虚"。早期类风湿关节炎，是由于人体正气不足，感受风寒湿热等毒邪，邪正交争，风变为火，寒变为热，湿变为痰，经络阻隔，气血凝滞，痹阻于经络、关节、血脉、肌肉、筋骨，出现乏力、晨僵、关节肿痛、活动不利，形成毒热内壅、湿瘀阻络之证。总体来说，早期类风湿关节炎的病机关键是"热毒湿瘀"，而"清热解毒"是治疗早期类风湿关节炎的大法，加味四妙勇安汤是治疗早期类风湿关节炎基本方：银花、当归、玄参、生甘草、威灵仙、白花蛇舌草、山慈菇、蜈蚣。（杨怡坤，温艳东，曹玉璋，等. 房定亚教授从热毒湿瘀论治早期类风湿性关节炎[J]. 中国中医基础医学杂志，2011，17（10）：1161-1163.）

6. "虚""邪""瘀"致痹论（娄多峰）

【提要】 "虚""邪""瘀"三者，分别是类风湿关节炎发病的三大致病因素，也是类风湿关节炎的病机特点。根据"虚""邪""瘀"的权重偏倚，分为"正虚候""邪实候""瘀血候"三候，分别予以"扶正""祛邪""化瘀"施治。

【原论】 类风湿关节炎属于中医学痹证范畴，正气亏虚是其发病的内在因素，六淫乘袭是其发病的重要条件。在正气不足的情况下，容易受到风寒湿等邪气侵袭而发病；气滞血瘀是类风湿关节炎发病的病理基础。痹者闭也，闭则不通，不通则痛。故类风湿关节炎的常见症状，是骨关节筋肉疼痛。"虚""邪""瘀"三者，分别是类风湿关节炎发病的独立致病因素，也是类风湿关节炎的病机特点。"虚"则气血生化失源，导致气血不足，脉络不充，血液运行迟缓，而至脉络痹阻，发为类风湿关节炎。"邪"留滞而痹阻脉络，发为类风湿关节炎。外伤后气滞血瘀，痹阻经络，发为类风湿关节炎。同时，痹证日久，耗伤正气，导致"正虚"，内生"六淫"以及"瘀血"更甚。在发病过程中三者又互相影响，互为因果，如"虚"久，易内生"六淫"；"虚"则血行迟缓，导致气滞血瘀；"邪"留滞日久，则耗气伤阴导致正气更加亏虚，"邪"痹阻脉络，是气滞血瘀的重要原因。"瘀"则气血运行迟缓，卫气营血不得固外，虚邪贼风更容易侵袭人体，"瘀"导致脏腑筋脉失于濡养而正气更加亏虚。

类风湿关节炎在发生、发展过程中，"虚""邪""瘀"三者往往共生，相互影响，在发病各个时期的权重不一样。一般在类风湿关节炎早期多"邪实"较重，晚期"正虚"较甚，急性发作期"瘀血"较明显。按照类风湿关节炎"虚""邪""瘀"侧重不同，分为"正虚候""邪实候""瘀血候"三候。在治疗时根据权重不同，分别给予"扶正""祛邪""化瘀"，侧重不同。因为三者往往同时存在，治疗用药时，"扶正""祛邪"尽可能选用"扶正不碍邪、祛邪不伤正"药物，如薏仁、桑寄生、防风等；"祛瘀"时选用既能养血活血又能祛瘀通络的药物，如鸡血藤、丹参、当归等。"正虚候"常见的证型为气血亏虚证、肝肾亏虚证，"邪实候"常见寒湿证、湿热证，以及"瘀血候"的瘀血证。在治疗过程中，疾病的三种证候也会变化，随之治疗方法也要同时变化。三候中的"正虚候"主要是气血亏虚为主，但疾病迁延不愈，日久则肝肾气血俱亏。所以在"正虚候"中，益气养血为主兼补肝肾。"邪实候"辨证时，以寒、热为纲，随证加减；用药时选择"扶正不碍邪、祛邪不伤正"的药物。由于痰瘀互生，"瘀血候"往往会出现痰瘀互结，许多类风湿关节炎患者会出现类风湿结节、关节滑膜肥厚等。治疗用药时，化痰、祛瘀药应同时应用，祛瘀要选用既能养血活血，又能祛瘀通络的药物。（曹玉举. 娄多峰"虚、邪、瘀"理论论治类风湿关节炎[J]. 中华中医药杂志，2018，33（2）：569-571.）

7. 顽痹证治论（汪履秋）

【提要】 顽痹的病性属实，主要病机变化是邪阻络脉，故治疗必须以通络止痛为基本原则。邪气一祛，络脉舒通，通则不痛，痹痛自可缓解。

【原论】 类风湿关节炎以关节肿痛、强直、畸形和功能障碍为主要临床表现，隶属于中医痹证的范畴。根据其病程缠绵难愈，治疗难以获效的特点，当属痹证中之顽痹较为适宜。其形成原因，不外内因、外因两端：内因是气血不足，肝肾亏虚；外因是感受风寒湿热之邪，内外之因相合，而导致本病的发生。病理变化，主要是风湿痰瘀，痹阻经脉。病初主要是风湿入络，阻滞不通，不通则痛；随病邪性质、素体偏盛的不同，又有风寒湿与风湿热之分。病久，风湿痹阻络脉，气血津液运行受阻，或因正虚，气血津液运行迟涩，又可形成痰瘀痹阻。病机性质主要属实，因为本病突出的症状是关节疼痛，而疼痛多为邪气搏阻所致。由于本病的病机性质属实，主要病机变化是邪阻络脉，故治疗必须以通络止痛为基本原则。邪气一祛，络脉舒通，通则不痛，痹痛自可缓解。补益之品不宜过早投施，以免邪恋不去，病程缠绵。祛邪主要有散外邪与祛内邪两端，散外邪乃是祛风散寒、除湿清热。但风为百病之长，六淫之首，外邪致病多以风邪为主，夹寒、湿、热之邪，故尤以疏风散邪为先。湿为阴邪，其性重浊凝滞，湿邪偏盛易于痹阻络脉，故湿邪的宣化也非常重要。同时，再区别寒热之偏盛，分别予以温经散寒或清热通络。祛内邪则是化痰祛瘀，特别是活血化瘀对治疗有重要意义。若病变日久，即使气血亏损、肝肾不足比较明显，但因正虚不能抗邪，风寒湿热之邪往往稽留关节经络，影响气血津液的运行，形成痰瘀痹阻。因此，在扶正的同时，亦不可忽视祛邪，仍需配用搜风散寒、除湿通络、化痰祛瘀等法以标本兼顾。常以朱丹溪上中下通用痛风方为基础方加减治疗。痹痛的形成，主要是邪气阻滞，络脉不通。故在临床处方用药时，尤其注意温散走窜，以加强疗效。本病就临床所见，一般是寒证多于热证，且寒主收引，湿性黏滞，寒湿之邪易于阻滞络脉。而温散之品既能祛寒除湿，又能宣通经络，一般可用麻黄、桂枝温散发表，使邪从表解。病变顽固者，则非大辛大热之乌、附难以取效。病变日久，邪伏较深，则又当配入虫类搜风剔络之品，临床常用地龙、露蜂房、乌梢蛇、全蝎、蜈蚣等，其中尤以全蝎、蜈蚣的功效见长。不过此类药物若过剂久服，则有破气耗血伤阴之虞，必须注意"衰其大半而止"。（汪履秋. 类风湿性关节炎证治浅见[J]. 新中医，1988，8（6）：17-18.）

8. 尪痹补肾祛寒论（焦树德）

【提要】 尪痹肾虚为本，寒盛为标，为本虚标实之证。其治疗大法以补肾祛寒为主，辅以化湿散风，养肝荣筋，祛瘀通络。

【原论】 尪痹的临床特点，除有关节疼痛、肿胀、沉重及游走窜痛等风寒湿痹共有的症状外，还具有病程较长，疼痛多表现为昼轻夜重，痛发骨内的特点，古人称之为"其痛彻骨，如虎之啮"。关节变形，骨质受损，僵直拘挛，不能屈伸；重者，活动功能受限，生活不能自理。因病邪在里，故脉见沉；因肾虚，故常见尺脉弱小；因痛重，故脉弦。脉象常见沉弦、沉滑、沉弦滑、尺弱等。肾虚寒盛证，临床表现为腰膝酸痛，两腿无力，易疲倦，不耐劳作，喜暖怕凉，膝、踝、足趾、肘、腕、手指等关节疼痛、肿胀，僵硬变形。晨起全身关节（或最疼痛的关节）发僵，筋挛骨重，肢体关节屈伸不利，甚至变形，波及督脉时则脊柱僵弯。舌苔多白，脉象多见尺部弱、小、沉细，余脉可见沉弦、沉滑、沉细弦等象。此乃肾虚为本，寒盛为标，本虚标实之证，临床上最多见。

尪痹的治疗大法以补肾祛寒为主，辅以化湿散风，养肝荣筋，祛瘀通络。肝肾同源，补肾亦能养肝、荣筋、祛寒、化湿、散风，促使风寒湿三气之邪外出。化瘀通络，可祛瘀生新。肾气旺，精血足，则髓生骨健，关节筋脉得以濡泽荣养，可使已失去正常功能的肢体、关节渐渐恢复。总之，在治疗时要抓住补肾祛寒这一重点，再随症结合化湿、散风、活血、壮筋骨、利关节等，标本兼顾。若见有邪郁欲化热之势时，则须减少燥热之品，加用苦坚清润之品。遇已化热之证，则宜暂投以补肾清热法；待标热得清后，再渐转为补肾祛寒之法，以治其本。另外，还须经常注意调护脾胃，以固后天之本。根据治病法则的要求，方用补肾祛寒治尪汤：川续断12～15g，补骨脂9～12g，熟地黄12～24g，淫羊藿9～12g，制附片6～12g，骨碎补9～12g，桂枝9～15g，赤芍、白芍各9～12g，知母9～12g，独活10～12g，防风10g，麻黄3～6g，苍术6～10g，威灵仙12～15g，伸筋草30g，牛膝9～15g，松节15g，炙山甲6～9g，地鳖虫6～10g，炙虎骨9～12g（另煎兑入）。（焦树德. 焦树德临床经验辑要[M]. 北京：中国医药科技出版社，1998：89-93.）

9. "三要四宜"论（谢海洲）

【提要】 治痹三要：扶正培本、祛湿健脾、利咽解毒。治痹四宜：寒痹宜温肾、热痹宜养阴、寒热错杂宜通、久病入络宜活血搜剔。

【原论】 治痹三要：①扶正培本。痹证是因风寒湿侵入人体，造成气血周流不畅而致。遵经旨"因其实而泻之"，在治疗上应以祛邪为主。但对许多病例用通络祛风之剂，并无明显效果，其多失误于忽视扶正。故无论疾病初起或日久，均需治以扶正培本药物。②祛湿健脾。痹证之所以长期不愈，从病邪的角度来看，是由于湿邪不去。风可聚散，寒亦可速温，唯湿难以快除。无论寒痹、热痹、风痹，每多夹湿；轻者肌肉重着，重者关节肿痛，屈伸不利。治疗上除湿之法不可偏废，根据病性和病位，可采用发汗、利小便、宣肺、健脾、温肾，或外敷法等。临证治疗浮肿，关节肿胀者，用防己茯苓汤加薏仁30g、白芥子12g，适当配合其他药物。

数剂之后，常有肿消痛减之功。主张把健脾放在首位，如用四君子汤、平胃散、胃苓汤之属加减变化。加苍术、薏仁、防己燥湿消肿；羌活、秦艽、防风祛风燥湿，此法为治湿之本，脾健则气血生化有源，水湿各有所归。③利咽解毒。治疗过程中，曾观察到有些痹证患者，病情时轻时重，关节肿胀反复发作，仔细诊察发现其中不少人都有咽部红肿的表现。此为病情不稳定的重要原因。因而，在治痹之剂中，要加入玄参、麦冬、桔梗；甚则加入山豆根、板蓝根、牛蒡子、射干、锦灯笼等利咽解毒之品。尤其咽部鲜红肿甚者，更应先治咽再治痹，临床效果方可明显改善而且稳定。

治痹四宜：①寒痹宜温肾。寒痹之作，根本在于肾阳不足，命门火衰；在治疗上以温肾为要，可选用乌头汤或麻黄附子细辛汤，配伍鹿角胶、补骨脂、巴戟、仙灵脾、胡芦巴、狗脊等品。盖寒痹患者，多为素体阳虚之人，寒邪伏于里，治当温之。②热痹宜养阴。热痹可见于两种情况：一为类风湿关节炎急性发作期或初期。手足小关节红肿胀痛，局部灼热，皮肤稍红；或脊椎胀痛，四肢活动障碍，持物不便，行动艰难；或伴有全身低热不适，或自觉全身有发热感，烦渴汗出。二为风寒湿邪郁久化热。此类患者多有关节红肿热痛，遇寒痛减，高热，汗出，口渴等表现。治疗热痹宜清热，用白虎加桂枝汤、苍术白虎汤等。更要加入养阴清热之品，如生地、白芍、玄参、麦冬等。热甚者应加入清热解毒之品，如野菊花、草河车、白鲜皮等，具体用量因人而异。③寒热错杂宜通。寒热错杂之痹证，在临床较为多见。其特点为寒热并存，虚实互见，错综复杂。有的表现为手足关节肿痛，局部灼热，下肢发凉，周身恶寒或脊椎疼痛弯曲畸形；有的手足关节畏寒而扪之发热，或自觉手足发热而触摸局部发凉；有的上肢发热，下肢发凉，口渴，便溏等。治疗痹证寒热错杂证时，曾用桂枝芍药知母汤，临床多有效，但也有不验者。因为痹证日久，多为虚实相兼，寒热夹杂之证。寒痛者，阳气未至也；热肿者，阳气郁积不行也。因皆由于阳气运行障碍所致，所以在治疗上以通为要。可选用桂枝、桑枝、路路通、丝瓜络、豨莶草、徐长卿等，取其能通行血脉；血气和则障碍除，寒热错杂症状缓解。④久病入络，宜活血搜剔。病久则入络，在治疗时除散风祛湿通络外，尚需加入血分药，其中又以虫类药效果为好。常用全蝎、蜈蚣、僵蚕、地龙、山甲、蜂房、乌蛇、白花蛇、水蛭、土鳖虫等，活血搜风，通络止痛。用此类药物，要注意剂量和配伍，虫类药多有毒，不能用大剂量；同时应配伍养血滋阴药，如当归、白芍、丹参、麦冬、玄参等，以防其耗血伤阴之弊。大毒治病，衰其大半则已，用之有效，应适可而止，继用养血活血通络之品以巩固之。（谢海洲.中医药丛谈[M].北京：人民卫生出版社，1998：36-40.）

10. 分期治痹论（王士福）

【提要】　痹之初期，外邪为主者，当速去其邪；中期当于祛邪之药中，少加扶正之品；痹证末期，当扶正祛邪，注重补气养血。

【原论】　大凡痹之初期，风、寒、湿、热等邪为主，当以大剂猛峻之品速去其邪；中期者或失治或邪未尽去者，当于祛邪猛药中少加扶正之品，如黄芪、当归、桑寄生、白术之类可选用二三；若经年累月迁延不已，因邪袭经脉，运行失常，转为实中夹虚证，尤易引起血虚。故治当注意养血补血，以独活寄生汤最为得当。方中当归、白芍、生地、川芎四物，功能养血补血，此为痹证末期扶正祛邪之良方。若初期邪盛之时用之，则误矣。若面色㿠白、短气乏力而气虚者，本方去寄生，加黄芪、续断，名为"三痹汤"。痹证关节痛有肿者，有不肿者，宜详辨之。大凡肿者，较不肿者为重。若只肿痛而局部不红不热，舌淡少苔或白滑苔者，多属寒湿之邪流注关节；若肿甚而痛不显者，多因于湿；肿痛而灼热，舌质红绛苔黄腻或白腻者，多属湿邪化热化毒之候；若关节肿大，肌肉消瘦，难以屈伸者，乃湿热化毒转而化燥，煎耗津液精血而致。大凡痹证肿痛者，多因湿邪流注于经脉关节所致，因湿邪其性黏腻濡滞，一旦流注关节，附着不去，肿久不消，与顽痰死血相结，则留滞难除。故治肿初期常加二妙、薏米、泽泻之类；末期常重用半夏、南星、白芥子配逐瘀之土鳖、蛇、蝎等虫类药以搜剔络道。另外，也常用刘寄奴 30g、苏木 30g 参伍。此二药为消骨肿之效药，具有活瘀止痛之功。（王洪俊. 王士福教授治疗痹证体会[J]. 天津中医学院学报，2001，20（3）：7.）

11. 主症辨治论（丁光迪）

【提要】 痹病之痛症、发热、身肿、肉顽、燥化之证，当辨明主症；初病治标，久病治本，消补兼施，图其根本。

【原论】 邪气痹闭，非通不能止痛。桂枝的通络疏邪，麻黄、乌、附的通经止痛，最为常用；痛者寒气多，药取辛温，亦最合拍。所以如上数味，无论风寒湿热，新病久病，均可相宜而用。但须了解，治痹不能专于走散。《金匮要略》早已指出这一点，故前人每每伍以白术、芍药、甘草等，走中寓守，散中有敛，最合治痹法度。至于羌、防、威、艽等药，祛风胜湿，似很理想，亦为多用，但作用毕竟略差一筹，不如前者效确。痹痛不已，必及内脏，徒治其标，不顾其本，未为恰当。因此，养血益气，煦濡筋骨，标本兼顾以治痛，又为要着。痹痛不已，关节不利，甚至变形，掣痛不可屈伸，乌头汤能够治痛；如兼关节肿者，桂枝芍药知母汤亦有效。如久痛入络，湿郁生痰，痰瘀交阻，三邪痹闭又深一层，则须大活络丹或控涎丹等。但这里已不仅是治痛问题，宜消补兼施，图其根本。

又如痹证发热，初病治标，久病（虚热）治本，这是一般方法，易于理解。但治标尚须分别寒热，如风寒湿痹能发热，湿热痹痛更能发生高热。前者辛温解散，参以化湿，麻黄加术汤、桂枝附子汤，是为典范；后人有许多衍化方，均可参考。这里应掌握一个要点，痹证是三气"杂合"为病，临证处理，应着眼于此。后者清热化湿，潜行散、二妙散，亦为常药。热甚者，多用防己、地龙、赤芍、生地、黄芩、石膏、知母、麦冬、薏苡仁、竹沥，甚至犀角等味。但痹证之热，非一清能退，过用寒凉，并非善策。至于虚热，固本为主，五脏各有主药，兼以除痹，是为大法。然此种病证，似虚劳又非虚劳，颇费周章，难以一方一法为定。

痹证之汗，多见的有两种情况：一种多汗而濡，肌肤凉，是风之涣散，寒甚阳虚。湿胜自汗，夹杂而至，基本用温阳胜湿方法，如甘草附子汤加防己、黄芪有效；汗多而又痛彻骨骼者，乌头汤加味亦有效。另一种汗出蒸蒸，并发高热，是湿热郁蒸，可以参用前项清热化湿方药，亦有从麻黄杏仁薏仁甘草汤加减的；有时大汗淋漓，热仍不减，曾用桂枝白虎汤加味获效。须注意的是，痹证之汗，无论寒热，并不禁用麻黄、桂枝，因为治汗还需通经通络，关键在于善为配伍；尽管多汗，不能用敛涩方法，否则非但敛而不止，反使邪更痹闭，必生变端；痹证日久，损血伤气，肌肉痹着，反而无汗，其较有汗者预后更差。

治痹之肿，无论身肿，或关节肿痛，通阳利湿，是为常法。但亦有寒热之异，久暂之分。寒湿之肿，温化方法，易于见效；湿热之肿，法用清利，见效较慢。有关节肿痛焮热，甚时恶寒发热，要考虑风毒之变，已非通阳利湿之法所能治。一般所见，初肿易消，久肿难疗；关节肿久者，每为骨节变形之兆，不容忽视。当用麻黄、防风、苍术、白术、薏仁、茯苓、五加皮、蚕沙等。不效，加桃仁、红花。痹而肉顽，久痹多见。其因有二：一为邪气痹着，另为气血不营。蠲痹汤比较简要，但须扩充用药。《本事》薏苡仁散方，可斟酌用之。曾以黄芪桂枝五物汤加归、芎、桃、红、麻黄、萆薢获效。此证比较顽固，用药亦须缓以持之，酌加黄酒、葱、姜同煎更好。痹证燥化，关节作响，滋补肝肾为最要。是以营养筋骨，润以滋燥，以治其本。同时，虫蚁搜剔，化痰通络，亦须兼进，固属治标；但祛瘀可以生新，痰祛气化自清，亦是相辅相成。（丁光迪. 中国百年百名中医临床家丛书·丁光迪[M]. 北京：中国中医药出版社，2001：129-130.）

12. 寒热分合论（周仲瑛）

【提要】 尪痹病因病机错杂，且相互转化，尤其表现在风寒湿、风湿热二证的辨证上。寒热既应分治，也须相机合伍；急性期固可出现表证，而慢性期视病证而定，不可一概而论。

【原论】 一般而言，对尪痹的辨治，基本不越痹证范畴。但从辨病角度，识别它的特异性，可有助深化辨证，把握病机特点，指导立法选方遣药，加强治疗的针对性。

本病的分证，一般可分风寒湿痹、风湿热痹、寒热夹杂痹、痰瘀痹阻、久痹正虚（肝肾不足、气血虚痹）。然各证之间，病因病机每多错杂相关，且可变异转化。对寒热既应分治，也须相机合伍。风寒湿痹、风湿热痹两类证候，在急性期固可出现表证，如寒盛畏寒发热无汗、肢节疼重，热证身热有汗不解、历节烦疼。但在慢性期则并无明显寒热表证可据，故切不可与一般外邪伤人皆具表证等同理解。风寒湿痹，寒湿伤表，用麻黄加术汤；寒湿偏盛，可选乌头汤；三气杂感可选薏苡仁汤作为基本方，量其偏胜配药；内寒明显者，可取麻附细辛汤加味，温经散寒；若寒湿伤阳，阳虚阴盛，可予阳和汤助阳消阴。风湿热痹，急性期身热明显而有表邪者，多选石膏配剂。风热偏胜，用白虎加桂枝汤；风热与湿相搏，用越婢加术汤；湿热痹阻予加减木防己汤；湿热在下者，可取四妙丸；湿热与痰瘀互结者，用上中下通用痛风方；若风热化火，湿热酿毒，又当参合犀角地黄汤；邪热伤阴，另用秦艽、功劳叶、白薇、生地、石斛、知母、赤芍等养阴而清络热。至于寒热错杂者，又当温清并用。寒初化热，应温中有清，用桂枝芍药知母汤；寒湿已趋热化，可予白虎加苍术汤或选用热证诸方。由于风湿热痹每见热与风邪相搏，或湿遏热郁，故常须配伍辛通之品以助疏散宣化，分消三气；不得误认为必具寒热错杂之证，方能配合辛散宣通，如取石膏分别与桂枝、麻黄、苍术配伍，即寓此意。常用祛风药有桂枝、防风、秦艽、羌活；散寒药有川乌、草乌、麻黄、细辛；除湿药有独活、苍术、木防己、蚕沙；清热药有石膏、知母、黄柏、忍冬藤等。（周仲瑛. 中国百年百名中医临床家丛书·周仲瑛[M]. 北京：中国中医药出版社，2004：207-209.）

13. 治痹三环节论（朱良春）

【提要】 顽痹范围较广，所含病种较为复杂，治疗时必须抓住治证与治病、扶正与逐邪、通闭与解结三个环节。

【原论】 （1）治证与治病。辨证论治是中医学的临床特色，但如果在辨证的同时又考虑辨病，有针对"病"的用药，其结果必能提高疗效。也就是说，要将中医的辨证论治和现代医学对有关病的认识结合起来。痹病的辨证有虚实之分，实证无非风、寒、湿、热、顽痰、死血，虚证无非脏腑、气血、阴阳亏虚。这反映了不同疾病的共性，虚补实泻乃施治大法。疾病自身的病机特点，决定了不同疾病存在着特定的个性（同一证型可具有不同的临床特征），治疗用药亦应有所差异。如类风湿关节炎属自身免疫性疾病，常用淫羊藿、露蜂房调节机体免疫功能。对血沉、免疫球蛋白、类风湿因子、C-反应蛋白增高而呈风寒湿痹表现者,多选用川乌、桂枝;对湿热痹表现者,多选用薜草、寒水石、虎杖。验之临床,不仅可改善临床症状,且可降低这4项指标。在辨证时参用当归、赤芍、丹参、水蛭、地鳖虫、红花等活血化瘀药,确能提高疗效。"久必及肾""肾主骨",加用补肾药如熟地黄、补骨脂、骨碎补、鹿角胶、桑寄生等,对类风湿关节炎的骨质破坏、骨质疏松不仅有修复作用,且能巩固疗效,防止复发。

（2）扶正与逐邪。痹病的治疗原则,不外"寒者温之,热者清之,留者去之,虚者补之"。如初起或病程不长,风寒湿痹自以温散、温通为正治,湿热痹则以清热利湿为主。久病则邪未去而正已伤,故其证多错综复杂。久病多虚,久痛入络,而久病亦多痰瘀、寒湿、湿热互结,如此则邪正混淆,胶着难解,不易取效。治疗上,当以攻不伤正、补不碍邪为基本指导思想。张介宾说:"痹证大抵因虚者多,因寒者多,唯气不足,故风寒得以入之;唯阴邪留滞,故筋脉为之不利,此痹之大端也。"痹证之形成,与正气亏虚密切相关,即其初起,也要充分顾护正气。自拟温经蠲痛汤:当归、熟地黄、淫羊藿、桂枝、乌梢蛇、鹿衔草、制川乌、甘草。风胜者,加青风藤、钻地风;湿胜者,加苍术、白术、生薏米、熟薏仁;关节肿胀明显者,加白芥子、穿山甲、泽兰、泽泻;寒胜者,加制川乌、制草乌、制附片;痛剧者,加炙全蝎或蜈蚣、制南星30～60g;刺痛者,加地鳖虫、三七、延胡索;体虚者,增淫羊藿剂量至20～30g,并加炙蜂房;气血两亏者,加黄芪、党参。若病久失治,阴阳气血亏损,病邪深入经隧骨骱,正气既已不足,诸邪混杂,更难剔除;筋骨损害,疼痛持续,此际应当扶正与逐邪并重。扶正,不仅着眼于气血,更要考虑督脉与肾。盖肾主骨,而督脉总督一身之阳也。常用黄芪、当归补气血;淫羊藿、鹿角片、地黄、蜂房补肾督。逐邪,则多用全蝎、蜈蚣、水蛭、地鳖虫之类虫蚁搜剔之品,配合川乌、桂枝之温经散寒;苍术、薏米健脾除湿。俾正气充足,邪无容身之所,则阳得以运,气得以煦,血得以行,而顽疾斯愈矣。

（3）通闭与解结。痹者闭也。其初起,经脉即为风寒湿热之邪阻遏,症见关节疼痛、肿胀、重着、屈伸不利。所以视其证象,寒者热之,热者寒之,是为正治,此间还须突出一个"通"字,即流通经络气血之谓。风寒湿痹,祛风、散寒、逐湿,必温而通之。即使正虚,选药如地黄、当归,亦具流通之性。当归为血中气药,非同一般呆补之品。热痹虽以"热者寒之"为基本原则,但痹证的病机特点是"闭",虽为热邪入侵,亦须致气血痹阻始能发病。如仅用寒凉清热,则不能流通气血,开其痹闭。故治热痹,多用苦辛寒方。辛即辛通也。常佐以温通之品如制川乌、制草乌、桂枝等。对风寒湿郁久化热证,曾制"乌桂知母汤",方以川桂枝、制川乌、制草乌,配生地黄、知母、寒水石。寒水石味咸,入肾走血,所以不但能解肌肤之热,又可清络中之热,肌肤、血络内外皆清,较石膏功效更胜一筹。更以知母清阳明之热,生地黄凉血滋阴,佐以乌头、桂枝温经开痹,入营达卫。至于温热药与清热药之药量比例,应因证制宜。如风、寒、湿、痰、瘀阻络,郁久有化热之势,除关节疼痛、肿胀的局部症状外,主要鉴别点为舌红、口干、苔燥或苔薄白黄。见上述任一表现,即在乌桂知母汤中调整桂枝、知母用量,以防郁热萌起。桂枝用6g,知母用10～15g。（朱良春.痹病治疗必须抓住三个环节,重点解决三大主症[J]. 河南中医,2008,28（2）:1-5.）

14. 祛邪补肾论（沈丕安）

【提要】　类风湿关节炎多见本虚标实之证,中医辨证为风寒湿热瘀痰毒七邪与肾虚。风邪宜表除,寒邪宜散除,湿邪宜祛除,热邪宜清除,瘀邪宜化除,痰邪宜蠲除,毒邪宜排除,肾虚宜益肾滋阴。

【原论】 类风湿关节炎病机大体上为：①外感六淫，风寒湿入络；②阴虚内热，血脉瘀滞；③痰饮聚积，经络痹阻；④热毒侵袭，三焦阻塞；⑤素体不足，肾阴本亏。因此类风湿关节炎中医辨证为"7+1"，即风寒湿热瘀痰毒七邪与肾虚，故常用治法如下。

（1）风邪宜表除。类风湿关节炎中风邪是指外风，风邪直接引起的病证很多，并直接引起头痛、鼻塞、痹痛、风疹、瘙痒、干燥、发热等病证。风邪能与六邪合病，风寒、风湿、风热、风痰、风毒、风血相搏。风邪宜用解表祛风法，又称表除风邪法。常用药物有荆芥、防风解表散风；麻黄、桂枝解除风寒；羌活、独活祛除风湿；银花、黄芩清除风热；白附子、制南星祛除风痰；络石藤、海风藤除风通络等。

（2）寒邪宜散除。类风湿关节炎中寒邪是指外寒，寒邪直接引起痹痛、腰痛、肢冷、指白、咳嗽、白痰、发热等。寒邪能与六邪合病，风寒、寒湿、寒瘀、寒痰、寒毒，与热邪也能合病，其症状称寒热，既中寒邪，又中热邪。寒邪宜用散除的治法。常用药物有麻黄、桂枝、附子、细辛、干姜等。

（3）湿邪宜祛除。类风湿关节炎中湿邪是指外湿，湿邪可引起痹痛、腰酸、肢重、低热等。湿邪能与六邪合病，风湿、寒湿、湿热、湿瘀、痰湿、湿毒。湿邪的治法有除湿、祛湿、化湿、渗湿、燥湿、敛湿、胜湿、温化等。湿邪宜用祛除的治法，祛风除湿的治法是痹证最常用的治法。常用的药物有羌活、独活、白鲜皮、苦参、苍术、防己、薏仁、南星、半夏、蚕沙、桂枝等。

（4）热邪宜清除。类风湿关节炎中热邪是指外热，急性发作期常有发热的症状。热邪宜用清除的治法即清热泻火法。热邪有风热、湿热、血热、瘀热、痰热、热毒诸病邪。常用的药物有生石膏、寒水石、水牛角、黄芩、黄连、金银花、苦参等。生石膏除了清热泻火、养阴生津之外，还具有透肌解表、凉血止血之功；水牛角咸寒，能入血分，擅清血热，可凉血安血，常用剂量为30g。黄芩、黄连、金银花皆有清热燥湿、泻火解毒之功。

（5）瘀邪宜化除。瘀邪有瘀热、瘀寒之分，还有痰瘀胶结、风血相搏、瘀毒凝滞等。瘀邪宜用化除的治法。在类风湿关节炎中主要为瘀邪与热相结，局部经脉运行不利，瘀而致肌肉关节疼痛，痛点固定，局部红肿；或关节肿大畸形，屈伸不利。故常用的药物，有丹皮、赤芍、川芎、郁金、莪术、金雀根、羊蹄根、徐长卿等。丹皮、赤芍有清热凉血、活血散瘀之功；莪术功擅破血行气，祛寒活血；金雀根、羊蹄根凉血化瘀，清热解毒。

（6）痰邪宜蠲除。痰邪能与六邪合病，有风痰、寒痰、湿痰、热痰、瘀痰、痰毒，还有痰饮、痰核、痰积等。风湿病痰饮之邪，表现为腹腔、胸腔、心包、关节腔等部位的积液，以及泡沫痰、泡沫尿、泡沫便等；饮邪表现，包括肿胀指、肿胀手、肿胀关节、肿胀皮肤、肿胀脸、肿胀眼、肿胀腿等。风湿病之结节性红斑，类风湿结节等，属于痰瘀胶结。无形之痰，表现为头晕、目眩。痰邪宜用蠲除的治法。常用的药物，有白芥子、莱菔子、苏子、桑白皮、半夏、南星、象贝母等。

（7）毒邪宜排除。毒邪能与六邪合病，有风毒、寒毒、湿毒、热毒、瘀毒、痰毒。毒邪宜用排除的治法。常用药物，如生南星、生半夏、马钱子、山豆根、制川乌、白附子等。同时，中药的不良反应，应当引起重视。如乌头、附子、细辛，这些药在常规剂量内是安全的，并且有着良好的治疗效果。

（8）肾虚宜益肾滋阴。类风湿关节炎以肾虚、肾阴不足为主。治疗上当以益肾滋阴为其首要治法。类风湿关节炎骨损害，主要为关节软骨损害、关节面毛糙、间隙狭窄、骨质疏松、囊状改变、骨坏死等。肾虚之病机，为髓海失充，筋骨受损。"风则阳受之，痹则阴受之"。痹病损阴是中医经典的理论，类风湿关节炎主要损伤肾阴，是肾虚骨损，因此，滋养肾阴是类风湿关节炎的重要治法。常用的中药，有生地、熟地、天冬及麦冬、龟板等。常用方剂有六味地黄丸、大补阴丸等。（沈丕安，陈朝蔚，苏晓，等. 从"7+1"论治类风湿关节炎[J]. 上海中医药大学学报，2010，24（2）：1-3.）

15. 六经分证辨治论（蒋小敏）

【提要】 类风湿关节炎初期，因病邪尚轻，病位尚浅，多从太阳论治；若感风寒湿邪日久，邪郁化热者，多从少阳论治；素体阳热偏盛，热郁化火者，多从阳明经论治。缓解期，脾胃虚弱，气血化生不足者，可从太阴论治；气血亏虚，浊毒痹阻于内，则可从少阴治之；痹证日久，迁延不愈，寒热错杂者，可从厥阴论治。

【原论】 类风湿关节炎初期，因病邪尚轻，病位尚浅，常伴见局部肿胀疼痛或伴形寒肢冷等症，故多从太阳论治；方以桂枝汤加减，并酌加威灵仙、细辛、姜黄等温经散寒、祛湿止痛。如《伤寒论》第174条"伤寒八九日，风湿相搏，身体疼烦，不能自转侧，不呕，不渴，脉浮虚而涩者，桂枝附子汤主之"。感风寒湿邪日久，邪郁化热；加之患者情志不疏，邪郁化热，闷闷不乐，默默不欲食；伴口苦咽干，关节肿胀疼痛，且小便不利，湿热郁阻少阳者，可用小柴胡汤加减；常合四妙散或配以其他通络止痛之品，如赤白芍、露蜂房等。若患病时间较长，给予祛风除湿、散寒止痛、活血通经或补益肝肾之药，未能获效；症状时轻时重，周身关节疼痛，肢体屈伸不利，甚则行动困难时，此时可考虑以小柴胡汤治之。病邪虽未继续深入，但也未能驱除，追根溯源，乃少阳枢机不利所致。少阳为初生之阳气，居于半表半里，能使表里间阳气转输出入。由于少阳枢机不利，表里之间阳气不能通达，故而不能鼓动邪气外出，所以痹证不解。若患者素体阳热偏盛，热郁化火，可能导致湿热毒邪蕴结在内，不时发作关节疼痛，晨僵明显，动辄痛甚，伴全身肌肉酸痛者，可清热解毒通络；用加味白虎汤从阳明论治，并适当配伍牛膝、泽兰、山药、桑枝等药。

缓解期，常以脾肾两亏为主。脾胃为后天之本，气血生化之源。若"脾病不能为胃行其津液""脾气虚则四肢不用"，则会导致脏腑气血津液不足以温养四肢百骸，必致筋骨、肌肉活动不利。此时当从太阴论治，清利湿毒之邪，通络止痛；方选乌头汤温经散寒，祛湿通络。四妙散加全蝎、川芎、威灵仙、桃仁等恰能予之。患者若因失治误治，常易致肾司气化不利，水液代谢失常，而见水肿、小便不利，或心慌气短、汗多等。多属气血亏虚，浊毒痹阻于内，则可从少阴治之。少阴包括手少阴心及足少阴肾经，阳气涵养心肾，水火既济，少阴枢机运转正常，则有利于太阴之开与厥阴之合。故少阴枢机障碍则水火未济，太阴厥阴之开合不利，可招致水湿风火诸病。故凡见肢体沉重，抬举无力，活动牵强，筋惕肉𬌗，头身摇，步履不稳，肌肉萎缩，身蜷形寒，腰脊酸软，头晕目眩，舌淡，苔薄白腻，脉沉细，临床常可根据其偏于阴阳盛衰，选用不同的方药。阳衰阴胜，风寒湿痹，以及寒湿凝滞肌肉、筋骨、脉络所致周身骨关节疼痛等，尤其以寒痹剧痛者，可以麻黄附子细辛汤为主，以温肾散寒，活血通络。偏肾阴虚者，常因肾的气化功能失常，关门开阖不利，而选用猪苓汤加减。厥阴藏阴而内寄相火，阴尽而阳生者，阴阳之气交接有序，为厥阴之阖机正常。阴尽者，阴之终极也。阴尽而返，则阳始生矣。痹证日久，迁延不愈，易致气血亏虚，关节肿胀变形，甚至溃烂、酸楚疼痛者，可从厥阴治之。

其主要病机表现为厥阴阖机障碍，则阴阳之气不相顺接，内郁而热或内凝而寒，常见寒热虚实错杂之证。治当补益气血，活血通络，方宜当归四逆散合肾气丸加黄芪、红花、鸡血藤等。

　　类风湿关节炎早期以三阳证为主，晚期亦可出现三阴证。无论三阴或三阳证，其治疗均当围绕肝、脾、肾三脏，主以调节其生理功能，酌情施以扶正之法。（叶菁. 蒋小敏教授痹证学术思想总结及治疗类风湿性关节炎的临床研究[D]. 南京：南京中医药大学，2015.）

（撰稿：胡勇；审稿：郑洪新，徐世杰）

参 考 文 献

著作类

[1] 史宇广，单书健. 当代名医临证精华·痹证专辑[M]. 北京：中医古籍出版社，1988.

[2] 焦树德. 焦树德临床经验辑要[M]. 北京：中国医药科技出版社，1998.

[3] 肖茂森，彭永开，廖声俊. 百家验案辨证心法[M]. 北京：中国中医药出版社，1998.

[4] 王承德，沈丕安，胡荫奇. 实用中医风湿病学[M]. 北京：人民卫生出版社，1996.

[5] 宋绍亮. 热痹证治新说[M]. 北京：中医古籍出版社，2000.

[6] 沈丕安. 现代中医免疫病学[M]. 北京：人民卫生出版社，2003.

[7] 颜德馨. 中国百年百名中医临床家丛书·颜德馨[M]. 北京：中国中医药出版社，2004.

[8] 于己百. 中国现代百名中医临床家丛书·于己百[M]. 北京：中国中医药出版社，2004.

[9] 谢海洲. 中国百年百名中医临床家丛书·谢海洲[M]. 北京：中国中医药出版社，2004.

[10] 周仲瑛. 中国百年百名中医临床家丛书·周仲瑛[M]. 北京：中国中医药出版社，2004.

[11] 黄宗勖. 中国百年百名中医临床家丛书·黄宗勖[M]. 北京：中国中医药出版社，2004.

[12] 姜春华. 中国现代百名中医临床家丛书·姜春华[M]. 北京：中国中医药出版社，2004.

[13] 李小晨，马红治. 痹证名医秘验绝技[M]. 北京：人民军医出版社，2005.

[14] 张琪. 中国百年百名中医临床家丛书·张琪[M]. 北京：中国中医药出版社，2007.

[15] 杨继荪. 中国百年百名中医临床家丛书·杨继荪[M]. 北京：中国中医药出版社，2007.

[16] 中华中医药学会. 中医内科常见病诊疗指南·西医疾病部分[M]. 北京：中国中医药出版社，2008.

[17] 陈凯佳. 古今名医临证实录丛书·痹证[M]. 北京：中国医药科技出版社，2013.

[18] 刘健. 名老中医风湿病诊疗经验[M]. 合肥：安徽科学技术出版社，2013.

[19] 范冠杰，邓兆智. 专科专病中医临床诊治丛书·内分泌科专病与风湿病中医临床诊治[M]. 北京：人民卫生出版社，2013.

[20] 娄多峰. 娄多峰痹证治验[M]. 北京：中国医药科技出版社，2013.

[21] 沈丕安. 类风湿性关节炎中医临床诊疗[M]. 北京：人民军医出版社，2015.

[22] 王承德. 中医临床诊疗指南释义·风湿病分册[M]. 北京：中国中医药出版社，2015.

[23] 朱良春. 朱良春治痹薪传实录[M]. 北京：人民卫生出版社，2016.

[24] 房定亚. 房定亚风湿病专方专药要略[M]. 北京：北京科学技术出版社，2016.

[25] 张鸣鹤. 清热解毒法治疗风湿病[M]. 北京：中国中医药出版社，2017.

[26] 李济仁. 痹证通论[M]. 北京：中国科学技术出版社，2017.

[27] 沈丕安. 风湿病免疫病学术思想与临床[M]. 上海：上海辞书出版社，2018.

论文类

[1] 佘大德，梁大华. 江世英老中医诊治顽痹经验[J]. 新中医，1984，2（10）：8-10.

[2] 汪履秋. 类风湿性关节炎证治浅见[J]. 新中医，1988，8（6）：17-18.

[3] 胡国俊. 痹证治风八法[J]. 辽宁中医杂志，1990，16（3）：13-14.

[4] 闫小萍，焦树德. 尪痹三悟[J]. 中国医药学报，1993，8（5）：47-49.

[5] 高爱玲，焦西安. 周乃玉治疗顽痹经验探讨[J]. 山西中医，1993，10（5）：3.

[6] 童经陆. 王寿康老中医"顽痹饮"治验举隅[J]. 江苏中医，1994，15（8）：4-5.

[7] 彭建中，杨连柱. 赵绍琴教授从痰辨治类风湿性关节炎的经验[N]. 中国医药学报，1994，9（5）：57.

[8] 贾红伟，徐世杰，吴萍，等. 伏邪致痹初探[J]. 中国中医基础医学杂志，2001，7（3）：11-13.

[9] 王洪俊. 王士福教授治疗痹证体会[J]. 天津中医学院学报，2001，20（3）：7.

[10] 宋耀鸿，周学平. 类风湿性关节炎阴虚络热证证治浅析[J]. 江苏中医，2001，22（1）：14-15.

[11] 李梢. 类风湿性关节炎从"络"辨治及寒热方剂作用机理研究[D]. 北京：北京中医药大学，2001.

[12] 李梢. 王永炎院士从"络"辨治痹病学术思想举隅[J]. 北京中医药大学学报，2002，25（1）：43-45.

[13] 肖明辉，杨钦河，谷晓红，等. 清泄少阳、健脾益肾法为主治疗类风湿性关节炎65例临床研究[J]. 中国医药学报，2003，18（5）：313.

[14] 林昌松，关彤，刘晓玲，等. 陈纪藩治疗类风湿关节炎临证经验述要[J]. 中医药学刊，2004，22（2）：214.

[15] 刘健，韩明向. 类风湿性关节炎从脾论治探讨[J]. 安徽中医学院学报，2004，2（1）：1-2.

[16] 宋绍亮，池中求. 邪毒内伏致顽痹之我见[J]. 山东中医药大学学报，2006，30（5）：346-347.

[17] 孙元莹，张海峰，王暴魁. 张琪从痰瘀交阻治疗疑难病经验[J]. 辽宁中医杂志，2007，34：（1）：13-14.

[18] 穆博. 尪痹辨证论治——焦树德治疗尪痹经验[J]. 中国社区医师，2007，23（2）：36-37.

[19] 王振亮. 从肝论治类风湿关节炎[J]. 浙江中医药大学学报，2008，32（5）：622-624.

[20] 毛毛. 张鸣鹤教授治疗类风湿关节炎经验撷萃[D]. 济南：山东中医药大学，2008.

[21] 王振亮. 肝与类风湿关节炎的关系及从肝论治[J]. 中医研究，2008，11（21）：49.

[22] 宋绍亮. 顽痹病机之我见[A]. //中华中医药学会风湿病分会. 第十二届全国中医风湿病学术研讨会专辑[C]. 2008：2.

[23] 朱良春. 痹病治疗必须抓住三个环节，重点解决三大主症[J]. 河南中医，2008，28（2）：1-5.

[24] 商阿萍，路洁. 路志正教授治疗类风湿关节炎经验[J]. 河北中医，2008，30（4）：341.

[25] 马骏，石月萍. 从痰论治痹证机理[J]. 辽宁中医药大学学报，2009，11（5）：19.

[26] 焦树德，王伟纲. 尪痹病名及其证治规律的研究[J]. 浙江中医药大学学报，2009，9（33）：684-685.

[27] 李玉梅. 沈丕安治疗类风湿性关节炎用药经验[J]. 上海中医药杂志，2009，43（1）：21-22.

[28] 考希良. 从伏邪致痹探讨类风湿关节炎复发及临床证治[J]. 中华中医药杂志，2010，26（5）：1157-1158.

[29] 周红光，汪悦. 从毒论治类风湿关节炎[J]. 中华中医药学刊，2010，28（10）：2088-2089.

[30] 李满意. 娄多峰教授治痹思想浅识[J]. 江苏中医药，2010，42（10）：15-16.

[31] 沈丕安，陈朝蔚，苏晓，等. 从"7+1"论治类风湿关节炎[J]. 上海中医药大学学报，2010，24（2）：1-3.

[32] 郭会卿，李沛，娄彦红，等. 娄多峰治痹学术思想探析[J]. 中华中医药杂志，2009，24（6）：750-752.

[33] 黄燕，王承德，陈伟，等. 类风湿性关节炎诊疗指南[J]. 中国中医药现代远程教育，2011，9（11）：150-151.

[34] 考希良. 从伏邪致痹探讨类风湿关节炎复发及临床证治[J]. 中华中医药杂志，2011，26（5）：1157-1160.

[35] 杨怡坤，温艳东，曹玉璋，等. 房定亚教授从热毒湿瘀论治早期类风湿性关节炎[J]. 中国中医基础医学杂志，2011，17（10）：1161-1163.

[36] 房亚洲. 尪痹辨证治疗分析[J]. 中国实用医药，2011，6（4）：236.

[37] 吕祥，凌昌全，沈丕安. 沈丕安治疗幼年特发性类风湿关节炎经验[J]. 中医杂志，2011，52（17）：1453-1454.

[38] 谢芳，沈丕安. 沈丕安治疗类风湿关节炎经验[J]. 中医杂志，2011，52（3）：194-195.

[39] 陈岩松. 李中宇教授对药治疗痹证经验[J]. 实用中医内科杂志，2012，26（13）：5-6.

[40] 雷正科. 娄多峰教授治疗经验撷英[A]. //中国中西医结合学会风湿病专业委员会. 全国第十届中西医结合风湿病学术会议论文汇编[C]. 北京：中国中西医结合学会，2012：4.

[41] 雷正科，雷洪涛. 娄多峰教授治痹病经验撷英[J]. 风湿病与关节炎，2012，1（2）：73-75.

[42] 沈丕安. 风湿病中医论治概说[J]. 风湿病与关节炎，2012，1（1）：4-7.

[43] 曹玉举. 娄多峰教授治疗类风湿关节炎经验[J]. 中医研究，2012，25（1）：51-53.

[44] 孔繁飞，沈毅，钟柳娜，等. 张炳厚教授治疗经验介绍[J]. 中华中医药杂志，2013，28（12）：3561-3564.

[45] 陈雷鸣，包洁，谢志军. 中医痹证理论的源流与发展[J]. 中国中医急症，2013，22（11）：1870-1872.

[46] 张立亭，娄俊东. 张鸣鹤教授治疗类风湿关节炎的经验[J]. 风湿病与关节炎，2013，2（7）：51.

[47] 刘维，于海浩，吴沅皞. 毒痹论续[J]. 中华中医药杂志，2013，28（3）：718-721.

[48] 滕英华. 类风湿性关节炎中医论治[J]. 中医临床研究，2013，5（20）：45-46.

[49] 代思全. 中医药治疗顽痹的点滴体会[J]. 中国中医药现代远程教育，2013，11（14）：104-105.

[50] 王晓瑛，袁立霞. 从五味理论浅谈中医痹证治疗[J]. 辽宁中医杂志，2013，40（7）：1368-1369.

[51] 李嘉庆，宋绍亮. 痹证辨病用药之我见[J]. 山东中医杂志，2013，32（7）：466-467.

[52] 肖臻. 基于中医脾虚理论探析幼年类风湿关节炎发病内因[J]. 辽宁中医药大学学报，2013，15（6）：13-14.

[53] 李满意，刘红艳，娄玉钤. 娄多峰教授"虚邪瘀"治疗原则及用药经验[J]. 风湿病与关节炎，2013，2（12）：42-43.

[54] 姚重华，沈丕安. 沈丕安教授诊治类风湿关节炎经验[J]. 风湿病与关节炎，2013，2（9）：66-68.

[55] 赫军，李丽华，郑永昌，等. 娄多峰辨治类风湿关节炎经验[J]. 中国中医急症，2013，22（9）：1536，1554.

[56] 李满意，娄玉钤. 五体痹的源流[J]. 风湿病与关节炎，2013，2（4）：35-37，39-41.

[57] 娄玉钤. 娄多峰教授治疗风湿病遣方用药规律[A]. //中国中西医结合学会风湿病专业委员会. 全国第十一届中西医结合风湿病学术会议论文汇编[C].北京：中国中西医结合学会，2013：6.

[58] 李满意，娄玉钤，杨林江. 娄多峰教授治疗类风湿关节炎经验总结[J]. 风湿病与关节炎，2013，2（7）：45-50.

[59] 杨亚飞，冀春丽. 娄多峰教授藤类药治疗风湿病经验介绍[J]. 中国中医药现代远程教育，2013，11（12）：81，87.

[60] 马晓晶. 冯兴华教授痹证学术思想及从肝论治痹证法治疗偏头痛的临床研究[D]. 北京：中国中医科学院，2013.

[61] 莫超，董正平，严哲琳. 尪痹的中医研究[J]. 长春中医药大学学报，2013，29（2）：256-257.

[62] 仝小林，刘文科，田佳星. 论脏腑风湿[J]. 中医杂志，2013，54（7）：547-550.

[63] 李点. 熊继柏辨治痹证经验[J]. 中医杂志，2013，54（21）：1869-1871.

[64] 刘维，于海浩，吴沅皞. 毒痹论续[J]. 中华中医药杂志，2013，28（3）：718-721.

[65] 郭琪勇. 类风湿性关节炎的中医治疗[J]. 中国医药指南，2013，11（4）：287-288.

[66] 聂爱迪. 痹证辨治十要素[J]. 实用中医内科杂志，2014，28（10）：66-69.

[67] 阎小萍. 治尪痹要抓住辨治"欲尪"的时间窗[A]. //中国中西医结合学会风湿病专业委员会. 全国第十二届中西医结合风湿病学术会议论文汇编[C].北京：中国中西医结合学会，2014：3.

[68] 饶晶. 对陈纪藩教授治疗类风湿关节炎学术经验的研究[D]. 广州：广州中医药大学，2014.

[69] 唐瑛，闫颖，赵庆. 试析类风湿关节炎的中医病情进展分期[J]. 中国中医基础医学杂志，2014，20（7）：930-931.

[70] 温博，唐平，曾升平. 曾升平主任医师治疗类风湿关节炎60例临床观察[J]. 云南中医中药杂志，2014，35（5）：1-4.

[71] 冯莹莹，刘喜德，伍一节. 刘喜德教授中医治疗类风湿关节炎经验精要[J]. 中华中医药学刊，2014，32

（5）：1145-1147.

[72] 孙颖伟，殷海波，石白，等. 从顾护脾胃论治痹病临证经验[J]. 北京中医药，2014，33（4）：274-276.

[73] 孟庆红，曲淑琴. 从肝肾论治类风湿关节炎[J]. 光明中医，2014，29（4）：713-714.

[74] 韦嵩，刘小平，陈志煌. 应用经筋膜原理论治疗类风湿关节炎[J]. 现代中医临床，2014，21（1）：11-14.

[75] 熊源胤. 张荒生教授益气祛瘀通络法治疗风湿痹病的学术思想及临床经验[D]. 武汉：湖北中医药大学，2015.

[76] 赵双梅，李慧臻，祁向争. 国家名老中医祖祖燕教授痹证治验[J]. 时珍国医国药，2015，26（10）：2526-2527.

[77] 叶菁. 蒋小敏教授痹证学术思想总结及治疗类风湿性关节炎的临床研究[D]. 南京：南京中医药大学，2015.

[78] 魏文著. 李可老中医治疗经验探讨[J]. 光明中医，2015，30（8）：1621-1623.

[79] 何川，张朝驹，熊昌源. 徐昌伟老中医治疗类风湿性关节炎经验[J]. 光明中医，2015，30（8）：1759-1760.

[80] 李雨彦，刘良. 首届国医大师治疗痹证学术思想与临床经验撷要[J]. 世界中西医结合杂志，2015，10（10）：1451-1455.

[81] 李明曦，侯秀娟，马俊福，等. 从脾胃亏虚论治类风湿关节炎[J]. 环球中医药，2015，8（6）：709-711.

[82] 张靖泽. 董振华教授治疗类风湿关节炎的经验总结[D]. 北京：北京中医药大学，2015.

[83] 陈泽华，林海英，李楠. 李楠教授巧用中药药理学理论治疗类风湿关节炎经验[J]. 风湿病与关节炎，2015，4（4）：37-38，59.

[84] 黄绣媚（Wong Sau Mui）. 汪悦教授诊治类风湿关节炎经验与用药特色分析[D]. 南京：南京中医药大学，2015.

[85] 陆柳丹，韦嵩. 从伏邪致痹理论探讨宣发膜原治疗类风湿关节炎的机制[J]. 中华中医药杂志，2015，30（2）：365-368.

[86] 吴杨鹏，范筱，张俐. 不同性别类风湿关节炎中医诊疗经验与思考[J]. 风湿病与关节炎，2016，5（11）：41-43，59.

[87] 白玉，郭会卿，史炎鑫. 娄多峰教授学术思想及治疗风湿病经验总结[J]. 风湿病与关节炎，2015，4（12）：34-35，39.

[88] 许崇卿，齐晓凤，施杞，等. 类风湿性关节炎之"痹"证外邪的现代理解[J]. 世界科学技术–中医药现代化，2016，18（11）：1883-1890.

[89] 李晓晨，张杰. 活动期类风湿关节炎的中医病机分析[J]. 环球中医药，2016，9（11）：1412-1413.

[90] 张少红，陈进春. 痰瘀致痹理论在类风湿关节炎中的应用[J]. 中医药临床杂志，2016，28（10）：1387-1390.

[91] 李伟平，倪忠根. 类风湿性关节炎的中医治法探讨[J]. 北京联合大学学报，2016，30（4）：74-77.

[92] 王北，邵培培，顾文. 王大经教授治疗类风湿关节炎经验探讨[J]. 现代中医临床，2016，23（5）：43-45.

[93] 张永文，张晓立，程艳. 中医分型论治类风湿性关节炎关节畸形[J]. 河南中医，2016，36（7）：1294-1296.

[94] 鲍宝生，徐琼，鲁贤昌. 鲁贤昌诊治类风湿关节炎经验[J]. 中华中医药杂志，2016，31（7）：2603-2605.

[95] 严冬阳，孙玉婷，汲泓. 五体痹与五脏痹传变规律探讨[J]. 山西中医，2016，32（5）：3-5.

[96] 李点，周兴，何清湖. 熊继柏辨治痹证经验[J]. 中华中医药杂志，2016，31（4）：1272-1275.

[97] 刘悦. 商宪敏教授辨治疗类风湿性关节炎的经验总结[D]. 北京：北京中医药大学，2016.

[98] 黄旦，刘健. 从"治未病"思想探讨类风湿关节炎的防治[J]. 湖北中医药大学学报，2016，18（2）：46-48.

[99] 刘清平，李楠，林昌松，等. 从伏毒论治类风湿关节炎[J]. 中华中医药杂志，2016，31（4）：1168-1170.

[100] 陈伟军. 陈纪藩教授"筋伤骨损"观点与中医体质相关性研究[D]. 广州：广州中医药大学，2016.

[101] 王红权，詹杰. 从虚邪痰瘀探讨类风湿关节炎的辨治[J]. 中国中医基础医学杂志，2016，22（2）：169-170，223.

[102] 熊珊珊，饶克瑯. 蒋小敏辨治类风湿关节炎思路[J]. 江西中医药，2016，47（2）：28-29.

[103] 席宁，杨惠民，马建岭，等. 商宪敏教授中医辨证治疗12法[J]. 现代中医临床，2016，23（1）：5-10，18.

[104] 田锋亮，李延萍，刘薇. 李延萍教授论治类风湿关节炎经验[J]. 风湿病与关节炎，2016，5（1）：37-40.

[105] 刘禹全，吕新亮. 类风湿关节炎中医病证结合模式的研究及展望[J]. 风湿病与关节炎，2016，5（1）：

71-74.

[106] 郜亚茹，曹炜，王清林，等. 从脾胃论类风湿关节炎发病与防治[J]. 辽宁中医药大学学报，2016，18（1）：88-91.

[107] 曹玉举. 娄多峰治疗风湿病经验[J]. 中华中医药杂志，2016，31（12）：5072-5074.

[108] 张佳琪. 基于焦树德教授治疗类风湿关节炎辨证分型的用药规律探讨[J]. 风湿病与关节炎，2017，6（12）：33-37.

[109] 曾丽莹，邓伊健，黄俊浩，等. 五脏痹的证治机理浅析[J]. 时珍国医国药，2017，28（11）：2706-2707.

[110] 吴坚，高想，朱金凤，等. 国医大师朱良春教授痹证临诊三要诀[J]. 中华中医药杂志，2017，32（3）：1087-1089.

[111] 王文炎，马志毅. 类风湿关节炎中医病名的探讨[J]. 风湿病与关节炎，2017，6（10）：59-61.

[112] 张金山，张方园，阮丽萍，等. 基于"虚实理论"探讨 60 例类风湿性关节炎患者免疫炎症指标及关节外部位受累规律[J]. 中医药临床杂志，2017，29（8）：1147-1149.

[113] 郭苏健，姚博，赵延龙，等. 类风湿关节炎的中医药治疗优势[J]. 中华中医药学刊，2017，35（7）：1769-1771.

[114] 孙振，李屏，周晓东，等. 当代名中医治疗类风湿关节炎经验集萃[J]. 世界中医药，2017，12（6）：1484-1486.

[115] 刘健，万磊，黄传兵. 脾虚致痹探讨[J]. 中华中医药杂志，2017，32（6）：2440-2444.

[116] 陈迪. 周翠英教授治疗类风湿关节炎经验[D]. 济南：山东中医药大学，2017.

[117] 马艳，周丽萍，杨锦亮，等. 马玉宝教授治疗类风湿关节炎经验总结[J]. 亚太传统医药，2017，13（10）：71-73.

[118] 倪寅. 运用李济仁教授"寒热辨证"思想治疗类风湿性关节炎的临床疗效观察总结[D]. 芜湖：皖南医学院，2017.

[119] 徐梦. 吴生元教授辨治痹病用药经验研究[D]. 昆明：云南中医学院，2017.

[120] 宋竖旗，李灿，冯兴华. 冯兴华痹症"贵肝"学术思想探析[J]. 中国中医基础医学杂志，2017，23（1）：49-50.

[121] 张昭夫. 胡兰贵教授临证治疗类风湿性关节炎经验总结[D]. 太原：山西省中医药研究院，2017.

[122] 吴伊莹，柳玉佳，王莘智，等. 旷惠桃教授"温养治尪痹"经验浅释[J]. 中医药导报，2017，23（5）：15-17，20.

[123] 李满意，娄玉钤. 瘀血痹的源流及临床意义[J]. 风湿病与关节炎，2017，6（5）：51-56.

[124] 姜泉，王海隆，巩勋，等. 类风湿关节炎病证结合诊疗指南[J]. 中医杂志，2018，59（20）：1794-1800.

[125] 宋竖旗，李灿，冯兴华. 痹证治肝八法[J]. 中医学报，2018，33（2）：254-257.

[126] 高祥，高明利. 益气养阴法治疗类风湿关节炎方证探析[J]. 风湿病与关节炎，2018，7（9）：60-61，72.

[127] 闵文，谭峰，成舟，等. 温经通络论治骨伤科风寒湿痹证[J]. 南京中医药大学学报，2018，34（5）：516-519.

[128] 孔祥民，孙娜，周晓妍，等. 冯兴华教授中医治疗类风湿关节炎学术思想概要[J]. 风湿病与关节炎，2018，7（7）：42-44.

[129] 徐山春，钟滢. 从郁论治类风湿性关节炎思路浅析[J]. 浙江中医药大学学报，2018，42（6）：466-469.

[130] 孟宇航. 调和营卫法治疗痹证的理论及应用研究[D]. 北京：中国中医科学院，2018.

[131] 徐愿，陶庆文，王艳，等. 基于伏邪学说辨治类风湿关节炎[J]. 北京中医药大学学报，2018，41（3）：181-185.

[132] 单丽华，宋林萱，曲芳. 宋林萱名老中医在治疗类风湿关节炎中虫类药的应用体会[J]. 中国医药指南，2018，16（3）：176.

[133] 曹玉举. 娄多峰"虚、邪、瘀"理论论治类风湿关节炎[J]. 中华中医药杂志，2018，33（2）：569-571.

系统性红斑狼疮

系统性红斑狼疮（systemic lupus erythematosus，SLE）是自身免疫介导的，以免疫性炎症为突出表现的弥漫性结缔组织病。患者血清中出现以抗核抗体为代表的多种自身抗体和多系统受累，是 SLE 的两个主要特征。SLE 以 20～40 岁的育龄女性多见。不同地区、种族、性别、年龄发病率有差异。我国患病率约为 30.13～70.41/10 万。本病可呈暴发性、急性或隐匿性起病。早期症状常常不典型，容易误诊，之后可侵犯多个系统器官，包括皮肤、关节、肾、肺、神经系统、浆膜、消化、血液和（或）其他系统，而使临床表现错综复杂。临床上主要表现为皮肤、关节、肾损害。约 80% 的患者出现皮肤损害，最具特征的是颧面部蝶形红斑、甲周和指端水肿性红斑。约 85% 的患者出现关节疼痛，多为对称性外周多关节肿痛、晨僵，以指、腕、膝关节最多见，但明显红肿者少见。狼疮性肾炎为本病最常见和严重的临床表现。27.9%～70% 的患者，病程中会出现肾脏受累。早期多无症状，随着病程逐渐进展，可出现蛋白尿、血尿、管型尿、低比重尿、水肿、高血压等，晚期发展为尿毒症，是 SLE 的常见死因。活动期大多患者有全身症状，多表现为发热、疲倦、乏力、体重下降等。本病病程迁延，病情呈急性发作和缓解相交替。

本病的辨证论治，可参考中医学"阴阳毒"等；根据其不同临床表现，亦可参考"鬼脸疮""红蝴蝶疮""蝶疮流注""痹证""水肿""虚劳"等。

一、诊治纲要

（一）诊疗思路

中医学认为，本病因先天禀赋不足，肝肾阴亏，精血不足，虚火上炎；兼因情志内伤、劳累过度、日光曝晒、药物所伤等因素，引起外热入侵，热毒入里，燔灼阴血，瘀血阻络，血脉不通，皮肤受损，渐及关节、筋骨、脏腑而成。本病基本病机为真阴亏虚，热毒瘀血阻滞脉络，内侵脏腑。病位在经络、血脉，与心、脾、肾密切相关，可累及肝、肺、脑、皮肤、肌肉、关节等多个脏腑及形体。其病性为本虚标实，真阴不足为本，热毒、瘀血、风湿为标。

系统性红斑狼疮急性发作，多为热毒燔灼营血，瘀血阻络所致，故热毒血瘀证多见。慢性活动期，热邪渐退，多表现为肝肾不足，阴虚火旺，临床辨证多见阴虚内热证。阴虚内热常与血瘀、血热相互交结，较易为外邪所诱发而急性发作。慢性活动期，以血细胞减少为突出临床表现者，除阴虚内热证外，也可见到气血两虚证。以手足血管炎、关节炎为主时，临床往往表现为风湿闭阻证。本病后期，多阴损及阳，累及于脾，以致脾肾阳虚，水湿泛滥，水瘀互结。在疾病发展过程中，热毒血瘀之证可反复出现，至热毒内陷，热盛动风而发生痉厥或昏迷。到狼疮肾炎的中晚期，伴有低蛋白血症、肾性高血压、肾功能不全者，常由阴虚内热证转为气阴两虚、心脾两虚、脾肾两虚、阴阳两虚证等。红斑狼疮引起心脏损害或胸膜炎时，临床多见热郁积饮证；有肝功能损害时，多属瘀热伤肝证；狼疮脑病在轻度脑损害阶段，多为肾虚痰蒙证。

系统性红斑狼疮以阴虚、热毒、血瘀为基本病机，因而养阴、清热解毒、活血是系统性红斑狼疮的基本治疗方法。在此基础上，同时兼以益气、养血、祛风、祛湿、利水、安神之法，阴病及阳时加以温阳之法。由于临床症状多种多样，病情复杂，根据病变之不同，辨证施治也有所变化。急性发作期，多见毒热炽盛、气血两燔的高热烦躁、神昏谵语、关节疼痛等症状，多以皮质激素治疗为主，同时施以清热解毒、凉血护阴，解除症状。慢性缓解期，重在辨虚实。实证为主者，有风湿痹阻证、水瘀互结证，分别施以祛风除湿、通络止痛，活血化瘀、化气利水之法；虚证为主者，有肝肾阴虚证、阴虚内热证、脾肾阳虚证、气血两虚证，分别施以滋养肝肾，滋阴降火，温补脾肾，益气养血为主治疗。本病轻度和病情稳定时，可考虑单纯用中医药治疗。但中、重度患者或在进行期的患者，由于病情危重，而且为了防止该病对脏腑形体的急剧损害，多予以中西医结合治疗。

（二）辨证论治

综合全国高等中医药院校规划教材《中西医结合内科学》《中医内科常见病诊疗指南——西医疾病部分》、中华中医药学会 2011 年《系统性红斑狼疮诊疗指南》以及名老中医经验等，将系统性红斑狼疮的辨证论治要点概括为以下几个方面。

1. 热毒血瘀证

临床表现：起病急骤，高热持续不退，两颧红斑或手部红斑，斑色紫红，关节肌肉酸痛，口疮，烦躁口渴；甚则神昏、咯血、尿血或便血，小便短赤，大便秘结，舌红绛，苔黄，脉洪数或弦数。

基本病机：外热入侵，热毒入里，燔灼阴血，瘀血阻络，血脉不通。

常用治法：清热解毒，化瘀消斑。

2. 风湿热痹证

临床表现：四肢关节疼痛，或伴肿胀，或痛无定处，关节屈伸不利，周身皮疹时现，色红，肌肉酸痛；或见发热，恶风，关节重着僵硬，舌淡红，苔白，脉滑或弦。

基本病机：风湿热邪侵袭，阻滞经络，气血运行不畅。

常用治法：祛风除湿，清热止痛。

3. 肝肾阴虚证

临床表现：腰膝酸软，脱发，眩晕耳鸣，乏力，口燥咽干，视物模糊；或有低热，斑疹鲜红，盗汗，五心烦热，关节肌肉隐痛，月经不调或闭经，舌红，苔少或有剥脱，脉细或细数。

基本病机：先天禀赋不足，或后天失调，暗耗真阴，虚热内生，热邪燔灼津血。

常用治法：滋补肝肾，养阴清热。

4. 脾肾阳虚证

临床表现：面部、四肢浮肿，面色无华，畏寒肢冷，神疲乏力，腰膝酸软，腹胀满，纳少，便溏，尿少或夜尿频多，舌淡胖，苔白，脉沉细弱。

基本病机：久病不愈，阴损及阳，阳气亏耗，脾肾阳气不足。

常用治法：温补脾肾。

5. 气血两虚证

临床表现：神疲乏力，心悸气短，健忘失眠，多梦，面色不华，肢体麻木，月经量少色淡，或闭经，舌质淡，苔薄白，脉细弱。

基本病机：久病不愈，气血亏虚，心神失养，血脉失濡。

常用治法：益气养血。

6. 水瘀互结证

临床表现：面浮肢肿，久不消退或反复发作，腰部刺痛或伴反复尿中隐血，面部有色素沉着，皮肤瘀点、瘀斑；或有关节疼痛，固定不移，入夜尤甚，肢端青紫，甲床暗黑，胸胁刺痛，月经不调，纳差不欲食，口干不欲饮，尿少，舌质暗，有瘀斑，脉弦涩。

基本病机：久病不愈，阴损及阳，脾肾阳虚，水湿不化，与瘀血互结。

常用治法：活血化瘀，化气利水。

7. 阴虚内热证

临床表现：斑疹暗红，伴有不规则发热或持续低热，五心烦热，自汗盗汗，面浮红，关节痛，足跟痛，月经量少或闭经，舌红，苔薄，脉细数。

基本病机：阴精不足，虚火内生。

常用治法：滋阴降火

二、名 家 心 法

1. 张镜人

【主题】 病因病机系风湿内舍，酿热成毒，累及脏腑，耗阴动血

【释义】 张镜人认为，红斑性狼疮从病因病机分析，则系风湿内舍，酿热成毒，故易累及脏腑，耗阴动血。其演变规律，初期多表现为关节游走性酸楚，伴红肿、肌肉酸痛与低热等风湿夹热痹阻的证候。亦有表现为高热持续不退、两颊红斑、皮肤损害、神昏谵语和出血倾向等热毒炽盛的证候。进一步或由瘀热侵肝，而致黄疸、胁痛、腹胀、纳呆、皮肤瘀点瘀斑、鼻衄、咯血。或因湿热伐脾伤肾，而致面浮足肿，腰膝酸软，小便短少。倘如邪热内陷攻心或蒙蔽清窍，煽动肝风，又会引起心悸、气急、肢冷、脉细、或抽搐、身体瘫痪。后期气阴两虚，常见低热、头晕、心烦、盗汗、关节酸楚等症。红斑性狼疮，病情复杂迁延，难求速效，临床治疗必须审定标本虚实。治标重在清热解毒、祛瘀通络，宜选升麻、丹皮、赤芍、茅莓根、土

茯苓、野葡萄藤、白花蛇舌草、鬼箭羽、紫草等。肌肉酸痛，可配川萆薢、鸡屎藤。骨或关节畸形，可配合菝葜。治本重在益气护阴、调肝补肾，可选用孩儿参、黄芪、生地、鳖甲、怀山药、南沙参、女贞子、旱莲草、川断、牛膝等。标本结合，虚实兼顾，庶几缓缓图功。（朱仁康，张镜人，顾伯华，等. 红斑狼疮证治[J]. 中医杂志，1985，26（11）：10-13.）

【主题】　治疗着眼热、毒、瘀，注意护阴益气，标本兼顾

【释义】　张镜人认为，本病主要是湿热侵袭，导致体内阴阳平衡失调，气血运行不畅，瘀凝脉络。若湿从热化，热毒久稽，必然会累及心、脾、肝、肾，损伤气阴，耗血动血，形成本虚标实。治疗首应着眼"热""毒""瘀"，并注意护阴益气，标本兼顾。临床上分风湿热痹、热毒炽盛、脾肾亏损、瘀热伤肝、邪毒攻心、邪蒙清窍、肝风内动、气阴两虚等七型，结合肾、脑、肝、心、肺等不同脏器损害辨证治疗。有累及肾者，尿常规或肾功能改变，往往出现顽固性尿蛋白。此为脾肾亏损，以健脾益肾、清热化湿为治疗大法，用参苓白术散合知柏八味丸加减。有累及心脏者，乃邪毒攻心，以益气温阳、镇心利水为治疗大法，方以真武汤合桂枝加龙骨牡蛎汤加减。有累及肝脏者，辨为瘀热伤肝，用柔肝理气、活血化瘀为治疗大法，方以三黄四物汤加减。有累及关节者，证属风湿热痹，用祛风通络、清热和营为治疗大法，方以独活寄生汤加丹参、虎杖、忍冬藤、鬼箭羽、川贝母等。（张镜人，严佩贞，巫协宁，等. 中西医结合治疗系统性红斑狼疮120例[J]. 上海中医药杂志，1979，13（5）：22-25.//沈秀兰. 张镜人对系统性红斑狼疮辨治探讨[J]. 辽宁中医杂志，1997，24（7）：300-301.）

2. 陈湘君

【主题】　肝肾阴虚，邪毒亢盛为主要病机

【释义】　陈湘君认为，系统性红斑狼疮的主要病机是肝肾阴虚，邪毒亢盛。肝肾阴虚的依据：①临床表现：该病患者常有头晕目眩、耳鸣、腰酸腿软、脱发、午后低热、五心烦热、唇红、咽燥、口干等症状，是属肝肾阴亏的表现。②发病年龄与性别：本病好发于育龄妇女，特别是年轻妇女。女子以肝为先天，以肾为本。年轻妇女正是肾气充盛时期，易患该病，应责之于先天不足，肝肾亏虚。③微量元素的测定结果与临床辨证，均提示阴虚型占绝大多数。邪毒亢盛的依据：该病患者常有头面四肢红疹红斑，有时局部焮红、灼热、瘙痒、破溃，有的高热时起、稽留不退、目赤、唇红、溲赤、便秘、口鼻出血、肌肤瘀斑等，均为热毒火盛的迹象。而热毒的来源，则有内生与外感之别。外感热毒，大多与曝晒日光有关；也有因感受风湿，蕴阻于肌肤之间，留而不去，久而化热化毒。内生热毒，则由先天性的肝肾亏损，阴虚不能制火，以致邪火内生。阴虚与内火又互为因果，于是阴津日亏，阳毒日盛，形成恶性循环而发病。（陈湘君. 系统性红斑狼疮的辨证施治[J]. 辽宁中医杂志，1987，14（4）：15-17.）

3. 吴圣农

【主题】　肝肾先天不足为病本

【释义】　吴圣农认为，系统性红斑狼疮多见于青年女性，临床表现都以肝肾阴虚为主。一般青年女子的肝肾不至于亏虚，因此这种肝肾不足是有先天因素的。"女子以肝为先天"，肝肾在生理上又是同源、相互滋生的，在病机上是相互影响，而临床上出现本病的种种特征。曝晒日光、感受邪热、精神激惹等，不过是诱发或加剧的因素而已。其根本机理是肝肾先天不足，

从而脏腑气血之物质与功能皆随之而失常。所以临床表现复杂，病变损害广泛。中医辨证可以概括为阴虚阳亢、邪热入营、毒犯元神等三种类型。既病之后，又能促使其原有缺陷更为严重，而形成互为因果的恶性循环，故较其他疾病复杂多变而难治。患者的皮损、脱发、目赤、皮下出血、手掌指甲鲜红，甚至神识昏蒙等阳胜火盛症状，都是由于肝肾不足而邪毒内生的结果。（徐正福，吴圣农. 中医对系统性红斑狼疮的认识和治疗[J]. 辽宁中医杂志，1989，16（9）：23-24.）

4. 范永升

【主题】　肾精亏虚为本，热毒、瘀血为标

【释义】　范永升认为，系统性红斑狼疮患者，往往既有先天禀赋不足即肾精不足，同时后天又多感受温毒之邪。热毒易伤阴，热毒与阴亏又往往会导致血瘀的发生。故临床上热毒内留、肾阴亏虚、瘀血内阻等情况，往往会交织在一起。使患者既有红斑、皮疹、烦躁、发热等热毒症状，又有腰酸耳鸣、月经不调、脱发等肾阴虚表现，同时又往往伴有斑疹色暗、闭经、脉涩等血瘀之候，总体反映出本病肾阴虚为本，热毒、血瘀为标的特征。临床上以滋阴解毒祛瘀法，治疗系统性红斑狼疮。滋肾益阴清热基本方为六味地黄丸合增液汤，常用的药物有生地、山萸肉、何首乌、枸杞、北沙参、麦冬、怀山药、丹皮、黄柏等。凉血散瘀法基本方为犀角地黄汤，常用的药物有水牛角片、生地、赤芍、丹皮、桃仁、丹参、玄参、红花、凌霄花、紫草、茜草等。两法综合，临床上以解毒祛瘀益肾药（生地、麦冬、升麻、赤芍、丹皮、白花蛇舌草、水牛角片、大青叶）为主方，结合辨证治疗系统性红斑狼疮。（范永升. 凉血散血滋肾益阴法治疗系统性红斑狼疮[J]. 中医杂志，1995，36（8）：467-468. //范永升，温成平，李学铭. 解毒祛瘀滋阴法对系统性红斑狼疮患者血清新蝶呤水平的影响[J]. 中国中医药科技，1999，6（4）：203-204.）

5. 孟如

【主题】　急性发作期多热毒炽盛，慢性期以虚热为主，久病多伴血瘀

【释义】　孟如认为，系统性红斑狼疮的发生，在内以阴阳气血亏虚，脏腑功能失调为主，在外与热毒侵袭有关，多由热毒内蕴脏腑，外犯肌肤而发病。因此，在急性发作期多见到热毒炽盛的表现。火热之邪最易伤津耗气，造成气阴两伤；邪热亦可耗损肝肾之阴，而出现肝肾阴虚之证；热邪与湿邪相合痹阻于关节经络，气血运行不畅而为风湿热痹之证；久病不愈，阴损及阳，累及脾肾而见脾肾两虚之证。总之，火为阳邪，外能伤肤损络，内则波及脏腑营血，导致本病的多系统损伤及虚实夹杂，寒热交错的病机变化。本病以热证为多见，急性发作期以实热为主，慢性期以虚热为主，因此在临证时，以清热解毒、益气养阴为基本治法。另外，SLE患者发病后，由于脏腑失调，热毒入里，壅遏气机，气滞血瘀，故大多有皮肤红斑、瘀斑、舌青紫等瘀血的表现，并且多伴有肾脏受累，均有不同程度血尿和蛋白尿。从中医观点来看，属有离经之血溢出即有瘀血存在，故活血化瘀是贯穿于本病中的另一重要治法。在各型治疗中，大多加用丹参、益母草、小蓟、赤芍、丹皮等活血化瘀之品。（曹惠芬，孟如. 孟如教授治疗系统性红斑狼疮的经验[J]. 云南中医学院学报，1999，20（5）：1.）

6. 禤国维

【主题】　阴虚火旺，虚火上炎为主要病机

【释义】 禤国维认为，先天肾阴不足，肾之阴阳失衡，致阴虚火旺，虚火上炎，为系统性红斑狼疮主要病机。系统性红斑狼疮整个病程中，可能出现的火毒炽盛、脾肾阳虚等证候，都是在真阴不足、阴虚内热的基础上演变而来。故阴虚内热是系统性红斑狼疮的基本证候，滋肾养阴清热法是治疗系统性红斑狼疮的基本法则。以六味地黄汤加青蒿、益母草为基本方，随证加减治疗系统性红斑狼疮。如热毒炽盛型加赤芍、蒲公英、半枝莲、紫草，阴虚内热型加女贞子、旱莲草、麦冬、桑椹、浮小麦、布渣叶，脾肾阳虚型加菟丝子、淫羊藿、巴戟天、黄芪、萆薢、茯苓、白术。急性期以肾上腺皮质激素（强的松 60～80mg/d）治疗为主，辅以中药；缓解期以中医中药为主，逐渐递减激素用量（每次递减量为 5～10mg/d，最后以 5～10mg/d 维持治疗）。（查旭山，范瑞强. 禤国维教授中西医结合治疗系统性红斑狼疮 32 例[J]. 新中医，2001，33（8）：31-32.）

7. 钟嘉熙

【主题】 阴虚为本，湿热内伏，郁阻气分少阳，枢机不利

【释义】 钟嘉熙基于伏气温病理论，认为系统性红斑狼疮是以阴虚为本，湿热之邪内伏，郁阻气分少阳，枢机不利所致。首先是肾气之虚，然后外感湿热毒邪引动而发；邪热内伏，阻滞脉络，化瘀化毒，耗伤营血，导致发病及病情活动；或饮食不洁、劳累过度、情志不遂等使正气受损，不能遏制伏邪而引发本病。系统性红斑狼疮发病初期，多为湿热侵入人体，阻滞少阳三焦。若湿热化火化毒，可内迫营血，外发肌肤，斑疹显现，甚则衄血、狂乱。若正气尚充，感邪较轻者，湿热病邪亦可伏于体内，在其他季节由外邪引发。湿热病邪最易耗气伤津，久之成气阴两伤，病邪乘隙深入，伏藏阴分而见低热不退、精神疲乏、脱发腰酸等虚实夹杂之证。如病情进一步发展，可导致多脏腑多系统损害，如心（心悸、失眠）、肺（咳嗽、气促）、肾（少尿、水肿）、肝（肝风内动而见抽搐）、脑（精神异常、昏迷等）。活动期初起多湿热郁阻少阳，治宜清泄少阳，分消湿热，方用蒿芩清胆汤加减；湿热化火化毒，燔灼营血，治宜解毒化斑，方用加味犀角地黄汤清营凉血；邪热伤阴，阴虚内热，邪伏阴分，阻滞阴络，治宜养阴透热，入络搜邪，方用青蒿鳖甲汤加减；肝肾阴虚者，方用杞菊地黄汤合二至丸加减滋养肝肾；化瘀伤肝者，方用丹栀逍遥散加减疏肝理气，解毒化瘀；湿困脾肾者，则用五皮饮加减化湿固肾。（刘红姣. 钟嘉熙治疗系统性红斑狼疮经验[J]. 中医杂志，2002.43（2）：103-104.//黎壮伟，林智通，钟嘉熙. 钟嘉熙教授治疗系统性红斑狼疮经验精粹[J]. 中医药学刊，2004，22（12）：12-13.）

8. 眭书魁

【主题】 五脏亏虚，痰瘀内生，阻滞三焦为主要病因病机

【释义】 眭书魁认为，系统性红斑狼疮系先天不足，加之内伤七情、劳累过度、妊娠分娩、跌仆损伤及一些药物的损害，使机体阴阳失调，脏腑受损，日久造成五脏俱虚，形成了红斑狼疮的患病体质。五脏亏虚的易感体，因某种原因诱发红斑狼疮发病，就使体内形成了代谢性病理产物（抗体、免疫循环复合物等），如中医所认识的瘀血、痰饮、水湿等。瘀血、痰饮、水湿等有形之邪闭阻三焦，使三焦的气机转枢功能及通调水道的功能失常，而出现各种复杂多变的症状。如三焦阻滞，气机运转不畅，卫气失去卫外功能，因此本病患者常患感冒；三焦阻塞，郁火弥漫，使本病患者出现壮热不退，气不运血，血不达四末；或四末气机阻滞，气化失

司，气血津液运行受阻，不能营养五脏六腑，使五脏更虚，本病反复不愈。三焦运行水液的功能受阻，上焦之水积聚形成胸水、心包积液；中焦之水积聚，形成腹水；下焦之水积聚，小便不利、下肢水肿；三焦水液泛溢，形成全身水液弥漫的重症。由于素体不足，五脏亏虚，气血生成不足，气虚不能生血，血虚不能周行；或三焦闭阻，气血运行不畅，形成全身各脏器各系统的气血痹阻之态，出现肺痹、心痹、肝痹、脾痹、肾痹等五痹。临床上，具体证候常出现痰瘀阻滞，热毒炽盛；肝肾阴虚，虚热内生；肝肾阳虚，气血不足；五脏俱虚，余邪流连等证型。（眭书魁，马秀清，董燕平，等. 系统性红斑狼疮的中医病机研究[J]. 河北中医，2002，24（2）：153-154.）

9. 金妙文

【**主题**】 肝肾精血不足，虚火内生，阳热亢盛

【**释义**】 金妙文认为，系统性红斑狼疮多是由于先天不足、正气亏虚、肝肾亏损所致。肝藏血、肾藏精，肝肾两脏密切相关，往往同盛同衰。精血不足，则往往虚火上炎，阳热亢盛。或因肝肾本虚，复加情怀久郁，肝郁化火，耗伤肝肾之阴；或因先天不足，腠理不密，接触非时之邪，或日光曝晒，或化学毒物，遇感触发。因此，在系统性红斑狼疮的发病中，先天不足、肝肾亏损是发病的根本条件，非时之邪只是诱发始动的因素。既发之后，互相影响，使正愈虚而邪愈盛，邪愈盛而正愈虚，形成恶性循环，从而使病情反反复复，缠绵难愈。因此，在本病的急性期，虽然表现为阳热偏盛，但又不同于外因之阳热火邪，而是由于先天肝肾不足，以至邪热内生所致。邪热只是肝肾不足的一个病理产物，同时反过来又可耗劫肝肾之阴，进一步影响肝肾之本，加剧阴阳失调。在急性期和缓解期，就其病证表现各有侧重，而其病机是一致的，只是标本缓急之不同、矛盾的主要方面之不同。急性期邪盛占主要方面，缓解期正虚占主要方面。故急性发作期，治疗以清热凉血解毒为主，同时兼顾肝肾之阴。缓解期肝肾不足的矛盾日渐突出，治疗以调养肝肾为主，同时注意留恋之邪热。（李卫东，赵英霖. 金妙文治疗系统性红斑狼疮的经验[J]. 浙江中医杂志，2003，38（3）：12-13.）

10. 袁兆庄

【**主题**】 真阴不足，热邪入血，热、瘀、毒邪阻遏

【**释义**】 袁兆庄认为，由于先天不足或后天失调，使真阴不足，正气虚弱，津液亏乏，以致邪热内陷入营，燔灼营阴，故潮热，下午或入夜尤甚。热邪入血，热血相搏，久煎而致瘀，瘀久而化热，形成"热、瘀、毒邪"阻遏。热、瘀、毒邪阻遏上焦，宣发功能受损，使卫气和津液输布不足，不能润养肌腠皮肤，故出现皮毛憔悴枯槁、脱发。若肺失清肃，气不得降，即可出现胸闷，憋气，喘息，甚者不得卧等。肺的肃降功能不足，不能通调水道，使水液下输膀胱，则会发生痰饮、小便不利、尿少、水肿等水液输布障碍的病变。邪气侵犯心包，可出现神昏、谵语等心神的症状。热、瘀、毒邪阻遏中焦，气血生化无源，易造成脾虚，可出现腹胀、便溏、食欲不振、倦怠消瘦、水肿等。脾气虚衰，失去统摄，血液失其正轨，而外溢经脉，故可出现肌衄、紫斑、血尿等。热邪久羁，耗伤肾阴，阴血虚不能制阳，使虚阳外越，可见手足心热、低热、盗汗、颧红等。肾及膀胱受损，可使膀胱气化失职，水道失调，泌别清浊障碍，蛋白质、红白细胞从尿中流失，造成阴血不足的恶性循环，故出现面色不华、唇色淡白、浮肿、甚则腹水，渐至气血阴阳俱虚等。（时水治. 袁兆庄治疗系统性红斑狼疮的经验[J]. 北京中医，

2004，23（6）：332-333.）湖北中医杂志，2005，27（5）：18-19.）

11. 苏励

【主题】 气阴两虚，毒瘀互结为基本病机

【释义】 苏励认为，系统性红斑狼疮患者，禀赋不足，肝肾本虚；或情志久郁，郁而化火，耗伤肝肾之阴；或接触某些化学毒物，损伤气血阴阳，终致气阴亏虚，成为系统性红斑狼疮发病之本。内因气阴两虚，邪火内生，加之外感风湿热毒，或暴晒日光，或饮食不节，湿热内生，两热相搏，经脉痹阻，致使气血阴阳逆乱，毒瘀互结，成为系统性红斑狼疮发病之标。故"气阴两虚，毒瘀互结"，是系统性红斑狼疮的基本病机。系统性红斑狼疮以气阴亏虚为本，早期即表现有阴虚内热的迹象，如面部潮红、低热咽干、手足心热、潮热盗汗等。随着疾病的发展，阴损及阳，逐渐出现阳虚的征象，如畏寒喜暖、面色㿠白、形寒肢冷等。故系统性红斑狼疮的治疗，宜"初发偏滋阴，久病重温阳"。初期以女贞子、旱莲草、玄参、生地黄、北沙参、麦冬、滋阴为主，佐以肉桂、巴戟天等，做到"阳中求阴，则阴得阳升而泉源不竭"；后期治以熟附子、干姜、补骨脂、巴戟天、淫羊藿、仙茅等温阳为主，佐以生地黄、石斛等，达到"阴中求阳，则阳得阴助而生化无穷"。（姚重华. 曲环汝，覃光辉，等. 苏励教授治疗系统性红斑狼疮经验介绍[J]. 新中医 2009，41（6）：10-11.）

12. 周仲瑛

【主题】 总由肝肾阴虚，阴血损耗，热壅血瘀，瘀热痹阻所致

【释义】 周仲瑛认为，本病总由先天禀赋不足，复加外感六淫、内伤七情所致，进而化生火毒而酿成瘀热。先天禀赋不足，肝肾阴虚，阳气偏盛，阳盛则易内生火热；热伤营阴，耗灼津血，可致血涩不畅，滞而为瘀，瘀热相搏，胶结难化。五志过极，肝郁不达，气滞可致血瘀，气郁日久，又可化火，热与瘀相结，进一步阻塞气机、壅滞血络，终成瘀热相搏。外感六淫之邪，壅于血分，郁而化毒。热毒之邪消灼津液，津亏则血液稠黏，血行涩滞成瘀，或血受热毒煎炼而成血瘀；或因热毒迫血妄行，离经之血成瘀，即血"离络留而为瘀"（《临证指南医案》）。总之，肝肾亏虚、阴血耗损为发病之本。阴血既耗，火热内起，化生风毒，毒热痼结，郁于血分；内郁之火，遇有日晒、情怀不畅、外感扰动，则热壅血瘀，瘀热相搏。瘀热或逼血妄行，或走窜经络，或郁结筋骨，或扰乱神明，种种变证由生。（周学平，吴勉华，潘裕辉，等. 周仲瑛从瘀热辨治系统性红斑狼疮的临证思路与经验[J]. 中国中医基础医学杂志，2010，16（3）：232-234.）

13. 汪履秋

【主题】 肝肾阴虚为本，热毒伏于营阴为标，风湿为发病诱因，经脉为邪毒留滞之所

【释义】 汪履秋认为，本病发病关键为：肝肾阴虚是根本，热毒伏于营阴是其标，风湿是发病之诱因，经脉瘀阻是邪毒留滞之病所。SLE 的形成主要为外感风热湿毒所致，风热毒邪内燔营血，症见面部蝶形红斑、全身红疹；风湿热邪痹阻于肌腠关节经络，气血闭阻不通，则肢体关节酸痛；邪热伤阴，导致肝肾阴虚，见头晕目眩、面暗发脱、五心烦热等，而肝肾阴虚又易致外邪稽留不去或再次感邪。本病病程长，"久病多虚""久病入络"，后期多伴见气血亏虚、瘀血阻络之象。根据上述病机拟定相应治法，以滋水治本，凉营治标，佐以祛邪通络。

基本方：（制）何首乌 12g，桑椹子 15g，生地黄 15g，熟地黄 15g，牡丹皮 10g，土茯苓 15g，紫草 15g，水牛角 30g，防风 10g，（汉）防己 10g，薏苡仁 15g，虎杖 15g，红花 10g，雷公藤 10g。本方可随症加减应用于临床各期，尤以缓解期及恢复期为宜。（王冠华，汪悦. 汪履秋治疗系统性红斑狼疮经验[J]. 中医杂志，2011，（5）：378-379.）

14. 冯兴华

【主题】 病因病机以肝肾阴虚为本，热毒、血瘀、水饮为标

【释义】 冯兴华认为，本病多发于青年女性，此时正处于天癸充盛时期。天癸为元阴，为"无形之水"，为肾所主。女子每月经水时下，阴血逐月丢失，元阴亦随之丢失，故女子肝血易虚，肾阴易亏。女子本易阴血亏虚，若先天禀赋不足，素体阴虚，加之劳倦过度，耗伤心血，情志不畅，肝郁化火，灼伤肝肾阴血，导致阴血愈亏而发病，故肝肾阴虚为致病之本源。患者内有真阴不足，阴虚生内热；外感六淫邪气，外邪从阳化火；致内外合邪，热毒炽盛，随血脉运行而流注全身；内而浸淫五脏六腑，外而侵蚀皮肉筋脉。故可见壮热烦渴、斑疹色紫、四肢或抽搐或厥逆等热毒炽盛表现，甚则热入心包。另外，血热兼瘀，加上热毒之邪内侵，煎熬阴血致血液黏稠，行而不畅，故成瘀血；病程日久，缠绵难愈，必有瘀血留于脉络，故血瘀是本病的重要病因病机之一。另外，病邪久羁，热毒渐退，脏气受伤，损伤精气，日久阴损及阳，出现阴阳两虚的症状。"五脏之伤，穷必及肾"，肾阴阳俱虚，封藏无权，固摄失司，精微下泄，随小便而出，故临床多见大量蛋白尿、管型尿等；脾肾阳虚，肾不主水，脾不制水，水饮泛滥，故多见面目四肢浮肿；若水饮凌心则可出现心悸、咳喘等症状。故本病病因病机以肝肾阴虚为本，热毒、血瘀、水饮为标。（张婉瑜，刘宏潇. 冯兴华辨治系统性红斑狼疮经验. [J]. 中医杂志. 2011，53（22）：1903-1904.）

15. 刘永年

【主题】 病机为体禀不足，毒热为患，瘀滞脉络，毒热是关键

【释义】 刘永年认为，本病的病机为体禀不足，毒热为患，瘀滞脉络，毒热是关键所在。毒热的产生，可以源于先天父母禀赋，也可以是平素摄生不慎，冒受温热邪毒；或日光暴晒，热毒内侵；或饮食失节，过食辛辣；或药毒久蕴，或五志化火。诸邪留滞经络，伏而不去，蕴久热盛成毒。本病虽然在病程多数阶段表现为毒热入营，但与温病的热入营血不同。本病先是由于素体血中伏热蕴毒，复因风热日晒，或食腥膻发物，或情志内伤，两阳相合，内不能疏泄，外不能发越，燔灼营血，怫郁肌腠而发。毒热入络，随经络流注变化，脉络受损，瘀滞不通。毒热熏灼血络，充斥肌肤，则见面颊部蝴蝶状赤红斑疹；迫血妄行则见便血、尿血、手掌足趾瘀点。毒热滞于关节肌肉，则关节肌肉酸痛，活动不利；毒热滞于心络，则心悸胸闷气短，甚则昏谵烦乱、肢冷脉微；毒热滞于肝络，肝胆疏泄不利，则胁痛、目黄；引动肝风，可见手足抽搐；毒热滞于脾胃之络，可见口舌生疮；毒热滞于肺络，肺失宣肃，咳嗽气喘；毒热滞于肾络，肾不制水，水邪泛溢肌肤为肿，热伤气阴则乏力、倦怠。（吴同启. 刘永年治疗系统性红斑狼疮经验[J]. 中医杂志，2012，53（1）：20-22.）

16. 邓志恭

【主题】 明标本，辨虚实寒热，识病位，审经行

【释义】　邓志恭提出系统性红斑狼疮的诊疗思路：①明标本。本病以正气虚弱，气血不足，肝肾亏损为本，风寒湿热、痰浊、瘀血为标。急则治标，缓则治本。临床急性发作期，常用犀角地黄汤、化斑汤、清瘟败毒饮等方，以清热凉血，解毒化斑。发作期患者，应及时、足量地应用激素及免疫抑制剂，以及时控制、缓解病情，防止脏腑功能的进一步损害。病情缓解期，及早加用中药治疗，不仅可以巩固疗效，而且可避免撤减激素后引起的病情反复，防止长期应用激素带来的一系列副反应。②辨虚实寒热。一般新病多实，久病多虚；病初多热，病久多寒。临床多见虚实夹杂、寒热并见等多证候相兼者。治疗之时，依据虚实孰多孰少决定或攻或补，或攻补兼施之法。③识病位。本病的病位，早期病轻，一般在皮肤、肌肉、血脉、关节，治以散风、祛湿、清热、通络、祛邪，兼以扶正；后期病邪入络入脏腑，病情缠绵难治，主要以补肝肾、健脾胃、益气血、调脏腑为主，兼以祛邪。④审经行。本病多见于青年女性，现代医学研究，病情与雌激素水平有一定的相关性，患者常有月经紊乱等性激素异常表现。因此，诊疗中查问月经情况尤其重要，治疗中应时时注意养血调经，保持月经周期的正常运行。（方乃青. 邓志恭主任治疗系统性红斑狼疮心得[J]. 南京中医药大学学报（自然科学版），2002，18（5）：308-309.）

17. 朱仁康

【主题】　内损五脏，重在心脾肾，辨证可分6型

【释义】　朱仁康认为，系统性红斑性狼疮可内损五脏，表现不同证候，尤以心、脾、肾为甚，肝、肺较少。临床辨证论治，常见证候有6型。①毒热伤营。多见于少女，来势急暴，病情严重，由于心经火炽，脾经积热，两经合邪，毒热入营所致。治拟大剂清热解毒，凉营清气，方用犀角地黄汤合化斑汤化裁。②肾阴虚损。多见于中年妇女，病久延缠，水亏火旺。治拟滋肾养阴，凉血清热，方用知柏地黄丸丸出入。③心脾两伤。治拟养心益脾，方用归脾汤加减。④阴损及阳、脾肾阳虚。治拟壮肾阳，方以右归、济生肾气丸出入。⑤气阴两虚。症见低热时轻时重、腰楚肢倦、心悸多汗、气短、头晕、心烦、舌淡苔剥、脉细无力。治拟益气养阴，方用加味生脉散。⑥肝脾两伤。治拟疏肝和脾，方用逍遥散加减。上述证型，有的不能截然分开，往往可互相转化，见证参杂，治疗可随证增损用药。因此扶正、祛邪，可相机应用。（朱仁康，张镜人，顾伯华，等. 红斑狼疮证治[J]. 中医杂志，1985，26（11）：10-13.）

18. 徐宜厚

【主题】　阳虚是病机核心，治疗应重视护阳

【释义】　徐宜厚认为，大凡连续追踪观察10年以上的系统性红斑狼疮，阳虚是其病机的核心；在治疗中应当重视护阳，特别是应该保护好脾胃的阳气、元气和生发之气。①温阳济阴。鉴于本病脾肾阳气虚怯最为多见，因此，培补元气为根本。具体用药中，在温阳益气的前提下，将护阴、养阴、补阴之品，寓寄其中。温补肾阳，常佐干地黄、怀山药、枸杞子、褚实子等，重点在养精补血，精足则形充。②滋阴扶阳。阳病损阴，阴虚诸证迭见。阴血亏损，心神不宁，甚则外游，故见头昏，失眠，多疑善惑。滋阴方中，适当扶阳，如熟地与人参（或党参）配伍，白芍配甘草，柴胡配黄芩等，都有互相彰益之功效。③阴阳平补。久病多致阴阳俱虚，然其治法，不是补阴碍阳，就是温阳灼阴，常感棘手。在临床中以"平"字为要点。"平"的涵义，既指药性甘平、甘温、咸平之类，如怀山药、甘草、枸杞子、玉竹、莲子肉、石斛、

菟丝子、鸡子黄等；又指组方中偏阴与偏阳药物，大致趋于各占一半的比例。其常用方剂有还少丹、六味地黄丸、黑地黄丸、三才封髓丹、天王补心丹、龟鹿二仙膏等。（徐宜厚. 中医治疗系统性红斑狼疮存活10年以上32例报道[J]. 新中医，1985，17（9）：37-39.）

19. 秦万章

【主题】 活血化瘀为治疗大法，注重调理阴阳气血失衡

【释义】 秦万章认为，红斑性狼疮有许多血瘀见症，治疗除宗活血化瘀大法外，临床上根据偏阴偏阳，偏气偏血的不同，相应采取不同治法。阴虚血瘀证，有阴虚内热和阴虚火旺的不同。前者用养阴清热、活血化瘀药合六味地黄丸或大补阴丸加减，后者用养阴泻火、活血化瘀药合犀角地黄汤或石膏生地煎加味。阳虚血瘀证中，有壮阳活血和温阳活血的不同，常用活血药有红花、丹参、三棱、莪术等。壮阳活血则以二仙汤加减，温阳活血则以桂附八味丸加减。气滞血瘀证，主要采用理气活血和疏肝活血的治则，以柴胡疏肝汤加味。气虚血瘀证，多见于红斑性狼疮急性发作后，高烧过后；治以益气活血，常用药有党参、黄芪、桂枝、丹参、鸡血藤等。血虚血瘀证，多见于红斑性狼疮病情处于缓解阶段，有贫血面容、肾脏受损、面色苍白或萎黄；采取养血活血法，常用药有丹参、当归、川芎、泽兰、鸡血藤、益母草加味。辨证论治同时，选用具有活血化瘀、清热解毒、消炎消肿的中草药，如雷公藤片、大黄、昆明山海棠等，往往可以提高疗效。（朱仁康，张镜人，顾伯华，等. 红斑狼疮证治[J]. 中医杂志，1985，26（11）：10-13.）

20. 刘绍武

【主题】 解郁扶正，协调整体，清热除湿

【释义】 刘绍武认为，此类患者大多烦躁易怒，遇风湿则病情加重，综合诸多表现，属于内有肝气之逆，外有风湿之扰，郁久化火成毒，终至整体失调；治当解郁扶正、协调整体、清热除湿；方用消斑解毒汤（柴胡、黄芩、苏子、党参、浮萍、苦参、苍耳子、土茯苓、金银花、丝瓜络、车前子、川椒、生石膏、甘草、大枣）加减治疗。消斑解毒汤中，首选小柴胡汤畅达三焦，扶正祛邪，调节机体的阴阳气血与脏腑功能，促进机体免疫功能的恢复；二用半决渎汤（金银花、丝瓜络、车前子）通调水道，下输膀胱，祛湿于下；三用浮萍、苍耳子辛温发散以解表祛风湿，苦参、土茯苓等苦寒燥湿，四药合用，祛风湿于外；更加生石膏合黄芩，以清热泻火解毒。诸药合用数途分消，而获显效。（岳天明，张香梅. 刘绍武治疗系统性红斑狼疮经验[J]. 山西中医，1993，9（4）：10.）

21. 张鸣鹤

【主题】 急性期重清热解毒，缓解期重补肾调理；慎用辛散温燥，重视活血化瘀

【释义】 张鸣鹤治疗狼疮性肾炎，急性期重清热解毒，缓解期重补肾调理，治疗中慎辛散温燥，病程中贯穿活血化瘀。导致急性期肾脏损害的原因，主要为火热毒盛，邪毒攻注血脉，灼伤肾脏，经脉瘀滞；多见于疾病的热毒炽盛和阴虚内热证。急性期以邪盛为主要矛盾，自拟凉血解毒方加减：半枝莲、白花蛇舌草、金银花、连翘、赤芍、丹皮、紫草、土茯苓、苦参等。狼疮性肾炎进入慢性缓解期，因邪毒渐退，脏气受伤，损伤精气，日久每易致阴损及阳、气血失调而出现虚劳见证，患者可呈现气阴两虚、肝肾亏虚、阳虚水泛等脏腑功能失调的表现。在

脏腑损伤中，肾精不足、肾气不固、气血阴阳失调，是致病主要因素。治疗以补肾填精、固摄益气和调理脏腑气血阴阳平衡为重点，选用参芪地黄汤合五子衍宗丸加减。狼疮性肾炎的中后期，由于因病致虚，以及大量蛋白尿、血尿等精微物质的丢失，致使精气耗伤，由虚致损，逐渐发展而成虚劳。此虚劳证候，与一般的虚劳不同。本病早期即邪毒蕴伏，随感而发，应用糖皮质激素等药物后，热毒虽暂时被抑，但常余热不尽，蕴伏于里，并贯穿于疾病的全过程中。若过用辛散温燥药物或激素撤减不当，则极易激发内热或内伏热毒复燃，而致病情反复发作。因此，对狼疮性肾炎的治疗，在选用熟地黄、山茱萸、枸杞子、白芍、何首乌、石斛等补肾填精的基础上，加用既能温阳益气，又性质平和、温而不燥之品，如菟丝子、黄芪、仙茅、淫羊藿、杜仲等以阴阳双补，禁用或慎用辛散温燥之品。（傅新利，张立亭，宋绍亮. 张鸣鹤治疗狼疮性肾炎的经验[J]. 中医杂志，1999. 40（6）：333.）

22. 张志礼

【主题】　急性进展期清热解毒，凉血护阴；缓解期养阴益气，活血通络

【释义】　张志礼认为，系统性红斑狼疮急性进展期，机体自身变态反应性炎症及损伤发展很快，应该以皮质类固醇治疗为主，早期、足量迅速给药控制病情，保护主要脏器，为继续治疗争取时机。同时本着"急则治其标"的原则，采取清热解毒、凉血护阴的治法，解除患者高热烦躁、神昏谵语等毒热炽盛，毒邪攻心的临床表现。这样就可以提高疗效，迅速解除患者病痛。经治疗，病情得以控制后，病变的破坏与消耗，机体抵抗力极度下降，大剂量皮质类固醇的应用，又引起机体代谢与内分泌紊乱，水电解质平衡失调，甚至出现继发感染、精神异常等反应。中医辨证为肾阴亏耗，气阴两伤，阴阳失调，气血瘀滞。治宜扶正祛邪，养阴益气，调和阴阳，活血通络。久病伤阴，脾肾两虚，虚证上升为主导地位，这时中药就上升到主要地位，要以补虚扶正为主要治则，发挥中医药扶正固本，改善体质，调节机体免疫功能；逐渐减少皮质类固醇用量或撤停皮质类固醇，可减少其副作用和并发症，提高疗效，延长缓解期。（张苁，王萍. 张志礼教授治疗系统性红斑狼疮的临床经验[J]. 中国中西医结合皮肤性病学杂志，2003，2（3）：135-138.）

23. 艾儒棣

【主题】　养阴清热活血，分三期治疗

【释义】　艾儒棣认为，系统性红斑狼疮以"阴虚"为根本，兼有"热毒""瘀滞"的变化。因此，治疗不外乎"养阴、清热、活血"，并分为早期、中期和后期3个阶段。①早期：主要分风寒痹证、热毒炽盛证；治疗重在治标，以祛邪为主，固肾为辅。风寒痹证：大多有雷诺现象、关节疼痛等。治宜祛风散寒，温经通络。方选独活寄生汤加肉桂、豨莶草、海桐皮。热毒炽盛证：发生在急性发病期，治宜清热凉血，解毒化斑。方选犀角地黄汤合清营汤加减，或普济消毒饮加减。若湿热为患，下肢出现结节性红斑、灼热疼痛，可用化斑汤加草薢渗湿汤。②中期：以阴虚内热证多见，治宜滋养肝肾，解毒清热。方选六味地黄汤加二至丸、生脉饮，佐以健脾除湿药。③后期：病情复杂，阴损及阳，脾肾阳虚。治宜健脾温肾，利水消肿。方选真武汤加金匮肾气丸、五皮饮加减。此期病人大多有蛋白尿，加用白茅根、金樱子、鸭跖草；尿素氮排不出者，加六月雪、车前草；胸水加葶苈子；腹水加黑丑、黄精、椒目。脾肾阳虚证，病情凶险，因肝、脾、肾皆受损，恢复很慢，病人体质虚弱，一旦感冒可引起很严重的后果，

甚至危及生命，所以应谨防感冒。（陈会茹，李振洁. 艾儒棣治疗系统性红斑狼疮的经验[J]. 浙江中医杂志，2003，38（1）：52.）

24. 陶筱娟

【主题】　从肺论治贯穿始终，活动期清肺宣肺为主，缓解期润肺固卫为主

【释义】　陶筱娟认为，肺为"娇脏"，不耐寒热，易受邪侵，喜润恶燥；热毒内盛，极易伤肺，加之肾水不足，金水不能相互资生，而致肺气阴耗伤。系统性红斑狼疮治疗过程中，糖皮质激素和免疫抑制剂的应用，更易消伐正气，使肺卫难以固密。外邪袭人，首先犯肺，故只有肺气健旺，宣发肃降正常，才能保证腠理固密，使虚邪贼风不易入侵。因此，在治疗过程中从肺论治贯穿始终，活动期以清肺、宣肺为主，缓解期以润肺、固卫为主。活动期热毒炽盛证，治以清热解毒、泻火凉血，方以犀角地黄汤加减；阴虚内热证，治以清热解毒、凉血滋阴，方以青蒿鳖甲汤加减。常合用狼疮Ⅱ号协定方：玄参、知母、桑白皮、地骨皮、青蒿、甘草、白芍。缓解期多见肺肾两虚，可夹脉络瘀阻及湿毒之邪。肺肾两虚证，治以养阴润肺、益气补肾，方以玉屏风散合六味地黄丸加减，药用黄芪、防风、山药、白术、茯苓、牡丹皮、泽泻等，并合用狼疮Ⅱ号协定方：百合、天冬、麦冬、白芍、当归、玄参、浙贝母、桔梗、甘草、淡竹叶。（张雯. 陶筱娟治疗系统性红斑狼疮经验. 中医杂志，2009，50（1）：22-23.）

25. 裴正学

【主题】　补肝肾养阴津以固本，祛风湿解毒化瘀治其标

【释义】　裴正学认为，系统性红斑狼疮的病因病机有内、外两方面，内因为先天禀赋不足，正气虚损，阴阳失和；外因为风邪、湿热侵袭肌肤，流注脏腑、关节、四肢。本病为本虚标实，以肝肾亏虚为本，以风湿热毒为标，发病时虚实互见，寒热错杂。该病属于中医"风"证范围。关节疾患属于风湿；肾性浮肿属风水；高热不退属风火相煽；泻利便血属肠风下血；皮肤斑疹属风毒、风疹。本病之论治当以扶正固本为大法，以补肝肾、养阴津固其本，祛风胜湿、清热解毒、活血化瘀以治其标。主要方药为：淫羊藿、虎杖、菟丝子、生地、玄参、麦冬、川断、旱莲草、党参、黄芪、当归、白芍、桃仁、红花、金银花、连翘、白花蛇舌草、半枝莲。（单金姝，张红梅，杨中高. 裴正学教授治疗系统性红斑狼疮经验介绍[J]. 四川中医，2011，29（2）：11-12.）

26. 曾升平

【主题】　祛邪重在毒瘀痰，扶正重在温阳与补阴

【释义】　曾升平将系统性红斑狼疮分为3种证候：一是毒热炽盛证。此种证型常见于急性发病者，主要临床表现为高热，身痛，皮肤红斑，舌质暗红，苔腻，脉浮数；实验室检查可见心、肺、肝、肾等内脏损害证据。二是毒瘀伤络证。主要表现为各种出血症状，如牙龈出血，鼻出血，皮肤紫癜，血尿，女性患者月经淋漓不尽，舌质或暗或淡，有明显瘀斑，脉沉细。三是毒瘀痹阻证。常见关节疼痛，屈伸不利，舌质紫暗，苔白腻，脉沉细。除此之外，根据正气虚损不同的临床表现，又可以分为多种虚证。其中，比较有代表性的有两种：一是肝肾阴虚证。此种证候临床最为多见，常见颜面及胫前皮肤红斑或色素沉着，以及心、肺、肝、肾等内脏损害症状，患者多舌质紫暗，脉沉细弱。二是脾肾阳虚证。此证常见于长期肾病患者，症见颜面

及下肢水肿，舌质淡白或淡青紫，脉沉细。在临床治疗时，祛邪治疗是否彻底，是能否取得长期稳定疗效的关键，应抓住三个重点，即治毒以清热解毒与排毒，治瘀而活血化瘀应贯穿于全程，治湿治痰施以消痰散结。扶正治疗重点，在于温阳益气，补阴养血。（温博，王丽. 曾升平主任医师治疗系统性红斑狼疮经验. 国医论坛，2012，27（5）：13-14.）

27. 黄世林

【主题】 治疗原则为清温解毒，益肾健脾

【释义】 黄世林认为，系统性红斑狼疮概因先天禀赋不足、七情内伤、饮食劳倦、房事过度或服药所伤，致脾虚肾损，阴阳俱亏。肾为先天之本，主元阴元阳，发病多为先天禀赋不足，常先出现肾阴亏损，水亏火旺而生内热，以致阴损及阳、阴阳失调；肾阳虚损，则气血运行不畅。脾为后天之本，脾虚运化水湿无力，则湿浊内停，化生湿热，温毒内发。如外受温毒之邪或温毒内蕴而发，内灼阴血，瘀阻脉络，蚀于肌肤、关节，伤及脏腑，变生诸证。温毒之邪，损伤血络，凝滞于肌肤，则为红斑；阻滞于关节经络，则为关节肿痛；内攻脏腑，五脏俱摇，则出现相应脏腑的证候。系统性红斑狼疮病因为温毒，病位在肌肤、关节及脏腑，病性多变，缠绵难愈，为温热性疾病。因面部红斑为系统性红斑狼疮常见且特征性病变，同时其病因为温毒，故将其命名为"温毒红斑"。治疗总原则，为清温解毒，益肾健脾。疾病活动期自拟清温解毒方：黄芩、北柴胡、黄芪、炮附片、赤芍、白芍、丹参、党参、白术、茯苓、甘草。缓解期，自拟清温益肾方：黄芩、北柴胡、黄芪、党参、茯苓、白术、芡实、漏芦、丹参、蛇莓、白芍。两方均重用黄芪，加四君子汤和中健脾。（陈楠楠，方永光，黄世林. 黄世林论治系统性红斑狼疮经验[J]. 中医杂志，2013，54（24）：2090-2091.）

三、医 论 选 要

1. 热毒血瘀论（华庭芳）

【提要】 热毒血瘀经络为病，以清热解毒、活血通络为主，随其兼见而辨证施治。

【原论】 红斑乃热盛煎熬气血，血不畅行，血热外溢，瘀于皮肤，则为斑点，随热瘀情况而出现色泽不同。一般轻则为红斑，重则为紫斑，极重则为黑斑。关节疼为毒热凝滞，阻碍经络所致。疮痒怕热，怕日光暴晒和热，是内有热也。头眩疼之症，头为诸阳之会，阳经皆走头，火性炎上，热上攻于头目，冲及脑神经，故疼眩。"肾藏精""脑为髓之海"。肾主五脏六腑之精而藏之，无论先后天之精，皆藏之于肾。因肾主骨，脊髓脑皆属。故精足髓充，则脑旺盛而记忆力强。反之，精亏髓竭，则脑贫乏而记力减退。如久病大病老年小儿，记忆力薄弱、减退，就是这个道理，所以补脑必先补肾。"发为血之余"，血脉旺盛则头发充足，贫血则脱发稀疏。血热、血瘀、血虚皆能为病。但狼疮脱发，所因血热、血瘀、血虚不同。低热之症，阴不胜其阳则热，热则消耗津液，津液不充于四肢，则为五心烦热或午后发热。心跳、气短、胸疼是由于热毒弛张，侵犯心脏，血气沸腾，失其常度，故而出现心动过速和气短胸疼等症状。经闭之症系由经血亏损而来。总之阴阳失调，气血不和，经络受阻，皆由于热毒为患，红斑狼疮乃属热为患者。

根据《内经》"诸痛痒疮，皆属于心（火）""头为诸阳之会""人面耐寒"这些理论依据，结合狼疮痛痒，多生于头面，怕日光，诊为热毒血瘀经络，以清热解毒、活血通络为主，随其兼见，而辨证施治。高热者：犀角、羚羊角、牛黄、寒水石、生石膏、川连、黄芩、黄柏、栀子、龙胆草、芦荟、青黛、生地等。低热，常见午后发热，或五心烦热者：柴胡、龟板、鳖甲、地骨皮、青蒿、秦艽、玄参、麦冬、天冬、白芍、玉竹、黄精、知母、花粉、白薇、白蔹等。毒盛者：双花、连翘、重楼、光慈姑、蚕沙、半枝莲、白花蛇舌草、虎杖、羊蹄根、公英、地丁等。瘙痒者：防风、荆芥、白蒺藜、蛇床子、白鲜皮、姜虫、蝉蜕、白芷、苦参、蛇蜕等。血瘀者：当归、川芎、紫草、茅根、桃仁、红花、刘寄奴、旱莲草、三七、丹皮、大蓟、小蓟、生蒲黄等。虚弱者：人参、黄芪、茸片、鹿胶、蛤蚧、紫河车、龟胶等。兼肺经症状者，咳嗽痰鸣、喘息气短、咽喉肿疼、胸疼咳血、鼻血、脉浮洪等，药以百合、生荷叶、生柏叶、川贝母、枇杷叶、芦根、杏仁、半夏、阿胶、海浮石、马兜铃、牛蒡子等。兼心经症状者，心悸气短、活动后加剧、自汗不眠、心神不安、面色苍白、心电图不正常、脉细弱或结代等，则以朱砂、茯神、枣仁、柏子仁、石菖蒲、远志、丹参、合欢皮、夜交藤、鸡冠花、鸡血藤或加补虚药。兼肝经症状者，头眩目黑、口苦咽干、呃逆嗳气、胁疼腹胀、肝脾肿大、恶油腻食物、月经不调、闭经、肝功改变、脉多弦硬等，则以生牡蛎、青皮、木香、郁金、香附、元胡、五灵脂、川楝子、厚朴、枳壳、陈皮、槟榔等或疏肝软坚调经药。兼脾经症状者，食少纳呆、呕吐酸水、便秘或腹泻、消化不良、肢懒体倦、食困欲眠、痞满胀闷、脉多沉缓等，则以鸡内金、石莲子、山药、白术、莲肉、砂仁、白蔻、草果仁、肉蔻、山楂、神曲、麦芽、莱菔子等。兼肾经症状者，腰腿酸疼、盗汗、发脱、齿摇、耳目失聪、颧红、浮肿尿少、足后跟疼、肾功改变、脉多沉软等，则以杜仲炭、巴戟天、川续断、申姜、狗脊、补骨脂、木通、竹叶、云苓、萹蓄、瞿麦、车前子、桑螵蛸、金樱子、益智仁、石韦、附子、肉桂等。（华庭芳. 系统性红斑狼疮的中药治疗[J]. 中医药学报，1977，3（4）：1-4.）

2. 肾阴亏虚论（傅宗翰）

【提要】 发病根本系肾阴不足，滋阴固本是治疗原则，滋阴之剂首推六味地黄丸。

【原论】 系统性红斑狼疮系机体免疫功能紊乱所致的疾病，近年来中医学对于机体免疫功能的研究中，大都认为此与肺、脾、肾三脏有关，其中尤以肾为根本。因为"肾为先天之本"，肾阴、肾阳有元阴、元阳之称。张景岳云："五脏之阴液，非此不能滋；五脏之阳气，非此不能发。"故免疫功能紊乱，必有肾脏之亏损无疑。系统性红斑狼疮，在免疫性疾病中，与肾之关系更为密切。肾主水，红斑狼疮病水肿者有之；肾主骨，红斑狼疮病骨坏死者有之；肾主生殖，红斑狼疮病阳痿、遗精、月经紊乱、经闭不孕者有之；肾其华在发，红斑狼疮病头发稀疏、脱发者有之；肾开窍于耳，红斑狼疮病耳鸣失聪者有之；肾为作强之官，红斑狼疮病神萎健忘、反应迟钝者有之；腰为肾之府，红斑狼疮病腰酸膝软者有之，且无畸形之关节痛乃系统性红斑狼疮的诊断依据之一。凡此种种皆表明系统性红斑狼疮与肾之关系。据报道对系统性红斑狼疮患者进行肾活检，确定有肾损害者可达80%～90%，临床上无肾系症状，尿检正常者，并不等于无肾损害。故姜春华等在《肾的研究》中曰："本病与祖国医学中的肾，无论在病理解剖方面，或在病理生理方面，均具有一定的关系。"概言之，红斑狼疮病发必肾亏无疑。

系统性红斑狼疮之发病，实乃根系肾阴不足。其一，系统性红斑狼疮与遗传因素有密切关系，其家族发病率约为2%，远较人口发病率6.5～8.5/10万为高。从中医而论，肾为先天，肾精关系遗传因素。其二，系统性红斑狼疮的发病，女性明显高于男性，男女之比为 1：9，提示女性激素对本病之存在有一定影响，此当归于肾阴之列。其三，红斑狼疮系阳毒为害，热灼伤津，肾阴必当受累。其四，红斑狼疮的临床表现，据上海第一医学院脏象专题研究组报告，22 例患者均见肾阴虚的表现。此也可说明肾阴关系到本病之发病、证候。故可认为肾虚是本病之关键，而肾阴不足更是肾虚中之根由。

肾阴不足既是本病之根由，滋阴固本当是治疗原则，滋阴之剂首推六味地黄丸。此方不仅能滋养肾阴，且能滋补肝阴、脾阴，《医方论》言其是"三阴并治之剂"。此对系统性红斑狼疮损及多系统，兼见肝阴、脾阴、心阴、肺阴不足之象，尤为妥帖。从近代研究，本方具有提高机体免疫力，增强免疫系统的监视功能，也符合现代医学的医理。若是系统性红斑狼疮尚无心、肾损害，可取增液汤为主化裁。二方主以地黄为君，临床上一般邪毒阳热为甚者药用生地，本虚肾亏为主者多用干地黄。滋阴之品除主用地黄外，尚可配以白芍、枸杞、女贞、玉竹、沙参、寄生等；若见有阴阳两虚之候，药用黄精、菟丝子、肉苁蓉也可。（傅宗翰，潘文省. 系统性红斑狼疮诊治回顾[J]. 江苏中医杂志，1986，7（10）：12-14.）

3. 火毒论（周仲瑛）

【提要】　火毒是系统性红斑狼疮主因，诸般兼夹，皆因火毒。热郁血分是致病之本，火邪攻冲是发病之标；毒之产生，全由火盛而来。在不同的病变阶段，有生风、致瘀、伤气阴、损阴阳、产水湿之变，但总由火毒为先因。立清热、解毒、化瘀为其治疗大法。

【原论】　火毒是主因。（1）火。本病之发生、发展均与火邪休戚相关。①热郁血分是致病之本。本病好发于女性青春期及青壮年期，故与先天禀赋不足，肝肾亏虚，阴血耗损有关。阴血既耗，郁热内起，化生风毒，毒热痼结，郁于血分，待机而发。②火邪攻冲是发病之标。内郁之火，遇有日晒、情怀不畅、外感扰动，即伺机而发，或逼血妄行，或走窜经络，或郁结筋骨，或扰乱神明。

（2）毒。本病毒之产生，全由火盛而来。体现在邪甚伤正，药力难调。①邪气猖獗，致病乖戾，正气难敌。本病邪气炽盛，病势凶猛，病机复杂，变症层出，恶候多端。火毒不仅燔灼营血，走窜肌腠、经络，且可生风、致瘀，内损脏腑。②易伤正气，累及五脏，终损气血阴阳。病变之初，火毒灼伤气阴，导致津气两伤；病之中期，邪气深潜内脏，攻心、犯脾、干肺、扰肝、伤肾；病之晚期，终致阴损及阳，阴阳两虚，五脏俱败之恶候。③常规辨治，难以奏效。本病顽固，病程较长，不仅正气难以抗拒病邪，且常规辨治，很难奏效。

诸般兼夹，皆因火毒。本病过程中，在不同的病变阶段，有生风、致瘀、伤气阴、损阴阳、成水湿之变，但总由火毒为先因。①生风。火毒之极，化生风邪。风邪外窜肌腠、骨节，可致肌肤红赤瘙痒，骨节肿痛，游走不定；内走经络，阻碍血气通行，肌体失于濡养，可致口眼歪斜，言语謇涩，机体偏瘫；引动肝风，可致颈项僵硬，肢体抽搐。②致瘀。火毒为患，致瘀之途多端：一是火毒燔炽营血，逼血妄行，血"离络留而为瘀"（《临证指南医案》）。二是火毒与血搏结为瘀，即"热更不泄，搏血为瘀"（《温疫论评注》）。三是火热灼伤阴液，血液稠黏而为瘀，即"因伏火郁蒸血液，血液煎熬成瘀"（《重订广温热论》）。故本病之中，凡肌肤红斑、骨节肿痛、口眼歪斜、机体偏瘫、舌质瘀紫等，皆为瘀候。③伤气阴。经曰"壮火食气"，又火为阳邪，易伤阴类，故每致气阴两伤之候。病中体倦神疲、气短食少、口干便结、舌红少津等表现，皆是气阴不足所致。④损阴阳。阴液既亏，病期冗长，必损阳气；五脏之病，穷必及肾。

故病之晚期，多出现心、脾、肾阳气虚弱的表现，症见形寒肢冷、心悸气短、食少体乏、腰膝酸软、肢体浮肿等。⑤成水湿。本病后期，热、毒、瘀三者为患，内伤五脏六腑，耗竭气阴，渐及阳气，导致肺虚不能通调水道，脾虚不能温运水湿，肾虚不能蒸化水液，水湿泛滥，漫溢肌表，或内聚大腹，发为水肿。

本病立清热、解毒、化瘀为其治疗大法。由于病期不同，证候各异，故治各不同。

清热法：泄营透热，多用于红斑狼疮皮肤及关节损害型。此证营分热炽，络瘀伏火，故药可选清营透邪，疏络化瘀之品，药如青蒿、秦艽、凌霄花、紫草、升麻、连翘等。清营凉血，多用于红斑狼疮的急性期与发作期。此证热炽营血，多选清营凉血而兼养阴化瘀之品，药如生地、玄参、丹皮、紫草、煅人中白等。清退虚热，多用于红斑狼疮稳定型、缓解期。此证阴液耗伤，热留阴分，多用退虚热之品中兼养阴生津、轻灵透达者，药如功劳叶、白薇、银柴胡、秦艽、炙鳖甲、知母等。

解毒法：由于本病毒邪猖盛，故各期均应加入解毒之品。由于病程各期兼夹不同，故择药有所区别。清热解毒类，有升麻、紫花地丁、蚤休、漏芦等；凉血解毒类，有紫草、玄参、煅人中白等；夹风者，可选乌梢蛇、凌霄花、露蜂房、炙僵蚕；瘀重者，可用炙蜈蚣、紫草、雷公藤；伴水毒者，可用商陆根、土茯苓等。由于本病病位深伏，且毒邪每与热、瘀相搏，以避正气与药力搜剔，故非虫类搜剔之品不能引药力以达病处，以收剔毒、解毒之功。因此，应重视虫类解毒之品的伍用。

化瘀法：疏络祛瘀，多用于红斑狼疮初发，病势偏表者。药如凌霄花、连翘、紫草、丹皮、升麻等。活血化瘀，多用于红斑狼疮初、中期，病势偏里者。药如赤芍、生蒲黄、雷公藤、鬼箭羽、川牛膝、泽兰等。搜络剔瘀，可用于红斑狼疮各期，但以中、后期为主，瘀邪深重者。药如炙地龙、炙僵蚕、露蜂房等虫类之品。（赵智强，周仲瑛. 从阳毒辨治红斑狼疮. 中医药学报，1998，14（4）：18-19.）

4. 从痹辨治论（丁济南）

【提要】 红斑狼疮属"痹证"，总的治则为祛风温阳，散寒除湿，具体分风痹损及肾脏、风痹损及肝脏、风痹损及脾脏、风痹损及心脏、风痹损及肺脏、风痹损及肌肤脉络治疗。

【原论】 红斑狼疮属于中医"痹证"范畴。《素问·痹论》曰："风寒湿三气杂至合而为痹也。"痹证迁延日久，风、寒、湿之邪侵入皮、肉、筋、脉、骨，内舍于五脏，引起"五脏痹"，这与红斑性狼疮的多脏腑受累是很相似的。故宜从痹论治，以祛除风、寒、湿三邪为本；总的治则是祛风温阳，散寒除湿。基本方：川桂枝 3g，玄参 12g，制川、草乌各 9g，淫羊藿 12g，伸筋草 15g，炒荆芥 9g，炒防风 9g，生甘草 3g。其分型论治如下。①风痹损及肾脏：治以祛风温阳益肾。基本方加生黄芪、生白术、茯苓、生苡仁各 12g，黑料豆 18g。尿蛋白高者，加煅龙骨 12g，煅牡蛎 12g；尿素氮高者，加宜木瓜 12g，牛膝 12g；浮肿加炒防己 12g 等。②风痹损及肝脏：治以祛风温阳，柔肝理气。基本方加炒黄芩 12g；腹胀，加茯苓 12g，生麦芽 18g；腹水，加腹水草 30g，大腹皮 15g。③风痹损及脾脏：治以祛风温阳，健脾助运。大便干艰，加生首乌 15g，桑椹子 15g，炒萎皮 9g；大便溏薄，加怀山药 12g，焦六曲 9g，条芩炭 9g，炮姜炭 3g，煨木香 8g。④风痹损及心脏：治以祛风温阳，养心开窍。心悸，加制附子 6g，水炙远志 3g；神志欠清，加水炙远志 3g，石菖蒲 12g；癫痫抽搐，加蜣螂虫（去头足）4.5g。⑤风痹损及肺脏：治以祛风温阳开肺。咳嗽、咽痒、胸闷，选加麻黄 3g，前胡 9g，桔梗 4.5g，清炙枇杷叶 9g，炙百部 12g；痰黄黏稠，选加桑叶、皮各 9g，冬瓜子、皮各 15g，丝瓜子、络各 15g，淡黄芩 9g，江剪刀草 12g。⑥风痹损及肌肤脉络：治以祛风温阳通络。有雷诺征，加泽兰 9g，丹参 9g，王不留行 12g，地鳖虫 9g；面上红斑，加牡丹皮 9g；关节酸痛，加西秦艽 12g，晚蚕沙 12g，桑枝 12g，延胡索 12g。（丁济南. 系统性红斑狼疮从痹论治[J]. 中西医结合杂志，1987，7（6）：327.）

5. 十证辨治论（沈丕安）

【提要】 系统性红斑狼疮辨证，分阴虚内热证、气营热盛证、瘀热痹阻证、血热瘀滞证、热郁积饮证、瘀热血虚证、气阴两虚证、瘀热损肾证、脾肾两虚证、瘀热入脑证等 10 个证候治疗。

【原论】 经过长期临床观察，根据系统性红斑狼疮病程发展特点，分为阴虚内热证、气营热盛证、瘀热痹阻证、血热瘀滞证、热郁积饮证、瘀热血虚证、气阴两虚证、瘀热损肾证、脾肾两虚证、瘀热入脑证，并以各个证候的症情为依据制定出系列方剂，取得满意的效果。①阴虚内热证，多见于系统性红斑狼疮早期，轻症、慢性活动期以及服用糖皮质激素后，病情未完全控制，属红斑狼疮的基本证候。治疗用红斑汤（生地黄、生石膏、玄参、黄芩、生薏苡仁、知母、忍冬藤、羊蹄根、川牛膝、绿豆衣、生甘草、陈皮、大枣），养阴清热，活血通络。②气营热盛证，多见于系统性红斑狼疮急性发作期，或撤减激素不当引起的反跳。治疗用三石退热汤（生石膏、寒水石、滑石、生地黄、玄参、金银花、黄芩、知母、生薏苡仁、牡丹皮、赤芍、人中黄、羚羊角粉或紫雪散），清气凉营。③瘀热痹阻证，多见于以关节炎、血细胞轻度减少为主的慢性活动期病人，或用激素或雷公藤减量后轻度反跳。治疗用忍冬藤汤合红斑汤加减方（生地黄、忍冬藤、岗稔根、虎杖根、生薏苡仁、生石膏、黄芩、川芎、羊蹄根、海风藤、川牛膝、生甘草、陈皮、大枣），祛瘀退热、宣痹止痛。④血热瘀滞证，以手足栓塞性微血管炎为主，或并发肢端溃疡。治疗用紫斑汤合红斑汤加减方（生地黄、玄参、生石膏、黄芩、忍冬藤、鬼箭羽、槐花、生藕节、水牛角、川牛膝、生甘草），养阴清热、活血祛瘀。⑤热郁积饮证，相当于系统性红斑狼疮引起的浆膜炎、心包积液、胸腔积液；少量积液时无症状，但在 B 超等检查中发现，部分病人同时伴心肌损害。治疗用蠲饮汤合红斑汤加减（生地黄、生石膏、知母、黄芩、玉竹、葶苈子、白芥子、生薏苡仁、桑白皮、猪苓、茯苓、郁金、五加皮、枳壳、甘草、大枣），养阴清热、利水蠲饮。⑥瘀热血虚证，多见于系统性红斑狼疮以血小板减少为主者。治疗用紫斑汤（生地黄、生石膏、知母、黄芩、羊蹄根、虎杖、生藕节、旱莲草、水牛角、炙龟板、槐花、陈皮、生甘草），养阴清热、凉血生血。⑦气阴两虚证，见于系统性红斑狼疮以红、白细胞减少为主，即是抗红、白细胞抗体引起的自身溶血，也可能是其他因素引起的血小板减少。治疗用生血汤（生地黄、熟地黄、山茱萸、女贞子、枸杞子、制何首乌、黄芪、白术、猪苓、茯苓、知母、黄芩、白及、佛手、陈皮、甘草、大枣），益气养阴、健脾生血。⑧瘀热损肾证，相当于系统性红斑狼疮中的狼疮性肾炎。治疗用清肾汤合红斑汤加减方（生地黄、炙龟板、知母、生石膏、黄芩、落得打、接骨木、六月雪、猪苓、茯苓、泽泻、杜仲、续断、黑大豆、赤小豆、甘草、大枣），补肾养阴、活血利水。⑨脾肾两虚证，见于系统性红斑狼疮中慢性狼疮性肾炎，轻度氮质血症，肾性高血压。治疗用清肾汤合蠲饮汤加减方（黄芪、白术、生地黄、炙龟板、杜仲、续断、菟丝子、葶苈子、猪苓、茯苓、桑白皮、泽泻、落得打、接骨木、川牛膝、甘草、陈皮、大枣、黑大豆、赤小豆），健脾滋肾、利水蠲饮。⑩瘀热入脑证，见于系统性红斑狼疮中狼疮脑损害之轻证，在临床出现中枢神经病理表现，且变化缓慢，方适合中医治疗。如出现重症脑损害，宜中西医结合抢救。治疗用清脑汤合红斑汤加减方（生地黄、黄芪、枸杞子、天麻、白蒺藜、川芎、蔓荆子、炙穿山甲、生石膏、黄芩、全蝎、僵蚕、半夏、陈皮、甘草），养阴清热、平肝活血。（沈丕安. 辨证治疗系统性红斑狼疮 22 例[J]. 上海中医药杂志，1985，19（12）：13-15. //苏晓. 沈丕安教授治疗系统性红斑狼疮的经验[J]. 新中医，1998，30（8）：11-12.）

6. 活血化瘀论（卢君健）

【提要】 瘀血是系统性红斑狼疮病机的关键，强调活血化瘀治疗贯穿始终、峻缓适度、配伍得宜、扬长避短的十六字法则，概括治瘀六法为清热解毒活血法、养阴活血法、行气活血法、健脾补肾活血法、止血活血法、温阳活血法。

【原论】 谨守病机，血瘀为要。瘀血是本病病因关键，病程中乃可因瘀致病，亦可因病致瘀。常概括为寒凝血瘀、热壅血瘀、气滞血瘀、痰阻血瘀、久病入络为血瘀、药毒害血为血瘀。总之，狼疮之为病，疼痛、皮损、蝶斑、紫暗、筋青、出血肿胀、发热，甚者神昏闷冒、脉涩者，皆血瘀之候也。根据瘀血的轻重分和血、活血、破血三法，常用药物当归、丹参、川芎、红花、水蛭、虻虫等。在活血化瘀法的运用上强调十六字法则：①贯穿始终：SLE 整个病程中，无论有无瘀证表现，不管抗磷脂抗体是否阳性，均有瘀证病损，故活血化瘀可作为基本治法。②峻缓适度：活血、破血长期使用，耗血伤气，应结合病证特点，瘀血轻重、性质、部位选药。神经中枢特殊部位，峻烈破血药慎用；活血兼有止血作用之茜草、三七、大黄、蒲黄，可尽早应用。③配伍得宜：根据辨证邪正盛衰，在血在气，寒热阴阳，配合扶正祛邪、理气摄血、温阳或清热解毒等法并用。如 SLE 活动期雷诺现象、手足青冷、发紫发红，阳虚阴盛，应用温阳活血合清热解毒。④扬长避短：以活血药的归经和寒热温凉特性，结合病证，择其之长，避其之短选用。如偏寒宜川芎、当归须；偏热宜丹参、赤芍、牡丹皮；血虚宜丹参、鸡血藤、三七；瘀血甚宜三棱、莪术、水蛭、大黄。

治瘀六法：①清热解毒活血法。主治 SLE 热毒内盛，瘀血内阻之证。症见高热、面赤、蝶形红斑、双手红斑、皮疹、关节肌肉酸痛、口腔溃疡、咽干口渴、喜冷饮、甚者神昏谵语、舌红绛、苔薄黄、脉数。治以清热解毒、凉血活血。方用清瘟败毒饮加减。此法常用于 SLE 急性发作期，合并感染或撤减糖皮质激素不当反跳者，可结合血培养并用抗生素。②养阴活血法。主治 SLE 阴虚内热，血脉瘀阻之证。症见长期低热或仅自觉内热、手足心热、蝶形红斑、皮疹、光过敏、面红充血、口渴多饮、关节疼痛、烦躁、失眠多梦、舌红苔少、脉细数。治以养阴清热，活血通络。方用玉女煎合通幽汤加减。此法常用于 SLE 早期，轻症，慢性活动期，或长期应用糖皮质激素后，病情尚未控制者。该法是 SLE 常用的基本治法。可随症加减选用忍冬藤、鬼箭羽、刘寄奴、黄芩、玄参、乌梅、青蒿等。③行气活血法。主治 SLE 气滞血瘀，血脉瘀阻之证。症见手足掌面背面瘀点累累、肿胀、肢端溃疡、重者干性坏死、肌肤甲错、两小腿有片状紫斑、双大腿网状青斑、面红、关节痛、头晕头胀、舌红、苔薄、脉弦数或脉涩。治以行气活血兼以养阴。方用血府逐瘀汤加减。此法常用于 SLE 消化系统受损及血管炎较重，甚至有脑损害者。肢痛瘀血重，加地龙、鬼箭羽、羌活、桑枝；头晕头胀，加菊花、天麻、白蒺藜；抽搐者，加全蝎、蜈蚣、僵蚕；视乳头水肿者，加葶苈子、白芥子、桑白皮、泽泻。④健脾补肾活血法。主治 SLE 脾肾精气不足，瘀血内阻之证。症见病情缠绵不愈、面色无华、乏力、少寐、既怕冷又怕热、冬天有雷诺现象、头发稀少易折、皮肤粗糙无光泽、舌红苔薄、脉细弱。治以健脾补肾，益气填精，活血化瘀。方用参芪左归丸加减。此法常用于SLE血红白细胞及血小板减少者。血小板减少者，加羊蹄根、大黄、茜草；白细胞减少，重用黄芪、白术；红细胞减少，重用山茱萸、女贞子、制何首乌。⑤止血活血法。主治SLE出血及血瘀之证。症见面赤而热、口渴饮冷、头晕、皮肤紫癜、月经量多、淋漓不尽、龈衄、鼻衄、舌红苔薄、脉细数或弦数。治以清热养阴，止血活血。方用化血丹合十灰散加减。此法常用于SLE弥漫性血管内凝血，血小板减少，凝血因子减少者。出血甚者，加犀角（水牛角代之）、羊蹄根。⑥温阳活血法。主治SLE脾肾阳虚，水瘀互结之证。症见胸闷心悸、水肿尿少、食少纳差、腹胀、腹水、胸水、心包积液、舌淡、苔白、脉沉。治以温阳利水活血。方用真武汤加减。此法常用于SLE有心、肾、肺并发症者，如心衰、肾炎、肺间质纤维化，证属阳气虚衰，水瘀互结，凌心射肺者。水瘀甚，可重用葶苈子、益母草、桑皮、川芎。（李小伟. 卢君健教授运用活血化瘀法治疗系统性红斑狼疮的经验[J]. 河南中医，2008，28（9）：30-31.）

（撰稿：李海玉；审稿：郑洪新，徐世杰）

参 考 文 献

著作类

[1] 王渭川. 红斑狼疮的中医治疗[M]. 北京：人民卫生出版社，1984.

[2] 刁金山. 红斑狼疮的最新治疗[M]. 北京：中国中医药出版社，1997.

[3] 沈丕安. 红斑狼疮中医临床研究[M]. 北京：人民卫生出版社，1997.

[4] 关大庆. 系统性红斑狼疮中医解悟[M]. 北京：中国计量出版社，1998.

[5] 眭书魁. 红斑狼疮中医治疗[M]. 北京：中国中医药出版社，2003.

[6] 兰金初. 对系统性红斑狼疮的认识与治疗[M]. 北京：中国科学技术出版社，2003.

[7] 蔡光先. 中西医结合内科学[M]. 第2版. 北京：中国中医药出版社，2006.

[8] 卢君健. 红斑狼疮中西医结合诊治[M]. 北京：人民卫生出版社，2007.

[9] 余绍源. 中西医结合内科学[M]. 第2版. 北京：科学出版社，2008.

[10] 中华中医药学会. 中医内科常见病诊疗指南——西医疾病部分[M]. 北京：中国中医药出版社，2008.

[11] 范瑞强. 红斑狼疮中西医特色治疗[M]. 北京：人民军医出版社，2011.

[12] 陈达灿，范瑞强. 皮肤性病科专病中医临床诊治（专科专病中医临床诊治丛书）[M]. 第3版. 北京：人民卫生出版社，2013.

[13] 陈志强，杨关林. 中西医结合内科学[M]. 新世纪第3版. 中国中医药出版社，2016.

[14] 刘红旗. 系统性红斑狼疮[M]. 北京：中国医药科技出版社，2016.

[15] 王承德. 风湿病中医临床诊疗丛书·系统性红斑狼疮分册[M]. 北京：中国中医药出版社，2019.

论文类

[1] 华庭芳. 系统性红斑狼疮的中药治疗[J]. 中医药学报，1977，3（4）：1-4.

[2] 张镜人，严佩贞，巫协宁，等. 中西医结合治疗系统性红斑狼疮120例[J]. 上海中医药杂志，1979，13（5）：22-25.

[3] 艾儒棣. 文琢之老中医治疗红斑狼疮的经验[J]. 辽宁中医杂志，1980，7（12）：1-3.

[4] 马绍尧. 顾伯华教授治疗红斑狼疮内脏损害的经验[J]. 黑龙江中医药，1982，4（2）：40-41.

[5] 曾真，吴兆洪，丁和君. 著名老中医丁济南从痹论治红斑狼疮的经验[J]. 上海中医药杂志，1983，17（12）：8-9.

[6] 徐宜厚. 中医治疗系统性红斑狼疮存活 10 年以上 32 例报道[J]. 新中医，1985，17（9）：37-39.

[7] 朱仁康，张镜人，顾伯华，等. 红斑狼疮证治[J]. 中医杂志，1985，26（11）：10-13.

[8] 沈丕安. 辨证治疗系统性红斑狼疮 22 例[J]. 上海中医药杂志，1985，19（12）：13-15.

[9] 陈湘君，刘云翔. 吴圣农老中医治疗系统性红斑狼疮的经验[J]. 陕西中医，1986，7（6）：157-158.

[10] 徐宜厚. 赵炳南治疗红斑狼疮的用药经验[J]. 湖南中医杂志，1986，2（5）：29-30.

[11] 傅宗翰，潘文省. 系统性红斑狼疮诊治回顾[J]. 江苏中医杂志，1986，7（10）：12-14.

[12] 李中南. 王正雨老中医治疗红斑狼疮的经验[J]. 陕西中医，1987，8（4）：145-146.

[13] 陈湘君. 系统性红斑狼疮的辨证施治[J]. 辽宁中医杂志，1987，14（4）：15-17.

[14] 丁济南. 系统性红斑狼疮从痹论治[J]. 中西医结合杂志，1987，7（6）：327.

[15] 汪悦，郭海英. 汪履秋诊治红斑狼疮的经验[J]. 吉林中医药，1991，11（5）：7-8.

[16] 岳天明，张香梅. 刘绍武治疗系统性红斑狼疮经验[J]. 山西中医，1993，9（4）：10.

[17] 于春英，刘秀芬，高濯风. 高濯风治疗系统性红斑狼疮的经验[J]. 河北中医，1993，15（6）：5.

[18] 叶果强. 汪履秋教授治疗红斑狼疮的经验[J]. 南京中医学院学报，1994，10（3）：26-27.

[19] 范永升. 凉血散血滋肾益阴法治疗系统性红斑狼疮[J]. 中医杂志，1995，36（8）：467-468.

[20] 罗仁夏. 应用丁济南老中医经验治疗系统性红斑狼疮 52 例疗效观察[J]. 贵阳中医学院学报，1997，19（2）：11-12.

[21] 沈秀兰. 张镜人对系统性红斑狼疮辨治探讨[J]. 辽宁中医杂志，1997，24（7）：300-301.

[22] 樊蓥. 周仲瑛治疗系统性红斑狼疮的经验[J]. 中医杂志，1997，38（11）：658-659.

[23] 赵智强，周仲瑛. 从阳毒辨治红斑狼疮[J]. 中医药学报，1998，14（4）：18-19.

[24] 苏晓. 沈丕安教授治疗系统性红斑狼疮的经验[J]. 新中医，1998，30（8）：11-12.

[25] 张芃，王萍. 张志礼治疗系统性红斑狼疮经验[J]. 北京中医，1999，18（2）：5-6.

[26] 范永升，温成平，李学铭. 解毒祛瘀滋阴法对系统性红斑狼疮患者血清新蝶呤水平的影响[J]. 中国中医药科技，1999，6（4）：203-204.

[27] 曹惠芬，林丽. 孟如教授治疗系统性红斑狼疮的经验[J]. 云南中医中药杂志，1999，20（5）：1-3.

[28] 新利，张立亭，宋绍亮. 张鸣鹤治疗狼疮性肾炎的经验[J]. 中医杂志，1999.40（6）：333.

[29] 曹惠芬，林丽，孟如. 孟如教授治疗盘状红斑狼疮的经验[J]. 云南中医中药杂志，2000，21（4）：1-2，47.

[30] 刘喜德，金实. 金实补肾化毒法治疗系统性红斑狼疮经验撷要[J]. 北京中医，2000，19（6）：3-4.

[31] 朱方石，金实，汪悦. 从肾虚毒瘀论治系统性红斑狼疮的理论机制探讨[J]. 中国中医药信息杂志，2000，11（7）：9.

[32] 刘长清. 徐宜厚治疗系统性红斑狼疮经验[J]. 中医杂志，2000，41（8）：463-465.

[33] 朱方石，姚华. 金实教授系统性红斑狼疮证治观探析[J]. 辽宁中医杂志，2000，27（9）：397.

[34] 查旭山，范瑞强. 禤国维教授中西医结合治疗系统性红斑狼疮 32 例[J]. 新中医，2001，33（8）：31-32.

[35] 刘秉昭，张琦，路志正. 路志正教授运用经方治疗红斑狼疮的经验[J]. 中国中医药信息杂志，2001，12（11）：72-73.

[36] 刘红姣. 钟嘉熙治疗系统性红斑狼疮经验[J]. 中医杂志，2002，43（2）：103-104.

[37] 眭书魁，马秀清，董燕平，等. 系统性红斑狼疮的中医病机研究[J]. 河北中医，2002，24（2）：153-154.

[38] 刘文静. 系统性红斑狼疮的中医辨证分型论治及导师治疗 SLE 的经验总结[D]. 成都：成都中医药大学，2002.

[39] 时水治. 张志礼治疗系统性红斑狼疮的经验[J]. 北京中医，2002，21（4）：206-207.

[40] 方乃青. 邓志恭主任治疗系统性红斑狼疮心得[J]. 南京中医药大学学报（自然科学版），2002，18（5）：

308-309.

[41] 范永升. 中医药治疗系统性红斑狼疮的探讨[J]. 浙江中医杂志，2002，37（5）：200-201.

[42] 陈会茹，李振洁. 艾儒棣治疗系统性红斑狼疮的经验[J]. 浙江中医杂志，2003，38（1）：51-52.

[43] 李卫东，赵英霖. 金妙文治疗系统性红斑狼疮的经验[J]. 浙江中医杂志，2003，38（3）：12-13.

[44] 张秘，王萍. 张志礼教授治疗系统性红斑狼疮的临床经验[J]. 中国中西医结合皮肤性病学杂志，2003，2（3）：135-138.

[45] 吴元胜，范瑞强，黄咏菁. 禤国维教授系统性红斑狼疮辨治观浅析[J]. 中国中医药信息杂志，2003，14（5）：69-70.

[46] 吴晓霞，陈达灿. 禤国维治疗系统性红斑狼疮经验[J]. 辽宁中医杂志，2003，30（9）：693-694.

[47] 吴元胜，范瑞强，陈红. 禤国维教授论治系统性红斑狼疮经验举要[J]. 广州中医药大学学报，2003，20（3）：246-248.

[48] 于佐文. 金实教授系统性红斑狼疮证治经验探讨[D]. 南京：南京中医药大学，2004.

[49] 黎壮伟，林智通，钟嘉熙. 钟嘉熙教授治疗系统性红斑狼疮经验精粹[J]. 中医药学刊，2004，22（12）：2188-2189.

[50] 时水治. 袁兆庄治疗系统性红斑狼疮的经验[J]. 北京中医，2004，23（6）：332-333.

[51] 潘静，管竞环. 管竞环治疗系统性红斑狼疮经验[J]. 湖北中医杂志，2005，27（5）：18-19.

[52] 谢志军，卞华. 范永升教授诊治系统性红斑狼疮经验[J]. 浙江中医药大学学报，2006，30（4）：396-397.

[53] 王俊志，程振中，赵玉娟，等. 王玉玺治疗红斑狼疮经验[J]. 中医药学刊，2006，24（8）：1417-1418.

[54] 张誉清. 张吉教授针药并用治疗早期系统性红斑狼疮验案1例[J]. 北京中医药大学学报（中医临床版），2006，29（6）：42-43.

[55] 岳敏. 刘维主任医师治疗系统性红斑狼疮稳定期经验[J]. 中医研究，2007，20（1）：41-42.

[56] 薛盟举. 周信有治疗系统性红斑狼疮的经验[J]. 世界中医药，2007，2（1）：21-22.

[57] 王丽敏. 高明利教授治疗系统性红斑狼疮经验总结[D]. 沈阳：辽宁中医药大学，2007.

[58] 刘孟渊. 邓兆智教授中西医结合治疗系统性红斑狼疮的经验[J]. 中医研究，2007，20（11）：55-57.

[59] 王春毅，孙冬阳，陈发喜，等. 陈发喜治疗系统性红斑狼疮经验[J]. 辽宁中医杂志，2008，35（3）：334-335.

[60] 马志远，夏懿，沈丕安. 沈丕安治疗红斑狼疮蛋白尿经验[J]. 中医杂志，2008，49（4）：310，312.

[61] 吴晓霞. 禤国维辨治系统性红斑狼疮经验[J]. 辽宁中医杂志，2008，35（5）：673.

[62] 刘叶，石建. 钟嘉熙教授应用伏气温病理论治疗系统性红斑狼疮经验介绍[J]. 新中医，2008，40（6）：12-13.

[63] 李小伟. 卢君健教授运用活血化瘀法治疗系统性红斑狼疮的经验[J]. 河南中医，2008，28（9）：30-31.

[64] 刘孟渊. 邓兆智中西医结合治疗系统性红斑狼疮的经验[A]. //中华中医药学会风湿病分会. 第十二届全国中医风湿病学术研讨会专辑[C]. 2008：2.

[65] 栗素红. 滋阴泻火法治疗红斑狼疮的临床经验[J]. 光明中医，2008（10）：1579.

[66] 张雯. 陶筱娟治疗系统性红斑狼疮经验[J]. 中医杂志，2009，50（1）：22-23.

[67] 赵辉，余超，廖志敏. 曾升平教授运用补中益气汤加减治疗系统性红斑狼疮脱发的经验[J]. 云南中医中药杂志，2009，30（3）：2-3.

[68] 刘琴. 基于数据挖掘的周仲瑛教授治疗系统性红斑狼疮病案回顾性研究[D]. 南京：南京中医药大学，2009.

[69] 苏晓. 沈丕安教授治疗系统性红斑狼疮的经验[A]. 中医药优秀论文选（下）[C]. 2009：3.

[70] 柏芸芸. 金实教授治疗系统性红斑狼疮验案三则[J]. 内蒙古中医药，2009，28（10）：110.

[71] 姚重华，曲环汝，覃光辉，等. 苏励教授治疗系统性红斑狼疮经验介绍[J]. 新中医，2009，41（6）：10-11.

[72] 王占奎，张立亭，付新利. 张鸣鹤治疗系统性红斑狼疮经验[J]. 中医杂志，2009，50（7）：596-597.

[73] 梁月俭. 谢富仪治疗系统性红斑狼疮的经验[J]. 河北中医, 2009, 31（7）: 968-969.

[74] 刘志勤, 苏艾华. 姜泉治疗系统性红斑狼疮经验[J]. 中医杂志, 2009, 50（8）: 691-692.

[75] 张志明, 钟嘉熙. 钟嘉熙教授运用清养透解法治疗系统性红斑狼疮经验介绍[J]. 新中医, 2009, 41（9）: 17-18.

[76] 张志明, 钟嘉熙. 钟嘉熙教授运用清养透解法治疗系统性红斑狼疮经验介绍[J]. 新中医, 2009, 41（10）: 19-20.

[77] 周学平, 吴勉华, 潘裕辉, 等. 周仲瑛从瘀热辨治系统性红斑狼疮的临证思路与经验[J]. 中国中医基础医学杂志, 2010, 16（3）: 232-234.

[78] 梁德洪. 禤国维教授系统性红斑狼疮中医辨证经验研究[D]. 广州: 广州中医药大学, 2010.

[79] 郑志广. 冯宪章治疗红斑狼疮经验[J]. 内蒙古中医药, 2010, 29（18）: 129.

[80] 单金姝, 张红梅, 杨中高. 裴正学教授治疗系统性红斑狼疮经验介绍[J]. 四川中医, 2011, 29, （2）: 11-12.

[81] 王冠华, 汪悦. 汪履秋治疗系统性红斑狼疮经验[J]. 中医杂志, 2011, 52（5）: 378-379.

[82] 李卫国. 基于数据挖掘的周仲瑛教授辨治系统性红斑狼疮病机证治规律研究[D]. 南京: 南京中医药大学, 2011.

[83] 李红毅, 沙海勇, 禤国维. 禤国维治疗系统性红斑狼疮经验[J]. 中医杂志, 2011, 52（S1）: 36-37.

[84] 曹惠芬, 林丽, 詹青. 孟如教授系统性红斑狼疮诊疗方案[J]. 云南中医中药杂志, 2011, 32（6）: 1-2.

[85] 中华中医药学会. 系统性红斑狼疮诊疗指南[J]. 中国中医药现代远程教育, 2011, 9（11）: 146-148.

[86] 张婉瑜, 刘宏潇. 冯兴华辨治系统性红斑狼疮经验[J]. 中医杂志, 2011, 52（22）: 1903-1905.

[87] 黄继勇, 范永升. 范永升治疗系统性红斑狼疮合并妊娠经验[J]. 中医杂志, 2012, 53（1）: 16-17.

[88] 吴同启. 刘永年治疗系统性红斑狼疮经验[J]. 中医杂志, 2012, 53（1）: 20-22.

[89] 于慧敏, 王晓东. 张凤山教授治疗系统性红斑狼疮经验总结[J]. 中医药信息, 2012, 29, （2）: 66-67.

[90] 高秀伦, 左天, 尹锦楠. 田玉美治疗系统性红斑狼疮经验[J]. 河南中医, 2012, 32（4）: 425.

[91] 杨进翔. 金实教授辨治系统性红斑狼疮的经验探讨[D]. 南京: 南京中医药大学, 2012.

[92] 赵凯, 钱月慧. 沈丕安治疗系统性红斑狼疮经验介绍[J]. 辽宁中医杂志, 2012, 39（5）: 787-788.

[93] 温博, 王丽. 曾升平主任医师治疗系统性红斑狼疮经验[J]. 国医论坛, 2012, 27（5）: 13-14.

[94] 于海峰, 马红珍. 马红珍治疗系统性红斑狼疮经验[J]. 江西中医学院学报, 2013, 25（1）: 22-24.

[95] 王鹤, 徐伟楠, 黄煌. 黄煌教授运用柴归汤治疗系统性红斑狼疮经验[J]. 四川中医, 2013, 31（5）: 2-3.

[96] 范斌, 李欣, 李斌, 等. 秦万章治疗红斑狼疮的诊治经验[J]. 辽宁中医杂志, 2013, 40（6）: 1086-1088.

[97] 黄继勇, 范永升. 范永升教授应用蒲公英治疗系统性红斑狼疮经验[J]. 中华中医药杂志, 2013, 28（7）: 2037-2039.

[98] 王俊志. 王玉玺教授治疗系统性红斑狼疮（SLE）经验[A]. //中华中医药学会皮肤病分会. 2013中华中医药学会皮肤病分会第十次学术交流大会暨湖南省中西医结合皮肤性病第八次学术交流大会论文汇编[C]. 2013: 2.

[99] 陈楠楠, 方永光, 黄世林. 黄世林论治系统性红斑狼疮经验[J]. 中医杂志, 2013, 54（24）: 2090-2091.

[100] 王文生, 赵玉娟. 王俊志治疗红斑狼疮经验[J]. 实用中医药杂志, 2014, 30, （2）: 158-159.

[101] 姜玉宝. 曲淑琴教授治疗系统性红斑狼疮经验总结[D]. 沈阳: 辽宁中医药大学, 2014.

[102] 潘之, 王思农, 杨桂兰, 等. 名老中医王文春治疗系统性红斑狼疮经验撷英[J]. 西部中医药, 2014, 27（6）: 26-27.

[103] 蔡云, 张琪. 系统性红斑狼疮心脏损害治疗经验[J]. 中医杂志, 2014, 55（13）: 1159-1161.

[104] 李光宇. 王萍中医辨治系统性红斑狼疮经验[J]. 环球中医药, 2014, 7（7）: 552-554.

[105] 毛湄, 刘晓玲. 刘晓玲教授治疗系统性红斑狼疮经验介绍[J]. 新中医, 2014, 46（10）: 19-21.

[106] 朱福兵, 刘健, 方利, 等. 刘健教授治疗系统性红斑狼疮经验[J]. 中国临床保健杂志, 2015, 18 (1):
86-88.

[107] 镇树清, 镇水清. 镇万雄主任医师治疗系统性红斑狼疮经验[J]. 中医临床研究, 2015, 7 (8): 50-51.

[108] 刘聪. 周翠英教授辨治系统性红斑狼疮经验总结[D]. 济南: 山东中医药大学, 2015.

[109] 舒晓芳. 基于数据挖掘探讨周翠英教授治疗系统性红斑狼疮的经验[D]. 济南: 山东中医药大学, 2005.

[110] 张振伟, 张雪娟, 董燕平. 董燕平教授治疗系统性红斑狼疮使用对药经验[J]. 新中医, 2015, 47 (7):
6-7.

[111] 张振伟, 张雪娟. 董燕平教授治疗系统性红斑狼疮经验[J]. 河北中医, 2015, 37 (9): 1291-1292.

[112] 王义军. 胡荫奇辨治系统性红斑狼疮经验[J]. 中国中医基础医学杂志, 2016, 22 (4): 551-552.

[113] 孙仲伟. 基于数据挖掘的冯兴华教授辨治系统性红斑狼疮临床经验研究[D]. 北京: 北京中医药大学,
2016.

[114] 秦颖, 孙素平. 周翠英治疗系统性红斑狼疮经验[J]. 实用中医药杂志, 2016, 32 (5): 499-500.

[115] 王欣, 林丽, 曹惠芬. 孟如教授辨治系统性红斑狼疮经验总结[J]. 云南中医中药杂志, 2016, 37 (7): 1-3.

[116] 郭晓媛, 谢璇, 蔡倩, 等. 王暴魁治疗系统性红斑狼疮性肾炎经验举要[J]. 北京中医药, 2016, 35 (11):
1038-1040.

[117] 王欣. 基于数据分析对孟如教授辨治系统性红斑狼疮的规律研究[D]. 昆明: 云南中医学院, 2017.

[118] 陈宁宁, 范永升. 范永升 "清热于内, 散风于外" 法治疗红斑狼疮皮肤损害经验[J]. 浙江中医杂志, 2017,
52 (5): 316.

[119] 李霞. 基于数据挖掘探究张鸣鹤教授辨治系统性红斑狼疮的经验[D]. 济南: 山东中医药大学, 2017.

[120] 方永光, 陈楠楠, 李岩. 基于数据挖掘分析黄世林教授治疗重症系统性红斑狼疮的用药规律[J]. 中国中
医急症, 2017, 26 (6): 947-951, 962.

[121] 匡唐洪, 温成平. 温成平治疗系统性红斑狼疮临证经验[J]. 中华中医药杂志, 2018, 33 (1): 156-158.

[122] 赵静, 曹洪欣. 曹洪欣论治系统性红斑狼疮经验[J]. 中医杂志, 2018, 59 (3): 199-202.

[123] 刘佳, 李中宇. 李中宇教授运用四妙勇安汤加减治疗亚急性皮肤型红斑狼疮临床观察[J]. 辽宁中医药大
学学报, 2018, 20 (4): 124-127.

[124] 陈薇薇, 沈丕安, 苏晓. 沈丕安从痹辨治系统性红斑狼疮学术经验[J]. 上海中医药杂志, 2018, 52 (4):
1, 2-5.

[125] 李正富, 吴德鸿, 王新昌, 等. 范永升诊治系统性红斑狼疮相关间质性肺疾病经验总结[J]. 中华中医药
杂志, 2018, 33 (9): 3938-3941.

[126] 杨瞳, 王欣, 林丽. 基于数据分析的孟如教授治疗系统性红斑狼疮用药规律[J]. 云南中医学院学报, 2018,
41 (2): 86-90.

[127] 马诺莎, 汪悦. 金实教授中医药治疗系统性红斑狼疮伴中枢神经损害的临床经验[J]. 南京中医药大学学
报, 2019, 35 (1): 104-105.

[128] 陈薇薇, 苏励. 苏励从脾肾论治系统性红斑狼疮经验[J]. 上海中医药杂志, 2019, 53 (6): 24-27.

[129] 黄丹云, 温成平. 温成平教授论治系统性红斑狼疮皮肤损害的经验[J]. 浙江中医药大学学报, 2019, 43
(6): 580-583.

抑 郁 症

抑郁症（depression）是一种常见的心境障碍，可由各种原因引起，以显著而持久的心境低落为主要临床特征，且心境低落与其处境不相称，临床表现可以从闷闷不乐到悲痛欲绝，活动能力减退，思维与认知功能迟缓，甚至发生木僵；部分病例有明显的焦虑和运动性激越；严重者可出现幻觉、妄想等精神病性症状以及自杀念头和行为等。多数病例有反复发作的倾向，每次发作大多数可以缓解，部分可有残留症状或转为慢性。本病女性发病高于男性，患病率男女之比为 1.0：（1.3～2.0）。其发病机理至今未能明确，但一般认为与神经递质异常、遗传、社会心理等多种因素有关。

本病的辨证论治，可参考中医学的"郁病""不寐""善忘""癫证""百合病""梅核气""脏躁"等。

一、诊 治 纲 要

（一）诊疗思路

中医学认为，抑郁症的发生多因情志过极、肝气不舒。故本病之初，以气滞为主，继发血瘀、火郁、痰结、食滞等，经久不愈，由实转虚，随其影响的脏腑及耗损气血阴阳的不同，而形成心、脾、肝、肾亏虚的不同病变。

抑郁症辨证首辨病位。其病位在心者，常见情志不舒，终日思虑，神思恍惚，心悸易惊，夜难入寐，或有早醒；其病位在肝者，常见情绪不稳，烦躁易惊，胸胁胀满，焦虑不安，时而抑郁，或易激惹，坐卧不宁；其病位在脾者，常见心情忧郁，四肢酸懒，沉重少动，纳呆便溏，腹胀便秘，入睡困难，早醒易惊，多做恶梦，记忆力减退，肢体倦怠，喜静恶动；其病位在肾者，常见记忆大减，无任何兴趣，终日郁郁寡欢，唉声叹气，懒言少动，对生活失去信心，甚则有自杀观念和行为，伴性欲减退、阳痿、早泄等。其次，确定病性。邪实为主者常见气滞血瘀证、肝胆湿热证；虚实夹杂者常见肾虚肝郁证、肝郁脾虚证、心肾不交证；以虚为主者常见心脾两虚证、心胆气虚证、肝肾两虚证。邪实多见于初期，中期多虚实夹杂，后期多正虚即气、血、津液亏虚。

本病的治疗，实证在疏肝解郁、开窍安神基础上，兼活血、化痰、清热、祛湿；虚证则根据所损及的脏腑及气血阴精亏虚的不同情况，予养心、健脾、安神、滋肝、补肾、温阳等。在实证的治疗中，应注意理气而不耗气，活血而不破血，清热而不败胃，祛痰而不伤正；在虚证的治疗中，应注意补益心脾而不过燥，滋养肝肾而不过腻。而且尚需开导思想，移情易性，调摄情志，促进病情好转。

（二）辨证论治

综合中华中医药学会脑病专业委员会、国家中医药管理局全国脑病重点专科抑郁症协作组 2011 年制定的《抑郁症中医证候诊断标准及治疗方案》，中国中西医结合学会精神疾病委员会制定的《情感性（心境）障碍中西医结合辨证分型标准》，以及《中医内科常见病诊疗指南——西医疾病部分》《神经病科专病中医临床诊治》《中医病证诊断疗效标准·郁证》以及名老中医经验等，将抑郁症的辨证论治要点概括为以下几个方面。

1. 肾虚肝郁证

临床表现：情绪低落，烦躁兼兴趣索然，神思不聚，善忘，忧愁善感，胁肋胀痛，时有太息，腰酸痛，性欲低下，脉沉细弱或沉弦。

基本病机：肾精亏虚，肝郁气滞，气血运行不畅，心神失养。

常用治法：益肾调气，解郁安神。

2. 肝郁脾虚证

临床表现：精神抑郁，胸胁胀满，多疑善虑，喜太息，纳呆，消瘦，稍事活动便觉倦怠，脘痞嗳气，大便时溏时干，或咽中不适如有异物梗阻，舌苔薄白，脉弦细或弦滑。

基本病机：肝气郁结，脾气亏虚，气血不和，神失所养。

常用治法：疏肝健脾，养心安神。

3. 肝胆湿热证

临床表现：烦躁易怒，胸胁胀满，多梦，耳中轰鸣，头晕头胀，腹胀，口苦，咽有异物感，恶心，小便短赤，舌质红，舌苔黄腻，脉弦数或滑数。

基本病机：湿热蕴结肝胆，上扰心神，神失所主。

常用治法：清肝利胆，宁心安神。

4. 心肾不交证

临床表现：情绪低落，心绪不宁，形体消瘦，足膝酸软，手足心热，口干津少，或见盗汗，入睡难，早醒多梦，心悸健忘，舌红或暗红，脉细数。

基本病机：肾精不足，心火不降，心神失养。

常用治法：滋阴清心，养脑安神。

5. 心脾两虚证

临床表现：善思多虑不解，胸闷心悸，神疲，失眠，健忘，面色萎黄，头晕，神疲倦怠，易自汗，纳谷不化，便溏，舌质淡苔白，脉细。

基本病机：脾气亏虚，生化无源，气血不足，心神失养，神机不足。

常用治法：养心健脾，补益气血。

6. 心胆气虚证

临床表现：抑郁善忧，情绪不宁，胆怯恐惧，心中不安，自卑绝望，难以决断，或伴失眠多梦，易于惊醒，心悸气短，面色㿠白，舌质淡，苔薄白，脉沉细或细而无力。

基本病机：胆气亏虚，不能主持决断，心气亏虚，心神失养，神不内守。

常用治法：益气镇惊，安神定志。

7. 气滞血瘀证

临床表现：情绪低落，眠差，面色晦暗，舌黯，女性患者可见月经不调，血色黯有血块，舌质青紫，或有瘀点、瘀斑，脉沉迟或促、结、代。

基本病机：气机不畅，血行瘀滞，气血不充，神失所养。

常用治法：疏肝解郁，活血化瘀。

8. 肝肾两虚证

临床表现：情绪抑郁，精神不振，多虑，悲哀，眩晕耳鸣，目干畏光，视物昏花，卧则难寐，时伴心悸，易于惊醒。偏阴虚者：急躁易怒，腰膝酸软，男子精少或早泄，女子经少或经闭，形体消瘦，时或虚烦，午后颧红，舌红少津，脉细弦。偏阳虚者：声低息短，少气懒言，身重，畏寒，肢冷，饮食无味，不思水饮，或喜热饮，腰膝酸软，舌青滑，或浅黄润滑，脉浮空或细数无力。

基本病机：肝肾精血不足，髓海失充，神失所养。

常用治法：滋养肝肾，或温补肝肾。

二、名 家 心 法

1. 郝万山

【主题】 心胆阳虚，脑神失养，肝气郁结，痰蒙神窍

【释义】 郝万山认为，心主神志，肝主谋虑，胆主决断，此三脏阳虚、气虚乃是易发本症的体质因素。在这一体质因素的基础上，稍遇精神情志刺激则不能耐受，从而形成脑神失养，气郁痰阻，神窍迷蒙之证。人体阳气与脏腑活动，有昼夜盛衰变化的自然节律。清晨是人体阳气由内敛潜闭转为外发隆盛的时候，也是各器官的功能开始活跃，需要消耗更多阳气的时候。既要借助肝阳、肝气的展发疏泄，又要仰赖少阳相火、少阴君火的温煦长养。而心与肝胆阳衰气弱者，清晨得时当旺而不得旺，当疏泄而无力疏泄，但机体耗能却应时而增加，此时脑神失养也必然加重。何况阳虚者浊阴必乘，气郁者痰浊必生。于是痰浊蒙蔽，精神抑郁，思维迟钝乃至疲倦无力诸症，就有了清晨乃至上午加重的特征。至暮则阳气内敛，机体耗能降低，心与肝胆的负担也相应减轻，故其症或可缓解。因此，据晨重暮轻这一具有诊断意义的临床表现，基本可以判断造成抑郁症的病机，当是心胆阳虚，脑神失养，肝虚气郁，痰蒙神窍。据此，采用温补心胆阳气，益肝兼助疏泄，养脑涤痰醒神，当属治本之法。选柴胡桂枝汤、温胆汤、定志丸、四逆散等合方化裁，名以柴桂温胆定志汤（柴胡、黄芩、桂枝、赤白芍、半夏、生姜、

陈皮、茯苓、人参、菖蒲、远志、枳壳、竹茹、大枣、炙甘草）。（郝万山. 柴桂温胆定志汤为主治疗精神抑郁症[J]. 北京中医药大学学报，1997，20（5）：64-65.//贯春节. 郝万山教授治疗精神抑郁症的思路与经验[J]. 光明中医，2001，16（3）：54-55.）

2. 李辅仁

【主题】 脏腑气血不调为内因，情志刺激为外因

【释义】 李辅仁认为，老年抑郁症是脏腑疾病、气血不调及情志刺激的共同反应，其中以心、肝、脾受累为主，主要病机为气血运行紊乱。本病的发生往往既有脏腑疾病、气血不调的内在基础，又有情志刺激的外在原因，是生理、心理的双重障碍。许多老年人年老体弱，诸病缠身，正气本已虚衰，脏腑功能低下，五志不遂，而且社会活动日渐减少，子女成长相继独立，所以备感孤独、情绪低落，极易发生老年抑郁症。老年抑郁症发病之后，原有的脏腑疾病越发加重，但是长久的精神障碍更多地影响心、肝、脾功能。心藏神，主血脉，五志过极，均能损伤心神，甚至进一步影响血脉运行。肝主疏泄，情志不遂，肝气郁结，气机壅塞，而暴怒之后，肝气横逆，则气血逆乱。脾胃居于中焦，主受纳运化，升清降浊，抑郁不舒，则气机升降出入紊乱，运化失调，而久思多虑，劳伤心脾，气血生化乏源，运化无力。因此，老年抑郁症的病变脏腑为心、肝、脾，其基本病理变化为气机不调，血行不畅。临床上常见有如下两型：①心肝火旺、瘀血阻滞型，治以清心活血、平肝潜阳，以天麻钩藤饮、安神定志丸及酸枣仁汤化裁。②肝郁痰阻、心脾两虚型，治以疏肝解郁、健脾养心，以归脾汤、二陈汤化裁。（张剑. 李辅仁治疗老年抑郁症经验[J]. 中医杂志，2000，41（4）：208-209.）

3. 张泰康

【主题】 初期肝脾失调，气郁痰闭；病久气血亏耗，脑失濡荣

【释义】 张泰康认为，抑郁症初期多因情志不遂，忧思不解，肝气郁滞，脾失健运，以致痰浊郁闭，气血不调，脑气与脏腑之气不相顺接，清窍蒙蔽，脑神不展。脾主思、主意，肝主谋虑。脾病则意识错乱，对正常事物认知改变，以致产生消极之偏见，甚至歪曲，精神涣散，不愿见人；肝郁气滞，胆气不利，数谋而无断，故多焦虑不安、悲观沮丧、心境低落、对日常生活诸事无兴趣、郁闷不乐、沉思于不愉快的往事，凡事易多往坏处想；若久之痰瘀搏结化火，循经上扰，故头胀头痛、胸胁胀痛、脘痞腹胀、烦躁不安、恶心纳呆、舌红苔腻、脉弦滑或弦数。治宜开郁清热、祛痰活血、安神开窍，自拟开郁悦神汤（柴胡、香附、青皮、丹参、赤芍、陈皮、半夏、郁金、天竺黄、石菖蒲、远志、黄芩、黄连、栀子、酸枣仁、茯苓、合欢皮、珍珠母）治疗。抑郁症久病之后，因气血损伤，阴精亏耗，肝肾虚损，髓海枯乏，神志失常，可见神情呆滞，思维迟钝，记忆减退，工作、学习效率下降。临床分为2型治疗：偏于心脾两虚、气血亏损者，治以验方养心健脾汤（黄芪、酸枣仁、柏子仁、夜交藤、合欢皮、五味子、龙骨、牡蛎、桂枝、甘草、石菖蒲、远志）。如偏于肝肾不足，精少髓空者，治以验方补髓荣脑汤（熟地黄、当归、白芍、女贞子、枸杞子、五味子、桑椹子、山茱萸、淫羊藿、巴戟天、附子、肉桂、酸枣仁、柏子仁、珍珠母、石菖蒲）。（张鹏，张程. 张泰康治疗抑郁症经验[J]. 中医杂志，2000，41（11）：654，679.）

4. 王彦恒

【主题】 肝郁而痰、火、血瘀内生，气血阴阳失调

【释义】 王彦恒认为，抑郁症病性为本虚标实，邪实即气滞、痰盛、血瘀，正虚即气血津液亏虚，脑神、脏腑功能下降。在病机上，情志不遂，气机不畅，始发于肝，出现情绪低落，或情绪不稳的症候群；继而，痰、火、瘀血内生，气血阴阳失调，并发于脑，出现神明功能失调的不同性质的各类郁证症候群。临床常见肝郁痰结，扰及脑神；肝郁气滞，脑神受阻；气滞血瘀，脑神失养；肝肾阴虚，上不荣脑；肝肾阴虚，上不荣脑。病位初期以肝、心、脾居多，久之心、脾、肾居多，均涉及脑神、心神。初病多实，久病多虚。早期以气郁为主要病理，病势多郁而化火、痰聚和血瘀。久病脾肾功能低下，病势易深入发展致脏腑气血亏虚。（郭雅明，刘翠峰. 王彦恒治疗抑郁症经验[J]. 河北中医，2002，24（2）：100-101.）

5. 唐启盛

【主题】 肾虚肝郁，神失所养，神机失用

【释义】 唐启盛认为，抑郁初起多为所愿不遂而气机郁结，久则五志七情皆能化火，化火则暗耗阴血，阴血亏虚则神失所养。肾主骨生髓，脑为髓海，古称泥丸宫，为元神之府。神机思虑之正常，有赖于肾精脑髓的滋润濡养。若肾精亏虚，则神失所养，神机失用，且肾水不足，不能生肝木，而渐成肾虚肝郁之证。针对肾虚肝郁的证候特点，提出"益肾调气"的治疗方法。益肾者，补益肾精，而涵盖了温肾阳和滋肾阴；调气者，疏达气机，而包括了疏肝解郁和调理三焦。总结出了针对肾虚肝郁证的经验方颐脑解郁方（柴胡、栀子、白芍、郁金、刺五加、珍珠母、磁石、山药、黄连、生甘草），方中重用刺五加益肾填精、安神益智为君。另外，调神之法贯穿治疗的始终。抑郁之病得之于情志不遂、思虑过度，一者神机郁滞，不得遂，二者阴血亏虚，神失荣养。五脏各藏神，五脏之神为人体神明活动的不同表现。神属阳，为气所统，气机郁滞则神机亦郁滞。神潜藏于阴，有赖于阴血的滋养荣润。阴血不足，则神失所养，而神不安宁。故善用安神之法，或养心以安神，或补肾以安神，或重镇以安神，或怡情以安神，务使神机如常，则抑郁可愈。（唐启盛. 颐脑解郁法治疗轻、中度抑郁症的开放性临床研究[J]. 中国临床康复，2002，21（6）：3207.//孙文军，曲淼，田青，唐启盛. 唐启盛教授治疗抑郁障碍的学术经验[J]. 天津中医药，2016，33（1）：1-3.）

6. 王明杰

【主题】 玄府郁闭，神机失运

【释义】 王明杰认为，玄府郁闭、神机失运，为抑郁症的基本病机。神机的活动依赖于气血津液等营养物质的充养，并随气血津液沿玄府之道而升降出入，循环往返。玄府一旦发生病变，通道作用将不能维持，导致玄府开阖通利失常，气血津液升降出入障碍，神机的运转也必将受到影响，构成了抑郁症发病的基本病机。当外邪侵袭、七情失调、饮食劳倦等各种因素导致玄府郁闭，使气液流通不足，渗灌减弱，神机运转不遂，则表现为机能减弱，兴奋不足的诸多抑郁症症状。临床以开通玄府，畅达气机为治疗基本原则，运用祛风药为主组成疏风开郁方（麻黄、细辛、羌活、白芷、川芎、防风、葛根、柴胡、石菖蒲、炙甘草），开通机体内外、五脏六腑及脑部的玄府，使郁闭的玄府通利，失运的神机畅达，达到治疗目的。认为风药是临

床最常用、最有效的一类开通玄府药物，风药辛散、走窜、宣通，具有开启玄府腠理、开通经络窍道、开发郁结闭塞之功，能疏通各种瘀滞而使脉道畅利，尤其是善通全身上下内外、五脏六腑的玄府，使津液通达，营卫和调，血流畅行，神机运转，在抑郁症的治疗中能发挥独特的疗效。（彭宁静，罗再琼，江玉，等. 王明杰运用玄府理论治疗抑郁症经验[J]. 中医杂志，2013，54（21）：1872-1873.）

7. 胡志强

【主题】 肝郁化火，脾虚生痰，痰热互结，扰动心神

【释义】 胡志强认为，肝失疏泄是抑郁症重要的发病基础。随着现代生活节奏的加快，竞争日趋激烈，人际关系、家庭结构、情感障碍、工作压力等一系列问题的困扰，使人的思想和情绪经常处于焦虑不安中，容易产生恼怒、忧虑、多思、悲哀等负面情绪。如不能很好地调节，长此以往，则致肝失条达，肝气郁结；肝郁日久，则肝失疏泄，导致脾失健运，水液运化失常；肝郁化火，湿热内生，停积日久化痰，最终导致痰热郁结。而痰热郁结日久，容易形成老痰、顽痰。怪病多由痰作祟，痰热扰动心神，变生多端，引起抑郁症。多采用礞石滚痰丸加减治疗抑郁症，基础方组成为礞石、茯苓、白术、天竺黄、漏芦、郁金、玫瑰花、半夏、浙贝。（刘汉鹏，朱默里，胡志强. 胡志强教授运用礞石滚痰丸加减治疗痰热郁结型抑郁症临证经验[J]. 现代中医药，2013，33（4）：10-11.）

8. 张学文

【主题】 痰气阻滞，痰火扰心，痰瘀蒙蔽神窍

【释义】 张学文认为，抑郁症以肝气郁滞证最为常见，多由肝气郁滞，进而生痰、化火、血瘀，痰气阻滞，痰火扰心，痰瘀蒙蔽心神脑窍所致。对于本病，急性期综合运用疏肝解郁、理气、化痰、息风、化瘀、通窍之法，慢性缓解期和久治不愈者治以疏肝解郁、滋补肝肾、健脾养血等方法。对肝郁化火证，清肝活血、涤痰通络，自拟"脑清通颗粒"（草决明、丹参、姜半夏、野菊花、豨莶草、川芎、赤芍、水蛭、生山楂、炒神曲、石菖蒲）为主方加减；肝郁血瘀证，疏肝解郁、理气通络、活血化瘀，方以柴胡舒肝散为主加活血药物加减；心脾两虚证，健脾养心、补益气血，方以归脾汤合丹参饮为主加减；气结痰阻证，疏肝解郁、行气化痰，方以逍遥散合元麦甘桔汤为主方加减；脾肾阳虚证，温补脾肾、理气开郁，方以附子理中丸合金匮肾气丸为主加减。（董斌，张天垚，马洋. 张学文治疗抑郁症经验举隅[J]. 山西中医，2016，32（1）：7-9.）

9. 陈汝兴

【主题】 养血滋阴，重镇安神，清热化痰

【释义】 陈汝兴认为，本病因长期情志不遂，导致肝失疏泄，脾失健运，心失所养；或导致心血暗耗，阴虚火旺，神失所藏而致。其中，阴虚火旺是抑郁症的主要病机。治疗以养血滋阴、重镇安神为主，辅以清热泄火、化痰开窍。以百合地黄汤合滋水清肝饮加减，自拟"解郁合剂"（生地、百合、远志、炒酸枣仁、柏子仁、龙眼肉、生龙骨、生牡蛎、茯苓、当归、石菖蒲、生麦芽、柴胡、栀子、丹皮、制南星、制半夏、山茱萸）治疗。临证重视抑郁症的主要并发症——睡眠障碍、焦虑，很少使用附子、肉桂等辛燥之品，以免加重焦虑症状；顾护脾胃，改善胃纳，以增强患者对治疗的信心，尽量少用苦寒药物，以防碍胃；对于患者常述"周

身乏力、虚弱感明显",用山茱萸肉、黄精、菌灵芝等养阴补虚,不使用人参等温补药,以防出现狂躁不安。用药见效的指征,首先表现在睡眠改善,其次为食欲增加,情绪稳定。(孙海燕. 陈汝兴教授治疗抑郁症经验[J]. 中国中医急症,2006,15(7):758-759.)

10. 李德新

【主题】 脾虚肝郁,治以调脾胃安五脏

【释义】 李德新认为,抑郁症病机主要为七情内伤,致肝气郁结,疏泄失常,脾失健运,心失所养,脏腑阴阳气机失调。临床治疗以"调脾胃安五脏"立论,认为调理中焦为治疗郁证之先。盖脾胃居中,为后天之本,气血生化之源,气机升降的枢纽。心肺在上,肝肾处下,四脏所受之邪过于中者,中先受之。若情志不遂,忧思郁闷,易伤脾气;脾失健运更加重气机郁滞,复加素体虚弱或脾虚日久不能充养先天,治宜鼓舞中州,健运脾胃,则郁证不攻自解。临床上善用归脾汤以补气生血、健脾养心,治脾而开郁;逍遥散以疏肝解郁、清泻肝火、调肝疏郁。在此基础上,辨证分7型治疗:心神失养型,宁心安神,方用甘麦大枣汤加减;心脾两虚型,益气健脾、补血养心,方用归脾汤加减;阴虚火旺型,滋阴补肝、清肝泻火,方用滋水清肝饮加减;肝气郁结型,疏肝解郁、理气健脾,方用柴胡舒肝散加减;肝郁化火型,疏肝健脾、泻火除烦,方用丹栀逍遥散加减;气滞痰郁型,行气化痰、开郁畅中,方用半夏厚朴汤加减;气滞血瘀型,活血化瘀、开郁行气,方用血府逐瘀汤加减。(倪菲,李德新. 李德新教授治疗抑郁症经验撷菁[J]. 辽宁中医药大学学报,2012,14(9):165-167.)

11. 王翘楚

【主题】 平肝解郁,活血安神

【释义】 王翘楚认为,抑郁症与肝联系密切,肝为刚脏,五行属木,藏血,主疏泄,性喜条达而恶抑郁。由先天体质和情志不悦有关,肝气郁滞,导致脏腑功能紊乱。根据临床和实验相结合,提出平肝解郁、活血安神;药用郁金、菖蒲开窍解郁安神,天麻、钩藤平肝息风,柴胡、龙骨平肝潜阳,赤白芍、丹参养血活血。后经深入研究,筛选到三味方,研制出"萱郁合剂",由萱草花、郁金等药组成。萱草花又名忘忧草、金针花。《本草纲目》记载:"萱草花,性味甘凉,无毒……安五脏,令人好欢乐,无忧,轻身明目。"萱草花解郁消愁,郁金疏肝理气,两药合用相得益彰,疏肝解郁忘忧。结合当今失眠症的特点,将甘麦大枣汤中大枣换为苦参,创甘麦苦参汤,予苦参清心安神,淮小麦、甘草解郁除烦,合欢皮宁心安神。(王骏. 王翘楚教授治疗抑郁症的临床经验探求[A]. 睡眠疾病临床与相关基础研究学术交流会暨继续教育培训班论文集,2014:29-30.)

12. 聂惠民

【主题】 疏肝解郁,肝胆同治

【释义】 聂惠民认为,大部分抑郁症患者和情志因素关系密切。肝喜条达而恶抑郁,情志内伤,最易伤肝,导致肝气郁滞,所以疏肝是治疗抑郁、失眠不可缺少的一个环节。肝与胆互为表里,治疗肝郁的同时,应考虑到肝郁最易化火,导致与它相表里的胆腑邪热内盛,治疗时就应肝胆并治,经腑并治,使气郁条达,枢机和畅。临证治疗以柴胡加龙骨牡蛎汤与酸枣仁汤合方加减化裁,自拟解郁安神汤治疗。肝体阴而用阳,肝气易于郁的患者,往往是肝血亏损以及肝火较旺的患者，酸枣仁汤补肝血、清肝热治其本，柴胡加龙骨牡蛎汤疏肝治其标，标本兼治。（张秋霞，杨亦龙，王雅丽. 聂惠民教授治疗抑郁症的临证经验[J]. 世界中医药，2014，9（8）：1034-1036.）

13. 周绍华

【主题】 从心论治，养心安神为主

【释义】 周绍华认为，抑郁症发病与心关系最为密切。其病因病机，可概括为情志不畅，气机郁结，乃至脏腑气血阴阳不和而致病；病位虽涉及五脏，但最终均累及心神。由于心主神明，五志过极均可损伤心神，导致心神异常，出现神情抑郁、精神萎靡、思维迟缓、健忘失眠等症状；又因心主血脉，为气血运行之动力，心的生理功能失常会导致其他脏腑功能失调，反之其他脏腑功能失调又会引起心的功能失常，常出现心阴不足、心脾两虚、心肾不交等证候。治疗强调从心论治，治法以养心安神为主，配合滋补心阴、补益心脾、交通心肾法，分别选用天王补心丹、归脾汤、酸枣仁汤合交泰丸加减。（洪霞，宁侠. 周绍华从心论治抑郁症经验[J]. 北京中医药，2014，33（10）：732-734.）

14. 朱巧霞

【主题】 更年期抑郁症，肾虚为本，肺郁为标

【释义】 朱巧霞认为，更年期抑郁症，肾虚是根本，肺郁为标。步入更年期的妇女，肾气由盛渐衰，天癸渐竭，冲任二脉空虚，阴阳失调，脏腑功能失常；并且，女子一生以血为用，经、孕、产、乳数伤于血，肾虚多见；肺主治节，肺在志为忧（悲），"诸气膹郁，皆属于肺"。肺肾为母子脏，两者共主呼吸、共同完成水液代谢。更年期肾虚、肺郁，治节失常则气机升降出入失常，出现抑郁症。对于情绪低落、悲伤为主要表现的更年期抑郁症，认为多属肺肾阴虚，肺气郁闭。治以滋肾养肺、宣肺理气，方用生地黄、熟地黄、黄精、枸杞子、麦冬、百合、知母、淮小麦、甘草、大枣、桔梗、桑白皮、枳壳、酸枣仁、五味子。（潘莲香. 朱巧霞从肺肾论治更年期抑郁症的经验[J]. 江苏中医药，2016，48（8）：22-23.）

15. 金季玲

【主题】 围绝经期抑郁症，补肾疏肝，宁心安神

【释义】 金季玲认为，肾脏功能虚衰是发病的根本原因和始动因素，社会心理因素是发病的重要诱因；肾精不足，肝气郁结，心神失养，是围绝经期抑郁症的主要病机。并由此确立了"补肾疏肝，宁心安神"是主要的药物治疗原则，方药选用清代名医高鼓峰的滋水清肝饮。该方由熟地、山茱萸、怀山药、云苓、丹皮、泽泻、柴胡、白芍、当归、酸枣仁、山栀子组成。方中以熟地、柴胡为君药，熟地滋肾养阴、填补肾精，柴胡疏肝解郁、条达肝气；以山药、山茱萸、当归、白芍为臣药，山药、山茱萸助熟地加强滋肾补肾之力，当归、白芍助柴胡养血柔肝、疏肝解郁；以酸枣仁、栀子、茯苓、丹皮、泽泻为佐使，养心安神、清热除烦。全方共奏滋阴补肾、疏肝解郁、宁心安神、清热除烦之功，从而使肾精充养、肝气疏达、心肾相济而诸症悉平。（赵珂. 金季玲教授治疗围绝经期抑郁症临床经验[J]. 四川中医，2011，29（8）：13-14.）

16. 方和谦

【主题】　更年期抑郁症，宜养血疏肝

【释义】　方和谦认为，更年期患者"年四十而阴气自半"，阴之不足表现为肝血、心血及肝肾之阴的不足。妇人以肝为先天，以血为用。经历经孕产乳、工作压力、人事纷争、家庭矛盾等，易造成精血暗耗和亏虚。因此，早期更年期抑郁症的病位在心、肝、肾，病机属肝郁血虚或肝郁阴虚。治疗本病时以养血疏肝为基本大法，以经验方和肝汤配合酸枣仁汤加减。和肝汤在逍遥散的基础上加入党参、香附、紫苏梗、大枣四味中药。和肝汤是柔补通调之剂，既养血又解郁，故可达和调气血、养心安神之目的。若因心气虚而见心悸，加远志、浮小麦；心火上炎而见心烦，加莲子心；阴虚烦热失眠，加白薇、竹茹。对于情绪郁闷的患者，常加入合欢花或郁金。合欢花药性平和，不伤气血，能解郁安神，还能调和脾胃。（高剑虹. 方和谦治疗早期更年期抑郁症经验[J]. 中医杂志，2012，53（15）：1277-1278.）

17. 刘玉洁

【主题】　更年期抑郁症，治有四法

【释义】　刘玉洁以 4 法治疗更年期抑郁症。①调天癸、健脾补肾，方用二仙汤合逍遥散加减。用于临床表现为心情郁闷，兴趣低落，胆怯，健忘，思维迟钝，夜寐欠安，纳可，便溏，舌质淡边有齿痕，苔薄白，脉弦细者。②疏肝养血、养心安神，方用逍遥散加减。用于临床表现为心情郁闷，兴趣低落，心悸，急躁易怒，多疑善思，夜寐多梦，纳可，二便调，舌质淡暗，苔薄白，脉弦数者。③理气开郁、化痰散结，方用温胆汤加减。用于临床表现为心情郁闷，兴趣低落，胸胁胀满，头晕沉如裹，肢体酸痛，夜寐多梦，纳可，二便调，舌质暗，苔白腻，脉弦滑者。④利肝胆、和枢机，方用柴胡加龙骨牡蛎汤加减。用于临床表现为心情郁闷，兴趣低落，焦虑不安，胆怯易惊，夜寐多梦，纳可，二便调，舌质淡嫩，苔薄白略腻，脉沉弦者。（王琳. 刘玉洁辨治更年期抑郁症经验[A]. 中医对睡眠疾病的机理探讨和辨证论治新进展，2015：37-39.）

三、医论选要

1. 抑郁症与"郁证"不同论（唐启盛）

【提要】　抑郁症的中医辨证以虚证为纲，以心、脾、肾三脏亏虚为主，又以肾虚最为常见，故不能简单地等同于中医的"郁证"或"百合病"等某单一病名。

【原论】　通过观察发现，抑郁症总体来说是一种精神状态低落和生理活力降低的疾病。病人以心境低落，兴趣和愉快感丧失，劳累感增加和活动减少的精力降低为主要症状。很常见的症状，还有稍作事情即觉明显的倦怠。因此，抑郁症的中医辨证应以虚证为纲。由此结合临床，分析现行公认的抑郁症诊断标准（CCMD-3）中所规定的主要症状，其绝大部分属于中医的虚证范畴，以心、脾、肾三脏亏虚为主，兼有肝郁症状，其中又以肾虚最为常见。如：兴趣丧失，无愉快感（心神失养）；精力减退，或疲乏感（脾虚或肾虚）；精神运动性迟滞或激越（肾虚或肝郁）；联想困难，或自觉思考能力下降（肾虚）；睡眠障碍，如失眠、早醒，或睡眠过多（心肾亏虚、心肾不交或肝郁）；食欲降低，或体重明显减轻（脾虚）；性欲减退（肾虚）。盖因心藏神、脾藏意、肾藏志、肝藏魂，故心、肝、脾的相关症状，在"忧郁""百合病"中即有描述。但是，目前临床广泛存在的肾虚症状，在古代文献中没有具体记载。临证中经总结经验，进行辨证分析及相关讨论后，认为抑郁症的肾精亏虚证为临床常见证型。其病因病机为在慢性长期的疾病过程中，脏腑功能失调，肾虚精亏，气机不调，元神失养而致。属本虚标实证，肾精亏虚为本，气机壅滞为标。临证中以此病因病机为依据，从肾论治，以益肾补虚、调气安神为大法进行治疗，临床上亦取得了较好的疗效。因此，从临床来看，抑郁症的中医辨证以虚证为主，与五行之郁、六郁绝非同一概念，而与"忧郁""百合病"既有符合之处，亦有迥异之点。因此，不能把抑郁症简单地等同于中医的"郁证"或"百合病"等某单一病名。（曲淼，唐启盛. 抑郁症与中医"郁证"的关系探讨[J]. 北京中医药大学学报，2004，27（1）：11-13.）

2. 阳郁神颓论（丁元庆）

【提要】 阳郁不达，神机不振，为抑郁症的主要病机。神机之发，功在阳气。治疗之要，在于畅达阳气，舒畅气机，使气血流行畅达，神得其养。

【原论】 "阳郁神颓"，即阳郁不达，神机颓废。阳郁指阳气郁结，或阳气郁痹，不能畅达，失去鼓舞温养之机。阳郁有虚实之分，实证居多，虚证相对较少。神指神机，颓即颓废。神颓，是对抑郁症患者表现出以"懒""呆""变""忧""虑"等诸临床特征时的病机概括。神机颓废，是抑郁症患者表现为形神失常的基本特征。抑郁症之神病，以颓废为特征。神机之发，功在阳气。神以精明为佳，阳气畅达，神机振奋；阳气郁痹，不得畅达，失其彰明鼓动，则神机颓废。抑郁症为形神兼病，其形病以形体重滞、脏腑郁痹为基本表现。形体赖阳气温煦，而能体柔轻劲；脏腑功能赖阳气推动，则气化畅达，气机调畅。抑郁症患者情绪低落、兴趣降低、自我评价下降、工作效率降低，是神机颓废；而懒动懒言、神疲乏力、体重减轻、性欲减退、大便秘结，即是由于阳气郁痹，气机不畅，脏腑身形失和之故。故神机颓废是抑郁症临床表现的基本特征，神形兼病，神病为主，阳郁为先。人的意志与愿望皆由心起，抑郁症以意志的减退、兴趣与愿望的降低或缺失为主要特征，此其神颓之所在。阳主动，抑郁症患者的懒、呆、忧，皆阳气郁结不得发越所致。阳气郁痹，则生发之机抑遏，表现为功能活动减弱。功能活动减弱的特征是昼不能精，且至夜则不能瞑。同时，由于人体阳气郁痹，不能与天阳同步消长，从而表现为昼夜节律失常，这是抑郁症临床表现呈现周期性变化的根本所在。因此，就有了晨重暮轻的规律性变化。这些变化主要责之患者体内阳气消长迟滞，并且失去与天阳同步变化的昼夜节律，即人不能应天。抑郁症初期病在气分，阳郁气结是其主要的、基本的病机改变。但病程日久，气郁不解，病变由气及血，影响脏腑气化，可以导致痰浊、瘀血内结，气、痰、瘀交结。并且，阳郁不达常见化热化火、火盛伤阴等病机变化。痰浊瘀血结滞，极易成为气郁热结之窠臼；诸邪交结，难以速除，导致抑郁症经久不愈，或反复发作。

治疗抑郁症之要，在于畅达阳气。畅达阳气可以舒畅气机，鼓舞脏腑气化，振奋神机，宁神定志。就人体的功能活动与形体结构而言，前者为阳，后者为阴；阳主动，阴主静。故气机的条达舒畅以阳气的运行为关键，因而，畅达阳气就能够舒畅气机。而气机调畅，气血流通，郁痹可解。畅达阳气可鼓舞脏腑气化，调畅气血。"血气者，人之神。"（《素问·八正神明论》）人体功能活动以脏腑气化为动力，以气血为活动的物质基础。气血流通，以阳气为运用，阳气畅达，脏腑气化正常，则气血流行畅达，神得其养，而能宁静谧藏。神藏则静，神静则安。畅达阳气，可以振奋精神。人之所以能精神振奋，容光焕发，根本在于阳气的昌盛。治疗抑郁症必须畅达阳气，使阳气宣行，脏腑得其温养，神机自然振奋。畅达阳气可杜绝痰热瘀诸邪的孳生。阳气郁痹，气机不畅，可以导致痰、热、瘀血等邪气的孳生。因而，畅达阳气可以杜绝诸邪气之孳生，从而降低抑郁症病机的复杂程度，缩短病程，有利于抑郁症的治疗。（丁元庆."阳郁神颓"是抑郁症的重要病机[N].中国中医药报，2006.7.3.）

3. 肝气虚论（包祖晓）

【提要】　肝脏气虚，升发无力，疏泄不及则导致抑郁症，治用补肝散。

【原论】　情志活动以五脏功能活动为基础，而五脏的功能活动又赖于气机的调畅。因为肝属木，主疏泄，调节气机，"主元气的萌发，为气化发生之始"（《医学衷中参西录》）。故情志活动与肝的疏泄功能密切相关。肝的疏泄功能正常，则气机调畅，气血和调，精神舒畅。若肝脏气虚，生发无力，疏泄不及，则出现郁郁寡欢、焦虑。此外，肝为"罢极之本"，在体为筋。"肝气衰，筋不能动"（《素问·上古天真论》），出现疲乏、运动迟缓。肝经穿过膈肌，分布于胁肋部。肝气虚则经络不畅，出现胸胁胀满。肝开窍于目，通气于耳。"虚则目䀮䀮无所见，耳无所闻"（《素问·脏气法时论》）。肝藏魂，肝气虚则出现失眠多梦。因胆附着于肝，胆汁由肝的余气化生而成。故"肝气始衰，胆汁始减"（《灵枢·天年》），不能疏泄水谷则纳食减少，大便不调。肝经绕阴器，气虚则作强不能，性欲减退。

治疗宗《内经》提出的"辛补""酸泻""甘缓"，及张仲景提出的"补用酸，助用焦苦，益用甘味药调之"之大法。临床用滑伯仁的补肝散（山萸、当归、五味、山药、黄芪、川芎、木瓜、熟地、白术、独活、枣仁）为基本方。方中以黄芪、山萸、白术补肝气。张锡纯认为，黄芪、萸肉为补肝气要药，宜重用。用山药补脾肾，培补生气之源。用熟地、当归养血，枣仁、五味、木瓜酸甘养阴，补肝体以助肝用，以收阳生阴长、刚柔既济之用。配川芎调血，李时珍谓其"升补肝气"。风气通于肝，用独活可引药入肝，助肝用事。（包祖晓.精神抑郁症从肝气虚论治的体会[J].四川中医，2001，19（8）：11-12.）

4. 安脏达郁论（雍履平）

【提要】　情志之郁总由乎心，心神郁则诸神郁，调补五脏以治郁。内源性抑郁症，宜安脏达郁，兼心脑共调；反应性抑郁症，宜安脏达郁，佐敛精益肾；心因性抑郁症，宜安脏达郁，兼通气养脾；更年期抑郁症，宜安脏达郁，佐滋补肝肾。

【原论】　抑郁症多由先天遗传和后天长期思想矛盾或精神负担过重所致，临证常以安脏达郁法治疗。情志之郁总由乎心，诸郁之起皆由于肝。肝性升发，郁而不伸，最宜升麻、柴胡、川芎、香附、桑白皮、橘叶、白蒺藜等疏肝药达之。心主神，神统肝魂、肺魄、脾意、肾志之神脏，心神动则诸神动，心神郁则诸神郁。动则阴不足，郁由阳不振，当以人参益肺，当归养肝，甘草养心，白术补脾，熟地黄滋肾，五脏得补，即所谓"安脏"，故诸郁皆以安脏达郁药为主。①内源性抑郁症，宜安脏达郁，兼心脑共调。内源性抑郁症有单相和双相两型，双相为抑郁与躁狂交替发作，单相以抑郁为主。其发作规律为夕轻晨重，症状表现为"三低三少"，即情绪低落说话少、语调低沉动作少、思维迟钝兴趣少；并伴失眠、厌食、性冷淡及躯体不适。严重者为精神病性抑郁症，可有自卑、厌倦、消极厌世、罪恶妄想、幻听、木僵、"扩大性自杀"和"曲线自杀"。从"神郁"辨治。治神从两方面着手，一方面安五脏，因神为心主，为五神脏之首，心神有变，诸脏随之；另一方面，与脑同调，因"人之元神在脑，识神在心，心脑息息相通",故在安脏达郁的同时,尤兼顾通窍醒脑。安脏药,常用太子参、熟地黄、当归、白术、炙甘草;达郁药,常用升麻、柴胡、川芎、香附、桑白皮、橘叶、白蒺藜;通窍醒脑药,常用细辛、白芷、甘松、石菖蒲、土鳖虫、全蝎。②反应性抑郁症,宜安脏达郁,佐敛精益肾。反应性抑郁症,多因超强精神打击,如天灾人祸等而急性发作。症见不食不睡、沉默寡言、悲悲戚戚、愁容满面,或忧念丛生、精神恍惚;也有少数因长期罹难,绝望而慢性起病。本症似中医学"怒郁""忧郁"之类。悲则气消、忧则气沉,必伤脾肺;怒则气上,惊则气乱,恐则气下,又伤肝肾。始因肝气逆乱,或有气满、腹胀之症;后则逆气渐平,而中气受伤,可伴有倦怠、食少等症;继则由肝及肾,使肾精受损。因肾藏精气,故用药不仅要安脏达郁,还要敛精益肾。常用龙骨、牡蛎、五味子、益智仁、鹿角霜胶、鸡内金之类敛精益肾。③心因性抑郁症,宜安脏达郁,兼通气养脾。心因性抑郁症,较反应性抑郁症为轻,临床较多见。如工作、生活挫折,加上自身心理和性格缺乏适应能力,从而终日不乐、心情抑郁、消极悲观、头昏头痛、失眠健忘、胸闷气短、心悸不宁、食不甘味、全身乏力。此乃中医之思郁。多由旷女嫠妇,及灯窗困厄,积疑在怨者患之。思则气结,结于心而伤于脾,愁怀不解,则"气闭塞而不行"。治宜安脏达郁,还需通气养脾。常用郁金、木香、砂仁、沉香、远志、石菖蒲、山药、黄精、白芍、茯神、柏子仁之品通气养脾。④更年期抑郁症,宜安脏达郁,佐滋补肝肾。更年期抑郁症男女之比为 1∶3。常有更年期综合征前驱症状,进而表现为焦虑与忧郁、坐立不安、搓手顿足、恐惧紧张、惶惶不可终日;甚至伴有冲动性自杀、幻觉、嫉妒、罪恶妄想或被害妄想。此乃精衰血少所致。肾藏精,肾主志,精亏则志伤;心主血,心主神,血少则神伤;肝藏血,肝藏魂,血少魂亦伤。精血互化,肝肾同源,故治宜安脏达郁,尤须滋补肝肾。常用龟甲、鹿角胶、紫河车、淫羊藿、巴戟天、沙苑子、石斛、女贞子之类滋补肝肾。(张孝厚,凌可与.雍履平用安脏达郁法治疗抑郁症经验[J].中医杂志,2000,41(3):143-144.)

5. 化痰论(邹伟)

【提要】 治疗抑郁症,以化痰为纲,辨证加减。化痰之辅,息风通脑;化痰之佐,醒脑调神;化痰之中,消食保胃。

【原论】 抑郁症治疗,古代有五郁辨证论治,木郁达之,火郁发之,土郁夺之,金郁泄之,水郁折之;六郁辨证论治,顺气为先,降火、化痰、消积等;七情辨证论治,疏肝理气为本。现代中医治疗抑郁症,主要以脏腑辨证为主,病位涉及脑、肝、心、脾、肾;病理因素多为气滞、痰阻、火郁、血瘀、血虚、阴虚等;治疗包括理气、化痰、泻火、益气、养阴、活血、醒神等。病机复杂,治法繁多,难以掌握。邹伟根据抑郁症的病理机制,通过大量的病例观察,提出"化痰为纲,辨证加减"的总体治疗原则。主方:半夏、胆南星、陈皮、石菖蒲、远志。方中半夏的辛温之性,可温胃化痰、和胃止呕、升清降浊;胆南星燥湿化痰;陈皮辛温,助半夏升清降浊,理气和胃化痰;石菖蒲、远志化痰醒脑开窍。痰气郁滞者,加柴胡、白芍、合欢花、郁金、香附等。以柴胡苦平疏肝解郁、升举阳气,白芍柔肝解郁,合欢花开郁调神,郁金、香附疏肝理气;痰热内扰者,加黄连、栀子、牡丹皮等,以清火安神;痰凝阳虚者,加巴戟天、淫羊藿、肉桂等,以温阳开郁;气虚者加人参、黄芪、白术等,以补脾益气;阴虚者加麦冬、百合、玄参、五味子等,以养阴生津;伴有血瘀者加桃仁、红花等,以活血化瘀;伴失眠者加酸枣仁、柏子仁等,以养心安神。

化痰之辅,息风通脑。痰郁闭窍与肝失疏泄有关,并常伴有脑络瘀阻。忧思恼怒伤肝,肝失疏泄生痰，肝失条达生风，肝风随痰上扰脑窍，可见头晕、头胀、头蒙、木僵或紧张不安等肝风扰窍的表现。痰阻血难行，易致血瘀；血凝则痰难化，久必生痰，痰瘀互结，脑络不通。故抑郁症常见头身疼痛、舌质暗、脉弦涩等瘀血阻络的表现。因此，在化痰之中，常辅以息风通脑之品，善用蜈蚣、川芎二药。蜈蚣为虫类中药，善于走窜，通上达下，息风通络，醒脑开窍；川芎，其性辛温升浮，通过少阳胆经而走上，为血中气药，具有活血行气、清阳开郁、疏通脑络之功。

化痰之佐，醒脑调神。脑为元神之府，众神之长，统帅协调五脏之神以维持正常的情志活动。抑郁症是气郁生痰，痰蒙脑窍，以致脑神与五脏之神生理功能失调后而出现的一组精神症状群。因此，在化痰治疗中，常根据神志情况佐以不同的调神法以提高疗效，必选石菖蒲醒脑开窍，合欢花理气解郁。如心神过度亢奋，症见心烦神乱、失眠多梦、惊悸怔忡者，可加入重镇安心神之品，如生龙骨、生牡蛎、煅磁石、珍珠母等；日久伤及心神，出现神识恍惚、心悸易惊、夜难入睡，或有早醒者，养心安神之品极为重要，可加酸枣仁、柏子仁、夜交藤、五味子等。

化痰之中，消食保胃。胃主受纳和腐熟水谷，以降为顺。饮食入胃，经胃受纳腐熟，脾气的运化转输，化生气血，营养五脏之神。胃气的和顺与抑郁症的形成关系密切，并且胃气有无也影响其预后。情志失调，或饮食不节，均可导致食滞胃脘，胃气不和，脾失运化，痰浊内生，症见食欲不振、胸脘痞闷、恶心欲吐、舌苔厚腻等痰阻中焦的表现；日久耗气伤阴，可见食少乏力、烦热干呕、便溏，舌淡或舌红少苔等胃气不足、胃阴亏虚、脾不运化的症状；并且胃气不和，则气血生化之源不足，神失所养，影响抑郁症的恢复。因此，在以化痰法治疗抑郁症的过程中，注重调养胃气，常酌情用一些砂仁、鸡内金、焦山楂、莱菔子等消食保胃药；慎用黄连、黄柏、栀子等苦寒伤胃之品；或佐入薏苡仁、山药等以健脾养胃。并且根据舌苔变化判断预后，经过治疗，舌苔脱落、由厚腻转为薄白苔时，可知病势已缓，病邪将除；如胃光滑如镜，表明胃阴不足，预后恢复较慢。（于学平，牛明明，邹伟. 邹伟从痰论治抑郁症经验介绍[J]. 中华中医药杂志，2015，30（11）：3976-3978.）

（撰稿：李海玉；审稿：唐启盛，曲淼，于智敏）

参 考 文 献

著作类

[1] 国家中医药管理局. 中华人民共和国中医药行业标准·中医病证诊断疗效标准 [S]. 南京：南京大学出版社，1994.

[2] 王彦恒. 实用中医精神病学[M]. 北京：人民卫生出版社，2000.

[3] 张宏耕. 中西医结合精神病学（供中西结合专业用）[M]. 北京：中国中医药出版社，2005.

[4] 唐启盛. 抑郁症中西医基础与临床[M]. 北京：中国中医药出版社，2006.

[5] 蔡光先. 中西医结合内科学[M]. 第 2 版. 北京：中国中医药出版社，2006.

[6] 王彦恒. 中西医结合论治抑郁障碍[M]. 北京：人民卫生出版社，2006.

[7] 余绍源. 中西医结合内科学[M]. 第 2 版. 北京：科学出版社，2008.

[8] 中华中医药学会. 中医内科常见病诊疗指南·西医疾病部分[M]. 北京：中国中医药出版社，2008.

[9] 张永华，王峻. 常见内科疾病中西医结合诊疗思路[M]. 北京：中医古籍出版社，2010.

[10] 许二平. 抑郁症中西医诊疗学[M]. 北京：军事医学科学出版社，2010.

[11] 黄培新，黄燕. 神经科专病中医临床诊治[M]. 北京：人民卫生出版社，2013.

[12] 包祖晓. 抑郁症诊治心悟[M]. 北京：人民卫生出版社，2013.

[13] 孟红. 中西医结合心身疾病治疗精要[M]. 天津：天津科技翻译出版有限公司，2015.

[14] 王小云，杨洪艳，黄旭春. 专病专科中医古今证治通览丛书·郁证[M]. 北京：中国中医药出版社，2015.

[15] 庞铁良. 王彦恒医术经验继承心悟：精神障碍中医挈要[M]. 北京：华夏出版社，2017.

[16] 白长川，石志超，单书健. 重订古今名医临证金鉴·郁证卷[M]. 北京：中国医药科技出版社，2017.

论文类

[1] 尤亚贤. 中西医结合治疗隐匿性抑郁症 100 例[J]. 陕西中医，1985，6（6）：247-248.

[2] 刚岫清. 中西医结合治疗隐匿性抑郁症初步体会[J]. 内蒙古中医药，1986，5（3）：29-30.

[3] 躁狂抑郁症的中西医结合辨证分型标准[J]. 中西医结合杂志，1988，8（2）：127-128.

[4] 张泰康. 谈老年妇女精神抑郁症的辨治[J]. 山东中医杂志，1989，8（4）：4-6.

[5] 李金瑚. 老年期抑郁症从肾论治[J]. 新中医，1990，22（5）：54-55.

[6] 刘宝录. 解郁汤治疗隐匿性抑郁症 31 例体会[J]. 天津中医，1991，8（1）：16-17.

[7] 李建生，封银曼. 补肾益神方治疗老年期抑郁症临床观察[J]. 河南中医药学刊，1994，9（1）：41-42.

[8] 丁文娟，徐国祥. 中医治疗抑郁症 40 例临床分析[J]. 江苏中医，1994，26（4）：18.

[9] 李发明，高志刚. 小柴胡汤治抑郁症 90 例临床观察[J]. 山西中医，1996，12（2）：10-11.

[10] 郝万山. 柴桂温胆定志汤为主治疗精神抑郁症[J]. 北京中医药大学学报，1997，20（3）：64-65.

[11] 吕向阳，张向东. 经方辨治脑卒中性抑郁症[J]. 国医论坛，1998，13（3）：11.

[12] 陈珠娇，黄东. 中医治疗老年性抑郁症 22 例[J]. 福建中医药，1998，28（6）：25.

[13] 徐国祥. 黄连阿胶汤加减治疗抑郁症 38 例小结[J]. 时珍国医国药，2000，11（1）：74.

[14] 姜志明. 雍履平用安脏达郁法治疗抑郁症经验[J]. 中医杂志，2000，41（3）：143-144.

[15] 张剑. 李辅仁治疗老年抑郁症经验[J]. 中医杂志，2000，41（4）：208-209.

[16] 张鹏，张程. 张泰康治疗抑郁症经验[J]. 中医杂志，2000，41（11）：654，679.

[17] 贯春节. 郝万山教授治疗精神抑郁症的思路与经验[J]. 光明中医，2001，16（3）：54-55.

[18] 包祖晓. 精神抑郁症从肝气虚论治的体会[J]. 四川中医，2001，19（8）：11-12.

[19] 郭雅明，刘翠峰. 王彦恒治疗抑郁症经验[J]. 河北中医，2002，24（2）：100-101.

[20] 唐启盛. 颐脑解郁法治疗轻、中度抑郁症的开放性临床研究[J]. 中国临床康复，2002，21（6）：3207.

[21] 曲淼，唐启盛. 抑郁症与中医"郁证"的关系探讨[J]. 北京中医药大学学报，2004，27（1）：11-13.

[22] 陈泽奇，胡随瑜，张海南，等. 抑郁症中医证候诊断标准[S]. 中医杂志，2005，46（1）：47-49.

[23] 孙海燕. 陈汝兴教授治疗抑郁症经验[J]. 中国中医急症，2006，15（7）：758.

[24] 靳森，安红梅，顾明昌. 顾明昌从肝郁血虚论治抑郁症经验[J]. 上海中医药杂志，2006，40（8）：18.

[25] 徐妙燕. 张承烈治疗女性抑郁症经验[J]. 中医杂志，2006，47（9）：659-660.

[26] 丁元庆. "阳郁神颓"是抑郁症的重要病机[N]. 中国中医药报，2006.7.3.

[27] 张华，臧佩林. 臧佩林教授治疗抑郁症经验介绍[J]. 新中医，2007，39（3）：12-13.

[28] 褚代芳，党博，侯杰军，等. 李巧兰治疗老年抑郁症经验介绍[J]. 江西中医药，2008，39（3）：8-9.

[29] 罗辉，王玉英. 王玉英治疗抑郁症经验[J]. 辽宁中医杂志，2009，36（4）：515-517.

[30] 宋世运. 名老中医田从豁教授针灸治疗抑郁症经验总结[D]. 北京：中国中医科学院，2009.

[31] 罗诚，吕光荣. 吕光荣教授治疗抑郁症经验介绍[J]. 新中医，2009，41（7）：11-12.

[32] 井慧如. 周绍华治疗抑郁症经验[J]. 辽宁中医杂志，2009，36（10）：1660-1662.

[33] 张国江，赵卫. 刘玉洁辨治抑郁症的经验[J]. 河北中医，2009，31（12）：1765-1766.

[34] 陈少辉，沈强. 沈强教授治疗抑郁症经验[J]. 湖南中医杂志，2010，26（1）：26，28.

[35] 梁廷营，刘华，任中万，等. 范军铭主任医师治疗抑郁症临床经验[J]. 中医研究，2010，23（3）：59-60.

[36] 崔娜妮. 滕久祥教授诊治中老年人抑郁症经验[J]. 湖南中医药大学学报, 2010, 30（3）: 55-57.

[37] 姜林芳, 方习红. 王法德辨治抑郁症经验[J]. 中医杂志, 2010, 51（6）: 495, 509.

[38] 王伟. 郑绍周教授治疗中风后抑郁症经验[J]. 光明中医, 2010, 25（12）: 2175-2176.

[39] 唐启盛, 曲淼, 包祖晓, 等. 抑郁症中医证候规律及诊疗标准制定的研究[J]. 北京中医药大学学报, 2011, 34（2）: 77-81.

[40] 张腾, 董梦久, 聂志玲, 等. 涂晋文教授治疗抑郁症的经验[J]. 长春中医药大学学报, 2011, 27（3）: 386-387.

[41] 杨蕾, 符文彬. 符文彬针灸治疗抑郁症经验[J]. 湖北中医杂志, 2011, 33（4）: 31.

[42] 张莹莹. 王健教授从肾虚痰瘀论治血管性抑郁症经验总结[D]. 沈阳: 辽宁中医药大学, 2011.

[43] 鞠庆波. 李德新治疗抑郁症临床经验[J]. 世界中医药, 2011, 6（4）: 303-304.

[44] 徐秋玲, 刘涛, 谷世喆. 谷世喆教授针药并用治疗抑郁症的经验[J]. 中国实验方剂学杂志, 2011, 17（13）: 287-288.

[45] 赵珂. 金季玲教授治疗围绝经期抑郁症临床经验[J]. 四川中医, 2011, 29（8）: 13-14.

[46] 曲淼, 唐启盛, 裴清华, 等. 运用相关性分析方法探讨抑郁症中医核心病机的研究[J]. 北京中医药大学学报, 2011, 34（8）: 565-568.

[47] 刘洋. 刘志群治疗 2 型糖尿病合并抑郁症经验体会[J]. 中国中医基础医学杂志, 2011, 17（8）: 890.

[48] 杨耀峰, 刘筱茂, 刘茂林. 刘茂林治疗抑郁症的临床经验[J]. 陕西中医, 2011, 32（9）: 1210-1211.

[49] 鲁喦, 毛丽军, 边薇. 周绍华疏肝解郁经验方治疗肝郁气滞型抑郁症临床观察[J]. 辽宁中医杂志, 2011, 38（10）: 2024-2026.

[50] 冯勇伟. 谷世喆学术思想与临床经验总结及辨治抑郁症的研究[D]. 北京: 北京中医药大学, 2011.

[51] 吕富荣, 刘岗, 王静怡. 王静怡治疗抑郁症临床经验[J]. 陕西中医, 2011, 32（12）: 1643-1644.

[52] 高雅, 颜红. 颜红教授治疗抑郁症经验[J]. 长春中医药大学学报, 2012, 28（1）: 57-58.

[53] 霍云华, 韩笑冰, 曹守忠, 等. 李炳文治疗抑郁症经验[J]. 世界中西医结合杂志, 2012, 7（2）: 104-105, 130.

[54] 魏玉霞. 严季澜治疗抑郁症经验[J]. 山东中医杂志, 2012, 31（3）: 204-205.

[55] 王清贤, 赵卫. 刘玉洁辨治抑郁症经验[J]. 河北中医, 2012, 34（6）: 808-809.

[56] 高剑虹. 方和谦治疗早期更年期抑郁症经验[J]. 中医杂志, 2012, 53（15）: 1277-1278.

[57] 史梓茜, 王中琳. 王中琳教授运用大补肝汤治疗抑郁症经验总结[J]. 云南中医中药杂志, 2012, 33（8）: 22.

[58] 倪菲, 李德新. 李德新教授治疗抑郁症经验撷菁[J]. 辽宁中医药大学学报, 2012, 14（9）: 165-167.

[59] 彭飞乔, 王丽新. 丁学民辨治抑郁症经验[J]. 上海中医药杂志, 2012, 46（9）: 20-21.

[60] 李星凌, 叶黎青. 李学铭治疗抑郁症焦虑症经验[J]. 浙江中医杂志, 2012, 47（10）: 742-743.

[61] 马达, 潘黎. 楚海波主任医师辨治脑卒中后抑郁症的经验[J]. 中医临床研究, 2012, 4（21）: 66-67.

[62] 吴建林. 丁元庆治疗抑郁症经验[J]. 中医杂志, 2012, 53（23）: 2044-2046.

[63] 李奕棋, 王小红. 调控心脾是抑郁症的基本治法[J]. 中医杂志, 2013, 54（16）: 1437-1438.

[64] 展文国. 裴正学教授运用天王补心丹和生铁落饮化裁治疗抑郁症的经验[J]. 内蒙古中医药, 2013, 32（7）: 55-56.

[65] 高超. 孟安琪教授运用补肾疗法治疗围绝经期抑郁症的经验[D]. 沈阳: 辽宁中医药大学, 2013.

[66] 马静, 闫颖. 金季玲教授治疗围绝经期抑郁症经验介绍[J]. 现代中药, 2013, 33（3）: 1-2.

[67] 孙锦锦, 崔宁, 汪振杰, 等. 李跃华教授治疗抑郁症经验[J]. 中医学报, 2013, 28（6）: 826-828.

[68] 张家林, 裴瑞霞. 裴瑞霞治疗糖尿病合并抑郁症方药经验[J]. 江西中医药, 2013, 44（6）: 15-16.

[69] 刘汉鹏, 朱默里, 胡志强. 胡志强教授运用礞石滚痰丸加减治疗痰热郁结型抑郁症临证经验[J]. 现代中医药, 2013, 33（4）: 10-11.

[70] 张岗，王发渭. 王发渭教授治疗抑郁症经验[J]. 中国中医急症，2013，22（7）：1157-1158.

[71] 彭宁静，罗再琼，江玉，等. 王明杰运用玄府理论治疗抑郁症经验[J]. 中医杂志，2013，54（21）：1872-1873.

[72] 刘云云，宋琳，陈云，等. 浅谈程丑夫教授运用丹栀逍遥散治疗抑郁症的经验[J]. 内蒙古中医药，2014，33（6）：96.

[73] 张秋霞，杨亦龙，王雅丽，等. 聂惠民教授治疗抑郁症的临证经验[J]. 世界中医药，2014，9（8）：1034-1035，1038.

[74] 骞芳，耿红娇，陈婷，等. 朱建贵主任辨证论治抑郁症顽固性失眠的经验[J]. 世界睡眠医学杂志，2014，1（4）：219-221.

[75] 王骏. 王翘楚教授治疗抑郁症的临床经验探求[A]. //中国睡眠研究会中医睡眠医学专业委员会、上海中医药大学附属市中医医院、国家中医药管理局中医药优势学科继续教育基地、全国名老中医王翘楚传承工作室. 睡眠疾病临床与相关基础研究学术交流会暨继续教育培训班论文集[C]. 2014：6.

[76] 赵锡艳，郭敬，赵天宇，等. 仝小林运用扶阳法论治老年抑郁症的经验[J]. 江苏中医药，2014，46（10）：18-20.

[77] 叶灵兰. 名老中医冯志荣治疗抑郁症经验小结[J]. 内蒙古中医药，2014，33（28）：37.

[78] 洪霞，宁侠. 周绍华从心论治抑郁症经验[J]. 北京中医药，2014，33（10）：732-734.

[79] 刘春招，曾庆明. 曾庆明运用柴胡加龙骨牡蛎汤治疗抑郁症经验[J]. 世界中医药，2014，9（10）：1322-1324.

[80] 朱岩. 张明波教授针药并举治疗抑郁症经验总结[D]. 沈阳：辽宁中医药大学，2015.

[81] 王琳. 刘玉洁辨治更年期抑郁症经验[A]. //中国睡眠研究会中医睡眠医学专业委员会、上海中医药大学附属市中医医院、国家中医药管理局中医药优势学科继续教育基地、全国名老中医王翘楚传承工作室. 中医对睡眠疾病的机理探讨和辨证论治新进展[C]. 2015：3.

[82] 燕莉，王洪蓓. 王焕禄临床治疗抑郁症经验浅议[J]. 环球中医药，2015，8（7）：865-867.

[83] 张胜，吴婧，张杰. 张杰经验方治疗产后抑郁症疗效观察[J]. 中医药临床杂志，2015，27（7）：964-965.

[84] 孙善动. 唐长金教授的学术经验及辨治抑郁症临床观察[D]. 合肥：安徽中医药大学，2016.

[85] 李如英. 符为民学术思想和治疗脑病经验清心解郁汤治疗抑郁症30例临床观察[D]. 南京：南京中医药大学，2015.

[86] 于学平，牛明明，邹伟. 邹伟从痰论治抑郁症经验介绍[J]. 中华中医药杂志，2015，30（11）：3976-3978.

[87] 刘欢，范丽娟，丛慧芳. 丛慧芳从肝郁肾虚论治围绝经期抑郁症经验[J]. 实用中医药杂志，2015，31（12）：1184.

[88] 吴明阳，孙华好，张国海，等. 李发枝运用归脾汤治疗抑郁症经验[J]. 中华中医药杂志，2016，31（1）：124-126.

[89] 罗晓庆，王明闯. 王忠民主任医师补肾养精为主论治产褥期抑郁症经验[J]. 中医研究，2016，29（1）：39-42.

[90] 董斌，张天垚，马洋. 张学文治疗抑郁症经验举隅[J]. 山西中医，2016，32（1）：7-9.

[91] 吕波，赵铭宇，李红岩. 王克勤教授治疗抑郁症经验[J]. 中医学报，2016，31（2）：199-201.

[92] 方春杨，孙辰莹，李凤娥，等. 刘玉洁治疗老年抑郁症经验研究[J]. 北京中医药，2016，35（2）：132-133.

[93] 徐程，陈霞波. 陈霞波从肝脾论治抑郁症经验[J]. 江西中医药大学学报，2016，28（2）：21-23.

[94] 方春杨. 刘玉洁教授治疗轻中度老年抑郁症临证经验研究[D]. 唐山：华北理工大学，2016.

[95] 郑美媛. 刘玉洁教授治疗抑郁症的用药经验研究[D]. 唐山：华北理工大学，2016.

[96] VericaMalinkova. 中西医学对抑郁症治疗方式的对比研究及刘清国教授治疗抑郁症经验[D]. 北京：北京中医药大学，2016.

[97] 黎鹤蕾，吴明阳，金杰. 金杰教授运用黄连温胆汤治疗抑郁症经验[J]. 中医临床研究，2016，8（14）：39-41.

[98] 王琳，孙辰莹，王清贤，等. 刘玉洁辨治更年期抑郁症经验[J]. 湖南中医杂志，2016，32（5）：32-33.

[99] 邵静，王清贤. 刘玉洁教授从痰论治抑郁症经验[J]. 河北中医，2016，38（5）：645-647.

[100] 姬昌，史金玉. 范军铭主任医师从虚论治抑郁症经验[J]. 中医研究，2016，29（7）：48-50.

[101] 张改，佘振垒，张晓阳，等. 马云枝从肺在志为忧治疗抑郁症经验[J]. 现代中医药，2016，36（4）：4-5，14.

[102] 罗辉. 王玉英治疗抑郁症经验[N]. 中国中医药报，2016-07-21（004）.

[103] 孙文军，曲淼，田青，等. 唐启盛教授治疗抑郁障碍的学术经验[J]. 天津中医药，2016，33（1）：1-3.

[104] 潘莲香. 朱巧霞从肺肾论治更年期抑郁症的经验[J]. 江苏中医药，2016，48（8）：22-23.

[105] 郑美媛，王清贤，刘玉洁. 刘玉洁从肝论治抑郁症经验[J]. 湖南中医杂志，2016，32（9）：19-20.

[106] 陈婷婷，高海运，高敏，等. 梅建强教授治疗产后抑郁症临床经验[J]. 河北中医，2016，38（12）：1774-1777，1783.

精神分裂症

精神分裂症（schizophrenia）是一组病因未明的重型精神障碍。主要临床特征为思维、情感、行为互不协调，精神活动脱离现实环境，自知力不完整，或伴有妄想与幻觉症状。一般无意识及智能障碍，病程多迁延。常缓慢起病，有慢性化倾向和衰退的可能，但部分患者可保持痊愈或基本痊愈状态。

临床表现分前驱期、症状明显期。前驱期症状可概括为5个方面：①情绪改变：抑郁，焦虑，情绪波动，易激惹等；②认知改变：零星出现一些古怪或异常观念，学习或工作能力下降等；③对自我和外界的感知改变；④行为改变：如社会活动退缩或丧失兴趣，多疑敏感，社会功能水平下降等；⑤躯体改变：睡眠和食欲改变，乏力，活动和动机下降等。症状明显期，症状可概括为4个方面：①感知觉障碍，出现幻听、幻视、幻嗅、幻味、幻触；②思维障碍，出现妄想、被动体验、思维形式障碍；③情感障碍，主要表现为情感迟钝或平淡；④意志与行为障碍，意志减退，出现紧张综合征。

精神分裂症，成年人终身患病率约1%。发病高峰年龄，男性为15～25岁，女性稍晚。本病的慢性病程，导致患者逐步脱离正常生活的轨道，个人生活陷入痛苦和混乱。有50%的患者曾试图自杀，10%的患者最终死于自杀。

本病的辨证论治，可参考中医学"癫病""狂病""心风""鬼交""失志"等。

一、诊治纲要

（一）诊疗思路

精神分裂症的发病原因，总以七情内伤为首要。或因思虑不遂，或因悲喜交加，或因恼怒惊恐，损伤心、肝、脾、肾，导致脏腑功能失调和阴阳失于平衡，进而产生气滞、痰结、火郁、血瘀等，蒙蔽清窍，扰乱神明，而引起神志失常；或气血生化乏源，精、气、血亏虚，神明失养，神不守舍，致本病发生。此外，精神分裂症与先天禀赋和体质强弱有密切关系。先天禀赋不足，可致脑失所养；或胎儿在母腹中受惊扰，气机升降失常，阴阳失衡，出生后或受到其他因素的影响，触发神识逆乱而引发本病。先天禀赋亦多源于家族，此病证在患者的家族中常有类似病史。本病病位在脑，与心、肝、脾、肾关系密切。

精神分裂症分癫证、狂证。癫证主要表现为沉默痴呆、语无伦次、静而少动，常常兼有精神抑郁、表情淡漠；神志方面，多有感知障碍，如幻想、幻视、幻听，思维障碍，如被害妄想、关系妄想等。狂证多表现为喧扰不宁、躁妄打骂、动而多怒，兼有精神亢奋、打人毁物；神志方面，表现为情绪高涨、易激惹。癫证属阴，多虚证；狂证属阳，多实证，二者可互相转化，重叠出现。癫证多因痰气互结而成，若痰浊壅盛，郁久化热，则可转化为狂证；狂证多由痰火扰心而起，若治疗后郁火得以宣泄而痰气留滞，亦可转化为癫证。癫证属痰气郁结而病程较短者，及时治疗每可获愈。若延误治疗，迁延日久，或愈后多次复发，则病情往往加重，可转变为心脾两虚证。病程越长，病情越重，则治疗越难，预后较差。狂证骤起先见痰火扰心之证，急投泻火逐瘀之法，病情多可迅速缓解；如治不得法或不及时，致使真阴耗伤，则心神昏乱日重，可转化为阴虚火旺证。若病久迁延不愈，可形成气血阴阳俱衰，神机逆乱，预后不良。

精神分裂症的辨证，首先辨癫证、狂证。癫证多痰气郁结及气血亏虚，狂证多痰瘀火旺。其次，辨病位。本病病位多涉及到心、肝、脾、肾。病变在心则自言自语，妄见妄闻，神志恍惚，心悸易惊，夜寐多梦；在肝则情绪不稳，喜怒无常，时而抑郁，时而刚暴，甚至冲动毁物，外跑伤人，骂詈狂叫，不避亲疏；在脾则病程日久，面色㿠白，自言自语，神情呆滞，生活懒散，肢体倦怠，喜静恶动；病变在肾则精神疲惫，阴液不足，五心烦热，腰膝酸软。第三，辨病性。病初多邪实，表现为气滞、火盛、痰壅、血瘀等；病的中后期则虚实夹杂，或正气虚弱，表现为气、血、津液亏虚，或兼痰气郁结，血阻脑窍。

精神分裂症的治疗，应遵从辨病与辨证相结合的原则。首分癫、狂，癫证以理气化痰为基本治疗原则，若初病体实可考虑用攻逐法，荡涤痰浊；或用开窍法，温通豁痰；病久正虚，则应运用养血安神、补养心脾的治法，但仍需考虑气郁痰结的一面；如伴有瘀血内阻，又当活血化瘀。狂证应以降火豁痰治标、调整神明治本为基本治法；初起邪实为主，涤痰降火；日久邪热伤阴，瘀血阻络，气阴两虚或虚实夹杂，可滋阴降火，活血通络。

（二）辨证论治

根据《中医神志病诊疗指南》《中西医结合精神病学》及 1987 年中国中西医结合研究会精神病专业委员会修订的《精神分裂症的中西医结合辨证分型标准》，结合名老中医经验，将精神分裂症的辨证论治要点概括为以下几个方面。

1. 癫证

（1）肝郁痰结证

临床表现：情感淡漠，生活懒散，喜静恶动，闷闷不乐，神志呆钝，胸闷叹息，胁肋胀痛，忧虑多疑，自语或不语，渴不喜饮，舌淡红，苔白腻，脉弦滑。

基本病机：气机不畅，津聚为痰，痰气互结，蒙蔽清窍，神明失司。

常用治法：疏肝理气，化痰开窍。

（2）心脾两虚证

临床表现：神志恍惚，言语错乱，心悸易惊，思维贫乏，善悲欲哭，少寐多梦，食少倦怠，舌质淡，苔白，脉细弱。

基本病机：脾气不足，气血乏源，心血亏虚，神失所养。

常用治法：健脾益气，养心安神。

2. 狂证

（3）痰火扰心证

临床表现：性情急躁，头痛失眠，两目怒视，面红目赤，突然狂暴无知，情感高涨，言语杂乱，逾垣上屋，气力逾常，骂詈呼号，不避亲疏，毁物伤人，哭笑无常，登高而歌，弃衣而走，渴喜冷饮，便秘溲赤，不食不眠，舌质红绛，苔多黄腻，脉弦滑数。

基本病机：肝火亢盛，夹痰上扰，神机逆乱。

常用治法：镇心涤痰，泻肝清火。

（4）火盛伤阴证

临床表现：精神疲惫，时而躁狂，神志焦虑，多言善惊，心悸易惕，烦躁不眠，形瘦面红，五心烦热，舌质少苔或无苔，脉细数。

基本病机：火灼阴液，阴液亏虚，无以制阳，神机逆乱。

常用治法：滋阴降火，安神定志。

（5）气滞血瘀证

临床表现：情绪不稳，喜静恶动，恶闻人声，妄见妄闻，出言无序，哭笑无常，面色暗滞，表情呆板，胸闷太息，心悸烦乱，头痛如刺，夜不入寐，舌质紫暗有瘀斑，脉沉弦而迟或见沉涩。

基本病机：气机不畅，血行瘀滞，清窍瘀阻，神明失司。

常用治法：理气活血，化瘀醒神。

二、名 家 心 法

1. 张志真

【主题】　心肾不交，水火不济，内邪滋生，蒙闭清窍是主要病机

【释义】　张志真认为，精神分裂症的病因病机，主要是因五脏阴阳失调，情志抑郁，肾精失养，造成心肾不交，水火不济，三焦气机紊乱，虚实交争，气、火、痰、郁滋生，上蒙清窍，以致神明逆乱。对"癫狂"的辨证施治，以心肾不交，水火不济为主。临床上还有气虚、血虚、气滞、血瘀、痰阻和热郁之兼证，可因人、因时和病程发展的不同阶段参杂相见，但气虚（虚）和气滞（实）是普遍存在的病理特点。气虚和气滞两者可相互影响，而且还影响三焦气化之通道，导致其他诸症相继而见。三焦连贯上下，内连脏（腑），主持诸气。如三焦气机紊乱：①影响正气运行，致气滞横逆（气滞证）。②使津液不得运化，水湿停聚而生痰（痰阻证）。③谷精不化，精血不生，血运受阻，脉络瘀塞（气虚、血虚、血瘀证）。④火衰精亏，元气不足（气虚、阴虚证）。⑤诸邪郁而化火，阴虚内热（热郁证）。①和②可视为三焦气分阶段；①和③可视为邪入脉络致血分的血瘀证和血虚证阶段；①、③、④为血不养心，邪扰神明的入脏阶段（以心为主）。而⑤却普遍存在于各阶段。（张志真. 用交通心肾法治疗精神分裂症之我见[J]. 辽宁中医杂志，1981，8（3）：41-42.）

2. 王季儒

【主题】 病本在心肝，痰火为标

【释义】 王季儒认为，癫证多因忧思过度，郁闷不舒，忧愁思虑则伤心，故心血不足；心血不足则心气有余，气有余便是火，火灼津而成痰；又兼思则气结，气结则痰亦凝固，阻塞气机，蒙蔽神明，故精神失常，语无伦次，即所谓痰迷心窍。狂证多因郁怒填胸，不得宣泄，怒则伤肝。肝为刚脏，在志为怒，喜条达而恶抑郁。初由郁怒伤肝，继则肝郁而怒气更盛，交互影响，气郁痰结，而成痰火，故每发则猖狂刚暴，力大异常。一者由于心经之热，一者由于肝经之实，是心肝两经为本病之本，痰火为本病之标。根据急则治其标的原则，故本病以治痰为先。治疗大法以祛痰为主。狂证祛痰中兼平肝泻火，常以自拟豁痰定狂汤（生龙齿、生牡蛎、生石决明、生珍珠母、龙胆草、天竺黄、节菖蒲、矾郁金、旋覆花、代赭石、金礞石、沉香、黄芩、大黄，甘遂、朱砂）治疗；癫证于祛痰中兼养心安神，常用加味温胆汤（清半夏、陈皮、茯神、远志、竹茹、枳实、节菖蒲、矾郁金、天竺黄、磁石、生龙齿、生牡蛎、胆南星、朱砂）治疗。（王季儒. 治疗癫狂经验点滴 [J]. 北京中医，1984，9（1）：5-7.）

3. 张继有

【主题】 癫证初起，责之痰气；狂证始发，归之痰火；癫狂久作，治之痰瘀

【释义】 张继有治疗精神分裂症从痰入手，辨痰气、痰火、痰瘀，以求平秘阴阳，调和气血，通达脏腑。①癫证初起，责之痰气。盖因情志不遂，木郁土伤，运化失常，聚液成痰，痰气内郁，蒙蔽心窍，而为癫证；或忧愁思虑，劳伤心脾，心虚不宁，心神失养，加之脾虚痰生，气凝痰阻，癫证始成。治以行气开郁，豁痰开窍为主，侧重心肝脾，兼顾虚实，常用温胆汤合柴胡舒肝散化裁。②狂病始发，归之痰火。因肝属风木，内寄相火，伤于情志，则肝木之风气逆，而诸气皆逆；气有余便是火，气逆而火发，木火风气相搏，伤及脾土；脾失健运，痰浊内生，痰火胶结，并归于心，心神逆乱，病发为狂。常用黄连温胆汤合龙胆泻肝汤加减，以达涤痰泻火之效。③癫狂久作，治之痰瘀。盖癫狂多属情志为患，以郁为先，伤在气血津液，而为气滞、血瘀、痰凝，三者互为因果。瘀血内伏，气机阻滞，升降失常，而聚液成痰；且气滞痰凝，影响血运，又成痰瘀胶结之机转。从痰瘀关系而言，痰为瘀之基，而瘀亦能变生痰浊，形成因果循环，痰夹瘀血，形成"宿疾"，潜伏脏腑经络之中，每因触动而发，遂成灵机逆乱，神志失常之癫狂。常将调气和血之品掺入治癫狂诸法之中，以求血气冲和，惯用温胆汤合癫狂梦醒汤临证变通。（王庆文，邓悦. 张继有研究员治疗癫狂的经验[J]. 吉林中医药.1990，10（3）：1-2.）

4. 蒋日兴

【主题】 狂证以肝郁为本，痰火为标

【释义】 蒋日兴认为，狂证形成之病机，乃由于情志因素致肝胆气逆，横暴莫制，五志之火内燔，炼液为痰，蒙蔽神明而发狂越，是以肝郁为本，痰火为标。治宜清热泻火，以清泄肝火为先，用当归龙荟汤加减（当归、黄柏、青黛、芦荟、龙胆草、川黄连、石菖蒲、生栀子、黄芩、大黄、天竺黄）。对痰火壅滞尚不甚，而以肝郁为主者，直以疏肝解郁法治之，方投逍遥汤化裁（柴胡、白芍、石菖蒲、当归、茯苓、郁金、白术、青皮、香附、炙甘草、牡丹皮、

生栀仁、胆南星、薄荷）。（单书健，陈子华. 古今名医临证金鉴·癫狂痫卷[M]. 北京：中国中医药出版社，1999：129-131.）

5. 谢海洲

【主题】 发病与心、肝、脾密切相关，气、痰、火为患

【释义】 谢海洲认为，本病之发生与心、肝、脾密切相关，总由气、痰、火为患，导致气机不顺，阴阳失调所致。肝藏血，主气机之疏泄。人之精神活动，与肝密切相关。若情志不畅，肝气不舒，轻则胸胁苦满，重则发为精神分裂症。心藏神，主神明。若心血不足，心阴亏虚，可致心火独亢，灼液为痰；痰火相合，或痰迷心窍，或上冲清窍，均可发本病。脾主运化，在志为思。若思求不得，或肝气久郁，克伐脾土，可致脾之运化减弱，水湿聚而成痰，流窜空窍经络，发为本病。临床辨证治疗：①痰阻脑窍证，治宜开窍祛痰，方取半夏白术天麻汤合白金汤加减；②痰火上扰证，治宜清热涤痰，方用生铁落饮加减；③肝气郁结，治宜疏肝解郁，方用四逆散合温胆汤加减；④阳明热结证，治宜通腑泻热，方用大承气汤化裁；⑤心肾不交证，治宜滋阴降火，交通心肾，方用黄连阿胶汤加味；⑥心胆气虚证，治宜补心壮胆，方用甘麦大枣汤合温胆汤加减；⑦气血双亏证，治宜补益气血，方用养心汤加减；⑧阴虚火旺证，治宜滋阴降火，安神定志，方用二阴煎加减；⑨瘀阻脑窍证，治宜活血化瘀，方用通窍活血汤加减。（谢海洲. 谢海洲医学文集[M]. 北京：中医古籍出版社，2004：281-283.）

6. 陈映山

【主题】 阴阳失调，七情内伤，痰气上扰，气血凝滞为病因病机

【释义】 陈映山认为，癫狂的病因病机，以阴阳失调，七情内伤，痰气上扰，气血凝滞为主要因素。情志所伤，禀赋不足，家族遗传是其主要成因；阴阳失调，气血逆乱，津液不布，气机失常是其病机；气、痰、火、瘀是癫狂的病理因素。癫证以痰气为主，狂证以痰火瘀为多。脏腑涉及肝、脾、心、脑。早、中期患者，癫证多气滞血瘀证，狂证多痰瘀交阻证；中、后期患者多癫证，为虚实夹杂的气虚血瘀证、髓空血瘀证。各证治疗，都以活血化瘀为法，但各有侧重。气滞血瘀证，重调气活血，常用逍遥散加减；痰热夹瘀证，治拟清热豁痰，化瘀醒神，用生铁落饮为主方，结合顺气导痰汤、三星汤、大承气汤等；气虚血瘀证，治拟益气升阳，活血开窍，方用益气聪明汤合桃红四物汤加减；髓空血瘀证，治拟补肾填精，化瘀开窍，方用养心汤。（陈润东. 陈映山治疗癫狂证经验[J]. 吉林中医药，2011，31（8）：724-726.）

7. 张琪

【主题】 痰火蒙窍，心脑不通，神机逆乱

【释义】 张琪认为，精神分裂症多因情志不畅，致肝气郁结，肝郁乘脾，脾失运化，水湿内停；又，肝郁化火，火热之邪灼津成痰，而形成痰火；痰火蒙蔽清窍、心窍，使心脑不相通，神明皆乱；故见妄想，自言自语，不寐；严重时骂人、打人毁物，哭笑无常。气为血之帅，气滞则血瘀，使气血不相顺接，心、脑失于濡养，故加重上述症状。痰浊壅肺，肺气上逆，故咯吐痰涎；痰火犯胃，胃气上逆，故恶心、纳差；气血瘀滞，经行不畅，故月经量少、色暗；舌质红紫，为瘀热之征；苔白腻略黄，脉滑数，为痰火之征。治疗用礞石滚痰丸合癫狂梦醒汤加减，以泻火豁痰开窍，疏肝行气，活血化瘀，重镇安神。（江柏华. 国医大师张琪教授治疗

精神分裂症验案 1 则[J]. 中医药通报，2011，10（3）：16-17.）

8. 唐启盛

【**主题**】 肝气内郁为基础，痰迷心窍为核心，肾精亏虚为根本

【**释义**】 唐启盛认为，肝气内郁为精神分裂症发病基础，是其他病机的前提和基础。七情损伤、肝气内郁，或忧思恼怒，或悲喜无常，引起肝气内郁，从而津液停滞为痰，痰迷心窍发为本病。其中，痰气互结，上迷心窍，蒙闭神明，神明失司则发癫证；若有大惊大怒，肝、胆、胃经三阳并而上升，火炽痰涌，痰火扰心，心窍为之闭塞，则发狂证，亦即气与痰相裹致癫，火与痰相凝致狂。痰邪作为精神分裂症的核心因素，其根责之于肾，以肾精亏虚为本。肾精亏虚，肾的气化功能失常，可致津液停滞化为痰邪。另外，临床常见情感淡漠、意志减退、神情呆滞等精神分裂症阴性症状表现，与肾精亏虚有关。肾藏精主志，精生髓充脑。脑为元神之府，神机之用，赖肾精生髓充养。肾精亏虚，髓海不充，元神无所依附而游于外，或志惑于中，出现精神分裂症症状。临床治疗狂证，主要以清热涤痰法，以青礞石、紫石英、浙贝母、石菖蒲、远志、天麻、刺五加、鸡内金、栀子、莲子心作为基础方，兼顾清心泻火、清利湿热、活血散瘀等治法；治疗癫证，急性期以开郁化痰与益肾填精并重，慢性期以益肾填精治其本，兼顾温补命门、健运脾胃等治法，以青礞石、紫石英、浙贝母、石菖蒲、远志、天麻、刺五加、鸡内金、山茱萸、五味子作为基础方。（焦福志. 基于数据挖掘的唐启盛教授治疗精神分裂症的用药经验研究[D]. 北京：北京中医药大学，2018.）

9. 周康

【**主题**】 涤痰开窍，清凉泻火，调气破血，补虚养正，壮阳兴奋五法分治

【**释义**】 周康将精神分裂症治法，整理为涤痰开窍法（半夏、胆南星、天竺黄、煅礞石、瓦楞子、青皮、陈皮、枳实、郁金、大黄、苏合香丸）、清凉泻火法（黄连、黄芩、黄柏、当归、龙胆草、芦荟、柴胡、龙骨、牡蛎、石膏、知母、大黄、芒硝、甘草）、调气破血法（新制柴胡汤、调气破瘀汤、癫狂镇静汤）、补虚养正法（党参、黄芪、当归、天冬、麦冬、远志、枣仁、龙骨、龟板、生地、熟地、山萸肉、山药、茯神、泽泻、五味子、桂枝、白芍、甘草）、壮阳兴奋法（巴戟天、淫羊藿、陈皮、黄芪、附子、肉桂、干姜、党参、熟地、仙茅、龟板、砂仁、甘草）5 法，对精神分裂症进行了治疗研究。结果显示，涤痰开窍法单独运用后疗效不佳，认为癫狂之因不仅仅为痰迷心窍。清凉泻火法，对狂证火盛者效果明显，但对狂证无火盛症状表现者效果不显，说明见狂证即云是火是片面的。调气破血法对狂证多有疗效，而对癫证疗效不显。补虚养正法，对临床见有虚弱不足之象，其比重大于精神症状者，效果较著；倘若精神症状较重，即或兼有虚象，用补法亦不能收其全功。壮阳兴奋法，对情感淡漠、行为退缩、生活懒散、呆滞嗜卧、思维贫乏症状之精神分裂症，能获得满意疗效。（周康. 祖国医学对精神病治疗的初步探讨[J]. 中医杂志，1962，8（8）：12-16.）

10. 王文鼎

【**主题**】 治狂当清泄痰火，治癫当调气化痰

【**释义**】 王文鼎认为，狂证初期，多为痰火蒙蔽清窍，痰火为主要矛盾。盖火为阳邪，与痰互结，上扰最速，故起病急骤，狂妄躁越。当正盛邪实，痰火内炽之时，每用自拟的狂证

方（白砒石、雄黄、雌黄、绿豆、栀子、急性子）治疗。上药研粉，服时取 2g，加牛黄、冰片各 0.1g，调适量白糖和面粉，烙成饼服下，服后必大吐泻。病症较前稍轻，痰火郁滞中焦者，用生铁落饮加减，或用礞石滚痰丸；若热入营血，蒙闭心包，用安宫牛黄丸；若肝胆火盛，轻则龙胆泻肝汤，重则当归龙荟丸。至于癫证，则属痰气纠结，迷阻心窍。盖气滞则痰聚，气行则痰化，所以治疗注重化痰与调气，常以温胆汤为基本方，随症加减。若肝气不舒，则变温胆汤为导痰汤，合四逆散化裁；若痰气郁而热，上扰心神，则用黄连温胆汤；若神志昏蒙错乱，久久不解，则用涤痰汤合朱砂安神丸加减。（周世印. 王文鼎老中医治疗癫狂症的经验[J]. 浙江中医药，1979，14（12）：442.）

11. 王足明

【主题】 证分八型，审机论治

【释义】 王足明治疗精神分裂症分 8 个证候：①心经痰火证，多因心火亢盛，灼津成痰，痰火蒙闭神明而成。治宜清泻心火、涤痰开窍，方取黄连温胆汤加味。②肝经火旺证，多因肝火横逆，扰乱心神所致。治宜清肝泻火、开窍安神，方用龙胆泻肝汤加味。③阳明火郁证，多由于阳明火炽，腑实不通，燥火上扰神明所致。治宜荡涤阳明、清泻燥火，方用承气汤类化裁。④火盛伤阴证，乃因火盛，耗伤心阴，成为阴虚火旺之候。治宜滋阴降火、安神定志，用二阴煎加减。⑤心肾不交证，乃因于火盛，灼伤心肾，导致心阳上越，不能下交于肾，肾水亏虚，不能上济于心所致。治宜滋阴降火、交通心肾，方用黄连阿胶汤加味。⑥痰气郁结证，多由痰气郁结，蒙闭心神所致。治宜理气解郁、化痰开窍，用顺气导痰汤加味。⑦肝气郁结证，多因谋虑不遂，肝郁气滞，失其条达，遗累心神而成。治宜疏肝理气、解郁醒神，用逍遥散合七气汤加减。⑧心脾两虚证，多由病久损伤心脾气血，心神无主所致。治宜健脾益气、养心安神，方用养心汤加减。（张孝厚，凌可与. 王足明治疗精神分裂症经验介绍[J]. 湖南中医学院学报，1981，3（1）：33-37.）

12. 屈泽湘

【主题】 开心下热痰以愈疯狂，降肠胃热实以通燥结

【释义】 屈泽湘认为，狂证乃郁、痰、火为病，涉及心、肝、胆、胃诸脏腑。大凡情志不遂，肝气郁结，气郁不得宣泄，郁而化火，木火上炎，煎津成痰；或素蕴痰浊，痰为火灼，火助痰威，心窍被蒙，致使神志逆乱，发为狂证。自拟将军汤合他方治疗狂证。将军汤为大黄 60～120g，以黄酒 150～300 毫升浸泡 24 时后，加水煎熬两次，每次煮沸后即滤出药液，共500 毫升，分二次服。大黄下痰热、通腑实、荡积垢、逐瘀血之功，正合狂证病机。张锡纯谓大黄"能开心下热痰以愈疯狂，降肠胃热实以通燥结"。如兼突然狂乱无知，面红目赤，舌红苔黄，脉象弦大，平素性情急躁者，取铁锈水煎药以镇心平肝；如腑通狂躁难除，痰热交蒸者，合温胆汤以清热化痰；如痰火壅盛者，加服礞石滚痰丸以泻火逐痰；如肝胆火盛者，合当归芦荟丸以清泄肝火；如阳明热甚者，则加生石膏、知母以清其热；如神志较清，痰热未尽，心烦不寐者，合朱砂安神丸以镇心安神，清除痰热；如兼表证，表里俱实，合防风通圣散以解表通里；如狂证日久，火盛伤阴者，则单用天王补心丹化裁治疗。（贺永清. 屈泽湘老中医用将军汤治疗狂证的经验[J]. 陕西中医，1982，3（6）：15-16.）

13. 崔文彬

【主题】 狂证初起理气解郁，癫证发作行气活血

【释义】 崔文彬认为，精神分裂症之发，无论或狂或癫，皆由恼怒惊恐，或积忧积郁所致；故精神情志之疾，始终不离气病为患。若气郁化火，煎灼津液，则生痰浊而成狂证；气滞血瘀阻闭脑气，遂失志意而成癫证。治狂证初起首用理气解郁之品，如郁金、菖蒲、木香、香附、青皮等，与承气汤合而投之；使痰浊得气而行，邪热得泻而下，则郁热痰结狂扰速能平息。遇癫证首选行气活血祛瘀之剂，药如醋柴胡、枳壳、香附、郁金、乌药、当归、赤芍、桃仁、红花等。冀其行气活血，则脑气得养，意识渐复。（崔文彬著. 崔东祥，多继成整理. 崔文彬临证所得[M]. 呼和浩特：内蒙古人民出版社，1982：220.）

14. 朱曾柏

【主题】 癫狂多属痰火，治宜吐清并举，攻补兼施

【释义】 朱曾柏认为，癫狂之病多属痰火之邪，蒙闭清窍，神明受扰。痰火壅盛，法宜吐清并举，常用桐油煎豆腐，白矾调服催吐；清下喜用莱菔子、胆南星、生铁落、大黄、生石膏之属，且重用莱菔子至 60g，以其具有"下气化痰""推墙倒壁"之功，使气结老痰速去。盖吐者以祛痰涎，清者以消火热，火清痰豁，窍通神宁。对于年青体壮，初患狂证，认为邪火燔灼，扰乱心神所致。临证重用大黄一味，研末冲服，是以大黄苦寒泻下，釜底抽薪，顿挫火势。狂证后期多表现为阴虚火旺，一则因癫狂多属痰火炽盛，狂久不已，火盛伤阴，心血内耗，阴虚则水不制火，虚火上炎；二则因长期服用大剂苦寒之品，化燥伤阴，耗损津液，阴不涵阳而见阴虚火旺之候。此类病人，忌苦寒直折，而应治病求本，壮水之主，以制阳光。常用枸杞、制首乌、当归、生地、麦冬等品，滋阴以涵阳，壮水以制火。癫狂迁延日久，不仅火旺伤阴，而且火伤元气，加之反复发作，久病失治、误治而导致阳气耗损，出现阳虚证候，如孤僻、淡漠、沉默、懒散、退缩蜷卧、僵硬怪异等，但夹有偶而冲动，毁物之行为。此阳虚阴盛，阳气浮越之象，主张大补元气，佐以桂、附等温补命门，引火归元，振奋阳气。（马晓中. 学习朱曾柏老师治疗癫狂病的经验[J]. 辽宁中医杂志，1984，11（7）：6-7.）

15. 李培生

【主题】 阳盛发狂，治分四法

【释义】 李培生认为，狂之病机，实属阳，主动，主躁，阳盛发狂从四法。①泻火降逆法，治阳明火热内盛，上扰神明而为狂者，气分热盛用白虎汤，有胃实热结用承气汤。治肝胆气郁相火内发而为狂者，用柴胡加龙骨牡蛎汤。②化痰开郁法，用于肝气郁结，情怀不畅，化痰生火，影响神明，发而为狂者，多采用黄连温胆汤加减。痰火旺盛，与礞石滚痰丸、白金丸合用。③活血化瘀法，用于血热内蕴，上扰神明，出现狂证者。用活血消瘀清热调经之法，与牛膝、蒲黄、五灵脂、琥珀、益元散、益母草、丹皮、丹参、当归、赤芍、桃仁等药，使浊热下行。④养血安神法，用于阴血不足，心火太旺而发狂者，用朱砂安神丸、酸枣仁汤、百合知母地黄汤、补心丹等加减治疗。（李培生. 谈阳盛为狂阳虚亦为狂[J]. 湖北中医杂志，1986，8（6）：2-4.）

16. 井鸿兵

【主题】 上以涌吐夺其痰，下以通腑泻其热，中以重镇折其火

【释义】　井鸿兵治疗癫狂，上以涌吐夺其痰；下以通腑泻其热；中以重镇折其火，冲服琥珀祛其瘀，佐以皮类行其气。喜用白术建其中，后期调理脾胃善其后。①上吐。癫狂之疾，痰蒙清窍，病位在上，故用吐法。常用明矾20g，兑水100ml，晨起一次服入。吐法使用次数，根据人体情况、症状变化而灵活选用，一般隔日一次。②下泻。泻法具有荡涤肠胃，泻下积滞的作用，使停留于肠胃的宿食、燥屎、瘀血、痰饮、火热之邪从下而解，以消除疾病。不管大便干结与否，皆使用下法，谓其祛邪以安正，临床常用番泻叶10g，代茶泡饮日服三四次。③中镇。创五石汤（石膏、寒水石、青礞石、海浮石、代赭石）内服直折其火。大便干燥加生军、瓜蒌仁；彻夜不眠加炒枣仁、茯神，另兑水冲服琥珀、朱砂，活血化瘀，养心安神；气滞郁阻加青皮、陈皮、枳壳；脾虚失运加炒白术、砂仁，一运脾，二牵制五石偏寒之性。④调理脾胃。癫狂后期，症状消除，进入恢复期，此时应调理脾胃以善其后，常用香砂养胃丸、六君子汤等。（董自安. 井鸿兵老中医治疗癫狂病的经验[J]. 新疆中医药，1993，11（4）：43-44，10.）

17. 乔保钧

【主题】　狂证治疗五要：清、疏、活、通、涤

【释义】　乔保钧认为，火炽痰涌，心窍闭塞是形成狂证的主要病机。将治疗经验概括为"五要诀""一强调"，即：清（清热泻火）、疏（疏肝理气）、活（活血化瘀）、通（通腑导下），涤（涤痰宣窍），强调初期峻泻通。"火"与"痰"相对而言，以火为先为本；火邪内炽，是狂证发病的病理基础。故清热降火为治狂中的决定性环节。火邪内郁日久，必炼津为痰。痰为有形阴邪，最易闭塞心窍。心君被蒙，神明逆乱，故以涤痰为要。狂证之痰，以清热之法以断其生痰之因，以通腑泻下为手段，使有形痰浊从肠道外排。通腑导下，不仅是涤除痰浊所必须，而且是清热泻火之良法。因无形火热与有形痰质胶着难分，有形痰质不排，则热亦难清，火亦难灭。只有通腑导下，火热之邪才能随有形痰质从肠道外泄，故通腑导下法实为治疗狂证的关键之举。狂病之火，因"气"而生。若情志不遂，忧思郁怒，或暴喜无度，皆可导致气机失调。气郁则化火，火郁则痰生，痰、气、火三邪交结内蒸，蒙闭心窍，狂证乃作。所以，若以病因而论，火邪内扰为标，气机内郁为本。因此，疏肝理气在治狂中寓"治病求本"之意。气郁则血瘀，狂证反复发作，由于气郁日久，加之痰滞经络，影响血液运行，多致血瘀。故治疗狂证，还应注意活血化瘀。（乔振纲，李先伟，刘元奇. 乔保钧治疗狂证经验[J]. 中医研究，1993，6（2）：34-35.）

【主题】　狂证分三期，治疗各异

【释义】　乔保钧认为，治疗狂证清心与疏肝必须同时进行，常用栀子豉汤加黄连清透心经郁热，重用白芍、郁金、枳实疏肝畅气。在清宣郁热的同时，兼以化痰、涤痰，使邪热无所恋，才能顺利宣泄透达；常随症加入胆南星、石菖蒲、天竺黄、橘红等，皆在清心泻热之时，融入涤痰宣窍之意。临证治疗一般分为3个不同阶段，各期治疗有异。①狂躁期。其病机为气郁化火，炼津为痰，痰火内壅，火气交蒸。治宜清心泻火、涤痰宣窍、通腑导下，兼疏肝畅气。方融大承气汤、黄连泻心汤、栀子豉汤、涤痰汤合而化裁。②相对平衡期。狂躁期经积极治疗或未经治疗，但患者连续发作，体力日渐消耗，可转为本期。症见精神疲惫，时而躁狂，烦躁不眠，多言乱语，痰热扰心。治当疏肝理气，清热化痰，宁心安神。方宗逍遥散、栀子豉汤合涤痰汤化裁。③恢复期。其病机主要为肝郁脾虚，气阴两伤兼有瘀血。治宜疏肝健脾，补气养阴，活血化瘀。方融生脉散、逍遥散、二陈汤加减化裁。总之，狂躁期以通腑泻热、荡涤痰浊

为主；相对静止期以疏肝理气，清心安神为主；恢复期以疏肝健脾，益气养阴，活血化瘀为主。（乔振纲. 治狂五要诀　清疏活通涤　临证分三期　初期宜峻泻——乔保钧老中医治疗狂证经验[J]. 光明中医，1994，9（2）：10-11.）

18. 衣震寰

【主题】　涌吐顽痰为治狂捷径

【释义】　衣震寰认为，癫狂虽有阴阳之分，无非顽痰作祟。多因七情所伤，火郁气结生痰，日久痰涎胶结，聚于胸膈，复因忧怒等因，引动伏痰，蒙蔽机窍，扰乱神明，则癫狂发作。当其痰升神乱之时，涤痰开窍、重镇安神诸法，有鞭长莫及之憾，唯涌吐一法，力能透达胸膈，使痰去而神识自清，堪称治狂捷径。吐药种类繁多，藜芦吐风痰，胆矾吐热痰，参芦吐虚痰（必助以探吐），常山吐疟痰，升麻合郁金吐蛊毒，食盐吐食毒。瓜蒂则痰食毒物皆能吐之，乃吐药中最切实用者。一般为1.5～5g，研末，先服三分之二。约半小时后觉恶心欲吐，将其余服下，即得快吐。新病正气未耗及体壮病重者量可稍大，久病正气已虚及体弱病轻者必小其量，一吐不彻，可间隔数日再吐。初治宜从小量开始，得吐即止，不吐再增，切忌冒然多量使用。必须注意的是，吐后不可骤进滋补，宜服清利之剂。如药后呕吐一时瞑眩，或吐不止，得香药即解，可用麝香嗅之，或服下少许；余冰片之类亦可。（黄晓晔，王淑卿，衣正安. 久泻、急痨及瘀血发狂等症治验[J]. 上海中医药杂志，1980，（3）：17-19.）

19. 戴西湖

【主题】　狂证治疗以涤痰降火，疏肝泻浊为主

【释义】　戴西湖认为，本病常由郁怒伤肝，气失疏泄，郁而化火，津液煎熬，积成痰火，上扰清窍，以致蒙蔽神明而致。治疗以涤痰降火、疏肝泻浊为法。基本方为祛痰定狂汤。药用：胆南星12g，天竺黄18g，石菖蒲10g，郁金12g，茯苓12g，珍珠母30g，法半夏10g，陈皮10g，大黄（后入）6g，远志12g。若不吐泻者加甘遂3g；食欲不振者加鸡内金12g。方中胆南星祛风化痰，泻肝火；天竺黄、石菖蒲、郁金化痰开心窍以清神志；珍珠母重镇潜肝宁心火；茯苓、陈皮、半夏健脾运以化痰；大黄专泻痰火以去浊；远志宁心安神。（曾金雄. 戴西湖治疗癫狂痫的临床经验[J]. 福建中医药，1999，29（5）：15.）

20. 周正保

【主题】　辨治可分五证，倡导虚实有异

【释义】　周正保临床分5证治疗本病：①痰火内扰证，多见于精神分裂症青春型和精神分裂症的急性期。治宜清热涤痰开窍，方选礞石滚痰丸与龙胆泻肝汤加减。②痰湿内阻证，多见于精神分裂症偏执型、未定型。治宜化痰理气、祛湿开窍，方选涤痰汤加减。③气滞血瘀证，多见于精神分裂症青春型、未定型。治宜理气活血、化瘀开窍，方选癫狂梦醒汤加减。④阴虚火旺证，常见于精神分裂症衰退期，慢性阶段，或一些年龄偏大的病人。治宜滋阴降火开窍，方选服蛮煎加减，重用生地30～50g，石斛20g，麦冬、丹皮、佛手、知母、郁金、菖蒲、甘草可选用。⑤阳虚亏损证，常见于精神分裂症衰退期或年老病人。治宜补肾健脾、壮阳开窍，方选壮阳汤加人参归脾汤加减。（张美茹，王正午，李成. 周正保辨证治疗精神分裂症经验介绍[J]. 天津中医，2000，17（5）：3.）

21. 梁剑波

【主题】 治癫以理心气解郁结，安神豁痰；愈狂证辨新久，虚实分治

【释义】 梁剑波认为，癫证应责在心、肝、脾三经之虚，大抵因为心神受扰所致。对于癫证，治以理心气、解郁结、安神豁痰，自拟导痰汤（法半夏、陈皮、茯苓、甘草、胆星、枳实、木香、石菖蒲、香附子、生姜、大枣）；言语失伦，失笑自语，呆立呆坐者为心气之虚，用定志汤；癫证日久，心气不足，神不守舍；或大病之后，心虚神散，元气怯弱；或年久癫疾，气血俱耗，或愈而复发，作止无常，用归神丹（枣仁、茯苓、人参、朱砂、当归、琥珀、远志、龙齿）。

狂证，多因悲愤不解，懊恼愤怒，伤肝化火，乘胃扰心，心窍昏蒙，神气逆乱所致，责在肝、心、胃与包络四经之实。狂者多阳明胃实兼痰热，治以清胃泄火、和络涤痰，用自拟二阳煎（黄连、礞石、大黄、龙胆草、栀子、青黛、风化硝、胆南星、地龙、石菖蒲、远志、石决明）。俟病人实火缓解，痰热渐化之后，与生铁落饮。狂证日久，患者消瘦，眼光炯动，面红，多言善惊者为久病阴伤，心血虚耗，虚火上扰，须辨证论治。如上焦实热者，折之，予生铁落饮；阳明实火仍存在者，下之，予当归承气汤；中焦有热者，调之，予凉膈散。对于悲哀动中者，拟龙齿清魂散（龙齿、远志、炒酸枣仁、怀山药、人参、生地、茯苓、菖蒲、五味子、麦冬、甘草）以养心之阴；喜乐无极者，拟清神汤（黄连、茯苓、柏子仁、远志、菖蒲、甘草、炒酸枣仁、竹沥）以凉心之阴。（梁宏正.中国百年百名中医临床家丛书·梁剑波[M].北京：中国中医药出版社，2001：28-30.）

22. 张志远

【主题】 治疗围绕气、血、痰、火

【释义】 张志远认为，精神分裂症的发生与肝、脾两脏密切相关。若肝气郁滞，脾失健运，则易出现痰郁气结，蒙蔽清窍，或脾失健运使气血生化无源，心神失养。此外，若情志失调，五志化火，痰随火升而上扰清窍，亦可扰乱神明。治疗紧紧围绕气、血、痰、火，若同时出现气滞、血瘀、痰结、郁火，则予以泻火、祛痰、降气、活血、解郁之品。临床将桃仁承气汤、控涎丹、当归龙荟丸、定狂散、礞石滚痰丸等组成一方，名为加味大承气汤（枳壳、厚朴、大黄、芒硝、龙胆、黄连、栀子、丹参、醋甘遂），加以治疗。（潘琳琳，王玉凤，金坤，等.张志远治疗精神分裂症经验[J].中医杂志，2019，60（1）：14-16.）

三、医 论 选 要

1. 气火痰三内因论（王凤高）

【提要】 气、火、痰为精神分裂症三个内因。肝胆之气，失于条达，乘侮脾土，不化精微而滋生痰浊，痰结气滞，积渐化火，痰火相搏，蒙蔽心包，产生精神分裂症。

【原论】 精神分裂症的病因，不外乎内、外两个因素，外界有害因素，如家庭纠纷，失恋，创伤等；内因为气、火、痰。

气：五脏六腑都有气，精神分裂症是以肝胆之气为主要病因。它可以分虚和实两方面。虚

的方面：在症状上表现为惊吓、胆怯、抑郁、多疑等，舌淡苔薄腻，脉弦软。治宜补肝益气，佐以化痰。还有一种，由于心脾之气不足，而出现面色不华、身羸体弱、短气乏力、怔忡忧惕、神志恍惚、恐惧多疑、舌淡而苔滑、脉细小濡数。治以养血归脾、引神入舍之法。实的方面：症状表现为情志抑郁、消极悲观、孤僻寡欢、反应迟钝、口角流涎、状如木偶、舌尖红布薄白腻苔、脉沉弦细数。治以疏肝理气、解郁化痰为主。也有因气滞瘀凝的，症状表现为或歌或舞、疑神见鬼、善妄多疑、妄言妄笑、身热夜甚、结膜充血、舌边发紫、或舌心有紫斑、苔布黄腻、脉细滑，治宜活血行瘀、泻热安神。

痰："痰"是由于脾气不运而产生的，与气、火有密切的关系。情志抑郁，气不条达，乃至痰结生火，痰火相搏，更恃心、肝之火，助纣为虐，蒙蔽心包，而致神不守舍。在临床症状上，患者一般都有胸闷不舒、多黏痰等现象，脉搏多滑象，舌苔显露滑腻。

火："火"五脏六腑都有，本病以"心火"的灼烁为主。"诸躁狂越，皆属于火"。火和气、痰有密切关系。"气有余，便是火"。临床表现为失眠、躁动、打人骂人，或捣毁财物，或狂笑高呼、面赤、目有红丝，舌质红而苔腻，脉滑数有力。治从泻火逐瘀，佐以重镇。

从气、痰、火三个证候来辨证，气虚是其本，痰、火实为其标；可以由虚转化为实，如紧张型的木僵期转化为激动期；也可以由实转化为虚，如单纯型、偏执型等；也可以单独出现实证，如青春型之类。但虚实的转化，也不是绝对的。在临床治疗观察中，一般都是虚实夹杂者为多。三者之间，有着相互影响，相互作用的关系。由于肝胆之气素虚或怫郁，在遭受到外界较严重的刺激后，情绪波动太过，或躁动善怒，或抑郁寡欢。因此，肝胆之气，失于条达，乘侮脾土，不化精微而滋生痰浊；痰结气滞，积渐化火，痰火相搏，蒙蔽心包，卒至产生精神变态。（王凤高. 中医对精神分裂症病因病机的探讨[J]. 江苏中医，1962，7（10）：3-4.）

2. 癫狂治疗十法论（张海峰）

【提要】 治疗癫狂有十法：夺食法、涌吐法、泻下法、除痰法、镇坠法、泻火法、开郁法、化瘀法、调补法、移精法。

【原论】 癫、狂二者在病因病机上是密切关联的，皆系七情所伤，致使气机升降失常，生痰化火，影响心主神明，而发生癫狂。其病机要点：痰蒙心窍则为癫，痰火内扰则为狂，二者皆是心主神明功能反常的病证。癫属阴证，脉多沉涩；狂属阳证，脉多滑数或沉伏。另一方面，"心为五脏六腑之大主""心动则五脏六腑皆摇"，根据心与它脏的密切关系，癫狂日久，心神受伤，必累及它脏。治疗方法：①夺食法：限制其饮食量，或者在身体能忍受范围之内"夺其食"，折其阳明亢旺之气。②涌吐法：方用瓜蒂散，以用金瓜蒂为佳（炒黄，又名香瓜），每次 1~3g，用淡豆豉 10g 煎汤送服。如急欲催吐，服药后可探喉取吐。另法用桐油煎豆腐干，吃 2~3 块，待 1~2 小时后，患者即上吐下泻，均为痰涎之物。③泻下法：适合于阳明热盛，燥屎内结，舌苔黄粗而干，脉滑实有力者。里实壅盛，用加减承气汤（大黄、风化硝、枳实、礞石、皂角、猪胆汁、醋）。如痰浊中阻或痰居皮里膜外，苔薄白脉沉弦者，用控涎丹（甘遂、大戟、白芥子）。④除痰法：除痰的方法甚多，涌吐、攻下也有除痰之功。如气郁痰结，苔白腻脉弦滑者，可用白金丸或顺气导痰汤，尤为推崇《千金》温胆汤。⑤镇坠法：对狂证，主张重镇之剂，兼以涤痰攻下，常用磁朱丸。⑥泻火法：心火亢旺，躁扰不眠，舌红苔少脉数者，实证居多。宜苦寒泻火，可用泻心汤（大黄、黄芩、黄连）。⑦开郁法：癫狂证中，常见表情淡漠、食少神疲、情志抑郁、苔白脉弦者。此乃思虑太过，肝气郁结，脾化失运，肝胃不和，可用逍遥散或四七汤加减。⑧化瘀法：癫狂之证，治而不愈或反复发作，气滞痰结，从病理上说，久而必致瘀血阻络，出现虚实夹杂之证。其临床特征为患者消瘦、肌肤干燥、颜面发黑、毛发干枯无华、口唇及齿龈变蓝色或青紫色、舌质有紫蓝斑块、舌下青筋呈紫黑色、口干饮少，或大便色黑，脉象沉细而涩，妇人闭经、月经不调等。治宜活血化瘀，如下瘀血汤。⑨调补法：癫狂日久，心脾虚弱，其血虚而有寒象者，蜷屈畏冷，面色苍白，舌淡脉细。可用当归补血汤加减。血虚而有热象者，心烦不寐、躁扰不安、颜面潮红、舌质娇红、脉细数。可用加减一阴煎（生地、白芍、麦冬、熟地、甘草、知母、地骨皮）。⑩移精法：即精神疗法。针对病人起病原因和思想现状，做好思想工作，每有事半功倍之效。但对狂躁之证，完全失去理智者，不可用之，用之亦无效。（徐复霖. 张海峰老中医治癫狂经验介绍[J]. 江苏中医，1980，12（1）：39-40.）

3. 从毒辨治论（丁德正）

【提要】　毒邪攻心致病，分为湿毒内聚、湿热蕴毒、毒热内盛、痰瘀酿毒型，分别治以温阳利湿解毒、清热利湿解毒、清热解毒、涤痰化瘀解毒。

【原论】　毒邪攻心可导致精神分裂症，对毒邪引致精神分裂症的治疗，分以下证型：①湿毒内聚型：症见目青面黑，肌肤晦滞而略浮，面垢，神呆，流涎；动作笨拙且古怪刻板，语言重复含糊而离奇荒诞；头项身肢多阴性疮痈，溃烂流水，难以愈合；脉沉或细弱，舌质淡苔灰白而滑，或黑浊腻而润。此症多见于青春型、单纯型、紧张型及其慢性衰退状态。多由阳虚失煦，或脾虚失运，湿邪内聚，酿而为毒，毒邪上扰，神机失持而致。治宜温阳健脾，利湿解毒，清心安神。温阳利湿解毒汤主之。党参、桂枝、龙齿、枣仁各30g，白术、茯苓各15g，泽泻12g，远志、菖蒲、炙甘草各18g，苦参24g，甘松9g，另朱砂6g，明雄黄2g（和研，分2次冲服）。②湿热蕴毒型：症见肤表多发丘疹、水疱，或急性化脓性疖肿，痒甚且痛；口苦，躁急烦热，少寐多梦，言语零乱，指西骂东，哭啼吵闹，乱奔乱冲；撕衣揪发，打砸行凶；面目红赤，口唇略青，舌质红苔黄腻，脉滑数，小溲短赤而少，大便秘结或泻痢后重。此症多见于青春型及分裂情感型兴奋状态。多由湿郁日久化热，湿热蕴蒸，酿而为毒，毒邪攻心所致。治宜清热利湿，解毒定狂。清热利湿解毒汤主之。苦参30g，黄连10g，黄芩、栀子、枣仁、木通各15g，大黄20g，泽泻10g，滑石、珍珠母、灵磁石各30g，远志、菖蒲、甘松各10g，另朱砂5g（研末分2次冲服）。③毒热内盛型：症见身热烦躁，面目红赤而重，身首多疮疡，焮热赤肿疼痛；兴奋狂躁，多语多动，自矜才艺，自谓聪明；或狂呼大叫，不避水火，行凶杀人；脉洪数，舌质红绛而干，苔薄而焦黄，或黑燥，唇燥，鼻腔干结如烟煤；渴喜冷饮，小溲黄赤，大便多秘结。此症多见于分裂情感型兴奋状态及紧张型兴奋状态。多由毒热内盛，扰逼心神，神明淆乱所致。治宜清热解毒，安神定狂。清热解毒定狂汤主之。银花、连翘、大黄（后下）、蒲公英、生地、生石膏、寒水石、珍珠母各30g，黄连9g，栀子、玄参、野菊花各15g，丹皮12g，甘草10g，另朱砂6g（研末分2次冲服）。大便秘结，可加芒硝30g，首煎一次冲服。④痰瘀酿毒型：症见面色萎黄，略隐紫黯，肌肤粗糙干枯起鳞，惊悸少眠且烦躁难耐，行动荒唐古怪；脉沉滑，舌质紫黯苔浊厚而干，色灰黑；肤表多疮疖，其痂干枯而发黑，局部漫肿而青紫。本症多见于青春型、妄想型及本症之慢性状态。多由痰瘀胶结日久，败瘀浊秽酿而为毒，毒邪攻心所致。治宜涤痰化瘀，解毒安神。涤痰化瘀解毒汤主之。枳实12g，胆星10g，丹参20g，桃仁12g，红花10g，苦参30g，黄连9g，大黄20g，郁金30g，银花24g，远志12g，枣仁 15g，龙齿 30g，甘草 10g，另琥珀、朱砂各 5g（和研，分 2 次冲服）。（丁德正. 毒邪引致精神分裂症的治疗经验[J]. 辽宁中医杂志，1986，13（2）：24-25.）

4. 从肝辨治论（贾竑晓）

【提要】 精神分裂症多始发于肝，急性期多因肝郁日久化火，为心肝（胃）之火上扰神明所致；因肝郁心火影响他脏而进入慢性期，往往表现为多种症状群。

【原论】 精神分裂症患者的病前性格特征，如孤僻、内向、怕羞、敏感、思维缺乏逻辑性、好幻想等，被称之为"分裂样人格"，与中医学所说的肝郁质近似。情志不舒，气机不畅，肝气郁结，常见抑郁不乐，情感淡漠，喜静恶动，不愿出门，甚则怕见生人，终日闷闷不乐，学习成绩下降，工作不主动，经常是精神分裂症的初始症状。精神分裂症初期，经常可见有以下两组症状群所显示的基本病势：一是情绪偏高，心烦易怒，情绪暴躁为主的症状群；二是情绪偏低，少语发呆，喜静少动，兴趣低下为主的症状群。二者皆由肝气郁滞所致。临床研究表明，肝郁气滞在精神分裂症辨证分型中占有很大比例。本病早期病位在肝，故称为"始发于肝"。

精神分裂症进入急性期，多因肝郁日久化火，为心肝（胃）火上扰神明。肝郁日久化火，火性炎上，引动心火，必致心神失常。肝主怒，属风；心主喜，属火。风火相煽，内炽上炎，扰乱神机，其病势凶猛，大笑狂笑、哭笑无常，思维凌乱，语无伦次，妄见妄闻，冲动伤人，兴奋话多，怪态重重，高呼狂叫，冲动外跑为主的症状群（兴奋状态）；热灼津聚，火邪结痰，其害上至巅顶，下至涌泉，随气升降，周身内外皆到，形成痰火为主的症状群。中医学有"痰随气行，无处不到"之说。该病机除心肝邪热之外，尚与脾胃有关。此乃心肝（多兼夹阳明）热盛，处于邪实阶段。

精神分裂症因肝郁心火影响他脏，而进入慢性期。精神分裂症从急性期向慢性期转变过程中，由于肝郁心火影响他脏，经常出现各种其他病机病势，而表现为各种复杂的临床症候群。肝气横逆犯脾，脾失健运，津不输布，内蕴成痰，痰邪上扰，形成气郁痰结、肝郁脾虚的病机以及相应症状群。再者失调于脏，影响心脾，则出现心脾两虚性精神症状群，多以心悸、健忘、不寐、多梦、害怕为临床特征。气行则血行，气滞则血易瘀。肝郁气机不畅，血瘀内结，邪扰神机，脑不司神，其人可出现病位在肝脾的气滞血瘀性精神症状群。神病日久，肝郁肝火损伤阴液，导致阴虚内热性病机。肝阴不足，肝血亏损，藏血舍魂功能失调，而上不荣心脑，神机失养，形成肝肾两虚性精神症状群，临床多见肝肾阴亏。常见症状有头痛、头胀、头晕、头发空、头紧，多为间断性出现，或有害怕、胆小、紧张的胆虚症状，甚则妄见妄闻。此为肝胆相表里之故。肾阴不足性病机，最易出现的是耳鸣，头响发胀，甚则妄见妄闻。神病日久，治疗失机，易导致脾肾、肝肾两虚为病机的症状群。一是脾肾两虚为主的症状群，如思维贫乏，神疲纳呆，生活懒散等；二是肝肾不足为主的精神症状群，如记忆力明显下降，面色晦暗，思维松散，呆愣少语，无任何高级意向要求，生活极为懒散，秽洁不知。癫狂发展到脾肾、肝肾两虚，可能向呆症转换，从而出现衰退症候群。（李文咏，康玉春，贾竑晓. 从肝论治精神分裂症[J]. 中华中医药杂志，2010，25（9）：1427-1429.）

5. 择时施治论（烟建华）

【提要】 精神分裂症，春夏多复发或加重，秋冬则相对稳定。应择时治疗，包括择时用药、审机组方。

【原论】　在《内经》"四时五脏阴阳"文献及实验研究中，发现本病的发作与加重有明显的周期趋势，即春夏多复发或加重，秋冬则相对稳定。实验研究显示，患者体内多种生化物质的分泌及其比例也有相应的四季节律，并由动物实验得到证实。精神活动是人类的生命现象之一，在自然界春季阳气渐长，夏季阳气达高峰的过程中，人体阳气也随之徐徐升发以至旺盛，表现为思维敏捷，情绪兴奋且易波动；秋冬季阴气渐盛，人的思维迟缓，情绪稳定。精神分裂症患者由于自我适应、协调能力减弱，所以在春季自然界阳气初生之时，其体内的阳气借外界阳气升发之机迅速增长，故发病达到高峰。在本病首发和复发较多的3、4、5月，气温开始升高、地面气压升高或降低的变率较大。气温的迅速改变，常影响患者的躁动状态；气压的突变，特别是低气压，则使患者体内发生水分潴留，促发不安现象。当然，除了气象因素外，还有光照、能量、磁场以及离子强度等因素，它们对本病的发病及症状肯定会有影响，但其机制和规律还有待深入研究。

精神分裂症的择时施治方法：①择时用药。本病有多在春季发病或复发的特点，提示医家借自然界阴阳消长之势，协助人体纠正自身精神活动、阴阳紊乱的可能性。方法是秋冬或冬末春初用药预防，春夏用药遏制。秋冬用药应把握春分、冬至两个关键节气；冬末春初应把握立春节气。疗程不应短于一个节气的时间，最好两个节气。②审机组方。将精神分裂症患者发病多因不适应外环境的变化与其本身内环境的紊乱统一起来，以此指导治疗。即应根据患者体内"四时法则"的紊乱，组方用药。从组方法度而言，预防方剂，当养阴泄阳安神，并诱导体内少阳之气适时缓缓生发，以化解其阳气郁遏，预防春季暴发之势；治疗方剂，当泄阳镇逆潜神，以遏制其亢旺之阳，收神入窍。其中的阴阳概念宜广义理解，精血津液为阴，敛藏镇潜亦属阴；气热痰火为阳，升发鼓动亦属阳；补者顺其性以养其正，泄者逆其势以逐其邪；瘀血遏阳，痰火扰阳，均属当泄之类。最后需要说明的是，中医谓狂属阳癫属阴，治法当有不同，不过两者均有痰瘀之遏，阳气扰动的病机，需要逐邪通遏；不同之处是狂病旨在清泄亢阳，癫病旨在通泄郁阳。（烟建华，苏晶. 精神分裂症的择时施治探讨[J]. 中国医药学报，1996，11（1）：7-9.）

（撰稿：李海玉；审稿：唐启盛，于智敏，曲淼）

参 考 文 献

著作类

[1] 印会河. 中医内科新论[M]. 太原：山西人民出版社，1983.

[2] 陈家扬. 实用中医精神病学[M]. 北京：北京出版社，1985.

[3] 崔文彬著. 崔东祥，多继成整理. 崔文彬临证所得[M]. 呼和浩特：内蒙古人民出版社，1982.

[4] 陈家扬. 实用中医神经病学[M]. 甘肃：甘肃科技出版社，1989.

[5] 施杞. 临床中医脑病学[M]. 北京：科学出版社，1997.

[6] 单书健，陈子华. 古今名医临证金鉴·癫狂痫卷[M]. 北京：中国中医药出版社，1999.

[7] 王彦恒. 实用中医精神病学[M]. 北京：人民卫生出版社，2000.

[8] 梁宏正. 中国百年百名中医临床家丛书·梁剑波[M]. 北京：中国中医药出版社，2001.

[9] 谢海洲. 谢海洲医学文集[M]. 北京：中医古籍出版社，2004.

[10] 张宏耕. 中西医结合精神病学（供中西结合专业用）[M]. 北京：中国中医药出版社，2005.

[11] 蔡光先主编，中西医结合内科学[M]. 第 2 版. 北京：中国中医药出版社. 2006 年.

[12] 余绍源主编，中西医结合内科学[M]. 第 2 版. 北京：科学出版社，2008.

[13] 中华中医药学会编. 中医神志病诊疗指南[M]. 北京：中国中医药出版社，2015.

[14] 赵靖平主编. 中国精神分裂症防治指南[M]. 北京：中华医学电子音像出版社，2015.

[15] 余小萍，方祝元. 中医内科学[M]. 第 3 版. 上海：上海科学技术出版社，2018.

论文类

[1] 俞慎初. 中医以癫狂痫的论治[J]. 上海中医药杂志，1955，1（12）：31-32.

[2] 陈以教，陈家馨. 中西医结合治疗精神分裂症 150 例[J]. 福建中医药，1961，6（1）：16-19.

[3] 周康. 祖国医学对精神病治疗的初步探讨[J]. 中医杂志，1962，8（8）：12-16.

[4] 王凤高. 中医对精神分裂症病因病机的探讨[J]. 江苏中医，1962，7（10）：5-6.

[5] 周世印. 王文鼎老中医治疗癫狂症的经验[J]. 浙江中医药，1979，14（12）：442.

[6] 徐复霖. 张海峰老中医癫狂经验介绍[J]. 江苏中医杂志，1980，1（1）：39-40.

[7] 黄晓晔，王淑卿，衣正安. 久泻、急痧及瘀血发狂等症治验[J]. 上海中医药杂志，1980，（3）：17-19.

[8] 张孝厚，凌可与. 王足明治疗精神分裂症经验介绍[J]. 湖南中医学院学报，1981，3（1）：33-37.

[9] 谢海洲. 癫证[J]. 广西中医药，1981，（2）：33.

[10] 张志真. 用交通心肾法治疗精神分裂症之我见[J]. 辽宁中医杂志，1981，8（3）：41-42.

[11] 谢海洲. 癫狂一案走访纪实[J]. 辽宁中医杂志，1981，8（4）：2-3.

[12] 贺永清. 屈泽湘老中医用将军汤治疗狂证的经验[J]. 陕西中医，1982，3（6）：15-16.

[13] 王彦恒，薛国维. 200 例精神分裂症的辨证论治报告[J]. 北京中医，1983，2（1）：17-19.

[14] 王季儒. 治疗癫狂经验点滴 [J]. 北京中医，1984，9（1）：5-7.

[15] 马晓中. 学习朱曾柏老师治疗癫狂病的经验[J]. 辽宁中医杂志，1984，11（7）：6-7.

[16] 周正保. 精神分裂症中医辨证分型（草案）[J]. 中西医结合杂志，1984，4（11）：678.

[17] 周正保. 中西医结合治疗精神病的辨证论治问题[J]. 中西医结合杂志，1984，4（11）：693-694.

[18] 张纲，谢海洲. 论"痰迷心窍，以致癫狂"[J]. 中医药研究，1985，1（1）：18-19.

[19] 周康. 活血化瘀应用于精神病治疗的研究[J]. 天津中医，1985，2（6）：29-31.

[20] 张启元，邱荣琼. 龙郁承气汤治疗癫狂 50 例[J]. 陕西中医，1985，6（12）：539-540.

[21] 缪增铃. 辨证分型治疗癫狂症 280 例临床观察[J]. 福建中医药，1986，16（1）：13-15.

[22] 丁德正. 毒邪引致精神分裂症的治疗经验[J]. 辽宁中医杂志，1986，13（2）：24-25.

[23] 李培生. 谈阳盛为狂阳虚亦为狂[J]. 湖北中医杂志，1986，8（6）：2-4.

[24] 黄绍峰，王忠民，顾月琴. 陈德润老师治疗癫、狂、痫的经验[J]. 江苏中医杂志，1986，7（9）：4-5.

[25] 吴玮. 癫狂多由气郁生[J]. 北京中医，1987，6（1）：58.

[26] 杜贵森. 癫狂梦醒汤临床运用举隅[J]. 河北中医，1987，9（3）：10.

[27] 张良栋，徐声汉，顾牛范，等. 精神分裂症中医分型的临床研究[J]. 中西医结合杂志，1987，（9）：515，526-528.

[28] 刘久峰，邓裔超. 邓启源老中医治疗癫狂痫经验[J]. 辽宁中医杂志，1987，14（9）：3-4.

[29] 王云翔. 吕德苗老中医治癫狂验案[J]. 实用中医内科杂志，1988，2（1）：5.

[30] 精神分裂症的中西医结合辨证分型标准[J]. 中西医结合杂志，1988，8（2）：127.

[31] 刘芷芸. 孙允中教授治疗狂症经验[J]. 中医函授通讯，1989，（1）：23.

[32] 何才春. 试谈精神分裂症中医分期治疗[J]. 实用中医内科杂志，1989，3（2）：12-14.

[33] 李景白. 舒肝泻火涤痰安神治癫狂[J]. 内蒙古中医药，1989，8（3）：31.

[34] 王慧琴. 辨证论治为主治疗精神分裂症 53 例[J]. 中西医结合杂志，1989，9（8）：504-505.

[35] 杨宏斌. 变通柴胡加龙骨牡蛎汤治癫狂[J]. 四川中医，1989，7（10）：32.

[36] 杜兆芳，孙兆庆，朱爱云，等. 活血化瘀法治疗精神分裂症的临床研究（附 60 例分析）[J]. 山东医药，1989，（10）：27-28.

[37] 王庆文，邓悦. 张继有研究员治疗癫狂的经验[J]. 吉林中医药，1990，10（3）：1-2.

[38] 乔振纲，李先伟，刘元奇. 乔保钧治疗狂证经验[J]. 中医研究，1993，6（2）：34-36.

[39] 董自安. 井鸿兵老中医治疗癫狂病的经验[J]. 新疆中医药，1993，11（4）：10，43-44.

[40] 李秀珍，果培厚. 张立生治疗癫狂痫证的经验[J]. 中医杂志，1994，45（2）：77-78.

[41] 乔振纲. 治狂五要诀　清疏活通涤　临证分三期　初期宜峻泻——乔保钧老中医治疗狂证经验[J]. 光明中医，1994，9（2）：10-11.

[42] 烟建华，苏晶. 精神分裂症的择时施治探讨[J]. 中国医药学报，1996，11（1）：7-9.

[43] 任春秀. 癫狂之病治在心肝[J]. 陕西中医，1996，17（4）：191-192.

[44] 蔡生祥. 王应玉治疗癫狂病的经验[J]. 浙江中医杂志，1996，31（9）：416.

[45] 蔡幼清. 胡建华治疗癫狂痫的临床经验[J]. 中医杂志，1997，38（12）：719-720.

[46] 王彦恒. 中医治疗脾虚性慢性精神分裂症 48 例临床观察[J]. 北京中医，1997，16（1）：11-12.

[47] 曾金雄. 戴西湖治疗癫狂痫的临床经验[J]. 福建中医药，1999，29（5）：15.

[48] 丁德正. 论先天禀赋性体质与精神分裂症[J]. 河南中医，1999，19（6）：3-5.

[49] 李艳君. 浅论痰邪与癫狂病[J]. 陕西中医，1999，20（8）：383.

[50] 张美茹，王正午，李成. 周正保辨证治疗精神分裂症经验介绍[J]. 天津中医，2000，17（5）：3.

[51] 王晓慧，边玉静，罗军席，等.89 例精神病中医分型[J]. 现代中西医结合杂志，2000，（15）：1420-1422.

[52] 周伟琴. 徐必达治疗癫狂病经验[J]. 实用中医药杂志，2001，17（8）：34-35.

[53] 董惜寸. 费绳甫治疗癫狂学术思想探讨[J]. 江苏中医药，2002，34（10）：4-5.

[54] 丁勤章. 精神分裂症的中医治疗[J]. 中国全科医学，2003，（3）：194-196.

[55] 杨印明. 论治癫狂 10 法[J]. 河北中医，2003，25（12）：917-918.

[56] 赵永厚. 清热豁痰醒脑法治疗痰火扰神型躁狂症[J]. 上海中医药杂志，2004，38（4）：14.

[57] 丁德正. 精神分裂症病因病机探析[J]. 辽宁中医药大学学报，2007，（6）：12-15.

[58] 徐天朝. 癫狂病因病机及证治规律研究[D]. 北京：北京中医药大学，2008.

[59] 宁式颖. 基于古今医案数据分析的癫狂病证治规律研究[D]. 哈尔滨：黑龙江中医药大学，2009.

[60] 丁德正. 从痰、瘀、毒论治偏执型精神分裂症[J]. 中医药临床杂志，2009，21（3）：249-251.

[61] 丁德正. 试论精神分裂症青春型病因病机及治疗[J]. 中医药临床杂志，2009，21（6）：508-510.

[62] 柳春旺，张宏耕. 精神分裂症中医常见证候类型标准第一轮专家问卷分析[J]. 内蒙古中医药，2009，28（14）：51-52.

[63] 李振爽，李飞. 李长远治疗癫狂证经验[J]. 山东中医杂志，2010，29（1）：54-56.

[64] 赵永厚，柴剑波，赵玉萍，等. 复元康胶囊镇静作用的实验研究[J]. 世界中西医结合杂志，2010，5（8）：659-660+664.

[65] 李文咏，康玉春，贾竑晓. 从肝论治精神分裂症[J]. 中华中医药杂志，2010，25（9）：1427-1429.

[66] 何韬,宋炜熙,邓婷,等. 精神分裂症中医癫证证候标准第二轮专家咨询问卷分析[J]. 实用预防医学,2011,18（1）：176-179.

[67] 江柏华. 国医大师张琪教授治疗精神分裂症验案 1 则[J]. 中医药通报，2011，10（3）：16-17.

[68] 张宏耕，陈裕根，宋炜熙，等.990 例精神分裂症患者中医证候构成比分析[J]. 湖南中医药大学学报，2011，31（5）：57-59.

[69] 黄诚,宋炜熙,张宏根. 精神分裂症中医狂证证候标准第二轮专家咨询问卷分析[J]. 湖南中医药大学学报，2011，31（6）：44-47.

[70] 陈润东. 陈映山治疗癫狂证经验[J]. 吉林中医药，2011，31（8）：724-726.

[71] 丁德正. 试论精神分裂症紧张型及其治疗[J]. 中华中医药杂志, 2011, 26（10）: 2304-2306.

[72] 黄诚. 精神分裂症（狂证）中医证型和证候标准专家咨询问卷调查研究[D]. 长沙: 湖南中医药大学, 2012.

[73] 赵永厚, 赵玉萍, 柴剑波, 等. 复元康胶囊治疗Ⅰ、Ⅱ型精神分裂症 240 例临床观察[J]. 世界中西医结合杂志, 2012, 7（2）: 169-171.

[74] 赵永厚, 赵玉萍, 柴剑波, 等. 复元康胶囊对精神分裂症患者 SOD 活力的影响[J]. 世界中西医结合杂志, 2012, 7（3）: 219-221.

[75] 陈锐. 梁剑波癫狂病治验[J]. 中国社区医师, 2012, 28（21）: 18.

[76] 赵永厚. 基于神志病"体用学说"论癫狂病机之"痰滞脑神"[A]. //中华中医药学会. 中医神志病重点专科建设与发展、临床诊疗标准化及专业教材建设研讨会专家讲课和论文汇编[C]. 2012: 74-78.

[77] 赵晓晖, 赵斌. 赵斌主任医师应用"中医综合疗法"治疗癫狂病经验管窥[J]. 中国中医急症, 2012, 21（11）: 1754, 1767.

[78] 赵永厚, 赵玉萍, 于明, 等. 从"痰迷心窍"到"痰滞脑神"的癫狂病机嬗变[J]. 辽宁中医杂志, 2013, 40（5）: 885-888.

[79] 赵永厚, 赵玉萍, 柴剑波, 等. 论痰邪引发癫狂的脏腑相关性[J]. 辽宁中医杂志, 2013, 40(10): 1955-1957.

[80] 赵永厚, 赵玉萍, 柴剑波, 等. 基于循证医学的中医辨治"狂病"文献评价研究[J]. 湖南中医杂志, 2014, 30（10）: 140-141.

[81] 李伟, 赵永厚, 张君. 基于"痰瘀"交互病机理论与精神分裂症现代生物学机制——氧化自由基损伤之间的关系, 论精神分裂症的中医"化痰消瘀"治则[J]. 黑龙江中医药, 2014, 36（6）: 5-6.

[82] 丁德正. 论痰对癫狂病发病及病情演变之作用[J]. 中国中医药现代远程教育, 2014, 12（24）: 5-7.

[83] 韩仲成, 韩文彪. 印会河治疗精神分裂症效方分析[J]. 山西中医, 2014, 30（8）: 9-10.

[84] 赵艳青, 滕晶. 基于中医传承辅助平台系统精神分裂症的组方用药规律分析[J]. 中国中医急症, 2014, 23（11）: 1980-1983.

[85] 丁德正. 丁德正论治躁狂抑郁性精神病经验[J]. 辽宁中医杂志, 2015, 42（5）: 947-949.

[86] 程蕾. 中医"五神"理论对精神分裂症的临床意义浅析[J]. 湖南中医杂志, 2015, 31（9）: 130-131.

[87] 柴剑波, 赵玉萍, 张浩, 等. "痰瘀互结"致癫狂理论之文献考略[J]. 上海中医药杂志, 2015, 49（9）: 31-33.

[88] 康玉春. 王彦恒主任医师学术思想与临床经验总结及健脾补肾法治疗精神分裂症阴性症状的临床观察[D]. 北京: 北京中医药大学, 2016.

[89] 陈璇. 精神分裂症中医癫狂证候量表的初步编制[D]. 长沙: 湖南中医药大学, 2016.

[90] 李今庸. 经典理论指导下的临床治验（十一）——辨治癫狂病验案[J]. 中医药通报, 2016, 15（2）: 4-5.

[91] 白冰, 赵永厚. 中医药治疗精神分裂症临床研究进展[J]. 河北中医, 2016, 38（4）: 637-640.

[92] 陈璇, 张宏耕, 宋炜熙. 精神分裂症的中医证候规律研究[J]. 湖南中医杂志, 2016, 32（9）: 1-5.

[93] 尹冬青. 贾竑晓教授益肾平肝法治疗精神分裂症前驱期的临床经验[A]. //中国中西医结合学会精神疾病专业委员会. 中国中西医结合学会精神疾病专业委员会第 16 届年会论文汇编[C]. 2017: 1.

[94] 白冰, 柴剑波, 贾佳楠, 等. 基于"痰瘀"交互理论论古代医家癫狂病辨治思路[J]. 中华中医药杂志, 2017, 32（4）: 1564-1566.

[95] 白冰, 赵玉萍, 于明, 等. 基于因子分析和聚类分析的 220 例慢性精神分裂症中医证候规律研究[J]. 中华中医药杂志, 2017, 32（12）: 5640-5644.

[96] 尹冬青, 贾竑晓, 张晓钢. 贾竑晓益肾平肝法治疗精神分裂症前驱期的临床经验[J]. 中华中医药杂志, 2017, 32（12）: 5395-5398.

[97] 陈青霞, 陈炯华, 王永生. 符为民精准辨治精神分裂症经验辑要[J]. 浙江中医药大学学报, 2018, 42（3）: 228-231.

[98] 焦福志. 基于数据挖掘的唐启盛教授治疗精神分裂症的用药经验研究[D]. 北京：北京中医药大学，2018.

[99] 潘琳琳，王玉凤，金坤，等. 张志远治疗精神分裂症经验[J]. 中医杂志，2019，60（1）：14-16，19.

[100] 刘杰，贾竑晓. 王彦恒"通法"治疗精神分裂症临床经验[J]. 现代中医临床，2019，26（1）：23-26.

[101] 潘琳琳，王淞，孙君艺，等. 国医大师张志远治疗癫狂经验拾萃[J]. 辽宁中医杂志，2019，46（6）：1150-1153.

[102] 马彤彤，滕晶. 滕晶基于中医五神理论辨治癫狂证经验[J]. 辽宁中医杂志，2019，46（6）：1153-1155.

[103] 汪瀚. 杨文明从痰火瘀毒辨治癫狂经验[J]. 安徽中医药大学学报，2019，39（6）：31-33.

[104] 张秀胜，符为民，王永生. 符为民教授辨治精神分裂症思路及经验探讨[J]. 中国中西医结合杂志，2019，39（7）：881-883.

阿尔茨海默病

阿尔茨海默病（Alzheimer's disease，AD），又称老年性痴呆，是一组病因未明的原发性退行性脑变性疾病。多起病于老年期，潜隐起病，病程缓慢且不可逆，临床上以智能损害为主。病理改变主要为皮质弥漫性萎缩，沟回增宽，脑室扩大，神经元大量减少，并可见老年斑（senile plaques，SP），神经原纤维缠结（neuro fibrillary tangles，NFT））等病变，胆碱乙酰化酶及乙酰胆碱含量显著减少。65 岁以前起病者，旧称老年前期痴呆，或早老性痴呆（presenile dementia），多有同病家族史，病情发展较快，颞叶及顶叶病变较显著，常有失语和失用。AD 的发病危险因素包括：年老、痴呆家族史、21-三体综合征家族史、脑外伤史、抑郁症史、低教育水平等。其轻者可见神情淡漠，寡言少语，反应迟钝，善忘等症状；重则表现为终日不语，或闭门独居，或口中喃喃，言辞颠倒，或举动不经，忽笑忽哭，或不欲饮食，数日不饥饿等。

本病的辨证论治，可参考中医学"痴呆""呆病""善忘"等。

一、诊治纲要

（一）诊疗思路

阿尔茨海默病是老年人常见的脑变性疾病。脑为元神之府，又为髓海，故本病的病位在脑，与心、肝、脾、肾功能失调密切相关。病因以内因为主，先天不足，或年迈体虚，肝肾亏虚，精亏髓减；或久病迁延，心脾受损，气虚血少；导致髓海空虚，神志失养，渐成痴呆；或痰瘀浊毒内生，损伤脑络，使脑气与脏气不相连接，神机失用而成痴呆。故本病的发生不外乎痰、瘀、火、毒、虚，且互为影响。虚指脾肾亏虚，气血不足，髓海不充，导致神志失养；实指痰浊蒙窍，或瘀血阻络，或痰火互虐，或痰瘀互阻，或毒损脑络，导致脑气与脏气不相连接，神机失用。故本病以虚为本，以实为标，临床上多见虚实夹杂之证。

阿尔茨海默病辨证，当以虚实或脏腑失调为纲领，分清虚实，辨明主次。首先，辨虚实。本病病因虽各有不同，但终不出虚实两大类。本虚者，应辨明精、气、血之别；标实者，应辨明痰、瘀、火之异。虚者，以神气不足，面色失荣，形体枯瘦，言行迟弱为特征，并结合舌脉，分辨气血、肾精亏虚；实者，智能减退，反应迟钝，兼见痰浊、瘀血、风火等表现。由于病程较长，病情顽固，还需注意虚实夹杂的病机属性。第二，辨脏腑。本病病位在脑，与心、肾、肝、脾都有关。若年老体衰，头晕目眩，记忆认知能力减退，神情呆滞，齿枯发焦，腰膝酸软，步履艰难，为病在脑与肾；若兼见双目无神，筋惕肉瞤，毛甲无华，为病在脑与肝肾；若兼见食少纳呆，气短懒言，口涎外溢，四肢不温，五更泻泄，为病在脑与脾肾；若兼见失眠多梦，五心烦热，为病在脑与心肾。第三，辨轻重。病情轻者病程较短，表现为反应迟钝，动作愚笨，表情淡漠，记忆力、计算力、定向力、理解、判断能力轻度减退，临床证型一般相对简单，疗效、预后较好。重者多种认知形式明显减退，终日不语，或语不达意，或喃喃自语，静而少动或终日卧床，不知饥饱，筋肉挛缩，生活不能自理，临床证型较为复杂，或诸脏同时为病，或由阴损阳，由气及血，且风、火、痰、瘀互结为病。

阿尔茨海默病为本虚标实之证。治疗时虚者补之，实者泻之。用补肾填精、补益气血之法补其虚；用开郁逐痰、活血通窍、平肝泻火之法泻其实。此外，在补肾精的同时，应注意培补后天脾胃，以冀脑髓得充，化源得滋。此外，在药物治疗的同时，移情易性，智力训练与功能锻炼亦有助于本病的康复。

（二）辨证论治

综合《阿尔茨海默病的中医诊疗共识》《中医内科常见病诊疗指南·西医疾病部分》《中医神志病诊疗指南》《实用中西医结合内科学》《中医内科学》以及名老中医诊治经验等，将阿尔茨海默病的辨证论治要点概括为以下几个方面。

1. 髓海不足证

临床表现：耳鸣耳聋，记忆模糊，失认失算，精神呆滞，发枯齿脱，腰脊酸痛，骨痿无力，步履艰难，举动不灵，反应迟钝，静默寡言，舌瘦色淡或色红，少苔或无苔，多裂纹，脉沉细弱。

基本病机：肾精亏虚，脑髓失充，灵机失运。

常用治法：补肾益髓，填精养神。

2. 气血亏虚证

临床表现：呆滞善忘，倦怠嗜卧，神思恍惚，失认失算，少气懒言，口齿含糊，词不达意，心悸失眠，多梦易惊，神疲乏力，面唇无华，爪甲苍白，纳呆食少，大便溏薄，舌质淡胖边有齿痕，脉细弱。

基本病机：气血两虚，神明失养。

常用治法：益气养血，安神宁志。

3. 脾肾两虚证

临床表现：记忆减退，表情呆板，沉默寡言，行动迟缓，甚或终日寡言不语，失认失算，口齿含糊，词不达意，饮食起居皆需照料，腰膝酸软，肌肉萎缩，食少纳呆，气短懒言，口涎外溢，或四肢不温，腹痛喜按，五更泄泻，舌质淡白，舌体胖大，舌苔白，脉沉细弱、两尺尤甚。

基本病机：脾肾阳虚，气血生化不足，神志失养。

常用治法：补益脾肾，培元生髓。

4. 痰浊蒙窍证

临床表现：终日无语，表情呆钝，智力衰退，口多涎沫，头重如裹，纳呆呕恶，脘腹胀痛，痞满不适，哭笑无常，喃喃自语，呆若木鸡，舌质淡胖有齿痕，苔白腻，脉滑。

基本病机：痰浊壅盛，上蒙清窍，脑髓失聪，神机失运。

治法：健脾化浊，豁痰开窍。

5. 瘀血内阻证

临床表现：言语不利，善忘，易惊恐，或思维异常，行为古怪，表情迟钝，肌肤甲错，面色黧黑，甚者唇甲紫黯，双目暗晦，口干不欲饮，舌质暗，或有瘀点瘀斑，脉细涩。

基本病机：瘀阻脑络，脑髓失养，神机失用。

常用治法：活血化瘀，通络开窍。

6. 心肝火旺证

临床表现：急躁易怒，善忘，判断错误，言行颠倒，眩晕头痛，面红目赤，心烦不寐，多疑善虑，心悸不安，咽干口燥，口臭口疮，尿赤便干，舌质红，苔黄，脉弦数。

基本病机：脑髓空虚，复因心肝火旺，上扰神明。

常用治法：清热泻火，安神定志。

7. 毒损脑络证

临床表现：表情呆滞，双目无神，不识事物，舌强语謇，烦躁不安，甚则狂躁不安，言辞颠倒，面色晦暗，秽浊如蒙污垢，或面红微赤，口气臭秽，口中黏涎秽浊，尿赤便干或二便失禁，肢麻颤动，舌苔厚腻积腐，秽浊结聚，舌暗或有瘀斑等。

基本病机：诸邪壅积，酿生浊毒，邪气亢盛，败坏形体，神机失用。

常用治法：解毒化浊，通络达邪。

二、名家心法

1. 傅仁杰

【主题】　五脏虚损、髓海不足为本，痰瘀蒙蔽心神为标

【释义】　傅仁杰认为，人至老年五脏之气渐次虚衰，气血精液化生不足，脑髓失充，心神失养，这是老年人的生理特点，也是形成老年痴呆的病理基础。《灵枢·本脏》曰："五脏皆坚者，无病，五脏皆脆者，不离于病。"五脏皆脆，气衰，又可使气血运行缓慢、失常，津聚为痰，血停成瘀，壅于五脏，阻于脑窍，渐蒙心神，心神本已失养，又受蒙蔽，邪虚相凑，使神明失用，呆症遂生。况人生于世，诸事扰心，劳而失养，耗气伤神，喜怒不节，七情失调，影响脏腑功能失调，年老脏衰之时，自调失利，痰瘀内生，上阻脑窍，蒙蔽心神，神明失用，是导致本病发生的直接因素。

本病的治疗原则，补肾填精以充脑髓，益气养血以养心神，祛痰化浊以通心窍，既补其本，又复其用，制成治疗本病的专方——益智健脑方，由人参、熟地、丹参、刺五加、石菖蒲、远志、郁金、赤芍等组成；用于临床，对改善老年痴呆患者的认知障碍和其他精神神经症状，有

良好作用。（吴继全. 傅仁杰教授治疗老年性痴呆经验摭拾[J]. 实用中医内科杂志，2007，21（5）：14-15.）

2. 颜德馨

【主题】 瘀血阻滞，清窍受蒙，灵机呆钝，久则脑失所养

【释义】 颜德馨认为，脑位于颅内，由精髓汇聚而成，其性纯正无邪，唯有气血滋养，精髓充实，才能发挥"元神之府"的功能。人到老年，长期受到六淫七情等干扰，或反复感受外邪，或思虑不遂，恼怒惊恐，或跌扑损伤等，皆能导致脏腑功能失调，气血循环失常，而产生瘀血。若瘀血随经脉流行入脑，与精髓错杂，致使清窍受蒙，灵机呆钝，则出现神识不清，表情痴呆，日夜颠倒，癫狂时作等症。同时，由于瘀血内阻，使脑气与脏气不接，气血无法上注于头，脑失所养，日久则精髓逐渐枯萎，故而病情进行性加剧。临床所及，老年期痴呆患者虽出现种种虚弱症状，但究其原因，当属因实致虚。根据治病求本的原则，应以调气活血化瘀为治，方能获得祛瘀生新之效。临床辨证分为 4 种证型：①痰瘀互阻型，治以活血化瘀，豁痰开窍，方用黄连温胆汤合通窍活血汤。②气滞血瘀型，治以行气活血，祛痰开窍，方用癫狂梦醒汤化裁。③气虚血瘀型，治以益气升阳，活血开窍，方用益气聪明汤合桃红四物汤加减。④髓空血瘀型，治以补肾填精，活血化瘀，方用自拟醒脑益智汤。（邢斌，韩天雄. 颜德馨内科学术经验薪传[M]. 北京：中国中医药出版社，2010：44. //颜乾麟，颜德馨. 老年性痴呆从瘀辨治的体会[J]. 中医杂志，1995，36（9）：527-528.）

3. 周文泉

【主题】 心虚、肾亏、脑空，痰瘀阻络为主要病机

【释义】 周文泉认为，老年性痴呆症的成因，不外乎"虚、瘀、痰"三个方面为害。阴血虚少则脑失所养，痰阻、血瘀则脑窍不通，精髓阴血不能上荣于脑。三者之间既相互联系，又相互影响，病理特点为本虚标实；本虚多为肾虚精亏，不能上充于脑；标实多为痰阻血瘀。病机责之心、肝、脾、肾等脏功能失调，气血不足，肾精失充，脑髓失养，气血痰瘀互阻，蒙蔽清窍而致。此病是一种全身性疾病，病位在脑，主要病因病机为心虚、肾亏、脑空、痰瘀阻络。补肾益心充脑，豁痰化瘀，是治疗老年性痴呆，改善恢复老年智能的重要治法。据其舌、脉及伴有症的不同，分为虚实两大类。虚证分为髓海不足、肝肾亏虚、脾肾两虚；实证为肝阳上亢、心火亢盛、痰浊阻窍、瘀血内阻。（周文泉，张昱. 关于老年期痴呆中医药治疗的思考[J]. 暨南大学学报（自然科学与医学版），1999，20（6）：14-17.）

4. 秦亮甫

【主题】 病位在脑，其本在肾

【释义】 秦亮甫认为，老年性痴呆的病位在脑，其本在肾。或因人至老年，肾精亏耗无以化生，脑海失养；或缘肾水不足，水不涵木，肝阳夹痰上扰神明；或因下元不足，心火独旺，水火不济，神明被扰；或兼有肾气亏损，火不生土，脾虚不适，痰湿内盛，导致浊阴不降，清阳不升，清窍被蒙；或肾精亏少，肾气衰弱，气血运行乏力，血瘀阻脑，以致为患。

治疗上首重补肾益脑，并根据其病因，或佐以开郁化痰，或佐以开窍，或佐以健脾通气，或佐以活血化瘀。在治疗老年性痴呆过程中，要抓准时机，"不治已病，治未病"，即在病之早

期，应及时治疗。已全成痴呆，较难恢复。补肾应"阴中求阳，阳中求阴"，阴阳相济，方可肾气充盛。选生地黄、枸杞子、山萸肉、菟丝子、补骨脂、女贞子、桑椹子、何首乌等补肾药，温而不燥，滋而不腻。"精不足者，补之以味"，故选鹿角胶、龟板胶等血肉有情之品，大补精血，配以丹参、川芎活血通窍，酸枣仁、远志养心安神。（沈惠风. 秦亮甫临床经验集萃[M]. 上海：上海中医药大学出版社，2002：60.）

5. 张学文

【主题】 脑髓失充，痰瘀阻滞，神明失用是基本病机

【释义】 张学文认为，肾虚不能生髓充脑，是老年期痴呆形成的根本原因；脏腑失调、气血亏虚、脑髓失养，是形成老年期痴呆的先决条件；脑髓空虚、痰瘀阻滞脑髓，是老年期痴呆形成过程中的关键环节；脑髓失充失养、神明失用，是形成老年期痴呆的最终病理途径。脑髓是神明活动的物质基础，神明是脑髓的功能表现，脑髓充足和脑髓能得到气血的充足滋养，神明才能聪慧；其主意识思维、统御五脏六腑、司动觉功能才能正常。脑髓失充或失养致脑髓枯萎，则神明活动失去物质基础；其主意识思维、统御五脏六腑等功能失常，而成痴呆。或痰瘀阻于脑髓，脑髓失至清至纯状态，而成呆钝。基于以上对老年期痴呆病因病机的认识，其治疗原则为补肾、益气养血、化瘀祛痰开窍。肾虚脑髓失充是老年期痴呆的根本原因，所以补肾填精、益髓养脑是治疗老年期痴呆的根本原则。气血亏虚、脑髓失养是老年期痴呆形成的先决条件，故益气养血亦是治疗老年期痴呆的主要原则。痰瘀阻滞脑髓在老年期痴呆形成过程中起关键作用，所以在治疗中必须兼顾化瘀祛痰开窍。诸法合用，使脑髓得肾精之充盈、得气血之滋养，痰瘀被除，气血通利，脑髓得养，脑神得用，而痴呆自可恢复。（孙景波，杨志敏，符文彬，等. 张学文教授论老年痴呆的形成机制[J]. 中医脑病杂志，2006，2（2）：73-74.）

6. 郭子光

【主题】 本虚在脾肝肾而以肾为主，标实在痰浊瘀血

【释义】 郭子光认为，本病类似于中医学文痴、善忘、痴呆等病。人的智能活动，是大脑的属性而根于肾。老年以后，气血亏虚，肝肾不足，心肾失养，五脏六腑功能衰退，以致清阳不升，浊阴不降，脑神日衰；若加以七情失调，痰火乘凌，瘀血阻络，以致神不守舍，日久便引起本病。其进程缓慢，有虚证亦有实证，而以本虚标实的虚实相兼证多见。本虚在脾、肝、肾，以肾为主，标实在痰浊瘀血。因肾虚则髓海不足，脾虚则痰湿内生，肝虚则气血瘀滞。痰浊、瘀血皆可蒙蔽清窍。六腑中以三焦、胆与本病关系密切，三焦气化失司，可生痰湿而上扰神明，胆之决断失常亦影响智能。实际上本病是一个全身性疾病，五脏六腑皆亏虚，脾、肝、肾功能衰退最突出而已。

本病患者先天后天俱亏，治疗上故应先天后天同补，着重调理脾肾，补脾以益生化之源，补肾以益精充髓，同时以安心神、养肝血、化瘀滞、祛痰湿为大法。本病一般是呈潜隐起病，进行性发展或阶梯样下滑。若新病或新近加重，病程较短者，多以实证为主，重在祛痰化瘀，治疗后症状改善较快，疗效较好；久病，病程长者，常以虚证为主，重在补虚，疗效相对较差。辨证可分为髓海不足证、脾肾亏虚证、痰瘀阻窍证、气血两虚证治疗。（郭子光，熊曼琪，徐木林，等. 现代中医治病学[M]. 第2版. 成都：四川科学技术出版社，2002：377-378.）

7. 王永炎

【主题】 肾虚-痰瘀-酿毒-病络是早期核心病机

【释义】 王永炎认为，肾虚-痰瘀-酿毒-病络，是老年痴呆早期的核心病机。肾精亏虚衰是 AD 早期发生的前提条件，痰湿和浊毒是导致病机演变的关键，病络是早期痴呆的病机核心。人至年老，肾精亏虚，元阳无根，温煦蒸腾无力，无以温脾；脾不散精，清浊不分，清者聚集成痰，浊者汇聚变脂（浊），痰瘀不分，相互胶结，痰积即久，蒙蔽神明；痰瘀互阻，邪气蕴结，酿浊化毒，毒邪积于脑，形成特异性病理产物，流于脑窍、脑络失养，导致脑络受损，形成病络之证，神机受伤则见学习记忆功能和认知功能障碍。中医临床防治 AD，应以填补肾精、充养脑髓治其本，以化痰清浊、活血化瘀、解毒通络治其标，以使肾精充足，脑髓充盈，神机复用。同时，应注意补虚切忌滋腻太过，以免损伤脾胃，酿生痰瘀，化生瘀血。（张占军，王永炎. 肾虚-痰瘀-酿毒-病络——中医对老年性痴呆早期发病病机认识[J]. 中国中医基础医学杂志，2015，21（3）：244-246.）

8. 夏翔

【主题】 元气亏虚，瘀血痰阻，本虚标实，以虚为主为基本病机

【释义】 夏翔认为，老年痴呆为本虚标实之证，其本虚为肾虚（包括髓虚、兼有五脏之虚）、气虚（兼有阴虚、阳虚、血虚），其标实以血瘀、痰浊为多。因人至老年，脏器虚衰，元气不足，阴阳俱亏，尤以肾脏之元气精血亏损为主，以至髓海空虚，脑失所养，元神无主，故头晕，善忘，痴呆乃作。另一方面，又因脏腑亏虚，气血不足，以至气血不利，气滞血瘀，痰浊蕴留，阻滞于脑，则蒙蔽元神，发为老年痴呆。因此，老年性痴呆病机为元气亏虚，血瘀痰阻，本虚标实，以虚为主。采用标本兼治的原则，以益气活血为大法，佐以豁痰开窍醒神，自拟回春饮（生黄芪、葛根各 30g，川芎、麦冬、首乌、锁阳、石菖蒲各 15g，制南星 10g）治疗。（陈簇，肖燕倩. 夏翔治疗老年痴呆的经验[J]. 湖北中医杂志，1999，21（3）：7-8.）

9. 田金洲

【主题】 精神症状责之于心肝火邪炽盛，扰乱神明

【释义】 田金洲认为，AD 患者精神症状的出现，首要责之心肝火邪炽盛，扰乱神明。在 AD 发展过程中，或因情志内伤，气血逆乱，气有余便是火，火甚生风，上扰神明；或因痰瘀阻络，郁而化火，火热扰神。在这一阶段，"风""火"等标实因素与肾虚、精亏、瘀阻同在，但以标实为急为重。故急则治其标，以平肝清心、活血安神为治法，在重镇清热的同时强调攻补兼施，正邪兼顾。拟平肝清心安神汤为基础方，方药组成：天麻 10g，钩藤 15g，白芍 15g，珍珠母 30g（先煎），生龙齿 30g（先煎），莲子心 6g，丹参 20g，炒酸枣仁 30g，三七粉 3g（分冲），生甘草 6g。在此基础上辨证加减，临床疗效确实。方中天麻、钩藤、珍珠母、生龙齿清肝平肝、潜阳息风，白芍滋阴柔肝，莲子心、生甘草清心除烦，丹参、炒酸枣仁、三七粉活血养血安神，诸药配合，共奏平肝清心、活血安神之功。（马洪明，高兴慧，田金洲. 田金洲教授平肝清心安神法治疗阿尔茨海默病伴精神症状的临床经验[J]. 世界中医药，2016，11（8）：1556-1558.）

10. 韩景献

【主题】 阳气不足，三焦气化失常是基本病机

【释义】 韩景献认为，老年性痴呆是由于衰老导致三焦气化失常，气血精津衰败，痰瘀浊毒滋生，阴阳失调，清阳不升则神失所养，浊阴不降则神明被扰，病损元神，发为痴呆；又认为老年性痴呆从肾论治、从心论治、从肝论治、从胆论治、从腑实论治、从痰论治、从瘀论治、从浊毒论治等诸多观点，都只是对三焦整体气化失常当中某一发病环节的个别侧重。因此阳气不足，三焦气化失常才是老年性痴呆发病的基本病机。创立了"益气调血、扶本培元"的治疗法则及三焦针法（原"益气调血，扶本培元"针法）。三焦针法从调理三焦气化角度防治老年期痴呆，取穴为膻中、中脘、气海、外关、血海、足三里，重在"疏调三焦，行气活血，蠲化痰浊"，使道即通，诸气生化得其所，升降畅达至其位，实为"以通为补"之法。五穴通过调节三焦各部所属脏腑的气机，既各司其气，又上下贯通，融为一体，协调共济，以保证全身气化功能的通畅条达，加之血海的行血养血，共同维持其"上焦如雾，中焦如沤，下焦如渎"的生理状态，使全身气机流畅，气化守常，共奏益气调血、扶本培元之功，以恢复脑的正常智能状态。（韩景献．"三焦气化失常—衰老"相关论[J]．中医杂志，2008，49（3）：200-202．）

11. 任继学

【主题】 实者以痰、瘀、毒、涎为主，虚者以精、髓、神气为要

【释义】 任继学认为，痴呆多由于脑髓"精质体"弥漫性或退行性萎缩，造成脑髓生化障碍，五神失统，上下失交，引起精神、智力失常。其病位有先病于脏腑而后累伤脑髓者，则脏腑为本，脑髓为标；也有脑髓先病而后波及脏腑者，则脑髓为本，脏腑为标。就病性而言，虚实兼杂是痴呆的特点。虚，多系真元虚馁，正气不足，营卫气血虚少；实，多见气不顺而成风，气不畅而化热，风热之邪伤津损血，血损而成瘀；"血液者，痰之本也"，有瘀必有痰，痰瘀互结，留滞体内必自生毒；毒害元神，元神损伤，则神机难复。

痴呆病位有以血脉为主者，也有以脑髓自病而退化为主者。前者，起病较速，病程短而清楚；后者，起病迟缓，病程长而不清。临证当抓住虚实纲领，实者，以痰、瘀、毒、涎为主；虚者，以精、髓、神气为要。临床必须通过详审色脉，听声息，观神志，切肌肤等诊察，综合判定病人的虚实轻重，避免一见老年久病即断定为虚，或以为本病以虚为本而立法补益，忽略"虚气留滞"之一面；应确立见痰休治痰，见血休治血，见虚勿蛮补的治病求本思路，注重补有留滞，攻有伤正的弊害。辨证分精亏髓减脑空证、气虚火衰神乏证、痰瘀浊毒阻窍证几型治疗。除辨证用药外，尚需注意精神调摄和食疗、体疗。（任继学．任继学经验集[M]．北京：人民卫生出版社，2000：145-150．）

12. 朱良春

【主题】 益肾化瘀为轻型患者治疗大法

【释义】 朱良春认为，肾虚导致五脏亏虚，必然兼夹痰瘀，故虚中夹实是老年性痴呆症之根本病机。因痰瘀壅阻脉道，势必形成血栓，阻塞微循环，使窍道不通，气血津液运行输布失常，乃至脑髓失充，元神失养，导致智能活动障碍，发为痴呆。因此，益肾化瘀是治疗老年性痴呆症和脑血管性痴呆症病程较短、症情较轻者的有效大法。自创经验方益肾化浊汤：生地黄 12g，熟地黄 12g，枸杞子 15g，天麻 10g，淫羊藿 10g，党参 12g，生黄芪 30g，地龙 10g，水蛭 3g（研末、冲兑），胆南星 12g，远志 10g，石菖蒲 10g，柏子仁 15g，酸枣仁 15g，何首乌 15g，甘草 7g。补肾益精，化痰活血，醒脑益智。

治疗期间要严嘱患者家属对患者以言语疏导，改善其生活环境，使之心情舒畅，消除孤独感和疑虑，适当增加高蛋白、低脂肪之饮食，如多吃鱼类，少吃肉类，并多吃蔬菜，适当增加运动，如散步、太极拳等或适当坚持体育锻炼和一般脑力劳动相结合。年龄较轻者，应惜精保身，肾精充盈，髓海充足，可延缓或防止发生老年痴呆症。（朱建华. 老年性痴呆[J]. 江苏中医药，2004，25（10）：12-14.）

13. 张琪

【主题】 治疗以补肾化瘀，开窍醒神

【释义】 张琪认为，肾虚血瘀是老年人各种老年病的病理基础。二者互为因果，形成恶性循环，其中肾虚为本，血瘀为标，本虚标实。老年痴呆的基本病理变化是髓海空虚，脑失所养。脑窍以清灵通利为贵，一旦闭阻，则脑神失养，神机不运而多证丛生。治疗时，本病在补肾化瘀的同时必须加用开窍醒神汤，取其辛香走窜之性，其中以石菖蒲为佳。故在组方用药上一定要消补兼施，进补与化瘀并重，不能一味蛮补或一味猛攻，总以祛邪而不伤正，扶正而不碍邪为要。补肾方药浩如烟海，滋肾阴与助肾阳，要根据病情阴中求阳，阳中求阴，协调应用；药物偏温偏凉，自当临证仔细权衡。老年痴呆为慢性病，选药宜多侧重于性平力缓，如山茱萸、何首乌、菟丝子、枸杞子、沙苑子之类；选方也应以阴阳水火互济之剂为佳，如杞菊地黄丸、地黄饮子等。若神志不清，邪气亢盛者，用癫狂梦醒汤治疗。（孙元莹，吴深涛，王暴魁. 张琪教授治疗老年痴呆经验介绍[J]. 甘肃中医，2007，20（9）：15-16.）

14. 谢海洲

【主题】 祛邪以化痰祛瘀、清火息风为主，补虚以滋补肝肾、健脾养心为主

【释义】 谢海洲认为，老年性痴呆的病位在脑，其本在肾，病属本虚标实。肝肾精血不足，髓海不充，脑虚神衰为本；血瘀痰浊风火阻塞清窍，脑失清灵为标。治疗老年性痴呆总的原则为：①攻补兼施，开窍醒脑。即"寓补于通，寓通于补"，通即是通窍、开窍之意。随着机体的衰老，脏腑功能的减退，尤其是脑血管病变后，肾衰与血瘀是客观存在的普遍现象，是人体衰老的重要机制，也是痴呆发生的病理基础。因此，扶正与祛邪并举具有重要的指导意义。②补虚强调脾肾双补。肾为先天之本，生命之源；脾为后天之本，气血生化之源；两者生理上相互滋生，相互依存，病理上也相互影响。单纯补肾或健脾，难免顾此失彼，脾肾双补疗效更优。③祛邪重在痰瘀同治。津血同源，痰来自津，瘀生于血。痰阻则血瘀，瘀久必生痰，病理上两者互为因果，临床常见痰瘀交结为患。因此，治疗必须痰瘀同治。总之，老年性痴呆的治疗原则，是攻补兼施，标本同治。祛邪以化痰祛瘀、清火息风为主；补虚以滋补肝肾、健脾养心为主。当然，临床运用中，应当分清轻重缓急，标本虚实，因人制宜。（赵冰，张华东，张晨，等. 谢海洲治疗老年性痴呆经验[J]. 中医杂志，2006，47（4）：258-259.）

15. 裘沛然

【主题】 温阳、活血、芳香开窍为治疗三原则

【释义】 裘沛然治疗老年性痴呆三原则为：①温阳：主要是温肾补阳。老年肾气必衰，"阳气者，精则养神"。元阳不足则神疲、神衰、神乱，元阳充则精气振。用附子、肉桂、巴戟肉、补骨脂、仙茅、仙灵脾、肉苁蓉等。补阳必阴中求阳，故佐以熟地黄、黄精、山萸肉、首

乌等。②活血：老年气血衰弱是一方面，另一方面气血运行不畅，多有脏腑瘀滞之证。用活血可增加脑血流量，常用丹参、红花、当归、川芎、桃仁、三棱、莪术等。③芳香开窍：神志蒙昧，系窍门不通，故宜芳香开窍，另芳香药多可通过血脑屏障。麝香是最好的药品，如苏合香丸等，佐以祛风通络之品，如大蜈蚣、炙僵蚕、地龙、全蝎等。常用方剂，如地黄饮子等。（王庆其. 国医大师裘沛然学术经验研究[M]. 北京：中国中医药出版社，2014：227.）

16. 颜乾麟

【主题】　早期从郁治，中期从火治，晚期从虚治

【释义】　颜乾麟注重"脑喜静谧"的生理特点，在发挥脑病"纯者灵，杂者钝"病机的基础上，提出"脑病宜清"的新思路。认为老年性痴呆当进行分期治疗，早期当从郁论治，中期当从火论治，晚期从虚论治。①早期从郁论治，法当疏肝解郁。早期治以疏肝解郁法，可升发清阳，使脑得脏气供养，阻止病情发展。临证施治时，常用逍遥散加味治疗。方中芍药与白术改为赤芍、白芍与苍术、白术，融养血活血、健脾祛湿于一方；薄荷不必后下，取祛风通头目、疏肝利气血，而非解表；亦常配伍祛风药，味辛性散，善于开发郁结、宣畅气机、引经透络，有利于血脉调畅。②中期从火论治，法当清热泻火。中期肝郁化火，"脑病宜清"，治当清热泻火、涤痰开窍，临床常选用黄连解毒合黄连温胆汤加减治疗。③晚期从虚论治，法当益气养神。选用李氏清暑益气汤和参枣汤加味治疗。参枣汤出自清末医家郑钦安《医理真传》，原方采用西洋参和酸枣仁，再用甘草和猪心一个。现改西洋参为党参，配合酸枣仁，剂量皆宜大，可用至 30g。（黄书慧，颜乾麟. 颜乾麟运用古方治疗老年性痴呆经验[J]. 中医杂志，2008，49（2）：112-113.）

17. 沈宝藩

【主题】　补益虚损，化痰祛瘀

【释义】　沈宝藩认为，本病早期以虚证为主，年老则肾气衰弱，天癸枯竭，五脏虚衰，髓海失充，脑失其养，致神明不清。病久迁延，由虚变实证，肾虚无源滋养生化，气虚无力主以运化，痰浊、血瘀阻痹脑窍，元神损伤；导致遇事善忘，精神倦怠，神情呆滞，沉默寡言或言语错乱等呆病症候皆出。治疗时应以痰瘀同治为治疗原则。其本质为痰瘀闭阻脑窍，虚损久耗，痰瘀互结成形，胶黏不化，阻痹气血，以致脑脉瘀闭。

痰瘀深留脑脉，非一般祛痰通络之品能达病所，常采用水蛭、地龙、僵蚕等虫类药物结合补虚之品用之。选取鹿角胶等血肉之品补益虚损，以充脑髓。而补虚滋肾的同时，亦应兼以祛痰、活血通络之法，促中焦运化，辅脉络通畅。脑窍得气血所养，脑髓得血气所充，诸症渐善。治疗老年呆病善用大黄，因为大黄不仅能帮助泻下通络，亦能祛痰化瘀。自拟益智治呆方：鹿角胶（烊化）、益智仁各 15g，山萸萸、黄芪、熟地黄各 13g，远志、石菖蒲、当归、郁金、川芎各 10g，酒大黄 6g。（渠乐，周云，沈宝藩. 国医大师沈宝藩运用益智治呆方治疗老年呆病临床研究[J]. 四川中医，2019，37（6）：111-113.）

18. 王宝光

【主题】　治疗分补益肝肾，涤痰化瘀，平素调理三法，重视通降腑气

【释义】　王宝光认为，治疗老年性痴呆可从三个方面入手：①从脏治脑，首当补益肝肾。

人至老年或久病，五脏之气渐衰，气血精液化生不足，精亏于下，不能上充于脑，髓海空虚，元神失养，神明失聪，是痴呆发生的主要病理机制。在治疗上，首先补肝肾，养精填髓。方用桑麻地黄汤加减，药用桑叶、黑芝麻、何首乌、茯苓、山茱萸、山药、丹皮、生地黄、肉桂、石菖蒲、远志、麦冬、五味子、甘草。②扶正祛邪，勿忘痰浊瘀血。老年人脏腑功能衰弱，劳倦过度，饮食不节或久病体虚，脾气亏虚，运化失司，易致痰浊内蕴；痰阻脑络，蒙闭清窍也是导致老年性痴呆的重要原因。治宜痰瘀同治，方用涤痰汤加减，药选橘红、半夏、茯苓、竹茹、枳实、石菖蒲、胆南星、僵蚕、桃仁、红花、川贝母、远志。③审病求因，重视平素调理。老年性痴呆应重视平素调理，消除各种诱发因素。腑气不通是痴呆发病过程中的重要因素，因阴血不足，无水行舟；或痰浊中阻，胃肠积滞，而见大便干或不爽。此时胃肠浊热不得下泻，而助肝阳痰火之势上蒙犯脑。倘及时通腑，大便一通则邪热下泻，窍闭渐开，病人常能豁然清醒，故处方中常配大黄、肉苁蓉等。临证时泻下要迅速，中病即止，过量恐有伤正之咎。（田立，唐可清. 王宝光治疗老年性痴呆经验[J]. 山东中医杂志，1998，17（2）：80.）

19. 林水淼

【主题】　调心以治气，补肾以治精

【释义】　林水淼认为，阿尔茨海默病主要与痰、瘀、火、气滞有关。本病之发生，主要与心、肾两脏的功能失调关系最为密切。心气不足，气不生神，肾精亏虚，脑失所养为其发生、发展之根本，为本虚；痰滞瘀阻，蒙蔽神窍，神机失灵，是促进其发展过程中的重要因素，为标实。

根据"缓则治其本"及"治病必求于本"的原则，从心、肾入手，调心以治气，补肾以治精，调气养神，积精全神，故调心、补肾法为治疗阿尔茨海默病的基本法则，并研制了调心方和补肾方。若临床表现为神情呆滞，表情淡漠，反应迟钝，少言懒动等，辨证为阴静型；属心气不足，心阳不振，痰浊上蒙而致神明失用。治用调心方以补益心气，振奋心阳，佐以化痰通窍以使血脉和利，神有所养。调心方由党参、桂枝、石菖蒲、远志等中药组成。若临床表现为烦躁多怒，夜间游动等，辨证为阳动型；属肾精亏虚，髓海空虚，脑失滋养，阴不恋阳则神明失用。治用补肾方以益肾填精，充盈脑海。补肾方由熟地、枸杞子、山萸肉等组成。（林水淼. 从心、肾论治阿尔茨海默病的临床研究[J]. 中国中西医结合杂志，2003，23（8）：583-586.）

20. 张发荣

【主题】　治分三期，以通为主，兼以调补

【释义】　张发荣认为，老年痴呆的病位主要在脑，也与肝、脾、肾等脏腑有关。主要病机是由于脾虚痰浊内生而蒙蔽清窍，神识不清；或气滞、瘀血内阻，脏腑化生之气血不能上荣于脑，脑海不充而形成。"痰""瘀"又与老年人肾精亏虚有密切关系，因为肾乃先天之本，阴阳之宅，五脏阴阳之根，只有肾中阴阳充足，才能和它脏一起正常地化生水谷精微充养脑神，保证全身气血津液的正常运行，瘀血痰浊无以内生。故"痰、瘀、虚"是老年痴呆最常见的病因。

老年痴呆患者的病情演变，存在病情相对稳定、时重时轻波动严重、状态逐渐下滑的阶段性变化特征。因此，老年痴呆应分期辨证施治，并将老年痴呆分为稳定期、波动期、下滑期三期。稳定期虚实兼夹，肾虚、痰瘀内阻在此期体现最突出；故治疗上应通补兼施，在补肾调理肝脾的基础上活血化瘀。波动期，以痰浊瘀阻，蒙闭清窍或痰热上扰等浊实之邪壅盛为主要病理特征；治疗以通为主，兼以调补；"通"以涤痰化瘀清热为法，"调补"以疏肝为主，佐以补肾养阴。下滑期，以痰浊瘀热壅盛，邪盛正虚为病理特征，应采取清热逐瘀，涤痰开窍等。（胡波. 张发荣教授临床经验与学术思想研究[D]. 成都：成都中医药大学，2015.）

21. 姚培发

【主题】　治呆必补肾填精，豁痰化瘀开窍

【释义】　姚培发认为，人至老年，肾精渐衰，或禀赋不足，调养失和，精血难复，则髓少脑空，元神不得守位，而致神明错乱，是为痴呆发生之基础。肾为水火之脏，内藏真阴真阳，皆以肾精为基础。精气虚损，或伤及阴，或伤于阳。伤于阴者，肾之阴精不上济于心，而致心神不明。阴虚火旺，烁津成痰，痰火上扰，则神乱狂躁；或精损及阳，火不生土，脾肾阳虚，湿浊不化，酿成痰湿，痰随气升，蒙蔽脑窍。痰浊阻于窍络，血行不畅，而致血瘀；而瘀血内阻，脉络不通，津液不行，则聚而成痰，故有痰瘀同源之说。头为诸阳之会，又为髓海，易受痰瘀蒙闭，而致痴呆昏狂。痴呆以肾精虚损为本，阴阳偏虚为之变，瘀痰闭窍是其发病关键。

　　姚培发认为，治呆必补肾，肾精足则髓海充；治呆须开窍，开窍责求痰瘀，则窍开而神明。临床上常用以下治法：补肾填精法，用于肾精不足，髓海空虚；补肾豁痰开窍法，用于脾肾阳虚，痰浊蒙闭；补肾化瘀开窍法，用于肾精虚损，瘀血内阻证。（李建生. 姚培发教授治疗老年痴呆的经验[J]. 辽宁中医杂志，1992，19（7）：19-20.）

22. 王雅轩

【主题】　病本在肾，治疗侧重心肝

【释义】　王雅轩认为，老年性痴呆其病在脑，其本在肾，但治疗侧重心肝。本病属自然衰老，肾气衰竭已不可挽回，但脑的病变可以缓减；衰老无法挽回，功能却可改善。所以，治疗本病，侧重在脑，此其一也；此病病本虽然在肾，但实因肾而影响心、肝二经，临床表现按中医辨证，多属心、肝二经病变，故当治标为先，即治心肝为主，而顾及肾，此不重在补肾之二也；若峻补肾阴则有碍于脾湿，大补肾阳则更助心肝之火，反致病情加重，此不重在补肾之三也。故治疗时重在心肝二经，俾心火衰，下不汲肾水；肝火息，不会子盗母气，则不补肾而补肾也。基础方为五子清脑汤，方剂组成为：决明子、栀子、女贞子、莲子心、车前子。此方也并非全不补肾，方中女贞子、车前子二药入肾经，补而不腻，补中有泻。（王悦礼，王仲举. 名老中医王雅轩先生治疗老年性痴呆的经验介绍[J]. 中医药研究，1991：7（4）：52-53，48.）

23. 张伯礼

【主题】　治肾为要，滋补勿壅

【释义】　张伯礼认为，老年人随着年龄增加，肾精日渐匮乏，历久便致精髓空虚，脑失所养，神明失司，是以多见善忘、痴傻、呆滞等症候。由此可知，肾精亏虚，髓海渐空是老年性痴呆发生发展的根本原因。同时，五脏之中，肾寓水火，为各脏腑功能活动的动力之源，五脏之阴非此不能滋，五脏之阳非此不能发。鉴于此，老年性痴呆的治疗根本在于治肾，补益肾精是针对本病扼要究本的治法。在临床用药方面，常于辨证基础上，肾阴虚者选用女贞子、旱莲草、黄精、枸杞子、熟地黄、何首乌、山茱萸等药；肾阳虚多用肉苁蓉、淫羊藿、益智仁、巴戟天、菟丝子、杜仲、补骨脂、桑螵蛸、狗脊之属。临床补肾治疗力戒杂味堆砌或流于呆腻，可选用各种中药组成药对或队药，或根据病情选取二三味相须或相佐而用，务使滋补勿壅、灵动活泼。（崔远武，江丰，马妍，等. 张伯礼教授治疗老年期痴呆经验[J]. 中华中医药杂志，2015，30（8）：2783-2786.）

三、医论选要

1. 从脾施治论（赵文研）

【提要】 老年性痴呆症，以脾肾亏虚为本，痰瘀内生为标；脾的功能衰退，在老年性痴呆发病过程中起着主导作用。因此，治疗应标本兼顾，重在补气健脾，化痰活血开窍。

【原论】 脾虚贯穿老年性痴呆症发生发展的全过程。老年性痴呆症发病于老年期，老年人脏腑功能减退，其中以脾肾功能减退最为突出。肾为先天之本，脾为后天之本，进入老年期，肾精自然衰退，只有脾运化的水谷精微不断地充养，才能减缓肾精的衰减程度，减慢脑老化的进程。若饮食不节，损伤脾胃，导致脾失健运，气血生化乏源，痰浊、瘀血等病理产物在体内蓄积停留，反过来影响气机的升降，最终导致气机障碍，脏腑功能失调，脑组织发生病理改变，疾病顽固难愈。临床上常见许多老年痴呆患者，形体肥胖，身困乏力，步态不稳，面色萎黄，神情呆滞，纳呆，二便不调，舌体胖大齿痕苔厚腻，脉缓等，呈现一系列脾虚征象。随着病程的进展，大多数患者进入中、重度老年性痴呆期，或脑动脉硬化性精神病期；表现出睡眠障碍、意识障碍、情绪忧郁，生活不能自理等。病至后期，脾虚不复，化源乏竭则生命乃绝。由此可见，尽管痴呆的病机复杂，但脾虚是其基本病机；脾的功能衰退，在老年性痴呆发病过程中起着主导作用，并贯穿于全过程。

补益脾气、健脾化痰、活血开窍，为老年性痴呆症的基本治法。补脾可生养气血以充脑髓、益神智，健脾可以化痰去湿以荡涤病理产物，醒脾可芳香开窍以调气机、增食欲。因此，治疗本病，多从脾论治。基本方，药用党参、白术各15g，陈皮、胆南星、石菖蒲各10g，丹参30g，当归、川芎各12g。加减：呕恶痰多加半夏，食少纳呆加砂仁，下肢酸软加龟板、川断，肢体震颤加天麻、鸡血藤。（赵文研，陈荣. 从脾论治老年性痴呆症[J]. 中医药学刊，2005，23（9）：1666.）

2. 痰浊阻滞论（裴昌林）

【提要】 五脏功能失调而生痰，痰阻气机，影响血行，致津气血俱病，进而又影响五脏功能。痰贯穿于老年性痴呆过程始终，故治疗要重点在于治痰。

【原论】 "痰"是本病的最根本病理基础，并推崇《石室秘录》"痰气最盛，呆气最深"之认识。老年痴呆以痰为病理基础，而痰的产生是五脏功能失调的结果。五脏功能失调在先，继而痰浊内生渐至。内生之痰，首责之中焦脾土。脾为后天之本，为津液生化之地。一旦脾运失健，津液不归正化，则聚而成痰；痰阻气滞，致气机升降失常，肝失疏泄，肺失宣降；久之则血运失畅，终致津、气、血俱病。病可累及脾、心、肝、肾等脏。又，老年肾气逐年渐亏，肾阳虚者，脾阳失温，津液运行失常，痰浊内生，上蒙神明可致痴呆；若素体阳盛或阴虚阳亢，阴液久耗，火炼液成痰，热痰扰神；或阴液亏少，营运失畅，脑神失养，神机失灵，神窍为之失聪，而致痴呆。又，痰浊内阻，脉络气血运行不畅，瘀血内生，致痰、瘀凝聚不化，脑髓精气失养，灵机失用，痴呆逐年加重。痴呆之病实中见虚，虚中有实，实则以痰、瘀见多，虚则以五脏虚损兼见。其中，痰的生成贯穿于痴呆的发生发展全过程，又是疾病加重的主要因素。

治疗经验：①祛痰开窍与疏肝扶脾并施。组方遣药，祛痰开窍与疏肝扶脾并施，使痰消窍开，脾健情畅，神明恢复。药物常选用：半夏、陈皮、石菖蒲、茯苓、苍术祛痰健脾，开窍降浊；厚朴、郁金、乌药、藿香、紫苏梗疏肝行气，芳香化浊。②豁痰泄火清心与重镇潜阳宁神同用。火盛则可分为实火和虚火。实火夹痰，必苔黄腻、舌质红，脉滑数有力；虚火夹痰，则舌红津少，脉细滑数。泻实之时，苦寒清泄，豁痰利窍。实证夹痰者，选用黄连、黄芩、炒栀子，配半夏、茯苓、竹茹、石菖蒲、远志、礞石、龙齿清化热痰，并佐郁金、厚朴、枳壳行气疏肝。虚证夹痰者，多选生地黄、牡丹皮、知母、百合滋阴清热，伍半夏、竹茹、葛根、瓜蒌皮、石菖蒲、郁金清化热痰，并佐以紫贝齿、龙齿重镇潜阳。若热盛便结者，实者以大黄泻实火；虚者用火麻仁、瓜蒌子等化痰润肠。③重在祛痰又不忘活血。主张在组方中加入丹参、川芎、牡丹皮、当归、郁金、桃仁等活血之品，使痰化、瘀消、气行，脑髓脉络通畅，神窍得养，老年痴呆好转或控制。④持久调治，健脾意在化痰，补肾贵在增智。脾肾两脏功能的恢复和强健是否，对治疗和巩固本病的疗效十分重要。健脾尤为先，脾健痰化，补益方能奏效；或痰化后脾肾双补，并特别强调在补肾之时避免过用滋腻之品。健脾以补气运脾，常配黄芪、太子参、山药、炒白术运脾化痰；补肾实为增智益脑，常配黄芪、太子参、熟地黄、枸杞子、何首乌、淫羊藿等补肾益精、增智聪窍。（林祖辉. 裘昌林从痰论治老年痴呆经验[J]. 中医杂志，2006，47（11）：826-827.）

3. 脾肾亏虚论（杨文明）

【提要】 脾虚则气血生化乏源，气血亏虚，不能上充于脑；肾精亏虚，则髓海不充，脑失濡养，发为痴呆。脾肾亏虚，运化失司，气化失权，津液停滞而为痰，痰阻血行而为瘀；痰瘀交结，阻塞清窍，而加重痴呆。

【原论】 脾为后天之本，气血生化之源，五脏六腑均赖此不断运化精微营养。若年老体弱，或饮食失调，或思虑过度，或劳倦伤脾等，均可损伤脾胃，致气血无源，津液亏乏。上气不足则清阳之气无以养脑，血虚营亏则不能荣养脑髓脉络，故可出现神疲懒言，头晕目眩，记忆力减退，精神恍惚，甚至失眠心烦，喜笑无常等。津液乏脱则脑髓失养，可见形体消瘦，腰酸耳鸣，关节屈伸不利，痴呆等。若脾胃升降出入失常，清气不升，浊气不降，反逆走于上，蒙闭清窍，浊邪害清，可致神志异常；表现为易怒心烦，狂乱不已，打人毁物，不避亲疏，头晕善忘等。若脾气不足，运血无力，或脾胃升降失常，气血津液不得布散洒陈，留着为痰，停而为瘀，出现在脾虚基础上的痰浊血瘀证，其中，以脾虚为其本，痰瘀是其标，临证时不能不辨。

肾为先天之本，贮藏精气，只宜封藏，不宜泄露，故肾病最易耗损精气。精气一虚，不能生髓通脑，脑髓渐消，神明无主，而出现一系列脑功能减退征象。如智力障碍，失认，精神呆钝，动作迟缓，头晕耳鸣等。又，肾精能化生血液，精血同源，精血充足则能滋养脑髓，维持正常脑功能。若精血亏虚，髓海失充，脑神不荣，亦可发为痴呆。实如《医林改错》所言："年高无记性者，脑髓渐空也。"此外，年老体衰，五脏损伤，穷必及肾，均可致肾阳亏虚，阳不蒸腾气化，津液亏乏，不能上濡脑髓，脑髓枯萎神明失用，五神失司；或肾阳不足，不能化水，水停体内而为痰浊，痹阻脑络，清窍被遏，而致神情呆钝，迷惑善忘。肾阴为一身阴液之根本，若肾阴亏耗，则阴精不足，无以养髓；脑髓失养，髓海不充，而神志失聪；或阴虚血少，血脉不充，脉道滞涩，瘀血丛生，阻滞脑络，亦可发为痴呆。

总之，以脾肾亏虚为主的五脏虚衰，是阿尔茨海默病发病的内在病机。从脾主运化，主统摄，主气机升降出入角度看，脾虚主要责之气虚；而肾虽有肾阴肾阳之别，然由于阴精是物质基础，各种阳虚之表现，归根到底均是阴精不足之结果，阴精是阳气产生的根源；从某种意义上讲，补阳仅是治标，补阴则是治本。（杨文明，韩明向. 老年性痴呆病机探析[J]. 中国中医药信息杂志，2001，8（4）：11-13.）

4. 腑气不畅，浊毒不泄论（浦斌红）

【提要】　老年人元气亏虚，大肠传导推动无力；腑气不畅，浊毒不泄；浊气上熏，迷蒙清窍，清窍失用而发为痴呆。因此，治疗时在补虚化痰活血的同时，要重视通腑泄浊。

【原论】　腑气不畅，浊毒不泄，是老年性痴呆的主要病机之一。人体是一个统一协调的整体，脏腑间常相互影响，在功能上或相互促进，或相互抑制，病理上亦然。脾胃位居中焦，为气血生化之源，后天之本。脾胃功能正常，则气血生化有源，可上充头目，养精益髓。脾胃又为气机升降之枢纽，脾升胃降，气机和调，则清者能升，浊者能降。若饮食所伤，胃腑失和，气机乖异；或年高体衰，元气亏虚，则推动无力；大肠传导迟滞，浊物内留，则浊气上熏，可迷蒙清窍，清窍失用。胃与脑不仅在功能上密切相关，在经络上亦相互联系。何秀山云"胃之支脉，上贯心脑"，可见胃腑失和，亦可循经上扰元神，影响其功能。

老年性痴呆的治疗，宜通腑泄浊，恢复胃肠功能，排除宿积之糟粕。临证可选用大黄、芒硝、番泻叶等。年高体衰、血压较高者，可选用决明子等。用药剂量应视老年性痴呆之病情及体力而定。由于老年性痴呆是伴随衰老而来的脑退行性改变，其病情错综复杂，非仅单一腑气不畅，浊毒不泄而致，而是虚实夹杂，表现为虚、瘀、痰、腑中浊物内留等共存之局面。应在补肾益精、阴中求阳的基础上，配合通腑泄浊、健脾益气、交通心肾、涤痰开窍、活血通络诸法。其中补肾益精、阴中求阳，是基本治法；通腑泄浊、健脾益气、交通心肾、涤痰开窍、活血通络等，为辅助治法。（浦斌红，何建成. 浅谈老年性痴呆的发病机理及其中医药治疗[J]. 光明中医，2002，17（1）：18-19.）

5. 疏肝解郁为先论（秦祖杰）

【提要】　由于情志失调，肝失疏泄，肝气郁滞，气机不畅，郁久化火；或津液输布运化失常，生湿成痰，痰阻血脉，血行不畅为瘀；痰、湿、火、瘀等蒙蔽清窍，脑失所养而发病。治疗宜先疏肝解郁，兼以化痰祛湿、清热化瘀、开窍醒神等。

【原论】　情志失调是导致痴呆的重要原因。朱丹溪在《丹溪心法·六郁》中指出："气血冲和，百病不生，一有拂郁，诸病生焉。故人身诸病多生于郁。"其论证六郁既可单独为病，也可相因致病，但以气郁为关键。在正常生理状态下，肝主疏泄，肝藏魂，肝主谋虑，肝在志为怒，肝的疏泄功能与神志活动密切相关。病理状态下，一方面，人到老年，肝气始衰，七情失调,肝气郁滞,或气滞血瘀,或气郁痰凝,或气滞湿阻,或郁久化火,上扰清空,神机失用。以上种种,终致痰、湿、火、瘀等病理产物,壅于五脏,影响五脏神志,损及心神,蒙蔽心包,神明无所主,脑失所养,发为老年性痴呆。另一方面,肝血虚衰,或肝阳偏亢,情志失调;或损及肾精,髓海失充,或脾阳不足,痰瘀闭阻,终致髓海失充,神机失用而成此病。

据上可知,AD虽病位在脑,但总因情志失调,肝失疏泄,肝气郁滞,或肝血虚衰,而致痰、湿、火、瘀蒙蔽清窍,心脑失养而成病。其中,肝气郁滞,肝血虚衰为本,痰湿火瘀阻窍为标;以标本缓急的治疗原则,从肝的本源对该病进行辨证论治。①肝气郁滞。治以疏肝理气,解郁化滞。常用药为柴胡、香附、苏梗、郁金等。肝郁较重者,可先以柴胡疏肝散、逍遥散加减治疗。②肝郁火扰。治以疏肝解郁,清热开窍安神;多用平肝清热,潜阳息风药。如水牛角(犀角)、天麻、钩藤、黄连、黄芩、大黄、牛黄、栀子、丹皮、龙胆草、珍珠末、酸枣仁、冰片、石菖蒲等。方选黄连解毒汤、丹栀逍遥散、化肝煎联合天麻钩藤汤、安宫牛黄丸、牛黄清心丸等加减。③肝郁痰凝。常用药为青礞石、沉香、石菖蒲、郁金、清半夏、枳实、瓜蒌、柴胡、白芍、茯苓、白术、远志等。方以礞石滚痰丸、通郁汤加减。④肝郁血瘀。治以疏肝化瘀,醒脑开窍。常用药物有桃仁、红花、三七、水蛭、当归、川芎、石菖蒲、赤芍、地龙等。方以逍遥散合通窍活血汤、复元活血汤等加减。⑤肝肾亏虚。治以补益肝肾,填精益髓。常用药物为熟地黄、山萸肉、何首乌、枸杞、山药、淫羊藿、益智仁、巴戟天、牛膝、菟丝子、肉苁蓉、紫河车、龟板、鹿角胶、女贞子、褚实、核桃仁、墨旱莲、续断、杜仲、桑椹子、天冬、鳖甲、仙茅、石斛、冬虫夏草、锁阳、黑芝麻、阿胶等。方以补肾益髓汤加减。⑥肝脾同病。治以疏肝解郁,益气健脾。常用药物为当归、党参、黄芪、白术、柴胡、白芍、山药、杜仲、丹参、茯苓、枸杞、酸枣仁、小麦、甘草等。方选归脾汤、逍遥散等加减。⑦肝虚阳亢。治以滋阴柔肝,养血安神。药为生地、女贞子、旱莲草、珍珠末、熟地黄、山萸肉、枸杞、龟板、天冬、鳖甲、石斛等。方选一贯煎、六味地黄汤、左归丸等加减。总之,本病治疗以疏肝解郁为用药之先,同时应注意兼顾采用化痰祛湿、降火化瘀、开窍醒神等治法。久病则需固护阴血,益精填髓。(秦祖杰,秦祥仁. 阿尔茨海默病从肝论治探微[J]. 右江民族医学院学报,2009,31(6):1076-1077.)

6. 督脉经气虚弱论(刘建保)

【提要】 督脉经气虚弱,易致邪气侵袭;致病因素作用于督脉,督脉经气不利,影响髓上汇于脑,致髓海不足;或督脉经气不利,气血运行不畅,致脑部血瘀,导致老年性痴呆。治疗宜补益督脉和活血通脉相结合。

【原论】 老年性痴呆,是以督脉经气虚弱为其本,痰浊、瘀血阻滞为其标。督脉起于长强,和脊髓同行于脊里,诸经中仅此直通于脑。它上与肝经交会于巅顶,下络于肾,中有支脉贯心。人的精神、意识和思维活动,与心、肝、肾的关系最为密切。督脉的功能有二:一是推动精髓上汇于脑;二是为"阳脉之海",能总督一身之阳气。老年性痴呆是在督脉经气偏衰的情况下,致病因素作用于督脉,导致督脉经气不利,进而影响与其联系的经络脏腑生理功能之协调平衡,而致督脉经气不利,既可影响髓之上汇于脑而致髓海不足,又可使督脉的气血运行不畅而致脑部瘀血形成,从而出现老年性痴呆的病理表现。若影响及心,则会出现健忘,痴呆,喜笑不休等;若影响及肝,肝失疏泄,则患者或郁郁寡欢,多疑善虑,甚则闷闷欲哭,或急躁易怒,失眠多梦,或出现幻觉;若影响及肾,则出现精神倦怠,健忘,二便失控等。

治以益督通督为要，务使督脉经气调顺。临床用药方面：以鹿角胶、阿胶、鳖甲胶、龟板胶等药物补督脉；鹿角霜、鹿茸、紫河车等温督脉；鹿角片、制鳖甲等疏督脉；同时配以桃仁、红花等活血通脉，攻逐瘀血；半夏、川贝母等化痰开窍；并少佐冰片、石菖蒲等开窍醒神。从督脉论治老年性痴呆，不但起到了补肾、填髓、益脑之作用，且能壮一身之阳气，恢复日渐减退的经络脏腑生理功能，并能使心、肝、肾三脏功能协调。（刘建保. 老年性痴呆当从督论治[J]. 河南中医，2000，20（1）：24-25.）

7. 三期分治论（田金洲）

【提要】　阿尔茨海默病有三期的演变特点，平台期以"肾虚"为主，治宜补虚；波动期以"痰浊"为主，治在化痰；下滑期以"毒盛"为主，功专解毒。

【原论】　痴呆病机不离痰、瘀。痰、瘀常胶结，多滞留于正气亏虚之处而为病；脑髓空虚，痰浊阻滞发为呆疾。或因情志所伤，诸郁乃生；气郁而致血流不畅，导致血瘀；瘀血内生，气血无法上注清窍，脑失所养，日久则脑髓枯萎，故而病情多呈进行性加剧。另外，瘀阻心脑则可致心神不安，心悸失眠，健忘痴呆，神昏谵语。在肾虚痰瘀、络脉阻滞的基础上，痰瘀互结，蕴积化毒，损坏脑络、脑髓，致神明失用，灵机记忆丧失的疾病。其病位在脑，与心、肾、肝、脾密切相关。其中，浊毒的化生是痰瘀诸邪壅滞、蕴积转化所致。老年性痴呆可分为平台期、波动期和下滑期三个阶段，且三者常交替出现。平台期多见虚证，多属髓海不足证或脾肾两虚证，可兼有痰、瘀之证。补虚为治疗大法，滋补肝肾，填髓养脑或补肾健脾，培元生髓，兼通络祛痰。处方以七福饮、六味地黄汤、还少丹等为基础方加减运用。波动期，此期病机虚实夹杂，痰瘀日渐壅盛，痰浊蒙窍，且有化热之势，可伴心肝火旺。常用洗心汤或温胆汤，化痰常用茯神、法半夏、陈皮、菖蒲、广郁金、胆南星、神曲、甘草等；兼人参、附子、党参等补脾肾之品，以增强温化痰浊之力。下滑期，痰瘀蕴久，无力化散，腐化秽浊，终至化热成毒，毒损脑络，发为恶化之症。治以泻火解毒，可用黄连解毒汤，配伍凉血息风、活血通络之品。（田颖欣，时晶. 田金洲教授分期论治痴呆的临床经验[J]. 临床医药文献电子杂志，2015，2（23）：4938-4939. //马洪明. 田金洲教授学术思想与临床经验总结及其治疗阿尔茨海默病用药规律研究[D]. 北京：北京中医药大学，2016.）

8. 扶阳补气论（伍德军）

【提要】　阳气虚衰，推动无力，瘀血阻络，清窍失养，是老年性痴呆发病的基本病机。因此，扶阳补气是治疗老年性痴呆的重要环节。

【原论】　老年性痴呆，属于中医的"呆病"范畴。其发病基本机制为：阳气虚衰，推动无力，瘀血阻络，清窍失养。①机体阳气生理上的衰退。中医认为人体立命以阳为本，阳气是人体生命活动的原动力，具有温煦、气化、推动作用，决定人的生、长、壮、老、已。阳气充足，机体的生命和包括脑在内的脏腑器官生理活动就能正常进行，生命才有活力。老年人由于生理上的衰退，不可避免地引起体机阳气虚衰，其温煦、气化、推动功能自然减弱，甚至寒从内生，从而使人体包括脑在内的脏腑器官功能发生障碍。②老年性痴呆主要表现为记忆、神志障碍，精神差，同《伤寒论》少阴病"脉微细，但欲寐"相近似。其病机是少阴心肾阳虚火衰，治疗用四逆汤扶阳温阳回阳。③老年性痴呆病人，在临床上往往兼有不同程度的阳虚气弱的表现，如形寒肢冷，头晕乏力，汗出，多尿，舌淡，脉细无力等。④引起老年人阳气虚衰的其他因素：素体阳气不足；病后体虚，阳气恢复不良；起居失常，劳累（包括房劳）过度；情绪忧郁或过激耗伤元阳；饮食失调，过食生冷寒凉，或病后过用久用清热解剂和抗菌素损伤阳气。

治疗本病应从扶阳入手，扶阳补气应为中医治疗本病的重要环节，可选用参附注射液静滴。参附注射液由红参、附子提炼而成，附片回阳救逆，振奋脾肾阳气；红参大补元气，益脾补肺；两药合用，具有"扶阳回阳益气，补先天益后天"之功能。（伍德军，吕平，刘英华. 中西医结合治疗老年性痴呆临床观察[J]. 辽宁中医药大学学报，2009，11（3）：5-6.）

9. 奇经八脉论（陆汎）

【提要】 老年性痴呆大多与奇经八脉的病变有关，尤其是督脉。治疗时当针药并用，温阳通督，益精养任，利胆通维，强筋利跷。

【原论】 奇经八脉的循行与脑髓关系密切，老年性痴呆的病机都与奇经八脉的病变有关。特别是督脉通于脑府，当肝肾不足或八脉不通时，可影响脑的功能，使大脑反应迟钝，精神不振，行动迟缓，发为本病。奇经八脉与肝肾及脑的特殊关系，及其对十二经气血的主导、溢蓄和调节作用，对临床有着重要的指导意义。

常用治法有：①温阳通督法。临床可选用附子、肉桂、桂枝、巴戟天、补骨脂、花椒、鹿茸、鹿角胶、鹿角霜等药物。针灸选百会、气海、上星、命门、大椎、脑户、后溪、神庭等穴以温阳通督，温煦八脉。②益精养任法。可选用直入奇经的鹿茸、紫河车、阿胶、蛤士蟆、海参、淡菜、牛羊猪脊髓等血肉有情之品。针灸选关元、气海、中极、中脘、脑空、筑宾、太溪、复溜等穴以补益冲任，濡润八脉。③利胆通维法。治疗时可选用川楝子、郁金、香附、柴胡、吴茱萸、青皮、佛手、茯苓、大腹皮、桃仁、红花等药物。针灸选筑宾、期门、丰隆、阳交、中脘、廉泉、目窗、承灵、本神、头临泣、脑空、风池、肩井、人中等穴，以解郁化痰，醒脑开窍。④强筋利跷法。治疗时可选用桑寄生、菟丝子、何首乌、山茱萸、生地、熟地、杜仲、牛膝、沙菀子、续断、补骨脂、穿山甲等药物。针灸选用带脉、五枢、跗阳、照海、交信、仆参、风池、申脉、外关、睛明、承泣等穴，补肾强筋，通利两跷脉。⑤攻补兼施、活血通脉法。治疗除选用补益肝肾的鳖甲、枸杞子、龟板、阿胶、生地、熟地、紫河车、冬虫夏草等药物外，还须选用红花、桃仁、丹参、牡丹皮、土鳖虫、水蛭、虻虫等活血通络之品，以达攻补兼施之目的。针灸则可选用关元、太溪、太冲、复溜、百会、脑户、风府、风池、膻中、人中、三阴交等穴以及八脉交会穴，以达补益肝肾而通奇经之滞的目的。（陆汎. 奇经八脉与老年性痴呆关系探讨[J]. 吉林中医药，2003，23（5）：1-2.）

（撰稿：卢红蓉；审稿：唐启盛，于智敏，曲淼）

参 考 文 献

著作类

[1] 吴大真，乔模. 现代名中医内科绝技[M]. 北京：科学技术文献出版社，1993.

[2] 吴勉华，王新月. 中医内科学[M]. 新世纪，第 3 版. 北京：中国中医药出版社，1994.

[3] 任继学. 任继学经验集[M]. 北京：人民卫生出版社，2000.

[4] 朱建贵. 中医老年病临床实践[M]. 贵阳：贵州科技出版社，2001.

[5] 惠风. 秦亮甫临床经验集萃[M]. 上海：上海中医药大学出版社，2002.

[6] 郭子光，熊曼琪，徐木林，等. 现代中医治病学[M]. 第2版. 成都：四川科学技术出版社，2002.

[7] 吴大真、刘学春、阎英杰，等. 现代名中医内科绝技[M]. 北京：科学技术文献出版社，2004.

[8] 刘建勋，王书臣. 科技发展与成就：中国中医研究院西苑医院五十年历程1955-2005（中卷）[M]. 北京：中医古籍出版社，2005.

[9] 蔡光先，赵玉庸. 中西医结合内科学[M]. 北京：中国中医药出版社，2005.

[10] 于海亭，刘俊德，孔德荣. 精神疾病中西医结合诊疗学[M]. 郑州：郑州大学出版社，2006.

[11] 中华中医药学会. 中医内科常见病诊疗指南西医疾病部分[M]. 北京：中国中医药出版社，2008.

[12] 王永炎，严世芸. 实用中医内科学[M]. 第2版. 上海：上海科学技术出版社，2009.

[13] 王晓峰，王先敏，胡晓灵. 沈宝藩临证经验集[M]. 北京：人民卫生出版社，2010.

[14] 徐秋等. 实用临床中医内科学[M]. 天津：天津科学技术出版社，2011.

[15] 田金洲，王永炎，张伯礼，等. 中国痴呆治疗指南[M]. 北京：人民卫生出版社，2012.

[16] 韩景献. 中西医结合痴呆诊疗备要[M]. 天津：天津科技翻译出版有限公司，2013.

[17] 王庆其. 国医大师裘沛然学术经验研究[M]. 北京：中国中医药出版社，2014.

[18] 罗铨. 调气行血善治心脑疾病——罗铨学术思想与临床经验集[M]. 北京：中国中医药出版社，2014.

[19] 中华中医药学会. 中医神志病诊疗指南[M]. 北京：中国中医药出版社，2015.

[20] 赵永厚. 中医神志病学[M]. 北京：中国中医药出版社，2016.

[21] 田金洲. 中国痴呆诊疗指南（2017年版）[M]. 北京：人民卫生出版社，2018.

[22] 招远祺，薛长利. 中医药临床循证医学丛书·阿尔茨海默病[M]. 北京：人民卫生出版社，2018.

[23] 余小萍，方祝元. 中医内科学 [M]. 第3版. 上海：上海科学技术出版社，2018.

论文类

[1] 颜德馨，吕立言. 老年性痴呆与瘀血的关系[J]. 辽宁中医杂志，1991，34（8）：37-38.

[2] 林水淼. 调理心肾治疗老年性痴呆[J]. 中国中西医结合杂志，1992，12（7）：393.

[3] 赵湘筠. 髓海不足 气衰魄离——中医对老年性痴呆的认识[J]. 上海中医药杂志，1994，40（5）：24-25.

[4] 林水淼，杨伯灿，林松华. 对进行性隐匿型痴呆症的中医学研究[J]. 上海中医药杂志，1994，40（10）：9-11.

[5] 杨胜利. 中医治疗老年性痴呆综合征19例[J]. 长治医学院学报，1995，11（1）：68-69.

[6] 何浩，汪琰玲. 老年性痴呆的中医防治[J]. 新中医，1996，28（S1）：155-156.

[7] 韩旭，陈美兰，胡铣城. 中医辨证分型治疗老年性痴呆病60例[J]. 辽宁中医杂志，1998，41（12）：13-14.

[8] 何建成. 老年性痴呆中医药治疗五法[J]. 中医药学报，1999，27（2）：2-3.

[9] 杨颖林，李培珍. 浅谈老年性痴呆的中医辨证施治[J]. 光明中医，1999，15（6）：13-15.

[10] 韩恕新. 中医治疗老年性痴呆的点滴体会[J]. 中国疗养医学，1999，8（6）：78-79.

[11] 孙景波，华荣，曹晓菊. 老年性痴呆病中医病机探讨[J]. 陕西中医，2000，21（2）：71-72.

[12] 李鹏英. 心、肾、肝在老年性痴呆发病中的作用[J]. 长春中医学院学报，2000，16（1）：7-8.

[13] 王联庆. 老年性痴呆的中医分型辨治[J]. 现代康复，2000，4（8）：1274.

[14] 吴虹. 浅谈中医对老年性痴呆症的认识和防治[J]. 现代中西医结合杂志，2000，9（17）：1703-1704.

[15] 孙元莹，王少华，赵德喜. 著名老中医张琪治疗老年痴呆临证举隅[J]. 中国社区医师，2002，18（5）：8-9.

[16] 叶未设. 中医学对老年性痴呆症病因病机学认知及治疗[J]. 中国临床康复，2002，6（15）：2311.

[17] 颜乾麟，邢斌，颜德馨. 关于阿尔茨海默病中医辨证论治的探讨[J]. 中国中医药信息杂志，2002，9（8）：29-30.

[18] 王凌，党晓静，汶医宁. 老年性痴呆的中医辨证分型及治疗[J]. 陕西中医，2002，23（8）：717-718.

[19] 邢斌，颜乾麟. 关于阿尔茨海默病中医病证归属和病名的探讨[J]. 江苏中医药，2003，48（2）：47-48.

[20] 叶佳文. 老年性痴呆的中医证治[J]. 甘肃中医，2003，15（3）：45-48.

[21] 董洪涛，金渊光. 老年性痴呆瘀血阻窍的病因病机探讨[J]. 新中医，2003，35（2）：3-4.

[22] 杨成居，梅祥云. 阿尔茨海默病的中医病机及治疗法则探讨[J]. 中国中医急症，2005，14（8）：754-755.

[23] 松川秀夫，刘公望，杨幼新，等. 中医对阿尔茨海默型老年性痴呆病程之探讨[J]. 天津中医药，2005，22（6）：514-516.

[24] 崔德芝，张恭新，朱振铎. 老年性痴呆的中医理论探讨[J]. 山东中医杂志，2006，26（10）：655-657.

[25] 余世敏，刘玲，王平. 涤痰汤治疗老年性痴呆的理论探析[J]. 福建中医药，2007，51（2）：49-50.

[26] 张明，张沁园. 阿尔茨海默氏病中医病机探析[J]. 吉林中医药，2007，29（7）：3.

[27] 张丽，纪立金. 中医脾胃与老年性痴呆发病关系的探讨[J]. 福建中医药，2007，52（4）：51-53.

[28] 张秀云，李振民. 清心开窍法治疗阿尔茨海默病 30 例[J]. 四川中医，2007，26（11）：54-55.

[29] 吴继全. 傅仁杰教授治疗老年性痴呆经验撷拾[J]. 实用中医内科杂志，2007，21（5）：14-15.

[30] 肖苗苗，刘俊保. 从肾论治阿尔茨海默病[J]. 河南中医，2008，33（1）：40-41.

[31] 夏进，张荣华，程时杰. 中医治疗老年性痴呆探讨[J]. 四川中医，2008，27（2）：28-29.

[32] 霍军，于俊丽，孔德荣，等. 中医辨证分型治疗老年性痴呆 90 例临床观察[J]. 光明中医，2008，24（5）：572-573.

[33] 王美芹，张建志. 中医辨证治疗老年性痴呆 50 例[J]. 河北中医，2008，30（5）：483-484.

[34] 曹娟，曹明荣. 中医对老年性痴呆的认识[J]. 中国现代医生，2008，2（17）：82，88.

[35] 霍军，于俊丽，孔德荣，等. 中医辨证分型治疗老年性痴呆 90 例[J]. 中医研究，2008，21（9）：38-40.

[36] 朱荣. 中医对阿尔茨海默病的病机认识与治疗方法探讨[J]. 山西中医，2008，24（10）：1-3.

[37] 李慧. 中医中药对阿尔茨海默病的干预作用[J]. 中国中药杂志，2008，54（21）：2449-2453.

[38] 魏录翠，胡国恒，匡艳红. 中医对老年性痴呆的认识[J]. 江西中医学院学报，2009，21（1）：4-6.

[39] 杨昕，何明大. 中医对老年性痴呆的认识和治疗[J]. 中医药导报，2009，15（8）：82-84.

[40] 秦祖杰，秦祥仁. 阿尔茨海默病从肝论治探微[J]. 右江民族医学院学报，2009，31（6）：1076-1077.

[41] 梁健芬，覃翠，杨波. 阿尔茨海默病分期与中医辨治[J]. 山东中医杂志，2010，29（1）：6-7.

[42] 苏芮，韩振蕴，范吉平. 基于"毒损脑络"理论的老年性痴呆中医病机探讨[J]. 南京中医药大学学报，2010，26（2）：93-94.

[43] 苏芮，韩振蕴，范吉平. 阿尔茨海默病中医病因病机探讨[J]. 中华中医药杂志，2010，25（5）：743-744.

[44] 胡起超，于涛，韩景献. 老年性痴呆中医证候及病因病机探析[J]. 陕西中医，2010，31（5）：576-577.

[45] 杨喜艳. 颜德馨教授对老年性痴呆的中医治疗[J]. 内蒙古中医药，2010，29（9）：73.

[46] 朱宏，董克礼，吴岳，等. 补肾活血法对阿尔茨海默病患者认知功能改善的影响[J]. 中国老年学杂志，2010，30（11）：1493-1495.

[47] 刘明芳，李浩，刘剑刚，等. 中医虚瘀浊毒与老年性痴呆[J]. 中医杂志，2010，51（7）：651-654.

[48] 黄淑芳，梁纪文. 老年性痴呆的中医病因病机分析[J]. 中国临床医生，2010，38（8）：15-17.

[49] 梁纪文，黄淑芳. 老年性痴呆的中医辨证及中成药应用[J]. 中国临床医生，2010，38（8）：19-21.

[50] 魏录翠，负建业，唐农. 从肺的生理功能论肺与老年性痴呆的关系[J]. 江苏中医药，2010，42（8）：3-4.

[51] 朱国营，李玉波. 老年性痴呆病的中医辨证论治[J]. 光明中医，2010，25（10）：1908-1909.

[52] 马静，刘艳萍，王月梅，等. 从中医论治阿尔茨海默病[J]. 当代医学，2010，16（30）：149-150.

[53] 高鹤，郭家奎. 老年性痴呆与肾的关系的理论研究[J]. 黑龙江中医药，2010，39（6）：56-57.

[54] 刘宁，郭蕾. 阿尔茨海默病中医认识[J]. 中华中医药学刊，2011，29（6）：1254-1255.

[55] 尹龙，田金洲，时晶. 阿尔茨海默病的中医病机探讨[J]. 吉林中医药，2011，31（6）：495-497.

[56] 刘建平，郭蕾. 阿尔茨海默病证候要素研究[J]. 中西医结合心脑血管病杂志，2011，9（7）：870-871.

[57] 唐寒芬，何明大. 探讨老年性痴呆的中医认识[J]. 中国医药导报，2011，8（22）：100-101.

[58] 苏芮，韩振蕴，范吉平，等. "毒损脑络"理论在阿尔茨海默病中医研究领域中的意义[J]. 中医杂志，2011，

52（16）：1370-1371.

[59] 苏芮，韩振蕴，范吉平，等. 中医对老年性痴呆病因病机及中药治疗研究[J]. 中华中医药杂志，2011，26（9）：1917-1920.

[60] 王康锋. 中医治疗老年性痴呆的思路与方法[J]. 河南中医，2011，31（12）：1350-1351.

[61] 王健，林水淼. "心肾同治"阿尔茨海默病的思考[J]. 上海中医药杂志，2011，45（9）：22-23.

[62] 滕晶. 以中医五神学说辨析老年性痴呆[J]. 中国中医药信息杂志，2012，19（2）：92-93.

[63] 何慧，张玉莲，崔远武，等. 老年性痴呆中医治则治法规律研究[J]. 吉林中医药，2012，32（2）：125-127.

[64] 肖芝，朱宏，董克礼. 中医对阿尔茨海默病的认识[J]. 中医药导报，2012，18（3）：112-114.

[65] 朱黎明. 五福心脑清软胶囊治疗阿尔茨海默病气滞血瘀证患者41例临床观察[J]. 中医杂志，2012，53（7）：581-584.

[66] 官杰，李浩，刘剑刚. 从中医虚毒病机论治老年性痴呆的研究与思考[J]. 中国中医药信息杂志，2012，19（7）：104-106.

[67] 马妍. 老年性痴呆从肾论治临床研究概要[J]. 河北中医，2012，34（7）：1104-1106.

[68] 傅凯丽，林翠茹，张玉莲，等. "益肾化浊方"治疗轻度阿尔茨海默病15例临床研究[J]. 江苏中医药，2012，44（8）：28-29.

[69] 温明菲，成海燕，尚磊，等. 韩景献教授调理三焦治疗阿尔茨海默病精神行为障碍1例[J]. 针灸临床杂志，2012，28（8）：22-23.

[70] 巴哈尔·哈德尔，张凯. 名老中医从痰浊瘀血论治老年性痴呆的理论探讨[J]. 时珍国医国药，2012，23（9）：2302-2303.

[71] 巴哈尔·哈德尔，张凯，王晓林，等. 名老中医治疗老年性痴呆的组方用药规律[J]. 中华中医药杂志，2012，27（10）：2684-2687.

[72] 贺燕勤，于顾然. 阿尔茨海默病肾虚病机含义及其意义[J]. 新中医，2012，44（11）：8-10.

[73] 彭丽慧，王中琳. 从脾胃虚弱论老年性痴呆发病机制[J]. 陕西中医学院学报，2012，35（6）：12，18.

[74] 周丽，张允岭，侯小兵，等. 基于"毒损脑络"理论的老年期痴呆辨经探讨[J]. 中国针灸，2012，32（11）：1031-1034.

[75] 杜娟，滕晶，王高峰. 中医学对老年性痴呆的病机理论探讨[J]. 中华中医药学刊，2013，31（1）：54-56.

[76] 陈旺琨，冯方俊. 老年性痴呆中医证候及病因病机探析[J]. 光明中医，2013，28（3）：472-473.

[77] 何珊，郭蕾，杨健. 从五脏理论对阿尔茨海默病中医病机的探讨[J]. 辽宁中医杂志，2013，40（6）：1128-1130.

[78] 俞璐，张晓天，林水淼. 从轻度认知功能损害谈阿尔茨海默病的中医防治[J]. 中国医药导报，2013，10（27）：92-94.

[79] 胡玉萍，王平，孔明望，等. 从痰热论治老年痴呆[J]. 中医杂志，2013，54（12）：1071-1072.

[80] 杨植媛，吴红彦，李海龙. 从肝论治老年性痴呆[J]. 实用中医内科杂志，2014，28（2）：81-82，132.

[81] 李帅，巴哈尔·哈德尔，张凯，等. 老年性痴呆中医证型研究[J]. 河南中医，2014，34（3）：420-421.

[82] 李恬，孙立军. 从"肾-髓-脑"论体质调理与老年性痴呆的防治[J]. 四川中医，2014，32（4）：33-35.

[83] 孙国珺，顾耘，黄凯，等. 阿尔茨海默病中医证候研究[J]. 中华中医药学刊，2014，32（7）：1566-1568.

[84] 李帅，袁晓霞，于福鑫，等. 老年性痴呆中医证候要素及分布规律[J]. 辽宁中医杂志，2014，41（9）：1888-1891.

[85] 李国徽，郑爱菊，宋秀娟. 中医对老年性痴呆病因病机的认识[J]. 内蒙古中医药，2015，34（1）：135-137.

[86] 肖岚，董克礼. 董克礼教授运用补肾活血法治疗阿尔茨海默病经验[J]. 中华中医药杂志，2015，30（2）：435-437.

[87] 张玉莲，张连城，李强，等. 660例老年性痴呆患者中医证候学研究[J]. 中医杂志，2015，56（3）：235-239.

[88] 李虹. 补脾益肾汤治疗阿尔茨海默病 35 例[J]. 中国实验方剂学杂志, 2015, 21（5）: 193-196.

[89] 崔远武, 张玉莲. 中医对老年性痴呆的认识和辨证思路分析[J]. 中国老年学杂志, 2015, 35（5）: 1419-1422.

[90] 张占军, 王永炎. 肾虚-痰瘀-酿毒-病络——中医对老年性痴呆早期发病病机认识[J]. 中国中医基础医学杂志, 2015, 21（3）: 244-246.

[91] 崔远武, 张玉莲, 李强, 等. 660 例老年性痴呆患者中医症状整理与分析[J]. 中华中医药学刊, 2015, 33（6）: 1356-1359.

[92] 魏山寅, 王哲, 胡随瑜. 中医治疗阿尔茨海默病组方配伍规律探讨[J]. 湖南中医药大学学报, 2015, 35（8）: 67-69.

[93] 刘强, 薛伟伟. 老年性痴呆病因病机浅析[J]. 光明中医, 2015, 30（9）: 1989-1990.

[94] 李强, 崔远武, 张连城, 等. 肾虚型老年性痴呆中医证候特征分析[J]. 时珍国医国药, 2015, 26（10）: 2436-2438.

[95] 胡波. 张发荣教授临床经验与学术思想研究[D]. 成都: 成都中医药大学, 2015.

[96] 刘娜. 黄连解毒汤联合天王补心丹治疗心肝阴虚型老年性痴呆疗效观察[J]. 现代中西医结合杂志, 2016, 25（12）: 1271-1273.

[97] 矫增金, 陈民. 论老年性痴呆中医病因病机[J]. 辽宁中医药大学学报, 2016, 18（6）: 58-60.

[98] 马洪明, 高兴慧, 田金洲. 田金洲教授平肝清心安神法治疗阿尔茨海默病伴精神症状的临床经验[J]. 世界中医药, 2016, 11（8）: 1556-1558.

[99] 第五永长. 老年性痴呆"髓空痰浊"病机及治法再识[J]. 中医杂志, 2016, 57（12）: 1075-1077.

[100] 富雪婷, 王尧, 巴哈尔·哈德尔. 中医对阿尔茨海默病的病机研究[J]. 新疆中医药, 2016, 34（4）: 133-135.

[101] 刘文奇. 阿尔茨海默病的中医辨治[J]. 中国社区医师, 2016, 32（33）: 14-15.

[102] 黄薰莹, 赵百孝. 从升清降浊探讨阿尔茨海默病的防治[J]. 世界中医药, 2016, 11（12）: 2804-2806.

[103] 刘晓慧, 王丹丹, 于顾然. 论阿尔兹海默病"毒损脑络"病机的含义[J]. 河南中医, 2017, 37（1）: 90-92.

[104] 石莹莹, 胡晓灵. 阿尔茨海默病的中医文献研究[J]. 新疆中医药, 2017, 35（1）: 63-66.

[105] 田金洲, 时晶. 阿尔茨海默病的中医诊疗共识[J]. 中国中西医结合杂志, 2018, 38（5）: 523-529.

[106] 谢文婷, 谭子虎, 陈延, 等. 加减薯蓣丸治疗轻、中度阿尔茨海默病的临床观察[J]. 中国实验方剂学杂志, 2018, 24（21）: 176-181.

[107] 姚首道, 马进. 从五脏辨证论治老年性痴呆研究现状[J]. 中医药临床杂志, 2019, 31（7）: 1220-1223.

[108] 龚文蕾, 何俊华, 梅建勇, 等. 补肾化瘀法治疗老年性痴呆临床观察[J]. 湖北中医杂志, 2019, 41（8）: 33-34.

[109] 渠乐, 周云, 沈宝藩. 国医大师沈宝藩运用益智治呆方治疗老年呆病临床研究[J]. 四川中医, 2019, 37（6）: 111-113.

奖项类

[1] 补肾法为主治疗 Alzheimer 氏病的研究
   奖励年度与级别: 2001 广东省科学技术奖二等奖
   主要完成人: 赖世隆、梁伟雄、温泽淮, 等
   主要完成单位: 广州中医药大学

[2] 补肾化痰法治疗阿尔茨海默病及其应用技术
   奖励年度与级别: 2010 北京市科学技术奖一等奖
   主要完成人: 田金洲、时晶、毕齐, 等
   主要完成单位: 北京中医药大学

慢性乙型肝炎

慢性乙型肝炎（chronic hepatitis B，CHB）是指由乙型肝炎病毒（hepatitis B virus，HBV）持续感染（乙型肝炎表面抗原持续阳性6个月或以上）引起的慢性肝脏炎症性疾病，可分为乙型肝炎 e 抗原阳性慢性乙型肝炎（HBeAg positive CHB）和乙型肝炎 e 抗原阴性慢性乙型肝炎（HBeAg negative CHB）。乙型肝炎 e 抗原阳性慢性乙型肝炎，诊断指标为血清乙型肝炎表面抗原阳性、乙型肝炎 e 抗原阳性、乙型肝炎病毒 DNA 阳性，谷氨酸氨基转移酶持续或反复升高，或有肝组织学病变。乙型肝炎 e 抗原阴性慢性乙型肝炎，诊断指标为血清乙型肝炎表面抗原阳性、乙型肝炎 e 抗原阴性、乙型肝炎病毒 DNA 阳性，谷氨酸氨基转移酶持续或反复升高，或有肝组织学病变。慢性乙型肝炎常伴肝纤维化，进一步可发展至肝硬化，部分发生肝细胞癌。

典型的慢性乙型肝炎，最常见的症状为：身体乏力，劳累后加重，食欲减退，恶心，右胁部疼痛或不适，腹胀痛，失眠，低热，肌肉或关节酸痛等。体检可见：面部颜色晦暗，巩膜黄染，蜘蛛痣，肝掌；肝脏肿大，质地中等或充实感，有压痛、叩痛，或伴有脾脏肿大。部分慢性乙型肝炎患者，无明显症状；或症状轻微、无特异性，可无明显异常体征。

本病的辨证论治，可参考中医学"黄疸""胁痛""臌胀""肝著""癥积""虚劳"等。

一、诊治纲要

（一）诊疗思路

慢性乙型肝炎发病的外因，可概括为湿热疫毒侵袭；内因则与禀赋薄弱，素体亏虚，正气不足有关。多因饮食、劳倦、情志、外感等因素诱发。本病的病位主要在肝，多涉及脾、肾、胆、胃。病性为本虚标实，虚实夹杂，本虚体现为脏腑的功能失常以及气血的虚损，标实则为湿热疫毒侵犯肝络，伏藏于肝血。病机特点主要为湿、热、毒、瘀、虚。中医病机可归纳为湿热疫毒，正气亏虚。湿热疫毒未尽，潜伏血分，壅滞气机，困阻脾胃，而致湿热蕴结；肝喜条达恶抑郁，是全身气机调畅的关键。若肝气失于疏泄而克伐脾土，或湿热疫毒直接伤脾，可导致肝郁脾虚；气郁日久化火伤阴、湿热疫毒久稽伤阴，或因肝肾同源，肝阴损耗累及肾水，皆可引发肝肾阴虚；肾阴久亏，阴损及阳，或脾病日久伤及肾阳，可致肾阳亏虚；久病气血瘀滞，瘀血入络，即成脉络瘀阻。

慢性乙型肝炎的病变过程中，既有因湿热疫毒久羁导致的肝、脾、肾失调，气血阴阳损伤的正虚，又有因正气虚损，难以祛邪外出而导致的邪实。同时，脏腑气血阴阳失调，会导致痰浊、瘀血内生而因虚致实。本病应首辨邪正虚实。当处于急性发作时，邪实以湿热蕴结最为常见，慢性期邪实以气血郁滞为主。正虚常见脾气亏虚、肝肾阴虚、脾肾阳虚、肝阳虚衰等。因本病病机复杂，湿、热、毒、瘀、虚等病机因素影响，常常出现肝郁脾虚、脉络瘀阻等虚实夹杂证候。其次，辨气血层次。在气分，以气机失调为核心，常见肝气郁滞、湿热壅遏、脾胃虚弱；在血分，以肝脾虚损为本，血瘀为标，有气虚血瘀和阴虚血瘀之分。血分也可见热毒入血，呈出血倾向。临床中，亦存在肝功异常，乙肝病毒指标阳性，而无明显症状的情况。此时，可从舌、脉入手加以辨析。舌质可体现气血盈亏，舌苔体现病邪性质深浅及胃气存亡；脉象可反应疾病病位、性质和邪正盛衰，同时还可判断寒热虚实及预后。亦可从生化指标入手加以分析，当乙肝病毒 DNA 定量、胆红素及转氨酶等指标升高时，应考虑湿热邪实；白球蛋白比异常时，常考虑脾肾虚弱；肝纤维化指标明显时，则提示血络瘀滞。

慢性乙型肝炎的治疗，扶正祛邪为基本治疗原则。本病初起正气不虚，邪伏于内，祛邪为首，治疗以清热、解毒、利湿、理气为主。继而，邪正交争，病情迁延，正气已伤，应以扶正为要，治疗以调肝、实脾、补肾为主。遵"见肝之病，知肝传脾，当先实脾"之意，实脾应为扶正的关键。久病及肾，补肾亦不可忽视。在扶正的同时，还要注重肝的调养，需疏养结合，体用同调。最后，久病入络，脉络瘀阻，应活血通络化瘀，以防病情进一步恶化。临床症状不明显时，从舌脉入手，辨明邪正虚实，遵从扶正祛邪的治疗原则进行治疗。也可从"微观"入手，适当参考生化指标进行治疗。如乙肝病毒 DNA 定量、转氨酶升高应清热解毒；胆红素、γ-谷氨酰转肽酶升高，应利湿退黄；白球蛋白比异常，应扶助正气等。本病迁延难愈，病程长，需要重视患者的调护，宜清淡饮食，调节情志，怡情休养，避免过劳。

（二）辨证论治

结合《中医内科常见病诊疗指南——西医疾病部分》《慢性乙型肝炎中医诊疗专家共识》《中医肝病诊疗常规》以及名老中医经验等，将慢性乙型肝炎的辨证论治要点概括为以下几个方面。

1. 湿热蕴结证

临床表现：右胁胀痛，脘腹满闷，恶心厌油，身目黄或无黄，小便黄赤，大便黏滞臭秽，舌苔黄腻，脉弦滑数。

基本病机：湿热蕴蒸，困阻中焦，壅滞肝胆。

常用治法：清热解毒，渗利湿邪。

2. 肝郁气滞证

临床表现：两胁胀痛，甚则连及胸肩背，且情志过激则痛甚；胸闷，纳差，善太息，得嗳气稍舒，大便不调，小便黄，舌质红，舌苔薄白，脉弦。

基本病机：肝失条达，气机阻滞，肝络失和。

常用治法：疏肝解郁，理气和中。

3. 肝郁脾虚证

临床表现：胁肋胀满，精神抑郁或性情急躁，面色萎黄，大便溏薄，纳食减少，口淡乏味，脘腹痞胀，舌质淡红，苔白，脉沉弦。

基本病机：肝气不舒，横逆犯脾，脾虚失运。

常用治法：疏肝解郁，健脾和中。

4. 肝肾阴虚证

临床表现：头晕耳鸣，两目干涩，咽干，失眠多梦，五心烦热，腰膝酸软，女子经少或经闭，舌红体瘦、少津或有裂纹，脉细数。

基本病机：肝肾亏虚，阴血不足，阴虚阳亢。

常用治法：养血柔肝，滋阴补肾。

5. 脾肾阳虚证

临床表现：畏寒喜暖，少腹及腰膝冷痛，食少便溏，完谷不化，下肢浮肿，舌质淡胖，脉沉细或迟。

基本病机：脾肾阳虚，失于温煦，运化无权，气化不行。

常用治法：温补脾肾。

6. 瘀血阻络证

临床表现：胁肋刺痛，痛处固定而拒按，入夜更甚；或面色晦暗，舌质紫暗，脉沉弦或涩。

基本病机：气血失调，瘀血停滞，肝络痹阻。

常用治法：活血化瘀，通络散结。

7. 肝阳虚衰证

临床表现：情绪消沉，头痛目眩，胸胁满闷，懒言，善太息，神疲气短，肢冷便溏，小腹冷痛，舌淡，脉虚弦。

基本病机：肝阳亏虚，生发无力。

常用治法：温肝益气。

二、名 家 心 法

1. 邹良材

【主题】 脾运不健为关键，湿热为病因之最

【释义】 邹良材认为，慢性肝炎大都由于急性期湿热未净，迁延不愈所致。湿热困遏脾胃，损伤肝体，脾失运化之职，肝失疏泄之能，故开始阶段多表现为湿热气滞之证。病程经久，或未经适当休息和积极治疗，湿热两伤肝脾，脾虚则气血生化乏源，肝体既损，复失所养，则可造成肝脾两虚。若进一步发展，则脾土衰败，瘀血内著，可导致癥积、臌胀之变。部分患者

病情活动，可见湿热反复消长。若患者素体阳气不足，或湿重于热，耗伤阳气，可进一步造成脾肾阳虚；而患者素体阴分不足，或胃热素盛，则湿从热化，灼伤肝肾之阴，可导致肝阴虚，甚至阴虚血热之证。

慢性乙型肝炎中，湿热、气滞、血瘀是三个主要的病因病机，其中又以湿热为最。慢性乙型肝炎湿热之所以持续不清，当责之于脾。脾属土，主运化水湿。水流湿，火就燥，同气相求。湿热伤脾，脾运更加无权；而脾虚生湿，内外合邪，致湿热有增无已；两者相互影响，导致疾病迁延不愈。因此，慢性肝炎过程中，既有外来之湿热之邪，又有内生之湿热。湿热既是慢性肝炎的病因，又是其病理产物。总之，本病主要病机关键是脾运不健，病机本质是肝脾同病，主要病因病机是湿热、气滞、血瘀，主要治疗大法应为健运脾胃。（黄建新，邹良材，严明. 脾运不健是慢性病毒性肝炎的病理关键[J]. 江苏中医杂志，1986，（6）：4-6.）

2. 邓铁涛

【主题】 慢性乙型肝炎之本乃脾虚

【释义】 邓铁涛认为，湿热邪气外袭，内蕴于脾胃与肝胆，则发为急性乙型肝炎；若患者脾气本虚，或邪郁日久伤脾气；或肝郁日久横逆乘脾，或于治疗急性乙型肝炎过程中，过用寒凉伤及中阳，均可导致脾气亏虚，而导致慢性化。此时病机矛盾主要方面，已由邪实转化为脾虚，故慢性乙型肝炎之本乃脾虚。在疾病发展过程中，由于脾虚不运，可导致湿浊内生，湿郁日久则可化火；或气血运行失畅，而致瘀血内留；或气血生化不足，阳损及阴，而导致肝阴不足；或脾虚及肾，而致脾肾两虚。临床可见各种兼夹证候，但脾气虚这一证候，始终作为共性在大多数患者身上表现出来。故治疗慢性肝炎应注意实脾，健脾补气、扶土抑木为治疗慢性肝炎的总原则。（邓铁涛. 中国百年百名中医临床家丛书·邓铁涛[M]. 北京：中国中医药出版社，2001：54-55.）

3. 姚乃礼

【主题】 毒损肝络为核心病机

【释义】 姚乃礼认为，慢性乙型肝炎的病机以"毒损肝络"为核心。肝络生理上为连接肝脏内外表里、运行气血津液的桥梁；在病变状态下，成为疫毒之邪由表入里，循经入络，弥散传变的重要途径。肝主疏泄，主藏血，为气血调节的场所和枢纽，故疫毒之邪侵袭人体入血更易影响和损伤肝络。肝络具有络脉的特点，广泛分布于肝脏，为肝输布气血，具有渗濡灌注的功能，故具有邪毒易于侵犯、络脉易于瘀滞、渗灌气血失常、变证丛生的特点；邪滞肝络日久，夹瘀夹痰阻滞络脉，严重影响肝络沟通肝脏内外表里、运行气血津液的功能，肝络受损易导致肝纤维化、肝硬化等。（刘霞，刘绍能. 姚乃礼从"毒损肝络"论治慢性乙型肝炎、肝硬化经验[J]. 中国中医基础医学杂志，2011，17（7）：762-763.）

4. 王灵台

【主题】 肾虚为贯穿始终的主要病机

【释义】 王灵台认为，慢性乙型肝炎患者除有湿热的症状外，常伴肾虚的表现，如眩晕耳鸣、腰膝酸软等。甚至有些患者见形寒肢冷、带下清稀或阳痿遗精等命门火衰证候。从中医理论分析，"五脏之真，唯肾为根"；"五脏之伤，穷必及肾，轻伤肾气，重伤肾阳"；而患者多病情缠绵，邪毒久困，必暗耗肾精；另外，慢性乙型肝炎为湿所扰，湿为阴邪，易伤阳气，轻则脾气不运，重则脾阳不振，连及肾阳。因此，本病病机主要体现在肾精、肾气亏损，湿热之邪未尽。无论慢性乙型肝炎导致肾虚，抑或肾虚影响慢性乙型肝炎的病程，肾虚均为其贯穿始终的主要病机之一。因此，提出以益肾为主、清化为辅的扶正祛邪治疗原则，自拟补肾方（巴戟天、肉苁蓉、枸杞子、生地黄、虎杖、黄芩、丹参、青皮）以补益清化，扶正祛邪。（祝峻峰，王灵台. 王灵台教授运用补肾法防治慢性乙型肝炎"三步曲"[J]. 中西医结合肝病杂志，2014，24（6）：357-359.）

5. 刘渡舟

【主题】 辨证以辨气血最为关键

【释义】 刘渡舟指出，慢性乙型肝炎进行辨证时，辨气血最为关键，抓住气血两个纲领，就掌握了肝病辨证的基本规律，就能执简驭繁。其中，"气分肝炎"临床多见肝区痞胀或疼痛，胸闷脘痞，纳差，恶心厌油，烦躁，身体困重，不耐劳作，多睡眠，尿黄，舌质红苔厚厚腻，脉弦滑或脉大而数；望诊尚可见面生粉刺，如蒙油垢，颜面潮红，或白睛黄赤等。"血分肝炎"则表现为肝区痞胀或疼痛，身体疲乏，不耐劳作，烦躁，饮食基本正常，舌苔薄腻，舌体不大或见瘦小，脉弦细等。有时血分肝炎可以无明显的自觉症状。这是因为毒邪深伏于血分而不明显地表现于外的缘故。至于治疗，在气者，疏肝解郁，清热利湿解毒；在血者，又当佐以养血凉血之品，分别创制柴胡解毒汤和柴胡活络汤以治之。（闫军堂，刘晓倩，赵宇明，等. 刘渡舟教授论治乙型肝炎"四期、八大关系"[J]. 中华中医药学刊，2013，31（10）：2174-2177.）

6. 李普

【主题】 舌象是辨别湿重、热重之关键

【释义】 李普认为，慢性乙型肝炎多为湿热毒邪侵袭所致，化湿清热是慢性乙型肝炎的重要治法之一。患者舌苔的厚薄、黄白、津液多少及舌质色泽，是辨别湿重、热重之关键。舌苔白厚而腻、津多、质淡，伴有纳食不馨，胸脘痞满，泛恶者，治宜芳香化湿或苦温燥湿法，芳香化湿选藿香、佩兰、白蔻仁、杏仁、香橼，苦温燥湿选苍术、厚朴。舌苔白腻、津多，质淡，伴有脘腹胀满，大便不畅，小便不利者，治宜淡渗利湿，选用茯苓、猪苓、泽泻、车前子等。舌苔黄厚而腻或干燥缺津，质淡红或暗红，宜在芳化的基础上，加用清热利湿法，选用黄芩、龙胆草、栀子、茵陈、益元散，大便干结者加大黄。久湿不去，舌苔白滑而腻或稍厚，质淡，用通阳化湿法，加选通草、桂枝等。五法之中，可一法独用，或多法合用，宜根据湿热之多少，灵活变通。（李素领. 李普老中医治疗慢性乙型肝炎经验[J]. 陕西中医，2008，29（9）：1204-1205.）

7. 岳美中

【主题】 祛邪扶正，权衡主症先后轻重缓急

【释义】 岳美中认为，治疗肝炎，应本着肝炎病程中主症出现的先后、轻重、缓急，择以效方。简而言之，在邪盛时，则以祛邪为主。祛邪于体外，所取之路，就其近便之处，因势而利导之，邪在表未实则汗之，如麻黄连翘赤小豆汤、叶天士甘露消毒丹；在里已实则下之，如茵陈蒿汤；湿热交缠，则从便而利之；湿重者则取燥多于清法，如茵陈五苓散；热重者则取

清多于燥法，如茵陈五苓散加栀柏伐木丸；若邪尚未衰，正气渐虚，则祛邪兼以扶正，方药采取祛湿而兼温脾补气；至于体气虚甚之时，抗病之力已微，则虽有邪，先宜扶正，故只取理中等方，仅益以茵陈祛湿。简而言之，初期邪盛而正不虚，祛邪即扶正；中期邪正交争，邪尚盛而正将不支，则祛邪兼以扶正；末期正衰不能敌邪，则扶正即祛邪。至于救逆，亦宜遵从这些普遍规律。但也有寒热夹杂，阴阳错综，虚实混淆之复杂病机者，则方药亦宜错综变化，随机制宜。（单书健，陈子华. 古今名医临证金鉴·黄疸胁痛臌胀卷（下卷）[M]. 北京：中国中医药出版社，2011：32.）

8. 关幼波

【主题】　调理肝脾肾，中州要当先

【释义】　关幼波对慢性肝炎的辨证施治，基本上从脏腑、气血论治为原则，且以扶正治其本，祛除余邪治其标。若见正虚邪恋则以扶正为主，佐以祛邪；若见邪实而正虚不明显，则仍可以祛邪为主，先祛邪而后扶正，着重注意扶助正气。例如，虽有湿热未尽，或湿热仍盛，在治疗时应以清热利湿解毒为主，佐以健脾之剂。又如虽见肝郁血滞，治疗时应以行气化瘀为主，佐以健脾益气。至于虚证较为明显者，应根据患者情况以及所出现脏腑、气血亏虚不同特点，予以调理。或健脾益气，或调补肝肾。因脾居中州，为后天之本，气血之源，运湿之枢纽，又为肝病波及之要害。所以在治疗时均应注意调理中州，稍佐祛邪，使之湿热余邪非但无藏身之处，而且又无由以生。若湿从寒化，以致脾肾阳虚，中气不运，则治以健脾助阳，温化寒湿，仍以调治中州为要。总之在辨证的基础上，根据整体的不同情况，调理脾、肾、肝，而中州又要当先。（北京中医医院. 关幼波临床经验选[M]. 北京：人民卫生出版社，1979：59.）

9. 陈继明

【主题】　疏肝不应，须调脾胃升降之机

【释义】　陈继明认为，肝炎病位在肝，以肝经气郁为主要病机。肝气不舒，理应疏泄，但慢性肝炎，恒有疏之不应者。在疏之不应的情况下，必须注重调理脾胃，特别要注意调整脾胃升降功能，从肝脾、肝胃的关系来纠正升发之不及或降令之失和。

升降之中枢在脾胃，肝肾之阴升，心肺之阳降，有赖于脾胃气机之升降。若脾升失职，肝郁不达，势必导致"肝脾郁陷"之病机，可见腹胀胁痛，食后尤甚，情怀悒郁，周身困倦，大便稀溏，小溲时黄，苔薄白根腻，边有齿痕等，肝功能检查反复异常。此证应着眼于补脾升阳，以达邪。临床上以四逆散合异功散为主方，气滞甚者加木香，收效甚佳。肝病治胃，主要有降阳明以制木横和益胃阴以抑肝强之不同。本病缠绵不愈，邪踞中焦，降令失和，可见头晕且痛，胁胀脘痞，口苦泛恶，溲赤，少寐，舌苔黄腻，脉弦而滑，治当降胃气以制肝逆，选用黄连温胆汤加夏枯草、龙胆草、生赭石等。多数患者病情缓解，肝功能亦随之改善。至于养胃阴以抑肝强，主要适用于胃阴不足而肝体失柔者，可见胁痛隐隐，嘈杂善饥而食入难消，口渴咽燥，大便干结，舌红少苔，脉细而弦。应着手充养阳明，兼以柔肝，临床常用北沙参、麦冬、石斛、玉竹、乌梅、木瓜、白芍、甘草、枸杞子、生大麦芽等酸甘化阴之品。如兼胃气虚者，加太子参、冬术益气养胃。（陈继明. 慢性肝炎辨治一得[J]. 中医杂志，1986，（3）：13-15.）

10. 方药中

【主题】　养肝疏肝为治疗大法，疏利瘀滞兼调四脏为辅

【释义】　方药中认为，养肝和疏肝两法对本病治疗最有意义。肝藏血，肝肾同源，肝体阴而用阳，故慢性肝炎多阴血亏损之证。肝阴虚，一则疏泄易于失职，造成脾胃壅滞生湿；二则阴虚内热，内热与脾湿相合，亦表现为湿热内蕴。但阴虚为本，湿热为标。此时治疗，倘专事疏利，则辛香之品势必重伤其阴，加重阴虚而肝脾（胃）不和的恶性循环。因此，滋阴养血培补其肝体是为治本，在此基础上疏其郁滞之气血。肝气得疏，脾胃升降斡旋随之可复，湿热内蕴亦可消除。由于肝居胸腹之间、腹背之中，又有体阴而用阳的生理特点，其为病易于向阴阳两方面转化，故配合其他四脏的治疗是十分重要的。在养阴方面，与肾同治；在疏泄方面，兼顾脾胃；在神志方面，与心同治；在承制关系上，注意治肺。五脏之间存在着相生相制的关系，故如肝阴虚证，治疗上不能只看到肝，尚需考虑肝的所胜之脏（脾）和所不胜之脏（肺）。在单纯补肝未获疗效时，可兼用清肺或润肺及清胃或健脾之药。（陈立华. 著名老中医方药中治疗迁慢性肝炎的经验[J]. 上海中医药杂志，1983，（10）：10-12.）

11. 姜春华

【主题】　慢肝实质是血瘀，活血常分三步

【释义】　姜春华认为，中医之"肝"，一是实质的，主藏血之"肝"；二是疏泄的，主情志之"肝"，两者并不相同。情志抑郁，可用理气药，所谓疏肝解郁，用于妇女情绪不畅之症。今之肝炎，乃是肝细胞肿胀坏死，属于瘀血性坏死。既是瘀血，则气为血阻而致气行不畅，郁结为痛，利气、柔肝只治其标，不治其本，用活血化瘀才是治本之道。治疗血瘀常做三步走：一步化瘀，二步加九香虫，三步再加五灵脂、制乳香。肝病不离血瘀，故对"迁肝""慢肝"早期肝硬化、晚期肝硬化，都以活血化瘀为主。但在不适应时即不用，如气虚阴虚明显，即先用益气养阴药，俟病情好转，再用活血化瘀药。必要时又停止使用，再予以益气养阴。有时一法坚持到底，有时改弦易辙，总以患者体质、症状、化验指标合参。（张云鹏. 姜春华学术经验精粹[M]. 北京：中国中医药出版社，1994：82-83.）

12. 姚玉兰

【主题】　病分急性慢性，治有宜忌不同

【释义】　姚玉兰认为，慢性肝炎急性发作，宜清不宜补，宜疏不宜收。慢性肝炎急性发作期，大多有身热不扬，食欲不振，脘腹作胀，恶心胸痞，口苦，溲赤，舌苔黄腻等时邪侵袭表现；尤其是黄疸的出现，湿热交蒸，脾胃受困，累及肝胆。此种湿热之邪，是一种特殊的湿热疫毒之邪。其除一般时邪特性外，还具有明显的疫毒伏藏、胶固不清的特殊性。其定位在肝而不止肝，肝病犯胃，邪遏三焦；其湿热疫毒相困，结而不散，湿热助长疫毒，疫毒滋生湿热，互为因果。夫肝为风脏，其性善伸而恶屈，湿热、疫毒遏郁，肝气失其疏泄，治则宜清不宜补，宜疏不宜收。

肝炎慢性期，宜柔不宜刚，宜甘温不宜辛温。慢性肝炎症状复杂，病情迁延，不易速愈，应注重于调理脾胃。迁延型多数是肝脾同病，两经症状往往同时杂见，难分先后。疫毒稽留，伤肝克脾。肝之清阳具有升发和疏泄功能，在内，升发元气，助长五脏之生机，疏泄清阳，调

节周身之气血及脾胃运化水谷之功能；在外，有抵御外邪之作用。临证治疗，抓住湿热疫毒稽留肝胆，肝脏肿胀，柔肝清肝；脾虚，病久及肾，清阳被遏，宜甘温，振奋正气。（张亚声. 辨证察秋毫，投药守宜忌——姚玉兰治疗慢性肝炎的经验[J]. 上海中医药杂志，1995（4）：17-19.）

13. 岑鹤龄

【主题】 治疗需顾及脾肾，久病应软坚化瘀

【释义】 岑鹤龄认为，慢性肝炎的主要病机是肝阴虚损，所以补养肝阴是扶正祛邪，调整、恢复脏腑的生理功能，增强机体抵抗力的正治之法。肝肾同源，故临证多用滋补肝肾的药物进行治疗，以补肝肾阴虚之不足，为治疗慢性肝炎的主要治疗方法。肝主藏血，慢性肝炎患病日久，耗伤肝血，所以养肝阴同时要和血。慢性肝炎每当出现肝气亢盛，木盛侮脾时，其脾气必虚，此时必须扶脾抑木，以制过盛之肝气。久病入络，血瘀络阻是肝病发展的必然转化。故临床上除用补肝法外，还须注意慢性肝炎与血瘀的关系，即使无明显血瘀见症，亦可在补肝健脾方内酌加活血化瘀之品，而并非到血瘀证完全显露才用去瘀通络之法。软坚化瘀药有田七、鳖甲、赤芍、丹参、丹皮、穿山甲等。因田七、鳖甲、赤芍三药，攻邪不伤正，临证可常用。由于慢性肝炎体质较差，在使用活血化瘀药物时不宜攻伐太过，三棱、莪术、土鳖虫等破气耗血之品尤当慎用。考虑到慢性肝炎时病机复杂，除肝阴虚损外，还可因久病伤脾和久病入络而形成虚实并见的病证。故自拟扶脾化瘀汤，以补肝阴、扶脾土、活血化瘀为法，选用熟枣仁、金樱子、女贞子、首乌、鳖甲、北芪、白术、当归、白芍、赤芍、田七。（史宇广，单书健. 当代名医临证精华·肝炎肝硬化专辑[M]. 北京：中医古籍出版社，1988：207-211.）

14. 孟景春

【主题】 肝炎扶正，应立足于肝，兼用行气活血

【释义】 孟景春指出，慢性乙型肝炎正虚邪微，法当扶正祛邪。肝炎的扶正，又应立足于肝。肝炎之虚，以肝为主，肝虚又有肝血虚、肝阴虚与肝气（阳）虚的不同，故补肝之法又当辨别气血阴阳而分别调补，若有他脏之虚亦当兼顾。用于补益的方药中，必须参以活血之品。因肝为藏血之脏，号称"血海"；肝病日久，易生郁血。若专一用补，恐更增血瘀，故常配丹参、赤芍、红花辈。肝主疏泄、喜条达，虽未见肝郁之症，但在补剂中亦要适当地稍加疏理之品，如香附、郁金、麦芽等，但剂量宜轻，能起疏理作用即可。如是用补，久服才不致滋腻呆胃之弊。（孟景春. 孟景春医集[M]. 长沙：湖南科学技术出版社，2012：166-168.）

15. 万友生

【主题】 肝病传脾，木土同病，肝脾同治

【释义】 万友生认为，慢性肝炎证有虚实之分，而以虚实相兼者为多；治有攻补之别，而以攻补并用者为多，并多属于肝病传脾的木土同病之证，故多采用肝脾同治之法。具体地说，所谓虚，或为气（阳）虚，或为阴（血）虚，脾气虚者固多，肝阴虚者亦不少；所谓实，或为气滞，多由木郁导致土壅；或为血瘀，多由肝瘀导致脾瘀。所谓补，虽有益气、助阳、滋阴、养血之分，但主要是益脾气或养肝阴；所谓攻，主要是从肝脾行气导滞或活血化瘀。以四逆异功汤治疗，其中四逆散对肝病来说，既能疏解肝气的郁结，也能柔缓肝木的横逆，即用柴胡以疏肝郁，枳实以平肝逆，白芍以柔肝，甘草以缓肝。若肝病传脾，脾气不足以主运化，则应合

用平补的异功散以益脾气而助运化。（万友生. 中国现代百名中医临床家丛书·万友生[M]. 北京：中国中医药出版社，2000：184-190.）

16. 朱良春

【主题】 辨别肝阳虚、肝气虚，治以益气温阳

【释义】 朱良春认为，慢性肝炎亦有伤及肝阳者，阳虚气弱，则肝用不及。其主要临床表现为疏泄无力，症见面色晦滞，气短乏力，不耐疲劳；稍劳则精神倦怠，纳谷乏味，食后腹胀，大便干溏不一，小溲时黄，脉弦细，舌质淡，苔白。阳虚往往有怯冷之表现，临床不难辨识。对肝气虚的治疗，可重用黄芪（30~60g），配合当归、桂枝、白芍、甘草、杜仲、川芎、生姜、大枣为基本方（当归补血汤合桂枝汤加味）。若阳虚怯冷，则加鹿角胶、附子、仙灵脾。临床上还可见到一种情况，患者既有肝阳虚衰的一面，又有疫毒深藏的一面，除上述见症外，伴见口苦，溲赤。此时，可以温阳与解毒并进。温阳药能振奋功能，提高机体抗病能力；而解毒药则有直接针对病原之意图，可在上方基础上，加用板蓝根、黄柏、丹皮、白花蛇舌草等。（朱良春. 中国百年百名中医临床家丛书·朱良春[M]. 北京：中国中医药出版社，2001：74-84.）

17. 彭胜权

【主题】 补肾清毒，疏肝活血为基本治法

【释义】 彭胜权认为，慢性乙型肝炎的病机本质是肾虚，湿热之邪乘虚伏于肝血，其结果必致肝郁血瘀。故补肾清毒、疏肝活血为基本治法。补肾是其最基本的原则，因为只有肾气充盈，机体免疫力增强，抗病毒能力才能得到有效地提高，这是治疗慢性乙型肝炎的基本治法。所选药物有杜仲、桑寄生、续断、狗脊、女贞子、何首乌、枸杞子。清毒能祛除病邪，维护正气，保存津液。根据毒之盛衰，可选用贯众、蚤休、山豆根、板蓝根等。疏肝则肝气条达，气机通畅，气血调和，脏腑阴阳平衡。根据病情选用柴胡、白芍、枳实、香附、佛手、川楝子、郁金、素兴花等。活血能消散瘀血，加速血液循环。根据体质虚实，可选用桃仁、怀牛膝、泽兰、牡丹皮、刘寄奴、苏木等。补肾清毒法的基本方是：桑寄生、续断、柴胡、佛手、贯众、蚤休、泽兰等。具体应用过程中，若病情处于急性活动期，湿热较重，或肝郁较甚，首先用清毒利湿、疏肝解郁治疗；待病情稳定，补肾与清毒合用，巩固远期疗效。（童光东，刘亚敏. 彭胜权补肾清毒法治疗慢性乙型肝炎经验[J]. 安徽中医学院学报，2001，20（1）：25-26.）

18. 杜雨茂

【主题】 柔养肝阴，化瘀通络，两相参合，佐用辛香行气

【释义】 杜雨茂认为，肝病日久不愈，如慢性肝炎、早期肝硬化等，多有肝阴亏耗之情，用失体助，肝木恣横，非辛香理气之品所宜；当含刚用柔，法《金匮要略》"肝之病，补用酸，助用焦苦，益用甘味之药调之"的原则，酸甘化阴，始为妥当。然肝病日久，缠绵难愈，邪留入络，亦常致肝络瘀滞，因而主张慢性肝病当柔养肝阴，化瘀通络，两相参合，尚可再佐用少量辛香行气之品，使气行血行而瘀散。在选药方面，宜柔而不滞，通而不耗，俾肝体得复，肝用复常。柔肝多用酸甘之属，药如枸杞、白芍、麦冬、山萸肉、女贞子、首乌等，因酸能柔阴，甘能缓急。有瘀多用丹参、田三七、鳖甲、郁金、赤芍、茜草等，既化瘀通络，又柔肝软坚，刚柔相济。辛香药，如香附、沉香、苏梗之属等。慢性肝病，病程长，迁延难愈，药物剂型上

宜先进汤剂，病情有起色之后亦可改为丸剂或胶囊剂，长期服用缓缓收工。（杜雨茂. 中国百年百名中医临床家丛书·杜雨茂[M]. 北京：中国中医药出版社，2003：109-112.）

19. 吴寿善

【主题】 治疗重在健脾胃，调气机升降

【释义】 吴寿善认为，升降是阴阳运动的基本形式，气机条达的关键。脾胃为升降之中枢，肝肾之阴升，心肺之阳降，皆有赖于脾胃气机的升降。若脾胃升降失职，肝郁不达，势必导致肝郁脾虚，症见胁肋胀满疼痛，胸闷善太息，精神抑郁或性情急躁，纳食减退，口淡乏味，脘痞腹胀，四肢倦怠乏力，面色萎黄，少气懒言，舌苔白根腻，边有齿痕；妇女则多有月经不调、带下频多等。实验室检查肝功能反复异常。此证的治疗应重在健脾胃，调气机升降。在临床上常选用二陈汤、半夏泻心汤、温胆汤、小陷胸汤等化裁，随证加减。（程良斌. 吴寿善教授治疗慢性乙型肝炎经验[J]. 中国中西医结合消化杂志，2003，11（2）：100-101.）

20. 周仲瑛

【主题】 湿热毒瘀互结为发病基础，治疗当清化瘀毒

【释义】 周仲瑛认为，慢性乙型肝炎的病机特点是湿热瘀毒相互交结所致，而气病及血，"瘀毒"郁结，尤为病变的主要环节。因肝为藏血之脏，湿热毒邪伤肝，迁延持续不解，必致久病及血，瘀滞肝络，或湿瘀互结，或热郁血瘀，促使病情发展。由此可知，湿热毒瘀互结是发病的病因基础，且贯穿于疾病的始终；求因施治，当清化瘀毒。清化瘀毒，即清解泄化湿热互结所致的瘀毒，包括凉血和血、化解肝毒、化瘀滞、通肝络等，通过凉血以解毒、和血以化瘀。适用于湿热瘀毒证，如面色暗红，两颧布有赤丝血缕，颈胸部散发血痣赤点，手掌鱼际殷红，舌质紫等。方用化肝解毒汤，药用虎杖、平地木、半枝莲、土茯苓、垂盆草、赤芍、姜黄、黑料豆、生甘草，以清解泄化肝经湿热瘀毒。（周仲瑛. 中国百年百名中医临床家丛书·周仲瑛[M]. 北京：中国中医药出版社，2004：124.）

【主题】 养肝健脾为主法，参以清化瘀毒

【释义】 周仲瑛认为，本病无论湿热从外感受，还是从内而生，必然首犯中焦，困遏脾胃。脾喜燥恶湿，湿盛则困脾；胃喜润恶燥，热盛则伤胃。湿热交蒸，土壅木郁，势必导致肝之疏泄失司，热毒瘀郁于肝，湿毒内蕴脾胃，表现"肝热脾湿"之候。但邪毒久羁，热伤阴血，湿伤气阳，又可表现虚实错杂的现象。久则肝脾两伤，甚至病及于肾。上述观点为确立调养肝脾这一治疗方法，提供了理论依据。调养肝脾的具体治法虽有多端，概言之，一般多以养肝健脾为主法，匡正以祛邪，并在扶正的基础上参以清化瘀毒，相反以相成。适用于正虚邪恋，肝脾不调，进而肝脾两虚，邪毒内郁，病势迁延趋向慢性化的患者。（周仲瑛. 中国百年百名中医临床家丛书·周仲瑛[M]. 北京：中国中医药出版社，2004：124-125.）

21. 周信有

【主题】 清解、补虚、祛瘀综合运用，整体调节为治疗原则

【释义】 周信有认为，乙型肝炎的病机不外湿热、虚、瘀为主，而表现为正虚邪实的特点，因此制定了清解、补虚、祛瘀综合运用，整体调节的治疗原则。清解祛邪是针对湿热邪毒而治，有清除病因，抑制肝炎病毒和促使乙肝表面抗原转阴的作用。另外，通过清热解毒还可

以减轻肝实质炎症，防止肝细胞坏死和促进肝细胞修复与再生，进而使血清转氨酶恢复正常。补虚扶正的目的是增强正气，提高机体的免疫力，根据中医学"肝病传脾""乙癸同源"的理论，肝病补虚当以培补脾肾为主。活血祛瘀目的是针对"瘀"而施治，"瘀"包括肝络阻塞，微循环障碍和纤维形成。活血化瘀具有扩张肝脏血管，改善血液流变、改善微循环和抑制纤维化形成的多方面作用。根据三法合用的治疗原则，拟定一基本方：柴胡 9g，茵陈 10g，板蓝根15g，当归 9g，丹参 20g，莪术 9g，党参 9g，炒白术 9g，黄芪 9g，女贞子 20g，五味子 15g，茯苓 9g。上方配伍，具有全面兼顾、综合运用和整体调节的作用。（张毅，李金田. 周信有教授辨治乙型肝炎的临证思路与经验[J]. 云南中医中药杂志，2006，27（6）：4.）

22. 孙同郊

【主题】 湿热疫毒为致病关键，清热解毒祛湿为治疗大法

【释义】 孙同郊认为，慢性乙型肝炎湿热疫毒为致病关键，清热解毒祛湿乃治疗大法。治疗应注重病证结合，以病为系统，病下系证，证下列方，方随证出；结合现代病理改变，提高方证对应的针对性，从而提高临床疗效。凡临床诊断为慢性乙型病毒性肝炎，伴有舌红苔腻者，在确立清热除湿为基本法则的前提下，临床多以古方五味消毒饮加减为基本治疗方剂。胁痛症状明显，伴情志抑郁者，多有肝气郁滞，治疗在五味消毒饮的基础上加疏肝理气之品；湿热症状明显者，临床可见舌质红，舌苔黄腻或白腻，脉弦滑数，或伴有黄疸，此类病人大多转氨酶显著增高或持续不降，多数为大三阳或 HBV-DNA 阳性，则以五味消毒饮合甘露消毒丹加减治疗。对于兼有脾虚者，多加用白术、茯苓、薏苡仁、山药等健脾而不滋腻之品；兼见肝肾阴虚者，选用女贞子、枸杞子、麦门冬、墨旱莲、制首乌等。由于久病必瘀，临证常辅以活血化瘀治疗，常用赤芍、丹参、丹皮、生地、郁金等。对于病情趋于稳定者，这类患者临床症状较少或仅见肝区轻度不适，肝功能检查多正常或仅表现为转氨酶轻度增高，治疗虽应以疏肝健脾或疏肝养肝为主，但仍应酌情加用清热解毒、祛湿之品，以达到治病必求于本。（汪静. 孙同郊治疗慢性乙型病毒性肝炎的经验[J]. 辽宁中医学院学报，2006，8（1）：49-50.）

23. 洪广祥

【主题】 扶正祛邪贯穿始终

【释义】 洪广祥认为，病毒性肝炎的基本病因为"湿热"邪毒为患，急性肝炎转为慢性肝炎的原因，从中医角度来看，与患者正虚邪恋、邪毒羁留营血有关。"湿热余邪残未尽，肝郁脾肾气血虚"，为慢性肝炎基本病机。病变在湿热邪毒作用下，直接影响肝、脾、肾和气血阴阳。病机复杂，始终处于虚实夹杂的矛盾中，正衰邪盛是病情加重和致死的重要原因。因此在治疗中，要把扶正祛邪贯穿始终。顾护脾胃正气为重中之重，切忌苦寒败胃和攻邪伤正。企图直接从抗病毒入手，或大剂施用苦寒清热解毒药，背离扶正祛邪的治疗原则，难以取得疗效，甚至加重病情恶化。（洪广祥. 中国现代百名中医临床家丛书·洪广祥[M]. 北京：中国中医药出版社，2007：230-232.）

24. 夏德馨

【主题】 治以温肾补肾，佐以清热化湿

【释义】 夏德馨认为，乙型肝炎的临床表现，多见面萎，腰膝酸软，畏寒肢冷，遗精带

下，舌淡，脉细尺弱等症状，此乃肾虚。五脏六腑失其真阳之鼓舞，失其元精之滋荣，故取一般补肾药物难以奏效。经现代医学实验室检查，这一类患者的肾上腺皮质功能往往低下，反映在机体的免疫机制上异常。故治疗上，从本着手，取温肾补肾，佐以清热化湿为法；药用仙茅、仙灵脾、巴戟肉、菟丝子等药，温而不燥，免伤已耗之元精；配以清热化湿之平地木、胡黄连、黄连、虎杖、小蓟草等。中医理论认为，邪正斗争贯穿于疾病的始终。以温补为主，配合清化之品，乃取自张景岳大补元煎之意，嫌熟地、枸杞、山萸肉之腻，取仙茅、仙灵脾、菟丝子以阴阳变易而代之。需要补充的是，乙型肝炎也有肾阴虚者，可以生地、首乌等药治之。所以治不能偏，而培本则一致。（陈建杰，沈庆法. 夏德馨治疗肝病的经验[J]. 中医杂志，1983，（9）：12-14.）

25. 李昌源

【主题】 疏肝当分虚实，实脾亦即治肝

【释义】 李昌源认为，疏肝是治疗病毒性肝炎的常用方法之一，但疏肝应着重辨证，分清虚实，实际上肝虚不能疏土的情况相当多见。若以虚为实，概以疏肝之法治之，则犯虚虚之戒。肝炎日久，必及于脾而成肝脾两虚，轻则肝气郁滞而胁痛，进则肝络瘀阻而成"痞"，再则土薄木贼成"臌"。故治疗以调补肝脾为法，只疏肝而不实脾不可取。实脾就是治本，实脾就是治肝。实脾一则可使脾气旺盛，杜绝病邪入侵；二则可养肝体，使肝用复常而正胜邪却。实脾并不能单纯理解为补脾，而应以辛通、香透、温运、淡渗，并调以苦泄，使三焦宣达，决渎通行，郁滞得开，才能使脾阳复运而不它传。另外，脾以升为顺，以运为健，因此，应在辨证方中酌情佐以升品，如升麻、柴胡、桔梗、陈皮等，引而行之，可起到升提助运的作用。（单书健，陈子华. 古今名医临证金鉴·黄疸胁痛臌胀卷（下卷）[M]. 北京：中国中医药出版社，2011：205.）

26. 张琪

【主题】 辨病辨证结合，扶正调理并举，活用清热解毒

【释义】 张琪认为，慢性乙型肝炎的病机变化，均与疫毒恋伏直接相关。疫毒留之愈久，且每与湿热相合，二者同气相求，则使病机与临床表现更错综复杂，虚损性和失调性变化日趋严重。此外，还有些患者虽肝功异常，乙肝病毒指标阳性，但无明显症状，可谓中医辨证诊断的盲点和漏区。因此，临床上既重辨证，亦不忽视辨病，治疗上既强调扶正和调理，亦重视清热解毒祛邪药的使用。将抗乙肝病毒的清热解毒药，按性味主要分为两大类：一类是苦寒之品，如苦参、大青叶、板蓝根、虎杖、黄芩、连翘、败酱草、山豆根、半枝莲等。一类为甘寒之品，如蒲公英、白花蛇舌草、土茯苓、金银花、半边莲、垂盆草、田基黄等。由于清热解毒均属寒凉之剂，用之不当易败伤脾胃，耗损阴精，戕伐阳气，因此确立使用清热解毒药应以寒而勿滞，凉而勿凝，苦而不燥为原则。具体方法为：第一，喜用甘寒类药物，认为此类药甘可益脾阴，寒可清热，不似苦寒药易损伤脾胃和阴阳之气。第二，根据病证、体质与它法配合使用。同时，由于邪有轻重之别，用清热解毒法常分层次，并遵刘河间法"小热之气，凉以和之；大热之气，寒以取之"。对慢性乙型肝炎虚象明显者投以甘寒，量宜轻；对急性发作之标实突出者，酌投苦寒，量相对宜重。对慢性乙型肝炎患者，还十分重视体质用药。如对阳虚之人，慎用清热解毒或小其剂；对阴虚之体，常用甘寒，避用苦寒。（姜德友. 国医大师张琪治疗慢性乙型肝炎

学术经验[J]. 辽宁中医杂志，2013，40（8）：1505-1510.）

27. 焦树德

【主题】 调转枢机，注重理血中气滞，消散痞块

【释义】 焦树德认为，中医治疗肝病，不是专从肝治，而是从整体观出发，根据五脏六腑相关等理论去进行辨证论治。据此自拟一方，名曰"爕枢汤"，组方为北柴胡、炒黄芩、炒川楝子、制半夏、草红花、白蒺藜、皂角刺、片姜黄、刘寄奴（或茜草）、焦四仙、炒莱菔子、泽泻。本方中又含有几个药组，一是柴芩合用有调肝转枢之效；二是白蒺藜、红花、皂刺三药相配，则有宣畅肺气，疏达肝气，通行胸胁季肋之间，行瘀散结之能；尤其是对久病者，三药合用能深达病所，斡旋枢机；三是川楝子、片姜黄、刘寄奴（或茜草）三药同用，既苦泄肝气之郁，又理血中气滞，而治心腹胁痛；结合皂刺、红花、白蒺藜三药，又对消散痞块有所帮助；四是半夏、焦四仙（或三仙）合用，和中运脾以健中焦，寓有"见肝之病，当先实脾"之意。方中入血分的药物比重较大，是针对"病久入血"而设，以求推陈致新，新血生则气化旺，气化旺盛则康复之力增强。总之，此方既着重于调转枢机，又照顾到肝主藏血和病久入血等特点，故名为"爕枢汤"。（焦树德. 焦树德临床经验辑要[M]. 北京：中国医药科技出版社，1998：58-59.）

28. 张海峰

【主题】 针对转氨酶指标升高，辨虚实调治

【释义】 对于肝炎转氨酶升高这一客观指标，张海峰运用中医理论，从辨别虚、实入手，有针对性的选用两个基本方（龙胆泻肝汤、一贯煎）和四味基本药（五味子、枸杞、龙胆草、虎杖），作为主要治疗方剂和药物。肝炎转氨酶升高，属湿热郁蒸之实证，以龙胆泻肝汤治之；属肝肾亏虚之证，以一贯煎治之；阴虚夹湿热者，一贯煎加虎杖、龙胆草治之。四味基本药中五味子、枸杞具有补益作用，用于肝炎转氨酶升高属虚证者。虚又有阴阳之分，五味子酸温，适用于阳气偏虚证；枸杞甘平，适用于阴血偏虚证。龙胆草与虎杖，均能清湿热之邪，用于肝炎转氨酶升高属实证者。湿热有偏盛之异，龙胆草苦寒泻火，适用于热偏重证；虎杖味苦性平，有利湿退黄、活血通络之功，适用于湿热偏重证。（徐复霖. 著名老中医张海峰对肝炎、冠心和白细胞减少症的辨证论治[J]. 上海中医药杂志，1980，（4）：10-11.）

三、医 论 选 要

1. 肝郁病机论（王伯祥）

【提要】 肝喜条达而恶抑郁。肝病则疏泄失职，气机郁滞，肝气不舒，肝胃不和；日久湿郁热生，湿热毒邪胶着，耗阴伤血，瘀血内生，甚则阳气亏耗。因此，在慢性乙型肝炎诊治中，需重视肝郁，要标本兼顾，攻补并施。

【原论】 乙型肝炎的中医病因，应责之于湿热疫毒。湿者有黏滞之状，热者为阳蒸之态，疫者乃传染之性，毒者寓隐显之变。本病感而即发者，常随体质状态而演变不同，多数可随症

状改善而逐渐痊愈；亦有急黄发于血分，热毒弥漫三焦而变证丛生，势迫而急，不可收拾者。本病由胎毒而致者，常深伏体内，隐而不发；待劳倦、外感引动内邪，则可变为黄疸、积聚、臌胀。关于乙型肝炎的病机，注重一个"郁"字。认为肝为木脏，主生发，喜条达；若内外合邪，则肝失疏泄，气机紊乱；纳呆、腹胀、倦怠乏力，则为脾气不升；恶心、呕吐、嗳气、厌油，则为胃气不降；心烦、易怒，或郁闷、沮丧，则为肝气不舒，均由郁由滞而致。日久肝郁乃乘脾土，气滞而致血瘀，湿热为之熏蒸，邪毒为之嚣张，阳气为之亏损，阴液为之耗伤。

在肝郁证研究的基础上，将乙型肝炎通常分为5证，即肝郁气滞、肝郁湿热、肝郁脾虚、肝郁血瘀和肝肾阴虚。辨病应结合辨证，但证候不宜过细过多，也不能太少太粗。分型太少无法应对多变之病机，分型太多则难以达到规范化诊疗。上述所列5种证候，是在长期临床过程中，根据中医理论和本病最典型的临床表现综合而成，动可以寓变于常，静则能抓纲挈目，体现了乙肝诊治重视肝郁的学术思想。在治疗上，既要伏其所先，又要治其所遗，标本兼顾，攻补并施，常以六法应对之。一曰解毒，二曰祛湿，三曰导滞，四曰活血，五曰益气，六曰养阴。临证必法活方圆，因机而变，才能获良效。（聂广.王伯祥教授论治乙型肝炎的经验[J].新中医，1995，（5）：3-4.）

2. 毒伏血分论（金实）

【提要】 慢性乙型肝炎乃湿、热、郁、瘀、毒5种因素为患，以毒邪为本，湿、热、郁、瘀胶着致病深而难已。治疗以清、疏、化、运、补为要，清即清热解毒，清肝泻火，清热燥湿，清热凉血；疏即疏肝解郁；化即化湿，化瘀；运即健脾助运；补即补脾胃之气血，滋肝肾之阴液。

【原论】 对慢性乙型肝炎的病变机理诸说纷纭，如湿热说、疫毒说、瘀血说、肝郁说、风邪说、正虚说、痰瘀说等。诸家所论，各存一理，当融会贯通。证之临床，本病有一定的传染性，而且病毒感染有嗜肝性，与"疫气"的特点相符，可以认为本病就是感染某种疫毒之气而致。疫毒之邪内蕴血分、痼结不去，是本病的根本原因。疫气有偏湿、偏热之别，慢性肝炎湿邪偏重者则以身困、纳呆、厌油、脘痞、苔腻为主，热邪偏重者多以口苦、舌红、便干溲赤、面部痤疮为主，因此疫毒、湿、热皆为本病致病因素。此外，肝郁气滞亦是本病发病的重要环节。肝郁则乘脾犯胃，导致肝胃气滞、肝脾不和，终致肝脾气血两伤；肝郁有碍血液畅行，久之瘀阻血络，致面色晦滞，舌质紫暗或舌下脉络怒张。根据患者体质不同、病期不同、病机复杂多变的特点，总结本病为湿、热、郁、瘀、毒5种因素为患，以"毒"为本。正因为毒邪蕴结，深伏于血分，难以化除，才使得本病迁延缠绵。在毒邪为主的基础上，湿、热、郁、瘀互相胶结，或湿热蕴结，或瘀热互结，或肝郁化火，或湿阻气滞血瘀，诸邪夹杂，故病深难已。

慢性乙型肝炎，总因疫毒之邪入侵，蕴伏日久，损伤肝、脾、肾，导致正虚邪实。邪正消长，有迹可循。一般说来，邪气亢盛，正气起而相争，病情多处于活动期；表现为转氨酶升高，HBV-DNA、HBeAg等病毒复制指标阳性；脘痞纳呆，泛恶欲吐，胁肋胀痛，倦怠乏力，甚则出现黄疸，脉多弦滑有力等。若正气亏虚，无力逐邪，邪亦不盛，多表现为病情相对稳定；转氨酶正常或轻度升高，久而难复；症状不明显，或仅感疲乏等。在治疗上以清、疏、化、运、补为法。清，即清热解毒，清肝泻火，清热燥湿，清热凉血；疏，即疏肝解郁；化，即化湿，化瘀；运，即健脾助运；补，即补脾胃之气血，滋肝肾之阴液。在活动期，一般应以清、化、疏为主，不可早用补法。湿浊不重时，也常用平补肝肾之法。在稳定期，热退湿化，以正虚为主，治则应扶正祛邪。用药主张灵活，邪正时有消长，方药随之进退；大法宜先调后补，不宜补之过早。（阮公实，金实. 金实教授辨治慢性乙型肝炎经验[J]. 吉林中医药，2003，23（7）：7-8.）

3. 气血辨治论（朱良春）

【提要】　辨气血，即是辨疾病的层次。气，指气机失调的病理变化，包含肝郁，脾虚。血，指气滞以致血瘀，热毒入血而耗血动血的病机变化，而血瘀又有气虚血瘀和阴虚血瘀之别。

【原论】　对慢性肝炎之各种证候，区别是在气分还是血分，有利于把握病机层次进行辨证治疗，故不容不辨。所谓在气，指慢性肝炎因气机失调所导致的一系列病理变化。如肝气郁滞，湿热壅遏；或脾虚气弱，湿浊不化等。对前者，可选小柴胡汤加枳壳、瓜蒌皮、郁金（宜大量，一般用30g，可使转氨酶迅速下降并有利于肝脏之回缩）宣通气机，加薏苡仁、茯苓，滑石淡渗利湿。对后者，当取补中益气汤为主方。方中妙用升麻、柴胡二味；柴胡除升阳外，亦有疏肝作用；升麻宜生用，意在兼以解毒。

所谓在血，是指病邪由气入血所产生的一系列病机变化，或气滞以致血瘀，或热毒入血而耗血动血。而病程已久，正气不足，湿热病邪混入于血络之中，亦属于血分之论治范围。慢肝以肝脾虚损为本，血瘀为标。其血瘀之表现，主要有气虚血瘀和阴虚血瘀之不同。对气虚血瘀，喜用黄芪配莪术，山药配鸡内金两个对药，其中黄芪、山药均需重用到30～60g，随症加用丹参、石见穿、参三七、郁金等。阴虚血瘀，当养阴化瘀，软坚散结，可用一贯煎加丹参、泽兰、牡蛎、庵䕡子等。热毒入血，有出血倾向者，往往鼻衄、齿衄时见，口干口苦；或伴见午后低热，夜有盗汗；或大便干结难解，舌质红，苔薄黄，脉弦带数。亟当清营解毒，可取犀角地黄汤为主方；其中犀角可用水牛角代之，用量30～60g，其效始显。随症加用大小蓟、贯众、白薇、枸杞子、女贞子、旱莲草、鳖甲等。若热毒耗灼真阴，大便干结，可暂加大黄泻热通腑。

久病入络，其特点为肝区疼痛，牵及背部，舌质有紫气，苔薄腻，脉弦涩；肝功能长期不正常。可用《金匮要略》旋覆花汤为主方，以茜草代新绛。药选旋覆花、茜草、丹参、泽兰、柏子仁、紫草、菝葜、路路通、参三七等。不效，需参用虫类药，常用九香虫、全蝎、参三七各等分，研细末，胶囊装盛，每服5粒，每日3次，收效尚佳。虫类药对慢性肝炎之治疗，大有前途，值得进一步加以研究与应用。（朱良春. 慢性肝炎证治刍议[J]. 中国医药学报，1986，1（3）：38-41.）

4. 辨机用药论（万文谟）

【提要】　慢性乙型肝炎的治疗，必须处理好清热和除湿、养肝和健脾、益气和理气、养血与活血、养阴与助阳之间的矛盾关系，做到健脾不伤肝，养肝不滞脾；清热不助湿，祛湿不化热；理气不伤正，益气不壅滞；养血扶正，不忘活血软坚；明辨阴阳偏损，灵活选方用药。

【原论】　肝炎治疗中若干矛盾问题的处理原则：①清热和除湿。在病邪方面，湿热毒邪是致病的重要因素，湿热逗留是酿成慢性肝炎的重要特点。如舌苔黄腻，口苦尿黄，腹胀纳差，便溏不爽等，都是反复出现的症状；还有身热不扬，面目发黄，以及浮肿，腹水等也不少见。因湿热伤阴而致阴伤湿困的证候，占有较大的比例。因此，清热除湿为首选的治法之一。湿和热是一对矛盾，湿为阴邪，热为阳邪，湿邪要利要燥，热邪要清要下，应注意清热而不助湿，祛湿而不化热。在组方时可以从药物的质和量两个方面考虑，一是选用具有清热解毒而苦寒性相对低和化湿而不伤阴助热的药物，特别注意选用一药多能之品；二是药味不宜过多，以防清热药过多而增加苦寒之性，芳化之品过重而发生耗气伤阴之弊。选用白花蛇舌草、垂盆草、蒲公英、夏枯草、虎杖、黄芩、黄柏、白英、龙葵、贯众、连翘、山豆根等清热解毒，用土茯苓、猪苓、车前、苡仁、滑石、陈葫芦等利湿解毒，用佩兰、合香、石菖蒲、苍术、厚朴等化湿醒脾。②养肝和健脾。在病位方面，多见肝脾同病，一方面表现为肝阴亏损，肝血不足；一方面表现为脾虚失运，如头晕目眩，心烦少寐，腹胀，纳差便溏等症参差互见的情况还是比较多的。因此，养肝健脾亦为常用治法。肝性喜润恶燥，脾性恶湿喜燥，应注意健脾而不伤肝，养肝而不滞脾。养肝可用王旭高柔肝之法，选药以柔润为主，如首乌、枸杞、黄精、白芍、女贞子、当归、柏子仁、怀牛膝等为常选药物，健脾则应宗李东垣轻灵见长的经验，用药宜轻不宜重。因为慢性肝炎病证虚实夹杂，多如乱丝打结，而调理脾胃又如理丝解结，欲速则不达，如白术、怀山药、茯苓、扁豆等为常选药物。③益气和理气。在病机上，气虚和气滞并见是经常的。如久病短气懒言，倦怠无力，舌淡脉弱等气虚明显的患者，同时还有腹胀，胁胀等气滞现象。气虚是因为久病脾胃虚弱，运化失常，气血生化之源不足所致。气滞多为肝经气血郁滞而胁胀，或肝气横犯脾胃，影响升降失常而致脾胃气滞。这种气滞，还与脾胃虚弱，运化无力有关。总之，气虚为整体病变，气滞是局部病变。论治时应以益气健脾为主，佐以疏肝理气药物。可选四君子汤配伍香附、郁金、陈皮、佛手、木香、砂仁、枳壳、腹皮、玫瑰花等一二味，则可以益气不致滞气，理气而不伤正，达到相辅相成的目的。④养血与活血。本病中血虚和血瘀的病变同时出现也是常见的。如患者既有面色无华，唇舌淡嫩，血色素偏低等明显血虚证候，又有肝脾肿硬，舌边青紫，胁肋刺痛及朱砂掌、蜘蛛痣等血瘀现象。通过这些现象，可以看出血虚是整体病变，是久病脾失运化，肝不藏血，气血亏损，营养不足的结果，而血瘀则主要是肝脾血瘀的局部病变。这种血瘀，也与肝脾功能失调有关。另一方面，从因果关系上去考虑，则肝脾血瘀，生血藏血的功能失常是因，相关脏腑的气血营养不足，导致全身血虚是果。因此，论治时既要注意养血扶正，又必须活血软坚，才能扶正祛邪。如丹参、鸡血藤、当归等养血而不滞血，活血而不伤正，可以为常选药。其他如桃仁、红花、赤芍、益母草、三棱、莪术、土鳖虫、水蛭等活血之品与熟地、黄精、阿胶等养血之剂也可适当选用。同时，应于补血中配伍党参、黄芪等益气生血，至于养血为主或活血为主，则应根据患者的病情虚实而定。此外，因血瘀而见齿衄、鼻衄等出血倾向时，则应考虑祛瘀生新、化瘀止血等法，才能应手取效。⑤养阴与助阳。湿热毒邪最易伤阴，临床常见肝肾阴虚的情况；也有阴损及阳的病变，而气阴两虚的患者更为多见。如患者既有短气乏力，形寒畏冷，面色㿠白等气虚表现，又有舌红，口干，手足心热等阴虚症状，论治时应辨明阴阳偏损的程度而灵活选方用药。养阴，如一贯煎、滋水清肝饮是常用方剂，生地、白芍、女贞、枸杞、首乌、天冬、五味、银耳等为常选药物。助阳，可选二仙汤加味，如仙茅、仙灵脾、巴戟、苁蓉、菟丝、沙苑、寄生等药温而不燥之品以振奋阳气。阴阳两虚的患者，宜治阴顾阳，治阳顾阴。还应考虑滋阴药多具甘寒滋腻之性，阻碍脾胃生发之气，故常与补血药合用较好。（万文谟. 肝病相关证治[M]. 武汉：湖北科学技术出版社，1993：100-104.）

5. 肝阳虚辨治论（曹永康）

【提要】 因肝为罢极之本，性喜条达；当肝阳虚时，除阳虚见症外，多出现精神懈怠，快快寡欢，消极悲观等情绪上的表现。补养肝阳时应温润酸甘，以助生气升发功能，具体体现在治肝补脾、温肾暖肝、养血散寒、滋阴和阳、导阳平冲五个方面。

【原论】 肝阳虚证的形成有几种因素：一是药源性的。如将"炎"字的概念作为"火"的同义词，一遇肝炎病证，治疗都用清利之品；甚至长期使用，损伤阳气，渐而变生肝阳虚证。二是素体阳虚，罹患肝病以后，生发之用不足，条达之性多郁，使阳气更难伸展，气血不得条畅，由郁致虚，因虚生寒，延久成虚寒之证。三是习惯于"肝阳常有余，肝阴常不足"之说，肝阳虚证常被忽视（或由脾阳虚证所替代）。殊不知肝应春而性主升发，以阳为用，具生生化育之机；阳用衰则生气索然，机体何以发挥"自我康复"作用。

肝阳虚证在辨证上，要注意肢体怠惰，不耐劳累，胆怯忧郁，面淡乏华，即使晦滞亦较淡薄，四末欠温，肝区隐痛，劳则加重，舌色淡，苔薄净，脉弦而弱；特别要重视精神懈怠，快快寡欢，消极悲观等情绪上的表现，这是肝为罢极之本及性喜条达的生理病变反映。与脾阳虚证的鉴别，在于大便不溏，舌苔不腻，面部不呈现菜色。

此种肝脏阳虚，功能衰退，治唯温润酸甘，养肝补虚，以助生气升发功能；偏温偏滋，有损于肝脏条达、柔顺之性能。①治肝补脾：肝为乙木，肝之生发，必得脾土之温升。如土虚木郁，阳用衰微，则兼见神疲少气，食欲不振，腹膨（膨与胀不同）气垂，脉濡弦或大而无力；其食欲之进退，每与情绪有关。当治肝补脾，甘温养阳，偏于寒则用桂枝汤，偏于虚则用黄芪建中汤。取桂枝温阳，芍药和营，生姜、大枣以刺激肠胃功能，令化谷食为精微；渊源既开，血乃渐滋，血液充旺，阳热自振。②温肾暖肝：乙癸同源，肝阳不足则水中阳微，命门火衰则肝寒随之。兼见头脑空鸣，眼眶黑晕，腰酸肢冷，小腹弦急，脉微尺弱，男子阳痿，遗泄，女子月经衰少。治宜温肾暖肝，以右归丸、暖肝煎为主方。于附子、肉桂中复入熟地黄、苁蓉、枸杞子、当归、山茱萸、杜仲、菟丝子、小茴香等温润补虚，阴中求阳，使精气互化，阳得阴助而生化无穷。③养血散寒；肝主藏血，肝脏血虚生寒；或外寒袭虚，寒伤肝脉。此证以血虚肝寒，阳用不支为其特点。可见手足厥寒，脉微欲绝，腹痛里急，头痛呕逆等。治当养血散寒，温通经脉，方用当归四逆汤，取生姜、细辛温经散寒，当归、芍药补血和营，桂枝入肝走血分，助长生气。如阳虚偏甚，则合附子汤温肾助阳。④滋阴和阳：肝脏体阴而用阳，体用相依。如肝阴不足，亦可致阳用虚衰，兼见头眩目瞑，形瘦色苍，毛发欠泽，智力减退，脉虚软或芤大不耐重按。夫上气不足，脑失供养，血虚之人，往往头眩，咎在血虚营弱，肝用不强。《金匮发微》载防眩汤，用党参、熟地、当归、芍药、川芎、山茱萸、白术、天麻、半夏、陈皮等养血补肝，血分充足，阳热可复，阳运当空，脑目清明。⑤导阳平冲：肝肾同居下焦，内寄相火，肝肾精血充沛，相火始得制约。若肝寒子盗母气，使水寒阳越，相火失位，则可见烘热时起，头昏耳鸣，心烦头汗，下肢清冷，当脐筑动，小腹板室，尿黄难出，脉象虚弦尺露，舌苔根白尖红。治用桂枝加龙骨牡蛎汤合滋肾通关丸，导阳泻火，育阴潜阳，平冲降逆。此为肝阳虚证中出现的"冲逆阳浮"之变局，临床不乏其例，当先调整阴阳，摄纳浮越，然后再进滋填，以培元固本。（江一平，沈桂祥，储水鑫. 中医辨治经验集萃：当代太湖地区医林聚英[M]. 北京：人民卫生出版社，1996：236-237.）

6. 伏气六经辨治论（匡萃璋）

【提要】 慢性肝炎湿毒伏于太阴，火毒伏于厥阴，而伏气的传变可用六经的出入合并概括，从六经辨治中能体现本病的邪气、病位以及病机。湿毒太阳、少阳合病证，湿毒少阳、太阴合病证，火毒少阳郁滞证，湿毒太阴久稽证，火毒厥阴伏匿证，为六经分证主要证候。

【原论】 慢性肝炎在临床表现上与伏气学说相吻合，对"慢肝"伏气的辨治应抓住其病因、病位、病机的综合状态，把握其人、其时、其证的可调节趋势从而调节之，以顺应机体逐邪愈病的向愈机制。而能最深入地揭示"慢肝"伏气伏、溃、发、传的内在机制，并且能对其主证全面兼赅，对其治则能确切指导的，莫如六经辨证方法。治病之方亦可在六经的指导下兼收伤寒、杂病、温病、伏气温病的有效方剂与近世各家的经验药物而融汇之。实践证明这种六经分证方法与方药，是切于临床而确有疗效的。①湿毒太阳、少阳合病证。证候："慢肝"免疫标志物阳性而有肝功能损害，或黄疸或无黄疸，口苦咽干，胁痛，胸满，易感冒，鼻鸣，自汗，恶风，或关节酸痛，食纳尚可，大便尚调，尿或黄或清，舌淡红或淡润或边有齿印，苔薄白而近常，脉濡或近常。治法：透达伏邪，和解太、少二阳。方剂：茵陈柴胡桂枝汤或茵陈柴胡五苓散。②湿毒少阳、太阴合病证。证候："慢肝"免疫标志物阳性，肝功能明显损害。其临床表现为黄疸或无黄疸，口苦咽干，两胁不适，面垢，干呕，纳差，脘痞，便溏，尿或黄或清，舌淡红或胖，苔白或白滑或白腻，或淡黄厚腻；脉或弦或濡，或左弦右濡，或弦软或细。治法：燥湿利湿，宣达少阳。方剂：茵陈柴平汤加味。③火毒少阳郁滞证。证候："慢肝"免疫标志物阴性，肝功明显损害。黄疸或无黄疸，面不垢浊，色不晦暗，口苦口干，唇燥渴饮，心烦不寐，心下如灼，或嘈杂似饥而纳差，便结或溏热而滞，尿赤或黄赤或短，舌赤或边赤中绛，苔薄黄而干，脉弦或弦数或弦滑。治法：清泻火毒，宣达少阳。方剂：茵陈四逆散加味。④湿毒太阴久稽证。证候："慢肝"伏气湿毒伏匿太阴，久稽一经，迁延不愈，免疫标志物阳性，肝功能严重损伤。黄疸深而久稽不退，面垢浊，色晦滞；或有肝炎后肝硬化，腹水腹胀，纳差，痞块，大便或泄泻或溏而不爽，尿黄或浑浊或黄短，跗肿或胫肿，纳差或知饥不能食，食则腹胀，或恶心，口苦或口甜，或口干不多饮，神疲体倦，四肢困重乏力，舌胖润嫩赤而裂，苔黄腻或黄滑或水黏，脉软或弱软或虚弦大。治法：升降分利，斡旋中焦，泻浊解毒。方剂：东垣清暑益气汤加减。⑤火毒厥阴伏匿证。证候："慢肝"伏气反复发作，免疫标志物阳性，肝功能反复损害，初起或无黄疸，数发则黄疸出现，面赤、目赤、鼻端或颈、胸、手部赤络浮现，鼻衄或齿衄，口苦而干不多饮，咽燥唇干，纳差；或脘中嘈灼如饥，饥而能食，移时复嘈如"风消"状；腹胀胁痛或有癥积，或腹筋起，大便或结或溏泄水泄，舌赤暗或绛，苔少或白黏，或薄腻而干，脉弦数或弦细数。治法：育阴凉血，行瘀通络，透达伏邪。方剂：三甲散（杨栗山方）合血府逐瘀汤加减。

总之，"慢乙肝"伏气临床表现甚为复杂，而藉六经分证以察其病位，以六气兼化以窥其病邪，以六经表里开阖升降以测其病机，则能对其证之阴阳虚实、标本缓急、出入进退了然于胸中。（匡萃璋. 慢性肝炎辨证治疗中的伏气问题[J]. 中国医药学报，1996，11（2）：44-48；（3）：42-45.）

7. 补肾论（王灵台）

【提要】　肾虚是慢性乙型肝炎病机之一，肾精肾气的充足与否和本病的发病、发展、转归息息相关。故治疗应以益肾温肾为主，并根据乙癸同源理论创制了补肾方，全方温而不燥，补而不峻，在补肾同时又补肝体，改善肝脾之功能。

【原论】　肾虚、湿热未尽，是慢性乙型肝炎的主要病因病机。针对病因病机，参照古代医家治验，结合中西医理论，提出益肾温肾为主，清化湿热为辅的扶正祛邪治疗本病的治疗原则。

益肾温肾的中药，有刚燥、柔润两类。前者如附子、肉桂、干姜等，辛热剽悍，功在温里散寒、回阳救逆。后者如巴戟天、仙灵脾、肉苁蓉、菟丝子等，这类药物甘温缓和，温补命门而不热，补益肾精而不峻。慢性乙型肝炎肾虚的表现在于精气，而不是阳虚阴盛内寒，所以应选用的是后一类药物。治之当辨明病机，补重于温，而不是温重于补。肾恶燥，刚燥"则正肾所恶者"，益肾只宜柔润。肝脏体阴而用阳，喜柔恶刚，"大抵肝为刚脏，用药不宜刚而宜柔，不宜伐而宜和"，用药须察其喜恶。乙型肝炎另有湿热一面，温燥太过，不唯助热，且有伤阴动血之弊，选方应顾其兼证。现代医学研究证明，能提高免疫功能，改善肝脏病理情况的补肾药，多属后一类药。益肾温肾为主的治疗方法，除了能够增强机体低下之免疫功能之外，还有助于改善肝脾脏腑功能。此外，乙型肝炎作为消化系统疾病，多有湿困中阳，脾胃运化功能减退这一病机存在，温补命火正所以实脾，此乃"补火生土"之义。诚如前人所谓"肾气若壮，丹田火经上蒸脾土，脾土温和，中焦自治，膈开能食矣""故命门火旺，则蒸糟粕而化精微""肾阳充旺，脾土健运，自无寒湿诸症"。

　　肝藏血，肾藏精，精可化血，乙癸同源。部分乙型肝炎患者，常有肝血肝阴不足之象。而补益肾精，能充实肝体，达到乙癸同昌，即"虚则补其母"。所谓"肾生骨髓，髓生肝""盖少阴藏精，厥阴必待少阴精足而后能生""自古肾肝之病同一治，以其递相维持也"。据此基本形成了治疗慢乙肝的治法和方药，创立了补肾方。方中的巴戟天温而不热，健脾开胃，既益元阳，又填阴水；肉苁蓉厚重下降，直入肾脉，温而能润，无燥热之害，能温养精血而通阳气；枸杞子滋补肝肾之阴；生地黄养血补阴，有填精补肾之效，且补而不腻；虎杖、黄芩清热解毒利湿；丹参活血化瘀，青皮起理气兼引经药之作用。（赵钢，陈建杰. 王灵台教授论补肾法为主治疗慢性乙型肝炎的机制[J]. 中国中西医结合杂志，2005，25（1）：78-79.）

8. 柔润通补论（姜良铎）

　　【提要】　肝体阴而用阳，肝用有余而体常不足，是肝的主要病机特点。因此治肝需以"补肝体和肝用"为原则，以柔润养肝，以通补调肝。柔即柔肝养阴以滋体；润即酸甘化阴以生津；通即疏肝和肝、清肝平肝；补即养肝血、温肝经、补肝肾。

　　【原论】　肝为刚脏，体阴而用阳。肝的阳气（用）与肝的阴血（体）之间存在着相互依赖、相互制约的关系；肝体常不足，肝用常有余，是肝病的特点。治肝必以"补肝体和肝用"为总则。故肝体宜柔，肝用宜疏。肝郁初起，治宜疏肝；肝郁日久，肝阴不足，治宜柔肝；肝火上炎，肝阳上亢，治宜清肝平肝；肝血亏虚，治宜养血补肝。

　　（1）柔润以养肝：①柔法，即柔肝养阴以滋体之法。湿热疫毒久羁致病，热为阳邪，阳盛伤阴；湿郁经久生热，伤津耗液；况慢性肝炎多由急性肝炎转变而来，病之早期，或过用苦寒清热，或多用辛燥理气，亦常致阴伤；也有素体阴虚之人，感受湿热之邪，湿热又可伤阴。肝阴宜养，法在柔润，取药宜甘。"柔"者缓也，柔能制刚；"甘"能补能守，其性和缓，能缓肝之急，助肝用，益肝体。临证常以一贯煎加减，用北沙参、生熟地黄、麦冬、枸杞子、黄精、石斛、五味子等甘润而不滋腻之品。对于肝郁化火者不轻易泻火伐肝，而注重育阴潜阳。②润法，即酸甘化阴以生津之法。慢性肝炎常见阴亏血燥之证，阴血亏虚则肝失濡养，疏泄失常则气机郁滞，故阴血不足是本，气机郁滞是标。酸入肝，肝虚则补之以本味，配以甘味药，酸甘化阴，补肝之阴，使肝木得之濡养，津液足则血有源。常选用酸枣仁、山茱萸、白芍、五味子等酸甘化阴。但对于邪毒为患，湿邪滞留之证，五味子等酸味中药易敛邪，在使用时应谨慎。对胃阴不足，脾无以行其津液，肝失所养，以致肝胃阴虚者，治当养胃阴兼养肝阴，选石斛、玉竹、白芍、甘草等酸甘化阴之品。

（2）通补以调肝：①通法，即疏肝和肝、清肝平肝之法。疏肝药多属香燥理气之品，易耗伤阴血，即叶天士主张"辛香刚燥，决不可用"。临证对肝气郁结患者，非常注意选用理气而不伤阴的疏肝理气药，多以小柴胡汤加减，川楝子亦为必用之品。同时喜用生麦芽、绿萼梅、佛手、香橼皮、合欢花等理气而不伤阴之品，且在疏肝理气药中多配伍养血柔肝之药。肝阳上亢者，加天麻、桑叶、菊花、白蒺藜以清肝明目；视物昏花，脑鸣，寐差，精神易紧张者，加珍珠母、合欢花以重镇潜阳，解郁安神；肝火犯胃者，加黄连、吴茱萸泻肝胃之火；泛酸较重时再加乌贼骨、煅瓦楞以制酸；肝郁脾虚，肝脾不和等，治宜逍遥散加减以疏肝解郁，健脾和营。②补法，即养肝血、温肝经、补肝肾之法。肝为刚脏，全赖肾水以涵养，肝木得肾水之涵养则荣，失之则萎。故治肝病不能一味治肝，还应补肾，肝肾同治，水旺木荣。肝郁化火，肝阴被灼而下及肾阴，每致肝肾阴虚之证，多见头晕目眩，心悸，少寐多梦，急躁易怒，口干咽燥，腰酸耳鸣，眼目干涩，胁痛时稍劳作即重，五心烦热，舌红或绛，苔少或薄，脉弦细数，用滋水清肝饮加减。

对病程较长，体质虚弱者，补肾尤为重要，此亦"虚则补其母"之意。少用附子、干姜、肉桂、巴戟天、淫羊藿等温燥补益药，多用温和平补之品。腰背痛加杜仲、川断、寄生；少腹痛属寒客肝脉者，加小茴香、荜澄茄；属肝肾不足，虚火上炎者，加炒栀子、牡丹皮、炒枣仁、龟甲、鳖甲、龙齿、灵芝、五味子、合欢花等；月经不调，痛经者，加当归、益母草；四末不温，肢节疼痛，加桂枝、葛根、桑枝、路路通；肝硬化，血小板减低，鼻衄，齿衄，身上出血点或有出血倾向者，加阿胶珠、三七粉、茜草炭、艾叶炭、黄芪、紫河车，以补气养血，活血止血。（王宁群. 姜良铎治疗慢性乙型肝炎经验总结[J]. 中国中医药信息杂志，2005，12（3）：83-84.）

9. 体用同调论（钱英）

【提要】　补肝体即是补肝阴、肝血等物质基础，益肝用是指益肝阳、肝气促进肝的生理功能。体用同调，则温补而不伤阴，滋养而不碍气。

【原论】　体用同损是慢性重型肝炎的关键病机，体用同调治疗慢性重型肝炎的治疗思路，即在肝体用同病之时，既要补益肝阴和肝血之物质基础，还应加强肝阳和肝气的功能作用。临床论治注重益肝用与补肝体并重，疏肝理气与顾护肝体并施，标本同治。治疗该病十分注重补益肝气与肝阳，且与滋补肝体之法并施，采用体用同调之法，以求温补而不伤体阴，滋养而不碍气机。补肝气善用大剂量黄芪，取"培土荣木"之意。黄芪甘微温，入脾肺经，补气升阳，益卫固表，又有利水消肿之功，用于治疗慢性重型肝炎之肝虚，每每获效。温肝阳常用菟丝子、肉苁蓉、沙苑子等性温而阴阳并补之品，温肾而暖肝阳，温阳而不伤肝体，取虚则补其母，体用同调。补肝阴首选桑寄生、山茱萸，次有枸杞子、女贞子、百合、麦冬、沙参等滋补肝肾，取肝肾同治、金水相生之效。肝血不足，则选当归、赤芍、白芍、鸡血藤等补血行血之品，以防滋腻碍气之弊。

肝病日久，湿热疫毒盘根胶着，气机不畅乃其基本病机之一，故疏肝理气也在治法之列。但慢性重型肝炎以肝细胞大量坏死为主要病理改变，肝体受损，肝阴亏虚，肝用无能乃其主要病机。疏泄理气药诸如木香、青皮、三棱等有温燥破气伤阴之弊，故选用理气药时较为谨慎，常用佛手、香橼、梅花、香附等性平微温之品，与滋补肝阴之药并施，意在调治肝体，符合治病求本之旨。(尹国有,刘健. 乙型肝炎辨证与成方治疗[M]. 北京:科学技术文献出版社,2007:317-318.)

10. 因时辨治论(池晓玲)

【提要】 患者肝功能,因五脏应四时阴阳、脾虚、内外湿热胶结三因素的影响,而呈季节性变化。春因阳气不足或肝发失宜而波动,夏因湿热蕴结而波动,秋因燥伤阴津而波动,冬因脾肾阳衰而波动。

【原论】 池晓玲通过对 258 例慢性乙型肝炎患者研究发现,肝功能 ALT、AST 季节性波动的比例,以秋季、春季较为显著,夏季、冬季次之,长夏则相对比较稳定(仅占 5.43%),同时,不同季节患者的临床表现也有差异。据此认为,对这一类患者应当根据不同季节、不同症状表现进行辨治。

春为阳气升浮之时,在五脏中又为肝脏主令之时。故春季肝功能波动明显者,此时机体常出现阳气不足或肝脏升发失宜。若阳气内虚,不能随春气而上升于头,肝木不顺,肝经阴虚,水不涵木,易风动生火,"肝经郁热"伴"肝阴不足"症状比较明显;通常表现为身困体乏,胁痛口苦,头晕昏闷,饭后上腹饱胀,五心烦热,舌质红、少苔等;治疗宜重用柴胡、白芍等入肝经之药,提其木气,补木以应春气,气旺则上荣而病愈。

夏季肝功能波动明显者,湿热蕴结证较明显。因夏季炎热多湿,为心之所主时令,通于心气,骄阳当头,阳盛于外,心火上炎;患者素有湿热,逢夏令心经火旺,外又有湿热相合,自然湿热见症加剧。因此多见脘闷腹胀,不思饮食,身体困倦,口干口苦,不欲多饮,舌红,苔厚腻等症状表现。夏季对该类患者的治疗,宜用木通、竹叶、黄连、连翘、玄参等共奏清心之力,还可加用牛膝引火下行;在清心利湿的同时,防止心火迫血妄行。此外,根据年运气机升降浮沉规律,"夏至一阴生",预测患者病情的进一步发展,应以夏至节气为界。夏至以前,多致阴虚火旺,而夏至以后,却常会出现阳虚气弱,因此临证用药当据此酌情加减。

秋季气候干燥,阳明肺金主令,然初秋之时,仍然常带有暑气未尽之燥热。因此,秋季肝功能波动明显者,初秋之时往往热重于湿;而到秋分时节或秋末之时,机体往往不耐燥金之气,表现出明显的"阴虚"症状,常表现为黄疸,胁痛,烦躁口渴,鼻衄,两目干涩,腹胀便秘,小溲黄赤,全身乏力,舌红少苔等症,甚至燥伤肺络而出现咯血。可在疏肝健脾的基础上,加用清燥救肺汤、沙参麦冬汤等化裁;宜选用桑叶、石膏、玄参等清肺养阴,杏仁、枇杷叶等肃降肺气,并可酌加大黄、紫珠草等宁络以防出血;待标病悉除后,可再予麦味地黄口服液合食补缓调治本。

冬季气候严寒,冬令封藏,肾气主之。此时阴气坚凝,则阳气潜藏,为阴盛阳衰之时。此时肝功能波动明显者,多见畏寒肢冷,腹胀朝宽暮急,大便粗糙、稀不成形,或伴五更泄,舌体多胖大,舌质淡红偏暗有齿印,脉沉而弦弱等症状。此类患者治疗当温补脾肾之阳,添柴生火以散寒;可选用附子、补骨脂、干姜、吴茱萸等温补脾肾,并应加用党参、黄芪、白术、甘草等健脾助运。冬季气候寒冷,寒主收引,寒邪凝滞,容易出现瘀血内停,阻碍脉络之证。因此在温补脾肾之时,还当注意疏肝理气,活血化瘀,以利于提高疗效。此外,按年运气机升降浮沉规律,"冬至一阳生",预测患者病情变化发展应以冬至为界,冬至以前多向阳虚阴寒内凝发展,冬至以后则可能以阴虚为多,临证者不可不察。(萧焕明,谢玉宝,蒋俊民,等. 池晓玲论肝功能季节性变化的临证经验[J]. 中国实验方剂学杂志,2011,17(15):280-282.)

11. 治肝八法论（邹良材）

【提要】 治疗慢性病毒性肝炎八法，即化湿健脾法、疏肝运脾法、柔肝健脾法、泻肝和胃法、双补脾肾法、养阴柔肝法、清金制木法、活血化瘀法。

【原论】 ①化湿健脾法。主治：湿困脾运。症见脘腹闷胀不适，口黏欲呕，纳谷不香，食后胀甚，肢体困倦，大便不实，苔白腻或垢腻，脉濡等。方药举例：不换金正气散加减。②疏肝运脾法。主治：肝脾不调。症见肝区作痛，口苦胁胀，脘腹痞满，纳谷不香，精神不振，四肢乏力，苔薄白，脉弦或细弦等。方药举例：四逆散加减。③柔肝健脾法。主治：肝脾两虚。症见右胁隐痛，头晕目眩，神疲乏力，大便易溏，面色欠华，口干少寐，苔薄，脉细弦等。方药举例：归芍异功散加减。④泄肝和胃法。主治：肝气犯胃。症见两胁隐痛，嗳气吞酸，胃脘不适，纳味不香，舌边尖红，苔薄黄，脉小弦数等。方药举例：左金丸合金铃子散加减。⑤双补脾肾法。主治：脾肾两虚。症见面色萎黄或苍白，肢面轻度浮肿，神倦便溏，食欲不振，小溲清长，腰膝酸软，间或滑泄阳痿，苔薄白，舌淡胖或有紫气，边有齿印，脉小弦或细软等。方药举例：右归丸、左归丸加减。⑥养阴柔肝法。主治：阴虚肝旺。症见劳累则胁痛绵绵，或痛处有灼热感，头昏眩晕，眼花耳鸣，心烦少寐，或寐则多梦，手足心发热，时有衄血，口干苦，舌偏红苔少，脉弦或带数等。方药举例：一贯煎加减。⑦清金制木法。主治：肺阴不足，木火刑金。症见肝区隐痛，口干咽燥，干咳少痰，或有痰血齿衄，小溲黄，时有低热，舌红有裂纹，苔少或剥，脉细数等。方药举例：沙参麦冬汤加减。此法应分为两种不同的情况看待。一是金胜乘木。不少肝病患者在感冒后，会出现肝病的复发或加重情况，中医则可以用金克木来解释，治疗以清除肺经邪热为主，多用桑叶、黄芩等药物；二是金不制木。即肺阴不足，无力制木，肝木疏泄无度的情况，则要多用润养肺阴的沙参、麦冬等。⑧活血化瘀法。主治：气滞血瘀。症见肝区刺痛，痛有定处，胁下癥积明显，有血痣或血缕，面色晦滞，时有齿鼻衄，舌质紫红，或有紫斑，脉弦迟或涩等。方药举例：当归活血散加减。药如当归、赤芍、白芍、生地黄、桃仁、红花、三棱、莪术、郁金、地鳖虫等。（陈涤平. 邹良材教授"治疗慢性病毒性肝炎八法"临证应用体会[A]. //中华中医药学会脾胃病分会第二十三次全国脾胃病学术交流会论文汇编[C]. 2011：4.）

12. 清化扶正论（周仲瑛）

【提要】 慢性乙型肝炎的病机基础为湿热瘀毒郁结，该病机特点贯穿整个病程。本病病性以邪实为主，后期出现正虚；故以清化扶正为治疗大法，清化以化肝解毒为先，扶正宜以调养肝脾和滋养肝肾为要。

【原论】 周仲瑛治疗慢性乙型肝炎，提出当以清化湿热瘀毒为先，疾病后期宜以调养肝脾和滋养肝肾为要。

（1）清化——湿热瘀毒。清化主要是指化肝，近代诸位著名医家对此多有论述。《岳美中论医集》解释化肝的意思，一是清化肝经郁火，一是化解六郁。程门雪指出："郁火之治首宜升散，次则横通。散肝者宣达升散之法，化肝者横通旁解之方。"据此自拟化肝解毒汤，药物组成为：平地木、虎杖、红藤、土茯苓、贯众、黑料豆、甘草、升麻。本方以祛邪为主，邪祛则正复。故治疗重在清化湿热瘀毒。方以虎杖、平地木为主，功为清热化湿解毒，兼能凉血活血；辅以土茯苓、垂盆草相互协同，增强其清热解毒，凉血化瘀之效；佐以黑料豆、甘草调养肝、脾、肾；小量升麻（5g）透毒外出。诸药合用，共奏清化湿热，化解肝毒，凉血化瘀之功。

（2）扶正——肝脾肾。由于慢性乙型肝炎毒邪的持续存在，致使病程迁延，不断地消耗人体的正气；同时人体正气的亏虚，又是内生邪气的诱因。因此，合理恰当运用补法，是慢性乙型肝炎的重要治法。其中，正虚以肝脾两伤和肝肾阴虚最为常见。①调养肝脾法：慢性乙型肝炎的肝脾两伤证，临床可见肝郁脾虚、肝热脾湿、肝脾气虚等多种具体证候，但临床表现无外乎疲劳乏力，纳差厌油腻，口苦口干，胃脘胀满，胁下胀痛，便溏溺黄，苔白黄腻等。所以治疗肝脾两伤，不单单是疏肝健脾，还当针对具体证候，分而治之，运用养肝健脾、柔肝醒脾法等。疏肝主要是逍遥散、四逆散、柴胡疏肝散加减，健脾主要是以四君子汤加减。因慢性乙型肝炎多见肝损伤，继而导致肝气不足或肝气郁结，如疏泄太过易耗气伤阴。肝为刚脏，体阴而用阳，如肝阴不足，必定会加重病情。所以用药应当维护肝阴，周老常用轻灵的疏理肝气药，如柴胡、青皮、佛手等，用量一般6g左右。②滋养肝肾法：肝病日久，尤其是到了后期肝纤维化、肝硬化，或合并各种肿瘤、糖尿病等慢性疾病的患者，在疾病过程中常可见到肝肾阴虚。这往往是慢性乙型肝炎预后不佳的早期征象，较之肝脾两伤更难治，为此提出"养阴重于益气"。肝肾阴虚证极少单独出现，常与湿热瘀毒未尽、肝脾两伤等证并见，治疗相当棘手。其临床表现可见肝区隐痛，两目干涩或视物模糊，腰膝冷软，失眠多梦，手足心热，遗精盗汗，苔少质红隐紫，甚则衄血等。辨证治疗时，无需诸症具备，"但见一症便是"。治疗时祛邪与扶正并用，滋养肝肾之阴与清化湿热瘀毒并举，即养阴清化。临证常选一贯煎、六味地黄丸、滋水清肝饮等方加减。养阴清化法的常用药物，有太子参、黄精、生地黄等。（苏克雷，郭立中，朱方石.周仲瑛辨治慢性乙型肝炎经验[M]. 中医杂志，2014，55（3）：193-194.）

（撰稿：郑旭锐，韩乐；审稿：姚乃礼，郑洪新）

参 考 文 献

著作类

[1] 史宇广，单书健. 当代名医临证精华·肝炎肝硬化专辑[M]. 北京：中医古籍出版社，1988.

[2] 王伯祥. 中医肝胆病学[M]. 北京：中国医药科技出版社，1993.

[3] 万文谟. 肝病相关证治[M]. 武汉：湖北科学技术出版社，1993.

[4] 金实，周珉. 病毒性肝炎中医证治[M]. 北京：人民卫生出版社，2001.

[5] 邓铁涛. 中国百年百名中医临床家丛书·邓铁涛[M]. 北京：中国中医药出版社，2001.

[6] 朱良春. 中国百年百名中医临床家丛书·朱良春[M]. 北京：中国中医药出版社，2001.

[7] 马凤彬. 中国百年百名中医临床家丛书·何炎燊[M]. 北京：中国中医药出版社，2001.

[8] 张镜人. 中国现代百名中医临床家丛书·张镜人[M]. 北京：中国中医药出版社，2001.

[9] 梅国强. 乙型肝炎的中医治疗[M]. 北京：科学技术文献出版社，2003.

[10] 钱秋海，苏勋庄，何珍. 慢性乙型肝炎[M]. 北京：中国医药科技出版社，2003.

[11] 万友生，万兰清. 中国现代百名中医临床家丛书·万友生[M]. 北京：中国中医药出版社，2003.

[12] 杜雨茂. 中国百年百名中医临床家丛书·杜雨茂[M]. 北京：中国中医药出版社，2003.

[13] 周仲瑛. 中国百年百名中医临床家丛书·周仲瑛[M]. 北京：中国中医药出版社，2004.

[14] 王灵台. 王灵台谈肝病[M]. 上海：上海科技教育出版社，2004.

[15] 卢秉久. 中国现代百名中医临床家丛书·王文彦[M]. 北京：中国中医药出版社，2004.

[16] 国家中医药管理局中医肝病重点专科写作组. 中医肝病诊疗常规[M]. 上海：上海科技教育出版社，2005.

[17] 尹国有，刘健. 乙型肝炎辨证与成方治疗[M]. 北京：科学技术文献出版社，2006.

[18] 洪广祥. 中国现代百名中医临床家丛书·洪广祥[M]. 北京：中国中医药出版社，2007.

[19] 中华中医药学会. 中医内科常见病诊疗指南·西医疾病部分[M]. 北京：中国中医药出版社，2008.

[20] 周福生. 肝病中医临证旨要[M]. 广州：广东科技出版社，2010.

[21] 沈元良. 名老中医话肝脏疾病[M]. 北京：金盾出版社，2011.

[22] 刘渡舟，程昭寰. 肝病证治概要[M]. 北京：人民卫生出版社，2013.

[23] 赵伯智. 关幼波肝病杂病论[M]. 第二版. 北京：中国医药科技出版社，2013.

[24] 朱世楷，尤松鑫. 邹良才肝病证治经验[M]. 北京：中国中医药出版社，2013.

[25] 刘学勤. 刘学勤辨治肝胆病[M]. 北京：人民军医出版社，2014.

[26] 卢秉久，张艳，郑佳连. 王文彦肝病辨证思维经验集[M]. 北京：科学出版社，2015.

[27] 孙晓波. 病毒性肝炎与中医辨证论治[M]. 北京：科学技术文献出版社，2015.

[28] 陈立华. 肝病中医临床实践[M]. 北京：人民卫生出版社，2015.

[29] 王广尧，刘铁军，高蕾. 国家级名老中医用药特辑·肝胆病诊治[M]. 长春：吉林科学技术出版社，2015.

[30] 王国玮，戚团结. 王鸿士肝病函诊思路解析[M]. 北京：北京科学技术出版社，2016.

论文类

[1] 夏德馨，夏华珍. 中医药治疗 HBsAg 阳性乙型肝炎 90 例[J]. 上海中医药杂志，1979，（6）：21-22.

[2] 周海平，邓中炎. 邓铁涛治疗慢性肝炎经验[J]. 湖北中医杂志，1981，（3）：11-13.

[3] 陈继明，邵晓明. 治疗慢性病毒性肝炎的经验[J]. 中医杂志，1983，（6）：16-19.

[4] 姜春华. 慢性乙型肝炎表面抗原阳性治法初探[J]. 中医杂志，1984，（12）：6.

[5] 王灵台，蒋健，夏德馨. 温肾法为主治疗 HBsAg 阳性乙型肝炎 60 例报告[J]. 中医杂志，1985，（1）：24-27.

[6] 蒋健，王灵台，夏德馨. 中医中药抗乙型肝炎病毒的初步研究——附 88 例迁延型乙型肝炎临床观察[J]. 中医杂志，1985，（3）：26-30

[7] 陈继明. 慢性肝炎辨治一得[J]. 中医杂志，1986，（3）：13-15.

[8] 朱良春. 慢性肝炎证治刍议[J]. 中国医药学报，1986，1（3）：38-41.

[9] 黄建新，邹良材，严明. 脾运不健是慢性病毒性肝炎的病理关键[J]. 江苏中医杂志，1986，（6）：4-6.

[10] 中国中医药学会内科肝病专业委员会. 病毒性肝炎中医辨证标准（试行）[S]. 中医杂志，1992，33（5）：39.

[11] 聂广. 王伯祥教授论治乙型肝炎的经验[J]. 新中医，1995，（5）：3-4.

[12] 张亚声. 辨证察秋毫，投药守宜忌——姚玉兰治疗慢性肝炎的经验[J]. 上海中医药杂志，1995（4）：17-19.

[13] 匡萃璋. 慢性肝炎辨证治疗中的伏气问题[J]. 中国医药学报，1996，11（2）：44-48；（3）：42-45.

[14] 赵汉鸣. 吴德兴诊治乙肝经验[J]. 江西中医药，2000，31（4）：3-4.

[15] 童光东，刘亚敏. 彭胜权补肾清毒法治疗慢性乙型肝炎经验[J]. 安徽中医学院学报，2001，20（1）：25-26.

[16] 杜琳，鞠敏. 金妙文辨治慢性乙型病毒性肝炎经验[J]. 中国医药学报，2001，16（3）：44-45.

[17] 夏永良，金红珠，姜哲浩. 著名中医专家李德新教授学术经验之一——乙型病毒性肝炎的中医疗法[J]. 辽宁中医杂志，2001，28（5）：360-361.

[18] 郑翔，刘惠武，章汉明. 章氏乙肝丸为主治疗慢性病毒性乙型肝炎 102 例观察[J]. 安徽中医临床杂志，2001，13（4）：255-256.

[19] 高月求，孙学华，王雁翔. 王灵台教授治疗慢性肝病临证经验撷菁[J]. 中医药学刊，2002，20（5）：581-582.

[20] 陈云云. 从痰论治慢性乙型肝炎[J]. 安徽中医临床杂志，2002，14（3）：217-218.

[21] 程良斌. 吴寿善教授治疗慢性乙型肝炎经验[J]. 中国中西医结合消化杂志，2003，11（2）：100-101.

[22] 阮公实，金实. 金实教授辨治慢性乙型肝炎经验[J]. 吉林中医药，2003，23（7）：7-8.

[23] 蒋幼林. 王育群治疗慢性乙肝经验辑要[J]. 江西中医药，2003，3（5）：4-5.

[24] 柴霞. 张俊富教授治疗肝病的经验[J]. 上海中医药杂志, 2003, 37（1）: 16-18.

[25] 陈文柯. 慢性乙肝的中医辨证论治[J]. 实用中医内科杂志, 2003, （6）: 469-470.

[26] 张玉峰, 陈涛, 陈文慧. 苏涟教授治疗慢性乙型肝炎的经验[J]. 云南中医学院学报, 2003, 26（2）: 27-28.

[27] 阮公实. "龙柴汤"治疗慢性乙型肝炎的临床研究[D]. 南京: 南京中医药大学, 2004.

[28] 孙建光. 王文正治疗慢性肝病经验[J]. 四川中医 2004, 22（11）: 5-7.

[29] 华海清. 慢性乙型肝炎病因病机探讨[J]. 南京中医药大学学报（自然科学版）, 2004, 17（4）: 210.

[30] 付江. 辨证治疗慢性乙型肝炎 126 例疗效观察[J]. 河南中医, 2004, 24（9）: 25-26.

[31] 赵钢, 陈建杰. 王灵台教授论补肾法为主治疗慢性乙型肝炎的机制[J]. 中国中西医结合杂志, 2005, 25（1）: 78-79.

[32] 王宁群. 姜良铎治疗慢性乙型肝炎经验总结[J]. 中国中医药信息杂志, 2005, 12（3）: 83-84.

[33] 刘震, 姚乃礼. 慢性乙型肝炎毒损肝络病机探讨[J]. 辽宁中医杂志, 2005, 32（11）: 1126-1127.

[34] 黄彬. 徐富业诊治慢性乙型肝炎血瘀证的经验[J]. 吉林中医药, 2005, 25（12）: 6-7.

[35] 田旭东, 卢雨蓓. 廖志峰主任医师辨证治疗乙型病毒性肝炎经验点滴[J]. 甘肃中医, 2005, 18（2）: 12.

[36] 高华. 中西医结合治疗慢性乙型肝炎 91 例[J]. 河南中医, 2005, 25（8）: 58-59.

[37] 王春芳. 金洪元辨证治疗慢性乙肝临床经验[J]. 上海中医药杂志, 2005, 39（1）: 22-23.

[38] 王灵台, 陈建杰, 高月求, 等. 补肾法为主治疗慢性肝病的临床研究[J]. 中医药通报, 2005, （4）: 27-31.

[39] 张毅, 李金田. 周信有教授辨治乙型肝炎的临证思路与经验[J]. 云南中医中药杂志, 2006, 27（6）: 4.

[40] 汪静. 孙同郊治疗慢性乙型病毒性肝炎的经验[J]. 辽宁中医学院学报, 2006, 8（1）: 49-50.

[41] 郑亚江, 高月求, 王灵台. 健脾方对慢性乙型肝炎脾虚患者树突细胞的影响[J]. 上海中医药杂志, 2006, （9）: 28-30.

[42] 郭晓华. 慢性乙型肝炎辨治体会[J]. 山东中医杂志, 2006, 25（11）: 778-780.

[43] 孙立. 彭胜权教授对慢性乙型肝炎的辨治及调护经验[J]. 陕西中医, 2006, 27（1）: 79-81.

[44] 彭勇. 徐学义教授辨治肝病经验浅析[J]. 贵阳中医学院学报, 2006, 28（1）: 12-14.

[45] 马利中, 胡灵敏, 樊留博, 等. 柯干治疗慢性乙型肝炎经验[J]. 浙江中医杂志, 2006, 41（5）: 252-253.

[46] 陈宏宽. 中医药治疗慢性乙型病毒性肝炎经验[J]. 河北中医, 2006, 28（5）: 356.

[47] 洪朝金, 卢良威. 卢良威教授慢性乙型肝炎的中医治疗思路[J]. 中医药学刊, 2006, 34（13）: 3377-3378.

[48] 代建忠, 崔敏, 陈仁贵. 陈仁贵运用以通为补法治疗乙型肝炎的经验[J]. 浙江中医杂志, 2006, 41（1）: 12-13.

[49] 薛盟举. 周信有治疗慢性病毒性肝炎的经验[J]. 中医药临床杂志, 2006, 18（4）: 351-352.

[50] 丁继霞. 曹月英治疗乙型肝炎经验[J]. 吉林中医药, 2007, 27（6）: 8, 17.

[51] 赵亮, 李芳, 肖会泉. 慢性病毒性乙型肝炎从五脏相关论治[J]. 新中医, 2007, 39（10）: 93-94.

[52] 叶永安, 江锋, 赵志敏, 等. 慢性乙型肝炎中医证型分布规律研究[J]. 中医杂志, 2007, 48（3）: 256-258.

[53] 李素领. 李普老中医治疗慢性乙型肝炎经验[J]. 陕西中医, 2008, 29（9）: 1204-1205.

[54] 王维伟, 陈建杰. 陈建杰善用苍白二术从湿论治慢乙肝经验[J]. 辽宁中医杂志, 2008, 35（10）: 1477-1478.

[55] 李勇华. 谌宁生治疗慢性乙型病毒性肝炎经验[J]. 中华中医药学刊, 2008, 26（7）: 1394-1395.

[56] 陈俊江, 席敏. 杭雨辰治疗慢性乙型肝炎的经验[J]. 陕西中医, 2008, 29（9）: 1206, 1237.

[57] 赵亮, 李芳, 肖会泉. 慢性乙型肝炎从虚、毒、络论治[J]. 新中医, 2008, 40（3）: 5-6, 8.

[58] 李文泉, 权红, 高剑虹, 等. 方和谦创"和肝汤"的组方原则和临床应用[J]. 上海中医药杂志, 2008, 42（2）: 1-3.

[59] 朱蕾蕾, 蒋健, 高月求, 等. 慢性乙型肝炎中医证型分类的研究[J]. 中国中西医结合杂志, 2008, 28（1）: 21-23.

[60] 王维伟, 陈建杰. 陈建杰治疗慢性乙型肝炎经验[J]. 河南中医, 2009, 29（9）: 855-856.

[61] 马桂英，王玲玲. 中医辨证治疗慢性乙型病毒性肝炎的经验[J]. 河北中医，2009，31（5）：696-697.

[62] 王志武. 慢性乙型肝炎的中医辨证论治[J]. 甘肃科技，2009，25（16）：140-141.

[63] 田生望. 张光华教授用经方治疗慢性乙型肝炎的思路和经验[J]. 四川中医，2009，27（7）：1-3.

[64] 姚莉. 金实教授治疗慢性乙型肝炎证治经验辑要及方药机理探讨[D]. 南京：南京中医药大学，2009.

[65] 敖铁锋. 慢性乙型肝炎"浊毒伏络"说探微[J]. 中医杂志，2009，50（S1）：45-46.

[66] 刘春蕾，赵木昆，程荣朵. 周仲瑛用化肝解毒汤治疗乙型肝炎经验[J]. 医学研究与教育，2010，27（1）：63-64.

[67] 陈晓明，张懿德，刘小莲. 谢晶日教授从伏气辨治慢性乙型病毒性肝炎经验[J]. 中国医药导报，2010，7（22）：133-134.

[68] 庞学丰，罗淑娟，刘欢，等. 徐富业应用动静并治法治疗慢性乙型病毒性肝炎的经验[J]. 辽宁中医杂志，2010，37（9）：1651-1652.

[69] 张琪，朱良春. 朱良春论治慢性乙型肝炎经验[J]. 中医杂志，2010，51（12）：1066-1067.

[70] 周晓玲，谢胜，殷小兰. 中医辨证论治结合拉米夫定治疗慢性乙型肝炎临床疗效观察[J]. 中西医结合肝病杂志，2010，20（2）：80-82.

[71] 黄晨昕，夏于芳，钱祥夕. 谢兆丰老中医治疗慢性乙型肝炎四法[J]. 光明中医，2010，35（13）：3163-3163.

[72] 杨育林. 施维群治疗慢性乙型肝炎经验[J]. 中医杂志，2011，52（3）：247-248.

[73] 萧焕明，谢玉宝，蒋俊民，等. 池晓玲论肝功能季节性变化的临证经验[J]. 中国实验方剂学杂志，2011，17（15）：280-282.

[74] 刘震，刘绍能. 姚乃礼从"毒损肝络"论治慢性乙型肝炎、肝硬化经验[J]. 中国中医基础医学杂志，2011，17（7）：762-763.

[75] 陈涤平. 邹良材教授"治疗慢性病毒性肝炎八法"临证应用体会[A]. //中华中医药学会脾胃病分会. 中华中医药学会脾胃病分会第二十三次全国脾胃病学术交流会论文汇编[C]. 2011：4.

[76] 文绍鹤. 蒋兴磊治疗慢性乙型肝炎经验[J]. 湖南中医杂志，2011，27（6）：36-38.

[77] 李旭英，雷陵. 雷陵治疗慢性乙型肝炎经验[J]. 中医杂志，2011，52（23）：2052-2053.

[78] 高尚社. 国医大师朱良春教授治疗慢性肝炎验案赏析[J]. 中国中医药现代远程教育，2012，10（20）：3-5.

[79] 高凤琴，路波，柯瑾瑜，等. 成冬生运用辛开苦降法治疗慢性病毒性肝炎的经验[J]. 中西医结合肝病杂志，2012，24（12）：236-237.

[80] 聂红明，董慧琳，高月求，等. 从"伏邪学说"论述慢性乙型肝炎从肾论治的理论渊源[J]. 中医杂志，2012，53（7）：541-543.

[81] 柳诗意，刘燕玲. 刘燕玲治疗肝病经验[J]. 中医杂志，2012，53（4）：341-343.

[82] 高月求，王灵台. 慢性乙型肝炎中医诊疗专家共识（2012年1月）[J]. 临床肝胆病杂志，2012，28（3）：164-168.

[83] 黄峰，常占杰. 三期四型辨证论治慢性乙肝[J]. 陕西中医，2012，33（5）：573-574.

[84] 鞠咏纳，于成文，张洋. 卢秉久教授辨证治疗慢性乙型肝炎经验[J]. 实用中医内科杂志，2012，26（10）：5-6.

[85] 林晓春. 中医药在慢性乙型肝炎治疗中的应用[J]. 光明中医，2013，27（7）：1439-1430.

[86] 陈文林，吴其恺，杨大国. 从肺论治慢性乙型病毒性肝炎[J]. 光明中医，2013，28（10）：2025-2026.

[87] 闫军堂，刘晓倩，赵宇明，等. 刘渡舟教授论治乙型肝炎"四期、八大关系"[J]. 中华中医药学刊，2013，31（10）：2174-2177.

[88] 姜德友. 国医大师张琪治疗慢性乙型肝炎学术经验[J]. 辽宁中医杂志，2013，40（8）：1505-1510.

[89] 祝峻峰，王灵台. 王灵台教授运用补肾法防治慢性乙型肝炎"三步曲"[J]. 中西医结合肝病杂志，2014，24（6）：357-359.

[90] 苏克雷，郭立中，朱方石. 周仲瑛辨治慢性乙型肝炎经验[J]. 中医杂志，2014，55（3）：192-194.

[91] 郑国银，苗洁琼，陈喆. 凌昌全辨治慢性乙型肝炎经验[J]. 中医杂志，2014，55（11）：975-976.

[92] 张达坤，杨永和，蔡敏，等. 林天东分期辨治慢性乙型肝炎经验[J]. 广州中医药大学学报，2014，31（2）：309-310.

[93] 韩政，韩中颖. 清利活血汤治疗慢性乙型肝炎82例临床观察[J]. 内蒙古中医药，2014，35（6）：55-56.

[94] 中华医学会肝病学分会，中华医学会感染病学分会. 慢性乙型肝炎防治指南（2015年更新版）[S]. 临床肝胆病杂志，2015，31（12）：1941-1960.

[95] 黎胜，魏泽辉，谢玉宝，等. 池晓玲教授治未病思想在慢性乙型肝炎中的运用[J]. 环球中医药，2015，8（5）：588-589.

[96] 刘明坤，吕文良，赵慧慧，等. 慢性乙型肝炎病因病机再探[J]. 长春中医药大学学报，2015，31（4）：735-737.

[97] 吴韶飞，孙学华，吴惠春，等. 补肾法治疗慢性乙型肝炎的理论更新[J]. 上海中医药杂志，2015，49（2）：4-6.

[98] 贺文广，门九章. 门九章辨治慢性乙型肝炎的经验[J]. 中国民间疗法，2015，23（9）：10-11.

[99] 杨超，张赤志. 张赤志治疗湿热型慢性乙型肝炎经验[J]. 湖北中医杂志，2015，37（2）：28-29.

[100] 李卫强，朱西杰，徐建虎. 慢性乙型肝炎证治探讨[J]. 山西中医，2015，31（1）：1-2，6.

[101] 张凤，冯全生，郭尹玲，等. 从"肾虚邪伏"认识慢性乙型肝炎[J]. 成都中医药大学学报，2016，39（3）：92-94，100.

[102] 刘琼，陈兰玲，谌宁生. 谌宁生从解毒补虚化瘀论治慢性乙型肝炎经验[J]. 湖南中医杂志，2016，32（6）：21-22.

[103] 钟伶莉，顾兴平. 浅析顾兴平教授治疗慢性乙型肝炎的经验[J]. 四川中医，2016，34（9）：5-7.

[104] 刘嘉辉，韦志辉，何洁茹，等. 基于数据挖掘的国医大师治疗慢性乙肝炎用药规律研究[J]. 中国中医药科技，2016，23（2）：248-249.

[105] 王进忠，钟世杰，杨荣源，等. 岭南名医岑鹤龄养阴扶脾活络法论治慢性肝炎[J]. 广州中医药大学学报，2017，34（1）：123-125.

[106] 病毒性肝炎中医辨证标准（2017年版）[J]. 中西医结合肝病杂志，2017，27（3）：193-194.

[107] 张冠群. 基于数据挖掘技术整理刘铁军教授治疗慢性乙型肝炎用药规律的研究[D]. 长春：长春中医药大学，2017.

[108] 胡刚明，李重，徐伟，等. 田玉美教授治疗慢性乙型病毒性肝炎的临床思辨经验[J]. 时珍国医国药，2018，29（2）：451-452.

[109] 郭明杰. 张赤志教授运用温病理论治疗慢性重型肝炎的学术思想及用药规律总结[D]. 武汉：湖北中医药大学，2018.

[110] 张月涛. 谢晶日教授治疗慢性乙型肝炎用药规律的研究[D]. 哈尔滨：黑龙江中医药大学，2018.

流行性感冒

流行性感冒（Influenza），简称流感，是由流感病毒引起的一种急性呼吸道传染病，传染性强，发病率高，容易引起爆发流行或大流行。其主要通过含有病毒的飞沫进行传播，人与人之间的接触或与被污染物品的接触也可以传播。典型的临床特点，是急起高热，显著乏力，全身肌肉酸痛，而鼻塞、流涕和喷嚏等上呼吸道卡他症状相对较轻。秋冬季节高发。本病具有自限性，但在婴幼儿、老年人和存在心肺基础疾病的患者，容易并发肺炎等严重并发症而导致死亡。

流行性感冒的辨证论治，可参考中医学"时行感冒"等。

一、诊治纲要

（一）诊疗思路

流行性感冒，为中医"时行感冒"之属，病因为疫毒之邪，并常兼夹时令外邪侵入。如冬季多兼风寒之邪，春季多兼风热之邪，夏季多兼暑湿，梅雨季节多兼湿邪，秋季每兼燥气为患等。一般来说，以风热、风寒两类居多。

肺为脏腑之华盖，其位最高；开窍于鼻，司呼吸，外合皮毛；肺为娇脏，不耐邪侵。故外邪从口鼻、皮毛而入，肺卫首当其冲。流行性感冒初期，疫毒挟风寒、风热和暑湿等时令邪气犯肺，营卫失调，可见恶寒、发热、头痛、骨节酸痛；肺气失于宣肃，则见喷嚏、鼻塞、流涕、咳嗽、咯痰等症。或外邪直犯中焦胃肠，脾胃运化失司，致发热恶寒、呕吐、腹泻等。因兼夹时令邪气的不同，证候表现亦有所区别。夹风寒者，初起恶寒重，无汗；夹风热者，初起发热重，恶寒轻；夹暑湿者，初起身热不扬，头身困重。

若肺卫之邪不解，疫毒化热入里，传入气分，热郁于肺，则见肺热咳喘；若素体虚弱，或疫毒壅盛，气分热不解，热毒闭肺，热入营血，甚则出现内闭外脱之变，可出现高热、大渴，甚则神昏谵语、抽搐、惊厥等危重证候。若治疗及时得当，正盛邪退。由于疫毒热邪耗气伤阴，流行性感冒恢复期，往往出现身疲乏力，虚烦不欲眠，舌质干红少苔，脉细或细数等气阴两伤之证。本病单纯型、轻型、胃肠型，一般邪在肺卫、气分；而肺炎型与中毒型，则属邪传气营、心包之变。

临床上根据感邪性质、发病季节、流行特点等进行辨证诊断。首先，辨四时感冒与时行感冒。时行感冒全身症状较重，有流行病学史。四时感冒局部症状明显，全身症状较轻，无流行趋势。其次，辨疫毒兼夹时令邪气属性。兼夹风寒者，见恶寒，鼻流清涕，舌、咽不红；兼夹风热者，见鼻流浊涕，舌红咽赤。夹湿者，见身热不扬，兼见胸闷，泛恶，身重困倦，纳呆食少，舌苔腻。夹燥者，可见干咳、少痰、大便干燥。第三，辨兼夹证。若感冒兼见咳嗽剧烈，痰多，喉间痰鸣，舌苔厚腻，脉浮滑或滑数者为夹痰；兼见脘腹胀满，不思饮食，口气秽臭，或恶心呕吐，吐物酸腐，大便酸臭，舌苔垢腻，脉滑者，为夹滞；若小儿兼见惊惕惊叫，烦躁不宁，甚至两目凝视，肢体抽搐，口唇发绀等证者，为夹惊。

流行性感冒的治疗，初起疫毒邪气在肺卫，除解肌透邪、清热解毒外，还要针对兼夹邪气联合辛温、辛凉、化湿、润燥等治法以祛邪外出；病在气分，则当清泄气分热邪，同时要注意顾护津液；毒热壅肺，邪入营、血者，则要透热转气、清营凉血；邪热内陷，阳气欲脱者，则要益气固脱，回阳救逆。同时针对不同兼夹证，给予相应化痰、消积化滞、安神止惊治疗。

（二）辨证论治

综合《中医内科常见病诊疗指南》《实用中西医结合内科学》《中医内科学》《中西医结合传染病学》以及名老中医诊治经验等，将流行性感冒的辨证论治要点概括为以下几个方面。

1. 轻症

（1）风寒束表证

临床表现：恶寒重，发热轻，无汗，头痛，肢节酸疼，鼻塞声重，或鼻痒喷嚏。时流清涕，咽痒，咳嗽，咳痰稀薄色白，口不渴或渴喜热饮，舌苔薄白而润，脉浮或浮紧。

基本病机：风寒外束，卫阳被郁，腠理闭塞，肺气不宣。

常用治法：辛温解表。

（2）风热犯表证

临床表现：身热较著，微恶风，汗出不畅，头胀痛，面赤，咳嗽，痰黏或黄，咽燥，或咽喉乳蛾红肿疼痛，鼻塞，流黄浊涕，口干欲饮，舌苔薄白微黄，舌边尖红，脉浮数。

基本病机：风热犯表，热郁肌腠，卫表失和，肺失清肃。

常用治法：辛凉解表。

（3）暑湿伤表证

临床表现：身热，微恶风，汗少，肢体酸重或疼痛，头昏重胀痛，咳嗽痰黏，鼻流浊涕，心烦口渴，或口中黏腻，渴不多饮，胸闷脘痞，泛恶，腹胀，大便或溏，小便短赤，舌苔薄黄而腻，脉濡数。

基本病机：暑湿遏表，湿热伤中，表卫不和，肺气不清。

常用治法：清暑祛湿解表。

（4）燥热犯肺证

临床表现：发热，微恶风寒，头痛，无汗，鼻塞，口鼻唇咽干燥，咽痛声哑，干咳少痰，眼睛干涩，胸痛，舌边尖红，苔薄白而燥，脉浮数。

基本病机：燥热伤肺，肺失宣降，肺阴受伤。

常用治法：辛凉解表，润燥宣肺。

（5）邪犯胃肠证

临床表现：突然发生呕吐、腹泻，泻下清稀、量多，腹胀，腹痛，胸脘满闷，发热恶寒，头身疼痛，不思饮食，舌苔白，脉濡缓。

基本病机：外邪直犯胃肠，卫阳被郁，脾胃运化失司，气机升降失调。

常用治法：解表疏邪，降逆止泻。

（6）肺热壅盛证

临床表现：高热烦渴，无汗或有汗，咳嗽痰黏，色黄质稠，气逆喘促，鼻煽无涕，头痛胸痛，唇紫色红，苔微黄少津，脉滑数。

基本病机：热邪犯肺，里热蒸腾，肺失清肃，宣降失常，气逆于上。

常用治法：辛凉宣肺，清热平喘。

2. 重症

（1）毒热闭肺证

临床表现：高热不退，咳嗽重，少痰或无痰，喘促短气，头身痛；或伴心悸，躁扰不安，舌质红，苔薄黄或腻，脉弦数。

基本病机：邪热炽盛，热毒入里，闭阻肺络，壅塞肺气，肺失宣降。

常用治法：清热解毒，泻肺活络。

（2）毒热内陷，内闭外脱证

临床表现：神识昏蒙、淡漠，口唇爪甲紫暗，呼吸浅促，咯粉红色血水，胸腹灼热，四肢厥冷，汗出，尿少，舌红绛或暗淡，脉沉细数。

基本病机：疫毒之邪壅肺，热毒壅盛，肺失宣降，痰瘀闭肺，阳气欲脱。

常用治法：益气固脱，清热解毒。

3. 恢复期

余热未清，气阴两虚证

临床表现：神疲乏力，纳食少，不耐劳作，口干多饮或不欲饮，或干咳少痰，虚烦不欲眠，尿少色黄，舌质干红少苔，脉细或细数。

基本病机：流行性感冒后期，余热未清，气阴两伤。

常用治法：益气养阴。

二、名家心法

1. 周仲瑛

【主题】　甲型 H1N1 流感主要为新感引动伏邪而发病

【释义】　周仲瑛认为，甲型 H1N1 流感关键是"非其时而有其气"，即冬天应寒而反暖，春天应暖而反寒；或寒温失调，忽冷忽热，气候变化无常，造成戾气流行，自口鼻而入，触犯人体则发病。甲型流感主要为新感引动伏邪而发病。肺热内伏，若外感风热疫毒之邪，内热与外热相合，加之风邪的鼓荡，风助火势，火动生风，风火相煽，相互转化，互为因果，则为病更烈。故甲型流感患者病机易变、速变、多变，重症患者更为明显。

甲型流感的病机演变，以三焦传变为多见。从上焦肺到中焦脾胃，重者既可逆传心包，也可出现邪入下焦，病及肝肾。若从卫气营血辨证来看，首先是卫气同病，温热疫毒，从口鼻而入，首先犯肺，肺失宣降，肺卫不和，而见温毒犯肺症状；若湿热疫毒，从口鼻而入直趋中道，内困脾胃，则见湿热内蕴证。温毒夹湿伤人，肺胃同病，则温毒犯肺、湿热中阻两证复合并见。如疫毒深重，邪热从气传入营血，则见气营热盛的变证。其中该病病位中心在肺脾，变证在心肾。病理特点主要在气分，重则深入营血。传变一般为顺传，重症可以出现逆传。其基本治则为解表清肺，化湿和中。若发展到变证、逆证，随证治疗。基本方药清瘟颗粒，主药连翘 10g，黄芩 10g，藿香 10g，紫苏 10g，桔梗 10g，蚤休 10g。热盛加金银花，湿阻加厚朴，咳甚加苦杏仁，腹泻加苍术，身痛加白芷。（郭立中，金妙文，周学平，等. 周仲瑛教授对防治甲型 H1N1流感的思考[J]. 环球中医药，2010，3（1）：23-25.）

2. 周平安

【主题】 疫毒犯肺，表里同病

【释义】 周平安认为，我国北方地区的流感多发生于气候寒冷干燥的冬季；审证求因，流感初起为疫毒袭于肺卫，风寒外束，卫阳被遏，毛窍闭塞，肺气闭郁，故表现为恶寒发热、无汗、头痛、周身酸痛、喷嚏、流涕、咳嗽等；疫毒很快入里化热，致卫气同病，肺热壅盛，表现为咽喉肿痛、口渴欲饮、咯黄痰等；若毒邪逆传心包，可见神昏谵语等神经系统症状。因此，冬季流感发病的主要特点是外寒内热，表里同病。夏季发生的流感，恶寒、肌肉酸痛、头痛等症状则较少见，内热较重，常夹湿邪，腹痛、腹泻、恶心、呕吐等消化道症状，疫毒侵犯胃肠表现突出。

流感的治疗，应该及早应用泻下药物，不能拘泥于伤寒下不厌迟。一般早期用泻下类药物，如大黄、虎杖或者合小承气汤，喜用酒大黄，不管流感轻症还是重症均可应用。泻下类药物的应用原则：对于没有明显可下指征者，可以用小剂量的泻下类药物，釜底抽薪、分消走泄而祛除邪热；对于大便干结或稀溏而臭秽的热结旁流均属于腑实证者，应该合承气汤类急下泻热；对于大便稀黏却臭秽不堪者，属于湿热毒邪内盛，应该在应用泻下药物中兼用清利湿热之品。（张晓雷，沙茵茵，马家驹，等. 周平安教授清肠保肺法治疗流行性感冒探析[J]. 环球中医药，2016，9（1）：60-62.）

3. 任继学

【主题】 六淫之邪，夹时疫病毒

【释义】 任继学认为，流感是以时疫为患，热疫、寒疫为主。六淫之邪犯人必夹时疫病毒。轻则引起小的流行，重则引起大流行。病始于卫，邪气内侵，正气稍衰者，触之即病。卫气与邪气相争，卫郁气结，则现憎寒壮热，颜面潮红，口鼻气热，全身酸痛。若病邪盛，卫气弱者，不能托邪外出，则邪必犯于肺。肺主气属卫，肺伤则肃降无权，治节失常，致使清气不得入，浊气不得出，肺气焦满，络脉受伤，症见高热、喘咳、胸闷、血痰、口唇青紫等。

有正衰邪盛，不经肺卫直犯营血者。营为血之徒，血为营之本，为心所主。因此，邪犯营血必然内传心包。心包为神明所司，故心包受邪必及神明，导致脑髓窍络不利，可见头痛如裂、神志模糊、高热不退、谵语狂躁、惊厥之候。更有中焦气化不利，病邪上受，直趋中道（中道者，脾胃也），伏于膜原者。因脾胃受损，运化失调，肠胃为邪毒所扰。扰于胃者，其气上逆，故恶心呕吐；扰于肠者，受盛失职，传导不利，可见腹痛、腹泻。卫气受困，腠理不开，正邪分争，热淫之气浮越于表，故有发热恶寒之症。

总之，时疫病毒之邪侵犯人体，途径有三：一是邪由上受，侵卫犯肺；二是直犯营血，逆传心包，神明受累，脑髓不利，机窍受阻；三是邪虽由上受，但直趋中道，伏于膜原，内则脾胃呆滞，外则卫气受困。（杨世兴，孙塑伦，张学文. 碥石集·第 4 集·著名中医学家经验传薪[M]. 西安：陕西科学技术出版社，2003：33-34.）

4. 晁恩祥

【主题】　甲型 H1N1 流感以热邪为主

【释义】　晁恩祥认为，甲型 H1N1 流感属流感病毒变异而发，表现为"温邪上受，首先犯肺"，以热为主；可迅速出现肺热壅盛及气分证候，部分患者传变较快，可出现"逆传心包"的表现。常见证型为风热袭肺证与外寒里热证，针对风热袭表证，采用疏风宣肺抗流感方：金银花、连翘、牛蒡子、大青叶、板蓝根、浙贝母、黄芩、杏仁、桔梗各 10g，蝉蜕 8g，紫菀 15g，生甘草 6g。针对外寒里热证，采用解表清里抗流感方：炙麻黄、豆豉各 8g，紫苏叶、荆芥、羌活、独活、青蒿、黄芩、荆芥各 10g，生石膏 30g，白茅根 15g，生甘草 6g。（李际强，张忠德，张文青. 晁恩祥教授治疫学术特点探析[J]. 新中医，2014，46（12）：25-27.）

5. 刘清泉

【主题】　甲型 H1N1 流感乃毒热壅肺所致

【释义】　刘清泉认为，甲型 H1N1 流感轻型病例的临床特征，是"发热、口渴、咽痛、咳嗽少痰、不恶寒，舌质红、苔薄、脉浮数"。其病因为"风热疫毒"，其核心病机是"风热毒邪，犯及肺卫"。甲型 H1N1 流感重症，其核心病机为毒热壅肺，甚则闭肺，损伤肺络，耗伤正气，邪毒内陷；导致气不摄血或气不摄津，津血外渗出现血性痰液；进而热深厥深至气脱，见手足不温、呼吸短促、汗出、脉细等。甲型 H1N1 流感属于中医学"温病"范畴，但不完全符合温病卫气营血的传变规律，其轻症病在气卫，伤气伤阳；危重症则留连气分传变三阴经，出现厥脱或有内陷心包之变。针对危重症的核心病机"毒热"，中医治疗应注重清热解毒、活血解毒、宣肺化痰。可根据病情，辨证选用喜炎平注射液、热毒宁注射液、痰热清注射液、清开灵注射液、血必净注射液等中药注射液；根据其病机演变特点，有伤气之证时，可以加用生脉注射液顾护正气。（刘清泉著述；陈腾飞整理. 中医急诊临床三十周年刘清泉大剂救治重症经验选录[M]. 北京：中国中医药出版社，2015：24. //刘清泉，王玉光，张伟，等. 18 例甲型 H1N1 流感危重症病例中医临床分析[J]. 北京中医药，2009，28（12）：915-918.）

6. 颜德馨

【主题】　辛温辛凉，清热解毒，寒热并用

【释义】　颜德馨认为，急性上呼吸道感染归属于中医"感冒"风热证范畴，由感受风邪或时行病毒引起。风为阳邪，春为风邪所主，故易从热化；或素体阳盛，易于化热，而致发热较著、微恶风、咳嗽、鼻塞、咽痛等风热证，临床常用辛凉之法而治。颜德馨诊治发热类疾病的经验方，由羌活、蒲公英、大青叶、鸭跖草四味中药组成。全方具辛温辛凉、清热解毒之功效，有寒热并用之特点，有别于以往辛凉之剂。临床用于治疗上呼吸道感染、流行性感冒、大叶性肺炎所致的发热、恶寒、咽痛、鼻塞流涕等病证。方中羌活一味，性辛温，功善解表，但解表之功当归其祛风力雄，此药之应用紧扣风邪之病因。此外，本方剂的独特之处，在于羌活虽为辛温之品，但也可用于治疗风热病证，与蒲公英、大青叶、鸭跖草三种清热药配伍，能充分发挥羌活疏风散邪之效，并鼓舞阳气达肺卫之表，助祛邪之力，肺卫气充，腠理固密，不被外邪所侵，同时又能抑其辛热之烈。（何清湖. 现代名医临证心得[M]. 太原：山西科学技术出版社，2013：4.）

7. 朱良春

【主题】　流感表实证治宜透表达邪

【释义】　朱良春认为，流行性感冒属中医学"时行感冒"范畴，以外感时邪为主要病因。外感时邪又以风邪为诸邪之首，"伤于风者，上先受之"，故外邪从口鼻、皮毛入侵，肺卫首当其冲；感邪之后，很快出现卫表及上焦肺系证候，则高热、恶寒、头痛、咽痛、咳嗽等诸症蜂起。人体卫外功能减弱，不能调节应变之时，卫表违和而致病。辨证属于表实，其病位在卫表肺系，应因势利导，从表而解，遵《素问·阴阳应象大论》"其在皮者，汗而发之"之义，而采用透表达邪的治疗法则。自拟"抗感1号"方，由苏叶、蝉衣、藿香、贯众、一枝黄花、僵蚕、桔梗、甘草组成。（钱小雷. 朱良春"抗感1号"方治疗甲型流行性感冒130例临床观察[J]. 江苏中医药，2011，43（2）：43.）

8. 杨震

【主题】　清热解毒，通腑泻浊，肺肠同治

【释义】　杨震认为，流感多属"风温"，病因多为风热毒邪，或夹湿或蕴毒，传变符合卫、气、营（血）传变规律。病初风热外袭，肺卫失宣，继之入肺，造成肺经热盛。临床表现多以发热、咳嗽、咽痛、身困为主，因此病位在肺。肺与大肠相表里，风热之邪迅速顺传中焦阳明，致邪郁阳明，肺热腑实或热结肠腑；也可肺热移肠，大肠传导失司，而恶心、呕吐、腹胀，或腹泻或便秘；肠道功能障碍加重病情，毒邪深入，成气营两燔之证；重症可出现毒热内陷、内闭外脱。病机为"外感风热，内传阳明，郁热不解，则毒热内陷"，治疗关键为清泄阳明郁热。基于肺与大肠相表里的理论，治以清热解毒，通腑泻浊，肺肠同治，因势利导，给邪出路。

下法作为温病最主要的逐邪之法，不拘结粪与否，热胜即可下。儿童流行性感冒，多为实热证，症见大便燥结，腹胀疼痛，高热烦渴，或积滞生热，腹胀而痛；或腑气不通，治疗亦宜下，且宜早下，以下法中寒下为主，予"银翘承气汤"（金银花、连翘、桑叶、菊花、枳实、厚朴、大黄）直肠给药。（杨璞叶，孙玉英，付青青，等.杨震教授治疗小儿流行性感冒经验探析[J].陕西中医，2019，40（6）：793-795.）

9. 李学麟

【主题】　截断病传，扭转病势

【释义】　李学麟应用姜春华"截断扭转"理论，指导甲型流感并发肺炎的治疗。①卫气同病，表里同治。流感发病特点传变迅速，由卫及气，故往往就诊时多在卫气同病阶段，表现为表寒里热证。治疗原则以祛邪为要，表里双解。治疗中解表透邪佐以清热解毒，使入气之邪转卫，卫分之邪表散，并清解在里之热毒之邪，起到表里同治，截断疾病传变的作用。②通腑攻下，"下不嫌早"。在外感热病中，一部分患者发热不易退者，就诊时往往大便未排或几日未排，更有患者平素即大便干燥，故在治疗中加用大黄以通腑攻下，药后大便一排，则热势顿减，病势即控。在急性传染病早期，当邪热鸱张，毒盛热甚之时，即使尚有表证存在，也可使用下法。这不仅可使热毒邪气随大便排出体外，且能使邪无所羁，偏盛偏衰之阴阳易趋于平衡，逆乱乖戾之气机循于常度，从而使邪正消长向有利于机体的方面转化。③清热解毒，寒温并用。急性热病主要特点是有热有毒，邪毒侵入，热由毒生，病毒不除，则热不去，必生逆变。而临床虽有宣透、清气、化浊、清营、凉血诸法的不同，但清热解毒总是交织其中，故主张早用、重用清热解毒药物。流感起病急，初起即表现出热象偏盛，传变快的特点。治疗注重把守气分关，阻止病邪深入营血。（闫超，李学麟. 应用"截断扭转"理论治疗甲流并发肺炎的经验体会[J]. 福建中医药，2012，43（4）：44，46.）

10. 姜良铎

【主题】 感受风热毒邪，可分期辨治

【释义】 姜良铎认为，甲型 H1N1 流感，无论轻症、重症，初期症状相似，表现为发热、恶热、咳嗽、少痰或无痰、口渴喜饮、咽干、咽部鲜红如杨梅状、目赤舌红等毒袭肺卫证。以广义而言，病邪有风热证的特点，此病邪有较强的传染性，有流行性，致病力强，染受之后病情重，传变快，更符合疫邪致病的特点。邪盛谓之毒，故命名为风热毒邪，是杂气，有特异性，属疫病之气。

风热毒邪致病初期的特点，是偏重于肺之里证，卫表分之恶寒、头痛、身痛、鼻塞、流涕等症状不重。轻症患者正可胜邪，短期内可热退咳减而自愈。重症患者可分三期治疗：①毒热闭肺期：治宜开闭宣肺，化气流津，兼扶正气。方药为葶苈子 15g，瓜蒌 30g，生石膏 30g，杏仁 10g，桔梗 15g，法半夏 10g，郁金 10g，炙麻黄 6g，白蔻 6g，黄芩 15g，细辛 3g，浙贝母 15g，赤芍 15g，生晒参 10g。②毒损肺络，津血外溢期：治宜宣肺散邪，大补元气，固摄津血，分清化浊。方药一为：生晒参 30g，山萸肉 30g，三七 6g，浓煎频服。或方药二：生晒参 15g，麦冬 15g，五味子 10g，杏仁 10g，炮附子 10g，炙麻黄 6g，陈皮 10g，细辛 3g，丹参 15g，草薢 10g，晚蚕沙 10g，砂仁 3g。③毒邪内陷，内闭外脱期：治宜回阳固脱，用参附龙牡救逆汤合茯苓四逆汤。（姜良铎. 中医论治甲型 H1N1 流感[J]. 中医杂志，2009，50（8）：761-762. //姜良铎，傅骞，王玉光，等. 甲型 H1N1 流感的中医病因病机初探[J]. 环球中药，2010，3（1）：26-28.）

11. 路志正

【主题】 病因有"湿"，注重除湿

【释义】 路志正认为，己丑年暴发的甲型 H1N1 流感，有较明显的湿邪为患的特点。其原因有三：①临床表现有不同程度的湿病特征。在临床上可观察到，甲型 H1N1 流感常有喘促胸闷，脘痞纳差。其舌象具有舌体胖、质淡或暗淡，苔白腻水滑或苔黄腻等湿邪特征，而且占据相当大的比例。②五运六气提示，己丑年甲型 H1N1 流感证候有湿病特点。在气候特点方面，2009 年我国北方地区降水偏多，这一年天气湿浊作祟，天人相应，适逢疫病之气流行，易兼夹秽浊，可见腹满、腹胀或泄泻等症。依五运六气分析，己丑年二之气中期之后，五运六气的客气由少阴君火转为太阴湿土,而甲型H1N1流感疫情于此时发生,提示此疫病的六气病因中必含"湿"邪。③甲型H1N1流感失治误治导致湿邪为患。病家每每见热即清热,闻毒即解毒,以致苦寒盛行,清毒成风,常常伤及脾阳,以致水津不化,留而成湿。

己丑甲型H1N1流感,除自身的湿病特性外,另可因肺脾同属太阴,手足相传,肺病及脾,脾失运化,湿浊内生,从而出现风邪犯肺、湿浊中阻两证并见。湿邪在甲流的发病及演变中起到重要作用,故对其治疗应在中医辨证论治的指导下,适当注重除湿之法的运用。(边永君,杜颖,路洁.路志正谈从湿论治甲型H1N1流感[J].中国中医基础医学杂志,2010,16(10):945-946.)

12. 陈乔林

【主题】 分轻重辨证论治

【释义】 陈乔林认为,就时行感冒轻症而论,有寒热身楚及轻度上呼吸道感染症状如鼻阻、咽干等,可以从普通感冒的风寒、风热、暑湿等辨证;选用解表祛痛方证、凉解退热方证等参酌组方治疗。其病情重者,突出的有以下诸证:①表里郁热证:因表卫郁闭,毒热内盛,壅遏脏腑气机而发。对邪郁三阳,肺胃蕴热证,见寒热较甚,或发热面赤无汗(或汗极少),身痛,喘咳,口渴,口干苦,咽痛,舌红苔黄,脉浮洪数者,可选用加减柴葛解肌汤。其中,生石膏可用60~90g。②肺热壅盛证:恶寒已不甚,发热仍高,汗出,口渴,剧咳,气急喘促,甚至鼻煽唇青,痰中带血(甚或为血痰),舌质红苔黄,脉滑数。当辛凉清泄,清肺平喘,方取仲景麻杏甘石汤加味。③浸淫营血,逆传心包。时行感冒发展过程中,热盛灼津,气分毒炽,紧逼营分证候不少见。治以陈平伯处方(羚羊角、川贝、连翘、石斛、青蒿、知母、花粉等)加生石膏,并与知母相合为白虎汤,增加泻热救阴之力。若热邪浸淫营血,逆传心肝者,当清营凉血,开窍息风,可用清营汤加味。高热、肢厥、抽搐加紫雪丹;昏愦痰热内闭加安宫牛黄丸;痰盛内闭气促加至宝丹。④湿热交混,邪入募原。治当和解三焦,疏利湿热,用达原饮加减。(李云华,唐彬,宋欠红,等.陈乔林教授治疗时行感冒重症的学术经验[J].中国中医急症,2013,22(6):931-932.)

三、医 论 选 要

1. 寒性疫毒论(曹洪欣)

【提要】 甲型H1N1流感大多数属于温疫,但也有部分表现出恶寒不发热,或恶寒重发热轻,无汗,周身疼痛,鼻塞流清涕,苔白腻等寒性疫毒束表之象,治宜辛温解肌,透邪解毒。

【原论】 曹洪欣发现部分甲型H1N1流感患者表现为只恶寒不发热,或恶寒重发热轻,或先恶寒后发热,伴无汗,周身疼痛,鼻塞流清涕,苔白腻等表现;结合发病迅速,传染性强等特征,综合分析甲型H1N1流感的临床征象,应属寒疫范畴。寒疫由寒邪疫毒引起,其初起性质属寒,宜辛温解肌,透邪解毒之法,从温解论治。寒疫的演变趋势,或寒邪伤阳,或从阳化热,当辨证治疗。对于寒疫之邪,入里伤阳,出现肢冷、昏厥者,则宜回阳救逆之法;寒毒入里化热,出现持续高热、口渴、神昏谵语者,应清热解毒、凉血开窍。

①根据甲型 H1N1 流感的临床特点，初起出现恶寒，无汗，周身疼痛，苔白或白腻，脉浮或浮紧者，宜选荆防败毒散加减治疗，荆芥 15g，防风 10g，羌活 15g，独活 15g，川芎 15g，柴胡 15g，前胡 10g，桔梗 10g，枳壳 10g，茯苓 15g，甘草 10g。可酌加金银花 20g，连翘 20g 增加解毒之力，以疏风散寒解毒。②对于邪正交争，邪踞少阳，而表现以恶寒与发热交替出现，胸闷，纳呆，恶心，咽痛，周身酸痛，苔白，脉弦者，可用小柴胡汤加减，柴胡 20g，黄芩 15g，清半夏 10g，党参 10g，僵蚕 10g，蝉蜕 10g，金银花 20g，连翘 20g，甘草 10g，以和解透邪解毒。③对于寒邪从阳化热，发热逐渐加重，高热持续不退，或呕吐，腹泻，乏力，周身酸痛，咽痛，苔白腻，脉弦滑或滑数者，可选麻黄升麻汤加减治疗，麻黄 6g，升麻 10g，知母 15g，石膏 30g，黄芩 15g，玉竹 10g，白芍 15g，桂枝 10g，茯苓 15g，白术 15g，干姜 6g，金银花 30g，连翘 30g，甘草 10g，以透邪清热解毒。④寒邪入里损伤阳气，而见恶寒、四肢厥冷，呕吐不渴，腹痛腹泻，舌苔白滑，脉弱，可选用急救回阳汤加减，制附子 10g，党参 15g，干姜 10g，白术 15g，桃仁 10g，红花 10g，连翘 15g，甘草 10g，以温阳益气，活血解毒。（曹洪欣，蔡秋杰，王乐. 论寒疫与甲型 H1N1 流感的治疗[J]. 中医杂志，2010，51（1）：5-7.）

2. 时行疫毒论（陈四清）

【提要】 甲型 H1N1 流感的病因为时行疫毒，具有更强损伤性和传染性，而非普通的风寒、风热等六淫邪气。因此，治疗以清热解毒，宣肃肺气为大法。

【原论】 甲型 H1N1 流感，因其发热、传染性强，属于中医"瘟疫"范畴。甲流的根本致病因素，是时行疫毒感染，而非普通的风寒、风热之邪，较六淫病邪损害更强，更具有强烈传染性。

时邪疫毒沿三焦传变，热毒壅肺，肺失宣肃，是"甲流"的主要病理机制。肺主气，司呼吸，开窍于鼻，时邪疫毒从上而受，自口鼻侵犯机体，沿三焦传变。本病初起以上焦肺卫病变为主，继则内传中焦阳明，终至下焦肝肾。

本病初始，外邪束表，卫阳被遏；每易入肺，顺传中焦阳明，可逆传心包；病之后期，则耗劫下焦肝肾阴液。在"甲流"病程中，热毒壅肺，肺失宣肃是主要病理环节。与普通感冒迥异，被"甲流"病毒感染后，患者中毒症状往往较重，除高热用一般退热药难降，肌肉酸楚疼痛明显，头痛较甚之外，一般都会出现咽痛、咳嗽、咯痰等热毒壅肺，肺失宣肃症状。大部分患者，在此阶段经正气奋力抗邪，或经用药治疗，可邪退正安。但亦有一部分患者，或因未及时治疗，或因年幼体弱，或因久病体虚，或因妊娠等，正不胜邪，致病邪沿三焦进一步传变，病情加重，表现逆传、内陷等重症。

重症"甲流"患者往往是青壮年，这可能与这部分患者肺经素有伏热有关。肺有伏热，内火偏盛，复感时邪疫毒，风邪束表。风火同气，两阳相合，内外合邪，风助火势，火动生风，风火相煽，相互转化，互为因果，则为病重剧，从而决定了这部分"甲流"患者病机的易变、速变、多变的特性。

清热解毒，宣肃肺气，是"甲流"的治疗大法。可用麻杏石甘汤合加减泻白散，为基本方加减治疗。尽早地应用清热解毒、宣肃肺气药物，不但可令邪去正安，而且可以防止病邪进一步演变为重症的危险，对减少重症患者的发生，降低甲流的死亡率有重要的现实意义。（陈四清，周仲瑛. 甲型 H1N1 流感中医辨治的思路与方法[J]. 江苏中医药，2010，42（3）：4-5.）

3. 疫毒与湿互结论（赵昌林）

【提要】 流感的病因不仅有疫毒，还有湿邪，疫毒与湿邪互结为病。因此，治疗，在解表宣肺的同时，要注重祛湿。

【原论】 疫疠之气虽为流感关键病因，湿邪在流感发病中亦起着重要作用。疫毒由口鼻而入，首先犯肺，出现一系列卫表受疫邪侵及的症状，发热或未发热，咽红不适，不咳或偶咳无痰，无汗，易传他人，发展迅速等。邪毒转盛，正气奋争，两者相搏于肺，肺气壅塞，可见高热无汗、胸满喘促、咳嗽加剧等。病情加重或正气亏虚使邪毒内陷，元气大亏，气脱于外而出现嗜睡、谵妄、张口呼吸等。邪毒贯穿整个发病过程，与正气相互抗争的结果，直接影响了疾病的发展趋势。

流感因疫毒而发，与湿邪密切相关。肺脾同属太阴，手足相传，肺病及脾，脾失运化，湿浊内生，从而出现风邪犯肺和湿浊中阻并见。流感患者的临床症状均表现出不同程度的湿邪特征。如痰湿蕴肺，咳嗽痰多，色白或黄；脾虚痰湿，恶心腹泻，四肢困重等。湿邪为患，四季均可发病，湿和疫毒易互结。疫毒和湿互结，可致流感重症，危及生命。疫毒和湿互结，易发生变证，出现内闭外脱证，表现为神昏，喘脱危象，汗多气短；甚至面色苍白，四肢厥冷，脉微欲绝等。

治疗中，用解表宣肺治疗流感的同时，应注重祛湿法的应用。湿热偏盛者以清热祛湿为主，常用药有黄芩、黄连、黄柏、茵陈、薏仁、滑石等；寒湿偏盛者以温化水湿为主，常用药有附子、桂枝、生姜、茯苓、泽泻等；素体湿盛而为流感者以化湿为主，常用药有藿香、苍术、厚朴（花）、佩兰、砂仁、白豆蔻、陈皮等。（赵昌林，钱国强，许华冲. 疫毒与湿互结——流感发病核心[J]. 实用中医内科杂志，2016，30（6）：43-45.//赵昌林，李奕洁. 从湿邪论治流感[J]. 四川中医，2010，28（5）：36-37.）

4. 卫气同病，气机郁滞论（刘仕昌）

【提要】 病毒性感冒以卫气同病，气机郁滞为病机特征；治疗宜清宣、疏化、透解、解毒诸法并施，内清外透，使邪气表里分消，畅达气机。

【原论】 刘仕昌认为，病毒性感冒多六淫为患，多夹湿邪，是其主要病因特征。病毒性感冒四季可见，无论风、热、寒，多夹湿邪为患。在温带和寒带冬季雾露较重，湿浊较甚，易致湿邪为患；而在热带和亚热带，气候炎热时期较长，因其热蒸湿动，故而四季均可发生。

卫气同病，气机郁滞，是其基本病机特征。湿性黏滞重浊，最易阻滞气机。气机受阻，则外不能畅达腠理，郁滞肌腠皮肤，卫气阻而不宣，而见发热、恶寒、四肢倦怠、肌肉关节疼痛等卫表证；内不能通行脏腑上下，升降之机乖违，则出现胸闷、脘痞、食欲不振，甚则腹泻、呕吐等气分证。故病毒性感冒初起，即以卫气同病多见。

湿邪郁阻，气蕴不透，表里失其宣通，遂而生热；热性炎上欲外泄，湿性阴凝欲闭遏，湿在热外，热处湿中；如是则出现身热不扬、汗出热退、继而复热之症，病程缠绵。此等症在慢性病毒感染中最为常见。总之，病毒性感冒在中医病机上，一开始即卫气同病，而始终以气机郁滞为基本特征。由于邪之兼夹不同，湿阻有殊，其气机郁滞的具体机转也不尽相同。如风热夹湿，或风寒夹湿，邪犯卫表，经气被阻，多呈湿阻肌表，卫阳郁而不宣，或邪正相争于肌表，经气壅遏之证。暑性炎上，湿性弥漫，暑湿相合，湿热互阻，多呈暑湿之证。如湿邪内迫于肺胃，郁而化热，致使肺气失肃，胃气上逆，多为湿遏热郁，邪恋肺胃之证。若湿邪侵袭人体，郁阻气机，致使人体气机表里出入受阻，上下气机紊乱，邪于少阳三焦，枢机不利，则为"热留三焦"，或"热郁胆腑"之证。如湿邪波及表里，牵扯上下，湿阻清阳，热闭气机，湿遏热伏，热蒸湿动，则为"邪伏募原"证。如湿热交蒸，胃失通降，多表现为"热重于湿，阳明为甚"之证。治疗上遵叶天士"透风于热外，渗湿于热下"之旨，采用清宣、疏化、透解、解毒诸法并施。如湿犯肺卫，热伏上焦，治宜轻清升泄，宣展气机以透热。如杏仁、白豆蔻、橘皮、桔梗等，轻苦微辛，具流动之性，以轻展气机，宣气化湿。若湿留三焦，郁阻少阳，治宜疏理枢机，清消并举。若湿阻募原，热蒸表里，治宜辛开气机，苦降浊邪。若湿遏脾胃，热伏中焦，治宜辛开苦降，调其升降，畅其气机。清热必化湿，化湿先调气，如此气开湿化则热必清。（华伦荣，刘仕昌，彭胜权. 论南方病毒性感冒的中医病因病机特征[J]. 新中医，1994，26（2）：10-11，16.）

5. 详审病机论（高社光）

【提要】 时行感冒的辨治，要辨病因、病位、病程传变以及兼夹证；根据其感受风热、风寒、湿邪之区别，病位浅深，病程长短，以及夹湿、夹痰之不同，采取相应治法。

【原论】 高社光认为，治疗时行感冒要注意以下要点：

①辨病因：时行感冒有明显的季节性，首当明辨时令异气，春温多风热，暑温多夹湿，冬温多内热外寒。此次时行感冒，多因伏暑化温，或风寒外袭、郁而化热，或内有蕴热、复感外邪诱发；应据其致病特点，审因论治，卫邪宜宣，郁热当发。

②辨病位：根据病邪所侵入的部位和疾病发展的不同阶段，采取不同的治法。如初起，风寒外束，卫郁表闭，见恶寒，无汗，身疼痛，发热，咳喘，口不渴，舌淡苔白，脉浮紧等，治宜辛温发汗，宣肺平喘，可用麻黄汤加减。邪在肺卫，见发热，微恶风寒，头痛，鼻塞，流涕，咳嗽，口干，咽痛，舌边尖红，脉浮数，治宜辛凉轻解，宣透肌表；可选辛凉轻剂桑菊饮、辛凉平剂银翘散加减。卫邪不解，邪已入里，见壮热，微恶风寒，肢体酸楚，口微渴，头痛，口干，咽痛，舌边尖红，脉浮数，治宜表里双解，选用表里通解散。若热毒壅肺，见高热，咳嗽，咯痰黏稠，胸闷胸痛，口渴喜饮，咽痛，目赤，舌红，苔黄腻，脉滑数，治宜清肺泻热解毒，选麻杏石甘汤、宣白承气汤加减。邪热侵入肺胃胸膈，宜清气泻热透邪为主，酌情选用凉膈散、白虎汤之属，强调清气之品不可早投滥用。若邪热炽盛，灼伤营阴，出现气营两燔，见高热，烦躁不安，甚者神昏，咳嗽，胸闷憋气，或喘促气短，舌质红绛，苔黄，脉细数，治宜清气凉营，选清瘟败毒散加减。高热肢体抽搐，加羚羊角粉 5g。邪热入营，在清营养阴时，须佐以透热转气，选清营汤之类。邪入血分，出现耗血、动血之象，治宜凉血养阴，散血化瘀；切不可轻易用炭类药止血，而加重瘀血之证。

③辨病程和传变：温邪致病，传变最速，应密切观察其病程和病机的变化。主张开药一般1～2 剂，最多不超过 3 剂。不能一方守到底，随其证而治之。初起表邪未罢，入里化热或火郁内伏，治宜辛凉透解，宣发郁热；选辛凉清解剂酌加升降散、栀子豉汤之类。若表里俱实，大便秘结，选防风通圣散、双解散等。若温热病邪进一步发展，出现动风惊厥，治宜凉肝息风，则选羚角钩藤汤。若痰热内陷心包，窍闭神昏，治宜清热豁痰开窍，酌情选安宫牛黄丸、至宝丹、紫雪丹等。温邪致病，最易化燥伤阴，应时刻顾护阴液。

④辨兼夹证：温热病邪常夹湿、夹痰。若上焦湿热，身热不扬，恶寒身重，胸闷呕恶者，

治宜辛温宣透，芳香化湿，选藿香正气散、藿朴夏苓汤之类。中焦湿热，湿重于热者，治宜辛温开郁，苦温燥湿，选半夏、厚朴、草果、苍术、白术、陈皮之类。湿热并重，治宜清热燥湿，酌加黄连、黄芩、栀子之类。下焦湿热，治宜清利通下，选茯苓、猪苓、滑石、泽泻、薏苡仁之类。邪伏募原，憎寒发热，胸闷脘痞，苔白腻如积粉，治宜疏利透达，宣畅气机，选用柴胡达原饮。湿热不去，聚湿酿液或热盛灼津，炼液成痰，痰蒙心包，出现神昏窍闭，治宜豁痰开窍，选菖蒲郁金汤送服苏合香丸或至宝丹等。（高莉，魏勇军. 高社光辨治时行感冒思路[J]. 中医杂志，2010，51（S2）：78-79.）

6. 太阳伤寒论（刘清泉）

【提要】 通过观察北京地区 2015 年及 2016 年冬季甲型 H3N2 流感病例的症状变化规律，认为甲型 H3N2 流感属太阳伤寒；寒邪束表，日久容易化热，产生里热证候。

【原论】 从主要症状来看，甲型 H3N2 流感患者起病初期，主要表现为发热（持续发热为主）、恶寒（恶寒轻为主）、咳嗽（偶咳为主）、身痛、咽痛、清涕等，兼夹白痰，咽痒等不适；无明显肢体乏力，寒战，心悸，纳差等症状；舌脉主要表现为舌红，苔薄白，而脉浮数。第 2 天仍以持续发热、恶寒轻、偶咳、清涕、咽痛、身痛为主，而恶寒重及频咳比例略有升高，头痛比例升高，成为新的优势症状。而其他如咽痒比例减少，乏力比例增加，舌脉主要为淡红舌，薄白苔，脉多浮数。第 3 天仍持续发热、恶寒轻、偶咳、头痛、身痛、清涕，但寒热往来、夜热、恶寒重等比例可升高；舌红，苔黄腻，脉浮数。第 4 天表现为持续发热、恶寒轻、频咳、咽痛、身痛、头痛、头晕头重、口干口渴（渴而欲饮为主）等症状。

早在张仲景时期，伤寒与温病的区别就已经被提出来了，认为"发热而渴，不恶寒者为温病"。而从甲型 H3N2 流感发病前四天的表现来看，甲型 H3N2 流感属中医狭义伤寒的范畴，不属于温病。甲型 H3N2 流感起病初期，恶寒发热，且身痛明显，属于太阳伤寒证。小青龙汤证见"伤寒表不解，心下有水气，其人或咳，或渴，或利，或噎，或小便不利，少腹满，或喘者"，在伤寒疾病发展的过程中，可能会兼夹饮邪，出现咳嗽，鼻流清涕；饮邪上犯，出现头痛，头晕头重。而在初期亦有向半表半里之少阳传变的趋势，故咽痛症状在疾病的初期时有反复。甲型 H3N2 流感的发病过程中，除了兼夹饮邪，也有外寒束表，入里化热的传变过程。因为在起病第 4 天，其咳嗽频繁，口干口渴，以渴而欲饮为主要表现，内热之象明显。

甲型 H3N2 属中医"伤寒"病，初期表现为太阳伤寒证，寒邪束表明显，可兼夹饮邪，当以麻黄汤、九味羌活汤、荆防败毒散为主方，临证加减。而在疾病的传变过程中，会出现内热渐重，可用大青龙汤。整个疾病过程中，需要兼顾少阳，避免邪气内陷。如邪犯少阳，可予小柴胡汤或柴葛解肌汤。（卢幼然，黄坡，刘清泉，等. 刘清泉教授治疗流行性感冒的中医临证思路[J]. 世界中医药，2018，13（10）：2393-2395.）

7. 卫气营血辨证论（王彦晖）

【提要】 以卫气营血辨证为流行性感冒的主要辨证方法，大胆投用重剂以截断病势，注重症状和舌脉象变化，及时调整用药。

【原论】 流感多因感受疫毒之邪而发病，流感病的中医诊断辨证和西医疾病诊断最好同时进行，卫气营血辨证为主要辨证方法。流感属于疠气所致的疾病，有强烈传染性和流行性，病情凶险，要高度重视。疫毒邪热侵袭肺系，因"肺主气属卫"，故首见表证。临床常见症状，为发热无汗、头身痛、喷嚏、流涕、咽干痛。若邪退正胜，营卫调和，遍身微汗而愈。若抗争乏力，卫气郁结，进而犯肺，肺失宣肃，则咳嗽、咳痰。若病势不解，热毒郁于气分，肺气壅塞，出现高热不退、咳喘、咳痰等热毒壅肺之证，病变始终在肺，耗伤津气，甚者阴竭阳脱。

大胆投用重剂以截断病势。对于重剂的使用，王彦晖主张"精准辨证，精准选药，精准化裁，精准剂量"。方药的选用，只要针对病机，可以不拘某方某药，可灵活选用，切用即可。在流感的治疗上，需时常记住"治外感如将"，与疾病的发展在"抢时间"。原则既明，确认正气尚旺盛，脾胃运化正常，足够支持抗邪的过程，必须当机立断，在辨证准确的前提下，用药剂量要足，用药的频率要够，邪祛而后止。流感常规给药次数，每天 3 次以上。在流感期间，尤其有高热的情况下，应当采用"日三夜一"的服药方法，每 4～6h 服用 1 次，病重者每日服用 2～3 剂。常用的方药有三仁汤、蒿芩清胆汤、甘露消毒丹。对于一些药材的煎煮方法，如青蒿，第一煎时效用最佳，二煎则效微；在高热尚未控制时，常嘱一剂一煎即可，青蒿全天药量可至 200g。服药中，细心观察舌象、脉象和症状的反应，不足再服，舌脉恢复正常，症状解除即停药。(王玉洁，王彦晖，奚胜艳. 王彦晖治疗流行性感冒临证经验总结[J]. 中华中医药杂志，2019，34 (6)：2499-2502.）

8. 分时论治论（蒲辅周）

【提要】 流感有辛温解表和辛凉解表两大治疗法则，具体应根据流感发病季节和兼夹风、寒、热、暑、湿邪气的不同，采用不同的治法。

【原论】 流感总属外感疾患，治疗流感的原则也就总不外乎"解表"为主，而解表法又应分"辛温解表"和"辛凉解表"两大法则。

冬日流感的治疗：冬日流感可分感冒寒邪（同伤寒治法）和应寒反温感受非时之气（同冬温治法）两类。①感冒寒邪：恶寒，发热，头痛，身疼，脉浮紧，无汗，苔白，口不渴，舌质不红，可与麻黄汤；发热，头痛，项背强，脉浮长无汗，可与葛根汤；往来寒热，口苦咽干，胸胁满，目眩喜呕，脉浮弦，可与小柴胡汤；恶风寒，头痛身酸，胸闷不渴，舌苔白，脉浮，可与荆防败毒散；恶风寒而咳嗽，身微痛，舌苔白，脉浮而体虚者，参苏饮可与之。②感受非时之气：发热甚，微恶寒或不恶寒，头痛鼻塞，舌苔白或微黄，口微渴，脉浮数，宜葱豉桔梗汤凉解之；若发热微恶寒，无汗或有汗不彻，微烦，面微赤，目微红（面赤色者，阳气拂郁于表之象），口渴，舌苔白或微黄不燥，舌质色红而不绛，脉浮数兼紧，兼见咳嗽气急者，乃内热为外寒所遏，肺气受制，属寒包火，宜凉散之剂，麻杏石甘汤可与之；若体虚感冒冬温，咳嗽咽干，发热头痛，加味葳蕤汤可以选用。以上是辛凉解表的方剂。因冬日虽寒反温，但仍主寒水司令之时，选方不宜纯用辛凉苦寒，宜辛凉宣透。

春日流感的治疗：可分感温风之气（同风温治法）和并时之寒（同寒疫治法）二种。①感冒风邪：发热不恶寒或微恶寒，口不渴或微渴，头痛，有汗或汗不彻，或微咳，舌苔薄白，脉浮数，或用辛凉平剂银翘散主之，或用辛凉轻剂桑菊饮主之。②感冒寒疫：恶寒发热，头痛身疼，胸闷不舒，无汗，舌白脉浮，用香苏饮，或复以葱豉汤。恶寒发热或寒战，头痛，全身疼痛，咳嗽，无汗，口不渴，苔白而秽，不思食，脉浮紧或浮弦，可与十神汤或苏羌饮。

夏日流感的治疗：夏令多热，感冒则头痛身酸，发热，口渴，无汗，舌白，脉浮数，可用银翘散加杏仁、滑石；发热，口渴，心烦，头痛，有汗，可用银翘散去芥穗、牛蒡子加杏仁、黄芩、生石膏；渴甚者加花粉；胸膈闷者加藿香、郁金；小便短者加栀子或加六一散。若发热头痛头胀，恶心呕吐，胸闷身倦，腹痛下利，苔白滑或微腻，或渴或不渴，及暑秽及夹食，可用藿香正气散。

长夏流感的治疗：长夏季节，兼暑、湿、风三气，尤多暑湿并胜。如伤暑感冒，表实无汗，发热头痛，舌苔白，面赤口渴，右脉洪大，宜新加香薷饮；若舌尖红，可加黄连少许，小便短，亦可加六一散。如感冒暑湿，恶心呕吐，头晕身痛，倦怠乏力，腹泻不思食，发热口不渴，宜六和汤。如感冒湿胜，头痛如裹，身重，骨节酸疼，舌苔白滑，不渴不饥，脉濡，午后热甚，宜三仁汤。若脉缓身痛，舌苔黄而滑，渴不多饮；或竟不渴，汗出热减，继而复热，乃内蕴水谷之湿，外复感受时令之湿，黄芩滑石汤可与之。如风湿上冲，头痛脊疼，项如折，羌活胜湿汤可以选用。

秋日流感的治疗：头痛，恶寒，发热，鼻塞，嗌干，咳嗽稀痰，脉弦，无汗，此属凉燥，杏苏散主之。头痛，身微热，口微渴，微咳有汗，桑菊饮主之。头微胀，目不清，口微渴，干咳，余邪不解者，清络饮主之。咳嗽无痰或痰少而黄，咽干，口渴，舌红无苔，脉数，清燥救肺汤可与之。

以上治疗四时流行性感冒的治疗原则，可以前后互参，分别运用，不必拘泥。所列的方法与方剂，仅作临床的参考，必须因人、因地、因时增减化裁。另外，如张元素九味羌活汤、海藏神术散、苏沈九宝汤等等，均是流行性感冒可以选用的方剂。（蒲辅周，编著；高辉远，整理. 中医对几种急性传染病的辨证论治[M]. 北京：人民卫生出版社，1960：24-28.）

9. 内热外寒论（焦树德）

【提要】 1998 年冬流感，具有"内热外寒"及"郁而化毒（热）"的证候演变特点，故根据具体发病时期、证候特点给予不同治疗。

【原论】 焦树德根据中医学理论分析 1998 年冬流感，具有"内热外寒"及"郁而化毒（热）"的证候演变特点，与往年发生的感冒有不同之处，故在治法上也要采取不同的方法。

第 1 方：主要用于 1998 年冬季（或 1999 年早春）生活不慎，感冒风寒，肢体倦怠，头部微痛，憎寒发热，鼻痒喷嚏或鼻塞流涕，或全无鼻部症状而有咽喉疼痛，身热无汗，二便正常，饮食尚可，舌苔薄白或略黄，脉象浮或略数，或脉尚无明显异常。疾病初起，尚未经治疗者，可服用本方，一般连服 3 剂。生麻黄 6g，杏仁 10g，生石膏 30g（先煎），炙甘草 3g，银花 15g（后下），连翘 15g，冬桑叶 10g，苏叶 6g（后下），薄荷 5g（后下），生荆芥 10g，防风 10g，牛蒡子 10g，板蓝根 10g，生姜 3 片，大枣 3 枚。

第 2 方：主要用于 1998 年冬、1999 年春的感冒患者发病以后，曾经过口服或注射抗生素、点滴输液、服用抗病毒药等治疗 2-3 天后，诸症未能全除，发热仍不退，尚感头痛发热，畏寒无汗，或不畏寒，但发热无汗，咽喉痛、干，口渴或兼咳嗽，小便偏黄或不黄，大便偏干，舌苔白或微黄，脉象浮数或浮大有力者，可服用本方。生麻黄 9g，杏仁 10g，生石膏 35g（先煎），薄荷 6g（后下），生芥穗 20g，防风 12g，银花 25g，连翘 20g，桑叶 10g，菊花 10g，牛蒡子 20g，玄参 25g，板蓝根 10g，黄芩 10g，生甘草 3g。水煎取汁，分 2 次服。

第 3 方：主要用于 1998 年冬、1999 年春感冒患者，曾经多种治疗，病情虽有一定减轻，但发热时轻时重，常在 37℃以上，时或至 38℃左右；口苦，食欲不振，胃脘及胸胁胀闷；甚或咳嗽，喉痛，口渴，便干，尿黄；有时恶寒发热，有时不怕冷而到下午发热；有的还可见到颌下、颈部淋巴结肿大等。舌苔白厚或微黄，脉象弦数，或数而有力。可予本方：生芥穗 10g，防风 10g，苍术 10g，厚朴 10g，枳实 10g，柴胡 12g，黄芩 20g，半夏 10g（口渴明显者，改用天花粉 10～15g），秦艽 12g，青蒿 15g，牛蒡子 10g，白僵蚕 10g，黄连 6～9g，玄参 15g，生地 15g，生姜 3 片。（焦树德. 中医药防治流感[J]. 中国中医急症，1999，8（1）：5.）

（撰稿：卢红蓉；审稿：张国梁，张晓梅，于智敏）

参 考 文 献

著作类

[1] 朱文锋. 内科疾病中医诊疗手册·分类与规范[M]. 长沙：湖南科学技术出版社，1994.

[2] 颜正华著述. 郑虎占主编. 颜正华临证论治[M]. 哈尔滨：黑龙江科学技术出版社，2000.

[3] 杨世兴，孙塑伦，张学文. 碥石集·第 4 集·著名中医学家经验传薪[M]. 西安：陕西科学技术出版社，2003.

[4] 佘靖. 碥石集·第 6 集·著名中医学家经验传薪[M]. 北京：中国中医药出版社，2004.

[5] 刘金星. 中西医结合传染病学[M]. 北京：中国中医药出版社，2005.

[6] 中华中医药学会. 中医内科常见病诊疗指南·西医疾病部分[M]. 北京：中国中医药出版社，2008.

[7] 何清湖. 现代名医临证心得[M]. 太原：山西科学技术出版社，2013.

[8] 刘清泉著述；陈腾飞整理. 中医急诊临床三十周年刘清泉大剂救治重症经验选录[M]. 北京：中国中医药出版社，2015.

论文类

[1] 西安医学院武功试点班. 流行性感冒的中医防治[J]. 陕西医学杂志，1976，5（1）：42-43.

[2] 刘陶刚. 中医药治疗小儿外感发热 280 例临床体会[J]. 云南中医学院学报，1985，8（2）：30-34.

[3] 刘玉英，王檀，刘素娴. 单纯型流行性感冒的中医证治[J]. 长春中医学院学报，1994，10（1）：12-13.

[4] 华伦荣，刘仕昌，彭胜权. 论南方病毒性感冒的中医病因病机特征[J]. 新中医，1994，26（2）：10-11，16.

[5] 张赐安，陈竞平. 356 例流行性感冒临床疗效观察[J]. 新中医，1997，29（8）：13-14.

[6] 孙永宁，曹勇，何建成. 抗病毒颗粒治疗时行感冒临床验证总结[J]. 陕西中医学院学报，1999，22（1）：23-25.

[7] 周平安，姜良铎. 流感的中医诊疗特点[J]. 中国中医急症，1999，8（1）：3.

[8] 邹志东，杨海淞，卫芳. 中医药防治流感体会[J]. 中医药学报，1999，27（6）：22-24.

[9] 任继学. 时行感冒[J]. 中国中医药现代远程教育，2004，2（5）：26-28.

[10] 徐新毅. 陈清维教授治疗流行性感冒经验[J]. 贵阳中医学院学报，2006，28（3）：20.

[11] 姜良铎，焦扬. 热病的中医研究述评[J]. 继续医学教育，2006，20（19）：8-13.

[12] 谢立群，金妙文. 清气凉营法治疗流行性感冒疗效观察[J]. 中国中医急症，2007，16（5）：535-536.

[13] 中西医结合治愈首例甲型 H1N1 流感患者[J]. 中国中医药信息杂志，2009，16（6）：57.

[14] 翟志光，王克林，杜松，等. 流行性感冒的中医药治法探析[J]. 中国中医基础医学杂志，2009，15（8）：599-600.

[15] 王刚，杨麦青. 伤寒方辨治甲型 H1N1 流感思路探讨[J]. 新中医，2009，41（9）：107-108.

[16] 刘昌永. 中医中药对甲型（H1N1）流感的防治[J]. 中国医学工程，2009，17（12）：65-66.

[17] 周妍，袁长津. 袁长津教授治疗流行性感冒经验[J]. 中医药导报，2009，15（12）：4-5.

[18] 翟志光，郑齐. 浅谈流行性感冒的中医认识[J]. 山西中医学院学报，2009，10（6）：2-4.

[19] 刘清泉，王玉光，张伟，等. 18 例甲型 H1N1 流感危重症病例中医临床分析[J]. 北京中医药，2009，28（12）：915-918.

[20] 姜良铎. 中医论治甲型 H1N1 流感[J]. 中医杂志，2009，50（8）：761-762.

[21] 王兰娣，潘文. 流行性感冒与中医辨证思路[J]. 甘肃中医，2010，23（2）：8-9.

[22] 陈四清，周仲瑛. 甲型 H1N1 流感中医辨治的思路与方法[J]. 江苏中医药，2010，42（3）：4-5.

[23] 彭坚. 中医抗击流感的思维模式和防治方法[J]. 湖南中医药大学学报，2010，30（3）：3-5.

[24] 李悦，王秀莲. 流行性感冒中医药治疗研究[J]. 辽宁中医药大学学报，2010，12（5）：125-128.

[25] 魏文著，阮永队. 甲型 H1N1 流感病因探讨[J]. 中医研究，2010，23（5）：7-9.

[26] 吕乃达，仲绥生，王彩生. 中西医结合治疗甲型 H1N1 流感临床观察[J]. 内蒙古中医药，2010，29（9）：79.

[27] 曹巧璐. 流行性感冒的中医防治方法探讨[J]. 内蒙古中医药，2010，29（10）：123-124.

[28] 范虹，李武松. 23 例甲型 H1N1 流感孕妇治疗经验[J]. 新疆医学，2010，40（6）：87-88.

[29] 孙炳华，常生杰，卢乐平，等. 69 例甲型 H1N1 流感病例的临床特点分析[J]. 卫生职业教育，2010，28（14）：144-146.

[30] 支开叶，贾志新，支观叶. 甲型 H1N1 流感的中医分析[J]. 光明中医，2010，25（8）：1325-1327.

[31] 孙增涛，封继宏，刘恩顺，等. 甲型 H1N1 流感患者中医舌象特点的调查分析[J]. 中国中医药现代远程教育，2010，8（17）：190-191.

[32] 杜超. 重症甲型 H1N1 流感典型病例的临床特征和诊治经验[J]. 现代预防医学，2010，37（18）：3576-3577.

[33] 丁梅林，张秀芝，郭彬. 流行性感冒的中医防治[J]. 中国民间疗法，2010，18（9）：32.

[34] 高莉，魏勇军. 高社光辨治时行感冒思路[J]. 中医杂志，2010，51（S2）：78-79.

[35] 韩宏彦. 近几年流感（和甲流）流行中中医中药预防流感（和甲流）的几点方法[J]. 内蒙古中医药，2010，29（20）：32.

[36] 童佳兵，李泽庚，彭波，等. 时行感冒的中医药研究思路探讨[J]. 中国中医急症，2010，19（12）：2009-2010.

[37] 边永君，杜颖，路洁. 路志正谈从湿论治甲型 H1N1 流感[J]. 中国中医基础医学杂志，2010，16（10）：945-946.

[38] 王玉光，焦扬，周平安. 流行性感冒辨治体会[J]. 中医杂志，2010，51（3）：213-214.

[39] 赵昌林，李奕洁. 从湿邪论治流感[J]. 四川中医，2010，28（5）：36-37.

[40] 陈四清，周仲瑛. 甲型 H1N1 流感中医辨治的思路与方法[J]. 江苏中医药，2010，42（3）：4-5.

[41] 曹洪欣，蔡秋杰，王乐. 论寒疫与甲型 H1N1 流感的治疗[J]. 中医杂志，2010，51（1）：5-7.

[42] 郭立中，金妙文，周学平，等. 周仲瑛教授对防治甲型 H1N1 流感的思考[J]. 环球中医药，2010，3（1）：23-25.

[43] 姜良铎，傅骞，王玉光，等. 甲型 H1N1 流感的中医病因病机初探[J]. 环球中医药，2010，3（1）：26-28.

[44] 周红，黄宏强，张忠德，等. 中医辨证治疗甲型 H1N1 流行性感冒 2015 例临床观察[J]. 新中医，2011，43（1）：24-26.

[45] 张国梁，刁连硕，董莉莉，等. 63 例甲型 H1N1 流感中医临床症状和证候特点初步探讨[J]. 中医药临床杂志，2011，23（1）：13-14.

[46] 李先法，李学麟. 李学麟治疗甲型 H1N1 流感样病例经验介绍[J]. 辽宁中医杂志，2011，38（3）：416-417.

[47] 凌素萍. 中医辨证施护对时行感冒患者的效果评估[J]. 中国医药导刊，2011，13（5）：878，879.

[48] 王大伟，周志添，罗塑. 当代名老中医治疗流行性感冒的辨证治疗经验挖掘[J]. 深圳中西医结合杂志，2011，21（3）：154-156.

[49] 张泽锋. 中西医结合治疗甲型 H1N1 流感及疑似病例临床观察[J]. 世界中西医结合杂志，2011，6（7）：572-573，586.

[50] 邢桂英，张继贞，孙静. 100 例流感西医治疗与中医治疗的不同体会[J]. 医学信息（上旬刊），2011，24（8）：5138-5139.

[51] 张学林，王素平. 郭纪生诊治流感经验[J]. 四川中医，2011，29（9）：3-4.

[52] 于峥，高尚社，杨建宇，等. 中医药治疗甲型 H1N1 流感近况[J]. 中国中医药现代远程教育，2011，9（23）：142-147.

[53] 付小芳. 基于"菌毒并治"理论辨证论治 108 例甲型 H1N1 流感危重症的临床分析研究[D]. 北京：北京中医药大学，2011.

[54] 钱小雷. 朱良春"抗感 1 号"方治疗甲型流行性感冒 130 例临床观察[J]. 江苏中医药，2011，43（2）：43.

[55] 惠萍，宋天云，李影捷，等. 中医截断疗法治疗轻症甲型 H1N1 流感临床观察[J]. 中国中医急症，2012，21（1）：107-108.

[56] 祝勇，梁腾霄. 感冒/时行感冒中医发病规律与中成药选择探讨[J]. 药物流行病学杂志，2012，21（1）：1-3，40.

[57] 刘珈成. 寇辉教授运用卫气营血理论治疗流感的经验总结[D]. 沈阳：辽宁中医药大学，2012.

[58] 范津博，苏晶，孙霈，等. 中医"时行感冒"的理论演进[J]. 中国中医基础医学杂志，2012，18（4）：353-355.

[59] 李继科，叶庆，李林华，等. 中西医结合治疗甲型 H1N1 流感重症病例 21 例临床观察[J]. 四川中医，2012，30（6）：72-74.

[60] 张红升，梁腾霄，李雁. 北京地区 200 例感冒/时行感冒中医发病规律探讨[J]. 北京中医药，2012，31（8）：569-573.

[61] 孙勇，蒋捍东，修簏璐，等. 社区及中西医结合治疗甲型 H1N1 流行性感冒的经验[J]. 临床肺科杂志，2012，17（10）：1753-1754.

[62] 李锦强，赵建平，白丽. 咳嗽在感冒辨证论治中的意义[J]. 光明中医，2012，27（10）：1975-1976.

[63] 罗亚锋，张洪春. 基于晁恩祥经验的中药治疗流行性感冒的随机对照试验[J]. 北京中医药，2012，31（11）：836-839.

[64] 闫超，李学麟. 应用"截断扭转"理论治疗甲流并发肺炎的经验体会[J]. 福建中医药，2012，43（4）：44，46.

[65] 赵静，王永炎，王燕平，等. 中医药防治甲型 H1N1 流感系统研究与体系建设的实践与思考[J]. 中医杂志，2013，54（5）：382-385.

[66] 郭瑞明，王荃. 浅谈中医内科治疗感冒[J]. 中国中医药现代远程教育，2013，11（5）：16-17.

[67] 唐宁新，欧健，刘勇余. 自拟解毒透热汤治疗成人轻症甲型 H1N1 流感临床观察[J]. 广西中医药，2013，36（2）：15-16.

[68] 韩艳武，张伟，王融冰，等. 不同内伤基础甲型 H1N1 流感的中医病因病机初探[J]. 中华中医药杂志，2013，28（5）：1418-1422.

[69] 奚肇庆，余婉蓉，刘清泉，等. 外感发热（上呼吸道感染、流行性感冒）门诊中医临床路径[J]. 中国中医急症，2013，22（6）：916-917.

[70] 任培华，张志敏，赖毛华，等. 妊娠外感方治疗妊娠期流行性感冒临床观察[J]. 中国中医急症，2013，22（11）：1941-1942.

[71] 李云华，唐彬，宋欠红，等. 陈乔林教授治疗时行感冒重症的学术经验[J]. 中国中医急症，2013，22（6）：931-932.

[72] 李际强，张忠德，张文青. 晁恩祥教授治疫学术特点探析[J]. 新中医，2014，46（12）：25-27.

[73] 罗璟，程燕. 60 例儿童甲型流感中医症状特点及辨证论治探析[J]. 江西中医药，2014，45（1）：42-44.

[74] 钟恒斯. 中药抗流感病毒的研究进展[J]. 广东职业技术教育与研究，2014，5（3）：175-177.

[75] 龙玲，李点，姚欣艳，等. 熊继柏教授辨治感冒经验[J]. 中华中医药杂志，2014，29（7）：2253-2255.

[76] 葛资宇，童骄，王小玉，等. 流感中医认识探析[J]. 辽宁中医药大学学报，2015，17（1）：77-79.

[77] 易本菊. 自拟抗感方治疗邪郁阳明型流行性感冒临床观察[J]. 中医临床研究，2015，7（9）：90-91.

[78] 郑勇前，姚傍英，严柏文. 中医辨证施护治疗时行感冒临床研究[J]. 亚太传统医药，2015，11（14）：89-90.

[79] 陈腾飞，郭玉红，刘清泉. 从传统中医角度浅述对流感的认识[J]. 世界中医药，2015，10（10）：1469-1471.

[80] 姚自凤，崔杰，朱永芝. 200例甲型H1N1流感中医证候临床观察[J]. 光明中医，2015，30（10）：2148-2149.

[81] 王冰，马锦地，王至婉，等. 现代名老中医诊治流感的概述[J]. 中医临床研究，2015，7（36）：8-10，12.

[82] 胡婕. 中医运气学与流行性感冒的相关性研究[J]. 陕西中医，2016，37（4）：471-472.

[83] 张晓阳，王祯，连心逸. 流行性感冒从风毒论治的理论与临床依据[J]. 中华中医药杂志，2016，31（10）：3945-3947.

[84] 李悦，张建勋，王秀莲，等. 基于聚类分析的流感样病例中医证候研究[J]. 世界最新医学信息文摘，2016，16（95）：138-139.

[85] 赵昌林，钱国强，许华冲. 疫毒与湿互结–流感发病核心[J]. 实用中医内科杂志，2016，30（6）：43-45.

[86] 张晓雷，沙茵茵，马家驹，等. 周平安教授清肠保肺法治疗流行性感冒探析[J]. 环球中医药，2016，9（1）：60-62.

[87] 陈远彬，何冰，林琳，等. 流感双解方治疗轻型流感病毒性肺炎26例临床观察[J]. 中医杂志，2017，58（2）：128-132.

[88] 胡丽娜. 中西医结合防控甲流H1N1流感疫情临床观察[J]. 中医临床研究，2017，9（2）：134-135.

[89] 吴慧毅，陈琦辉. 中西医结合治疗甲型H1N1流感3例经验总结[J]. 中国中医药现代远程教育，2017，15（8）：129-131.

[90] 薛建华，吴香香，陈建杰，等. 外感清热解毒协定方治疗外感发热临床观察[J]. 河北中医，2017，39（7）：1027-1030.

[91] 王龙，周永学. 中医温病学治疗流行性感冒的理论基础探析[J]. 亚太传统医药，2017，13（23）：84-85.

[92] 王荣. 放血疗法治疗流感20例经验[J]. 临床医药文献电子杂志，2018，5（17）：83，85.

[93] 连博，罗丹，吕小琴，等. 2017年冬季北京单中心68例乙型流感中医病证分析[J]. 世界中医药，2018，13（2）：274-277.

[94] 曲江凤，余江维，余国君，等. 银翘散治疗流行性感冒经验总结[J]. 中西医结合心血管病电子杂志，2018，6（14）：148，150.

[95] 郑青秀. 自拟清瘟解毒汤治疗流行性感冒的临床观察[J]. 中国中医急症，2018，27（6）：1045-1048.

[96] 杨金亮，刘畅，齐文升. 流行性感冒的中医预防研究[J]. 中医学报，2018，33（9）：1679-1681.

[97] 顾成娟，吴学敏，王涵，等. 诸型感冒，太卫胃表，皆属于膜：仝小林教授对感冒的认识及病机探讨[J]. 吉林中医药，2018，38（2）：142-145.

[98] 陈丽秋，蔡婷英. 辨证论治流行性感冒60例[J]. 江西中医药大学学报，2019，31（1）：43-45.

[99] 张川林，严桂珍. 严桂珍教授治疗流行性感冒的经验总结[J]. 广西中医药，2019，42（1）：41-42.

[100] 牛洁，李国栋，吴志松，等. 疏风解毒胶囊治疗北京地区季节性流行性感冒100例临床观察[J]. 北京中医药，2019，38（3）：263-266.

[101] 王玉洁，王彦晖，奚胜艳. 王彦晖治疗流行性感冒临证经验总结[J]. 中华中医药杂志，2019，34（6）：2499-2502.

[102] 杨璞叶，孙玉英，付青青，等. 杨震教授治疗小儿流行性感冒经验探析[J]. 陕西中医，2019，40（6）：793-795.

[103] 王亚昆. 病毒合剂联合磷酸奥司他韦治疗儿童甲型流行性感冒的临床观察[J]. 天津中医药，2019，

36（8）：763-766.

[104] 常继霞. 小儿豉翘清热颗粒治疗流行性感冒临床观察[J]. 光明中医，2019，34（17）：2647-2649.

奖项类

[1] 中药连花清瘟治疗流行性感冒研究

　　奖励年度与级别：2011 年国家科技进步奖二等奖

　　主要完成人：贾振华、吴以岭、郭双庚，等

　　主要完成单位：石家庄以岭药业股份有限公司、首都医科大学附属北京佑安医院、中华中医药学会

[2] 清瘟解毒I号、II号煎剂治疗甲型 H1N1 流感的临床疗效观察和实验研究

　　奖励年度与级别：2010 年黑龙江省科技进步奖二等奖

　　主要完成人：江柏华、张琪、王学军，等

　　主要完成单位：黑龙江省中医研究院

[3] 甲型 H1N1 流感中医药应对模式及临床研究

　　奖励年度与级别：2012 年中华中医药学会二等奖

　　主要完成人：王玉光、王融冰、毛羽，等

　　主要完成单位：首都医科大学附属北京地坛医院

病毒性心肌炎

病毒性心肌炎（viral myocarditis，VMC）是指由嗜心性病毒感染引起的以心肌非特异性炎症为主要病变的心肌疾病，有时可累及心包和心内膜。多种病毒都可引起心肌炎，如柯萨奇B组病毒、细小病毒B-19、人疱疹病毒6型、孤儿病毒、脊髓灰质炎病毒等。本病起病急缓不定，少数呈暴发性，可导致急性泵衰竭或猝死。病程多有自限性，但也可进展为扩张型心肌病。病毒性心肌炎的临床表现，取决于病变的广泛程度与部位，轻者可完全没有症状，重者可出现心源性休克及猝死。多数病人发病前1～3周有病毒感染前驱症状，如发热、全身倦怠感、肌肉酸痛，或恶心、呕吐等消化道症状；随后可以有心悸、胸痛、呼吸困难、水肿，甚至晕厥、猝死。临床诊断的病毒性心肌炎，绝大部分以心悸为主诉或首见症状，其中少数可发生晕厥或阿-斯综合征。查体常有心律失常，心率增快且与体温不相称。听诊可闻及第三、第四心音或奔马律，部分病人可于心尖部闻及收缩期吹风样杂音。心衰病人可有颈静脉怒张、肺部湿啰音、肝大等体征。重症可出现血压降低、四肢湿冷等心源性休克体征。

本病的辨证论治可参考中医学"风温""胸痹""心悸""怔忡"等。

一、诊 治 纲 要

（一）诊疗思路

病毒性心肌炎病位在心，常累及肺、脾、肾等脏腑。本病发生的外因，主要由风温侵犯肺卫，湿热侵犯脾胃，或六淫郁而化热，酿生热毒，壅滞血脉所致。内因主要与饮食劳倦及禀赋不足有关，饮食劳倦伤及脾胃，营卫化生及运行障碍，不能上布心肺，卫外失常，风温、热毒、湿热等外邪乘虚而入，郁滞心脉，易于发生本病。先天禀赋不足、素体虚弱，或后天失养、久病体虚，正气虚损，感受邪毒，舍于心络而发病，也易于造成病情迁延，后遗症频发，或病情反复。因正气不足，邪毒犯心是病毒性心肌炎发病的关键，故本病以热毒耗气伤阴为基本病机，并贯穿病程始终。

本病属本虚标实，因虚致实，虚实夹杂之证。本虚主要为气血阴阳亏虚，标实主要为热毒、瘀血、痰饮。辨证首当分清虚实，辨明阴阳所伤。实证多见风热犯心、湿热侵心、气滞血瘀、痰湿内阻、痰瘀阻络之证。虚证多见心阳虚弱、气阴两虚、大气下陷、心肺气虚、心脾两虚、阴虚火旺之证。严重者出现阴阳两虚甚或心阳虚脱之证，而且虚实常兼夹为患，故当明辨其标本主次。其次，需详辨病变分期，急性期应详察病邪及病位，恢复期明辨正邪关系，慢性期辨阴阳气血，后遗症期详辨心肾与痰瘀。同时，需要注意辨识恢复期咽炎、感冒、月经失调、失眠、郁证等兼症，以防病复。

治疗宜以祛邪解毒，扶正固本为主，兼治病理产物等标实，注重安心调神法应用。扶正固本主要为调整机体气血阴阳以及脏腑功能，以益气养阴为基本治法，并依感邪轻重、体质强弱、证候演变阶段等，灵活运用。祛邪主要针对六淫、热毒、痰浊、瘀血等致病因素及病理产物，以透表解毒，活血化痰为基本治法。本病可依据不同病理阶段而分期治疗，急性期，解毒清热，宣肺清心；恢复期，益气养阴，活血通络，宁心安神；慢性期，滋阴养血，益气温阳，养心安神；后遗症期，养心益肾生精，涤痰化瘀。辨治需兼顾调理肺、脾、胃、肝、肾等脏腑功能，以提高临床治疗效果。并可参考伤寒六经辨证及温病卫气营血辨证，选取相应方药治疗。

因病毒性心肌炎多继发于感冒或肠道感染之后，日常应采用饮食调理、起居有常、锻炼身体等方法，防止感冒和肠道感染，是预防本病发生的关键。治疗切忌拘泥于热毒邪气，而过用大苦大寒之品，以防气阴更伤。辨治过程要重视调理脾胃，培补后天生发之气，而调畅情志对治疗及预后也有一定帮助。

（二）辨证论治

综合《中医儿科常见病诊疗指南》《中医内科常见病诊疗指南》《中西医结合临床儿科学》《中西医结合临床内科学》以及名老中医经验等，将病毒性心肌炎的辨证论治要点概括为以下几个方面。

1. 风热犯心证

临床表现：发热、低热绵延或不发热，鼻塞流涕，咽红肿痛，咳嗽有痰，肌痛肢楚，头晕乏力，心悸气短，胸闷或胸痛，叹息，舌质红、苔薄白，脉数或结代。

基本病机：外感风热邪毒，客于肺卫，袭肺损心。

常用治法：清热解毒透表，宁心安神。

2. 湿热侵心证

临床表现：寒热起伏，全身肌肉酸痛，恶心呕吐，腹痛，泄泻，心悸，胸闷，乏力，舌质红、苔黄腻，脉濡数或结代。

基本病机：湿热邪毒蕴于脾胃，留滞不去，上犯于心。

常用治法：清热解表，化湿解毒。

3. 心阳虚弱证

临床表现：心悸怔忡，神疲乏力，畏寒肢冷，面色苍白，头晕多汗，胸闷叹气，甚则肢体浮肿，呼吸急促，舌质淡胖或淡紫，脉缓无力或结代。

基本病机：病久外邪损伤心阳，或素体虚弱，复感外邪，心阳不振。

常用治法：温振心阳。

4. 心阳虚脱证

临床表现：面色㿠白，心悸气短，汗出肢冷，脉微欲绝或代脉。

基本病机：病邪深陷，正气不支，心阳暴脱。

常用治法：温补心阳，救逆固脱。

5. 气滞血瘀证

临床表现：心悸，胸痛如针刺，气短，叹息，性情急躁，两胁胀痛，舌上瘀斑或瘀点，脉涩结。

基本病机：外邪入侵，邪客于心，壅滞经脉，气机不畅，瘀血内阻。

常用治法：行气活血，通络宁心。

6. 痰湿内阻证

临床表现：心悸怔忡，神疲乏力，纳差，便溏，失眠多梦，甚或浮肿，苔白滑腻，脉缓滑、结代。

基本病机：素体脾气亏虚，健运无力，或阳气不足，阳虚阴乘，痰湿内蕴。

常用治法：理气化痰，宁心安神。

7. 痰瘀阻络证

临床表现：心悸，胸闷憋气，心痛如针刺，脘闷呕恶，面色晦暗，唇甲青紫，舌胖质紫暗或边尖有瘀点，舌苔腻，脉滑或结代。

基本病机：病程迁延，伤及脾肺，痰饮内停，瘀血内阻。

常用治法：豁痰活血，化瘀通络。

8. 气阴两虚证

临床表现：心悸，少气懒言，神疲倦怠，头晕目眩，烦热口渴，夜寐不安，舌红少苔，脉细数或促或结代。

基本病机：热毒扰心日久，耗气伤阴。

常用治法：益气养阴，宁心安神。

9. 阴虚火旺证

临床表现：心悸阵作，胸闷，五心烦热，潮热盗汗，颧红口干，不寐多梦，头昏耳鸣，咽部干涩，舌尖红，苔薄少或黄，脉细数结代。

基本病机：素体阴虚，温邪伤阴，虚火内扰。

常用治法：滋阴降火，养心安神。

10. 大气下陷证

临床表现：气短不足以息，胸闷，心悸怔忡，乏力，脉沉细弱或参伍不调。

基本病机：温热邪毒耗气伤阴，久则伤及胸中大气，大气虚极下陷。

常用治法：益气升陷，养心安神。

11. 心肺气虚证

临床表现：心悸气短，头晕，神疲乏力，汗出，叹息，舌胖淡红，脉细无力。

基本病机：病程日久，心气不足，肺卫虚弱，卫外失固。

常用治法：益气固表，调和营卫。

12. 心脾两虚证

临床表现：心悸气短，纳呆，大便溏薄，舌质淡，脉细缓。

基本病机：心病及脾，气血两亏。

常用治法：补益心脾，宁心安神。

13. 阴阳两虚证

临床表现：心悸气短，胸闷或痛，面色晦暗，口唇发绀，畏寒肢冷，甚则喘促不能平卧，咳吐痰涎，夜难入寐，浮肿，大便稀溏，舌淡红、苔白，脉沉细无力或促结代。

基本病机：邪毒伤正，正气虚损，气虚及阳，或阴损及阳。

常用治法：益气温阳，滋阴通脉。

二、名 家 心 法

1. 张琪

【主题】 湿热毒侵为主要病机，中后期多气阴两虚

【释义】 张琪认为，本病主要病机为湿热毒邪入侵，正气虚弱，正邪交争，正不胜邪，邪毒直入于里，蕴藉于心所致。起病首先是由于邪毒客心、正邪交争而发病，其次是邪毒与正虚并存；如果邪胜正衰则可以出现心阳虚衰，甚则亡阳；继而由邪去正虚，导致心脏虚损，气机不利，无力推血运行，导致血行不畅，五脏六腑失其所养，故变证百出。心脏虚损为本，邪毒阻滞为标，本虚标实。其中，湿热毒邪最易化燥伤阴耗气，导致气阴两虚，心气虚损。经过大量临床观察，气阴两虚往往贯穿于本病中后期，起病初期由于邪毒炽盛，正气受损往往不明显，中后期气阴两虚症状已经十分突出。另外，目前本病求治于中医的病人，多为西医常规治疗无效者，基本上急性期已过，处于病程中后期，治疗本病以益气养阴法为主，同时配合大剂量清热解毒药物，使毒邪尽去，正气来归，实践证明，效果理想。（孙元莹，吴深涛，姜德友. 张琪诊治疑难心脏病 4 则[J]. 中西医结合心脑血管病杂志，2006，4（5）：437-438.）

2. 苏树荣

【主题】 外邪侵袭，正气不足，脏气乖违，心宫受损

【释义】 苏树荣认为，病毒性心肌炎病位在心，但与诸脏腑息息相关。心者，乃五脏六腑之大主，主血营脉，以灌溉、荣养四肢百骸，维持机体新陈代谢；一旦发生病变，"主不明，则十二官危"。反之，脏腑功能失调，亦可导致心脉病变。心与肺同居上焦，肺气贯于心脉，而百脉又朝于肺，故而肺受邪极易传于心；脾为后天之本，气血生化之源，化生之血液源源不断供奉心脏，若脾气虚弱，化源不足，可致心失所养；肝为心母，性喜疏达条畅，若木郁不伸，郁久化热，耗伤阴津，心阴被夺而起病变；心为君火之乡，肾为藏水之脏，升降平衡，水火既

济，若肾阴不足，水无以上升，则心火独焚，心肾失交，则为祸乱。由此可见，病毒性心肌炎病理机转过程较为复杂，尤其是后遗症阶段，常由于精气内夺，积虚成损，气血稽留，心脉失常而使病情反复缠绵。因此，可将病毒性心肌炎的病理归纳为外邪侵袭，正气不足，脏气乖违，心宫受损。（单书健，陈子华. 古今名医临证金鉴·心悸怔忡卷[M]. 北京：中国中医药出版社，1999：255.）

3. 史载祥

【主题】 温热邪毒，耗气伤阴，大气下陷，瘀血水湿内生

【释义】 史载祥认为，温热邪毒侵袭，最易耗气伤阴，致使心肺气阴损伤，久则伤及胸中大气，大气虚极下陷，失于贯心脉行气血，走息道司呼吸作用，即形成大气下陷证。临床表现为心悸怔忡，胸闷乏力，气短不足以息，脉沉细弱或参伍不调等症。大气下陷，不能助心行血，心血瘀阻；大气下陷，日久气虚及阳，心肾阳虚，气化失常，津液输布障碍，水湿内停，可见胸痛、水肿等阳虚水泛证。总之，病毒性心肌炎是在正气虚弱，感受温热邪毒，损伤心肺气阴基础上发病；进而引起胸中大气虚陷，瘀血水湿内生，形成本虚标实的病机特点；而大气下陷，瘀血热毒贯彻于病毒性心肌炎病程发展的始终。因此，临床上采用益气升陷，活血祛瘀，清热解毒法治疗，常用自拟升解通瘀汤合生脉散加味（生黄芪、山茱萸、党参、柴胡、升麻、桔梗、知母、三棱、莪术、太子参、麦冬、五味子、蒲公英、生牡蛎）。（李春岩. 史载祥学术思想及升陷祛瘀法治疗心血管疾病的理论及临床研究[D]. 北京：中国中医科学院，2013.）

4. 张学文

【主题】 心气虚衰为病机关键

【释义】 张学文认为，先天禀赋不足，后天调摄失养，正气内虚，御邪不力，是导致病毒性心肌炎发病的主要内因。本病多发于正气不足之人，毒邪、风温、湿热之邪，由口鼻或皮毛，趁虚侵入肺卫、胃肠，表现出鼻塞、咳嗽、咽痛、腹胀、腹泻等呼吸、消化症状，急性病毒性心肌炎的不同病理阶段，多伴有不同程度的心慌、胸闷、气短、乏力等心气虚弱表现，可见心气虚弱主导了本病的病理变化。如心气虚衰，生化乏源，可致阴血亏虚；心气亏虚，运血无力，不能上奉元神之府，可见神志异常；心肺气虚，卫外不固，可反复感邪。心气虚弱既是本病临床病情轻重的判定指标，也是影响转归、预后的重要因素。如心气虚弱，影响肺气宣肃，可反复感邪，致本病反复发作，缠绵难愈，转为慢性。若心气虚衰，损伤心阳，累及肾阳，命门火衰，火不制水，泛溢肌肤则水肿；水凌心射肺，则出现心衰、喘脱等危重证候；若心气暴脱，可造成猝死。（李欣，王永刚，郑刚. 张学文诊治病毒性心肌炎的临床经验[J]. 辽宁中医杂志，2015，42（12）：2306-2307.）

5. 杨培君

【主题】 "毒、瘀、虚"贯穿始终

【释义】 杨培君认为，病毒性心肌炎的病理因素着重三个，即"毒、瘀、虚"。"毒"即邪毒，为病之祸根，复感随现。"瘀"有两方面因素或含义，即血瘀及痰凝。病毒性心肌炎早期外观瘀血征象虽不明显，但一定兼瘀，即早期心肌细胞变性坏死，心肌组织缺血、缺氧，心肌间质水肿，均产生大量的自由基，堆积局部，导致瘀血。故早期即在方中加入活血化瘀之品。

至于慢性期及后遗症期兼有血瘀者，常合用血府逐瘀汤于益心气养心阴之中。"瘀"的另一方即痰凝，常见于肥胖之人或胸闷不适，舌苔厚腻者，常用瓜蒌薤白半夏汤以化痰理气、宽胸、舒展胸阳。"虚"即心之气血阴阳不足，验之临床，以气阴两虚最为常见，虚之征象贯彻始终。早期邪毒盛而伤正，中后期正伤不复，每见心悸、怔忡、胸闷短气，劳则加重，或者脉虚不复而见结代，或阳虚水饮内停，甚为邪毒内陷，正气不支。此类表现无不以虚为主。不同时期，不同体质，"毒、瘀、虚"各有侧重。临证治疗，或清解为主，或化瘀为主，或扶正为主，或诸法合用，以图见功。（崔立丰，张洁. 杨培君教授论病毒性心肌炎的证治概要[J]. 陕西中医学院学报，1999，22（4）：19.）

6. 朱锡祺

【主题】 气阳两虚，心肾同调；气血不利，心肺并治

【释义】 朱锡祺认为，在治疗病毒性心肌炎时，绝不能仅仅着眼于心，而要注意与其他脏器的联系，特别是心肾和心肺的关系。心肾同属少阴，在生理情况下，心气下通于肾，而肾气则上承于心，心肾之间存在着互相制约、互相依存的关系。同时，肾为先天之本，肾阳为诸阳之本，犹似能源之所；当肾阳亏损时，会引起心脏功能的失调。所以对于气阳两虚型，在治法上必须根据心肾同治的原则，加用补肾或配合补肾，其疗效则更为显著。心肺分主气血，同居上焦，关系密切。肺气壅塞，可导致血脉运行不利，甚至血脉瘀滞；心气不足，则血脉运行不畅，也能影响肺气的宣肃功能。所以在治疗心脏病时，常需心肺并治。当然，心和脾，心和肝也有密切联系，关键在于识病和识证，掌握中医整体施治特点，才能提高疗效。（王有恒，陈业孟. 朱锡祺治疗 20 例病毒性心肌炎的经验[J]. 上海中医药杂志，1986，（4）：9-11.）

7. 钱育寿

【主题】 重视内因，增强体质，治病求本

【释义】 钱育寿认为，病毒性心肌炎主要是内由正气亏虚，外感风邪热毒，舍及于心，耗气伤阴，心失所养而成；以正虚为本，外邪入侵为标，病理性质属虚实夹杂，病机总属心之气阴亏虚，心胸气机郁阻。因心气不足，运血无力而致气血瘀滞，后者又可致心气益虚，加重病情，形成恶性循环，而心阳不振、阳气虚衰等重症其理亦此。宗治病求本之旨，益气养阴、宁心复脉固属至关重要，而理气宽胸、活血化瘀亦当在所必需。若有余邪者，还当兼顾清疏。特别强调指出，本病关键不在邪多，而在正虚，治疗切忌拘泥于热毒致病之说，而过用大苦大寒之品，以免使气阴益伤，而犯"虚虚"之戒。病毒性心肌炎患儿病程常迁延日久，病情易于反复，这与患儿肺脾两亏，卫表不固，平时汗多，外邪易于入侵有关。如此又复发作，更易耗伤气血阴阳，致使心悸迁延不愈。因此，正气亏虚不但是本病发生的内在因素，也是本病迁延反复之根本原因，只有重视内因，通过调理，促使体质向健旺方向转化，病毒性心肌炎才有转愈康复之希望。（王乐平，卞国本. 钱育寿诊治小儿病毒性心肌炎的经验[J]. 国医论坛，1993，（3）：20-21.）

8. 周次清

【主题】 扶阳益阴是治疗根本法则

【释义】 周次清认为，治疗外感病的常规方法是祛邪多于扶正，而对病毒性心肌炎的治疗则扶正多于祛邪。因为病毒性心肌炎的急性期即便是邪盛，而正气业已损伤，甚至严重到阴竭阳绝的程度，所以扶阳益阴是治疗病毒性心肌炎的根本法则。恢复期治疗以扶正为主，祛邪为辅。疾病进入慢性期，多因邪去正伤，或反复感染，引起机体阴阳的偏胜偏衰，由此产生痰湿阻络、血瘀气滞、郁热内积，使心肌劳损，久虚不复。治疗须补其不足，泻其有余，调整阴阳的偏胜偏衰是治疗慢性病毒性心肌炎的基本法则，要特别重视气与阳的恢复，把握病证的推移转变，而采取相应的治疗方法。对后遗症的治疗，多数病例适于养心补肾的方法；如属气血留滞，或只有心电图异常者，血府逐瘀汤对部分病人有一定疗效。（高洪春. 中国百年百名临床家丛书·周次清[M]. 北京：中国中医药出版社，2004：107-114.）

9. 查玉明

【主题】 宗温病法，治分三证

【释义】 查玉明运用温病学"温邪上受，首先犯肺，逆传心包"理论，指导论治本病，结合临床实际，常以三个证候为辨证依据，疗效甚著。①热毒内蕴（初期、急性期）：具有上呼吸道感染，发热，心悸气短，心胸隐痛，心烦不眠，或怔忡，舌质绛红而干，脉细数或结代。温邪内侵，毒热犯肺，内伤心营，心肌受累。治当祛邪以扶正，清热解毒，养阴宁心为主，方用清营解毒汤（清营汤化裁）。②气阴两虚（心律不齐）：心动悸，怔忡不宁，心胸隐痛，或低热不解，汗出气短，虚烦不眠，神疲乏力，舌质淡红少津，脉细数无力或结代。邪热久羁，津液被劫，耗伤气阴，心中动悸，真气内虚。治宜益气养阴以复脉，复脉汤加减。③气血亏损（末期、恢复期）：汗出心悸，气弱乏力，午后微热，虚烦不寐，面色淡白少华，舌淡红少苔，脉沉细无力或结代。邪气始退，但余邪未尽，精气被夺，气血两衰，宜益气血，和营卫，复化源，扶虚损，生脉散、黄芪建中汤化裁。（尹远平，查杰. 中国百年百名临床家丛书·查玉明[M]. 北京：中国中医药出版社，2003：82-84.）

10. 赵锡武

【主题】 初期宣散解毒，养阴清热；中后期扶正祛邪

【释义】 赵锡武认为，病毒性心肌炎总属毒邪侵心，故先宜祛邪解毒，清其血热；继则辨其阴阳之伤不同，扶正为要，辅施祛邪，以固本为主，兼治其标。初期法当宣散解毒，养阴清热。择方竹叶石膏汤加味，以宣邪解毒；取生脉散合一贯煎，加栀子、丹皮、川连、公英等养阴清热。要在初期即治其血分。中、后期呈现虚损之象时，予扶正祛邪法，选四君子汤加生地、地丁、紫草、板蓝根。心律不齐为主要表现者，行活血利水之法，辅以清热解毒，方用当归芍药散合瓜蒌薤白汤加桂枝、公英、川连、甘草；伴见关节疼痛者，宜宣痹通络解毒为主，佐以滋养心阴，方用吴鞠通《温病条辨》之宣痹汤，加解毒之银花、大青叶，继投生脉散以滋阴养心；低热不退，畏冷恶寒者，病在营卫，为余邪残留之征，祛邪务净，投以柴胡桂枝汤，俟营卫调和，厥阴疏利，成上焦得通，津液得下，胃气因和，热退而愈之功。此外，偶可见到，温毒燔盛势猛，直入营血，耗气伤阴，邪盛正衰以及失治、误治之后，阴损及阳，阳气衰微，脉脱神离等证，此皆势笃情危，治当宜慎。（中医研究院西苑医院. 赵锡武医疗经验[M]. 北京：人民卫生出版社，1980：16-17.）

11. 马骥

【主题】 详辨心脾肾病位，治以益气敛阴安神

【释义】 马骥认为，病毒性心肌炎系由禀赋素弱，复感外邪，其中以病毒侵袭者居多。亦有因时行感冒而诱发本病，亦有因过劳而致者。其病变部位在心，而与心、脾、肾三者关系密切。心主血，气为血之帅，血随气行。若心气不足，则气血运行不畅，甚则气滞血瘀，而见面色唇甲青紫；若心血不足，不能上荣于面，故面色无华；血不养心，而心悸筑动，而现怔忡。脾主运化，肾主水湿，肾虚气化不利，水湿内停，形成水肿；若水气凌心，可见心悸；水邪射肺，可见咳喘。肾主摄纳，如肾不纳气，必动则喘甚。临证每以气阴两虚证候为多见，主证概为心悸气短，神疲乏力，胸闷自汗，口干舌燥，舌红少津，脉细数或结代，或参伍不齐。以益气敛阴安神之法治之，根据证型分别用生脉散加味、炙甘草汤加味、吴氏加减复脉汤、真武汤而获满意疗效。（马龙侪，马龙奇. 马骥老中医辨治病毒性心肌炎的经验[J]. 黑龙江中医药，1988，（4）：1-2.）

12. 黄秉良

【主题】 参合中西，对症用药

【释义】 黄秉良认为，病毒性心肌炎在感邪之初，须要借助现代医学检测手段做出诊断，临证除遵循中医理论进行辨证施治外，同时注意吸收现代医学的研究成果。如使用已证明具有抗病毒作用的银花、连翘、板蓝根、野蔷薇根等，有抗心律失常作用的苦参、万年青等，有提高心肌脱氧核糖核酸作用和抑制心肌细胞膜三磷酸腺苷活性，调整心肌供氧平衡，改善心肌缺血区营养，增强心肌收缩力作用的生脉饮。针对患者低细胞免疫反应性，强调应用黄芪、党参、麦冬、甘草、白术等以调整机体的免疫状态。而对各种兼夹症，亦有独到的用法。如重用生地治疗心律失常，近代药理研究表明，生地有强心作用，且含有维生素 A、多种糖类、氨基酸，含有益于心肌功能的微量元素，可促进组织复新，这也许是生地治疗心律失常的机理所在。（史正芳，王繁宏. 黄秉良老中医治疗病毒性心肌炎的经验[J]. 辽宁中医杂志，1991，（5）：16-17.）

13. 李裕蕃

【主题】 审时度势，分期论治

【释义】 李裕蕃认为，病毒性心肌炎病机为温热时邪侵入心脉，伤阴耗气，瘀毒阻滞络脉，可根据疾病发展分期治疗。病变初期，患者多在感冒、发热、咽痛后，出现心悸怔忡，脉结代等心脉失调症状，主要是温热时邪由卫入营，侵入心脉，热伤营阴，而致心脉为病。治疗宜祛邪扶正，顾及营卫。以清热解毒为主，兼顾热邪耗阴，用银翘散合养心饮，清热解毒透表，滋阴化瘀复脉。恢复期，症见心悸怔忡，胸闷或心胸隐痛，气短乏力，动辄尤甚，舌质红或淡红，脉细弱或细数，或细迟兼结代。为时邪热毒入心，耗气伤阴，致心脏气血两亏。治疗宜扶助正气，滋阴化瘀复脉。以养心饮为主方，灵活变通，随症加减。后遗症，乃邪毒侵及心脉，病久阴阳气血均亏，导致心脉瘀阻，气血失调而见心律紊乱难复。治宜宣气通阳，滋阴养血，化瘀复脉，用养心饮合炙甘草汤化裁治疗。（张宗益. 名老中医李裕蕃治疗病毒性心肌炎的经验[J]. 临床荟萃，1993，8（22）：1046-1047.）

14. 王静安

【主题】 泻热解毒贯穿治疗始终，兼顾益气养阴，活血通络

【释义】 王静安认为，病毒性心肌炎为温热毒邪犯心，首当清泻毒邪。所谓去之不速，留则生变，图之不早，临期无及。始终贯穿泻热解毒之法，是以解毒即是护心；攻邪扶正，轻重权衡，尤当紧要。既要避免热毒留连缠绵，致成顽疾；又要时时维护稚阴稚阳之气，以防毒去正衰，变生它病。故治疗本病过程中，清泻内热毒邪时，不忘滋心阴（血）以养心体，益心气以复心用，如药用太子参、沙参、丹参、麦冬、炙甘草、枣仁之类；在培扶正气时，亦不忘清肃余毒，以防死灰复燃，如药用莲子心、黄连、苦参、栀子之类。除了益气养心安神，清解内舍热毒外，还应辅以活血消瘀通络，选活血化瘀通络之品，如川芎、当归、桂枝、丹参之类，以改善心肌的供血供氧状态，促使病变心肌的修复。其次，常伴多汗之症，汗出过多则损心夺血，既耗心阴，又伐心阳，实为治疗本病所忌。当加敛汗养心之品以护其心，如龙牡、五味、浮小麦之类。温燥之味不宜多、量不宜重，所谓"壮火食气，少火生气"。（郑家远. 王静安主任医师治疗小儿病毒性心肌炎经验[J]. 现代中医药，2003，（4）：12-13.）

15. 姜春华

【主题】 治以清热解毒，泄卫透营，清心宁脉

【释义】 姜春华认为，病毒性心肌炎引起的心律失常，有时有温热毒邪外袭的特点，可从温病论治。肺主气属卫，心主血属营。急性病毒性心肌炎发病初起，可见温邪干犯肺卫之证；继则邪热炽盛，热逆犯于心，心脉扰乱，鼓动营血急迫而行，症见发热、胸闷、烦躁、心悸、脉动数短促，与"逆传心包"的病机有相似之处。但局限性的心肌炎并不多见神昏窍闭的神志症状，因此，与温病"逆传心包"又不尽相同。此时治疗可参照温病理法，以清热解毒，泄卫透营，清心宁脉为主。药用：银花15g，连翘15g，板蓝根15g，生地30g，赤芍12g，丹皮9g，豆豉9g，山栀9g，苦参12g，茅根30g。瘀热内结而舌有瘀点，加丹参15g，桃仁9g，以凉血化瘀；津液内伤而舌红口干，加麦冬9g，石斛9g，以养阴增液；气阴两伤而气短神疲，加太子参15g，五味子9g，柏子仁9g，以益气养心。（单书健，陈子华. 古今名医临证金鉴·心悸怔忡卷[M]. 北京：中国中医药出版社，1999：170.）

16. 于作盈

【主题】 益气养阴，清透邪毒，宁心安神为治疗原则

【释义】 于作盈认为，本病是由于肺虚卫外失职，外感毒邪乘虚侵袭，内舍于心，犯及心脉，心神受扰，则惊悸怔忡乃作。毒邪内陷，邪热久羁，则耗伤心之气阴，导致心之气阴两虚。心气虚，则鼓动无力，血脉瘀阻；心阴虚，则心脉失养，心神不宁，故出现心动悸、脉结代等症状。病理改变，虚实夹杂。虚为气阴两虚，实为邪毒内陷，瘀血、痰浊阻滞。故提出益气养阴、清透邪毒、宁心安神为主的治疗原则，主张要时刻注意阴血津液的亏损。本病初期为外感温热邪毒犯心，既有心之受损，耗津伤液，又有邪毒侵犯营卫之象，故在清透邪毒的同时，要时刻护辅心之阴血，只要治疗及时，阴血得顾，则邪去正安，正损易复。如若清透邪毒不利，则邪毒壅盛，生热伤阴，津液大伤，阴损及阳，可迅速出现心阳衰微之危证。本病以偏阴血虚的患者居多，在治疗方面，古人亦有"救阴不在血，而在津与汗"的说法，只有及时护辅阴液才能促进该病的治愈。（郝毅. 名老中医于作盈论治病毒性心肌炎的经验[J]. 中国中医药现代

远程教育，2011，9（8）：15.）

17. 张镜人

【主题】 益气养阴治本，活血清热治标

【释义】 张镜人在病毒性心肌炎辨证施治过程中，发现气阴两虚的病理现象存在于大部分患者的全病程。病初因气阴两虚之体质易感邪热；病中又可因邪热加重气阴虚损，导致瘀热内阻，痰浊内生；久病又可因之反复发作，迁延难愈，终致脏损严重，气阴益虚。因此，气阴虚损是病毒性心肌炎最多见的证型，亦是该病最基本、最关键的病理机制。"复方四参饮"以益气养阴扶正治本，活血清热祛邪治标，组方为：丹参 12g，孩儿参 12g，南沙参 9g，苦参 9g，水炙甘草 3g，广郁金 9g，炒枣仁 9g，莲子心 2g。八药相合，益心气，滋心阴，调心血，清心热，通心滞，除心烦，安心神，缓心脉，攻补兼施，升降通调，相辅相成，其效益彰。该方不仅具改善症状，控制和减轻病情的治疗作用，还通过益气养阴增强免疫机能，减少和预防复发。（石蕴玉. 张镜人治疗病毒性心肌炎的经验[J]. 浙江中医杂志，1996，（6）：242.）

18. 曹洪欣

【主题】 益气养阴五法

【释义】 曹洪欣认为，气阴两虚是病毒性心肌炎的基本病机，是贯穿于本病全过程的主要病理变化。因而，益气养阴是治疗本病的基本法则。由于感邪轻重、体质的差异，以及证候演变的不同阶段，灵活运用益气养阴法明显提高了临床疗效。①益气养阴解毒法：病毒性心肌炎多见于心气、心阴素亏以及感邪较重者，毒邪内侵，极易耗气伤阴。宜益气养阴解毒，常用竹叶石膏汤加黄芪、双花、连翘、大青叶等。②益气养阴安神法：由于病处不同阶段，气阴两虚各有所偏，尤其是中后期，更以心阴耗损突出。心藏神，阴亏则神志不安。当用益气养阴、清热宁神法，方选天王补心丹加减。③益气养阴活血法：心主血脉，循环不息，一旦外邪入侵，脉络失畅或气阴、气阳不足，推动无力，营阴涩滞，均可致瘀血内停。宜益气养阴、活血化瘀，常选生脉饮合血府逐瘀汤加减。④益气养阴化痰法：病位在心，而与肺、脾、肾关系密切。气阴两虚，脾失温煦，肺失濡润，水津不能输布，水湿聚而成痰为饮。宜益气养阴与化痰并举，标本兼顾，常用二陈汤加人参、黄芪、麦冬等。⑤益气养阴温阳法：久病不愈，或素体虚弱，或失治误治，耗伤阳气或气阴俱亏，日久阳气受损而形成阳气阴液俱亏之候。治宜益气养阴温阳，方用炙甘草汤化裁。（曹洪欣，殷惠军. 益气养阴法治疗病毒性心肌炎的临床应用[J]. 中医教育，1999，18（5）：52-53.）

19. 陈宝义

【主题】 活用三法治变证

【释义】 陈宝义指出，心肌炎的临床表现轻重悬殊，个体差异明显，导致临床证候变化多端。在正确把握清热解毒、益气养阴和化瘀通脉三个基本治则的基础上，还要依据变证的不同特点，立法选方，随证治疗。①理气化痰、宽胸宣痹：部分心肌炎患儿常有比较明显的"喘大气"症状，或面色黄白，或胸闷气短，或胸部刺痛，舌黯苔腻，脉见弦滑。多由于心脉阻滞，肺气不宣，宗气运行不利，气郁生痰，内阻心肺，以痰气互结，胸痹不宣。临床常用陈氏经验方舒心通脉饮（苏叶、厚朴、瓜蒌、半夏、茯苓、陈皮、降香、丹参、川芎、甘草）治疗，亦可依照半夏厚朴汤、瓜蒌薤白半夏汤化裁。②益气复脉、育阴潜阳：安静状态下，心率加快，是心肌炎常见而重要的体征。因此，快速性心律失常，在心肌炎多所易见。其主要原因，多由于心之气阴损伤、心火亢动所致。临床常用陈氏经验方益气生脉饮（太子参、麦冬、五味子、生地、白芍、桂枝、丹参、黄连、炙鳖甲、甘草）或加味复脉汤。③益气养血、温阳复脉：病程迁延或病情急重，心气暴损或心血久耗，以致心阳不振，心脉瘀阻，每易出现慢律性心律失常，频现心阳暴脱的危急重证。临床常用加味归脾汤或陈氏经验方温阳复脉饮（炙黄芪、太子参、丹参、生地、白芍、桂枝、淫羊藿、细辛、制附子、麻黄、甘草），病势急者，还可用参附龙牡救逆汤或中西医结合救治。（贺爱燕，胡思源，刘虹，等. 陈宝义教授对小儿病毒性心肌炎的中医理论认识和辨治经验[J]. 陕西中医，2010，31（2）：204-205，218.）

20. 刘弼臣

【主题】 恢复期、迁延期多用调理脾胃法

【释义】 刘弼臣认为，调理脾胃法多用于病毒性心肌炎的恢复期和迁延期，对于急性期平素脾胃虚弱，复感外邪者，亦可配合使用。①脾胃虚弱：常见四肢倦怠，面黄形瘦，食少纳呆，大便溏软，腹部胀满，或胸闷气短，或反复感冒，舌淡或舌体胖大，苔薄白，脉虚软无力或结代。治以健脾益气，方选四君子汤加减。②胃阴不足：常见食少纳呆，口干不欲饮，或胃脘隐隐作痛，性情急躁，或兼见心悸，或胸闷气短，舌红少苔或无苔，脉细数。治以养胃益阴，方选益胃汤加减。③乳食积滞：常见不思乳食，嗳腐吞酸，腹胀腹痛，大便臭秽，兼见胸闷气短，舌红苔黄厚腻，脉滑数或结。治以消食导滞，方选保和丸加减。④脾胃湿热：常见发热身痛，汗出热不解，口渴不欲饮，脘闷纳呆，或心悸，大便溏泄不爽，舌红苔黄腻，脉濡数或结代。治以清化湿热，方选黄芩滑石汤加减。（于作洋. 中国百年百名临床家丛书·刘弼臣[M]. 北京：中国中医药出版社，2001：13-22.）

21. 崔向宁

【主题】 调补心肾为大法，贯穿治疗始终

【释义】 崔向宁认为，本病因邪毒攻心，耗伤心气，终致气血阴阳失调，影响心功能发挥。其病位虽在心，但"心本乎肾，上不安者由乎下，气虚者由乎精"，可知心病可由乎肾。本病多病情缠绵，或反复发作，心病日久，又可及肾，心肾互累，互为因果，影响本病发生与发展。正由于病毒性心肌炎存在心病及肾，肾病及心，心肾同病机制，故心肾并治是提高疗效的关键，治心勿忘调补肾阴肾阳；通过补肾，可以增强机体免疫力，有助于抗病毒，控制病情，减少病理损害，有效预防本病发生或转为慢性期。欲养心阴，必滋肾阴；欲温心阳，必助肾阳，故当以调补心肾为大法，贯穿治疗始终。临床依脉象、舌苔、症状表现，可分为两型辨治。①心肾阴（血）亏：症见心悸，胸闷，手足心热，低热，口干，盗汗，舌红少苔或无苔，脉细数或促，方用六味地黄汤加减。②心肾气（阳）虚：症见心悸，气短，倦怠乏力，面色少华，舌淡胖，脉细弱或结代，方用金匮肾气丸加减。（崔向宁，戴令之. 病毒性心肌炎从心肾论治探析[J]. 新中医，1996，28（5）：5-7.）

22. 朱良春

【主题】 护心主生脉，宁悸重桂枝

【释义】 朱良春认为，病毒性心肌炎的发生，一般多由感受时邪或时病之后，外邪传及于心所致。故治疗必须见微知著，防微杜渐，不能囿于一般时感治疗而贻误病机。此证的产生，系正气亏虚，病邪内舍心包使然。邪毒损心致心虚，又有心气虚与心阴虚两大类；假使在感邪之初，及早采用补心气或益心阴并加用解毒祛邪之品，将对心肌炎有预防作用。由于热病易于耗伤津液，故病毒性心肌炎的临床表现尤以心阴虚最为常见。治因邪毒舍心所致心律失常者，常取生脉散为主方，加玉竹、柏子仁、功劳叶养阴通脉，琥珀镇静解毒，板蓝根、连翘、白花舌蛇草、甘草清热解毒。

桂枝与甘草同用能复心阳，治疗心悸，二味并用，刚柔互济，心阳渐复，对心动过缓亦当有效。心动过缓，总由心阳不足，心脉不通使然，一般均有心悸怔忡，胸闷气短，头晕目眩，甚至昏仆，脉细缓无力，或细涩，或浮缓等见症。但临床上亦有用此方不效者，其关键在于桂枝用量是否得当，若仅拘泥于常规，药力不及，则难取显效，或致无效。只有大剂量使用，方可收理想之疗效。治心动过缓症，用桂枝一般从10g剂量开始，以后逐渐递增，常用至24g，最多用过30g，直服至心率接近正常，或有口干舌燥时，则将已用的剂量略减2～3g，续服以资巩固。（单书健，陈子华. 古今名医临证金鉴·心悸怔忡卷[M]. 北京：中国中医药出版社，1999：260-261.）

三、医 论 选 要

1. 热毒致病论（丁书文）

【提要】 "热毒"是病毒性心肌炎发病的重要因素。外感温热毒邪，痰湿不化，风寒入里，饮食劳逸失常，均可化热生毒，损伤心络而发病。治疗首当辛凉解表、清热利咽，但勿苦寒伤正。

【原论】 "热毒"在病毒性心肌炎发病中占有重要地位。若温热毒邪致病，可循温病卫气营血顺传，或由卫直入营血，或逆传心包，伤及气血，心失所养，可见心悸、脉促等症。若嗜食烟酒及膏粱厚味，日久内伤脾胃，痰湿不化，湿郁化生热毒，内舍心脉，可耗伤心之气血阴阳。风寒外袭入里，或失诊误诊，除邪未尽，均可化热生毒，邪毒深伏于里而致病。此外，由于患者大多为脑力劳动者，普遍存在工作时间长、强度大，睡眠及休息时间不足，饮食长期不规律，严重缺乏日常运动，均可促使热毒内生。其中，生活压力大，思虑过度，首伤心神，则心气不畅，气机阻滞，易郁而化火，形成热毒。睡眠不足，日久可致心经阴血暗耗，阴虚无以制阳，则相火旺盛，渐成热毒。运动不足，饮食不规律，饥饱失常，可致脾失健运，胃气呆滞，痰浊中阻，肝气不畅，易致肝郁化火，热毒渐生。热毒盘踞体内，最易入侵心脉，导致心火内炽，扰乱心神，伤阴耗气，损伤心络而发病。

在治疗方面，强化早期清热解毒，使邪毒尽早驱离体内；即使夹湿夹瘀，余邪相对易除，可直接减少疫毒持续损伤心体络脉程度，促进心功能的早期恢复；故愈早开展清热解毒治疗，整体疗效愈好，治疗周期愈短。急性期病毒性心肌炎治疗，温热毒邪为患，首当辛凉解表、清热利咽，但勿苦寒伤正，以银翘散加减为基本方。若见发热恶寒、咳嗽、咯痰、头身疼痛、舌苔白腻等肺卫表实蕴痰证，多配合桔梗、杏仁、生石膏、竹叶、白薇、蝉蜕、陈皮，以透热祛邪，宣肺化痰。若高热、头痛、恶心呕吐、腹泻、腹痛等感染症状明显者，多为湿热疫毒为患，多选用清瘟败毒饮合芍药汤；暴发性心肌炎多为阴竭阳脱之危重症，患者短期内即可出现心力衰竭、心脏扩大等体征，须中西医结合抢救，并配合回阳救急汤合生脉散加减。（丁书文. 心系疾病热毒论[M]. 济南：济南出版社，2016：122.）

2. 湿毒辨治论（陈宝义）

【提要】 湿热邪毒，入侵心体，耗气伤阳，致使痰浊、瘀血痹阻心脉。因此，湿毒侵心、气阳不足、痰瘀互结是本病的主要证候表现。发病初期，宜利湿清热、解毒宁心；病至中期，宜清化湿毒、益气温阳；病程迁延，宜益气温阳、化痰逐瘀。

【原论】 病毒性心肌炎的病因病机转化过程有两条主线。多数患儿为外感风热邪毒，侵入心体，耗气损阴，造成气阴虚损。由于心主血脉，心之气阴虚损，势必造成血运不畅，以致心血瘀阻。因此，治疗常法为清心解毒、益气养阴、活血化瘀。然而，也有部分患儿属湿热邪毒感染为患。湿热邪毒，入侵心体，易于耗气伤阳。心之阳气不足，也可造成痰浊、瘀血痹阻心脉。因此，湿毒侵心、气阳不足、痰瘀留滞的相互兼杂乃是其主要证候表现。①发病之初，治疗应侧重利湿清热、解毒宁心：外感湿热邪毒多从口鼻而入，蕴郁于肠胃。湿为阴邪，易乘脾损伤心，导致气阳不足，则既见反复发热、汗出不解、全身酸痛、恶心呕吐、腹痛腹胀、泄泻等原发病症状，又有心悸心痛、胸闷憋气等心系症状。但心系症状容易被原发病症状所掩盖，临床需仔细观察。此时，因属湿热邪毒侵脾攻心为患，主张治疗上应侧重利湿清热、解毒宁心，以治疗原发病为主，运用葛根芩连汤加味治之。②病至中期，治宜清化湿毒、益气温阳：病情进一步发展，湿毒留恋不解，伤阳耗气，形成湿毒不清、气阳不足之虚实夹杂证。临证常见于心肌炎急性期，临床上绝大多数病例在就诊伊始即表现为本证。湿邪停留于体内，故低热，肢体倦怠，纳呆，大便稀，舌淡红，苔白腻，脉濡缓；心之气阳不足，则神疲乏力，面色苍白，四肢发凉，心悸，胸闷，脉结代或缓。此时治以清化湿毒、益气温阳，视虚实之孰多孰少而各有侧重，临床常予藿连汤合参芪丸化裁，必要时可加入桂枝、淫羊藿等温振阳气之药。③病程迁延，治当益气温阳、化痰逐瘀：心肌炎迁延日久，湿毒已解，常表现气阳不足，内生痰瘀之证。心肺气虚，水津不布则痰浊内生，运血无力则心脉瘀阻，而见面色苍白，四肢发凉，胸闷，头晕，舌质淡，脉迟缓等症，常予益气温阳、化痰逐瘀之法，应用经验方"温阳复脉饮"治疗，方由麻黄附子细辛汤合血府逐瘀汤化裁而来，临床应用每多取效。应用时可随症加黄芪、栝楼等以益气、化痰之药。总之，湿毒侵脾攻心、耗气伤阳、痰瘀留滞，是湿毒伤心所致心肌炎的3个主要病机环节。临床上，虽三者常相互转化、兼夹，而使证候表现错综复杂，但总属本虚标实之证，其本为气阳不足，其标为湿毒、痰、瘀。（晋黎，胡思源. 陈宝义教授从湿毒辨治小儿病毒性心肌炎经验[J]. 天津中医药，2010，27（6）：445-446.）

3. 温病辨治论（董建华）

【提要】 病毒性心肌炎多因感受温热毒邪引起，由卫入营、热伤心肌所致，故本病可从温病论治。清热虽为主要治法，但要结合透表、化湿、解毒、通络、养阴，多选入营分心络药物，具体分为清热透表法、清热化湿法、清热养阴法、清热解毒法、清热通络法等五法。

【原论】 病毒性心肌炎多因感受温热毒邪引起，从发热、咽痛，至心悸、胸闷或隐痛等临床表现，认为是温邪由卫入营、热伤心肌所致，故本病可从温病论治。指出清热虽为主要治法，但要结合透表、化湿、解毒、通络、养阴，多选入营分心络药物，具体分为清热五法：

①清热透表法：常见发热或微恶风寒，咽痛，肌肉酸痛，汗出，咳嗽，胸闷，心慌，舌尖红，苔薄白或黄，脉数等。多因外感温毒，肺卫失宣，内扰心神所致。治疗当以清热透表为主，常以银翘散加丹参、板蓝根、玉竹等为方。②清热化湿法：多用于夏秋季节，外感时邪，内伤心营病证。临床表现以湿热相兼为特征，如反复发热，汗出不解，周身困乏，舌苔黄腻，伴心悸，气短，脉细无力等。治疗应轻清化气利湿为先，平补气阴与清利相伍，药用石膏滑石汤。由于湿热互阻于内，不可操之过急，骤清伤正，遽补留邪；唯轻清化气利湿为先，平补气阴与清利相伍；正气渐复，湿热分利而去，缠绵之疾始得平复。③清热养阴法：中后期常见余热未净而营阴耗损之象，临床常见心悸，气短，乏力，心烦不寐，低热，口干，尿黄，舌红少津，脉细数或结代等。治疗当清热养阴安神，方用加减复脉汤加银柴胡、白薇、丹参、生龙骨、牡蛎。若气阴两虚，可加太子参、黄芪；口渴，加芦根；心烦不眠，加夜交藤、珍珠母；心悸甚，加石菖蒲、炒远志；舌绛干，加犀角、黑玄参。④清热解毒法：本病常见咽痛，反复难愈，可由虚火与热毒引起，症见咽喉肿痛，心悸，胸闷，脉细数有间歇，舌红苔少等。治以清热解毒利咽，方用银翘马勃散加板蓝根、玄参、蒲公英、玉蝴蝶。夹痰者，配伍射干、杏仁；兼湿者，加滑石、芦根；胸闷者，加郁金、旋覆花、丹参；心悸甚者，包朱砂同煎。至于无感冒而咽肿痛较轻，则以养阴清热为主兼以解毒，若表虚则伍玉屏风散。⑤清热通络法：多见于病变后期，为热毒内侵，耗损气阴，血行涩滞，心包脉络瘀滞所致。临床以胸闷、胸隐痛或胸痛，舌暗或见瘀点，脉象涩迟为特征。治疗当在清热基础上，配伍活血化瘀通络之品，如丹参、赤芍、桃仁、红花、当归、桂枝等。（田金洲．董建华运用温病理法治疗心肌炎[J]．中医杂志，1989，30（8）：14-15.）

4. 清透伏邪论（郭晓辰）

【提要】 病毒性心肌炎由湿热、痰浊、瘀血、邪毒等邪气伏藏，深入心包脉络，耗损心之气阴而发病，治疗当重视"透邪外达"，以清透伏邪法贯穿疾病治疗始终，给邪气以出路，同时勿忘扶正。

【原论】 病毒性心肌炎由湿热、痰浊、瘀血、邪毒等邪气伏藏，深入心包脉络，耗损心之气阴而发病。可根据病情不同阶段的发展变化，推断病邪伏藏部位。①邪伏于心：主要表现出胸闷，心痛，心悸等症状，以及心脏扩大、心率增快、心律失常等体征。因此，心是本病主要受损之处，更是伏邪主要藏匿之所。②邪伏于咽：咽喉为呼吸之门户，肺系之通道，手少阴心经循喉咙，故热毒首先侵袭咽喉。由于正虚卫外不固，易反复感染温热邪毒，往往表现为咽部不适，邪毒亦易潜伏于咽部，遇感复发。③邪伏于肝：劳累是导致本病病情复发的另一重要诱因。肝主筋，为罢极之本，司调畅情志。邪伏于肝，可导致不耐劳累，乏力易疲，情志失调，气机阻滞，产生变证。④邪伏于络：温热邪毒侵心，耗气伤阴，气血运行不畅，湿、热、毒、瘀等邪气内伏，使疾病缠绵难愈。

因温热或湿热毒邪侵袭内伏是病毒性心肌炎的主要致病因素，故治疗当重视"透邪外达"，以清透伏邪法贯穿疾病治疗始终，采取不同治疗方法，给邪气以出路。祛邪同时勿忘扶正，临床当在辨证论治指导下灵活掌握。①清透之常法：因风热侵袭而发病，伴肺卫表证者，治宜解表清热，疏邪清心，方用银翘散加减。此方微苦以清降，微辛以宣通，全方突出"透"字，使肺卫宣达，气机通畅，热邪疏解，更可起到"透热转气，从表达邪"之功。伴湿邪者，佐加宣肺理气、解郁散湿药，如杏仁、桔梗、藿香、白芷、前胡、郁金等，助湿邪从表解散。对于伴思虑过多，焦虑抑郁，舌苔厚腻者，可用小柴胡汤合升降散加减，以和解升降、疏利气机，气清方能清宣郁热，常选蝉蜕、僵蚕、淡豆豉、姜黄、柴胡、黄芩、川楝子、竹茹等药物。②清透之变法：温热、湿热等外来无形之邪，易于"随其所得"，与有形之毒邪相合，甚至携毒与痰瘀相合，伏于体内。热毒搏结，津伤气损，推动病毒性心肌炎病程发展，是病毒性心肌炎变证蜂起、缠绵难愈的关键。医者当随其所结合的有形病邪施治。针对邪伏咽喉，应重视消除咽部感染病灶，以杜绝病情的反复，加用牛蒡子、射干、玄参等药物，解毒利咽。随着咽炎的治愈，病毒性心肌炎恢复期症状可以减轻以至消失。对于伏邪瘀滞血分，可遵叶天士"入血就恐耗血动血，直须凉血散血"原则治疗，"散血"即有透邪之意。可用赤芍、牡丹皮、丹参、桃仁等辛散走窜之品，使瘀散而热无所附。对于瘀血的治疗，还当重视活血与行气相伍，既行血分瘀滞，又解气分郁结，治以透邪解郁，畅达气机，活血化瘀。③不忘扶正透邪：病毒性心肌炎初期为温热邪毒犯心，既有心体受损，灼津伤液，又有邪毒侵犯营卫之象。故在急当宣透邪毒的同时，要时刻顾护心之阴血的损伤。养阴生津有"滋而能通"的作用，故治疗配合运用养阴法亦有助于清热透邪。临证多合用生脉散，常选配芦根、花粉、石斛、竹叶、沙参等甘寒生津而不滋腻、养阴而不恋邪之品，或黄芪、山药、黄精等益气养阴之品。（郭晓辰，张军平. 论清透伏邪是治疗病毒性心肌炎的重要法则[J]. 中华中医药杂志，2014，29（3）：677-679.）

5. 益气养阴，化瘀通络论（孙永辉）

【提要】 气阴两虚，脉络瘀阻是该病的基本病机，益气养阴，化瘀通络为该病治疗原则。根据疾病不同发病阶段，各阶段不同的病理变化，采取不同的治疗方法。

【原论】 脉络学说是中医学重要组成部分，是以"脉络-血管系统病"为主要研究领域，主要研究血管性疾病的发生发展规律、基本病理变化、临床证候特征及辨证用药的系统理论。从中医脉络学说探讨病毒性心肌炎的病理机制，对提高临床疗效具有重大意义。依据病毒性心肌炎的发病因素及病理变化，提出"气阴两虚，脉络瘀阻"是该病的基本病机。依据"虚则补之，实则泻之"理论，提出"益气养阴，化瘀通络"为该病治疗原则，阐述病毒性心肌炎的辨证分型与用药，为该病的诊治提供新的思路与方法。①气阴两虚、脉络瘀阻是本病的基本病机。外感六淫之邪是本病的主要致病因素，其中以风热、风温之邪最为常见，在疾病初期，气阴两虚的病理改变已经存在。心肺同居上焦，肺朝百脉，与心脉相通。故温热之邪极易影响于心，同时，也可逆传于心包络。风热、风温之邪入里，或风寒之邪入里化热，灼烁阴津，耗气伤阴，至气阴两虚，络脉失养，络虚不荣；同时，气虚运血无力，阴虚血行涩滞，脉络瘀阻而致气络失养，心络失荣，心神失养，出现心悸，乏力，气短，自汗盗汗，失眠多梦等表现。素体虚弱，或劳倦伤气，正气无力抗邪，温热邪毒留而不去，耗气伤阴日渐加重，出现阴阳两虚，营卫气血阴阳俱不足，营血不足，血脉无以充盈；加之阳气不振，无力鼓动血脉，脉气不相接续，故脉结代。阴血不足，心体失养，或心阳虚弱，不能温养心脉，故心动悸。久病不愈，营卫气血亏虚，营卫不通，血凝不流，络脉瘀阻。同时，阳虚则寒，阴寒内生，血行迟滞，留而为瘀，瘀阻脉络。心之络脉瘀阻，出现胸闷、心痛，唇甲发绀，舌暗淡或瘀斑。气阳虚乏，阳气衰微，阳虚则寒，络脉失温，心络失养，心阳不振，无力鼓动心脉，出现脉来迟缓或结代，心悸怔忡。阳虚清阳不升，清窍失养，眩晕频发。阳虚不能温煦肌肤，则畏寒肢冷。阳虚膀胱气化失司，水液停聚，泛溢肌肤，则面浮肢肿。②益气养阴、化瘀通络为本病的治疗原则。在临证时，尚要依据疾病不同阶段，不同病理变化，辨证施治。病毒性心肌炎初期，风热之邪外袭，耗伤气阴，当以清热解毒为主；同时注意顾护气阴，一者截断病势，防止病情进展；二者正气充足，卫外有力，防止病情反复。随着病情发展，气阴两虚、络虚不荣成为病毒性心肌炎主要病机，此时当益气养阴，养心安神，荣养心络。若出现阴阳两虚，心脉失充，心神失养，则当阴阳双补，益气复脉。病久不愈，损伤心阳，阳虚络瘀，治当益气温阳，化瘀通络。（孙永辉，李彦霞，常丽萍. 从脉络学说论治病毒性心肌炎[J]. 世界中医药，2016，11（10）：2176-2179.）

6. 仿用痈疽治则论（陈云志，张军平）

【提要】 病毒性心肌炎病因病机与痈疽相似，可根据疮疡早中晚期病理演变的"消、托、补"治疗法则，分阶段选用不同的治则治法、方药。早期邪气盛，正气未虚，当以解毒为要；恢复期邪气渐退，正气已伤，当以扶正为主，兼祛余邪；后遗症期，正气大伤，心气亏虚，心阳不振，水瘀内停，当温阳化气，利水消肿。

【原论】 现代医学研究表明，感染时病毒直接侵犯心肌细胞，毒素损害心肌，使心肌细胞产生局灶性或弥漫性炎症反应，形成心肌间质性炎症，心肌细胞水肿、溶解及坏死，进而形成心肌纤维化或瘢痕，产生形态改变，可以认为是机体局部瘀血的形成。同时在疾病的发展过程中，产生不同的细胞因子，加重疾病，形成恶性循环。最终导致心脏扩大，心力衰竭。由此可知，病毒性心肌炎病因病机与痈疽有相似性。

宋·陈自明在总结前人经验的基础上，指出"凡为疡医，不可一日无托里之法，脓未成使脓早成，脓已成使新肉早生，气血虚者托里补之，阴阳不和者托里调之"的应用原则，根据疮疡早中晚期病理演变的"消、托、补"治疗法则，根据脓未成、脓已成、溃脓三期，分别施以消其肿、托其毒、补其正气之治则。同时指出"疮疡用药，当审其经络受症，标本虚实以治之。不可……专用寒凉克伐之剂，亏损脾胃气血，多致有误"（《外科精要》，下同）。临床应根据标本虚实用药，不可一味苦寒；治疗过程中要注意保护脾胃，"大凡疮疽，当调脾胃。盖脾为仓廪之官，胃为水谷之海，主养四旁，促进饮食，以生气血"。指出要用动态的观点选方用药，"为医善用方，如将善用兵。其要在知人之强弱，识病之内外，究病之浅深，察时之顺逆，然后可汗、可攻、或吐、或下、或宜和解、或宜补益，又知某汤善汗，某散善攻，某丸善和，某丹善补，因其病而用其方，如矢发机投之必中，中之必胜，胜之则病无不愈之理"。

在病毒性心肌炎治疗过程中，可按照以上原则，根据不同的阶段选用不同的治则治法、方药。早期邪气较盛，正气未虚，当以解毒为要；针对本病为外感时邪，热毒上受，内舍心，以致心体受损，热壅血瘀，因毒致瘀等病理特征，故当及时祛邪解毒，兼活血化瘀，临床常用仙方活命饮、五味消毒饮、四妙勇安汤等加减治疗。恢复期邪气渐退，正气已伤。当以扶助正气为主，兼祛余邪；常选用四神煎、四妙汤、内补黄芪汤等加减治疗。后遗症期，正气大伤，心气亏虚，心阳不振，水瘀内停；当温阳化气，利水消肿，可选用阳和汤加减治疗。并可依据现代药理研究，在辨证选方的基础上选用有效抑制病毒，减轻对心肌的损伤，调节免疫功能，加强心肌营养，有正性肌力作用，改善心功能，调整血流动力学，抗心律失常及抗心肌重塑等作用的药物，如黄连、丹参、五味子、夏枯草、川贝等。同时，本病病程较长，治疗时间长，用药相对寒凉，因此顾护脾胃在治疗中十分重要。应适当配伍健脾和胃之品，防止寒凉药物损伤胃气，可选用白术、薏苡仁、山药等。（陈云志，张军平. 病毒性心肌炎以"痈疽"论治探讨[J]. 时珍国医国药，2011，22（5）：1200-1201.）

7. 升阳气，降阴火论（岳美中）

【提要】　气虚火郁为部分病毒性心肌炎的病机，脾气虚弱，升清不足，脾虚气陷为根本原因。治疗当"火郁发之"，以益气舒脾，升阳散火；应重视脾胃阳气升发，应用"火郁汤"治疗，临床疗效显著。

【原论】　岳美中在长期临床实践中发现，有部分急性病毒性心肌炎患者，以五心烦热、气短、乏力、心悸、胸闷、胸痛为主症；或伴便溏、头痛、项背强直、舌胖大、舌质淡、或边有齿印、舌边尖红、苔白、脉缓或见结代脉，经常规治疗效果不佳。结合李东垣提出的"阴火"理论，应用"火郁汤"治疗此类患者，临床疗效显著，于是提出气虚火郁为部分病毒性心肌炎的病机。

　　脾气虚弱，升清不足，脾虚气陷是气虚火郁型病毒性心肌炎产生的根本原因，具有明显的面赤、身热、五心烦热等热象，心烦、口苦、口干等火热上炎症状，以及头晕、气短、肢倦乏力、纳差、嗜卧、便溏、身重、脉缓等清窍失养症状。治疗当"火郁发之"，以益气舒脾，升阳散火；应重视脾胃阳气升发，"升阳气"就是"降阴火"；脾胃阳气升发，则元气自旺，浊热阴火自潜。以李东垣"火郁汤"为基础，结合长期临床经验，制成"羌芪火郁汤"，以黄芪补益脾胃之气，升阳固表；以葛根、升麻、柴胡，升下陷之阳；柴胡发少阳之火，升麻、葛根发阳明之火，羌活发太阳之火，共达诸风药上行，发越郁热之效，升阳散火，火散则热退。防风、羌活，发散风寒，可燥湿邪。白芍配甘草，酸甘化阴，收敛耗散阴津，散中有收。诸药合用，以辛温升散药与甘温补益药合为辛甘发散之剂，可补益升散脾胃清气，开泄腠理而祛邪外出。使脾胃气虚得补，清阳得升，阳生阴长，火郁发之，则诸症自愈。全方扶正与祛邪并重，升阳与散火同施，气升散则郁火自消。（郑锐锋. 复方羌芪片治疗急性病毒性心肌炎的双盲法临床研究[D]. 北京：中国中医研究院，2005.）

8. 调节三焦枢机论（王雪峰）

【提要】　病毒性心肌炎病位虽在心，但可出现上焦、中焦及下焦症状，主要责之于少阳三焦枢机不利。从调节三焦枢机着手，采取"和解枢机，祛除病邪；调整气机，扶助正气；疏利三焦，调达上下"等法则，常可迅速获效。

【原论】　本病早期表现为发热、恶寒等卫表症状，并可见呕恶、食少、纳呆、腹痛等胃肠道症状，或见咳嗽等呼吸道症状，继而出现胸闷、心烦、心悸，或小便不利、胁下痞硬；可见本病病位虽在心，但可出现上焦、中焦及下焦症状，主要责之于少阳三焦枢机不利；从调节三焦枢机着手，灵活辨治，常可迅速获效。①和解枢机，祛除病邪：病变初起阶段，常可见发热、恶风寒、不欲饮食、腹痛、心烦喜呕，或咳嗽、咽干、心率加快，苔薄白或薄黄、舌边尖红赤、脉象数或弦数。此为邪犯少阳，经气不利，横逆犯脾，胃失和降。治宜和解枢机，祛除病邪，以切断病邪内侵及传变的途径。方选小柴胡汤加连翘，以和解枢机，疏表扶正。②调整气机，扶助正气：三焦为气机升降出入门户，外邪留恋，热郁于心，可导致气机郁滞，常出现胸闷、善太息、心烦、心悸等。应以调畅气机为主，方选小柴胡汤加减，诸药寒温并用，升降协调，和畅气机。若病情难愈，气郁化热伤阴，气阴两虚，可用西洋参易人参，加黄芪、麦冬，以益气养阴。③疏利三焦，调达上下：若病变过程中出现三焦枢机不利，往往因胃失和降而呕恶、不欲饮食、腹痛，因肺气不利而咳嗽；三焦决渎失常，水饮蓄而不行，则小便不利。急当疏利三焦，调达上下，方选小柴胡汤加全瓜蒌、茯苓，以除热荡实，淡渗通利。以上三法，应依据具体症状及病情，灵活应用，气机调畅，心神得养，则症除病愈。（王雪峰，张小梅. 三焦枢机论治小儿肠道病毒性心肌炎探要[J]. 中医函授通讯，1995，（3）：42-43.）

9. 益气升陷论（曹洪欣）

【提要】 病毒性心肌炎常因邪毒袭表侵肺，或损伤脾胃，而致宗气生成不足或虚损，无力托举心肺而有下降之势或下降太过，产生大气下陷。益气升陷是治疗"大气下陷"的基本法则，可分为益气升陷养阴、益气升陷活血、益气健脾升陷、益气升陷化痰、益气升陷温肾等治法。

【原论】 病毒性心肌炎，常因邪毒袭表侵肺，或损伤脾胃，而致宗气生成不足或虚损。阳气主升动，心肺居于高位，以降为和。宗气虚，心肺气弱，失司于本位，无力托举心肺而有下降之势或下降太过，皆可因虚致陷，产生大气下陷。大气下陷证以气虚为病理基础，气短是其主症，沉迟无力、关前尤甚、参伍不调为常见脉象。大气下陷证的病理变化，有"虚-陷-竭"的递进过程。其临床表现及病情，因病变的程度与部位，轻重差异很大。轻者可无明显症状，重则短期内可迅速发生心衰，甚则猝死。大气下陷在病毒性心肌炎其他证候中，都有不同程度的体现。如在中后期，心肺气虚，肺脾肾功能失调，临床虽见气短、心前坠胀等气陷之症，但程度轻，一般状态良好，是大气"虚"的病理阶段。若见有气短、心前坠胀、胸闷、乏力等症，是大气"陷"的典型证候。若邪毒嚣张，耗竭宗气，则见心阳暴脱，是大气"竭"的重症。

益气升陷是治疗病毒性心肌炎"大气下陷"的基本法则。大气下陷包含了"虚"和"陷"两个层次的病理变化，所以补益和升提是治疗的关键。大气下陷证的治疗，当以升补胸中大气为主，使陷者复升才能发挥大气主气司呼吸，贯心脉，统摄三焦气化的功能，当用升陷汤加减治疗。但由于体质差异，证候演变阶段不同，益气升陷法的应用可分为以下几个方面：①益气升陷养阴：热毒性温热，耗气伤阴是必然趋势。大气耗损，气不布津，也是阴伤的一个原因。故基础方再加入生地、天冬甘寒滋润，共奏益气升陷养阴之功。②益气升陷活血：气陷无以助心行血，大气运转无力，营阴涩滞而致瘀血内停。可酌加丹参、赤芍、川芎，使瘀去气复。③益气健脾升陷：素体脾虚胃弱，外感邪毒乘虚而致大气下陷，以少年儿童多见。方中加茯苓、白术，补益脾气以资大气之源，使陷者复升。④益气升陷化痰：病毒性心肌炎中后期，多见肺脾肾功能失调，大气下陷；三焦气化无力，则水液不化，聚成痰饮。临床佐以茯苓、白术、二陈，健脾化痰湿；若痰浊痹阻胸阳，则佐以半夏、瓜蒌、薤白，以豁痰通阳。⑤益气升陷温肾：大气下陷兼阳虚的患者临床上较少见，多为心肾阳虚或心阳暴脱，可见于病毒性心肌炎急性期和慢性发作期，可加附子、桂枝，温阳以救逆。（曹洪欣，朱海燕. 大气下陷证与病毒性心肌炎相关性机理的理论探讨[J]，陕西中医，2002，23（2）：141-143.）

10. 补心气论（李七一）

【提要】 本病病机以心气虚弱为本，邪毒为标，心气虚弱主导病情变化，是急性病毒性心肌炎的病理关键，治疗原则为扶正祛邪，而以扶正为基础，以补心气为主导。

【原论】 本病病机以心气虚弱为本，邪毒为标，心气虚弱主导病情变化，成为急性病毒性心肌炎的病理关键。其理有三：①临床以心气虚弱证候表现为主：急性病毒性心肌炎虽有多种证候，但患者多有程度不等的心慌、胸闷、气短、乏力等心气虚弱症状。②病理变化是心气功能异常的反映：心以阳为用，以气为动力，推动血液运行，以发挥灌溉脏腑、荣养四肢的作用。本病发生、发展是在心体受损，心气生理功能异常基础上演化而来。③心气虚弱影响本病的转归、预后。

治疗原则为扶正祛邪，而以扶正为基础，以补心气为主导。其意义有四：①补其不足：因本病多有不同程度的心气虚表现，心气一虚，瘀滞、水气、喘脱旋踵而至。②益心气以达邪：补受损之气，即寓祛邪托毒之功，故治疗脏虚邪乘之病，"必先调其脏腑"，以达"正气足而邪气自退"目的。攻邪亦必借正气发挥药力，所以即使邪毒甚，亦不可一味攻伐而应适当补气。③益心气以护心：护心以保护尚未损伤心脏，促使已伤之心向愈之意。④益心气以固卫：益心气之药，亦具有补肺气之功，可增强肺卫抗邪之功能，预防外感。

扶正同时，亦重视消解邪毒。邪毒是直接病因，故在辨证分清时邪性质的基础上，宜分别采用辛温、辛凉等法。针对病毒，又当托毒、解毒、消毒、败毒等拔除之。祛邪即所以安正，邪祛则正自安，所以在补气托邪的基础上，又当重视拔除邪毒。治疗上必须坚持长期用药，缓缓图之，彻底肃清，免留后患；但药味不宜多，以防伤正，常用板蓝根、大青叶、紫草等清解血分热毒之品；药虽苦寒，但败胃、化燥不显，临床长期使用而无积弊。因本病患者每夹有显性或隐性的阴（血）虚证，治疗常佐以滋阴养血、活血通脉之品，滋阴主用麦冬、玉竹等清润之品，补而不腻；若阴虚重加生地、玄参。养血通脉，则以当归、赤芍为主。当归为血中之气药，补中有行。赤芍阴柔，又可定悸。两药合用，补血通脉力较强。若血虚瘀滞较重，可加丹参、鸡血藤等。（赵惠，李七一. 李七一治疗急性病毒性心肌炎经验[J]. 辽宁中医杂志，2011，38（6）：1069-1070.）

11. 从肺论治，护心调脉论（刘弼臣）

【提要】 从小儿生理、病理特点出发，提倡从肺论治小儿病毒性心肌炎。肺与心的病理关系，主要表现为肺卫机能失调，邪毒袭肺侵心，或肺失宣降，外邪扰心阻脉。急性期祛邪治肺，以防病邪入侵传变；缓解期扶正固本，增强体质。

【原论】 病毒性心肌炎与中医"心悸""怔忡"相似，起病大多是由于体虚外感邪毒所致；而慢性阶段的患者，又常因抵抗力不足，极易再感受外邪，致使病情反复，迁延不愈。所以，在治疗中应从小儿生理、病理特点出发，从肺论治小儿病毒性心肌炎。肺居胸中，与大肠互为表里，外合皮毛，上连咽喉，司呼吸，主宣发与肃降；心亦居胸中，与小肠互为表里；心肺相邻，同居上焦，心主一身之血，肺主一身之气；百脉朝会于肺，肺气可以贯心脉。故气为血帅，气行则血行，气滞则血滞；血为气之母，血滞气亦滞，血虚气亦虚。肺气的输布，滋养五脏六腑，四肢百骸，有赖于心血的载送；心血的循环，如环无端，又赖肺气的助运，因此，心肺之间关系极为密切。在病理上，小儿脏腑和卫外功能均差，不仅容易罹患疾病，而且病程中最易传变。"幼儿娇肺易遭伤，天地之寒热伤人也，感则肺先受之"，故在病理上形成了"肺为娇脏，难调而易伤"的特点。肺与心的病理关系，在本病主要表现为肺卫机能失调，邪毒袭肺侵心，或肺失宣降，外邪扰心阻脉。在病程的急性阶段，一般都与六淫外邪有密切关系。邪毒从口鼻而入，邪入必损营卫气血，循经络由表入里，先损心之"体"，继损心之"用"，由阴血之伤而渐致阳气虚损，病情反复，经久难愈。病之初，病位在于肺，邪滞不去，损及心气之血，瘀阻脉络，气血失调，心律因而紊乱。初起具有风热外感，热毒壅盛等表现：发热，咳嗽，咽痛，腹泻，并具有胸痛，心悸等症状。这正是病毒性心肌炎在这一阶段的最基本的特征，也就是中医所说的"邪热犯心"。因此，治疗上除从肺治疗外，还必须加用护心调脉的药物。慢性阶，段由于病程日久，肺虚卫弱，极易外感而加重病情，或使病程迁延。治疗用药应补益肺气，增强机体的抗病能力，以利气血化生而养心复脉。

本病初期，或慢性阶段的复感期，大多因感受外邪，邪毒袭表侵肺，肺卫受损，宣降失司；继则邪毒侵心，心神受扰，脉行失调。因此，急性期在治法上分为：①肃肺祛邪，护心调脉。若外感风热，治以辛凉透表，清热解毒，方用银翘散化裁；外感风寒，治以发汗解表，宣肺散寒，方以三拗汤化裁；若症见痰热内阻，咳嗽黄痰，痰稠胶黏，胸脘满闷，甚则气急呕恶，小便短赤，舌苔黄腻，脉滑数，治以清热化痰，利气宽胸，方用清气化痰丸化裁。②宣肺通窍，宁心安神。症见肺热咳嗽，咯痰不畅，咽痛，喉痒，皮肤蒸热，舌红苔黄，脉数，治以清热利咽，疏风宣肺，药用杏仁、桔梗、生甘草、牛蒡子、薄荷、山豆根。症见鼻塞不通，舌苔薄白，脉浮滑，治以疏风开窍，方用辛夷散化裁。若症见咳嗽，胸满闷，口渴烦躁，面赤唇燥，咽痒痛，腹胀，大便秘结，舌红苔黄，脉沉有力，治以清肺通腑，方用宣白承气汤化裁。以上证候，均可在辨证的基础上，加蚤休、丹参、万年青、五加皮、卷柏等护心调脉。缓解期分为：①调卫止汗，以护心液。症见阴虚有火，盗汗，发热，心悸，面赤，口干，唇燥心烦，便难溲赤，舌红，脉数。治以滋阴清热，固表止汗，方用当归六黄汤化裁。若因热病汗出过多，症见唇青面黑，四肢厥冷，恶寒倦卧，冷汗，脉沉弱。治以益气固表，敛汗防脱，方用参附龙牡救逆汤化裁。②益气固表，防治感冒。正气不足而反复感冒者，治以扶正祛邪，方用补中益气汤化裁。而体虚易感者，当益气固表，防止感冒，方用玉屏风散加味。（龙致贤. 北京中医药大学中医学家专集[M]. 北京：人民卫生出版社，1996：243-244.）

12. 肝心同治论（陈水龄，殷惠军）

【提要】 心与肝的关系最为紧密，二者在经络上相互联系，生理上相互配合，病理上相互影响，情志活动上关系密切。故治疗本病时兼顾肝脏，在清热解毒，活血化瘀，益气养阴，养肝柔心，疏肝解郁等法则指导下，从肝心共同论治病毒性心肌炎。

【原论】 病毒性心肌炎以心悸、心前区疼痛、气短等为主要临床表现，临床上对病毒性心肌炎的治疗常在心，而对肝的防治常被忽略。但从其病理特点来看，其病位虽然在心，但同时与其他脏腑功能失调有关。其中与肝的关系最为紧密，二者在经络上相互联系，生理上相互配合，病理上相互影响，情志活动上关系密切。故治疗本病时兼顾肝脏，从肝心同治，临床疗效显著。此外，肝心二经的正经都与咽喉相连，咽喉与肝心二经关系密切，这也与临床上病毒性心肌炎病人常出现的咽干、咽痒、咽痛、咽部堵塞感等咽部不适症状相契合。由此可知，病毒性心肌炎出现的咽部不适，也与肝心二脏密切相关。现代医学研究认为，循环系统受神经系统和内分泌系统的双重调节，这就是经典的神经内分泌免疫网络系统。这个网络系统是人体脏腑相互关联及经络功能的物质基础，从中医的角度看这就是整体观念的体现。肝与心两脏共同调节人体的情志活动，这种精神情志的表达，主要源于机体神经-内分泌-免疫网络的整体活动。

从肝心论治病毒性心肌炎的治则治法包括：①清热解毒，咽心同治，彻底祛邪：病毒性心肌炎发病初期，热毒侵心是关键，故治疗以清热解毒为主，祛除温毒之邪力求彻底，以免温热毒邪留恋，使病情迁延反复。临床多用清热解毒药，如苦参、金银花、连翘、板蓝根、大青叶、黄连、栀子、黄芩、紫花地丁、生地黄、牡丹皮等。这些药大都苦寒入心经或肝经，对于彻底清除温热邪毒，以防病邪深入，变生它证，确有裨益。临证时还应重视对咽喉部的诊察，因为病毒极易在咽喉部大量繁殖，然后进入血中引起心肌损伤，故常可见到咽喉红肿、疼痛或咽后壁淋巴滤泡增生，可于方中加入解毒利咽之品；对于咽干、咽痒、呛咳不停、说话声音嘶哑等慢性咽炎表现者，可于方中加入养阴利咽之品，及时消除咽部的感染病灶，防止病邪继续深入。②疏肝解郁，调畅情志，身心同治：由于病毒性心肌炎诊断的不确定性及病情的迁延不愈，发病的过程中常常见到心神被伤，情志改变，容易引起各种心理问题，主要包括焦虑和抑郁，二者常相伴为病，且贯穿疾病的始终。心血管疾病可引起和加重抑郁和焦虑症，而抑郁和焦虑症也可诱发和加重心血管疾病的病情，并对心血管疾病的预后产生显著的影响。由此可见，疏肝解郁，调畅情志对于病毒性心肌炎的治疗及预后都有一定的帮助。常用方如柴胡疏肝散、逍遥散等，用药物来辅助治疗以减轻病人精神上的负担。（陈水龄，殷惠军. 从肝心论治病毒性心肌炎[J]. 中西医结合心脑血管病杂志，2016，14（6）：659-661.）

13. 治兼脾胃论（郑梅生）

【提要】 脾胃为后天之本，脾胃功能失调，导致正气不足、毒邪侵犯，聚而成痰浊、水饮等病理产物，影响机体气血阴阳而发病，故根源在于脾胃失调。在整体论治的基础上，从脾论治，辨证施治始终注重调理脾胃、培补脾土、补益元气。

【原论】 本病病位虽在心，与脾胃密切相关。脾胃为后天之本，气血生化之源。脾胃功能失调，久之素体虚弱、正气不足，温热邪毒由表或口鼻而乘虚入里，复又伤及心脾，母子互为影响，气血阴阳失调而致痰浊、水饮、瘀血等病理产物，郁久而发病。本病病机在于本虚标实，因虚致实、虚实夹杂，根源在于脾胃失调而致的气虚。脾失健运，则气血生化乏源。津液赖气散布周身，气虚则无力推动津液输布，聚而成痰浊、水饮。气为血帅，心气不足、心阳不振而无力鼓动血脉，血行瘀阻而成瘀血。血液化生不足则心失所养，不能上荣，而致心悸、怔忡，甚则晕厥。故痰浊、水饮、瘀血等病理产物是本病的重要因素，痰瘀互结、心脉不通、气血凝滞而发病；脾为生痰之源，故心脾功能失调为本病之根本。

调理脾胃贯穿始终，辨证论治，灵活运用。①治脾胃与清热解毒并用：毒邪首犯肺卫，正气不足，外邪则易盘踞体内久散不去而酿生热邪，肺经郁热，温毒浸淫及心，温毒灼津耗气而发病。治疗当标本兼顾，脾肺母子之脏，调理脾胃以"培土生金"，与清热解毒合用，使之祛邪不伤正。喜用参苓白术散，配以金银花、连翘、野菊花、鱼腥草、金荞麦等。②治脾胃与化痰行气并用：疾病中期，正不敌邪，温热毒邪难去，郁久伤及心脉。心属火，脾属土，母病及子，伤及脾阳，脾运失健，升降失调，饮食不能化生精微，聚湿为痰饮，痰浊痹阻于心。治宜健脾化湿、行气利水。延用参苓白术散益气健脾化湿，妙用理气之品，行气化痰，调畅中焦，使之脾胃升降有序，正气得出。③治脾胃与活血化瘀并用：随着疾病进展，湿在体内蓄积，脾气更加亏耗，气虚无以助心行血，气血运行更为不畅而造成心脉瘀阻、瘀毒交结则胸痹不宣。若热毒伤络，血热妄行外溢而致瘀；当以健脾益气、活血化瘀止痛之法。常用四君子汤化裁，合用三七、川芎、黄芪、丹参。④治脾胃与振奋心阳并用：病至中后期，久病耗伤气血，气虚及阳则阳气虚损，心脾阳虚不能温通脉气。心为阳脏而主阳气，以阳为用，心气虚日久导致心阳虚，心阳不振则下生水湿之气，症见心动悸、胸闷。宜以健脾益气温阳为治则。多用四君子汤为基础，佐以干姜，取其入脾胃，温中散寒、健运脾阳，又入心经，温阳通脉、回阳散寒。⑤治脾胃与宁心安神并用：久病耗伤气血，心脾两虚，脾不生血，心失所养，不能藏神，故神不安，志不宁。治当健脾养心安神。在四君子汤方中加用养心安神之药，常用酸枣仁、首乌藤，二药入心肝经，养心安神又益肝血养阴，气血阴阳得以兼顾。⑥治脾胃与滋阴补肾并用：脾为后天之本，脾气得安，五脏受荫；脾气虚弱，将百病丛生。久病耗气加之后天失养，五脏之火、邪热久留化火，不仅耗伤五脏之阴，日久终耗肾阴；肾阴亏虚、肾阳失制，相火亢盛致阴虚内热。治法宜补脾气、益肾气、养心阴。以四君子汤化裁，阴虚甚者，妙用甘寒之墨旱莲、女贞子滋补肾阴除虚热，而非清虚热苦寒伤脾胃之物。偏肾虚火热者，以怀牛膝引火下行、补益肝肾。（邹静，郑梅生. 郑梅生从脾论治病毒性心肌炎经验探析[J]. 中国医药导报，2018，15（27）：122-126.）

14. 调脏安神论（吕仕超，张军平）

【提要】 由于病毒性心肌炎缠绵难愈，病程中首见心神伤改变，继则伴见它脏神志损伤，对预后造成不良转归。故临床尚需治疗心神伤等情志改变，神愈则心康。根据"五神脏"说，辨脏论治，拟定安五脏神志法，使患者生理、心理早日康复。

【原论】 心藏神是心的主要生理功能之一，又称心主神明或主神志，而气血是神志活动的物质基础。心损与神伤互为因果，在疾病演变过程中互为致病因素。有关文献报道，心血管疾病可引起和加重抑郁和焦虑症，而抑郁和焦虑症也可诱发和加重心血管疾病的病情，并对心血管疾病的预后产生显著影响。情志异常首先影响心，情志致病影响气机通畅。气为血帅，血为气母，气行则血行。各种情志因素，可致气机紊乱，血液运行失常，影响心的功能。

病毒性心肌炎属于本虚标实之证，本虚为心之气阴两虚，标实为热毒兼夹痰瘀。由于疾病缠绵难愈，病程中常首见心神伤的改变，继则伴见它脏情志改变。临床除治疗病毒性心肌炎外，尚需治疗心神伤等情志改变，神愈则心康。临床可根据《素问·三部九候论》中"神脏五"之说，如心藏神、肝藏魂、脾藏意、肺藏魄、肾藏志，辨脏论治，并采用下列治法。①养心调神：心藏神，为五脏精神活动的主宰。心神伤常出现心悸、失眠、多梦、胸闷、多汗、精神恍惚、心神不宁、多疑易惊、喜怒无常等临床表现。选方以天王补心丹为主加减。②疏肝安魂：肝藏魂，主谋虑、决策。肝魂伤常出现胸胁胀痛、头昏目眩、面红目赤、烦躁不安、闷闷不乐、喜太息、嗳气等症状。选方以柴胡加龙骨牡蛎汤为主加减。③健脾养意：脾藏意。脾意伤表现为头昏、心慌、乏力、多思善疑，及嗳气、恶心、呕吐、腹胀、腹泻等消化道疾病所表现出的一系列症状。选方可以归脾汤为主加减。④补肺定魄：肺藏魄，肺魄伤则使肺气抑郁，耗散气阴，出现反复感冒、咳嗽等症状；甚至出现感觉异常，如幻觉、错觉。选方以玉屏风散为主加减。⑤益肾健志：肾藏志，心藏神，神伤则心怯而恐，肾志伤则易惊易恐，精神不振，记忆力减退。选方可以左归丸为主加减。综上所述，病毒性心肌炎与情志改变具有密切的关系，针对不同的情志改变辨脏论治，可减少情志因素给病毒性心肌炎患者带来的危害，使患者生理、心理早日康复。（吕仕超，张军平. 试论病毒性心肌炎伴发情志改变的治疗[J]. 中国中医基础医学杂志，2010，16（2）：161-162.）

15. 二期五型证治论（苏树荣）

【提要】 针对病毒性心肌炎证候特点，分为二期五型进行治疗，即急性期之风热袭肺证与心阳衰竭证；慢性期之气阴两虚证、心脾亏虚证和心脉瘀阻证。

【原论】 病毒性心肌炎临床证候可划分为二期五型，即急性期之风热袭肺证与心阳衰竭证；慢性期之气阴两虚证、心脾亏虚证和心脉瘀阻证。

急性期一般是指邪毒侵袭肺卫，初犯心脉之期。一般先有发热、咳嗽、流涕、脉浮数等风热袭肺症状，数日后出现胸闷、气短、心悸、乏力等心肌损害之兆。此时若并呈脉结代、心律失常之候，则心肌炎可予以确诊。另一类心阳衰竭证，乃少数病人在发病初期即出现邪毒内陷之心悸，胸闷痛，呼吸困难，面色紫绀，烦躁不安等危象，呈现一系列心阳虚衰之症。更有甚者发生汗出肢冷、脉微欲绝、良久方一动之正气虚脱险象。如不及时抢救，可因阳气暴脱而亡。

至于进入慢性期阶段，此时表邪已解，邪毒渐衰，而正气不足之象显露，由此产生多种临床症状。可将其分为三类：①气阴不足证，此型占慢性期患者中较大比例，心悸，怔忡，胸闷气短，心烦失眠，脉来细象为其主症。随其不同脏腑受累常有不同兼症，若见口咽干燥、盗汗颧红，脉细数者乃肺阴虚之症；而两目干涩，月经不调，脉细弦是为肝阴不足之兆；若眩晕耳鸣，失眠健忘，腰膝酸软，脉象细弱则属肾阴亏损之象。②若心病影响脾脏者，在临床上多表现出心脾气虚血亏之象，在心悸、心慌的同时，常伴见气短，动则尤甚，纳食不馨，大便溏薄，舌质淡，脉细缓而不匀之症。③心脉瘀阻是慢性期中后期多见之证，久病多瘀。造成心脉瘀阻的成因有二：一是由于反复感染，邪浊稽留心脉；二是心气日渐不足，无力推运血行，而使部分血液沉滞于脉中，久而久之，瘀结脉壁而形成恶性循环。此类患者，动脉硬化症将伴随而至。

治疗本病要以"时时护心，处处养心"为原则。在治疗中既运用整体观念辨证施治，又随不同证型选择性地采用抗心律不齐、活血通脉、营养心肌细胞的药物。病在急性期，治以清热解毒，祛邪护心。常用药有银花、连翘、板蓝根、羌活祛邪，同时参以丹参、麦冬以护心，寓防于治。胸部闷塞，可酌加瓜蒌、远志，宽胸通阳。对心阳虚脱者，急予回阳救心，重点在于纠正其结代脉，主用参附龙牡汤，酌加苦参。急性期喜用苦参一药。苦参在历代古医籍中，均作为清热燥湿、解毒杀虫之用。近代药理研究，发现苦参能改变心肌细胞膜 K^+、Na^+ 的传导，从而使心肌的应激性降低，延长绝对不应期，由此抑制异位起搏点，可纠正心律失常。因此认为苦参既能祛邪，又能护心。病在初期，即用苦参，实也是辨病与辨证相结合之策。进入慢性期后，由于症情复杂，所择之治则、选方、用药亦相应多变。气阴两虚者，着眼于益气养阴，最常用方剂为生脉散，着力补养心肺之阴。（单书健，陈子华. 古今名医临证金鉴·心悸怔忡卷[M]. 北京：中国中医药出版社，1999：256-258.）

16. 四期辨治论（周次清）

【提要】 病毒性心肌炎分为急性期、恢复期、慢性期、后遗症期论治。急性期，应详察病邪，明辨病位；恢复期，治疗应以扶正为主，兼祛余邪；慢性期，治疗以调整阴阳气血为主，兼以攻邪；后遗症期，应详辨心肾与痰瘀。

【原论】 病毒性心肌炎分为急性期、恢复期、慢性期、后遗症期论治。①急性期：病邪有风热和风湿之别，病变部位有心肺同病和心脾同病之分，应详察病邪，明辨病位。风热侵袭，伤及肺卫，出现肺心同病的病证。一般先有发热微寒、全身酸楚、头痛、咽痛、咳嗽、流涕、舌苔薄白、脉象浮数或促等风热犯肺的上呼吸道感染症状；继而出现心悸、气短、乏力、胸闷或胸痛等症状。风热初起，治疗宜疏表清热宣肺，方用辛凉清解饮（《秋温证治》）加减；热伤气阴，损及心肺，出现心悸，气短，乏力，合用生脉散；胸闷、胸痛者，加瓜蒌皮、前胡、郁金。风湿之邪内侵，易伤脾之气阳，出现心脾同病的病证。一般先有肌肉酸痛、寒热起伏、恶心呕吐、腹泻、纳呆、舌苔滑腻、脉象濡缓或结代等风湿犯脾的消化道感染症状，继而出现胸闷、胸痛、心悸、乏力等症。风湿初起，治宜祛风胜湿，用宣疏表湿方（《时病论》）加减；表里俱实，湿热内迫，胸闷、脉促、腹泻者，宜用葛根芩连汤加味；湿热蕴脾，病情缠绵者，宜用清热渗湿汤（《证治准绳》），苦降清热，健脾利湿。②恢复期：邪气始退而正气已伤，始觉胸闷或胸痛、心悸、乏力、脉结代，心电图出现心肌劳累、心动过速、早搏或传导阻滞等，治疗应以扶正为主，兼祛余邪。主要有两种情况：若风热犯肺，肺心同病，由于热伤气阴，多致气阴两伤，热邪未尽，症见午后发热，心悸，心烦，口干，乏力，盗汗，舌红，少苔，脉象细数或促，治疗当益气养阴，清热安神，方用人参安神汤（《幼科铁镜》）加减。夏秋季节或感暑湿者，宜用生脉散合清络饮，轻清缓补。若风湿犯脾，心脾同病，由于湿伤脾阳，多致气阳亏虚，湿邪留恋，症见低热不解或发热起伏，胸闷，神疲肢倦，面色苍白，时出冷汗，纳呆便稀，舌苔白腻，脉象濡缓或结代，治疗当益气温阳，健脾燥湿，方用参芪丸（《疡医大全》）加味。阳虚感受风寒，形寒微热，倦怠乏力，食欲不振，脉缓者，宜用保元汤合桂枝汤，益气逐寒，调和营卫。③慢性期：邪去正伤，以阴阳气血紊乱为病变特点，从而产生痰浊、血瘀等病理变化，形成因虚致实的虚实夹杂之证，治疗以调整阴阳气血为主，兼以攻邪。若风热犯肺，热邪伤阴，而致阴血亏虚，症见心悸，怔忡，胸闷，胸痛，头晕目眩，烦躁，盗汗，口干，失眠，便秘，尿黄，舌质红干，少苔，脉象细数或促，治疗宜滋阴养血安神，方用人参养营汤加减。若风湿犯脾，而易伤阳气，症见心悸，乏力，胸闷，胸痛，短气，自汗，面色苍白，舌质淡，苔薄白，脉迟涩或结代，治疗当益气温阳，方用参芪益气汤（《杂病源流犀烛》）。④后遗症期：以心律失常为主，常见房室或束支传导阻滞、早搏及交界性心律等为主，或表现为心肌劳累，或伴有全身症状。若心肾亏虚，症见心悸，怔忡，胸闷，气短，舌苔少，脉结代，治宜养心通脉，方用炙甘草汤加减。损其肾者，则见心悸，头晕，神疲，乏力，耳鸣，健忘，失眠多梦，畏寒，恶热，小便清频，舌淡少津，脉象沉细或结代，治宜益肾生精通脉，方用生脉补精汤（《类证治裁》）。痰浊阻络者，症见心悸，怔忡，胸闷，烦躁，失眠，口干不欲饮，舌苔腻，脉象滑数或结代，治宜涤痰通络，方用涤痰汤加减。若瘀阻心脉，症见心悸，怔忡，胸痛，胸闷，舌质暗或有瘀斑瘀点，脉象迟涩或结代，治宜活血化瘀通脉，方用血府逐瘀汤加减。（高洪春. 周次清治疗病毒性心肌炎的经验[J]. 中医杂志，1992，33（12）：13-14.）

17. 恢复期兼证辨治论（张伯臾）

【提要】 心肌炎恢复期咽炎的治疗，予以清热解毒、疏解利咽为主；恢复期感冒的防治，宜辛凉疏解，解肌发表；恢复期月经调理，疏肝解郁，温经散寒，行气活血，养血固冲；恢复期失眠、郁证的调理，以养阴血，缓肝急，润内燥为主。

【原论】 ①心肌炎恢复期咽炎的治疗：心肌炎恢复期患者伴有慢性咽峡炎，尤以青少年为多。随着咽炎治愈，心肌炎恢复期症状每可得以减轻以至消失。本病属气阴两虚、邪少虚多，而以正虚邪恋、余邪热毒稽留的虚实夹杂证最常见。此系时邪热毒上受或厥阴少阴之火上炎，如不及时治愈，可能重伤心脏气血，影响心脏损伤的早期恢复。因而十分重视急慢咽炎的诊断和治疗，且把咽喉诊察作为辨证立法的一个重要方面。咽炎一日不除，则治疗一刻不辍。凡急性咽红咽痛伴有外感发热者，予以清热解毒、疏解利咽为主，选方以银翘散、桑菊饮、桔梗汤加减。对慢性咽炎，或已投清热解毒而少效者，多以增液汤或交泰丸合大剂量的解毒除痹药，如土茯苓、银花、射干等，务使热清毒除咽利。②心肌炎恢复期感冒的防治：心肌炎恢复期患者多因体弱表虚、感冒反复而病程迁延，感冒后心悸怔忡明显加重。本病兼感冒时，心脏损伤在先，时邪复感在后，应先治外邪为急，不使心脏重伤，可辨证选用银翘散、桑菊饮、杏苏散等辛凉疏解，解肌发表。对正虚明显者，以参苏饮、黄芪桂枝汤出入扶正祛邪。心肌炎恢复期兼外感者，一俟表证得解或外邪撤而未净之际，应迅即转入养心为主，祛邪为辅的治疗。对体虚易感冒者，在未感冒阶段选用玉屏风散、黄芪桂枝汤，以益气固表，治其未病，并告诫患者应注意摄生避邪，严防外邪再犯。③心肌炎恢复期的月经调理：心肌炎恢复期的成年女性患者，每有临经而见心悸早搏诸症加重现象，究其病因，不外心脏气血未复，肝体失涵，疏泄失常，多致经前肝郁气滞上扰心神；或经血外泄过多使心脏呈虚虚之候。他如血热阴血被灼、胞宫寒凝瘀痛等，均可影响心脏气血。常以逍遥散加减治疗肝郁气滞月经失调，以温经汤加减治疗寒凝气滞血瘀痛经。对月经量多属冲任虚寒者，予养血固冲的胶艾四物汤；对血热扰经，血去过多者，投以芩荆四物汤加味。④心肌炎恢复期失眠、郁证的调理：急性心肌炎后，不少成年患者，尤其是女性，除了心悸怔忡等症状外，常见失眠、多梦、情绪抑郁、胸闷欲得太息等。西医多认为此与精神-神经因素有关。辨证为阴血不足，肝木失荣，症见怔忡、脏躁、郁证，治疗予以养阴血，缓肝急，润内燥为主，恒以甘麦大枣汤酌加当归、白芍、柏子仁、酸枣仁、茯苓、合欢皮、夜交藤、龙牡等，并配合思想开导。随着睡眠转安，情怀开朗，心悸早搏诸症也常获迅速改善。（郭良集. 著名老中医张伯臾对心肌炎恢复期的治疗经验[J]. 上海中医药杂志，1984，（10）：4-5.）

18. 六经辨治论（罗陆一）

【提要】　病毒性心肌炎属外感病，可从《伤寒论》之六经辨证立论，辨证可分为太阳病、阳明病、少阳病、太阴病、少阴病、厥阴病，六经病下再分为不同的方证。

【原论】　中医药治疗病毒性心肌炎虽然取得了一定成绩，但辨病后再辨证分型，未突出中医因人因时因地的个体化原则。现代中医药治疗病毒性心肌炎多为单一复方辨病治疗，这显然未遵循疾病的演变规律，更不符合中医辨证施治治疗疾病的宗旨。辨证论治是传统中医的精髓，《伤寒论》是外感疾病的诊疗指南，可用于各种外感疾病。病毒性心肌炎作为外感疾病，可以遵循张仲景治疗外感疾病的思路进行治疗，从《伤寒论》之六经辨证立论，探索病毒性心肌炎发病的规律和机理，明确病毒性心肌炎是符合六经传变及其变生他证的规律。①太阳病：桂枝汤证，外感风寒，营卫不和，症见发热、恶寒、身痛、心悸、乏力、鼻塞、头痛、或咳嗽、或气喘、舌淡红苔薄、脉浮。麻黄杏仁甘草石膏汤证，邪热壅肺，症见汗多、咳嗽、气喘、发热，舌淡红苔薄黄、脉数。葛根黄芩黄连汤证，邪热下利，症见心悸、泄泻急迫、口渴烦躁、尿黄、胸痛心悸，舌淡红苔白、脉数。属邪热内陷，邪气凝滞，胃失和降。炙甘草汤证，心气阴虚，症见外感后恶寒、随之心悸、胸闷、气短、少气懒言、神疲乏力，舌淡红苔薄白、脉弱、代。茯苓桂枝白术甘草汤证，脾胃阳虚，症见心悸、气短、胸闷、头晕、水肿，舌淡红苔薄白、脉沉。小建中汤证，脾胃亏虚，气血不足，症见心悸心烦，舌淡红苔薄白、脉弦细。小陷胸汤证，痰热结胸，症见胸痛、胸闷、痛引肩背、便秘、尿黄，舌淡红苔白厚腻、脉弦紧滑。桃核承气汤证，蓄血轻证，症见胸闷、胸痛、少腹疼痛、腹急结、或如狂、发狂、舌黯红、边有瘀点。抵当汤证，蓄血重证，症见胸痛间作、心悸不宁、发热、腹胀满、大便干结色黑，舌质黯、边有瘀点、脉沉细。②阳明病：白虎加人参汤证，胃热伤津，症见胸闷、胸痛、心烦心悸、大汗、口干、恶风、大渴，舌淡红苔薄黄、脉洪大。竹叶石膏汤证，胃热伤津气逆，症见气短、乏力、少气懒言、咳嗽、发热、口干、恶心、呕吐。③少阳病：小柴胡汤证，邪结少阳，症见心悸、胸闷、胸痛、心烦、口苦咽干、头晕、腹痛、发热、恶寒、寒热往来，舌淡红苔薄黄或薄白、脉弦。半夏泻心汤证，寒热交错，胃气不和，症见感冒发热后心悸、脘痞发热、胸闷、恶心、气逆、大便溏，舌淡红苔白厚腻、脉虚弱。柴胡加龙骨牡蛎汤证，邪漫三焦，症见胸闷痛、心烦、惊悸、阵阵发热、时时恶寒、急躁易怒、激动加重、大便干结，舌黯红、边有瘀点、脉弱。④太阴病：理中汤证，脾虚寒湿，症见泄泻、恶心呕吐、口干、不欲饮水、胸痛腹痛、身疼痛、头痛发热，舌淡红苔薄白、脉细。⑤少阴病：四逆汤证，阳衰阴盛，症见胸痛、肢厥冷、畏寒、胸闷、出冷汗、面色苍白，舌淡红苔薄白、脉细。真武汤证，阳虚水泛，症见发热、心悸、头晕、身𥆧动。麻黄附子细辛汤证，表里俱寒，症见外感疾病后、胸痛、胸闷如窒、痛引肩背、发热、肢冷畏寒、脘腹胀满、大便溏稀，舌淡红苔浊腻、脉沉迟。黄连阿胶汤证，心阴亏虚，虚火上炎，症见胸闷痛、心悸、烦躁、失眠多梦、面色潮红、手足心热、盗汗、口干咽燥、头晕、腰膝酸软、尿黄、大便干结，舌红有瘀点、苔薄白、脉细数。⑥厥阴病：干姜黄芩黄连人参汤证，上热下寒，寒热相格，症见心悸心烦、胸痛、口干、恶心呕吐，舌淡红苔薄白、脉细。麻黄升麻汤证，热郁肺卫，脾胃阳虚，症见胸闷、胸痛、泄泻、手足厥冷、咽痛，舌淡红苔薄白、脉数。（罗陆一. 《伤寒论》六经辨证论治病毒性心肌炎的探讨[J]. 中华中医药学刊，2011，29（1）：26-30.）

19. 卫气营血辨治论（周承志）

【提要】　急性病毒性心肌炎发病前多有卫分证前驱症状，有发热、恶寒、咽痛、咳嗽等风热犯卫证，或乏力、腹泻等湿邪犯卫证。在卫分证前驱症状之后，往往少有大热、大渴、大汗、脉洪大的典型气分大热证，而直接出现胸闷、心悸等热入心营症状。

【原论】　病毒性心肌炎在发病前，有发热，全身酸痛，咽痛，腹泻等症状。患者常诉胸闷，心前区隐痛，心悸，乏力，恶心，头晕。临床上诊断的病毒性心肌炎中，90%左右以心律失常为主诉，其中少数患者出现心力衰竭或心源性休克。病毒性心肌炎属中医学心悸、喘证、厥脱等病证范畴。临床论治多采用脏腑辨证，如以温病卫气营血辨证，能更好地指导临床。①急性病毒性心肌炎发病前，多有卫分证前驱症状。病毒性心肌炎发病前，可有发热、恶寒、咽痛、咳嗽等风热犯卫证，或乏力、腹泻等湿邪犯卫证。风热犯卫证，多表现为发热，恶寒，头痛，咽痛，咳嗽，口渴，舌边尖红、苔薄白、脉浮数。治当以辛凉清解，如薄荷、牛蒡子、金银花、连翘、前胡、苦杏仁、桑叶、菊花等。湿邪犯卫证，多表现为发热，恶寒，头身困重，纳呆不渴，乏力，胸闷脘痞，腹泻，舌淡、苔白腻，脉濡。可用藿香、佩兰、紫苏叶、苦杏仁、芦根、滑石等化湿透热。"在卫汗之可也"，邪尚在肺卫，此时不可过用苦寒、辛寒之类，否则冰伏邪气，甚则迫邪入里。如能以轻剂"透风于热外""渗湿于热下"，部分患者可不致出现热邪入营之证。也有部分患者并无明显卫分证前驱症状，发病即表现为营分症状。②急性病毒性心肌炎发病时表现为热邪直入营分。病毒性心肌炎在卫分证前驱症状之后，往往少有大热、大渴、大汗、脉洪大的典型气分大热证，而直接出现胸闷、心悸等热入心营症状。临床可见到多种心律失常，其发热往往为低热、身热夜甚，也有部分患者无发热症状。热邪入营后，需注意两个方面：一是"撤去气药"，不可过用苦寒、辛寒之类，如不可因病毒性心肌炎为"病毒"

感染而过用大青叶、板蓝根、黄芩、黄连等"抗病毒药"，否则必使邪气久陷营阴，病深不解。二是"入营犹可透热转气"，热邪已入营分，在清营育阴（如用犀角、生地黄、玄参）的同时，需佐以透热转气之品，将已入营分之热邪透转至卫、气分而解。因热郁迫入营分者，可用桑叶、菊花、金银花、连翘、竹叶等。如郁结重者，还可加用蝉蜕、僵蚕等。因湿遏迫热入营者，可用藿香、佩兰、苦杏仁、淡豆豉、金银花露等宣化湿浊；湿浊得化，则营分热邪自易外达。急性期的心律失常，如上所述，多为热灼营阴所致，应予清营养阴，透热转气，营热一去，则心悸自平。（周承志，邱明义，张道亮.病毒性心肌炎从卫气营血辨治[J].新中医，2006，38（5）：1-2.）

20. 四法辨治论（张琪）

【提要】　张琪分四法治疗病毒性心肌炎，即解毒清热，宣肺清心法；益气养阴，活血通络法；疏肝泻热，益气通阳，潜镇宁心法；温振心阳，化痰消瘀法。

【原论】　著名老中医张琪教授，治疗病毒性心肌炎，施法巧妙，疗效卓著。常用四法治疗：①解毒清热，宣肺清心法。本法适用于病毒性心肌炎急性期，临床表现为心悸，胸闷，咳嗽，气短，发热，咽疼，舌红，苔薄黄，脉数或促等。辨证属热毒侵心，兼袭表犯肺者，常以自拟解毒清心饮加减治之。本方药物有：板蓝根、大青叶、银花、连翘各20g，薄荷、桔梗、竹叶、枇杷叶、牛蒡子、寸冬、柏子仁各15g，甘草10g。诸药相合，以达解毒清热、宣肺宁心之效。咳重气憋者加杏仁，气虚乏力加党参，心中烦加豆豉、山栀。②益气养阴，活血通络法。本法适用于病毒性心肌炎恢复期或迁延期，临床表现为心悸，胸闷，气短，乏力，自汗，心前区隐痛或刺疼，舌质紫或暗红，或有瘀斑，舌苔薄白，脉细或涩或结代等。辨证属气阴两亏，瘀血阻络者，常以生脉饮合血府逐瘀汤加减治之。基本方组成为：当归、丹参各20g，红参、寸冬、五味子、柴胡、生地、桃仁、枳壳、赤芍、桔梗、川芎、红花各15g。方以生脉饮益气养阴，以血府逐瘀汤行气活血，二者相伍为用，有补而不滞、消而不损、相辅相成之效。若气阴虚较重可减行气药，胸闷重者加瓜蒌，胸疼甚者加三七、蒲黄。③疏肝泻热，益气通阳，潜镇宁心法。本法适用于病毒性心肌炎恢复期、迁延期或慢性期，临床表现为心中悸动不已，心烦口苦，胸闷，夜寐不安，舌质红，苔白干，脉弦或弦细无力等。辨证属肝火痰热内扰，而兼气阳不足者，常用柴胡加龙骨牡蛎汤加减。基本方为：龙骨、牡蛎各30g，柴胡、黄芩、半夏、太子参、茯苓、丹参各15g，文军、甘草各10g。方以柴胡、黄芩、文军疏泄肝热，茯苓、半夏健脾化痰，太子参、桂枝、丹参益气通阳和血，龙骨、牡蛎潜镇宁心安神，甘草调和诸药。本方散与敛、通与补、温与清诸法合用，对于虚实寒热错杂之证独有奇功。④温振心阳，化痰消瘀法。本法适用于病毒性心肌炎迁延期或慢性期，临床表现为胸闷气憋，心悸，气短，胸中时有刺疼，纳差，手足欠温，舌质暗红，苔薄白或白腻，脉沉迟或结代。辨证属心阳不振、痰瘀互阻者，常用瓜蒌薤白半夏汤合血府逐瘀汤加减。基本方药有当归、丹参各20g，瓜蒌、薤白、半夏、桂枝、桃仁、赤芍、枳壳、红参各15g，制附子、甘草各10g。本方有温振心阳、化痰消瘀之功。若气虚加红参、黄芪，心下有寒饮加茯苓、白术。（朱永志，张少林.张琪治疗病毒性心肌炎四法[J].四川中医，1994，（6）：7-8.）

（撰稿：何伟；审稿：王雪峰，孙远岭）

参 考 文 献

著作类

[1] 中医研究院西苑医院. 赵锡武医疗经验[M]. 北京：人民卫生出版社，1980.

[2] 龙致贤. 北京中医药大学中医学家专集[M]. 北京：人民卫生出版社，1996.

[3] 胡思源. 病毒性心肌炎的中西医诊断与治疗[M]. 北京：中国医药科技出版社，1998.

[4] 单书健，陈子华. 古今名医临证金鉴·心悸怔忡卷[M]. 北京：中国中医药出版社，1999.

[5] 于作洋. 中国百年百名临床家丛书·刘弼臣[M]. 北京：中国中医药出版社，2001.

[6] 尹远平，查杰. 中国百年百名临床家丛书·查玉明[M]. 北京：中国中医药出版社，2003.

[7] 高洪春. 中国百年百名临床家丛书·周次清[M]. 北京：中国中医药出版社，2004.

[8] 中华中医药学会. 中医内科常见病诊疗指南——西医疾病部分[M]. 北京：中国中医药出版社，2008.

[9] 张明雪，曹洪欣. 病毒性心肌炎中医研究[M]. 北京：中国中医药出版社，2011.

[10] 陈志强，蔡光先. 中西医结合内科学[M]. 北京：中国医药科技出版社，2012.

[11] 张军平. 病毒性心肌炎中西医结合诊疗实践[M]. 北京：中国中医药出版社，2014.

[12] 胡元会. 中医临床诊疗指南释义——心病分册[M]. 北京：中国中医药出版社，2015.

[13] 丁书文. 心系疾病热毒论[M]. 济南：济南出版社，2016.

论文类

[1] 刘弼臣. 中医治疗小儿病毒性心肌炎的体会[J]. 新医药学杂志，1979，（2）：3-4.

[2] 郭良集. 著名老中医张伯臾对心肌炎恢复期的治疗经验[J]. 上海中医药杂志，1984，（10）：4-5.

[3] 王有恒，陈业孟. 朱锡祺治疗 20 例病毒性心肌炎的经验[J]. 上海中医药杂志，1986，（4）：9-11.

[4] 史英杰，刘弼臣. 小儿病毒性心肌炎的中医分型治疗[J]. 中医杂志，1987，（12）：32-34.

[5] 马龙侪，马龙奇. 马骥老中医辨治病毒性心肌炎的经验[J]. 黑龙江中医药，1988，（4）：1-2.

[6] 田金洲. 董建华运用温病理法治疗心肌炎[J]. 中医杂志，1989，（8）：14-15.

[7] 史正芳，王繁宏. 黄秉良老中医治疗病毒性心肌炎的经验[J]. 辽宁中医杂志，1991，（5）：16-17.

[8] 高洪春. 周次清治疗病毒性心肌炎的经验[J]. 中医杂志，1992，33（12）：13-14.

[9] 阮诗玮，陈以君，许天兴. 病毒性心肌炎证治要点[J]. 实用中医内科杂志，1993，（1）：6-8.

[10] 许克明. 中医治疗病毒性心肌炎的体会[J]. 湖南中医杂志，1993，（1）：22-23.

[11] 王乐平，卞国本. 钱育寿诊治小儿病毒性心肌炎的经验[J]. 国医论坛，1993，（3）：20-21.

[12] 陈建华，古献民. 中医药治疗病毒性心肌炎概述[J]. 新中医，1993，（4）：50-52.

[13] 顾双林. 病毒性心肌炎分期辩证治疗规律研讨[J]. 上海中医药杂志，1993，（12）：19-21.

[14] 张宗益. 名老中医李裕蕃治疗病毒性心肌炎的经验[J]. 临床荟萃，1993，（22）：1046-1047.

[15] 张祥福. 谈祖国医学对病毒性心肌炎的辨证治疗[J]. 湖南中医杂志，1994，10（1）：23-24.

[16] 孙增书，苏贵臣，金广春. 病毒性心肌炎中医辨症施治[J]. 佳木斯医学院学报，1994，17（4）：64-65.

[17] 朱永志，张少林. 张琪治疗病毒性心肌炎四法[J]. 四川中医，1994，（6）：7-8.

[18] 王雪峰，张小梅. 三焦枢机论治小儿肠道病毒性心肌炎探要[J]. 中医函授通讯，1995，（3）：42-43.

[19] 钟有华. 病毒性心肌炎的辨治体会[J]. 北京中医，1996，（2）：54-55.

[20] 崔向宁，戴令之. 病毒性心肌炎从心肾论治探析[J]. 新中医，1996，28（5）：5-7.

[21] 石蕴玉. 张镜人治疗病毒性心肌炎的经验[J]. 浙江中医杂志，1996，（6）：242.

[22] 吴秋英. 陈杨荣教授治疗病毒性心肌炎经验[J]. 黑龙江中医药，1998，（1）：21-22.

[23] 谭云丹，冯鹤. 病毒性心肌炎的中医康复护理[J]. 心血管康复医学杂志，1998，7（4）：157-158.

[24] 崔立丰，张洁. 杨培君教授论病毒性心肌炎的证治概要[J]. 陕西中医学院学报，1999，22（4）：19.

[25] 曹洪欣，殷惠军. 益气养阴法治疗病毒性心肌炎的临床应用[J]. 中医教育，1999，18（5）：52-53.

[26] 曹忠义. 栾光斗辨治病毒性心肌炎学术思想探索[J]. 中医药研究，2000，16（4）：1.

[27] 蒋宇，胡庆寅，胡晓允. 中医辨证治疗病毒性心肌炎的临床研究[J]. 吉林中医药，2000，（5）：12.

[28] 邢向晖，马婷. 小儿病毒性心肌炎中医治法概要[J]. 中医药信息，2002，19（1）：5-8.

[29] 曹洪欣，朱海燕. 大气下陷证与病毒性心肌炎相关性机理的理论探讨[J]，陕西中医，2002，23（2）：141-143.

[30] 郑杨. 儿童体质与病毒性心肌炎关系的探讨[J]. 辽宁中医杂志，2002，29（5）：262.

[31] 石效平，张知新. 小儿病毒性心肌炎的中医治疗[J]. 中国全科医学，2002，5（7）：523-524.

[32] 史小青. 中医辨证治疗急性病毒性心肌炎的临床体会[J]. 四川中医，2002，20（10）：22-23.

[33] 张淑英，刘炳松. 小儿病毒性心肌炎的中医辨证治疗[J]. 浙江中西医结合杂志，2003，13（2）：63.

[34] 魏从强. 病毒性心肌炎中医辨证施治初探[J]. 四川中医，2003，21（2）：7-8.

[35] 黄永生. 病毒性心肌炎的辨证论治[J]. 长春中医学院学报，2003，19（3）：38-39.

[36] 郑家远. 王静安主任医师治疗小儿病毒性心肌炎经验[J]. 现代中医药，2003，（4）：12-13.

[37] 杨晓慧，李琴. 小儿病毒性心肌炎的中医临床诊治体会[J]. 甘肃中医，2004，17（3）：15-17.

[38] 宋兴. 病毒性心肌炎诊治辨析[J]. 成都中医药大学学报，2004，27（3）：1-3.

[39] 张治祥，杨磊. 杨培君教授治疗病毒性心肌炎经验撷菁[J]. 中医药学刊，2004，22（10）：1793-1794.

[40] 刘静秋，周明学. 老中医治疗病毒性心肌炎经验谈[J]. 中国社区医师（综合版），2004，6（23）：39-40.

[41] 郑锐锋. 复方羌芪片治疗急性病毒性心肌炎的双盲法临床研究[D]. 北京：中国中医研究院，2005.

[42] 于占文，杨积武. 中药治疗病毒性心肌炎述评[J]. 辽宁中医学院学报，2005，7（2）：127-128.

[43] 张国熙. 小儿病毒性心肌炎证治浅识[J]. 中医药学刊，2005，23（4）：613-615.

[44] 桑勉，王晓东. 小儿病毒性心肌炎中医辨治当从毒、痰、瘀、虚、神入手[J]. 国医论坛，2005，20（5）：11-12.

[45] 孙元莹，吴深涛，姜德友. 张琪诊治疑难心脏病 4 则[J]. 中西医结合心脑血管病杂志，2006，4（5）：437-438.

[46] 周承志，邱明义，张道亮. 病毒性心肌炎从卫气营血辨治[J]. 新中医，2006，38（5）：1-2.

[47] 曹彬彬. 中医治疗病毒性心肌炎临证浅识[J]. 实用中医内科杂志，2006，20（6）：669.

[48] 劳慧敏. 小儿病毒性心肌炎的辨证治疗综述[J]. 江西中医药，2006，37（11）：63-64.

[49] 李建丰. 病毒性心肌炎的中医治疗[J]. 医药产业资讯，2006，3（17）：115.

[50] 车文彦，张明义. 对病毒性心肌炎各期辨证治疗的探讨[J]. 黑龙江医药，2007，20（5）：527-528.

[51] 王更生. 病毒性心肌炎中医分型治疗心得[J]. 中国社区医师（综合版），2007，9（11）：77.

[52] 王鹏，张玉芳，王欣宏. 中医治疗成人病毒性心肌炎经验琐谈[J]. 中国医药导报，2007，4（26）：136-137.

[53] 张飚. 病毒性心肌炎中医证治探析[J]. 实用中医内科杂志，2008，22（1）：26-27.

[54] 李淑芳. 病毒性心肌炎的中医辨证治疗[J]. 中国中医药现代远程教育，2008，6（4）：381.

[55] 何伟，张明雪. 以毒论治病毒性心肌炎[J]. 辽宁中医杂志，2009，36（1）：38-39.

[56] 韩丽华，鲁文涛. 运用中医“治未病”理论预防、干预病毒性心肌炎[J]. 河南中医，2009，29（2）：207-208.

[57] 张灵敏，靳红微. 病毒性心肌炎的中医临床辨治研究概况[J]. 河北中医，2009，31（5）：784-786.

[58] 肖群娥，谢雪华. 病毒性心肌炎的中医护理体会[J]. 湖南中医杂志，2010，26（1）：72-73.

[59] 贺爱燕，胡思源，刘虹，等. 陈宝义教授对小儿病毒性心肌炎的中医理论认识和辨治经验[J]. 陕西中医，2010，31（2）：204-205，218.

[60] 吕仕超，张军平. 试论病毒性心肌炎伴发情志改变的治疗[J]. 中国中医基础医学杂志，2010，16（2）：161-162.

[61] 晋黎，胡思源. 陈宝义教授从湿毒辨治小儿病毒性心肌炎经验[J]. 天津中医药，2010，27（6）：445-446.

[62] 尚东丽，曾垂义. 王振涛教授对慢性病毒性心肌炎心肌纤维化中医认识与辨治[J]. 中国社区医师（医学专业），2010，12（17）：141-142.

[63] 李巍巍. 中医辨证治疗病毒性心肌炎临床举隅[J]. 中国医药指南，2010，8（28）：129-130.

[64] 罗陆一.《伤寒论》六经辨证论治病毒性心肌炎的探讨[J]. 中华中医药学刊，2011，29（1）：27.

[65] 董清科，赵鸣芳. 小儿病毒性心肌炎中医诊疗现状[J]. 中国中医急症，2011，20（4）：613-615.

[66] 陈云志，张军平. 病毒性心肌炎以"痹痿"论治探讨[J]. 时珍国医国药，2011，22（5）：1200-1201.

[67] 赵惠，李七一. 李七一治疗急性病毒性心肌炎经验[J]. 辽宁中医杂志，2011，38（6）：1069-1070.

[68] 孙汉屏，杨宁. 病毒性心肌炎的中医辨治体会[J]. 光明中医，2011，26（7）：1376-1377.

[69] 刘中华. 中医治疗病毒性心肌炎临床浅见[J]. 光明中医，2011，26（7）：1454-1455.

[70] 郝毅. 名老中医于作盈论治病毒性心肌炎的经验[J]. 中国中医药现代远程教育，2011，9（8）：15.

[71] 胡引闹. 浅述中医温病与病毒性心肌炎[J]. 光明中医，2011，26（8）：1560.

[72] 吴美芳，张军平，吕仕超. 病毒性心肌炎中医病因病机研究概况[J]. 中国中医药信息杂志，2011，18（8）：108-110.

[73] 严义. 小儿病毒性心肌炎的中医诊治[J]. 中医临床研究，2011，3（22）：94.

[74] 徐惠梅，李姣. 益气养阴活血法治疗病毒性心肌炎临床观察[J]. 黑龙江中医药，2012，41（2）：17-18.

[75] 徐乃佳. 韩乐兵治疗病毒性心肌炎验案一则[J]. 中国民族民间医药，2012，21（2）：126.

[76] 吕仕超，张军平. 病毒性心肌炎中医辨治思路与方法[J]. 新中医，2012，44（3）：1-2.

[77] 吴美芳，张军平，吕仕超. 病毒性心肌炎中医证候学研究概况[J]. 中医杂志，2012，53（5）：437-439.

[78] 车红花，张明雪，何伟. 益气活血法治疗病毒性心肌炎的中医理论探讨[J]. 河北中医，2012，34（5）：756-757.

[79] 李春岩. 史载祥学术思想及升陷祛瘀法治疗心血管疾病的理论及临床研究[D]. 北京：中国中医科学院，2013.

[80] 董幼祺. 董廷瑶教授治疗儿童病毒性心肌炎案四则[J]. 中国临床医生，2013，41（5）：68-69.

[81] 肖慧中. 益气养阴法治疗病毒性心肌炎研究述评[J]. 中医学报，2013，28（9）：1372-1373.

[82] 林清，马会霞，江春花，等. 病毒性心肌炎的中医分型及发病机理浅探[J]. 辽宁中医杂志，2013，40（10）：2029-2030.

[83] 缪顺祥，李亦明. 小儿病毒性心肌炎的中医辨证施治研究[J]. 内蒙古中医药，2014，33（3）：31.

[84] 郭晓辰，张军平. 论清透伏邪是治疗病毒性心肌炎的重要法则[J]. 中华中医药杂志，2014，29（3）：677-679.

[85] 王巍. 病毒性心肌炎辨证论治[J]. 中国继续医学教育，2014，6（3）：85-86.

[86] 郭春风，周亚滨，陈会君. 病毒性心肌炎的中医辨证施治[J]. 中医药信息，2014，31（6）：109-111.

[87] 黄书婷，杨传华，戴洪. 病毒性心肌炎恢复期中医治验[J]. 长春中医药大学学报，2014，30（6）：1071-1073.

[88] 侯文生. 中药复方治疗病毒性心肌炎的用药规律研究[J]. 中西医结合心血管病电子杂志，2015，3（1）：29，31.

[89] 刘芳，王雪峰. 小儿病毒性心肌炎中医治疗述评[J]. 中国中西医结合儿科学，2015，7（2）：109-111.

[90] 孙建，王慧凯，李敏敏，等. 病毒性心肌炎的中医辨证分型及临床研究[J]. 中国中医急症，2016，25（6）：974-975，984.

[91] 王芹. 小儿病毒性心肌炎患者的中医辨证论治[J]. 光明中医，2015，30（7）：1428-1429.

[92] 李欣，王永刚，郑刚. 张学文诊治病毒性心肌炎的临床经验[J]. 辽宁中医杂志，2015，42（12）：2306-2307.

[93] 陈水龄，殷惠军. 从肝心论治病毒性心肌炎[J]. 中西医结合心脑血管病杂志，2016，14（6）：659-661.

[94] 赵添，赵地，王维，等. 中药复方治疗病毒性心肌炎的用药规律[J]. 山东中医杂志，2016，35（7）：612-614.

[95] 孙永辉，李彦霞，常丽萍. 从脉络学说论治病毒性心肌炎[J]. 世界中医药，2016，11（10）：2176-2179.

[96] 马娜，林琳. 清热利湿法联合中医辨证施护治疗病毒性心肌炎[J]. 长春中医药大学学报，2017，33（1）：122-124.

[97] 李佳，吴建林. 病毒性心肌炎的中医用药规律及病机分析[J]. 江苏中医药，2017，49（6）：70-73.

[98] 王素霞. 清热利湿法治疗病毒性心肌炎的临床观察[J]. 光明中医，2018，33（11）：1583-1585.

[99] 邹静，郑梅生. 郑梅生从脾论治病毒性心肌炎经验探析[J]. 中国医药导报，2018，15（27）：122-126.

[100] 阎勤，王阔枫. 病毒性心肌炎中医证治心得[J]. 中医临床研究，2018，10（29）：20-22.

[101] 陈烨文，孙达. 心肌炎的中医辨治优势探讨[J]. 现代中医药，2019，39（2）：8-12.

[102] 王晓宁，吴春平. 吴春平治疗病毒性心肌炎临床经验[J]. 中国民间疗法，2019，27（8）：13-14.

奖项类

[1] 益气升陷法在病毒性心肌炎中的应用与研究

　　奖励年度与级别：2005 年北京市国家科学技术进步奖二等奖

　　主要完成人：曹洪欣、郭书文、张华敏，等

　　主要完成单位：中国中医研究院、黑龙江中医药大学

[2] 中医治法在病毒性心肌炎中的应用与研究

　　奖励年度与级别：2011 年辽宁省科技进步奖二等奖

　　主要完成单位：辽宁中医药大学

[3] 益气养阴活血化瘀方药防治慢性病毒性心肌损伤的研究

　　奖励年度与级别：2012 年黑龙江省中国中华中医药学会科学技术奖二等奖

　　主要完成人：韩佳瑞、陈会君、左振魁，等

　　主要完成单位：黑龙江省络病学会、河南省中医院

小 儿 肺 炎

　　小儿肺炎（infantile pneumonia）是指不同病原体或其他因素（如吸入羊水、油类或过敏反应等）所引起的肺部炎症。主要临床表现为发热、咳嗽、气促、呼吸困难和肺部固定性中、细湿啰音。轻症除呼吸系统外，其他系统仅轻微受累，无全身中毒症状；重症患者除呼吸系统出现呼吸衰竭外，可累及循环、神经及消化等系统，出现酸碱平衡失调，水、电解质紊乱，全身中毒等症状，如心力衰竭、缺氧中毒性脑病及缺氧中毒性肠麻痹等，甚至危及生命。一般病程<1个月为急性肺炎，病程1～3个月为迁延性肺炎，病程>3个月为慢性肺炎。按病理可分为大叶性肺炎、支气管肺炎和间质性肺炎；按病因可分为病毒性肺炎、细菌性肺炎、支原体肺炎、衣原体肺炎、原虫性肺炎、真菌性肺炎、非感染病因引起的肺炎等。肺炎为婴儿时期重要的常见病，是我国住院患儿死亡的第一位原因。

　　本病的辨证论治可参考中医学"肺炎喘嗽""马脾风"等。

一、诊 治 纲 要

（一）诊疗思路

　　中医认为小儿肺炎的病因不外内、外二因。内由小儿肺脏娇嫩，肺脾不足，卫外不固，或先天禀赋不足，后天失于调养，正气虚弱，腠理不固；外多由小儿调护失宜，寒温失调，喂养不当，外感六淫之邪，包括风寒、风热、燥邪等，乘虚而入，内外相合所致。病位主要在肺，常多涉及脾，后期涉及大肠，变证延及心、肝等脏腑。外邪袭肺，使肺气郁闭，郁而生热，炼津成痰，痰阻肺络，壅塞气道，致宣肃失职，是本病基本病机。外邪之中以风热最为常见；痰热是小儿肺炎最主要内生邪气，痰热蕴肺是急性期的常见证型；肺气郁闭，脉道壅滞，产生气闭血瘀之证；肺气壅塞，腑气不通，浊气不降，故肺热腑实是病机演变又一关键。在小儿肺炎实热证阶段，肺脏感邪严重，邪气蕴结不解，肺毒热之邪由内而生。肺毒热是小儿肺炎本脏重症的主要病理因素，热瘀相虐、毒瘀互结，肺脏功能紊乱，气血阴阳失调，导致肺组织的病理改变加重，甚或产生肺损伤。小儿肺炎迁延不愈，久热久咳，灼伤阴津，肺津亏虚，故后期常见阴虚肺热之证。在小儿肺脏反复受邪的过程中，脾常不足是其内在因素，故后期亦常见正虚未复，余邪留恋，肺脾气虚之证。对于素体虚弱或邪毒炽盛患儿，肺炎极期易出现心阳虚衰，或邪陷厥阴之变证，病情危重。总之，小儿肺炎的基本病机为外邪袭肺、痰热壅阻、肺气闭郁；痰热瘀毒互结，是小儿肺炎病情加重的重要原因；病久耗损正气，正虚邪恋是病情反复，迁延不愈的重要原因。

　　小儿肺炎临床辨证时，首先当辨常证、变证。常证以发热，咳嗽，痰壅，气急为主要表现，病情一般较为轻浅；变证以常证伴有突然面色苍白，心悸烦躁，发绀憋气，或神昏谵语，口噤抽搐为特点，病情危重。对于常证，首辨分期，在分期基础上辨清寒热虚实。外邪（风寒、风热）犯肺证多为小儿肺炎初期（早期）；极期（中期）痰热或热毒闭肺，病情相对急重。一般来说，初期、中期多属实证，有寒热之分。本病以热证居多，初起表现为风寒证者，常见短暂恶寒，经一二天后转为热证，以发热，咳喘，憋闷为主症；风热犯肺，见痰稠色黄，呼吸急促；若直接感受风温，则发病即见高热，气喘，鼻煽等症。若寒热证象典型，鉴别当无困难。若难以区别时，咽部是否红赤可作为辨证的重要依据。恢复期（后期）主要表现为阴虚肺热、气阴两虚、肺脾气虚证，正虚邪恋，多属虚多邪少，病情迁延。第三，辨主症亦是小儿肺炎临证的一个重要方面，有助于明确病情病势。①辨发热。发热初起即有，轻者低热，重者高热，甚则高热持续不退，新生儿或体质差的患儿亦可不发热。②辨气促。轻者表现为呼吸节律略快；重者则呼吸节律明显加快，气急喘促，鼻翼煽动，两肋煽动，甚则气粗，呼吸频数而呈现危象。③辨咳嗽。风寒闭肺者，往往咳声重浊；风热闭肺者，则咳声亢扬；痰热闭肺者以咳嗽气喘为主；后期肺之阴津受损，以干咳或咳声略显嘶哑为特征。④辨痰鸣。早期肺炎喘嗽仅表现为喉中有痰，咳吐不清，呼噜作声；肺炎极期痰热闭肺时，喉中痰涎壅盛，状如拽锯，痰声漉漉；后期则往往表现为喉间痰鸣，时轻时重，时隐时现，成为导致肺炎喘嗽反复发作的根源之一。

　　小儿肺炎病情复杂，证候多变，故临证之时应知常达变，辨别病情之轻重，区分清楚常证与变证，抓住证候的关键进行恰当的治疗。第一，小儿肺炎常证的治疗原则，对于初期与极期，邪气亢盛，以"急则治其标"为原则，重在祛邪；恢复期以正虚邪恋为要，务必分清正虚、邪实的主次，扶正兼以祛邪。第二，肺炎极期应时时警惕，谨防变证。若出现邪陷厥阴、心阳虚衰之变证，则当温补心阳、开窍息风，以救逆固脱。同时注意配合使用西医抢救措施，中西医结合进行治疗。第三，开肺化痰，止咳平喘为小儿肺炎的治疗大法。开肺以恢复肺气宣发肃降功能为要务，宣肃如常则咳喘自平。若痰多壅盛者，须降气涤痰；喘憋严重者，治以平喘利气；气滞血瘀者，佐以活血化瘀；肺气郁闭，壮热炽盛，腑气不通时可用通下药以通腑泻热；病久肺脾气虚者，宜健脾补肺以扶正；若阴虚肺燥，余邪留恋，用药宜甘寒养阴，润肺化痰，兼清余邪。最后，本病的治疗还常结合雾化吸入、穴位贴敷等，同时注意生活上的调护，以收全功。

（二）辨证论治

　　综合中西医结合专业规划教材《儿科学》《中医循证临床实践指南·专病专科》《中西医结合临床儿科学》以及名老中医经验等，将小儿肺炎的辨证论治要点概括为以下几个方面。

1. 常证

（1）风寒袭肺证

临床表现：恶寒发热，无汗不渴，咳嗽气急，痰稀色白，舌淡红，苔薄白，脉浮紧或指纹浮红。

基本病机：小儿调护不当，风寒侵袭，肺气不宣。

常用治法：辛温宣肺，止咳平喘。

（2）风热犯肺证

临床表现：发热恶风，微有汗出，口渴欲饮，咳嗽，痰稠色黄，呼吸急促，咽红，舌尖红，苔薄白，脉浮数或指纹浮紫。

基本病机：风热侵袭肺卫，或风寒郁热，肺气郁闭。

常用治法：辛凉宣肺，清热化痰。

（3）痰热壅肺证

临床表现：壮热烦躁，喉间痰鸣，痰稠色黄，气促憋闷，鼻翼煽动，或口唇青紫，舌红，苔黄腻，脉滑数或指纹紫滞。

基本病机：痰热合而为患，互为因果，壅闭肺气。

常用治法：清热涤痰，开肺定喘。

（4）热毒闭肺证

临床表现：壮热不退，咳嗽剧烈，痰黄稠难咳或痰中带血，气急喘促，喘憋，呼吸困难，张口抬肩，面色红赤，口唇发绀，烦躁不安或嗜睡，甚至神昏谵语，呛奶，恶心呕吐，口渴引饮，便秘，小便黄少，舌红少津，苔黄腻或黄燥，脉洪数，指纹紫滞。

基本病机：邪热炽盛，热瘀相虐，毒瘀互结，热毒内闭肺气。

常用治法：清热解毒，泻肺开闭。

（5）阴虚肺热证

临床表现：低热，盗汗，面色潮红，口唇樱红，干咳无痰，舌红而干，苔光或花剥，脉细数或指纹淡紫。

基本病机：久咳久热，耗伤肺阴，正虚邪恋，余邪留恋不去。

常用治法：养阴清肺，润肺止咳。

（6）肺脾气虚证

临床表现：低热起伏不定，面色苍白无华，动则汗出，咳嗽乏力，喉中有痰，纳呆，大便溏薄，甚则足面浮肿，舌淡，苔白滑，脉细软或指纹淡红。

基本病机：正虚未复，余邪留恋，肺脾气虚。

常用治法：补肺益气，健脾化痰。

2. 变证

发热，咳嗽，气急，伴有突然面色苍白，心悸烦躁，发绀憋气，或神昏谵语，口噤抽搐的病情严重的肺炎喘嗽。

（1）心阳虚衰证

临床表现：突然面色苍白，口唇肢端青紫发绀，呼吸困难加重，额汗不温，四肢厥冷，烦躁不宁，右胁下肝脏肿大，舌淡紫，苔薄白，脉微欲绝。

基本病机：肺气闭塞严重，气滞血瘀，致心失所养，心气不足，甚而心阳虚衰。

常用治法：温补心阳，救逆固脱。

（2）邪陷厥阴证

临床表现：壮热，神昏谵语，四肢抽动，口噤，项强，二目上视，舌红，苔黄腻，脉细数，指纹青紫，可达命关，或透关射甲。

基本病机：邪热炽盛，内陷厥阴，引动肝风，风火相煽，惊风立至。

常用治法：清心开窍，平肝息风。

二、名 家 心 法

1. 赵锡武

【主题】 小儿肺炎多属风温

【释义】 赵锡武根据小儿肺炎发热、咳嗽、气喘、鼻煽等症状，及本病好发于冬、春两季，认为肺炎当属于风温范畴。风温证的描述，确乎符合肺炎症状。如陈平伯《外感温病篇》云："风温为病，春月与冬季居多，或恶风，或不恶风，必身热，咳嗽，烦渴。"风温初起，以身热、口渴、自汗、恶寒、咳嗽等症为主，其病机易于逆传心包。至于冬温，则是发生于冬季的新感温病。冬温与风温同为新感，均能包括小儿肺炎。小儿肺炎多属外感疾病，而机体内在因素也很重要，特别是严重的病例，平日多有不同程度的营养不良、佝偻病、先天性心脏病等。由于肺炎多发于冬、春季节，其外因一般归纳为风寒或风温两大原因。临证所见，大多属于风温。但风寒外束，腠理壅遏不通，肺气郁闭，不能行其清肃通降之令，宣降失宜，其气上逆，亦能导致咳喘，其现证虽与风温似同，而为病实异。故风温乃易为肺炎，风寒乃多属感冒。（赵锡武，刘志明. 论中医对小儿肺炎的认识及其治疗法则[J]. 中医杂志，1962，（12）：5-8.）

2. 王烈

【主题】 温毒犯肺致肺炎

【释义】 王烈认为，小儿肺炎多因温毒致病。温毒乃温邪病毒，此毒发于四时，由温邪夹毒引起发病。温毒犯肺，肺娇易伤，毒热初蕴，肺卫失调，热郁化痰，痰热闭肺，则咳嗽、喘促等症候乃起。邪消则肺伤，气阴两虚并见。若正气不支则毒伤气血出现变证，或病情迁延等，医者当慎。小儿肺炎，病本于肺，在肺者多轻，属单纯性肺炎；若形体不足，治疗失宜，毒热炽烈，则病由肺而传变，或心、或肝、或脾、或肠，有并发一脏、数脏之不同，此种改变，为小儿肺炎的复杂性，病情多属严重，治者亦应重视。肺炎是温毒为病，所以热盛和伤阴等为之常见，如神烦，面赤，苔厚，脉数等。肺炎变证主要有心阳虚衰、内陷肝经。证治法则，以解毒泻肺为主，佐用降气化痰。常规用方有二：一是小儿肺热平胶囊，其中主要药物有紫草、黄芩、射干、牛黄、羚羊角粉、冰片等，制成散剂装入胶囊备用。二是内服小儿肺炎汤（黄芩、紫苏子、射干、紫草、葶苈子、瓜蒌、桑白皮）。此方乃治肺炎之通方，也是基本方，应用时要结合临床症情变化而选药。（王烈. 小儿肺炎证治条辨[A]. //中华中医药学会儿科分会. 全国第26届中医儿科学术会暨王烈教授学术思想研讨会论文集[C]. 2009：114-118.）

【主题】 特殊性肺炎辨证论治

【释义】 王烈对几种特殊性肺炎证治条辨如下：①支原体肺炎。本病临床表现大多属肺热火盛、痰郁、阴伤等病变范畴，治用小儿肺炎汤加减合用小儿止咳灵与小儿消咳片。幼儿加服小儿白贝止咳灵，年长儿加服小儿消咳片。②霉菌性肺炎。临床凡肺炎久治不愈，并出现高热，咳嗽，黏痰乳白色，状如糊状，症见气急，烦躁不安，多伴有大便稀黏，咽部培养可见白色念珠菌，确诊为霉菌性肺炎。原病邪毒未减，新毒又至，正气不支，邪毒炽盛，致病情加重。

故本例之治仍以解毒泻肺为主，佐用养阴退热之法。所用方药：抗毒灵胶囊（紫草、石膏、大青叶、栀子、牛黄、黄芩、珍珠等）、小儿肺炎汤加减，水煎频饮，再以益气养阴之剂，水煎服。③过敏性肺炎。过敏性肺炎症似肺炎，而气喘又与哮喘相类，起病急。因此，治则肺、哮相兼，治法用解毒祛风，泻肺退热法，佐以止咳、平喘。方药：抗炎灵胶囊（牛黄、麝香、珍珠、冰片、板蓝根、重楼、射干、紫草、紫荆皮、天竺黄、寒水石等）、小儿肺炎汤加减。（王烈. 小儿肺炎证治条辨[A]. //中华中医药学会儿科分会. 全国第 26 届中医儿科学术会暨王烈教授学术思想研讨会论文集[C]. 2009：114-118.）

【主题】 肺、脾、肾三段论治

【释义】 王烈认为，小儿肺炎早期治之从肺，恢复期兼为治脾，病延者治肾为本。治肺宜攻，治脾用运，治肾必补。肺炎之病，限于肺病，肺病之症，以热咳喘痰为主。所以，一般肺炎经常规治疗，热去喘平，不咳无痰，则临证告愈。但部分病例，恢复期尚有余症，或病随迁延。若症见干咳者用滋肺或润肺法，选沙参麦冬汤。湿咳者用补肺法，选人参五味子汤（人参、五味子、玉竹、茯苓、百合、橘红、薏苡仁）加减。若见余痰未尽者，用益肺、健脾、固肾法，选理痰汤（芡实、半夏、陈皮、茯苓、甘草、黄芪、沙参）加减。食少多汗者，用运脾固卫法，选运脾散（山楂、苍术、神曲、太子参、黄芪、桑叶、白芍、石斛、佛手、麦芽）加味。若有低热者，用养阴清热法，选用银柴胡、女贞子、青蒿、十大功劳、地骨皮、沙参、白薇等药。病情迁延超过 3 个月者，应以固本为主，本者肾也，治用补肾益肺法，方药用黄芪、太子参、党参、玉竹、山药、木蝴蝶、龙骨、牡蛎、熟地黄。（王烈. 小儿肺炎证治条辨[A]. //中华中医药学会儿科分会. 全国第 26 届中医儿科学术会暨王烈教授学术思想研讨会论文集[C]. 2009：114-118.）

3. 赵心波

【主题】 "热毒"和"气阴"是辨治关键

【释义】 赵心波认为，肺炎以发热、咳痰、喘憋为临床主要特点，相当中医文献中所述的"肺闭喘咳""肺风痰喘""火热喘急"等，是由于外感风温或风寒，闭塞毛窍，入里化热，与痰浊相搏，壅塞气道，灼伤肺络，引起肺气不能宣通，肃降失职的疾病。小儿肺炎辨证施治，既要掌握温病热病规律，又要结合脏腑辨证特点，不可拘泥一格。但要抓住"热毒"和"气阴"是肺炎正邪交争的两个方面的重点，要紧紧把握"热毒"的传变规律和"气阴"存亡进行辨证施治。温邪上受，首先犯肺，最易耗伤气血阴液，证属正虚邪实，气阴两亏兼热毒炽盛。在热盛气阴不衰的情况下，治疗重用清热解毒法；在热盛气阴已受损的情况下，治疗应清热解毒、益气养阴并用；在热盛气阴将竭的情况下，首先补气，回阳救逆；病情稳定后，还必须清热解毒，有一分热邪就要清解一分，不留后患；如果热退正虚，则主要以扶正养阴为主。因此选药配方时考虑药味一专多能，既养阴又能清热解毒，并避免苦寒药伤阴，或益气养阴有碍祛除邪热。（中国中医研究院西苑医院儿科. 赵心波儿科临床经验选编[M]. 北京：人民卫生出版社，2005：18-19.）

4. 汪受传

【主题】 热郁痰瘀是病机关键

【释义】 汪受传认为，小儿肺炎病因以风温袭肺为主，病机围绕热、郁、痰、瘀相互影响与转化，邪热壅阻，肺气闭郁，兼夹痰瘀，即热郁痰瘀是其病机关键。温热邪气自口鼻犯肺，妨碍肺气升降出入，便是"郁"的产生。气为阳，热为阳邪，热致气郁，两阳相会，愈燃愈烈，故热越炽则郁越盛，郁愈重则热愈旺。若为温邪致病，阻滞气机，产生郁热多为无形；若为湿热邪气致病或兼夹有形邪气（如痰浊、水湿、积滞、燥屎、瘀血等），则其所致郁热、郁结为有形邪结。其中，又以痰浊壅阻肺络、气机郁滞、瘀血内生，造成肺气宣肃失司而郁结为常见。所以，小儿肺炎喘嗽的发生发展，乃是热郁痰瘀病机演变的结果，由此也就造成了小儿肺炎的临床证候以痰热闭肺证最为常见。小儿肺炎以发热、咳嗽、痰壅、气喘为临床主证，其咳嗽、气喘产生机制，由于肺气宣发肃降功能失职。治疗时应根据这一主要病机，抓住"痰热"和"肺闭"这两个关键，同时兼顾"毒"的病因及"瘀"的病理变化，提出解郁开闭应是小儿肺炎的基本治则，针对小儿肺炎大多数的痰热闭肺证采用清热、解郁、涤痰、化瘀法治疗。自拟清肺口服液（炙麻黄、杏仁、前胡、桑白皮、葶苈子、生石膏、黄芩、虎杖、丹参）以解郁开闭，清化痰热，佐以解毒活血。（艾军，汪受传. 从热郁痰瘀论治小儿病毒性肺炎的理论研究[J]. 中医儿科杂志，2009，5（2）：1-4.）

【主题】 治疗以解毒为要，旨在开肺

【释义】 汪受传等认为，毒邪存在于小儿肺炎始终，毒邪致病机制：①外感风温邪毒起病：小儿病毒性肺炎属外感温病范畴，有传染性，四季均可发。加之小儿正气不足，更易感风温邪毒，故风邪与温毒相兼，从口鼻而入，侵袭人体，且毒依邪势，邪仗毒威，对机体损害进一步加重，在肺酝酿顽恶而传变迅速。②热毒内蕴变生痰瘀致病：热毒为小儿病毒性肺炎致病之关键，痰、瘀等病理产物之生变均与热毒密切相关。一方面，热毒内蕴，易炼津成痰，痰成之后，又助毒势，痰毒胶结，使病情加重。另一方面，热毒内蕴，又易炼血成瘀，热痰瘀毒既成，毒火熏蒸，则肺气不得宣发；或痰瘀阻肺，肺气不得肃降，终致肺气闭郁，壅居于内，闭而为患，发为热、咳、痰、喘等症。治疗以解毒为要，旨在开肺。常用：①清热解毒法。清热解毒法常贯穿于整个急性病程的治疗中，以使热毒得除，肺气得宣。多在麻杏石甘汤泻热宣肺，止咳平喘的基础上加黄芩清肺热，栀子清三焦气分之热。②涤痰解毒法。喉中痰嘶，乃因痰与毒胶结，壅阻于肺道，故聚而难祛。临证用涤痰汤合三子养亲汤加减，以止咳平喘，降气化痰。③化瘀解毒。瘀毒阻肺则肺失宣降，热痰之毒相助，更致肺气郁闭。故临证时常用虎杖、丹参、赤芍、莪术以活血解毒。（白凌军，汪受传. 从毒论治小儿病毒性肺炎[J]. 新中医，2008，40（1）：102.）

5. 马融

【主题】 小儿支原体肺炎以热毒、血瘀、腑实交互为病

【释义】 马融根据重症小儿支原体肺炎（MPP）临床症状，提出热毒、瘀血、腑实为其致病因素，并运用清热解毒、活血化瘀及通腑泻下法治疗该病。重症 MPP 最突出表现为发热，热毒为其发病之本。对该类患儿以清热解毒为原则，发热初期方选银翘散合麻杏石甘汤；壮热期方选麻杏石甘汤合三黄石膏汤或白虎汤；热毒期方选清瘟败毒饮，分别对应治疗。在重症 MPP 进展中，疾病初期出现气滞血瘀；疾病极期出现瘀滞脉络，热瘀毒互结；疾病恢复期出现久病入络，因虚致瘀。对此主张应早期运用，并全程运用活血化瘀药物，针对初期加用行气活血药物，极期加用凉血活血药物，恢复期加用活血通络、养阴生津药物。肺与大肠相表里，肺热腑实是重症 MPP 的病机演变又一关键，于是采用承气汤以清腑热而泻肺热，以求腑气通、肺气降。在病变过程中热毒、瘀血、腑实常交互为病，互为因果，往往需要整体观念，治疗要兼顾全面。（刘璇，马融. 马融治疗小儿重症支原体肺炎经验[J]. 湖南中医杂志，2014，30（7）：30-31.）

6. 姜永红

【**主题**】 小儿支原体肺炎以肺络痹阻，痰瘀互结为主要病机

【**释义**】 姜永红等认为，小儿支原体肺炎（MPP）之中医病机实质在于"肺络痹阻，痰瘀互结"。初因温热邪毒入络，肺中络气郁闭，血行迟滞，络脉失养，痰瘀互结，阻于络中；"至虚之处，乃容邪之所"，络愈虚则邪愈滞，渐成虚实夹杂之候，此亦为小儿支原体肺炎迁延难愈，甚或进展为间质性肺炎，发生肺纤维化的内因。因此以肺络理论将 MPP 的病机分析为：热闭肺络、痰阻肺络、瘀阻肺络、络虚不荣，认为肺络痹阻为小儿支原体肺炎之中医病机实质，痰瘀闭阻肺络，气血运行受阻是 MPP 迁延及慢性阶段的关键病机。提出小儿支原体肺炎初期当重视清热解毒，散血通络，使邪在卫分而解，止于气络。自拟清肺通络汤（桑白皮、地骨皮、桃仁、矮地茶、地龙、苏子、葶苈子、杏仁、甘草），诸药合用共奏清热宣肺，活血化瘀通络之功。（姜永红，虞坚尔，姜之炎. 从络病理论解析小儿支原体肺炎及其变证[J]. 上海中医药杂志，2013，47（5）：27-28. //姜之炎，姜永红，李文，等. 清肺通络汤治疗儿童肺炎支原体肺炎临床观察[J]. 中国中医基础医学杂志，2014，20（11）：1582-1584.）

7. 李燕宁

【**主题**】 治疗应辨温热、湿热之偏重

【**释义**】 李燕宁认为，小儿肺炎当以发热为主症，辨温热、湿热之偏重。①偏于温热者，从发热与恶风、恶寒、恶热的关系，汗出状况，口感饮水，舌苔脉象及伴随症状等方面，依卫气营血辨证施治。邪在卫分，当以疏风清热，解表散邪，方选银翘散加减；邪在气分，当清热生津解气分之热，方选白虎汤加减；邪在营分，当清营泻热，解毒养阴，方选清营汤加减；邪在血分，当以清营解毒，凉血滋阴，方选犀角地黄汤加减。②偏于湿者，以三焦辨证，首先辨湿之所在，采用上焦芳化，中焦苦燥，下焦淡渗。又根据热势、口感、面色、大便、舌脉等表现，辨识湿、热之偏重抑或并重。初期湿邪偏盛，宜芳化之品宣透表里之湿；中期湿热蕴蒸，湿邪偏盛者，化湿为主，稍佐泻热，使湿祛而热孤；热邪偏重者，清热为主，兼以化湿；湿热俱甚者，清热化湿并重。根据病变时期及湿热偏重之不同，湿邪偏盛的初期，治宜芳化宣透，方选藿朴夏苓汤或三仁汤加减；湿热互结，偏重不一的中期，热重于湿者，方选用银翘散或白虎加术汤；湿热并重者，方选甘露消毒丹或王氏连朴饮加减。（吴金勇，周朋，刁娟娟，等. 李燕宁教授治疗小儿肺炎发热经验[J]. 中国中西医结合儿科学，2011，3（2）：130-131.）

8. 江育仁

【**主题**】 小儿肺炎，治随证变

【**释义**】 江育仁认为，对于肺炎喘嗽初期，邪在卫表，虽有发热或高热稽留，仍应使用清解外邪的治法；①慎勿见热治热，勿投清热寒凉之剂，以免导致外邪入里，使病程延长。因此有一分表证，必须及时宣散。②痰热闭肺证，在肺气郁闭的同时易产生气滞血瘀的兼证，应及时使用理气活血之品。③对于痰浊壅盛，正盛邪实者，可通腑涤痰，涤痰比化痰要重，使用上病下取法，兼顾通腑泻下。④对于重症肺炎的患儿，一是上盛下虚证，可能出现高热气喘，鼻煽明显，腹胀便溏，四肢逆冷等喘脱之兆。治以开闭救逆法，用麻杏石甘汤合参附龙牡救逆汤。二是肺闭不得宣泄，热邪耗气伤阴，临床出现呼吸浅促，身热而不灼手，精神萎靡，面唇

青紫等坏证，很快会出现阴阳离决之险。治以育阴潜阳救逆，用生脉饮合附子龙牡救逆汤。对于迁延性肺炎啰音经久不吸收者，强调使用外治法，如局部用红藤、血竭、乳香、没药、白芥子等份研末，酌用大蒜调糊状，敷贴于啰音密集处，连贴一星期，加速啰音吸收，提高疗效。（郁晓维. 江育仁儿科经验集[M]. 上海：上海科学技术出版社，2004：57-58.）

9. 孙谨臣

【主题】　宣肺应温清有度，肃肺须通降毋过

【释义】　孙谨臣认为，肺气宣、降二者功能失常，虽可同病相连，但非等量齐观，如寒邪束肺而见恶寒发热，汗闭肤干，咳嗽痰鸣，呼吸喘促等症，病机表现以肺气失宣为主，治当宣肺透邪。若痰阻气道，邪热闭肺而见咳嗽，气喘者，病机则以肺气失降为主，治当肃肺泻热。宣发肺气法一般有清宣法和温宣法两种，前者适用于风热闭肺，后者用于风寒束肺。通降肺气法常用的有降气肃肺法和通腑肃肺法两种，前者有降逆平喘之功，后者有祛痰泻热之效。辨治小儿肺炎当掌握呼出吸入之机，善调升降。临床在运用宣通二法时，紧紧把握小儿"易寒易热"的病理特点，时刻注意"宣肺应温清有度，肃肺须通降毋过"。尤其考虑到风温之邪传变最数，要及早投入清气药，以防入气传营，实为上工之治。又须知易虚易实之变，妥施补泻。小儿病理变化"易虚易实"，小儿之恙如"没把流星"，持之不住，握之不定。虚证不宜峻补，峻则壅滞满中；实证不宜猛泻，猛则克削伤正。必治实慎防转虚，治虚谨虑成实，如是者，斯可谓治有先服，胸有成竹也。（孙浩. 孙谨臣儿科集验录[M]. 兰州：甘肃科学技术出版社，1990：10-12，34-38.）

10. 刘弼臣

【主题】　苦降辛开，降火通痹

【释义】　刘弼臣认为，小儿肺炎多因外邪侵犯于肺，肺气郁阻生热，熏蒸津液成痰，痰热闭阻，壅塞气道，不能宣通，升降失常；往往出现发热较高，喉中痰鸣，咳逆喘急泛吐，胸闷胀满，舌苔白腻，脉象弦滑等症。这种外感非时之气，膈有大量之痰，以致热毒壅盛，痰闭肺窍的病症，绝非麻杏石甘汤所能奏效，故常疏以自拟苦降辛开方（黄连、黄芩、干姜、半夏、枳壳、川郁金、莱菔子），用于肺炎咳逆，痰壅泛吐，胸满腹胀，舌苔白腻，脉象弦滑，属于痰热内羁者。辛先入肺，肺主气，气为血之帅，气行则血行。故凡肺气痹郁，气化不利，应用辛药则可通其痹，畅其气，开其毛窍，祛邪外出。苦先入心，心主血，统管一身之火，火性炎上，故凡邪火有余之证，应用苦药则可降邪火，平其火盛，泻邪于内。邪火无从逗留，阴阳自然调燮，而气化功能畅导，病当痊愈。但是，临床运用时，要注意不宜过量，因为大苦沉寒，能使脾胃之和受伤；辛温大热，有导致口燥咽干之弊。此外，如喘咳痰鸣，面色青紫，泛吐痰沫，脉象沉细，则属虚痰上泛，治当温振胃阳，化痰除饮。（刘弼臣. 苦降辛开法治疗小儿肺炎[J]. 北京中医学院学报，1986，9（5）：36-37. //于作洋. 中国百年百名中医临床家丛书·刘弼臣[M]. 北京：中国中医药出版社，2003：36-44.）

【主题】　泻热降火、涤痰通下治急症

【释义】　刘弼臣等认为，小儿肺炎主要由于外邪侵犯于肺，使肺气郁阻，日久生热，肺热熏蒸，将津液化为痰浊，痰热闭阻肺络，壅塞气道，不能宣通，肃降之令不行，因而上逆所致。治疗原则总宜宣肺止咳，清热豁痰为主。如果病势急暴凶险，出现胸高气急，撷肚抬肩，痰涌如潮，面唇、指甲青紫，闷乱烦躁，便秘溲赤，苔黄厚腻或呈焦黑，脉象滑数，常伴惊厥

现象。此为一派里、实、热象，必须采用攻下疗法，投以泻热降火、涤痰通下之剂，如大承气汤加减。因肺与大肠相表里，如不"上病下取，实则泻之，通利大肠"，则不足以减轻肺气壅塞，临床证候何能改善？然小儿形体娇柔，一般使用攻下疗法，必须正盛邪实，方可使用，否则将有损伤胃气之虞。根据经验，如果津伤明显，口干舌红绛而津少者，可用鲜沙参、鲜石斛、鲜生地、鲜芦根养阴生津，佐以少量苦寒泻热的大黄、黄连、黄芩清热通下，亦常达到"清热而不碍胃，通下而不伤正"的目的。（刘弼臣，徐荣谦. 小儿肺炎的攻下疗法[J]. 中国中西医结合杂志，1993，（12）：748-749.）

11. 马新云

【主题】　肺炎喘嗽治以轻、开、救三法

【释义】　马新云治疗肺炎喘嗽多以"轻""开""救"三法取效。①轻者，治上焦如羽，非轻不举，用药轻清灵动，以理高位之娇脏。自拟肺炎Ⅲ号方（桑叶、杏仁、连翘、薄荷、牛蒡子、桔梗、前胡、炙枇杷叶、芦根、甘草）治疗风温袭肺，引起肺气失宣之风痰喘轻证，其立法宗旨乃辛凉解表，宣肺止咳。②开者，宣肺疏表，肃肺泻热，开启肺闭祛外邪。自拟肺炎Ⅰ号方（炙麻黄、杏仁、生石膏、银花、连翘、桔梗、炙枇杷叶、鱼腥草、芦根、甘草）清热宣肺，化痰止咳。肺气失宣，不外风寒、风温两途。风寒闭肺，宜宣肺化痰，方选华盖散加减。治风温闭肺证，应审其轻重分途而施。风温闭肺证轻症，治宜辛凉轻剂桑菊饮，疏风散热，宣肺止咳；重症宜用辛凉重剂麻杏石甘汤，宣肺泻热，祛痰平喘。外邪虽解，痰热壅盛闭肺者，急宜泻肺祛痰，通腑泻热，方用葶苈大枣泻肺汤加味。若失于疏解，痰热内盛，内陷心营者，急当清心开窍，祛痰息风，方用银翘钩藤汤（银花、连翘、贝母、钩藤、白芍、桑叶）加减。③救者，救稚阴稚阳之衰亡，为应变之法，以挽患儿于危急之际。若稚阳消亡之重症，急宜温阳益气，救逆固脱。先以人参汤浓煎服下，继以参附龙牡汤回阳固脱，待阳回神安，再议缓调。若热盛劫夺真阴，急用生脉散加黑锡丹即刻灌服，救阴敛津，固稚阴而恋稚阳，以防阴竭阳脱。（焦平. 中国百年百名中医临床家丛书·马新云[M]. 北京：中国中医药出版社，2003：17-25.）

12. 安效先

【主题】　从瘀论治小儿肺炎

【释义】　安效先认为，小儿肺炎在发生发展的病理变化过程中，由于寒、热、气滞、痰阻、气虚等5种因素的作用，故存在不同程度的血瘀，从而表现出许多血瘀的证候，为确定血瘀的存在提供了辨证依据。如面色青灰，两颧暗红，口周发青，口唇暗红或紫绀，皮肤发花，腹部胁下痞块，呕吐物呈咖啡样，血性大便，爪甲暗红或青紫，舌质暗红、紫红、青紫，舌下静脉瘀张，脉涩或指纹青紫而滞等。临床所见这些血瘀证候，常随着肺炎病情的加重出现动态变化，其表现的严重程度与病情的轻重相一致。小儿肺炎的发生责之于外邪犯肺，肺气失宣，清肃失常，出现热、咳、痰、喘的病理变化。由于病程的久暂、邪气的盛衰、体质的强弱及发病后的不同阶段等差异，使肺炎血瘀形成的病因病理不尽相同，包括肺热壅盛，炼血成瘀；肺气郁闭，血凝成瘀；痰阻肺络，血滞成瘀；热伤血络，血留成瘀；阴虚火旺，灼血为瘀。故提出从瘀论治小儿肺炎，灵活运用活血化瘀法，具体治法包括宣肺化瘀法、清肺化瘀法、豁痰化瘀法、通腑化瘀法、养阴化瘀法以及益气化瘀法。（安效先. 小儿肺炎从瘀论治[J]. 中国医药学报，1996，11（4）：45-47.）

【主题】 急性期治以清宣降三法，恢复期多用清润收三法

【释义】 安效先认为，痰热壅阻，肺气郁闭是支原体肺炎的主要病机。本病病位主要在肺，常累及肝和胃。急性期主要表现为风热闭肺与痰热闭肺。同时该病属于温毒范畴，热邪伤阴耗气，患儿在早期就出现气阴两伤的证候。但在急性期仍以实证为主，常采用"清、宣、降"三法，而恢复期则以虚实夹杂常见，多用"清、润、收"三法，很少单纯用"温法"和"补法"。古有"肺无补法"之说，是告诫后人治疗肺之病不可贸然骤补，以免闭门留寇，而非不能用补。疾病后期邪去之后出现本虚的表现，治疗或益气养阴，或补益脾胃。临床不少支原体肺炎患儿表现为咳嗽经久不愈，瘀血阻络是一个重要因素。因此，久治不愈的咳嗽，适当加些活血化瘀之品，如当归、丹参、川芎、赤芍、地龙、土鳖虫等，可提高疗效。具体治疗，分期论治，肺炎早期多为风热闭肺证，治疗当以宣肺解表，降气化痰，常用麻杏石甘汤和白虎汤加减；肺炎中期多为痰热闭肺证，治疗以清热解毒，豁痰化瘀为主，常用方药为麻杏石甘汤和苏葶丸及黛蛤散加减；恢复期主要表现为痰热蕴肺、阴虚肺热、气阴两虚、肺脾气虚证，分别予以辨证治疗。（潘璐，安效先. 安效先治疗小儿支原体肺炎经验[J]. 中医杂志，2011，52（6）：464-465.）

13. 马沛然

【主题】 从卫气营血辨治

【释义】 马沛然等认为，小儿肺炎以"卫、气、营、血"辨证施治较好。小儿体禀纯阳，易邪从热化，因此早期以风热犯肺为多，主要方剂为银翘散。但有少数病儿为渗出性体质，平日常犯哮喘性支气管炎，患肺炎后可有风寒犯肺之证，主要方剂为小青龙汤。早期肺炎不愈，风温之邪化热入里，热壅肺气，故身热而不恶寒，舌苔亦由白转黄；里热郁蒸，津液耗伤，所以汗出而口渴亦甚；由于邪热壅肺，肺气宣降失常，故咳喘较甚。宜用麻杏石甘汤加减，以宣肺、清热、平喘。高热不退，汗出，喘促，口干，脉数，苔黄者，为气分热炽，可用白虎汤加减。若高热不退，咳嗽喘急，烦躁不安，口干唇裂，舌质红绛，苔少而干，脉细数，病属热入营血。除用西药外，可用清营汤加减。肺炎恢复期，热已退，但尚有食欲较差，两肺痰鸣音多，啰音吸收慢，舌苔白黏，脉滑时，常停用西药，用二陈汤加味治疗，使食欲增进，痰鸣音很快消失，获得较好疗效。（马沛然，王传吉. 中西医结合治疗小儿肺炎122例观察[J]. 山东医药，1978，（1）：11-12.）

14. 安邦煜

【主题】 分病辨证论治

【释义】 安邦煜对不同类型肺炎论治如下：①麻疹肺炎：麻疹合发肺炎者多系疹出不透，治以透发麻疹为主。因疹随热出，故不宜早用麻杏石甘汤之类，也不宜西药退热剂退热及冰袋敷头等物理降温措施。透疹一般宜用清凉辛散，但在气温过于寒冷时，可根据病情酌用辛温之剂以透疹。对疹出遍体色紫而暗者，乃疹毒过炽，邪盛正衰，治宜清热解毒，活血扶正。疹毒过盛，壅郁咽喉，出现喉炎者，急以宣肺清热，解毒扶正之剂，配合六神丸内服及口含。疹毒内陷心包，并发脑炎者，治以麻杏石甘汤加清营汤及局方至宝丹、安宫牛黄丸；抽搐剧烈时加止痉散及羚羊钩藤汤。对阳脱、四肢冷厥者，佐以人参及少量苏合香丸。麻疹肺炎在病理上呈间质性病变，宜于清肺药中加赤芍、桃仁、郁金等散郁之品，以消除肺间质炎症。并应注意维护正气，保养胃阴。②病毒性肺炎：宜从扶正、祛邪两方面着手，以消炎散郁、解毒、清热等

为法，治宜宣肺清热解毒之剂加活血散郁之品，并加行气药。③金黄色葡萄球菌肺炎：临床表现严重，可根据邪盛热燔之脉证，重用三黄石膏汤，配合宣肺扶正之剂，加重养阴药品，辅以补液，往往可以获效。④大肠杆菌肺炎：本病病程较久，发热持续时间较长，临床表现严重，宜在治肺方中加细辛等温化药物，佐以茯苓，由于病程较长，培护脾土药物亦为必用。（安邦煜，刘治泰，邱世源. 小儿肺炎的分型论治[J]. 上海中医药杂志，1965，（4）：3，10-11.）

15. 何世英

【主题】　新生儿肺炎重在扶正

【释义】　何世英认为，新生儿肺炎常缺乏一般婴幼儿肺炎之典型临床症状，多表现为不吃奶，呼吸加快，口周发绀，鼻煽或阵阵憋气，口吐白色泡沫状黏液，精神萎靡或烦躁不安，腹泻，腹胀，发烧或体温不升。严重者，常面色发灰或有不规律之呼吸暂停，伴明显发绀。体格检查仅少数病儿可听到啰音，有时须在深吸气时方可听到。X 线胸片有点片状或絮状阴影，常伴有肺气肿。新生儿抵抗力低下是内因，感染是外因。治疗中必须重视内因，以扶正为主，祛邪为辅。新生儿离开母体不久，适应环境的能力差，卫外机能不健全。患肺炎后，抵抗力更为低下。如单以抗生素祛邪而忽视了扶正，很难在临床上取得满意的疗效。自拟肺炎汤（白人参、五味子、麻黄、麦冬、杏仁、桔梗、天花粉、广陈皮、川贝母、甘草）宣肺平喘，扶正祛邪。（孙艳明. 中国百年百名中医临床家丛书·何世英[M]. 北京：中国中医药出版社，2004：117-120.）

16. 董廷瑶

【主题】　肺炎迁延，培土生金，运脾为要

【释义】　董廷瑶对咳嗽咳痰久延不愈，包括支气管炎、迁延性肺炎、支原体肺炎等应用抗生素治疗，炎症却未能及时吸收，肺部啰音不消以及肺脓疡空洞久久不能愈合等重症，认为虽属肺系疾病，乃因患儿脾胃本弱，热病后期正气大耗，脾胃一虚，肺气先绝，土虚不能生金，属肺脾同病，痰浊内生，久久不愈，多采用培土生金法以杜绝生痰之源。善用星附六君汤加味培土生金，健脾土荣肺金，复其清肃之令。迁延性肺炎，患儿已无明显之发热咳嗽气促诸症，而表现为轻微的形神萎倦，或有低热，面色㿠白等慢性虚弱现象，此乃肺脾不足、气阴两虚之象，是为正虚邪恋耳。将迁延性肺炎辨证分为 3 种情形：①肺阴不足：该类患儿，多肺气素薄。高热津耗，肺之气阴两虚，迁延不愈。当以清养肺阴为主，佐以化痰。主方为补肺阿胶散、生脉散。②脾虚肺弱：此类患儿，多因平时饮食不调，消化不良或已成疳积者，治宜培土生金法；如已成疳积者，则参以消疳扶中，冀脾土健复，输精于肺，既杜生痰之源，又使肺气得养，肺炎自能消散。治疗主方取星附六君汤、参苓白术散。③痰浊内恋：盖邪已久居，肺气亦弱，不能再行疏散，唯宜清肺气、化痰浊，则痰化浊降，肺气自顺，其病可愈。治疗主方清气化痰丸。（王霞芳. 邓嘉成. 中国百年百名中医临床家丛书·董廷瑶[M]. 北京：中国中医药出版社，2003：114-116.）

17. 王雪峰

【主题】　肺炎重症从毒热论治

【释义】　王雪峰认为，肺毒热促使小儿肺炎向本脏重症的方向发展，是小儿肺炎实热证阶段肺本脏重症的主要病机。肺毒热既是致病因素，又可引起毒热−痰瘀的恶性循环，以至于肺炎的加重和病理机制的复杂化。故提出从"肺毒热"论治肺炎喘嗽，认为肺毒热伴随肺炎始终，是引发肺本脏症的缘由。在小儿肺炎实热证阶段，重视清热解毒法的应用，可以减轻病情、改变病势的发展趋向。小儿肺炎病情发展至极期，由于"热深毒亦深"病机所致，临床易表现为毒热闭肺证；肺毒热炽盛，故重用清肺解毒，配以活血化瘀法。在小儿肺炎实热证阶段还应重视内治与外治并用，以提高协同功效。外治法以"肺与大肠相表里"理论为指导，取"通大肠以清肺解毒"之意，将清热解毒、逐瘀通经药物配伍后外用于背部肺俞、膏肓等穴位，大黄、芒硝伍用，使大肠的肃降功能正常，肺脏的宣发肃降功能即得以顺畅，达到清肺解毒之效。（王雪峰. 从肺毒热论治小儿肺炎本脏重症[J]. 中医杂志，2012，53（3）：200-202.）

【主题】 肺炎后期因地制宜。

【释义】 王雪峰认为，在小儿肺炎辨证施治中应因人、因地、因时制宜。小儿具有"阳常有余，阴常不足"的生理特点，又具有易实易虚的病理特点。在肺炎后期，经过一段时期的高热后，阴液大伤，尤以肺阴受损为主；加之北方地区气候干燥，燥邪易伤津液；若患儿素体阴虚，则在肺炎早期即可出现阴虚肺热之证，至恢复期此证更为多见。因此，小儿肺炎辨证治疗时，尤其是在北方地区，要注意滋养肺阴，酌加滋阴润肺之品，则可能提高其向愈的概率，缩短病程。小儿又具有"肺常不足，脾常不足"的生理特点；肺炎之病位主要在肺，肺为脾之子；所以在经过邪正交争的极期后，邪气渐退而正气已虚，首当其冲是肺气先大受其伤，子病及母，子盗母气，肺气虚重则损脾气。因此，临床上常出现以肺脾气虚的改变为主。南方地区气候潮湿，湿易困脾，更易出现肺脾气虚之证。因此，在肺炎恢复期辨证治疗时，尤其在南方地区，则应特别注意健脾益气，加用健脾祛湿之品，以达到促进其向愈，缩短疗程之目的。（王雪峰. 小儿肺炎基础研究与中医临证思维[M]. 北京：中国中医药出版社，2016：203-204.）

18. 王伯岳

【主题】 肺炎变证救治法

【释义】 王伯岳认为，温热病容易传变，肺一受病，容易牵连到其他各脏。如高热稽留不退，侵及心包，则会出现神昏谵妄；如影响到肝，引起肝风内动，则会出现惊掣抽搐；如影响到脾，或素来就脾胃较弱，则会出现腹胀，腹泻。如病势不能及时被控制，形成正虚邪实，则可能出现心阳衰竭，内闭外脱等危重证候。体质素弱的小儿，禀赋不足，容易感受本病。而其他疾患如表邪不解，形成肺闭，出现咳喘，可以转为肺炎；有的麻疹、百日咳，经治不愈，也可能合并出现肺炎。肺炎喘咳，主要由于热邪温毒，毒盛则热盛，热盛则伤阴，不同于一般的寒喘；治宜清凉，而不宜过早使用辛燥和收敛的药物，才能养阴降火，保存津液。至于变证，如火热闭肺，发热持续不退，则应着重泻热；如出现昏迷、抽风，则应着重息风、开窍；如出现气阴两虚，则应育阴潜阳。而小儿肺炎多为上盛下虚之证，如高热，喘憋，鼻翼煽动等热象不解，又同时出现四肢厥冷，小便清长，大便溏泄，腹胀等症，则应当考虑既要开闭泻热，又要存阴救逆。对心阳衰竭者，则应回阳救逆。（张世卿. 中国百年百名中医临床家丛书·王伯岳[M]. 北京：中国中医药出版社，2003：37-38.）

三、医论选要

1. 燥邪致病论（吴振起）

【提要】　根据小儿支原体肺炎发病特征，提出从燥论治，初期选用杏苏散或桑杏汤，急性期方选清燥救肺汤，恢复期方选沙参麦冬汤。

【原论】　小儿支原体肺炎（MPP）临床表现为肺燥津伤，多见于年长儿，多系气候反常，感受时邪而发病。小儿脏腑娇嫩，经脉未盛，气血未充，卫外机能未固，易为六淫所侵。肺为"娇脏"，乃清虚之体，喜清肃濡润而恶燥。其主气，司呼吸，外合皮毛，开窍于鼻，与天气直接相通。故六淫等外邪侵袭，均易犯肺，使肺失宣肃而致病，在东北地区尤以风、寒、燥为多见。肺属金，燥者金之气，同气相求，故燥邪侵袭，以肺为病变中心。肺主气属卫，外合皮毛，燥邪从口鼻而入，先犯肺卫，临床表现为肺系证候。燥邪易伤津液，是其另一致病特点。初秋时节，秋阳以曝，燥与热合，紧承夏暑之余炎，热炽津伤；深秋寒凉，燥与之合，内舍于肺，肺失宣肃，不能布散津液，也可见到津液干燥证。MPP临床表现多样化，轻重不一，可同时伴有气管、支气管炎。初起可有头痛，发热，乏力及食欲减退，咳嗽多为剧烈顽固性干咳，甚至似"百日咳"样，痰量不多，呈黏液性，偶有咯血，少数患者出现胸痛。发热可由低热至39℃左右，常持续1周以上。热退及周身症状消失后，咳嗽可持续较长时间，甚至达3～4周。肺部体征多不明显。整个病程中，干咳是其特征性症状，恰如燥邪伤肺，肺失肃降之干咳。初起邪在肺卫，出现恶寒发热，干咳少痰，肌肤干涩，口鼻咽干燥等症。待邪气入里，燥热壅肺，损伤气阴，干咳少痰或无痰的症状更为突出，甚至气逆而喘。病至后期，子病及母，肺胃阴伤，多见鼻咽口唇干燥，干咳迁延日久不愈。根据MPP临床表现，分为感染初期、急性期和恢复期3个阶段治疗。①感染初期，以寒热之轻重与有汗无汗分为凉燥与温燥。凉燥犯肺者，恶寒无汗，鼻塞流清涕，干咳气逆，咽干唇燥；治宜苦温辛润，开达气机，方选杏苏散，或香苏葱豉汤加减。温燥伤肺者，发热，微恶风寒，少汗，干咳少痰，鼻咽干燥，口渴；治宜轻宣凉润，宣肺止咳，方选桑杏汤。②急性期，燥邪壅肺，损伤肺阴，炼液成痰，此时燥热表现尤为突出，可见干咳少痰或无痰，气逆咳喘，甚至痉咳；治宜清肺泻热，养阴润燥，方选清燥救肺汤。③恢复期，为阴虚肺热证，常见鼻咽口唇干燥，迁延性干咳；治宜养阴清肺，生津润燥，方选沙参麦冬汤加减。（吴振起，刘光华，王子．从燥论治儿童肺炎支原体肺炎临床经验[J]．中国中西医结合儿科学，2012，4（6）：508-510.）

2. 调肝理肺论（李秀亮）

【提要】　肝疏泄失常可致肺失宣肃而为咳，小儿支原体肺炎其感在肺，其病在肝；其咳在肺，其治在肝，立清润柔肝之法。肝经风热，治宜疏风清热，泻肝止咳；木火刑金，治宜清肝宁肺，凉血止血；阴虚肺燥，治宜滋阴润肺，柔肝缓急；横逆犯脾，治宜疏肝健脾，化痰止咳。

【原论】　小儿支原体肺炎属于中医"痉咳"的范畴，五脏六腑凡可影响肺的气机运行者，皆可致咳。而五脏之中，肝主疏泄，调畅气机，其疏泄失常则可致肺失宣肃而为咳。另肝位居下焦，为阴中之阳脏，其经脉由下而上贯膈注于肺，其气升发；肺位居上焦，为阳中之阴脏，其气肃降。在生理状态下，体内肝升肺降以维持气机正常运行。而小儿"阳常有余，阴常不足，肝常有余，肺常不足"。在病理状态下，小儿因肺气受邪后，易郁而化热化火，引起肝火热炽，致木火刑金，循经犯肺，灼伤肺阴，而致咳逆上气，胸胁胀痛，咯血等症；肝之升发太过，肝气横逆，影响脾胃气机，致脾胃运化失常，胃气上逆，故在咳嗽的同时，可伴见胸胁胀闷、头晕、咳逆呕吐等症；气机逆乱，则津液运行紊乱，气郁化火，津凝为痰，痰火相结，引动肝风，风痰火搏击气道，故痉咳阵作，痰黏难咳。故认为本病其感在肺，其病在肝；其咳在肺，其治在肝。

小儿支原体肺炎往往病程较长，再加小儿"阳常有余，阴常不足"的体质特点，外邪入里多易化热伤阴。故在治疗上针对其病机，立清润柔肝之法，重视使用黛蛤散、僵蚕、蝉蜕、白芍等清肝柔肝、息风止痉之药，往往收到良效。小儿支原体肺炎从肝论治，以调肝理肺：①肝经风热型：症见咳嗽频作，痰少，流浊涕，目眵多或颜面、躯干出现红色皮疹，烦躁，头晕，胸闷，舌红苔薄黄或黄少，指纹浮紫，脉弦数或浮数。治宜疏风清热，泻肝止咳，方以桑菊饮加减。②木火刑金型：症见咳嗽频频，痰中带血，甚至咯血，咳甚则面红耳赤，心烦易怒，咽干口苦，颊赤便秘，舌红苔黄，指纹紫，脉弦数。治宜清肝宁肺，凉血止血，方以咳血方或龙胆泻肝汤加减。③阴虚肺燥型：症见咳嗽日久，痰少难咯或干咳无痰，咳引呕吐，胸闷痛，唇红声嘶，咽干口渴，大便干燥，舌红苔少，脉细数。治宜滋阴润肺，柔肝缓急，方以清燥救肺汤加减。④横逆犯脾型：症见咳嗽久作，痰多，黏稠难咳，伴有面色萎黄，烦躁，夜卧不宁，磨牙，神乏困倦，胸闷纳呆，舌淡红，苔黄腻或白腻，脉滑数。治宜疏肝健脾，化痰止咳，方以六安煎加减。（胡鹏，李秀亮. 李秀亮教授从肝论治小儿支原体肺炎经验[J]. 中医儿科杂志，2008，4（2）：7-9.）

3. 从脾胃辨治论（陈昭定）

【提要】 以脾胃为中心辨治小儿肺炎：①五脏有病，当治脾胃。②脾胃为枢，兼顾五脏。③脾胃失调，湿热为患，故当在调理脾胃的同时兼顾祛邪。④调治脾胃，须补中有消，清中有养，以脾胃健运为第一要务。

【原论】 重视脾胃是诊治儿科疾病的特点之一。从脾胃学说论小儿肺炎：①五脏有病，当治脾胃。肺炎患儿外因责之于感受风邪，或由其他疾病传变而来；内因责之于小儿形气未充，肺脏娇嫩，卫外不固。脾胃虚弱，气机失调，是小儿患病的基本原因。因此对于小儿疾病，可通过调理脾胃，达到治疗全身疾病的目的。尤其在治疗小儿重症肺炎时，通过调护脾胃，也可以收到意想不到的效果。②脾胃为枢，兼顾五脏。治疗小儿重症肺炎，一般肺、脾、肝同治。肺脾同治，源于"脾为生痰之源，肺为贮痰之器"之说，肺肝同治指肝火犯肺，即"木火刑金"。肝升肺降，五行互制，通过五行生克理论，指导临床选方用药，用二陈汤加竺黄、半夏、陈皮。对肺炎患儿再以泻白散合黛蛤散，诸药合用共奏清肺泻肝，化痰止咳之效。③脾胃失调，湿热为患。现代小儿喜食肥甘甜腻之品，以高蛋白、高热量饮食为主，且多恣纵口腹，不知节制。因小儿不知饥饱，饮食无度，或喂养不当，极易损伤脾胃。故饮食因素是造成小儿脾胃失调，湿热为患的主要原因。小儿脾胃气虚，卫外不固，六淫外邪引起的外感发病率也较成人高，故儿科外感温热病亦较多见。常以风热闭肺、痰热闭肺、毒热闭肺、阴虚肺热等实热证候为多。临床当在调理脾胃的同时兼顾祛邪。④脾运为健，顾护胃气。治疗小儿肺炎，抗生素的广泛应用，严重伤及小儿脾胃；而中药过于苦寒则伤脾阳，过于辛温则助胃热，攻克太过则伤中气，补益太过则壅气机。故在药物的使用上也应注意固护脾胃，使之勿受损伤。调治脾胃，小儿须分清寒热虚实轻重缓急，使补中有消，清中有养，以脾胃健运为第一要务，从而才能运化药力，发挥疗效。（侯林毅，甄小芳，陈芳. 陈昭定教授脾胃学术思想治疗小儿重症肺炎临床经验[J]. 中国中医急症，2014，23（11）：2034-2035.）

4. 肺与胃大肠相关论（李小可）

【提要】　基于脏腑相关提出肺炎喘嗽病机的方证对应特征，包括肺与阳明经表证、肺热兼阳明胃热证、肺热兼阳明腑实证。总结临证辨治要点有三：辨病位用药与脏腑同治，依标本缓急斟酌的脏腑用药，腑实未成宜清胃而不能泻大肠。

【原论】　在小儿肺炎喘嗽的发生、进展过程中，肺与手阳明大肠、足阳明胃的密切关系，对实热证病机演变和临证表现具有重要影响。以藏象学说中极具特色的肺与大肠脏腑相关理论为启发，提出小儿肺炎喘嗽病肺与阳明（大肠、胃）脏腑相关的研究思路。一是肺与大肠相表里：①肺与大肠阴阳内外的对应关系。②手太阴与手阳明脏腑经脉的络属关系。③肺与大肠脏腑气化功能间的协调关系。就肺炎喘嗽一病而言，肺与大肠相表里的关系还表现为：①肺脏易热。②大肠腑易实。③脏腑气机易闭。因此，小儿肺炎喘嗽病机演变中肺与大肠相表里的意义主要表现为肺主气、大肠承气的功能失常，肺热腑实，脏腑同病，腑气不通则肺气不降。二是肺与胃输气而内应：无论病从寒热而来，既病即需输调运化肺胃之气，盖肺胃一肃一承，为气机输转的渠道，需气机灵通才能正气得苏、邪气得却。因此，可以将肺与胃的功能联系总结为输气而内应。生理上肺主气而胃为输气，调转气机升降；病理上肺胃是温热邪气内传的通路，肺热及胃而胃热干肺；治疗无外清肺与胃热、养肺与胃阴。

肺炎喘嗽基于脏腑相关病机的方证对应特征：①肺与阳明经表证。疾病初期，或外感风寒闭肺，或风热袭肺，小儿症见咳嗽，气喘鼻煽，咯稀白泡沫样痰或黄痰，必兼见肺卫表证。风寒表证者，予华盖散加减。风热表证者，予银翘散加减。风邪中阳明经表证或太阳表证转合阳明经，风寒者症见发热恶寒而无汗，额痛面赤，目痛鼻干，烦闹啼哭，可依《金鉴》葛根汤证论治。②肺热兼阳明胃热证（白虎汤类证）。在肺炎喘嗽进展期，热邪入里或风寒入里化热，热郁于肺，又有阳明胃热，发热较重，咽红口渴不解，舌红苔黄，不恶寒而烦躁不已，属麻杏石甘汤证。重者气急鼻煽，高热烦躁，咳嗽甚剧，病情很快变化形成痰热闭肺或热毒闭肺证。至肺炎喘嗽中期，若发热烦躁，有汗口渴，咳嗽喘促，痰黄稠，喉间痰鸣，鼻翼煽动，口唇紫绀，胸高胁满，咽肿舌红苔黄，脉弦滑，为痰热闭肺，阳明腑热而实未成，予五虎汤合葶苈大枣泻肺汤。肺炎喘嗽病后期仍热，阳明胃热尚不解而阴已伤，可予白虎加人参汤加沙参、麦冬或竹叶石膏汤为治。③肺热兼阳明腑实证（承气汤类证）。凡肺炎喘嗽病重期，痰热闭肺或热毒闭肺，症状出现便秘不下，腑气不通，即见毒热闭结肺肠。治不及时容易发生变证，或邪陷厥阴而惊风，或高热神昏而闭窍，或心阳不支而心衰。若阳明腑实见满腹胀痛，痛而拒按，或热结旁流，烦闹啼哭，口中谵语，脉沉实，或见目中不了了，睛不和，独语如见鬼状，喘冒欲生变证，需予大承气汤急下通腑。若腑实将成，腹大满，烦闹谵语，脉滑而疾，或予大承气后腑气仍不通，可予小承气汤处之。若腑实在成与不成之间，烦闹，腹胀满，可予调胃承气汤。宣白承气汤为脏腑同病最常用方，肺气不降，腑气不通，症见喘促不宁，痰涎壅滞，大便闭结，用之当宜。至于阳明腑实之外，肺热兼见大肠湿热而泻痢滞下，多属并见葛根芩连汤证或芍药汤证，宜肺肠同治，清泻肺与阳明里热、除湿止痢。（李小可，赵丹丹，莫芳芳，等. 基于脏腑相关理论的小儿肺炎喘嗽病机与方证应用研究[J]. 中华中医药杂志，2013，28（5）：1271-1275.）

5. 咳喘先后轻重辨治论（周炳文）

【提要】　小儿肺炎喘嗽之咳嗽多兼痰喘，而喘无不咳者，先咳后喘或咳甚喘微，当先治咳为主；先喘后咳，喘重咳轻，当以治喘为主。咳嗽兼喘分寒偏重和热偏重两类；痰喘兼咳，寒偏重有新感、伏邪之分，热偏重有虚、实之别；虚喘慎用辛散苦寒。

【原论】　小儿肺炎喘嗽之咳喘多由外感，肺气膹郁所致。咳嗽多兼痰喘，而喘无不咳者，临床但有先咳后喘或咳甚喘微，当先治咳为主；先喘后咳，喘重咳轻，当以治喘为主。

（1）咳嗽兼喘：①寒偏重：辨证表寒束肺，外感风寒束表犯肺，肺失清降，则脾不健，运化失常致积湿成痰，壅肺气迸发为咳嗽痰喘。初起症多恶寒发热，手足清冷，舌淡苔滑，指纹淡粗。治以辛散之剂，方药初用人参败毒散加味。因小儿为纯阳之体，若咳喘留恋必化热，则改用杏苏饮加紫菀。②热偏重：辨证痰热气逆，症见咳喘，发热汗出，气急呕吐，咳盛成顿，面目浮肿，舌红苔少，指纹浮露等。治以清热降气，润肺化痰，方用杏苏饮或清燥平逆汤加麦冬。

（2）痰喘兼咳：①寒偏重：多由小儿素体虚寒，感受风寒而寒痰固肺，不得宣降，故发为寒喘，但症有轻重，邪有深浅和新感、伏邪之异。新感：轻浅者，症见低热，气喘，咳嗽声重，痰鸣，或仅喘咳，鼻塞流涕，舌淡、苔薄白，指纹淡粗。治以解表辛开轻疏，方用杏苏散或加减通圣散。伏邪：若表解寒散，痰喘仍甚，病属深重，多由新感触动伏邪，发热痰盛喘满，咳声不扬或顿咳，呕吐痰食，指纹青粗，两肺湿啰音。治以宣肺散寒，和解表里，方用华盖散合小柴胡汤加减。②热偏重：热喘之证，有新感风温时邪，有寒郁化热，每见起病急骤，高热而生风痰，壅遏致喘，变化迅速，胸高气粗，鼻翼煽动，鼻孔煤黑，必两肺满布啰音。实证：用加味麻杏石甘汤及猴枣散、紫雪丹之类。虚证：若反复发病，体质已衰，精神萎靡，气怯面唇紫绀，大便溏泄，病属虚。虚则要扶正祛邪，方用小柴胡汤合华盖散加葛根、黄连、葶苈子、红参。若热不高，或热退之后仍痰浊壅肺，气急鼻煽，大便不通，指纹青粗者，因肺与大肠相表里，治当辛开导痰，泻肺通便，方用泻肺宣窍汤。

（3）虚喘：气短似喘，痰声漉漉，精神萎靡，面唇苍白或紫绀，手足不温，舌淡苔润。辛散苦寒均慎用，治以温中益肺，导痰利气，方用温肺涤痰汤。其不独温化有形之痰，还能促进吸收肺之阴影，使喘息缓解，继以真元六君合剂滋肾健脾，或用参苓白术散恢复病体。（周洪彬，古容芳，周绎彬. 名老中医周炳文诊治小儿咳喘经验介绍[J]. 新中医，2010，42（8）：173-174.）

6. 辨病辨证论（王雪峰）

【提要】　辨明不同病原肺炎的中医证候特点，病证结合，将小儿肺炎分为风寒闭肺、外寒内热、风热闭肺、痰热闭肺、毒热闭肺、阴虚肺热、肺脾气虚、心阳虚衰、邪陷厥阴、脾胃虚弱、肺肾气虚、阴虚复感、正虚邪恋、湿热闭肺等14种证候论治。

【原论】　不同病原的小儿肺炎证候表现有差异，如支原体肺炎以高热、剧烈咳嗽为主，肺部实热证明显；合胞病毒肺炎以喘憋为主，肺气闭塞显著；腺病毒肺炎早期即出现明显痰热之症等。因此，不同病原肺炎的治疗原则，选方用药也有差异。辨明不同病原肺炎的中医证候特点，对于微观辨病与宏观辨证相结合有重要意义。其将小儿肺炎证治分 14 型：①风寒闭肺，肺失宣肃：症见恶寒发热，无汗，呛咳气急，痰白而稀，舌苔薄白或白腻，脉浮紧，指纹浮红。本证多见于肺炎初期，由风寒之邪外袭于肺所致。治以辛温开闭，宣肺止咳。华盖散为主方。②寒邪外束，内有郁热：症见恶寒发热，无汗，咳嗽，气急，口渴，面赤心烦，舌红，苔白，脉数，指纹紫。本证可由风寒闭肺证转化而来，也可由风热袭肺所致。治以表里双解，宣肺止咳。大青龙汤为主方。③风热闭肺，肺失宣肃：症见发热恶风，微有汗出，咳嗽气急，痰多，痰黏稠或黄，口渴咽红，舌红，苔薄白或黄，脉浮数。治以辛凉开闭，清肺止咳。银翘散合麻杏石甘汤为主方。④痰热闭肺，肺失宣肃：症见发热，烦躁，咳嗽喘促，气急鼻煽，喉间痰鸣，口唇青紫，面赤口渴，胸闷胀满，泛吐痰涎，舌质红，舌苔黄腻，脉弦滑。治以清热涤痰，开肺定喘。五虎汤合葶苈大枣泻肺汤为主方。⑤毒热闭肺，肺失宣降：症见高热持续，咳嗽剧烈，气急鼻煽，喘憋，涕泪俱无，鼻孔干燥，面赤唇红，烦躁口渴，小便短黄，大便秘结，舌红而干，舌苔黄，脉滑数。治以清热解毒，泻肺开闭。黄连解毒汤合麻杏甘石汤为主方。⑥阴虚肺热，肺失清肃：症见病程较长，干咳少痰，低热盗汗，面色潮红，五心烦热，舌质红乏津，舌苔花剥、少苔或无苔，脉细数。本证见于肺炎后期，病程迁延。治以养阴清肺，润肺止咳。沙参麦冬汤为主方。⑦肺脾气虚，肺失宣肃：症见咳嗽无力，喉中痰鸣，低热起伏不定，面白少华，动辄汗出，食欲不振，大便溏，舌质偏淡，舌苔薄白，脉细无力。本证见于肺炎后期，病程迁延。治以补肺健脾，益气化痰。人参五味子汤为主方。⑧心阳虚衰，心失所养：症见突然面色苍白，口唇青紫，呼吸困难，或呼吸浅促，额汗不温，四肢厥冷，烦躁不安，或神萎淡漠，肝脏迅速增大，舌质略紫，苔薄白，脉细弱而数；指纹青紫，可达命关。本证多见于婴幼儿肺炎极期，喘憋症状严重时易出现。治以温补心阳，救逆固脱。参附龙牡救逆汤为主方。⑨邪陷厥阴，热盛动风：症见壮热烦躁，神昏谵语，四肢抽搐，口噤项强，两目窜视，舌质红绛；指纹青紫，可达命关，或透关射甲。本证多见于婴幼儿肺炎极期。治以平肝息风，清心开窍。羚角钩藤汤合牛黄清心丸为主方。⑩脾胃虚弱，肺失宣肃：症见发热，咳嗽，气喘，大便稀溏，色淡不臭，神疲倦怠，面色萎黄，腹胀纳呆，舌淡苔白，脉缓弱，指纹淡。本证见于体质较弱患儿，肺炎过程中常合并腹泻症状。治以和中健脾，化痰止咳。参苓白术散为主方。⑪肺肾气虚，邪实闭肺：症见咳嗽，气喘或喘憋，低热或无发热，面色㿠白，畏寒肢冷，动则心悸气促，小便澄清，舌淡，苔薄白，或舌红，苔花剥，脉沉细无力。本证多见于体质虚胖的小儿。治以温肾暖肺，降气平喘。射干麻黄汤为主方。⑫肺阴亏虚，复感外邪：症见肺炎恢复阶段，低热，咳嗽，气喘，咽红，舌质红苔薄白，脉细数。本证多见于肺炎恢复阶段，复感外邪所致。治以滋阴清热，发汗解表。沙参麦冬汤合加减葳蕤汤为主方。⑬营虚卫弱，正虚邪恋：症见低热不退，久咳不已，神疲食少，体弱多汗，四肢不温，脉弱。本证多见于疳证患儿，素禀气虚，痰湿久遏或过用寒凉伤脾，多迁延难愈。治以调和营卫，止咳化痰。桂枝龙牡汤为主方。⑭湿热闭肺，肺失宣肃：症见高热，咳嗽，有痰，不易咳出，食欲差，恶心欲吐，腹胀，阵发性腹痛，大便稀软，舌红，苔黄腻，脉滑数。本证多见于体弱或病程迁延患儿，风热之邪未解，进而入里，阻滞中焦所致。治以清热利湿，宣肺止咳。甘露消毒丹合三仁汤为主方。（王雪峰. 小儿肺炎基础研究与中医临证思维[M]. 北京：中国中医药出版社，2016：288-292.）

7. 肺炎喘嗽通腑论（王雪峰）

【提要】 通腑法在肺炎喘嗽中的治疗作用有二：通腑泻热，通腑平喘。通腑法可应用于肺炎喘嗽虚证、实证及临床各期。临证强调准确辨证，抓住时机，灵活运用，勿拘于有无结粪，目的是祛邪逐秽，内无伏邪，火不复炽。

【原论】 肺炎喘嗽，病因不同，症有各异，临床辨证有表里、虚实之分，实证用通腑法，所谓肺实泻大肠、釜底抽薪，正是速逐病邪，挫败病势，缩短病程的关键。而虚证亦可运用通腑法，有"下之为补"之说。在临证治疗时，强调准确辨证，抓住时机，灵活运用；勿拘于有无结粪，目的是祛邪逐秽；内无伏邪，火不复炽。通腑法在肺炎喘嗽中的治疗作用：一可通腑泻热。邪热闭肺导致肺开阖、升降失调，热郁于内，不得宣发下泄；加之大便秘结，全身中毒症状加重，体温不降，而通腑之剂能加强胃肠道有害物质排出。因此，对肺炎发热的患儿一旦泻下通便，热毒下泄，体温很快下降。二可通腑平喘。痰是肺炎的病理产物，痰存于肺，阻塞气道，气机不利，肺失宣降，引起咳嗽、气喘。因此，痰饮、气逆相互影响、并存，而通腑之剂能通腑涤痰，使气顺喘平，肺复宣降。故肺系病证可采用通腑法佐治，通腑法可在小儿肺炎各期应用。①风热闭肺重症。肺炎发病初期患儿，多为风热闭肺证。"肺与大肠相表里"，肺热壅盛，常致腑气不通，大便燥结。其热在上焦，里实初成，在宣肺的同时加通腑药物，达到肺肠同治。②痰热闭肺证。本证多见于小儿肺炎的中期，此时病邪已完全入里化热，痰壅于气道，肺肃降功能失衡，肺气郁而化热，形成痰邪与肺热搏结，痰热既为病理产物又为致病因素，致肺气郁闭，大肠传导受阻，燥实内结。用脏腑同治的原则，开肺定喘，清热涤痰，泻下糟粕，宣通肺气。③毒热闭肺证。本证处于小儿肺炎实热证的极期，是以肺毒热为致病因素所形成的错综复杂的临床证型。毒热闭肺证注重清热解毒，泻肺开闭，兼以活血化瘀。④阴虚肺热证。此期为小儿肺炎恢复期，邪热渐去，但阴津未复，大肠失于濡润，肠燥便结。治疗应在清肺余热的同时顾护津液，达到养阴清热、润肺止咳的功效。（盖晓丽，王雪峰．王雪峰教授运用通腑法治疗小儿肺炎喘嗽摭拾[J]．实用中医内科杂志，2008，22（5）：10．//张丽萍，黄伟，王雪峰．王雪峰教授通腑法佐治小儿肺炎各期经验[J]．中国中西医结合儿科学，2013，5（4）：306-308．）

8. 通腑降气论（孙一民）

【提要】 痰鸣、喘促、腹胀，是小儿肺炎的三大主症。腹胀与痰鸣、喘促以及病情的轻重转机有密切联系。通调腑气，是降肺气、利痰湿、除腹胀的重要方法。常以葶苈五子汤清利痰湿，通降肺气。

【原论】 一般来说，临床上外感热病的喘证常以发热、喘咳为主症；由于其病机为邪热郁肺，肺失清肃，故多用麻杏石甘之类，辛寒清解以平喘咳。如临床常用麻石加味汤，治成人大叶性肺炎之高热、喘咳，每获良效。小儿肺炎则不然，患儿的临床表现多以痰鸣漉漉、喘促气急、腹胀为特征，发热则次之。80%以上的患儿都有腹胀这一症状，与痰鸣、喘促，甚至病情的轻重转机有密切联系。如患儿病情严重，痰涎壅盛，喘憋气急，面青唇绀等高度呼吸困难时，腹胀也往往十分严重；若腑气得通，腹胀减轻时，病情也同时好转。在一定情况下，腹胀的轻重，预示着疾病的进退。痰鸣、喘促、腹胀是小儿肺炎的三大主症，其中痰鸣为首要症状。如果以"热喘"来概括大叶性肺炎，那么小儿肺炎则可概括为"痰喘胀"三字。因此通调腑气是降肺气、利痰湿、除腹胀的一个重要方法。一些痰喘严重的患儿，经用通调腑气法后，患儿出现转矢气，或大便通畅，腹胀立即减轻，随腹胀之减轻，痰鸣喘促很快得到缓解。肺在上，肠居下，肺气通达，腑气通调，清升浊降，气机正常。若肺气壅塞，肃降失司，则可引起腑气不通，浊气不降；腑气不通，浊气上干于肺，又能引起肺气闭塞上逆。肺与大肠在病理上常相互影响，关系密切。临床上一些痰喘严重，单降肺气不能控制病情时，加用通调腑气的药，往往可收到较好的效果。故针对以痰鸣、喘促、腹胀三大症状为主的小儿肺炎，处以清利痰湿，通降肺气的葶苈五子汤。对一些病情较重，由于痰湿阻络引起心衰的患儿，通过上方的使用，使痰湿利，脉络通，心衰也可得以纠正。（史宇广，单书健. 当代名医临证精华·小儿咳喘专辑[M]. 北京：中医古籍出版社，1988：157-159.）

9. 重型、迁延型肺炎辨治论（何世英）

【提要】　小儿重型肺炎，分毒热证、肝风证、气虚证治疗；小儿肺炎迁延型，分脾肺气虚、阴虚邪恋、肺胃郁热三型治疗。根据风邪袭表，肺热郁内的发病机制，组方"肺闭宁"。

【原论】　小儿重型肺炎辨证论治：①小儿重型肺炎的毒热证，相当于小儿肺炎临床分型的中毒败血型。属表里实热，或热毒内迫于心营。表里实热可出现气分证，也可出现营分证或气血两燔证。根据具体证情，或宜表里双解，或宜清热解毒，或宜清气凉营佐以清心开窍。常用方是黄连解毒汤、三黄石膏汤、清营汤、清瘟败毒饮等。②小儿重型肺炎肝风证，相当于小儿肺炎合并中毒性脑病或脑炎。除有一般肺炎症状外，可见嗜睡，狂躁不安，神志不清，惊厥，项强，舌质红，脉象弦数等，属邪陷厥阴，肝风内动之象。羚羊钩藤汤是典型方剂。③小儿重型肺炎气虚证，相当于小儿肺炎临床分型的心脏血管型，或为肺炎并发心肌炎及心衰。此证除有一般肺炎症状外，还见到面色苍白，精神弱，浮肿自汗，手足厥逆，舌质淡润，脉细疾、无力、不整等象。宜益气复阴，扶正祛邪。若肺炎合并心衰，出现风寒闭肺、正气衰微证，以三拗汤祛邪，以西洋参益气扶正而取效。

小儿肺炎迁延型，多因正气不足，脏气虚损或余邪未尽所致。治疗大体分为3个类型：①脾肺气虚证：多见于营养不良，消化不良，佝偻病等病儿。治宜培土生金，燥湿化痰，夏陈六君子汤加减。②阴虚邪恋证：多见于邪伤肺阴，或疹后肺炎。治宜滋阴润肺，沙参麦冬汤、养阴清肺汤加减。③肺胃郁热证：肺炎病期迁延，喘咳多痰而稠，或虽无喘咳而肺部体征不消失。治宜清肺、涤痰、开结，如加减小陷胸汤等。本病的发病机制主要是风邪袭表，肺热郁内，故而高热；热盛则灼烧津液，炼液成痰，导致气道受阻，肺失宣降，因而出现咳嗽、痰鸣等肺失宣降之证候，如任其发展，则会出现毒邪内陷之闭证或虚阳浮越之脱证。故而在治疗中要虚实兼顾，组方"肺闭宁"（麻黄、石膏、川贝母、杏仁、苏子、桔梗、顶光参、旋覆花、前胡、葶苈子、细辛、五味子、橘红、海浮石、麦门冬），泻中寓补，补中寓泻；既能扶正祛邪，又可防止伤及正气；一方面清热化痰，一方面宣肺解表，事半功倍。（徐振纲. 何世英儿科医案[M]. 银川：宁夏人民出版社，1979：65-77，214.）

10. 邪正七日辨治论（蒲辅周）

【提要】　小儿腺病毒肺炎，七日以前多正盛邪实，其治以逐邪为主；七日以后正气渐虚，或正虚邪实，或正虚邪衰，总以虚实互见为多，其治宜扶正祛邪，或攻补兼施。然处常应变，务须视病情而异，不可拘泥。

【原论】　临床观察腺病毒肺炎，大凡初期多属实，乃气实、邪实也。一般来说，七日以前多正盛邪实，其治以逐邪为主。邪在表者，或辛散温开，或辛凉透邪，重在宣透；寒凉太过，影响宣闭。肺炎初期用药，最怕凉血，引邪内陷；亦忌滋润，以防助邪。七日以后正气渐虚，或正虚邪实，或正虚邪衰，总以虚实互见为多。其治宜扶正祛邪，或攻补兼施。肺炎后期，如血分有热，才能用凉血药。末期阴伤则宜润，可重用沙参、玉竹、百合、二冬一类润肺养阴之药。和胃宜酌加大枣、谷麦芽、荷叶之类。同时，临床要多思考，既要有七日说，又不能拘泥于七日之说，要四诊八纲全面分析，不能草率处理。处常谓之正治法，治变谓之救逆法，处常容易，治变难。处常应变，务须视病情而异，不可拘泥。肺炎之为病，病灶始终在肺，其证由表及里。初起见表证，或表寒，或表热，或表虚，或表实。治宜解表之法，主要分辛温解表与辛凉解表；若表未解，进一步即见表里合病，治宜表里双解之法；再不解，如纯见里证，治宜清里、温里、通里之法。重在辨证论治，视其致病本源，表从表解，里从里解；风邪疏解，温邪凉解；热邪清之、透之，寒邪温之、散之；痰饮为患，乃泻其实。治病亦有表里两解，先表后里而解，表和而里自通，里通而表自和，亦有表透不开，从里解之法也。

依据"邪正七日说"，在据证而辨的方法上，或卫气营血辨证，或六经辨证，或八纲辨证。处方用药讲究专方与剂量配伍，因而屡起沉疴，多为医者仿效。①卫气营血辨肺炎惊厥：如起病三日，即高热不退，身热无汗，喘急气促，胸高鼻煽，昏迷抽风，唇紫而赤，舌红苔白，脉浮数。有昏迷抽风而无营分见证，却有卫分的苔白脉浮数，当属温邪犯肺，卫气郁闭的风温病。若病已十日，发热，无汗，时见烦躁，嗜睡，微咳，呼吸微弱，腹不满，下利清绿水，四肢厥冷，齿干舌绛，苔深黄中黑，脉沉细。此营分证见而无抽风之候。②六经辨肺炎属青龙汤证：若发热咳嗽，气喘，憋闷，面青白，下痢，肺部啰音较多，舌淡苔灰黑，脉滑数。为内饮兼外感之小青龙汤证。若麻疹后一周，咳嗽，高热，身无汗，喉间有痰，胸满膈煽，烦躁，大便黄黏，舌红苔白腻，脉浮缓。为寒邪外束，郁热不宣之大青龙汤证。③八纲辨肺炎：高热，咳嗽，全身皮疹，惊惕，口腔溃烂唇裂，腹微胀满，大便稀，舌红少津无苔，脉浮数有力。此属风热闭肺的肺炎表实证。咳嗽，身热，额上微汗，腹不满，大便溏，手心干燥，舌红少苔，脉滑数。此属肺气内闭的里证肺炎证。

腺病毒肺炎证治：①邪热入里，为表证轻而里证重，治法宜和胃消滞，辅以通阳解表，方用保和丸加枳实并与葱豉汤合剂。②风热闭肺，治宜宣肺祛风，辛凉透表法，方用桑菊饮。③里热肺闭，治宜生津清热，方用竹叶石膏汤加减，继治以射干麻黄汤合麻杏石甘汤加减，宣肺开闭，而汗出热退。④肺闭津伤，里热偏盛。虽津伤而仍用开闭法，郁闭一开则津液自复，其病乃愈。⑤外寒内饮。内饮兼外感，先宜以发散风寒，温化寒饮，后治宜调和脾胃，理肺化痰。方用小青龙加石膏汤，后调和脾胃，理肺化痰。（中医研究院. 蒲辅周医疗经验[M]. 北京：人民卫生出版社，1976：74-75，270-275.）

11. 防变祛邪宣降论（钱育寿）

【提要】 小儿肺炎治疗用药四要点：一是善于已病防变；二是重视祛除病邪；三是强调宣发、肃降各有侧重；四是兼顾清热养阴护津、重视顾护脾胃。

【原论】 辨治小儿肺炎用药经验：①善于已病防变。肺炎喘嗽之初期，如邪在肺卫，卫阳被遏，多有发热。此时病虽在表，病位在卫，但邪传变迅速，治宜清解透邪，药用银翘散合新加白虎汤。二者合用，卫气同治，可阻断病邪逆传心包。肺炎喘嗽有高热者，常加用紫雪散内服，清热散邪，以防邪热内陷厥阴。小儿形体柔弱，脏气未全，肺炎出现咳嗽痰鸣，气急喘促者，则常加用猴枣散内服，豁痰开窍，以防喘闭之险。如素体虚弱，患肺炎喘嗽后肺之宣肃失常，气机不利，日久可影响血之运行，而致迁延不愈，宜在辨证方中加用活血化瘀药如桃仁、红花、丹参，以改善肺部血液循环，促进病灶的吸收，以防出现瘀血之变。②重视祛除病邪。重视顺应肺脏清虚之性，强调祛除病邪，如辛凉透邪，常用炒香豉、豆黄卷、牛蒡子、净蝉衣、薄荷尖；辛温透邪，常用荆芥、防风；清热散邪，常用生石膏、焦山栀、炒黄芩、紫花地丁、蒲公英；清肺化痰，常用瓜蒌、浙贝母、鱼腥草、天竺黄、炒竹茹；温化寒痰，常用法半夏、白芥子、白前；润燥化痰，常用川贝母、南沙参；燥湿化痰，常用法半夏、甜广皮；祛风化痰，常用炙僵蚕、陈胆星。小儿为纯阳之体，疾病变化迅速，如初起风寒证可迅速转化为寒包火或里热证。故常寒温并用，且用凉药多于用温药。③强调宣发肃降。肺气失宣及肺失肃降在肺炎喘嗽中同时存在，但各有侧重不同。肺气失宣为主者，常表现为发热无汗，咳嗽作呛而不爽，治宜宣肺为主；若寒闭者宜辛温宣肺，用三拗汤加味；若热闭者宜清热开闭，用麻杏石甘汤加味。肺失肃降为主者常表现为咳嗽，喉中痰鸣，气喘胸闷，治宜肃降肺气为主，常用苏子、葶苈子、沉香、黛蛤散。④兼顾护阴健脾。邪在肺卫发热者，常加用清热生津透表之白茅根、芦根；如里热炽盛高热者，常加用清热生津之生石膏、天花粉；如邪热减退，舌红花剥之阴津虚亏者，常加用养阴生津之南沙参、玄参、玉竹、石斛；如肺气失于肃降，腑气不通致大便秘结、发热者，宜通腑泻热，急下存阴，常用生大黄、全瓜蒌。小儿脾常不足，肺炎喘嗽后常常影响脾的运化功能，以致脾失健运，见饮食不香等。此时应重视顾护脾胃，常加运脾开胃之品，如陈皮、苏梗、藿香梗、炙鸡内金、白豆蔻、砂仁、谷芽、麦芽等。（黄瑞群，邓雅玲. 钱育寿治疗小儿肺炎的经验[J]. 江苏中医，1996，17（4）：5-6.）

（撰稿：常虹，张惜燕；审稿：孙远岭，王雪峰）

参 考 文 献

论著类

[1] 北京友谊医院小儿科. 中西医结合治疗小儿肺炎[M]. 北京：人民卫生出版社，1973.

[2] 北京儿童医院中医科. 小儿肺炎[M]. 北京：北京人民出版社，1976.

[3] 邵慧中. 祁振华临床经验[M]. 沈阳. 辽宁科学技术出版社，1985.

[4] 史宇广，单书健. 当代名医临证精华·小儿咳喘专集[M]. 北京：中医古籍出版社，1988.

[5] 孙浩. 孙谨臣儿科集验录[M]. 兰州：甘肃科学技术出版社，1990.

[6] 李仲愚. 李仲愚临床经验辑要[M]. 北京：中国医药科技出版社，2000.

[7] 王静安. 王静安临证精要[M]. 成都. 四川科学技术出版社，2004.

[8] 郁晓维. 江育仁儿科经验集[M]. 上海. 上海科学技术出版社，2004.

[9] 中国中医研究院西苑医院儿科. 赵心波儿科临床经验选编[M]. 北京：人民卫生出版社，2005.

[10] 王伯岳. 中医儿科临床浅解[M]. 北京. 人民卫生出版社，2006.

[11] 北京儿童医院. 金厚如儿科临床经验集[M]. 北京：人民卫生出版社，2008.

[12] 徐振刚. 何世英儿科医案[M]. 北京. 人民军医出版社，2010.

[13] 全国科技名词审定委员会. 中医药学名词·儿科学[M]，北京：科学出版社，2010.

[14] 中国中医科学院. 中医循证临床实践指南·专病专科[M]. 北京：中国中医药出版社，2011.

[15] 中华中医药学会. 中医临床诊疗指南释义·儿科疾病分册[M]. 北京：中国中医药出版社，2015.

[16] 王雪峰. 小儿肺炎基础研究与中医临证思维[M]. 北京：中国中医药出版社，2016.

论文类

[1] 赵锡武，刘志明. 论中医对小儿肺炎的认识及其治疗法则[J]. 中医杂志，1962，（12）：5-8.

[2] 祁振华，邵慧中. 小儿肺炎辨证用药的经验介绍[J]. 中医杂志，1964，（10）：8-11.

[3] 安邦煜，刘治泰，邱世源. 小儿肺炎的分型论治[J]. 上海中医药杂志，1965，（4）：3，10-11.

[4] 廖濬泉. 小儿肺炎的治疗经验[J]. 云南中医学院学报，1979，（3）：1-6.

[5] 曹济民. 江育仁儿科学术经验简介[J]. 江苏中医杂志，1980，（6）：9-12.

[6] 王占玺，刘蕴智，杨胜富，等. 179例小叶性肺炎治验探讨[J]. 陕西中医，1983，4（3）：12-14.

[7] 温光远. 小儿肺炎的表里缓急论治[J]. 辽宁中医杂志，1983，（2）：21.

[8] 王玉玲. 用经方治疗小儿肺炎的经验[J]. 江苏中医杂志，1984，（6）：29-30.

[9] 赵绍琴，曹鸣高，马莲湘，等，肺炎证治[J]. 中医杂志，1985，（10）：6-12.

[10] 刘弼臣. 苦降辛开法治疗小儿肺炎[J]. 北京中医学院学报，1986，9（5）：36.

[11] 马沛然，王传吉. 中西医结合治疗小儿肺炎122例观察[J]. 山东医药，1978，（1）：11-12.

[12] 韦俊. 辨证治疗小儿腺病毒肺炎60例临床观察[J]. 陕西中医，1987，8（4）：149-150.

[13] 刘弼臣，董廷瑶，黎炳南，等. 小儿肺炎证治[J]. 中医杂志，1988，（10）：4-9.

[14] 方伯东，韩颖. 化瘀息风法为主治疗支原体肺炎38例[J]. 实用中医药杂志，1998，14（4）：7.

[15] 黎炳南. 专题笔谈·小儿肺炎证治[J]. 中医杂志. 1988，29（10）：724-725.

[16] 杨宗仰. 名老中医杨济平学术经验简介[J]. 新中医，1988，（1）：13-16，19.

[17] 谭继林. 卞同琦治小儿肺炎的经验[J]. 陕西中医，1989，（10）：435-436.

[18] 温振英，李积英，余继林，等. 扶正驱邪治疗小儿病毒性肺炎的临床与实验研究[J]. 中医杂志，1991，（10）：41-43.

[19] 许国英，赵惠芬，龚名敏，等. 活血化瘀为主治疗RSV肺炎[J]. 中医杂志，1991，（9）：546-547.

[20] 马仁美. 中药治疗小儿间质性肺炎71例[J]. 上海中医药杂志，1993，（5）：26-27.

[21] 刘弼臣，徐荣谦. 小儿肺炎的攻下疗法[J]. 中国中西医结合杂志，1993，（12）：748-749.

[22] 郑邦本. 郑惠伯治疗小儿肺炎经验[J]. 中国中医急症，1993，（6）：269-270.

[23] 刁本恕. 王静安主任医师治疗小儿急症经验[J]. 中国中医急症，1995，4（5）：226-227.

[24] 徐明. 蒲辅周治疗腺病毒肺炎五例浅析[J]. 黑龙江中医药，1995，（2）：2-4.

[25] 孙远岭. 略谈活血法在儿科常见病中的运用[J]. 陕西中医. 1996，17（12）：543.

[26] 戴永生. 蒲辅周辨治小儿肺炎拾萃[J]. 辽宁中医杂志，1997，9（9）：9.

[27] 师群，杨秋芳，马烈，等. 加用丹参注射液治疗小儿肺炎疗效观察[J]. 中西医结合实用临床急救. 1998，11（1）：35-36.

[28] 李杰，广凌，王雪峰. 中药内外合治小儿病毒性肺炎的临床研究[J]. 辽宁中医杂志，1999，26（6）：23-24.

[29] 刘晓萍，郭亚雄，张卉，等. 肺炎冲剂治疗小儿支气管肺炎43例报告[J]. 陕西中医学院学报，2000，28（1）：29.

[30] 杨端芬. 增液承气汤治疗小儿病毒性肺炎88例[J]. 四川中医，2001，19（3）：60.

[31] 任现志，汪受传，韩新民，等. 小儿病毒性肺炎中医证治规律研究目标与思路[J]. 中医杂志，2003，44（7）：544-545.

[32] 汪受传，朱先康，韩新民，等. 小儿病毒性肺炎中医证治规律的初步研究[J]. 中国医药学报，2003，18（12）：729-731.

[33] 王雪峰，董丹，刘芳，等. 小儿肺炎840例常见病原分析[J]. 中国实用儿科杂志，2005，20（4）：239-241.

[34] 彭思蒴. 从瘀论治小儿肺炎[J]. 中医儿科杂志. 2006，2（4）：47-49.

[35] 赵岩松，崔炳南. 胃与肺热证关系探讨[J]. 江苏中医药，2006，27（6）：12-13.

[36] 董晓丽. 张刚治疗小儿肺炎的经验[J]. 光明中医，2006，21（5）：31-32.

[37] 汪受传,韩新民,任现志,等. 小儿病毒性肺炎 480 例中医证候学特点研究[J]. 南京中医药大学学报,2007,23（1）：14-19.

[38] 梁建卫. 清肺解毒法治疗小儿呼吸道合胞病毒肺炎的临床研究[D]. 南京：南京中医药大学，2007.

[39] 陈超. 清热宣肺、涤痰开闭法治疗小儿 RSV 肺炎痰热闭肺证的临床研究[D]. 南京：南京中医药大学,2007.

[40] 李静. 加味麻杏石甘汤佐治小儿支原体肺炎 48 例临床观察[J]. 中医儿科杂志，2007，3（3）：40-41.

[41] 徐荣谦. 小儿肺炎临床用药经验与体会[J]. 世界中西医结合杂志，2007，2（4）：190-192.

[42] 王霞芳. 董廷瑶教授从脾胃论治儿科病证[J]. 中医儿科杂志. 2008，4（2）：21.

[43] 白凌军，汪受传. 从毒论治小儿病毒性肺炎[J]. 新中医，2008，40（1）：102.

[44] 胡鹏，李秀亮. 李秀亮教授从肝论治小儿支原体肺炎经验[J]. 中医儿科杂志，2008，4（2）：7-9.

[45] 胥会英，韩新民. 肺炎喘嗽病因病机古今认识差异探讨[J]. 实用中医药杂志，2008，24（12）：803-804.

[46] 白凌军，汪受传. 从毒论治小儿病毒性肺炎[J]. 新中医，2008，40（1）：102.

[47] 盖晓丽，王雪峰. 王雪峰教授运用通腑法治疗小儿肺炎喘嗽撷拾[J]. 实用中医内科杂志，2008，22（5）：10.

[48] 王烈. 小儿肺炎证治条辨[A]. //中华中医药学会儿科分会. 全国第 26 届中医儿科学术会暨王烈教授学术思想研讨会论文集[C]. 2009：5.

[49] 艾军，汪受传. 从热郁痰瘀论治小儿病毒性肺炎的理论研究[J]. 中医儿科杂志，2009，5（2）：1-4.

[50] 汪受传，艾军，赵霞. 小儿肺炎从热、郁、痰、瘀论治研究[J]. 中国中西医结合儿科学，2009，1（1）：29-32.

[51] 吕玉霞，申聪，黄阳，等. 小儿肺炎中医证型演变特点及不同年龄中医证型分布特点[J]. 中国中西医结合儿科学，2009，1（5）：450-453.

[52] 胡秀清. 毕可恩教授治疗小儿肺炎的经验[J]. 河南中医学院学报，2009，24（4）：39-40.

[53] 王士嘉，王雪峰. 肺脾相关理论指导小儿反复肺炎的防治[J]. 中医儿科杂志，2010，6（4）：10-12.

[54] 汪受传,艾军,杨燕,等. 基于关联规则的小儿肺炎热郁痰瘀相关病机分析[J]. 南京中医药大学学报,2010,26（2）：97-101.

[55] 周洪彬，古容芳，周绎彬. 名老中医周炳文诊治小儿咳喘经验介绍[J]. 新中医，2010，42（8）：173-174.

[56] 李学麟，闫超. "截断扭转"理论在肺炎治疗中的指导意义[A]. //中国科协、福建省人民政府. 第十二届中国科协年会 22 分会场——"中医药在重大公共卫生事件中的地位和作用论坛"论文集[C]. 2010：3.

[57] 王士嘉，王雪峰. 肺脾相关理论指导小儿反复肺炎的防治[J]. 中医儿科杂志，2010，6（4）：10-12.

[58] 黄艳青. 岭南地区小儿肺炎证候演变规律及其与体质关系研究[D]. 广州：广州中医药大学，2011.

[59] 白淑莲，刁本恕. 刁本恕主任医师治疗小儿肺炎喘咳经验浅析[A]. //中华中医药学会儿科学分会. 第 28 次全国中医儿科学术大会暨 2011 年名老中医治疗（儿科）疑难病临床经验高级专修班论文汇编[C]. 2011：3.

[60] 吴金勇，周朋，刁娟娟，等. 李燕宁教授治疗小儿肺炎发热经验[J]. 中国中西医结合儿科学，2011，3（2）：130-131.

[61] 周小明，刘如秀，刘志明，等. 刘志明教授辨治小儿病毒性肺炎经验撷菁[J]. 辽宁中医药大学学报，2011，13（6）：33-35.

[62] 史晓霞. 小儿肺炎支原体肺炎恢复期气道高反应的中医治疗[J]. 浙江中医药大学，2011,35（2）：155-157.

[63] 胡鹏. 吴银根教授祛瘀法治疗小儿肺炎的经验总结[J]. 成都中医药大学学报，2011，34（3）：23-24，37.

[64] 施金凤. 小儿肺炎与阳明内热的相关性研究[D]. 北京：北京中医药大学，2011.

[65] 潘璐. 安效先教授治疗小儿支原体肺炎经验[C]. 北京中医药学会 2012 年学术年会论文集，2012：200-202.

[66] 吴振起，刘光华，王子. 从燥论治儿童肺炎支原体肺炎临床经验[J]. 中国中西医结合儿科学，2012，4（6）：508-510.

[67] 王雪峰. 从肺毒热论治小儿肺炎本脏重症[J]. 中医杂志，2012，53（3）：200-202.

[68] 高伟，王雪峰. 中医"痰饮"与小儿肺炎相关性初探[J]. 中医儿科杂志，2012，8（3）：18-20.

[69] 冉志玲，马君蓉，董丽. 以玄府为理探讨小儿肺炎喘嗽[A]. //中华中医药学会儿科分会. 第二十九次全国中医儿科学术大会暨"小儿感染性疾病的中医药防治"培训班论文汇编[C]. 2012: 3.

[70] 姜永红，虞坚尔，姜之炎. 从络病理论解析小儿支原体肺炎及其变证[J]. 上海中医药杂志，2013，47（5）: 27-28.

[71] 张丽萍，黄伟，王雪峰. 王雪峰教授通腑法佐治小儿肺炎各期经验[J]. 中国中西医结合儿科，2013，5（4）: 306-308.

[72] 李小可，赵丹丹，莫芳芳，等. 基于脏腑相关理论的小儿肺炎喘嗽病机与方证应用研究[J]. 中华中医药杂志，2013，28（5）: 1271-1275.

[73] 师长丽，程燕，刘薇薇，等. 从"培土生金"论治小儿支原体感染性肺炎恢复期脾虚综合征[J]. 辽宁中医杂志，2013，40（8）: 1603-1605.

[74] 王艳芬，钟涛，苏艳. 刘以敏治疗小儿肺炎验案4则[J]. 湖南中医杂志，2013，29（9）: 90-91.

[75] 吕志香，刘薇薇，宫淑琴，等. "因质制宜"在小儿支原体肺炎治疗中的"治病求本"思想[J]. 辽宁中医杂志，2013，40（9）: 1809-1811.

[76] 郑燕霞，翁泽林，陈文. 林季文老中医治疗小儿肺炎喘嗽经验[J]. 广州中医药大学学报，2013，30（1）: 98-100，119.

[77] 戴启刚，梁晓鑫，艾军，等. 汪受传教授临证治喘经验[J]. 南京中医药大学学报，2013，29（1）: 81-83.

[78] 刘晓冉，潘瑛，张建玉，等. 益气健脾活血法治疗小儿肺炎恢复期临床研究[J]. 中医药临床杂志，2014，26（12）: 1243-1244.

[79] 张咏梅，杜文娟. 何世英主任治疗小儿呼吸系统疾病验案两则[J]. 天津中医药，2014，31（8）: 449-450.

[80] 田晨，程燕，陈慧，等. 小儿支原体肺炎的中医治疗[J]. 吉林中医药，2014，34（6）: 573-576.

[81] 刘璇，马融. 马融治疗小儿重症支原体肺炎经验[J]. 湖南中医杂志，2014，30（7）: 30-31.

[82] 侯林毅，甄小芳，陈芳. 陈昭定教授脾胃学术思想治疗小儿重症肺炎临床经验[J]. 中国中医急症，2014，23（11）: 2034-2035.

[83] 吕登雷. 郭振武教授辨治小儿肺炎经验[J]. 中医儿科杂志，2014，10（2）: 15-17.

[84] 王春荣，王海平，陶红. 陶红辨治小儿肺炎的经验[J]. 江苏中医药，2014，46（10）: 20-21.

[85] 吕民英，陈万越，朱珊. 朱珊教授治疗小儿肺炎恢复期临证经验[J]. 中医临床研究，2014，6（1）: 115.

[86] 苏保宁，虞坚尔. 2003～2013年部分专家治疗小儿肺炎喘嗽经验拾零[J]. 陕西中医学院学报，2015，38（6）: 52-54.

[87] 谭儒省. "病痰饮者当以温药和之"为原则治疗小儿肺炎喘嗽恢复期的临证体会[J]. 中国中西医结合儿科学，2015，7（5）: 511-512.

[88] 王爱华，赵霞. 从肺热论治小儿肺炎喘嗽研究概况[J]. 中医杂志，2015，56（7）: 620-622.

[89] 沈玉鹏，杨志华. 韩芳林教授运用麻杏化瘀汤治疗小儿肺炎喘嗽痰热闭肺证的体会[J]. 中医儿科杂志，2016，12（3）: 10-11.

[90] 张赛，程燕. 中医诊疗小儿肺炎支原体肺炎概况[J]. 中医药学报，2016，44（1）: 73-76.

[91] 王赛飞，董幼祺. 董幼祺调治小儿迁延性肺炎经验[J]. 中华中医药杂志，2017，32（6）: 2542-2544.

[92] 赵丽娜，韩雪，葛国岚，等. 韩雪教授浅谈小儿肺炎喘嗽治疗法则体会[J]. 中医临床研究，2017，9（28）: 67-68.

[93] 王飞. 麻杏苇茎汤治疗小儿肺炎支原体支气管炎（湿热证）临床疗效观察[D]. 成都：成都中医药大学，2017.

[94] 张惜燕，邢玉瑞. 小儿肺炎的从新病入络论治[J]. 时珍国医国药，2017，28（8）: 1957-1958.

[95] 周媛媛. 中医辨证施治小儿肺炎的临床观察[J]. 中医临床研究，2017，10（32）: 26-27.

[96] 杨见辉，孙海鹏，陈竹，等. 麻杏化瘀汤加减治疗痰热闭肺型小儿肺炎喘嗽临床效果评价[J]. 中华中医药

学刊，2018，36（7）：1714-1716.

[97] 张博，郑贵珍，黄甡. 肺炎栓治疗小儿肺炎喘嗽痰热闭肺证临床观察[J]. 中医学报，2018，33（7）：1216-1219.

[98] 陈弘韬，杨一民. 小儿肺炎的中医治疗进展[J]. 亚太传统医药，2018，14（1）：115-117.

[99] 刘庆彬，钱恒鑫，张飞飞，等. 小儿肺炎的中医分期论治的研究[J]. 光明中医，2018，33（18）：2750-2751.

[100] 罗申. 中西医结合治疗小儿肺炎临床观察[J]. 实用中医药杂志，2019，35（6）：678-679.

[101] 欧阳学认，蔡淑君，粤湘. 小儿肺炎中医证型、虚实辨证及相关因素分布规律探讨[J]. 中医药导报，2019，25（9）：52-54，68.

[102] 年宇婷，龙旭浩. 姚晶莹治疗小儿肺炎支原体感染性咳嗽经验浅析[J]. 浙江中医杂志，2019，54（7）：493-494.

[103] 奚峰，朱萍. 石贝清热宣肺汤辅助治疗小儿肺炎风热闭肺证的临床观察[J]. 中国中医药科技，2019，26（4）：642-644.

奖项类

[1] 小儿病毒性肺炎中医证候治法机理及应用研究

　　奖励年度与级别：2006 年江苏省科技进步奖二等奖

　　主要完成人：汪受传、任现志、李江，等

　　主要完成单位：南京中医药大学

[2] 小儿肺炎中医证治规律研究

　　奖励年度与级别：2006 年辽宁省中国中华中医药学会科学技术奖二等奖

　　主要完成人：王雪峰、杨关林、吕玉霞，等

　　主要完成单位：辽宁中医药大学、黑龙江中医药大学、上海中医药大学、广州中医药大学、成都中医药大学

[3] 以小儿肺炎为示范建立中医辨证规范及疗效评价方法指标体系的研究

　　奖励年度与级别：2008 年辽宁省科技进步奖二等奖

　　主要完成人：王雪峰、梁茂新、张斌，等

　　主要完成单位：辽宁中医药大学

[4] 以小儿肺炎为示范建立中医辨证规范及疗效评价方法指标体系

　　奖励年度与级别：2010 年辽宁省中国中华中医药学会科学技术奖二等奖

　　主要完成人：王雪峰、董丹、梁茂新，等

　　主要完成单位：辽宁中医药大学附属医院、黑龙江中医药大学附属医院、上海中医药大学龙华医院、大连市儿童医院、山东中医药大学附属医院、成都中医药大学附属医院、广东省中医院

小 儿 哮 喘

小儿哮喘（infantile asthma）是小儿常见的肺部疾患，是一种表现为反复发作性咳嗽、喘鸣和呼吸困难，并伴有气道高反应性的可逆性、梗阻性呼吸道疾病。临床以发作时喘促气急，喉间痰吼哮鸣，呼气延长，严重者不能平卧，呼吸困难，张口抬肩，摇身撷肚，口唇青紫为特征，缓解期多数患儿症状和体征全部消失。部分患儿有自觉胸闷，肺部听诊呼吸音减弱，但常无哮鸣音。包括西医学的支气管哮喘、喘息性支气管炎等病。

本病的辨证论治可参考中医学"哮症""哮吼""齁齁"等。在中医学中，还根据不同的发作情况，有不同的称谓，如在哺乳期发病者称为"奶哮"，突然发作者称为"暴喘"。

一、诊 治 纲 要

（一）诊疗思路

中医认为，小儿哮喘系宿痰内伏于肺，遇感引触，痰阻气道，痰气搏击，气道挛急，肺失肃降，肺气上逆所致。伏痰因先天禀赋薄弱，或久病体弱，导致肺、脾、肾虚损而产生，生成后伏藏于肺，成为发病的宿根，此乃小儿哮喘之内因；外因责之于感触外邪（接触异物、异味及嗜食咸酸等）。发作期时感受外邪，导致肺气不利，触动伏痰，痰随气升，气因痰阻，相互搏结，阻塞气道而出现咳嗽，喘促，喉中哮鸣音。由于感邪的性质不同和体质上的差异，在急性发作期，病性上又有寒热的区别。若素体阳虚，或外感风寒，内伤生冷，引动伏痰，则发为寒性哮喘；若素体阴虚，或感受风热，痰热蕴肺，则发为热性哮喘。在急性发作后，若邪伤正虚，外邪夹痰留伏，又可出现痰邪恋肺、虚实夹杂之慢性持续期。临床缓解期多由于肺、脾、肾三脏不足，痰饮留伏，哮喘反复发作，导致肺之气阴耗伤，脾之气阳受损，肾之阴阳亏虚，因而形成缓解期肺脾气虚、肾气虚弱、肺肾阴虚的不同证候。总之，小儿哮喘的病理因素以痰饮为根本，以瘀血为重要病理因素，气候突变、饮食不当、情志失调，既是生痰聚浊之原因，又是本病发作的诱因；肺、脾、肾脏腑功能不足，是伏痰形成之本。病位主要在肺，但与脾、肾、肝三脏密切相关。病性总属本虚标实，本虚为肺、脾、肾三脏亏虚，标实为风、寒、热、湿、痰、瘀等。发作期多为风邪、寒邪、热邪犯肺引动伏痰发病，以痰浊、热邪、寒邪等邪实为主；缓解期多因肺、脾、肾虚，表现以正虚为主。各种致病因素，包括疾病本身，使肺、脾、肾虚损加重，导致痰阻气道反复，不易解除，以致本病迁延难愈。

小儿哮喘临床上当先辨标本缓急，分清发作期与缓解期，再辨寒热、虚实。发作期以邪实为主,其邪有风、寒、热、痰、瘀,须仔细区分其寒热属性及邪气兼夹,注意是否兼有表证以及正虚的表现;缓解期以正虚为主,其虚在脏腑,应详辨肺、脾、肾之脏腑定位,气虚、阳虚、阴虚之差异以及相互兼夹的情况。

本病的治疗,以发作期祛邪治标、缓解期扶正固本为原则。由于痰浊是本病之宿根,故发作期以宣肺豁痰为重点,并根据感邪之不同,或温散肺寒,或宣肺清热,或活血祛痰。缓解期以益气扶正为主,主要从肺、脾、肾着手,区别不同证候,或补益肺脾,或肺肾双补。若虚中有实,虚实夹杂者,则当标本兼顾,既扶正又祛邪。由于哮喘的病因复杂,可采用多种疗法综合治疗,除口服药外,雾化吸入、穴位敷贴、针灸疗法,以及配合环境疗法、心身疗法可增强疗效。

(二)辨证论治

综合中西医结合专业规划教材《儿科学》《今日中医儿科》《小儿哮喘中医诊疗指南》《中西医结合临床儿科学》以及名老中医经验等,将小儿哮喘的辨证论治要点概括为以下几个方面。

1. 发作期

临床主要表现为喉中哮鸣喘促,呼吸困难,甚则喘息不得平卧,此阶段一般以邪实为主。

(1)风寒束肺证

临床表现:气喘,喉间哮鸣,咳嗽,胸闷,痰液清稀色白、泡沫多,易咳,喷嚏,鼻塞,流清涕,唇青,形寒肢凉,无汗,口不渴,小便清长,大便溏薄,咽不红,舌质淡红,苔薄白或白滑,脉浮紧,指纹红。

基本病机:风寒外束,内闭于肺,上逆作喘。

常用治法:温散肺寒,祛痰平喘。

(2)痰热阻肺证

临床表现:气喘,声高息涌,喉间哮鸣,咳嗽痰壅,痰黏、色黄、难咳,胸闷,呼吸困难,鼻塞,流涕黄稠,身热,面红唇干,夜卧不安,烦躁不宁,口渴,小便黄赤,大便干,咽红,舌质红,苔薄黄或黄腻,脉浮数或滑数,指纹紫。

基本病机:热盛于内,痰因热动,痰热阻肺。

常用治法:清肺化痰,平喘止咳。

(3)外寒内热证

临床表现:气喘,喉间哮鸣,咳嗽痰黏、色黄、难咳,胸闷,喷嚏,鼻塞,流清涕,恶寒,发热,面色红赤,夜卧不安,无汗,口渴,小便黄赤,大便干,咽红,舌质红,苔薄白或黄,脉浮紧或滑数,指纹浮红或沉紫。

基本病机:外感寒邪,寒郁化热,热蕴于肺,肺气上逆。

常用治法:温散外寒,清热化痰。

(4)肺实肾虚证

临床表现:气喘,喉间哮鸣,持续较久,喘促胸满,动则喘甚,咳嗽,痰稀、色白、易咳,形寒肢冷,面色苍白或晦滞少华,神疲倦怠,小便清长,舌质淡,苔薄白或白腻,脉细弱或沉迟,指纹淡滞。

基本病机：邪正相争，日久伤正，肺气壅滞，肾气亏虚。

常用治法：宣通肺气，补肾纳气。

2. 缓解期

哮喘主要症状消失，临床病情基本缓解的小儿哮喘阶段，一般以正虚为主。

（1）肺脾气虚证

临床表现：反复感冒，反复诱发哮喘，气短自汗，咳嗽无力，神疲懒言，形瘦纳呆，面白少华，大便溏泄，舌淡，苔薄白，脉细软。

基本病机：肺气虚而表卫不固，脾气虚而运化失司。

常用治法：扶正祛邪，补益肺脾。

（2）脾气虚证

临床表现：微咳痰多，神疲乏力，食少便溏，面色少华，唇舌淡白，脉细或指纹红紫。

基本病机：脾气不足，运化失职。

常用治法：燥湿化痰，理气健脾。

（3）肾虚不纳证

临床表现：肢冷畏寒，动则气短，面色㿠白，腰膝酸软，尿床或夜尿增多，生长发育迟缓，舌淡，苔薄，或舌红少苔，脉沉细。

基本病机：肾气虚弱，摄纳无权。

常用治法：补肾纳气，肃肺定喘。

（4）脾肾阳虚证

临床表现：喘促乏力，动则气喘，气短心悸，咳嗽无力，形体消瘦，形寒肢冷，腰膝酸软，面色少华，腹胀，纳差，夜尿多，便溏，发育迟缓，舌质淡，苔薄白，脉细弱，指纹淡。

基本病机：脾肾阳气亏虚，运化失常，摄纳无权。

常用治法：温阳散寒，补肾健脾。

（5）肺肾阴虚证

临床表现：喘促乏力，动则气喘，干咳少痰，痰黏难咳，咳嗽无力，盗汗，形体消瘦，腰膝酸软，面色潮红，午后潮热，口咽干燥，手足心热，便秘，舌红少津，苔花剥，脉细数，指纹淡红。

基本病机：肺肾阴液不足，濡润失常，肺气上逆。

常用治法：滋肺益肾，补肾纳气。

二、名 家 心 法

1. 冯视祥

【主题】　反复发作，经久不愈之本在肾不纳气

【释义】　冯视祥认为，小儿支气管哮喘的发病机理，是由于肺肾俱虚不能共同抗御外邪，一遇气候变化，感受寒、热邪气和其他因素（包括过敏因素），侵袭肺经，肺失清肃，气不布

津，聚液成痰，以致呼吸困难及支气管喘鸣。痰声作哮是个现象，实质在于气之升降不利，即呼吸不利。《类证治裁》一书有云："肺为气之主，肾为气之根，肺主出气，肾主纳气，阴阳相交，呼吸乃和，若出纳升降失常，斯喘作矣。"明确指出了哮喘病中肺和肾的紧密关系，同时阐明了哮喘的实质。因此，本病急发时外邪和痰阻碍肺之气道，宣降失职，此时肺脏由素虚而转变为邪实，是哮喘之标，而呼吸困难的根本在于"肾不纳气"，是哮喘之本。这个根本因素决定其哮喘反复频发，或外邪除而经久不愈。（冯视祥. 小儿支气管哮喘的温肾疗法[J]. 新中医，1983，4（6）：5-6.）

2. 刘弼臣

【主题】 风痰内伏，外风引动

【释义】 刘弼臣认为，小儿哮喘，内因风痰内伏，外因感受风邪，是外风引动内伏之风痰所致。诱发小儿哮喘的因素较多，但主要是感受风邪。这主要是由于小儿肺常不足，寒温不能自调，易感外邪，而风为百病之长，故本病以感受风邪为主，感受风邪后引动内伏之风痰作祟。痰的生成是肺、脾、肾三脏功能失调所致，而与脾失健运最为密切相关，所以说"脾为生痰之源"。"肺为贮痰之器"，说明痰生成后易内伏于肺。又小儿脾常不足，肝常有余，脾虚肝旺，内风易起，正如清·尤在泾《静香楼医案》所云："土虚木必摇。"由此可见，风痰内伏是小儿哮喘发病的主要内因。哮喘的发作，每遇外感风邪，一触即发，外风从皮毛而入，或由口鼻上受，引动内伏之风痰，痰阻气道，气机升降不利，则气息喘促；肺若悬钟，痰随风动，木摇痰撞，故哮鸣有声。（于作洋. 刘弼臣教授治疗小儿哮喘的经验[J]. 山西中医，1998，14（2）：7-8.）

3. 高树彬

【主题】 肝脾肾虚，伏痰内蕴，喘证反复

【释义】 高树彬认为，哮喘的内因可归纳为两个方面：一是宿痰内伏，二是正气亏虚，可谓虚实夹杂。"痰为百病之源""哮喘有夙根""夙根专主于痰"。伏痰的存在，是导致哮喘病程漫长，反复发作，甚至成为终身病疾的内在病理因素。"痰之本水也，源于肾；痰之动湿也，主于脾；痰之末肺也，贮于肺"。痰饮的形成，与肺、脾、肾三脏功能失调关系密切。小儿具有"肺常不足""脾常不足""肾常虚"的生理特点。肺为水之上源，主宣发肃降，肺气不足，气机不利，不能布津，津液停滞为痰；脾主运化，为水湿之制，脾气不足，运化失职，聚湿成痰；肾为水脏，为气化之本，肾气不足，无力蒸化水液，上泛为痰，内伏于肺。肺、脾、肾虚为痰饮生成的基础，伏痰内蕴致哮喘反复发作，可使肺、脾、肾更虚，如此恶性循环，缠绵难愈。故哮喘患儿肺、脾、肾三脏不足，伏痰内蕴的特殊体质，是哮喘反复发作的内在因素。（纪会芳. 高树彬教授小儿哮喘缓解期学术思想与临床经验总结[D]. 福州：福建中医学院，2006.）

4. 俞景茂

【主题】 肺气上逆为标，痰瘀交结为本

【释义】 俞景茂认为，哮喘的复发有内外二因，内因与肺、脾、肾三脏功能不足有密切关系，外因与感邪、饮食不当、劳累密不可分。肺为水之上源，若肺气虚衰，治节无权，失于输布，则凝液为痰；脾胃乃水谷之海，脾气虚弱，运化失司，则湿聚为痰；肾主水、主气化，肾气虚衰，失于蒸化，则水泛为痰。痰伏于肺，"伏痰"成为发病的"夙根"。《医宗必读·喘》

曰："良由痰火郁于内，风寒束于外。"这里的"痰"可以理解为缓解期存在的气道慢性炎症，痰阻气道，气管狭窄，通畅不利，肺气宣降失司；若有外因触动，即痰随气升，气因痰阻，相互搏击，使气道炎症和气道高反应性加剧而哮喘发作。宿痰胶固，伏藏于肺，气机郁滞，升降失常，不仅会导致津液凝聚生痰，同时还会影响血液运行，形成痰瘀交结的局面。可见素体肺、脾、肾三脏不足，痰饮留伏，痰瘀胶结是本病发生的主要内在因素；如遇外感、饮食不当、劳累等因素则引动伏痰而发，出现以肺气上逆为标，痰瘀交结为本的证候特点。（陈健，张源，李岚，等. 俞景茂教授防治儿童哮喘复发临证经验[J]. 中华中医药学刊，2008，26（7）：1482-1483.）

5. 温振英

【主题】 阴虚体质为内因，内外合邪

【释义】 温振英认为，哮喘患儿的体质属于中医体质类型的特禀质；经临床调查，若再进一步划分，则患儿以阴虚型体质为多。认为阴虚体质是哮喘发病的内因，阴虚体质必有"虚风内潜"，在外因的诱发下导致阴虚风动而发作咳喘。至于外因，无论是暑、湿、燥、火，或寒或热，必夹风邪。因为哮喘患儿不论是在寒、暑、湿、热的环境中，都必遇风邪才会发作哮喘。初期干咳，以呛咳为主症；后期有痰，若无继发感染，其痰稀薄；若唾液带有泡沫，中医学称之为"风痰"。又哮喘的发作规律是骤起、频咳呛咳不已，骤止如同常人，这是"风性善变"的特点，与外感寒热暑湿燥火的呼吸道感染病证不同。因此，这种内、外风合邪是哮喘的主要病因病机。小儿变应性哮喘过敏性体质的内因即以阴虚为本，诱发原因为内外合邪，治法以养阴润燥、祛风解痉、定喘止咳为基本原则，并根据疾病过程中出现的兼症辨证用药。由于小儿哮喘内因以阴虚为本，选祛风药味时慎用温燥之品。（李敏. 温振英学术思想、临床经验及治疗小儿哮喘临床研究[D]. 北京：北京中医药大学，2011.）

6. 肖正安

【主题】 宿痰深伏，外因诱发

【释义】 肖正安认为，宿痰胶固，凝成窠巢，深伏肺络为小儿哮喘发病之基础。哮喘的发生、演变、转归莫不与痰密切相关，盖无痰不作哮，哮专主于痰。伏痰形成的原因主要有三方面因素：一是邪失表散，风痰不化。由感冒咳嗽失治、误治所致，施用镇咳、收涩过早，风痰不化，日久结成顽痰，哮喘夙根乃成。二是表邪未罢，过食酸咸。由外感咳嗽，饮食咸酸太过，以致咸渍肺窍，酸敛肺气，痰浊不化，日久亦成哮喘夙根。三是水入口鼻，肺气受呛。由失足落水或沐浴洗澡，或饭乳呛肺，水蓄于肺为痰，日久即成哮喘夙根。夙根既成，一遇诱因，哮喘即发。引起哮喘复发的原因有三：一是感受外邪而致肺气失宣，引动伏痰；二是饮食不当，即由食入禽、肉、蛋及水族动物肉食，此类食物，均具有补养之性，善滞肺气，壅阻肺窍，肺气被遏，痰无所泄，风痰发动，哮喘复发；三是吸入异物，肺为高清之脏，一物不容，况有夙痰，如粉尘、煤灰等吸入肺窍，刺激肺管，引动伏痰，哮喘复发。（史宇广，单书健. 当代名医临证精华·小儿咳喘专辑[M]. 北京：中医古籍出版社，1988：119-122.）

7. 王庆文

【主题】 肺为病位之本，病涉其他脏腑

【释义】 王庆文等认为，肺为小儿哮喘病位之本，然与其他脏腑也有密切关系。①肝失疏泄，木火刑金。生理上肝与肺密切相关，肝主升，肺主降，肺主气，司呼吸，调节全身之气，肝藏血，主疏泄，调节全身血量，二脏共主气血运行。病理上肝肺相互影响，忧思、抑郁、恼怒等不良刺激，均可使肝失条达，肝气郁结，气机不畅，郁久化火，气火循经上逆于肺，木火刑金，肺失肃降，以致气逆而咳喘阵作。②脾胃失职，痰气犯肺。脾胃为"水谷之海"，主受纳食物和运化水谷精微，脾主升胃主降，若脾胃功能失调，水谷精微运化不畅，聚而成痰，胃气不降，痰气上逆犯肺，致肺肃降不及，咳喘发作。胃气不和，脾亦难运，水谷运化不利而变生痰浊，同时，胃气不降，气逆于上，痰气搏击于肺，引发哮喘。③大肠失职，肺气不降。肺与大肠相表里，肺主宣发，布散津液，大肠得以濡润，肺主肃降亦是大肠传导的动力。肺与大肠在病理上相互影响，肺热壅盛，循经扰肠，则大肠易燥结；肺阴不足，则肠燥便秘；肺气不足，肠道传导不足，大肠虚秘。肺失通调，大肠实热秘结，肠道不通，复致肺气不利，则喘咳满闷易作。（王庆文，马融. 今日中医儿科[M]. 北京：人民卫生出版社，2011：87-90.）

【主题】 痰饮伏肺，遇感触发，瘀因痰生，阻塞气道

【释义】 王庆文等认为，痰饮伏肺是哮喘发作的重要病理环节，痰饮贯穿小儿哮喘发作的始终。哮喘发作时，内伏之痰，遇感触发，发时痰随气升，气因痰阻，痰气搏结，壅塞气道，肺气升降失常，而致痰鸣如吼，气急喘促。哮喘发病可由于痰饮伏肺，伏痰内阻，肺气不利，痰浊壅塞脉道，气血运行不畅而致瘀；同时瘀阻脉道，津液运行不畅，凝而成痰。形成痰瘀交结，互成一体，瘀因痰生，痰因瘀成，阻塞气道，气道狭窄、痉挛，气机升降不利发为哮喘。哮喘反复发作则致肺、脾、肾三脏更虚，从而引起气虚不能行血，阳虚寒凝或痰浊阻滞，瘀血内生，阻滞气机，引发哮喘。血瘀阻络，又使津液难行，聚为痰浊，而致痰瘀蕴伏，胶着凝聚。（王庆文，马融. 今日中医儿科[M]. 北京：人民卫生出版社，2011：87-90.）

8. 王烈

【主题】 哮喘病变气血痰

【释义】 王烈认为，风痰内盛伏于肺，久存不祛，肺卫不固易感邪，是导致哮喘反复发作的原因。故在哮喘发作期治疗以祛风化痰为主，所选药物以地龙、僵蚕、全蝎、白鲜皮为多。哮喘发作期以气促、哮吼为主要特征，认为其发作与痰壅、气阻、血瘀有着直接或间接的关系，其病理特点是胶固之痰壅阻气道，气道不畅导致气伤，气伤则血瘀。所以提出"哮喘病变气血痰"。痰瘀胶结，深入经络脏腑，终成痼疾，临床治疗大多颇为棘手。小儿肺、脾、肾不足，津液代谢障碍而生痰，感受外邪、饮食不节或接触某些异物、异味，引动伏痰，痰瘀互结，壅塞气道，气机升降不利是小儿哮喘反复发作、迁延难愈的根本病因病机。哮喘发病过程中自始至终贯穿的病理因素是痰，痰分外痰及伏痰。所谓伏痰讲的是痰气而不是痰质，痰质是外痰，痰气是内痰。（李香玉，王永吉，王烈. 王烈教授以风气痰瘀论治小儿哮喘经验[J]. 世界中西医结合杂志，2014，9（9）：921-922，926.）

【主题】 病分三期，序贯治疗

【释义】 王烈在传统两期分治基础上，新增无临床表现的稳定期，进行三期序贯治疗。第一阶段发作期治法：止哮平喘，化痰。方用自拟止哮汤加减，药用紫苏子、前胡、地龙、白屈菜、射干、苦参、白鲜皮、僵蚕、川贝母、杏仁。配合小儿哮咳喘胶囊。进入缓解期后治以止咳化痰，方用自拟缓哮汤加减，药用白屈菜、茯苓、沙参、胆星、清半夏、杏仁、桃仁、紫

苏子、前胡、白前、莱菔子、款冬花。第二阶段在治疗后无症状和体征之时增辟稳定期，治以益气补肾，固本防哮。方选自拟防哮汤加减，药用黄芪、玉竹、女贞子、补骨脂、太子参、五味子、牡蛎、大枣、佛手、山药。第2周加熟地；第3周加何首乌；第4周加海螵蛸。疗程4周之后休药3个月。自拟固哮汤加味，黄芪、陈皮、生甘草、佛手、山药、熟地、何首乌、海螵蛸、大枣、黄精；第2周加百合；第3周加山茱萸；第4周加桑椹子。疗程4周。拟定稳定期治疗的寓意有二：其一针对风根，所谓哮喘的风根即为伏痰，调补肺、脾、肾，使痰无所生，自然根除。其二蕴含"冬病夏治"之意。"哮作四时寒为首"，冬季寒冷，哮病易作。在哮喘缓解后增加一期，实际上是将"夏治"的时间提前，不拘泥于天暖之时的治疗，可扶助正气，抵御外邪，有效增强患儿体质，减少呼吸道感染次数，降低哮喘复发。（王烈，孙丽平，王延博. 三期分治序贯疗法防治小儿支气管哮喘（热哮）107例临床研究[J]. 中国中西医结合儿科学，2010，2（2）：102-104.）

9. 汪受传

【主题】 伏风伏痰，合邪为患

【释义】 汪受传认为，哮喘患儿往往肺、脾、肾三脏不足，水湿上泛为痰或阴虚灼津炼液为痰，无形之痰留伏于肺，形成伏痰；除伏痰外，哮喘内因主要责之于伏风伏痰合邪为患，受于先天，潜伏体内，疏之不散，息之难平，为多种风病的风根。患儿体禀异质，素日伏风内潜，小儿状如常人，无任何疾病表现。然风性主动，为百病之长，常兼寒、热等邪，患儿一旦受到外风侵袭，或为异气、异味、异物、七情或运动等所触，外风、伏风相合，上犯于肺，肺失宣肃，搏结气道。基于此提出风痰内蕴是小儿哮喘内在风根。伏痰内蕴，伏风内潜，风痰相搏，蕴于体内，外风所犯，两风相合，引动伏痰，则合而为病，致使小儿气道拘挛，气机升降失调，痰随气升，气因痰阻，风痰相搏交阻于气道，喉中痰鸣作响。因伏风、伏痰均与小儿先天禀赋及脏腑气血阴阳失衡有关，风痰深伏于体内，一旦形成，难以根除。（董盈妹，赵霞，汪受传. 汪受传三期论治小儿哮喘经验[J]. 中医杂志，2018，59（8）：646-648.）

【主题】 小儿哮喘，从肺论治，痰热闭肺多见

【释义】 汪受传认为，哮喘病位主要在肺，小儿肺脏娇嫩，如因外邪犯肺，或肺气虚衰，则治节无权，水津失于输布，凝液为痰；六淫客于肌表而诱发肺气上逆，呼吸不利，痰随气升，气因痰阻，相互搏结，壅塞气道，肺气宣降失常，导致痰鸣气促。因此，临床中治疗哮喘急性发作初期多以宣肺祛风之品，邪祛而肺气利，哮喘自平。因寒温失调、感受风邪而发病者，治以小青龙汤为主；小儿为纯阳之体，感受寒邪后极易从阳热化，热与宿痰相结多表现出痰热闭肺的证候，故在治疗上以清肺化痰止咳平喘为主，选用定喘汤为基本方随症加减。其缓解期主要以肺虚为主，小儿卫表不固，易于汗出，汗出后更易感受风邪，故选用治疗表虚自汗的玉屏风散为主预防哮喘，以补肺益气，充实肌表，使外有所卫，风邪难以乘隙感触。（王明明，胡英同. 汪受传从肺论治小儿哮喘缓解期的经验[J]. 辽宁中医杂志，2001，8（8）：466-467.）

10. 黄文东

【主题】 哮喘论治，虚实寒热为纲

【释义】 黄文东认为，哮喘之治疗必须抓住虚实、寒热两纲。大凡在肺为实，在肾为虚；新病多实，久病多虚；发时多实，不发时多虚；有邪者多实，无邪者多虚；外感诱发者多实，

内伤诱发者多虚。原则上治实以祛邪为主，如疏散风寒，清热豁痰，消食下气诸法。治虚以扶正为主，如健脾益气，补肾纳气。哮喘患者往往本虚而标实。本虚是指脾肾两虚，标实为内蕴痰饮或痰热。外感风寒或风热，能使肺气失宣，诱发哮喘，或使哮喘发作加重。故在哮喘发作时，应以治标为主，用表法或攻法。在发作间歇时，则以治本为主，用培补脾肾法，即"未发以扶正气为主，既发以攻邪气为急"。哮喘自幼即发者，多与先天不足，肾气虚衰有关；寒哮宿疾，多为突受寒冷或暴雨侵袭，寒邪从肺俞而入，阳气被遏，寒饮内停，肺气失于宣通，痰不得出，气不得降，以致发生咳喘；热哮多为偏嗜酸咸之味，或恣食肥甘之物，积痰生热，遇风寒犯肺，气郁痰壅而发为外寒内热之热哮。（马贵同. 黄文东医师治疗咳喘的经验[J]. 上海中医药杂志，1979，1（6）：2-4，6.）

11. 王秉岐

【主题】 调阴和阳以治本，降逆化痰以治标

【释义】 王秉岐认为，小儿哮喘一证，其病理机制多由乳食不节，内伤脾胃，脾虚湿滞，湿聚成痰；或由热病伤阴，阴损及阳，外卫失护，感寒时作，内外合邪，痰气相结，阻塞气道，上逆为喘。当此之时，补虚有留邪之弊，攻邪又有伤正之虑，单纯攻补，皆非所宜，唯以辛甘调和之品，调阴和阳兼以降逆化痰，方可达正复邪去而喘嗽平。桂枝加龙骨牡蛎汤中，桂枝汤能调和营卫阴阳，解肌祛风；龙骨、牡蛎二药，《本草经读》云："龙骨能散火安神，逐痰降逆……痰，水也，随火而生，龙骨能引逆上之火，泛滥之水而归其宅；若与牡蛎同用，为治痰之神品。"张锡纯云："龙骨其性尤善利痰，治肺中痰饮咳嗽，咳逆上气。其气微辛，收敛之中，仍有开通之力。"据此，桂枝龙骨牡蛎汤之调阴和阳以治本，降逆化痰以治标，标本同治，正符合《内经》"谨察阴阳所在而调之，以平为期"的治疗原则。（王秉岐. 桂枝加龙骨牡蛎汤治疗小儿支气管哮喘[J]. 新中医，1985，5（3）：47.）

12. 顾丕荣

【主题】 小儿过敏性哮喘多湿毒为患，化湿泄毒贯穿始终

【释义】 顾丕荣在长期临证中发现，小儿过敏性哮喘患者多伴皮肤湿疹或鼻、耳、眼等官窍作痒，多为湿毒为患。所谓湿毒，有先天后天之分。先天大多发自孩提奶癣之时，后天大多得之麻疹、百日咳等病之后。询之大多幼有胎癣，且其发作与居处潮湿及嗜食肥甘时鲜，或接触霾雾之气有关。患者大多脉濡，苔腻，为湿毒之明证。发作时辨证治其标，因其为外受非时之邪或鼻吸异气而引动膈间胶固之痰发病，当宣肺化痰，疏肝达郁。药用：炙麻黄、杏仁、五味子、黄芩、制半夏、麦门冬、干姜、炒苏子、炒葶苈、柴胡、射干、生甘草、生石膏。缓解期则补肾固本。常用方：补骨脂、胡桃肉、钟乳石、熟地、五味子、巴戟天、淡附片、肉桂。与此同时，以自拟"化哮八宝丹"化湿泄毒，并贯穿始终。方用：琥珀2g，珍珠2g，朱砂2g，钟乳石8g，冰片1g，羊胆6g，蜂胶12g，乌贼炭12g，研极细末，蜂胶糊丸如绿豆大，每服1g，日服3次，每次以土茯苓30g煎汤送下。本方脱胎于《外科正宗》及《景岳全书》的五宝丹。在临证中发现，许多胎毒幼儿每易病发哮喘，经服五宝丹的奶癣胎毒患儿，同时哮喘也获痊愈。（满叔梁，程建英. 顾丕荣运用化湿泄毒法根治哮喘[J]. 吉林中医药，1990，8（6）：9.）

13. 胡翘武

【主题】 升降涤痰，消除气闭痰壅

【释义】 胡翘武认为，小儿之体，稚阴弱阳，染病之后，易虚易实；如若迁延日久，或治不如法，非阴阳日益亏耗，即痰浊壅遏更甚，虚实两极分化，应迅速启闭壅塞肺气，蠲涤胶固之痰，刻不容缓。方拟杨栗山《伤寒温疫条辨》之升降散化裁，去姜黄代以枇杷叶或金沸草。考蝉蜕轻升开肺，枇杷叶（或金沸草）肃肺宽胸，大黄通幽安里，僵蚕散结解痉，冶升降通散于一炉，以其斡旋上下，升降气机，壅塞之气可通，郁遏肺气也即开达矣。且蝉蜕、僵蚕皆性平无毒，更具解痉缓急之用，于"支哮"百利而无一害。蠲涤胶固之痰，非王道难取近功，二陈、导痰、涤痰等方皆难奏捷，故径取性猛力专之猪牙皂、葶苈子、芫花、商陆、泽漆、白芥子等，配伍升降通散气机方中，痰祛气畅相辅相成。蠲饮涤痰均择性猛力专之品，且唯恐轻不济急，药量相对来说要重一点，稚阴弱阳之体，施以峻猛量重之剂，实乃"无粮之师利于速战"也。然煎服之时，定要嘱其家长分次缓投，一日 2 煎，分为 4、5 次服用，一旦病情缓解，咳哮衰其大半者，上述之品或药味减半，或剂量减半，或撤换他品，无使药过病所，戕害稚弱之正气。（胡国俊. 胡翘武治疗小儿支气管哮喘经验[J]. 中医杂志，1992，33（10）：24-25.）

14. 李学耕

【主题】 小儿哮喘，重在治痰

【释义】 李学耕认为，宿痰胶固，凝成窠囊，深伏肺腧；或感六淫，内外相应，肺失宣肃，升降不利，是小儿哮喘的主要病理机制。因此，在小儿哮喘治疗上应注重治痰，方谓得其要法。治哮不治痰非其治，而治痰不治窠巢之痰与不治同也。肺主气司呼吸，喜清虚嫌滞浊，小儿肺脏娇弱，藩篱疏薄，若感受风寒或风热，不及表散，郁于肺脏，肺金不宣，气不布津，聚液生痰，化生痰饮，阻于气道，升降失司，痰积胶固，气道不得通顺，宣肃失常，宜先消其积痰，其气则自顺；若迁延日久，或治不如法，非阴阳日益亏耗，即痰浊壅遏更甚，虚实两极分化，应迅速启闭壅塞肺气，蠲涤胶固之痰，以逐痰、豁痰为要，窠痰自清其气顺，则哮喘悉平。（赵伟强. 李学耕治疗小儿哮喘经验[J]. 中医杂志，1994，35（12）：722-723.）

15. 李浚川

【主题】 搜风疏邪，解痉抗过敏；培土生金，重在运脾

【释义】 李浚川认为，小儿哮喘肺气受阻，呼吸不畅，与中医风痰胶固，深伏肺腧，一触即发，肺失宣肃，升降不利，如出一辙。治疗上治喘并不难，根治是关键。所谓根治就是巧用虫类药物调节患儿机体免疫反应，提高免疫功能，搜风疏邪、解痉抗过敏为第一要务，紧扣清肺豁痰这一环节。其次，培土生金，重在运脾。脾为生痰之源，肺为贮痰之器，脾胃功能正常与否可直接影响肺金的病理变化。当脾失健运，水液停聚生痰，痰浊阻肺，肺失宣肃，则见咳喘痰多，胸闷气促，神疲肢软，面色萎黄，大便溏薄。培土生金，重在运脾，是阻止哮喘发作的关键环节，采用扶正、搜风疏邪法则，使小儿正气得以恢复，痰浊不生。在具体组方用药时，要懂得斟酌变通。养阴药配虫类药，制其燥性；五味子配地龙、僵蚕增强抗过敏作用；麻黄配虫类药，能消除支气管平滑肌黏膜肿胀；甘草能缓和虫类药物的毒副作用。选药要注意轻重缓急，哮喘发作稀疏，病程较短，可选用蝉蜕、地龙、僵蚕等；病程长，症状重，缠绵难愈

宜选用全虫、蜈蚣、蕲蛇等。而且虫类药剂量宜小，组方时严格控制药味，一张处方 1～3 味为宜。（单书健，陈子华，徐杰. 古今名医临证金鉴·儿科[M]. 卷下. 北京：中国中医药出版社，2011：25-28.）

16. 宋祚民

【主题】 发作期清热化痰，止咳定喘；缓解期健脾润肺，化痰消喘

【释义】 宋祚民根据小儿哮喘有虚有实、有急有缓的特点，制定两步治喘法。第一步，喘证发作期的治疗。喘证发作时多为热、为实。因小儿多为阳盛体质，故寒证十分少见，即使初起为寒证，亦迅即化热化火。古人立有"急则治其标"的法则，故在哮喘发作时，治宜清肺降气，止嗽定喘。方用宋氏止喘 1 号方：芦根 30g，白茅根 30g，生石膏 20g，五味子 6g，麻黄 1.5～3g，桑白皮 10g，黛蛤散 10g（包煎），百部 10g，白果 6～8g，葶苈子 6g，石菖蒲 10g，川郁金 6～9g。诸药合用，共奏清热化痰，止咳定喘之功效。本方在应用过程中，应视具体病情而适当加减，以更切合实际。第二步，喘证缓解期的治疗。哮喘在缓解时，可一点不喘，也可以似喘非喘，多伴有面黄乏力，自汗盗汗等症状，呈脾肺两虚之象；甚者亦可出现面色㿠白，动则即喘之肾不纳气，元阳不足之象。治宜健脾润肺，化痰消喘。方用宋氏止喘 2 号方：茯苓 10g，冬瓜仁 15g，生薏米 15g，仙灵脾 10g，百部 10g，麻黄 1.5g，丝瓜络 10g，生牡蛎 10g，法半夏 6g，桃仁 10g，杏仁 10g，芦根 15g，茅根 15g。诸药合用，既健脾补肾，又止咳化痰消喘。（宋祚民. 中国百年百名中医临床家丛书·宋祚民[M]. 北京：中国中医药出版社，2011：116-117.）

17. 王伯岳

【主题】 哮喘发作，首在平喘

【释义】 王伯岳认为，小儿哮喘急性期以热喘为多，慢性期以寒喘为多。热喘多实，寒喘多虚。但无论寒热，在哮喘发作时，都应首先考虑平喘。麻黄善于宣肺气，散风寒，为肺经专药，如平素用以治热喘的麻杏石甘汤加味及治寒喘的小青龙汤加味。对于风热哮喘，症见喘咳，气促，痰声辘辘，发热，有汗或无汗，唇红，舌苔薄白或薄黄，脉浮数。治宜宣肺、清热、定喘，方选麻杏石甘汤加味。本方以宣肺气的麻黄为主，加上清气分热的石膏，苦降的杏仁，清热润肠的甘草，故有宣肺、清热、降逆、润肺的作用，作为治疗小儿热喘的主方是行之有效的。用此方麻黄与甘草等量，麻黄辛以开之，甘草甘以润之，合乎肺之生理需要，等量应用以防麻黄辛散之偏，相辅相成。至于寒喘，则应以温散、辛开、酸敛、苦降为治。临证多见咳嗽喘促，面色苍白，喉间哮鸣，甚则张口抬肩，不能平卧，痰多，舌苔薄白，脉沉细或紧。治宜宣肺、散寒、定喘，方选小青龙汤加味。小青龙汤中的麻黄、桂枝、细辛、半夏、干姜都是辛温药，佐以酸苦的白芍、五味子，补脾润肺的甘草，故能温散肺寒而化痰饮；对于风寒闭肺、气逆痰多的一般寒喘较好，作为治疗小儿寒喘的主方也是行之有效的。（高修安. 王伯岳治喘学术思想心悟[J]. 中医儿科杂志，2012，8（5）：14-16.）

18. 邢向晖

【主题】 肺与大肠相关，治宜通腑理气

【释义】 邢向晖认为，哮喘的病位虽然在肺，但也与大肠密切相关。首先在生理上二者

相互联系，肺主肃降，大肠主传化糟粕，肺气肃降，气机通畅，散布津液，能促进大肠的传导，利于排除糟粕；大肠传导，糟粕下行，有利于肺气肃降。其次在经络上二者密切相关，肺与大肠一阴一阳，互相表里，肺之经脉起于中焦，下络大肠；大肠之脉，起于大指次指指端……络肺，下膈属大肠。最后病理上二者相互影响，热痰壅肺，肺失肃降，气机不畅，津失布散，可引起腑气不通，肠燥便秘；体虚、久病者，脾肾阳虚，失于气化，无力化痰、化滞，寒痰结聚，既可阻于气道，影响肺气肃降，又能冷积于腑，导致大肠传导不畅，引起咳喘，便秘。即治痰先通腑理气，气顺则痰消、喘止。因此，对于儿童哮喘急性发作期，大便干结或黏腻不爽者，用通腑法，给实邪以去路，使腑气通而肺气自复。（刘玮虹，邢向晖.浅谈通腑法在小儿哮喘中的应用[J].中医药临床杂志，2015，27（6）：772-773.）

三、医 论 选 要

1. 肺虚肝旺论（侯树平）

【提要】 小儿禀赋不足，后天失养，脏腑功能失常导致肺虚肝旺，使肺风发动，气道挛急，发为哮喘。

【原论】 酿成哮病的基础原因，是五脏强弱不均衡性，表现为肺常不足，肝常有余，即肺虚肝旺。肺虚肝旺是肺风动发的基础，即为哮病之凤根，也就是说哮病患者的体质是肺虚肝旺体质。肺虚肝旺，使肺风发动，气道挛急。肺虚肝旺形成的原因主要有三方面：一为先天禀赋不足，胎儿发育过程中肺脏功能不全，以及孕母之起居、饮食、情志、劳累、疾病诸因素导致胎儿肺发育较低。二为后天久病肺伤，饮食调摄失宜，药误等。三为肾、脾、心诸脏状态所致，如肾脾虚弱、心亢，均可导致肺虚、肝旺。多种原因、多种途径，致成肝气欲纵，肺气不和，而引起肺风发作。造成肺气不和者，一为肺气窒塞诸因，一为肺虚诸因。肺为清虚之脏，一埃不容，有则窒塞膹郁，小儿肺气娇嫩尤甚，凡外来、内生诸邪，皆可令其窒塞，引动肺风而发本证。肺虚之因有过劳、久卧、病证伤、治药伤、四时、饮食（尤以酸涩辛温升发为甚），以及肝、心之火，脾、肾虚弱。肺虚则肝风传入，肺风发作，是肝乘肺之虚也。致成肝气纵驰者有三：一为气郁诸因，一为助阳诸因，一为阴伤诸因。肝气纵驰者，以肝旺乘于肺也。肝郁之因有情志不舒、饮食过于酸涩等；肝阳者有饮食辛温、诸热邪、辛热升散之药物、心热等；阴虚者有肾阴虚、饮食少精微柔润之品、治药（辛热升散、汗下）等诱因致发，使肺肝之平衡关系破坏，而肺风动发，气道狭窄，通畅不利。（侯树平.儿科哮病肺虚肝旺及肺风论[J].中医研究，2000，13（4）：7-8.）

2. 肝气失和论（程畅和）

【提要】 从小儿之肝易虚易实和支气管哮喘的发病特点出发，认为小儿支气管哮喘的发病与肝关系密切，提出从肝论治四法。

【原论】 小儿哮喘的发病多与肝脏密切相关，肝主疏泄，具有保持全身气机疏通畅达、通而不滞、散而不郁的作用。肝与肺在生理上共司气机升降，调畅气血，经络上相互关联，病理上相互影响。肝气枢机不利、木叩金鸣、木火刑金、痰瘀阻肺、肝肾不足等病机，均可影响肺的宣降功能，导致哮喘的发病。①肝失疏泄，肺气不利。七情失调，郁怒伤肝而致肝气郁结，气机阻滞而枢机不利，肝气不得升发，肺气难以宣降，肺气不利，气逆于上而作咳喘。②肝火上炎，灼伤肺金。肝气不舒，郁而化火；或肝气升发太过，肝阳化火；或肝经实热，湿热内壅，火热循经上灼于肺。肺属金，肺叶娇嫩，性喜凉润，最畏火，肝火上炎，肺失清肃，以致气逆而咳喘阵作。③肝郁气滞，痰瘀阻肺。三焦水道的通利，以气机的畅通为前提，气行则水行。唯小儿为稚阴稚阳之体，易遭外邪侵袭，若肝失条达未能将其疏散，阻滞气机，气机不畅导致三焦水道不利，水液代谢障碍，聚而为湿，凝而为痰。气滞则血瘀，肝郁日久，则痰瘀胶结，阻于气道，枢机不利，则肺气出纳受阻，气逆而作咳喘。④肝肾阴亏，肺失濡润。肝肾乙癸同源，肺肾金水相生，金能生水，水能润金。小儿禀赋薄弱，病邪一旦耗伤肺之气阴，母病及子，下汲肾水，耗伤肝肾之阴；真阴亏虚，水不涵木，虚火内生，上犯肺金，肺失清肃，引起咳喘。因此，小儿哮喘应注重从肝论治，可分为疏肝理肺、清肝泻肺、调肝畅肺、滋肝润肺四法。（郭军雄，呼兴华，程畅和. 从肝论治小儿支气管哮喘[J]. 中医儿科杂志，2006，2（6）：22-23，30.）

3. 阳气郁遏论（李学麟）

【提要】　小儿哮喘的发病，其病因以阳郁为本，证由感受外邪，阳气被郁；脾虚积滞，阻遏脾阳；肾常不足，阳失蒸化；过用苦寒，冰伏阳气；阳郁伏痰，互为因果，及痰瘀交结等因素而造成。

【原论】　李学麟遵《内经》之旨，谨察阴阳之所在，以阴阳为总纲辨治小儿哮喘，认为阳气郁遏是导致咳喘发作及反复发生的根本原因之一，可贯穿于小儿咳喘发病的整个过程。①感受外邪，阳气被郁。阳气在抗邪过程中，常因邪阻而成郁滞。正如明·赵献可所云："凡外感病俱从郁看。"小儿为稚阴稚阳之体，机体抵抗力差，因起居不慎，寒暖不调而易感受外邪，导致腠理闭塞，卫阳被遏，不能正常运行以行其"温分肉，充皮肤，肥腠理，司开合"之用，继而导致肺气失宣，通调失司，痰液内生，壅遏气道，肺气上逆，遂成咳喘。这是引发哮喘的最主要原因。②脾虚积滞，阻遏脾阳。小儿脾常不足，加之平素嗜食香燥脍炙诸物，久之必内生积滞，阻遏脾阳舒展，失其运化之职，积滞蕴里化热，酿湿生痰，上贮于肺，遇外感、劳倦而易诱发咳喘。③肾常不足，阳失蒸化。小儿肾常虚，哮喘缠绵难愈，每每责之于肾。其一，肾藏精，精能化气，精微物质通过肾阳的温煦，不断的生成和向外蒸腾；其二，肾主一身水液代谢，肾阳对水液有气化蒸腾的作用。这两方面，肾阳宣通是最关键的一环。若肾阳不通，肾精不能正常的化生蒸腾滋养五脏，五脏失调，水液代谢失常，则久必痰饮留伏，发为哮喘。④过用苦寒，冰伏阳气。过用苦寒，也是导致咳喘迁延不愈的原因之一。小儿体属纯阳，发病多表现为阳热之症。临床用药，若过用苦寒药物，冰伏阳气，往往会使少阳生生之气遭伐，咳喘顽笃缠绵。⑤阳郁伏痰，互为因果。历代医家认为，痰是咳喘发生及反复发作的症结所在。朱丹溪言："哮喘专主于痰。"痰的产生，主要责之于肺不能布散津液，脾不能运输精微，肾不能蒸化水液，以致津聚成痰，伏藏于肺，成为发病的"夙根"。然深究之，毕竟"痰非病本，乃病之标，必有所以致之者"（张景岳）。痰的来源，相当部分是在素体偏盛、偏虚，脏腑阴阳失调的基础上，复加气候、饮食、情志、劳累、用药不当等因素，使阳气不能正常向外宣通，影响津液运行而停滞成痰。痰因郁而生，新痰与顽痰并作，停聚而阻遏阳气。如此则循环往复，则病不易愈。⑥痰瘀交结，从阳论治。近年来，许多文献提出"痰瘀伏肺"为哮喘病夙根的新病理观，认为痰作为一种致病因子具有易行性（痰随气血无处不到），易聚性（黏滞易阻塞成块）等病理特点；因此一旦痰浊形成，就会壅塞脉道，影响血流，使脉络瘀阻。同时，由于哮喘发作时肺气郁闭，"气为血帅，气行则血行"，气滞则血停，从而导致痰瘀胶结的复杂局面。痰瘀胶结亦为致病之标，其根本是阳气不能畅达所引起的。（陈琳. 李学麟教授通阳法论治小儿哮喘学术经验研究[D]. 福州：福建中医学院，2008.）

4. 血瘀致哮论（罗世杰）

【提要】 痰阻、气滞、气虚、阴虚、阳虚等可以导致血瘀，伏痰和瘀血是哮喘的病理产物，痰瘀互结是哮喘反复发作，迁延不愈之凤根。

【原论】 ①痰阻致瘀而哮喘。若素体肺、脾、肾不足，痰饮伏留，遇到外因（感受外邪、接触异物、生冷酸咸、甘肥鱼腥、饮食所伤、活动过度、情绪激动等）诱发，使痰随气升，气因痰阻，相互搏结，阻塞气道，肺管因而狭窄，则哮喘发作；发作之后，痰气交结，肺气闭塞不降，不能贯心脉而行，使心血瘀阻，最终形成气滞血瘀之证。正如《丹溪心法》所云："肺胀而喘，或左或右，不得眠，此痰挟瘀血碍气为病。"说明痰是瘀的基础，痰可酿瘀，同时瘀亦能变生痰水，结成窠臼，潜伏于肺，形成哮喘之宿根。在小儿哮喘的病变过程中，痰和瘀可以互为因果、相互影响，形成恶性循环。如果祛除瘀血，疏通血络，保持津液运行流畅，有助于痰浊的消除，使肺气宣畅。反之，血瘀日久，新血不生，肺失所养而致肺气虚弱，无力"朝百脉"又可加重血瘀。痰瘀互结，蕴结肺窍致使哮喘。②气滞致瘀而哮喘。气行则血行，气滞则血瘀，血瘀反过来亦可导致气滞。气的运行是有一定规律的，而肺气为其动力之源。盖肺气以清肃下降为顺，壅塞上迫为逆。小儿脏腑娇嫩，形气未充，脏气清灵，气机易受各种因素的影响而致逆乱。若因平日娇惯，所欲不遂，被情志所伤，或药物异味，或接触其他致敏原等因素，而致肺气宣肃失常，气机逆乱，肺气壅塞不利，不能布津行血，使血滞痰凝，则肺之通道受阻，最终形成气滞痰瘀，闭拒气道，搏击有声，而哮喘发作。③气虚致瘀而哮喘。若先天禀赋不足，肺气本虚，或肺病反复发作，肺气耗散而致肺气虚损，日久不愈，渐成心肺气虚，气虚则无力推动血液运行，也即"无力帅血"，血运不畅，肺络瘀阻而致血瘀。④阴虚致瘀而哮喘。小儿"阴常不足"，素体阴亏，或温病后期，津液耗伤，出现肺阴虚损而内生火热，血热壅肺，灼炼阴血，使血液流动涩滞，血行不畅，肺络瘀阻而致血瘀。血瘀使肺络瘀阻，又影响肺之肃降，使燥痰内生；如此循环，终致痰瘀互结，搏击有声，逐步形成哮喘。⑤阳虚致瘀而哮喘。小儿先天不足、素体阳虚，或肺系热病，过用寒凉，损及肺阳，或因肺之阳气不足，虚寒内生，致寒邪客于肺脏，影响肺气宣降，使肺气郁闭，血行不畅，肺络瘀阻而致血瘀；或因外感寒邪，寒性收引凝滞，寒邪停肺，使肺部血液运行不畅，肺络瘀阻而成血瘀。肺络瘀阻反过来又影响肺之肃降，使寒痰内生。如此循环，终致痰瘀互结而成哮喘。致瘀之寒邪，既有六淫之"外寒"，也包括阳虚之"内寒"，内伤寒邪肺络瘀阻者，临床更为常见。（罗世杰，付启萍，贺果平，等. 血瘀致小儿哮喘探析[J]. 中国中医基础医学杂志，2012，18（2）：142，144.）

5. 痰瘀内伏论（张士卿）

【提要】 小儿哮喘，因痰浊伏藏于肺，痰湿滞经，气机郁阻，血运不畅，进而成瘀，壅塞脉道；使肺络瘀阻，痰瘀互结，内伏于肺，相兼为患。

【原论】 小儿脏腑娇嫩，形气未充，如因先天禀赋异常，或因外感、内伤多种因素，直接或间接地影响脏腑功能，则气滞水停，以致肺失通调，不能布散津液，凝而为痰；脾失健运，不能运输精微，精微不化，聚湿生痰；肾失开阖，不能蒸化水液，浊阴上泛，留饮化痰。痰浊伏藏于肺，痰湿滞经，气机郁阻，血运不畅，进而成瘀，壅塞脉道，使肺络瘀阻，痰瘀互结，内伏于肺，成为发病之宿根。内有痰瘀留伏，外受邪气引动而诱发。感受外邪，邪入肺经，肺失宣肃，引动伏痰，痰气交阻于气道，使气机升降不利，致呼吸困难，气息喘促，喉间痰鸣哮吼，发为哮喘。

在小儿哮喘的病变过程中，瘀和痰可以互为因果，互相影响，形成恶性循环。如果祛除瘀血，疏通血络，保持津液运行流畅，有助于痰浊的消除，使肺气宣畅。反之，血瘀日久，新血不生，肺失所养而致肺气虚弱，无力"朝百脉"又可加重血瘀。痰瘀互结肺中，致使哮喘反复发作，而且迁延难愈。同时，本病痰瘀互结，影响中焦气机运行，脾失健运；且本病患儿本身就有脾胃虚弱，因此导致虚实夹杂，出现纳化失和，腐熟运化不及，饮食稍增便停聚不消，积而不化，气滞不行而成积滞。因而临证常常出现哮喘患儿食欲差，恶心呕吐等积滞症候。积滞进一步损伤脾胃，致生化乏源，土不养金，肺脾气虚，进而生痰致瘀，导致病情反复发作。在哮喘缓解期，因哮喘反复发作，肺、脾、肾三脏不足，一方面使津液不化，凝而为痰；另一方面，三脏不足又可致气虚，使血行乏力，从而出现气虚血瘀。瘀血和伏痰，既是哮喘中肺、脾、肾三脏不足的病理产物，又是哮喘反复发作的病因。总之，肺、脾、肾功能不足，三焦水道失疏，水聚成痰，流注脉络，壅塞脉道，使脉络瘀阻，痰瘀内伏，每遇诱因，便可发为痰鸣气喘。痰和瘀是人体脏腑功能失调，津血为病导致的病理产物。因为津液凝滞可成痰，而瘀血的形成又往往可由于血中的痰浊阻滞而化生，痰瘀相因而生，循环往复，两者胶结，缠绵难解。痰与瘀互结阻塞气道，痰饮内停，血脉瘀阻，气机阻滞，肺失宣降，则气道狭窄、痉挛而发哮喘。痰瘀互结是哮喘的病理基础之一，痰瘀相伴为病，易于胶结为患，导致病情缠绵难愈，所以痰瘀互结、相兼为病，贯穿于哮喘的整个过程。（吕晓武. 张士卿从痰瘀辨治小儿哮喘的经验总结与临床研究[D]. 北京：中国中医科学院，2012.）

6. 伏风暗瘀宿痰论（贾长虹）

【提要】　小儿哮喘，伏风为触发之关键，暗瘀为迁延之祸首，宿痰为复发之夙根；基于此病机新假说的认识，结合小儿哮喘的中医辨治经验，立搜风愈喘方进行治疗。

【原论】　①伏风为哮喘触发之关键。小儿肺常不足，卫表柔弱，易感外邪；肺为华盖，外邪上犯，肺首当其冲。正如《杂病源流犀烛·感冒源流》所云："风邪袭人，不论何处感受，必内归于肺。"气候突变或闻及异味或进食发物等多诱发哮喘，且发作前多有鼻咽瘙痒、喷嚏、流涕等前兆症状。其发作急促、速发速止的临床特点，与风邪之"善行数变""风盛则挛急"及"风邪为患可致瘙痒"等致病特点甚合，可见哮喘的触发多与风相关。但触发哮喘之"风"实为"伏风"。风邪侵袭肺卫之表，肺失宣肃引起的喘咳，一般经疏风治疗多易祛除。而哮喘常反复发作，故哮喘"风邪"病因非一般之风邪，而是久病内伏入络之邪（伏风）。具体而言，小儿"肝常有余"，肝风易动，风性走窜，风邪袭表入肺，内外相引，同气相求，久病入络；风邪入里，内伏络脉，与瘀痰相搏，气道挛急，肺气上逆，发为哮喘。因风邪深伏肺络而不在肺卫之表，故疏风解表无效，又因与宿痰等邪搏于络脉，病属阴分，故缠绵不愈且哮喘夜间发作。②暗瘀为哮喘迁延之祸首。小儿哮喘病位在肺，肺主治节、朝百脉，与心脏共同维持血的正常运行；肺的生理功能发生障碍，即产生血瘀，瘀血阻滞，与风痰阻于肺络，肺气上逆，发为哮喘。瘀血是小儿哮喘病理演变的关键因素，但哮喘之瘀乃为"暗瘀"，即存在明显血瘀证的病因病机，却无证可辨，处于病象隐潜或未充分暴露阶段的这种病潜状态下的瘀证。哮喘久咳久喘伤气，气虚则鼓动无力，瘀血阻滞，暗瘀自生；肺病日久，肺脾俱病，脾虚失运，气机郁滞，血行不畅，即成暗瘀；过食肥甘厚味，又少运动，运化排泄不及，碍血畅行，内生暗瘀。③宿痰为哮喘复发之夙根。小儿脏腑娇嫩，形气未充，肺、脾、肾三脏功能失调，水液运化蒸腾失常，停聚为痰，痰饮伏肺，成为哮喘发病夙根。宿痰遇风引触，痰随气升，气因痰阻，痰气搏结，壅塞气道，肺气宣降失常，而致痰鸣如吼，气息喘促。可见小儿哮喘病因主要责之于痰，痰为哮喘之夙根，无痰不成哮。

基于小儿哮喘的中医病机认识，结合小儿哮喘的中医辨治经验，立搜风愈喘方：僵蚕、地龙、橘络、莪术、红花、党参、山楂、莱菔子、蜜麻黄、苦杏仁、蜜枇杷叶、礞石、蝉蜕、神曲、旋覆花、甘草等。方中僵蚕、蝉蜕、地龙搜风通络，以搜深伏肺络之风邪；橘络犹如肺之络脉，实有同气相求之妙；党参补气健脾，助血运行；莪术、红花活血消瘀；山楂、神曲、莱菔子化食消滞；礞石、旋覆花、蜜麻黄、苦杏仁、蜜枇杷叶化痰降气以平喘咳。本方病证相符，机圆法活，共奏搜风消瘀祛痰，降逆止咳平喘之功。（闫永彬，贾长虹，杨明江，等. 从伏风暗瘀宿痰辨治小儿哮喘[J]. 中医杂志，2016，57（21）：1877-1878，1881.）

7. 正虚邪伏论（高雅）

【提要】　正虚邪伏是小儿哮喘缓解期的基本病机，一方面多以肺、脾、肾气虚为主；另一方面是以风、痰、热、寒、滞、瘀、毒之邪纠缠蛰伏为主。据此确立益气固本，理肺祛邪为小儿哮喘缓解期的基本治疗法则。

【原论】　哮喘缓解期的基本病机是宿痰内伏于肺，病理因素以痰为主，痰的产生主要由于肺不布津，脾运失健，肾不主水，以致津液凝聚成痰，伏藏于肺，成为病情缓解期的潜在"宿根"。小儿具有肺、脾常不足，肾常虚的生理特点，明代名医万全认为，小儿"肺为娇脏""虚如蜂巢""娇肺遭伤，不宜愈"，所以肺气亏虚是小儿哮喘发病的首要条件。小儿肺、脾、肾不足的体质特点，决定了小儿哮喘缓解期与成人的不同，主要表现在更容易产生痰湿内蕴，病情也更容易停留于缓解期。在本阶段，喘息、咳嗽等症状已大致缓解，但并非表示病情已痊愈，而是处于一种宿痰蛰伏于内的状态，一经外邪异气诱发，引动伏痰，便引起哮喘发作。缓解期哮喘患儿，大部分处于亚健康的体质状态。若饮食起居失调，加之外界气候的变化，可使蛰伏于机体内的痰、滞、瘀、毒邪和外界风、热、寒邪等病理因素伺机入侵肺、脾、肾，引起气血不通，津液不布，气机逆乱，肺失肃降，气逆痰动，导致哮喘急性发作。所以，小儿哮喘缓解期的基本病理状态是"正虚邪伏"，一方面是"正虚"，多以肺、脾、肾气虚为主；另一方面是"邪伏"，以风、痰、热、寒、滞、瘀、毒之邪纠缠蛰伏为主。这两个方面的因素，不仅是哮喘反复发作的主要原因，也是哮喘病情迁延不愈的核心病理要素。在小儿哮喘反复发作的病程中，正虚与伏邪互为因果，是缓解期控制哮喘必须同等重视的两个方面，既要重视这种不稳定的宿体状态、异质性的体质特点，又要关注病邪的多因素性和复杂性。根据小儿哮喘缓解期"正虚邪伏"的生理病理特点，确立"益气固本、理肺祛邪"作为缓解期控制治疗的基本法则。"益气固本"的核心内涵是补肺、脾、肾之正气，益肺、脾、肾之功能。"理肺"的含义，从中医理论上讲是调理肺之气机，疏理肺之宣肃；"祛邪"是指祛除缓解期蛰伏于机体内外之风、寒、热之邪气，滞、痰、瘀、毒之隐患。小儿哮喘缓解期的病机特点，主要是肺、脾、肾三脏亏虚，余邪未清，虚实错杂。"益气固本、理肺祛邪"，强调了小儿哮喘治疗中扶正祛邪、双向调节的全面性和重要性，更加符合缓解期的临床特点。小儿哮喘急性发作之后进入缓解期，临床虽多无哮鸣喘促之征，但常顽痰难除，且因正气不足，易反复外感，邪留不去，证属虚实错杂。治当扶正祛邪，治疗重点在于对肺、脾、肾三脏功能的调理上，不可盲目温补。而是在益肺实卫、健脾益气、固肾纳气的基础上，佐以涤痰消滞、理肺祛邪之法，并根据临床肺、脾、肾三脏表现的偏重，用药有所侧重。（吴文先，田丽，李芳，等. 高雅教授治疗小儿哮喘缓解期经验[J]. 中医研究，2018，31（11）：36-38.）

8. 三法治哮论（孙谨臣）

【提要】 小儿哮喘论治分为三法：宣肺疏表，宣肺而不耗气；通腑降痰，通腑而不伤其元气；补肾固本，以温肾为主，扶脾为辅。

【原论】 ①宣肺以疏其表。肺主气，属卫，司呼吸，外合皮毛，具有宣发之性。若肺感寒热之邪，其气郁闭不得宣发，则发为畏寒发热，汗闭肤干，甚至咳逆上气等症。哮喘因外感而发者，其病在表，不必定喘，只须发散；发散则表邪尽去，而哮喘自平矣。治法以宣肺解表为主，常用的有温宣法和清宣法两种。温宣法适用于外感风寒之哮喘，清宣法适用于外感风热之哮喘。在临证时，考虑到小儿"脏气清灵，随拨随应"，选方用药以轻清灵活见长，注意"温清有度，宣发毋过"，以免有伤小儿正气。哮喘实证有寒热之分，常因感受病邪而发，其标在表，其治在肺。盖肺虽司气机宣肃，若外邪束肺，肺失宣和，治当疏宣肺气。故所治因外感而发之哮喘，常投以宣肺解表之剂，极少使用定喘降气之品。用药轻清如羽，取上浮宣发之性，以疏利上焦之气。方虽平淡，每获效机。况小儿肺常不足，又宜宣肺而不耗气为上。②通腑以降其痰。肺主肃降，通调水道，与大肠相表里，此经络之联系也。肺主肃降，功能在于贯通六腑，六腑赖肺气以降之，肺气降则六腑之气皆通；肺气又赖六腑以通之，六腑通则肺气亦降，是以六腑唯以通为用，肺气亦以降为和也。故对小儿哮喘之因于肺失肃降，痰阻气道，其气上壅而致者，多主张运用通腑法以肃肺气而降顽痰，使喘逆自平。用药缓而不峻，峻则大泻。小儿脏腑娇嫩，纵是实证，亦非大实，且小儿病理变化易虚易实，尤须注意通腑而不伤其元气。③补肾以固其本。小儿哮喘之因于风、痰者易治，因于脾肾虚者难医。向有"急则治肺，缓则治脾肾"之说。言其缓治者，示人以法，亦示人以难治之意也。对因虚而致之哮喘，虽属急性发作，但并无表证，不必从肺论治。因此类患儿多属先天不足，肾气（阳）虚弱。"肾为气之根""吸入肾与肝"。肾虚则元气不足，或摄纳无权，必致影响气之出入。其中兼有脾虚症状者，亦与肾虚有关。故对此类患儿多主张以温肾为主，扶脾为辅。（孙浩. 孙谨臣治疗小儿哮喘三法[J]. 中医杂志，1982，5（3）：14-16.）

9. 汗吐下法治喘论（王正公）

【提要】 治喘首重汗法，宣肺达邪，此即顺其生机，驱邪外达，切忌寒凉止遏；活用吐法，顺其生机，因势利导，要用排痰透达之法；善用下法，急则主攻，中病即止，使肺气下行，而排泻通畅。

【原论】 王正公善用汗吐下三法治喘。①首重汗法：风为百病之长，首创"寒乃六淫之首"，更重"肺喜温而恶寒"之论。认为哮喘病人体质多系过敏，气道呈高反应性，然在诸多致敏因子中，以对寒冷之过敏为最甚。故治疗哮喘首宜散寒解表，宣肺达邪，此即顺其生机，驱邪外达，切忌寒凉止遏。寒邪遏伏于里，不能透达。只要邪气祛散，生机恢复，咳喘自愈。临床常用三味辛散药（干姜、细辛、薄荷）、三拗汤、二虫止嗽散（自拟方：僵蚕、蝉衣、荆芥、防风、陈皮、紫菀、百部、白前、桔梗、甘草）。②活用吐法：咳嗽排痰乃是机体固有之防御机能，应该顺其生机，因势利导，要用排痰透达之法，吐法是祛痰达邪的良法。吐法不仅是狭义的催吐，而且包括了"引涎、喷气、漉涎、追泪，凡上行者，皆吐法也"。喜用生莱菔子、桔梗、白前等药，视作吐法祛痰药。以鸡羽在患儿喉部卷动，促其呕恶，配合药物治疗，用于治疗急性痰壅喘急而体质较强之患儿。一般来说，能吐出白稠黏痰，气急即能平缓。③善用下法：肺为水之上源，能通调水道，又与大肠相表里，两者关系极为密切。大肠责司传导，需依赖肺气之下降而排泻通畅。小儿哮喘患者大便干结者常见，因此善用生军治疗哮喘，大黄不仅通泻大便，其本身就有治喘作用。临证只要咳喘而痰稠之患者见有：汗多，大便干；舌尖红，口干；脉数，大便干，即使患者每日有大便亦可用大黄，不必待便秘才用。急则主攻，中病即止，此即顺其生机，因势利导。缓则治本，宜邪正兼顾，不可纯补，以其内有伏饮，膈有胶固之痰，胸有壅滞之气。（张家骏，王瑞春. 王正公善用汗吐下治青少年哮喘[J]. 上海中医药杂志，1992，13（10）：26-27.）

10. 哮喘治痰论（赵坤）

【提要】 脏腑功能失常，外邪侵袭，皆能导致痰饮；痰饮贯穿小儿哮喘发病的始终，从痰治喘为治疗小儿哮喘发作的关键环节。

【原论】 小儿哮喘，究其病源，以痰饮为主，而痰饮的生成和肺、脾、肝、肾关系密切。肺失治节可生痰，脾失健运可生痰，肾气亏耗可生痰，肝气怫郁可生痰。小儿脏腑娇嫩，形气未充，易受外邪侵袭，直接或间接影响到肺、脾、肝、肾四脏功能，导致水谷精微不归正化，津液代谢失常而形成痰饮。宿痰留伏，阻滞于气道，碍肺之宣肃、气之升降，在外因的作用下而易诱发哮喘，故有"无痰不成哮"之说。痰饮贯穿小儿哮喘发病的始终，从痰治喘为治疗小儿哮喘发作的关键环节。小儿哮喘发病时依其所感邪气性质不同，痰饮性质也易多变，或为寒痰，或为热痰，或为风痰，或为湿痰，临证时需详辨。治痰，就应从痰的生成因素着眼，辨别痰的性质，采用"截源疏导，据因施治"之法治疗本病。"截源"就是从痰的生成原因下手，截除滋生痰涎的原因，减少痰涎的分泌；"疏导"就是疏通气道，有利于已生之痰的导出，保持肺的清肃；"据因施治"就是根据痰的性质不同，而采用不同的治疗原则。

肺为贮痰之器，肺为娇脏，不耐外邪侵袭。在哮喘发作期，肺气失于宣肃，行水不利，津液不布，则可凝聚而生痰浊。故治疗上应以宣肺、清肺、泻肺为主，此即"既发以攻邪气为急"。针对寒痰治以温肺散寒、化痰平喘，方以射干麻黄汤或小青龙汤加减，药用射干、麻黄、细辛、生姜、紫菀、款冬花、半夏等；针对热痰治以清热化痰、降气平喘，方以麻杏石甘汤加减，药用炙麻黄、杏仁、苏子、款冬花、桑白皮等。肺气壅实，痰鸣喘息不得卧者，加葶苈子、地龙；便秘，尿赤者，加大黄、瓜蒌、枳实、厚朴等；痰涎壅盛，咯痰黏腻难出者，加苏子、白芥子、莱菔子、半夏、厚朴等，以取三子养亲汤之意。另外，肺气不足，治节无权，水液失于宣化，亦可聚而发为痰饮。哮喘缓解期，应抓紧肺虚这个虚证的早期阶段，及时地补其虚，或益气，或滋阴，或气阴双补，以调整其虚象，增强其卫外功能，防止外邪入侵，此乃"未发以扶正气为主"的治疗原则。平素易患感冒，每因气候变化而诱发气短声低，咯痰清稀者，方以玉屏风散加减，药用防风、黄芪、白术、党参、茯苓等以补肺固卫。以肺阴虚为主者，症见干咳，痰少色白，口干咽燥，应治以滋阴润肺、止咳化痰，方以沙参麦冬汤加减，药用沙参、麦冬、玉竹、冬桑叶、甘草等。气阴两虚，呛咳少痰者，可用生脉散合补肺汤加减，药用人参、麦冬、五味子等。

脾主运化水湿，平素若饮食不当，脾失健运，水湿内停，痰浊内生，上干于肺，壅阻肺气；或哮喘日久，肺病及脾，子耗母气，肺脾两虚，气不化津，则痰浊更易滋生，故应醒脾、健脾、温脾以化湿则痰无由生。若症见痰多色白易咯，脘满恶心，纳呆便溏，胸闷，乏力，应治以健脾燥湿化痰为主，方以二陈汤合平胃散加减，药用陈皮、半夏、茯苓、白术、厚朴、苍术等。若症见神疲乏力，咳痰清稀，纳呆便溏，舌淡苔白，脉沉细弱，应治以健脾化痰、培土生金，方用六君子汤或参苓白术散加减，药用党参、白术、茯苓、陈皮、半夏等。

肾为先天之本，五脏之根，精气充足则根本得固，不易化液生痰。温肾则水不上泛，痰饮自消；滋肾则虚火降，不能灼液为痰。临床上应辨别是肾阳不足，不能气化水湿导致其停聚生痰，还是肾阴亏耗，阴虚火旺，灼液生痰。若见平素易感冒，易咳，痰白清稀，肢冷，腰酸腿软，夜尿清长者，以肾阳虚为主；应治以温肾助阳、纳气平喘，方以金匮肾气丸加减，药用干地黄、山茱萸、桂枝、蛤蚧等。若兼痰少而黏难咳，腰酸腿软，颧红盗汗，五心烦热者，以肾阴虚为主；应治以益肾纳气，方选七味都气汤加减，药用生地、山茱萸、山药、五味子等。（张岩，赵坤. 赵坤教授从痰治疗小儿哮喘的经验[J]. 北京中医药大学学报（中医临床版），2008，15（2）：37.）

11. 四法辨治论（黎炳南）

【提要】　小儿顽固性哮喘不能拘于常法，可用温下清上、祛瘀通络、疏肝通腑、益气升阳四法辨证论治。

【原论】　黎炳南运用四法治疗小儿顽固性哮喘。①温下清上。患儿出现上热下寒者不少，而单纯之上热证则不多。若见痰黄，咽红或唇舌偏红，苔黄等症，未可遽下"实热"之定论。四诊详审，常可发现部分患者有脾肾阳虚的表现，如面色苍白，自汗，肢冷脉细无力，甚至张口抬肩，气短不续等气不归根之症。本病多起于感寒饮冷。夜寒阴盛时症状益甚，过用清凉病反增剧。上热，多为局部之兼症，而非哮喘发作的主要病因。下寒，才是病发之主因。辨证时须注意，唇舌暗红色深，为气郁血瘀之征，但易误作热症；喘作时，不论寒热虚实，其脉必数，不能单凭此作热证之据。下寒上热者，治以温下清上法。可选补骨脂、巴戟天、紫河车以温补脾肾；选用蚤休、毛冬青等以清上热。②祛瘀通络。顽固性哮喘患者肺病既深，血脉不畅，甚者可致心血瘀阻。施治时，应先行截断其演变过程，在宣肺降气的同时，早用、重用祛瘀通络之品。气血相从，血和则气顺，脉络畅通，有利于气机之恢复，加速疾病向愈。③疏肝通腑。哮喘病发在肺，而其因则非独在肺。肺主一身之气，人体各部息息相关，其他脏腑气机失调，均可影响肺气之宣降。顽喘患者往往精神苦闷，导致肝气郁结，反侮于肺，又可加重病情。肺与大肠相表里，气机相通。气逆而喘者，每致腹胀便秘。腑气不通，又令肺气不降。对此常用枳实、川朴、胖大海降气通腑；夹热者，酌加大黄，用量以大便畅通为度。④益气升阳。哮喘者肺气逆上，一般慎用升提之品。若患者气喘不甚，但绵绵不已伴脾虚气陷见症，如气怯声低，动辄出汗，腹泻便溏，或尿频遗尿，面色苍白，舌淡苔白，脉弱无力者，可用益气升阳与降气定喘并进之法。人参、黄芪益气升阳，能健旺脾胃之气而上充于肺，肺气旺则有助其肃降功能之恢复，故与宣肺气之品合用，有相辅相成之效。（张俊庭. 中华名医专家创新大典·医学精英与优秀人才科研专卷[M]. 北京：中医古籍出版社，1998：743-744.）

12. 补益脾肾治哮论（洪广祥）

【提要】　哮证扶正应以扶脾为先，脾气健则肺气充，杜绝生痰之源；在治疗上又应注意补肾，通过补肾以实脾益肺，补虚不忘实，扶正不碍邪。

【原论】　哮证初发，以脾弱者多见，少年儿童及病后续发者尤为突出。因此，哮证扶正应以扶脾为先，脾气健则肺气充，卫气固则抗御外邪能力增强；脾主运化，脾虚则湿从内生，聚为痰浊，上渍于肺，故实脾又是杜绝生痰之源的关键。哮证未发时强调扶脾，当然不排斥补肾的重要作用，如哮证患者肾虚证候明显，在治疗上又应注意补肾，通过补肾以实脾益肺。哮证肾虚以久哮不愈，反复发作或合并肺气肿者居多。其缓解期亦多为虚中有实，则既有肾失摄纳，又有痰瘀伏肺等证候。因此，在扶正过程中，要注意补虚不忘实，扶正不碍邪。力求补而不壅，滋而不腻，寒温适当，药源方便，易于坚持。在反复实践的基础上，制定出"食疗"与"药疗"并重的方法，运用于哮证缓解期的扶正固本，取得了较好的远期疗效。蠲哮汤组成：生黄芪 10～15g，白术 6～10g，防风 10～15g，怀山药 15～30g，胡颓子叶 10～15g，牡荆子 10～15g，鬼箭羽 10～15g。水煎服，每日 1 剂。或研末制成蜜丸，每次 10g，日服 3 次。连服 3～6 个月。一般不作加减，坚持服用全方，必要时可根据辨证酌情加药。如肾气虚者加菟丝子、山萸肉；肾阴虚者加女贞子、胡桃肉；肾阳虚者加巴戟天、补骨脂；瘀血证重者加地鳖虫、丹参。用于哮证服蠲哮汤缓解后的患者，尤其对中、老年体虚气衰，反复易感者适用。本方为玉屏风散的变通方剂。针对哮证患者体虚气衰，易感外邪而设。方中用黄芪补气固表；白术健脾，补中焦以助肺气；防风助黄芪益气御风；怀山药益气补中，滋养肺肾，且有定喘宁嗽之功，与白术相配，增强实脾之力。哮证缓解期，虽虚多实少，但毕竟虚中夹实，痰瘀余邪未尽，遇气候骤变，极易引起病情反复。故伍牡荆子、鬼箭羽、胡颓子叶利气祛痰行瘀，补中兼疏，以防气机壅滞，有利于提高扶正固本方药的效果。（单书健，陈子华. 古今名医临证金鉴·咳喘肺胀[M]. 卷下. 北京：中国中医药出版社，2011：152-154.）

13. 三期分治论（汪受传）

【提要】　风痰内伏是小儿哮喘的内在夙根，提出哮喘分发作期、迁延期、缓解期三期论治，以消风化痰为治疗大法。发作期祛风涤痰，攻邪治肺；迁延期标本兼治，消风扶正；缓解期补益固本，调肺、脾、肾。

【原论】　①发作期祛风涤痰，攻邪治肺。在哮喘发作期，外邪引动内伏风痰，风痰壅肺，肺失宣肃是其主要病机，临床以咳嗽咯痰，喘息气促，喉间痰鸣为主要症状，临证重点在于辨寒热。风寒束肺证治以温肺散寒、豁痰平喘，方选小青龙汤合三子养亲汤加减，常用炙麻黄、细辛、干姜、半夏、莱菔子、僵蚕、五味子等。痰热阻肺证治以清肺涤痰、止咳平喘，方选麻黄杏仁甘草石膏汤合苏葶丸加减，常用麻黄、苦杏仁、石膏、桑白皮、前胡、葶苈子、紫苏子、射干、胆南星、地龙、黄芩、虎杖等。外寒内热证治以解表清里、定喘止咳，方选大青龙汤加减，常用麻黄、桂枝、杏仁、细辛、五味子、半夏、石膏、黄芩、葶苈子、紫苏子、紫菀等。②迁延期标本兼治，消风扶正。迁延期症见咳喘减而未平，静时息平，活动后喘鸣发作，喉中有痰，纳呆，便溏，舌质淡，苔薄白或白腻，脉弱，指纹紫滞。风痰恋肺是哮喘迁延期的病机关键，辨证重点在辨虚实及辨脏腑。风痰恋肺、肺脾气虚证治以消风化痰、补益肺脾，方选射干麻黄汤合人参五味子汤加减，常用炙麻黄、陈皮、法半夏、紫苏子、细辛、太子参、五味子、炙黄芪、白术、防风、僵蚕、地龙等。风痰恋肺、肾气亏虚证治以泻肺祛痰、补肾纳气。偏于上盛者用苏子降气汤加减，常用紫苏子、苦杏仁、前胡、法半夏、陈皮、肉桂、紫菀、炙款冬花等；偏于下虚者选方都气丸合射干麻黄汤加减，常用山萸肉、熟地黄、补骨脂、山药、茯苓、炙款冬花、半夏、五味子、炙麻黄、射干等。③缓解期补益固本，调肺、脾、肾。哮喘缓解期外邪祛除，风痰内伏于体内，隐而不发，以正气亏虚为主。缓解期患儿临床诸症已除，但肺、脾、肾三脏功能不足及气血阴阳失衡，风痰潜伏于内。此期辨证重点是辨脏腑及气血阴阳，治疗当扶正以治其本，调理肺、脾、肾，以消除内伏风痰夙根。肺脾气虚证治以健脾益气、补肺固表，方选玉屏风散合人参五味子汤加减，常用炙黄芪、白术、防风、太子参、茯苓、半夏、橘红、五味子等。脾肾阳虚证治以健脾温肾、固摄纳气，方选金匮肾气丸加减，常用附子、肉桂、淫羊藿、熟地黄、山萸肉、杜仲、山药、茯苓、五味子等。（董盈妹，赵霞，汪受传. 汪受传三期论治小儿哮喘经验[J]. 中医杂志，2018，59（8）：646-648.）

（撰稿：胡勇；审稿：王雪峰，孙远岭）

参 考 文 献

著作类

[1] 刘弼臣. 中医儿科治疗大成[M]. 石家庄：河北科学技术出版社，1998.

[2] 王庆文，马融. 今日中医儿科[M]. 北京：人民卫生出版社，2011.

[3] 刘弼臣. 中国百年百名中医临床家丛书·刘弼臣[M]. 北京：中国中医药出版社，2001.

[4] 俞景茂. 中医儿科临床实践[M]. 贵阳：贵州科技出版社，2005.

[5] 万力生，邱静宇. 中医儿科诊疗思维[M]. 北京：人民军医出版社，2010.

[6] 洪岩. 中医儿科临床经验集锦[M]. 西安：西安交通大学出版社，2011.

[7] 王伯岳. 中国百年百名中医临床家丛书·王伯岳[M]. 北京：中国中医药出版社，2011.

[8] 宋祚民. 中国百年百名中医临床家丛书·宋祚民[M]. 北京：中国中医药出版社，2011.

[9] 单书健，陈子华，徐杰. 古今名医临证金鉴·儿科[M]. 卷下. 北京：中国中医药出版社，2011.

[10] 单书健，陈子华，徐杰. 古今名医临证金鉴·咳喘肺胀[M]. 卷下. 北京：中国中医药出版社，2011.

[11] 中华中医药学会. 中医儿科常见病诊疗指南[M]. 北京：中国中医药出版社，2012.

[12] 朱锦善. 朱锦善儿科临证50讲[M]. 北京：中国中医药出版社，2012.

[13] 汪受传. 汪受传儿科学术思想与临证经验[M]. 北京：中国中医药出版社，2014.

[14] 徐荣谦. 中医儿科临证必备[M]. 北京：人民军医出版社，2015.

[15] 中医临床诊疗指南释义——儿科疾病分册[M]. 北京：中国中医药出版社，2015.

[16] 张奇文，朱锦善. 实用中医儿科学[M]. 北京：中国中医药出版社，2016.

[17] 胡天成. 胡天成儿科临证心悟[M]. 郑州：河南科学技术出版社，2017.

[18] 郑宏，郑攀. 郑启仲中医儿科用药经验[M]. 北京：人民卫生出版社，2019.

论文类

[1] 王伯岳. 中医儿科临床浅解——小儿哮喘[J]. 赤脚医生杂志，1974，1（1）：19-21.

[2] 马贵同. 黄文东医师治疗咳喘的经验[J]. 上海中医药杂志，1979，1（6）：2-4，6.

[3] 黎炳南. 略论补虚法在儿科的运用[J]. 新中医，1981，2（6）：9-11，14.

[4] 孙浩. 孙谨臣治疗小儿哮喘三法[J]. 中医杂志，1982，5（3）：14-16.

[5] 冯视祥. 小儿支气管哮喘的温肾疗法[J]. 新中医, 1983, 4（6）: 5-9.

[6] 王秉岐. 桂枝加龙骨牡蛎汤治疗小儿支气管哮喘[J]. 新中医, 1985, 5（3）: 47.

[7] 黎炳南, 黎世明. 小儿哮喘论治[J]. 新中医, 1985, 3（9）: 11-14.

[8] 刘弼臣. 支气管哮喘证治[J]. 中医药研究, 1987, 10（5）: 2-5.

[9] 满叔梁, 程建英. 顾丕荣运用化湿泄毒法根治哮喘[J]. 吉林中医药, 1990, 8（6）: 9.

[10] 汤叔梁, 程建英. 顾丕荣老中医运用化湿泄毒法根治哮喘[J]. 冶金医药情报, 1990, 28（6）: 36-37.

[11] 胡国俊. 胡翘武治疗小儿支气管哮喘经验[J]. 中医杂志, 1992, 33（10）: 24-25.

[12] 赵伟强. 李学耕教授治疗小儿哮喘的经验[J]. 北京中医, 1994, 4（2）: 6-7.

[13] 赵伟强. 李学耕治疗小儿哮喘经验[J]. 中医杂志, 1994, 12（12）: 722-723.

[14] 于作洋. 刘弼臣教授治疗小儿哮喘的经验[J]. 山西中医, 1998, 14（2）: 7-8.

[15] 毛玉燕. 钱育寿治疗小儿哮喘的经验[J]. 河北中医, 2000, 22（3）: 174.

[16] 洪波. 小儿支气管哮喘治疗体会[J]. 吉林中医药, 2001, 14（6）: 17.

[17] 王明明, 胡英同. 汪受传从肺论治小儿哮喘缓解期的经验[J]. 辽宁中医杂志, 2001, 19（8）: 466-467.

[18] 任桂华. 任国顺老中医治疗小儿哮喘持续发作的经验[J]. 新中医, 2001, 4（8）: 7-8.

[19] 王和清. 曹颂昭治疗小儿哮喘经验[J]. 河北中医, 2001, 23（4）: 260.

[20] 王烈. 哮喘苗期辨治经验举隅[J]. 山西中医, 2002, 18（6）: 9-10.

[21] 孟陆亮. 张士卿教授治疗小儿哮喘病之经验[J]. 甘肃中医学院学报, 2002, 19（4）: 1-2.

[22] 王烈. 小儿哮喘的总治法与分治法精要[J]. 中医药学刊, 2002, 20（4）: 407-414.

[23] 罗玉华. 小儿哮喘的中医辨证治疗[J]. 四川中医, 2002, 20（1）: 17.

[24] 王烈. 精治细防根治哮喘[J]. 长春中医学院学报, 2003, 19（3）: 8-11.

[25] 颜勇, 李聪智. 小儿哮喘证治小议[J]. 山东中医杂志, 2003, 39（5）: 313-314.

[26] 周静. 哮喘的脏腑论治[J]. 四川中医, 2003, 21（3）: 9-10.

[27] 张伟, 王红. 息风缓喘法治疗小儿支气管哮喘临床研究[J]. 中医药学报, 2004, 32（4）: 12-13.

[28] 崔红生, 武维屏, 靳德社. 哮喘的脏腑论治[J]. 中医杂志, 2004, 45（7）: 546-547.

[29] 刘小凡, 司东波. 小儿哮喘间歇期的证治探讨[J]. 中国中医急症, 2004, 13（5）: 299-300.

[30] 赵霞, 洪两, 汪受传. 用体质理论指导小儿哮喘的防治[J]. 南京中医药大学学报, 2005, 21（3）: 148-149.

[31] 郭军雄, 呼兴华, 程畅和. 从肝论治小儿支气管哮喘[J]. 中医儿科杂志, 2006, 2（6）: 22-23, 30.

[32] 曹宏. 小儿哮喘与血瘀关系探微[J]. 中医药学刊, 2006, 24（9）: 1713.

[33] 纪会芳. 高树彬教授小儿哮喘缓解期学术思想与临床经验总结[D]. 福州: 福建中医学院, 2006.

[34] 刘爽, 王烈. 王烈教授治疗小儿哮喘的经验——三期分证 精治哮喘[J]. 中医儿科杂志, 2007, 3（6）:
    1-3.

[35] 吴文, 王霞芳. 王霞芳用通络平喘汤治疗小儿哮喘的经验[J]. 上海中医药杂志, 2007, 41（11）: 50-51.

[36] 许兵. 漫谈"胃不和则卧不安"与小儿哮喘[J]. 世界中西医结合杂志, 2007, 2（10）: 612-613.

[37] 李德, 赵霞. 从体质学说论小儿哮喘的冬病夏治[J]. 长春中医药大学学报, 2007, 23（5）: 110-112.

[38] 刘杰, 陈鹏, 刘小凡. 刘小凡教授从痰论治小儿哮喘经验[J]. 四川中医, 2007, 25（5）: 4-5.

[39] 吴兆利. 小儿哮喘缓解期从脾论治的探讨[J]. 中国医学文摘（儿科学）, 2007, 26（1）: 3-5.

[40] 吴杰, 虞坚尔, 闵伟福. 从中医"治未病"浅谈小儿哮喘的防治[J]. 中医文献杂志, 2008, 26（4）: 27-28.

[41] 陈健, 张源, 李岚, 等. 俞景茂教授防治儿童哮喘复发临证经验[J]. 中华中医药学刊, 2008, 26（7）:
    1482-1483.

[42] 赵霞, 汪受传, 韩新民, 等. 小儿哮喘中医诊疗指南[J]. 中医儿科杂志, 2008, 4（3）: 4-6.

[43] 王丹霞. 小儿哮喘急性期证治探讨[D]. 南京: 南京中医药大学, 2008.

[44] 陈琳. 李学麟教授通阳法论治小儿哮喘学术经验研究[D]. 福州: 福建中医学院, 2008.

[45] 吕伟刚. 从湿热辨治小儿哮喘的理论和临床研究[D]. 成都：成都中医药大学，2008.

[46] 张岩，赵坤. 赵坤教授从痰治疗小儿哮喘的经验[J]. 北京中医药大学学报（中医临床版），2008，15（2）：37.

[47] 肖院召. 浅谈从活血化瘀论治小儿哮喘[J]. 黑龙江中医药，2009，38（6）：8.

[48] 李伟伟，余婧. 小儿哮喘性支气管炎中医证治特点的探讨[J]. 中国中西医结合儿科学，2009，1（5）：482-484.

[49] 王文革. 汪受传辨治小儿哮喘经验[J]. 中国中医药信息杂志，2009，16（4）：82.

[50] 高艳. 小儿哮喘中医诊疗指南研究[D]. 南京：南京中医药大学，2009.

[51] 李欣，罗世杰. 化痰祛瘀法治疗小儿哮喘初探[J]. 陕西中医学院学报，2009，32（2）：8-9.

[52] 孙丽平. 王烈教授防治小儿哮喘病创新性理论体系研究[J]. 中国中西医结合儿科学，2009，1（1）：61-62.

[53] 周钊鹤，赵霞. 小儿哮喘的中医外治法[J]. 江西中医学院学报，2009，21（1）：7-8.

[54] 李雪莹，梁鸿富. 刍议温肾法治疗小儿哮喘[J]. 光明中医，2009，24（1）：7-9.

[55] 马海生，王根民. 张贵印辨治小儿哮喘五法[J]. 中国中医急症，2009，18（1）：79.

[56] 李敏，彭云. 温振英教授论治小儿哮喘经验介绍[J]. 新中医，2009，41（1）：15-16.

[57] 金继超，赵坤. 赵坤教授中医治疗小儿咳嗽变异性哮喘经验[J]. 中国中西医结合儿科学，2010，2（5）：419-420.

[58] 王书玲，赵坤. 赵坤教授治疗小儿哮喘的经验[J]. 中国中西医结合儿科学，2010，2（4）：332-333.

[59] 康立媛. 小儿哮喘从体质辨治体会[J]. 广西中医学院学报，2010，13（2）：19-20.

[60] 王烈，孙丽平，王延博. 三期分治序贯疗法防治小儿支气管哮喘（热哮）107例临床研究[J]. 中国中西医结合儿科学，2010，2（2）：102-104.

[61] 陈银银. 冬令膏方在小儿哮喘中的运用——盛丽先老师经验谈[J]. 中医儿科杂志，2010，6（1）：10-12.

[62] 韩欢. 张涤教授治疗小儿哮喘经验初探[J]. 中医药导报，2011，17（11）：33-35.

[63] 李敏. 温振英学术思想、临床经验及治疗小儿哮喘临床研究[D]. 北京：北京中医药大学，2011.

[64] 付慧，孙轶秋. 小儿哮喘缓解期的中医治疗[J]. 中国中医急症，2011，20（8）：1233-1234，1264.

[65] 李宗伟. 调理脾胃治疗小儿哮喘的体会[J]. 光明中医，2011，26（7）：1456-1457.

[66] 吴杰，虞坚尔. 虞坚尔辨证治疗小儿哮喘经验[J]. 中医杂志，2011，52（13）：1154，1163.

[67] 刘锋娟. 小儿哮喘的中医治疗[J]. 长春中医药大学学报，2011，27（2）：230-231.

[68] 关丽霞. 小儿哮喘的中医诊治分析[J]. 光明中医，2012，27（3）：509-510.

[69] 罗世杰，付啟萍，贺果平，等. 血瘀致小儿哮喘探析[J]. 中国中医基础医学杂志，2012，18（2）：142，144.

[70] 吴岚莹，封玉林，王霞芳. 王霞芳治疗小儿哮喘经验[J]. 辽宁中医杂志，2012，39（8）：1476-1477.

[71] 高修安. 王伯岳治喘学术思想心悟[J]. 中医儿科杂志，2012，8（5）：14-16.

[72] 周静冬，虞坚尔. 虞坚尔论小儿哮喘病机[J]. 中医文献杂志，2012，30（5）：42-44.

[73] 吕晓武. 张士卿教授从痰瘀论小儿哮喘的病机演变[A]. //中华中医药学会儿科分会. 中华中医药学会儿科分会第三十次学术大会论文汇编[C]. 2013：74-76.

[74] 冯斌，郑宏，郑启仲. 郑启仲教授运用经方治疗小儿咳嗽经验[J]. 中华中医药杂志，2013，28（8）：2318-2319.

[75] 朱晓丽，尚莉丽. 尚莉丽教授运用中医药序贯疗法治疗小儿哮喘经验[J]. 中医儿科杂志，2013，9（4）：3-5.

[76] 宣晓波，宣桂琪. 宣桂琪主任辨治小儿哮喘与提高疗效的思路[J]. 浙江中医药大学学报，2013，37（7）：851-853.

[77] 吕晓武，吴丽萍，史正刚. 张士卿教授从痰瘀辨治小儿哮喘的用药经验[J]. 中医儿科杂志，2013，9（3）：

1-3.

[78] 张冬雪，郭振武. 郭振武教授辨治小儿哮喘的经验[J]. 中医儿科杂志，2013，9（2）：6-8.

[79] 王明明. 汪受传教授治疗小儿哮喘临床经验[J]. 中国中医药现代远程教育，2014，12（18）：26-28.

[80] 李香玉，王永吉，王烈. 王烈教授以风气痰瘀论治小儿哮喘经验[J]. 世界中西医结合杂志，2014，9（9）：921-922，926.

[81] 郑含笑，董继业，董幼祺. 董幼祺运用经方治疗小儿哮喘经验拾萃[J]. 上海中医药杂志，2014，48（8）：20-21.

[82] 王晓鸣. 宣桂琪名老中医治疗小儿哮喘经验探述[A]. //中华中医药学会儿科分会. 中华中医药学会儿科分会第三十一次学术大会论文汇编[C]. 2014：77-78.

[83] 马莉婷，李新民. 小儿哮喘缓解期的中医论治[J]. 河南中医，2014，34（4）：581-583.

[84] 沈邹影，许朝霞，郝一鸣，等. 王忆勤治疗小儿哮喘经验撷要[J]. 上海中医药杂志，2015，49（9）：18-19.

[85] 刘莹，郑小伟. 郑小伟教授治疗小儿哮喘经验[J]. 甘肃中医学院学报，2015，32（3）：13-15.

[86] 晋文蔓，杜洪喆. "湿、浊、痰"的演变致小儿哮喘形成的病机假说探讨[J]. 广西中医药，2015，38（3）：54-55.

[87] 刘玮虹，邢向晖. 浅谈通腑法在小儿哮喘中的应用[J]. 中医药临床杂志，2015，27（6）：772-773.

[88] 谭惠元，吴曙粤. 吴曙粤教授治疗小儿哮喘的经验介绍[J]. 广西中医药，2015，38（3）：42-43.

[89] 闫永彬，贾长虹，杨明江，等. 从伏风暗瘀宿痰辨治小儿哮喘[J]. 中医杂志，2016，57（21）：1877-1878，1881.

[90] 杜洪喆，马融，陈汉江，等. 从"浊气留伏"探讨小儿哮喘早期干预[J]. 中华中医药杂志，2016，31（8）：3127-3129.

[91] 刘博. 小儿哮喘缓解期的中医治疗分析[J]. 中国现代药物应用，2016，10（6）：257-258.

[92] 李瑞星，李燕宁，张桂菊. 湿邪与小儿哮喘的相关性[J]. 中医学报，2016，31（3）：331-333.

[93] 吴美贤，薛征. 从中医体质学说论儿童哮喘的防治[J]. 中医儿科杂志，2017，13（6）：86-90.

[94] 胡文杰，王娇娇，程静凯，等. 朱珊教授治疗小儿哮喘缓解期临证经验[J]. 中国中医药现代远程教育，2017，15（9）：78-79，94.

[95] 吴文先，田丽，李芳，等. 高雅教授治疗小儿哮喘缓解期经验[J]. 中医研究，2018，31（11）：36-38.

[96] 卢玉荣，杨珺超. 宋康辨治小儿哮喘经验浅析[J]. 浙江中西医结合杂志，2018，28（7）：521-522.

[97] 翟东升. 小儿哮喘缓解期的中医治疗分析[J]. 临床医药文献电子杂志，2018，5（51）：170，172.

[98] 董盈妹，赵霞，汪受传. 汪受传三期论治小儿哮喘经验[J]. 中医杂志，2018，59（8）：646-648.

[99] 崔何晴，尚莉丽. 尚莉丽教授基于"治痰先治气"理论辨治小儿哮喘经验[J]. 中医儿科杂志，2019，15（4）：18-20.

[100] 张雅婷. 汪受传教授从调气法论治哮喘方法的数据挖掘研究[D]. 南京：南京中医药大学，2019.

[101] 孔燕妮，俞景茂，陈群伟. 俞景茂治疗小儿哮喘的用药规律分析及学术经验总结[J]. 浙江中医药大学学报，2019，43（2）：158-162.

奖项类

肺病咳喘异病同治方法的研究与应用

奖励年度与级别：2012 年国家科学技术进步奖二等奖

主要完成人：李友林、王伟、倪健，等

主要完成单位：中日友好医院、北京中医药大学、中国人民武装警察部队总医院、中国中医科学院西苑医院

小 儿 腹 泻

小儿腹泻（infantile diarrhea），或称腹泻病，是一组由多病原、多因素引起的以大便次数增多和大便性状改变为特点的消化道综合征，是我国婴幼儿最常见的疾病之一。根据病程可分为：①急性腹泻病，病程在2周以内；②迁延性腹泻病，病程在2周～2个月；③慢性腹泻病，病程在2个月以上。按病情分为：①轻型：无脱水，无中毒症状；②中型：轻度至中度脱水或有中毒症状；③重型：重度脱水或有明显中毒症状（烦躁、萎靡、嗜睡、面色苍白、高热或体温不升、白细胞计数增高等）。根据病因分为：①感染性，如痢疾、霍乱、其他感染性腹泻等。②非感染性，包括饮食性腹泻；症状性腹泻，如过敏性腹泻；其他腹泻病如乳糖不耐症、糖原性腹泻等。

本病的辨证论治，可参考中医学"泄泻"。

一、诊治纲要

（一）诊疗思路

中医认为，小儿腹泻的发生与感受外邪、伤于饮食、脾胃虚弱、脾肾阳虚等因素有关。其病位在脾胃，但与肾、大肠、小肠密切相关。病机属本虚标实，本虚为脾肾亏虚，运化失司；标实为外邪侵袭、内伤饮食等，壅遏中焦，枢转不利，碍滞脾运，升降乖常。小儿脏腑柔嫩，肌肤薄弱，冷暖不知自调，易为外邪侵袭而发病。外感风、寒、暑、热诸邪，常与湿邪相合而致泻；小儿脾常不足，运化力弱，饮食不知自节，若调护失宜，哺乳不当，饮食失节或不洁，皆能损伤脾胃，发生泄泻；或素体脾胃虚弱，无以纳运，因而水反为湿，谷反为滞，不能分清别浊，水湿水谷合污而下，形成脾虚泄泻；阳气不足，脾失温煦，阴寒内盛，水谷不化，并走肠间，而致澄澈清冷、洞泄而下的脾肾阳虚泻；或秋季燥气太过，损伤脾胃，脾失健运，胃不受纳，清浊不分，升降失常，合污而下，发为燥泻。由于小儿稚阳未充、稚阴未长，患泄泻后较成人更易于损阴伤阳，发生变证。重症泄泻患儿，泻下过度，易于伤阴耗气，出现气阴两伤，甚至阴伤及阳，导致阴竭阳脱的危重变证。

小儿腹泻的辨证应着眼于以下四个方面：一是辨缓急。急性泄泻发病急骤，病程较短，常以湿盛邪实为主；慢性泄泻发病缓慢，病程较长，迁延日久，每因饮食不当，劳倦过度而复发，常以脾虚为主，或病久及肾，命门火衰，脾肾同病。二是辨轻重。一般泄泻，若脾胃不败，饮食如常，多属轻症，预后良好。若泄泻不能食，形体消瘦，泄泻无度，或久泄滑脱不禁，致津伤液竭，则易致亡阴、亡阳之变，多属重证。三是辨寒热虚实。凡病势急骤，脘腹胀满，腹痛拒按，泻后痛减，小便不利者，多属实证；凡病程较长，腹痛不甚，腹痛喜按，小便利，不渴，多属虚证；迁延日久难愈，泄泻或急或缓，腹胀痛拒按者，多为虚中夹实。粪质清稀如水，腹痛喜温，畏寒，完谷不化，手足欠温，多属寒证。如粪便黄褐，味臭较重，肛门灼热，泻下急迫，小便短赤，口渴喜冷饮，多属热证。四是辨病因兼夹。腹泻而兼有恶寒自汗，发热头痛，脉浮者，为夹风；腹泻发生在炎夏酷暑季节，症见身热烦渴，头重自汗，脉濡数，为夹暑；腹泻而兼脘腹痞闷，嗳腐酸臭，为兼伤食。

治疗应以运脾化湿为原则。暴泻以湿胜为主者，宜重用化湿，佐以分利，化湿必须使邪有出路。燥湿于中，选用芳香辟秽之品，使其消于无形；渗湿于下，选用渗湿利水之品，使其从小便而去。再根据寒湿和湿热的不同，分别采用温化寒湿与清化湿热之法。夹有表邪者，佐以疏解；夹有暑邪者，佐以清暑；兼有伤食者，佐以消导。久泻以脾虚为主者，当予益气健脾。因肾阳虚衰者，宜温肾健脾；因气阴两虚者，宜益气养阴健脾；因阴竭阳脱者，宜大补元气，回阳固脱。暴泻不可骤用补涩，以免固闭其邪；久泻不可漫投分利，以免劫其阴液。小儿"生机蓬勃""脏气清灵"，发病后变化迅速，具有易虚易实，易寒易热的特性，故临床用药应注意治泻须治湿，治湿勿伤阴；治泻须健脾，健脾勿壅滞；治泻须固涩，固涩勿留邪。本病除内服药外，还常使用外治、推拿、针灸等法治疗。

（二）辨证论治

综合中西医结合专业规划教材《儿科学》《今日中医儿科》《小儿泄泻中医诊疗指南》《中西医结合临床儿科学》以及名老中医经验等，将小儿腹泻的辨证论治要点概括为以下几个方面。

1. 伤食泻

临床表现：大便稀烂夹有乳片或食物残渣，日3～5次或7～8次，便前腹痛，吵闹不思乳食，腹胀拒按，嗳气或呕吐，大便气味酸臭，夜寐欠安，舌淡红，苔厚腻或黄垢。

基本病机：饮食所伤，中焦壅滞，脾运失常。

常用治法：消食化滞，运脾止泻。

2. 湿热泻

临床表现：大便水样，或如蛋花汤，泻下急迫、量多，日行10余次，气味秽臭，纳差食少，神倦乏力，口渴引饮，烦躁，或伴泛恶，发热或不发热，小便短黄，苔黄腻。

基本病机：湿热之邪，内扰肠胃，升降失司。

常用治法：清热利湿，安肠止泻。

3. 风寒泻

临床表现：大便稀烂，色淡夹泡沫，气味稍臭，1日3～5次或5～6次，便前肠鸣，鼻流清涕，咳嗽，咽痒，或恶风寒，口不渴，舌淡，苔薄白。

基本病机：风寒之邪，袭扰肠胃，伤脾不运，清浊不分，合污而下。

常用治法：疏风散寒，化湿止泻。

4. 寒湿泻

临床表现：大便每日数次或十数次，色较淡，可伴有少量黏液，无臭气，精神不振，不渴或渴不欲饮，纳呆，腹满，舌质淡，舌苔白腻，脉濡。

基本病机：寒湿凝结，中阳受遏。

常用治法：和中散寒，化湿止泻。

5. 脾虚泻

临床表现：病程较长，常迁延不愈，反复发作，大便时稀时溏，食欲不振，面黄形瘦，神疲倦怠，舌淡，苔白。

基本病机：脾胃虚弱，水湿不运，生化无权。

常用治法：健脾益气，和胃止泻。

6. 脾肾阳虚泻

临床表现：久泻不止，下利清谷，食入即泻，精神萎靡，四肢不温，面色黯白，舌淡苔白，脉沉细而微。

基本病机：脾肾亏虚，命门火衰，阳不温布。

常用治法：温补脾肾，涩肠止泄。

7. 气阴两伤泻

临床表现：泻下无度，神萎不振，四肢乏力，眼眶、囟门凹陷，甚则腹凹如舟，皮肤干燥，消瘦，心烦不安，啼哭无泪，口渴引饮，小便短赤，甚则无尿，舌红少津，苔少或无苔，脉细数。

基本病机：暴泻热泻，劫夺津气。

常用治法：益气养阴健脾。

8. 阴竭阳脱泻

临床表现：泻下不止，次频量多，精神萎靡不振，表情淡漠，面色青灰或苍白，四肢厥冷，多汗，气息低微，舌淡，苔薄白，脉沉细欲绝。

基本病机：久泻无制，阴液劫夺，阳气散脱。

常用治法：大补元气，回阳固脱。

二、名 家 心 法

1. 江育仁

【主题】 脾常不足，脾失健运为发病主因

【释义】 江育仁认为，小儿腹泻的主要成因，与"脾常不足"的生理特点有关，而"脾失健运"则为其主要病理变化。由于小儿脾胃薄弱，寒温不知自调，饮食不知自节。因此，往往易为外邪所侵，饮食所伤，导致脾运失健，产生水谷不化，水反为湿，谷反为滞，精华之气不能转输，清浊相混的病理状态。故腹泻一证，脾常不足、脾失健运是其发病的主要原因。脾为湿土之脏，喜燥而恶湿，得阳而运，遇湿则困。所以，在腹泻的诸多病因中，无论是因风、因寒、因暑、因热、因食、因虚等致病因素，每多兼杂湿邪，故有"无湿不成泄"之说。因此，脾失健运是腹泻之本，水湿内渍是腹泻之标，二者是相互影响、互为因果的。因而提出"运脾法"为治疗小儿腹泻的主要法则。"脾健不在补贵在运"，运脾法旨在运转脾气，舒展脾胃，以恢复脾运为目的。临床按不同见证灵活应用，可适应各种原因引起的腹泻。（江宁. 江育仁治疗小儿腹泻经验[J]. 重庆中医药杂志，1988，8（2）：1-2.）

【主题】　久泻伤阳，暴泻伤阴，阴阳互损为危重症特点

【释义】　江育仁认为，小儿腹泻重型病例如治疗不当或护理不周，最易出现下列危证：①伤阴：暴泻多属热，在伤津劫液的同时，常有邪热作祟。临床主要表现为眼窝及前囟凹陷，皮肤干燥，烦躁不宁，恶心或呕吐，小便短赤，泻下如溅射状，有腥臭味，舌苔干黄，舌质红绛。可用加减连梅汤：黄连、乌梅、白芍、甘草、石斛、芦根等，取其酸甘化阴，清肠胃之积热。②伤阳：泻利已久，伤损脾肾之阳。临床上主要表现为精神委顿，面色苍白，四肢不温，声音低，泻下粪色淡黄，质稀如水，或伴有泡沫及黏液，舌苔白或淡黄。宜以附子理中汤加用煨益智、补骨脂，以温阳散寒。此证如不及时治疗，可延为慢脾风。③阴阳两伤：在阴伤的同时伴见阳气衰微。临床表现为精神萎靡，神情淡漠，面色㿠白，甚则昏迷惊厥，舌苔干白，舌质干绛。处理这一证型，除养阴增液、温扶阳气同时兼顾外，有昏迷惊厥者，宜用行军散辟秽开窍，通阳泄浊，止痉回厥。（董廷瑶，徐仲才，顾文华，等. 小儿泄泻证治[J]. 中医杂志，1985，（7）：4-8.）

2. 倪珠英

【主题】　脾运失常，湿渍大肠为基本病机

【释义】　倪珠英认为，泄泻的基本病机为"脾虚湿盛"，脾常不足是本，湿浊是标，两者可以相互影响。急性泄泻，其诱发因素多为伤寒饮冷，或饮食不节等；其基本病机为脾运失常，湿渍大肠，湿邪是致病的直接因素，尤为病机关键；辨证要点在于明辨寒热。对于小儿久泻，包括迁延性和慢性腹泻病，病程较长（＞2周）者多由急性泄泻治未彻底；或滥用抗生素、过服苦寒伤中之品、施补过早等失治误治；或先天禀赋不足，后天调护失宜所致。小儿本脾常不足，加之泄泻日久，失治误治，必然会导致脾胃更虚，水谷受纳运化失常。脾虚则水湿内生，胃伤则宿食内停，郁而化热，蕴结于中焦，清浊不分，并走大肠而成反复泄泻。在这一病理过程中，脾胃虚弱是本，水湿、湿热、食滞是标，故病性属纯虚者少见，多为本虚标实、虚实夹杂证。如是标本相互影响，则使病情迁延难愈。由于小儿"脾常不足，肝常有余"，脾胃虚弱，肝木横逆，易乘脾土，可形成脾虚肝旺证；小儿形气未充，乃稚阴稚阳之体，利下过度或久泻不止，必耗气伤阴，气阴两虚，甚则阴损及阳，出现脾肾阳虚证。（涂一世. 倪珠英诊治小儿脾胃病学术思想及临床经验研究[D]. 武汉：湖北中医学院，2008.）

3. 张士卿

【主题】　脾虚为本，湿邪为标

【释义】　张士卿认为，小儿腹泻日久不愈，有两个关键因素，一为湿邪，二为脾虚。脾

虚为本，湿邪为标。由于湿为阴邪，脾主运化水湿，属阴土而喜燥恶湿，故湿邪外感留滞体内，常先困脾，而使脾阳不振，运化无权，水湿停聚，发为腹泻。湿邪困脾日久，迁延不愈，又因小儿"脏腑娇嫩，形气未充"，加之喂养调护失宜，则导致脾胃虚弱，出现纳差，脘闷不舒，腹痛喜按喜揉，面色少华，神疲倦怠，舌淡苔白，食指络脉色淡而细等症状。脾虚清气不升，运化失司，则小肠无以分清泌浊，大肠无法传导变化，水反为湿，谷反为滞，合污而下，则发生腹泻。故谓"泄泻之本，无不由脾胃"。由于脾虚湿胜为本病的主要病机，故治疗当用"甘淡""渗湿"止泻以治标，益气健脾助运以治本。参苓白术散系健脾止泻、温壮淡渗之品，故可取其之妙用。（李蓉. 张士卿教授治疗小儿腹泻经验拾萃[J]. 浙江中西医结合杂志，2009，19（7）：398-399.）

【主题】 脾虚肝旺，肝脾同调

【释义】 张士卿认为，小儿腹泻，肝郁脾虚者多见。腹泻病变主要责之于脾胃，皆因脾主运化精微，胃主腐熟水谷，如脾胃受病，则饮食入胃，水谷不化，精微不布，合污而下，而成腹泻。但是，人体是一个统一的有机整体，各脏腑之间在生理功能上相互制约、相互为用，在病理上又常常相互影响。五脏中，肝脾两脏的协调配合对人体的健康关系非常密切。肝的疏泄功能直接影响脾胃的升降。肝若疏泄正常，则脾能正常升清，胃亦能正常降浊。肝的疏泄功能还直接影响着胆汁的分泌和排泄，而胆汁的正常分泌和排泄，又有助于脾胃对食物的消化和吸收。反之，脾胃正常的升降、纳化，保证了气机的调畅、血源的充足，又为肝主疏泄和藏血的功能奠定了基础。由于小儿生机蓬勃、发育迅速，为"脾常不足，肝常有余"之体，若喂养不当，饥饱无度，或零食、杂食损及胃肠，或因受惊受辱，情绪抑郁，或强食逼食，逆其所愿，均易出现腹泻。因此，在小儿腹泻的发病过程中，临床更为多见的是肝郁脾虚型，而非单纯的脾胃虚弱。针对小儿腹泻常见肝郁脾虚的情况，若单予健脾，收效较差，须兼予柔肝健脾、肝脾同调为佳。自拟疏木运土汤，药物组成有苍术、白术、白芍、防风、云茯苓、陈皮、葛根、车前子、炙甘草。（张弢，王小荣，刘光炜. 张士卿教授运用调肝理脾法治疗小儿腹泻经验举隅[J]. 中医儿科杂志，2015，11（5）：1-2.）

4. 温振英

【主题】 脾胃虚弱为发病之本

【释义】 温振英根据古代医家提出的"小儿脾常不足""夫泄泻之本无不由于脾胃"等观点，认为脾胃虚弱是小儿泄泻的发病之本。脾主运化，若小儿脾之运化功能正常，则水谷化生的气血精微，可由脾之转输以濡养全身，自无停湿留滞之患；但小儿出生后脏腑娇嫩，禀赋不足，先天脾常不足，小儿在生理上需要迅速的生长发育，对水谷精微需要迫切。小儿脾胃的运化和腐熟水谷的功能相对较弱，若再加上感受外邪，内伤饮食，药物攻伐，惊恐等诱发因素，则胃弱难以腐熟水谷，脾虚健运失司，而致水反为湿，谷反为滞，清阳不升，合污而下，产生腹泻。故治疗小儿腹泻病的要点，在于恢复脾胃之运化与受纳功能。治疗应以"扶正固本"为主，祛邪为次。治法均应首选健脾祛湿治本，生津和胃固涩治标，以恢复脾胃之受纳及运化功能，是治疗各类型腹泻的基本法则。补益常用黄精、生黄芪、白术、党参、百合、益智仁，祛湿常用茯苓、生薏米、苍术、石菖蒲，收涩常用诃子、乌梅、五味子。（胡锦丽. 温振英老中医药专家学术思想与临床经验总结及辨治小儿腹泻病用药规律研究[D]. 北京：北京中医药大学，2011.）

5. 史纪

【主题】 脾肾亏虚，病情迁延

【释义】 史纪认为，小儿迁延性腹泻的病位在脾肾，基本病机是脾虚湿盛和肾阳不足。小儿的生理的特点是"脾常不足"，小儿时期由于脾气不足，运化能力差，若喂养不当、饮食过饱，或擅自添加辅食品种，损伤脾胃，或先天禀赋不足，脾胃运化能力差，均可出现腹泻，脾胃受损严重。肾为先天之本，脾胃为后天之本，肾与脾胃相互资助、相互依存。肾的精气有赖于水谷精微的培育和充养，才能不断充盈和成熟，而脾胃转化水谷精微则必须借助于肾阳的温煦。若小儿久泻不愈，往往可损伤脾阳，脾阳不振则累及肾阳而肾阳不足，命门火衰不能温煦脾土，从而导致脾肾阳虚。脾肾阳气虚弱，蒸腾、运化水液失司，水液直接下注于大肠而见大便偏稀、清冷，面色㿠白，久泻不愈等阳虚之象。故治疗小儿迁延性腹泻，多辨证为脾肾阳虚，采用温肾健脾法治疗，常以桂附理中汤合参苓白术散加减治疗。（冯斌，史纪. 史纪教授从脾肾论治小儿迁延性腹泻[J]. 中国中医药现代远程教育，2015，13（16）：42-44.）

6. 金绍文

【主题】 善于望诊，尤重肛门诊查

【释义】 金绍文诊治小儿腹泻，重视望诊，既察神态、症状、舌苔等整体情况，尤重肛门颜色、皱褶、大便性状等局部变化，以此作为诊断的主要依据。热泻：伴有发热，面色红赤，舌红苔黄或白而腻。若苔薄者则湿热较轻，厚则湿热较重。肛门见肿胀色红，皱褶变粗，如色红紫，皱褶粗而肿硬者，为湿热较重之象。大便急迫呈黄色，或水样，带有黏液，气秽热臭，小便色黄赤短涩。寒泻：每见恶寒，面色灰白，精神萎软，舌苔白或薄白腻，脘腹软膨，肛门皱褶潮黏，便下青色或淡黄、淡绿色，带有泡沫，其气微腥，小便清长。伤食泻：可见烦躁，嗳气口臭，鼻准带红，腹部膨隆疼痛，手心热，舌苔白腻或白糙，肛门周围淡红，大便色淡黄，夹有不消化食物（或乳块），味酸臭。脾虚泻：见面色白或萎黄，神疲肢倦，或四肢略肿，腹胀而软，舌淡胖边有齿印，舌苔薄白，肛门稍肿不红，有下坠感，大便溏薄，带有食物残渣或乳片。其次，尿如米泔者多为脾胃气虚；皮肤干枯，面色灰滞，精神倦怠，舌红少津，肛门皱褶松弛下坠，腹部凹陷，腹壁松弛，大便日行 3～5 次，状如鸭粪者，则示津液大伤；面色苍白无华，精神极度倦怠，额出冷汗，四肢厥冷，舌淡苔白，腹凹如舟，弹性消失，脱肛不收，便如稀水而不臭或淡绿色夹有残渣者，则为阳气不足，脾胃虚寒之证。（吴宜澂，李嘉，董松林，等. 金绍文老中医治疗小儿泄泻经验[J]. 江苏中医杂志，1983，4（4）：9-10.）

7. 董廷瑶

【主题】 辨别寒热虚实分治

【释义】 董廷瑶认为，小儿泄泻一般可辨为寒、热、虚、实四证。实证谓伤食泻，起于乳食过多，停积不化，可见腹痛伴吐，便下酸臭，小溲泔浊，舌苔厚腻或垢腻，脉滑。治当消食导滞，祛积止泻。保和丸为常用方，改用汤剂；丁香脾积丸亦可。药后常见宿屎下净，泄利即和。热泻或因夏秋间暑湿化热，或在冬春时外感风温而热移大肠，其症发热甚至壮热，泻下如注，次数频多，小溲黄赤，口渴引饮，舌红苔黄，脉数。治拟清热止泻，以葛根芩连汤为主，益元散、香薷饮、甘露饮随症施用，湿热重者可加甘露消毒丹。若寒热夹杂，或暑湿内扰，致泻下如注，状如喷射，腹满胀气，或兼呕恶，急用暑湿正气丸 2g，一天一次。寒泻之风寒外感，症见便下色淡，臭气不重，小溲通长，可伴身热咳嗽，脉浮缓，舌质不红，苔白。治宜疏解表邪，方如荆防败毒散、藿香正气散；如小溲短少，可用五苓散或胃苓汤。脾胃中寒者，便下常呈不消化物，面㿠神疲，肢凉唇淡，睡中露睛，脉濡细弱，舌淡苔润。治当健脾温运，轻症以益黄散、七味白术散，重症需附子理中汤，呕吐加丁香，虚寒明显者更入肉桂。久泻滑脱，其便稀薄不臭，下多滑利，有时自遗，而实脾温运亦未能效，应以固涩法治之，常用药有炒石榴皮、煨诃子、龙骨、牡蛎、御米壳、五味子、赤石脂、煨肉果等。但必须具备舌洁、腹软、溲通、身无热，方为合适，若虚中夹实，过早固涩，反致益疾。（董廷瑶，徐仲才，顾文华，等. 小儿泄泻证治[J]. 中医杂志，1985，（7）：4-8.）

【主题】 变证有三：伤阳、伤阴和阴阳两伤

【释义】 董廷瑶认为，小儿泄泻之剧者，可出现种种变症，大致可分为伤阳、伤阴和阴阳两伤三种情形。伤阳多由寒泻过度传变而成，致阳虚欲脱，症见面色㿠白，四肢清冷，哭声低微，汗如黏液，舌淡苔少，脉象细微。亟当回阳救逆，附子理中为主，必须重用参附。一般以朝鲜参 3～7.5g 炖服，附子用量亦在 6～9g。伤阴则每由热泻传变所致，可呈目凹囟陷，肤燥渴饮，形神萎倦，哭无涕泪，小溲短少，唇色朱红，舌绛少津，脉见细数。治拟酸甘化阴，养胃生津。生脉散主之，酌加石斛、花粉、乌梅、扁豆、山药、粳米之类，方中每以皮尾参、珠儿参等扶元救阴。本证不能遽用苦寒清热，反致枯竭胃气；而救阴酸收，令阴复津回，则其泻可和。然小儿泄泻之甚者，更易出现阴阳两伤，其症舌淡而光干，口渴而肢凉，神倦面㿠，汗多尿少，脉沉细弱。此时必须权衡其阳虚阴虚之缓急轻重，而投以救阴扶阳或回阳济阴，阴阳并治，才能挽回。（董廷瑶，徐仲才，顾文华，等. 小儿泄泻证治[J]. 中医杂志，1985，（7）：4-8.）

8. 徐仲才

【主题】 脾虚泄泻多见，治当健脾温中

【释义】 徐仲才认为，小儿体质纤弱，脏腑娇嫩，一旦饮食不节，寒温失调，均能使脾胃受伤导致泄泻，故本病发病与脾胃关系密切。临床上除伤食、感邪泄泻外，脾虚泄泻最为多见。脾虚泄泻可见大便稀薄，或完谷不化，色淡，不思乳食，苔白，脉濡软等。常用四君子汤合理中汤为主健脾温中。如兼有面色㿠白、神倦、肢冷、睡时露睛等脾肾阳虚之证，则以理中汤加附子、肉桂为主温补脾肾。湿重苔腻者，加苍术、陈皮燥湿和中。腹胀痛者，加木香行气止痛。小便少者，加泽泻、萆薢分利小便以实大便。久泻或滑脱不禁者，可加诃子、肉果等固涩之品。如脾虚泄泻出现舌红、口干等津伤阴亏之象，乃泄泻耗伤体液，仍当以控制泄泻为主，不宜单纯养阴。常在参苓白术散中加入熟地，补脾养阴兼顾。若遇大便稀溏或黏腻不化，小便短少，或身有微热，舌苔黄腻，脉濡之证，乃脾虚兼夹湿热之泄泻。常用葛根、黄芩、黄连、白术、茯苓、泽泻、萆薢、甘草，健脾清热祛湿取效。如见便泻清稀，纳呆，舌苔白腻等寒湿中阻证者，可用止泻片（炮姜炭、山楂炭）温中祛寒止泻。此药亦可与补脾药同用。对小儿寒证泄，除内服药物外，可配以暖脐膏（丁香、肉桂、白胡椒）敷贴脐穴。（董廷瑶，徐仲才，顾文华，等. 小儿泄泻证治[J]. 中医杂志，1985，（7）：4-8.）

9. 孟仲法

【主题】 调饮食、慎医药乃重要准则

【释义】 孟仲法认为，腹泻辨证，在临床上常见饮食因素与感染因素交互存在的食湿夹杂型。调饮食、慎医药是治疗小儿腹泻的重要准则。不少小儿腹泻只要注意乳食的调节，就能获愈。但在大多数情况下需要药治和食治的结合。小儿腹泻由于乳食失节而引起者，多由喂食米饭较多，淀粉类物质不能在胃肠内充分消化，以致发酵产酸。大多呈稀溏黄绿色水液状，且伴泡沫矢气，泄泻频作，肛周皮肤常呈赤色，肠鸣腹胀，偶伴呕吐，舌苔多白腻或黄腻，一般无热或有低热。治宜控制谷类食品之摄入，改为蛋白质类食物，如增加豆浆、蒸鸡蛋、鱼肉等，并给消食理气，燥湿厚肠之剂治之。如谷麦芽、生山楂、神曲、陈皮、木香、川连、苍术、厚朴、车前草、扁豆花等，常有良效。还有饥饿性腹泻亦常有所见，一般儿童患腹泻后，父母禁食过严，使小儿呈饥饿状态，则引起肠的蠕动，若不饱食，必致久泻难愈。（董廷瑶，徐仲才，顾文华，等. 小儿泄泻证治[J]. 中医杂志，1985，（7）：4-8.）

10. 肖正安

【主题】 宣肺气，升脾精，泄湿浊为主要治法

【释义】 肖正安十分重视小儿"肺脏尤娇"的特点对脾胃运化功能的影响，认为饮食的消磨转输，气血精微的化生，虽以脾胃运化为主，但脾胃的升降与肺的宣发肃降息息相关。肺经还循胃口，上膈属肺，肺的清肃与胃的和降同主于降，肺之宣发与脾的升清同主于升，肺的宣肃有协调脾升胃降之功。小儿肺脏尤娇，脾常不足，外邪易犯，肺气失宣，则尤易扰乱水谷精微敷布之常道，使脾之清气不能按其常道上归于肺而反下降，下行大肠，发为泄泻。因此，治以辛凉解表，祛风宣肺之法，从肺论治小儿泄泻，使风热得解，娇肺之气得之宣发，脾胃之精得以上升，水湿之浊邪得以下行排出体外，故泄泻得以治愈。用药以薄荷、前胡、牛蒡子、香豉、蝉衣、瓜蒌壳、木通、车前子等为基本方。若腹胀疼痛者加厚朴、香附；若乳食减少，大便有完谷者加山楂、神曲。从肺论治小儿泄泻不仅疗效可靠，而且所用药物性味中和，避免了过用苦寒之品损脾伤胃之弊。（钟柏松. 肖正安教授从肺论治小儿泄泻92例临床观察[J]. 贵阳中医学院学报，1992，13（2）：18-19.）

11. 詹起荪

【主题】 运脾不忘疏肝宣肺

【释义】 詹起荪认为，"小儿腹泻"之本在脾，所以治泻应重在健脾，而健脾不在"补"应在"运"，所谓"运"也就是指"调畅气机"。因脾胃为机体升降出入之枢纽，故在临床治疗中当首先重视调理脾胃升降之机，这就是"运脾"。同时，在辨证治疗时还必须看到发病过程是在不断变化的，因此也不能忽视疏理肝气和宣畅肺气。因肝主疏泄，喜条达，所以肝的疏泄功能既可调畅气机，又能协调脾胃之气的升降；而肺主一身之气，肺之治节不行则一身之气皆滞，故宣畅肺气，伸其治节，亦是调升降运枢机的重要方面。加之，肺与大肠相表里，肺气宣畅，肠间无上焦之邪浊下迫，致使升降如常，故腹泻亦愈。在小儿腹泻的临床治疗中，虽有分利、清热、化湿、消导、健脾和中、温补脾肾、升阳固涩、调理肝脾等法，但始终注意到，既避免其壅滞之弊，又能使补而不滞，收中有通，从而达到气机调畅，致使蕴滞之湿、伏遏之热、

胶固之痰、停积之食得以推动荡涤之目的。只有这样才能使脾胃功能迅速恢复趋于正常，不治泻而泻自止。（詹乃俊. 詹起荪教授临床诊治小儿腹泻的经验[J]. 浙江中医学院学报，1993，26（4）：32-33.）

【主题】 用药主张轻灵活泼

【释义】 詹起荪临床以轻灵活泼之处方来适应小儿"生机蓬勃""脏气清灵""随拨随应"之特性。其主要表现有：①用药选择以质轻味薄之品。因轻灵之品既可鼓舞脾胃之气，使脾胃得健以资助气血生化之源，又可调整脾胃功能，促进脾胃对药物及营养物质的吸收，增强机体的抗邪能力。此外，质轻味薄之品煎成汤剂后，药汁清淡，苦味不甚，易于入口，便于小儿服用。②用药量轻。小儿服药应以少量频频服用为宜。因腹泻患儿脾胃之气既伤，中州已不任重负，故药多量重不仅无益，反而愈伐其胃气。而少量频服，既能缓缓振奋中土，又能促进药汁吸收，从而达到加速腹泻痊愈的目的。（詹乃俊. 詹起荪教授临床诊治小儿腹泻的经验[J]. 浙江中医学院学报，1993，26（4）：32-33.）

12. 何炎燊

【主题】 运脾燥湿，甘温补中，升发清阳，酸敛生液

【释义】 何炎燊认为，王孟英注释缩脾饮方义甚精，并将此论归纳为治疗小儿腹泻的 4 环节：①运脾燥湿：常用砂仁之温运，陈皮之行气，藿香之芳化，三者配合恰到好处。②甘温补中：常用党参、白术、山药、白扁豆，气虚甚者用吉林人参、黄芪。③升发清阳：善用葛根，认为寒热虚实均可加入，取其鼓舞清阳上升以止泻。如脾阳为寒湿所伤用缩脾饮；腹泻属实属热，泄泻溏黄臭秽，小便黄短，发热，口渴者，用葛根黄芩黄连汤；若暴注下迫，大渴引饮，胸腹热满，四末反凉，呼吸气粗，舌苔黄燥，脉大数有力者，用白虎汤加煨葛根、黄连，收效甚捷；中气不足，饮食不消，腹泻溏稠，面黄，倦怠纳呆者，用七味白术散。以上寒热消补之方不同，而都用葛根，葛根治表证则生用，治泻必须煨熟，此乃古人之成法。④酸敛生液：于基本方中加入乌梅、木瓜，既能缩脾气缓纵之势，又能生津液，一举两得。另外，还可用苦味坚肠为佐，如连理汤在温中祛寒药中，加入黄连以苦味坚肠，治中焦虚寒，自利不渴，胀痛腹满，大便兼有黏液，呕吐酸水者。（马凤彬. 何炎燊老中医治疗小儿腹泻经验[J]. 新中医，1997，4（8）：8-9.）

13. 钱育寿

【主题】 调整脾胃功能，倡导疏和运化

【释义】 钱育寿认为，无湿不成泻，泄泻的病理变化主要在于脾胃失调。脾健则水湿自去。脾胃互为表里，脾主升清，胃主降浊，无论外感六淫或内伤乳食，均损伤脾胃，致脾胃功能失调，枢纽不利，升降失常，水谷不能化生精微，合污而下，形成泄泻。故治疗小儿泄泻重在调整脾胃功能，倡导疏和运化法。疏即疏通、调畅；和即调和之意；运化，即运精微，化其水谷。疏和运化，即指通过脾胃运化，吸收水谷精微，泄泻自止。临证常选用苏梗、藿梗、砂仁、蔻仁、陈皮、枳壳、木香、茯苓等药，并以此组成基本方随证加减。方中苏梗、藿梗理气醒脾，升清降浊；砂仁、蔻仁芳香化湿，行气和中；陈皮、枳壳、木香理气调畅，茯苓健脾祛湿，共奏疏和运化之功。同时擅长运用对药，其配伍精当，得心应手。如紫苏梗和藿香梗辛散之力均较其叶为弱，与小儿生理病理更为吻合。苏梗理气和中，斡旋中焦之气，偏于理气解郁；

藿梗芳香入脾，醒胃气而辟秽浊，偏于理气化湿。行气有助于化湿，化湿亦有利于行气，二药合用，既增强芳香化湿之力，又具行气畅中之妙，故将苏梗、藿梗配对运用以为疏和运化、启运脾胃之对药。（沈明辉. 名老中医钱育寿治疗小儿泄泻的经验[J]. 甘肃中医学院学报，1998，15（1）：10.）

14. 罗笑容

【主题】 补脾不过甘，清热不过苦

【释义】 罗笑容认为，脾胃属土而喜甘，故欲补脾胃，则多以甘药调之。补脾之法，前贤发挥甚多，张仲景创甘温健中之法，李东垣发甘温升发脾阳之论，叶桂倡甘寒养胃之说，吴鞠通制甘淡悦脾之方，皆以甘味为主。泄泻多为脾伤积湿，甘味虽利于脾，但不利于祛湿，故暴泻少用纯甘，多用苦温燥脾、苦寒化湿之法。泄泻日久，脾气已衰，湿邪不盛者，多用甘温悦脾，临床常用黄芪、山药、扁豆、莲子、薏苡仁、芡实等药。湿而兼热须清热利湿，黄芩、黄连、黄柏之类，虽属苦寒，但其苦可燥湿，寒可清热，于湿热证颇恰，临床亦多用之。但苦寒又可败胃，故苦寒之品又不宜过用、久用，否则势必损伤脾胃之阳。因此，在治泄泻时，用药取甘，湿邪重时则不宜过甘。苦寒清热，中病即止，以顾护胃气。诚如梁学孟谓："治泻用药不可太苦太甘，盖太苦则伤脾，太甘则生湿，唯当以淡剂利窍为最。"（《国医宗旨·泄泻病机》）（陈茵，许尤佳. 名老中医罗笑容治疗小儿腹泻经验[J]. 吉林中医药，2000，2（5）：2-3.）

15. 杨之藻

【主题】 消食导滞，涤荡肠胃

【释义】 杨之藻认为，由于调护失宜，乳哺不当，饮食失节，皆能损伤脾胃；脾伤则运化功能失职，胃伤则不能消磨水谷；宿食内停，清浊不分，并走大肠而成腹泻。小儿不知饥饱，加之家长溺爱尤加，肥甘炙煿生冷，恣意添加，致使脾胃为饮食所伤。常见小儿纳差，呕恶，大便酸腐或如败卵，腹胀腹疼，苔腻，指纹色滞等证。常用神曲、山楂、炒谷芽、炒麦芽、鸡内金、莱菔子等消食导滞，则积滞得除，脾胃健运，腹泻自止。对于体壮病实者，还往往根据"六腑以通为用""通因通用"的原则，选用槟榔、二丑、大黄等药涤荡肠胃，消积化滞之品，使宿食得除，脾胃得运，常收到事半功倍之效。但此法应中病即止，不可孟浪滥投。（杨颖. 杨之藻主任医师治疗婴幼儿腹泻经验[J]. 中医研究，2005，18（6）：53.）

16. 黄明志

【主题】 湿泻治脾，秋泻治胃

【释义】 黄明志认为，泻多因湿起，秋泻独由燥。泄泻多由湿邪困脾所致，此为共识，但秋季腹泻却是因燥邪引起。其十分赞同当代儿科名医郑启仲"燥邪致泻"的观点，认为秋季腹泻乃因肺燥不能通调水道，下输膀胱，水精难以四布，令水液直趋下焦发为泄泻。因此，临证主张湿泻治脾，秋泻治胃。脾为阴土，喜燥而恶湿；胃为阳土，喜湿而恶燥。故叶天士有"太阴脾土，得阳始运；阳明燥土，得阴自安"之论。由此可知，泄泻之本虽皆由于脾胃，但疗泻当辨孰湿孰燥，不可概以湿而论之。根据"湿泻治脾，秋泻治胃"的学术观点，同时结合小儿的生理病理特点，拟"太苍散"（太子参、炒苍术、白茯苓、车前子、粉葛根、炒麦芽、乌梅肉、广藿香、炒山楂、大砂仁）以疗湿泻，"梅连散"（乌梅肉、川黄连、车前子、山楂炭、粉葛根、石榴皮）以疗秋泻，并根据临床症状，辨证配伍其他儿科散剂，取效显著。（黄甡. 黄明志治疗小儿腹泻经验鳞爪[J]. 江苏中医药，2006，27（2）：20-21.）

17. 李聪甫

【主题】 辨发病新久而处治

【释义】 李聪甫认为，小儿泄泻初起，多因外感风寒或内伤饮食。因风寒侵袭肠胃引起腹泻者，症见发热畏冷，腹中雷鸣，腹胀头晕，泻下完谷不化等，风重者指纹浮青，寒重者指纹红细，每用香苏饮治之。若逢暑季感受风寒而腹泻者，苏叶改用香薷，加白扁豆。因饮食所伤者，症见呕吐，嗳气酸腐，腹痛腹胀，大便泻下臭秽，有不消化食渣，婴儿则泻下如蛋花，方用保和丸加减。如因泄泻太过，胃肠津液耗竭，传变为热而见口渴腹痛者，加天花粉、酒炒白芍以滋津止痛。若小儿泄泻不止，指纹沉暗，手指发凉，精神困倦，心烦口干，属脾虚不运，当用七味白术散。久泻伤津，引水自救者，不能因其虚烦、口干而误用苦寒伤其脾胃。久泻不禁，肌肉瘦削，睡则露睛，汗出肤冷，鼻尖、唇边不温者，乃脾肾两败，当用四神丸加山药、山茱萸、肉桂、人参、白术、炙甘草之类峻补脾肾，或可转危为安。（董廷瑶，徐仲才，顾文华，等. 小儿泄泻证治[J]. 中医杂志，1985，（7）：4-8.）

18. 汪受传

【主题】 温振脾阳，扶助运化

【释义】 汪受传认为，脾主运化，喜燥恶湿。泄泻多属湿邪为患，湿为阴邪，脾为太阴湿土，阴中至阴，同气相召，故湿邪最易困遏脾阳。脾胃受纳、腐熟、转输等各项功能无阳气鼓动，导致运化失职，水湿下趋大肠而泄泻迁延。所以，治疗脾虚泻时不仅需要健脾益气，更当重视温补脾阳，阳气温煦，水湿自化；不可过用淡渗利湿之品，以防更伤津液，阴损及阳，阳虚气陷。脾虚泻往往出现在急性期经治疗后病情似乎减轻而不愈，病程迁延，大便次数虽见减少而仍多于平时，便质从水样转为稀溏而难以再加稠厚，此时只要湿热、风寒征象不显，口干引饮症状消除，大便臭秽气不重，便前不哭闹，小便色清，即使暂无阳虚表现，也可及早转予温补，以阻止病情进一步加重。同时，因泄泻多属湿，湿邪非温不化，运化功能非阳气难以振奋。所以，此时当以温运脾阳为治疗主法。温阳药味辛性温，擅于振奋鼓动，温脾之品则如同釜底加薪，能帮助食物腐化，游溢精气，升发转输；脾阳温煦，又能燥湿消阴，使水湿流转，不至与水谷合污下流。故温运脾阳为小儿脾虚泻的重要治法。创制温运颗粒，主要药物为苍术、茯苓、炮姜、煨益智仁、生麦芽、砂仁。（徐珊，汪受传. 汪受传温运脾阳法治疗小儿脾虚泻的学术观点与临床经验[J]. 中华中医药杂志，2016，31（8）：3150-3152.）

三、医 论 选 要

1. 小儿久泻伤阴论（余国俊）

【提要】 小儿腹泻日久，最易造成伤阴之证。素体脾热之小儿，热泻日久，最易伤及脾阴；素体肝热之小儿，热泻日久，最易伤及肝阴；素体肾阴不足之小儿，热泻日久，耗伤肾阴。

【原论】　小儿久泻伤阴之证，大多系由热泻转化而来。夫热泻者，或因脏腑素有积热，或因夏令伤暑受热，热夹水湿，直趋大肠，而呈"暴注下迫"，泻出如射，阴液随之大量耗失。倘不能及时治愈，则热泻日久，阴液之耗失过大，这对于气血未充，脏腑娇嫩，阴常不足，阳常有余之小儿，本属阴已不足，又复大量耗失，如此则成伤阴之证。①伤脾阴。素体脾热之小儿，热泻日久，最易伤及脾阴。其症见泄泻频繁，水多粪少，或纯下稀水，口极燥渴，频欲饮水，然愈饮愈泻，愈泻愈渴，遂成恶性循环。缘由久泻伤及脾阴，必燥渴多饮，而脾阴亏损者，运化与转输之功能失职，小便常不利，以致所饮之水尽归大肠，因之泄泻愈甚，而脾阴愈伤。治宜滋脾阴，泻湿热，利小便，固大便。可用"滋阴清燥汤"（山药、滑石、白芍、甘草）。②伤肝阴。素体肝热之小儿，热泻日久，最易伤及肝阴。其症见便下稠黏，或见青色，口渴烦躁，胃脘胀满，呕恶不食，时热时寒，面色青灰，舌绛无津，纹色青紫，脉弦数无力。缘由久泻伤及肝阴，而肝乃厥阴风木之脏，中藏相火，体阴用阳，肝阴耗伤，相火亢盛，必然冲逆犯胃，而呈上述种种土败木乘之象。治宜滋肝阴，泻肝火，扶脾胃。可用加味椒梅汤（乌梅、川椒、黄芩、黄连、法夏、炮姜、潞党参、枳实、白芍、山药）。③伤肾阴。素体肾阴不足之小儿，热泻日久，最易进一步耗伤肾阴，或素体虽健，然热泻缠绵过久，也能耗伤肾阴。其症见泻出量少，或泻已止，身热，汗多，手足心灼热，烦躁不安，口齿干燥，渴喜冷饮，呼吸气粗，舌光绛干瘪，纹色紫暗，脉细数或虚数。缘由久泻伤及肾阴，阳无所附，而成阴虚液涸，虚阳外越之证。治宜大滋肾阴，固摄气化。可用连梅汤加味（黄连、乌梅、生地、麦冬、山药、阿胶、鸡子黄）。（余国俊，林科贤. 小儿久泻伤阴的辨证论治[J]. 新中医，1975，7（1）：20-22.）

2. 火衰土败阴风萌动论（何炎燊）

【提要】　小儿泄泻伤阴伤阳，津液下夺，阳微则阴不上承；泄利过度则脾伤虚泄，运化无权；下泉枯竭，阳不流布，火衰土败则阴风萌动，治当温胃、脾、肾之阳而逐中下焦之寒。

【原论】　小儿腹泻，火衰土败，慎防阴风萌动。寒湿内侵，泄泻无度，则中阳式微；或初属热泻，暴注亡津，气随津脱，阳证常可变阴。若下利清谷，四肢厥冷，是脾病及肾；若吐泻交作，则胃阳亦惫。倘治不及时，倏然搐搦，目窜神迷，痰鸣气促者，叶天士谓之"胃阳火乏，风木来乘"，即俗所谓"慢脾风"危症。近年教科书中描述此等症，多云"溺清便溏、舌质淡，苔薄白，脉沉迟"等明显属虚属寒者，此与多年所见之脉舌症状不符。而医者若不细察，亦易为其假象所惑。如见其舌暗红而干，苔燥如沙，扪之不湿，唇焦，渴饮无度，虽苦药亦甘之如饴者，以为热邪伤阴，不知此乃津液下夺，阳微则阴不上承之故；如见其腹满不减，鼓之有声，以为中焦积热，不知乃脾伤气虚泄，运化无权之故；如见其小便涓滴，色黄味辣，以为湿热困阻，不知乃下泉枯竭，阳不流布之故；如见其痉厥神迷，以为心肝蕴热，不知乃心阳不振，阴风萌动之故。此外，脉极少沉迟而多现浮细数促，稍按则散，环唇色青带黄，白睛变蓝，目无神采，明堂准头并皆灰暗，口鼻气冷，息微若不相接续，皆慢脾风之诊断要点。急用大回生汤治之，方出谢映庐《得心集》，以丁蔻附桂理中汤为基础，温胃、脾、肾之阳而逐中下焦之寒，加黄芪、酸枣仁、茯神、枸杞子以益气安神，全蝎、钩藤祛风止痉，赤石脂涩肠止泻，力宏效捷，无出此方之右者。若脉数疾无伦，是心衰欲脱之兆，仿张锡纯法，去枸杞子加山萸肉治之。若环唇及白睛青甚而搐频仍者最险，恐阴风莫制而呼吸骤停，方中再加蜈蚣，救治及时，亦可转危为安。必得泻止阳回，津液流布，小便乃通，消渴乃止，舌燥乃转润，脉亦不数而神昌风息矣。（马凤彬. 中国百年百名中医临床家丛书·何炎燊[M]. 北京：中国中医药出版社，2001：181-182.）

3. 气阴两伤论（严石林）

【提要】 小儿腹泻气阴两虚证的形成，多与外感六淫、食积化热、暑热伤阴、失治误治等因素相关。其病机，一方面因暴泻伤阴，气随液泄，致气阴两虚；另一方面因腹泻日久，伤及气阴，导致气阴两虚证。

【原论】 小儿腹泻气阴两虚证的形成有其自身特点。从临床上看，形成小儿腹泻气阴两虚证的主要原因有：①外感六淫。小儿卫外不固，外感六淫之邪由表入里，损及脾胃，伤及脾之气阴或外邪入里化热化燥，耗津劫液而致气阴不足。②积食久伏，损伤气阴。小儿脏腑娇嫩，脾胃运化功能尚未健全。若乳食不当或过食甜腻，均可损伤脾胃，致食滞脾胃，日久损及脾之气阴。③暑热耗气伤阴。暑为阳邪，其性升散，易耗气伤津。小儿为稚阴稚阳之体，暑邪所伤，更易化热化火，耗伤气阴。④久泻不愈，气阴两虚。小儿稚阳未充，稚阴未长，罹患疾病较易伤阴，如久泻不愈，可损伤气血及五脏之阴，形成气阴两虚。⑤妄投温燥，滥施消导。医者喜用辛散，滥用温燥，妄施消导利湿之剂无不劫阴，致虚者更虚，脾之气阴更亏。此外，家长溺爱小儿，喜用参、芪之类补药，致素体阴虚阳旺之小儿更添火助阳，火灼阴津，使脾之气阴亏乏。⑥其他原因。如患儿素体阴虚、环境、饮食、气候等因素均可致小儿腹泻，气阴两伤。

小儿腹泻气阴两虚证的病因病机，较之成人主要表现为以下特点：①因小儿为稚阴稚阳之体，脾常不足，肾常虚，患泄泻后较成人更易伤阴耗气，出现气阴两伤。②小儿腹泻所致气阴两虚证，常见于两种情况：一是急性腹泻（如秋季腹泻）短时间内津液骤失，气随液泄，致气阴两虚，正所谓"暴泻伤阴"；二是小儿慢性、迁延性腹泻，日久伤及气阴，形成小儿腹泻气阴两虚证，正所谓"久泻必虚"。③现代独生子女素多娇惯，嗜食肥甘厚味、煎炸炙烤之品，加之父母片面追求高营养、高蛋白的食（补）品，致使小儿食（热）积胃肠，伤及脾胃气阴，因此现代小儿腹泻气阴两虚者增多。此外，腹泻患儿抗生素的滥用，也导致气阴两虚病证增多。④小儿腹泻气阴两虚证，常兼夹湿邪、食滞、外感等。由于小儿腹泻气阴两虚证，在病机上与一般气阴两虚证有所不同，因此治疗小儿腹泻气阴两虚证，除当谨守泄泻的一般辨治规律外，还应结合小儿自身的生理病理特点和小儿腹泻气阴两虚证的病机特点进行辨证论治；除针对病因外，当重在益气养阴、生津止泻，以人参乌梅汤加减，治疗气阴两虚型小儿腹泻取得良效。（赵琼，严石林，李秀亮，等. 小儿腹泻气阴两虚证理论初探[J]. 新中医，2010，42（11）：5-6.）

4. 药毒伤脾论（汪受传）

【提要】 "药毒"指临床使用某些药物造成小儿体质的偏颇，药毒伤脾是小儿泄泻中不可忽视的重要病因，根据临床表现归纳为伤阴、伤阳、伤气3个方面，治疗上相应提出滋阴健脾、温阳健脾及益气健脾之法。

【原论】 药毒伤脾是小儿泄泻中不可忽视的重要病因，"药毒"指临床使用某些药物造成小儿体质的偏颇，根据临床表现归纳为伤阴、伤阳、伤气3个方面：①药毒伤阴。小儿稚阴之体，泄泻病程日久，极易伤及脾阴，致脾阴亏虚。因"凡泄泻皆属湿"的认识，临床治疗常用燥湿之品，但若是温燥太过，则阴液易伤；临床若误用激素类药物进行治疗，更易于损伤阴液，大多数患儿会出现口干、大便干结、舌质光红少苔、脉细数等阴液损伤的情况，故顾护阴液应贯穿小儿泄泻治疗始终。药毒伤阴泄泻患儿，临床可见泻下过度，质稀如水，皮肤干燥，口渴引饮，小便短少，唇红而干，舌红少津，苔少或无苔，脉细数。阴液欲竭者，则见皮肤枯瘪，精神萎顿或心烦不安，目眶及囟门凹陷，啼哭无泪，甚至无尿。治疗上以滋阴健脾为大法，多用西洋参、乌梅、白芍、石斛、玉竹、沙参、麦冬、生地黄、木瓜等。若其湿热未清，可配合黄连、黄芩、地锦草，如连梅汤。②药毒伤阳。小儿体属纯阳，生理上脾本不足，若滥用苦寒攻伐之品，最易损伤脾胃而致泄泻；另一方面小儿脾气虚弱，运化水液不利，痰湿内生，内湿反困脾气，则脾气不升，脾阳不振，即"湿胜则阳微"。小儿处于生长发育时期，更赖阳气之温煦。脾阳虚弱，无力传输精微，使先天之本得不到水谷精微的滋养，肾阳日渐衰弱；命门火衰，釜底无薪，火不暖土，脾阳更虚，而内寒更盛。随着抗生素的广泛使用，除药物本身的不良反应外，还会杀死体内有益的共生菌群，破坏人体微生态平衡，毁坏微生态对机体的屏障作用，削弱患儿的抗病能力，从而使泄泻迁延不愈。抗生素杀菌作用和中药清热解毒药类似，属于苦寒之品，故长期使用，阳气更伤。泄泻药毒伤阳证候，久泻不止，大便清稀，澄澈清冷，完谷不化，或见脱肛，形寒肢冷，面色㿠白，精神萎靡，睡时露睛，舌淡苔白，脉细弱，指纹色淡。治法强调健脾贵运，运脾贵温，故以温补脾阳为要，阳气蒸腾则水湿自化。另一方面，小儿泄泻又跟肾息息相关，久泻如釜底无薪，对于久泻的患儿更需加温补肾阳之品。凡泄泻迁延者，均有不同程度脾阳受损的表现，健脾温阳较单纯健脾益气取效迅捷。温阳药味辛性温以启动脾肾之阳，能醒脾燥湿，温肾助阳，使中焦脾土阳气生发，下焦肾阳充实，水湿得化，泄泻自止。若此时未顾及小儿特点而过用淡渗利湿之品，反而使阳气更伤，湿邪难化，成为迁延不愈之虚泄。故早投温补之品可防止病情加重，常用炮姜、丁香、砂仁、附子、肉蔻等。③药毒伤气。小儿脾常不足的生理特点，对外界刺激更加敏感，对小儿泄泻的治疗中，清热化湿药物偏寒，温运燥湿药物偏热，苦寒之品能伐脾胃之气，辛热药物足以耗损真阴，药毒伤脾，脾气更虚，升提无力，造成泄泻不止。小儿为稚阴稚阳之体，加上脏器轻灵，故用药不当会致正气亏损，病情缠绵难愈。药毒伤气证，临床可见久泄不止或大便滑脱不禁，大便随矢气而出，色淡不臭，甚则伴有脱肛，面色萎黄，形体消瘦，神疲倦怠，舌淡苔白，脉缓弱，指纹淡。常用药有黄芪、白术、莲肉、山药、甘草等。注意补时不致气机壅塞，脾胃壅滞，泻时不致脏腑不耐，伐伤正气。选药之旨，在于补脾益气，升阳调中，使脾气健运，升降有序，气机畅达。（李涛，张奕星，毛玉燕，等. 汪受传辨治小儿泄泻药毒伤脾证经验[J]. 中华中医药杂志，2016，31（2）：513-515.）

5. 固肠止涩论（董廷瑶）

【提要】 小儿脏腑娇嫩，易虚易实，脾肾不足。泄泻易伤小儿阴液、阳气，导致滑脱难禁之势。因此必须注重固肠止涩法的应用，同时止涩之法的运用又兼有清肠、泄邪、温中、扶元的差异。

【原论】 固肠止涩法之运用，必须具备苔净、腹软、溲通、身无热度等四个条件，方为合宜。具体说来，对小儿久泄用止涩药，大致上有如下四种情况：①清肠略参酸涩。用于热泻已久，次数尚多者。此时热邪虽恋，但泄久应防耗津肠滑，故在治以清泻肠热为主的同时，略佐涩肠之品，可以选用石榴根皮、赤石脂。因石榴根皮其性虽涩，然有明显的解毒清肠之功；而赤石脂，陈修园云其"入血分而利湿热"，是涩而不碍逐邪。②泄邪辅之止涩。泄泻之时，邪热初退而又未尽，但脾胃气阴已有耗伤，这时就应一面清热祛邪，一面涩肠止泻。在止涩方面，除选用石榴根皮、赤石脂外，还可选用龙骨、牡蛎及怀山药、扁豆等。龙、牡之性，张锡纯指出"敛正气而不敛邪气"。而山药、扁豆，均为补而不滞、滋而不腻之品，具有止涩与清养兼备之功。③温中佐以固下。用于虚寒久泄，而见肠滑。仲景桃花汤、钱氏益黄散、真人养脏汤等为常用者。此时选用止涩药如石脂、煨肉果、煨诃子、姜炭等。④扶元兼须收脱。用于泄泻频多，滑脱不禁，同时伤及元气，而现神萎欲脱之象者。当亟应救元固气，辅以较多的止涩之品。此时常用人参，一般用皮尾参，阳微用朝鲜参，止涩药则用石榴根皮、赤石脂、龙骨、牡蛎、米壳等。偏阳虚者，兼用附子、干姜、益智、肉果；偏阴伤者，并用鲜生地、鲜石斛、乌梅、五味子。除此以外，在泄泻之后期，气阴未复且尚见便软者，可仿参苓白术散之制，参以止涩，系作善后之法。

小儿久泄治疗中，止涩药的具体运用，体现了顾护正气的一贯学术思想。以清热泄邪参入止涩药言，乃因小儿生机旺盛，阳火易动，邪热致泻，久之必灼营涸液，故佐以酸涩收敛，护其脾阴营液之耗伤也。而在温中扶元兼以收涩法言，盖小儿气阳原弱，脾肾不足，久泄易成滑脱难禁之势，而致气竭阳微，故必须摄纳固肾，救其真气元阳之下脱。（宋知行. 董廷瑶老师治小儿泄泻用止涩药经验[J]. 山东中医杂志，1982，2（2）：81-82.）

6. 寒热并用，通涩结合论（金绍文）

【提要】 小儿泄泻易寒易热，正虚和邪实往往同时出现。故其治疗应注重寒热并用，疏畅气机、运脾利湿结合，清热滋阴并投，收涩兼顾消导。

【原论】 小儿泄泻的治疗，需寒热并用，通涩结合，主要涵盖了五种治法：①寒热并用：适用于寒湿泄泻夹热者。症见大便青黄或淡黄色，带泡沫，味酸臭，泻下较急，小便色淡黄，肛门黏膜皱红，舌苔薄白腻，边尖红润。治宜温运中阳和清肠化湿并举。常用苏梗、干姜与芩、连相伍，大腹皮、木香、吴萸同马齿苋、地锦草、地榆互配。清解而不碍湿，祛湿而不留热。②疏运结合：适用于泄泻夹滞者。症见便下虽急而不爽，夹有不消化食物，腹皮膨胀，叩之如鼓，嗳气不舒，小便短少，舌苔白腻或腐。治宜疏畅气机，运脾利湿。常用木香、大腹皮、香橼皮合薏苡仁、车前子、泽泻，并酌加麦芽、楂曲等消导之品。③清滋相济：用于暴泻或久泻，或过用苦寒、温燥之品致津液受伤者。症见大便次数多而溏，肛门皱褶失润，四肢皮肤干皱，口渴欲饮，舌红少津。治宜清肠滋液。以少量之芩、连配用足量的石斛、山药、麦冬，俾肠热清而液生，泄泻可止。④适时投涩：小儿脾常不足，罹患泄泻后，易虚易实，若稍有不慎，往往清气下陷，滑脱不固。若泻下清彻，或夹残渣，臭味不明显，肛门皱褶下垂不收等，可用收涩药，如诃子皮、石榴皮等于处方中，每可收到逆流挽舟之效。⑤常寓消导：小儿泄泻病因虽多，然每夹食滞则一。由于小儿不知饥饱，且脾常不足，多夹食滞，故食滞中州，不仅表现在伤食泄泻中，也表现在寒湿、湿热泄泻中，即便虚泻，也有夹食的可能，故治疗时，常寓消导于诸治法之中。其常用的消导药有山楂、神曲、谷芽、麦芽、莱菔子，成方可选用保赤丸、保和丸或保安丸。（吴宜澂，李嘉，董松林，等. 金绍文老中医治疗小儿泄泻经验[J]. 江苏中医杂志，1983，4（4）：9-10.）

7. 分期辨治论（徐迪三）

【提要】 婴幼儿腹泻，可分为急慢性二个时期。急性腹泻治宜祛邪，但注意祛湿勿忘健脾，暴泻需用止涩，伤阴不宜应用腻补；慢性腹泻治宜扶正，然湿疹泻要兼用祛湿，脾虚泻要慎用苦寒，兼表者应先治其表。

【原论】 婴幼儿腹泻，可分为急慢性二个时期。急性腹泻，起病急，病程短，多为暴泻，常见的有寒泻、热泻、伤食泻等，由邪实所致，属于实证，治宜祛邪。慢性腹泻，病情缓慢，病程长，多为久泻，常见的是脾虚泻，由正虚所致，属于虚证，治宜扶正。

对于急性腹泻：①祛湿勿忘健脾。祛湿是治疗急性腹泻的主法，如寒泻之用祛寒燥湿，热泻之用清热利湿，伤食泻之用消食化湿等，都是从治湿着手。但因外湿是在脾运失常的情况下致泻的，故单味祛湿，则湿祛而脾运不复仍难治疗腹泻，应用茯苓、白术之健脾化湿，则可加速脾运的恢复，为治急性腹泻之要法。②暴泻需用止涩。暴泻由邪实所致，故习惯上都不主张早用止涩，以免留邪为患。然在暴泻量多而日夜便次多达数十次时，就要损伤阴阳，如不及时护正，必致阴阳两虚，造成不良后果。可选用诃子、石榴皮之类，既可护正又可祛邪，为治急性腹泻较为理想的止涩药。③伤阴不宜应用腻补。暴泻每易伤阴，当出现口干、肤燥、溲短、泪少、舌剥等伤阴失水症状时，宜选用乌梅、石斛以生津，而不宜应用地黄以养阴，因腻补药可造成水湿失运，加重脾胃负担而使病情加重。

对于慢性腹泻：①湿疹泻要兼用祛湿。在婴幼儿腹泻中，湿疹性久泻的病例较为常见，其特点是腹泻兼有湿疹，病情迁延，反复难愈，此类患者，属于脾虚兼有湿热，单用参、芪、术、草之益气健脾不能祛除湿热，往往无济于事，应加用夏枯草、白鲜皮等清利湿热之品，使湿祛而泻止。②脾虚泻要慎用苦寒。在脾虚久泻的病例中，每因感邪而见苔黄、舌红、咽赤、腹泻如注等热证，必需立用芩、连之类以清热。由于苦寒药损伤脾阳，故应用时必须适可而止，不宜过量久服。如遇脾虚而湿热久留者，可选用扁豆花之类既有健脾又有清利湿热作用的药物。③兼表者应先治其表。在慢性腹泻的病程中，由于久泻正虚而容易反复外感，如遇发热、咳嗽、流涕、咽红等表证时，可先用薄荷、豆豉，或苏叶、羌活以疏散表邪，表解则里证自和，如里仍不和而腹泻不止者，则可继续应用益气健脾，以善其后。（董廷瑶，徐仲才，顾文华，等. 小儿泄泻证治[J]. 中医杂志，1985，（7）：4-8.）

8. 治泻利小便论（罗笑容）

【提要】 湿邪是小儿腹泻发病的主要病因，治泄必须除湿，其中利水法尤为治泄之关键，通过利小便以实大便，祛除体内的湿浊。同时小儿泻有寒热虚实之别，利水法当辨证应用。

【原论】 湿邪是泄泻的主要致病因素，治泻必须祛湿。祛湿之法，各有不同，有用藿香、佩兰、白豆蔻等芳香化湿者，有用茯苓、薏苡仁、白扁豆等淡渗以除湿者，有用半夏、厚朴、苍术、草果类苦温以燥湿者，有用猪苓、泽泻、车前子类利水以祛湿者。大抵而言，湿轻者，芳香化之；湿重者，苦温燥之。如水湿聚于肠道，大便洞泻不止，则唯以分利小便为驱湿之捷径，此即利小便以实大便之法。张子和对此甚为推崇，谓"凡治湿，皆以利小溲为主"。（《儒门事亲·金匮十全五泄法后论》）利水之法，应随其兼症而分别施治。《景岳全书·泄泻》谓："凡泄泻之病，多由水谷不分，故以利水为上策。然利水之法，法有不同，如湿胜无寒而泻者，宜四苓散；如夹微寒而泻者，宜五苓散、胃苓汤之类主之，以微温而利水；如湿热在脾，热渴喜饮而泻者，宜大分清饮、茵陈饮、益元散之类主之，去其湿热而利水。泄泻之病多见小水不利，水谷分利泻自止，故曰治湿不利小水，非其治也。"由此可见，泄泻运用分利小便法，使用得当则可收立竿见影之效。临床多用此法于实证、热证，久病、虚证利水可损伤正气。泄泻日久或暴下不止，而见舌红，口干思饮，皮肤干燥者，尤须注意不得再分利小便，如再强予利水可致真阴枯涸。

祛湿是治疗急性腹泻的主要方法，如寒泻之用祛寒燥湿，热泻之用清热利湿，伤食泻之用消食化湿等，都着眼于治湿。但因湿是在脾运失常的情况下致泻的，故单纯祛湿，则湿祛而脾运不复仍难治疗腹泻。应用茯苓、白术之健脾化湿，则可加速脾运的恢复，为治急性腹泻之要法。（陈茵，许尤佳. 名老中医罗笑容治疗小儿腹泻经验[J]. 吉林中医药，2000，5（5）: 2-3.）

9. 健脾温运论（吴康衡）

【提要】 小儿泄泻的治疗应注重健运脾气，太阴湿土，得温始运，阳气升发，脾土得运，精微布散，浊阴得下，泄泻自愈。因此，温阳药的应用具有重要意义。

【原论】 泄泻是小儿常见病证，泄泻之本无不由于脾胃，而湿邪是主要的致病因素，脾病与湿盛之间互为因果是泄泻发生的关键所在，因此健脾祛湿为其主要治法。由于脾主升清，主运化水湿，故祛湿又不离乎脾脏。所以，治疗泄泻脾之健运与否尤为重要。临床上健运之法多宗"脾健在运不在补"之说。吴康衡提出"健脾贵运，运脾贵温"的观点，认为运化必赖于阳气，中焦气机得温则运。告诫小儿泄泻证治中慎用凉药，推红参、附片、肉桂、炮姜、灶心土等温阳药为治泄圣药，选方常用理中辈或仿理中法，并广泛应用于临床，取得较好疗效。历代医家对于温阳药在小儿泄泻证治中的应用早有论述，非常重视健脾当以温运为本。隋唐以前，《颅囟经》始有"水泄利脾冷"，应以"温脾散主之"的记载。而钱仲阳的"益黄散"，更为温脾止泻的代表方。方中青皮、陈皮和中理气，丁香温胃醒脾，诃子涩肠止泻而无闭门留寇之弊，甘草和中。通观全方，只选芳香温燥之品，名曰益黄（补脾），实为醒之，温燥胜湿，芳香醒脾，湿除困解而脾自运。陈文中进而认为，脾胃之性以温为宜，盖"药性既温则固养元阳，冷则败伤真元，是以脾土宜温"。明代万全总结其家传之学，突出脾胃对儿科论治的重要意义，对证因多种的泄泻，强调其祖传秘法是"治泻大法，不问寒热，先服理中丸"，并把"温运"列为儿科止泻三法之首，足证其在温运脾方面的深刻心得，说明用温阳药治疗泄泻是有其深厚的理论依据的。

从临床上看，小儿脏腑娇嫩，形气不充，脾常不足，一旦寒温失调，或乳食失节，均能损伤脾胃，使脾胃功能失调，清气不升，浊气不降，清浊不分，水反为湿，谷反为滞，合污而下，并走大肠而成泄泻。婴幼儿时期体格发育迅速，对水谷精微的需求量相对较大，因而脾胃易受损伤，故其发病率高，其中脾虚湿盛是发生小儿泄泻的内在基础，风寒暑食是诱发本病的外因条件，健脾祛湿是治疗泄泻的关键。脾乃太阴湿土，喜燥恶湿，健脾即能祛湿，健脾当以温运为本。《名医方论》曰："阳之动始于温，温气得而谷精运。"故叶天士主论"太阴湿土，得阳始运"。温阳药味辛性温，能启动脾阳，醒脾燥湿，使中焦脾土阳气升发，脾气散精，则水谷精微得升，水湿得化，泄泻自止。（秦艳虹. 健脾贵运，运脾贵温——重视温阳药在小儿泄泻证治中的运用[J]. 中医药研究，2000，16（2）: 3-4.）

10. 七法治泻论（胡天成）

【提要】 小儿泄泻的治疗可概括为七法，强调注重针对病因，消导不伤脾胃，升脾兼顾阴阳，健脾扶正固本，甘温益气除热，温清补泻平调，药食兼重。

【原论】 小儿泄泻可分七法论治，分别为：①治疗腹泻，去因为主。腹泻虽分两证四型，但其治法总以去因治疗为主。临床应根据湿胜困脾，脾虚生湿的病机，突出燥湿运脾、分利小便的治疗重点，并应结合新久、虚实、标本、缓急的不同情况，活用原则，随证治之。②若用消导，勿伤脾胃。楂曲胃苓汤，乃治伤乳食腹泻的通用方。初起可用楂、曲，一日后如食滞已消，泻下之物已为稀薄清水，喷射而出，淡黄不臭，小便短少，俗称"水泻"，则食无可消，可不用楂曲。若再行消导，必重伤脾胃，反致泻下不止。使用本方，只要无明显热象，均可加炮姜。③升提脾气，兼顾阴阳。若吐泻交作，失水伤阴，出现大渴引饮，囟门眼眶下陷，睡卧露睛等症时，治宜健脾益气，升清止泻，用七味白术散加炮姜，重用白术、葛根升下陷之脾气。如呕甚则葛根不能多用，可酌加藿香量；如大便带有黏液兼夹热邪者，少加黄连尤妙。④健脾益气，扶正顾本。参苓白术散为健脾益气之代表方。张景岳云"脾弱者，因虚所以易泻，因泻所以愈虚"，健脾乃扶正固本之法，各型善后皆可以此方为基础加减化裁。⑤气虚身热，当用甘温。肾为胃之关，职司二便，肾气虚衰，则胃关失守而下泻不止，故治当温补脾肾，佐以收敛止泻之品。若伴见高热，乃气虚、虚阳外越使然，此时非银翘、白虎所宜，当投桂附理中汤。此即所谓甘温除大热也。⑥温清补泻，但取其平。新病有实邪不可使用涩剂，以免留邪；久泻脾虚不宜过用分利，以免伤正，虚而夹实，则补虚不可纯用甘温；实中夹虚，则清热不宜过用苦寒。⑦药治之外，尚需节食。万全云："调理脾胃者，医中之王道也；节戒饮食者，却病之良方也。"本病除药物治疗外，饮食调护十分重要，伤食泻者应暂禁食，恢复饮食后亦应注意控制。大凡腹泻患儿，生冷瓜果、油腻荤腥均非所宜，不可不慎。（嵩冰．胡天成教授治疗小儿腹泻经验[J]．山西中医学院学报，2002，3（3）：30-32.）

11. 十四法治泻论（董廷瑶）

【提要】 小儿泄泻之辨治，分为常证、变证，共十四法，分别为消食导滞、清热利湿、通下热结、解表利湿、祛暑化湿、温运健脾、补虚固涩、运脾消积、升清降浊、回阳救逆、救阴扶元、阴阳同调、旋运气机、寒温并调。

【原论】 治疗小儿泄泻，常证一般从寒、热、虚、实四方面辨治，变证则从伤阳、伤阴和阴阳两伤三种情形辨治，至于脾急逆证，则自创温脐散外敷以旋运气机，使升降复常后再据辨证而予调扶之剂。①伤乳泻者，治以消食导滞。伤乳泻皆因喂养不当，乳食杂进，恣啖生冷，停积不消而成。症见泻多酸臭，腹满胀痛，啼哭厌食，小溲泔浊，舌质红苔黄腻或垢腻。治宜消食导滞，祛积止泻。常用保和丸或丁香脾积丸。②湿热泻者，治以清热利湿。湿热泻多在夏秋之间，暑湿内扰，或冬春时外感风温而热移大肠所致；症见发热或壮热，泻下如注，次数频多，小便黄赤，口渴引饮，舌红苔黄，脉数。治拟清热利湿止泻，以葛根芩连汤为主方，益元散、七物香薷饮、甘露饮随证施用，湿热重者可加甘露消毒丹。若寒热夹杂，或暑湿内扰，致泻下如注，状如喷射，腹满胀气，或兼呕恶者，急用暑湿正气丸2g，1日1次。③热结旁流者，治以通下热结。热结旁流证多因胃肠积热所致，症见腹满便泻，稀水无粪，恶热口渴，舌苔黄，脉滑数。治宜通下热结，常用调胃承气汤等。④风寒外感者，治宜解表利湿。风寒外感证多因风寒外感夹湿入侵所致，症见便下色青，臭气不重，小便清长，可伴身热咳嗽，脉浮缓，舌质不红、苔白。治宜疏解表邪，方用荆防败毒散、藿香正气散，表解泻可自愈；如小便短少，可用五苓散或胃苓汤。⑤暑湿内扰者，治宜祛暑化湿。暑湿内扰证多由暑天感受寒湿之邪所致，症见泻如暴注，似水溅射，腹痛胀气，有时呕吐，口淡不渴，舌苔白，脉迟缓。治宜祛暑散寒，化湿和中。亟予纯阳正气丸2g化服，每日2次，连服2日。⑥脾虚寒泻者，治宜温运健脾。脾虚寒泻证多因脾气虚弱，中阳不足所致。症见便下常有不消化食物，面㿠神疲，肢凉唇淡，睡中露睛，舌淡苔润，脉濡细弱。治当温运健脾，轻症用钱氏益黄散、七味白术散，重症需附子理中汤；呕吐者加丁香、伏龙肝；虚寒明显者，用理中汤加肉桂。⑦脾虚肠滑者，治以补虚固涩。脾虚肠滑证多由泄泻日久，脾虚肠滑所致。症见泻多滑利，稀薄不臭，有时自遗。治宜补虚固涩。常用石榴皮、龙骨、牡蛎、罂粟壳、五味子、乌梅、赤石脂、煨肉豆蔻等。应用此涩法时，必须具备舌洁、腹软、溲通、身无热四个条件才为适宜。⑧"脚气型"泻者，治以运脾消积。乳母之隐性脚气病属湿性者，可有内湿留滞，乳中夹蕴湿邪，哺于乳婴，易致婴儿泄泻。其特点为：出生后不久即泄泻，便色青，夹有奶块，次数频多；一般中西药物治疗见效不易，反复难愈；如停哺乳，往往泻止，若止后又哺，泻即复作。治法嘱令停乳，暂以米汤代之；如要继续哺乳，需在其母补充足够之维生素 B1 后方可，否则宜人工喂养。若无其他并发症，予以消积化滞并扶脾胃即可。⑨清浊混淆者，治以升清降浊。此型泄泻多因脾胃气机的升降失常，使清浊混淆所致。症见泄泻而唇红口燥，腹满胀气，肠鸣转矢，小溲不多，四肢清冷。为虚实互见之证。其中，手足清冷，为清阳不布，气郁热厥之候。此时既不宜补脾以止泻，亦不可通下以泄满，唯升清降浊之法，方为合拍。常选用荷叶、葛根、金银花、扁豆衣为主以轻灵升清，配以理气宽中、清热调脾之药，令升降复常而止泻。⑩阳虚欲脱者，治以回阳救逆。阳虚欲脱证系泄泻变证，多由寒泻过度传变而成，泄利过多或过久，致使阳虚欲脱。症见面色㿠白，四肢清冷，哭声低微，汗如黏液，舌淡苔少，脉象细微。治疗亟当回阳救逆，以附子理中汤为主，必须重用参附。⑪阴耗气惫者，治以救阴扶元。泄泻伤阴，多由热泻传变所致。症见目凹囟陷，皮肤干燥，形神萎倦，口渴喜饮，哭无涕泪，小便短少，口唇朱红，舌绛少津，脉象细数。治拟酸甘化阴，养胃生津。方用生脉散主之，酌加石斛、天花粉、乌梅、扁豆、山药、粳米之类。若阴液大耗，元气衰惫者，病情严重，急宜救阴扶元。⑫阴阳两伤者，治宜阴阳同调。婴儿泄泻过多过久，既可伤阴又可伤阳。其症见舌淡而光，口渴肢凉，神倦面㿠，汗多尿少，脉沉细弱。治疗必须权衡其阳虚阴虚之缓急轻重，而投以救阴扶阳或回阳济阴，阴阳并治，才能挽回。⑬逆症脾惫者，治宜旋运气机。本证系因泄泻迁延不愈，使脾气衰惫所致。症见腹胀如鼓，叩之中空，呼吸短促，食入即吐，而大便不畅，次多量少，现代医学称之为肠麻痹症。泄泻而见腹大如鼓之肠麻痹，以婴幼儿为多，且尤危重。此时，若仍用汤药治疗，往往胃不受药，服下即吐，进退两难，殊感棘手。创温脐散（肉桂、公丁香、木香各 1.5g，麝香 0.1g，共研细末，为 1 料）外敷，以温香诸药，借麝香的渗透之力，深入肠内，旋运气机，使其频转矢气而升降复常，令便畅腹软，形神安和。若无转气，应再敷一次。候其吐止，再据辨证而予调扶之剂。⑭厥阴久利者，治以寒温并调。此为泄利日久，寒热错杂之证，每以乌梅丸之汤剂治之，疗效显著。（杨维华. 小儿腹泻与疳积[M]. 长沙：湖南科学技术出版社，2011：78-89.）

12. 八法治泻论（汪受传）

【提要】　小儿腹泻的治法根据病证的不同，分别为温振脾阳、燥湿运脾、温补肾阳、理气运脾、消食运脾、补脾益气、益胃养阴、抑木补土八法，临证当根据病情差异增损用之。

【原论】　治泄八法：①温振脾阳。用于脾胃虚寒证。症见大便溏泻，胃常隐痛，空腹痛重，肠鸣辘辘，喜温喜按，口淡不渴，形寒肢冷，舌淡苔白，脉沉缓。脾为太阴湿土，得阳方运，故对于久泻患儿运用温振脾阳之法可暖脾温脏，振奋中阳。以理中丸为基础方化裁出温运颗粒，常用药物如苍术、茯苓、炮姜、煨益智仁、炒麦芽、砂仁等。若患儿受寒加重，增加温脾之品如肉豆蔻、吴茱萸；若有由脾及肾之征象可加炮附子。②燥湿运脾。用于脾为湿困证。症见胸闷纳呆，泛恶呕吐，脘痞腹胀，口腻不渴，小便短少，大便泄泻，舌苔厚腻等。以《太平惠民和剂局方》之不换金正气散加减治疗。其中，运用燥湿运脾之要药苍术，取其性温燥，功能醒脾助运、疏化水湿，正为脾喜；另加佩兰、藿香、厚朴花、扁豆花、肉豆蔻、法半夏等。③温补肾阳。用于脾肾阳虚证。症见久泻不止，食入即吐，便质清稀，完谷不化，或见脱肛，形寒肢冷，面色㿠白，精神萎靡，寐时露睛，舌淡苔白，脉细弱。脾肾阳虚泄泻，温中必兼温下，先后天并举。阳气相生互用，脾阳须得肾阳涵蒸，始得旋运，肾阳必赖脾阳充养，庶生生之气不息。临床常用附子理中汤合四神丸加减，伴脱肛，加黄芪、炙升麻以升提中气；久泻不止，加赤石脂、煨肉豆蔻温中涩肠止泻；四肢清冷，加肉桂温肾助阳。④理气运脾。用于中焦气滞证。症见纳呆，脘腹作胀，叩之如鼓，疼痛症状重，腹痛泻后痛减。脾喜舒而恶郁，治宜理气运脾，方如木香槟榔丸，常用陈皮、丁香、木香、枳实、槟榔、香附、莱菔子等。⑤消食运脾。用于饮食积滞证。症见不思乳食，腹痛肠鸣，嗳气酸馊，泄下臭如败卵，常夹杂奶瓣或食物残渣，泻后痛减，舌苔垢浊或厚腻，脉滑。脾性喜运恶滞，乳食停滞于胃脘，阻碍脾气，失其运达之能，除乳食积滞，方可舒展脾气。由于小儿体质柔嫩，宜缓缓消之，兼顾胃气，常用保和丸加减。食积易生热，可加枳实、厚朴、香附、黄芩、栀子等消食行气健脾、清解郁热，诸药合用，可恢复脾胃运化功能。⑥补脾益气。用于脾气虚弱证。症见食少纳呆，形体消瘦，食后腹胀倦怠乏力，大便溏泻，完谷不化，舌淡胖边有齿印、苔薄白，脉弱，指纹淡等。应当给予补脾益气调之，因脾气已弱，运化无力，不可纯补阻碍气机，故虽取补脾益气之大功，亦要配行气运脾开胃之品，方可增强疗效。可以四君子汤为主益气健脾止泻，药用党参、茯苓、苍术、白术、黄芪、薏苡仁、泽泻、山药、白扁豆、甘草、陈皮等。⑦益胃养阴。用于脾胃阴虚证。临床可见大便次数增多，便溏而无黏液，泻后不爽，伴口干烦热，形神萎顿，舌质干，苔黄而不腻或薄，指纹淡紫或淡白，脉细数。患儿有脾阴虚征象，当补运兼施，及时护阴对于小儿泄泻的预后极其重要，留一分津液便得一分生机。方用益胃散为主，药用沙参、麦冬、玉竹、生地黄、白术等。于清补之外又须佐助运而不温燥之品，如香橼皮、佛手、山药之类。⑧抑木补土。用于肝旺乘脾证。临床表现为大便溏泄，胸胁胀闷，嗳气食少；每因抑郁压力，或恼怒激动时泄泻加重，腹中攻窜作痛，矢气频作，舌淡红，脉细弦。治疗宜柔肝之体、泄肝之用以和中土，治以痛泻要方合四逆散加减以扶土抑木，药用黄连、黄芩、柴胡、枳实、白芍、炙甘草、白术、乌梅、陈皮、防风、升麻、党参疏肝理脾，透达郁阳。（梁众擎，姜茗宸，赵霞. 汪受传治疗小儿慢性泄泻八法[J]. 中医杂志，2019，60（7）：556-558.）

13. 温清并用，调理升降论（史方奇）

【提要】 小儿腹泻多因外感、内伤损伤脾胃，导致升降失调，清浊不分，合污而下。其治疗初期宜除湿清热，久病宜补脾温中，但中焦气机升降失调贯穿病程始终，应注重温清并用，调理升降。

【原论】 小儿泄泻的发病特点：①初起多有外感，或积滞，或两者兼夹的发病史；②病程较长，多在2个月以上，甚至有数年不愈者；③病儿常有面色不华，形体消瘦，食欲不振，或恶心呕吐，大便每日数次或十余次，溏便或水样便，溲黄，舌淡苔黄腻，一派升降失调，寒热错杂，本虚标实之候。其病理机制为：脾虚运化失职，水谷不能化生精微，反内聚为湿；湿为阴邪，更伤脾阳，湿性黏腻重浊，阻碍气机升降，久遏郁热，更虚脾气，致使腹泻迁延不已。

根据小儿脾虚久泻的病机，提出了补脾温中、除湿清热的治疗原则。针对病候特点，治疗应为温清并用，调理升降。本病的治疗重点在补虚。补虚之法有补脾与温中。脾虚失运是主因，阳伤乃其发展之势，故补脾为重，兼以温中。其次是祛邪，若不祛之，蕴湿伏热，肆虐为害，必碍培本补虚之治。祛邪分除湿与清热。湿因脾虚不运不化所内生，热乃湿遏积滞所郁成，故一般当以除湿为主，清热次之。本病升降失调多责于脾，但亦有胃病及脾而致者，故治疗应从影响升降失调的主要因素着手，习用经验方参连建化汤为主治疗小儿脾虚久泻。其方为：党参6g，黄连3g，黄芩6g，干姜3g，法半夏3g，大枣6g，炙甘草3g，生扁豆10g，泽泻6g。本方师仲景泻心方意，方中党参、炙甘草、大枣、扁豆补脾以升清；干姜温中以醒脾，法半夏、泽泻除湿以降浊；黄连、黄芩清热以燥湿。集扶正祛邪，调理升降，寒温并用三法于一方，深得前贤对证遣方、据法立方之妙。本方用党参以治本，为重点。病重者党参量可加大，病甚者可用红参，虚极者可用西洋参，不能口服者可用人参针静脉注射。黄连与干姜的配伍也很重要。脾虚热重者可加大黄连用量，脾虚寒甚者可加大干姜用量。两者一苦寒一辛温，寒温并施，不可随意更换代用。兼表有风寒者加苏叶3g；表有风热者加银花、连翘各6g以解表；夹食者加山楂、神曲各3g，莱菔子6g以消滞；便泻稀水者加车前子6g以分利；呕吐重者加大半夏用量，更甚者用灶心土30g煎汤代水熬药以降逆；服数剂不效者，升清力逊，加升麻、莲米或荷叶各6g，以鼓舞脾气上行。（史方奇，谢辅弼. 小儿脾虚久泻的临床经验[J]. 中医杂志，1984，（7）：14-15.）

14. 风药治泻论（史海霞）

【提要】　风药多气轻微香，其性偏燥，能鼓舞振奋脾阳，宜开肺气，脾之清气得升，浊气得降，三焦通利，水湿则不易停留。其药量宜轻，取助脾胃气机流动之意。

【原论】　"风药"是指柴胡、升麻、葛根、防风等一类具有祛风作用的药物，大多气味辛薄，药性升浮，功能发散表邪、宣通表气，具有升发、向上、向外之特点。泄泻的病因，在外与风、寒、暑、湿、热有关，在内与肝、脾、肾有关，但脾虚湿盛是泄泻发生的关键病机。因此，治疗以运脾祛湿为主。而由于脾属太阴湿土，体阴而用阳，其病理多为脾阳不足，因此，治疗时升发脾阳是重要的一方面，这在诸多医家治疗泄泻时有所体现。风药除具有祛风、胜湿、散寒的作用外，还具有疏肝解郁、升发阳气、调理气机等多种功用。在治疗泄泻时，配伍应用风药可收到较好的疗效。不仅是脾虚、肝郁，对于脾肾两虚、肾虚五更泻等加入风药，也会提高疗效。风药与其他药物配伍可增强疗效，风药与理气药配合，可起斡旋作用；与清热泻火药配合，起宣发作用；与理血药配合，起推动作用；与祛寒药配伍，起温散作用；与祛湿药配伍，起疏化作用；与解郁药配伍，起疏达作用；与补益药配伍，起升运作用。

然而风药多辛温香燥，宣通发散，故在运用风药时，配伍组方应注意，常予养阴润燥之品，以防其燥伤津液；予辛甘温补之党参、黄芪、白术、甘草等以求升阳益气；予甘苦寒凉之黄芩、黄连、黄柏之品泻阴火，又制其温。临床上常用配伍如升麻、柴胡，二者一升胃气，一升少阳清气，相须为用，对于脾胃内伤所致的气陷证最为适宜。用量不宜过大，量大则有耗散真气之虞。对于湿盛泄泻可用羌活、防风相伍，防风以治风为主，羌活以胜湿偏强，相须为用，共奏祛风散寒胜湿之功效。倘若为升发胆气，益气升阳而设，则不仅风药所用味数较少，而且用量也宜小。（史海霞，康泽刚，魏玮. 风药在泄泻治疗中的应用[J]. 中医杂志，2013，9（21）：1826-1828.）

15. 酸收治泻论（戴金梁）

【提要】 小儿腹泻日久，津伤液脱，阴损及阳，因此应注重酸敛收涩法的应用；酸收法结合消食化滞、甘温益气、苦寒泻下、温阳固脱诸法，方能奏效。

【原论】 "酸收法"是指应用酸味之药，如乌梅、白芍、五味子等，取其酸敛收涩的作用，治疗因腹泻而导致津伤液脱，阴损及阳诸证，同时结合兼证的不同，酸敛收涩法贯穿于小儿腹泻的始终。①酸收化滞并用：多应用于小儿杂进肥甘炙煿，损伤脾胃，以致升降功能失常之泄泻，症见脘腹胀满，或腹痛拒按，每痛即泻，泻后痛减，便色黄白相兼，水谷夹杂，臭如败卵，嗳气酸腐，或伴呕吐，身热口渴，口臭唇红，苔厚腻，脉滑数，指纹紫滞，用自拟"消食调中止泻汤"，药用焦山楂消食化滞，敛阴收涩止泻，炒谷麦芽健脾开胃，消食化滞，和中下气，木香行气和胃止痛，车前子、茯苓健脾利尿，止泻而不伤阴，葛根解肌退热，升清降浊，生津止渴，诸药合用，性味平和，酸不敛邪，利不伤阴，共奏消食健脾、升清降浊、利尿止泻之功。②酸收甘温相伍：多应用于小儿形气未充，脾阳素虚，因受惊吓，气机逆乱，升降失调，发生泄泻，或久泻不愈，肝木乘脾者，症见惊惕不安，山根色青，哭闹即泻，腹胀喜俯卧，便稀色白，或色绿不臭，或夹食物碎屑，量少次频，舌淡苔薄白，脉促不匀，指纹青紫滞暗，以痛泻要方合香砂六君加炮姜、肉桂、乌梅、木瓜。③酸收甘寒合用：多用于泄泻日久，泻下黄水，目眶及前囟凹陷，精神萎靡，或烦躁，皮肤干燥松弛，口干唇红，渴烦引饮，溲短而赤，舌绛无津，睡时张口露睛，阴伤而外邪已尽的病儿，药用五味子、乌梅、白芍、焦山楂以敛阴，西洋参、沙参、石斛甘寒益气生津，怀山药、扁豆、甘草、大枣培脾和中止泻，少用黄连以清余热，对因阴虚胃失濡润而气机上逆呕吐者亦有奇效。④酸收苦寒同施：多应用于暑热吐泻，阴液己伤而邪热仍甚者，症见泻下急迫如注，滞下不爽，便色青黄相兼，脉滑数，用葛根芩连汤清热利湿，荡涤秽浊，加乌梅、木瓜以达泻热止泻存阴。⑤酸收温阳配合：多应用于阴阳俱伤，阳气欲脱之泄泻，症见面色灰白如纸，四肢厥冷，汗出不温，哭声低微，大便清稀，呕吐增剧，嗜睡甚则昏迷，抽搐，哭泣无泪，舌淡无苔，指纹滞暗，脉沉细或微弱，予自拟"益气温阳固脱汤"，药用诃子肉、肉果、乌梅涩肠固脱，温中止泻，配人参、白术、炙甘草健脾益气，木香理气止痛，炮姜、附子回阳固脱，再加升麻升提中气，山药健脾固肾止泻，双补气阴。

（王钧珺，王道成. 戴金梁运用酸收法治疗婴幼儿腹泻经验介绍[J]. 云南中医中药杂志，2013，3（8）：5-6.）

（撰稿：胡勇；审稿：孙远岭，王雪峰）

参 考 文 献

著作类

[1] 王伯岳. 中医儿科临床浅解[M]. 北京：人民卫生出版社，1976.

[2] 汪受传. 小儿泄泻[M]. 北京：中医古籍出版社，1988.

[3] 史宇广，单书健. 当代名医临证精华·小儿腹泻专辑[M]. 北京：中医古籍出版社，1988.

[4] 刘弼臣，李素卿，陈丹. 中医儿科治疗大成[M]. 石家庄：河北科学技术出版社，1998.

[5] 王霞芳，邓嘉成. 中国百年百名中医临床家丛书·董廷瑶[M]. 北京：中国中医药出版社，2001.

[6] 张士卿，王学清，胡瑾，等. 中国百年百名中医临床家丛书·王伯岳[M]. 北京：中国中医药出版社，2001.

[7] 马凤彬. 中国百年百名中医临床家丛书·何炎燊[M]. 北京：中国中医药出版社，2001.

[8] 吴大真，刘学春，王光涛，等. 现代名中医儿科绝技[M]. 修订版. 北京：科学技术文献出版社，2003.

[9] 琚玮，葛湄菲. 现代中医儿科诊疗全书[M]. 上海：第二军医大学出版社，2005.

[10] 吴大真，王凤岐，王雷. 名中医儿科绝技良方[M]. 北京：科学技术文献出版社，2009.

[11] 张宝林，凌锡森，张明宇. 中医儿科集成[M]. 第2集. 长沙：中南大学出版社，2010.

[12] 万力生，邱静宇. 中医儿科诊疗思维[M]. 北京：人民军医出版社，2010.

[13] 王庆文，马融. 中医临床丛书·今日中医儿科 [M]. 第2版. 北京：人民卫生出版社，2010.

[14] 杨维华. 小儿腹泻与疳积[M]. 长沙：湖南科学技术出版社，2011.

[15] 单书健，陈子华，徐杰. 古今名医临证金鉴·儿科卷（下）[M]. 北京：中国中医药出版社，2011.

[16] 许尤佳，罗笑容. 儿科专病中医临床诊治[M]. 北京：人民卫生出版社，2013.

[17] 黎世明. 岭南中医儿科名家黎炳南[M]. 广州：广东科技出版社，2016.

[18] 温振英，李敏. 温振英儿科诊疗传真[M]. 北京：北京科学技术出版社，2016.

[19] 王绍洁. 王绍洁中医儿科临床经验集要[M]. 北京：中国中医药出版社，2018.

论文类

[1] 谭剑业，王玉珮. 中医对小儿腹泻的认识及治疗经验介绍[J]. 山东医刊，1961，（10）：28-30.

[2] 郑镜如. 小儿腹泻的治疗体会[J]. 福建中医药，1964，9（4）：16-17.

[3] 安邦煜. 李翰卿老中医治小儿泄泻经验[J]. 新医药学杂志，1974，10（11）：34-37.

[4] 余国俊，林科贤. 小儿久泻伤阴的辨证论治[J]. 新中医，1975，7（1）：20-22.

[5] 张文捷. 宋敬轩老中医治疗小儿泄泻的两点经验[J]. 陕西中医，1981，2（5）：7-8.

[6] 宋知行. 董廷瑶老师治小儿泄泻用止涩药经验[J]. 山东中医杂志，1982，（2）：81-82.

[7] 吴宜澄，李嘉，董松林，等. 金绍文老中医治疗小儿泄泻经验[J]. 江苏中医杂志，1983，4（4）：9-10.

[8] 史方奇，谢辅弼. 小儿脾虚久泻的临床经验[J]. 中医杂志，1984，（7）：14-15.

[9] 胡士海. 孙德光老中医治疗小儿泻泄经验[J]. 河南中医，1984，18（4）：27.

[10] 熊膺明. 熊梦周老中医"利湿法"在小儿泄泻临床的运用[J]. 医学科技，1985，（2）：82-84.

[11] 董廷瑶，徐仲才，顾文华，等. 小儿泄泻证治[J]. 中医杂志，1985，（7）：4-8.

[12] 费蓉华. 中医有关小儿泄泻的论述与证治[J]. 山西中医，1985，1（8）：52-54.

[13] 盛维忠，王亚芬. 中医辨治小儿泄泻概述[J]. 中医杂志，1985，34（8）：63-65.

[14] 陈思义. 舍阴求阳治疗小儿泄泻重症[J]. 四川中医，1985，（11）：42.

[15] 李宏伟，王越. 刍议王烈学术思想与实践[J]. 吉林中医药，1986，6（1）：8-10.

[16] 光鄞. 老中医李建唐治疗小儿泄泻的经验[J]. 陕西中医函授，1986，2（4）：3-5.

[17] 宋祚民. 小儿泄泻验方一则[J]. 浙江中医学院学报，1986，10（5）：23.

[18] 李志山. 也谈金绍文治疗小儿泄泻的经验[J]. 湖北中医杂志，1986，6（6）：14-15.

[19] 朱锦善. 王伯岳儿科经验琐谈[J]. 吉林中医药，1987，5（6）：8-10.

[20] 江宁. 江育仁治疗小儿腹泻经验[J]. 重庆中医药杂志，1988，8（2）：1-2.

[21] 余勤. 儿科专家詹起荪[J]. 浙江中医学院学报，1989，1（4）：1-3.

[22] 余勤. 詹起荪教授儿科用药经验介绍[J]. 陕西中医，1989，10（7）：289-290.

[23] 安风华，邹德运，何光梅. 中医治疗小儿泄泻的几点体会[J]. 牡丹江医学院学报，1992，31（1）：39-40.

[24] 钟柏松. 肖正安教授从肺论治小儿泄泻92例临床观察[J]. 贵阳中医学院学报，1992，13（2）：18-19.

[25] 简波. 中医辨证治疗小儿泄泻[J]. 云南中医杂志，1992，7（5）：13.

[26] 詹乃俊. 詹起荪教授临床诊治小儿腹泻的经验[J]. 浙江中医学院学报，1993，26（4）：32-33.

[27] 周瑞珍. 梁剑波教授治疗小儿秋季腹泻经验简介[J]. 新中医，1993，7（8）：15-16.

[28] 刘石坚. 何炎燊名老中医治疗小儿腹泻验案3则[J]. 新中医，1994，8（6）：14-15.

[29] 李蕴华. 钟明远治小儿腹泻用药经验[J]. 新中医, 1994, 3 (6): 5-6.

[30] 夏均宏. 夏幼周教授防治小儿腹泻的经验[J]. 中国中西医结合脾胃杂志, 1994, 2 (3): 34, 36, 67.

[31] 胡义保. 陈寿春老中医辨治小儿泄泻六法[J]. 四川中医, 1994, (11): 10-11.

[32] 张朝卿, 陶敬铭. 陶敬铭老中医治疗小儿腹泻的经验[J]. 黔南民族医专学报, 1994, (Z2): 61-62.

[33] 景岫庐. 小儿泄泻的中医治疗[J]. 江西中医药, 1995, 2 (1): 27.

[34] 施亦农. 随建屏名老中医辨治小儿泄泻6法[J]. 新中医, 1995, (S1): 2-3.

[35] 张铭正. 钱育寿老中医儿科运苏梗配藿梗的经验[J]. 四川中医, 1995, 13 (11): 40.

[36] 李建军. 固涩止泻应用我见[J]. 陕西中医, 1996, 17 (3): 143-144.

[37] 方大东. 董廷瑶治疗婴幼儿重型腹泻的经验[J]. 中医文献杂志, 1996, 3 (3): 34-35.

[38] 马凤彬. 何炎燊老中医治疗小儿腹泻经验[J]. 新中医, 1997, 4 (8): 8-9.

[39] 沈明辉. 名老中医钱育寿治疗小儿泄泻的经验[J]. 甘肃中医学院学报, 1998, 3 (1): 10.

[40] 陈梁. 略论小儿泄泻从肝论治[J]. 湖北中医杂志, 1999, 21 (6): 23.

[41] 孙华士. 中医治疗小儿腹泻的经验[J]. 光明中医, 1999, 10 (5): 15-17.

[42] 陈茵, 许尤佳. 名老中医罗笑容治疗小儿腹泻经验[J]. 吉林中医药, 2000, 12 (5): 2-3.

[43] 张玉琴. 小儿泄泻诊治体验[J]. 中国中西医结合脾胃杂志, 2000, 11 (2): 90.

[44] 吴家春. 小儿秋冬季腹泻的中医探讨[J]. 现代中西医结合杂志, 2000, 9 (8): 726-727.

[45] 孙浩. 附子在儿科临床的运用[J]. 江苏中医, 2001, 22 (8): 32-34.

[46] 秦艳虹. 健脾贵运, 运脾贵温——重视温阳药在小儿泄泻证治中的运用[J]. 中医药研究, 2000, 16 (2): 3-4.

[47] 李陈. 小儿脾脾泄泻的中医药临床研究进展及李秀亮教授治疗本病的经验[D]. 成都: 成都中医药大学, 2001.

[48] 徐兴泽. 关于小儿泄泻若干问题的商榷[J]. 江西中医药, 2001, 37 (6): 41-42.

[49] 李高申, 郭梅珍. 王悠同老中医运用中药散剂辨治小儿泄泻经验[J]. 内蒙古中医药, 2002, 9 (5): 8-9.

[50] 韦麟. 运脾利湿汤治疗小儿泄泻311例[J]. 中国民间疗法, 2002, 10 (7): 46.

[51] 夏以琳. 董廷瑶治疗婴幼儿泄泻的经验[J]. 江苏中医药, 2002, 23 (11): 9-10.

[52] 峁冰. 胡天成教授治疗小儿腹泻经验[J]. 山西中医学院学报, 2002, 3 (3): 30-32.

[53] 黎凯燕, 黄钢花. 黎炳南教授治疗小儿秋季腹泻经验[J]. 湖南中医药导报, 2003, 9 (3): 11-13.

[54] 王瑾莹. 林静媛老中医治疗小儿急慢性腹泻经验介绍[J]. 云南中医学院学报, 2003, 15 (1): 36.

[55] 都修波, 黄甡. 黄明志教授治疗婴幼儿腹泻经验拾萃[J]. 陕西中医, 2004, 9 (5): 436.

[56] 田茸, 张士卿. 张士卿教授治疗婴儿腹泻日久不愈经验[J]. 中医儿科杂志, 2005, 1 (2): 3-4.

[57] 杨颖. 杨之藻主任医师治疗婴幼儿腹泻经验[J]. 中医研究, 2005, 18 (6): 53.

[58] 邓先军. 王静安名老中医治疗小儿泄泻临证体会[A]. //中华中医药学会儿科分会、全国中医药高等教育学会儿科分会. 第23届全国中医儿科学术研讨会暨儿科名中医讲习班论文汇编[C]. 2006: 3.

[59] 黄甡. 黄明志治疗小儿腹泻经验鳞爪[J]. 江苏中医药, 2006, 27 (2): 20-21.

[60] 韩娟. 小儿腹泻辨证论治浅探[J]. 中医儿科杂志, 2006, 9 (5): 14-16.

[61] 刘晓鹰, 周爱华, 涂一世. 倪珠英辨治小儿久泻经验[J]. 中医杂志, 2006, 12 (12): 898-899, 902.

[62] 赵霞, 汪受传. 运脾、补脾话健脾[J]. 中国中医药现代远程教育, 2006, 4 (5): 52-54.

[63] 汪受传. 儿科温阳学派的起源与现代应用[A]. //中华中医药学会儿科分会、全国中医药高等教育学会儿科教学研究会. 第24届全国中医儿科学术研讨会、中医药高等教育儿科教学研讨会、儿科名中医讲习班论文汇编[C]. 2007: 10.

[64] 曾莉. 运用健脾理气法治疗小儿泄泻的研究[D]. 北京: 北京中医药大学, 2007.

[65] 郁晓维, 王丽慧, 王明明. 迁延性腹泻中医证型探讨[J]. 时珍国医国药, 2007, 18 (4): 968-969.

[66] 刘丽，郁晓维. 小儿迁延性腹泻辨治 3 法[J]. 中国中医药信息杂志，2007，14（2）：70-71.

[67] 吴肖妮. 小儿惊泻论治[J]. 中华中医药学刊，2007，25（6）：1224-1225.

[68] 李淑霞，王思农. 从湿论治小儿腹泻[J]. 中医儿科杂志，2008，4（1）：7-8.

[69] 刘俊朝. 中医小儿脾胃论的发展与运用[J]. 中国医药指南，2008，6（23）：303-306.

[70] 何萍. 刁本恕主任医师内外合治小儿泄泻经验[A]. //中华中医药学会儿科分会. 第 25 届全国中医儿科学术研讨会暨中医药高等教育儿科教学研究会会议学术论文集[C]. 2008：1.

[71] 韩新民，汪受传，虞舜，等. 小儿泄泻中医诊疗指南[J]. 中医儿科杂志，2008，3（4）：1-3.

[72] 朱丽霞. 疏风祛邪、利湿固涩法治疗小儿秋季腹泻[J]. 北京中医药，2008，25（5）：367-368.

[73] 汪受传. 儿科温阳学派的起源与现代应用[J]. 中医儿科杂志，2008，4（2）：10-16.

[74] 訾红霞. 浅谈中医治疗小儿泄泻的临床体会[J]. 内蒙古中医药，2009，28（8）：109-110.

[75] 鲁嵬，徐江雁. 郑启仲教授临证经验点滴[J]. 中国中医药现代远程教育，2009，7（1）：125-127.

[76] 李蓉. 张士卿教授治疗小儿腹泻经验拾萃[J]. 浙江中西医结合杂志，2009，19（7）：398-399.

[77] 赵琼，严石林，李秀亮，等. 小儿腹泻气阴两虚证理论初探[J]. 新中医，2010，42（11）：5-6.

[78] 王洪霞. 中医辨治小儿泄泻临床探讨[J]. 中国现代药物应用，2010，4（7）：152.

[79] 胡锦丽. 温振英老中医药专家学术思想与临床经验总结及辨治小儿腹泻病用药规律研究[D]. 北京：北京中医药大学，2011.

[80] 刘华，罗菲，许华. 许华教授治疗小儿泄泻临证思路与经验[J]. 中国中西医结合儿科学，2011，3（1）：9-11.

[81] 崔霞，王素梅. 运脾化湿法治疗小儿泄泻临床运用体会[J]. 中国中西医结合儿科学，2011，3（4）：304-305.

[82] 马建良. 名中医辨治小儿腹泻的经验及思路探析[J]. 现代中西医结合杂志，2011，20（8）：1031-1033.

[83] 郑宏，郑攀，郑启仲. 郑启仲教授从燥论治秋季腹泻经验介绍[J]. 新中医，2011，43（2）：168-169.

[84] 王华富. "利小便以实大便"法治疗小儿秋季腹泻 30 例临床体会[J]. 中医临床研究，2012，4（21）：95-96.

[85] 许瑞平. 小儿腹泻病因及中医疗法的分析[J]. 中国医药指南，2012，10（27）：599-601.

[86] 刘彬媛. 酸甘化阴法治疗小儿气阴两虚型腹泻 60 例临床观察[D]. 成都：成都中医药大学，2012.

[87] 赵琼，廖琼，王腾飞，等. 酸甘化阴法生津止泻作用探析[J]. 中华中医药杂志，2012，27（11）：2794-2796.

[88] 张卫东，刘婷，刘佳淳子，等. 基于中医传承辅助系统软件分析刘云山主任医师治疗小儿泄泻用药经验[J]. 中医儿科杂志，2013，9（5）：1-5.

[89] 吕红粉. 王玉玲治疗小儿泄泻的经验[J]. 内蒙古中医药，2013，32（11）：142.

[90] 张南，张涤，王薇，等. 张涤治疗小儿腹泻经验[J]. 实用中医药杂志，2013，29（4）：278-279.

[91] 李贵芬. 中医治疗小儿秋季腹泻[J]. 实用中医内科杂志，2013，27（7）：127-128.

[92] 杨瑶，朱永琴. 浅析"五脏六腑皆令小儿泄泻"[J]. 甘肃中医学院学报，2013，30（6）：26-28.

[93] 史海霞，康泽刚，魏玮. 风药在泄泻治疗中的应用[J]. 中医杂志，2013，9（21）：1826-1828.

[94] 郑宏，郑攀，郑启仲. 郑启仲运用升降散治疗儿科疾病经验[J]. 中华中医药杂志，2014，29（6）：1864-1866.

[95] 刘婷婷，刘虹，孔秀路. 陈宝义治疗小儿腹泻经验[J]. 河南中医，2014，34（10）：1888-1889.

[96] 刘昆，张丽. 安效先治疗小儿腹泻经验[J]. 北京中医药，2014，33（1）：22-23.

[97] 李业军. 浅谈小儿秋季腹泻的病因、症状及中西医治疗[J]. 中西医结合心血管病电子杂志，2014，2（17）：51-52.

[98] 董幼祺. 小儿病毒性腹泻的中医论治[A]. //中华中医药学会. 第四次中华中医药科技成果论坛论文集[C]. 2014：3.

[99] 房东明，刁本恕. 刁本恕主任医师调理小儿脾胃经验[J]. 新中医，2015，47（5）：9-10.

[100] 毛娜，陈艳霞，郭凯，等. 肖和印小儿腹泻中医辨证治疗方法总结[J]. 北京中医药，2015，34（10）：794-796.

[101] 廖艳红，张涤. 张涤教授论治小儿肺炎继发腹泻经验撷萃[J]. 湖南中医药大学学报，2015，35（8）：41-43.

[102] 冯斌，史纪. 史纪教授从脾肾论治小儿迁延性腹泻[J]. 中国中医药现代远程教育，2015，13（16）：42-44.

[103] 邓丽君. 罗笑容名老中医学术观点及辨治小儿泄泻的临床用药分析[D]. 广州：广州中医药大学，2015.

[104] 朱梦婷，周盈. 小儿泄泻的中医疗法[J]. 中医儿科杂志，2015，11（2）：78-81.

[105] 张彧，王小荣，刘光炜. 张士卿教授运用调肝理脾法治疗小儿腹泻经验举隅[J]. 中医儿科杂志，2015，11（5）：1-2.

[106] 蔡艳阳，谢璐帆，丛丽. 丛丽教授诊治小儿胃强脾弱型腹泻经验介绍[J]. 新中医，2016，48（5）：222-223.

[107] 徐珊，汪受传. 汪受传温运脾阳法治疗小儿脾虚泻的学术观点与临床经验[J]. 中华中医药杂志，2016，31（8）：3150-3152.

[108] 李涛，张奕星，毛玉燕，等. 汪受传辨治小儿泄泻药毒伤脾证经验[J]. 中华中医药杂志，2016，31（2）：513-515.

[109] 张丽. 仲景学术思想在小儿腹泻治疗中的临床应用[D]. 北京：北京中医药大学，2016.

[110] 高胜嘉. 杜明昭流派对小儿泄泻的辨治分析[D]. 广州：广州中医药大学，2016.

[111] 赵怀舟. 宋明锁学术思想与临床经验总结及小儿厌食症证治规律研究[D]. 北京：北京中医药大学，2016.

[112] 卢润生，石岩，杨宇峰. 论脾阳不足致小儿泄泻[J]. 辽宁中医药大学学报，2017，19（1）：129-131.

[113] 何媛，林洁. 王霞芳运用荷叶治疗小儿泄泻的临床经验[J]. 现代中西医结合杂志，2017，26（33）：3743-3744.

[114] 黄亚军，郭晓蒙，周德胜. 彭学礼名老中医治疗婴幼儿秋季腹泻经验[J]. 光明中医，2017，32（12）：1709-1711.

[115] 中华中医药学会脾胃病分会. 泄泻中医诊疗专家共识意见（2017）[J]. 中医杂志，2017，58（14）：1256-1259.

[116] 王虹之，陈海燕，王熙国. 王熙国主任医师诊治小儿泄泻经验介绍[J]. 现代中医药，2018，38（4）：8-9，18.

[117] 李欣欣，安兰花. 黄甡教授临床治疗小儿泄泻经验[J]. 中医临床研究，2018，10（18）：87-88.

[118] 孙锦程. 中医泄泻病名通考[D]. 南京：南京中医药大学，2018.

[119] 顾国祥，杨丽霞，徐玲. 李乃庚教授辨治小儿泄泻验案浅析[J]. 中医儿科杂志，2019，15（5）：11-13.

[120] 李文婷，张炜，贾广枝，等. 张炜教授从肾论治小儿泄泻经验[J]. 光明中医，2019，34（14）：2135-2137.

[121] 周期，许双虹，郑敏，等. 李宜瑞论治小儿泄泻思路[J]. 广州中医药大学学报，2019，36（7）：1080-1083.

多发性抽动症

多发性抽动症（tourette's syndrome，TS），又称小儿抽动-秽语综合征（gilles de la tourette syndrome，GTS），是起病于儿童时期的一种复杂的慢性神经精神障碍性疾病。其临床特征为慢性、波动性、多发性运动肌快速抽搐，并伴有不自主发声和语言障碍，情绪易冲动并可有认知障碍和学习困难等。本病以肢体抽掣及喉中发出怪声或口出秽语为主要临床表现，起病在2～12岁之间，男孩发病率较女孩约高3倍。

本病的辨证论治可参考中医学"肝风证""慢惊风""抽搐""瘛疭"等。

一、诊 治 纲 要

（一）诊疗思路

中医认为，多发性抽动症多与先天禀赋不足、产伤或外伤、过食肥甘厚味、情志所伤或六淫所感等有关。病位主要在肝，与心、肺、脾、肾有关。其基本病机为阴静不足，阳动有余。儿童多发性抽动症病程较长，常因情志不遂或外感风邪等诱因而反复发作。病变过程中，既有风、火、痰、瘀等邪实，又有五脏气血阴阳的损伤，虚实错杂，互为因果，病难速愈。小儿体属稚阴稚阳，脏腑娇嫩，形气怯弱，机体发育未臻完善，易被情志等因素困扰。若所欲不遂，情志抑郁而致五志过极，肝郁化火，火极生风，风阳鼓动；或小儿先天不足或后天失养，肾精亏虚，真阴不足，水不涵木，则肝阳失潜，浮阳上越，阳亢风动而致抽动；小儿脾常不足，易为饮食所伤，脾失健运，湿聚成痰，痰气结聚，则蒙神动风；若脾气虚弱，木乘脾土，肝风夹痰上扰，或痰浊内伏，蕴久化火，痰火内扰，流窜经隧，闭阻窍络，扰及心神，亦可致抽动之症。又小儿有心肝阳热常有余、君相之火易炎上的特点，心肝血虚，木火偏旺，则心绪不宁，多动易怒，或神魂不安，惊扰不定。疾病日久，痰气互结，则血行不畅，又可致痰瘀阻窍，清窍失荣，引动肝风。总之，本病性质属本虚标实，以脾虚及肝肾阴血不足为本，以君相之火炎上、风痰阻络为标，风、痰、火、瘀为其病理产物。

本病辨证重在辨其标本虚实。一般发作期多以邪实为主，又须区分其风、火、痰、瘀之不同及其相互兼夹的关系；缓解期多以本虚为主，又须明辨脾气亏虚与肝肾阴血不足之不同。其次，要明确病位之所在，是以肝为主，还是兼夹心、肺、脾、肾之证。一般病位在肝者多肝阳亢盛，或气郁化火化风、阴血亏虚而致动风之证，抑或有瘀血而致动风者；病位兼及心者多痰火扰心或痰浊蒙蔽心神之证，或阴血不足，心神失养；病位兼及脾者多脾虚运化失常，痰湿内阻，或脾虚木旺之证；涉及于肺者，多木火旺盛则刑金，致肺金不利；或外感风邪，肺失宣肃，引动肝风。

本病治疗以平肝息风为基本法则。气郁化火者，宜清肝泻火，息风镇惊；脾虚痰聚者，宜健脾化痰，平肝息风；阴虚风动者，宜潜阳滋阴，柔肝息风。外风引动者，宜宣肃肺气，平息肝风；久病入络，痰瘀胶结，引动内风者，宜化瘀涤痰，平息肝风。本病来渐去缓，且易反复，临床往往需要较长时间的药物治疗，并可配合针灸、支持性心理治疗等。

（二）辨证论治

综合中西医结合专业规划教材《儿科学》《中医临床诊疗指南释义——儿科疾病分册》《中医儿科诊疗思维》《今日中医儿科》以及名老中医经验等，将多发性抽动症的辨证论治要点概括为以下几个方面。

1. 肝亢风动证

临床表现：抽动频繁有力，多动难静，面部抽动明显，不时喊叫，声音高亢，任性，自控力差，甚至自伤自残；伴烦躁易怒，头晕头痛；或胁下胀满，舌红，苔白或薄黄，脉弦有力。

基本病机：肝之气火亢逆，化风内动。

常用治法：平息肝风，潜阳止痉。

2. 痰火扰神证

临床表现：抽动有力，发作频繁，喉中痰鸣，口出异声秽语，偶有眩晕，睡眠多梦，喜食肥甘，烦躁易怒，大便秘结，小便短赤，舌红苔黄腻，脉数。

基本病机：痰火内扰，流窜经隧，闭阻窍络，扰及心神。

常用治法：理气化痰，清心宁神。

3. 气郁化火证

临床表现：抽动频繁有力，脾气急躁，注意力不集中，秽语连连，面红耳赤，头晕头痛，胸胁胀闷，口苦喜饮，大便干结，小便短赤，舌红苔黄腻，脉弦数。

基本病机：肝气郁结，日久化火，引动肝风。

常用治法：清热疏肝，息风止痉。

4. 脾虚痰聚证

临床表现：抽动日久，发作无常，抽动无力，喉中痰鸣，形体虚胖，食欲不振，健忘，困倦多寐，面色萎黄，大便溏，舌淡红，苔白腻，脉沉滑。

基本病机：脾虚失运，痰气结聚，蒙神动风。

常用治法：健脾化痰，养血柔肝。

5. 脾虚肝亢证

临床表现：腹部抽动明显，性情急躁，烦躁易怒，注意力不集中，手脚多动，难于静坐，睡眠不安，多梦，目赤口苦，叹息胁胀，健忘，食欲不振，便溏，舌淡红，苔薄白，脉细弦。

基本病机：脾气虚弱，木乘脾土，肝风挟痰上扰。

常用治法：健脾益气，平肝息风。

6. 阴虚风动证

临床表现：肢体震颤，筋脉拘急，咽干清嗓，形体消瘦，脾气急躁，头晕耳鸣，两颧潮红，手足心热，睡眠不安，大便干结，尿频或遗尿，舌红绛，少津，苔少光剥，脉细数。

基本病机：阴液亏虚，水不涵木，虚风内动。

常用治法：峻补真阴，息风潜阳。

7. 外风风动证

临床表现：频现眨眼、搐鼻、清嗓、�’嘴、摇头、干咳等头面、咽喉部抽动症状；鼻塞不通，流涕喷嚏，自觉咽痒，咽喉红赤，眼睛发痒或常揉眼睛，常因感冒而加重或反复；舌质偏红或舌边尖红，苔薄黄或薄白，脉浮。

基本病机：外感风邪，肺失宣肃，引动肝风。

常用治法：宣肃肺气，平息肝风。

8. 痰瘀风动证

临床表现：抽动日久不愈，或有头痛，或智力低下，注意力不集中，心神不安，睡眠多梦；或有面黯，肌肤甲错，口唇爪甲紫黯；或腹部青筋外露，舌质偏紫黯或有瘀斑，脉滞涩。

基本病机：痰瘀阻窍，清窍失荣，引动肝风。

常用治法：化瘀涤痰，平息肝风。

二、名 家 心 法

1. 汪受传

【主题】 肝肾阴虚，心脾两虚

【释义】 汪受传认为，多发性抽动症先天因素为内因，环境因素为外因。患儿父母健康欠佳或患有神经精神疾病，致使子女先天不足，精血不充，稍有感触即产生阴阳偏颇而出现抽动诸症。外因责之于父母调护失宜，教养不当，或溺爱放纵或强加各种学习压力，致小儿心、肝、脾、肾等脏腑功能失调而发病。阴失内藏镇守，则阳浮于外而动作乖异。本病的发病机理主要是脏腑阴阳失调，即阴静不足，阳动有余，以虚证为主，但虚中有实，属本虚标实之证。病变脏腑涉及心、肝、脾、肾四脏，以肝肾阴虚、心脾两虚为其病机大纲。小儿肝常有余，肾常虚，肾水不能涵养肝木，则肝阴血不足，而致阴虚阳浮风动诸症，表现为点头、眨眼、面部肌肉抽动、耸肩、注意力不集中等。若小儿所欲不遂，情志不舒，劳伤心脾，心不能藏神则神志飞扬不定，记忆力差，秽语不能自控，少寐多动。脾失濡养，则静谧不足，而出现情绪不稳，肢体抽动，精神倦怠，面色少华等。阴不足则阳有余，且小儿为纯阳之体，故肝肾阴虚时易出现阳亢火旺之证，患儿兴奋不宁，烦躁易怒，便干溲黄，舌红苔黄燥。脾主运化水湿，脾气不足，运化失司，则易生湿生痰，痰浊内阻而见胸闷纳呆，痰湿蕴而化热，蒙闭清窍，扰动心神，则懊恢不眠，甚而言语不爽。（王文革，孟宪军，汪受传. 汪受传治疗小儿多发性抽动症的经验[J]. 辽宁中医杂志，2004，31（3）：181-182.）

【主题】 风阳妄动，痰浊内蕴

【释义】 汪受传认为，本病病位主要在肝，与心、脾、肾密切相关，其病机以风阳妄动、痰浊内蕴为多见。《症因脉治·外感痰症》云："风痰之因，外感风邪，袭入肌表，束其内郁之火，不得发泄，外邪传于内，内外熏蒸，则风痰之症作矣。"《素问·至真要大论》说："诸风掉眩，皆属于肝。"肝体阴而用阳，为风木之脏，主藏血，喜条达而主疏泄，其声为呼，其变动为握。又小儿肝常有余，神气怯弱。故《小儿药证直诀·肝有风》指出："凡病或新或久，皆引肝风，风动而上于目，目属肝，风入于目，上下左右如风吹，不轻不重，儿不能任，故目连劄也。"明确指出"目连劄"为肝风证候。风为阳邪，易袭阳位，善行而数变，风痰上扰清窍可见眨眼、挤眉、搔鼻、噘嘴等症；痹阻咽喉则有干咯、"吭吭""嗯嗯"等怪声不已；流窜经络则肢体抽搐瘛动不宁。心脾两虚，肝肾阴虚，阴不制阳，其风痰为脏腑失调所滋生，蕴于内而发于外，风阳鸱张则抽动，表现为点头、眨眼、面部肌肉抽动、耸肩、注意力不集中等症。痰浊痰火内蕴，心神失主，则秽语。（张永春，汪受传. 汪受传从风痰论治儿童多发性抽动症经验[J]. 中华中医药杂志，2010，25（4）：549-550.）

2. 张骠

【主题】 五志过极，肾虚肝旺，风阳鼓动

【释义】 张骠认为，本病的发生与小儿的生理特点密不可分。小儿乃稚阴稚阳之体，生理功能未臻完善，脏器发育虽已成形，但成而未全，全而未壮，神气怯弱，易受惊扰；五脏精气不充，则五脏所主五神、五志不固，易受扰动；加之小儿适应性差，不能耐受外界环境的骤然变化，突遇刺激，五志过极，则五神尽易其位，因此在本病病因中首推五志过极。同时，小儿禀赋不足，肾精亏少，所致五脏羸弱，五志失常，是导致本病的主要病因之二。此外，小儿饮食多不能自我节制，过食肥甘厚味之品，脾失健运，日久痰热由生，肝阳内亢；或小儿平日调护失宜，感受风淫，同气相求，外风引动内风亦可导致发病。

小儿处于发育迅速之时，肾气未盛，气血未充，故肾常虚。肾阴不足，肝阴即亏，则无力涵摄肝阳，使得肝阳易亢，此谓"母病及子"。又小儿感邪后从阳化热化火为多，易致肝阳偏亢，心火上炎，故小儿有"肝常有余，心常实"的病理特点。此类患儿大多具有肾阴亏虚，水不涵木，肝阳偏亢，风阳内动；或五志过极，气机郁滞，酿火生痰，痰火内扰，心神不宁的病机特点；其中又以肾虚肝旺，风阳鼓动为其基本病机，病变主要涉及心、肝、肾，病理因素主要为风、火、痰。（孔令万，郭允伟，张艳梅，等. 张骠治疗小儿多发性抽动症经验[J]. 中医杂志，2008，51（11）：977-978.）

【主题】 证候特征不外风痰火郁惊五端

【释义】 张骠认为，小儿多发性抽动症临床症状复杂多样，变化多端，时发时止，易于反复，主要表现为面部、头颈部、四肢躯干部运动肌不自主快速、重复无节律性抽动，并可伴有不自主发声和情绪行为改变，据其症状表现，可归属于中医学肝风、慢惊风、筋惕肉瞤、郁证、梅核气等范畴。通过多年的临证观察，认为本病中医证候特征可统归为风、痰、火、郁、惊5个方面。①风：皱眉眨眼，努嘴挤鼻，摇头扭颈，耸肩甩臂，鼓肚跺脚，肌肤自觉异样，如行虫蚁，此类怪象百出，常无定数，游走不定，易于反复；②痰：神迷头重，神识涣散，行为怪异，胸闷不舒，泛吐痰涎；或喉如痰梗，咳吐不爽，纳食呆滞，大便不爽，大多病势缠绵难愈；③火：面如丹涂，目赤肿痒，口干唇裂，或五心烦热，盗汗，性急易怒，便秘溲黄，舌红，脉弦或数；④郁：胁胀胸闷，时欲太息，抑郁寡欢，性格怪僻，不欲近人，情绪无常，喉中异声或自语不休，甚者口出秽语，不避亲疏；⑤惊：手足抽动，肢体震颤，惊惕易惹，夜寐不宁，喉中异声。故治疗当以滋肾育阴、平肝息风、开郁化痰、清心安神为基本治法。（孔令万，郭允伟，张艳梅，等. 张骠治疗小儿多发性抽动症经验[J]. 中医杂志，2008，51（11）：977-978.）

3. 史英杰

【主题】 痰瘀互结，相兼为患

【释义】 史英杰认为，本病属"痰病"范畴，病机与"痰"和"瘀"有关。痰可影响气机升降和气血运行，因而可产生多种病变。一旦痰浊形成，注于血脉，就会壅塞脉道，影响血流，阻滞气血运行，使脉络瘀阻。痰瘀相兼为患的病证，临床表现不但广泛，而且复杂、严重，甚至离奇古怪。诸多疑难杂症、重症，缠绵久病，常常与痰瘀互结有关。小儿先天不足或后天失养，肾精亏虚，真阴不足，水不涵木，则肝阳失潜，浮阳上越，阳亢风动；又因肝主筋，主疏泄，肝失疏泄，筋失所养，风动筋挛，则可见点头、摇头、伸颈、眨眼、皱鼻、摆臂、扬手、握拳、蹬足等症。小儿脾常不足，易为饮食所伤；"脾为生痰之源"，脾失健运，湿聚成痰；痰浊内伏，蕴久酿热，痰气互结，上扰咽喉，则可见吐痰、喉间发出奇特叫声等；血失脾统而成瘀，流窜经隧，闭阻窍路，又可扰及心神，神失所藏则呼叫秽语，抽动不安。故提出从肝、脾、肾出发，"痰""瘀"同治，辨病与辨证相结合的治疗思路，创立了由《济生方》化痰名方"涤痰汤"（半夏、胆星、橘红、枳实、人参、茯苓、菖蒲、竹茹、甘草）为主组成的方剂，在原方基础上去补益之人参，加涤痰化瘀通络之川郁金、天竺黄、地龙、僵蚕、全蝎、蜈蚣、归尾、赤芍、生白芍等，同时根据病情需要随证加减。（张霞，史英杰. 史英杰辨治小儿多发性抽动症经验[J]. 北京中医药，2009，28（1）：20-21.）

4. 刘弼臣

【主题】 病本在肝，病发于肺

【释义】 刘弼臣将本病临床症状归纳为六个方面：①抽动障碍：即头面、躯干、腹部或四肢出现不同程度的抽动，表现为眨眼、咧嘴、点头、鼓肚等；②发声障碍：表现为喉部发出奇特的怪叫声、秽语等；③运动障碍：表现为过分活跃、小动作过多、共济失调，或感觉统合失调、小动作过多等；④行为障碍：表现为任性冲动、自控力差，甚至自伤或伤人；⑤学习障碍：表现为注意力不集中，学习成绩差或不稳定等；⑥性格障碍：表现为脾气急躁，容易焦虑，抑郁，睡眠差等。认为本病本源在肝，病发于肺，风痰鼓动，横窜经隧，由阳亢有余，阴精不足，动静变化，平衡失制所引起，在治疗中强调从肺论治，认为小儿气机紊乱与肺密切相关，主张以五行生克论传变。因小儿"肺常不足"，且肺位最高，易为外邪所侵，肺为邪侵，易致传变，肺金有病，不能正常发挥抑制肝木的作用，则肝木有余，有余之肝木又可乘脾而致脾虚；肺金有病，金水不能相生则肾水不足，不足之肾水又不能正常克制心火，使心火有余，正是由于这种病理上的相互影响，从而导致一系列生克关系上的异常循环，从肺论治正是基于这种认识。（杨蕾. 刘弼臣教授调肺论治学术思想数据化挖掘研究[D]. 北京：

北京中医药大学，2010.）

【主题】 治疗以平肝调肺，息风化痰通络为主

【释义】 多发性抽动症的症状，和六淫之风邪致病产生的病理现象类似，且病起于内，故属于内风。内风与肝的关系密切，又称肝风内动。根据此病的特点，确立本病属于中医学"肝风证"。本病的发病原因为先天禀赋不足，素体虚弱，尤以肺脾虚弱为常见；或因五志过极，过食肥甘厚味；或外感六淫之邪，内外之因相合而成。本病机理关乎五脏，本源在肝，病发于肺，系风痰鼓动，横窜经隧，阳亢有余，阴静不足，阴阳平衡失制所致。小儿脏腑娇嫩，形气未充，具有肝常有余，心常有余，肺常不足，脾常不足，肾常虚的生理特点。无论感受外邪，还是饮食不节，或情志不调，皆可诱发肝风内动，肝风内动则抽动不已。小儿肺常不足，易为外邪所伤，肺开窍于鼻，咽喉为肺之门户，肝风内动则表现为耸鼻，喉中出声等。肺金功能失调时，不能发挥正常克制肝木的功能，则造成肝木有余，亦可引起肝风内动，此亦是本病发于肺的道理。肺为邪侵，易致传变。若肺金有病，不能克制肝木，有余之肝木乘脾；肺金病生水不足，不足之肾水又不能正常克制心火，使心火有余。从肺论治，尽早切断病邪入侵的途径，防止疾病的传变，以安未受邪之地，这也是中医整体观的具体体现。一方面，肝与肺经脉相通；另一方面，肺主气，治理调节着一身之气机。肝肺两脏在气机升降运动上存在着相互制约，相互协调的关系。若肺金肃降不及，则肝气可有余而亢动，所以从肺论治不仅仅是一味地治肺，而是"肝肺同治"。

在此基础上，创立了调肺平肝，息风化痰通络之法，研制了"息风宁静汤"，药物组成为：辛夷10g（包），苍耳子10g，玄参10g，板蓝根10g，山豆根5g，黄连3g，菊花10g，天麻3g，钩藤10g，木瓜10g，伸筋草15g，全虫3g，蝉衣3g，白芍10g，金箔1张（先下），焦三仙各10g，鸡内金10g。辛夷、苍耳子宣肺通鼻窍，畅气机，玄参、板蓝根、山豆根清热解毒利咽，充分体现从肺论治的思想，祛邪护肺安内宅，截断传变途径。黄连、菊花明目清热去肝火，治疗眨眼；天麻、钩藤疏肝息风，以治头摇；木瓜、伸筋草祛风散寒，舒筋活血，以治肢体抽动；白芍养阴柔肝，以治腹部抽动；钩藤、全虫辛温燥烈，行表达里，搜风通络效果强，可以化痰解毒散结。如伴见喉部不适，清嗓子时，可加入蝉衣、僵蚕。（刘弼臣. 中国百年百名中医临床家丛书[M]. 北京：中国中医药出版社，2001：142-149.//刘弼臣. 刘弼臣用药心得十讲[M]. 北京：中国医药科技出版社，2012：60-62.）

5. 洪霞

【主题】 肝风痰火，胶结成疾

【释义】 洪霞认为，儿童多发性抽动症基本病机为肝风痰火，胶结成疾。肝体阴而用阳，为风木之脏，主藏血，性喜条达而主疏泄，其声为呼，其变动为握。无论何种因素，凡能影响肝之藏血、疏泄功能者，均可触动肝风而形成本病。因情志内伤，或劳倦过度者，可化火生风而致肝亢风动；因久病耗伤，或先天不足者，可致筋脉失养而出现虚风内动；因风盛生痰，风痰鼓动，上犯清窍，流窜经络者，则见眨眼、摇头、耸肩、秽语、肢体抽动。脾主运化水湿，开窍于口，因饮食伤脾，或久病体虚，脾失健运，痰浊内生；痰阻心窍，心神被蒙，则脾气乖戾，喉发异声；因土虚木亢，肝风夹痰走窜，则噘嘴、口唇蠕动。心主血藏神，心血不足，心神失养，或痰热内蕴，上扰心神，则抽动呼叫、秽语不由自主。肾藏精，主骨生髓充脑，为先天之本，因禀赋不足，或久病及肾，肾阴亏虚，水不涵木，相火妄动，夹痰上扰，闭阻

咽喉，金鸣异常，则喉发异声。（洪岩. 中医儿科临床经验集锦[M]. 西安：西安交通大学出版社，2011：213.）

6. 马融

【主题】　肾精亏虚，脑髓不充，阴阳失调

【释义】　马融认为，肾藏精，主骨生髓，脑为髓海，为元神之府，为神、智之所。灵机记性在脑，肾精不足则脑髓不充，脑髓不充则元神难以凝聚，做事不能聚精会神，容易"分心"。肾精又是肾阴的物质基础，肾精虚则元阴元阳失调，元阴虚，元阳相对亢盛，阴主静而阳主动，阴静不足则阳动有余，故随疾病的不断发展出现"多动、冲动"等表现。肾为先天之本，内育元阴元阳，化生五脏阴阳。先天不足，肾精亏虚，元阴元阳失衡则易致五脏失调，五脏所主之五神异常，出现精神、心理、行为、认知等方面的异常改变。肝肾精血同源，而小儿"肾常不足""肝常有余"。在病理情况下，先天不足，肾精亏虚，出现脑髓不充，脑发育落后，脑失精明，则注意力涣散，健忘，话多而语无伦次，不知所云，做事首尾不顾，不能从始至终等认知特点；体格方面，由于肾主骨，为作强之官，肾虚则易出现生长发育迟缓，四肢活动笨拙，特别是精细动作差等特点。先天不足，肾失封藏，出现肾虚遗尿等伴发病症。疾病进一步发展，由肾及肝、由阴及阳，因小儿又有"肝常有余，阳常有余"，故易出现肾虚肝旺、阴虚阳亢的证候；肝之疏泄失常，气机不畅，则表现为闷闷不乐、抑郁、退缩等心理特点；阳有余而阴不足，表现为易激惹、脾气大、多动不宁、冲动、自控力差等行为特点。（李亚平，马融，魏小维，等. 儿童注意缺陷多动障碍的"肾系"病机研究[J]. 中医儿科杂志，2012，8（5）：36-39.）

7. 王素梅

【主题】　土虚木亢，风痰扰动

【释义】　王素梅认为，肝之窍在目，如肝有风，则目连眨。小儿肝常有余，若情志失调，气机不畅，郁久化火，引动肝风，上扰清窍，则见皱眉眨眼，张口歪嘴，摇头耸肩，口出异声秽语。肝主筋，肝病则筋急，为项强，为抽搐牵引。肝血不足，筋脉失养，虚风内动，可见肢体颤动。此外，小儿为稚阴稚阳之体，容易发生阴阳失调，如肝阳偏亢，亢而失制，同样可化火生风，风火相煽，上扰清窍，出现抽动症状。脾属土，脾之窍在口唇，小儿脾常不足，禀赋不足或病后失养，损伤脾胃，升降失司，清者难升，浊者难降，留中滞膈，凝聚为痰，随气升降；风痰内扰，走窜经络而见面部、肢体抽动；痰阻窍道则喉间作声，口出怪语。肝为风木之脏，脾属于湿土，二者相互促进，相互制约。在病理状态下，若肝疏泄功能异常，肝木旺盛，则乘脾土。脾虚湿邪流滞为痰，肝木亢而生风，肝风夹痰，流窜经络，以致出现皱眉、眨眼、咧嘴、吸鼻等头面部抽动症状；上扰咽喉，则怪声连连；内窜筋络、肌肉，可见四肢抽动。风善行而数变，故抽搐部位多变；痰易聚易散，故抽动时作时止，病情容易反复。由此可见，小儿抽动症的发生与肝脾两脏关系密切，土虚木亢，风痰扰动，是小儿多发性抽动症的根本病机。（张雯，王素梅，卫利，等. 从"肝常有余，脾常不足"理论辨治小儿多发性抽动症[J]. 中医杂志，2013，54（24）：2098-2099，2113.）

8. 朱先康

【主题】 肾虚肝旺，风痰阻络

【释义】 朱先康认为，小儿肝常有余，神气怯弱，而肝为刚脏，属木而主风，风善行而速变；外感六淫、内伤饮食及责罚训斥，邪从外受或气滞郁热，可致肝木旺盛。肝旺则阳亢，阳亢则阴不足，阴不足致筋脉失于濡养，加之小儿肾常虚，肾虚则肝木无制，阴虚则筋脉失养，出现不可自抑的抽动。凡在疾病发病过程中，因为阳盛，或阴虚不能制阳，阳升无制，出现抽搐、震颤、摇动等临床症状，皆为风气内动的具体表现。"风盛则动"，风为阳邪，流动急速，变化不定，多发性抽动症患儿皆有抽动之表现；风善行而数变，故本病可见多部位轮换抽动，变化多端，时轻时重。而风气内动离不开痰的引动，"痰为百病之母""痰多生怪病"；小儿脾常虚，脾失健运，致水湿不化，湿浊郁久化火引动肝风，风痰合邪横窜经络。多发性抽动症的眨眼、歪嘴、耸肩、摇头、秽语以及肢体抽动皆与风、痰有密切关系。故肾虚肝旺、风痰阻络，是多发性抽动症的发病基础。（徐仕冲，朱先康. 朱先康运用滋肾平肝、息风涤痰法治疗小儿多发性抽动症经验[J]. 湖南中医杂志，2014，30（5）：31-32.）

9. 王雪峰

【主题】 肝气亢逆，风动夹痰

【释义】 王雪峰认为，多发性抽动症与肝密切相关。肝与胆、目、筋、爪等构成肝系统，与多发性抽动症相关的生理功能，主要包括肝主藏血和肝主疏泄两个方面。肝内贮存一定的血量，制约肝脏的阳气升腾，勿使过亢，以维护肝脏的疏泄功能使之冲和条达。当肝阴肝血不足，阴不制阳，肝阳上亢，就会出现阳化为风；风胜则动，一切与抽动、抽搐有关的症状都属于风。所以，患者出现以抽动为主的症状，如点头、摇头、挤眉弄眼、张口噘嘴、扭颈、耸肩、鼓肚等。肝脏要发挥正常生理功能，需要有充足的血液滋养。反之，若肝血不能濡养眼睛与肢体，则功能受限，相应部位出现病变，如眨眼，四肢抽动等症状。肝的疏泄功能正常则气机调畅，气血和调，经络通利，脏腑器官功能正常。肝失疏泄则会出现气机不畅郁结，肝的升发太过就会出现肝气上逆。如抽动症患儿常出现头痛头晕，失眠，面红目赤。肝气乘脾，脾失运化，湿聚成痰等原因导致痰湿内生，痰湿日久化热，引动肝风，肝风夹痰走窜经络，上犯清窍，而出现喉中痰鸣、抽动及秽语等症状。（康蓓蓓. 王雪峰教授平肝息风涤痰法治疗儿童多发性抽动症的经验[D]. 沈阳：辽宁中医药大学，2015.）

10. 于海波

【主题】 肝风内动，虚热上扰

【释义】 于海波认为，多发性抽动症的病因，可总结为先天禀赋不足、素体虚弱；后天喂养不当、饮食失宜；外受六淫之邪，父母教养不当和情志不遂。其病位在肝，与余四脏相关。肝喜条达，属木主风，风善行而变。小儿"肝常有余"，神气怯弱，外受六淫之邪，内伤饮食，致使肝气郁结，郁而化热，而致肝木旺盛，生风生热。小儿心常有余，生理上表现为神怯，易喜易怒易惊。心恶热，若外受诸邪入心入肝，则化热生风。小儿脾常不足，若喂养不当，饮食失宜，则脾失健运，痰湿内生，蕴而化热，痰热内扰，引动肝风，发为本病。肝主升发，肺主肃降，小儿肺常虚，易受六淫之邪，肺失肃降，气机不利，肝失条达，郁而化热生风。小儿肾常虚，易受惊恐，且肾为先天之本，肝肾同源，肾阴、肾精不足，水不涵木，肝阳失潜，浮阳上越，肝阳上亢则引发抽动。故可以把本病病机总结为肝风内动，虚热上扰。（尹绍锴，于海波. 于海波治疗小儿多发性抽动症经验[J]. 广州中医药大学学报，2016，33（4）：615-617.）

11. 高树彬

【主题】 气血不通，筋失柔和

【释义】 高树彬认为，经筋是十二经脉之气结、聚、散、络于筋肉、关节的体系，受十二经脉气血的濡养和调节，"主束骨而利关节也"。其附着于骨和关节，具有约束骨骼，主司关节运动的功能，是人体运动系统的主要组成部分。肝在体合筋，风气通于肝，故风邪致病，常病于筋。临床上可运用经筋理论论治小儿多发性抽动症，将多发性抽动症归于"经筋病"的范畴。根据西医学对于经筋实质的阐释，经筋是以肌肉的正常神经支配为基础的肌肉、韧带等软组织结构和功能的概括。临床上多数肌肉、关节、肌腱、韧带、神经等病变皆可归为经筋病。小儿多发性抽动症在临床表现上符合"经筋病"范畴，其病机在于气血不通，筋失柔和。筋失柔和之性，故表现为筋脉的牵引、转筋、拘挛而引起抽动诸症。（李蕙，叶志华. 高树彬教授从经筋论治小儿多发性抽动症经验[J]. 中医儿科杂志，2016，12（2）：9-11.）

12. 安效先

【主题】 肝风内动，痰火扰心

【释义】 安效先认为，本病之根本在于肝的功能失调，风邪作祟。风胜则动，诸风掉眩，皆属于肝。头面、四肢及胸腹躯干的抽动，均为肝风所致。风善行数变，故抽动症患儿局部抽动症状缓解或消失时，另一局部的抽动症状又出现，或在原部位又增加新的抽动症状，皆与肝的生理功能失调有关。痰生怪证，多发性抽动症的发病与痰密切相关。小儿脏腑娇嫩，脾常不足，加之现代生活物质丰富，若小儿多食肥甘厚味之品，则会加重脾胃负担，久之导致脾胃虚弱，脾失运化，水液凝聚为痰；痰湿阻碍气机运化，加重脾的功能失调，从而更加重痰湿滋生。土虚木亢，脾弱则肝旺，肝风内动，风痰互结，二者鼓动，影响经筋而导致抽动，并且风痰聚散无常，变化无定，故而抽动表现多样，变化多端。痰阻气道，壅阻喉间，喉间肌肉痉挛则出现清嗓子、痰鸣异声、怪叫、污秽语言等。小儿肝常有余，儿童心理脆弱，加之学习负担等心理压力，日久都可导致情志失调，机体的动态平衡被打破，出现气血和阴阳方面的失衡，气机不畅，肝气不舒，肝气郁结，日久化火，从而动风引起抽动。小儿阳常有余，痰湿、肝郁皆易从火化，扰动肝阳，从而成为该病的诱发病因之一。因此，肝风内动，痰火扰心，为本病的主要病机之一。（刘昆，张丽. 安效先平肝化痰法治疗抽动–秽语综合征经验[J]. 北京中医药，2017，36（11）：1006-1007.）

13. 胡天成

【主题】 肝风内动，养血息风

【释义】 胡天成认为，多发性抽动症属中医"肝风证"。肝为风木之脏，其声为呼，其变动为握。"风为阳邪，其性善行而数变"，因此不管任何部位的抽动，中医皆称为风。风性轻扬，高巅之上，唯风可到，故头面部的各种抽动症状多见。风有内风与外风之分，内风是抽动症发生的重要因素，也有外风引动内风者。如临床常见多发性抽动症患儿，每因外感风邪导致抽动症状反复或加重。故本病与肝关系最为密切，肝风内动为本病的基本病理特征。肝藏血，主筋，体阴而用阳。肝血不足，阴不治阳，血不养筋，以致肝风内动，出现筋脉拘急、震颤、瘫痪等症，故血虚生风为本病的主要病机。"治风先治血，血行风自灭"。所谓"治血"，即是养血调肝，待肝血充足，阴能治阳，血能养筋，则抽搐止。而气血充足，身体强健，内风不能生，外风不能侵，则风自灭。小儿多发性抽动症属肝风内动证，"诸风掉眩，皆属于肝"，肝藏血、主筋，肝血不足，血虚生风，故反复抽动，属本虚标实之证，运用四物汤合止痉散养血活血，息风止痉。（吴力群，徐正莉，王素梅，等. 胡天成教授从血论治小儿多发性抽动症经验[J]. 四川中医，2010，28（1）：11-12.）

14. 张士卿

【主题】 滋阴养血，平肝息风，多法联用

【释义】 张士卿根据"治风先治血，血和风自灭"的理论，执简驭繁，总以滋阴养血、平肝息风为主，佐以健脾化痰，疏肝理气，活血通窍，清君相之火。具体还要根据患儿体质、发病季节、病症表现的不同，而调整治法的侧重点。在遣方用药上，以《时病论》清离定巽法为主，配合导痰汤、逍遥散加减化裁。药用：生地黄、玄参、连翘、竹叶、冬桑叶、钩藤、白芍、当归、柴胡、菊花、石菖蒲、郁金、胆南星。在治疗过程中，患儿常常因感冒、季节变化加重或反复，往往是一组症状减轻或消失，另一组症状又起;或在一组症状的基础上，又增加一组症状。因此，在辨证的基础上，随症加减，标本同治。若抽搐明显者，加僵蚕、地龙、全蝎以祛风止痉；挤眉眨眼者，加枸杞子、密蒙花、蝉蜕清肝明目；喉发怪声者，加山豆根、桔梗、牛蒡子清热利咽；鼻塞不通者，加苍耳子、辛夷宣通鼻窍；扭颈、耸肩明显者，加葛根、川芎、羌活祛风胜湿；夜寐不安或夜惊者，加生龙骨、生牡蛎、炒酸枣仁安神定惊。一方之中，常融柔肝、平肝、清肝、疏肝、健脾化痰、活血通窍诸法于一炉。（李玉霞，张弨，史正刚，等. 杏雨轩医论：张士卿教授学术经验集[M]. 兰州：甘肃人民出版社，2015：343.）

15. 王霞芳

【主题】 治病求本，从肝论治

【释义】 王霞芳认为，小儿肝常有余，肝为刚脏，体阴而用阳，喜条达而主疏泄；肝又为风木之脏，风性善动而数变；木为薪之源，肝木偏旺，则肝风内动，肝火上炎，风火相煽，故见挤眉弄眼；肝主藏血，血虚风生，筋脉失养，致肌肉抽动无常，故见点头、摇头；肝主疏泄，助脾运化，肝失疏泄则脾失健运，水湿不行，痰浊内生，痹阻脉络，故见肢体不利。而木火旺盛则刑金，致肺金不利，故可见鼻动、喉中发异声。凡此种种，可知小儿抽动症之诸多表现，皆因肝而起，故当以治肝为第一要务。故从肝常有余辨证立法，根据病情特点与疾病的不同阶段，选择疏肝、柔肝、平肝、清肝等治法，以期矫枉纠偏，恢复肝的生理功能，使抽动诸症渐平。总之，本病大多与先天不足或情志失调有关，病变部位在肝，涉及心、肺、脾肾，病机属性是本虚标实，以脾虚及肝肾阴血不足为本，以君相之火炎上、风痰阻络为标，风、痰、火、瘀为病理产物；治疗上运用"治病必求本"的原则，故提出"从肝论治"，以平肝潜阳，滋补肝肾之阴，达到平衡阴阳，同时注重急则治其标，缓则治其本，或标本兼治，以本为主。（李华，王霞芳. 王霞芳从肝论治儿童多发性抽动症经验[J]. 陕西中医，2011，32（12）：1644-1646.）

16. 徐荣谦

【主题】 调肝舒筋，疏风化痰，宁心除烦

【释义】 徐荣谦认为，本病首先定位于肝，临证常以"平肝疏肝，柔肝舒筋"立法，选用柴胡、白芍、钩藤、桑叶、菊花、生龙齿、牡蛎、珍珠母、石决明等药物组成基本方，临证之时再根据症状进行加减化裁。多发性抽动症的病机关键是"风动痰扰"，患者内有肝风扰动，气机不利而痰生；外有风邪侵袭，肺失通调而痰聚，内外合邪，致使风痰鼓动，风盛而动。患儿多伴有鼻腔不利，鼻腔黏膜充血、肿胀，鼻塞鼻痒，流涕以及咽喉不利，咽干咽痛，喉核红肿等鼻咽部症状，且本病多于感受外邪后复发或加重。故认为本病病位主要在肝，与肺密切相关，多为肝肺同病。在治肝的基础上，兼以从肺论治，采用疏风宣肺、利咽通窍、豁痰通络等法，使风邪得散，痰浊得清，则抽动、秽语自然消失。常用药物有白附子、清半夏、竹茹、川贝母、全蝎、蜈蚣、乌梢蛇、白花蛇、麻黄、桂枝、辛夷等。多发性抽动症患儿，常伴有烦躁，不同程度的面部、口角、眼睛、鼻腔部等不适、发痒的感觉，从而表现出眨眼、皱眉、噘嘴、摇头等相应改变。抽动症病位亦涉及心，且热性多见。故清热除烦、宁心安神亦为本病治疗大法，常用药物有黄连、黄芩、栀子、蕤仁、炒酸枣仁、茯神等。（徐荣谦. 中医儿科临证必备[M]. 北京：人民军医出版社，2015：158-159.）

三、医 论 选 要

1. 虚风痰扰论（方思远）

【提要】 脾气虚衰，升降功能失常，运化功能障碍，水谷不能化生精微，反聚成痰。痰成之后，郁而化热化风，风痰鼓动，则发为抽动。故本病的治疗，应健脾化痰、息风止痉、扶正祛邪并举。

【原论】 从中医的虚、风、痰立论，运用中药治疗本病，有较好的疗效。①脾虚是本病的病理基础。根据其临床表现，为风为痰作祟，且大多出现在体弱正虚的小儿。小儿体弱正虚，五脏之中，责之于脾为最，因小儿饮食失节，过饥过饱，过寒过热，不洁秽物，伤及脾胃。且小儿属稚阴稚阳之体，易被风寒湿热外侵，更伤脾气，所以小儿素有"脾常不足"之说。脾气一伤，健运失职，水谷无以化为精微；化源匮乏，五脏精气随之而虚，导致体质虚弱；脾气虚衰，运化功能障碍，水谷不化，反聚成痰。痰成之后，郁而化热化风，风痰鼓动，导致本病的发生。②风动痰扰是本病的主要病机。风有内外之别，本病多为内风所致。因脾虚生痰，痰郁化热化风，风性善动而多变，可表现为眩晕、抽搐、惊厥。本病症见眨眼、歪嘴、耸肩、摇头、皱额、肢体抽动等，皆为风痰引起的症候。因此，风与痰是本病的主要病因。

针对本病的病因病机，采用健脾化痰息风的治疗方法，能获得较好的疗效。健脾可使脾胃强健，水精四布，五经并行。清·汪昂《医方集解》言："治痰宜先补脾，脾复健运之常，而痰自化矣。"故健脾是治疗本病的第一要务，不但能补虚扶正，而且是治痰之本，药物可选用党参、黄芪、太子参、茯苓、白术等。而风动痰扰可直接导致本病，因此，化痰息风能较好的缓解本病症状。化痰药可选用法半夏、陈皮、胆南星、天竺黄、枳实、石菖蒲、远志等；息风药可选用僵蚕、全蝎、钩藤、牡蛎、龙骨、龟板、天麻等。根据临床实践，自拟"治抽动方"，由党参、钩藤、茯苓、法半夏、僵蚕各 10g，陈皮、全蝎各 3g，天竺黄 5g，黄芪、牡蛎各 15g 组成，并随症加减，治疗小儿抽动-秽语综合征获较好的疗效。（方思远. 从虚风痰论治小儿抽动-秽语综合征[J]. 新中医，2002，34（12）：68.）

2. 胆气受损论（徐荣谦）

【提要】 胆气受损，可波及其他脏腑，及于肝则魂不安而肝风内动，及于肺则魄不宁而秽语连连，及于心则神不宁而眠差惊悸，及于肾则志不宁而约束无权，及于脾则意不静而身体失养，故其治疗宜从胆论治。

【原论】 ①胆气受损为多发性抽动症的主要病理基础。患儿患病之始常与受到惊吓或打骂责罚有关。许多患儿自幼胆小，甚至到了中学阶段还不敢独处一室，单独睡觉。压力增大或是紧张时，病情出现反复，症状加重。这充分说明本病与胆气受损关系密切。在五脏六腑中与勇怯联系最紧密的莫过于胆。小儿体秉少阳，脏腑发育尚未完全，对于惊恐紧张等耐受能力原本就比成人低，故胆气受损的几率也远远大于成年人，若暴受惊恐，突然受到惊吓，势必损伤小儿稚嫩之胆气而发病。②胆主五脏而病状各异，胆气受损可波及其他脏腑。胆者，少阳之腑；少阳者，气机升降之枢。升降出入是脏腑功能活动的基本形式。胆因其为气机升降之枢，对于升降出入起调控作用，故也影响其他脏腑的功能。波及于肝则魂不安而肝风内动，波及于肺则魄不宁而秽语连连，波及于心则神不宁而眠差惊悸，波及于肾则志不宁而约束无权，波及于脾则意不静而身体失养。③治病求本。根据本病的基本病机——胆气受损，采用温胆化痰之法。虽曰温胆，非温凉之意，而是取"温和"之"温"也，治胆多以"温和"为要。胆为气机之枢，主疏泄恶抑郁。气机不利时，水液代谢最易受影响而化生痰湿。痰湿又可反阻胆气，化热后变生痰热也可扰乱胆宁。治胆又以"化痰"为先，故胆气受损时，多采用温胆化痰之法以和顺胆气，小儿体禀少阳，病多从阳而化，故采用温胆汤进行随症化裁。（冯海音，徐荣谦. 从胆论治多发性抽动症体会[J]. 中医杂志，2013，54（17）：1511-1512.）

3. 伏邪致动论（吴敏）

【提要】 伏邪发病分"感而不发"和"伏而后发"两个阶段，初期同气相求致伏邪与正气相容共存，邪气伏藏于体内，感而暂时不发，内外相引则发为抽动。其病变脏腑主要在肺与肝，病发于肺，病本在肝。

【原论】 抽动障碍属于中医"瘛疭""肝风"等范畴，临床多从风、痰、虚、瘀立论。在临床中发现部分患儿在外感后出现眨眼、耸鼻、咧嘴、扭脖、喉中异声等抽动症状，或外感使抽动复发或加重，大量病案显示外感邪气与抽动呈现较强的时间和病程相关性。针对与外感相关的抽动症，提出"伏邪致动"学说，认为伏邪发病分"感而不发"和"伏而后发"两个阶段。①感而不发。同气相求致伏邪与正气相容共存。同气相求，邪气之性与脏腑属性相容，阴寒之邪与少阴正气相容，无意驱邪而任其潜藏于体内，相安于无事，未能激发出邪正相关的病理状态。人顺时而藏精，肾气充沛，腠理固密，不为外邪侵袭；若外感、劳倦、外伤耗伤肾中精气，或损脾伤胃，致后天水谷不能化生卫气，卫外不固而使邪气入侵。②伏而后发。邪气伏藏于体内，感而不发是正邪相争的暂时平衡态，卫气无力驱邪外出，邪气亦无力积聚而发病，但伏邪以不被自身感知的状态存在和发展，病位由浅入深，"邪气如烟之渐熏，水之渐积"，由氤氲、蔓延而至发作，使伏邪不断自我加强、积聚而渐盛，暗耗人体阴阳气血，正气渐衰，当正邪力量失去制衡后就会发病。另外，随时间季节变化，如从冬到春，体质属性由冬之"肾主闭藏"变成春之"肝木用事"，逐渐改变"同气相求"状态，使伏邪与正气不能相安而迫邪彰显于外；或者患儿感受冒触风寒邪气，外邪引动伏邪，内外合邪为患。风性升散，为百病之长，常夹温热、寒、湿诸邪经口鼻入侵肺卫，失治误治或体质因素使外风内陷，渐成"伏风"内藏肺络；肺外合皮毛，开窍于鼻，其声为咳，上通喉咙，风胜则动，因而抽动障碍初起多以眨眼、吸鼻、咧嘴等上部抽动为主，然后渐及颈项、躯干抽动。

"伏邪致动"病变脏腑在肺与肝。肝在体合筋，开窍于目，其声为呼，其脉循喉咙，上入鼻咽，连目系环唇内，与抽动障碍病位相似。"诸暴强直，皆属于风"，"诸风掉眩，皆属于肝"。外感风邪入中经络，伏藏半表半里，如正气亏虚，或伏邪较盛，则内陷厥阴肝经，使抽动症状加重。肺主降而肝主升，刚柔相济则阴阳协调，是调畅全身气机的中心环节。患儿不论外感或内伤，均与风邪相关；风邪外袭则肺伤，伏邪深陷则肝伤；肝肺失调，使抽动时作而缠绵难愈。因此，抽动障碍病变脏腑在肺与肝，病发于肺，病本在肝。外感导致抽动障碍发作、加重或复发，病机关键为外邪侵袭，伏藏体内，一旦外感引动伏邪，内外合邪导致抽动发作。治疗需因势利导，宜肺肝并调。一则宣肺肃降以疏散外风，此为治标；二则疏肝通络以息内风，此为治本。临床常用辛夷辛温入肺经，祛风散邪通鼻窍；苍耳子味苦甘归肺经，上通巅顶，下行足膝，外达皮肤；天麻平肝镇静，养液息风，善治手足抽掣；钩藤息风止痉，清热平肝；伸筋草化痰湿，通经络；板蓝根、山豆根清热解毒利咽，祛邪护肺。内风伏藏于太阴、厥阴，必用僵蚕、蝉蜕、地龙、蜈蚣等虫类药搜风通络、平息内风。僵蚕辛咸性平，祛风化痰，息风解痉；蝉蜕甘寒，质轻浮宣散，既能疏散肺经风热，利咽止痒，又疏散肝经风热，凉肝息风止痉；地龙咸寒，其体形长，性窜通，能引药直入病所，通行经络。此法疏外风、息内风，既治病之因，又治病之本，肝肺同调，则诸证可除。因此，掌握伏邪致病特点及发展、传变规律，才能见病知源，方不至于见病治病。（吴敏，周亚兵. 抽动障碍之"伏邪致动"学说初探[J]. 云南中医学院学报，2007，30（6）：11-13，17.）

4. 以肝为本，五脏相关论（宣桂琪）

【提要】 五脏功能失调，是抽动-秽语综合征的发病基础。其中，以肝为本，肝血不足，血不养筋，则肝风内动；土虚木旺，风痰鼓动，肝亢生风；外邪犯肺，风痰鼓动，横窜经络；血不营心，心神失养，或痰迷心窍；肾之阴精不足，阴阳失调，水不涵木致肝火独亢，而诱发肝风，发为抽搐。

【原论】 中医学素有"五脏藏神"之说，即"心藏神、肺藏魄、肝藏魂、脾藏意、肾藏志"。肝、脾、肺、心、肾脏腑功能失调，是抽动秽语综合征的发病基础。①本病虽与五脏皆有关，但与肝脏关系最为密切。肝为刚脏，以阴为体，以气为用，体阴用阳，主藏魂，主疏泄，主筋，开窍于目，其志怒，其气急，性刚强，喜条达而恶抑郁，为人体罢极之本。"诸风掉眩，皆属于肝"，故凡一切抽动、抽搐、震颤、痉挛，都属于肝风内动之证，属风邪偏盛之象；且风为阳邪，其性善行而数变，凡精神情志之调节功能，与肝密切相关。若气机郁滞则肝气横逆，更有肝血不足，血不养筋，则肝风内动，四肢抽搐。②"脾为生痰之源"，脾主运化散精。小儿属稚阴稚阳之体，"脾常不足"。由于饮食所伤，健运失职，水谷无以化为精微，化源匮乏，五脏精气随之而虚；脾虚生痰，痰食交阻，中焦郁结，郁而化热化风；又有土虚木旺，肝亢生风，风痰鼓动，上扰神窍，流窜经络，则致抽动。③"肺为贮痰之器"，肺主气，司呼吸，肺开窍于鼻，外合皮毛，且肺为娇脏，不耐寒热。故感受外邪，常首先犯肺，临床常见上呼吸道感染后，风痰鼓动横窜经络，形成阳亢有余、阴静不足，平衡失制之病理，出现金鸣异常，形声不正。④心主血脉而藏神，为精神之所舍，心属火为阳脏，以动为患。小儿生机旺盛，阳常有余，心火易亢，临床易出现心阴不足、心火有余、心神不守的病理改变。因饮食不当，营养不良，可造成小儿气血亏虚，血不营心，血脉不畅，心神失养；有痰浊久积不化，阻塞心窍，致心神不宁，神不守舍而抽搐、秽语。⑤"肾为先天之本"，肾藏精，精是人体生命活动的物质基础，可分为先天之精和后天之精。先天之精禀受于父母，后天之精来源于后天的饮食水谷。人体由先天之精作基础，后天之精不断补助，两者相互依存，互相为用。小儿生长发育迅速，必须依赖阴精的充分补充。一旦阴精不足，精髓亏损，脑海筋脉失养，可致阴阳失调，则抽动不止；肾水不足，又可出现水火不济，心神不宁之秽语、精神不集中等；肾阴不足，水不涵木致肝火独亢而诱发肝风，出现抽搐等。

总之，本病位于肝，发于心、脾、肺、肾。其特点是发于心、脾者则人格思维障碍，发于肺则喉闻异声，发于肾则运动障碍，在肝则抽动。（陈祺，宣桂琪. 宣桂琪名老中医治疗小儿抽动-秽语综合征[J]. 中医药学报，2009，37（3）：43-45.）

5. 营卫失和论（王欢）

【提要】　小儿肺脾常不足，脾虚则肺气亦弱，肺虚则卫外功能不固，外邪易乘虚而入，邪气入里耗伤营气，进而可并见气血营卫不和，筋脉、肌肉失养而发病。

【原论】　多发性抽动症与中医"瘈"相似，为筋脉抽搐痉挛的病症，病位在筋，是多种原因致筋脉失养。小儿脾常不足，营卫化生乏源，脾虚则肺气亦弱，卫外功能不固，外邪易乘虚而入，邪气入里耗伤营气，进而可并见气血不和，筋脉、肌肉失于濡养，即出现抽搐、痉挛。气血不和，脏腑失养，导致阴阳失调，加剧机体功能失衡，进一步影响营卫二气的生成，使疾病日久不愈。凡是气均有升降出入运动，营卫二气也遵循这个规律，"胃乃卫之源，脾乃营之本，营卫和则脾胃自不失其常度耳"。脾胃为人体气机升降的枢纽，营卫二气在人体各经络脏腑的正常运行，离不开脾胃枢机的条达。营卫的生成与脏腑功能正常密切相关，同时脏腑功能协调也离不开营卫调和。营卫为五脏六腑之使，五脏六腑为营卫之守，因此在脏腑气机升降的过程中也伴有营卫二气的升降。故外邪侵袭首犯营卫，进而内传入脏腑。疾病的发生是由营卫不和而引起机体的病理反应，因此在疾病的治疗中应重视调和营卫。多发性抽动症病程往往超过1年，久病耗伤营卫，其发病以内因为主，外因为次，营气或卫气不足是其内因，外邪的侵袭可加重营卫二气的不和谐，其病理变化与营卫不和证的基本性质相吻合。

多发性抽动症病理特点，为阳动有余而阴静不足；机体阴阳平衡失调、营卫不和，筋、骨、经、脉失于濡养，是其发病基础；以足厥阴肝经及足少阳胆经症状为主。外感邪气首伤肺卫，小儿肺常不足，卫表不固，不能鼓邪外出，内传入里损伤营气，营阴不能滋养肝血，致使肝阳上亢，肝风内动，横犯中焦，脾胃气机失调，营卫二气更虚。疾病初起以邪盛为主，风邪流窜体表，上至头面，故主要表现为头面部抽动，兼见外感症状如鼻塞、流涕、喷嚏、咳嗽。此期邪气居于手太阴肺经，治疗上应以疏风祛邪、调和营卫为主，以桂枝汤为主方。桂枝汤调和营卫的实质，是振奋中焦，调和正气；使卫阳得以宣通以祛邪，营阴得以内守以滋汗源；无论外感、内伤所致的营卫不和均可运用。方中桂枝通阳助卫，祛在表之风邪；芍药敛阴益营，补营分之弱。甘草合桂枝辛甘化阳以实卫，合芍药酸甘化阴以和营，营卫和调则汗止，卫气振则邪气退。白术合白芍以调和肝脾，起抑木扶土之功。方中可酌加钩藤、蝉蜕、僵蚕之品，增强祛风之力。若在表之邪不解，内传入里，此时邪气居于半表半里，少阳枢机不利、营卫不和，气机升降失调，当表里同治，疏利枢机，调和营卫。小儿为稚阴稚阳之体，感邪后易化热化燥，兼见目赤、咽干、下利等肝火上炎、少阳胆腑郁热的症状，此时里热虽盛而营阴未伤，可予以黄芩汤清解少阳郁热。方中黄芩苦寒，能清三焦之火，但其泻热之力又不似黄连、栀子之类峻猛；又合芍药敛阴，清里热而不至于过度伤阴。甘草、大枣用以健脾固津而和中，以滋营卫化生之源。

以上所论皆为多发性抽动症病程早期，尚处于手太阴肺经、足厥阴肝经之证治。若病邪传变至足少阴肾经，则可见一派虚劳征象。病程日久，脾胃虚损，后天之精生成不足，致肾阳亏虚，虚风内动，神不守舍，患儿除口角抽动，挤眉耸肩外，多见身体瘦弱，面色少华。桂枝加龙骨牡蛎汤，由桂枝汤加龙骨、牡蛎组成。桂枝汤和营卫，调脾胃，固护腠理以防风邪入侵；加龙骨、牡蛎，交通心肾，平肝潜阳，收敛神气。由此可见，桂枝加龙骨牡蛎汤可作为体质虚弱患儿的主方。（王欢，李贵平. 从营卫论治儿童多发性抽动症[J]. 临床合理用药杂志，2017，10（11）：162-163.）

6. 脑髓失调论（张骠）

【提要】 脑髓为体，神机为用。若因先天禀赋不足，饮食失宜，脾运不健，感受外邪，皆易导致痰浊内蕴，瘀血内生，交阻脑络，经脉不畅，阴阳失衡，神机失调，发为抽动。

【原论】 脑为髓之海，藏精明而寄元神，督统情志及全身功能活动。脑髓为体，神机为用，脑髓产生神机，神机反映脑髓的功能状态。显然，中医所说的脑髓、神机与现代医学的神经、精神症状（或疾病），是两种医学对同一问题的不同认识与表述，因此，小儿多发性抽动症应属于脑髓病范畴。小儿多发性抽动症患儿看似症状复杂多变，实则皆为运动和行为障碍，本病实为脑髓主感觉认知、主运动、主五志、主生长发育等功能失调所致。①小儿先天禀赋不足，脏气羸弱，肾精亏虚，不能上充于脑，髓海失充，元神失养，神机失调。②小儿易于饮食失宜，由于生长发育迅速，所需营养亦较成人相对为多，而小儿脾胃运化功能薄弱，运化之功易受损。而脾为生痰之源，脾运不健，易聚湿成痰，痰浊内蕴，痰阻脑络；或痰邪郁久化热，上扰神明，或脾虚肝旺，使风、火夹痰上扰走窜脑府，蒙蔽神明清窍，神机失调。且"怪病多痰"，痰邪难消，故本病往往多变难治。③由于外感因素，小儿形气未充，肌肤薄弱，腠理疏松，易为外邪所伤，引触内伏痰瘀，致使风、痰、瘀鼓动；风性轻扬、易袭阳位，"高巅之上，唯风可到"，上扰清窍发为本病。④小儿由于学习负担重、家长要求过分严格等，也可见七情不遂，阴阳失调而致病。小儿肝气旺盛或郁结，肝失其疏泄之职，气机不畅，气滞血瘀，则可使脑络滞瘀，神机失调。⑤其他原因，如产伤、窒息、早产、出生低体重等围生产期的各种不良因素，均能导致脑窍受损，瘀血阻络，经脉不畅，阴阳失衡，神机失调。

小儿多发性抽动症的病因多样，在病机演变中病理产物风、火、痰浊贯穿始终，伴随儿童的成长逐渐产生并长期作用于机体（故高发于学龄期），导致脑髓失养、脑髓阴阳失调、脑髓痰瘀内伏，而致小儿多发性抽动症的发生。因此，脑髓神机失调是上述诸多病理因素相互作用而导致的最终结果，也是小儿多发性抽动症的病机关键。（隆红艳，张骠. 从"脑髓神机失调"角度认识小儿多发性抽动症的关键病机[J]. 辽宁中医杂志，2012，39（1）：73-74.）

7. 安神定志论（于仲华）

【提要】 情志不遂，劳神太过，邪毒伤正或毒邪阻络，暴受惊恐等诸多原因，皆可致神志受损，神机逆乱而发病，故治以镇惊安神为主。

【原论】 本病病因复杂，但万变不离其宗，即心肝受损。古代论著曾有"心主惊兮肝主风"及"诸风掉眩，皆属于肝"之说。分析诸多病例可归纳为以下几点：其一是情志不遂，肝气郁滞。独生子女过于娇惯，纵其所欲，自我意识过强，稍有限制或相争则盛怒于形，情志不遂则肝气郁结。"怒动于心而肝应之"，则说明怒伤肝能累及于心，神机受累，肝失疏泄，气机失调，筋用无主，则使筋脉拘挛而不能自控。其二是劳神太过，心神受损。小儿神识怯弱，常因学习负担过重或迷恋游戏过度紧张，使心神过劳，正所谓"是故怵惕思虑者则伤神"。脑为元神之府，神依形则生。动作是元神所主，过度紧张，元神受伤致使形神失统，筋脉拘挛而不用。其三是邪毒伤正或毒邪阻络。邪毒阻络则脉络不畅；邪毒伤正，荣卫失和，气血失调则筋脉失荣。其四是暴受惊恐，神机逆乱。惊则伤神，恐则伤志，幼儿之体乍见异物，乍闻异声，突然受到刺激，致使神志受损，神机逆乱，逆气上冲而致抽动。诸多原因，皆能致病，故其治以镇惊安神为主，佐以疏肝解郁、益气养血、息风通络、降气等法治疗，均可收到满意疗效。具体分为：①养心安神法。适用于劳神太过心神受损。症见抽动伴睡中惊动，睡眠不实，说梦话，下睑发暗或发青者。药用当归、石菖蒲、远志、益智仁、郁金、牡蛎、白芍、僵蚕等。②疏肝解郁，安神定惊法。适用于情志不舒，肝气郁结，症见抽动伴胸闷，心烦，易怒，善太息，脉弦者。药用当归、柴胡、郁金、香附、枳壳、白芍、牡蛎、天麻等。③镇惊安神降气法。适用于暴受惊恐，气机逆乱，症见抽搐，打嗝，呼气样抽动者。药用当归、赭石、郁金、牡蛎、白芍、桔梗、半夏等。（于仲华. 儿童抽动-秽语综合征的辨证施治. 黑龙江医学[J]. 2007, 31（12）：958-959.）

8. 升清降浊论（郑启仲）

【提要】 气机失调，升降失常，清阳不升，浊阴不降，痰浊内生，痰阻气机，致脏腑失调，阴阳失衡，变生抽动。故治疗采用升清降浊法，调节脏腑气机，以恢复阴阳气血平衡。

【原论】 本病诸多症状可从"风"解，然而其致病因素应"责之于痰"。因痰可影响气机升降和气血运行，而产生多种病变。一旦痰浊形成，注于血脉，就会壅塞脉道，影响血流，阻滞气血运行，使脉络瘀阻。痰瘀相兼为患的病证，临床表现不但广泛，而且复杂、严重，甚至离奇古怪，所以怪病多责之痰。对于本病来说，痰作为一种病理产物和致病因子，其形成原因主要有：①小儿脾常不足，易为饮食所伤，或因娇惯而偏食膏粱厚味，常致胃肠积滞，升降失常，脾运失健，水谷不化精微而成痰浊，聚湿生痰；②小儿为"稚阴稚阳"之体，无论外感内伤，患病易从热化，而临床用药则多寒凉，常致药过病所而损伤脾胃，升降失常，脾虚失运，而痰浊内生；③小儿肝常有余，学业紧张等因素，均可致小儿肝气过盛或郁结，肝失其疏泄之职，气机不畅，木犯脾土，炼液成痰，形成痰邪蕴伏之势；日久化火，引动肝风，诱发抽动、喉中异声等一系列 TS 症状。

升降出入是人体气化功能的基本形式，气化正常则身体强健，气化失常则诸病遂生。气机失调，升降失常，清阳不升，浊阴不降，痰浊内生，痰阻气机，致脏腑失调，阴阳失衡，变生诸症。痰浊既是病理产物，又是重要的致病因素。患儿多不以"有形之痰"盛于外，而以"无形之痰"为主症，如精神、意识、情感异常，出现强迫、自闭、抑郁、精神恍惚或幻觉等；或抽动发作，感觉异常，如眩晕、麻木、咽中如物梗阻等，即提示存在无形之痰。TS 各种怪异见症，均与清阳不升，浊阴不降，痰浊上蒙清窍，阻滞经脉有关。所以，TS 的病因病机是：痰邪内伏，清阳不升，浊阴不降，升降失常，气机逆乱，抽动乃作。此外，气机失畅，不但会导致津停成痰，血滞成瘀，而且痰浊瘀血的形成还可使气机阻滞进一步加重，又易蕴热生风，因而致使元神之府不但得不到气血的濡养，反受痰、瘀、风、热浊邪的侵扰，久则诸邪交结而成难解之势，故使病情加重，缠绵难愈。

基于以上认识，运用"升清降浊"法治疗 TS，自拟"升清降浊制动汤"用于临床。方药组成：僵蚕、蝉蜕、姜黄、大黄、白附子、全蝎、白芍、穿山龙、莲子心、甘草。水煎服，每日 1 剂。升清降浊制动汤是由升降散、牵正散、芍药甘草汤三方化裁而成。方中升降散为升清降浊之主方，其中僵蚕清热解郁，化痰息风，为治风痰之圣药，既能升清，又能散逆浊结滞之痰；蝉蜕甘寒无毒，祛风止痉，散热解毒；姜黄善理血中之气，利肝脾而散郁；大黄力猛善走，荡涤瘀浊。四药合用，僵蚕、蝉蜕升阳中之清阳，姜黄、大黄降阴中之浊阴，一升一降，阴阳相配，升降并施，调畅气机，通和内外，正切病机。牵正散由白附子、僵蚕、全蝎组成，功善化痰祛风，通络止痉。芍药甘草汤平肝缓急而止痉。穿山龙化痰通络，莲子心清心安神，交通心肾。全方配伍共奏升清降浊，化痰息风，通络止痉，清心醒脑之效。升清降浊制动汤的核心在升降散，其他均为配伍应用。然究其组方，只要是气机失调，无论虚实寒热，都可以运用升降散来调节脏腑气机，恢复阴阳气血平衡，其辨证运用的关键是气机失调，升降失常。（郑宏，郑攀，郑启仲. 郑启仲治疗小儿多发性抽动症经验[J]. 中医杂志，2012，53（3）：195-197.）

9. 分期辨治论（马融）

【提要】　多发性抽动症病因复杂，病情迁延反复，不同阶段的病因、病性、病位、病势都有所差异，因此需要分期辨治。一般多分为初期、中期、晚期三期，初期从肺论治兼顾肝脏，中期从肝胆论治兼顾心脏，后期从心肾论治兼顾脾脏。

【原论】　多发性抽动症宜从三期论治。①初期从肺论治兼顾肝脏。小儿"肺常不足"，肺为娇脏、不耐寒热，卫表尤弱，外邪易由表入里。肺为华盖，主气司呼吸，外邪入侵，首当其冲。多发性抽动症发病初期，症状多集中在颜面、颈部，抽动部位轮替不定，反复发作，并以头面症状为主，与风性多动、轻扬、善变、易袭阳位的致病特点相符。初期鼻干、鼻痒、耸鼻、咽干、咽痒、干咳、清嗓子等，与肺开窍于鼻有关。故此期病变多现风火上攻、清窍失宣之症状，病因责之于风，病位在肺和肝。本病初期病机是风邪犯肺，风气留恋，内外相招，外风触动内风。肺主治节失常，痰浊内生，与热相合，痰热蒙蔽心神，故肺病时出现秽语连连，外风引动，痰风互结，痰随风动，阻滞气机，扰乱心神，上扰清窍，横窜经络，可见性情及行为上的怪相。故本期病变责之于肺，关乎于肝且相互影响。本期病变多从肺论治，扬泄犯肺之邪，防外邪引动肝风，达"既病防变"之"治未病"目的，使肝肺两脏上下相因、刚柔相济，收"阴平则阳秘"之效。临证对初发兼有外邪或外邪引发的多发性抽动症患儿，多采用银翘散加减，以宣肺清热、疏风化痰、祛肺邪而达平肝之效。②中期从肝胆论治兼顾心脏。肺虚卫外不固，外感之邪未祛而内伏。风属阳邪，肝为风木之脏，心为火脏，同气相求，风火相煽，病情进展，必由肺及心肝。肝主藏血，体阴而用阳，邪易从阳化，热邪炽盛，耗伤阴津，使阴虚不制阳，而出现肝阳上亢或肝风内动之急躁易怒、抽动频繁、舌红苔黄、脉弦等症。肝胆为表里之脏，气机之枢，主疏泄而恶抑郁；气机不利，升降失常，则水液失布，化生痰湿。痰湿可反阻胆气，从阳化热后变生痰热，也可扰乱胆宁而见心烦胸闷、狂躁、失眠等精神表现。治此期病变，以痰火为主线，心肝胆脏为重点。偏肝热风动者，选天麻钩藤汤以平肝息风止痉；偏肝经痰火者，选温胆汤以清热涤痰止痉；偏肝风内动者，选风引汤以重镇潜阳，息风止痉。③后期从心肾论治兼顾脾脏。"病久未有不及肾者"，肾为水火之脏，内蕴元阴元阳，肾常虚，阴阳易偏颇；心常有余，心火偏旺，水火不济，易见心神不宁之谵语、精神不集中；肾阴不足，水不涵木，肝阳亢盛而诱发肝风，出现抽搐。脾为后天之本，气血生化乏源，脾虚化源不足，水谷精微不能温养肌肉四肢；脾虚精微不能滋养先天，肾精不足，则肌肉挛缩而颤动，髓海失养。此期多心脾肾虚，虚风内动，神不守舍，治以滋肾平肝，或理脾缓肝，或安神定志、补养心气。方选滋水清肝汤、柴桂龙骨牡蛎汤合甘麦大枣汤加减。（陈文霞，闫永彬，马融. 马融儿童多发性抽动症脏腑分期论治法探析[J]. 中国中医基础医学杂志，2015，21（3）：352-353.）

10. 三步辨治论（杨季国）

【提要】　风痰夹虚为多发性抽动症的病机关键，病位主要在肝、脾、肾，其治疗须分化痰息风以平肝、运脾化湿以柔肝、健脾益肾以养肝三步论治。

【原论】　风痰夹虚为本病的病因病机之所在，病位主要在肝，常累及脾肾二脏。采用化痰息风平肝、运脾化湿柔肝、健脾益肾养肝三步论治，调整小儿肝、脾、肾功能。第一步，化痰息风以平肝。外感或内伤均可导致肝功能失调，引动肝风。肝主风，痰鼓风动则肢搐强急。其病性有虚有实，病初多实，日久易虚，脾虚肝亢，痰浊内生，伏痰内隐，故有"内伏胶固之痰"，一遇风邪引动，阻碍经络为"风痰痉"。因肝为风木之脏，风性善动而数变，脾的清浊升降失司，其气上不能升，下不能降，使津液不得流行而生痰，痰涎壅滞而作搐，故所谓"怪病多责之于痰"，此属怪病痰证。患儿发病，常呈肝风内动和风痰上扰之势，故临证施治宜先急则治其标，化痰息风以平肝。常用珍珠母、龙骨、牡蛎平肝潜阳，减少其自主活动，有镇静、抗惊厥作用，加竹沥、半夏、制南星、天竺黄、竹茹祛风化痰定惊，再以白茯苓健脾化痰，石菖蒲开窍，僵蚕、地龙通络息风，辅之以陈皮、甘草等。第二步，运脾化湿以柔肝。上述治标仅以强制之法予以顿挫病势，然小儿脾胃虚弱者易生痰湿，易感外邪，终致病情复燃。故在治标之法之后继以运脾化湿，结合小儿自身肝有余、脾不足的生理病理特点，药用党参、白术、白茯苓、陈皮、薏仁、扁豆等运脾祛湿，复脾健运，即土旺则能健运，能胜湿，则清气善升；继加玉蝴蝶、白芍、天麻、鳖甲、龟板、谷精草、鸡子黄等柔肝敛肝，于土中泻木。治疗脾失健运，水液代谢障碍，聚液成痰，痰气互结，壅塞胸中，蒙蔽心神导致的胸闷易怒、脾气乖戾、喉发怪声。第三步，健脾益肾以养肝。经以上两法之后，多发性抽动症的症状已基本控制，然痰有聚散，气有顺逆，风有动静，故抽搐等症状易反复发作，又能暂时自行缓解，致病程长久。久则致虚，迁延脾肾，脾虚肝旺，木亢生风。肾主水，肾水不足则柔不制刚，风阳易动，即小儿素体肝病日久及肾，真阴不足，水不涵木，虚风内动。治标之法已去痰涎，治本需固元气，元气盛则津液行，血气流转，自然不搐。因肾脾为先后天之本，元气之出处，且病位在肝，故健脾益肾以养肝，选参苓白术散和杞菊地黄丸加减。（葛涛涛，杨季国. 杨季国教授治疗小儿多发性抽动症经验拾萃[J]. 中国乡村医药，2016，23（15）：31-32.）

11. 体质辨治论（王素梅）

【提要】 小儿脾常不足，肝常有余，脾虚则酿生痰浊，痰浊上扰神机。肝气郁滞，久之化火，肝阳亢盛，风阳鼓动，痰火内扰；或亢极生风，渐耗真阴，变致肾精亏虚，虚风内动。因此，可据此将本病患儿分为脾虚肝旺质、阴虚内热质、脾虚痰湿质、气郁化火质进行辨治。

【原论】 小儿有"脾常不足，肝常有余"的特性，脾常不足则易酿生痰浊，痰浊上扰清空，神机被蒙，则口出秽语。肝气郁滞，久之则气郁化火，肝阳亢盛，酿成风阳鼓动或痰火内扰之证；或亢极生风，渐耗真阴，变生肾精亏虚、虚风内动之证。因此，主要将小儿多发性抽动症的患儿分为脾虚肝旺质、阴虚内热质、脾虚痰湿质、气郁化火质。临床诊疗时根据患儿的不同表现，在常规辨证施治的基础上结合患儿体质类型进行治疗，可使治疗更具针对性。①脾虚痰湿质。此类患儿平素多恣食肥甘厚腻，或自身或其家族多有湿疹、过敏性鼻炎、哮喘等家族遗传病史。形体特征为肥胖，腹部肥满松软，口黏苔腻。此类患儿性格相对温和，临床多表现为抽动日久，发作无常，抽动无力，喉中痰声，形体虚胖，食欲不振，健忘，困倦多寐，面色萎黄，大便溏，舌淡红，苔白腻，脉沉滑。治疗宜健脾柔肝、行气化痰，治疗时多选温胆汤加减，辅以祛痰除湿、息风止痉药物，如葛根、木瓜、伸筋草、防风、荆芥等。②阴虚内热质。多见于养护过度，平素喜食煎炸辛热之物者，亦可见于先天禀赋不足者，或由于诊疗不当，或用药过于温燥，形成阴虚内热体质者。临床多表现为肢体震颤，筋脉拘急，咽干清嗓，形体消瘦，脾气急躁，多动，头晕耳鸣，两颧潮红，盗汗，手足心热，睡眠不安，大便干结，尿频或遗尿，舌红绛，少津，苔少光剥或地图舌，脉细数。治疗宜滋阴养血、柔肝息风，方选大定风珠加减，另加柴胡、白芍、地龙、谷精草、伸筋草等。③气郁化火质。现代社会人们生活节奏快，工作生活压力大，家长对孩子往往缺乏必要的关心及教育，因此很多孩子产生心理方面的问题。如果所欲不遂，得不到满足，很多孩子就会产生逆反心理，心情郁闷，加之小儿"肝常有余"的生理特点，久之则表现出气郁质方面的特征。形体特征为瘦弱，此类患儿性格内向不稳定，敏感而多虑。临床表现为四肢抽动频繁有力，脾气急躁，注意力不集中，秽语连连，面红耳赤，头晕头痛，胸胁胀闷，口苦喜饮，目赤咽红，大便干结，小便短赤，舌红苔黄，脉弦数。治疗宜清肝泻火、息风止痉，方选清肝达郁汤加减，另加菊花、川芎、防风、木瓜、伸筋草等。④脾虚肝旺质。此类患儿临床最为多见，兼有痰湿质、气郁质特点。形体较瘦，平素元气较弱，食欲较差，加上家长的溺爱，逆反心理较强，性格急躁易怒。临床表现为腹部抽动明显，性情急躁，烦躁易怒，注意力不集中，手足多动，难以静坐，睡眠不安，多梦，目赤口苦，叹息，胁胀，健忘，食欲不振，便溏，舌淡红，苔薄白，脉细弦。治疗宜扶土抑木、息风止痉，方选自拟健脾止动汤加减。此方以六君子汤合泻青丸加减而成。方中太子参补益脾肺、益气生津，白术、茯苓健脾渗湿，陈皮、半夏化湿运脾，钩藤息风解痉，龙胆草泻肝息风，川芎、当归养血柔肝。全方共奏健脾化痰、清肝息风之功。临证应针对症状发生的部位不同，加用相应药物以取得更好的治疗效果。如患儿耸鼻、吸鼻明显，加辛夷、苍耳子通窍祛邪；眨眼明显，加谷精草、密蒙花、木贼草疏风明目；出现喉中怪声，加锦灯笼、青果、射干、草河车利咽；四肢抽动明显，加桑枝、桂枝、鸡血藤、全蝎、僵蚕等祛风通络；腹部抽动明显，加白芍、甘草缓解肌肉挛急。（李珉景，张雯，南源释，等. 从小儿体质辨治多发性抽动症[J]. 现代中医临床，2014，21（2）：51-53. ）

（撰稿：胡勇；审稿：王雪峰，孙远岭）

参 考 文 献

著作类

[1] 刘弼臣. 中医儿科治疗大成[M]. 石家庄：河北科学技术出版社，1998.

[2] 王永炎，王庆文. 今日中医儿科[M]. 北京：人民卫生出版社，2000.

[3] 刘弼臣. 中国百年百名中医临床家丛书·刘弼臣[M]. 北京：中国中医药出版社，2001.

[4] 俞景茂. 中医儿科临床实践[M]. 贵阳：贵州科技出版社，2005.

[5] 万力生，邱静宇. 中医儿科诊疗思维[M]. 北京：人民军医出版社，2010.

[6] 洪岩. 中医儿科临床经验集锦[M]. 西安：西安交通大学出版社. 2011.

[7] 中华中医药学会. 中医儿科常见病诊疗指南[M]. 北京：中国中医药出版社，2012.

[8] 中医临床诊疗指南释义——儿科疾病分册[M]. 北京：中国中医药出版社，2012.

[9] 朱锦善. 朱锦善儿科临证 50 讲[M]. 北京：中国中医药出版社，2012.

[10] 汪受传. 汪受传儿科学术思想与临证经验[M]. 北京：中国中医药出版社，2014.

[11] 徐荣谦. 中医儿科临证必备[M]. 北京：人民军医出版社，2015.

[12] 张奇文，朱锦善. 实用中医儿科学[M]. 北京：中国中医药出版社，2016.

[13] 胡天成. 胡天成儿科临证心悟[M]. 郑州：河南科学技术出版社，2017.

[14] 郑宏，郑攀. 郑启仲中医儿科用药经验[M]. 北京：人民卫生出版社，2019.

论文类

[1] 欧正武. 多发性抽动征从痰论治的体会[J]. 湖南中医学院学报，1986，4（4）：21-22.

[2] 甄德江. 玉真散加减治愈抽动——秽语综合征[J]. 北京中医，1989，8（5）：45.

[3] 刘弼臣，陈丹. 小儿抽动–秽语综合征中医分型辨治初探[J]. 北京中医杂志，1993，11（2）：14.

[4] 徐荣谦. 小儿抽动–秽语综合征从肺论治 52 例分析[J]. 中医杂志，1993，34（11）：678-679.

[5] 王延泉，孙娟. 平肝化痰法治疗儿童抽动——秽语综合征[J]. 四川中医，1996，9（9）：44.

[6] 宣桂琪. 中药治疗小儿多发性抽动症 56 例疗效观察[J]. 浙江中医学院学报，1996，20（5）：12.

[7] 李润荣. 温胆汤加减治疗儿童抽动症[J]. 上海中医药杂志，1996，20（1）：13.

[8] 刘昌艺. 刘弼臣教授治疗抽动–秽语综合征的经验[J]. 山西中医，1997，13（6）：10-11.

[9] 杨季国. 抽动秽语综合征论治三步法[J]. 中国中医药信息杂志，1998，5（11）：37.

[10] 孟宪兰，宋春霞. 抽动–秽语综合征治从肝胆[J]. 山东中医杂志，1998，17（9）：38-39.

[11] 王俊宏. 刘弼臣教授论治小儿抽动–秽语综合征经验[J]. 北京中医药大学学报，1999，22（3）：18-19.

[12] 艾小文，马传红，王立华. 抽动–秽语综合征从脾论治[J]. 山东中医杂志，1999，18（5）：16.

[13] 王喜聪，郑庆明. 儿童抽动–秽语综合征当从肝脾论治[J]. 河南中医药学刊，2000，15（6）：44-45.

[14] 王津. 抽动秽语综合征治疗体会[J]. 吉林中医药，2001，12（6）：16.

[15] 郑宏. 卞同琦老中医治疗抽动秽语综合征经验[J]. 中医研究，2001，14（4）：37.

[16] 左淑英，许静威，刘国峰. 从痰论治抽动–秽语综合征 46 例[J]. 中国民间疗法，2001，9（6）：56-57.

[17] 欧芳兰，柳静，李风美. 裴学义治疗抽动秽语综合征的经验[J]. 北京中医，2001，20（1）：5-6.

[18] 方思远. 从虚风痰论治小儿抽动–秽语综合征[J]. 新中医，2002，34（12）：68.

[19] 姚凤莉，李海南. 刘弼臣治疗抽动–秽语综合征的经验[J]. 辽宁中医杂志，2002，29（11）：648.

[20] 胡剑春. 缓抽汤治疗抽动秽语综合征[J]. 河南中医，2002，44（2）：51.

[21] 刘初生，刘弼臣. 刘弼臣论治小儿抽动–秽语综合征临床经验[J]. 中国中医药信息杂志，2002，9（4）：73.

[22] 赖东兰，李宜端. 李宜瑞教授治疗儿童抽动–秽语综合征经验述要[J]. 中医药学刊，2004，22（7）：1176.

[23] 李东，隋宏，王芳. 邢向晖教授治疗小儿抽动–秽语综合征三则分析[J]. 中医药学刊，2003，21（8）：

1253-1254.

[24] 马莘. 疏肝调肺法治疗抽动秽语综合征[J]. 北京中医药大学学报（中医临床版），2003，10（2）：48.

[25] 王文革，孟宪军，汪受传. 汪受传治疗小儿多发性抽动症的经验[J]. 辽宁中医杂志，2004，31（3）：181-182.

[26] 张骠. 小儿多发性抽动症中医证治特点及其研究述略[J]. 江苏中医药，2004，25（9）：1-3.

[27] 阎兆君. 多发性抽动症志意辨证理论构设与研究[D]. 济南：山东中医药大学，2005.

[28] 张帆，顾明达，朱盛国. 培土生金抑木法治疗小儿抽动症 30 例[J]. 四川中医，2006，24（6）：69-70.

[29] 阎兆君，孙聪玲，王晶. 多发性抽动症中医临床辨证现状与思考[J]. 中国中医药现代远程教育，2007，5（1）：14-15.

[30] 万亚雄，张士卿. 张士卿教授治疗小儿多发性抽动症的经验[J]. 中医儿科杂志，2007，3（6）：3-5.

[31] 孙洮玉. 刘弼臣教授治疗儿科疑难杂病的经验举隅[A]. //中华中医药学会儿科分会、全国中医药高等教育学会儿科教学研究会. 第 24 届全国中医儿科学术研讨会、中医药高等教育儿科教学研讨会、儿科名中医讲习班论文汇编[C]. 2007：5.

[32] 刘成全. 韩新民教授治疗小儿多发性抽动症验案 2 则[J]. 新中医，2007，39（8）：86.

[33] 吴敏，周亚兵. 抽动障碍之"伏邪致动"学说初探[J]. 云南中医学院学报，2007，30（6）：11-13，17.

[34] 吴上彬，马融. 马融治疗小儿多发性抽动症经验[J]. 辽宁中医杂志，2007，34（4）：396-397.

[35] 阎兆君，孙聪玲，王晶. 多发性抽动症中医临床辨证现状与思考[J]. 中国中医药现代远程教育，2007，5（1）：14-15.

[36] 张玉和. 黄禾生老师治疗多发性抽动症经验[J]. 亚太传统医药，2007，4（4）：47，46.

[37] 孔令万，郭允伟，张艳梅，等. 张骠治疗小儿多发性抽动症经验[J]. 中医杂志，2008，49（11）：977-978.

[38] 佟丹，张文华，张卉. 平肝清肺法治疗小儿多发性抽动症[J]. 现代中医药，2008，28（2）：36-37.

[39] 李菊莲. 杨廉德教授治疗小儿多发性抽动症经验[J]. 中医研究，2009，22（9）：60-61.

[40] 张邓莉，舒兰. 中医药治疗小儿多发性抽动症的临床研究概述[J]. 中医药导报，2009，15（8）：85-86.

[41] 崔霞，薛小娜，吴琼，等. 王素梅从肝常有余论治小儿多发性抽动症之经验[J]. 江苏中医药，2009，41（8）：18-19.

[42] 任晓峰，曾鸿鹄，陈运生. 陈运生教授治疗儿童多发性抽动症经验[J]. 中医儿科杂志，2009，5（4）：1-2.

[43] 刘卓勋，黎英贤，李宜瑞. 肺热诱发小儿多发性抽动症的病机初探[J]. 新中医，2009，41（7）：115-116.

[44] 王正华，李江全. 中医治疗多发性抽动症概况[J]. 实用中医药杂志，2009，25（2）：128-129.

[45] 张霞，史英杰. 史英杰辨治小儿多发性抽动症经验[J]. 北京中医药，2009，28（1）：20-21.

[46] 陈自佳，吴琼，王素梅. 刘弼臣辨治多发性抽动症思路浅析[J]. 辽宁中医杂志，2009，36（1）：14-16.

[47] 李继君，李安源. 李安源治疗小儿多发性抽动症经验[J]. 中医杂志，2009，50（1）：15-16.

[48] 石海莎，王晓利. 张新建教授治疗小儿多发性抽动症经验[J]. 世界中西医结合杂志，2010，5（12）：1024，1093.

[49] 李香玉，原晓风. 原晓风教授治疗小儿多发性抽动症经验拾萃[J]. 中国中西医结合儿科学，2010，2（6）：502-503.

[50] 李贵平，马君蓉. 马君蓉教授治疗儿童多发性抽动症经验总结[J]. 内蒙古中医药，2010，29（22）：123.

[51] 刘奔. 叶冬兰治疗儿童多发性抽动症经验[J]. 山东中医杂志，2010，29（5）：343-344.

[52] 张永春，汪受传. 汪受传从风痰论治儿童多发性抽动症经验[J]. 中华中医药杂志，2010，25（4）：549-550.

[53] 冯振娥，王剑锋. 多发性抽动症从肝肺论治[J]. 中国中西医结合儿科学，2010，2（1）：42-43.

[54] 吴力群，徐正莉，王素梅，等. 胡天成教授从血论治小儿多发性抽动症经验[J]. 四川中医，2010，28（1）：11-12.

[55] 李华，王霞芳. 王霞芳从肝论治儿童多发性抽动症经验[J]. 陕西中医，2011，32（12）：1644-1646.

[56] 宋桂华. 赵时雨教授从五脏论治小儿多发性抽动症经验介绍[J]. 新中医，2011，43（12）：148-149.

[57] 崔霞，王素梅. 肝与儿童多发性抽动症发病的关系[J]. 中国中西医结合儿科学，2011，3（5）：389-390.

[58] 李华，王霞芳. 王霞芳治疗小儿多发性抽动症经验[J]. 中国中医药信息杂志，2011，18（10）：89-90.

[59] 王志学，李安源. 李安源教授治疗小儿多发性抽动症的学术思想[J]. 云南中医中药杂志，2011，32（8）：11-13.

[60] 马丙祥，史文丽. 马丙祥教授辨治小儿多发性抽动症经验[J]. 中外妇儿健康，2011，19（8）：311.

[61] 杨悦，张葆青. 小儿多发性抽动症证治研究概况[J]. 实用中医药杂志，2011，27（6）：419-420.

[62] 任燕. 马丙祥教授辨证论治小儿多发性抽动症经验[J]. 中医研究，2011，24（5）：74-75.

[63] 刘娟，王晓燕. 王晓燕教授治疗小儿多发性抽动症经验举隅[J]. 中国中西医结合儿科学，2011，3（2）：126-127.

[64] 李海朋. 陈梁治疗小儿多发性抽动症的临床经验[J]. 湖北中医杂志，2011，33（2）：26-28.

[65] 符顺丹，孙丽平. 孙丽平教授治疗小儿多发性抽动症经验[J]. 中国中西医结合儿科学，2012，4（6）：510-511.

[66] 武曦蔼，姚帅，贾冕，等. 赵进喜教授从五脏论治小儿多发性抽动症经验[J]. 辽宁中医药大学学报，2012，14（5）：156-157.

[67] 徐巧，朱永琴，王艳. 试从"治未病"探讨小儿多发性抽动症的防治[J]. 内蒙古中医药，2012，31（4）：131-132.

[68] 郑宏，郑攀，郑启仲. 郑启仲治疗小儿多发性抽动症经验[J]. 中医杂志，2012，53（3）：195-197.

[69] 隆红艳，张骠. 从"脑髓神机失调"角度认识小儿多发性抽动症的关键病机[J]. 辽宁中医杂志，2012，39（1）：73-75.

[70] 代卫锋，司振阳. 张骠治疗小儿多发性抽动症合并多动症经验[J]. 河南中医，2013，33（3）：344-345.

[71] 张雯，王素梅，卫利，等. 从"肝常有余，脾常不足"理论辨治小儿多发性抽动症[J]. 中医杂志，2013，54（24）：2098-2099，2113.

[72] 纪文娜，马融. 从肝脾论治小儿抽动障碍[J]. 吉林中医药，2013，33（10）：1004-1005.

[73] 何大雪，周西，刘小凡. 抽动症的中医现代研究概况[J]. 四川中医，2013，31（9）：181-184.

[74] 冯海音，徐荣谦. 从胆论治多发性抽动症体会[J]. 中医杂志，2013，54（17）：1511-1513.

[75] 赵丽娜，马丙祥，潘焕焕. 马丙祥教授治疗小儿多发性抽动症临床经验[J]. 光明中医，2013，28（5）：909-910，917.

[76] 马丙祥，杨亚丽. 从肝脾论治小儿多发性抽动症[J]. 中国中西医结合儿科学，2013，5（2）：116-117.

[77] 肖小星，陈华. 俞景茂治疗小儿多发性抽动症经验[J]. 中医杂志，2013，54（8）：648-649，672.

[78] 唐彦，何平，朱瑛，等. 刘以敏从风痰论治多发性抽动症的经验[J]. 四川中医，2013，31（4）：11-12.

[79] 赵静. 儿童多发性抽动症相关因素及中医体质分析[D]. 沈阳：辽宁中医药大学，2013.

[80] 於志娟. 闵伟福从瘀论治儿童抽动症[J]. 河南中医，2013，33（9）：1415-1416.

[81] 崔芬芬. 小儿多发性抽动症中医证治研究概况[J]. 现代中医药，2014，34（1）：104-106.

[82] 殷薇薇，宋明锁. 宋明锁治疗小儿多发性抽动痰火扰神证的经验[J]. 中医临床研究，2014，6（36）：5-6.

[83] 董超，赵进喜，乔会秀. 五脏同调治疗小儿多发性抽动症浅议[J]. 环球中医药，2014，7（11）：865-866.

[84] 冯斌，都修波，郑宏. 从痰、风辨治小儿多发性抽动症经验[J]. 中医研究，2014，27（9）：53-54.

[85] 薛德馨，彭丽娜. 从风论治小儿多发性抽动症[J]. 四川中医，2014，32（8）：44-46.

[86] 陈梁. 中医治疗儿童多发性抽动症的辩证思路与方法[A]. //中华中医药学会儿科分会. 中华中医药学会儿科分会第三十一次学术大会论文汇编[C]. 2014：3.

[87] 杨志华. 从肝脾理论探讨小儿多发性抽动症施治[J]. 中国优生优育，2014，20（5）：363-365.

[88] 冯海音. 从胆论治小儿多发性抽动症[D]. 北京：北京中医药大学，2014.

[89] 赵艳，朱先康. 朱先康治疗小儿多发性抽动症的经验撷萃[J]. 浙江中医药大学学报，2014，38（1）：58-60.

[90] 杨志华，马融，张喜莲. 基于"司揣内外"理论探讨小儿多发性抽动症[J]. 西部中医药，2015，28（11）：42-44.

[91] 姚洁琼，王俊宏. "风胜则动"对小儿多发性抽动症治疗的启示[J]. 中国临床医生杂志，2015，43（8）：81-83.

[92] 金瑄，郝大燕，刘晓萍. 刘晓萍主任医师治疗小儿多发性抽动症经验[J]. 陕西中医学院学报，2015，38（4）：34-36.

[93] 南彦武. 静心止动方"从心论治"抽动障碍的文献及临床机理研究[D]. 北京：中国中医科学院，2015.

[94] 徐贤达，陈健，宣晓波，等. 宣桂琪教授治疗小儿多发性抽动症经验浅谈[J]. 浙江中医药大学学报，2015，39（4）：262-264.

[95] 陈文霞，闫永彬，马融. 马融儿童多发性抽动症脏腑分期论治法探析[J]. 中国中医基础医学杂志，2015，21（3）：352-353.

[96] 杨晓宁，宋启劳. 小儿抽动症从风痰论治初探[J]. 现代中医药，2015，35（2）：55-56.

[97] 康蓓蓓. 王雪峰教授平肝息风涤痰法治疗儿童多发性抽动症的经验[D]. 沈阳：辽宁中医药大学，2015.

[98] 刘奔. 蔡根兴从脾胃论治儿童多发性抽动症[J]. 江西中医药，2015，46（2）：16-17.

[99] 施亚男，宣桂琪. 宣桂琪辨治小儿多发性抽动症经验[J]. 上海中医药杂志，2015，49（2）：19-20.

[100] 于文静，张雯，史晓伟，等. 基于五脏辨证调治小儿多发性抽动症[J]. 现代中医临床，2015，22（1）：53-55.

[101] 杨志华，张喜莲，马融. 马融从中医肝脾理论论治小儿多发性抽动症经验[J]. 中医杂志，2015，56（2）：102-104.

[102] 葛涛涛，杨季国. 杨季国教授治疗小儿多发性抽动症经验拾萃[J]. 中国乡村医药，2016，23（15）：31-32.

[103] 尹绍锴，于海波. 于海波治疗小儿多发性抽动症经验[J]. 广州中医药大学学报，2016，33（4）：615-617.

[104] 刘晓芳，卫利，张雯，等. 王素梅教授从病因病机论小儿多发性抽动症的治疗[J]. 现代中医临床，2016，23（3）：38-41.

[105] 戎萍，张喜莲，李亚平，等. 马融运用三焦分治法治疗儿童多发性抽动症经验[J]. 中医杂志，2016，57（9）：734-736.

[106] 李蕙，叶志华. 高树彬教授从经筋论治小儿多发性抽动症经验[J]. 中医儿科杂志，2016，12（2）：9-11.

[107] 张彧. 张士卿教授学术思想探讨及调肝理脾法辨治小儿多发性抽动症用药规律研究[D]. 兰州：甘肃中医药大学，2016.

[108] 晓波，陈健，宣桂琪. 宣桂琪教授辨治小儿多发性抽动症经验[J]. 中医儿科杂志，2017，13（6）：16-19.

[109] 甘璐. 从郁论治小儿多发性抽动症[J]. 天津中医药，2017，34（9）：604-605.

[110] 李雯，汪东东，马丙祥. 马丙祥从肝脾论治小儿多发性抽动症经验[J]. 中医药临床杂志，2017，29（8）：1220-1222.

[111] 刘微艳，陈创，朱沁泉，等. 张涤教授治疗小儿多发性抽动症经验浅析[J]. 湖南中医药大学学报，2017，37（6）：627-629.

[112] 佟丹，张文华. 洪霞从中医扶土抑木理论论治脾虚肝亢型小儿抽动症的疗效观察及机制研究[J]. 四川中医，2017，35（10）：130-132.

[113] 王欢，李贵平. 从营卫论治儿童多发性抽动症[J]. 临床合理用药杂志，2017，10（11）：162-163.

[114] 王春荣. 从脾胃论治小儿多发性抽动症浅析[J]. 中西医结合研究，2017，9（2）：109-110.

[115] 张涛. 从不同主症辨治小儿多发性抽动症的临证心悟[J]. 光明中医，2017，32（5）：742-744.

[116] 李妍怡，巩婷，樊省安，等. 小儿多发性抽动症治验[J]. 西部中医药，2017，30（3）：48-50.

[117] 高汉媛，史正刚. 史正刚教授治疗小儿多发性抽动症经验介绍[J]. 中医儿科杂志，2017，13（1）：11-13.

[118] 董玲，杨璐，李维彬，等，曹霞. 体质辨识在小儿多发性抽动症中的临床运用[J]. 新中医，2018，50（12）：

270-272.

[119] 胡彬文，许楷斯，谭雅婷，等. 杨丽新运用"六字诀"治疗小儿多发性抽动症经验[J]. 辽宁中医杂志，2018，45（11）：2292-2294.

[120] 黄廷岳，王雪峰，张秀英. 王雪峰从肝肺论治儿童多发性抽动症[J]. 中医药临床杂志，2018，30（9）：1621-1624.

[121] 顾国祥，杨丽霞，李志武，等. 李乃庚教授治疗小儿多发性抽动症验案举隅[J]. 中医儿科杂志，2018，14（5）：17-18.

[122] 王学梅. 王素梅教授治疗儿童多发性抽动症经验[J]. 环球中医药，2018，11（9）：1386-1389.

[123] 崔洪涛，原晓风. 原晓风教授"三因为纲、五脏为目"辨治小儿多发性抽动症[J]. 吉林中医药，2018，38（7）：775-778.

[124] 韩珍珍，聂慧娜，王丽，等. 朱珊教授治疗小儿多发性抽动症临证经验[J]. 中医临床研究，2018，10（15）：1-2.

[125] 曾盛锦，刁本恕. 刁本恕老师治疗小儿多发性抽动症经验[J]. 中医儿科杂志，2018，14（2）：15-17.

[126] 郭琪琪，张喜莲. 马融教授治疗多发性抽动症验案举隅[J]. 内蒙古中医药，2018，37（2）：31-32.

[127] 张扬菱. 小儿体质与多发性抽动症关系研究[J]. 光明中医，2018，33（3）：419-421.

功能失调性子宫出血

功能失调性子宫出血（dysfunctional uterine bleeding，DUB），简称功血，又称异常子宫出血（abnormal uterine bleeding，AUB），指排除全身及内外生殖器等器质性病变，由神经内分泌失常引起的异常子宫出血，或指下丘脑-垂体-卵巢轴调节反馈功能失调导致的异常子宫出血。功能性子宫出血在任何年龄段均会发生，临床最常见症状是子宫不规则出血。由于月经周期紊乱，经期长短不一，出血量时多时少，甚或大量出血。临床分为无排卵性功血及排卵性功血，其中无排卵性功血约占 80%。

本病的辨证论治可参考中医学"崩漏""月经过多""月经先期""经期延长""经间期出血"等。

一、诊治纲要

（一）诊疗思路

功能失调性子宫出血病位在冲任、胞宫，与肾、脾、肝功能失调相关。本病发生以禀赋不足或劳损过度，肾精亏虚，阴阳失衡为主要因素。由于六淫外袭、七情所伤、饮食失节、手术损伤，导致肾虚、脾虚、肝郁、血热、血瘀，冲任不固，经血失约，胞宫蓄溢失常。具体而言，肾阳亏虚，不能固摄冲任；肾阴虚损，阴虚内热，虚火妄动；脾气不足，气虚下陷，统摄无权；阴虚水亏，虚火内炽，扰动血海；肝郁化热，或火热内盛，或湿热互结，邪热内伏冲任，热扰冲任；瘀阻冲任，血不循经。本病基本病机为"肾-天癸-冲任-胞宫生殖轴"失调，阴阳失衡，气血失常，湿热瘀血阻滞，冲任血海扰动不宁，或失于固摄，或血不循经，导致经血非时而下。

临床应辨证与辨病相结合，首辨病证类型不同，无排卵性功血，最常见的症状是子宫不规则出血，其特点是月经周期紊乱，经期长短不一，经量时多时少，甚至大量出血。有排卵性功血，黄体功能不足主要表现为月经周期明显缩短，月经频发。子宫内膜不规则脱落多见于育龄期妇女，表现为月经周期正常，但经期延长，且出血量多。症状以经期延长为主，可伴出血量多。其次应详辨寒热虚实，标本缓急。应结合病史，以月经的期、量、色、质变化为重点，并结合全身症状审慎辨证。在辨证论治基础上，要结合病史、症状体征和检查等，考虑青春期、育龄期、更年期等不同年龄生理特点，决定治疗的重点。依据经血量的多少，经血的色泽深浅和经血质地的稀稠，病程经过，流血前有无停经史、早孕流产史以及既往治疗情况，见症之短长，来势之缓急，判定病情轻重。同时结合兼证及用药史及全身疾病、体质状况、舌脉特点，辨其病变所在经脉及脏腑部位，以及气血阴阳盛衰情况。此外，详查病变不同年龄阶段，亦是辨证施治时的重要参考。

本病治疗应本着"急则治其标、缓则治其本"的原则，灵活应用治崩三法，即塞流要止血以防脱，澄源要审证求因，复旧即固本善后，重视脾肾并重。出血期，治疗首当止血，急则治其标。非出血期，治疗以复旧固本为主，缓则治其本。①辨其寒、热、虚、实之异，虚者多为脾虚、肾虚，实者多为血热、血瘀。依据寒热虚实，而行温清补泻等止血之法，并注意虚实之兼夹，寒热之错杂，而权衡常变。②出血期根据出血量、色、质，初辨其寒、热、虚、实之证，再辨其脏腑。从肾论治，可采用益肾补气止血法、补肾养血止血法、补肾化瘀止血法、补肾凉血法、补肾固冲止血等治法。从脾论治，可采用健脾扶阳摄血、健脾调肝摄血、健脾活血摄血、健脾补肾摄血等治法。从肝论治，可采用疏肝开郁止血、清肝凉血止血、疏肝健脾止血、滋补肝肾止血等治法。此外，还可从心肺辨治。③分期论治：根据青春期、育龄期、绝经期等不同阶段特点，采取个体化治疗。青春期多属先天肾气不足，重在止血调周，建立正常的月经周期；育龄期多为肝郁血热，血止后要恢复有排卵的正常月经周期，促进生育功能；绝经期多因肾虚、肝肾亏损或脾肾不足，重在止血查因，排除恶变，血止后继以调养，顺利过渡并至经绝。

本病辨治应注意整体阴阳失衡及局部瘀热虚滞的关系，论治不可概投寒凉或温补之剂，或单纯收涩止血，应以审求病因为主。可根据标本主次，适时治标治本，或标本同治，以阻断因果转化的不良循环。应注重血肉有情动物药的应用，以充养填补奇经，并在各个类型、各个阶段适当配合气分药。病后注意通过饮食营养，调理脾胃，和调气血。对于错综复杂的重症，当审证求因，根据地理、气候、体质及病因病机的不同，灵活运用治崩三法，重视辨证与辨病相结合。

（二）辨证论治

综合《中医妇科常见病诊疗指南》《中医妇科病证诊断疗效标准》《实用中医妇科学》《中医妇科临床研究》《中西医结合妇产科学临床研究》以及名老中医经验等，将功能失调性子宫出血的辨证论治要点概括为以下几个方面。

1. 无排卵性功能失调性子宫出血

（1）肾虚证

①肾气虚证

临床表现：多见于青春期、更年期出现经乱无期，出血量多势急，或淋漓日久不尽，或由崩而漏，由漏而崩反复发作，经色淡红或淡黯，质稀薄，面色晦黯，腰腿酸软，小便清长，舌质淡黯，苔薄白或润，脉沉细或沉弱。

基本病机：肾气不足，冲任不固。

常用治法：补益肾气，固经止血。

②肾阴虚证

临床表现：经血非时而下，量少淋漓或量多，色鲜红，质稍稠，头晕耳鸣，腰膝酸软，口干舌燥，尿黄便干，五心烦热，失眠健忘，舌红少苔，脉细数。

基本病机：肾阴虚损，阴虚内热，虚火妄动，冲任不固。

常用治法：滋肾益阴，固冲止血。

③肾阳虚证

临床表现：经血非时而下，淋漓不断，色淡质稀，面色晦黯，腰膝无力，畏寒肢冷，小便清长，浮肿，眼眶黯，五更泄泻，精神萎靡，性欲减退，舌淡黯，苔白滑，脉沉迟无力或弱。

基本病机：肾阳虚衰，冲任不固。

常用治法：温肾益气，固冲止血。

（2）脾虚证

临床表现：经血非时而下，量多或淋漓日久不尽，色淡质稀，面色苍白，精神萎靡，气短乏力，语音低微，小腹空坠，食欲不振，面浮肢肿，手足不温，便溏，舌淡体胖，边有齿痕，苔薄白，脉缓弱。

基本病机：脾气不足，气虚下陷，统摄无权，冲任不固，经血失约。

常用治法：补气摄血，固冲止血。

（3）血热证

①虚热证

临床表现：经血非时而下，量少淋漓或量多势急，色鲜红而质稠，五心烦热，夜寐不宁，面颊潮红，咽干口燥，潮热汗出，小便黄少，大便燥结，舌红少苔，脉细数。

基本病机：阴虚水亏，虚火上浮，血海蓄溢失常，经血失约。

常用治法：滋阴清热，固经止血。

②实热证

临床表现：经血非时而下，量多如崩或淋漓不断，色深红，质稠，有血块，口渴烦热，面红目赤，渴喜冷饮，口苦咽干，小便黄或大便干结，舌红苔黄，脉滑数。

基本病机：火热内盛，热扰冲任，迫血妄行。

常用治法：清热凉血，固冲止血。

（4）血瘀证

临床表现：经乱无期，量时多时少，时出时止，或淋漓不断，或停闭数月又突然崩中，经行不畅，色紫黯有块，质稠，小腹疼痛或拒按，或痛经，舌质紫黯，有瘀点瘀斑，苔薄白，脉弦细或涩。

基本病机：瘀阻冲任，血不循经。

常用治法：活血化瘀，固经止血。

2. 排卵性功能失调性子宫出血

（1）肾气虚证

临床表现：月经先期，经期延长，量少，色淡黯，质稀，伴面色晦黯，腰膝酸软，头晕耳鸣，性欲减退，夜尿频数，舌淡黯，苔薄白，脉沉细无力。

基本病机：肾气受损，封藏失职，冲任失摄。

常用治法：补肾益气，固冲止血。

（2）脾虚证

临床表现：月经先期，经期延长，淋漓不断，量多色淡，质稀，面色苍白，精神萎靡，神疲肢倦，气短懒言，小腹空坠，食少纳呆，便溏，舌淡胖，边有齿痕，苔薄白，脉细弱或缓弱。

基本病机：脾气不足，气虚下陷，统摄无权，冲任不固，经血失约。

常用治法：补气健脾，止血固冲。

（3）阴虚血热证

临床表现：月经先期，经期延长，量少色红，质稠，面颊潮红，五心烦热，潮热盗汗，心烦失眠，咽干口燥，小便黄少，大便结燥，舌红有裂纹，少苔，脉细数。

基本病机：阴虚水亏，虚火内炽，扰动血海，经血失约。

常用治法：养阴清热，固冲止血。

（4）阳盛血热证

临床表现：月经先期，经期延长，量多，色深红，质黏稠，面红颧赤，口渴欲饮，小便短赤，大便干结，舌红苔黄，脉滑数。

基本病机：邪热内伏冲任，下扰血海，迫血妄行。

常用治法：清热凉血，止血调经。

（5）肝郁血热证

临床表现：月经先期，经期延长，量或多或少，经行不畅，经色深红，质稠有块，烦躁易怒，小腹胀痛，口苦咽干，胁肋胀痛，小便黄，大便干结，舌红苔薄黄，脉弦数。

基本病机：肝郁化热，热扰冲任，迫血妄行。

常用治法：清热疏肝，凉血固冲。

（6）血瘀证

临床表现：经血非时而下，量或多或少，时出时止，或淋漓不净，血色紫黯有块，质稠，小腹疼痛拒按，或痛经，舌质紫黯，有瘀点瘀斑，苔薄白，脉涩。

基本病机：瘀阻冲任，血不循经。

常用治法：活血化瘀，固冲止血。

（7）湿热证

临床表现：经期延长或淋漓不断，或经间期出血，质黏稠，小腹疼痛，胸脘满闷，白带色黄秽臭，质黏稠，舌红苔黄腻，脉滑。

基本病机：湿热互结，蕴于冲任，热扰血海，冲任不固。

常用治法：清热利湿，凉血止血。

二、名 家 心 法

1. 杨家林

【主题】　热、瘀、虚为主要病因

【释义】　杨家林认为，崩漏属妇科疑难重症，临床表现为月经周期、经期、经量的严重失常，其病因多变，病机复杂，因果相干。其原发常见病因主要为热、瘀、虚，热则使冲任伏热，迫血妄行；瘀则因瘀阻冲任，致血不归经；虚则由脾虚统摄无权，不能制约经血，或肾阴虚不能镇守胞宫胞络相火，致血走而崩。在发病初期这些原发病因起着主导作用，但若病程日久，频繁过多的出血，致阴血丢失，气随血耗，阴随血伤，常致气阴两虚或气血两亏的证候，为疾病的标象，是上述病因导致的结果。此时气阴（血）两虚则上升为主要矛盾，由于气虚不能摄血或气虚血运迟滞留瘀，阴虚内热扰动血海或灼血成瘀，又可成为崩漏新的病因，日久难愈。治疗应根据因果转化，标本主次情况，适时治标治本，或标本同治，以阻断因果转化的不良循环。治标仅在暴崩之际，治本则在出血稍缓或血止后进行调治。（魏绍斌. 杨家林治疗崩漏经验[J]. 中医杂志，2002，43（7）：502-503.）

2. 刘云鹏

【主题】 青年、更年期其病多虚，以崩为主；中壮年其病多实，有崩有漏

【释义】 刘云鹏认为，崩漏为病，其病理变化与年龄关系最为密切。大抵青春期与更年期以崩为主，其病多虚；中壮年则有崩有漏，其病多实。青春期任通冲盛，月事应以时下，若见崩漏，多为肾气未充，肾精不足，冲任功能失调所致。治宜补肾益精。肾虚血虚者用养血固冲法，肝肾阴虚者则用调补肝肾法，肾阳不足者，则宜温肾填精，左归之属是首选方药。肾阳虚则不能温煦脾阳，脾阳亦虚，若血崩过多，易致气随血脱，此时徒涩血固冲，难见速效，必须配伍益气摄血大剂，如参、芪、术、姜等药，方可转危为安。更年期正值七七之年，肾气虚衰，经血日亏，自宜补肾。然在脏腑功能衰退之时，不能只是补肾，尤需借助于脾之运化，输送精微，以资精血生化之源。老年以脾虚气弱为多，故治宜健脾益气，辅以补肾益精之味。育龄时期正值身体盛壮之年，由于社会环境复杂，情志易于怫逆，气郁化火，肝阳偏亢，肝胃热盛，火热迫血妄行，属热属实者多，宜用清热凉血法以直折肝胃之火。若热邪伤阴者，则兼养阴液。若老年气血俱虚而瘀血又为患者，则又宜在补血药中，投入活血化瘀之品，以扶正祛邪。至于瘀血阻络，血不循经而崩漏者，无论老、中、青年，均以活血祛瘀为法，如属气血失调，冲任不固者，则用理气活血固冲法治其漏下。（丛春雨. 近现代二十五位中医名家妇科经验[M]. 北京：中国中医药出版社，1998：216-217.）

3. 裘笑梅

【主题】 "肾-天癸-冲任-胞宫生殖轴"失调是主要病机

【释义】 裘笑梅认为，崩漏的发生是"肾-天癸-冲任-胞宫生殖轴"的严重失调所致，其发病与气血、经络、脏腑关系密切。血乃月经的物质基础，气能生血、行血、摄血，气血调和则经血如常。若气血失调，如气虚则经血失于统摄，血热则经血妄行，血瘀则经血离经而行，皆可导致冲任不固，引发崩漏。由经络原因引起崩漏，主要为冲任受损，两脉受损势必导致经血异常而引发崩漏。脏腑当责之于肝、脾、肾，且与肾的关系最为密切。肾藏精，为天癸之源、冲任之本、气血之根、五脏阴阳之本，并通过肾气的贮藏和施泻作用发挥，调节月经的生理功能。若肾气亏损或肾中阴阳平衡失调，导致月经的调节功能异常，则可引起崩漏。此外，肾虚可累及他脏而致病，如肾阳虚不能温化脾阳，健运失司，统摄无权而致崩漏。肾阴虚，肝木失养，虚火扰动血海而致崩漏。因此，崩漏的主要致病机理是冲任损伤，脏腑虚损，不能制约经血，使胞宫藏泻失常。其病本在肾，病位在冲任，变化在气血，表现为胞宫的藏泻无度。此外，临证中还可见摄生不慎或妇科手术后，外感湿热之邪，内蕴胞脉，热伤冲任，迫血妄行而致病者。（吴燕平，张婷，罗杏娟. 中国百年百名中医临床家丛书·裘笑梅[M]. 北京：中国中医药出版社，2009：41-42.）

4. 杨鉴冰

【主题】 阴虚精亏是青春期月经漏下的主要病机

【释义】 杨鉴冰认为，青春期少女月经初潮，肾精未实，肾气未充，肾-天癸-冲任-胞宫生殖轴的功能不稳定，易受外感邪气、内伤七情、生活失度、环境及体质等因素影响，导致子宫蓄溢失常，冲任失守而发生崩漏。临床上青春期少女多出现月经漏下淋漓的原因：①多见于用脑过度，肾精暗耗。青春期少女正值升入中学学习，课程紧张，尤在期中、期末考试之前，集中思考记忆用脑，而使肾精耗伤，阴血不足，闭藏失司发生经漏。②初潮不久之少女，肾气尚未完全成熟，若此时过劳或体力活动剧烈，则会复损肾气，阴精亦伤，冲任不固而出现月经漏下淋漓。③幼年多病，素体阴虚，而又嗜食辛辣燥热之品，更加灼血伤阴，阴虚水亏，虚火内炽，扰动血海而经水淋漓不止。④恰逢经行前后或经期，突遭寒湿侵袭，以致发热，或感湿热之邪，热病伤阴，肾水亏损，水亏火旺，虚火伤及阴络而漏下不尽。或因肾精不充，阴血亏损，久而肾的开阖失常，以致经来无期，量少，色深红或鲜红，淋漓月余不净。可见青春期少女之经漏发病在肾虚，而阴虚精亏是其主要病机，故治法应注重补肾气，滋肾阴，调冲任为主，使肾气旺盛，肾精充实，阴平阳秘，月经自调。（徐彭丽. 杨鉴冰教授调周法治疗青春期崩漏经验介绍[J]. 陕西中医学院学报，2010，33（5）：20-21.）

5. 丁光迪

【主题】 中气下陷，气不摄血为主要病机

【释义】 丁光迪认为，崩漏之病，症状典型，容易辨识，而病理变化却很复杂，值得研究。李东垣认为此病"皆由脾胃有亏，下陷于肾，与相火相合，湿热下迫，经漏不止"（《兰室秘藏·妇人门》）。简言之，即内伤，中气下陷，气不摄血，所以崩漏。治疗"宜大补脾胃，而升举血气，可一服而愈"。李氏此说，确非虚语，临床试验，信而有征。若内伤脾胃之气，元气亦不能充，谷气下流，下泄而久不能升，是有秋冬而无春夏，乃生长之用，陷于殒杀之气，而百病皆起。最是阳气下陷，有降而无升，崩漏病就是其中之一。阳陷崩漏，一般并无腹痛，大部腰脊酸坠，头昏疲乏，这是冲任脉虚，督带受损，正是李东垣所谓脾胃病久不愈者，与冲任督三脉之病有关。同时阳陷崩漏，尽管下血多，阴已伤，而无口渴心烦，便坚溺涩，舌赤脉数，漏血亦无臭气，即没有热盛迫血之症。偶有躁热，亦属于"阴火"，非实热之比。东垣对中焦不足，阳气下陷之病，有一个总的治疗法则：先补其阳，后泻其阴。即先令阳气上升，而后再及其余。宗此，治疗阳陷崩漏先定了一个治疗原则：升阳举陷，治崩止漏。（丁光迪. 中国百年百名中医临床家丛书·丁光迪[M]. 北京：中国中医药出版社，2001：213-214.）

6. 周鸣岐

【主题】 久漏久崩，多兼瘀滞

【释义】 周鸣岐认为，瘀血是引起崩漏的重要原因之一，特别是久漏久崩，多兼瘀滞，河水泛溢，泥沙俱下，久之河道未有不淤塞者。瘀血之因，或情志所伤致肝气郁结，气滞血瘀者；或肝郁化火，灼伤脉络，使血离经外溢，聚集不散遂成瘀血者；或骤感寒邪，血瘀胞宫者；或产后瘀血未尽感受寒邪，寒凝胞宫，离经之血不得畅下者；或气虚、阳虚，运血无力，血行缓慢，流而不畅日久成瘀者。瘀血不去，新血不得归经。因此，治疗瘀血所致崩漏，应以祛瘀为主，务使瘀血化散，经络畅通，血行归经。

在临床治疗中，对气虚、阳虚兼有瘀血者，采用扶正化瘀法；对气滞血瘀崩漏腹痛，采用化瘀止血，理气止痛法；对寒凝经脉，血瘀胞宫者，采用温经化瘀法；对火热灼伤脉络，血离经外溢，煎熬成瘀者，采用清热化瘀法；因七情郁结，肝气不舒，气病及血，凝滞不行者，采用疏肝理气化瘀法；对肝热有余，久而伤阴，阴血不足，冲任不固，血瘀胞宫，少腹坠痛，或五心烦热，口干舌红者，采用养阴清热化瘀法。诸证悉除之后，当以调补气血，滋补肝肾，以善其后。（周鸣岐. 当代名医周鸣岐疑难病临证精华[M]. 大连：大连出版社，1994：67-68.）

7. 韩百灵

【**主题**】　月经初潮即崩，多属肾阴不足，封藏失职

【**释义**】　韩百灵认为，初潮女子即患崩漏一证，多因肾虚而致，且下血不止，但无所苦，致使医者举措茫然，故提出从肾阴不足，封藏失职论治。其因有二：一则初潮即崩，亦肾气尚未充实；二则证见腰膝酸软，足跟痛，头晕耳鸣，盗汗，口干不欲饮，五心烦热乃阴亏之象也；舌红少津，脉弦细数，主水亏火旺，正合《内经》"阴虚阳搏谓之崩"之旨。以其治也，塞流，澄源，先止其血；固本，澄源，再善其后。阴虚者，阳必不足，是以气弱；水亏者，火必炎上，因而生热。故诊为阴虚阳搏为患。因此提出，养肾之阴，敛肝之阳，壮水之主，以制阳光的根本法则。运用"育阴止崩汤"以滋补肝肾为主，同时兼以固冲止血。方中生地黄、白芍、山茱萸养血敛阴；杜仲、桑寄生补肾；当归和血，鹿角胶止血，海螵蛸涩血；黄芪、山药补气摄血，炒地榆凉血止血。方中诸药皆入肝肾两经，与其"肝肾学说"相得益彰，丝丝入扣，全方从阴引阳，从阳引阴，所固在肾，所摄在血，有固本塞流之妙用，为治崩之良方也。（韩延华. 中国百年百名中医临床家丛书·韩百灵[M]. 北京：中国中医药出版社，2007：42.）

8. 吴志成

【**主题**】　病机多为肾阴不足，血热妄行；阴损及阳，脾虚失摄

【**释义**】　吴志成认为，肾虚是致病之本，尤以肾阴不足为多见。若肾阴不足，则水不济火，心火亢盛，以致血热妄行，均可使冲任不固，而致崩漏。但阴虚可损及阳，或由于体质关系，或久病，亦可导致肾阳虚，肾火不足不能温煦脾阳，致使脾虚不统血而成崩漏。肾阴虚损，阴不维阳，阴阳不平衡，其矛盾主要方面在于阴虚，阳亢是表面现象。其病变规律大致如下：①脾阳不足，脾失健运，中气不足，气虚下陷，统摄无权，血海不固而成崩漏；②肾阴不足，则水不涵木，导致肝阴不足，肝阳偏亢，而肝不藏血，血失所藏，冲为血海，血海空虚，冲任受损，冲任不固；③肾水不能柔养肝木，肝经刚强之气不能疏泄，可导致肝气郁结，气行不畅，气结则血凝而致血瘀；④肾阴不足，水不济火，心火亢盛，以致血热妄行成为崩漏。上述"血热、血瘀"所导致的崩漏，其根源都是肾阴不足。临床中，女子青春期出现崩漏，往往是肾气不充所致冲任不固；更年期发生崩漏，多为肾气衰退，肾阴肾阳不平衡，以致气血功能紊乱；在育龄期发生崩漏，主要是肝脾功能失调；但由于有肾阴滋肝，肾阳温脾的关系，肝脾为病可影响肾气的正常活动，而且多产房劳易伤肾精，故育龄期的崩漏症也常有肾虚的病因夹杂在内。（广州市中医医院. 广州市中医医院名医临证精要[M]. 广州：广东人民出版社，2006：220.）

9. 欧阳惠卿

【主题】 肾虚血瘀，虚瘀生热，动血耗血为主要病机

【释义】 欧阳惠卿认为，崩漏病机在于肾虚失封藏，冲任气血不固，且因虚致瘀，虚、瘀皆可生热，热可动血，也可耗血，且经血受热煎熬则瘀结更甚，以致形成恶性循环。经水出之于肾，肾主封藏，肾阳亏虚，封藏失司，冲任不固，不能制约经血，遂成崩漏。肾阴亏损，阴虚失守，相火动血，发为崩漏。崩漏病程长，日久致瘀，瘀血不去，新血难生而加重崩漏。阴虚生内热，或崩漏日久，易感外邪，入里化热，热扰冲任，迫血妄行，亦成崩漏。正如《傅青主女科·血崩》所云："冲脉太热而血即沸，血崩之为病，正冲脉之太热也。"治疗针对"虚、瘀、热"病机特点，自创宫血饮（由续断、山茱萸、龙骨、牡蛎、党参、白术、茜根、海螵蛸、蒲黄、三七、马齿苋等组成）治疗。并强调补益清化并施，忌苦寒刚燥、滋腻滞涩；擅用通因通用之反治法，止血而不留瘀；佐以清热凉血，行瘀散结止血；非经期重视调补脾肾以复旧等治法。（李坤寅，王慧颖，黄洁明. 欧阳惠卿教授治疗崩漏经验介绍[J]. 新中医，2005，37（8）：13-14.）

10. 罗元恺

【主题】 肾阴亏虚，脾气不足是致病之本

【释义】 罗元恺认为，《素问·阴阳别论》所谓"阴虚阳搏谓之崩"，应理解为肾阴虚损，阴不维阳，虚是本，亢是标，指出阴阳二气失于平衡之机理。阴损可致阳亢，阳亢又可耗阴。因下血过多，热随血去，气随血泄，可致血虚和气虚。并提出了"肾阴虚、脾气虚往往是致病之本"的创新观点。这与历代医家各自着重认为"气虚统摄无权""血热迫血妄行""瘀血不去，新血不得归经"或"阳不摄阴"为崩漏的主要病因病机迥然不同，比《素问》提出的"阴虚阳搏"更具体全面。岭南人多阴虚、气虚的体质特点，容易导致阴虚阳亢、冲任不固和脾气虚不能统血的崩漏。而崩漏长期失血伤阴耗气，又加重病情反复，形成因果相干的恶性循环。故在继承传统理论基础上，尤其重视岭南地区的临床情况分析，认为肾阴虚、脾气虚往往是致病之本，血热、血瘀亦可为诱发本病的一种因素，提出滋阴固气是塞流之法，常以自拟滋阴固气汤为基础加减化裁治疗。（张玉珍，罗颂平. 岭南妇科名医罗元恺教授论治崩漏特色[J]. 新中医，1998，30（9）：5-6，9.）

11. 蔡小荪

【主题】 求因为主，止血为辅

【释义】 蔡小荪在崩漏治疗上，强调"求因为主，止血为辅"。血得热则行，得寒即止，故崩漏功血，以血热所致较多见，大都出血量多，色鲜红或紫，经来先期，质较浓或稠，属阳崩范畴，治法以清热凉血为主，用炒当归 9g，丹皮炭 9g，侧柏叶 9g，白芍 12g，炒地榆 12g，旱莲草 15g，重用生地炭 30g。热甚常出现阴虚现象，则可增龟板 9g，或固经丸 12g 吞服，则效果较显。此外阴虚伴肝旺时，有乳胀易怒等症状，可加柴胡 4.5g，黑芥穗 9g。崩漏日久，常导致气阴两虚，前方可加用太子参或党参 12g，煅牡蛎 30g，阿胶 9g，疗效更佳。阴崩多久崩久漏，色较淡而稀薄。因失血过多而亡血伤阴，阴血大亏，气亦随耗，崩久不止，以致阳虚。这类崩漏，大多绵延日久，一般止血剂效果不显，临床上常用党参 12g，生黄芪 20g，炒当归

9g，焦白芍 9g，牛角鰓9g，陈艾炭 3g，仙鹤草 30g，熟附片 9g，炮姜 3g，阿胶 9g，对久治不效的阴崩，如辨证正确，常可获得显著效果。如纯属气虚下陷，固摄无权的崩漏，可宗补中益气法，重用黄芪 30g，增生地炭至 30g，炮姜 3g。姜、地同用，可互制偏性，且又阴阳兼顾，止血效果较显。（哈荔田，罗元恺，韩百灵，等. 功能性子宫出血（崩漏）证治[J]. 中医杂志，1985，（6）：4-10.）

12. 许润三

【主题】　脉力和脉形是出血期辨别气虚、血热的关键

【释义】　许润三将功能失调性子宫出血分出血期和调整周期两个阶段，出血期辨证一般分气虚、血热和血瘀三型。血热多表现为血色鲜红、面赤、口干、尿黄、便干、舌红等症状，但在妇科临床发现，部分血热出血病人并无上述症状，而因出血量大，病程长，常表现为贫血征象，如面色苍白，颜面下肢浮肿，头晕，乏力，舌淡嫩等。若仅以全身症状加以辨证，会将一部分阴虚血热患者误辨为气虚证，故出血期辨证应以脉象为主，尤其是脉力和脉形，而症状和舌象只应作为参考。一般来讲，脉细数有力或细滑者，属血热证；脉数而无力，脉来沉微者，属气虚证。中医数脉常归于热证，但在崩漏病中，数脉亦可见于气虚证。因大出血或长期出血病人，易造成继发贫血，使心搏动代偿性加快，脉率随之增加。因此，脉率不能作为辨证依据，只有脉力，才是辨证关键。（经燕，王清. 当代中医妇科临床家丛书·许润三[M]. 北京：中国医药科技出版社，2014：122-123.）

13. 卓雨农

【主题】　详辨证候虚实及病程新久，止血澄源以清其本，后期注重调养

【释义】　卓雨农认为，崩漏辨证应重在观察血量之多少，血色浓淡清稠，病程之新久，见症之短长，来势之缓急，并注意有无腹部胀痛，杂色带下。对病情的鉴别，古人有漏轻崩重之看法，这不够全面。证候的虚实和病程的新久，是辨证论治的重要环节。属实属热的新病，正气未伤，虽来势汹涌，但易于治疗，应列为轻证；属虚而病久的，元气亏损，虽然病情缓和，但治疗比较困难，预后多不佳，应列为重证。临证当具体分析，不可轻重倒置。

"治血先治急"，止血首当其冲，须根据病情的变化，详细审查体质的虚实和病势之缓急，以证候的寒热虚实来决定。虚证宜补而止之，实证宜泻而止之，热证宜清而止之，寒证宜温而止之，并非专事止涩所能收效。止血以后，就必须澄源，以清其本，其具体治疗方法，仍应根据病情决定。血热，应清热凉血；虚寒，应温经补血；劳损，宜固气摄血；气虚，宜补中益气；气郁，宜行气疏郁；血瘀，宜活血通瘀。切忌不问原因，概投寒凉或温补之剂，致犯虚虚实实之戒，引起不良后果。复旧调理善后，以调理脾胃为主，滋补气血次之。因为身体健康的恢复，主要依靠饮食营养，而食物又靠脾胃的受纳和运化，如受纳运化的力量减弱，饮食药物都不能发挥其作用，故治疗本病后期应注意调理脾胃，和调气血。（卓雨农. 中医妇科治疗学[M]. 成都：四川人民出版社，1980：60-65.）

14. 陈源生

【主题】　明辨开阖气血，掌握补清通涩，重视澄源善后

【释义】　陈源生认为，崩漏的辨证要把握开泄过度与固摄无权两大病机，以及气与血的

病变先后关系。要先考虑常见多发的病证，首辨热之有无，次辨虚实之证。先求其常，觅寻热证之有无；次虑及变，在热证确实祛除后，不忘有虚、有寒、有瘀血证的可能。这样才论证确凿，避免遗漏致误。崩漏的热证，缘于阴虚，治疗要以滋养阴血为主，清热泻火为辅。血分虚寒者，则非清滋所宜，当温养之。血病及气，要辨热之有无。气病及血，要分虚实，实为肝郁化火，疏泄太过；虚为气不摄血，其中又有肺脾气虚、心脾两虚、脾气下陷等不同。虚实之分，同中之异，当需明辨，不容混淆。此外，通瘀与涩血，为治疗崩漏变法，虚实有着霄壤之别，若误用之，祸不旋踵。

要掌握治本药物与治标药物的配伍关系，不可偏执一端。在辨证指导下运用止血药，也能起到一定的治本作用。或取其寒温之性，或兼用其滋补、消瘀、收涩之力，或作反佐，要在权衡利弊，斟酌得宜。血止之后，要不忘善后，扶正固本，以免功亏一篑。一般侧重调补脾肾，或益气，或养血，或滋阴，或补阳，皆当视具体病情而定。总之，以达到正气恢复，阴阳重归于平衡为目的。(刘强,王维澎. 名老中医医话[M]. 重庆:科学技术文献出版社重庆分社,1985:280-290.)

15. 何子淮

【主题】 清源遏流，补虚塞流，散瘀畅流为三大治疗法则

【释义】 何子淮针对崩漏的血热、气虚、血瘀三大病机，总结出遏流、塞流、畅流的三条证治原则。①清源遏流：平素月经提前，量偏多，色鲜质稠，兼有烦躁易怒或面红便结，舌红苔白微黄，脉来弦数而大。届时阴道大量下血，如山崩洪溢势不可挡，则头晕，少寐，多梦，汗出。此为冲任损伤，血热妄行，治以清源遏流，宁静血海。平时宜凉血清肝，用药酌加生地黄、生白芍、槐米、地骨皮、牡丹皮、川黄连、黄芩等。经来崩下宜清源遏流，药用桑叶、炒白芍、荷叶、紫草根、墨旱莲、生地黄炭、玄参炭、仙鹤草等。②补虚塞流：外形憔悴，面色不华，食少便溏，或见浮肿，头眩目花，倦怠乏力，二阴重坠，经行量多色淡，迁延不已，淋漓难尽。此为中气虚衰，气陷血漏，治以补虚塞流，引血归经。平素常服健脾柔肝之剂，使统藏守职，药用党参、白术、茯苓、炙甘草、炒白芍、诃子炭等。经漏不止宜益气举陷，摄血塞流，选用上药，重用白术、白芍，并加用黄芪、升麻炭、松花炭、禹余粮等。③散瘀畅流：下血时多时少，色紫夹块，块下痛缓，常有紫癥，舌边瘀紫，脉象弦或弦数，治以散瘀畅流，和血调经。平素时多时少，淋漓不尽，宜活血化瘀，疏通气血，药用当归、赤芍、白芍、大蓟、小蓟、艾叶炭、延胡索、丹参、川芎等。下血甚多，夹块腹痛，宜荡涤胞络，散瘀畅流，药用血竭、制大黄、马齿苋、血余炭、木槿花、川芎等。(何嘉琳. 何子淮治疗崩漏用药经验[J]. 浙江中医杂志, 1997,(6):242-243.//肖承悰,吴熙. 中医妇科名家经验心悟[M]. 北京:人民卫生出版社, 2009:300.)

16. 班秀文

【主题】 "少、壮、老"不同生理特点治疗侧重不同

【释义】 班秀文认为，在辨证论治的基础上，要适当考虑年龄"少、壮、老"的不同生理特点，决定治疗的重点。一般来说，在青少年时期，肾气初盛，发育未全，其阴道出血的病变，多与肾的封藏不固有关，故治之宜侧重以肾为主。但情窦初开，肝气易动，宜兼以柔养肝气之法。中壮年时期，工作学习，婚配生育，最易耗血伤阴，阴亏则阳易亢，导致肝气疏泄太

过，故治之宜侧重于肝，以柔养血海而滋和肝气。但肝肾同源，房室孕产又与肾直接相关，故在治肝之中，仍然要兼以治肾。七七之年，肾气衰退，精血日亏，此时阴道出血之变，多系肾的功能失常，阴阳不和，故治之当本"贵在补脾胃以资血之源，养肾气以安血之室"，宜侧重脾，兼以调养肾气，从后天养先天，先后天并治。（哈荔田，罗元恺，韩百灵，等. 功能性子宫出血（崩漏）证治[J]. 中医杂志，1985，（6）：4-10.）

17. 夏桂成

【主题】 整体阴阳失衡，阴虚阳搏；局部瘀热虚滞，胞宫失和

【释义】 夏桂成认为，崩漏的病因病机可从局部和整体两个方面分析。①整体：阴阳失衡，阴虚阳搏。阴阳失衡，消长转化的节律失常，是导致崩漏发生的根本原因。阴虚，癸水不足，阳搏，则火旺而动，下扰血海，迫血妄行。崩漏出血，阴津耗伤，阴虚更甚，易致病情加重。阴虚又必及阳，阳气不足，无以气化和推动，子宫血瘀不能融化，占据血室而致血不归经亦致崩漏出血。故阴阳失衡也是崩漏病程长、易反复的根本原因。同时，阴阳失衡亦是导致子宫血瘀、血热、虚等病理因素形成的原因。②局部：瘀热虚滞，胞宫失和。崩漏发生的局部原因是子宫病变，主要包括血瘀、血热和虚，其中血瘀是最重要的因素。血瘀内结占据子宫，导致血不归经发为崩漏。子宫血瘀形成的原因繁多，包括外感寒邪，寒凝血瘀，或情志不畅，气滞血瘀，又或经产留瘀等。血热的形成可因外感热邪，天暑地热则经水沸溢；或因过食辛辣，助阳酿火；或因情怀抑郁，肝郁化火；或因素体阳盛，肝火益动等。"虚"主要有阴虚和气虚。阴虚癸水不足，无以涵养冲任，经络失养，则血溢脉外；胞宫失养，则影响子宫收缩，加剧出血，此即为阴虚失守。气虚，无以固摄血液，加之子宫收缩乏力，不能控制出血。（王嘉，赵可宁. 夏桂成治疗崩漏经验述要[J]. 浙江中医药大学学报，2018，42（8）：607-609，612.）

【主题】 固本善后，补肾调周

【释义】 夏桂成认为，崩漏血止之后应当运用补肾调周法，根据月经周期中四个时期的阴阳消长转化特点分阶段用药，因势利导，帮助患者恢复正常排卵，建立规律的月经周期，防止崩漏再作。①行经期属于重阳必阴的转化阶段，经血顺利、彻底的排出，有利于下个周期的阴长运动，故崩漏的治疗在这一阶段，主要是祛瘀生新。常运用五味调经汤加减。②经后期为阴长的阶段，是奠定月经周期转化所需物质基础的时期，治以滋阴养血为主。崩漏的治疗在这一阶段，当使癸水之阴充足，滋养胞宫，涵养精卵，以防阴虚血热妄行之忧，常用二甲地黄汤加减。由于心肾子宫紧密联系，维系着月经周期阴阳消长转化的节律运动，应注重补肾宁心。③经间排卵期是治疗崩漏至关重要的阶段。该阶段重在促进阴阳转化，帮助患者顺利排卵，如此月经周期方得以建立。治疗以补肾为主，佐以理气活血，常用补肾促排卵汤加减。④经前期阳长阴消，治以补肾助阳。崩漏的治疗在这一阶段，旨在排除多余的阴液水湿，促进残余的瘀浊吸收，从而顺利转化至行经期，方选毓麟珠加减。（王嘉，赵可宁. 夏桂成治疗崩漏经验述要[J]. 浙江中医药大学学报，2018，42（8）：607-609，612.）

【主题】 调治子宫，清凉补泻，镇静安降

【释义】 夏桂成认为，调治子宫也有助于较好地控制出血，抑制子宫的反馈作用，亦可减少出血，巩固疗效。调治之法，主要是清热凉宫，镇静安降，其次是补宫、泻宫、暖宫数法。清热凉宫，除固经丸（汤）外，尚需加入紫草、鹿衔草、苦丁茶、地龙等品。大出血时应用龙齿、牡蛎、钩藤、五味子等镇降之品，抑制子宫的反馈，减少出血，很有必要。子宫发育欠佳，

或长期出血，宫失所养，必须补宫，对青春期崩漏患者，尤为重要。血肉有情之品，秽浊腥臭之物，都有滋养子宫、帮助发育之功效。如龟板、鳖甲、乌贼、淡菜、动物胎盘等与四物汤合用，补宫作用更好。补宫之目的在于藏，有藏则有泻，藏是主要的，且子宫得养，脆性消除，弹性增加，则收缩有力，自能固藏。暖宫，一般在崩漏的后期或某些严重阶段，出现子宫虚寒病变者，运用本法。震灵丹中之紫石英、赤石脂、白石脂、禹余粮以及蛇床子、艾叶、鹿角霜（胶）等，均有暖宫摄血之效。泻宫，是排泻子宫应泻之物，使之荡然无存，以利其藏。崩漏是子宫泻而不藏，但也与其浊之不下有关，因此，泻之未尽，就无以行藏之功。用四草汤、加味失笑散，必要时加入制大黄、炒枳壳、晚蚕沙等，即意在清除子宫残留之瘀浊，泻之使尽，则藏血之功自复。（单书健，陈子华. 古今名医临证金鉴·妇科卷（上卷）[M]. 北京：中国中医药出版社，1999：214-215.）

18. 庞泮池

【主题】　止血以辨证治疗，固本以周期疗法

【释义】　庞泮池认为，崩漏在临床上以青春期与更年期为多见。青春期崩漏，大都系未婚少女，正在生长发育时期，虽已月事来潮，但先天肾气未充，冲任脉虚，常引起月经失常，或经行量少，或出血与闭经交替而行，常数月一行，行则大下如崩，或崩漏相继，以致失血过多，导致头晕心慌，卧床不起。根据古人经验，青春期崩漏，当属肾精不足，封藏失职，冲任不固。治疗应重在少阴，调补肾元。但室女崩漏，临床常见经行之际，有血热之象，其间有气火偏盛者，脉象细数，舌质红舌苔薄黄，则应用荆芩四物汤加减。方中黄芩清气火，荆芥去风止血。也有阴虚内热，热迫冲任，经血妄行者，则应以二地汤为主加减，以生地、麦冬、白芍、地骨皮养阴清热、凉血止血。经净之后，则应按月经周期疗法治疗。因病本为肾虚，故应大补肝肾，充实奇经，则冲任自调。用养血止崩煎（经验方）加减。方中人参、黄芪、当归、熟地养血；川断、菟丝子、女贞子、旱莲草、紫石英、肉苁蓉补肝肾。偏肾阴虚者，加龟板、生地；偏肾阳虚者，加补骨脂、仙灵脾。月经周期疗法符合妇女生理规律，故较一般一次性辨证用药疗效显著。与塞流、澄源、复旧原则并不矛盾，是辨证论治之发展。（单书健，陈子华. 古今名医临证金鉴·妇科卷（上卷）[M]. 北京：中国中医药出版社，1999：358-359.）

19. 肖承悰

【主题】　止血后按年龄分期论治

【释义】　肖承悰根据崩漏"肾-天癸-冲任轴"不稳定，导致子宫蓄溢失常的发病机制，应以肾的功能稳定为主，提出血止后按年龄分期治疗的思路：①青春期：月经初潮时，肾中精气不充，"肾-天癸-冲任轴"处于不稳定状态，治疗以补肾为主，建立正常的月经周期。②生育期：生育期妇女，由于胎产、哺乳，数伤于血，肝肾失养，或因各种致病因素，导致"肾-天癸-冲任轴"稳定状态遭到破坏，治疗以调补肝肾为主，恢复"肾-天癸-冲任轴"稳定状态。③绝经前期：妇女六七以后至七七之年，肾中精气逐渐衰少。因肾阴亏损，阴虚火旺，虚火动血，致经血非时而下。治疗以滋阴泻火为主，同时补后天以益先天，使肾中阴阳平衡，促使"肾-天癸-冲任轴"进入静止状态，绝经而愈。（肖承悰. 中医妇科临床研究[M]. 北京：人民卫生出版社，2009：80-81.）

20. 李寿山

【主题】 按年龄分期用药，恢复经期节律

【释义】 李寿山指出，崩漏除辨证求因、因证施治外，还应按年龄分期用药，以调整月经周期，使经期有序，达到调理善后复旧的目的。①青春期崩漏：以虚证（气虚、阴虚、肾气不充）、热证（虚热、实热、血热）居多。在治法上应着眼于调肝、健脾、补肾，参考辨证施治，分期用药。临床上症见血热妄行者，先服清热固经汤，随症加减。经血减少或血止后，选服知柏地黄丸，补肾降火；或丹栀逍遥丸，清热平肝，调理月经周期。待下次月经前一周左右，酌服荆芩四物汤或牡丹皮饮，养血凉血清热，以防崩漏再发。若见气虚不摄，先服益气固经汤，随症加减。经血止后，选服补中益气丸，益气举陷，待下次月经前一周左右，酌服归脾汤引血归经，以防崩漏再发。②育龄期崩漏：多见气虚血瘀证。若见气虚崩漏证，参考青春期气虚证治法。若见血瘀崩漏证，治以化瘀固经汤，随症加减。血少或血止后，续服加味当归补血汤（黄芪、当归、鸡血藤），益气养血化瘀以调经，待下次月经前一周左右，酌服当归芍药散，养血活血调经，以清除未尽之瘀。③更年期崩漏：多见脾肾两虚证。治疗上可根据病因病机，施以健脾益气、补肾固经或温经摄血等法。临证可用补肾固经汤加减治之。血止后，宜常服人参归脾丸或金匮肾气丸，以复旧培本。（李寿山. 中国百年百名中医临床家丛书·李寿山[M]. 北京：中国中医药出版社，2002：139-140.）

21. 陈益昀

【主题】 滋阴补肾、固冲止血为先，调整月经周期，复旧固本为后

【释义】 陈益昀认为，青春期功能性子宫出血，基本病机是肾阴不足，热瘀胶结。少女肾气初盛，肾精始充，血海溢泻调节功能不稳定，虚热皆可致瘀，热瘀胶结，热则动血、耗血，瘀则血不循经，冲任受扰，遂成崩漏。肾阴亏损，阴虚失守，相火动血，发为崩漏。崩漏病程长，日久致瘀，瘀血不去，新血难生而加重崩漏。治疗以滋阴补肾，固冲止血为先，后调整月经周期复旧固本。本病不规则阴道出血仅是病标，卵巢不排卵为病本，故应重视补肝肾、调冲任，根据肾中阴阳的动态变化，分经后期、经间期、经前期、行经期等四个阶段，分别施以不同治法。经后期以阴长为主，治以滋补肾阴、养冲任为主，维持阴长；经间期重阴转阳，治疗除使阴精充足，并达到一定水平外，酌情加入益肾助阳之品，以阳施阴化，静中求动，通过补肾调气血，使天癸旺盛，引发成熟卵泡排卵；经前期以阳长为主，治以补肾助阳为主，以维持阳长，酌加鹿角胶、紫石英、肉苁蓉、续断等；行经期为月经周期的第二次转化，重阳转阴，月经来潮，治宜因势利导，以通为主，活血化瘀引血归经。（张占玲. 陈益昀治疗青春期功能性子宫出血的经验[J]. 河北中医，2010，32（6）：805-806.）

22. 马春芬

【主题】 首当止血，善后复旧，调整周期

【释义】 马春芬认为，治疗本病首当止血，待血势减缓后则辨证求因，止血结合澄源，血止后根据患者不同的年龄阶段及月经不同时期的气血阴阳变化，运用中药调整周期，善后复旧，以恢复冲任气血蓄溢之周期和胞宫定期藏泻之规律，调整月经周期。因经出于肾，调经主要以调理肾经阴阳，无论是虚、热、瘀，在治疗同时都要兼顾，出血期补肾益气，固冲止血，

养阴清热，活血化瘀。方以左归丸合二至丸加减。塞流止血之后，当需澄源即求因固本，采用补肾、健脾、清热、理气、化瘀等法，同时注重复旧以此恢复月经周期为主。血止后恢复正常的月经周期很关键。经后期，冲任血海空虚，阴精不足，治疗以补肾填精，益气养血为主，主要以左归丸加减。经间期相当于排卵期，冲任胞宫阴血充盛，阳气渐充，重阴转阳，治疗应补肾活血通络，促进阴阳顺利转化。若冲任胞宫阳气渐盛，宜阴中求阳，水中求火，滋肾助阳宜补肾疏肝，加助阳之品，以阳气鼓动肾精的转化，促进经血下注血海胞宫。行经期正值经血来潮，气血骤变，当以顺势利导，调畅气血。（闻梅，王伟伟，马春芬. 马春芬教授中医治疗无排卵型功能性子宫出血的经验总结[A]. //郑州：第十一次全国中医妇科学术大会论文集[C]，2011，75-76.）

23. 黄绳武

【主题】 治疗重视补阴之中行止崩之法

【释义】 黄绳武认为，崩漏病因多端，总不离冲任虚损，经血失约，非时而下。其本为虚，或虚中夹实，全实者少。盖阴主精血，阳主气火，阴本涵阳，阴不足则阳独盛，迫血妄行而成崩漏，此为本病发病机理之常。论其脏腑，以肝肾为主，肝司血海而主疏泄，肾主胞宫而藏精气，肝肾一体，精血同源；肝血亏虚则血海失调，肾精亏虚则胞宫失养，皆令经血非时而下，或崩或漏，日久必成重病。故治疗本证，尤当重视补阴之中行止崩之法，培补肝肾精血，使阴血充足，配气涵阳，血无热迫则自宁如常，常选用生地、熟地、墨旱莲、山药、白芍、阿胶、枸杞、麦冬等。如崩漏日久，气随血耗者，加太子参、黄芪，以益气固冲；肾亏较甚，腰酸疼痛者，加川续断、桑寄生、山茱萸，以固肾摄血；夹肝经郁滞者，少加竹柴胡、荆芥炭，以舒郁止血。崩漏虽常用炭类止血药，但切忌滥用，须究其寒热虚实。兼热者用侧柏炭、炒栀炭、贯众炭；有寒者用黑姜炭、艾叶炭；夹瘀者用山楂炭、蒲黄炭；全虚者乃可用陈棕炭。用量不宜过多，以防止血留瘀。在崩漏用药方面，大忌辛温香燥之品，女子血常不足，崩漏亦伤其血，复以辛燥，更虚其虚，鲜有不铸成大错者，学者宜谨慎对待。（史宇广，单书健. 当代名医临证精华·崩漏专辑[M]. 北京：中医古籍出版社，1988：106-107.）

24. 马堃

【主题】 病证结合重机理，量化诊治调气血

【释义】 马堃诊治异常子宫出血（功血），首先强调病证结合，既明确疾病的诊断，又突出"整体观念–辨证论治"的中医药特色优势。采用以"益气养阴，化瘀止血法"组方的"固经冲剂"加减治疗，能改善整体证候及体征，修复子宫内膜以达到止血调经的目的。治疗气阴两虚证的基本方为党参、生黄芪、五味子、白芍、女贞子、旱莲草、阿胶珠（烊化）、乌贼骨、侧柏叶、三七等，功效为益气养阴、化瘀止血。方中乌贼骨、五味子、生龙牡、三七收敛固涩、化瘀止血以塞其流，治其标；党参、黄芪、阿胶珠、白芍益气生血、滋阴养血以澄其源，复其旧；女贞子、旱莲草补肝肾之阴固冲任治其本。塞流需澄源，澄源当固本，诸药合用，使新血得生，阳生阴长，冲任得固，离经之血得归，疗效显著。其次，重视量化诊治标准，调气血固冲任，尤重理血。通过1000份三甲医院功血住院病历和2000份专家、主治医师的调查问卷研究，探讨其中医证候分布规律、不同证候类型及演变与实验室检查指标之间的相关性，建立功血中医证候量化诊断标准。总之，运用"益气养阴，化瘀止血法"，辨病与辨证相结合，重视

气血与澄源复旧的关系，止血与调经同步进行，恢复肾-天癸-冲任-胞宫轴的生理功能，能调节卵巢功能，修复损伤的子宫内膜，止血调周促排卵，诠释了中医的"调经种子"理论。（马堃，孙立华，王清华. 调经止血冲剂治疗月经失调 405 例的临床研究[J]. 中国中药杂志，2003，28（1）：78-80.）

25. 李广文

【主题】 治崩以补气为先，止漏以祛瘀为重

【释义】 李广文指出，崩证来势急，流血量大，根据"急则治其标，缓则治其本"的原则，当以止血为先，"存得一分血，便保得一分命"。据临床观察，崩证患者多伴有气短懒言、倦怠乏力等气虚征象，暴崩下血，气随血泄是造成气虚的主要原因；气虚只是标证，而气虚统摄无权，又能加重出血。故治疗暴崩下血当先补气，使气足以摄血。常用方：党参 30g，黄芪 30g，炒白术 12g，升麻 9g，益母草 30g，马齿苋 30g，煅龙牡各 24g，黑芥穗 6g。对严重气虚下陷致虚脱者，速用参附汤水煎灌服，以回阳救逆，益气固脱，崩势得缓，再用上方补气摄血。若用人参易党参，疗效更佳。对暴崩下血者，很少用炭类药固涩止血。认为崩漏之血，终为离经之血，不可强行涩止；如一味固涩，势必闭门留寇，瘀阻为害。漏下以瘀证多见，多因胞宫瘀血，新血不得归经所致。本着"通因通用"的原则，治疗以荡涤胞宫、祛瘀止血为主，用药首选益母草、马齿苋、茜草、生蒲黄、三七、桃仁、丹皮、赤芍等。同时指出，崩漏本是一证，二者可相互转化，故治疗时应根据临床变化灵活掌握好补气与祛瘀的关系，达到祛瘀不伤正，止血不留瘀的目的。对阴血不足，虚热内生者，应酌加凉血止血之品，如生地、仙鹤草、小蓟、生地榆等，以滋阴退阳，宁静血海。忌用大苦大寒之品，以防寒凝血瘀。（刘静君. 李广文治疗崩漏临床经验[J]. 中国中医急症，2000，9（2）：71.）

26. 张文阁

【主题】 崩中漏下，重在清固

【释义】 张文阁认为，崩漏乃属妇科出血性病证，较之月经先期、月经量多来说，其病势为急，病情为重，但相互间又有着密切关系，可以说是月经病发展的不同阶段，"先期""量多"常常是崩漏的先导。故对中年妇女所发肝热之崩漏，往往注意月经变化过程。在治疗中侧重清固，清仍以清肝泻热为前提，固在于固冲止血。用药上认为肝热之月经先期，一般不必用止血之品，而肝热崩漏出血不止，则必用止血之药。选止血药时应注意两点：一为凉血止血，如黑栀子、生地炭、炒丹皮、炒地榆、藕节灰等；二为化瘀止血药，因肝郁必有瘀血阻滞，故常选茜草根、血余炭、三七粉、乌贼骨、熟军炭等，使热清郁解而不耗血伤肝，又使血止而能养肝、柔肝、疏肝，二者相辅相成，相得益彰。（杨鉴冰. 张文阁教授运用疏肝法治疗出血性月经病的经验[J]. 陕西中医，1998，19（12）：548-549.）

27. 哈荔田

【主题】 调经不忘理气

【释义】 哈荔田认为，妇女以血为本，但血与气相互资生，息息相关。二者之中，又以气居主导地位，气为血之帅，气行则血行，气滞则血瘀。故月经失常虽表现为血病，实则与气机紊乱有密切关系。治疗崩漏的各个类型、各个阶段都应适当配合气分药。因气血运行与肝之

疏泄功能有关，而调气即调肝。肝气郁滞又会影响脾胃生化之源，所以治疗崩漏加入气分药后，一则可以起推动作用，气帅血行，俾血无瘀滞；一则可以醒脾悦胃，生化之源充盈则病体易复。临床可根据病情选用不同药物，属于轻症者，气机稍阻，可以选用醒动脾胃之品，如佩兰、菖蒲、砂仁等；若肝气郁结较重，并伴有胸胁及乳房胀痛者，可选用疏肝理气解郁之品，如香附、元胡、乌药等；若气滞血瘀之重症，即可选用活血化瘀之三棱、莪术、刘寄奴、蒲黄、郁金等。治疗虚证在用补益药同时，也应加入一些醒脾理气灵动之品，如沉香曲、砂仁、佩兰等，以使其补而不滞。（单书健，陈子华. 古今名医临证金鉴·妇科卷（上卷）[M]. 北京：中国中医药出版社，1999：202-203.）

28. 姚寓晨

【主题】 动物入药常可填补奇经，振奋体质

【释义】 姚寓晨认为，动物药最突出的功效，是以其血肉充养，填补奇经。在妇科临床，凡沉疴虚羸，八脉亏损，血海枯涸，寻常草木之剂无力回天者，动物药审证投入，辄奏奇验。远溯《金匮要略》当归生姜羊肉汤治疗产后血虚腹痛，《千金》鹿肉丸、河车大造丸、乌鸡白凤丸等向以补益虚劳称长，亦因动物药起了重要作用。填补之品，常用如龟甲胶、鹿角胶、牛骨髓、猪骨髓、羊肉、鱼鳔胶、淡菜、海参、紫河车、人乳、鹌鹑蛋等。其次，对冲任虚寒而成暴崩之漏，通常升补之方、固涩之品，难以获验者，方中配入具有固任束带功效的动物药，不唯有助于固其滑脱，更能从体质上振其衰惫。如《千金》小牛角䚡散，擅治崩漏带下，方中牛角䚡温胞摄血，鹿茸温阳补肾，阿胶养血滋任，乌贼骨固任束带，四药同用，力饶效宏，其固摄之功，实寓于煦育奇经之中。结合妇科病证特点，选用动物药，其中青春期漏下，形瘦虚弱者，先以乌贼骨配贯众炭缩宫止血，继以紫河车伍阿胶滋养奇经。对阳虚血溢之崩中漏下，以煅牛角䚡和鹿角霜温经止血。（肖承悰，吴熙. 中医妇科名家经验心悟[M]. 北京：人民卫生出版社，2009：329.）

29. 路志正

【主题】 从心肺入手亦为治之一法

【释义】 路志正认为，肾为封藏之本，肝为藏血之脏，脾主统血，冲为血海，任主胞胎，而冲任二脉隶于肝、肾。故一般辨治崩漏多从这三脏入手，对心、肺二脏在本病中的作用则易忽视，从而影响疗效。临证体会，疾病既有其常，又有其变，知其常为中医基本功之一，但达其变更为重要，只有知常达变，才能通晓事物的变化机理。崩漏由肝、脾、肾功能失调所致的冲任不固固然多见，而心、肺二脏功能失调，同样可影响冲任二脉的气血运行，从而导致冲任不固而发生崩中漏下之症。因此在临床实践中，对此类病例往往从调理心、肺入手，尚能收到满意效果。如火热内郁、湿热内蕴、肺失宣降、心神被扰所致崩漏，治疗以宣肺气、散郁火、清心热、祛湿浊为治本之道。只有郁火得清，湿热得除，肺气通畅，心神安谧，离经逆乱之血才能归经，崩中漏下之症才能解除。若徒用补肝益肾、凉血止血之品，恐难奏效。（单书健，陈子华. 古今名医临证金鉴·妇科卷（上卷）[M]. 北京：中国中医药出版社，1999：318.）

30. 孙宁铨

【主题】 益肾、补气、化瘀三法互用

【释义】 孙宁铨认为，功血的治疗，在出血期间应首先促使流血停止；在出血停止后则应调整肾的阴阳及调补气血，使之平衡，达到《内经》所指出的"阴平阳秘"，促使下次月经趋于正常。如偏肾阴虚者，治以养阴益气、和血止血。偏肾阳虚者，治以温阳益气、和血止血。属血瘀气滞者，治以活血行气、化瘀止血。在流血停止后，一般病者都有气血两亏证候，故以调补气血为主，并着重益肾；偏阴虚者重点在阴，兼顾及阳；偏阳虚者重点在阳，兼顾及阴，务必促使达到阴阳平衡。以上诸法可归纳为益肾（阴、阳）、补气、化瘀三法，三法虽分，但是相互为用，在治疗中要依证各有偏重，不能截然分开。临床体会到，虚证治以养阴益气、和血止血法，似有加强凝血，促使子宫收缩，造成子宫内膜功能层与子宫内膜基底层间局部循环障碍，促使子宫内膜坏死脱落，从而达到止血的目的；实证治以活血行气化瘀止血法，似有促使子宫血流量增加，血管扩张，调节子宫节律性收缩的作用，进而使子宫内膜退变、裂解、坏死脱落，子宫收缩加强，血块排出，血管闭合，流血停止。（肖承悰，吴熙. 中医妇科名家经验心悟[M]. 北京：人民卫生出版社，2009：394-395.）

三、医 论 选 要

1. 瘀热搏结致病论（徐志华）

【提要】 热是瘀的初期阶段，瘀是热的进一步发展；瘀热相互搏结，胶结于冲任胞宫，冲任血海受扰，藏泻无度，经血非时或淋漓不尽，故发为崩漏。

【原论】 瘀热是由瘀血和火热两种病理因素相互搏结而成，而这两种病理因素可以广泛存在于多种疾病之中。瘀热导致崩漏发生，乃外感或因内伤导致热盛于内，热扰冲任血海，迫血妄行，子宫藏泻无度，遂致崩漏。血热蕴积，可煎熬津液，而致血液浓稠黏聚，血涩不畅，形成瘀血；崩漏日久，离经之血亦可为瘀；冲任、子宫瘀血阻滞，新血不安，又可加重崩漏之"血液妄行"。可见崩漏的发生，不单是血热为患，血瘀也是其主要发病因素；瘀热相互搏结，胶结于冲任胞宫，冲任血海受扰，故而经血非时或淋漓不尽，发为崩漏。

临证所见，崩漏患者多有经血非时暴下，或淋漓不净，血色深红，质稠或有血块，唇红目赤，烦热口渴，大便干结，小便黄，舌红、苔黄，脉滑数等血热表现。或有小腹疼痛拒按，舌质紫黯，脉涩等血瘀之外象。因此在前人瘀热理论的基础上，提出崩漏"热瘀相关"论，认为热是瘀的初期阶段，瘀是热的进一步发展，对于崩漏的认识，强调热、瘀胶结，冲任血海藏泻无度。将瘀热理论引入崩漏的诊疗，基于临床实际，从广义相关角度创新性提出崩漏"热瘀相关"理论。与崩漏气虚论、血热论、肾虚论等学说及治法比较，"热瘀相关"论重视"功血"发展过程中病机的动态变化，立足于血热证到血瘀证的传变，从瘀热互结着手，以凉血化瘀法进行组方治疗，揭示血热和血瘀在崩漏发病中的相互影响。该理论认为崩漏的发病以"血热"为始动环节，热扰冲任，迫血妄行，经血非时而下或淋漓不尽；因热生瘀、因病生瘀，瘀热互结，瘀阻冲任胞宫，新血不得归经，亦成崩漏。瘀热互结表现的病机和证候即是"瘀热证"。从理论上阐述了崩漏从血热到血瘀的发生发展过程，强调从热、瘀角度进行崩漏的诊治。崩漏无论干预手段或发病缓急分型的不同，终要回到月经规律的常态，其共性核心病机为瘀热互结。随着崩漏的发生发展，证治重点从"血热"到"血瘀"，同时强调"瘀热互结，以热为先"。崩漏患者之血热往往出现较早，其后或因热灼津液，或因崩漏日久，而成血瘀，热入血分，壅遏不散，与有形之血相搏，留滞于脉络之中，方成瘀热互结之局。从两者的因果关系来看，常常血热在前，为因；而瘀血在后，为果。（李伟莉，余欣慧，徐云霞. 徐志华治疗崩漏学术思想浅析[J]. 中医药临床杂志，2011，23（10）：852-853.）

2. 崩漏辨治综论（哈荔田）

【提要】 崩漏应以月经的期、量、色、质变化为重点，以舌象、脉象为依据，并结合全身症状审慎辨证，尤为重视月经、舌、脉三者变化。

【原论】 崩漏应以月经的期、量、色、质变化为重点，以舌象、脉象为依据，并结合全身症状审慎辨证，其中，尤为重视月经、舌、脉三者变化。如经色深红质稠，多为血热；色鲜红质较稀，多为阴虚；色淡质稀，多为气虚、阳虚；色紫暗质稠有块，多为血瘀等。就舌象而言，舌色淡红，苔薄或白，多为脾肾不足，气血两亏；舌色鲜红或暗红，苔黄，多为血热或阴虚；舌色淡红胖嫩，舌尖见有红刺，舌有瘀点，多为久崩久漏，气血两虚，血瘀脉络；舌淡白无华，胖嫩而润，多属崩漏日久，命门火衰。崩漏多见虚象之脉，常见沉细脉、细数脉，尺脉尤弱。阴虚内热、脾肾两虚或兼有瘀血，都可见沉细、细数之脉；血瘀较重，则脉见滞涩或弦细而滞；气血伤甚则可见芤脉；气滞明显则脉见弦象，且左关为著；纯实证之脉象，如弦而有力或洪数有力则不多见。

崩漏止血并非一味固涩，必须根据寒热虚实，或温而止之，或清而止之，或补而止之，或泻而止之，并注意虚实之兼夹，寒热之错杂，而权衡常变。清而止之，用于崩漏的热证。崩漏的热证常与肝肾阴虚，相火亢盛，扰动血海有关，宜用清滋之品，慎用苦寒泻降，以免苦寒伤阴之弊。在清热凉血的同时，往往还需参以滋水涵木法，以养肝木，藏血守职。温而止之，用于虚寒崩漏，拟用温阳益气，水中补火为当，若内寒较甚者，可温经止血。补而止之，用于肝肾脾胃三阴三阳气血失调，冲任亏损。肝肾两虚者，治以滋补肝肾，调和阴阳为主；脾肾两虚者，临床多依据病损脏器的不同，而有不同的治疗重点。泻而补之，用于气滞血瘀者，治以活血化瘀，须依据致瘀原因及主症、兼症的不同，或以化瘀为主，或以为辅。崩漏的善后调理应重视肝肾脾胃，因肾为先天，是气血滋生之根本；脾为后天，是气血化生之源泉；肝主疏泄，以调解血流之动力，三脏功能调和，气血充沛，运行调畅。故临床可据具体情况，或脾肾并补，或肝肾两滋。前者可加人参、黄芪、陈皮，以理脾胃；川断、寄生、杜仲、狗脊，以补肝肾；或以归脾汤加狗脊、山药、续断、寄生、鹿角霜，两补脾肾。后者则以当归、白芍、山萸肉、桑寄生、续断、女贞子、川芎、香附等滋补肝肾，兼予舒肝。从而达到正气恢复，阴阳平衡的目的。（哈孝贤. 当代中医妇科临床家丛书·哈荔田[M]. 北京：中国医药科技出版社，2014：206-207.）

3. 从肾辨治论（刘茂甫）

【提要】 从肾论治崩漏，分别治以益气补肾法、养血补肾法、化瘀补肾法、凉血补肾法、固冲补肾法。

【原论】 从肾论治崩漏，较疏肝健脾法疗效显著。①益气补肾法：适用于脾气虚及肾气不固证，症见消瘦乏力，腰痛膝软，面色无华，食纳欠佳，下血色淡质薄量多，苔白，脉虚。方用参芪益肾汤，药用潞党参、炙黄芪、炒白术、云茯苓、覆盆子、枸杞子、菟丝子、五味子、桑寄生、焦杜仲、川续断、炙甘草。②养血补肾法：适用于肾阴不足，阴血亏损证，症见面色萎黄，手足心热，腰腿酸困，下血色淡而淋漓不断，舌淡，脉细弱。方用养血补肾汤，药用当归身、炒白芍、酒熟地、山萸肉、何首乌、怀山药、云茯苓、补骨脂、肉苁蓉、巴戟天、淫羊藿、阳起石、桑螵蛸、枸杞子、炙甘草。③化瘀补肾法：适用于肝郁气滞成瘀，因瘀而血离经之崩漏，症见烦躁易怒，口干舌燥，少腹胀满疼痛，下血色黯、量多、有较大血块，舌红绛，脉弦涩。方用化瘀补肾汤，药用醋柴胡、条黄芩、当归尾、赤芍药、紫丹参、制香附、广郁金、益母草、焦杜仲、川续断、女贞子、桑寄生。④凉血补肾法：适用于肾虚血热证，症见心中烦热，口干，低热，腰困，下血色红或黯红、偶有小血块，舌红苔黄，脉滑微数。方用加味清经汤，药用大生地、黑元参、粉丹皮、地骨皮、青蒿、云茯苓、炒黄柏、生白芍、女贞子、五味子、枸杞子、生甘草。⑤固冲补肾法：适用于冲脉损伤，肾虚不固证，症见少腹酸胀或隐痛，腰困，素日白带较多，或性机能低下，下血时断时续、或多或少，舌红少苔，两尺脉沉细。方用固冲补肾汤，药用熟地、山萸肉、怀山药、云茯苓、补骨脂、肉苁蓉、巴戟天、淫羊藿、阳起石、桑螵蛸、枸杞子、炙甘草。（史宇广，单书健. 当代名医临证精华·崩漏专辑[M]. 北京：中医古籍出版社，1988：181-183.）

4. 从脾辨治论（胥受天）

【提要】 治疗崩漏，宜从脾入手，针对脾阳气虚、脾虚肝热、脾虚兼瘀、脾肾两虚等证，施以健脾扶阳、健脾清肝、健脾活血、健脾补肾等治法。

【原论】 脾为后天之本，脾气健旺，则气血充足，使脉道血液充沛，统摄血液正常运行，不致于外溢，若脾胃素弱、中气不足，或思虑伤脾，或饮食不节，损伤脾气，或过劳耗伤脾气，或本病日久，饮食欠佳，耗气伤脾，均可致化源不足，脾失统摄为病，故治疗崩漏，宜从脾入手，针对脾阳气虚、脾虚肝热、脾虚兼瘀、脾肾两虚等证，施以健脾扶阳、健脾清肝、健脾活血、健脾补肾等治法。①脾阳气虚：脾阳虚，不能升清，气血生化乏源；脾气虚，固摄失常，血溢脉外，气血亏虚，冲任二脉受损，则暴下不止或淋漓不尽。症见月经不调，经期紊乱，经行时间长或淋漓不尽，经水色淡质薄，伴面色㿠白，气短神疲，手足不温，或纳食不佳，舌质淡，苔薄白，脉细弱。证属脾阳气虚，治拟健脾扶阳，自拟健脾扶阳汤，温阳健脾，固冲止血，药用党参、黄芪、白芍、茯苓、青皮、仙鹤草、怀山药、炮姜、陈棕炭、血余炭等。②脾虚肝热：素体阴虚或情志悖郁，肝气过旺，气火有余，肝脾失和，热迫血行，发为崩漏。症见经血非时而下，量多势急或量少淋漓，色红质稠，伴面色潮红，心烦口干，胸闷气短，急躁易怒，或见乳房作胀，舌苔薄黄，脉细数。证属脾虚肝热，治以扶脾平肝，自拟健脾清热汤，健脾平肝，清热宁血，药用生熟地、白芍、乌贼骨、山栀、炒芩、侧柏炭、黄柏、牛角䚡、女贞子、旱莲草、仙鹤草、青皮、白术等。③脾虚兼瘀：出血日久，血不归经，离经之血必有瘀滞。症见经血时下时止，淋漓不尽或停闭日久又崩中下血，色紫黑有块，少腹或有胀痛，面色苍白，纳呆食少，舌淡有紫斑，苔薄，脉细涩。证属脾虚瘀结，当健脾化瘀，自拟健脾祛瘀汤，健脾生气，祛瘀生血，药用当归、赤芍、熟地、五灵脂、蒲黄、桃仁、红花、益母草、香附、茯苓、白术、青皮等。④脾肾两虚：肾为先天之本，脾为后天之本，崩漏虽有不同证型，必归脾肾。症见经乱无期，出血量多或淋漓不尽，色红，伴面色晦暗，头晕耳鸣，腰膝酸软，手足不温，舌苔薄，脉沉细或细数。证属脾肾两虚，治以健脾益肾，自拟扶脾益肾汤，补肾培土，培精固血，药用太子参、黄芪、白芍、白术、熟地、怀山药、仙鹤草、女贞子、旱莲草、艾叶炭等健脾益肾之品。（孙静. 胥受天从脾论治崩漏四法[J]. 江苏中医，2001，22（10）：17-18.//张丽君，李杰. 妇产科病中医经验集成[M]. 武汉：湖北科学技术出版社，2012：63-64.）

5. 从肝辨治论（贺丰杰）

【提要】 崩漏的发生发展与肝的生理功能及病理变化密切相关，临床常见肝郁血瘀、肝火动血、肝郁脾虚、肝肾阴虚等证，分别治以疏肝开郁止血，清肝凉血止血，疏肝健脾养血，滋补肝肾以固崩。

【原论】 妇人经、孕、产、乳，数伤于血，易使肝血不足，木火偏盛，疏泄失常，肝疏血失调，扰动血海，致经血妄行而致崩漏。肝体阴而用阳，其性喜柔而恶刚，调节情志，条达气血。尤其在经行、孕后，阴血下注，肝血不足，肝阳偏盛；加之女子其性为阴，易于忧郁，郁结难解，气机下利，气病则诸病又起，故崩漏的发生发展与肝的生理功能及病理变化密切相关；临床常见肝郁血瘀、肝火动血、肝郁脾虚、肝肾阴虚等证。①肝郁血瘀：肝经与任脉相交会，联络胞宫，调节胞宫生理功能，肝血充盛，肝气条达，血脉流畅，冲任得养，月经如期。若肝郁血瘀，冲任受阻，瘀血滞于胞中，新血不守，血不循经，离经之血致发崩漏。临床多见出血淋漓不断，经色紫黯夹瘀块，小腹胀痛或突然下血量多，瘀块排出后则疼痛出血减轻，乳房胀痛，胸胁闷胀，善太息，舌边有瘀点，脉弦涩，治以疏肝开郁以止血，常选用柴胡疏肝散、逍遥散合失笑散等加减。②肝火动血：素体阳盛，或情绪过激，或肝经湿热，肝火内炽，热伤冲任，迫血妄行。临床多见悲哀，暴怒而发，阴道突然大量下血，血色深红，淋漓日久，急躁易怒，头胀头痛，面红目赤，胁胀痛，口苦咽干，便秘，尿黄，舌红苔黄、脉弦数。治以清肝凉血以止血，常选用丹栀逍遥散、龙胆泻肝汤等加减治疗。③肝郁脾虚：肝脾在血的生成、贮藏及运行等方面有密切关系。肝疏泄正常，脾运健旺，生血有源，则血不外溢，肝有所藏，冲任得养。若情志不畅而肝郁，忧思、饮食劳倦而脾虚，木郁乘土，或土虚木乘，脾气受损，脾不统血，冲任不固而致崩漏。临床多见经量或多或少，淋漓不尽，色淡质薄，乳房作胀，少腹坠痛，肢体倦怠，四肢不温，便溏，舌体胖嫩或有齿印，脉弦或细弱。治以疏肝健脾养血，常选用逍遥散、补中益气汤等加减。④肝肾阴虚：肾精充沛，精能化血养肝，则肝能敛藏，无动血之虑。肝血充足，疏泄有度，肝血化精藏于肾，肾中精气充沛，精血化生有源。若肾阴不足，阴不制阳导致肝阳上亢；肝阴不足，可致肾阴亏虚，相火上亢。肝肾阴虚，阳亢虚火内动，冲任失摄而发崩漏。临床多见出血量少或淋漓不断，色鲜红，或经闭数月，经临如崩，腰膝酸软，失眠多梦，胁痛目涩，五心烦热，潮热盗汗，咽干颧红。肝阳偏亢，兼见头晕目眩，头痛，舌红少苔，脉弦或细数。治以滋补肝肾以固崩，常选用左归丸、知柏地黄丸、二至丸等加减。（张文婷，贺丰杰. 崩漏从肝论治[J]. 长春中医药大学学报，2011，27（1）：74-75.）

6. 三期辨治论（袁笑梅）

【提要】 崩漏治疗及善后之法，当视发病原因之不同和各年龄阶段生理特点的差异，详审病机，辨证求因。青春期当止血建周，育龄期则止血复周，更年期当扶脾固冲以善其后，并注意排除恶性病变。

【原论】 崩漏的治疗，当采取辨病与辨证相结合的方法，灵活应用塞流、澄源、复旧之治崩三法。塞流即是止血，是治疗崩漏紧急措施；澄源即是正本清源，亦即辨证求因，审因论治，是治疗崩漏的重要阶段；复旧即固本善后，是巩固崩漏治疗的重要阶段，用于止血后调整月经周期或养血固本。治崩三法，并非截然分开，各不相关，而是各有侧重，互为前提，三法既可单独应用，亦可相兼为用。如塞流法，并非一味收涩止血，而应据证辨之，循因论治，依其寒、热、虚、实、瘀，寒者温而止之，热者清而止之，虚者补而止之，实者泻而止之，瘀者通而止之，体现了塞流与澄源并用之法，起事半功倍之效。固本复旧之时亦非专事补益精血，仍应依据病情，辨证求因，审因调治，如寒者温经补血、热者清热凉血、虚者益气养血、瘀者祛瘀养血，体现了澄源与复旧合用之法以利康复。善后之法，当视其发病原因之不同和各年龄阶段生理特点的差异，详审病机，辨证求因。青春期患者当止血建周，育龄期患者则止血复周，更年期当扶脾固冲以善其后，并注意排除恶性病变。①青春期崩漏从肾论治。青春期患者往往天癸初至，肾气初盛，冲任未充，发育未臻完善，"肾-天癸-冲任-胞宫生殖轴"功能尚未完善，易致崩漏的发生，故善后调治当以补肾益气，建立正常月经周期为主。血止后建立周期，可采用中药人工周期疗法，分别按经后期、排卵前期、排卵后期、经前期进行序贯治疗。治疗总则为补肾益冲，填精养血。同时，中药人工周期疗法，亦应结合临床症状辨证论治。②育龄期崩漏从肝论治。育龄期妇女往往天癸至，肾气旺盛，任通冲，"肾-天癸-冲任-胞宫生殖轴"功能发育完善，已建立正常月经周期。其善后调治之法，当以调肝养肝、清热凉血为主。育龄期是最佳生殖年龄，故调整月经周期应以促进卵泡生长、排卵、恢复正常月经周期为目的，方能达到彻底的治疗。具体调治之法，可依月经周期的不同时期，采用中药周期疗法，分别按经后期、排卵期、经前期进行序贯治疗。③围绝经期崩漏从脾论治。围绝经期妇女历经经、孕、产、乳，精血亏虚，脏腑失养，中气虚弱，脾失统摄，肝失其藏，或肾虚封藏失职，冲任失约而致崩漏。此期当顺应自然发展规律，血止后的调治无须恢复月经周期，应以恢复疾病导致的体虚贫血和防止疾病复发为目的。调治之法当健脾养血、滋肾养肝以善其后。（吴燕平，张婷，罗杏娟. 中国百年百名中医临床家丛书·裘笑梅[M]. 北京：中国中医药出版社，2009：47-52.）

7. 天癸分期辨治论（庞泮池）

【提要】 室女崩漏，属天癸初至，先天肾气不足，肾精匮乏，并常兼有气火偏盛，血分有热，治疗重在补肾清热，凉血止血。育龄期崩漏，天癸既行，多属肝经郁热，冲任失调，治拟清肝泻热止血。绝经前后，天癸既绝，肾气渐衰，封藏失司，统摄无权，亦见崩中漏下，治拟调整阴阳，滋阴止血。

【原论】 ①天癸初至，补肾清热：室女崩漏，多见月经初潮过早或偏迟。属先天肾气不足，肾精匮乏，并常兼有气火偏盛，血分有热之象，导致封藏失司、冲任不固。治疗重在补肾清热，凉血止血。经期药用党参、生地黄、熟地黄、山茱萸、女贞子、墨旱莲、黄芩、牡丹皮、荆芥穗、紫石英、花蕊石、仙鹤草。其中，生地黄、熟地黄、山茱萸补肾固本；女贞子、墨旱莲、黄芩、荆芥、牡丹皮甘寒同入肝肾二经，凉血止血化瘀；紫石英、花蕊石温肾止血不留瘀；仙鹤草、党参补气止血。全方共奏塞流、澄源之效。血止后，则应补肝肾、促排卵、调周期。上方去黄芩、牡丹皮、花蕊石、仙鹤草，加入黄精、肉苁蓉、菟丝子、地骨皮；便秘者，加首乌、桑椹；便溏者，加补骨脂、鹿角片；舌质红好转，可加淫羊藿、巴戟天温补肝肾，提高卵巢功能；久漏不止，常加阿胶滋阴止血，一药收功。②天癸既行，疏肝清热：育龄期女性之崩漏，多由放环后出血、盆腔炎、子宫肌瘤、子宫内膜异位症等引起。多属肝经郁热，冲任失调。治拟清肝泻热止血。药用：柴胡、当归、白芍、牡丹皮、黄芩、制香附、女贞子、墨旱莲、花蕊石、荆芥穗、贯众炭。其中柴胡、香附、白芍疏肝柔肝；贯众炭、荆芥穗清热止血。郁久化热者，加败酱草、米仁、桃仁、生茜草清热解毒。如气随血脱，气血两亏，应补气固摄，药用八珍汤补气养血，加紫石英、牛角鰓、艾叶炭温涩止血；花蕊石止血去瘀。③天癸既绝，健脾止血：绝经前后妇女，肾气渐衰，封藏失司，统摄无权，亦见崩中漏下。然肾为先天，脾为后天，脾胃虚弱，后天不能奉养先天，经期治拟调整阴阳，滋阴止血。药用：知母、黄柏、生地黄、熟地黄、牡丹皮、柴胡、广郁金、酸枣仁、麦冬、黄芩、女贞子、墨旱莲、仙鹤草、紫石英、花蕊石、贯众炭、陈皮。如暴崩气血两亏，气随血脱，症见头晕心慌，畏寒肢冷，则用《伤寒论》参附四逆汤干姜改炮姜，益气摄血；瘀血者，可加益母草、川芎去瘀生新。血止后健脾益气安冲，健脾益气生血，强壮后天生化之源，可补气以摄血。（肖承悰，吴熙．中医妇科名家经验心悟[M]．北京：人民卫生出版社，2009：284-285.）

8. 截流开源论（姚五达）

【提要】　崩漏治疗应以截流开源为法，截流，即采用大剂量止血药，止血以截住流失之血，使之归经；开源，即调和冲任、疏肝、补脾、固肾，使经脉约制有节，气血调顺，得以正常循行脉中。

【原论】　造成崩漏的病因虽多，但主证是出血。女子以血为本，血脉充盈，血液在经脉中运行顺畅，是维系正常生理的根本。治疗首当止血，血止之后，为使之不非时妄行，应再以固本。因此，主张治疗崩漏以截流开源为法。所谓截流，即采用大剂量止血药，止血以截住流失之血，使之归经。若不急止其血，势必血下愈多，阴血愈亏，增其亡阳之势。唐容川有"止得一分血，保得一分命"之说，故在临床上以大小蓟、仙鹤草、血余炭、三七粉，止血固崩，又有祛瘀之功。尤其重用大小蓟，止血不留瘀，益血不伤气，每用至30～45g之多。对于阴血不足，胞络相火妄动，出血量多，则加生地炭、地榆炭、茅根炭，以清热止血养阴。对于相火较盛成毒，出血数月不止，甚或半年以上，久治不愈，常加土茯苓30g，入肝经以清胞宫相火，清热解毒。对于气虚不摄，则加升麻炭、潞党参、生黄芪、藕节炭，以补气升提，摄血于脉中。主张每用炭类，可起到"血见黑则止"的效果。对于气血失调，气滞血瘀，血不归经而致崩漏者，若见少腹痛，乳胀痛，有血块者，加香附、泽兰、佩兰，以行气和血。所谓开源，即调和冲任、疏肝、补脾、固肾，使经脉约制有节，气血调顺，得以正常循行脉中。临床常选用川续断、杜仲炭、菟丝子、桑寄生，益肾补精，使封藏之功得固。其中，川续断、杜仲炭又可行血脉，引血归源，对于肾虚腰痛，疗效极佳。以全当归、杭白芍、阿胶珠，补益肝血；以盐橘核、台乌药，疏理气机，与前药共求"气以通为补，血以和为补"之意。取截流开源并施，益肾固冲，疏肝理气，活血止血并用，则逆气得平，瘀血得行，精血得复，气血循经，崩漏自止。对阴血不足，肝气偏盛，而致胃气上逆，则用青竹茹、砂仁、伏龙肝、茯苓，以和胃止逆化浊，调理中焦。又以生黄芪、炒白术、焦谷芽、炒麦芽，健脾消积，使后天得旺。以远志、石斛，交通心肾，安定魂魄，补益精血。对伴有心烦急躁，脏躁不安，配以甘麦大枣汤，效果良好。（王晨．姚五达治疗崩漏的经验[J]．中医杂志，1996，37（5）：273-274.）

9. 通涩清养论（朱南孙）

【提要】　妇科出血的根本病机，是冲任受损，不能制约经血，治疗总结为"通、涩、清、养"止血四法。"通"指祛瘀止血，引血归经；"涩"指止血塞流，勿忘澄源；"清"指清热凉血，血静则宁；"养"指扶正固本，复旧善后。

【原论】　妇科出血，包括崩漏、月经过多、经期延长、排卵期出血、产后出血、各种手术出血,根本病机是冲任受损,不能制约经血,应精辨出血之证及止血之法,并高度概括为"通、涩、清、养"四法。①通:指祛瘀止血,引血归经。因瘀致崩,必先祛瘀,瘀散脉通,出血自止。常用蒲黄、花蕊石、茜草、三七等,酌配伍理气、温经、益气、清热等治法,并佐入具有通、降、运作用的枳壳、陈皮、砂仁、木香等,从而达到以生血气、和营止血之效,也适用于久漏致瘀。即使表现为乏力、懒言等虚象,亦常为虚中夹实之证,故应祛瘀止血。朱氏妇科经验方"将军斩关汤",由蒲黄炭、炒五灵脂、熟大黄炭、炮姜炭、茜草、益母草、仙鹤草、桑螵蛸、海螵蛸、三七粉组成。该方为祛瘀止血的代表方,主治虚中夹实之崩漏。②涩:指止血塞流,勿忘澄源。崩漏病机有寒热虚实之别,先贤止血有"塞流、澄源、复旧"三法,止涩塞流需与澄源结合应用。若不审病求因,盲目止涩,往往塞而不止,即使血止,也容易复发。暴崩之际,当止血固脱,应选用双向调节止血之药,增强止血之功。如止血与清热凉血止血、益气止血、养阴止血、补血止血、温经止血等药合用,善用当归补血汤、参芪四物汤加化瘀止血药,益气养血,摄血固脱。针对病情较缓的漏下不止,要分清寒热虚实的不同,采取寒者宜温摄,热者宜凉收,虚者宜升补,瘀者宜"通因通用"的不同治法。③清:指清热凉血,血静则宁。崩证以热证为多,血具有"静则归经,热则妄行"特点,欲使止血,务使热清,热清则血宁。血热是本病的重要病因,需辨邪热之虚实。实热出血,常用生地、大蓟、小蓟、地榆、侧柏叶、椿根皮、炒牡丹皮、贯众炭等;阴虚出血,常用二至丸、苎麻根、龟甲胶、鹿衔草、生地炭等;湿热夹毒者,用蒲公英、紫花地丁、败酱草、大血藤、制大黄等。在补阴之中行止崩之法,常用桑椹、山茱萸、枸杞子、麦冬等,使肝肾阴血充足,血无热迫,则宁静如常,体现出止崩注重补阴思想。④养:指扶正固本,复旧善后。崩漏既止,里热已除,更宜补气血,以端其本。采用扶正补虚,复旧善后法则,既可止血,又可防止复发。因冲为血海,任主胞胎,肝肾为冲任之本,肾主胞宫,脾主统血,故脏腑经脉调理应以肝、肾、脾、冲任为主,重在滋补肝肾,调理脾胃,宁心安神,使冲任得养、固摄有权,防止崩漏再发。在崩漏调理现阶段注意以下几点:一是纯虚无邪,则补益兼以固涩之品,治从脾胃,用八珍汤、归脾汤、左归丸、右归丸。二是本虚兼有宿疾,如子宫内膜异位症、子宫肌瘤,治宜补虚兼以祛瘀、清热、软坚消癥。三是青春期、生育期妇女崩漏之复旧,注重促排卵、调周期,而围绝经期妇女则需促绝经。嘱咐患者慎房事,勿劳作,怡情志。(朱南孙. 海派中医·朱氏妇科[M]. 上海:上海科学技术出版社,2016:157-160.)

10. 利导固本论(许昕)

【提要】 异常子宫出血治疗,以出血期"因势利导",非出血期"益肾固本"为法,达到改善脏腑功能,恢复阴阳平衡的目的,从而促进排卵,调整月经周期。

【原论】 瘀滞乃异常子宫出血的病发契机,治疗方面以出血期"因势利导",非出血期"益肾固本"为法。①出血期因势利导以达止血目的。崩漏常是脏腑功能受损与瘀血、湿浊、热毒内阻并存,根据出血的量、色、质,以及舌象、脉象,可以判断病证轻重。如出血日久且量少淋漓,或色暗伴血块,舌暗瘀斑(点),脉象弦涩,可知血瘀阻滞冲任及胞脉,故采用通因通用之法,活血祛瘀以促新生。如出血量大,下腹坠痛,乏力气短,舌暗紫,脉象细数而中空或沉取无力,为气虚血瘀所致,须防止"气随血脱",以补中益气汤为主方,在此基础上祛瘀止血。如出血量多鲜红,伴口燥咽干,虚烦盗汗,舌红或绛,脉象细弦,则为热(毒)扰动冲任,血海难宁,治疗以清热凉血止血为要,常用千金苇茎汤、薏苡附子败酱散,辅以三七粉、茜草炭等化瘀之品。崩漏日久未有不气血亏损，冲任不固者，此时应以补养固脱为主，但往往久病而用此法无效者，其关键即在是否有瘀未清，如有瘀邪，塞流之际纵用补涩法，亦无济于事，必须于补涩之中酌加化瘀止血之品，通因通用，活血化瘀，以通为止。厘清瘀之所在、气血虚实，顺应病势，因势利导，祛瘀而生新，更能表达出"通因通用"治法的确切含义。当然，对于病势急、出血多、气欲脱者，则当急救防脱为要。②非出血期恢复天癸以调周期。崩漏发病与脏腑功能失调相关，而长期异常子宫出血又加重脏腑功能受损。因此，非出血期的治疗重点在于改善脏腑功能，恢复天癸泌至，达到扶正祛邪、月经周期复常的目的。月经来潮最为相关者，即肾水、肝木与脾土。常用滋补肾阴法，选用太子参、北沙参，前者入肺、脾经，后者入肺、胃经，两者补气养阴、益肺而滋肾，并可健脾胃助中焦运化。肝郁化热、扰动冲任是崩漏的常见病机之一，常选用丹栀逍遥散化裁，以清热泻火凉血，而泻火之意有二：一者肝木热盛则泻其子（心火）；二者泻肾之相火，在此基础上加用生地黄、女贞子等，补其母（肾水）以涵养肝木。对于胃肠积滞、脾失健运所致的浊热蕴结之证，在治疗中重视调畅阳明气机，以利于浊热消除，促进气血津液在机体内的正常运转，常用白虎汤、调胃承气汤、大黄黄连泻心汤等，加用茯苓、白术、生薏苡仁等健脾利湿化浊之品。（李蕾，许昕. 许昕论治异常子宫出血经验拾萃[J]. 中华中医药杂志，2018，33（7）：2914-2917.）

11. 温阳止崩论（何少山）

【提要】　温阳止崩法，即通过温补肾阳，散寒祛瘀，增强天癸、肾气、冲任、胞宫调节经血的功能，使阳气回固，阴血得摄，不致崩脱，从而塞流止血。

【原论】　青春少女，若天癸不充，肾气不足，冲任不固，经泛无常；或逢考试，曲运神机，劳脑萦心，耗损心阳；或劳倦伤脾，脾阳不振，心肾阳虚，冲任失摄，胞中之血遂走而崩。育龄期妇女有素体阳虚者，或因房劳太过，产育不节，损伤肾气；加之人事环境，操劳谋虑；肝气虚馁，冲任虚寒，封藏失司，失血内崩。更年期老妇机体衰退，喜怒哀乐，七情内伤，天癸将绝，肾气已虚，命门火衰，脾阳失煦，冲任虚寒，固摄无权，故易暴崩失血。对于平素经泛多，或崩与漏交替更作，日久不愈，精气难复者，因血去阴伤，气阴两亏，而虚能生寒，戕残肾阳，冲任失煦，则摄纳无权，易成崩证。有些患者在阴道出血期间，贪食冰水冷饮，冰伏阳气或过服寒药，损伤脾阳，致使阳虚气弱，冲经虚寒，不能制约经血而血崩。虚寒血崩仅是崩证的一种类型，其他如阴虚阳搏、肝阳亢扰、冲任气虚、瘀血阻经等类型的崩证，一旦发生了大出血，它们的病理机制已不同程度地转归为阳虚型，或阴阳两虚型。因为暴崩失血后，阴血骤虚，气随血耗，热跟血去，阳气阴血均现不足，而呈现一派虚寒症象。即使有热象，极多真寒假热，乃浮越之虚阳，尤当甘温培本，引火归元。

基于崩漏乃阳气衰微，冲任失摄的病机认识，提出温阳止崩法。即主要通过温补肾阳，散寒祛瘀，增强天癸、肾气、冲任、胞宫的调节经血功能，使阳气回固，阴血得摄，不致崩脱，从而塞流止血。①温中益气摄血：血脱之证当用甘药补益脾胃，以甘能生血养营，可资后天生发之气，使脾胃健运，阳生阴长，血自归经而止，药用红参、党参、黄芪、白术、茯苓等。②温阳补火摄血：崩漏属阳气大虚，命门火衰者，治当温阳壮火，摄纳阴血，若属阳虚欲脱之危候，当回阳救逆，引火归元，药用附子、肉桂、炮姜、吴茱萸、高良姜、鹿角胶等。③温经祛瘀摄血：崩漏下血必有离经之瘀血，留滞于冲任胞宫，且血者为阴，喜温而恶寒，寒则血涩而瘀滞，温则行而通畅，故可选用当归、泽兰、血竭、三七、山楂等温性活血化瘀止血药。

④甘温救阴摄血：崩漏失血量多必有阴虚，阴虚阳无所附，可致阴竭阳亡之证。尤其对于阴阳两虚，更宜滋阴温阳并用，常选用熟地、首乌、阿胶、鹿角胶、龙眼肉、枸杞子等甘温补精救阴药物，滋阴而不伐阳。⑤温敛固涩摄血：久崩漏下应佐以温敛固涩之品，以温涩固脱止血，常选用赤石脂、禹余粮、龙骨、牡蛎、海螵蛸、五味子等药物。（何嘉琅. 何少山治崩用温阳[J]. 上海中医药杂志，1985，（9）：21-23.）

12. 冲任阴阳调摄论（程门雪）

【提要】 冲任不能摄血，当分阴阳调治。冲任阳虚者，分缓急两法。急者，益气以培生阳；缓者，温摄以固下真。冲任阴虚者，亦分轻重两法，轻者，以凉营清火为主，育阴滋燥佐之。重者，宜滋阴壮水，制其无畏之阳光。

【原论】 冲任不能摄血者，当分阴阳调治。阳虚者血来必淡，肤容必㿠，唇口不荣，爪甲无色，肢体畏冷，软弱不仁，热之不暖，似无感觉，腰脊酸软，畏寒尤甚，或腰冷加冰，背寒如浸，脉来沉迟而微弱。治分缓急两法：急者，益气以培生阳；缓者，温摄以固下真。以冲任阳虚，本宜温摄下元，固补奇脉。唯症势急者，阳微欲脱，变在顷刻，温摄之品，只能固补于平时，不能挽回于一瞬，若守成方，缓不济急。此时唯有回阳固气，佐以潜降，暂回欲脱之阳，待其气固阳回，徐图固补。参附、芪附、龙牡、真武，为必用急用之要方也。缓者症虽阳虚，暂无脱象，当宜血肉有情之品为之主，以温肾填精、助阳摄纳之品为之佐。固补奇经，缓图功效，多服久服，自见奇功。血肉有情之品，如鹿角、鹿茸、羊肉、羊肾、腽肭、河车之属；益肾阳填精之品，如苁蓉、巴戟、狗脊、故纸、骨碎补、杜仲、肉桂、茴香之类；摄纳之品，如紫石英、赤石脂、五味、金樱、龙牡之属。观其病情轻重，进退制方，此冲任阳虚之治法也。

冲任阴虚者，血来必鲜，时时颧红，面白唇丹，外寒内热。热在骨髓，心嘈心热，腹中气冲，食过如饥，舌绛，脉来细数。血去阴伤，阴虚阳亢，涓涓不塞，五液将枯。治非育阴潜阳、凉营清火不可。亦分轻重两法：轻者热重血鲜而多，热重于虚，凉营清火为主，育阴滋燥佐之。凉营如生地、白芍、桑叶、丹皮、地榆、地骨、青蒿、白薇之类；清火如知母、黄柏、黄芩、黄连、童便之类；育阴如女贞、旱莲、阿胶、天麦冬、鲍鱼之类；滋燥如麻仁、芝麻、柏子仁、鸡子黄之类。待其火热渐平，方能全用育阴之剂，以为善后。重者阴虚为甚，血鲜而少，点滴不绝，皮肤干涩，骨蒸无汗，咽干口燥，鬓发焦枯，舌绛中干，脉细数而涩。阳由阴亢，热自虚来，五液焦槁，津血皆涸。非用大剂滋阴壮水，不能制其无畏之阳光。宜大剂三甲复脉为之主，而以上列育阴诸品佐之，更当复入潜阳摄纳之法，以冀挽回于万一。唯病至此者，每成不救，以其阴液已涸，而复涓漏不除，生者既难，去者不复，虽有神丹，亦奈之何哉。此冲任阴虚者之治法也。（何时希. 崩漏篇——程门雪遗稿之二[J]. 中医杂志，1986，（10）：12-14.）

13. 活用治崩三法论（班秀文）

【提要】 崩漏重症，应当审证求因，灵活运用治崩三法，塞流要止中有化，澄源要审证求因，复旧重视脾肾并重，同时重视局部辨证与全身症状、辨证与辨病相结合。

【原论】 对于错综复杂的崩漏重症，不可苛求一法一方，或一味药物即可达止血或调经目的，应当审证求因，根据地理、气候、个体差异及病因病机的不同，灵活运用，局部辨证与全身症状、辨证与辨病相结合，随证随经，因其病而药之。①塞流要止中有化：崩漏治疗常以止血为首务，但止血并非专事收涩，必须审因论治。因于寒者，温而止之；因于热者，清而止之；因于虚者，补而止之；因于实者，泻而止之，去其阴血妄行之因，其血自止。塞流止血虽为"急则治其标"之法，但亦不尽为治标，有时亦是标本并治之法。在塞流止血中，除分清寒热虚实外，重视防止留瘀为患，常酌加活血化瘀之品，如三七、益母草、蒲黄、大蓟、小蓟等。塞流兼化瘀既能阻止其源继续崩溃泛滥，更能化其离经之败血；若只塞流而不化瘀，则离经之血不能复归故道，又不能与好血相合，反停积于中，壅塞经脉气道，阻滞生机，甚则可致癥瘕积聚，后患无穷。②澄源要审证求因：崩漏出血较少或停止的情况下，要进一步详辨出血原因，辨其属虚属实，随证施治，并要处理好标本关系。如因热引起的出血，要清热凉血；气虚者宜补气摄血；劳损者要补气固中；气郁者要疏肝理气；瘀血者要化瘀止血；务必做到辨证求因，审因论治，从根本上解决疾病的症结。③复旧重视脾肾并重：复旧要脾肾并重，以肾为主。盖脾胃为气血生化之源，是后天资生之本，有统摄血液的作用；脾胃健运，则化源丰富，阴血充盈；故善后调理、巩固疗效，要重视脾胃。血气始于肾，冲主血海，任主诸阴，二脉皆起于胞中，隶属于肾；血之所以异乎寻常崩中漏下，与肾的开合闭藏、冲任二脉的亏损有着极为密切的关系；肾气盛衰盈亏，更决定了人体生长、衰老过程。故治崩漏在巩固疗效和复旧方面，除注重调理脾胃外，更应重视恢复肾的蛰藏功能，审察肾阴肾阳盛衰，以平为期。（班秀文. 跟名师学临床系列丛书·班秀文[M]. 北京：中国医药科技出版社，2010：149-150.）

（撰稿：何伟，张惜燕；审稿：马堃，金香兰）

参 考 文 献

著作类

[1] 何子淮. 何子淮妇科经验集[M]. 杭州：浙江科学技术出版社，1982.

[2] 刘强，王维澎. 名老中医医话[M]. 重庆：科学技术文献出版社重庆分社，1985.

[3] 史宇广，单书健. 当代名医临证精华·崩漏专辑[M]. 北京：中医古籍出版社，1988.

[4] 周鸣岐. 当代名医周鸣岐疑难病临证精华[M]. 大连：大连出版社，1994.

[5] 丛春雨. 近现代二十五位中医名家妇科经验[M]. 北京：中国中医药出版社，1998.

[6] 单书健，陈子华. 古今名医临证金鉴·妇科卷[M]. 北京：中国中医药出版社，1999.

[7] 王永炎，单书健. 今日中医妇科[M]. 北京：人民卫生出版社，2000.

[8] 丁光迪. 中国百年百名中医临床家丛书·丁光迪[M]. 北京：中国中医药出版社，2001.

[9] 李寿山. 中国百年百名中医临床家丛书·李寿山[M]. 北京：中国中医药出版社，2002.

[10] 丛春雨. 丛春雨中医妇科经验[M]. 北京：中医古籍出版社，2002.

[11] 李衡友. 李衡友论治妇科病[M]. 上海：上海中医药大学出版社，2004.

[12] 梅乾茵. 黄绳武妇科经验集[M]. 北京：人民卫生出版社，2004.

[13] 广州市中医医院. 广州市中医医院名医临证精要[M]. 广州：广东人民出版社，2006.

[14] 肖承悰，吴熙. 中医妇科名家经验心悟[M]. 北京：人民卫生出版社，2009.

[15] 夏桂成. 夏桂成实用中医妇科学[M]. 北京：中国中医药出版社，2009.

[16] 肖承悰. 中医妇科临床研究[M]. 北京：人民卫生出版社，2009.

[17] 吴燕平，张婷，罗杏娟. 中国百年百名中医临床家丛书·裘笑梅[M]. 北京：中国中医药出版社，2009.

[18] 班秀文. 跟名师学临床系列丛书·班秀文[M]. 北京：中国医药科技出版社，2010.

[19] 张娟. 常见病中西医最新诊疗丛书·功能失调性子宫出血[M]. 北京：中国医药科技出版社，2010.

[20] 张丽君，李杰. 妇产科病中医经验集成[M]. 武汉：湖北科学技术出版社，2012.

[21] 经燕，王清. 当代中医妇科临床家丛书·许润三[M]. 北京：中国医药科技出版社，2014.

[22] 哈孝贤. 当代中医妇科临床家丛书·哈荔田[M]. 北京：中国医药科技出版社，2014.

[23] 张煜，王国辰. 现代中医名家妇科经验集（一）[M]. 北京：中国中医药出版社，2015.

[24] 朱南孙. 海派中医·朱氏妇科[M]. 上海：上海科学技术出版社，2016.

[25] 单书健. 重订古今名医临证金鉴·崩漏痛经闭经卷[M]. 北京：中国医药科技出版社，2017.

[26] 徐丛剑，华克勤. 实用妇产科学[M]. 北京：人民卫生出版社，2018.

论文类

[1] 夏桂成. 控制功能不良性子宫出血的临床体会[J]. 新中医，1976，（2）：30-33.

[2] 罗元恺. 功能性子宫出血的临床体会[J]. 新中医，1976，（5）：19-22.

[3] 刘珍玉. 中医对功能性子宫出血的认识[J]. 中医药学报，1977，5（2）：24-26.

[4] 周鸣岐. 活血化瘀法治疗崩漏的体会[J]. 中医杂志，1981，（7）：43-45.

[5] 刘云鹏. 崩漏治疗九法[J]. 湖北中医杂志，1983，（3）：5-6.

[6] 哈荔田，罗元恺，韩百灵，等. 功能性子宫出血（崩漏）证治[J]. 中医杂志，1985，（6）：4-10.

[7] 何嘉琅. 何少山治崩用温阳[J]. 上海中医药杂志，1985，（9）：21-23.

[8] 何时希. 崩漏篇——程门雪遗稿之二[J]. 中医杂志，1986，（10）：12-14.

[9] 胥京生. 胥受天老中医诊治青春期功血经验[J]. 辽宁中医杂志，1989，（7）：1-2.

[10] 夏桂成. 辨治青春期崩漏的经验[J]. 陕西中医，1991，12（5）：195-196.

[11] 王晨. 姚五达治疗崩漏的经验[J]. 中医杂志，1996，37（5）：273-274.

[12] 钱菁. 夏桂成教授治疗崩漏的经验[J]. 南京中医药大学学报，1996，12（6）：46-47.

[13] 匡奕璜. 活血化瘀法是治疗崩漏的基本法则[J]. 中医杂志，1996，37（7）：402-404.

[14] 费桂芳. 崩漏止血刍议[J]. 甘肃中医，1997，10（6）：36-37.

[15] 何嘉琳. 何子淮治疗崩漏用药经验[J]. 浙江中医杂志，1997，（6）：242-243.

[16] 张玉珍，罗颂平. 岭南妇科名医罗元恺教授论治崩漏特色[J]. 新中医，1998，30（9）：5-6，9.

[17] 杨鉴冰. 张文阁教授运用疏肝法治疗出血性月经病的经验[J]. 陕西中医，1998，19（12）：548-549.

[18] 刘爱武. 庞泮池教授治疗崩漏的经验[J]. 辽宁中医杂志，1999，26（3）：103-104.

[19] 刘静君. 李广文治疗崩漏临床经验[J]. 中国中医急症，2000，9（2）：71.

[20] 黄缨，刘云鹏. 刘云鹏治疗崩漏经验[J]. 中国中医药信息杂志，2000，7（5）：74-75.

[21] 孙静. 胥受天从脾论治崩漏四法[J]. 江苏中医，2001，22（10）：17-18.

[22] 李俊平. 滋肾固冲汤治疗更年期功能性子宫出血86例[J]. 中医药研究，2002，18（3）：18.

[23] 魏绍斌. 杨家林治疗崩漏经验[J]. 中医杂志，2002，43（7）：502-503.

[24] 马堃，孙立华，王清华. 调经止血冲剂治疗月经失调405例的临床研究[J]. 中国中药杂志，2003，28（1）：78-80.

[25] 毕华. 张丹华. 补阴泻阳法治疗青春期功血[J]. 上海中医药杂志，2004，38（4）：34-35.

[26] 景彦林，戴慎. 夏桂成运用活血化瘀法治疗崩漏经验[J]. 吉林中医药，2005，25（5）：8-9.

[27] 李坤寅，王慧颖，黄洁明. 欧阳惠卿教授治疗崩漏经验介绍[J]. 新中医，2005，37（8）：13-14.

[28] 赵月星. 浅谈功血的中医病因病机[J]. 吉林中医药，2007，27（12）：5-6.

[29] 张瑞芬，吴新华. 崩漏止血探要[J]. 甘肃中医，2007，20（2）：36.

[30] 曹继晶，苏云放. 冲任与崩漏的辨治机理[J]. 光明中医，2008，23（12）：2003-2004.

[31] 解月波. 胥受天老中医对功血病因病机的探析[J]. 陕西中医，2009，30（5）：579-580.

[32] 弭阳. 治疗崩漏经验[J]. 中医杂志，2009，50（S1）：70.

[33] 胡静，邵中军，王彬，等. 徐荣斋先生治疗崩漏的经验[J]. 中国实用医药，2009，4（31）：202-203.

[34] 徐彭丽. 杨鉴冰教授调周法治疗青春期崩漏经验介绍[J]. 陕西中医学院学报，2010，33（5）：20-21.

[35] 苏敏, 陈巧利, 马春芬. 马春芬教授治疗崩漏的经验[J]. 光明中医, 2010, 25 (6): 941-943.

[36] 张占玲. 陈益昀治疗青春期功能性子宫出血的经验[J]. 河北中医, 2010, 32 (6): 805-806.

[37] 严春玲, 王辉燦, 曹亚芳, 等. 王成荣论治崩漏经验[J]. 四川中医, 2010, 28 (10): 3-4.

[38] 谢萍, 王新梅, 周辉, 等. 从肝管窥崩漏证治[J]. 中国中医急症, 2010, 19 (11): 1998-1999.

[39] 张占玲. 陈益昀治疗青春期功能性子宫出血的经验[J]. 河北中医, 2010, 32 (6): 805-806.

[40] 闻梅, 王伟伟, 马春芬. 马春芬教授中医治疗无排卵型功能性子宫出血的经验总结[A]. //郑州: 第十一次全国中医妇科学术大会论文集[C]. 2011, 75-76.

[41] 张文婷, 贺丰杰. 崩漏从肝论治[J]. 长春中医药大学学报, 2011, 27 (1): 74-75.

[42] 李伟莉, 余欣慧, 徐云霞. 徐志华治疗崩漏学术思想浅析[J]. 中医药临床杂志, 2011, 23 (10): 852-853.

[43] 徐云霞, 徐经风, 李伟莉. 徐志华治疗崩漏学术思想探析[J]. 安徽中医学院学报, 2012, 31 (3): 12-14.

[44] 朱小凤, 唐昊. 活血化瘀疗崩漏[J]. 黑龙江中医药, 2012, 41 (5): 25-27.

[45] 吕玉玲. 从瘀论治崩漏经验[J]. 河北中医, 2012, 34 (6): 848-849.

[46] 刘霞, 陈梅, 孙康. 杨鉴冰教授论治崩漏学术思想[J]. 辽宁中医药大学学报, 2012, 14 (6): 141-142.

[47] 张烁, 陈莹. 陈莹教授从脾肾论治围绝经期崩漏心得体会[J]. 辽宁中医药大学学报, 2012, 14 (6): 147-148.

[48] 李明明, 孟安琪. 孟安琪教授治疗围绝经期功血经验[J]. 辽宁中医药大学学报, 2012, 14 (6): 152-154.

[49] 李思凝, 黄可佳. 论通因通用法治疗血瘀型崩漏[J]. 辽宁中医药大学学报, 2012, 14 (6): 203-204.

[50] 顾灵, 许小凤. 许小凤辨治崩漏经验撷要[J]. 中国中医药信息杂志, 2011, 18 (12): 85-86.

[51] 张黎, 刘维娜, 卓毅. 卓毅教授治疗更年期崩漏经验[J]. 四川中医, 2011, 29 (12): 8-9.

[52] 李俊敏, 李翠萍. 李翠萍治疗崩漏的临证思路浅析[J]. 辽宁中医杂志, 2012, 39 (12): 2366-2367.

[53] 丁丽仙. 丁启后辨证与辨病结合治疗崩漏经验[J]. 山东中医杂志, 2012, 31 (12): 901-902.

[54] 孟颖, 姚美玉, 褚维亚. 王维昌教授辨治崩漏经验汇要[J]. 内蒙古中医药, 2012, 31 (12): 136-137.

[55] 陈学奇, 葛蓓芬. 陈大堃治疗崩漏经验[J]. 中医杂志, 2013, 54 (23): 2051-2053.

[56] 杨静, 何贵翔. 围绝经期功血的中医药治疗[J]. 长春中医药大学学报, 2014, 30 (1): 76-78.

[57] 严谨, 贺丰杰. 贺丰杰教授治疗血瘀型崩漏经验[J]. 现代中医药, 2014, 34 (5): 6-8.

[58] 王文静, 王东梅. 滋肾养阴法治疗崩漏浅析[J]. 陕西中医学院学报, 2014, 37 (5): 21-22.

[59] 雷长国, 刘亚飞, 宋兴. 傅青主论崩漏经验探析[J]. 中国中医基础医学杂志, 2014, 20 (9): 1245-1246.

[60] 陈颖异, 周笑梅. 中医治疗功能失调性子宫出血思路与方法[J]. 中华中医药杂志, 2014, 29 (9): 2837-2839.

[61] 曹清慧, 段倩宏, 樊秀红, 等. 刘亚娴主任医师 "不补补之法" 治疗崩漏思路浅析[J]. 河北中医, 2015, 37 (12): 1765-1767, 1771.

[62] 苗英. 中医辨证论治功能失调性子宫出血经验总结[J]. 中医临床研究, 2015, 7 (14): 51-52.

[63] 旋静. 浅析崩漏的中医辨治[J]. 中国医药指南, 2015, 13 (21): 217-218.

[64] 刘丽. 从肝肾论治崩漏的临床体会[J]. 河北中医, 2015, 37 (12): 1862-1864.

[65] 谢洪, 蓝婧, 冯佳佳, 等. 浅谈崩漏治血四法[J]. 光明中医, 2015, 30 (12): 2519-2521.

[66] 曾薇薇, 周一辰, 杨毅沁, 等. 功能失调性子宫出血的中医治疗策略[J]. 陕西中医, 2016, 37 (1): 91-92.

[67] 冯晓玲, 张璇, 潘林. 补肾健脾固冲方治疗青春期功血的辨证思路[J]. 现代中医药, 2016, 36 (2): 54-57.

[68] 张国华. 王秀云教授论治崩漏病经验[J]. 成都中医药大学学报, 2016, 39 (4): 72-75.

[69] 柯忠妹, 董新珍. 中医药辨证论治功能失调性子宫出血[J]. 中华中医药学刊, 2016, 34 (6): 1514-1516.

[70] 陆明涛. 中医中药治疗急性异常子宫出血的疗效体会[J]. 实用妇科内分泌杂志 (电子版), 2016, 3 (6): 93-94.

[71] 张雯执. 三妙止血汤治疗功血证治疗体会[J]. 内蒙古中医药, 2016, 35 (9): 53.

[72] 尹小兰, 李丽芸. 李丽芸治疗崩漏的经验[J]. 中国中医基础医学杂志, 2016, 22 (11): 1559-1560.

[73] 李芳. 治崩漏首重脾胃[N]. 中国中医药报, 2016-11-16 (4).

[74] 许二平，卫向龙. 张从正治疗闭经、崩漏浅析[J]. 中医学报，2016，31（11）：1703-1706.

[75] 姜德友，张宇，袁颖超. 龙江医派杰出医家华廷芳治疗崩漏经验[J]. 湖北中医药大学学报，2017，19（6）：109-112.

[76] 曾玉燕，李坤寅. 李坤寅治疗崩漏经验撷菁[J]. 辽宁中医杂志，2017，44（11）：2286-2287.

[77] 邵云燕. 健脾祛瘀固冲法治疗围绝经期崩漏疗效观察[J]. 山西中医，2017，33（12）：15，50.

[78] 由春玲，文锋，谢洁洁. 围绝经期异常子宫出血的中医证治及用药规律[J]. 中国现代药物应用，2017，11（24）：194-195.

[79] 高珊珊，郑颖，姚慕崑. 补肾调冲止血汤治疗围绝经期非结构性异常子宫出血临床研究[J]. 新中医，2018，50（5）：116-119.

[80] 姜洋，梁志齐，高叶梅，等. 杨玉华以奇经辨证论治崩漏[J]. 现代中医临床，2018，25（5）：18-20.

[81] 岳梦，程红，梁文珍. 梁文珍教授治疗崩漏经验[J]. 甘肃中医药大学学报，2018，35（6）：23-26.

[82] 许华云，金毓莉，付金荣，等. 论"治未病"思想在防治无排卵型异常子宫出血中的应用[J]. 江苏中医药，2018，50（6）：12-14.

[83] 曾陈芳. 刘炳凡治疗崩漏临床经验[J]. 四川中医，2018，36（6）：28-31.

[84] 王翠侠，马淑然. 从虚热瘀湿论治崩漏[J]. 环球中医药，2018，11（6）：873-875.

[85] 李蕾，许昕. 许昕论治异常子宫出血经验拾萃[J]. 中华中医药杂志，2018，33（7）：2914-2917.

[86] 王嘉，赵可宁. 夏桂成治疗崩漏经验述要[J]. 浙江中医药大学学报，2018，42（8）：607-609，612.

[87] 李正欢，张晓云. 崩漏病机总结与临证思路探析[J]. 中国中医基础医学杂志，2018，24（8）：1174-1176.

[88] 傅丹旦，何若苹. 何若苹从奇经论治崩漏[J]. 中华中医药杂志，2018，33（8）：3420-3422.

[89] 吴林玲，哈虹，刘颖. 张吉金治疗崩漏临证经验[J]. 中华中医药杂志，2018，33（8）：3423-3425.

[90] 金晶，周惠芳. 夏桂成心肾同调治疗崩漏理论探析[J]. 中医杂志，2018，59（16）：1363-1366.

[91] 李丛，罗侨. 盱江医家龚廷贤崩漏证治特色探析[J]. 中华中医药杂志，2018，33（9）：3846-3848.

[92] 官可祈，霍诗迪. 《妇科玉尺》治疗崩漏用药特色及思想初探[J]. 环球中医药，2018，11（10）：1634-1638.

[93] 高竹薇，高赛林，苗晓玲. 苗晓玲教授辨治崩漏的经验[J]. 云南中医中药杂志，2018，39（10）：3-5.

[94] 宋婷婷，张晓丹. 张晓丹治疗崩漏经验[J]. 中医学报，2018，33（12）：2337-2340.

[95] 朱敏，李晖. 褚玉霞教授治疗崩漏经验[J]. 中医研究，2018，31（12）：42-45.

[96] 夏婷，陈莹. 陈莹教授治疗崩漏经验撷菁[J]. 中国民族民间医药，2018，27（21）：64-65，75.

[97] 陈思韵，郜洁，麦观艳，等. 罗颂平论治崩漏经验[J]. 中医杂志，2018，59（24）：2090-2092.

[98] 张鑫，郑文兰. 浅述从肝论治崩漏[J]. 中西医结合心血管病电子杂志，2018，6（24）：23-24.

[99] 王紫媛. 王昕教授治疗气虚血瘀证崩漏的临床经验总结[D]. 沈阳：辽宁中医药大学，2018.

[100] 吕艳红. 王翠霞教授治疗崩漏的临床经验总结[D]. 沈阳：辽宁中医药大学，2018.

[101] 丛慧芳，魏喜娇，张天婵，等. 从虚热瘀论治崩漏[J]. 环球中医药，2019，12（1）：81-83.

[102] 闫晓晴，刘颖，涂心云，等. 崩漏临床辨证思维分析[J]. 新疆中医药，2019，37（1）：194-196.

[103] 付露，王昕. 王昕退膜汤与益气固冲汤分期辨治崩漏[J]. 实用中医内科杂志，2019，33（1）：4-6.

[104] 姜娜娜，张俐敏. 傅山与陈自明诊治崩漏经验比较研究[J]. 山西中医学院学报，2019，20（3）：157-159.

[105] 郝乐乐，李伟莉，刘明敏，等. 李伟莉治疗崩漏经验浅析[J]. 中医药临床杂志，2019，31（3）：451-453.

[106] 顾春晓，徐珉. 李丽芸辨治崩漏经验介绍[J]. 新中医，2019，51（4）：310-312.

[107] 顾春晓，徐珉，陈颐，等. 李丽芸教授"因时制宜"辨治崩漏经验[J]. 中国中医急症，2019，28（4）：712-713，722.

[108] 顾帆，李淑萍. 丁甘仁治疗崩漏经验[J]. 河南中医，2019，39（5）：672-676.

[109] 陈志霞，黄健玲. 黄健玲教授治疗功能失调性子宫出血经验[J]. 世界中西医结合杂志，2019，14（6）：795-797，801.

[110] 高晰，张晓东. 张晓东治疗崩漏临证经验举隅[J]. 山西中医，2019，35（6）：10-12.

[111] 林源，王小红. 胡曼卿教授治疗崩漏经验举隅[J]. 中国中医药现代远程教育，2019，17（7）：49-51.

[112] 王茜，段晓玲，宋丹，等. 谢萍论治崩漏经验[J]. 河南中医，2019，39（7）：1031-1033.

[113] 丁蓉珍，张烨. 张烨运用固本培元法治疗围绝经期崩漏经验[J]. 湖南中医杂志，2019，35（8）：41-43.

[114] 张美微，侯丽辉，李妍，等. 侯丽辉教授治疗多囊卵巢综合征合并崩漏的临证经验[J]. 吉林中医药，2019，39（8）：997-1000.

[115] 张晓静，杜小利，邓玉娥，等. 从脾胃论治崩漏[J]. 辽宁中医杂志，2019，46（8）：1631-1633.

原发性痛经

原发性痛经（primary dysmenorrhea，PD）为月经期出现的子宫痉挛性疼痛，可伴腰酸、下腹坠痛或其他不适，严重者可影响生活和工作。原发性痛经是无盆腔器质性病变的痛经，发生率占36.06%，痛经始于初潮或其后1～2年。于月经来潮前数小时即感疼痛，经时疼痛逐步或迅速加剧，历时数小时至2～3日不等。疼痛常呈阵发性或痉挛性，通常位于下腹部，可放射至腰骶部或大腿内侧。50%患者有后背部痛、恶心呕吐、腹泻、头痛及乏力；严重者可发生晕厥而急诊就医。一般妇科检查无异常发现，有时可见子宫发育不良、子宫过度前屈、后屈以及子宫内膜呈管状脱落的膜样月经等情况。

本病的辨证论治可参考中医学"痛经""经行腹痛"等。

一、诊治纲要

（一）诊疗思路

痛经病位在冲任及胞宫，与心、肝、脾、肾功能失调密切相关。寒邪外袭，贪凉饮冷，淋雨入水，寒湿凝滞气血，气滞血瘀；七情内伤，情志不调，气机不畅，血不随气以流通，瘀血阻滞胞脉。若肝气内郁，化热生火，脾不化湿，湿浊内停，湿热交困，气血凝滞；若肝肾阴虚，热灼伤津，血脉涩滞不通；脾肾阳虚，脏腑失于温煦，气血不畅；胞宫冲任气血不通，发生不通则痛。经期前后，血海盈泄，气血由盛实而骤虚，气血不足，胞宫及冲任失于濡养，发生不荣则痛。故本病以气血亏虚或运行不畅，冲任胞宫失养或瘀滞为基本病机。

原发性痛经多见于青春期少女，正值经期或经期前后7天内下腹疼痛明显，以致影响正常工作、生活。疼痛多呈阵发性、痉挛性，或呈胀痛或伴下坠感。痛甚者可伴面色苍白，出冷汗，手足发凉，恶心呕吐，甚至昏厥等。痛经辨证要点，应详辨痛经发生的时间、性质、部位、程度，以及伴随症状、素体情况，结合月经的期、质、量、色、兼证、舌脉等，辨清痛经的寒热虚实属性。从疼痛时间看，经前及经期痛多属实证；经后痛多属虚证。从疼痛性质看，腹痛如绞，得热痛减多属寒；腹痛如针刺，得热痛甚多属热；痛势绵绵，喜按揉者多属虚；痛势剧烈，拒揉按多属实；胀甚于痛多属气滞；痛甚于胀多属血瘀等。从疼痛部位看，腹部两侧痛病位多在肝；小腹中间痛病位多在肾。从疼痛程度看，疼痛不甚，虽影响工作和学习，但能坚持的属轻度；不能坚持工作和学习，须卧床休息，甚至呕吐晕厥的属重度。

痛经的治疗，强调治病求本、重在求因，兼顾虚实夹杂、寒热错杂。应急则治标，缓则治本，以调气和血为根本大法；宜化其瘀滞，畅行气血，用药偏于温化；并视其寒热虚实及轻重缓急，采用温经散寒、清热活血、补气养血、行气活血、养血活血等治法，达到调和气血止痛目的。在脏腑辨治方面，痛经治疗可补养肝肾，调经止痛；疏肝理气，通经止痛；补益脾胃，益气生血；宁心安神，滋阴养肾。针对寒湿外侵，或湿热内阻，冲任气血不畅，可采用温经散寒，清热除湿，化瘀止痛之法。同时，痛经可予以分期论治。经前期气血俱盛，以"防"为主，治以活血通经；行经期阴阳趋于平衡，以"治"为主，治以滋阴温阳，调气行血；经后期阴生阳长，血海空虚，以"固"为主，治以滋阴温阳。

痛经当注意经期前后虚实变化，因绝大多数痛经都喜温喜按，但多属于实证。故不可拘泥传统"喜按属虚，拒按属实"的虚实辨证。在治疗过程中，当使气畅血下为顺，不可因经行量多，而漫用滋阴养血，弃用活血化瘀。若遇寒热错杂痛经，可采用和法治之；拟温经化瘀，解郁通经为治。

（二）辨证论治

综合《中医妇科常见病诊疗指南》《中医妇科病证诊断疗效标准》《实用中医妇科学》《中西医结合妇产科学》《中医妇科学》以及名老中医经验等，将原发性痛经的辨证论治要点概括为以下几个方面。

1. 气滞血瘀证

临床表现：经前或经期小腹胀痛拒按，经血量少，行而不畅；血色紫暗有块，块下痛暂减；乳房胀痛，胸闷不舒，舌质紫暗或有瘀点，脉弦。

基本病机：气机阻滞，血行瘀滞。

常用治法：理气活血，化瘀止痛。

2. 寒凝血瘀证

临床表现：经前或经期小腹冷痛，得热痛减；经量少，色紫暗有块；伴形寒肢冷，小便清长，苔白，脉细或沉紧。

基本病机：寒凝血脉，瘀血内停。

常用治法：温经散寒，化瘀止痛。

3. 湿热瘀阻证

临床表现：经前或经期小腹灼热胀痛，拒按，经色暗红，质稠有块，平素带下量多色黄；或平时小腹痛，经来疼痛加剧；或伴身热口渴，小便黄赤，舌紫红，苔黄而腻，脉滑数或涩。

基本病机：湿热凝滞，瘀血内阻。

常用治法：清热除湿，化瘀止痛。

4. 气血虚弱证

临床表现：经期或经后小腹隐隐作痛，喜按或小腹及阴部空坠不适，月经量少，色淡，质清稀，面色无华，头晕心悸，神疲乏力，舌淡，脉细无力。

基本病机：气血亏虚，血行不畅。

常用治法：补气养血，调经止痛。

5. 肝肾亏损证

临床表现：经期或经后小腹绵绵作痛；经行量少，色红无块；腰膝酸软，头晕耳鸣，舌淡红，苔薄，脉细弦。

基本病机：肝肾亏虚，冲任不畅。

常用治法：补养肝肾，调经止痛。

6. 阳虚内寒证

临床表现：经期或经后小腹冷痛，得热则舒；经量少，色紫暗有块；伴形寒肢冷，小便清长，苔白，脉细或沉紧。

基本病机：阳气亏虚，虚寒内生，血为寒凝，经行不畅。

常用治法：温阳散寒，化瘀止痛。

二、名家心法

1. 陈雨苍

【主题】 气滞血瘀，其责在肝

【释义】 陈雨苍认为，痛经的关键在于气血运行不畅，其责在肝。经水乃血所化，肝藏血，主疏泄，具有调节月经周期和血量之能。女子肝血充盛，其气条达，气血顺和，则经行通畅，而无痛经之苦。世医多认为经前痛多实证，经后痛多虚证。然而经后腹痛，并非纯虚；临床上常以气血不足，兼有气滞血瘀的虚实夹杂证居多。因血为气之母，气为血之帅，血充气旺，则气血运行通畅；若气血不足，血行迟缓，则气滞血滞，瘀血乃生，故经后腹痛不能以纯虚证论。基于痛经的产生，在于"气滞血瘀，其责在肝"的观点，创立"痛经饮"（柴胡、郁金、香附、川楝、元胡、蒲黄、五灵脂、当归、白芍）一方，以疏肝理气，活血化瘀，调经止痛。临证加减，均可获效。如兼热，症见痛经伴口苦咽干，烦躁易怒，舌红，月经先期，量多色红者，加丹皮、黑栀、茜草、黄芩；瘀阻偏著，见经色晦黯有块者，加泽兰；若经血排出不畅，再酌加桃仁、红花；因寒致瘀，小腹冷痛，肢冷面青者，加吴茱萸、桂枝，并酌减柴胡；偏气滞者，症见胸闷胁痛，加郁金、枳壳理气宽胸；经前乳房胀痛，可加青皮、橘络、橘叶等。（陈应钟. 陈雨苍教授生平和学术经验简介[J]. 福建中医药，1990，21（4）：2-4.）

2. 王绵之

【主题】 肝郁血虚为基本病机

【释义】 王绵之认为，即使是妇科杂病，亦首重辨阴血，以求治病求本。因肝藏血，主疏泄，喜条达，恶抑郁，其体为血，其用为气。肝气条达，则疏泄有权，血行通畅，月经调畅；若肝气不疏，则血行不畅，"不通则痛"。因而，痛经最常见原因为肝气不疏，而调经止痛，则首当疏肝。肝郁之病因，可因情志不遂所致，亦可因脾虚生化无源而致血虚，肝血不足则失其条达之性，疏泄失常，而见肝气不疏之证。肝气不疏，气机阻滞易致血行不畅；血虚以及肝肾亏虚，导致冲任、胞宫、胞脉失于温煦或濡养，而出现"不荣则痛"；久则阳虚寒凝，而气血运行不畅。总之，这些病因病机相互影响，又常常互为因果，但以肝郁血虚为基本病机。（白晶，马少丹，张晔，等. 王绵之教授治疗痛经经验总结[J]. 北京中医药大学学报，2009，32（10）：710-711，715.）

3. 夏桂成

【主题】 肾虚为本，血瘀为标是本病主要病机

【释义】 夏桂成认为，原发性痛经常在初潮后发生，与肾气、天癸有关。发生时，疼痛较剧，排经不畅。故前人认为"不通则痛"。不通者，瘀浊也。但瘀滞常是一种现象，根本原因还在肾虚。《景岳全书·妇人规》云："凡妇人经行腹痛，挟虚者多，全实者少。"所以，肾虚血瘀是本病最主要的病机。标者，血瘀也。本者，肾虚也。肾虚而致血瘀，可有两方面的因素：一是肾阳偏虚，主要是癸水中之阳水不足，不能溶解子宫血海内的脂膜瘀浊，因而排经不利，不通则痛。二是肾虚子宫发育欠佳，宫颈管狭小，以致排经不利，不通则痛也。此外，尚有肾虚子宫位置失常，前屈后屈亦可致排经不利。痛经发生后，心神失于安宁，亦可加剧痛经，此即前人"诸痛痒疮，皆属于心"之意。痛经辨证的主要证型，有肾虚证、血瘀证；次要证型，有气滞血瘀证、寒湿凝滞证、肝郁化火证、气血虚弱证、肝肾不足证。（夏桂成. 夏桂成实用中医妇科学[M]. 北京：中国中医药出版社，2009：191.）

4. 郑绍周

【主题】 肾虚为本，肝郁为关键，与脾胃有关

【释义】 郑绍周认为，原发性痛经以肾虚为本，肝郁为关键，且与脾胃有关。原发性痛经之所以多发生于初潮后不久的女性，主要原因是"肾-天癸-冲任-胞宫轴"尚未发育成熟；若遇外邪侵袭或七情劳倦内伤，损伤冲任，阻滞气血运行，则发为痛经。肝藏血，主疏泄，司血海的生理功能，决定着月经的畅达与否。痛经日久所导致的紧张、焦虑，使肝气郁结，失于疏泄，经血不能畅行，故发为痛经。另脾胃虚弱，气血生化无源，肝血不足，则失其条达之性，疏泄失常，而见肝气不疏之证；气机阻滞易致血行不畅，亦发为痛经。其论治，虚则补之，以温补肾阳、理气止痛，使肾气充实，筋骨坚，阴血充沛；寒凝得温，气血畅达，疼痛自止。实则泻之，以疏肝行气、活血止痛，使瘀血化，气顺血畅，则疼痛自止。痛经具有周期性，故可看成是肝主疏泄的功能失调所致。因此，疏肝解郁为治疗的关键。（贺燕，王丹. 郑绍周教授治疗原发性痛经经验[J]. 光明中医，2013，28（1）：25.）

5. 刁本恕

【主题】 病机主要为肝气郁滞，肝阳不足，肝胆湿热

【释义】 刁本恕认为，痛经的发生，与肝气郁滞、肝阳不足、肝胆湿热密切相关。①肝郁气滞，血瘀胞宫。现今，许多年轻女性多抑郁，学习工作压力过大，肝的疏泄功能失常，以致肝郁气滞，冲任气血失于畅达，而瘀滞于胞宫；瘀血内阻，血脉失畅，故出现痛经。该证以经前或经行1～2日，中下腹、腰骶部胀痛，伴乳房胀痛，经色暗有血块，精神抑郁，胸闷，善太息，嗳气，苔薄白，脉弦为证候特点。②肝阳不足，寒凝胞宫。此类患者，大多有食凉饮

冷，或带经游泳，或人流术后受寒等经历；或患者正值青春期，天癸初至而肾气未充，素体阳虚，元阳不振，致使寒邪客于冲任，血为寒凝，运行不畅，血海蓄溢失度。寒主收引，主痛。该证以经前或经期，小腹冷痛拒按，得热则痛减；或周期后延，经血量少，色黯有块，畏寒肢冷，面色青白，舌黯，苔白，脉沉或紧为证候特点。③肝胆湿热，冲任失调。多因过食肥甘厚腻滋补之品，损伤脾胃，滋生湿热，中焦肝胆受邪；肝胆湿热，壅遏脉络，下注胞宫，出现痛经。该证以经期胀痛或灼痛，心烦易怒，口苦；经期多提前，经期长，鲜红色；或目赤，尿黄，大便便秘或质稀味臭，舌质红苔黄腻，脉滑数为证候特点。（吕霞，邓先军. 刁本恕主任医师多元疗法治疗痛经的经验[J]. 中国中医急症，2015，24（7）：1179-1181.）

6. 哈荔田

【主题】　经前痛实，经后痛虚，未可定论

【释义】　哈荔田认为，古人主张经前腹痛多实，经后腹痛多虚，固然可以作为辨证的一个方面；但也不可印定眼目，临床尚应综合各方面症状进行辨证。一般虚性痛经，多表现为经期，或经行将近，或经后，少腹绵绵作痛，或隐痛，或痛如牵引、抽掣；经行稍多腹痛加剧，按揉则减；经期或先或后，色淡量少，稍夹血块，腰酸背楚，头晕心悸，便溏或燥，舌淡苔薄，脉沉细弱等症状。治疗原则，宜补而通之；特别在经期，往往还侧重于通。虚性痛经，尚有气虚及血、血虚及气的不同情况。前者多有气短无力、心悸少寐、纳呆便溏之类症状。治从心脾，兼以行气化瘀。方以归脾汤加川续断、桑寄生、杜仲补气养血，兼以刘寄奴、延胡索、乌药等行气活血；后者治从肝肾兼于活血行滞，以六味丸、二至丸滋补肝肾，兼以刘寄奴、五灵脂、香附等通瘀活血。（肖承悰，吴熙. 中医妇科名家经验心悟[M]. 北京：人民卫生出版社，2009：129-130.）

7. 裘笑梅

【主题】　痛经辨治当分虚实，不可拘于"不通则痛"

【释义】　裘笑梅认为，痛经的辨治当分虚、实二端，不可以"不通则痛"一概论之。若腹痛出现在行经后期或月经之后，痛势绵绵，空坠不适，喜揉喜按者，多属虚证。此乃气血亏虚或肝肾不足，致胞脉失于濡养，属"不荣则痛"。腹痛出现在经前、经期之初，痛势剧烈，刺痛绞痛，疼痛拒按者，多属实证。为寒凝血瘀、邪蕴胞中、气滞血瘀等所致"不通则痛"。胀痛者若胀甚于痛，时作时止，则多以气滞为主；痛甚于胀，持续作痛，则多以血瘀为主。绞痛、冷痛，得热则轻，多为寒；灼痛、跳痛，得热反剧，多属热。根据"通则不痛""荣则不痛"的机理，痛经之治疗，当为虚者补而调之，实者攻而调之，寒者温而调之，热者清而调之，结合月经周期，标本兼顾，以达调养气血、调畅气机、活血止痛之目的。一般经期理血止痛以治标，及时控制，缓解疼痛；经间期，辨证求因以治本。具体辨证，实者多为气滞血瘀、寒湿凝滞；虚者可见气虚血少、阳虚宫寒、肝肾不足。（吴燕平，张婷，罗杏娟. 中国百年百名中医临床家丛书·裘笑梅[M]. 北京：中国中医药出版社，2009：21-26.）

8. 何任

【主题】　虚实寒热为辨证纲领

【释义】　何任认为，痛经不必分型太繁，辨清虚、实、寒、热即可。就临床体会言之，虚证痛经，大多属于功能性者为常见，中药治愈率较高；实证痛经，多以器质性改变为常见，如子宫过于前屈或后倾，子宫颈管狭窄等。中药治疗显著有效率相对较低。治痛经基本方，为《金匮》当归芍药散加减，以当归、白芍、延胡、制香附为主，视其寒、热、虚、实适当加味；虚者加黄芪、川断，实者加木香、川楝子、川芎，寒者加木香、小茴香、苏梗，热者加丹皮、白芍易赤芍，血瘀者加蒲黄、五灵脂。血瘀明显而喜热者，则以少腹逐瘀汤为主，多能收到明显之温经、止痛、逐瘀的效果。较轻之痛经，或因学习工作服煎剂不方便者，冲服益母膏亦能调达气血而止痛。（何若苹. 中国百年百名中医临床家丛书·何任[M]. 北京：中国中医药出版社，2001：76-77.）

9. 徐志华

【主题】 着眼疼痛，辨其虚实

【释义】 徐志华认为，痛经的主要症状是个"痛"字；因此，辨痛的虚实是重要环节。历代医家对本病的辨证有很多方法，如从疼痛发作时间、疼痛的性质和部位、脉象的变化以及相关症状来分析寒热虚实。但痛经是患者的自我感觉的一个症状，疼痛程度因人而异，标准很难统一。其疼痛的轻重，迄今尚无科学的仪器来测定。临床医生是根据患者的诉说，并结合临床表现来判定。传统的"腹痛喜按属虚，拒按属实"的辨证方法，不能适用于痛经虚实的辨证。因为绝大多数的痛经，都喜温喜按。痛经，首先重点应从痛的程度来衡量，即一般疼痛不甚，虽影响工作和学习，但能坚持的属轻度，多为虚证；不能坚持工作和学习，须卧床休息，甚至呕哕、晕厥的属重度，多为实证。在临床上，痛经以实证为多见，实证中又以气滞血瘀型为多见，即所谓"不通则痛"。故自拟痛经松方（当归、丹皮、白芍、延胡索、香附、乌药、郁金、莪术、红花、川芎、白芥子、徐长卿、制乳香、制没药），就是为治疗气滞血瘀型的痛经所设，是理气活血、化瘀止痛的基本方。因临床疗效显著，已作为院内制剂生产。痛经松方不仅对痛经治疗疗效肯定，而且对消除或减轻伴随症状、调整月经周期也有明显疗效。（徐经凤，徐云霞. 徐志华老中医治疗痛经经验[J]. 安徽中医临床杂志，2003，15（5）：368-369.）

10. 李翰卿

【主题】 辨寒热虚实与轻重缓急，总以温补攻清为治

【释义】 李翰卿认为，痛经发病皆为气血失于调畅，治疗视其寒热虚实及轻重缓急的偏重；在温补攻清总则的指导下，或温经散寒，或清热活血，使血行畅利；或补气养血活血，使气行血行。经前下腹冷痛，为寒邪入侵，经血被阻，治宜祛寒行血，方用桂枝汤或吴茱萸汤。经后下腹冷痛者，为血虚兼寒，治宜补血祛寒，方用当归建中汤或《金匮》温经汤。痛经临证寒多于热，气滞血瘀证多，故多表现为胀痛、冷痛；其痛有轻有重，疼痛剧烈者伴手足厥冷，冷汗淋漓，恶心呕吐，甚或虚脱或昏厥。故当根据疼痛发生的时间、性质，辨其寒、热、虚、实属性，及在气、在血的不同。痛在经前有实、有寒，痛在经后有虚、有寒；痛如针刺者为热、为血瘀，绞痛为寒，隐痛为虚；持续痛者为血瘀，时痛时止为气滞；喜按为虚，拒按为实；得热痛减为寒，得热痛增为热。并据胀与痛的轻重，辨气血并病之因果。胀甚于痛者，为气滞阻血之证；痛甚于胀者，为血凝碍气之证。反映了气血相互为用的生理机制。（王象礼，赵通理. 中国百年百名中医临床家丛书·李翰卿[M]. 北京：中国中医药出版社，2001：169.）

11. 卓雨农

【主题】　明辨寒热虚实气血，活用痛经治疗七法

【释义】　卓雨农认为，痛经多系气血受阻，经行不畅。辨证时，应注意月经的期、量、色、质，注意局部与整体，注意痛点的大小与痛状的缓急。本病的特征在于痛，一般在经前或经期疼痛，痛而拒按者为实，痛而喜按者多虚；经后腹中冷痛，喜热熨者多为寒；经前腹中热痛，而拒按者多为热。亦有胀而不痛、痛而不胀、胀痛俱现、胀过于痛、痛过于胀，这是辨别气先病或血先病，孰重孰轻，孰主孰次的依据。缓痛为寒，刺痛为热，隐痛为虚，时痛时止为气滞，持续作痛为血积，得热痛减为虚寒，得热反增为实热。临证还应以疼痛时间、性质为辨证依据，并根据以上论述，鉴别气、血、寒、热、虚、实等不同的证型，具有极强的临床指导意义。同时，还应重视患者的精神、体质、生活等情况，综合研究，方可审证明确，治疗得当。根据痛经发生的主要病因病机，确立了治疗本病的原则：若系实证，着重通经；若虚而夹实，则通补并施；温、清、补、调等诸法，可随证施治。临床辨证分为七型，拟定痛经七法，即补气益血，佐以温经；滋肾调肝，兼固冲任；行气疏肝，佐以活血；活血逐瘀，佐以行气；散寒行滞，佐以活血；活血散寒止痛；清热凉血，通经止痛。对应方剂，分别为自制方胶艾八珍汤、益肾调经汤、疏肝解郁汤、加味失笑散、温经止痛汤、温经活血汤和涤热逐瘀汤。（杨殿兴，田兴军. 川派中医药源流与发展[M]. 北京：中国中医药出版社，2016：374.）

12. 陈丹华

【主题】　祛瘀勿虑经多，寒热错杂主和

【释义】　陈丹华认为，欲去痛经之病，当于经行之际，使气畅血下为顺；不可因其经行量多，而漫用滋阴养血，以碍血行。痛经之疾，症见血块者最为习闻。究其因，为气滞血凝者，诚属多数。而论其治法，当立足于行气活血破瘀；切不可虑其量多，而弃活血行瘀之药于不用，投鼠忌器。投以寒凉止血、酸敛收涩的药物，致使痛不瘥，经水淋漓。痛经之疾，验之临床，为厥阴气滞，络脉不舒者多。论其治法，寒凝肝脉者，暖肝散寒，理气止痛，毋庸置疑。郁热瘀阻者，当效法《女科辑要笺正》"当其痛作之时，固可稍加温煦，并须参以行动活瘀之法"。遇痛经证情寒热错杂，多采用和法治之。若属寒瘀阻于下，郁热蕴于上，纯寒纯热之药，均非所宜。乃疏和法，拟温经化瘀，解郁通经为治。选郁金以解郁热，合香附、元胡、牛膝、赤芍、桃仁、红花、三棱、莪术，行气活血，寒热并用。若经后头昏胀痛，两目干涩，夜眠不安，可继进养血平肝，宁心安神之剂。（梁明达. 陈丹华治疗痛经的经验[J]. 中医杂志，1982，（5）：15.）

13. 罗元恺

【主题】　以通调气血为主要治则

【释义】　罗元恺认为，痛经病因不同，治法各异，总以通调气血为主要治疗原则，使经脉流畅而痛自除。因寒凝血滞而痛者，温而通之；因血瘀阻碍而痛者，活血祛瘀以通之；因气郁血滞而痛者，行气散瘀以通之。因血热壅阻而痛者，清热凉血活血以通之；因体虚无力运行气血而痛者，补气益血以通之。总以达到气血通调为目的。临床证型以气滞血瘀、寒凝血滞者多见，其中又以前者最为常见。气滞血瘀以膈下逐瘀汤加减为主；寒凝血滞以少腹逐瘀汤加减化裁。瘀热壅阻多见于少女，常用血府逐瘀汤加减取效。气血虚弱型多见于中年妇女，以圣愈

汤加减为主。痛经离不开瘀，所以治疗方中（除气血虚弱型外），多用失笑散之蒲黄、五灵脂等活血祛瘀。又因气导血行，故又常配以台乌、枳壳、香附、延胡等行气药。不少痛经病者，常因腹痛难忍而急诊求医，常用中药应急，使疼痛缓解。如属气滞血瘀者，先服田三七末 3g，或延胡索末 15g，或云南白药一支。如属寒凝瘀阻者，先服肉桂 3～5g，或苏合香丸一丸，或延胡索末 15g。痛甚而晕厥者，先服苏合香丸一丸。属瘀热壅阻者，先服金铃子散 15g。然后按各型的方药分别处理。（朱秉匡，张绍石，周国雄，等. 罗元恺教授的痛经辨证施治系统[J]. 新中医，1986，（2）：1-4.）

14. 宋光济

【主题】　详辨腹痛数证，参合月经异常，分为四证辨治

【释义】　宋光济认为，治疗痛经，首先宜抓住腹痛这个最主要的特征，根据痛的性质、程度、部位、时间，参合经量、经色、经质及全身脉症进行辨证。临证时多按寒凝血瘀、肝郁气滞、脾弱血虚、肝肾亏损 4 个主要证型进行辨治。①寒凝血瘀：本型疼痛特点为经前 1～2 天或经行时小腹冷痛，痛势较剧，得热则减；经色暗红有块或如黑豆汁样，量少或行而不畅，伴肢冷，脉沉弦或迟，舌苔白等寒象。治以川乌温经汤出入，温散为主。②肝郁气滞：本型特点为经前或经期少腹、胸胁、乳房胀痛，胀甚于痛，时剧时瘥，经行愆期等。方用逍遥散加减。③脾弱血虚：痛势绵绵，空痛喜按，经行色淡质稀，痛在经期或经后为本型的特点。欲行之，先充之，治以八珍益母丸加减。心脾两虚者，归脾汤出入。④肝肾亏损：本型多见经后少腹隐隐作痛，量少色淡，腰膝酸软，头晕耳鸣等，方用傅氏调肝汤出入。偏虚寒者用景岳右归丸加减，偏阴虚者以一贯煎加二至丸、山药、萸肉、白芍等出入。服药时间，一般在经前 3 天左右开始，连用 2～3 个月经周期，可望获效。（黄绳武，朱南孙，蔡小荪，等. 痛经证治[J]. 中医杂志，1985，（3）：13-16.）

15. 祝谌予

【主题】　痛分经期前后两种，常以丸汤交替周期服法

【释义】　祝谌予临床上，常把痛经归纳为经前痛和经后痛两种。经前痛，有气滞型（常用柴胡疏肝散合金铃子散加减）、血瘀型（常用血府逐瘀汤加减）、热郁型（常用清热调血汤加减）、寒湿凝滞型（常用少腹逐瘀汤加减）四种。经后痛，有肝肾亏型（常用一贯煎或调肝汤加减）和气血两虚型（常用八珍益母汤加减）两种。治疗痛经时，常采用丸汤交替的服法。每次月经干净后到下次月经来潮之前，服 20 天丸药，然后服 8 天汤药，连服两个月。经前、经间痛属气滞实证者，在月经干净后先服 20 天七制香附丸或柴胡疏肝散，再服 8 天艾附四物汤加金铃子散；疼痛重者，可加乌药、木香。痛经偏寒者，丸药改用艾附暖宫丸，汤药可加桂枝、肉桂、小茴香。月经量少者，丸药可改用妇女得生丹或宁坤养血丸，也可用妇科十味片，汤药用艾附四物汤加金铃子散及益母草、鸡血藤等。经量多者，丸药可改用归脾丸或乌鸡白凤丸。痛经偏热者，可在汤药中加知母、黄柏，或牡丹皮、地骨皮。瘀血重者，汤药可用艾附四物汤加金铃子散、失笑散。疼痛重者，加乳香、没药；伴有呕吐者，汤药改为少腹逐瘀汤加吴茱萸。经后痛者，月经干净后，先服 20 天八珍益母丸或十全大补丸、人参养荣丸；然后服 8 天胶艾四物汤加党参、黄芪。（祝肇刚，祝镕，祝勇. 祝谌予临床经验辑要[M]. 北京：中国医药科技出版社，2003：168-170.）

16. 傅方珍

【主题】 风寒湿邪所致痛经，治以温经散寒，活血止痛

【释义】 傅方珍认为，痛经患者，素体虚寒，或大病之后，或产后、经期出血过多；也有生育过多、劳动过度、营养不良等，致气血亏耗。气血不足，则气失温煦，血失濡润，经水受阻，而致经行腹痛，疼痛以经后更甚。如虚寒之体，经期误食生冷瓜果，或经期误入冰雪冷水等，而致胞宫营血凝结为瘀，不得畅行，不通则痛；如脾胃运化失权，寒湿凝结，冲任受阻，经行腹痛。此虚实夹杂之证占多数，用经验方归麻辛萸散寒汤。本方是从当归四逆散化裁而来，方中麻黄温经散寒，桂枝温经通络，细辛散少阴寒邪，三药合用祛风寒以胜湿邪；更加吴茱萸暖肝散寒，干姜温中止痛，以治中下焦之寒湿；再以当归、白芍养血和血，川芎、延胡索活血止痛，炙甘草调和诸药。共为温经散寒，活血止痛之方。本方适用于风寒湿邪所致的痛经，女子经期偶感风寒湿邪，以致寒湿凝滞，骤然月经停止；或经量明显减少，腹痛喜按，全身恶寒发热，关节酸痛。（黄坤强. 中国百年百名中医临床家丛书·黄坚白、傅方珍[M]. 北京：中国中医药出版社，2003：208-210.）

17. 庞泮池

【主题】 审证求因治其本，寓补于通治其标

【释义】 庞泮池认为，痛经是周期性发作的病证，痛时治标，不痛时治本，序贯用药，才能提高疗效。原发性痛经常见于年青女性，多因先天不足，肾气未充，肝血不足，胞宫失于濡养，经期易受寒邪侵扰；或胞宫发育欠佳，气血不循常道，脉络阻滞，不通则痛。故"大补肝肾，调养气血，促进胞宫胞脉发育"为治本之要。痛经辨证，临床虽分虚实，但实证所见无几，大多为虚实夹杂，寒热并见或本虚标实。如年青女性，本身禀赋不足，经前贪冷感寒，寒湿客于胞脉，气血凝滞，不通则痛；多见经前腹痛，得热或下血痛减。治疗应以"通"为大法，但如强攻猛通，欲速则不达，必须寓补于通。常在滋补肝肾的基础上，合用温经汤加减。经血不畅者，加泽兰叶、茺蔚子活血化瘀不伤正；乳房胀痛者，加制香附、延胡索疏肝理气兼调经；膜样痛经者，加花蕊石促进子宫内膜脱落。而子宫内膜异位症久病成癥，气血愈加不通，症见月经量多血块，腹痛随经量增多而加剧，气随血脱。治疗应攻补兼施，用四物汤加炙鳖甲、炙乳香、炙没药、生茜草、艾叶、延胡索、徐长卿，共奏补血滋阴，软坚消癥，行气活血止痛之效。情志不畅，加柴胡、郁金；血块多者，加桃仁、红花、牛膝、失笑散；便秘者，加瓜蒌仁、制大黄，以泻热通腑，清热化瘀。（上海中医药大学附属曙光医院. 授业传薪集：曙光名医临证经验荟萃[M]. 上海：上海中医药大学出版社，2007：43.）

18. 班秀文

【主题】 化其瘀滞，畅行气血，用药偏于温化

【释义】 班秀文认为，治疗痛经，宜化其瘀滞，畅行气血，故用药偏于温化。痛经原因多端，但都与瘀有关，瘀血阻滞，不通则痛。究瘀之形成，或因寒凝，或因痰湿，或因肝郁、热结、气虚、损伤等。六淫之中，寒为阴邪，其性凝滞，易致瘀血。寒邪凝滞，宜用温化之法。痰与湿同类，均为水液代谢障碍的病理产物。对痰饮的治疗，当以温药和之，治湿亦同法。七情所伤，肝郁气滞所致的痛经，当用芳香的药物疏解肝郁，芳香类药物多辛温。损伤所致瘀血

者，要用温化之法，使瘀血得温而行。虚证痛经用补法，气虚阳虚者，当以温养为用；肝肾阳气不足者，虚寒从内而生，则应益火之源，以消阴翳。故临床治疗痛经，以温化之药多用。寒有虚寒、实寒之分，温化则有温补和温散之别。温补多用附子、肉桂、巴戟天、补骨脂之类，温散则用桂枝、羌活之属。（李莉. 中国现代百名中医临床家丛书·班秀文[M]. 北京：中国中医药出版社，2006：108-111.）

19. 何子淮

【主题】　寒湿凝滞型痛经的三步疗法

【释义】　何子淮对寒湿凝滞型的痛经采用三步疗法。①经前以"防"为主。一般以上月行经日期为标准，提前一周开始服用温理气血、鼓舞畅行之品，称之为第一方。方药：炒当归、炒白芍、炒川芎、桂枝、香附、乌药、炒小茴香、艾叶、葫芦巴、仙灵脾、生甘草。②行经期以"治"为主。临床症状表现较为急重，寒象十分明显。故可采用大辛大热、回阳救逆之品，促进阳气四布，阴翳自散，血海得温，经水畅行，达到诸症自消的目的，采用第二方。方药：附子、干姜、淡吴萸、艾叶、肉桂、炒小茴香、元胡、广木香、炒当归、川芎、制香附、细辛、生甘草。形体壮实，疼痛剧烈者，可加用制川乌、制草乌，广木香改用红木香。个别患者，经量多、色褐黑，艾叶可改用艾炭，干姜改用炮姜。只要辨证确切，虽在炎夏酷热之际，仍可放胆使用，往往百发百中。③经后以"固"为主。月经净后，疼痛消失，但小腹仍有空虚感；常伴有神疲乏力、腰酸，乃胞络空虚之故。治疗以养血温胞络、调和营卫为主，采用第三方。方药：炒当归、炒白芍、炒川芎、狗脊、川断、艾叶、熟地炭、陈皮、透骨草、炙甘草。（黄绳武、朱南孙、蔡小荪，等. 痛经证治[J]. 中医杂志，1985，（3）：13-16.）

20. 蔡小荪

【主题】　用药强调求因为主，止痛为辅

【释义】　蔡小荪认为，痛经是妇科常见病之一，治疗目的以止痛为主。在临床上主张辨证求因，不崇尚单纯止痛。处方用药强调"求因为主，止痛为辅"。痛经，多数是经血排除困难，瘀滞不畅，引起疼痛。治法以通为主，常用基本方为：当归9g，川芎4.5g，牛膝9g，香附9g，元胡9g，丹参9g，红花4.5g，白芍9g。如瘀滞较甚，加没药4.5g，失笑散12g；对于膜样痛经，腹痛较剧，上方用川牛膝或土牛膝，加花蕊石15g，没药6g，失笑散15g，另加桂心2.5g。桃仁9g。使所下整块内膜分碎，对祛除疼痛有一定效果。至于禀赋不足，气虚无力推动血行而经行腹痛者，当以八珍汤为主，加香附9g，补气养血。一般痛经的服药时间，应在行经前三天即开始服用，特别是疼痛剧烈的膜样痛经，及子宫内膜异位症等，否则较难取得预期效果。虚性痛经，平时可常服八珍丸或乌鸡白凤丸，经行时再改服汤剂。因体虚不足，临时服药，不可能立即奏效，故须经常调养，方能见效。（黄绳武、朱南孙、蔡小荪，等. 痛经证治[J]. 中医杂志，1985，（3）：13-16.）

21. 孙宁铨

【主题】　温通化瘀，行气活血

【释义】　孙宁铨认为，痛经多见于年轻妇女，以实证为多。其中，寒证常见于青春发育期间之少女。"寒凝气血，气滞血瘀"，为室女痛经之主要病机。病因常以"受寒、冷饮、入水、淋雨"而致。常见症有经来小腹阵发性绞痛且冷而重，面㿠白，头面汗出，肢冷不温，周身乏力，腰背酸楚；甚则恶心呕吐，床上翻滚呻吟；经色暗红或紫，量先涩少而后增多，多时色渐转红，多伴大小血块，量多，块下则疼痛见轻或解。治则以"温通化瘀，行气活血"为主。常用药物，有上肉桂6g（后下）或安桂粉1.5g（吞服），红花（或藏红花1.5~2g）、丹参、当归、延胡索、制香附、枳壳、桂枝、山楂、五灵脂（包）、川牛膝、泽泻各10g，葛根12g，乌药、木香、陈皮各6g，小茴香、吴萸各3g。以上诸药，常按气血失调之程度及瘀痛之轻重，而选用其中9~11味组成处方，疗效可靠。（黄绳武，朱南孙，蔡小荪，等. 痛经证治[J]. 中医杂志，1985，（3）：13-16.）

22. 胥受天

【主题】 理气活血贯始终，清热利湿奏奇效

【释义】 胥受天认为，痛经，无论是气滞血瘀，或者寒凝胞宫，或者湿热瘀结，或者肝肾不足，或者气血虚弱，其总的病机是气滞血瘀，经脉不通，不通则痛。女子以血为本，以气为用，气血通畅，才不至于痛经，故治疗时理气活血需贯穿始终。在运用理气活血药物时，以"行气不伤阴，化瘀不伤正"为原则，合理用药。行气之药多芳香辛燥，易伤阴耗血，故药以辛甘淡为宜，如合欢皮、月季花、香橼、佛手等；化瘀药多为攻伐破峻之品，易损伤阳气，故药以辛平或微温为宜，如当归、益母草、蒲黄、五灵脂等。经血主要是天癸之水，内含大量的液体，即湿浊，特别是"败精成浊"。即精卵没有受孕，而化为浊液，通过经血排出体外，故湿浊存在于经血之中。故治疗同时加入利湿化浊之品，有助于经血的排出。常用药物有茯苓、泽泻、泽兰叶、车前子等。在湿热蕴结引起的痛经治疗中，喜用红藤、败酱草、墓头回、鸡冠花清热解毒，茵陈、椿根皮清热除湿，香附、延胡索行气活血止痛，生地黄、牡丹皮凉血清热，蒲黄、五灵脂活血化瘀，临床用之常奏奇效。（王魏. 胥受天治疗痛经临证经验[J]. 中医临床研究，2015，7（31）：53-55.）

23. 蔡连香

【主题】 养血和血，调补冲任，以通为法

【释义】 蔡连香认为，引起痛经的直接原因是胞宫瘀阻，可在养血和血调补冲任的基础上，以通为法；去除瘀阻之血，是治疗痛经的关键。"通"有两层意思：第一，针对不同的病因，采取不同的通法。若为寒湿凝滞，则要"温通"，常用吴茱萸、小茴香、桂枝、艾叶等温经散寒除湿；或有寒凝阳闭之象，又可酌加附子、肉桂、细辛等温阳通脉。若为气滞血瘀，则要"行通"，常用香附、乌药、柴胡等行气通经。若为下焦湿热内蕴，或肝郁化热，则要"清通"；前者常选用赤芍、川楝子、牡丹皮、黄连、黄柏、苍术、薏苡仁、败酱草等，清热凉血、祛湿通经；后者常用柴胡、黄芩、牡丹皮、赤芍等，清泻肝热而通经。若为气血双亏，肝肾不足，则要"补通"；前者常用党参、黄芪、山药、白术等，益气健脾养血；后者常用当归、白芍、山萸肉、鹿角霜等，补肝肾，益精血。第二，针对瘀阻之血，须酌情应用活血化瘀法、破血通经法或养血活血法，以祛除病理产物，恢复冲任胞宫的正常功能，治愈痛经。活血化瘀，药常用泽兰、丹参、益母草、牛膝等；破血通经药，常用刘寄奴、三棱、莪术、水蛭、地鳖虫等；养血活血药，常用当归、鸡血藤、益母草、丹参等。（肖承悰，吴熙. 中医妇科名家经验心悟[M]. 北京：人民卫生出版社，2009：604.）

【主题】 养血和血，首推四物汤

【释义】 蔡连香认为，痛经的关键，在于各种原因导致的冲任气血失和，胞宫瘀滞不通，不通则痛。通顺气机，疏调经血，使冲任气血通畅，痛经自可缓解。然而，妇人以血为本，经孕产乳均耗其血，况痛经多发于青少年女性，肾精初盛，冲任胞宫发育尚未完善。如果仅着眼于不通，妄加攻伐，则气血耗散，冲任受损，加重病情。治疗痛经，首先要顾护精血，提出养血和血是治疗痛经的前提，四物汤是最好的养血和血之剂。方中熟地入肾，壮水补阴，白芍入肝，敛阴养血；二药相加，滋阴补血，静而不动；当归温润入肝脾，补血活血；川芎辛温入心肝，活血行气，为血中气药；二药配合，养血活血而行气，动而不燥。四物成方，动静结合，刚柔相济，养血和血，冲任疏通，血行流畅。原方四物各等份，若无特殊加减，一般用量为10g。寒证，配桂枝6～10g，以温经散寒，推动气血的运行；熟地黄可缓解桂枝之温燥，白芍加大至30g；另加甘草10g，以缓急止痛。气滞血瘀者，当归、川芎均可用至12～15g，以活血行气；赤白芍同用，赤芍10g，活血祛瘀；白芍30g配甘草10g，缓急止痛。热证，川芎只用6g，以免燥热；配牡丹皮10g，凉血活血；栀子6g，清热凉血；赤白芍同用各为10g，活血养血而不伤阴。虚证，根据气虚、血虚或气血双虚的不同，可加大熟地黄、白芍的剂量至20～30g，或加党参、黄芪15～30g，以补血、补气或气血双补，使冲任得滋。（肖承悰，吴熙. 中医妇科名家经验心悟[M]. 北京：人民卫生出版社，2009：604.）

三、医论选要

1. 气滞血瘀论（罗元恺）

【提要】 妇女以血为用，因瘀致病者较多。尤其是痛经，多由于瘀阻不通导致。血瘀则气运不畅，气滞血瘀，往往互相搏结。故化瘀多须行气，瘀化气行，其痛便止。

【原论】 瘀，积血也。血贵周流，倘有浓、黏、凝、聚，则壅滞不通，可成为瘀。故中医特别注意这一病理现象，立有活血化瘀的治疗方法，这是中医特点之一。妇女以血为主，经、孕、产、乳均以血为用，故因瘀而致病者较多。其中，月经病之痛经、闭经、崩漏的某一证型，可由于瘀而致病。尤其是痛经，多由于瘀阻不通。月经以按期宣泄为顺，若瘀血壅滞胞中，经血不得畅下，不通则痛，因而下腹疼痛。痛经一证，有原发性和继发性，前者多见于青年女性，后者多见于育龄期妇女。其西医病名有子宫内膜异位症、盆腔炎等。中医辨证以瘀血内阻为主。瘀为有形之邪，本属实证。但由于体质关系，也有虚中夹实者。瘀滞之痛经，腹痛多在经前或经初，但也有在两次月经之间的排卵期而痛者，常因卵巢增大或有包块，卵子排出困难或有阻滞之故；除腹痛外，伴有肛门坠胀，里急后重之感，此因瘀块附着在直肠窝所致；往往伴有较多的血块，血块排出后则腹痛可暂时缓减，俟瘀块排清后腹痛才消失。痛经严重者，可至晕厥。

血之与气，相辅而行。血壅滞而成瘀，则气也必运行不畅；气滞血瘀，往往互相结搏。故化瘀方中多须行气，瘀化气行，其痛便止。瘀的形成，除气滞外，也有由于寒凝或热灼者。体质有虚者，也有壮盛者。故痛经一证有纯实者，也有虚实夹杂者，临证时须详辨。寒者应温经散寒以行瘀，热者宜凉血清热以化瘀。体虚者应在理气益血的基础上以缓图，体质壮盛者可峻攻而祛瘀。寒热虚实的不同，处方命药便有所差异。瘀既属有形之邪，容易结成肿块癥瘕，故于化瘀方中常须兼用软坚散结之品，并要坚持一段时间，才能根治。痛经的几种常见证型有寒凝血瘀证、瘀热壅阻证、气滞血瘀证、气虚血瘀证，前三者较多见，均属瘀血实证范畴，在化瘀的基础上兼用温经散寒、或凉血清热、或行气破气，后者治宜补气化瘀。（罗颂平，张玉珍. 罗元恺妇科经验集[M]. 上海：上海科学技术出版社，2005：78-79.）

2. 寒凝血瘀论（秦月好）

【提要】 痛经以寒瘀为主要病机，立法在于温经、祛瘀。临证分别选用温经散寒、活血祛瘀；或温经散寒、逐瘀荡胞；或温经散寒、祛瘀解痉等治法。

【原论】 本病病机复杂，主要病机是寒与瘀。原发性痛经，多为少女初潮后即开始出现，或与体质因素有关；或因经期饮冷受寒，寒客胞中，气失温运，瘀血内留，致胞脉受阻，不通而痛。继发性痛经，多为育龄期妇女经期受寒，或产后不慎，当风受寒，寒湿客于胞中；或有多次人流史，胞脉受损，离经之血瘀滞胞宫、胞脉；瘀血阻滞，气机不畅，津液运行障碍，聚而生湿酿痰；湿、痰、瘀日久，而成癥瘕之病。故寒与瘀为本病主要病机，立法在于温经、祛瘀，并宜贯于始终。然而，患者痛经程度有所不同，具体用药亦有所选择。痛经按疼痛程度、对日常活动的影响、全身症状、止痛药应用等情况，可分为轻度、中度、重度痛经。临证分别选用温经散寒、活血祛瘀，或温经散寒、逐瘀荡胞，或温经散寒、祛瘀解痉的治则。同时，方药中佐以理气止痛之品，如木香、乌药、延胡索、川楝子等。气行则血行，血行则瘀散，胞脉、胞络通畅，通而不痛。①轻度痛经，宜温经散寒、活血祛瘀。轻度痛经，多见于原发性痛经患者，因病程短，病位浅，疼痛持续时间短，多以月经前或经行第1天小腹疼痛多见，血量增多或血块下即可缓解，尚可坚持工作和学习，临证无腰痛等伴随症状。此类病证，多可予温经散寒、活血祛瘀，良方温经汤加味。②中度痛经，宜温经散寒、逐瘀荡胞。中度痛经，多见于继发性痛经，病程长，疼痛持续时间长，甚至持续整个月经周期，B超提示常合并盆腔炎性包块、附件囊肿、子宫内膜异位症等。临证常表现为疼痛难以忍受，坐卧不安，影响正常工作生活，伴见腰痛，痛势绵绵，而一般温经散寒、活血化瘀之法，效果不满意。此类病证已久，寒、湿、瘀搏结，阻于胞宫、胞脉，且病久必瘀，故疼痛拒按。提出温经散寒、逐瘀荡胞的治疗大法。以四物汤加大黄、炒五灵脂、炒蒲黄、红曲、肉桂等为基础方加减。③重度痛经，宜温经散寒、解痉祛瘀。部分继发性痛经，病程长达数10年，感受寒邪更重，寒、湿、痰、瘀搏结。表现为痛势剧烈，难以忍受，甚至晕厥，不能正常工作生活，经期有烂肉样组织排出。且多伴有腰骶疼痛、呕吐、肛门坠胀，甚则面色苍白，冷汗淋漓，四肢厥逆。B超提示合并子宫内膜异位症、子宫腺肌症等。属于重度痛经，治疗需温经散寒、祛瘀解痉方可奏效。方选桃红四物汤加味，宜酌加细辛、川椒等散寒之品。临证善用虫药，解痉止痛，多获奇效；多选用全蝎、僵蚕、蝉蜕之类。（王臻，王停，宋艳丽. 秦月好主任医师治疗痛经经验[J]. 北京中医药大学学报，2010，33（6）：427-428.）

3. 寒热辨治论（沈仲理）

【提要】 痛经首先应辨寒热，参以体质虚实不同，加用补虚、攻邪之法。寒因痛经，治以温经散寒法。热因痛经，治以和血疏肝、理气止痛法。

【原论】 一般对痛经的病因病机，分为寒、热、虚、实进行辨证论治。无论其为原发性或继发性，首先应辨痛经的属寒、属热，再以其体质虚实的不同，加用补虚、攻邪之法；并以中医理论为指导，制定痛经属寒、属热的基本方，随症加减用药，疗效则明显。①寒因痛经：

又称寒凝血瘀病型。病因经期受寒淋雨或涉水，以及游泳感受寒湿之邪，或北地冰雪凛冽，或饮食寒凉瓜果，或产后遭受风寒和早下冷水等因；以致寒气稽留，气血运行不畅，不通则痛，故见经行腹痛之症。本病的症状特征，多见经前或经行时小腹冷痛或少腹两侧抽痛，以及少腹坠痛、酸痛等现象；往往牵及腰脊酸楚，喜按，得热痛减；经血量少，色淡，或如黑豆汁，夹有小血块；畏寒便溏，舌苔白腻，舌边色紫或瘀斑，脉沉紧，或濡缓。治疗方法，凡属感受寒冷之邪者，治以温经散寒法。采用温经散寒汤（当归、川芎、赤芍、白术、紫石英、葫芦巴、五灵脂、金铃子、元胡、制香附、小茴香、艾叶）或温经止痛汤（当归、川芎、白芍、白术、柴胡、甘草、紫石英、仙灵脾、制香附），或用桂枝四物汤合失笑散，或用温脐化湿汤。平日常服艾附暖宫丸或四制香附丸。气滞血瘀者，治以活血调经、理气止痛。采用桃红四物汤合金铃子散或膈下逐瘀汤，或少腹逐瘀汤。②热因痛经：又称肝郁气滞病型。由于肝气郁结，气机不得通畅，气滞则血瘀，血瘀则气愈滞；引起冲任不利，经血不得畅行，不通则痛，而致经行腹痛。若痛经之因热郁而发生腹痛者，多因肝气郁结，气有余便是火，郁而化热化火，形成火郁血热，阻于冲任二脉而作痛。本病的症状特征，多见经前或经期少腹胀痛，经量或多或少，乳房胀痛，或乳头痛，舌苔薄白，脉沉弦。夹有血瘀者，舌质紫或舌边有瘀斑，脉沉紧或沉涩。有见经行腹痛绵绵，或经后腹痛不止，头晕目花，心烦汗出，舌质暗红、苔薄，脉弦细带数者。治疗方法，肝郁气滞者，治以和血疏肝、理气止痛，采用四物汤合金铃子散，或逍遥散合金铃子散；夹血瘀者，采用膈下逐瘀汤；肝郁化火者，采用红酱金铃四物汤（当归、川芎、赤芍、生地、红藤、败酱草、金铃子、五灵脂、乳香、没药）或姜芩四物汤。（黄绳武，朱南孙，蔡小荪，等. 痛经证治[J]. 中医杂志，1985，（3）：13-16.）

4. 阴阳气血失调论（郑长松）

【提要】　痛经可概括为阴阳偏胜与气血失调两大类。气血以运行不息为常，无论气虚、气滞、血虚、血瘀，皆有碍于正常运行而致痛经。寒热由阴阳变化而来，阴不足则阳乘之，其变为热；阳不足则阴乘之，其变为寒。

【原论】　痛经一症，错综复杂，临床并非是一个痛与止痛的问题，必须辨证论治。强调不得因痛则凝滞不通，不辨寒热虚实，任行克伐；并应注意合理用药与经期保护。痛经可概括为阴阳偏胜与气血失调两大类：①气血失调：气血以运行不息为常，无论气虚、气滞、血虚、血瘀，皆有碍于正常运行而致痛经。气滞者，以肝郁不达，气机不畅者为多；主要表现为经前或经期胸乳及小腹胀痛，以胀为主。选用香附、橘叶、柴胡、枳壳、陈皮等疏肝理气、解郁消胀；胀重，可加青皮、枳实等破滞散结；两乳胀甚者，可加荔枝核、橘核、路路通、通草等理气散结，疏通乳络。血瘀者，系由瘀血凝滞，积于血海，阻碍经血下行而致；多于经前或经至当日，小腹痛甚，拒按，下血块后痛减。宜用益母草、丹参、赤芍、桃仁、红花、川芎等，活血化瘀，通经止痛；剧痛难忍者，加五灵脂、元胡、乳香等散瘀止痛；蓄血坚结者，酌加刘寄奴、三棱、莪术等破血逐瘀。气血虚弱者，每因气虚则不足以外煦体表，内不足以运血畅行；血虚则外不足以濡润肌肤，内不足以泽灌冲任，故常见月经色淡涩少，经末或经后少腹隐痛，得按痛减；并有面色萎黄，形寒怯冷，脉沉细弱。偏气虚者，重用黄芪、党参、白术、山药等补中益气。偏血虚者，重用熟地、当归、鸡血藤、阿胶等补血活血，滋阴充盈。②阴阳偏胜：寒热由阴阳变化而来，阴不足则阳乘之，其变为热；阳不足则阴乘之，其变为寒。寒凝与热滞，则是由阴阳偏胜而致。寒凝者，多由经期恣食生冷，不慎寒凉，血为寒凝而运行不畅；症见经水不鲜，经期少腹冷痛，得热痛减；常用辛温不烈之吴茱萸、炮姜、小茴香、艾叶、葱白等扶阳逐邪，温暖胞宫；肾阳式微，寒踞胞宫者，多经期腰痛溶溶，少腹寒凉坠痛；可酌用补骨脂、巴戟天、炮附子、肉桂等，补助肾阳，开豁下踞之沉寒痼冷。热滞者，系因血为热灼而致瘀结不畅，多见经前或经期少腹胀痛而拒按；常用益母草、赤芍、黄芩、山栀子、川楝子等，清除内干营分之热邪，开泻蕴结胞宫之热结；热灼伤阴，阴不济阳者，酌加茅根、元参、生地、地骨皮、丹皮、知母、白芍等滋阴清热。（郑其国. 郑长松老中医治疗痛经的经验[J]. 辽宁中医杂志，1981，（4）：31-32.）

5. 辨痛论（顾小痴）

【提要】 痛经以痛为主，辨证以痛为要。应详辨痛之因、痛之性、痛之虚实、痛与月经期、量、色、质的关系。

【原论】 痛经以痛为主，痛者言病之性状，身有所苦楚而不能忍，因此对痛经辨证的要点，要以辨痛为主。①痛之因：古人概称为"不通则痛"。人之气血周流，经脉环行，以畅流通顺为用，不可阻滞不通。然因不通所致痛经，可因寒、滞、虚、热之邪。血喜温而恶寒，人之伤于寒，或因饮食贪凉，或外感寒邪，伤及阴血，损及冲任之脉，不通则痛。气与血相依互用，气行血行，气止血止，气滞血结。若气滞而血瘀不行，此由气及血；若血因寒、燥、热等邪气侵袭，运行不畅而成瘀，为血瘀阻气，气不流通，此由血及气，滞而不通则痛。气血相互滋生，不可不足。气虚则血无以生，血虚则气易衰。气虚鼓动无力，则血运滞涩；血虚不充，则气行不畅。气血不能周流，不通则痛。热邪或湿热之邪与血搏结，或血虚生燥，或热伤气耗，或湿热阻塞，使热郁血结，壅塞不通则痛。然寒、热、滞、虚四者，又错杂交贯。如寒凝血滞，气滞血瘀，血瘀气涩，热郁血结，气血虚少，血虚有寒等，每每互见，临床应当仔细察辨。②痛之性：依据病人自述痛的性状，作为辨认痛证因热、因寒、在气、在血、属虚、属实的依据。历代妇科医书，形容痛之性，有疼痛、掣痛、胀痛、坠痛、绞痛、刺痛、空痛、隐痛等，比较复杂。临床一般气滞者以胀痛为主，血结兼寒者以绞痛为主，血瘀有热者可见刺痛，虚寒者可见隐痛绵绵不绝，气虚者以空痛为主。③痛之虚实：对痛者辨虚实，除结合痛之因，痛之性外，常从喜按、拒按及痛的时间上分析。经后痛属虚，然临床中，经后痛偏实者，亦不少见。多为患有盆腔炎、附件炎、肿瘤的妇女。平素带下量多，色黄腥臭，经前经后俱腹痛如刺。证见湿热之象，或为实证，或为本虚标实，当以清热祛湿法治之。④痛与月经期、量、色、质的关系：因痛经伴随月经的周期而发生，故须将月经的期、量、色、质作为辨证的参考。如月经后期量少，多因寒、虚、瘀；月经先期量多，多因热；经期先后不定，因郁与肝肾不足。经色紫赤鲜红，浓而成块成条者，多由于热；若紫而兼黑或稀或薄，沉黑色败，多属虚寒；若紫黑有块，块下腹痛减，多为血瘀。（张伯礼. 津沽中医名家学术要略（第1辑）[M]. 北京：中国中医药出版社，2008：104-105.）

6. 活血化瘀论（梅九如）

【提要】 痛经病证为血证，血病必兼理气，气行则血行。治宜运用活血化瘀法，以通调气血为主；创立活血化瘀八法，辨证加减，灵活应用。

【原论】 痛经病证为血证，血病必兼理气，气行则血行；运用活血化瘀法，以通调气血为主；基本方为当归、川芎、香附、元胡、桃仁、茺蔚子、丹参、失笑散、白芍。并创立活血化瘀八法，辨证加减，灵活应用。①行气活血化瘀法：由情志内伤，脏腑气血功能失调，导致的气滞血瘀证。基本方加沉香、乌药、柴胡；气郁甚加郁金、莪术。②清热活血化瘀法：情志内伤，肝火旺盛，脏腑气血阴阳失调，热入血分，冲任不固，脉络扩张充血瘀滞。治以清热凉血，活血化瘀；基本方加大黄、丹皮、栀子。③温经活血化瘀法：寒湿凝滞，贪凉饮冷，或坐卧湿地等，以致寒滞胞宫，血脉凝结不通。治以温经散寒，活血化瘀；基本方加肉桂、吴茱萸、干姜。④止血活血化瘀法：阴虚阳亢，冲任受损，血随气行，血不归经，妄行无度，如崩中之证。治以止血活血，基本方加贯众炭、侧柏炭、茜草炭、地榆炭。⑤益气活血化瘀法：中气不足，统摄无权，循环失度，瘀血凝结胞宫，腹痛隐隐，痛时拒按。治以益气活血化瘀，基本方加党参、黄芪、白术。⑥养阴活血化瘀法：阴虚阳亢，肝不藏血，脾不统血，内阻胞宫，瘀热内阻，冲任失和。治以养阴凉血，理气化瘀；基本方加生地、女贞子、墨旱莲。⑦祛风活血化瘀法：外感风寒，营卫不和，或肝风内动，风阳上扰。兼表证者，祛风散寒，活血化瘀；基本方加苏叶、荆芥、防风；兼肝阳上扰者，平肝潜阳，活血化瘀；基本方加珍珠母、夏枯草、白蒺藜。⑧利水活血化瘀法：用于气滞血瘀引起的水液代谢障碍；治以活血化瘀，健脾渗湿利水；基本方加白术、茯苓、泽泻。（梅周元. 梅九如用活血化瘀法治疗痛经的经验[J]. 江苏中医，1999，20（11）：4-5.）

7. 补血活血论（黄绳武）

【提要】　痛经的治疗，除遵循"痛"的法则外，还应顺应生理之自然，培补耗损之不足，注意补养精血。每以四物汤为基本方，再根据寒热虚实酌情加减。

【原论】　痛经除以"不通则痛"解释外，还应考虑与精血有关。经期泻而不藏，精血外流，常有精血不足表现。认为痛经的机理应是气血不和，在此精血不足之时，又兼气血郁滞致痛，更多表现为虚实夹杂证。因而，对痛经的治疗，除遵循"通"的法则外，还应顺应生理之自然，培补耗损之不足，注意补养精血。每以四物汤为基本方，再根据寒热虚实酌情加减。四物汤养血活血，补中有行，活中有养，通治血证百病。方中归、芎血分为动药以行血气，地、芍为血分静药以养精血。古人谓其走者太走，守者太守，确有此弊。然对痛经虚中有滞者，则各得其所。虚则非地、芍禀静顺之德不足以养，滞则非归、芎行血气不足以活。就痛经而言，动静之中以动为主，熟地黄须慎用，恐滞而更痛。痛经毕竟是气血为病，四物汤治血有余，治气不足；余每酌加香附、乌药、艾叶、川楝子、延胡索等气药，以助其不足。

又痛经多见于年轻未婚女子，痛时常伴有恶心呕吐，泄泻，出冷汗，四肢厥冷，甚至昏厥等症。观此类患者，多面色不华，形体消瘦。少女正处于生长发育的重要阶段，这时痛经多由肾气未充所致。《妇人大全良方》云："肾气全盛，冲任流通。"反之肾气不充，冲任流通受阻，必引起疼痛。余又根据经期耗血伤精的特点，对少女痛经多从肾论治或兼顾到肾，特别注意滋补肾精。治痛经，温肾阳常选用巴戟天。因其温肾益精，不似肉桂之温热、附子之燥烈。对确属肾精亏损者，往往用熟地黄。非此纯厚之品，不足以补精血。对一般虚证，在针对病机的同时，兼顾到补肾精，每选用枸杞子，既补肝肾精血，又不似熟地黄之壅滞。经期便溏者，加土炒白术、茯苓、党参；伴呕吐兼热者，用竹茹；兼寒者，用吴茱萸；有瘀血者，加泽兰、鸡血藤、炒蒲黄等。如子宫内膜异位有实质性结节，每用血竭化血结止疼痛，屡治屡效；少腹痛加柴胡。余每选用芍药甘草汤缓急止痛，又可酸甘化阴，能补阴之不足，治一切疼痛之症。但白芍必须重用，一般用20~24g，对月经量多者尤为适合。甘草生用，止痛效果好。在治痛经的用药法则上，根据妇人有余于气、不足于血的特点，对大辛大热、大苦大寒的药比较慎用。辛热之药伤阴耗液损血，苦寒之味损伤阳气，亦能化燥伤阴。余意清热不宜过于苦寒，祛寒不宜过于辛热。（梅乾茵. 黄绳武妇科经验集[M]. 北京：人民卫生出版社，2015：22-23.）

8. 温清行补论（哈荔田）

【提要】 痛经发病的主要机制，不外乎气血运行不畅，经血滞于胞中所致。治疗应着眼于"不通"这一主要矛盾，并结合证候的虚实寒热，或温而通之，或清而通之，或补而通之，或行而通之。

【原论】 痛经的主症是下腹疼痛，其发病的主要机制不外乎气血运行不畅，经血滞于胞中所致。因此，治疗应着眼于"不通"这一主要矛盾，并结合证候的虚实寒热，或温而通之，或清而通之，或补而通之，或行而通之。①温而通之：痛经之因于寒者，多由经期（或产后）误食生冷瓜果，或践冰涉水，或淋雨受寒；致使血因寒凝，不得畅行，瘀血阻滞冲任，不通则痛。此型痛经临床较为常见，疼痛亦多较剧烈，表现为经前或经期绞痛、冷痛、拧痛等特点；且痛处不移，不喜按揉，得热则舒，遇寒加剧；经期多延长，经色苍黯，淋漓不爽，经量多少不一；且伴有肢冷面白，口不渴饮等症状。治疗总以温通为原则，属实常用少腹逐瘀汤或温经汤为主，温化瘀血；属虚恒用理中汤、小温经汤为主，温经通阳。②清而通之：痛经之属于热者，主要因肝气郁久化热，血热气实，肝络不通所致。腹痛一般较为剧烈，表现为经前或经期腰腹胀痛，或坠痛，或牵及胁肋胀痛，月经周期缩短，量多色紫有块，小腹紧张，手不可按；或有发热心烦，口渴思冷等症。治宜清热凉血通经之法；多用丹栀逍遥散，或陆九芝清热调经汤加减。③行而通之：痛经之因于气滞血瘀者，其证属实，治当行而通之。"行"包括行气滞、活血消瘀两个方面。气与血如影随形，气滞血亦滞，血瘀气亦郁，气滞血瘀是痛经发生的主要机制。临床多表现为经前或经期剧烈腹痛；或胀痛累及胁肋，小腹拒按；经后或血块排出后即趋缓解；经色紫黑夹块，涩滞不畅；伴情绪激动或抑郁不舒，舌质正常或黯，脉沉弦细涩。一般胀甚于痛，抚之则嗳噫，矢气则舒；兼见乳胁作胀者，多偏于气滞；痛甚于胀，小腹拒按，血块量多者，偏于血瘀。偏于气滞者，宜调气定痛，多用柴胡疏肝散合金铃子散加减。偏于血瘀者，需行瘀止痛，多用膈下逐瘀汤或琥珀散加减。④补而通之：痛经之因于虚者，多由禀赋素弱，肝肾亏损；或大病久病之后气血不复，或因房事不节，生育过多等因素，导致气血亏虚，运行迟滞所引起。虚性痛经发病机制，必因虚而夹瘀、夹滞，方能产生痛的症状。一般虚性痛经，多表现为经期，或经行将近，或经后，少腹绵绵作痛，或隐痛，或痛如牵引、抽掣；经行稍多腹痛加剧，按揉则减；经期或先或后，色淡量少，稍夹血块，腰酸背楚，头晕心悸，便溏或燥，舌淡苔薄，脉沉细弱等症状。治疗原则宜补而通之，特别在经期往往还侧重于通。虚性痛经，尚有气虚及血、血虚及气的不同情况。前者，多有气短无力、心悸少寐、纳呆便溏之类症状；治从心脾，兼于行气化瘀；方以归脾汤加川续断、桑寄生、杜仲补气养血，兼以刘寄奴、延胡索、乌药等行气活血；后者，治从肝肾兼于活血行滞，以六味丸、二至丸滋补肝肾，兼以刘寄奴、五灵脂、香附等通瘀活血。（张伯礼. 津沽中医名家学术要略（第1辑）[M]. 北京：中国中医药出版社，2008：15-17.）

9. 七型辨治论（裘笑梅）

【提要】 治疗痛经注重通调气血，分气滞血瘀、寒湿凝滞、湿热蕴结、肝经郁热、气血虚弱、脾胃虚寒、肝肾亏损等七型辨治，疗效显著。

【原论】 引起痛经的原因，归纳起来不外肝郁气滞、血瘀气阻、寒湿凝滞、湿热下注、肝郁血热、气虚血亏、脾胃虚寒、肝肾阴亏等几个方面。而究其病机实质，是气滞血瘀，经脉不通，不通则痛。治则总以通调气血为主。所谓通则不痛，实则行而通之，虚则补而通之，热者清而通之，寒者温而通之，故对本病分七型辨治。①气滞血瘀：症见经前或经期少腹胀痛，连及两胁，胸闷或乳房作胀，经水量少，色黯或紫，淋沥不畅，时有血块或伴泛恶，脉沉弦或细涩，舌质偏红或淡紫。治宜疏肝理气、活血祛瘀。方用调经定痛散：当归、赤芍、川芎、生地黄、川楝子、乳香、没药、醋延胡索、木香、乌药。方中四物汤养血调经，合金铃子散理气止痛，加木香、乌药增强疏肝理气之力，佐乳香、没药活血祛瘀以定痛。本方通补并用，气血两调，是治疗气滞血瘀痛经的良方。②寒湿凝滞：症见经前或经行少腹拘挛冷痛或绞痛，得温减轻，痛甚呕吐清水，畏寒腰酸，经水量少，色黯红，淋沥不畅，舌苔薄白或腻，脉沉迟，或沉紧。治宜温经散寒、化湿止痛。桂枝加桂汤加减：桂枝、肉桂末（冲入）、当归、川芎、炮姜、赤芍、炒小茴香、乌药、艾叶、香附、炙甘草。方中当归、川芎、赤芍养血活血；桂枝复加肉桂温经散寒、助阳逐瘀；炒小茴香、乌药、艾叶、香附、炮姜温化疏理；炙甘草温养脾气，以助气血运行之力。③湿热蕴结：症见平时两侧少腹胀而隐痛；或小腹吊痛，腰酸带多，色黄或白，质稠秽；或伴有外阴、阴道发痒，经期腹痛加剧，经色黯，质稠，淋漓拖日难净，舌质红，苔黄腻或白腻，脉弦滑。治宜清热化湿、凉血止痛。方用二藤汤：忍冬藤、红藤、制大黄、大青叶、紫草根、牡丹皮、赤芍、川楝子、延胡索、生甘草。方中忍冬藤、红藤清热解毒；大青叶、紫草根、赤芍、牡丹皮凉血活血；大黄泻血中之热浊；川楝子、延胡索行气止痛；生甘草和中解毒。合之为清热凉血，祛瘀止痛之剂。④肝经郁热：症见经行腹痛甚剧，经来先期，量多，色鲜红或深红，有大血块，血块排出后疼痛减轻，心烦意躁，渴喜冷饮，舌质红，苔白或黄，脉弦细。治宜疏肝理气、清热凉血。丹栀逍遥散加减：牡丹皮、栀子、黄芩、柴胡、当归、赤芍、白芍、川楝子、延胡索、乳香、没药、川芎。方中栀子、黄芩、白芍清热平肝；柴胡、川楝子、延胡索疏肝解郁；当归、牡丹皮、赤芍活血；川芎行血中之气；乳香、没药行气活血止痛。⑤气血虚弱：症见经期或经净后，小腹绵绵作痛，按之痛减，经色淡，质清稀，量或多或少，面色少华，头晕肢怠，舌质淡红，苔薄，脉沉细或弦细。治宜补气养血。胶艾八珍汤或归脾汤加减：党参、黄芪、当归、川芎、熟地黄、白芍、白术、炙甘草、茯苓、阿胶（烊冲）、艾叶、炒酸枣仁、制远志。方中党参、黄芪补益中气；白术、茯苓、炙甘草健脾；四物汤养血活血；阿胶、酸枣仁、远志养血宁心。⑥脾胃虚寒：症见经前或经行少腹冷痛，喜温喜按，经水量少色淡，四肢不温，畏寒怕冷，或痛及胃脘，呕恶频作，自汗淋漓，舌质淡红，苔薄，脉细缓。治宜健脾和胃、温中散寒。温经汤化裁或理中汤加味：当归、川芎、赤芍、吴茱萸、炮姜、肉桂末（冲）、党参、炒白术、炙甘草、香附、木香、艾叶。方中当归、川芎、赤芍养血活血；炮姜、肉桂末温经散寒；吴茱萸温中止呕；党参、白术、炙甘草益气健脾；香附、木香、艾叶温化疏理。⑦肝肾亏损：症见经后小腹隐痛，经来色淡量少，腰膝酸楚，头晕耳鸣，手足心灼热，口干咽燥，舌质红绛，脉细数。治宜调补肝肾。调肝汤加味：当归、白芍、山茱萸、巴戟天、阿胶（烊冲）、山药、生地黄、熟地黄、续断、狗脊、桑寄生。方中当归、白芍、生地黄、熟地黄养血柔肝；山药、阿胶滋阴补肾；山茱萸补肝肾、益精气；巴戟天温肾益冲任；续断、狗脊、桑寄生补肝肾，强筋骨。（金亚蓓，金国梁. 裘笑梅主任医师学术精华及临证经验撷英（之一）[J]. 浙江中医学院学报，1998，22（1）：3-4.）

10. 补肾固本调气血论（姚寓晨）

【提要】　治疗痛经，推崇补肾固督以务本，对寒性痛经，辛热与甘温并用，治以温经散寒，温肾补督；对于热性痛经，泄火、柔养、清利，治以滋肾益督。调气和血以治标，紧扣寒、热、虚、实四字。

【原论】　治疗痛经推崇补肾固本，着重理气和血，善于疏导情志，对痛经的辨治颇具特色。①补肾固督务本：肾为元气之根，冲任之本，督脉为之维系。肾气充盛，则冲任流通，气血和畅。若肾督虚损，元气衰少，不能温养荣通，冲任气血运行不畅，则致痛经。辨治推崇补肾固督务本。对寒性痛经，属实者，其喜予辛热与甘温并用；常选用肉桂、吴茱萸、干姜、仙灵脾、仙茅等温经散寒，温肾补督；属虚者，则侧重于气药与阳药的配伍，选用大队甘温血肉有情之品，药如炙黄芪、党参、紫河车、紫石英、鹿角片、当归等，以"气中补阳"，温肾壮督。对于热性痛经，又辨其属虚属实的不同以及湿热是否蕴结，在运用泄火、柔养、清利法则的同时，不忘选加生地黄、女贞子、旱莲草、菟丝子、肉苁蓉等甘润之味滋肾益督。肝肾乙癸同源，对一些肝气不足，疏泄无权的肝郁痛经；喜用温阳药，促进肝气条达；常选菟丝子、仙灵脾、巴戟天补肾固督以养肝，予本中治标而获较好疗效。补肾固督务本的法则运用，主要侧重于平时。在此基础上，结合患者不同体质，参以健脾、益心、养肝等味，则使功效倍增。②调气和血治标：气血阴阳互根，不可须臾相离。女子经血虽以血为主，然其盛赢行止，无不由乎气。气为血帅，血为气母。气虚则亏，气郁则滞，气寒则凝，气热则壅。若气血失调，阴阳乖违，运行不畅，冲任失养，最易导致痛经。在病发之时，辨治侧重于调气和血治标，紧扣寒、热、虚、实四字。对于气寒血凝冷痛者，予以温气散寒暖宫；方选《金匮》温经汤加减，药用肉桂、吴茱萸、干姜、香附、仙灵脾、紫石英、党参、当归、川芎等；气热血壅灼痛，以清气和络凉宫；方选芩连四物汤化裁，药用黄芩、马鞭草、赤芍、白芍、当归、川芎、丹参、丹皮、川楝子等；气滞血瘀胀痛，以行气活血畅宫；方用柴胡疏肝饮加减，药用柴胡、香附、路路通、赤芍、白芍、当归、川芎、莪术、失笑散等；气虚血亏隐痛，取补气生血养宫；方选圣愈汤出入，药用炙黄芪、党参、白芍、当归、川芎、补骨脂、菟丝子、香附、干姜等。患妇体质各异，疼痛性质不同，但病发治标调气和血方法则一。经前或经期以行气活血为主，使冲任流通，通而不痛；经后胞脉空虚，则予养益肾、心、肝、脾，补气生血为主，使冲任得荣，荣而不痛。（刘芳，葛灏，侯军. 姚寓晨治疗痛经的经验[J]. 新中医，1991，（4）：6-7.）

11. 温化和补论（朱南孙）

【提要】　论治痛经，强调治病求本，重在求因；兼顾虚实夹杂、气血不和、寒热错杂。急则治标，缓则治本，采用"温、化、和、补"诊治四法，恢复体内动静平衡协调。

【原论】　论治痛经强调治病求本，重在求因；兼顾虚实夹杂、气血不和、寒热错杂；急则治标，缓则治本。根据痛经发生的时间，以辨痛经的虚实。如强调经前或经行初期疼痛多属实证，月经将净或经后疼痛多属虚证。根据疼痛的部位，察病位在肝、在肾，在气、在血。如痛在少腹一侧或双侧，痛处不定，上窜下达，多属气滞，病在肝；痛在小腹正中，常与子宫瘀滞有关；痛及腰脊，多属病在肾。根据疼痛性质、程度辨证，如掣痛、绞痛、灼痛、刺痛、拒按多为实证；隐痛、坠痛、喜揉喜按多为虚证；灼痛得热反剧则为热证；冷痛得热减轻则为寒证；痛甚于胀，持续作痛为血瘀；胀甚于痛，时痛时止为气滞。治疗痛经，强调体内动静平衡协调，可归纳为诊治四法：①温：针对寒凝血瘀型痛经，提出以温经散寒止痛为法。该型临床可见经前或行经时，小腹疼痛，按之痛甚，得热疼减；经血量少，血黯红或紫，手足不温，畏寒，苔白润，脉沉。常选用全当归、川芎、陈艾、制香附、九香虫、炙乳香、炙没药、淡吴茱萸、姜半夏、炮姜、紫石英等温经散寒、理气活血之品。②化：针对气滞血瘀型痛经，提出以理气活血、化瘀止痛为法。临床可见于经前一二日或经期中，小腹胀痛、拒按；经量少或行经不畅，经色紫黯有块、血块排出疼痛可减，经净后疼痛自消，常伴有胸胁、乳房作胀，舌质黯或见瘀点，脉弦或弦滑。常选生蒲黄、炒灵脂、三棱、莪术、乳香、没药、川楝子、延胡索、柴胡、青皮、制香附、刘寄奴、血竭粉等，以疏肝理气、活血化瘀止痛。③和：针对气血虚弱型痛经，提出益气和血养血为法。临床见于经净后或经前或经期，小腹隐隐作痛，喜揉按；月经量少，色淡质薄；伴有神疲乏力，面色萎黄，或食欲不振，舌质淡苔薄白，脉细弱。常选用全当归、丹参、乳香、没药、制香附、生白芍、炙甘草、党参、黄芪、白术、川楝子、延胡索等，以益气养血、疏肝理气、和血止痛之品。④补：针对肝肾虚损型痛经，注重长期调理，补益肝肾之本。临证可见于经期或经后一二日小腹绵绵作痛，经色黯淡，经量少而质薄；常伴有耳鸣，头晕，眼花，或腰酸，小腹空坠不温；或潮热，脉细弱或沉细，苔薄白或薄黄。常选巴戟天、菟丝子、肉苁蓉、枸杞子、淫羊藿、川续断、杜仲、狗脊、山茱萸等滋补肾阴肾阳之品。

（朱南孙. 海派中医·朱氏妇科[M]. 上海：上海科学技术出版社，2016：62-64.）

12. 补肾调周治未病论（夏桂成）

【提要】　原发性痛经的发生，多因先天不足，子宫发育不良，体质虚弱、胞脉失养，不荣而痛。故提倡"治未病"的观点，促进排卵期阴阳协调及顺利转化，维持经前期阳长，以利于行经期转化。

【原论】　痛经由气血不畅所致，或因气机郁滞，或血瘀内阻，或因寒湿稽留等，总以"不通则痛"。但月经者，生殖之表象也，与肾有关。肾者，阴阳也，阴阳消长转化的节律活动，推动月经周期规律性的来潮。故时间医学上，称之为生物节律，或称生物钟。所以整个月经周期，是以阴阳消长转化的特点，划分为四个时期：行经期，重阳必阴，由阳转阴，称为转化期，气血活动，推动月经来潮。经后期，阴长阳消，故称阴长期，为子宫血海奠定物质基础。经间排卵期，重阴必阳，生阴转阳，称为转化期，气血活动，排出精卵。经前期，阳长阴消，故称阳长期，测量基础体温呈高温相。四期前后相贯，特别两次转化期，尤其经间排卵期的转利与否，将直接有关行经期的转化是否顺利。月经的来潮，标示着本次月经的结束，新的周期的开始，除旧布新，子宫行泻的作用，排出应泄之经血，即子宫血海盈满则溢之理。但血液又必赖气顺，气顺血泄，自无疼痛崩漏等疾。若气不顺则血不畅，或道深途远之瘀血内结，势必形成痛经。痛经发作于经期，亦或发作于经间期者，其根本原因，还在于经间期阴阳消长转化之不利，或者经前期阳长不及。阳者，其义有二：一则阳不足则不能达重阳，虽在形成的节律支配下，不得不转者，转化必然不利，经血不畅或不泄，亦必有胀痛之感；二则阳气者，除有统摄经血，引血归经有如帅的作用外，又有溶解血瘀，分化湿浊痰脂的作用，亦称之为气化作用。阳气不足，血瘀、湿浊、痰脂易于相互凝结，形成妇科血瘀特征。

　　痛经的治本方法，在于调周补肾阳；重点掌握月经周期后半期的调治，即经间排卵期，或经前黄体期的治疗，有着极为重要的临床意义。经间排卵期，是重阴必阳，阴转化为阳的重要时期。转化顺利，气血活动顺畅，排出卵子，阳气始旺，这是生殖节律的变化。治疗上当滋阴助阳，调气活血，促进排卵顺利。用补肾促排卵汤，药如当归、赤白芍、怀山药、山萸肉、熟地、丹皮、茯苓、川断、菟丝子、紫石英、红花等。（夏桂成，赵可宁. 功能性痛经重在补肾调周期治未病[J]. 湖北中医杂志，1995，17（6）：19-20.）

（撰稿：何伟，张惜燕，古文华；审稿：崔晓萍，金香兰）

参 考 文 献

论著类

[1] 郑其国，蔡华普. 痛经[M]. 北京：中国中医药出版社，1994.

[2] 何若苹. 中国百年百名中医临床家丛书·何任[M]. 北京：中国中医药出版社，2001.

[3] 王象礼，赵通理. 中国百年百名中医临床家丛书·李翰卿[M]. 北京：中国中医药出版社，2001.

[4] 黄坤强. 中国百年百名中医临床家丛书·黄坚白·傅方珍[M]. 北京：中国中医药出版社，2003.

[5] 罗颂平，张玉珍. 罗元恺妇科经验集[M]. 上海：上海科学技术出版社，2005.

[6] 李莉. 中国现代百名中医临床家丛书·班秀文[M]. 北京：中国中医药出版社，2006.

[7] 上海中医药大学附属曙光医院. 授业传薪集：曙光名医临证经验荟萃[M]. 上海：上海中医药大学出版社，2007.

[8] 中华中医药学会. 中医妇科常见病诊疗指南——西医疾病部分[M]. 北京：中国中医药出版社，2008.

[9] 张伯礼. 津沽中医名家学术要略（第1辑）[M]. 北京：中国中医药出版社，2008.

[10] 夏桂成. 夏桂成实用中医妇科学[M]. 北京：中国中医药出版社，2009.

[11] 肖承悰，吴熙. 中医妇科名家经验心悟[M]. 北京：人民卫生出版社，2009.

[12] 吴燕平，张婷，罗杏娟. 中国百年百名中医临床家丛书·裘笑梅[M]. 北京：中国中医药出版社，2009.

[13] 刘敏如，谭万信. 中医妇产科学[M]. 北京：人民卫生出版社，2011.

[14] 单书健，陈子华. 古今名医临证金鉴·妇科卷[M]. 北京：中国中医药出版社，2011.

[15] 王小云，黄健玲. 妇科专病中医临床诊治[M]. 北京：人民卫生出版社，2013.

[16] 哈孝贤. 当代中医妇科临床家丛书·哈荔田[M]. 北京：中国医药科技出版社，2014.

[17] 梁雪芳，曹立幸，王小云. 专病专科中医古今证治通览丛书·痛经[M]. 北京：中国中医药出版社，2015.

[18] 梅乾茵. 黄绳武妇科经验集[M]. 北京：人民卫生出版社，2015.

[19] 马大正. 中医妇产科辞典[M]. 北京：人民卫生出版社，2016.

[20] 朱南孙. 海派中医·朱氏妇科[M]. 上海：上海科学技术出版社，2016.

[21] 周佩云. 蔡连香妇科临证实录[M]. 北京：中国医药科技出版社，2016.

[22] 杜惠兰. 中西医结合妇产科学[M]. 第10版. 北京：中国中医药出版社，2016.

[23] 杨殿兴，田兴军. 川派中医药源流与发展[M]. 北京：中国中医药出版社，2016.

论文类

[1] 梁明达. 陈丹华治疗痛经的经验[J]. 中医杂志，1982，（5）：15.

[2] 黄绳武，朱南孙，蔡小苏，等. 痛经证治[J]. 中医杂志，1985，（3）：13-16.

[3] 朱秉匡，张绍石，周国雄，等. 罗元恺教授的痛经辨证施治系统[J]. 新中医，1986，（2）：1-4.

[4] 谢德聪，陈应钟. 陈雨苍教授治疗痛经的经验[J]. 福建中医药，1989，20（1）：9-10.

[5] 陈应钟. 陈雨苍教授生平和学术经验简介[J]. 福建中医药，1990，21（4）：2-4.

[6] 蔡方春. 裴笑梅老中医痛经辨治经验[J]. 中国中医急症，1995，4（5）：228-229.

[7] 夏桂成，赵可宁. 功能性痛经重在补肾调周期治未病[J]. 湖北中医杂志，1995，17（6）：19-20.

[8] 王庆松. 痛经临证要义[J]. 新中医，1999，31（3）：3-4，6.

[9] 梅周元. 梅九如用活血化瘀法治疗痛经的经验[J]. 江苏中医，1999，20（11）：4-5.

[10] 刘馨. 原发性痛经的病因病机研究和中医药治疗进展[J]. 长春中医学院学报，2003，19（4）：65-66.

[11] 徐经凤，徐云霞. 徐志华老中医治疗痛经经验[J]. 安徽中医临床杂志，2003，15（5）：368-369.

[12] 曾明. 陈炳焜老中医治疗妇科病经验介绍[J]. 新中医，2006，38（2）：19-21.

[13] 叶红娟. 中医治疗痛经的思路与方法[J]. 中医药临床杂志，2007，19（3）：294-295.

[14] 连凤梅，赵瑞华，姜羡华，等. 原发性痛经的中医证候分布特点分析[J]. 世界科学技术–中医药现代化，2007，9（4）：96-100.

[15] 刘弘. 痛经中医证型临床文献研究[J]. 中国中医药信息杂志，2007，14（11）：102-103.

[16] 王清，经燕. 近代中医妇科名医诊治痛经经验撷英[J]. 中国临床医生，2008，36（5）：73-74.

[17] 李瀚. 中医辨证治疗原发性痛经[J]. 医药论坛杂志，2008，29（11）：80-81.

[18] 贾波，区佩衡，沈涛. 中医治疗痛经病的证治规律研究[J]. 时珍国医国药，2009，20（2）：482-483.

[19] 曹向黎. 痛经的中医辨证治疗[J]. 中国中医急症，2009，18（7）：1178.

[20] 白晶，马少丹，张晔，等. 王绵之教授治疗痛经经验总结[J]. 北京中医药大学学报，2009，32（10）：710-711，715.

[21] 任海花，靳荷，柳玲变. 痛经的中医治疗[J]. 中国民间疗法，2010，18（2）：67.

[22] 陆金霞，柯忠妹. 原发性痛经的中医治疗概况[J]. 中国中医急症，2010，19（3）：501-503.

[23] 王臻，王停，宋艳丽. 秦月好主任医师治疗痛经经验[J]. 北京中医药大学学报，2010，33（6）：427-428.

[24] 陈志霞，梁洁莎. 痛经的中医辨证论治探讨[J]. 中国医药导报，2010，7（8）：73-74.

[25] 李海霞，王玲. 痛经的中医治疗研究[J]. 吉林中医药，2010，30（12）：1034-1036.

[26] 郑良琴，毕建璐，占春旺，等. 大学女生中医体质与原发性痛经的相关性研究[J]. 中医药导报，2011，17（1）：27-29.

[27] 杨爱萍，陈群，路艳. 原发性痛经的中医舌象特征研究[J]. 广州中医药大学学报，2011，28（2）：207-209.

[28] 陈仿. 中医治疗青春期痛经[J]. 吉林中医药，2011，31（3）：208-209.

[29] 杨成鹏，秦忠. 养血理肝法治疗痛经的体会[J]. 贵阳中医学院学报，2011，33（6）：119-120.

[30] 汪素卿. 痛经与中医体质相关性初探[J]. 光明中医，2011，26（8）：1525-1527.

[31] 宋润德，王然芸. 原发性痛经的中医治疗研究[J]. 吉林中医药，2011，31（9）：847-848.

[32] 刘文之. 原发性痛经的中医治疗进展[J]. 中医临床研究，2011，3（11）：117-118.

[33] 刘玉祁，佘延芬，朱江，等. 基于调查的中重度原发性痛经中医病因病机探讨[J]. 中华中医药杂志，2012，27（1）：57-61.

[34] 王娟，王佩娟. 痛经的中医病机及治疗时机把握[J]. 吉林中医药，2012，32（1）：45-47.

[35] 连伟清，张婷婷，徐梅，等. 蔡小荪"求因为主，止痛为辅"诊治痛经的经验[J]. 上海中医药大学学报，2012，26（2）：53-55.

[36] 高璐. 痛经的中医辨证论治探讨[J]. 河南中医，2012，32（2）：184-185.

[37] 张秀艳. 原发性痛经的中医治疗概况[J]. 光明中医，2012，27（6）：1276-1278.

[38] 黄少妮，陈少玲. 原发性痛经中医体质类型分析[J]. 实用中医药杂志，2012，28（8）：700-701.

[39] 黄连春，潘丹. 中医治疗子宫内膜异位症痛经的研究进展[J]. 云南中医中药杂志，2012，33（9）：63-65.

[40] 陆婷，时燕萍. 原发性痛经中医治疗现状[J]. 辽宁中医药大学学报，2012，14（10）：214-216.

[41] 张旭宾，孙靖若. 痛经的中医理论发展源流及治疗特色浅析[J]. 中国民族民间医药，2012，21（12）：14-15.

[42] 贺燕，王丹. 郑绍周教授治疗原发性痛经经验[J]. 光明中医，2013，28（1）：25.

[43] 赵盼，宋素英，佟继铭. 原发性痛经的病因病机研究进展[J]. 承德医学院学报，2013，30（4）：333-335.

[44] 丁超，陈慧. 中医治疗痛经概况[J]. 实用中医药杂志，2013，29（4）：323-324.

[45] 彭菲，刘宇新. 痛经的中医治疗[J]. 内蒙古中医药，2013，32（6）：64-65.

[46] 姚洁琼，陆续天，熊洋，等. 痛经医案治疗特色评析[J]. 环球中医药，2013，6（6）：453-455.

[47] 汪素卿，王惠珍. 高校女生痛经与中医体质相关性的初步研究[J]. 中国中医基础医学杂志，2013，19（7）：831-832.

[48] 王婷婷，须义贞. 痛经中医辨证治疗[J]. 辽宁中医药大学学报，2013，15（7）：104-107.

[49] 程芳，程红，曹俊红，等. 原发性痛经中医证候分布特点探讨[J]. 中医学报，2013，28（8）：1194-1196.

[50] 乔丽，张卫东. 原发性痛经中医认识浅解[J]. 中医临床研究，2013，5（9）：64-65.

[51] 杨君君，王昕. 王昕教授治疗原发性痛经经验浅析[J]. 四川中医，2014，32（3）：43-44.

[52] 侯小红，苗芙蕊，范郁山. 痛经相关病因病机述要[J]. 江西中医药，2014，45（4）：7-9.

[53] 赵统秀，王煜，王自立. 王自立名老中医治疗原发性痛经经验拾零[J]. 新中医，2014，46（5）：25-26.

[54] 吴铭芳，陈德林，陈国源. 青春期原发性痛经的中医治疗进展[J]. 中医药通报，2014，13（5）：64-66，46.

[55] 张玉苹. 痛经的中医综合干预疗法[J]. 中国民间疗法，2014，22（7）：57-58.

[56] 马红梅，侯新聚，万国强. 中医灸法治疗原发性痛经的研究进展[J]. 现代诊断与治疗，2014，25（15）：3568-3571.

[57] 王晓娜，刘丹丹，张祥杰，等. 大学生原发性痛经中医体质类型研究[J]. 中国妇幼保健，2014，29（9）：1343-1344.

[58] 吴朝霞. 原发性痛经的中医临床治疗经验[J]. 中医药临床杂志，2014，26（9）：965-967.

[59] 翟凤婷，王昕. 原发性痛经的中医探析[J]. 陕西中医，2014，35（11）：1535-1536.

[60] 万成雨. 中医治疗原发性痛经研究进展[J]. 辽宁中医药大学学报，2015，17（1）：222-224.

[61] 程芳，程红，卢路艳，等.606例原发性痛经患者中医证候分布规律调查研究[J]. 中医研究，2015，28（2）：16-18.

[62] 魏郁清，孙萃，周亚红，等. 中医药治疗子宫内膜异位症致痛经的优势及思路[J]. 长春中医药大学学报，2015，31（2）：325-327.

[63] 高剑虹，卞松，刘坤鹏. 原发性痛经中医证候要素研究[J]. 长春中医药大学学报，2015，31（2）：385-387.

[64] 史艳馨. 夏桂成教授调周法治疗内异症性痛经的经验[J]. 新疆中医药，2015，33（3）：31-32.

[65] 葛蓓芬，陈学奇. 陈学奇诊治痛经经验[J]. 中华中医药杂志，2015，30（4）：1107-1109.

[66] 张爱洁. 名老中医朱致纯治疗痛经医案举隅[J]. 湖北中医杂志，2015，37（6）：28.

[67] 吕霞，邓先军. 刁本恕主任医师多元疗法治疗痛经的经验[J]. 中国中医急症，2015，24（7）：1179-1181.

[68] 王艳英. 原发性痛经发病机制及治疗的研究进展[J]. 中华中医药杂志，2015，30（7）：2447-2449.

[69] 丁波，曾国新，卓泽君. 当代名老中医治疗疑难病经验概述（一）——痛经[J]. 中国中医药现代远程教育，2015，13（19）：37-38.

[70] 冉新，彭庄园. 中医分期治疗原发性痛经研究进展[J]. 湖南中医杂志，2015，31（9）：176-177.

[71] 王魏. 胥受天治疗痛经临证经验[J]. 中医临床研究，2015，7（31）：53-55.

[72] 阿娜尔. 浅论痛经的中医辨证论治[J]. 世界最新医学信息文摘，2015，15（86）：153，155.

[73] 赵树华. 中医综合疗法治疗原发性痛经的概述[J]. 内蒙古中医药，2016，35（2）：150-151.

[74] 冯林娜，付金荣，沈宇凤，等. 蔡小荪教授辨治痛经探微[J]. 上海中医药大学学报，2016，30（5）：1-4.

[75] 邓颖，夏敏，张利梅，等. 段亚亭老中医治疗痛经经验[J]. 长春中医药大学学报，2016，32（6）：1155-1157.

[76] 严欢，曹保利. 原发性痛经的中医研究进展[J]. 光明中医，2016，31（8）：1203-1205.

[77] 潘兆兰，童娟娟，郑兰，等. 基于循证医学的中医治疗痛经文献研究[J]. 中医药临床杂志，2016，28（8）：1094-1096.

[78] 王珊珊，魏绍斌. 名中医辨治原发性痛经经验述要[J]. 四川中医，2016，34（9）：215-217.

[79] 董洪根，丁冬生，茅莉萍. 基于数据挖掘的贺玥名中医治疗月经不调及痛经的证治规律研究[J]. 江苏中医药，2016，48（11）：32-34.

[80] 包蕾，王济，闵佳钰，等. 从中医体质学角度论治原发性痛经[J]. 中医学报，2016，31（12）：1919-1921.

[81] 孙玉阳，纪宏宇，陈博，等. 原发性痛经的发病机制及中医药治疗的研究进展[J]. 中国药师，2017，20（1）：144-147.

[82] 郑英慧，甘华婵，曹立幸. 中医外治法治疗痛经的研究进展[J]. 中国中医急症，2017，26（3）：456-459.

[83] 范翠萍，高彩霞，柳春，等. 痛经与兼夹体质相关性研究[J]. 中医学报，2017，32（4）：661-663.

[84] 周玉丽，王维清. 原发性痛经与中医体质相关性分析[J]. 吉林中医药，2017，37（6）：590-592.

[85] 储继军，余小琴，马越. 李伟莉治疗原发性痛经经验[J]. 中医药临床杂志，2017，29（10）：1641-1643.

[86] 孙秀娟，陈欢. 少女痛经的病因分析及中医护理[J]. 实用临床护理学电子杂志，2017，2（45）：1-2.

[87] 李明星，张晓婷，刘俊昌. 原发性痛经的中西医治疗进展[J]. 新疆中医药，2018，36（1）：142-144.

[88] 李姝婧，孙铭声，高树中，等. 基于古代文献对痛经外治法的用药规律研究[J]. 吉林中医药，2018，38（4）：382-385.

[89] 张龙梅，黄震州，杜晓萍，等. 黄海波治疗痛经验案举隅[J]. 中国中医药信息杂志，2018，25（5）：105-106.

[90] 温利丹，马建伟. 从"肾虚血瘀"论原发性痛经病机[J]. 中国中医基础医学杂志，2018，24（7）：1023-1025.

[91] 孙娜，武淑娟，虞跃跃，等. 痛经的中医诊疗概述[J]. 中国民族民间医药，2018，27（13）：33-35.

[92] 张瑜，姚巧娜，乐毅敏，等. 痛经的中医辨证论治探讨[J]. 江西中医药，2018，49（8）：77-80.

[93] 陈青青，陈思齐，陈晓菲，等. 丁彩飞辨治痛经经验[J]. 浙江中西医结合杂志，2018，28（9）：806-808.

[94] 崔轶凡，郝世凤，曹娟，等. 基于现代文献研究方法分析子宫内膜异位症痛经的中医证候特征[J]. 中国中医基础医学杂志，2018，24（11）：1517-1519.

[95] 许壅荣，赵海洋，王璐瑶，等. 中医辨证论治原发性痛经的研究进展[J]. 中国民族民间医药，2018，27（23）：62-64.

[96] 曾庆芳，王昕. 寒凝血瘀证痛经中医药研究进展[J]. 辽宁中医药大学学报，2019，21（1）：101-103.

[97] 徐莉，曹佩霞. 夏桂成教授调周法治疗内异症性痛经的经验分析[J]. 心理月刊，2019，14（1）：194-195.

[98] 金晶，周惠芳. "从心论治"痛经理论探析[J]. 江苏中医药，2019，51（3）：6-8.

[99] 王莉，陈霞，何婷婷. 从肾阳论治痰瘀互结型子宫腺肌病痛经[J]. 中国民间疗法，2019，27（6）：33-35.

不 孕 症

凡婚后未避孕、有正常性生活、夫妇同居 1 年而未受孕者，称为不孕症（infertility）。其中从未妊娠者称为原发不孕，有过妊娠而后不孕者称为继发不孕。病人可无其他不适症状，仅表现为受孕障碍；也可由于导致不孕原因的不同，而出现相应的临床表现，如排卵障碍病人可伴有月经异常；盆腔炎症病人出现相应腹痛、发热；子宫内膜异位症病人可伴有痛经、月经改变等病史。女性不孕有输卵管因素和排卵障碍两个主要因素，各约占 40%左右，其他因素包括子宫因素、宫颈因素、免疫因素等，约占 10%，不明原因约占 10%。

中医学将原发性不孕又称为"无子""全不产""绝产""绝嗣""绝子"等，继发性不孕称为"断绪"。

一、诊 治 纲 要

（一）诊疗思路

中医学认为，导致不孕症的主要原因有外感寒、热、湿邪；或情志失常、饮食失调；或禀赋不足、房事不节、劳逸过度等。肾藏精，主生殖，为天癸之源，冲为血海，任主胞胎。不孕症病位在胞宫，与肾密切相关，亦受肝、脾影响，主要由肾中精气不足，冲任虚损，脏腑气血失调引起。其中，肾-天癸-冲任-胞宫轴的功能失调，是引起不孕症的主要因素。先天禀赋不足，经闭经迟多为肾气不充；或后天多产房劳，或高龄肾气渐衰，肾气不足，难以受孕；肾阳不足，命门火衰，阴寒客内，冲任虚寒，胞宫失于温煦，以致不孕；肾阴亏虚，精血不足，天癸乏源，胞宫失于濡养，或蕴热内扰血海，亦不能摄精成孕。素体肝血不足，情志不畅，忧思郁怒，导致肝气郁结，疏泄失调；气血不和，血海蓄溢失调；冲任失和，不能摄精成孕。素体肥胖，恣食肥甘，脾阳不振，水湿难化，聚湿成痰；痰阻冲任、胞宫胞脉，故成不孕。可见，不孕症多因肾虚（精气不足、肾阴虚、肾阳虚）、肝郁、脾虚引起，在此基础上又可继发血瘀、痰湿、湿热等病理因素。瘀血是本病重要的致病因素，经行产后感邪，寒凝血瘀或湿热瘀滞；或房事不节，邪入胞宫致瘀；气血运行失和，或气滞血瘀，或气虚血瘀，久则瘀滞冲任、胞宫胞脉，不能摄精成孕。总之，本病属本虚标实之证。

不孕症的临床辨证，首先当全面详细采集病史资料，包括患者年龄、月经、带下、婚产、性生活及避孕情况，综合分析，重点审脏腑、冲任、胞宫之病位。不孕之根本在肾，但肝、脾之影响也非常重要，当辨其病位之在肾、肝或脾胃。其次，辨气血、寒热、虚实之变化。不孕症病因虽多，仍不外虚实两端。虚者有肾虚、血虚和脾虚；实者有肝郁、湿热、痰湿、血瘀等。临证主要根据患者的禀赋情况，参合初潮年龄、月经的期、量、色、质以及全身症状与舌脉等综合分析。第三，辨证与辨病相结合，如排卵功能障碍，多属脾肾不足之虚证；输卵管障碍多实，气滞血瘀，或痰湿瘀阻，或热盛瘀阻，久则亦可见虚证；免疫性不孕偏肾阴不足，虚火内盛，瘀血阻络，或邪毒瘀阻胞脉。

不孕症的治疗以补肾为根本，根据患者证型的不同，辅以疏肝解郁、活血化瘀、健脾化痰等治疗方法调理气血冲任；通过调节肾-天癸-冲任-胞宫轴的功能，促进卵泡发育，提高排卵率，且可改善子宫内膜对胚胎的容受性及黄体功能，有利于胚胎着床。其次，按照冲任胞宫气血阴阳的转化关系，针对行经期、经后期、经间期、经前期各自的特点分别选方用药，以调整月经周期，提高疗效。一般行经期为重阳转化期，重在排泄月经为顺，宜活血调经；经后期为阴分增长期，重在阴分的恢复，宜补益肝肾；经间期为重阴转化期，以排卵为要，宜益肾活血；经前期为阳长期，宜温肾暖宫。同时可根据不同病因辅以手术治疗及西医治疗。此外，心因性不孕涉及了人与社会、人与人以及疾病和患者之间的关系，从调节心理和躯体的平衡入手，从身心两方面治疗，从而达到整体治疗的目的。

（二）辨证论治

综合中医专业、中西医结合专业规划教材《妇产科学》《中医妇科名家经验心悟》《妇科专病中医临床诊治》《实用中医妇科学》《专病专科中医古今证治通览丛书·不孕症》以及名老中医经验等，将不孕症的辨证论治要点概括为以下几个方面。

1. 肾气虚证

临床表现：婚久不孕，月经不调或停闭，经色暗，头晕耳鸣，腰酸膝软，神疲乏力，小便清长，舌淡苔薄，脉沉细或沉弱，两尺尤甚。

基本病机：肾气不足，冲任虚衰，不能摄精成孕。

常用治法：补肾益气，温养冲任。

2. 肾阳虚证

临床表现：婚久不孕，初潮延迟，月经周期推后，量少色淡质稀，甚至闭经，带下量多，质稀，腰膝酸软，性欲淡漠，大便溏薄，小便清长，面色晦黯，舌淡苔白，脉沉细或沉迟。

基本病机：肾阳虚弱，冲任失其温养，不能摄精成孕。

常用治法：温肾助阳，调补冲任。

3. 肾阴虚证

临床表现：婚久不孕，月经周期提前，量少色红质稠，甚或闭经，腰酸腿软，头晕心悸，或形体消瘦，口干失眠，五心烦热，舌淡或舌红，少苔，脉细或细数。

基本病机：肾阴亏虚，精血亏少或阴虚火旺，冲任失养，不能摄精成孕。

常用治法：补肾益精，滋阴养血。

4. 肝郁证

临床表现：婚久不孕，月经或先或后，经量多少不一，色黯，有血块，经前胸胁、乳房胀痛，或经行腹痛，或烦躁易怒，精神抑郁，善太息，舌暗红，苔薄白，脉弦。

基本病机：肝气郁结，疏泄失常，血气不和，冲任失调。

常用治法：疏肝解郁，养血理脾。

5. 痰湿证

临床表现：婚久不孕，月经周期延后或闭经，带下量多，质黏稠，形体肥胖，头晕心悸，胸闷泛恶，舌淡胖，苔白腻，脉滑。

基本病机：痰湿内阻，阻滞冲任、胞宫。

常用治法：燥湿化痰，调理冲任。

6. 血瘀证

临床表现：婚久不孕，月经后期量少，色紫黑，有血块，痛经，甚或漏下不止，平时少腹作痛，或腹内癥块，疼痛拒按，舌质紫暗或舌边有紫点，脉弦或涩。

基本病机：瘀血内阻，阻滞胞宫胞脉。

常用治法：活血化瘀，调理冲任。

7. 湿热证

临床表现：继发不孕，月经先期，经期延长，淋沥不断，赤白带下，腰骶酸痛，少腹坠痛，或低热起伏，舌红，苔黄腻，脉弦滑数。

基本病机：湿热伏于冲任，气机受阻，胞宫胞脉失调。

常用治法：清热除湿，活血调经。

二、名 家 心 法

1. 韩冰

【主题】 肾气虚寒、子宫寒冷为常见病因

【释义】 韩冰认为，不孕之中以肾气虚寒、子宫寒冷最为多见。春气温和，则万物发生，冬气寒冽，则物消阴。人得天地之气以有生，无阳则无生矣。而精血皆其化生，此其常也。先天禀赋不足，月经后期，量少或见不孕，无明显寒热之象；或伤肾中真阳，命门火衰，不能化气行水，寒湿滞于冲任，湿壅胞脉，不能摄精成孕；或经期摄生不慎，涉水感寒，寒邪伤肾，损及冲任，寒客胞中，不能摄精成孕。清·陈士铎谓："夫寒冰之地，不生草木；重阴之渊，不长鱼龙。胞宫寒冷，又岂能受孕哉！"（《辨证录·卷十一》）症见月经稀发，畏寒肢冷，腰脊酸楚，尿频便溏，带下清稀，舌淡胖而润，脉沉而迟，确知其寒，径散其寒，以温补肾阳为主，纠其所偏，阴阳调和，经调而有子嗣。常用方：党参、黄芪、当归、白芍、川芎、熟地黄、菟丝子、鹿角霜、淫羊藿、巴戟天、紫石英、桂枝、杜仲。（卫爱武. 中国现代百名中医临床家丛书·韩冰[M]. 北京：中国中医药出版社，2007：215.）

2. 傅方珍

【主题】　肾虚冲任失调为根本病机

【释义】　傅方珍在不孕症的诊疗中倡导"命门学说"。肾为先天之本，水火之宅，元阴元阳之所在，火为元阳，元阳化为气，元阴化为精。阴以含阳，气以生精。命门为肾中之阳；水为元阴，天癸为肾中阴精。肾气、天癸、命门皆为先天之本，天癸、命门均属于肾，一水一火，水火既济，产生动力，是生殖之本；肾气充盛是孕育的先决条件，冲任二脉的功能直接影响月经及孕育正常与否。提出肾虚冲任失调为不孕症根本病机，补肾调经为基本治疗原则。临床治疗用药中既有定法又有变法，组方平和，灵活运用药对，中西医兼收并蓄。临证常分为肝肾阴虚证、脾肾阳虚证、血瘀证、湿热下注证灵活辨证，针对内分泌紊乱的不孕患者，利用阴道细胞学观察激素水平的变化指导其用药。总结出卵巢功能失调导致女性激素水平低下者一般以肾阳虚多见，故治疗以温肾助阳为主；若女性激素水平高涨者，多为肾阴不足，治疗以滋补肾阴为主；桃仁、红花、香附、鸡血藤等活血化瘀理气药有促排卵作用。在辨证的基础上，根据月经周期激素水平的变化，对不同时期的治疗侧重不同，如月经期疏肝健脾、活血养血祛瘀；月经中期以活血理气为主，助其阴阳转化，促进排卵；月经后期，补肾健脾疏肝。（黄坚白，傅方珍. 中国百年百名中医临床家丛书·黄坚白、傅方珍[M]. 北京：中国中医药出版社，2003：172-176.）

3. 丁启后

【主题】　日久不孕，必有瘀血

【释义】　丁启后认为，"瘀"为不孕临床表现的重要特征。不孕症患者情绪多见郁、怒、悲、忧、思；月经情况多是少、闭、痛、暗、块；其他症多见痞、满、闷、胀、痛。其临床特征可用"瘀、滞、堵、塞、结"五字而概之。"瘀"为不孕的必然病理产物，不孕者均有病史长、患病久、久治不愈、郁郁寡欢的特点。故认为"久不孕，必有瘀"，以"久不孕，必治瘀"为治则。即不孕症无论虚、热、寒、郁、痰，久必致瘀，强调活血化瘀法在本病的运用。常用活血四法：①行气活血法：适用于气机不畅，气血瘀阻胞脉的不孕。若气滞偏重，选柴胡疏肝散；血瘀偏重，选少腹逐瘀汤加减。②化痰活血法：适用于痰湿素重，痰瘀阻胞的不孕。可选启宫丸、苍附导痰汤加减。③温经活血法：适用于胞宫寒冷，寒瘀阻胞的不孕。可选毓麟珠、右归丸加减。④育阴活血法：适用于肝肾阴虚，精血不足的不孕，多见于素体阴亏或久病大病伤及肝肾者。方选养精种玉汤、左归饮加减。只有温补肾阳，或滋养肝肾，或温化痰湿的同时，活血化瘀，才能使瘀去血畅，肾精更充，肾气更旺，冲任通利，孕育可望。临证喜用鸡血藤、丹参、益母草、怀牛膝、当归、川芎等作用平和的化瘀药，忌辛热苦寒。（丁丽仙. 丁启后教授谈"久不孕，必治淤"[J]. 贵阳中医学院学报，1992，14（4）：19-21.）

4. 柴松岩

【主题】　湿瘀壅塞是输卵管阻塞不孕的原因

【释义】　柴松岩认为，阻塞性不孕，阻塞乃现象，多为有形之物壅塞脉道，胞脉气机阻滞不通，精卵相遇受阻而不孕。壅塞之有形之物可为湿邪，亦可为血瘀。湿邪有内、外之分。

外湿多因气候潮湿，久居潮湿环境，或涉水淋雨直接感受湿邪；内湿可因脾虚不能运化水湿，或肾虚气化不利，水液代谢功能失常，运化不利，水湿内停而致。血瘀实为病理产物，或因寒凝血瘀，寒为阴邪，主收引，影响血脉运行，寒凝而致血脉不畅；或因气滞血瘀，气为血之帅，气滞则血凝，肝气郁结，致血脉不畅。从健脾补肾、清热利湿、活血通络、软坚散结、调理气机等多种角度组合，立法用药，辨证施治。若为感受湿浊，治以利湿化浊之法，常用药物车前子、萆薢、瞿麦等。若脾肾阳虚，水湿内停，治以健脾温肾之法，药用太子参、茯苓等；亦可通过加强肺的气化功能以化散水湿，药用桔梗、杏仁、川贝等。若为血瘀，治以活血化瘀之法，常用药物茜草炭、炒蒲黄等。如为气滞血瘀，加柴胡、月季花、香附等行气化滞；如为寒凝血瘀，加肉桂、桂枝、乌药、木香等，温经通络。针对胞脉壅塞，则施以软坚散结通络之法，药用夏枯草、生牡蛎、丝瓜络、路路通等。（滕秀香. 柴松岩辨证治疗阻塞性不孕经验附验案一则[J]. 中国临床医生，2011，39（4）：63-64.）

5. 马堃

【主题】 肾虚血瘀是排卵障碍性不孕的主要病理机制

【释义】 马堃认为，肾虚是排卵障碍性不孕的决定性因素。肾主生殖，肾藏先天之精和生殖之精，为先天之本。肾气旺盛，则精充血足，天癸逐渐成熟乃至，任通冲盛，月事以时下，方可孕育。反之，肾气衰弱，精虚血少，冲任枯竭，则致不孕。血瘀是排卵障碍性不孕一直贯穿始终的重要因素。经期产后感邪，或房事不节，摄生不当，邪入胞宫致瘀；寒湿或湿热邪毒久恋下焦，日久成瘀，瘀血阻滞，胞脉受阻；气血失和或气虚运行无力，邪入胞宫致瘀，瘀滞冲任、胞宫、胞脉导致不孕。患者盼子心切，焦虑抑郁，精神高度紧张，既可产生有形的病理产物——瘀血，又可影响气血运行形成瘀血，干扰中枢神经系统、下丘脑—垂体—卵巢轴、甲状腺、肾上腺皮质功能，从而导致不孕。因此，肾虚血瘀是排卵障碍性疾病的主要病理机制，补肾活血法治疗本病具有独特的优势，以补肾为主、兼以活血为原则组方"补肾促卵冲剂"（女贞子、枸杞子、仙灵脾、菟丝子、当归、丹参、泽兰、蒲黄、香附等）。组方共奏肾精充盈，精化阳气，阴充阳长，阳气内动之效，以达补肾促排卵之用。（马堃，傅方珍，姜坤，等. 调经助卵冲剂治疗排卵障碍性不孕52例[J]. 中国中西医结合杂志，1998，18（6）：372-373.）

6. 夏桂成

【主题】 阴虚火旺是免疫性不孕发生发展的主要原因

【释义】 夏桂成认为，免疫性不孕既有局部的血瘀湿热原因，又有整体的肝肾阴阳气血失调的因素，但整体的气血阴阳失调尤为重要。阴虚火旺是免疫性不孕症发生发展的主要方面，阴虚与肝肾有关，其中天癸不足是主要的原因。从免疫的角度来看，免疫亢进或过敏类病变，或对毒性或异常物质的分解，肝脏的作用尤为明显，肝藏的阴血有溶解毒素的作用。所谓厥阴者，两阴交尽，阴尽阳生，是阴脏中的阳脏，火旺则扰乱阴阳的相对平衡。肝火旺者，又易动风，风火入于血分，将引起血分风热，免疫可呈亢进状态，前人曾有"火热烁精""火热熔精""火热凝精"之说，反映了抗精抗体病变，致冲任不得相资，故不能摄精成孕。夹有湿热血瘀者，亦影响精卵的结合，表现为免疫功能亢进。亦有气虚不足，肺脾亏虚，累及肾阳，或者由于素体脾肾不足，长期感受寒凉，阳虚则抵抗邪毒能力不强，推动精卵促进结合能力也弱，或者精卵结合后不能固孕成胎，表现为免疫功能低下。（景彦林，杨修昭. 夏桂成论治免疫性不孕临床经验[J]. 光明中医，2011，26（10）：1974-1975.）

7. 褚玉霞

【主题】 免疫性不孕症的病机以肾虚为本，湿热为标，血瘀为变

【释义】 褚玉霞认为，免疫性不孕症多由房事不节、经期、产后、人流术后等感染湿热邪气，导致冲任损伤。冲任之本在肾，肾虚是免疫性不孕症的主要病因。肾精为生殖发育之源泉，肾精化生肾气，内寓元阴元阳，是维持人体阴阳的本源。肾中精气的盛衰主宰着人体的生长发育及生殖功能的成熟与衰退。肾生骨髓，其充在骨，中医学中"髓"包括了骨髓和脊髓等。现代医学认为骨髓是免疫系统的中枢免疫器官，是免疫活性细胞的发源地及分化成熟的微环境，在免疫应答及免疫调节过程中起重要作用，因而认为肾为免疫之本。若先天肾气不足，或房劳过度，耗伤肾气，精血亏虚，则可导致肾虚难以受孕。肾为气血之根，若机体肾虚，湿热邪毒则乘机内侵胞宫冲任，影响气血畅行，血随气结，以致气滞血瘀，瘀阻冲任胞脉，则瘀血湿热内阻，冲任不得相资，则不能摄精成孕。故肾虚为本，湿热为标，血瘀为变是免疫性不孕症的基本病机，治疗以补肾滋肾为主，佐以化瘀利湿、清热解毒之品。经验方：二紫方，药物组成为紫石英、紫河车粉、菟丝子、枸杞子、淫羊藿、熟地、山萸肉、香附、丹参、砂仁、川牛膝。（孙红，王祖龙. 褚玉霞妇科脉案良方[M]. 北京：中国协和医科大学出版社，2018：143-144.）

8. 朱小南

【主题】 审证注重诊乳，判断肝气是否条达

【释义】 朱小南认为，经、孕、产、乳受肝肾所统，肝肾协调，则经候如期，胎孕乃成。因此审证时注重诊乳，以察肝气的条达或怫郁；又注重按腹，以辨胎孕或癥瘕。经前有胸闷乳胀等症状者，十有六七兼有不孕症。患者治疗不孕者居多，专治经前乳胀者较少，多数为就诊时询问症状才发现具有此症。因乳房属胃，乳头属肝，情绪不欢，肝气郁滞，木横克土，所以经前有胸闷胀不宽，乳部胀痛等症状，同时易影响孕育。治疗上，在经前感到乳胀胁满时，就应用疏肝理气药，使肝气条达，气血运行复常。其临床上喜用香附、合欢皮、娑罗子、路路通、广郁金、焦白术、炒乌药、陈皮、枳壳等药。于经前胸闷乳胀时开始服用，直于经来胀痛消失停止，疗效显著。（黄健玲、黎小斌、王小云. 专病专科中医古今证治通览丛书·不孕症[M]. 北京：中国中医药出版社，2017：251-252.）

9. 钱伯煊

【主题】 调经种子需审清病因，察辨虚实

【释义】 钱伯煊认为，调经种子需审清病因，察辨虚实。虚证以肾虚、血虚为常见，实证以寒凝、气滞、痰湿、血瘀为常见，治疗当谨守病机，灵活用药。肾虚证治以强肾补精之法，多选毓麟珠加减（熟地黄、当归、白芍、菟丝子、杜仲、覆盆子、肉苁蓉、鹿角霜、五味子、甘草）。血虚证治以养血柔肝之法，方选养精种玉汤加味（熟地、当归、山茱萸、阿胶、枸杞子、五味子）。寒凝证治以温经散寒之法，方选艾附暖宫丸加减。气滞证治以疏肝调气之法，方选逍遥散加减。痰湿证治以化痰祛湿之法，方选启宫丸加减（制半夏、制南星、苍术、香附、陈皮、神曲）。瘀积证治以行气化瘀，代表方为琥珀散加减（三棱、莪术、当归、赤芍、牡丹

皮、台乌药、延胡索、香附、牛膝）。（中医研究院西苑医院. 钱伯煊妇科医案[M]. 北京：人民卫生出版社，1980：109-125.//钱伯煊. 女科证治[M]北京：人民卫生出版社，1979：66-69.）

10. 刘云鹏

【主题】 求子之道，莫如调肝

【释义】 刘云鹏认为，女子不孕病机主要是妇女因有经、带、胎、产等生理特点，这些生理特点无不耗损有形之血，致使阴血匮乏，而阳气偏亢。妇人之机体处于血常不足，气偏有余的状态。不论内伤、外感及其他因素，均可使脏腑功能失常，气血失调，直接或间接地损伤冲任，使胞宫胞脉发生病理性变化，而导致不孕症。其受累脏腑，主要是肝，其次是脾肾，病理产物为瘀血。提出调肝七法：①疏肝理气，活血调经法。四二五合方加减（酒当归、淫羊藿、覆盆子、川芎、乌药、茺蔚子、酒白芍、熟地、菟丝子、枸杞、牛膝）。②疏肝活血，化瘀止痛法。方用血府逐瘀汤。③疏肝清热，活血止痛法。方用丹栀逍遥散加减。④疏肝健脾，益气活血。方用逍遥散加味。⑤疏肝通络，养血活血法。方用益母胜金丹（《医学心悟》方）。⑥凉血疏肝，养阴清热法。方用清经汤（炒青蒿、地骨皮、丹皮、芍药、茯苓、黄柏、生地）。⑦调补肝肾，养血益精法。方用益五合方（益母草、熟地、当归、丹参、茺蔚子、香附、川芎、白芍、枸杞子、覆盆子、五味子、白术、菟丝子、车前子）。（刘云鹏. 中国百年百名中医临床家丛书·刘云鹏[M]. 北京：中国中医药出版社，2001：205-253.）

【主题】 祛邪、调经、助孕、保胎四步疗法

【释义】 刘云鹏通过长期临床实践，结合现代孕育检查，提出祛邪、调经、助孕和保胎的"女性不孕四步疗法"。①祛邪：治疗不孕首以祛邪为先，邪去则正安，然后调经。驱散外来之邪，清化内郁之结。主要用于带下无子，妇人腹痛无子，胞络瘀阻无子，癥瘕无子。②调经：调经重在调肝，补肝肾次之，并提出调经三部曲，经前以疏肝理气为主，经期以活血祛瘀为主，经后养血柔肝补肾为主，排卵期重在益肾填精，调补肝肾。并视其脏腑之盛衰，随其疾病症结之所在，综合调治之。③助孕：排卵是妊娠的主要环节，将排卵障碍分为三型论治：肾精亏虚，治宜养血盛冲，滋肾益精，益五合方治之（益母草、茺蔚子、熟地、香附、当归、川芎、丹参、白芍、枸杞子、覆盆子、五味子、白术、菟丝子、车前子）。肾虚血瘀，以活血化瘀为主，再根据肾气虚、肾阳虚、肾阴虚的不同，灵活用药。基础方：柴胡、赤芍、白芍、泽兰、鸡血藤、益母草、怀牛膝、刘寄奴、苏木、蒲黄、菟丝子、覆盆子、枸杞子、女贞子。④保胎：针对滑胎、胞阻、胎漏分别用固胎汤、养血固冲汤、保阴煎。体现了"治病先祛邪，邪去正自安""调经先治肝，疏肝经自调""治疗不孕尤重孕后保胎"的学术思想。（魏治平，谢恬主. 医林翰墨[M]. 上海：上海科学技术出版社，2016：144.）

11. 韩百灵

【主题】 种子先调经，调经必先疏肝

【释义】 韩百灵认为，不孕症病变脏腑主要在肝肾，肝与肾关系密切。不孕症的成因或因肾虚者，临床中有之，或因痰湿，临证中少见，唯肝郁致不孕者多之。对婚久不孕，月经先后不定期，量或多或少，色暗，经前乳胀，胸胁胀满，善太息，精神抑郁，或性情急躁，舌红苔薄，脉弦，辨证属肝郁不孕者，立疏肝解郁、理血调经之法，此即种子先调经，调经必先疏肝，肝气条达，诸经通畅，胎孕乃成。肝气郁结，经脉不畅，疏泄失司，冲任不调，月经先后

不定，经血滞涩难行，甚者婚后不孕；肝经循行乳络，气机不调而致乳房胀痛；经期气血充盛，肝气愈盛，则经脉郁滞，见胸胁胀满，善太息，精神抑郁，或性情急躁。据数十年临床经验，自拟"百灵调肝汤"治疗肝郁不孕。药物组成为当归、白芍、川楝子、枳实、王不留行、通草、皂刺、牛膝等。（谢彦. 韩百灵教授对不孕症的临证经验[J]. 中医药学报，1981，（1）：15-18.）

12. 班秀文

【主题】　调理气血与肝肾是孕育的关键

【释义】　班秀文认为，调经即为种子，古有"调经种子"之说，临床所见月经不调者，鲜有受孕。月经不调临床表现有月经先期、后期、先后不定期、量或多或少、闭经、痛经等。根据其致病原因，分别治疗，为孕育创造条件。在调经中，提出治经要治血之说，经由血化，妇人以血为本，以血为用，经、孕、产、乳数伤于血，故常出现"有余于气，不足于血"的生理偏盛状况。故调经之法，除根据血分的寒、热、虚、实而采用温、清、补、攻等法外，尤重视血分的虚与瘀。选方用药以补而不滞，温而不燥，寒而不凝，攻而不散为原则，常用方以四物汤加鸡血藤、丹参加减出入。又血为气之母，气为血之帅，气行则血行，调经要养血，养血要顺气，顺气要疏肝，故在补血调经的基础上选用柴胡、合欢花、素馨花、玫瑰花等疏肝顺气之品。其次要重视肝肾，使之藏泻有度。若肝郁气滞，则血行不畅，可致月经不调甚或经闭不行，使孕育造成障碍。肝肾同源，阴阳互根，故调补肝肾，使阴阳气血调和，是孕育的关键。临床见月经不调，排卵功能欠佳者，大多与肝肾不能生发，肾虚不能作强有关。常用五子衍宗丸、左归丸、右归丸加减出入。（班秀文. 班秀文临床经验辑要[M]. 李莉，卢慧玲整理. 北京：中国医药科技出版社，2000：184.）

【主题】　重视肾、肝、脾，兼顾五脏

【释义】　班秀文在不孕症的治疗中，尤注重肾、肝、脾三脏，三脏中又以肾的功能为主要。肾藏精而主生殖，为阴阳气血之根源，肾气的强弱，直接与月经的通行藏泄及孕育有着密切的关系。肾气充沛，作强、封藏功能正常，则康健无恙，肾气虚弱，则百病丛生。肝藏血而主疏泄，体阴而用阳，肝气疏泄有度，则精血藏泄有期，经调而有子嗣。故治疗不孕症，以肾为主，从肾治孕，从肾治经，从肾治带，脾肾并重、肝肾并调是其治疗宗旨。同时还主张特别注意脏腑之间的关系和特征。如肝与肾，除精血同源的关系外，由于肝的疏泄，肾的封藏，存在着开与合的关系。而脾主升清，胃主降浊，脾之升赖肝之生发，胃之降从与胆之下泄；反之脾胃虚弱，中焦湿盛，也可导致肝木不升，脾气不降的格局。可见脏腑之间有着密切的关系，它们在生理上相互牵涉，病理上相互影响，五行上相互生克制约，治疗上相互牵涉，形成不可分割的整体，临床上要全面分析，以本为主，标本兼治。（凌沛. 国医大师班秀文治疗不孕症学术思想和用药特色初探[J]. 中医药临床杂志，2016，28（1）：1-2.）

13. 哈荔田

【主题】　肝、脾、肾三脏同调

【释义】　哈荔田认为，治疗不孕症应重视肝、脾、肾三脏的调治。临床可根据三脏病变的重点不同，分为肝肾亏损、脾肾两虚、肾虚肝热、气滞血瘀、湿热瘀阻、寒湿凝滞等六种证型辨证施治。一般说来肝肾亏虚者，以滋补肝肾，养血和肝为主；脾肾两虚者，以补肾健脾，利湿通阳为主；肾虚肝热者，以滋补肾阴，清热柔肝为主；气滞血瘀者，以疏肝理气，活血化瘀为主；湿热瘀阻者，以利湿解毒，破瘀通经为主；寒湿凝滞者，以温经散寒，理气活血为主。临床在辨证正确，治病求本的同时，用药也应照顾标证，以解决现有症状或原发疾病，这对调理月经有很大意义。（哈荔田，谷金红.中国百年百名中医临床家丛书·哈荔田[M].北京：中国中医药出版社，2003：209-212.）

14. 陈木扇

【主题】 先分虚实，调经为要

【释义】 陈木扇认为，治疗不孕症当先分虚实，调经为要。①虚证不孕多为原发性不孕，治疗首重补肾，兼补肝脾，调和气血为主。肝肾为子母之脏，母病可累及子病。肝藏血，主疏泄，肝气条达则血海满溢，经事如常，故治肾应兼治肝。脾为后天生化之源，气血生化之源不足致冲任脉虚，血海不盈而月经失调不孕，临床上在补肾基础上，要重视调脾胃，补气血。调经者，以调和气血为先，对虚证强调先后天同补，使肝肾得精血补养，气血有生化之源，血海充盈，冲任得调，月经如常。临床常见先天子宫发育不全或劳倦内伤者，青春期子宫功能性出血等患者，首重补肾，兼补肝脾为主；对减肥、过度控制饮食等患者，因气血化源不足，血海不满而月经失调，拟补肾兼调脾胃、补气血，临床常用八珍汤益气补血健脾为主。②虚实夹杂不孕多为后天继发不孕，因冲任戕伤而致，常兼有血瘀、热结、寒凝、痰阻等病因。治疗以调理冲任为先，或兼清热利湿，或兼温经散寒，或兼行气导滞，或兼化瘀散结，以扶正祛邪，调经助孕。对异常带下者，兼清热化湿；对体胖不孕者，兼化痰燥湿；对情志失调者，以调气开郁为主的调经治疗法则。对有子宫内膜异位或输卵管炎、盆腔积液等疾病，或清热利湿，或温经散寒，兼活血化瘀，或行气导滞，因势利导，有效治疗，使胞脉通畅。（陈学奇.陈木扇女科临证辑要[M].北京：人民卫生出版社，2016：73-74.）

15. 卓雨农

【主题】 从虚实辨治不孕症

【释义】 卓雨农认为，不孕的原因虽多，仍不外虚实两端，虚者有肾虚、血虚和脾虚，实者有肝郁、血热和痰湿等。临床以肾气虚、气血不足者为多。治疗以调经种子为基本原则辨证施治。另外，先天生理缺陷导致的原发性不孕，属最难治。而后天因生活起居、地理环境等因素影响导致的不孕，多以月经不调为主要原因，治疗当先调经。根据患者症状，经不调者调经助孕，带下异常者治带助孕，胞脉不畅者通调胞脉助孕。虚者，益气养血，补肾调肝，以补冲任；实者，化痰除湿，疏肝解郁，以调气血。如肾虚者，当补肾益血，调补冲任，以自制方加减苁蓉菟丝子丸（肉苁蓉、菟丝子、当归、熟地黄、覆盆子、焦艾叶、枸杞子、桑寄生）或通脉大生丸主之（杜仲、续断、菟丝子、艾叶、肉苁蓉、紫河车、鹿角霜、枸杞、首乌、当归、砂仁、茯苓、山药、台乌、车前子）；血虚者，当养血滋肾，以养精种玉汤加味；肝郁者，当疏肝解郁、养血扶脾，以自制方舒肝化育汤主之（柴胡、当归、川芎、白术、茯苓、香附、丹皮、泽泻、艾叶）；痰湿者，治当化痰燥湿，以苍术导痰丸主之。（卓雨农.卓雨农中医妇科治疗学[M].北京：中国中医药出版社，2016：160-164.）

16. 李丽芸

【主题】 从痰浊辨治不孕症

【释义】　李丽芸认为，不孕症与痰湿阻滞关系密切，痰湿的形成主要与脾、肝、肾有关。脾虚无以运化水液，凝聚成痰。肝失疏泄，气机阻滞，精津转枢失调，聚而为痰。肾气虚弱，气化失常，则肾对津液调控功能发生紊乱，表现为开合不利，津聚体内而生痰。临床主要有阳虚痰湿、阴虚痰湿以及痰瘀交结三型。①阳虚痰湿：患者素体阳虚，水湿不化，聚湿成痰，或嗜食膏粱厚味，痰湿内生，气机不畅，壅阻胞宫，致胞脉不能摄精成孕，阳气虚为本，痰湿为标。治宜温阳涤痰，视临床症状偏补脾阳、肾阳。②阴虚痰湿：患者素体阴血不足，又兼情志内伤，肝气郁结，气郁化火，煎熬津液成痰，下流胞宫，胞脉闭塞而致不孕。其本为阴血不足，其标为痰火。治当清热化痰，养血调经。③痰瘀交结：痰湿不孕，常在阳气不足，阴精为病的情况下，导致血行不畅而成瘀，津液凝聚而成瘀，痰瘀同病，壅塞胞宫胞脉而致不孕。常用化痰燥湿化瘀方药有二陈汤、启宫丸、苍附导痰丸等。（徐珉，温丹婷，黄健玲. 李丽芸教授论痰浊与不孕[J]. 时珍国医国药，2013，24（12）：3037-3039.）

17. 庞泮池

【主题】　不孕治疗三要点：通管、促排卵、健黄体

【释义】　庞泮池认为，治疗不孕症主要有三点："通管"即"通输卵管"。输卵管阻塞性不孕大多由于输卵管及盆腔炎症，或子宫内膜异位症所引起。根本病机是气滞血瘀，治疗当理气活血，用通管汤：当归、熟地黄、赤芍、白芍、川芎、桃仁、红花、生茜草、海螵蛸、制香附、路路通、石菖蒲、生米仁、皂角刺、败酱草、红藤。促排卵：卵巢功能失调，排卵障碍是不孕症的又一重要原因。主要病机是肾虚，治疗当补肾调冲为主。补肾要温阳暖宫，激发卵巢排卵功能，调冲要寓补于通之中，方以四物汤养血活血，黄精、菟丝子、杜仲、肉苁蓉、淫羊藿补肾促排卵，紫石英、石楠叶温阳暖宫，茺蔚子、泽兰叶、王不留行、牛膝活血通经。健黄体：如果有排卵，基础体温双相，但黄体功能不足，亦可由于子宫内膜分泌期状态不佳，不利于受精卵的着床或生长，而造成不孕或早期流产。此系排卵期阴阳转化不及或不平衡，肝肾不足，精血亏少；或由于阴血不足，不能化阳，虚火下迫；或由于脾肾阳衰，不能统摄。治疗当补脾肾调气血，以圣愈汤为基础，加菟丝子、肉苁蓉、黄精、泽兰叶、茺蔚子。脾肾阳虚者，加淫羊藿、巴戟天、紫石英；阴虚内热，虚火下迫者，加天冬、麦冬、黄芩、地骨皮、生茜草、女贞子、旱莲草；肝气郁结者，去党参、黄芪，加柴胡、制香附、郁金；肝经郁热者，加丹皮、山栀。（刘爱武. 通管、促排卵、健黄体——庞泮池治疗不孕症的经验[J]. 上海中医药杂志，1995，（12）：1-2.）

18. 刘冠军

【主题】　不孕症周期疗法

【释义】　刘冠军认为，由于妇人以血为本，月经周期气血阴阳盛衰又有着不同的变化，所以治疗不孕当守月信之规律，采用周期疗法。审其发育不良者，重在助其肾气，益其阴血，使肾中精气充盈，胞宫阴血旺盛，则能排卵受孕；若系血瘀不通，当佐逐瘀之品以通之，痰浊者以祛之，有热者以清之，有寒者以温之，不足者补之，肝郁者疏之，随症施治，则可孕育。临床常用益肾助孕汤（菟丝子、女贞子、枸杞子、淫羊藿、紫石英、紫河车）。经后期生理特征是月经排出，耗伤气血，血海空虚，多形成脾肾亏虚的状态，可加益气健脾之品。排卵前期生理特征是由阴转阳，应补肾气，调冲任，温煦胞宫，使天癸旺盛，进而诱发排卵，可加益肾

填精之品。排卵后期生理特征是由阴转阳，阴阳互根，治应水中补火，阴中求阳，以促进排卵，为孕卵着床作准备，可加滋补肾阴，畅通胞络之品。经前期生理特征多为肝气不舒，常影响分泌排卵，治应疏肝理气，佐以活血化瘀，因势利导，使月经按时至。行经期正值月经来潮，生理特征是血海满盈而泄，治疗重在通畅经血，使之除旧生新，防止瘀留不散。（刘芳，刘虹．中国百年百名中医临床家丛书·刘冠军[M]．北京：中国中医药出版社，2001：137-139．）

19. 罗运淑

【主题】　壮男调女，通脉怡情

【释义】　罗运淑认为，不孕症要男女同治，治疗皆以补肾为主，男子重在补肾填精、温肾助阳，女子重在补肾活血，疏肝解郁，善于从"壮男精，调女经，通胞脉，畅情志、合真机"四个方面着手治疗男女不孕不育。①壮男精：肾藏精，为作强之官，主生殖，肾中精气的盛衰直接影响着男性的生殖机能，男性精子质量低下，皆责之肾中精气不足，治疗多以补肾填精、温肾助阳为主，方用五子衍宗丸加味。②调女经：肾虚是导致女性月经失调性不孕的主要原因，治疗根据月经周期中阴阳气血的消长规律及胞宫定期藏泻节律，周期性运用补肾活血等中药，因势利导，促使阴阳气血间的消长转化，使胞宫藏泻有序，从而达到调经种子的目的，经期胞宫泻而不藏，治宜行气活血祛瘀通经，方用桃红四物汤加减。③通胞脉：输卵管阻塞的主要病因是由于患者平素情志不畅，肝气郁结，疏泄失常，气机不利，气滞则血瘀，阻滞冲任胞脉，不能摄精成孕，病机为气滞血瘀，与肝脏关系密切，治疗以四逆散为基础方化裁。④畅情志、合真机：积极对患者及家属进行情绪疏导，使患者保持心情舒畅，以利于疾病的治疗，并指导适时同房。（柳芳．罗运淑治疗不孕不育经验[J]．湖北中医杂志，2013，35（4）：30-31．）

20. 谢剑南

【主题】　审证求因，病证结合

【释义】　谢剑南认为，导致不孕的原因主要有输卵管因素、卵巢因素、子宫因素三个方面，而前两者居多，治疗当以审证求因，辨病辨证相结合。输卵管因素在女性继发性不孕症中占首位，主要为输卵管阻塞。输卵管阻塞即中医"胞脉阻塞"，辨证以血瘀型居多，其性属实，对本病治宜活血通络为主。自创通管方，以活血化瘀、通经活络为主，全方由当归、赤芍、丹参、泽兰、香附、穿山甲粉（冲服）、三七、薤白、乳香、没药、茺蔚子、王不留行、路路通、穿破石、甘草组成。原发性不孕以卵巢因素占首位。排卵障碍是造成原发性不孕的主要原因，而多囊卵巢综合征是导致排卵障碍的主要病因之一。临床表现为月经后期、闭经、不孕，卵巢增大，肥胖，痤疮，多毛等，而就诊原因大多是闭经和不孕。临床治疗采用中西医结合的办法，西医对症治疗，促排卵、降低高雄激素血症和降低胰岛素抵抗。中医辨证，提高妊娠率，应用中药人工周期疗法，自创月经周期 3 方。促卵泡方：当归、怀山药、菟丝子、何首乌、肉苁蓉、熟地黄、枸杞子。排卵汤：当归、赤芍、泽兰、香附、桃仁、红花、鸡血藤、茺蔚子、菟丝子、川续断。促黄体汤：当归、怀山药、川续断、何首乌、熟地黄、菟丝子、枸杞子。（匡继林．谢剑南妇科经验集[M]．北京：人民军医出版社，2014：8-11．）

21. 蔡连香

【主题】　补肾为先，兼调肝脾

【释义】 蔡连香在临床治疗不孕症时，多以补肾为先，兼调补肝脾。常结合月经不同时期肾中阴阳的消长转化规律及胞宫藏泻特点，用药侧重点有所不同。经后期为卵泡期，阴长阳弱，子宫当藏，宜补肾填精养血，临床常用养精种玉汤、五子衍宗丸、左归丸等以填精补肾，并重视血肉有情之品如龟甲、鹿角胶、阿胶等的应用；经间期为排卵期，重阴转阳，子宫当泻，宜加用补肾助阳、活血通络之品，如淫羊藿、红花、威灵仙、皂角刺等；经前期为黄体期，阳长阴弱，子宫当藏，宜补肾助孕，配合温肾助阳之品，如淫羊藿、巴戟天、肉苁蓉、鹿角霜等；行经期为子宫内膜脱落期，重阳转阴，子宫当泻，宜养血活血，祛瘀生新，常用四物汤、血府逐瘀汤等。（张翠珍，蔡连香. 蔡连香运用精血理论治疗不孕症经验[J]. 中医杂志，2016，57（21）：1815-1817.）

22. 何子淮

【主题】 育麟四法治不孕

【释义】 何子淮认为，不孕的原因主要在以下四个方面：宫寒不孕、血虚不孕、痰湿阻滞、肝郁气滞。根据病因提出了育麟四法，旨在泻实补虚，调畅气机。①宫寒温摄：冲任不足，下焦虚寒，当温肾摄精，经验方暖宫丸（紫石英、鹿角片、肉桂、熟地黄、黑芝麻、艾叶、当归、菟丝子、石楠叶、细辛、荔枝核）。②血虚调补：营血虚弱，补脾佐以生精。经验方调经种子汤（熟地黄、当归、白芍、川芎、香附、党参、白术、菟丝子、川续断、覆盆子）。③痰湿驱脂：湿滞痰阻，子宫脂隔，治宜导湿祛脂，经验方导湿种玉汤（苍术、白术、椒目、肉桂、艾叶、姜半夏、香附、山楂、车前子、川芎、青皮、陈皮、蛇床子）。④怡情调理：多以血虚肝郁为主，当疏郁调肝，怡情和谐。经验方怡情解郁汤（生地黄、白芍、玉竹、枸杞子、八月札、川楝子、合欢皮、绿梅花、麦冬）。（陈少春，吕直. 何子淮女科经验集[M]. 杭州：浙江科学技术出版社，1982：109-113.）

23. 马光亚

【主题】 病证结合，因人制宜

【释义】 马光亚认为，不孕症可分为五种情况：①经闭身肿不孕，辨其先病为本，而见肿不治，通经治本，方用小调经散加减（当归、白芍、茯苓、广皮、琥珀、细辛、肉桂、红花、丹皮、牛膝、麝香）。②贫血不孕，治法堪称多善，而培养营阴，宗旨不移。药用黄芪、熟地、川芎、阿胶、白芍、当归、炙草。③后期不孕，洞晓血寒血虚，而温经补虚，力促排卵，方用温经汤加减。④肥人不孕，辨证痰阻胞脉，而法宗古人，治痰效佳，方用导痰汤加减。⑤肿瘤不孕，判为下焦实热，按内痈论治，巧夺天工，湿热生瘤，熟谙标本涵义，而标本兼治，一举成功，药用金银花、当归、浙贝、广皮、花粉、白芷、蒲公英、苏木、没药、乳香、皂刺、山甲、甘草。（马光亚. 中国百年百名中医临床家丛书·马光亚[M]. 北京：中国中医药出版社，2001：218-219.）

24. 胥受天

【主题】 辨证论治，证分五型

【释义】 胥受天治疗不孕症，将其归结于以下几种类型：①肾精亏损：肾为先天之本，藏精主生殖。肾精充盈灌注于冲任，月经通调，方能摄精受孕。若肾虚精亏，真水匮乏，则冲任失调，月经紊乱而不孕，治以补肾摄精，自拟补肾求嗣汤（熟地、枸杞子、菟丝子、女贞子、当归、仙灵脾、茺蔚子、杜仲、桑寄生）。②肝郁气滞：肝为女子之先天，性喜条达主疏泄。若情志抑郁，疏泄无节，厥阴肝气失宣，则不孕。治以开郁调气，逍遥散加味。③寒客胞宫：经水者阴水也，喜温而恶寒。寒则血泣而阻胞脉，温则去寒而通血脉。若寒凝血泣，邪客胞宫而致不孕，以暖宫壮阳为主，自拟暖宫壮阳汤（当归、附片、仙灵脾、干姜、肉桂、菟丝子、川芎、乌药、木香、吴茱萸）。④脾弱血虚：脾为后天之本，气血化生之源。若劳倦思虑伤脾，脾虚则化源匮乏，血海空虚难以求嗣也，治以健脾养血，自拟扶脾养血汤（炒太子参、白术、山药、茯苓、当归、陈皮、肉桂、木香、炙黄芪、大枣、炙甘草）。⑤瘀阻胞脉：妇人以血为本，经水为血所化，血的化生源于脏腑。若脏腑失调，气滞血瘀，阻闭胞脉而致不孕，治以活血化瘀，自拟去瘀通经汤（桃红四物汤佐黄芪、香附、泽兰、丹参）。（胥京生. 胥受天老中医治疗不孕症的经验[J]. 辽宁中医杂志，1985，（7）：6-8.）

25. 王秀云

【主题】 三型三方辨证，活血补肾通络序贯，治疗输卵管性不孕

【释义】 王秀云治疗输卵管性不孕的经验，可归纳为以下几点：①三型三方辨证施治，彻底治疗盆腔炎。湿热瘀阻型，用湿热型盆腔炎方（赤芍、川芎、当归、延胡索、土茯苓、败酱草、鱼腥草、薏苡仁、蒲公英、紫花地丁、五灵脂、鸡血藤）；寒湿凝滞型，药用小茴香、炮姜、乌药、荔枝核、香附、柴胡、薏苡仁；气滞血瘀型，用散结消癥方（三棱、莪术、赤芍、香附、橘核、荔枝核、红花、夏枯草、丹皮、桂枝、茯苓、昆布、海藻）。盆腔炎为本病的元凶，根据实际情况辨证加减，灵活运用相应方药。并应用包括理疗、灌肠、中药塌渍、雷火灸等各种方法治疗。②两方序贯联合助孕。活血通络方（当归、川芎、赤芍、甘草、香附、乌药、浙贝、王不留行、橘核、荔枝核、路路通、夏枯草、牡丹皮、通草、鸡血藤、茯苓、柴胡）、补肾通络助孕方（当归、川芎、牡丹皮、丹参、鸡血藤、王不留行、路路通、通草、香附、枸杞子、菟丝子、续断、杜仲、巴戟天、鹿角霜）序贯应用，也可根据输卵管通畅程度及卵泡发育情况单独应用。③注重扶助正气，尤其是要注意扶助肾阳。长时间应用攻逐药物，易于损伤正气，此时应多用补气健脾之法。试孕之时，注意扶助肾阳，调理气血。④注重疏肝理气，心理疏导。（张阳，任楚岚. 王秀云教授治疗输卵管性不孕验案分析[J]. 辽宁中医药大学学报，2015，17（6）：8-10.）

26. 蔡小荪

【主题】 子宫内膜异位性不孕以通为用，分期辨病

【释义】 蔡小荪认为，子宫内膜异位性不孕以瘀血为主因，邪毒侵袭稽留不去，致寒热湿瘀阻，瘀血宿积体内，使得脏腑经络气血不通，络道欠畅，胞宫失养，最终导致了不孕的发生。治疗子宫内膜异位性不孕需谨守以下两条原则：第一，通因通用，以通促孕。子宫内膜异位症患者常见月经暴下不止或淋漓不尽，或经前漏红，或中期下红等类似"通"之病症，此乃瘀血癥瘕阻滞胞宫，使经水不能按时盈亏，非时而下放也。此类患者往往因出血不止失受孕时机，从而导致不孕的发生。对于这种情况，不能通过止血药来达到止血的目的，否则瘀血不去，新血难安。活血化瘀可使瘀血去，新血安，血归常，冲任调和，方可经调而种子。子宫内膜异位症不孕，常常出现情志的异常，或抑郁，或烦躁，或淡漠，情志影响使肝主疏泄的功能发生

异常，疏泄不利，气机郁遏，血行迟缓，则瘀血更甚，容易形成恶性循环，使疾病迁延难愈。对待此类病患，常常加以精神疏导，抚慰患者心灵，在用药过程中，也加入一些疏肝解郁之品，助调畅气机，疏导情志。第二，分期辨病，中西合璧。根据肾-天癸-冲任生殖轴的理论，结合阴阳消长的规律，运用月经周期调治，将妇女生理分为月经期、经后期、经间期和经前期，并根据四期不同特点治疗各种妇科疾病。（付金荣. 蔡小荪论治不孕症[M]. 上海：上海科学技术出版社，2013：59-61.）

【主题】 无排卵性不孕症育肾助孕，理气调冲

【释义】 蔡小荪认为，不孕症病机主要有肾（气、阴、阳）虚、肝气郁结、瘀滞胞宫、痰湿内阻等，导致脏腑功能失调，冲任气血紊乱，胞宫不能摄精成孕。卵子乃生殖之精，藏于肾，其发育成熟与肾精充盛密切相关。肾阴不足，卵子因缺乏物质基础而不能成熟；肾阳虚不能鼓舞肾阴的生化和滋长，同样也会影响卵子的发育。且卵子从发育成熟到排出，来自于肾阳的鼓动，肾阳亏虚则排卵会缺乏内在动力。临床可运用育肾通络、育肾温煦、理气调冲三法治疗，分别起到促排卵，健黄体，调气血的作用。益肾填精，助阳通络法，方用孕Ⅰ方（云茯苓、生地、路路通、怀牛膝、制黄精、麦冬、淫羊藿、石楠叶、公丁香、降香片）。育肾培元，温煦助孕法，方用孕Ⅱ方（云茯苓、生地、熟地、女贞子、山萸肉、麦冬、鹿角霜、仙茅、淫羊藿、巴戟肉、紫石英）。理气养血，调理冲任，方用四物调冲汤（当归、生地、熟地、白芍、川芎、香附、牛膝等）。（付金荣. 蔡小荪论治不孕症[M]. 上海：上海科学技术出版社，2013：86-90.）

27. 许润三

【主题】 排卵障碍性不孕症，治以滋补肝肾，养血调经

【释义】 许润三认为，排卵障碍是导致女性不孕症的主要原因，而排卵障碍性不孕症归属于中医肾虚的范畴。肾为先天之本，主人体的生殖发育。肾精的充盈是卵子生长的物质基础，肾气的充盛是卵子发育成熟的必备条件。若患者屡经引产、流产，或房劳过度均可损伤肾之精气，致使冲任虚损，不能摄精成孕。此外，还依据西医的检查结果，并结合患者的具体情况，辨其兼证，随证加减用药。如西医检查诊为多囊卵巢综合征，而患者表现为肥胖，闭经，多毛，带下量多，苔腻者，辨证多属于肾虚痰湿；西医检查诊为卵巢功能低下，子宫发育不良者，辨证多属于肝肾精血亏损；西医检查诊为黄体功能不足者，辨证多属于肾阳虚弱；西医诊为高催乳素血症者，辨证多属于肾虚肝郁。基本治则治法：滋补肝肾，养血调经。因月经刚净，血海空虚，故月经前半期以滋补肝肾精血为主，而月经后半期属阴转为阳，阳气充盛的时期，故应加强温补肾阳的作用。基本处方用药：紫河车、鹿角胶、枸杞子、首乌、生黄芪、柴胡、当归、白芍、香附、益母草。对于多囊卵巢综合征，在补肾的基础上多加用白芥子、制南星、清半夏以温化痰饮；在月经后半期，多加用淫羊藿、巴戟天温补肾阳，以提高黄体功能。（经燕，王清. 当代中医妇科临床家丛书·许润三[M]. 北京：中国医药科技出版社，2014：72-73.）

三、医 论 选 要

1. 补泻兼施，以气为先论（朱南孙）

【提要】 输卵管阻塞性不孕多因胞络阻塞或不畅，或因实阻滞，或因虚鼓动无力。治疗

补泻兼施，当以气为先。首先，补气不忘理气；其次，补气理气，分时辨治；再次，通络不忘补气。补泻兼施、分时辨治还体现在周期疗法中。

【原论】 不孕症大致可分为四种证型：脾肾阳虚，肝肾阴虚，邪伤冲任、湿热内蕴，冲任阻滞、胞脉闭塞。不孕症有病当先治病，病除经调则气血充沛，阴阳平衡；平时宜节欲贮精，交之以时，胎孕乃成；且用药须分阶段，则用药力专，可取捷效。输卵管阻塞性不孕多因盆腔炎症所致，系湿蕴冲任，络道受阻。目前治疗多以原发病为主，治当清热利湿、消炎通络，待条件充足，可用中药温肾壮阳促排卵，于月中促孕。然临床病例多属病久及肾，体质渐虚，治疗又当兼顾补肾益气，但此极易造成攻补不当，或闭门留邪，或消补无力。用药补泻兼施，分时辨治，在此基础上，适时配以理气、补气、清气之品，取得了很好的临床疗效。输卵管阻塞性不孕多因络道阻塞或不畅，确需疏通。然不通者，血瘀气滞有之，湿热蕴结有之，气虚鼓动无力亦非少数。现代医学证实，输卵管正常、有规律的蠕动是精、卵运行结合成孕的必要条件。气虚则胞经蠕动乏力，造成不畅，甚则阻塞不通。此类患者基础体温每每爬行上升或波动不稳，多症见神疲乏力，腰酸肢软，舌淡嫩、苔薄白，脉沉细软。临证并不囿于输卵管阻塞这一局部检查诊断，而是考虑整个病机和患者的体质状况进行辨证论治。首先，补气不忘理气。针对无明显盆腔炎发作病史，但输卵管造影示通而欠畅者，予党参、黄芪、柴胡、制香附、川楝子等补气加理气药组合，使胞经胞脉有形成规律蠕动之力，辅以理气药推动，加强疏通之力。将之喻为"一鼓作气"。其次，补气理气，分时辨治。针对有明显盆腔炎症状者，常因邪侵冲任，气机不利，不通则痛，导致下腹部疼痛，输卵管阻塞，精卵不能适时相合，故经后以蒲公英、红藤、地丁草等清热疏化，王不留行、路路通、丝瓜络理气通络，辅以川楝子、制香附理气通滞、通利冲任。经期则在党参、黄芪、当归、丹参、川芎补气养血活血基础上，加入少量理气药，如柴胡、延胡索、制香附、川楝子疏理冲任，使经行适量通畅。再次，通络不忘补气。常以丹参、赤芍药、蒲公英、红藤、地丁草、败酱草、刘寄奴等清热解毒、活血化瘀药物通利冲任。并在此基础上，加入大量补益气血的药物，如党参、黄芪、当归，用量一般达 20～30g，以加强通络之力。此外，补泻兼施、分时辨治还体现在经前期以疏肝养血、通利冲任使经来顺畅；经期采用活血理气通经；经净后至月中采用活血化瘀、理气通滞；月中补肾疏冲促孕。如此形成治疗输卵管阻塞性不孕症的周期式治疗方法。（许江虹，孟炜. 补泻兼施以气为先——朱南孙治疗输卵管阻塞性不孕症经验[J]. 上海中医药杂志，2007，41（11）：1-2.）

2. 温润添精论（黄绳武）

【提要】 治疗不孕症的关键是注重阳气，以"温润添精"为大法。治疗子宫发育不良导致不孕，以八珍汤加减；治疗身瘦精血亏少而致不孕，以养精种玉汤加减；治疗盆腔炎性疾病而致不孕，用药亦不能过于寒凉，应选用活血通络、温通经脉之品。

【原论】 治疗不孕症重点在肾，并旁及肝、脾，认为肾是五脏中唯一主生殖的脏器，因而临证治疗有肾虚的症状从肾论治，即使没有肾虚症状亦应兼顾到肾，只有精充血足才能摄精成孕，只有氤氲之气健旺，才有生身之机。"寒冰之地不生草木，重阴之渊不长鱼龙。"因而注重阳气（即生发之气）是治疗不孕症的关键。"温润添精"法正是这种思想的具体体现。①子宫发育不良而致不孕：子宫发育不良引起的不孕症是因先天发育欠佳，肾气不足所致。妇女所重在血，血能构精受胎成孕。欲治其病，唯于阴分调之，使无亏欠乃可成胎。但水为造化之源，火为万源之先，阳为发育之首，要使生发之机畅达活跃，非生气之少火不足为动。经曰：

"形不足者，温之以气。"拟"温润添精"之法，以八珍汤加枸杞子、菟丝子、花椒、香附、鹿角霜、紫河车、淫羊藿等，取其功能养精血、温阳气，肝、脾、肾三脏同治。②身瘦精血亏少而致不孕：身体消瘦乃由精亏血少所致，每以《傅青主女科》中"养精种玉汤"加减治之。选用此方亦是从肾、精血、阳气几个方面考虑。养精种玉汤由四物汤去川芎加山茱萸组成，一味药的变化改变了整个方义。四物汤本是养血活血之方，但去辛温香窜之川芎，加山茱萸温养精血，则成为纯养精血、肝肾同治之方。一般认为瘦人多火，而养精种玉汤偏温，这正是考虑到对不孕症患者应注重生发之阳气。如确属阴亏火旺者，宜酌加枸杞子、龟甲、牡丹皮等，使其滋水之力更强，受孕之机尤易。③附件炎症而致不孕：治疗此病除了照顾肾、精血、阳气以外，还应着重治肝、治气、治血。肝经循行两少腹（经输卵管部位），所谓经脉所过，疾病所生，所以附件炎症而致的不孕从肝论治，调理气血以治本。一般认为炎症辨证多是气滞血瘀、热毒瘀结为主，但妇科病的慢性炎症用药不能过于寒凉，而应用一些具有温养流动之性的当归、川芎、鸡血藤、鹿角霜等，配以活血通络之品，温通经脉，有利于输卵管的通畅。（梅乾茵. 黄绳武妇科经验集[M]. 北京：人民卫生出版社，2015：14-17.）

3. 补肾宁心调周论（夏桂成）

【提要】 夏桂成辨治因卵巢功能低下而不孕，辨证以阴虚心火证、心火夹阳虚证、夹痰证、夹瘀证施治，治疗以补肾宁心调周为基础，结合滋阴降火、宁心安神为大法，兼以清肝解郁、调节心理情绪、健脾助阳、运动顾护脾胃等，临证注重运用7、5、3奇数律防治未病。

【原论】 卵巢功能低下的女性，心（脑）-肾-子宫轴失调，本为肾中阴阳失调，以肾虚偏阴，癸水不足为主，心肝郁火为发病之标，耗伤阴液，津液亏少，血海空虚，神魂失于安宁而表现出相关临床症状。发作时在"心"，而前提在于"肾"，关乎肝脾，在较长的病变过程中，有夹痰夹瘀的区别。故本病辨证要点在于肾阴亏虚、阴虚火旺，但常兼有阳虚、气郁等，日久可夹痰夹瘀。治疗以补肾宁心调周为基础，结合滋阴降火、宁心安神之大法；疏肝解郁、健脾助阳为兼治要法；病久夹痰夹瘀则审因论治去其所病。同时必须主要调节心理，保持睡眠，注意自我保养。

临证要点：（1）独重经后期滋阴降火、宁心安神。心肾均属少阴经脉，相互联系贯通，心肾交合，水火既济，才能使生殖轴发挥正常的调节功能。临证时，以此法为基础，根据周期中阴阳消长变化，结合患者激素水平、基础体温及带下变化，调理肾中阴阳，分期论治，独重视经后期滋阴降火、宁心安神。经后期是月经周期中奠定周期演变物质基础、肾阴天癸滋长的阶段。此期阴长是为了扶助精卵的成长，促进孕育。顺应经后期生理特点，采用滋阴降火、宁心安神之大法，以更好地达到促进阴水滋长、精卵发育的目的。（2）疏肝解郁，调节心理情绪。心肝气郁或郁火者，不仅影响阴长水平的提高，而且影响排卵时的气血活动，必须在滋肾宁心的同时，兼用疏肝解郁之法，或急则治标，先予解郁，待郁得舒解后，再予调治。治疗时，尚需进行疏导，使患者放宽情怀，才能发挥药物解郁的作用。（3）健脾助阳，运动顾护脾胃。滋阴类方药常有碍脾胃运化，特别是许多患者因本于肾中阴阳失调，肾阴偏虚，心肝郁火而出现上热下寒之证，上为心肝火旺，下为脾肾阳虚，故在经后期使用滋阴类方药时，要注意顾护患者脾胃。脾胃为气血生化之源，肾非脾气而不养，滋阴健脾，甚至先健脾助阳，待脾胃功能恢复再予滋阴，调节先后天关系，以达到更好的滋阴效果。（4）7、5、3奇数律防治未病。在长期对女性生殖机理的研究中，发现7、5、3奇数律与女性生殖生理机能的活动有着重要的内在联系。"7、5、3"奇数律基本上概括了女性生殖所有规律。①奇数律的平衡。7 数律者行经期排尽经血需 7 天，而经间排卵期所排出的锦丝状带下亦需 7 天；5 数律者行经期 5 天，经间排卵期亦需 5 天；3 数律者行经期 3 天，经间排卵期亦需 3 天。两者一致，才能保持平衡。②奇数律的应用。7 数律，属于厥阴、少阳体质类型者，防治的重点在厥阴经肝；5 数律，属于太阴、阳明体质类型者，则防治的重点在太阴经脾；3 数律，属于太阳、少阴体质类型者，则防治重点在于少阴经肾。同时还必须考虑到天、地、人三者间的影响和调节。月经周期节律的衰退，实际上是女性周期阴阳消长转化运动的衰退，而阴阳运动的衰退与个体的体质、遗传、地区、气候等不同有关，归纳起来，是受内在的 7、5、3 奇数律所支配。搞清 7、5、3 奇数律的生理病理，有着防治的重要意义。（陈赟，钱菁，夏桂成. 夏桂成教授辨治卵巢功能低下性不孕症经验探析[J]. 北京中医药大学学报，2013，35（2）：129-131.）

4. 四期辨治论（夏桂成）

【提要】 不孕症周期疗法分为四期：行经期通调为要，采用通调六法；经后期"补虚"固本，常用补虚三法和四种变法；经间期"促排"为关键，常用促排卵六法，需注意转化排卵不能太过；经前期标本兼治，常用助阳祛邪法。

【原论】 （1）行经期通调为要。月经周期的 1～4 天，从经血来潮开始，到整个经期结束。此期胞宫泻而不藏，气血下注，排出经血，呈现"重阳转阴"的特征。此期以通调为要，可用通调六法：①逐瘀破膜法：适用于有膜性痛经的患者，选用逐瘀力强的药物，以及助阳利浊的药物，药用肉桂、五灵脂、三棱、莪术、川断、益母草、茯苓等，在行经初中期服用，经将净则停服。②温经止痛法：指温经化瘀与活络止痛药物组成的方剂，代表方为痛经汤，药用丹参、赤芍、钩藤、丹皮、玄胡、肉桂等。③清肝调经法：指运用清热调肝、化瘀止血的药物组成的方剂，代表方为丹栀逍遥散或固经丸合加味失笑散。④补气调经法：指以补气健脾、养血调经的药物组成的方剂，方选归脾丸或香砂六君子汤合失笑散加减。⑤化痰利湿法：运用化痰利湿活血的药物组成方剂，多用于肥胖型月经失调者，方选越鞠二陈汤合泽兰叶汤加减，以推动行经期的转化。⑥清降逐瘀法：以清心降火、行血逐瘀的药物为主，拟用益肾通经汤，药用柏子仁、丹参、钩藤、黄连、泽兰叶、牛膝等，以使经血顺畅排出，建立新一轮的排卵周期。经后期"补虚"固本。

（2）月经周期的 2～12 天，为"阴长阳消期"。阴精有所不足则阴长失常，因此以养血滋阴，作为治疗的关键，常用补虚三法：养血滋阴法：通过滋阴达到育精，方用养精种玉汤。养血滋阴佐助阳法：在滋阴方药中加入助阳之品，目的仍在于补阴，特别是补养动态的阴，即是把补阴与阴长动态结合起来，如不加以助阳，纯以阴药补之，很难达到阴长趋向中高水平的要求。滋阴助阳，阴阳并补法：滋阴与助阳并重，其目的仍在补阴，所以在助阳药物选取时，必须选其平和之品。此外还有四种变法，其目的为间接的补血滋阴生精。活血生精法。治疗由血滞或血瘀所引起的精卵发育欠佳或排卵功能不良的不孕症。健脾养精法：治疗由脾胃失和所致阴血不足不能养精的不孕症。宁心敛精法：治疗由于心神妄动所致阴精耗损的不孕症。清肝保精法，治疗肝郁化火所致的不孕症。

（3）经间期"促排"为关键。月经周期 13～16 天，为"重阴转阳期"。经间排卵期，主要是在重阴前提下，推动转化，排出卵子，常用的促排卵六法：①活血化瘀法：经间排卵期的主要生理特点就是氤氲乐育之气的活动，有了这种活动，才能促进转化，排出卵子，因而活动不足，或者活动失调，均将影响排卵，形成排卵期的病理变化。治疗当以活血化瘀，促进气血活动，达到顺利转化，排出卵子。方用排卵汤。②滋阴活血法：经间排卵期，固然需要活血化瘀，推动血气运行，但是地处亚热带的中国女性，其阴精水平大多稍低，因此，重阴常有所不足，在活血的同时，务必要加入滋肾养阴之品。滋阴宁神，调达心气，不仅提高肾阴水平，而且有助于血气活动。方用益肾通经汤。③温阳活血法：用于治疗阳虚寒盛的经间期病证，方用温经汤。④化痰燥湿法：针对痰湿脂浊蕴阻所致的排卵功能不良的治疗，方用越鞠二陈汤加活血化瘀之品。⑤清利湿热法：治疗湿热较甚的排卵功能不良。方用三妙、四妙丸等。⑥宁神调心法：针对心肝气郁、心神失宁，以致心肝之气不得下降，从而影响转化，排卵不利，方用远志菖蒲饮。以上均为转化排卵不良，以及转化排卵失调者而用的方法。若转化排卵太过，以致月经先期，经量偏多者，需用调节排卵法抑之敛之，收之摄之，临床常用以下三法治疗：清火解郁法：治疗肝郁化火所引起的经间期出血及经间期过早，表现出月经先期、量多或经间期出血稍多，伴有胸闷烦躁，乳房乳头胀痛，头昏失眠等症。方用丹栀逍遥散合钩藤汤。滋阴降火法：是治疗阴虚火旺所致的转化排卵加快，月经先期量多，胸闷烦躁，性欲亢进，带下偏多，面部痤疮等。用《傅青主女科》清经散。补气固经法：由于气虚子宫收缩乏力，故见月经先期、量多，头晕神疲，腹胀，便溏。方用归脾丸、补气固经丸、补中益气汤。

（4）经前期标本需兼治。此期主要病理为阳长不及，或阴不助阳，以致阳虚。助阳法有阴中求阳（肾气丸）、血中补阳（毓麟珠）、气中扶阳（真武汤）三种。在扶助阳长的同时，必须针对不同类型的兼证，兼用疏肝理气，化痰减脂，利湿祛浊，活血调经，清肝宁心等法，以适应临床病证变化的需要。（夏桂成.不孕不育与月经周期调理[J].北京：人民卫生出版社，2000：234-261.//肖承悰，吴熙.中医妇科名家经验心悟[M].北京：人民卫生出版社，2009：524-529.）

5. 肾虚肝郁、血瘀痰湿辨治论（丛春雨）

【提要】　不孕多因肾虚、肝郁、血瘀和痰湿引起，治疗均以调理冲任为大法，肾虚证治以补肾暖宫，方用毓麟珠；偏肾阴虚证治以滋肾养血，方用加味养精种玉汤；肝郁证治以疏肝解郁，方用加味开郁种玉汤；痰湿证治以燥湿化痰理气，方用加味启宫丸；血瘀证治以化瘀通络，方用加味少腹逐瘀汤。

【原论】　产生不孕的原因，可概括为两类，一是属于先天性的生理缺陷，二是属于病理性不孕，多因肾虚、肝郁、血瘀和痰湿引起。①肾虚证：指肾阳不足，胞宫胞脉失于温煦，以致宫寒不孕，月经后期，量少色淡。治法：补肾暖宫，调补冲任。方药：加减毓麟珠（《景岳全书》）。临床上在此方基础上加丹参、香附、紫河车温养肝肾，理气和血调经；如腰痛似折，小腹冷痛，脉沉迟者，酌加仙茅、肉桂以温肾壮阳。②偏肾阴虚证：指素体阴虚，肾阴不足，精血亏乏，冲任失养，阴虚内热而致宫热不孕，月经量少，手足心热。治法：滋肾养血，调理冲任。方药：加味养精种玉汤（《傅青主女科》）。若证见形体消瘦，五心烦热，午后潮热者，皆属阴虚火旺，可加牡丹皮、地骨皮、黄柏、龟板以清热降火，滋润填精；如兼有肝气郁结者，可酌加醋香附、郁金、佛手、台乌药、合欢皮等。③肝郁证：指情志不舒，肝失条达，气血失调，冲任不能相资，故多年不孕。肝郁气滞，血行不畅，故经前乳胀，经行量少，色黯有块。治法：疏肝解郁，调理冲任。方药：加味开郁种玉汤（《傅青主女科》）。如胸胁胀满者可去白术加玫瑰花；如乳胀有块者加王不留行、橘叶、路路通；乳房胀痛有灼热感或触痛者，加川楝子、蒲公英；若梦多而睡眠不安者，加炒枣仁、首乌藤以益肝宁神；若气滞而加瘀血者，可见小腹胀痛，经期或劳累后加重，痛时拒按，则宜温养化气，活血行瘀。方用少腹逐瘀汤去干姜、肉桂，加丹参、香附、桂枝。④痰湿证：指胖人多痰多湿，痰湿壅阻气机，胞脉闭塞，不能摄精成孕，故婚后不孕，月经后期甚或闭经。治法：燥湿化痰，理气调经。方药：加味启宫丸（《经验方》）。临床上在此方基础上加海藻、昆布、石菖蒲以燥湿化痰，芳香化浊；若经量过多，可去川芎，酌加黄芪、续断益气固肾；若心悸者，加远志以宁其心；如月经后期或闭经者，可加温肾之品，如鹿角片、淫羊藿、杭巴戟天等。⑤血瘀证：是指由于经期、产后余血不净，停滞于胞宫，使冲任受损，胞脉不通则致不孕。经行后期，量偏少而有块。治法：活血化瘀，温经通络。方药：加味少腹逐瘀汤（《医林改错》）。如有肝郁气滞者，可加制香附、柴胡、广郁金、青皮以疏肝解郁；若月经量多，去川芎、赤芍，加益母草；若腰痛加杜仲、川续断。（丛春雨.丛春雨中医妇科经验[M].北京：中医古籍出版社，2002：506-512.）

6. 补肾填精养血，兼以疏通论（何少山）

【提要】 治疗不孕应以补肾填精养血为大法，兼以疏通之法，如调肝气、运气血等，具体可分为温肾填精法、补肾调肝法、荡涤胞脉法、养正除积法和祛痰开郁法。

【原论】 对于不孕症，必须注意整体与局部、宏观与微观的关系。精是形成人体的原始物质，并是生殖的基础，故治疗不孕应以补肾填精养血为大法，兼以疏通之法，如调肝气、运气血等。①温肾填精法：肾为先天之本，藏精系胞，乃人体生长发育，繁衍后代之根本所在。元阳不足，命火衰微，上不能蒸腾脾阳，资气血生化之源，下不能温煦胞脉，行孕育新幼生命之职。真阴亏损，精血枯竭，血海空虚，胞脉失养，则无以摄受精气。有的发育不良少女，婚后不孕，形衰色悴，性欲淡漠，月经应行不行，量少色淡，腰酸肢楚，下部冷感，眩晕耳鸣，虚烦潮热，舌脉俱形，阴阳两亏。多有卵巢功能失调，子宫发育不全等病。此乃先天禀赋不足，肾气实未真盛，天癸实未全充。治疗当以双理阴阳，知其阴阳亏损之所在而补之。予以温肾纳阳，益火之元；滋阴填精，壮水之主。使阳得阴助而生化无穷，阴得阳升而泉源不竭，补天癸，益冲任，发育胞宫，促其受孕。如金匮肾气丸、景岳毓麟珠、沈氏归肾丸、济阴苁蓉菟丝丸等均可化裁运用。②补肾调肝法：肝藏血，主疏泄，厥阴通过任脉与胞宫相联，且司血海，调胞脉之功。肝肾精血相生，乙癸同源，为冲任之本。若水不涵木，肝失柔养，则肝郁气滞。肝气横逆，血气乖争，胞宫不宁，无法受孕。不孕症中此类型较为多见，治疗应以滋水荣木，养血疏肝之法。③荡涤胞脉法：人贵气血流通。沈封尧曰："陈良甫谓三十年全不孕产者，胞中必有积血，主以荡胞汤。"荡胞汤在《千金要方》，为妇人求子第一方，何氏临证验用，恰到好处，竟能祛寒湿、起沉疴，出奇制胜。④养正除积法：凡气弱血运无力，气滞血瘀，或病邪留滞，癥瘕积聚，留阻胞门者，必难受孕。临床常见女子经来腹痛，坠胀拒按，经色暗黑，月经延后，面色晦暗，肌肤甲错，声怯语微，形体虚羸，舌紫夹瘀，脉细涩，婚久不孕。宿有癥瘕，如子宫肌瘤等病。邪气久客，其气更虚，邪实正虚，治宜调补气血，以衰病势，养正除积，缓消癥瘕。通利导滞疏畅闭塞，清理胞宫以摄精气。常予疏肝理气，养血活血。药用：当归、白芍、生地黄、茯苓、香附、荔枝核、小茴香、月季花、绿萼梅、艾叶、吴茱萸、鸡血藤等。待其血气渐旺，仿《金匮要略》大黄䗪虫丸之意，投黄芪建中汤合血竭化瘀汤。后者用血竭、水蛭、生大黄、制乳没、当归、莪术、小茴香、荔枝核、山茶花、红藤、越鞠丸等。一旦气血流畅，坚软癥缩，则生育有望。此时进服补肾强精，促胞受孕之剂，尚可奏效。⑤祛痰开郁法：肥人多气虚，而不孕之妇多气郁，肝郁脾衰，气机升降不得顺，精微化生失其正，精液败而湿聚痰生，佛郁多而气滞血瘀，痰瘀互结，遏伤阳气，阻塞胞脉，易致不孕。往往其形态丰盛可观，但经汛逐月后期，甚或闭经，带下绵绵，量多黏稠，面色㿠白，胸腹胀满，纳呆泛恶，舌淡红，苔白腻，脉细滑。江南农村妇女久居湿地者为多见，治疗应以醒脾升阳，祛痰启宫，疏肝行气，逐瘀通胞之法。拟苍附导痰汤（《叶天士女科》）加味，理气开郁加郁金、砂仁、石菖蒲；活血化瘀加川芎、当归、丹参、红花、泽兰；温肾壮阳加鹿角霜、官桂、巴戟天、淫羊藿、仙茅等。用药时应注意养血宜取流畅，行瘀宜取和化，顺气宜取疏达，法贵精专，以期确效。（包素珍，张爱琴. 妇科病名家验案精选[M]. 北京：人民军医出版社，2008：333-335.）

7. 五因辨治，二法齐用论（孙少山）

【提要】 治疗不孕症以"辨证施治"和"治病必求于本"的学术思想为指导，归纳出"从虚论治，从郁论治，从寒论治，从痰论治，从瘀论治"五大治则，采用"分经期用药法"和"种子有时法"等独特治法。

【原论】 ①从虚论治：因虚所致之不孕，有先天和后天的差异。先天之虚因禀赋不足，冲任二脉发育不良或因早婚，肾气未充所致。治疗此型多采用补肾填精之法，进以血肉有情之品。常用药：鹿角片、紫河车、熟地、当归、山萸肉、白芍、何首乌、肉苁蓉。后天多因饮食劳倦等多种病因，伤脾损肺，致化源匮乏，气血不足，或久婚不孕、房室不节，致肾气亏虚，阴精亏损，导致冲任失养，血海不足，无以"荣任养胞"，而不能受孕。用滋阴补肾，调补冲任法治之。药用熟地、菟丝子、枸杞子、茯苓、山萸肉、当归、龟板胶、丹皮、炒杜仲。②从郁论治：妇人之病，以肝气郁结者居多。若心情抑郁，情志不遂，肝气失于疏泄，则影响肝的藏血功能，而导致月经异常，或致气血失调冲任不和，或郁久化火伏于冲任致胞络闭阻等，都可造成不孕。所以治不孕当极重治肝，用和肝舒郁法。药用白芍、丹皮、当归、生地、茯苓、佛手、荷梗、石斛。③从寒论治：寒客胞宫而不孕者，多因风寒邪气乘袭经血，夫血得温则宣流，遇寒则凝泣，血结子脏则成病。若久无子嗣，房劳过度致肾阳不足，命门火衰，寒客于内，则受孕更无望矣。采用补肾助阳，祛寒暖宫法，方可选用温胞饮或艾附暖宫汤加减化裁。④从痰论治：多见于身体肥胖或平素嗜食厚味之人，本证应责之于脾，脾主运化水湿，若脾失健运，水湿不得气化则泛而为痰。治以健脾燥湿，益气软坚，利气消痰法。方用六君子汤去甘草加苍术、昆布、海藻、厚朴、山楂等。⑤从瘀论治：妇人孕育之道，应以肾气充，天癸至，冲任通盛为先决条件。若瘀血阻滞导致冲任二脉闭阻不畅，胞宫壅塞，则两精阻隔不能相搏，而无法摄精成孕。治瘀需审证求因，如针对气虚、气滞、寒凝等不同病因分别投以益气化瘀、理气化瘀、温通化瘀等多种治法，化瘀通络。方用桃红四物汤加减。此外，还制定了分经期用药法和授种子有时法等独特的治疗方法。所谓"分经期用药"，就是在月经周期的不同阶段，根据气血盈亏阴阳盛衰的变化，拟定相应的治法并选用适当的药物和剂型，以经前宜调，经期宜通，经后宜养为原则。种子有时法即在治疗不孕症过程中，当确认治疗有效，有受孕可能时，用科学方法推算出排卵期，指导患者选择最佳受孕时机。（徐鸿彬. 孙少山老中医治疗不孕症的经验[J]. 天津中医，1993，（4）：4-7.）

8. "平、调、通、时"论（王成荣）

【提要】 "平、调、通、时"，即针对不孕症，分别采用平衡阴阳，顺应周期；调顺女经，滋养和血；疏通地道，化瘀通络；乐育指导，补肾固冲四个治疗原则。

【原论】　按照"平、调、通、时"模式，找准病因，以"平衡阴阳、调顺女经、疏通地道、及时乐育"为治疗原则。①平衡阴阳，顺应周期。在不孕症的治疗中，重视月经周期中的冲任气血周而复始的阴阳消长生理规律，并结合现代医学有关卵巢月经周期的分期，按阴阳消长规律论治调经。经后期（相当于卵泡期 D5～D11）：用滋养肝肾的滋活汤加减治疗；经间期（相当于排卵期 D12～D16）：以温阳活血或行气活血的三川汤加减为主治疗；经前期（相当于黄体形成期 D17～D28）：以益肾安冲的寿胎丸加减治疗；经期（子宫内膜剥脱 D1～D4）：用温宫活血通经的少腹逐瘀汤加减，或清热化瘀为主的清化汤加减治疗。针对免疫性不孕，常无异常脉症可辨的情况下，根据中西医结合的观点，抗体为机体"正气"客观指标之一，正常抗体缺乏可辨为正气不足，出现异常抗体则可辨为正气过旺，而"气有余便是火"，故治当泻火。因病在血分，既可酿成湿热，又可煎熬阴液成瘀，故制方应兼利湿化瘀。常用自拟"泻火达衡汤"（黄柏、栀子、茵陈、石韦、甘草、桃仁）加减。②调顺女经，滋养和血。女经失调常见周期、经期、经量等异常。针对月经量多、经期延长者，辨证多为热瘀所致，西医检查则多属黄体功能异常。常在周期治疗基础上，经期用自拟清化汤（小蓟、马齿苋、蚤休、黄芩、地榆、白花蛇舌草、桃仁、川牛膝、枳壳）。针对月经量少辨证多为气血虚弱，冲任虚瘀，多为子宫内膜发育不良，常用滋活汤（女贞子、枸杞子、菟丝子、补骨脂、当归、川芎、鸡血藤、桃仁）。而不孕症中的经少多属久病多虚，并无其他虚损脉症，故非大虚。因此未在方中加饴糖而随月经周期加桃仁或附片等，从中州缓补兼化瘀或温通。针对月经稀发的多囊卵巢综合征，颜面及背部易生痤疮者，中医多辨为阳明郁热。盖气有余便是火，火郁成毒则可发疮。然痤疮总属阳邪犯上，而阳明经荣于面，痤疮乃阳明郁热之象，故宜从阳明郁热辨治，以清解阳明郁热为法。拟方以五味消毒饮合白虎汤加减。③疏通地道，化瘀通络。输卵管不通或活动受限的患者，常有冲任伤损留瘀的病史。冲任受损，胞宫瘀滞，两精难于结合。欲其妊娠，当先去瘀。故治多以化瘀散结为主，而在月经周期性阴阳转化的不同阶段配合益肾固冲等法。临证常用自拟白莲散结汤（白花蛇舌草、半枝莲、皂角刺、莪术、土鳖虫、仙茅、仙灵脾、猪苓）。中医药辨证施治基础上还常配合宫、腹腔镜诊治。对双输卵管均废者，必要时也建议切盼孕育者试用辅助生殖技术，而中药配合调经保胎。④乐育指导，补肾固冲。无故不孕，乐育指导也颇重要，尤其对仅一侧输卵管有功能或采用了西药促卵泡发育药物者更属必要。通常是在 BBT 和 TVS 监测卵泡大小的情况下，给予行气活血之三川汤或桃红四物汤加减治疗。行气活血或有利于气血转化和卵泡的破裂、排出。当卵泡已破或 BBT 上升后，则予以寿胎丸加减治疗，以补肾固冲。（陈淑涛，王辉蛛，董岷，等. 王成荣"平调通时"不孕症诊疗模式探讨[J]. 四川中医，2010，28（5）：2-5.）

9. 冲、任、督、带辨治论（庞清）

【提要】　不孕症的病机关键，是冲、任、督、带脉功能失常，胞宫不能摄精成孕。故辨治不孕当首别冲任，以"胸乳胀满，咽干腹痛，脊背强冷，腰以下重"分别为冲、任、督、带脉病证的鉴别要点，临床分为妒嫉不孕症、干瘦不孕症、肥胖不孕症、宫寒不孕症、大龄不孕症五类辨治。

【原论】　不孕非为独立疾病，而是由各种明显或潜在的疾病所引起的并发症，如癥瘕、带下、月经失调等常伴不孕。故治疗不孕症，应首先治疗原发疾病，次之以调经；调经的原则，应按"肾气-天癸-冲任-胞宫轴"，进行周期性的治疗，并强调注重排卵期的生理特点及药物选择。一般而言，月经期宜活血化瘀，理气通经，宜因势引导，引血下行，促使子宫内膜脱落。

经后期因精血流失，血海空虚，冲任不足，治宜滋补肝肾、填精益血为主。排卵期脏腑经络气血渐充，肾气已盛，卵泡成熟，卵子排出，为交媾受孕之"的候"，是治疗不孕成败之关键。所以最注重此期的治疗，在生活上令患者保持情志调畅，把握好"氤氲""的候"期的交媾，以增加受孕机会。治疗上宜调和冲任、疏肝理脾，以保证卵子排出、受精与着床顺利完成。用药宜平和，慎用活血逐瘀之品，以免灭卵杀胚；也不宜用寒凉滋腻之品，免致冲任胞脉受阻，不利胞宫摄精成孕，从而失去治疗不孕之意义。经前期气血俱盛，血海渐满而将溢，治当理气血、和冲任，保证月经如期而至。

不孕症，不论病程长短，病因不论虚实寒热，病机关键是冲、任、督、带脉功能失常，胞宫不能摄精成孕。故主张辨治不孕当首别冲任，并以"胸乳胀满，咽干腹痛，脊背强冷，腰以下重"，分别作为冲、任、督、带脉病证的鉴别要点及不孕症分型的病理基础。临床常分为如下五类辨治：①妒嫉不孕症。见心烦易怒，胸乳胀刺，全身窜痛，月经先后不定期，舌黯红，脉弦。此型多因婚久不孕，长期精神抑郁，气血不畅，冲脉失和。治宜疏肝解郁、和冲理脾。方用《济阴纲目》之免怀散加减。②干瘦不孕症。见形瘦体弱，腰膝酸软，咽干耳鸣，五心烦热，月经正常或后期量少，舌红，脉细数。此型多因先天不足，胞宫发育不良，或因久病虚劳等而致任脉不足，无力妊养。治宜滋补肝肾、养精益任，药用山茱萸、白芍、牡丹皮、泽泻、茯苓、沙苑子、菟丝子、附子。经期酌加川牛膝、鸡血藤，排卵期加白芍、青皮。③肥胖不孕症。见形体臃肿，脊背强硬，腰酸腹凉，倦怠嗜睡，筋惕肉瞤，呕恶胸闷，月经量少，白带或多或少，苔白腻，脉滑。此乃痰湿壅滞经络胞宫，冲任失调。治宜豁痰通络、调理冲任，药用白芥子、天竺黄、泽泻、猪苓、茯苓、车前子、陈皮、当归、川芎等，经期加桃仁、红花、赤芍，排卵期加莲须、柴胡。④宫寒不孕症。见恶寒喜暖，头晕目眩，腹冷肢肿，神倦喜卧，便溏或五更泻，月经多后期，白带清稀，舌淡体胖大，脉沉。此乃脾肾两虚，督脉失职，胞宫虚寒。治宜温补脾肾、益督暖宫，用四君合五子衍宗丸化裁。⑤大龄不孕症。见腰骶酸痛，小腹坠胀，月经量多或少，白带较多等。此类病人年龄较大，多见于取环或人流后的妇女，多因带脉失约，任脉不固。治宜健脾补肾，方用四君合六味地黄汤去牡丹皮。（李豪英，庞玉琴. 庞清治辨治不孕症规律初探[J]. 河南中医，1998，18（4）：34.）

10. 五型辨治论（王渭川）

【提要】　王渭川将不孕症分五型论治：肾气不足治以强肾养肝，方用加味交感丸；子宫虚寒，治以暖宫润经，方用艾附暖宫丸；肝肾阴虚，治以滋养肝肾，益血调冲，方用一贯煎合血府逐瘀汤加减；气血俱虚，治以补气血，滋肝肾，调经，方用育麟珠；痰浊阻宫，治以化痰浊，启胞宫，方用启宫丸。

【原论】　不孕症病因有子宫发育不全、输卵管不通等先天原因，也有肾气不足、冲任空虚导致月经紊乱，甚至无月经等后天原因。将妇女不孕症分为五型：①肾气不足型：以血虚肝旺，肾气亏损，久不受孕，腰酸膝软，精神抑郁，脉弱，苔薄，质嫩为主要临床表现，治以强肾养肝，方用加味交感丸（香附、菟丝子、当归、茯神）。对肾气不足，性欲减退之不孕症，当可加肉苁蓉、桑寄生，以增补肾的功效。②子宫虚寒型：以子宫虚寒不孕，经水不调，行经腹痛，胸膈胀闷，倦不思食，气短自汗，腰酸带下，脉迟缓，苔薄质淡为主要临床表现。治以暖宫润经。方用艾附暖宫丸（艾叶、香附、当归、续断、吴萸、川芎、白术、黄芪、生地、官桂）。③肝肾阴虚型：以眩晕，头痛，耳鸣，手足心热，肢麻，面萎黄，有时潮红，胸胁刺痛，月经紊乱或停经，经期腹痛，两侧尤甚，带黄腥臭，形体消瘦，失眠，咽干，口苦，大便结，婚后多年不孕，脉弦细或弦数，苔薄，舌质红为主要临床表现。治以滋养肝肾，益血调冲，清湿。方用一贯煎合血府逐瘀汤加减。④气血俱虚型：以月经不调，期长不净，白带多或带浊，腰酸腹痛，面色萎黄，体困乏力，畏寒肢冷，食少眠差，或月经时断时续，小便频数不禁，脉弱，苔薄质嫩为主要临床表现。治以补气血，滋肝肾，调经。方用毓麟珠（党参、白术、茯苓、鹿角霜、川椒、杜仲、川芎、甘草、当归、熟地、菟丝子）。对于身体瘦弱，气虚血少，肾气不足的不孕症，常用自制方参芪菟鹿饮（党参、生黄芪、桑寄生、菟丝子、鹿角胶、白术、上桂、杭巴戟、益母草、桑螵蛸、鸡内金、生龟板、地鳖虫、炒蒲黄、仙鹤草、阿胶珠、槟榔、广木香）。⑤痰浊阻宫型：以妇人体肥力弱，湿重气滞，子宫脂满，不能受孕，脉濡或弦细，苔白滑而腻，舌质淡为主要临床表现。治以化痰浊，启胞宫。方用启宫丸（半夏、苍术、香附、神曲、茯苓、陈皮、川芎）。对痰浊阻宫者，加菖蒲、远志、槟榔。（王渭川. 王渭川妇科治疗经验[M]. 成都：四川人民出版社，1981：160-163.）

11. 调冲任四法论（裘笑梅）

【提要】 不孕症临证诊治要点有四：肾为生殖之本，调经种子，当重补肾；妇女以血为本，摄精育胎，贵在养血；疏肝解郁调气机，冲任通达易受孕；难受精，化痰祛湿启胞门。

【原论】 不孕症的病因病机，除先天性生理缺陷外，常责之于肾气虚衰、气血不足、肝气郁结、痰湿阻滞等，以致冲任失调，不能受精成孕。临床治疗应从以下四方面入手：①肾为生殖之本，调经种子，当重补肾：不孕的病机首当责之于肾和命门的功能失调，多因禀赋素弱，先天不足，或房事不节，肾精耗伤所致，临床当分肾阴不足和命门火衰（亦即肾阳虚）两种类型。肾阴不足者，常治宜滋填肾阴，方用大补阴丸、左归丸等；命门火衰者，治以温补肾阳，方用桂仙汤、养精种玉汤、升提汤、五子衍宗丸加肉桂等。②妇女以血为本，摄精育胎，贵在养血：平素体弱，或久病，失血伤营；或脾胃虚弱，化源不充，均能导致营血不足，冲任空虚，胞脉失养，以致不能摄精成孕。治宜补养气血，方用养精种玉汤加黄芪、党参以益气，是取"阳生阴长"之义；或加紫河车、阿胶、龟甲、鹿角胶等血肉有情之品；也可选用归脾汤、八珍汤等。③疏肝解郁调气机，冲任通达易受孕：女子肝气郁结，气滞血凝，就会引起月经异常、不孕等病变。且足厥阴肝经与女子生殖器官关系密切，若女子情志不遂，最易引起肝气郁结，疏泄失常，致冲任失常，月经不调。临床治宜疏肝理气，方用逍遥散加减，或合蒺麦散。疏肝理气的药物，常用柴胡、橘核、橘络、青皮、八月札、蒺藜、大麦芽、香附、川楝子、延胡索之类。若气滞而兼血瘀者，加入活血化瘀之品，以疏通冲任，而利胞脉。④难受精，化痰祛湿启胞门：痰湿壅滞胞宫，也是不孕症的常见原因之一。病机多由于脾失健运，聚湿生痰，痰湿壅阻胞宫，影响受精，不能成孕；或因真阳不足，命火衰微，不能化气行水，寒湿注于胞宫，宫寒不孕。图治之法，化痰祛湿治其标，运脾温肾固其本。常用启宫丸、苍附导痰丸。肾阳虚者，合桂仙汤，或五子衍宗丸；若兼血虚，配合四物汤。在选药上，常取苍术、平地木、赤小豆、荷包草之类以燥湿利水，屡有效验。（裘笑梅. 裘笑梅妇科临床经验选[M]. 杭州：浙江科学技术出版社，1982：101-106.）

12. 种嗣五法论（沈绍功）

【提要】 以"种子之方，本无定轨，因人而药，各有所宜"为原则，总结出种嗣五法：

调肾法关键在于阴阳双调，和营法当调和营卫，止带法先辨虚实，开郁法以顺气为先，祛痰法重视痰浊。

【原论】 以"种子之方，本无定轨，因人而药，各有所宜"为原则，有种嗣五法。①调肾法：肾脏有二，寓于水火，阴阳互根，阳衰可及阴，阴损可及阳，补肾重在调肾，调肾关键在于阴阳双调。主症：舌质淡，苔薄白，脉沉细，腰酸形寒，性欲冷淡。主药：蛇床子、金樱子、菟丝子、女贞子、枸杞子、川楝子、五味子、伸筋草、香附。②和营法：劳伤血气，冷热不调，而受风寒，客于子宫，致使胞内生病，或月经涩闭，或崩血带下，致阴阳之气不和，经血之行乖候，致不孕者，主张调和营卫，以达到温通养血、疏通经脉的目的。主症：舌质紫黯，苔薄黄，脉细涩，月经不调，闭经痛经。主药：生地、当归、白芍、泽兰、龟板、香附、桂枝、川断、女贞子、鸡血藤、伸筋草、三七粉（冲）。③止带法，本证主要病机是湿邪伤及任带二脉，使任脉不固，带脉失约。止带当先辨虚实，实者多见湿热下注，湿热内生，治以清热利湿。主症：苔薄黄腻，脉细滑，带下有异味，外阴痛痒，小便不畅。主药：炒苍术、黄柏、生苡仁、川牛膝、车前草、土茯苓、萆薢、肉桂、野菊花。虚者脾虚下陷，冲任不固，治以健脾举陷。主症：苔薄白，脉沉细，带下量多，色白质稀。主药：党参、白术、山药、白扁豆、升麻炭、蝉衣、生黄芪。④开郁法：女子以肝为本，肝气郁结日久，以致冲任不能相资，不能摄精成孕。"郁"者，滞而不通。虽有气、血、痰、湿、热、食六郁，然只有气滞方有其余五郁之生，故郁证以气滞为主，治当顺气为先，即所谓"木郁达之"之意。主症：苔薄白，脉弦细，恼怒忧郁，乳块作痛或子宫肌瘤，经前反应重，经后情绪差。主药：柴胡梢、橘叶、公英、红花、夏枯草、石菖蒲、郁金、桂枝、云苓、路路通、山慈菇、三七粉（冲）。⑤祛痰法："痰浊乃百病之首"，近年来痰浊致病明显增加，女子不孕亦应当重视痰浊闭阻证。主症：舌苔厚腻，脉细滑，经量渐少，形体见胖，面有黑斑，纳谷不香。主药：竹茹、枳壳、云苓、陈皮、炒苍术、法半夏、蛇床子、泽兰、川断、丹参、莱菔子、全瓜蒌。（韩学杰，沈宁. 沈绍功女科临证精要[M]. 北京：人民卫生出版社，2015：26-27.）

13. 七型十二方论（王培昌）

【提要】 不孕症分为脾肾虚、带脉急、肝气郁、痰湿盛、脾胃寒、癥瘕积聚、精血虚七型论治，并自拟方剂十二首。

【原论】 王培昌将不孕症分为七型：①脾肾虚，用王氏脾肾两健汤（熟地、山茱萸、枸杞子、女贞子、巴戟、党参、白术、覆盆子、淫羊藿、菟丝子、砂仁）。此类患者临床常可见到终日体倦乏力，食欲欠佳，乃是脾气升腾运化失司，人乏水谷精微之养而致。但究其根源，实为肾中水火俱亏。无肾中之水火，则脾气不能升腾运化。冲脉隶于阳明，任脉属肾，冲为血海，任主胞胎，冲任虚损，故而不得孕。此证的治疗，应以补脾肾为主。此乃为先天促后天，后天养先天之理。补脾胃之气与血，正所以补肾之精与水也。终使中州输转如衡，冲任脉盛，调和适度，胞脉得养，自有受孕之机。②带脉急，用王氏舒肝健脾汤（香附、砂仁、陈皮、半夏、党参、白术、茯苓、当归、白芍、炙甘草、红枣、生姜，或宽带汤）。本类患者亦为婚后多年不孕症，临床上做人工周期不效。妇科检查多为"子宫后位"或"子宫发育欠佳"。分析此症，多由脾胃素亏则腰脐之气不利而致带脉陷而拘急。带脉者系胞胎，带脉既急则牵动胞胎，力难胜任，一旦成孕，亦易坠落。为此临床治疗上必须大补脾胃气血而利腰脐，自有毓麟之妙理。③肝气郁，用王氏舒肝解郁汤（当归、炒白芍、茯苓、焦白术、木瓜、乌药、广木香、醋香附、醋郁金、牡丹皮、山栀子、薄荷、甘草、生姜）或王氏舒肝种玉汤（酒当归、酒川芎、酒白芍、酒生地、酒香附、醋元胡、醋柴胡、云茯苓、吴茱萸、丹皮炭、青皮、陈皮、沉香）。凡妇人无子，多因七情所伤，致使血衰气旺，经水不调，或前或后，或多或少，或色淡如冰，或紫如血块，或崩漏带下，或肚腹疼痛，或子宫虚冷不能受孕者，皆宜服用此药。两方实有调肝开郁，抑火舒肝之功效，纵观两方处处着眼"郁"字，实有其独到之处。④痰湿盛，用王氏健脾化湿汤（党参、焦白术、炒山药、炒扁豆、炒薏米、泽泻、茯苓、柴胡、升麻、陈皮、甘草、生姜）或王氏化湿种子汤（焦白术、茯苓、陈皮、半夏、炒山药、炒芡实、白果仁、柴胡、香附、丹参、茺蔚子、沙苑子、巴戟天、甘草）。"妇人消瘦多阴虚而火旺，形体肥胖者，多气虚而湿壅"，此乃妇科辨证之常理。今痰湿较重之患者，皆因脾虚水湿不运之故，湿聚生痰，痰湿流于下焦，滞于冲任，壅塞胞脉，以致月水不行，难于摄精成孕。采用上两方，健脾益气，运化水湿之功得复，使痰湿无滞留之虞，胞宫得启，受孕则指日可得。⑤脾胃寒，用王氏温脾汤（肉桂、附子、砂仁、姜香附、陈皮、姜半夏、白茯苓、川朴、吴茱萸、炙甘草、生姜、红枣）或温土毓麟汤（酒巴戟、酒覆盆子、党参、土白术、怀山药、炒神曲）。此类患者属脾胃虚寒化源不足之证，多属原发性不孕症的患者。此两方妙在温补脾胃而又兼补命门与心包之火。气血旺而任带之脉有力，自可有妊。⑥癥瘕积聚，用王氏归术破癥汤（酒当归、酒川芎、苏木、莪术、三棱、官桂、红花、桃仁、乳香、没药、赤芍、生卷柏、生甘草）或王氏乌药散（酒当归、酒川芎、炒白芍、台乌药、青皮、木香、醋香附、土白术、沉香、枳壳、甘草）。本病临床观察多起因于情志忧郁，或起居失常，饮食不节，致使脏腑亏损，气血乖戾，痰涎凝结，经络壅滞，循行失度转变而成。临床治疗上要注意区别癥瘕之病证。假若遇到身体虚弱者，应采取三补一攻，或五补一攻之法，即服用香砂六君子汤或补中益气汤3～5剂后，再服上两方，渐而使结块消除，这样消癥瘕而不伤正，每次月经期可服少腹逐瘀汤2～3剂，每晚睡前服1次，亦可服失笑丸，早晚各服4g。⑦精血虚，用王氏补血填精汤（酒当归、酒白芍、大熟地、枸杞子、山萸肉、女贞子、黄精、大芸、炙甘草）或王氏养血促孕汤（当归、川芎、炒白芍、大熟地、覆盆子、菟丝子、女贞子、枸杞子、五味子、黑杜仲、怀牛膝、仙灵脾、黄精）。本型患者，多为素体虚弱，或久病失血，从而致冲任血虚，胞脉失去血养，不能统摄，故不能成孕，所以在治疗上实宜大补肾水，佐以平肝、补血、填精之品。使用第1方即可起到这个作用。对于西医检查不排卵的患者，可在排卵期服用第2方，能起到养血补肾促孕的作用。临床治疗时不能完全拘泥于原方，要根据月经周期的变化，掌握用药时机，随症加减。（王金权．王培昌老中医治疗不孕症经验介绍[J]．山西中医，1991，7（1）：14-17.）

14. 八法证治论（王云铭）

【提要】 不孕症的治疗，素有旧疾者，当先治疗旧疾，且辨证与辨病相结合，因人制宜论治。对不孕症分别采用益气养血法、活血化瘀法、清热解毒法、消癥理宫法、疏肝理气法、燥湿祛痰法、健脾和胃法、燮理阴阳法等治疗。

【原论】 不孕症是由多种疾病所引起的，诸如月经病、带下病、脏腑气血经络病、外感病等。是以女性不孕症的治疗，素有旧疾者，当先治疗旧疾。由于疾病不同，不孕症的治法也不一样。由于病情千变万化，症状错综复杂，要"谨守病机，各司其属，有者求之，无者求之"。辨证施治，灵活掌握。既看病，又看人；既辨证，又辨病，辨证与辨病相结合。疾病的发展阶段不同，则证候表现各异，同证候又可表现在各种疾病的不同阶段。不论哪种疾病，只要当前表现"是证"，就按"是证"立法组方，病无有不愈者。病愈，自能摄精成孕。治疗不孕症分为八法：①益气养血法：适用于气血亏虚，胞失煦濡，冲任脉虚而不孕。多因肝肾不足，精血两亏，或大病久病损伤气血所致。治法为补气养血，温暖胞宫。方药：归脾二仙汤加减。②活血化瘀法：适用于寒凝血瘀不孕。经行产后，余血未净，感受寒邪，血为寒凝，瘀阻胞宫，是以两精不能相抟。治法：活血化瘀，温通胞络。方药：逐瘀汤。③清热解毒法：用于湿热蕴结，阻滞胞络不孕。阳热之体，或饮食不节，或嗜食辛辣助阳之品，或湿热之邪外侵，致湿热蕴蓄，阻滞胞脉。治法：清热利湿解毒，疏通胞络。方药：自拟银英三黄利痹汤（金银花、连翘、蒲公英、地丁、川黄连、黄柏、大黄、炮山甲、路路通）。④消癥理宫法：用于癥瘕积聚，内阻胞宫而不孕。经行、产后伤于风冷，或情志内伤致脏腑功能失调，气血失和，气滞血瘀，久而成积，阻滞胞宫。治法：化瘀消癥，疏理胞宫。方用：桂枝茯苓丸加味。⑤疏肝理气法：主治肝郁不孕。肝司血海而主疏泄，喜条达。若情志抑郁，或忿怒伤肝，致使肝气逆乱，疏泄失司，冲任失调而影响受孕。方药：丹栀逍遥散加减。⑥燥湿祛痰法：体质肥胖或恣食肥甘厚味，痰湿内生，气机不畅，冲任受阻而不孕。治法：燥湿祛痰，养血调经。方药：橘核丸加减。⑦健脾和胃法：用治脾胃虚弱，少食纳呆而不孕。饮食不节，思虑劳倦，损伤脾胃，运化不及而少食，化源不充，冲任失养而不孕。治宜健脾和胃，促运化，以充养后天气血生化之源。方药：开胃进食汤自拟方（木香、公丁香、藿香、党参、白术、茯苓、甘草、莲子、砂仁、枳壳、神曲）。⑧燮理阴阳法：适于肾虚，冲任失调而不孕。先天禀赋不足，或房劳过度，或思虑过度，阴精耗损，而致肾虚。偏肾阴虚者，治宜滋阴补肾，佐以补血。方药：六三益肾养血汤（熟地黄、山药、山茱萸、丹皮、茯苓、泽泻、当归、黄芪、蛇床子、菟丝子、五味子）。偏肾阳虚者，治宜温壮肾阳，补气生血。方药：肾气丸合归芪二仙汤、金匮肾气丸。（王云铭. 中国百年百名中医临床家丛书·王云铭[M]. 北京：中国中医药出版社，2001：256.）

15. 不孕不育治疗综论（罗元恺）

【提要】 罗元恺提出"肾–天癸–冲任–子宫轴"的学术观点，并以此指导不孕不育的研究，在论治不孕不育症方面，提出不孕不育必须夫妇双方诊治、强调医无定方、结合辨病辨证、种子首重调经、安胎尤重肾脾、指导心理调摄、注意生活因素等学术现点。

【原论】 论治不孕不育症：①突出肾主生殖。妊娠与肾气和冲任二脉有极其密切的关系。妊娠之机理，主要在于男女肾气的盛实，使男精女血（卵子）得到有机的结合。中医学所说的肾，包括男女生殖系统的物质功能和与之有关的神经–体液系统的功能，从生理、病理、诊断、治疗、方药等方面深入地论述肾主生殖的学术思想，提出肾–天癸–冲任–子宫轴的理论。②不孕必须夫妇双方诊治。对不孕不育症必须夫妇双方进行检查，明确原因所在，结合临床辨病辨证，有针对性地进行调治。③强调医无定方。不孕不育病因复杂，世人有置中医理论于不顾，妄以一方一药而概治不孕不育症，又岂能均有效哉？④结合辨病辨证。诊治不孕不育症必须辨病与辨证相结合，对不孕不育症必须进行检查，明确原因所在，有针对性地进行调治。不孕症可分为 5 个主要证型，并结合辨病治疗。如辨治肾阳虚证，认为检查如属无排卵者，多属于肾阳虚为主而兼肾阴不足，治以温肾为主而兼滋阴，可于经净后服促排卵汤（菟丝子、巴戟天、淫羊藿、当归、党参、炙甘草、枸杞子、附子、熟地黄）约 12 剂，以促进其排卵。而气滞血瘀不孕多属于子宫内膜异位症或慢性盆腔炎、输卵管不通、子宫肌瘤等症，治疗原则总以活血化瘀或兼行气散结。⑤种子首重调经。助孕首重调经，是中医妇科学突出的学术特色。调经促排卵，调经助孕，拟补肾调经汤（熟地黄、菟丝子、续断、党参、炙甘草、白术、制何首乌、枸杞子、金樱子、桑寄生、黄精、鹿角霜）以建立月经周期。预计排卵期间，加入温补肾阳之品促其排卵。⑥安胎尤重肾脾。导致先兆流产与习惯性流产的病机，不外乎肾脾、气血、冲任二脉之耗损，而以肾气亏损为主要病因。对于先兆流产的治疗，除应以滋肾为主外，同时必须辅以健脾以调理气血，使肾与脾、先天与后天，相互支持、相互促进以巩固胎元；对于习惯性流产，即在下次受孕前便要调理，而在调理期间必须避孕，治疗原则亦以补肾健脾、补气养血为主。并强调胎漏、胎动不安固然以肾虚为主，但与气虚失摄也有关系，故立方处药，既要固肾安胎，也要补气摄血，由此创制了防治流产的滋肾育胎丸。⑦指导心理调摄。精神因素可以影响生殖功能，如心情紧张，思虑过度，或大惊卒恐，或情绪忧郁，肝气不舒，均足以使血气运行不畅，月经失调。这些精神因素，都可阻碍摄精成孕，故不孕患者除药物调治外，兼辅以心理上的开导及设法获得舒适的环境，是非常重要的。⑧注意生活因素。生活因素主要是饮食、房室、劳逸、跌仆等，这些因素可从不同的侧面影响孕育。临证中把不孕症分为肾虚、肝郁、气滞血瘀、痰湿内阻和气血虚弱 5 个主要证型，提出常用代表方，并创制了促排卵汤。（张玉珍，罗颂平．罗元恺教授论治不孕不育症学术经验介绍[J]．新中医，2002，34（4）：7-9．）

16. 辨病辨证相参论（蔡连香）

【提要】 不孕症中西医辨病与辨证相参，排卵障碍性不孕多由肾阴阳失调；黄体功能不健、高泌乳素血症性不孕多与肝郁有关；多囊卵巢性不孕主要发病机理为肾气不足或脾虚痰湿；子宫内膜异位症不孕属瘀血癥瘕；输卵管阻塞性不孕是瘀阻脉络，或兼气滞、寒湿、湿热。

【原论】 在系统观念指导下，辨病与辨证相参，既吸取前人辨证论治的精华，又引进现代医学理论，这是提高疗效的有效措施之一。

①排卵障碍性不孕：月经周期是肾阴阳转化的一种生理表现。月经失调往往是由于肾阴阳失调，致无排卵或黄体功能不全。根据肾气-天癸-冲任-胞宫轴理论，分别与现代医学的卵巢周期变化，即卵泡期-排卵期-黄体期-月经期相结合。经后至排卵前，为冲任、胞宫气血复常，肾中阴阳转化时期，只有在肾阴充实的基础上方能发挥肾阳的功能；治宜滋肾养阴，选用左归丸、归肾丸或养血补肾片。在排卵期，可在滋肾养阴基础上加入行气活血之品，如丹参、当归、乌药等，以促进卵泡破裂排卵。排卵期后至经前期，肾阳渐长，子宫内膜充血增厚，宜在滋肾养阴基础上，稍佐温肾补气之品，如加肉苁蓉、巴戟天、川断等。若基础体温持续双相至第14～16 天以上，当养阴血以育胎，选用寿胎丸加味。如未受孕，则基础体温下降，血海满盈而泄，经量少者宜活血通经；经量多而夹瘀者，宜祛瘀止血；气虚经量多者，宜固冲益气摄血。②黄体功能不健、高泌乳素血症性不孕：两病多与肝郁有关，治疗以疏肝解郁为法，常用方为开郁种育汤、当归芍药散等。③多囊卵巢性不孕：多囊卵巢综合征是一种多起因，临床表现为多态性的综合征。其主要发病机理为肾气不足或脾虚痰湿。肾虚以补肾为法，常用方为养血补肾片；脾虚痰湿以健脾化痰为法，常用启宫丸加减。④子宫内膜异位症不孕：不循经之血是离经之血，亦为瘀血。瘀血不去，日积月累，形成癥瘕，阻碍胞宫、胞脉。治疗以活血化瘀、消癥散结为主。常用复方归芍颗粒、少腹逐瘀胶囊、血塞通胶囊或理冲汤治疗。⑤输卵管阻塞性不孕：输卵管疾患，主要是由于急、慢性盆腔炎、输卵管炎或输卵管结核、子宫内膜异位症、盆腔手术后粘连所引起，造成输卵管不通或通而不畅，影响卵子与精子的结合而致不孕。其中医病机是瘀阻脉络，或兼气滞，或兼寒湿，或兼湿热。药物可选用穿山甲、皂角刺、三棱、莪

术、制乳没、赤芍、丹参、桃仁、路路通、刘寄奴、鸡血藤、桂枝等。既可改善输卵管局部血运，又能促进输卵管粘连的松解，使输卵管的管腔复通。（谢京红，李亚俐. 蔡连香教授治疗不孕症的经验[J]. 国际中医中药杂志，2006，28（3）：184-186.）

（撰稿：古文华，张惜燕；审稿：崔晓萍，马堃）

参 考 文 献

著作类

[1] 钱伯煊. 女科证治[M]北京：人民卫生出版社，1979.

[2] 中医研究院西苑医院. 钱伯煊妇科医案[M]. 北京：人民卫生出版社，1980.

[3] 王渭川. 王渭川妇科治疗经验[M]. 成都：四川人民出版社，1981.

[4] 裘笑梅. 裘笑梅妇科临床经验选[M]. 杭州：浙江科学技术出版社，1982.

[5] 刘芳，刘虹. 中国百年百名中医临床家丛书·刘冠军[M]. 北京：中国中医药出版社，2001.

[6] 刘云鹏. 中国百年百名中医临床家丛书·刘云鹏[M]. 北京：中国中医药出版社，2001.

[7] 马光亚. 中国百年百名中医临床家丛书·马光亚[M]. 北京：中国中医药出版社，2001.

[8] 王云铭. 中国百年百名中医临床家丛书·王云铭[M]. 北京：中国中医药出版社，2001.

[9] 丛春雨. 丛春雨中医妇科经验[M]. 北京：中医古籍出版社，2002.

[10] 卫爱武. 中国现代百名中医临床家丛书·韩冰[M]. 北京：中国中医药出版社，2007.

[11] 包素珍，张爱琴. 妇科病名家验案精选[M]. 北京：人民军医出版社，2008.

[12] 肖承悰，吴熙. 中医妇科名家经验心悟[M]. 北京：人民卫生出版社，2009.

[13] 刘敏如，谭万信. 中医妇产科学[M]. 北京：人民卫生出版社，2011.

[14] 王小云，黄健玲. 妇科专病中医临床诊治[M]第3版. 北京：人民卫生出版社，2013.

[15] 付金荣. 蔡小荪论治不孕症[M]. 上海：上海科学技术出版社，2013.

[16] 经燕，王清. 当代中医妇科临床家丛书·许润三[M]. 北京：中国医药科技出版社，2014.

[17] 匡继林. 谢剑南妇科经验集[M]. 北京：人民军医出版社，2014.

[18] 韩学杰，沈宁. 沈绍功女科临证精要[M]. 北京：人民卫生出版社，2015.

[19] 魏治平，谢恬主. 医林翰墨[M]. 上海：上海科学技术出版社，2016.

[20] 陈学奇. 陈木扇女科临证辑要[M]. 北京：人民卫生出版社，2016.

[21] 黄健玲、黎小斌、王小云. 专病专科中医古今证治通览丛书·不孕症[M]. 北京：中国中医药出版社，2017.

[22] 孙红，王祖龙，褚玉霞妇科脉案良方[M]. 北京：中国协和医科大学出版社，2018.

论文类

[1] 孙宁铨. 中医中药治疗不孕症的临床体会[J]. 江苏中医杂志，1980，（4）：33-34.

[2] 金士美. 孙宁铨治疗不孕症的经验[J]. 湖北中医杂志，1982，（2）：15.

[3] 周海燕，宋文海. 孔肃然老中医治疗不孕症的经验[J]. 辽宁中医杂志，1984，（11）：7-8.

[4] 胥京生. 胥受天老中医治疗不孕症的经验[J]. 辽宁中医杂志，1985，（7）：6-8.

[5] 史晓冬. 杨云生老中医治疗不孕症的经验[J]. 安徽中医学院学报，1985，（1）：64-65，58.

[6] 陈晓平. 陈沛嘉老中医治疗女子不孕症的经验[J]. 新中医，1985，（1）：7-10.

[7] 宋文海，周海燕. 谈不孕症从肾治[J]. 四川中医，1986，（11）：48-49.

[8] 陆兰珍. 温养肝肾法治疗不孕症的经验[J]. 中医杂志，1986，（4）：21.

[9] 黄兆强. 朱南孙老中医治疗不孕症的经验[J]. 陕西中医，1987，8（11）：22-24.

[10] 高金亮. 不孕症治疗刍议[J]. 天津中医学院学报，1987，（2）：33-36.

[11] 郑其国. 郑长松老中医治不孕症用药经验拾零[J]. 辽宁中医杂志，1987，（6）：4.

[12] 王文锦. 临证辨治不孕症的经验介绍[J]. 黑龙江中医药，1988，（4）：43.

[13] 梁明达. 陈丹华老中医治疗不孕症经验[J]. 广西中医药，1988，11（2）：18-19.

[14] 马洪福. 浅谈妇女不孕的周期治疗[J]. 河北中医，1989，11（4）：37.

[15] 葛志奇. 20 位老中医治疗不孕症的经验[J]. 中医药信息，1990，（1）：14-16.

[16] 胥受天，胥京生，郝宁，等. 不孕症诊治经验琐谈[J]. 辽宁中医杂志，1991，（9）：30-32.

[17] 王金权. 王培昌老中医治疗不孕症经验介绍[J]. 山西中医，1991，7（1）：14-17.

[18] 丁丽仙. 丁启后教授谈"久不孕，必治淤"[J]. 贵阳中医学院学报，1992，14（4）：19-21.

[19] 欧阳文. 陈荷香老中医治疗不孕症的经验[J]. 陕西中医，1992，13（12）：544-545.

[20] 甘树炯. 不孕症中医治疗若干问题探讨[J]. 中国中西医结合杂志，1992，12（12）：747-748.

[21] 汤万武. 朱南孙老中医治疗不孕症的经验[J]. 安徽中医学院学报，1993，12（4）：10-11.

[22] 聂国兰. 冯发祥治疗不孕症的经验[J]. 湖北中医杂志，1993，15（5）：4.

[23] 徐鸿彬. 孙少山老中医治疗不孕症的经验[J]. 天津中医，1993，（4）：4-7.

[24] 王忠民，刘茜. 子宫发育不良不孕症的中医治疗[J]. 中国农村医学，1993，21（8）：49-52.

[25] 樊家珠，黄兰珍，符德胜. 中药治愈不孕症[J]. 中成药，1993，（7）：24.

[26] 许润三，李鸿芝. 不孕症证治[J]. 中级医刊，1993，28（6）：52-55.

[27] 孔昭东，孔保寅. 分期论治不孕症体会[J]. 中医药研究，1994，（6）：26-28.

[28] 赵瑞华. 许润三教授从肝肾论治不孕症之经验[J]. 中医函授通讯，1994，（2）：20-21.

[29] 王耀云. 王子瑜教授辨治不孕症五法[J]. 北京中医药大学学报，1994，17（1）：40.

[30] 曲夷. 清热解毒药物在不孕症治疗中的应用[J]. 山东中医学院学报，1995，19（5）：327-329.

[31] 梁珑，李祎群. 从肾阴肾阳学说探讨不孕症的治疗[J]. 上海中医药杂志，1995，（9）：18-19.

[32] 李大金，李超荆，等. 滋阴降火中药治疗免疫性不孕症[J]. 中国中西医结合杂志，1995，15（1）：3-5.

[33] 梅乾茵. 黄绳武治疗不孕症经验[J]. 湖北中医杂志，1996，18（6）：2-3.

[34] 刘福生. 不孕症论治四法[J]. 湖南中医杂志，1996，12（S2）：41-42.

[35] 黄正元. 辨证论治不孕症[J]. 湖北中医杂志，1996，18（3）：43.

[36] 马凤彬. 何炎燊老中医治疗不孕症经验[J]. 新中医，1997，29（11）：8-9.

[37] 丁家钦. 调经助孕汤治疗女性不孕症[A]. //中华中医药学会. 中国中医药学会基层中医药会议专刊[C].
     1997：2.

[38] 郑剑薇. 裘笑梅主任医师治疗不孕症经验简介[J]. 新中医，1998，30（12）：6-7.

[39] 李豪英，庞玉琴. 庞清治辨治不孕症规律初探[J]. 河南中医，1998，18（4）：34.

[40] 黄素英，莫惠玉. 蔡小荪诊治不孕之思路[J]. 中医教育，1998，17（3）：58-59.

[41] 陈云志. 女性相对不孕症中医治疗之我见[J]. 时珍国药研究，1998，9（2）：24-25.

[42] 雷琨美. 应用调、化、温三法治疗不孕症的体会[J]. 云南中医中药杂志，1999，20（2）：39-41.

[43] 高家艾，孟秀芝，邵渝. 老中医高式国对不孕症的辨证治疗[J]. 中医药学报，1999，（2）：35.

[44] 郭飞. 择时治疗不孕症的理论探讨[J]. 光明中医，1999，14（1）：8-10.

[45] 张晓丹，王磊. 吴振国老中医治疗不孕症的经验[J]. 新中医，2001，33（10）：12-13.

[46] 许慧红. 不孕症从冲任督脉辨治初探[J]. 江苏中医，2001，22（7）：8-9.

[47] 崔火仙. 何嘉琳老中医治疗不孕症经验[J]. 新中医，2001，33（6）：8.

[48] 经燕，赵红. 辨证与辨病治疗不孕症的思路与方法[J]. 中日友好医院学报，2001，15（6）：364-365.

[49] 崔世明. 浅淡不孕症中医证治十法[J]. 陕西中医，2001，22（11）：701.

[50] 李丽芸. 湿浊与不孕症证治[J]. 新中医，2002，34（11）：3-5.

[51] 张玉珍，罗颂平. 罗元恺教授论治不孕不育症学术经验介绍[J]. 新中医，2002，34（4）：7-9.

[52] 吴丽芹，王桂兰. 胥京生治疗免疫性不孕症经验[J]. 湖北中医杂志，2002，24（11）：14.

[53] 陈伟仁. 不孕症从肾论治概说[J]. 中药新药与临床药理，2002，13（4）：264-267.

[54] 许润三. 不孕症辨治之我见[J]. 江苏中医药，2002，23（5）：1-3.

[55] 曾锦蕙，张玉珍，罗颂平. 中医药治疗肝郁气滞型不孕症集要[J]. 中医药学刊，2002，20（2）：188-189.

[56] 张建伟，连方. 心因性不孕症与中医妇科心身整体观[J]. 江苏中医药，2002，23（1）：5-6.

[57] 连方. 不孕症中医文献的研究[D]. 济南：山东中医药大学，2002.

[58] 张淑云，徐王兵，刘敏，等. 从肝肾论治黄体功能不健性不孕症[J]. 中医研究，2003，16（6）：50-52.

[59] 丁莉. 中医中药治疗输卵管炎性不孕症[J]. 医药论坛杂志，2003，24（8）：48.

[60] 李红，郑红凤，李俊霞. 不孕症促排卵失败后的中医治疗体会[J]. 四川中医，2003，21（3）：54-55.

[61] 李祥云. 不孕症的中医治疗·李祥云教授妇科系列经验（6）[J]. 辽宁中医杂志，2004，31（12）：979-981.

[62] 吴锡春. 中医对生殖内分泌引起不孕症的研究[A]. //中国中医科学院；世界中医药学会联合会. 第三届国际传统医药大会文集[C]. 2004：1.

[63] 杨桂云. 不孕症的中医调周治疗及其作用机理初探[J]. 江苏中医药，2004，25（3）：17-20.

[64] 方云亮，张克连. 抗精子抗体阳性不孕症的中医辨证论治[J]. 中国基层医药，2004，11（2）：79.

[65] 赵小鸟. 补肾活血法治疗排卵障碍性不孕症[J]. 河南中医，2004，24（1）：51.

[66] 孙克勤. 不孕症补肾治疗八法[J]. 中医药临床杂志，2005，17（6）：559-560.

[67] 范恒，段雪云. 田玉美教授治疗原发性不孕症中医周期治法经验[J]. 贵阳中医学院学报，2005，27（4）：4-6.

[68] 莫蕙. 试论男、女免疫性不孕（育）症中医病机的同一性[J]. 南京中医药大学学报，2005，21（6）：59-61.

[69] 叶玉妹. 朱南孙治疗不孕症临床思路[J]. 中医药通报，2005，4（5）：19-21.

[70] 李坤寅. 欧阳惠卿教授辨治不孕症经验[J]. 河南中医，2005，25（7）：17-18.

[71] 刘静君，白志军. 免疫性不孕症的中医病因病机及治法探讨[J]. 中医药学报，2005，33（3）：15-16.

[72] 黄玲. 疑难不孕症治验[A]. //中华中医药学会. 全国中医妇科第六次学术研讨会论文汇编[C]. 2006：2.

[73] 黄永岱，于凤英. 不孕症中医治疗之我见[J]. 甘肃中医，2006，19（7）：35.

[74] 谢京红，李亚俐. 蔡连香教授治疗不孕症的经验[J]. 国际中医中药杂志，2006，28（3）：184-186.

[75] 许江虹，孟炜. 补泻兼施以气为先——朱南孙治疗输卵管阻塞性不孕症经验[J]. 上海中医药杂志，2007，41（11）：1-2.

[76] 杨家林. 不孕症辨证治疗探讨[J]. 辽宁中医药大学学报，2007，9（6）：84-85.

[77] 岳秀永，屈晓娟，唐虹. 从肝肾论治不孕症体会[J]. 现代中西医结合杂志，2007，16（31）：4603-4604.

[78] 钱菁. 调周法治疗不孕症——夏桂成教授临证思路[A]. //中华中医药学会. 全国中医妇科第七次学术研讨会论文汇编[C]. 2007：3.

[79] 李官英，王正康. 中医人工周期疗法治疗女性不孕症[J]. 实用医院临床杂志，2007，4（4）：115.

[80] 杨文. 胡秀莹先生治疗不孕症的经验[J]. 国医论坛，2007，22（3）：10-11.

[81] 陶静. 胥受天老中医辨治输卵管阻塞性不孕症浅谈[J]. 甘肃中医，2007，20（5）：46.

[82] 倪凯，徐丽英，沈宇明，等. 沈家骥老师治疗不孕症的经验[J]. 云南中医中药杂志，2008，29（12）：1-2.

[83] 陈淑涛. 名医王成荣的不孕症诊疗模式探讨[A]. //中华中医药学会. 全国第八次中医妇科学术研讨会论文汇编[C]. 2008：3.

[84] 楚健子，焦荣红，李艳霞. 夏桂成教授治疗不孕症经验介绍[J]. 新中医，2009，41（9）：12-14.

[85] 叶脉延，王红梅，汪江云. 赵荣胜治疗输卵管阻塞性不孕症经验[J]. 中国中医药信息杂志，2009，16（6）：82-83.

[86] 张莉，陈鸿. 赖玉琴治疗肾虚不孕症的临床经验[J]. 四川中医，2010，28（12）：6-7.

[87] 李祥云. 不孕症中医治疗十法[J]. 上海中医药杂志，2010，44（11）：34-36.

[88] 王利平. 崔玉衡老中医治疗不孕症的经验探讨[J]. 中医学报，2010，25（5）：878-879.

[89] 计家平，张狄，程泾. 免疫性不孕症的病因病机与中医治疗近况[J]. 中医药信息，2010，27（5）：115-117.

[90] 李美娟. 胥京生老中医治疗不孕症经验[J]. 中医药导报，2010，16（8）：12-13.

[91] 晁岱军，田法启，孙法泰. 朱文元主任医师治疗不孕症七法举验[J]. 甘肃中医，2010，23（8）：10-11.

[92] 孙自学，陈朋飞，门波，等. 门成福运用中医药治疗不孕症经验[J]. 辽宁中医杂志，2010，37（3）：409-410.

[93] 陈淑涛，王辉礫，董岷，等. 王成荣"平调通时"不孕症诊疗模式探讨[J]. 四川中医，2010，28（5）：2-5.

[94] 张少聪，周伟生. 名老中医验方治疗输卵管阻塞性不孕症概况[J]. 中华中医药学刊，2010，28（3）：489-491.

[95] 陆怡衡，程曦. 郭志强教授治疗不孕症临床经验[J]. 浙江中西医结合杂志，2011，21（12）：831-833.

[96] 龚红叶. 沈允浩治疗输卵管阻塞性不孕症经验[J]. 浙江中医杂志，2011，46（12）：871.

[97] 梁瑞宁. 周士源治疗子宫内膜异位症性不孕症学术思想研究[D]. 南京：南京中医药大学，2011.

[98] 景彦林，杨修昭. 夏桂成论治免疫性不孕临床经验[J]. 光明中医，2011，26（10）：1974-1975.

[99] 王隆卉，蔡小苏. 蔡小苏育肾调周法治疗不孕症的经验[J]. 世界中医药，2011，6（5）：396-397.

[100] 满玉晶. 王秀霞教授治疗痰湿型不孕症经验介绍[J]. 中医临床研究，2011，3（17）：92-93.

[101] 吴丽敏，付英，李赟，等. 原因不明性不孕症中医证候分析[J]. 安徽中医学院学报，2011，30（3）：12-15.

[102] 严炜，吴熙. 吴熙教授中医诊治不孕症特色[J]. 中医药通报，2011，10（2）：13-15.

[103] 尹香花，尤昭玲. 论不孕症从心佐治[J]. 中国民间疗法，2011，19（2）：12-13.

[104] 王慧贤，郭凤荷，孟渝梅. 孟渝梅治疗不孕症经验简介[J]. 山西中医，2012，28（12）：7，9.

[105] 李瑞丽. 傅金英教授治疗多囊卵巢综合征致不孕症经验[J]. 中医学报，2012，27（12）：1594-1595.

[106] 王辉礫，陈淑涛，严春玲，等. 王成荣诊治不孕症思路概述[J]. 辽宁中医杂志，2012，39（11）：2131-2133.

[107] 刘新敏. 李光荣教授治疗免疫性不孕症经验[J]. 中华中医药杂志，2012，27（5）：1329-1331.

[108] 陈淑涛，王辉礫，严春玲，等. 王成荣从"地道通否"辨治不孕症[J]. 四川中医，2012，30（11）：1-3.

[109] 张晓斐，刘瑞芬. 刘瑞芬教授治疗继发性不孕症经验[J]. 湖南中医杂志，2012，28（4）：23.

[110] 张亚楠，黄素英，胡国华. 海派中医妇科流派调经助孕经验浅述[J]. 四川中医，2012，30（6）：33-34.

[111] 李晓蕾. 从肝论治不明原因不孕症的因机证治[D]. 哈尔滨：黑龙江中医药大学，2012.

[112] 宗妮，樊巧玲. 论"不孕先调经，调经先理气"[J]. 中医学报，2012，27（5）：578-579.

[113] 赵明芬. 周铭心教授学术思想与临床经验总结及调冲法治疗不孕症的研究[D]. 北京：北京中医药大学，2012.

[114] 郭慧宁，张静，胡国华. 海派中医妇科诊治不孕症的临床经验探讨[J]. 河北中医，2013，35（12）：1806-1809.

[115] 柳芳. 罗运淑治疗不孕不育经验[J]. 湖北中医杂志，2013，35（4）：30-31.

[116] 徐珉，温丹婷，黄健玲. 李丽芸教授论痰浊与不孕[J]. 时珍国医国药，2013，24（12）：3037-3039.

[117] 陈赟，钱菁，夏桂成. 夏桂成教授辨治卵巢功能低下性不孕症经验探析[J]. 北京中医药大学学报，2013，35（2）：129-131.

[118] 刘会玲，梁艳，尹燕飞. 李颖教授治疗不孕症经验[J]. 中医临床研究，2013，5（20）：58-59.

[119] 曾素真. 台湾张步桃治疗不孕症临床经验与学术思路探讨[D]. 广州：广州中医药大学，2013.

[120] 何志干. 衡通法治疗不孕症体会[A]. //中华中医药学会. 首届国际中西医学汇通学术研讨会暨衡通法专题会议论文汇编[C]. 2013：2.

[121] 杨丽丽，韩延华，曹慧艳，等. 韩延华治疗不孕症的临证用药规律简析[J]. 世界中西医结合杂志，2014，9（11）：1165-1167，1176.

[122] 杨永琴，尤昭玲. 尤昭玲对宫腔粘连不孕症经验介绍[J]. 辽宁中医杂志，2014，41（9）：1826-1828.

[123] 汪洪燕，李晓玥，李慧. 李慧治疗不孕症之经验[J]. 广西中医药，2014，37（4）：59-60.

[124] 马德聪. 夏桂成教授诊治排卵障碍性不孕的临床思路及方法研究[D]. 南京：南京中医药大学，2014.

[125] 施永洁，李祥云，刘玮. 浅谈不孕症的中医疗法——李祥云教授妇科经验[J]. 世界中医药，2014，9（3）：338-339，342.

[126] 尚云冰，曾国书，娄政驰. 姜建国治疗不孕症经验[J]. 长春中医药大学学报，2014，30（1）：56-58.

[127] 梁君昭. 梁毓华治疗不孕症经验[J]. 实用中医药杂志，2014，30（1）：55.

[128] 张帆，吴丽敏，韩辉，等. 韩明向治疗原因不明性不孕症经验[J]. 实用中医药杂志，2015，31（12）：1173.

[129] 张阳，任楚岚. 王秀云教授治疗输卵管性不孕验案分析[J]. 辽宁中医药大学学报，2015，17（6）：8-10.

[130] 薛勤梅. 张晋峰主任治疗排卵障碍性不孕症经验[J]. 山西中医学院学报，2015，16（4）：61-62，64.

[131] 周夏芸，尤昭玲. 尤昭玲对多囊卵巢综合征不孕症 ART-ET 助孕的中医辅治[J]. 辽宁中医杂志，2015，42（11）：2085-2088.

[132] 毛燕. 高才达老师治疗不孕症经验[J]. 河北中医，2015，37（11）：1610-1612.

[133] 凌沛. 班秀文教授诊治不孕症用药规律初探[J]. 内蒙古中医药，2015，34（8）：47-48.

[134] 宋宁，李浪辉，秦祖杰，等. 黄瑾明诊治不孕症思路探析[J]. 中国中医基础医学杂志，2015，21（8）：1029-1030.

[135] 李成文，杨艳芳. 门成福教授治疗多囊卵巢综合征不孕经验[J]. 中华中医药杂志，2015，30（7）：2411-2413.

[136] 欧阳虹，董春来，徐涟，等. 姚氏新加五子汤治疗排卵障碍性不孕症临床研究[J]. 云南中医中药杂志，2015，36（6）：24-27.

[137] 曹俊岩，曾莉，马卫东，等. 何成瑶教授对女性排卵障碍性不孕症的诊治特色[J]. 内蒙古中医药，2015，34（2）：51.

[138] 熊晓东，洪家铁. 洪家铁教授按经期前、后气血变化规律辨证治疗女性不孕症的经验[J]. 中国实用医药，2015，10（2）：229-230.

[139] 张科发，张科进，傅晓骏. 婺州名中医张兆智治疗不孕症经验浅述[J]. 浙江中医杂志，2016，51（12）：911.

[140] 张国华. 王秀云教授不孕症中医治疗思路[J]. 长春中医药大学学报，2016，32（6）：1160-1162.

[141] 郑波，戴芳芳，李慧，等. 中医心理疗法在不孕症治疗中的运用[J]. 中医外治杂志，2016，25（6）：27-29.

[142] 杨永琴，尤昭玲，游卉，等. 尤昭玲对不孕病症中医治疗及试孕方案经验[J]. 中华中医药杂志，2016，31（11）：4559-4562.

[143] 李冉，连方. 连方治疗卵巢低反应性不孕症经验[J]. 湖南中医杂志，2016，32（9）：38-40.

[144] 王一花，杨悦娅. 杨悦娅主任论治不孕症[J]. 新中医，2016，48（8）：244-246.

[145] 魏智慧，王辉皪，严春玲，等. 王成荣治疗排卵功能障碍性不孕症经验撷要[J]. 中国中医药现代远程教育，2016，14（13）：67-68.

[146] 姬晓丽，李灵芝. 李灵芝教授治疗排卵障碍性不孕症经验[J]. 光明中医，2016，31（9）：1226-1227.

[147] 佟雅婧，张会仙，陈燕霞，等. 马堃教授治疗排卵障碍性不孕用药特点[J]. 中国中药杂志，2017，42（23）：4459-4463.

[148] 李楠，刘丽，袁孟珂，等. 龙江韩氏妇科治疗不孕症医话[J]. 临床检验杂志（电子版），2017，6（3）：512-513.

[149] 魏有为，任青玲. 夏桂成补心肾调周法论治多囊卵巢综合征性不孕症[J]. 中医药临床杂志，2017，29（8）：1179-1182.

[150] 王瑞，陈莹. 陈莹治疗多囊卵巢综合征所致不孕症的经验[J]. 江西中医药，2017，48（8）：24-26.

[151] 哈虹. 张吉金教授治疗不孕症验案举隅与思路分析[J]. 天津中医药，2017，34（6）：367-369.

[152] 叶芳建，汪明德. 汪明德辨治排卵障碍不孕症经验[J]. 中国中医药现代远程教育，2017，15（11）：90-91.

[153] 李文英，曲夷. 姜建国从厥阴理法辨治 PCOS 型不孕经验[J]. 山东中医杂志，2017，36（6）：491-493.

[154] 吕烈洋. 田玉美教授治疗不孕症学术思想及临床经验研究[D]. 武汉：湖北中医药大学，2017.

[155] 朱敏，耿红玲，李晖. 褚玉霞教授治疗排卵障碍性不孕症临床经验[J]. 河北中医，2018，40（12）：1765-1767.

[156] 冯彩红，张菁. 张丽蓉治疗不孕症经验[J]. 湖南中医杂志，2018，34（9）：43-44.

[157] 张莉，张晓甦. 辨证与辨病结合治疗不孕症[J]. 浙江中医药大学学报，2018，42（7）：550-552，560.

[158] 许淑怡，孙益. 施燕基于肝与天癸理论辨治不孕症经验浅析[J]. 新中医，2018，50（7）：253-255.

[159] 潘珮兰. 台湾妇科名医赖荣年治疗不孕不育症学术思想和经验整理[D]. 广州：广州中医药大学，2018.

[160] 刘奇英，黄高艳，丁正香. 尤昭玲教授运用"阳化气，阴成形"治疗不孕症的经验[J]. 中医药导报，2018，24（8）：130-131.

[161] 荆海云，陈梅，李楠，等. 基于"通补冲任"理论探讨排卵障碍性不孕症的中医治疗[J]. 江苏中医药，2019，51（10）：12-14.

[162] 徐秀丽，刘雁峰，谢宝珍，等. 近代燕京妇科名家诊治不孕症的经验浅析[J]. 世界中医药，2019，14（9）：2528-2532.

[163] 邹文君，李吉彦，李朝辉，等. 从气论治排卵障碍性不孕思路探讨[J]. 环球中医药，2019，12（8）：1245-1247.

[164] 常文蕊，张大伟. 张大伟教授治疗肝肾阴虚型不孕症经验拾要[J]. 中医临床研究，2019，11（15）：122-125.

[165] 包容. 张良英教授不孕症"一条龙"学术经验总结——温肾促卵方治疗不孕症的临床研究[D]. 昆明：云南中医药大学，2019.

[166] 韩烁烁，闫朋宣，杜宝俊，等. 杜宝俊教授治疗未破裂卵泡黄素化不孕症的临床经验[J]. 世界中西医结合杂志，2019，14（2）：182-184.

[167] 徐小芳，金志春. 金志春辨治卵巢早衰性不孕症的临证经验[J]. 中西医结合研究，2019，11（1）：45-47，53.

多囊卵巢综合征

多囊卵巢综合征（polycystic ovary syndrome，PCOS）以月经紊乱、不孕、多毛、肥胖、痤疮、双侧卵巢持续增大，以及雄激素过多、持续性无排卵为重要特征，是一种多因性、临床表现多态性的内分泌综合征。PCOS 是导致不孕的主要原因之一，妊娠后自然流产风险也增加，其远期并发症包括子宫内膜癌、乳腺癌、糖尿病、高血压、心血管疾病、肿瘤等。

本病的辨证论治可参考中医学的"月经后期""闭经""经期延长""不孕""崩漏""癥瘕"等。

一、诊治纲要

（一）诊疗思路

中医学认为，多囊卵巢综合征发病多由肾-天癸-冲任-胞宫轴之功能失调，与肾、肝、脾三脏功能失常密切相关，以肾为主。肾虚天癸迟至，脾虚内生痰湿，阻塞冲任；气机不畅，肝失疏泄，血行瘀滞；肝郁犯脾，内生湿热；虚、痰、瘀、热互结，虚实错杂；冲任不能相资，胞宫藏泻失职，以致月经停闭。肾虚为本病发病之本。先天禀赋不足，天癸迟至，冲任得不到濡养，血海不盈，致月经后期，甚至闭经，而难以受孕。肾虚不能封藏固摄，致"肾-天癸-冲任-胞宫"生殖轴功能异常，胞宫蓄溢失常，出现月经先期、崩漏，甚至不孕。痰湿、瘀血、湿热为本病发病的重要因素。素体脾虚或脾肾两虚，运化失司，水湿停滞，酿成痰饮；或素体肥胖，脂膜壅塞，阻滞冲任，胞脉不通，湿痰流饮困阻血海，经血不行，甚至不孕。情志内伤，肝气郁结，气滞血行受阻；或经行、产后调摄不慎，房室所伤，邪气与余血相结；或肾气虚推动无力，肾阳虚血失温运，肾阴虚阴血亏虚，导致血行不畅，瘀阻冲任，致冲任、胞脉阻滞，胞宫藏泻失职，月经不行，不孕。情志抑郁，肝郁犯脾，脾虚失于运化，湿由内生；肝郁化热，湿热互结，下注冲任，气机受阻，月经不行、不孕。痰湿、湿热、瘀血即是导致 PCOS 发生的重要因素，而本病发展过程中又可形成痰湿、湿热、瘀血等病理产物，形成恶性循环，进一步导致病情进展。

多囊卵巢综合征的辨证，首辨虚实寒热。虚者以肾虚为主，当进一步分辨肾阴虚、肾阳虚之不同；实者以肝郁化火、痰湿阻滞、气滞血瘀为多见。本病特点是热证多寒证少，实证多虚证少，常见兼夹证，病情复杂，容易反复。其次，辨体质。多囊卵巢综合征患者，常出现两种体型集中分布的情况。一种是第二性征表现不明显，乳房发育欠丰，身材瘦小，平素忧郁面貌，神情多烦闷不乐，即属瘦型。此型病位主要在心肝，多属气郁质，是由于长期情志不畅，气机郁滞而形成的体质状态；另一种即为常见的肥胖体型患者，腹部肥满松软，面部皮肤油脂较多，眼胞微浮，容易困倦等。此型病位主要在心脾，多属痰湿质，是由于水液内停而痰湿凝聚，以黏滞重浊为主要特征的体质状态。再次，应当分青春期和育龄期之不同。

多囊卵巢综合征的治疗，首先分青春期和育龄期两阶段论治。青春期重在调经，以调畅月经为先，恢复月经周期为根本；按照月经病的辨证要点，抓住月经的期、量、色、质和全身情况加以辨证，区分虚实。闭经者采用"虚则补而通之""实则泻而通之"的治疗原则；月经周期紊乱，经量多或淋漓不净，针对病因病机，肾虚者补肾固摄冲任，瘀热者清化而固冲，痰湿者须涤痰化浊。总之，青春期月经的恢复是治疗的目的。对于育龄期患者，生育是重要环节，调经意在种子。肾主生殖，不孕与肾关系密切，临证多从肾辨治。其次，应根据月经周期中各阶段的阴阳消长变化、气血盛衰，灵活应用周期疗法，选用不同的方药进行治疗。再次，对于不同体质患者，气郁质（瘦型）治疗以疏肝泻火养心为主；痰湿质（肥胖型）治疗以补肾健脾、化痰祛湿为主。另外，要注意患者胰岛素及雄激素水平变化，合理膳食，控制血糖和调节脂质代谢紊乱，促进恢复排卵和生育功能。患者要注意生活方式，加强运动锻炼，控制体重。

（二）辨证论治

综合《中医妇科常见病诊疗指南》《中医妇科病证诊断疗效标准》《实用中医妇科学》《中医妇科临床研究》《中西医结合妇产科学临床研究》以及名老中医经验等，将多囊卵巢综合征的辨证论治要点概括为以下几个方面。

1. 肾虚证

临床表现：月经初潮迟至、后期、量少，色淡质稀，渐至经闭；或月经周期紊乱，偶有崩漏不止，经量多或淋漓不净，或经期延长；多毛、痤疮，腰腿酸软，头晕耳鸣，面色无华，身疲倦怠，畏寒，便溏；带下量少，阴中干涩，婚后日久不孕；舌淡苔薄，脉沉细。

基本病机：肾气亏虚，精血衰少，冲任失养。

常用治法：补肾助阳，滋肾调经，调理冲任。

2. 肾虚血瘀证

临床表现：闭经，或月经后期，或月经量少，甚则不孕；经色黯或紫黯或淡红，有血块，经行不畅或小腹（或少腹）疼痛；或婚后久不孕，肥胖，多毛，痤疮，皮肤溢脂；面色黯或黯斑，腰膝酸软，或足跟痛，性欲减退，小便清长或频，或带下量多，或头晕耳鸣，神疲乏力，或盗汗，或口干不欲饮；舌淡黯或有瘀点、瘀斑，或有舌下静脉瘀血，脉细涩或尺脉沉细。

基本病机：肾虚血滞，瘀阻胞脉。

常用治法：补肾活血，化瘀通经，补益冲任。

3. 气滞血瘀证

临床表现：月经后期量少，经行有块，甚则经闭不孕；精神抑郁，心烦易怒，小腹胀满拒按，或胸胁满痛，乳房胀痛；舌体黯红有瘀点、瘀斑，脉沉弦涩。

基本病机：气机郁结，冲任瘀阻。

常用治法：行气活血，祛瘀通经。

4. 肝经湿热证

临床表现：月经稀发、量少，甚则经闭不行，或月经紊乱，淋漓不断；带下量多色黄，外阴瘙痒；面部痤疮，毛发浓密，胸胁乳房胀痛，便秘溲黄；舌红，苔黄腻，脉弦或弦数。

基本病机：湿热蕴结肝经，循经下注，冲任失养。

常用治法：泻肝清热，除湿调经。

5. 脾虚痰湿证

临床表现：月经后期、量少，甚则停闭；形体肥胖，面额痤疮，多毛，喉间多痰，头晕胸闷，疲乏无力；带下量多，婚久不孕；舌体胖大，色淡，苔厚腻，脉沉滑。

基本病机：脾虚运化失司，聚湿生痰，痰湿阻滞，冲任失调。

常用治法：化痰除湿，通络调经。

二、名 家 心 法

1. 尤昭玲

【主题】　肾虚为主，心肝脾失调

【释义】　尤昭玲认为，多囊卵巢综合征的病机主要是肾虚为主，肝郁脾虚，痰瘀为标，与心神失藏有关。①肾虚为主。肾主藏精，肾精通过经脉滋养冲任。临床上多囊卵巢综合征多于青春期月经初潮后即发病，其直系亲属中有月经不调、糖尿病、高血压等病史，说明该病的发生与禀赋不足有关。②肝郁脾虚。肝主疏泄，疏调气机，流畅气血，疏通经络，并与冲任二脉通过经络相连。若素体脾虚，或肝郁乘脾，脾失运化，不能输布水谷精微，则形成痰、湿。③痰瘀为标。痰瘀互结相生为病，痰浊是本病最基本的致病因素，能直接或间接影响脏腑、经络、气血，引起疾病的发生发展，成为致病因素。肾肝脾三脏功能失调，水液代谢失常，水湿痰浊内生，致痰湿壅阻，或脂膏夹湿阻滞冲任及胞脉，致经滞而行，壅塞胞宫。④心神失藏。心主血脉、心藏神，主神志，情志与五脏气血密切相关，是通过心神的调节来实现的，是以心神为主导的各脏腑机能活动的综合体现。（杨永琴，尤昭玲. 尤昭玲教授对 PCOS 患者行 IVF-ET 的中医辅助治疗经验[J]. 湖南中医药大学学报，2015，35（7）：21-24.）

【主题】　假定月经促排卵助孕

【释义】　假定月经促排卵助孕法，是指对于闭经有妊娠要求的多囊卵巢综合征患者，在排除妊娠、阴道 B 超提示内膜 6～10mm 且卵泡均值＜12mm 前提下，不受其月经周期时间限制，以就诊当日设定为月经第 5 天，就诊当日晚 9 点后始服用促排卵药物。此促排卵法虽无月经或者并未处于卵泡生长期，但何时促排卵均在同一起跑线上。中医治疗分为行经期和经后期：行经期（月经第 1 天至 6 天）予以清扫子宫，治疗原发性痼疾；经后期（月经第 7 天至第 16 天）调泡养膜，助其早日自孕。行经期是新旧交替之时，此时血海由满而溢，因势利导，消除宫腔炎症，改善盆腔环境，定位在肝、心、脾，治以行气活血、化瘀调经，以内炎方（蒲公英、紫花地丁、板蓝根、大青叶、党参、黄芪、白术、香附、甘草等）加减。经后期是卵泡发育关键时刻，定位在肾、脾、肝，治以补肾填精、宣散脉络，促卵泡生长，方用助卵汤（菟丝子、枸杞子、覆盆子、三七花、橘叶、党参、黄芪、白术、山药、莲子、石斛、百合、甘草等）加减。（陶蔚娟，丁青. 尤昭玲"假定月经促排卵助孕法"诊治无排卵性多囊卵巢综合征经验[J]. 河南中医，2018，38（4）：524-526.）

2. 柴松岩

【主题】 肾虚脏腑功能失调，气化功能低下

【释义】 柴松岩认为，多囊卵巢综合征病机复杂，并相互关联。①肾虚是发病之源。肾在女性月经产生与调节及参与生育与生殖活动中起主导作用，涉及脏腑、气血、天癸、冲任等各个环节功能协调及相继。任何环节的功能低下或失调，均会引起以月经异常为主要临床表现的相关的病理改变。天癸的"至"与"竭"，冲任的"盛"与"衰"，月经的"行"与"止"，皆由肾气盛衰来主宰。②脏腑功能失衡是 PCOS 病理状态持续存在的条件。脏腑功能活动维持的基础是血，而月经的本质也是血。《灵枢·五音五味》云："冲脉任脉皆起于胞中。"《灵枢·逆顺肥瘦》云："夫冲脉者，五脏六腑之海也。"可见冲脉与女子胞之相连关系及接受十二经脉及五脏六腑之血得以充实。血海空虚则月经闭止，孕育无望。《素问·咳论》云："五脏六腑皆可令人咳。"因此提出"五脏六腑皆可令人患月经病，皆可令人患不孕"。③气化功能低下、失调，是 PCOS 病理状态难以改善的关键所在。各脏腑的功能活动正常，各脏腑间的功能活动相互协调才能维持女性正常的生殖内分泌活动，任何环节衔接失常均会产生月经或生殖功能的异常。因此，除重视肾、脾、肝的功能活动状态外，文中还提出"二阳之病"，注意"心肺肾"在发病中的作用等观点。（华苓. 柴松岩治疗多囊卵巢综合征经验[J]. 北京中医药，2011，30（7）：494-498.）

3. 王东梅

【主题】 肾虚血瘀是重要病机

【释义】 王东梅认为，肾虚血瘀是多囊卵巢综合征的重要病机。此病的发生，主要是由于肾-天癸-冲任轴之间相互调节失约所致。肾虚是本，先天禀赋不足，或房事不节，或惊恐伤志，或邪气损伤，造成肾的生理功能失常，致使肾的阴阳失衡，生精化气生血功能不足，天癸的产生与分泌失调，冲任失养或不畅，均可导致月经失常和不孕。肾中精气亏虚，精血匮乏，可致闭经、不孕；肾阳耗损，命门火衰，虚寒内生，有碍气化与升腾，以致发生气血、冲任、胞宫失煦，脉失流畅，导致生殖机能减退，而见性欲降低，月经后期或不行，宫寒不孕；肾阴亏虚，精血不足，冲任胞宫失养，可致月经后期，月经量少，闭经，从而影响孕育。肾气虚则无力推动血液运行，血失流畅至血瘀。瘀血内阻，又影响肾精的充养及肾气的化生，从而加重肾虚，终致肾虚血瘀的复合病机。所以本病以肾虚血瘀为主，治用自拟石英毓麟汤（紫石英、淫羊藿、菟丝子、续断、当归、川牛膝、川芎、枸杞子、白芍、三棱、莪术、香附、花椒），全方重在补肾活血，佐以养血行气，使肾中阴阳平衡协调，气血周流调畅，并能摄精成孕。（苏椿淋，张婧. 王东梅治疗多囊卵巢综合征经验[J]. 中医杂志，2006，47（12）：900.）

4. 丁启后

【主题】 肾脾虚亏为本，痰瘀内阻为标

【释义】　丁启后认为，PCOS 常因禀赋不足，素体亏虚，多孕多产，劳倦内伤，情志刺激等导致。病变脏腑主要责之于肾、脾、肝。肾脾虚亏，阴阳失调，气血不和为本；痰湿壅滞，肝郁血瘀，痰瘀内阻为标。主要病机：一是肾脾阳虚，痰湿蕴结体内，痰湿脂膜阻滞冲任胞宫；二是肝肾阴亏，血海空虚；三是肝郁血瘀，血海不能按时满盈，冲任不能相资。以上导致月经稀发、闭经、不孕、肥胖；郁热内生，见痤疮、多毛等。主张将多囊卵巢综合征分为气虚痰湿型、肝郁血瘀型、阴虚肝郁型辨证论治，以健脾温肾、滋养肝肾、燥湿化痰、疏肝活血为治疗方法。对肝郁气滞，肾虚痰瘀 PCOS 所致不孕症，用自拟"疏肝活血种玉汤"（北柴胡、炒白术、白芍、川楝子、当归、川芎、香附、胆南星、茯苓、苍术、陈皮、丹参、月季花、益母草、桂枝、甘草），常获良效。（丁丽仙. 名老中医丁启后诊治多囊卵巢综合征的经验介绍[J]. 贵阳中医学院学报，2013，35（3）：1-2.）

5. 戴德英

【主题】　肝肾阴虚为本，痰湿郁火为标

【释义】　戴德英认为，多囊卵巢综合征的基本病机以肝肾阴虚为本，痰湿郁火为标。肝肾阴虚，冲任气血涩少不通，而致月经稀少，甚至闭经、不孕等。阴虚日久必生虚火、郁火，虚火煎熬津液，炼液为痰，故患者又有口干、痤疮、肥胖等痰湿郁火的表现。论治法，滋阴清热为主，化痰活血为辅。自拟地知柏方（生地黄、知母、黄柏、胆南星、陈皮、枳实、香附、当归、桃仁、川牛膝、生甘草）治疗本病。诸药合用，使肝肾阴虚得补，虚火得清，痰浊得化，诸症可除。在临证中，又根据患者不同表现随症加减。若肥胖明显，酌加礞石、生山楂；若面部痤疮明显，加金银花、泽兰；便秘重者加制大黄；若患者又有畏寒、便溏等阳虚表现，去当归，加淫羊藿、紫石英、巴戟天。（刘丽清，蔡平平. 戴德英治疗多囊卵巢综合征经验[J]. 中医杂志，2002，43（4）：261.）

6. 张玉珍

【主题】　枢机不利，藏泻失常

【释义】　张玉珍认为，少阳主枢，疏利气机，通调水道，胆腑疏泄正常，则枢机运转使人体气机出入正常，升降自如，开阖有度。PCOS 的病位在于卵巢，卵巢孕育卵子成熟犹如藏，卵子成熟而后排卵犹如泻，如此一藏一泻全赖少阳枢机的调畅。冉雪峰注《伤寒论》，论及少阳主枢，可以内枢可以外枢，可以上枢可以下枢，外枢以小柴胡汤，下枢以大柴胡汤。大多数 PCOS 患者临床表现呈现多样性，应用《伤寒论》少阳病辨证论治理论来分析，存在着枢机不利的共同病机。故提出枢机不利是 PCOS 的重要病机。卵巢中卵泡的发育、成熟、排卵，藏泻分明，是正常生殖生理现象。当枢机不利时，使卵巢的开阖不利，藏泻失常，表现为多囊卵巢及月经异常等。枢机不利的 PCOS 患者，临床上出现不排卵、卵巢呈多囊的现象，生化指标均以高雄激素血症和 LH/FSH 比值异常增高，并常伴有随年龄增长而出现糖尿病、高脂血症等。临床表现为月经失调、不孕、肥胖、多毛、痤疮等症状。以加味大柴胡汤调理枢机，治疗多囊卵巢综合征，是有效的治法。（徐慧茵. 调理枢机法治疗多囊卵巢综合征的临床研究[D]. 广州：广州中医药大学，2008.）

7. 魏子孝

【主题】　"抓主症"，中医辨病与辨证相结合

【释义】 魏子孝在诊疗疾病时，采用"辨病与辨证相结合"的诊疗模式，大体步骤如下：明确诊断→抓主症→确定标本先后→确定基础方→随症加减处方→进行疗效评价。"主症"是首要解决的问题，当临床上出现多种症状时，抓主症可以使主要问题明朗化，辨证过程简单化，体现了中医辨病（指中医病名）与辨证相结合的思路。PCOS 患者常有多种兼症，"抓主症"则可以明确疾病中医诊断，有利于辨别疾病的证型，分清标本先后，进而选定主方。根据患者体重指数及体型，将 PCOS 患者分为肥胖型和非肥胖型，肥胖者以健脾行气化痰、佐以补肾调经为主，治法上以"消"为主，重在健脾化湿、理气化痰，代表方为苍莎导痰丸或启宫丸加减（苍术、香附、制天南星、枳实、法半夏、茯苓、陈皮、神曲、川芎、山楂、海藻等）。肥胖需与调经同治，调经以养血温肾为常法，结合女性经血阴阳消长转化规律的生理特点进行加减治疗。非肥胖患者以养血补肾、疏肝调经为主，如以月经紊乱和不孕为主要表现，用四物汤、二仙汤、五子衍宗丸合逍遥散加减，强调在补肾时应注意肾中阴阳的关系，以求阴阳平衡，水火相济。同时注意调畅情志，随症加减。（余欢欢，张广德. 魏子孝治疗多囊卵巢综合征经验[J]. 中医杂志，2015，56（18）：1545-1547.）

8. 蔡小荪

【主题】 育肾调经，以通助孕

【释义】 蔡小荪认为，治疗多囊卵巢综合征不孕患者，可以采用通、调相结合的方法。调则育肾填精，通则祛痰化瘀。由多囊卵巢综合征导致的月经延期或停闭，切不能急切图功、妄事攻伐，当以调为主，育肾为先。肾精充盛则经水生化有源，结合化痰祛瘀之通法，可令胞脉通畅，月水按时以下，经调方能种子。从现代医学角度分析，补肾能助卵子生长发育，活血通络可使卵子成功突破增厚的卵巢白膜而顺利排出，化痰消脂则能减轻体重，使体内异常的激素环境得到一定的纠正，从而令月经恢复正常，成功种子。并自拟补肾养血、化痰通络之多囊方（黄芪、当归、川芎、生地、熟地、皂角刺、肉苁蓉、淫羊藿、龟板、鳖甲等），根据基础体温的变化，随证加减。方中黄芪补气能促进卵泡发育成熟，皂角刺活血通络可助成熟卵子排出，两药伍用益气通络，在促排卵方面发挥着重要的作用；肉苁蓉补肾助阳、益精血，配伍仙灵脾能促使卵泡生长发育；龟板配鳖甲可滋肝肾之阴，以阴中求阳，促使卵泡发育成熟，鳖甲另能软坚散结使卵子顺利排出；青皮与陈皮相配一升一降，能燥湿化痰，减轻体重；另取生地和熟地、当归和川芎补血活血，养血调经。（许华云，付金荣. 蔡小荪治疗多囊卵巢综合征不孕症的临床经验[J]. 辽宁中医杂志，2012，39（8）：1466-1468.）

9. 胡国华

【主题】 补肾促卵是治疗的关键

【释义】 胡国华认为，女子之精，是为生殖之本，精又与血密不可分。女性正常排泄月经，呈周期性变化，最显著的特征就表现在卵巢排卵，月经如期而至，并周而复始。多囊卵巢综合征所致闭经、月经过少、月经后期，其病机多为精血不足或邪气阻滞，导致血海不能按时满溢。补肾促卵是其治疗的关键。治疗本病需注重虚实辨证，辨明虚实孰多孰少。"经水出诸肾"，虚证多由肾虚血亏所致，治当补肾填精、养血柔肝、健脾益肾；实证多有血瘀、肝郁、痰凝，治以活血通经，兼以疏肝行气、燥湿化痰。虚证常兼腰酸尿频等肾虚之象，故选用巴戟天、肉苁蓉、川断、杜仲、狗脊、桑椹子、菟丝子、枸杞子等补肾之药为主，佐以当归、川芎、鸡血藤、白芍等养血调经；肾气充盛，则血海自然充盈而经来；若兼脾虚者加党参、白术、茯苓、白扁豆、山药、莲子肉、薏苡仁等。（张静，谷灿灿，胡国华.海派中医妇科名家胡国华教授诊治多囊卵巢综合征临证经验[J].四川中医，2014，32（7）：3-5.）

10. 刘雁峰

【主题】 补肾解郁调冲，重视情志疗法

【释义】 刘雁峰以补肾解郁调冲为基本治法，贯穿整个治疗周期；并根据临床症状，佐以健脾祛湿、活血通络等法；使得肾藏精、肝疏泄功能正常，冲任气血调和，从而恢复女性生殖网络的平衡状态。基础方为：女贞子、枸杞子、沙苑子、桑椹、紫石英、骨碎补、桑寄生、川断、丹参、郁金、香附、茯苓、当归、赤芍等。在临床中以基础体温、B超监测卵泡和内膜情况，抓住真机期，指导临床治疗，而非机械采用周期疗法。当内膜>0.7cm，且出现优势卵泡，即将进入氤氲期后，在基础方上加川芎、羌活、益母草，活血通络，促进阴阳转化。排卵后，基础方加菟丝子、阿胶、苏梗，益肾养血理气，调经与安胎并举。临证时，注重情志疗法，善于倾听和沟通，为患者排解烦恼；尤其针对压力较大的患者，耐心地开导患者，劝诫其尽量调节好工作和生活，要作息规律，食饮有节，增加锻炼，培养自己的个人爱好，使注意力转移，心情放松。患者如能调养情志，保持乐观积极的生活态度，减少外界应激对机体造成的影响，调整机体气机，可使气血阴阳在新的条件下达到平衡。（李冰冰，刘雁峰，申萌萌，等.刘雁峰治疗多囊卵巢综合征经验采撷[J].中华中医药杂志，2019，34（3）：1067-1069.）

11. 韩延华

【主题】 补肾调经促排卵，因时论治调周期

【释义】 韩延华认为，肾精充盈是卵子和月经正常的前提，肾阴为卵子的成熟提供物质基础，肾阳为卵子的排出提供动力，两方面缺一不可。肾精亏虚致卵子难以发育成熟或排出困难是排卵障碍的根本原因。对于有生育要求的PCOS患者，主张注重补肾调经促排卵，并建议患者月经周期建立后，在月经第12天开始用B超监测排卵，以了解患者卵泡发育及排卵情况。若患者卵泡发育欠佳和（或）排卵功能障碍时，可根据月经周期中各阶段的阴阳消长变化、气血盛衰，分别因时论治，选用不同的方药进行治疗。在经后用补肾填精之中药促进卵泡发育，排卵期用益气活血化瘀药以促进卵泡排出，排卵后用补肾养血药以利孕卵的着床发育。对于顽固性排卵障碍者，可配合西药克罗米芬促排卵，用该药时应从小剂量开始，并用超声密切监测排卵，防止卵巢过度刺激综合征的发生。PCOS的发生以肾虚为本，肾藏精主生殖，肾气虚则胎元不固，易出现胎动不安。一旦PCOS患者助孕成功，应尽早予以补肾安胎治疗。一般保胎治疗至妊娠3个月为宜，以提高妊娠成功率。（蔡淑侠，韩延华，冯聪，等.韩延华教授诊治多囊卵巢综合征经验[J].长春中医药大学学报，2017，33（4）：563-565.）

12. 朱南孙

【主题】 益肾温煦助发育，补肾通络促排卵

【释义】 朱南孙认为，肾中固藏元阴元阳，肾气充足则能蒸化元阴，气化元阳，天癸则能不断得到充养资培，保持旺盛持续的生理效应。若肾之真阴真阳不足，则气化乏力，天癸不充，其生理功能就减弱衰退。多囊卵巢综合征患者的卵巢当中往往可见10余个小卵泡，缺乏

优势卵泡，卵泡发育迟滞、不成熟，难以突破卵巢而最终闭锁。肾虚不足，蕴育乏力，因而卵泡发育迟滞；卵泡排出困难，又与肾气虚推动无力有密切关系。因而提出"益肾温煦助卵泡发育，补肾通络促排卵泡排出"的治疗法则，从源头上补足肾气，资助天癸，促使卵泡能不断受到滋养、鼓动、温煦、勃发，而最终能发育成熟。此法于月经第1～10天，选用巴戟肉、菟丝子、山茱萸、肉苁蓉、仙茅、淫羊藿、熟地黄、当归等药，温补肾阳与益肾之阴相结合，以求阴阳相济，生化无穷，冲脉盛，血海盈，经水则能应月而溢泄；并于月经的第10天以后，选用党参、黄芪、黄精、山药、砂仁、白术、莪术、皂角刺等，以补气虚不足而增其动力促卵泡成熟排出。（杨悦娅. 朱南孙治疗多囊卵巢综合征的思路与方法[J]. 上海中医药杂志，2006，40（1）：43-44.）

13. 谈勇

【主题】 补肾为本，燮理阴阳为关键

【释义】 谈勇认为，经本于肾，经水全赖肾水的施化，只有肾气盛，才能天癸至，任脉通，太冲脉盛，月经以时下。多囊卵巢综合征乃因肾-天癸-冲任-胞宫之间失去平衡所致，而肾是主要环节，从肾论治是治疗本病的关键。其主要临床表现是月经异常，多数表现为继发性闭经，闭经前常有月经稀发或过少；少数以月经量多，甚至崩漏经血淋漓不止为表现。问诊需特别重视患者症状的变化。肾之阳气有推动月经周期变化的作用，若肾虚气化不利，助肝脾运化的功能减弱，脾虚则痰湿产生，阻滞经脉，冲任失调而致月经过少或稀发，渐至闭经；肝失疏泄则肝气郁滞，生火而伤阴精，肾虚不固，则见月经量多，甚至崩漏，经血淋漓不止的表现。临床常用补肾燮理阴阳治法，以促进气血活动、排出卵子。若偏于阴虚治以滋阴为主，稍佐通络；若偏于阳虚则补肾助阳，脾肾双补。并将月经周期简化为经后期和经前期，提出滋阴补阳序贯法，即经后期滋补肾阴、经前期补肾助阳。（赵薇，谈勇. 谈勇教授治疗多囊卵巢综合征经验介绍[J]. 新中医，2010，42（2），99-100. // 王魏. 谈勇教授治疗多囊卵巢综合征经验[J]. 中医研究，2018，31（10）：33-35.）

14. 马堃

【主题】 补肾填精活血，找准的候为要

【释义】 马堃认为，胞宫司月经，而肾与胞宫相系，藏精主生殖，为天癸之源、冲任之本。肾气的盛衰主宰着天癸的至与竭。肾有阴阳二气，为水火之宅，肾为五脏阴阳的基础，肾气是女子孕育的根本。肾虚能致瘀，瘀血阻滞胞宫胞络，使新血不生，血行不畅，气机受阻，气血运行不利，血不归经，致月经不调或闭经、不孕而发本病。而脉络瘀阻则碍肾精充养和肾气化生，加重肾虚。由此可见，肾虚血瘀是多囊卵巢综合征月经不调、不孕症的根本病机。卵子为肾之"阴精"，卵子的发育与成熟与肾气的充盛密切相关，肾阴是其生长发育的物质基础，是卵子发育成熟的前提条件。补肾促进卵子发育成熟，经水调畅；在补肾基础上配合活血，在"氤氲的候"重阴转阳特殊时期，能促进已成熟卵子正常排出，补肾活血法，使冲任气血调畅，有调经种子之功。针对肾虚血瘀的根本病机，运用补肾活血促卵方（菟丝子、桑寄生、川断、枸杞子、女贞子、鸡血藤、泽兰、蒲黄、当归、川牛膝、益母草、赤芍、丹参等）治疗本病。整体调节"肾-天癸-冲任-胞宫轴"，同时促进胞宫胞脉气血充沛，在氤氲"的候"具有重阴转阳特殊作用。用药期间帮助患者找准排卵期（的候），指导在有效期（排出成熟卵子24～48

小时内）同房，有助于增加其成功受孕机会。（金炫廷，马堃，单婧. 补肾活血中药治疗多囊卵巢综合征导致排卵障碍性不孕的临床研究[J]. 中国中药杂志，2014，39（1）：140-143.）

15. 傅萍

【主题】 调经助孕，重视整体，剿扶并举

【释义】 傅萍认为，既要重视从中医妇科角度调经助孕，又要重视多囊卵巢综合征的肥胖、多毛和内分泌改变，如高雄激素血症、高胰岛素血症、胰岛素抵抗、高脂血症，也要注意预防远期并发症子宫内膜癌的发生，重视机体的整体状态，剿扶并举。其中，肾虚是发病关键，脾肾阳虚，脾阳失运，正虚而邪实，导致痰湿阻滞；肝肾亏虚，阴虚血燥，精血不足，气血虚弱，无血可下；肾气虚，无力行血，气滞血瘀，脉道不通，经血不得下行等，故诸证不忘补肾。痰湿、瘀血内阻为其常见的病理环节，故扶正不忘祛邪，补肾运脾不忘理气行滞、祛除痰湿和瘀血；祛邪不忘扶正，祛除痰湿和瘀血时，兼顾补肝阴，健脾阳。冲任二脉的充实通盛，与月经的来潮、孕育有着极其密切的关系，当善于通过温阳补肾、健脾调肝、化痰行血实现调理冲任之目的。（姜萍. 傅萍教授治疗多囊卵巢综合征经验[J]. 浙江中医药大学学报，2014，38（1）：36-39.）

16. 蔡连香

【主题】 肾肝脾三脏同治，气血同调

【释义】 蔡连香认为，本病以肾虚为本，以脾肾不足、痰瘀互阻和肝肾不足、阴虚火旺两种证候多见。依据中医病机，治疗以补肾养血为主，佐以健脾祛湿化痰或疏肝滋阴清热，随证加减，肾、肝、脾三脏同治，气血同调。基本方：①脾肾两虚：党参、白术、茯苓、陈皮、白芥子、浙贝母、菟丝子、女贞子、淫羊藿等。②肝肾不足：炙龟甲、何首乌、知母、生熟地、当归、赤白芍、鸡血藤、菟丝子、女贞子、柴胡等。依据 PCOS 患者卵巢增大、包膜增厚的病理特点，常在方中加入炙鳖甲、穿山甲、皂角刺、浙贝母、白芥子等软坚散结之品，消癥散结，促进包膜软化，有利卵泡成熟而排卵。在抓住基本病机的同时，根据月经周期不同时期肾的阴阳变化特点，结合 PCOS 的病理特点，予中药人工周期治疗。（周佩云. 蔡连香妇科临床实录[M]. 北京：中国医药科技出版社，2016：107-109.）

17. 梁文珍

【主题】 补益为主，兼治瘀湿

【释义】 梁文珍认为，多囊卵巢综合征的病机以肾虚为本，气滞血瘀，痰湿阻滞，治疗以补肾为主，兼治瘀湿。肾主生殖，其精宜填不宜泻。肾虚瘀滞湿热者，益肾不可温燥，补肾同时不忘健脾养血以保证气血生化有源。以自拟方养精汤加减，药用当归、山萸肉、地黄、枸杞子、菟丝子、麦冬、苍术、山药、黄精、女贞子、党参、茯苓、陈皮。其中，生地黄、枸杞子、女贞子、山药滋补肾阴，调理冲任；菟丝子、山萸肉温助肾阳，取"阴中求阳"之意。该方使肾精充盛，气血化生有源，冲脉得肾精充实，月经自调。利湿不可一味苦泄，化瘀不可专于克伐，要寓攻于补，祛邪于无形。对于形体肥胖，面部痤疮；月经延后量少，甚或闭经；脉弦滑，舌质淡黯苔腻，痰瘀明显的患者，选自拟方养精导痰汤加减，药用当归、党参、黄芪、枸杞子、菟丝子、清半夏、石菖蒲、陈皮、麦芽、茵陈、胆南星、泽兰等。根据"痰即水也，其本在肾，其标在脾"的思想，故用枸杞子、菟丝子平补肾之阴阳，党参、黄芪、白术补气健脾益气，诸药共奏补肾健脾、化痰祛瘀利湿之功。（孙丽丽，刘春丽，梁文珍，等.梁文珍教授治疗多囊卵巢综合征经验[J].光明中医，2014，29（1）：25-27.）

18. 曹玲仙

【主题】　健脾补肾，涤痰软坚，活血调经

【释义】　曹玲仙认为，在多囊卵巢综合征合并胰岛素抵抗的诸多因素中，肥胖、高脂血症是最主要的因素。肥胖者或禀赋脾虚，或饮食不节损伤脾胃，脾运化散精功能失司，水谷、津液失于转输、布散，在体内堆积而成水湿、痰浊，即所谓"胖人多痰多湿"，高脂血症也是痰浊内生的结果。脾虚津亏血少、脾虚痰阻气机、脾虚气不行血，均可导致血瘀。在脾虚基础上，水湿、痰浊、血瘀内生，是胰岛素抵抗产生的主要病理机制。故此型患者痰瘀为邪，使气滞血凝，经闭不通。临床治疗该病时，既要重视整体代谢异常，又要重视卵巢局部生殖障碍。故当辨脾肾之偏重，以健脾补肾、涤痰软坚、活血调经为大法，灵活施治。予仙茅、仙灵脾、巴戟天温肾壮阳，黄芪、茯苓、白术健脾益气，南北沙参、生熟地养阴生津，兼以清肺化痰，黄芩、黄连清热燥湿化痰，知母、黄柏苦阴之品，平相火而保真阴，另常选用石斛、瓜蒌皮、黄精、葛根，取其养阴生津，理气化痰通络之效。（曹阳，曹莉莉，廖维，等.曹玲仙治疗多囊卵巢综合征经验撮要[J].辽宁中医杂志，2016，43（3）：486-490.）

19. 周惠芳

【主题】　补肾调周，心肾同调

【释义】　周惠芳认为，多囊卵巢综合征的基本病机是肾虚血瘀，即以肾虚为本，血瘀为标，本虚标实，相兼为病。补肾活血是治疗多囊卵巢综合征的基本治则。治疗上强调以调整"肾-天癸-冲任-胞宫轴"功能，建立规律的月经周期为关键。临证时，将补肾活血法与中药调周法相结合，灵活应用中药序贯疗法，经后期以滋肾阴为主，经前期以补肾阳为主，行经期不服药，以期改善卵巢功能，促进正常排卵，从而恢复正常月经周期。同时秉承国医大师夏桂成"心-肾-子宫轴"学说，在治疗上注重心肾相交，认为只有心肾阴阳交合方可推动阴阳消长转化运动的发展，从而促进月经周期4期的顺利转化。临证时以调理心肾阴阳，尤以肾阴癸水为主调节"心-肾-子宫轴"，心肾同治，使失调脏腑间的气血阴阳平衡得以重新建立，同时注重对患者进行心理疏导，调畅情志，指导调整生活方式，形成良好的生活习惯，身心同治，取得了很好的临床效果。（丁楠，周惠芳.周惠芳诊治多囊卵巢综合征经验拾萃[J].中国中医基础医学杂志，2018，24（6）：846-848.）

20. 王云铭

【主题】　调补脾肾，三步分治

【释义】　王云铭在治疗多囊卵巢综合征时，提出要阴中求阳，阳中求阴，注重温肾健脾，辅以行气活血化痰。主张根据女性的生理特点，分三步治疗。①经期：此期的经水排泄实际上阳气下泄，让位于阴，故应因势利导以温通为主，除旧布新，为新月经周期奠定基础，予少腹逐瘀汤加减。②经后期至排卵期：此期治疗当以滋阴补肾，温肾健脾为主，佐以化痰活血，以促使成熟卵泡的形成并能正常排卵，多以经验方六子斑龙汤（枸杞子、菟丝子、五味子、覆盆子、车前子、女贞子、川牛膝、香附、龟板胶、鹿角胶、阿胶、人参、黄芪、茯苓、砂仁）加减化裁治疗，常配伍应用活血药改善卵巢局部血液循环，使增厚之卵包膜变薄，使卵泡能顺利排出。临证时应当注重应用"移精变气"的理论，改变患者紊乱的气机，在整个治疗过程中应当本着"肾气盛，天癸至，月事以时下，故有子"的原则，使精血充盛，经血自调，两精相抟，始能受孕。③黄体期：PCOS患者多有黄体功能不足的情况，在此期多表现为肾阳不足，主张在排卵后用寿胎丸加减以促进黄体的成熟，增加受精卵着床的几率，预防先兆流产。（胡国华，罗颂平. 全国中医妇科流派名方精粹[M]. 北京：中国中医药出版社，2016：184.）

21. 罗颂平

【主题】 周期治疗，攻补兼施

【释义】 罗颂平认为，多囊卵巢综合征病因病机错综复杂，治疗上应根据月经周期，攻补兼施：①经后期胞宫气血由虚至盈，肾之精气渐复渐盛，是阴长阳消之时，此时是调经、种子、消癥的基础阶段；治疗以滋养肾阴助卵泡发育为主，方选左归饮加减，此期用药不宜辛燥。②经间期肾气充盛是阴阳转化，阴极生阳，阳气发动阴精施泄的种子时期；治疗以促使阴阳转化为宗旨，在滋养肾阴基础上，可少佐淫羊藿、杜仲以稍助肾阳，使得"阴得阳升而源泉不竭"。伴有排卵障碍，气虚者以黄芪配桃仁，补气活血；痰瘀互结者以石菖蒲配皂角刺，化痰开窍，活血破瘀；气滞者加青陈皮，一升一降调畅整体气机；肝郁血瘀者用路路通配合丹参，疏肝活络，活血化瘀。③经前期肾气实而均衡，阳盛阴长，气血充盛；治宜平补肾气，使阴充阳长，以维持肾阴阳平衡的状态，可选用归肾丸平补肾阴肾阳；助孕者可选寿胎丸加减；若黄体不健者可加菟丝子、杜仲、肉苁蓉之类；伴有出血者用阿胶珠止血而不滋腻；内膜偏薄者可以加黄精、阿胶益肾填精，助养内膜。④月经期：胞宫气血由满而溢泻，渐至空虚，肾气天癸相对减弱，凡经期、经量、经色及经味异常均可在此期调治。痰凝血瘀者以苍附导痰汤加活血养血之品，气滞血瘀者以逍遥散配合活血通络之品，血瘀伴有痛症者理气活血，血瘀较重者以桃红四物汤加活血祛瘀之品。（冯婷，管雁丞，刘秀明，等. 罗颂平教授治疗多囊卵巢综合征经验撷粹[J]. 时珍国医国药，2014，25（1）：237-239.）

22. 周士源

【主题】 虚、痰、瘀、郁四型论治

【释义】 周士源认为，本病的主要病机特点表现为"虚、痰、瘀、郁"，以肾虚为本，涉及肝、脾等脏，痰瘀郁互见是其最终表现。临证分为以下四型：①脾肾阳虚兼痰瘀型：治当温补脾肾、化痰除湿、通络调经，方用苁蓉菟丝子丸合启宫丸加减，药用菟丝子、肉苁蓉、覆盆子、紫河车、炒艾叶、川芎、白术、白芍、香附、法半夏、陈皮、甘草等。②肝郁肾虚兼痰瘀型：治当疏肝解郁、滋肾养肝、化痰通络，方用自拟补肾开郁种玉汤加减，药用当归、白芍药、熟地黄、山茱萸、枸杞子、香附、绿萼梅、合欢皮、茺蔚子、法半夏、陈皮等。③阴虚内热兼痰瘀型：治当滋阴补肾、养阴清热、化痰通络，方用自拟滋阴补肾方加减，药用生地黄、山药、山茱萸、北沙参、麦冬、女贞子、旱莲草、黄柏、知母、茺蔚子、法半夏、陈皮等。④肾虚兼痰瘀型：治当阴阳双补、化痰通络调经，方用自拟补肾调经汤加减，药用当归、生地、白芍、玄参、麦冬、仙灵脾、枣皮、怀牛膝、巴戟天、肉苁蓉、菟丝子、枸杞子、茺蔚子、法半夏、陈皮等。（罗娟珍. 周士源教授治疗多囊卵巢综合征的经验探讨[J]. 中国当代医药，2014，29（21）：151-152，155.）

23. 王小云

【主题】 补肾健脾，用药勿过

【释义】 王小云认为，PCOS 的主要病机是肾虚。月经的来潮和受孕都与肾关系密切，"经水出诸肾"，故调经之本在肾，治以补肾健脾为主，理气化痰祛瘀为辅。治疗本病重在调经，建立月经周期。同时注意补肾壮阳与填精补血并用，使阴平阳秘，精血俱旺，经水自调；用药过程始终注意用药平和，顾护脾胃；扶脾在于益血之源，健脾化痰不过用辛燥或甘润之品，以免耗伤脾阴或困阻脾阳；疏肝祛瘀以条达肝气为主，意在调其疏泄之功，但不用辛温燥烈之品，以免劫津伤阴耗损肝血；活血祛瘀不可过用破血逐瘀之品，以免耗损气血，力求补而不滞，畅达药所。王氏经验方为：陈皮、法半夏、茯苓、甘草、川芎、枳壳、肉桂，方中诸药合用，理气燥湿化痰，活血祛瘀，使痰湿去，气血畅，则诸证消。（刘建，王小云. 王小云教授论治多囊卵巢综合征经验[J]. 湖南中医药大学学报，2016，36（9）：53-56.）

三、医 论 选 要

1. 天癸失序、痰壅胞宫论（吴效科）

【提要】 多囊卵巢综合征患者生殖之象异常，表现为"天癸失序"，一是天癸的物质构成异常；二是天癸功能失常，表现为时限异常、状态异常、节律异常。中医病机为痰壅胞宫。

【原论】 （1）PCOS 患者生殖之象异常，表现为"天癸失序"。根据《内经》描述天癸的特征及天癸节律变化时伴随机体形态、功能的变化，发现天癸的功能内容涵盖了人体性腺系统的功能，在女性主要表现在卵巢功能。卵巢是女性生理活动的具体承担者，也是 PCOS 的靶器官，其功能特征符合女性天癸的运动特点，即时限性、月节律性及状态性。①天癸的物质构成异常。中医学认为 PCOS 的发病是先天禀赋与后天因素共同作用的结果，与肾脾功能失常关系密切。肾为先天之本，脾为后天之本，天癸来源于肾精，受后天水谷精微滋养，脾肾同为天癸提供物质基础。脾肾功能失常，天癸失养，导致月经失调、不孕的发生。肾主生殖，凡月经失调、子嗣之病多与肾的功能失调有关。同时，肾者主水，脏腑功能失调，肾不能化气行水，反聚为湿，阻遏气机，气滞血瘀，凝血瘀滞胞脉，产生月经失调，经水稀发或闭经等。②天癸功能失常。PCOS 患者天癸异常，表现为：时限异常，如青春期启动提前、发育亢进，以及绝经延迟，呈天癸"早至"或"迟竭"。状态异常，PCOS 是原发卵巢的疾病，卵泡功能异常是 PCOS 病变的核心，PCOS 患者卵泡数量多、雌二醇浓度高，易发卵巢过度刺激综合征（OHSS）。OHSS 实际上是卵巢对促性腺激素过度应答，表现过量卵泡生长的直接结果，即中医所认为的天癸过亢。节律异常，PCOS 患者月经失调，主要表现为月经后期、稀发、闭经，即天癸月节律性延长或消失。

（2）PCOS 生殖之脏异常，中医病机为"痰壅胞宫"。①历代医家已认识到"痰浊壅塞胞宫"，可以引起月经后期、月经稀发、闭经、不孕等生殖功能障碍。②PCOS 证候特征为痰湿证候。50%以上的 POCS 患者存在肥胖，且以向心性肥胖居多。中医学认为痰浊是人体脏腑气血失和，水谷津液不归正化的产物，可见脏腑功能失调，不能运化水谷精微，聚湿生痰，痰湿内壅于脏腑，表现在体型上的特征即是以中心性肥胖为主。一方面痰湿壅滞是肥胖的成因，另一方面痰湿证是肥胖人既病之后的主要证候特征。③PCOS证候要素为痰瘀，证候靶点胞宫肌肤。PCOS临床表现多样性，具有高度异质性，这些复杂的证候符合中医"痰"和"瘀"的证候诊断。痰瘀壅滞于胞宫表现为闭经、不孕、卵巢呈多囊性改变等症状，而痰浊阻塞肌肤可表现为肥胖、多毛。PCOS是原发于卵巢的疾病，卵巢功能异常是患者临床表现的核心内容。根据其临床四联症（闭经、不孕、肥胖、多毛）可以确定其病位主要是在卵巢、肌肤和脂肪，中医无"卵巢"之名，胞宫的功能涵盖内生殖器官的功能，显然包括了卵巢，厘定PCOS的中医证候靶点为"胞宫和肌肤"。④PCOS生殖功能异常病机为痰壅胞宫。现代中医学认为肾-天癸-冲任-胞宫轴之间相互调节失衡是PCOS发病的主要环节，与肾脾肝三脏功能失调关系密切。"痰壅胞宫"是PCOS的中医病机，其生物学基础为"卵巢胰岛素抵抗"。对PCOS进行辨证也从肾出发，将之病因病机归结为肾虚为本，气血痰湿为标，并且由此所造成的"痰壅胞宫"导致的生殖障碍性疾病。由此可见"痰壅胞宫"是PCOS的基本病机。现代医家认为，痰浊阻滞冲任、胞宫可致月经稀发、闭经、不孕；痰浊壅盛，膏脂充溢，可见形体肥胖；痰湿气血互结为癥瘕，故卵巢成多囊性改变。以上三点恰恰可以作为PCOS的诊断依据。（吴效科.从天癸失序、痰壅胞宫探讨多囊卵巢综合征病机及治疗[J].中国中西医结合杂志，2009，29（7）：588-589.）

2. "三辨"诊疗论（候丽辉）

【提要】　辨体、辨病、辨证相结合，在多囊卵巢综合征的诊疗过程中应先辨病，明确诊断；再辨证，确立证候；兼以辨体，合理用药。

【原论】　辨体、辨病、辨证从不同侧面反映了疾病的本质特点，在多囊卵巢综合征的诊疗过程中应先辨病，明确诊断；再辨证，确立证候；兼以辨体，合理用药。①治病求本，辨病就是从总体上认识一种疾病。中医里虽然没有多囊卵巢综合征的病名，但根据其临床表现可属于中医"月经后期""闭经""不孕"等范畴。由于多囊卵巢综合征在多个靶点均有表现，青春期和育龄期均可发病，"辨西医病"作为诊疗多囊卵巢综合征的第一步尤为重要。PCOS常有高雄激素的表现，需要与卵巢睾丸母细胞瘤、卵巢门细胞瘤等卵巢分泌雄激素的肿瘤或卵泡膜细胞增殖症相鉴别；10%～30%的PCOS患者血清泌乳素水平轻度升高，应与其他原因引起的高泌乳素血症相鉴别，如垂体腺瘤、甲状腺功能低下等；血LH增高的患者，需要与卵巢储备功能不足相鉴别。②多囊卵巢综合征的病因复杂，临床表现也多样化，各医家对多囊卵巢综合征的证候分型并没有统一。根据中医理论结合临床实践，将PCOS分为脾虚痰湿证、肾虚肝郁证、肾虚血瘀证和痰瘀互结证。③辨体就是根据患者的形体特征，精神状态，结合四诊初步判断体质类型。痰湿质是由于水液内停而痰湿凝聚，以黏滞重浊为主要特征的体质状态，主要表现为体形肥胖、腹部肥满松软；面部皮肤油脂较多，多汗且黏，胸闷，痰多；面色淡黄而暗，眼胞微浮，容易困倦，平素舌体胖大，舌苔白腻，口黏腻或甜，身重不爽，脉滑，喜食肥甘甜黏，大便正常或不实，小便不多或微混。气郁质是由于长期情志不畅、气机郁滞而形成的体质状态，主要特点为性格内向不稳定，忧郁脆弱，敏感多疑，对精神刺激适应能力较差，平素忧郁面貌，神情多烦闷不乐；胸胁胀满，或走窜疼痛，多伴善太息，或嗳气呃逆，或咽间有异物感，或乳房胀痛，睡眠较差，食欲减退，惊悸怔忡，健忘，痰多，大便多干，小便正常，舌淡红，苔薄白，脉象弦细。（寇丽辉，侯丽辉，王颖．"三辨诊疗模式"在多囊卵巢综合征中的应用[J]．中华中医药学刊，2015，33（5）：1133-1135.）

3. 肝脾肾同调论（李光荣）

【提要】 肾气不足、肾精亏虚是多囊卵巢综合征月经异常的根本原因，肝郁脾虚是重要病机，血瘀、痰湿是不可忽视的病理产物。治疗以补肾为主，强调肾、肝、脾同调。

【原论】 肾气不足、肾精亏虚是多囊卵巢综合征月经异常的根本原因。多囊卵巢综合征患者的月经异常，主要表现为月经稀发，甚至闭经，经血淋漓不断等。肾阴虚，精亏血少，则天癸不能按期而至，血海不能按时满溢；或肾气不足，生化不及，血海不能按时施泻，均可见闭经、月经稀发；肾虚不固，则经血淋漓不止。肝气郁结，疏泄失职，阴血不能按时下注血海而为月经；肝郁日久化热，灼伤阴血，则肝血更虚。若素体脾虚，或肝郁乘脾，脾失运化，不能输布水谷精微，一方面致肝肾精血亏虚，另一方面致水湿内停，痰湿内生。痰瘀互结，阻塞脉道，则见闭经、肥胖等。因此，肝郁脾虚是多囊卵巢综合征月经异常的重要病机，由此引起的血瘀、痰湿是不可忽视的病理产物。对此病的治疗：①以补肾为主，强调肾、肝、脾同调。一般说来，多囊卵巢综合征的闭经患者多见阴道干涩、子宫偏小，证属肝肾不足、精血亏虚，治疗以滋肾养血为主，待肾阴充盛，才能使天癸至，冲任、血海旺盛，经血下行。基本方为熟地黄、菟丝子、紫河车、山药、山茱萸、当归、白芍、淫羊藿。待经血得下，在滋肾养血之中佐以疏肝解郁行气、健脾和胃燥湿之品，基本方为菟丝子、熟地黄、当归、白芍、柴胡、炒白术、茯苓。肝郁化热者加龙胆草。②强调阳气的重要性，注重补阳药的配伍应用。月经所重在精血，精血性质属阴，故又称阴精、阴血。阴的化生离不开阳，在滋补肝肾之阴的同时强调阳气的重要性，注重温肾壮阳药的配伍应用，常用的温肾壮阳药有淫羊藿、仙茅、紫河车、补骨脂、巴戟天、杜仲、续断、菟丝子等。③强调血以活为要，活血化瘀之法贯穿治疗的始终。"妇人以血为本"，血以活为用，瘀血内停、脉道不通亦为多囊卵巢综合征的病机之一。"瘀血不去，新血不生"，因此在治疗本病的过程中，强调血以活为要，在滋肾养血药中，常配伍当归、川牛膝。根据阴血的消长节律，认为经前期"血气实，肌肉坚"，能耐攻伐，故常配伍泽兰、益母草等药。（刘新敏．李光荣治疗多囊卵巢综合征经验[J]．中医杂志，2006，47（10）：741-742.）

4. 调理脏腑功能论（金季玲）

【提要】 辨治青春期 PCOS 时，多从调整脏腑功能着手，调补肾脏，注重周期疗法，同时重视健脾补肾化痰和清热疏肝。

【原论】 由于 PCOS 的发生与肾、肝、脾功能失调关系密切，因此，在治疗上多从调整脏腑功能着手。①调补肾脏，注重周期疗法。重视肾在女性生理、病理中的重要作用。肾的精气包含着肾阴、肾阳两个方面，妇女月经周期的变化，就是肾阴、肾阳消长转化，从而完成肾主生殖的生理过程。故治疗青春期 PCOS 时，根据行经期、经后期、经间期及经前期四个不同月经周期特点辨证用药。行经期为重阳转阴之期，此期血海由满而溢，子宫泻而不藏，故应促经血排出，治疗上以"通、泻"为要，多用丹参、赤芍、五灵脂、川芎、益母草等活血之品。经后期为阴长阳消的过程，此期血海由空虚而渐复，子宫藏而不泻，青春期 PCOS 患者始终停留在经后期的阶段，其肾不足则精不熟，卵子发育不成熟。故此阶段治疗应以滋肾养血、调理冲任、促进卵泡发育为主，方药以归芍地黄丸加减。阴长到"重"的阶段就会转阳（排卵），重阴转阳，阴盛阳动之际即为经间期，此期治疗上以"促排卵"为法，即在重阴的前提下，加强冲任气血活动，采用补肾活血行气法，在经后期方中加丹参、红花、川芎等活血药。此期过后阳气逐渐旺盛，进入经前期，阳长阴消，治疗上以助阳为主，兼以滋肾理气，常以温肾丸化裁。②健脾补肾化痰。由于痰湿型 PCOS 患者在临床上占 PCOS 患者比例较高，因此对于该类患者，多结合其体质特点进行治疗。脾虚不能运化水湿，肾虚不能化气行水，聚湿成痰，痰湿积聚，脂膜壅塞，体肥多毛，或痰湿凝聚而致卵巢增大，包膜增厚，是肥胖型多囊卵巢综合征发病的重要环节。故治拟健脾补肾化痰，消脂活血，常用药物：苍术、白术、香附、陈皮、制半夏、胆南星、茯苓、生山楂、当归、仙灵脾、肉苁蓉、菟丝子、川芎等。③清热疏肝。对于肝经郁火型非肥胖青春期患者，其临床特征除月经失调外，常见毛发浓密，面部痤疮，大便秘结，经前乳房胀痛等，治疗时予丹栀逍遥散加减。对于患病日久者，易生瘀，因而对于夹瘀证应予益肾调冲活血。此期患者多学业繁重，用脑过度，精神紧张，除药物治疗外，应配合进行心理疏导，促使患者减轻心理负担，保持愉快情绪，改变学习方式，合理安排作息时间，注意经期卫生等，这些对调整月经周期都是非常有效的方法。（闫颖，张晗，吴林玲，等. 金季玲治疗青春期多囊卵巢综合征临床经验[J]. 山西中医，2015，31（2）：3-5.）

5. 动静结合调阴阳论（夏桂成）

【提要】 应用月经周期节律法调治 PCOS，其治疗重在经后期滋阴，因静能生水，阴精得复；又赖阴中求阳，促动沉疴，以焕发排卵，重建周期，恢复排卵；另一方面，健运脾气，杜绝病理产物，更有利于阴阳平衡，周期恢复。

【原论】 在月经后期治疗多囊卵巢综合征，运用动静结合，阴阳平衡的原理，可取得良好疗效。①滋阴重在经后期，静生水顾阴精。经后初期的治疗中心，是养血滋阴，以阴药滋阴，但需血中养阴，养阴的目的尤在于养精卵。肝肾同居下焦，乙癸同源，一般补阴在于滋肾生肝，临床上养阴可选用二至丸、四物汤、六味地黄汤等。对于多囊卵巢综合征这类疾病，滋阴要兼顾诸脏，常选择用滋肾生肝饮、补天五子种玉丹、归芍地黄汤，希冀"静能生水"，用滋阴养阴填精之品，奠定基础，使阴精得以恢复。②阴中需求阳，促动沉疴以焕发排卵。对于多囊卵巢综合征这类顽固的闭经病症，需分两个阶段治疗，第一阶段最为重要，就是经后期的阴长，期望经后初期能进入经后中期，打破低水平的内环境阴阳平衡，这时滋阴奠基，极为重要。然后再由中期进入末期，亦即是在临床上患者诉以带下分泌增多，出现少量的拉丝状带下，也就可以按第二阶段论治。此时促转化，促排卵，如能成功，才算有效。重建周期，经后期阴长固然重要，但根据阴阳气血的协调关系，恢复阴精必须要有动有升的意义，故静中求动，降中有升，是经后中期的特点。经后中期经治疗可分泌一定量的带下，说明阴长运动已进入静中有动的时期，因此这时的治疗，滋阴结合促动，运用助阳、疏肝、活血的方法，使肾阳温煦，肝气疏泄，经血流畅，阴阳调和。③健运脾气，杜绝病理产物，是复阴之本。PCOS 患者绝大多数伴有多脂肥胖、毛发偏多现象，卵巢功能障碍是"痰浊"壅塞"胞宫"的结果，卵巢局部发生胰岛素抵抗的表现，即是"痰浊"。体内津液代谢失常，湿浊内停，令阳气凝滞不达，阻遏脾气，湿浊凝聚生痰化瘀，阻滞血脉，是痰浊致病壅塞胞宫的结果。其根本原因，还在于肾虚阴弱、癸阴之水不足，即使在经后初期，必须要治痰湿。PCOS 患者绝大多数伴有程度不同的痰湿病变，需要结合化痰燥湿的药物。虽然经后初期在"静能生水"的治疗要求下，可以不用或少用化痰湿药物。进入到经后中期，阴静而动，就需要结合化痰湿药物。每个周期开始都是行经期在首，意味着旧周期结束，新周期开始，是除旧生新、排除瘀浊、清利痰湿、气血活动最显著的时期，也是治疗痰湿标证的重要时期，必须保持经水的排畅与排尽，故治疗时利水化痰与调经药相并重，取因势利导、顺水推舟之法。其次，痰湿之清利，又赖乎气化之顺利。就行经期而言，气化之顺降，又在乎心肝，与心更有关。因胞脉胞络属于心，心气不得下降，月事衰少不来，是以在一般调经利湿药中，加入柏子仁、合欢皮、琥珀、广郁金、炒枳壳等品为最好，尽可能使应泄之痰湿瘀浊排出，以利于新周期的形成。在行经期的服药时间上，不能因其量少、时短而减少服药，必须按照周期固有的"7、5、3"时数率而服用上述药物，即以往行经期一贯 7 天者，称 7 数率，应服药 7d；以往行经期一贯 5 天者，称 5 数率，应服药 5d；以往行经期一贯 3 天者，称 3 数率，应服药 3d，这是月圆运动生物钟节律所决定的，顺应节律活动，借助节律的自我调整效应重建周期。（谈勇，胡荣魁. 夏桂成国医大师调治 PCOS 经验探赜[J]. 江苏中医药，2015，47（3）：1-4.）

6. 调补为本，勿忘标实论（朱南孙）

【提要】 治疗多囊卵巢综合征以补肾为本，兼以健脾、疏肝、化瘀，益肾养经，不忘健脾；调经促孕，注重肝肾；补肾活血，化瘀澄源。

【原论】 治疗 PCOS 以肾为重，但依照疾病发展的时期及病情严重程度，亦兼以健脾、疏肝、化瘀疗法。①益肾养经，不忘健脾。大多数患者表现为闭经、月经后期、月经量少，少数患者表现为崩漏。经水源于水谷精气，生化于脾，藏受于肝，施泄于肾。脏腑安和，血海充盈，经水自调。对此类患者，其治疗不宜见涩而用攻破之药，应以充养经源为治本之道，气血得养，经源得以扩充，月水自通。常用参芪四物汤益气补血，加用山药、陈皮、山楂、神曲、木香等，脾胃功能得以调养，气血充足，再予通经活血以催经，始能获效。②调经促孕，注重肝肾。月经既至，则重在调周促孕。经水盈亏满溢是一个动静平衡的过程，在此过程中，肝肾功能尤为重要。但肝血时耗，易使女子多气少血，肝气有余便易升易郁。肝气郁滞则气机不畅，胞络受阻，难以摄精受孕；气有余则郁久而化火，热灼肝经，易灼伤精血，有碍胎孕。故调经促孕过程中，尤其注重肝肾。治疗常分阶段，即分期治疗，对应月经的卵泡期、排卵期、黄体期、月经期，调经之法应有经后、经间、经前、经期之别。各期都围绕补益肝肾，调整肝肾功能为治。经后期因经血刚净，阴血去，肾气偏虚，患者常血海空虚，胞宫在肾气作用下要行使"藏而不泻"之功能，治疗应着重补益肝肾，以顾其本，为下次行经提供经源，故本期宜补益肝肾或合健脾益气，以补气养血、益肾健脾为主，同时，温补肾阳与益肾之阴相结合，以求阴阳相济，生化无穷。常用药物党参、丹参、当归、黄芪、熟地黄、巴戟天、淫羊藿、仙茅、菟丝子、覆盆子、白术、炙甘草、女贞子等；经间期血海渐盈，肾气渐充，卵泡已趋成熟，应温肾助阳，补气通络，以动运静，促卵泡排出，加用石菖蒲、石楠叶、蛇床子、鹿角粉、紫石英、黄精、山药、莪术等温肾助阳药促其顺利排卵，此期常采用大量黄芪补气虚不足，以增其动力；经前期为调经佳期，月经不调着重调经，月经正常者则以滋阴护阳为原则；月经期则以通经、调经为主，改善经期、经量异常及痛经等症状。③补肾活血，化瘀澄源。崩漏迁延日久的多囊卵巢综合征患者，其体内必有瘀血，正如孙思邈所云"瘀结占据血室，而致血不归经"。瘀血内阻，离经之血不除，新血不能归位，故经漏不止，治当祛瘀澄源，故见漏并不能单用摄血止血，而用活血祛瘀，使瘀血得去，则血自归经而安和。（陶金红，康美杰，朱南孙，等. 朱氏妇科从肾论治多囊卵巢综合征[J]. 新中医，2013，45（2）：179-181.）

7. 补肾养血，化痰通络论（蔡小荪）

【提要】 肾虚为本，痰瘀为标，是多囊卵巢综合征所致不孕的主要病因病机；补肾养血助发育，化痰通络促排卵为治疗原则，并自拟多囊方进行周期治疗。

【原论】 多囊卵巢综合征排卵功能障碍的基本原因，是肾精不足导致卵子难以发育和成熟，又与痰湿血瘀阻碍冲任和胞脉密切相关，病机错综，虚实夹杂。故在治疗中，提出了补肾养血，化痰通络的基本治则。①补肾养血助发育。卵子是肾所藏之"阴精"，卵子的发育及成熟依赖肾精的充盛。其中，肾阴是卵子发育成熟的前提条件和物质基础，而肾阳是鼓动卵子生长发育和促其排出的内在动力，同时也是鼓舞肾阴生长的不竭源泉。若肾之阴精亏损，卵子缺乏物质基础，则发育迟缓，难以成熟，无法形成优势卵泡。阴损及阳，日久必会累及肾阳；肾阳生化不足，卵子失去鼓动，不能正常发育成熟，且因缺乏内在动力而会出现排卵障碍，最终导致了 PCOS 持续性无排卵的发生。故唯有补肾填精助卵泡生发有源，卵子排出有力，方能经调种子。此外，女子经候皆倚血为基础，主张养血为先。然养血之法即从补肾之法，精血同源，五脏之中，肾藏精，乃冲任之本，冲为血海，任主胞胎，冲任的通盛是妇女经、孕的根本。因此，补肾和养血在助孕和调经方面起着重要的作用。②化痰通络促排卵。本病除了肾虚外，痰湿和血瘀也是重要的病理因素。然痰湿和瘀血产生的根本原因是肾虚，特别是肾阳不足。肾为元气之根，肾阳亏虚，无以温煦，津不归常化，为湿为痰，阻滞胞脉。肾阳不足，无力运行气血，壅阻冲任胞脉，卵子难以排出，导致卵巢增大。另一方面，痰湿黏滞，易阻遏气机，气停血阻，血停水阻，聚而为痰，痰瘀交互，阻碍冲任和胞脉。因此，肾虚是因，痰湿、血瘀是果。所以，临证处方时，强调在补肾养血的基础上还应兼以化痰活血通络，化痰可使冲任胞脉通畅，活血通络则令血流加速，最终使卵泡发育成熟并顺利排卵。此外，同其他脏腑一样，卵巢的排卵功能也需要气的推动。补气药能促进卵泡生长发育，并能在排卵时助卵子突破卵巢，成功受精。同时，气行则血行，补气之品能推动血液在脉管中运行，使其不再瘀滞。补气亦能助脾运化，脾健则湿化。所以，补气也是必不可少的。自拟补肾养血、化痰通络之多囊方（黄芪、当归、川芎、生地、熟地、皂角刺、肉苁蓉、淫羊藿、龟板、鳖甲等），根据基础体温的变化，随证加减。基础体温单相者，仍以多囊方加减，以促进卵泡的生长发育和排卵，切不可急于求功。另一种，基础体温双相不典型者，则在基础体温上升后予育肾培元方（茯苓、生地、熟地、巴戟天、山萸肉等）加减，以维持黄体功能。月经期肾气天癸相对较弱，胞宫气血渐至空虚，当理气调经促月经正常来潮，方选四物调冲汤（当归、生地、熟地、白芍、川芎等）加味。针对由于肥胖或痰湿所致月经延期或闭经的不孕患者，此乃肾精不足，脂膜壅滞，痰湿阻络，累及冲任所致，故在多囊方的基础上，加重化痰理气，渗湿利水药以通畅胞脉，常选白芥子、焦枳壳、生山楂、砂仁、茯苓等。其次，崩漏也是常见的月经症状，尤以漏下更为多见。治疗上当斟酌通与涩，兼顾标与本。通，指崩漏因瘀血阻络，血不循经，应以活血化瘀法治之，在配伍上，少佐活血之品，并适当选用有化瘀之功的止血药，如三七、生蒲黄。涩，乃收涩一法，崩漏正虚较甚，须配收涩之品，首推龙骨、牡蛎，既有收敛涩血之功，又无留邪伤正之弊。此外，强调在治本的同时，尚须辨证配伍止血药以治其标。另外，对于无其他不适，较难辨证者，当结合肾虚为本，痰瘀为标的病因病机，以补肾通络为重中之重，常以多囊方结合孕Ⅰ方（云茯苓、生熟地、怀牛膝、路路通、仙灵脾、制黄精等）在经净后加减运用，并配伍川石斛、麦冬等健脾益胃之品，以滋化源先天之肾精，促使卵泡生长发育和排卵。（许华云，付金荣. 蔡小荪治疗多囊卵巢综合征不孕症的临床经验[J]. 辽宁中医杂志，2012，39（8）：1466-1468.）

8. 注重真机论（肖承悰）

【提要】　真机期是由阴转阳的关键时期，也是阳气发动、阴精施泄的种子时期，临证重视经后期治疗，常采用滋肾阴、补肾气、养肝血之药使肾气精血充盛，促使卵泡发育成熟，雌激素水平升高，子宫内膜渐厚，为排卵奠定物质基础。

【原论】　真机期，中医学亦称之为"经间期""的候期""氤氲期""絪缊期"。月经排净以后，经气逐渐蓄积，由空虚渐充盛，至两次月经中间为由虚至盛之转折，阴精充实，功能加强，阳气内动而出现絪缊动情之期，即真机期。此期是由阴转阳的关键时期，主动，此期肾气充盛，是阴阳转化、阴极生阳、重阴必阳、阳气发动、阴精施泄的种子时期。肾精滋长是排卵的基础，冲任经脉气血和畅是排卵的条件，肾阴肾阳消长转化正常是排出成熟卵泡的关键。真机期即西医学所说的排卵期。多囊卵巢综合征临床上常表现为闭经、无排卵，即经后期（卵泡期）延长，卵泡发育不良，缺乏优势卵泡，难以实现由经后期过渡到真机期，临床上常常无法按照正常月经四期的生理特点进行治疗。由此可见，在 PCOS 的治疗中，寻求真机期在治疗中至关重要，即认真对待 PCOS 患者的卵泡期治疗，使发育未成熟小卵泡迅速成长到成熟卵泡甚至是优势卵泡，并逐渐顺利进入到真机期，这是育龄期女性治疗的关键所在。可见，如何捕捉到 PCOS 患者的真机期尤为重要。而捕捉到真机期需要两个基本条件，一是子宫内膜要达到 0.8～1.0cm，二是卵泡要达到 1.6cm×1.4cm 左右，这样才有条件使成熟卵泡突破卵巢而排卵，从而顺利进入黄体期，进而形成一个正常的月经周期。真机期前的一期为经后期，在治疗 PCOS 时注重经后期即卵泡期的调治，才有益于真机期的到来。真机期是由阴转阳的关键时期，也是阳气发动、阴精施泄的种子时期，临证重视经后期治疗，常采用滋肾阴、补肾气、养肝血之药使肾气精血充盛，促使卵泡发育成熟，雌激素水平升高，子宫内膜渐厚，为排卵奠定物质基础。如患者就诊时已停经 2～3 个月，首先应进行 B 超检查，了解卵泡大小和子宫内膜厚度，结合患者基础体温和激素水平，以确定目前所在生理阶段。若子宫内膜厚 0.5cm 左右，卵泡大小在 0.9 cm×0.7cm 以下，可能为早卵泡期或为小卵泡期，仍属于经后期阶段，虽然按月经时间已到经间期，但天癸匮乏，并未出现真机期。此时若机械地按月经周期盲目促排卵，非但达不到排卵的目的，反而动用了卵巢储备，欲速则不达。治疗应补益肾精肝血，促使真机期到来。常用生熟地、女贞子、枸杞子、桑椹子、山茱萸以补肾阴，用当归、白芍以养肝血，用桑寄生、川续断、菟丝子、覆盆子、沙苑子以补肾气，用炒白术、茯苓以健脾利湿。若患者基础体温出现明显下降的现象时，结合 B 超监测卵泡发育成熟达到 1.6 cm×1.4cm 左右，子宫内膜达 0.8～1.0 cm 左右，及患者有带下增多现象，即考虑真机期即将到来，此时有排卵的可能，在补肾同时，注意加用活血化瘀通络之品。为顺应由阴转阳的突变，在阴盛阳动之际，常加用苏木、地鳖虫破瘀助动，促进卵子突破、排出，故云"主动"。PCOS 患者表现为卵巢增大，包膜增厚坚韧，故从辨病角度分析，也属于血瘀之征，故加用活血化瘀之品，既可促使卵泡发育成熟，又可使卵泡冲破肥厚的白膜而排出。（王东红. 肖承悰教授学术思想和临床经验总结及治疗肾虚痰瘀型多囊卵巢综合征的临床研究[D]. 北京：北京中医药大学，2011.）

9. 多法辨治论（柴松岩）

【提要】　从月经病或不孕症的角度治疗多囊卵巢综合征，以补肾、疏肝、化痰、活血为治疗原则，补肾养血、健脾化痰贯穿始终，清肺、胃、肝热以增强疗效，应用通利祛湿法以通阳化气。

【原论】 柴松岩从月经病或不孕症的角度，治疗多囊卵巢综合征；以补肾、疏肝、化痰、活血为治疗原则，用药轻巧、通利。①补肾养血、健脾化痰贯穿始终。对于多囊卵巢综合征患者而言，补肾与化痰二法用之不当，常常互相牵制，影响疗效。无论暴饮暴食、肥甘厚味，还是节食减食，皆可使脾胃失养，或超负荷运转，导致脾胃虚弱。脾胃不健而运化失常，则水湿停滞，日久痰湿内蕴，阻滞中焦。患者因脾胃虚弱而痰湿中阻，因痰湿化热而气上迫肺，肺失宣降，最终干扰心气下通，使心肾不交；同时因土壅木郁，而气机升降失常，逐渐导致胞脉闭塞，气血瘀滞。痰湿、瘀热等病理产物堆积，出现肥胖、痤疮、多毛等实证；而肾气因不能承受五脏六腑之精的补充滋养而日益虚衰，病人自身感觉精神萎靡、体力不济、腰痛、腹泻等虚候，同时排卵无期，月事不行，婚久不孕。在选择补肾药方面，常用川续断、桑寄生等，而一般不用熟地黄，恐其守而不动，如一潭死水，反而壅痰增热；待到机体阴阳偏胜偏衰基本获得调整之后，根据时机助肾阳、促排卵。在选择健脾药时，则避免过于温燥。②清肺、胃、肝热以增强疗效。治疗许多妇科疾病时，擅长从肺胃着手。"肺为华盖"，其位居高，朝百脉而行营卫，气血精微可随营卫之气运行于全身上下，自然亦可到达冲任、胞宫（及卵巢）。肺与肝、脾、肾三脏存在着生克关系，如对肝有制约作用；与肾为母子之脏；尚与大肠互为表里；受脾胃气机的直接影响。肺主治节，为气之本，其华在表，外合皮毛。故肺热气逆或痰热蕴肺，均可壅滞气血经脉，而发于卫表。如多囊卵巢综合征在临床最常见的痰湿、痰热、血瘀等各型闭经，多有面部痤疮，皮肤粗糙，毛发浓重，形体肥壮，经闭不行等症状。治疗时，或清热宣肺，或补养肺气，或通过健脾祛湿，清理阳明，而间接使肺气得以宣通。肺气宣畅则心气下通，营卫周流，肾气得充，月水可行。由于生活水平的不断提高，工作、学习压力日渐加大，患者久病情绪不稳定，生活行为不节制，医生盲目投药出现偏差等综合因素影响，多囊卵巢综合征患者在肾虚、痰湿基础上，常出现肝郁、肺热、胃热等兼证，甚至因体质、季节不同，热象凸现而暂时成为主证。常用金银花、鱼腥草、全瓜蒌、枳壳、桔梗、杏仁、川贝母、绿萼梅、路路通、黄芩等，以清热、行气、散结、解表为目的，配合补肾、化痰、养血活血诸法，使症状迅速改善，帮助患者对疗效、预后建立信心。③应用通利祛湿法以通阳化气。在治疗多囊卵巢综合征时，还会选择1～2味利水中药，如车前子、泽泻、萆薢等。痰湿中阻，阻遏了气机，阻滞了气血，亦阻碍了机体通阳化气的功能。叶天士《温热论》中言："通阳不在温，而在利小便。"根据多囊卵巢患者本虚标实的体质与病理状态，不适宜采用温补阳气的方法，故借鉴温病学理论，运用祛湿利尿的法则通利化气，最终使阳气畅通，大气一转，湿自然得去。除应用车前子、泽泻、萆薢、竹叶等之外，亦经常在运用活血通经法时，选择泽兰、益母草、桃仁、牛膝等既能活血，又具利水之功的药品。（肖承悰，吴熙. 中医妇科名家经验心悟[M]. 北京：人民卫生出版社，2009：511-513.）

10. 因人制宜，身心调治论（尤昭玲）

【提要】 治疗青春期多囊卵巢综合征，一是强调未病先防；二是治本之法在于补肾固冲，诱发排卵，促进月经恢复；三是顺应阴阳消长变化，补肾为主，予以周期性用药；四是注重个体差异，用药因人而异；五是注重身心调治，以达天人合一。

【原论】 ①重视青春期PCOS的早期诊断与调治，对临床出现以下4种情况的女孩要特别予以重视。年龄<18 岁且初潮后 2 年仍不能建立正常的月经周期者；多毛或痤疮，伴有月经不规则或肥胖者；青春早期即需要治疗或用常规方法治疗无效的严重痤疮者；青春期体质量过度增加，并伴代谢综合征或 2 型糖尿病的家族史或父亲秃顶者。②治病求本，补肾固冲，促排卵治其本。PCOS 的核心病机是由于卵泡不能发育成熟和卵泡壁的过度增生不能破裂导致卵泡闭锁，与肾气不足有着密切关系。中医学认为，卵子是生殖之精，卵子的发育成熟与肾精充盛密切相关；卵子的正常排出，又有赖于肾阳的鼓动，以使冲任气血调畅。肾精亏虚使卵子缺乏物质基础，难以发育成熟；肾阳亏虚既不能鼓舞肾阴的生化和滋长，又使气血运行无力而瘀滞冲任胞脉，更使排卵缺乏原动力，故肾虚是排卵障碍的根本原因。肾虚进一步导致阴阳气血失常，水湿内停，痰湿内生，壅阻冲任胞脉，使卵子难以排出、卵巢增大，故肾虚冲任失调是PCOS 的基本病机。补肾中药被认为具有内分泌激素样作用，对女性性腺轴具有双向调节作用；补肾基础上加活血药物，又能改善卵巢局部的血液循环，增加卵巢血流量，从而促使卵泡发育、诱发排卵及促进黄体形成。故临证首重补肾，认为肾虚血瘀是其基本证型，治疗上应以补肾活血为主，补肾可以调经治本，活血可以促进卵泡顺利排出。因此补肾固冲、诱发排卵，促进月经恢复、建立正常的月经周期尤为重要。常用紫石英、补骨脂、锁阳、覆盆子、桑寄生、菟丝子、山茱萸、地龙、三七、泽泻、泽兰等组成基本方随症加减。③顺应阴阳消长变化，补肾调周。月经出现周期性的藏泻，是肾阴肾阳转化，气血盈亏变化的结果。在治疗青春期 PCOS 时，顺应肾阴肾阳消长变化规律，采用以补肾为主，结合月经周期不同阶段肾的阴阳转化、消长节律和气血盈亏变化规律，给予周期性用药，调整脏腑气血阴阳动态平衡。经后期，血海空虚为阴长阳消期，宜酌加滋阴养血药；经间排卵期为重阴转阳期，应在补肾阳的同时加重活血通络药以促进阴阳的顺利转化；经前期因肾阳逐渐旺盛，阳长阴消，只有肾气盛，才能天癸至，任脉通，太冲脉盛，月事以时下，故选用温补肾阳以调冲任；月经期是机体重阳必阴的转化阶段，因此采用活血化瘀法以调月经。④注重个体差异，用药因人而异。在用药上尤其注重个体差异，根据患者的实际情况制定不同的治疗方案。青春期 PCOS 的患者往往出现两种体型集中分布的情况。一种是第二性征表现不明显，乳房发育欠丰，身材瘦小，即属瘦型，此型患者病位主要在心肝，治疗上以疏肝泻火养心为主，主要采用对抗雄激素的丹皮、栀子、知母、黄柏等药物治疗。另一种即为常见的肥胖体型患者。此型患者病位主要在心脾，治疗上以补肾健脾、化痰祛湿为主。常在方中加入赤小豆、薏苡仁、大腹皮、泽泻、冬瓜皮治其肥，并嘱患者控制饮食，加强运动，往往患者体质量下降的同时，临床症状和各项实验室指标均有明显好转。⑤注重身心调治，以达天人合一。青春期少女正处于身体和心理发育的关键时期，心智尚不健全，易受外界因素的影响，压力较大。因此在诊治患者的过程中，首先向其详细解释本病的常见病因、治疗方法、最终目标、预后等，并介绍她们了解有关知识，以利于患者及家属对本病有正确的认识，积极配合治疗；再结合每个患者健康、学业、生活、睡眠、饮食等情况，努力给予个体化的全面建议，让患者认识到调节饮食、适量运动、缓解压力对改善疾病状态的重要性。（彭细波，谈珍瑜，尤昭玲，等. 尤昭玲治疗青春期多囊卵巢综合征经验[J]. 湖南中医杂志，2013，29（10）：15-16.）

11. 辨证求因，中西合参论（褚玉霞）

【提要】 多囊卵巢综合征的病因病机，以脾肾阳虚为本，气滞湿阻、痰瘀互结为标。针对病因病机，治以补肾健脾，调经助孕，用自拟二紫方合橘黄汤加减。临证中以中药为主改善全身内分泌状态，结合西药调整月经周期。

【原论】 月经的产生是肾、天癸、冲任、气血共同作用于胞宫的结果，其中肾在月经的产生过程中起主导作用，肾藏精，主生殖，肾中精气的盛衰主宰着人体的生长发育生殖。若肾精不足，影响肾气的生化，则不能化生精血为天癸。冲任之本在肾，冲为血海，任主胞胎，天癸乏源则冲任失充，血海空虚，诸经之血不能汇聚冲任下注胞宫则月经不调。肾主水液，肾阳虚气化不利，不能蒸腾津液，脾为后天之本，脾主运化，脾阳虚运化不利，则水湿内停，水精不能四布则为饮，饮聚成痰，痰湿互结成瘀，则肥胖、多毛；痰湿阻滞冲任二脉，瘀滞胞宫则不孕。针对本病的病因病机，用自拟方二紫方合橘黄汤加减治疗（紫石英、菟丝子、淫羊藿、熟地黄、枸杞子、陈皮、天竺黄、姜半夏、胆南星、苍术、茯苓、香附子、丹参、砂仁、川牛膝），治以补肾健脾，调经助孕。并根据月经不同时期肾阴阳消长、气血盈亏的变化规律，周期用药。行经期子宫泻而不藏，重阳转阴，应因势利导，促进经血排出，用自拟潮舒煎（当归、川芎、赤芍、红花、丹参、泽兰、香附、延胡索、乌药、官桂、川牛膝）活血化瘀，理气调经；经后期血海空虚渐复，子宫藏而不泻，可在平时自拟方中加女贞子、旱莲草、黄精等补肾填精，滋阴养血药，与补肾阳药同用，以"阴中求阳"；经间期是重阴转阳，阴盛阳动之际，可加三棱、莪术等理气通络之品，以促进卵子的顺利排出；经前期阴盛阳生渐至重阳，此期阴阳俱盛，可加巴戟天、杜仲、肉苁蓉等阴阳并补，以备种子育胎。临证中注重加减用药，肾虚腰酸甚者加川断、炒杜仲；卵巢明显增大者加生牡蛎、鸡内金等；若经闭日久，舌质黯者加三棱、莪术、水蛭等破血之品；若见乳房泌乳，加炒麦芽、薄荷；若痤疮较重者加石膏、炙桑皮、牡丹皮；若口干、口苦加栀子、黄芩；大便秘结加炒草决明；若经前乳胀，平素情绪欠佳，可加柴胡、郁金等疏肝解郁，理气调经；月经量少可加鸡血藤养血活血。

临证中以中药为主改善全身内分泌状态，结合西药调整月经周期。在药物治疗本病的同时，还强调身心同治。多囊卵巢综合征的患者多表现为肥胖、痤疮、不孕，平素多情绪欠佳，增加了患者就诊时的心理压力，治疗时首先通过言谈使患者放下沉重的思想包袱，增加患者治病的信心；对于肥胖的患者，每嘱患者清淡饮食，配合适当的体育锻炼以减轻体质量，以利于恢复月经周期，成功受孕；对于青春期多囊患者，嘱其适当减轻学习压力，保持心情舒畅，以利于建立正常的月经周期。（原会娟，谢文娟. 褚玉霞教授治疗多囊卵巢综合征经验[J]. 中医学报，2011，26（11）：1301-1302.）

（撰稿：佟雅婧，张惜燕；审稿：马堃，崔晓萍）

参 考 文 献

论著类

[1] 郭志强，张宗芳. 中医妇科治疗大成[M]. 石家庄：河北科学技术出版社，1997.

[2] 中华医学会. 临床诊疗指南·妇产科学分册[M]. 北京：人民卫生出版社，2007.

[3] 肖承悰，吴熙. 中医妇科名家经验心悟[M]. 北京：人民卫生出版社，2009.

[4] 刘敏如，谭万信. 中医妇产科学[M]. 北京：人民卫生出版社，2011.

[5] 梁文珍. 梁文珍妇科临证精华[M]. 合肥：安徽科学技术出版社，2013.

[6] 何清湖. 现代名医临证心得[M]. 太原：山西科学技术出版社，2013.

[7] 韩延华，胡国华. 妇科名家诊治多囊卵巢综合征临证经验[M]. 北京：人民卫生出版社，2014.

[8] 朱南孙. 海派中医朱氏妇科[M]. 上海：上海科学技术出版社，2016.

[9] 周佩云. 蔡连香妇科临床实录[M]. 北京：中国医药科技出版社，2016.

[10] 潘文. 多囊卵巢综合征中西医诊疗新进展[M]. 天津：天津科学技术出版社，2018.

论文类

[1] 孙月丽，郭焕如，俞瑾，等. 补肾化"痰"法治疗多囊卵巢综合征 133 例[J]. 上海中医药杂志，1981，（6）：14-17.

[2] 王祖倩，施令仪，王大增. 龙胆泻肝汤治疗多囊卵巢综合征[J]. 上海中医药杂志，1982，（12）：16-17.

[3] 贝润浦. 多囊卵巢综合征的中西医结合治疗[J]. 中国初级卫生保健，1987，（9）：27-29.

[4] 李祥云. 中医药治疗多囊卵巢综合征 19 例[J]. 辽宁中医杂志，1989，（1）：14-15.

[5] 姚石安. 多囊卵巢综合征中医治疗需注意哪些方面[J]. 中医杂志，1997，（6）：374.

[6] 徐宏生，万瑞雄. 浅谈中医诊治多囊卵巢综合征[J]. 湖北中医杂志，1998，20（5）：33-34，65.

[7] 王庆侠. 中医辨治多囊卵巢综合征讨论[J]. 光明中医，1998，13（4）：41-42.

[8] 程慧莲，孙玲. 中药周期治疗多囊卵巢综合征[J]. 新疆中医药，2001，19（4）：3.

[9] 李亚平，张颖，孙家英. 补肾化痰软坚法治疗多囊卵巢综合征 30 例[J]. 中医杂志，2001，42（6）：376-377.

[10] 刘丽清，蔡平平. 戴德英治疗多囊卵巢综合征经验[J]. 中医杂志，2002，43（4）：261.

[11] 杨正望. 尤昭玲教授诊治多囊卵巢综合征之经验总结[J]. 湖南中医学院学报，2003，23（4）：23-24，43.

[12] 杨东霞，高婷婷，侯丽辉. 多囊卵巢综合征的辨证论治[J]. 中医药信息，2003，20（4）：14-16.

[13] 袁雄芳. 中医周期疗法治疗多囊卵巢综合征 38 例[J]. 福建中医药，2003，34（2）：22.

[14] 杨正望，尤昭玲，冯光荣. 多囊卵巢综合征与肾虚血瘀关系浅探[J]. 湖南中医药导报，2004，10（12）：4-5.

[15] 叶一萍. 辨病与辨证结合治疗多囊卵巢综合征[J]. 辽宁中医学院学报，2004，6（4）：310.

[16] 冯光荣，尤昭玲，陈海涛，等. 补肾活血法治疗多囊卵巢综合征[J]. 陕西中医学院学报，2004，27（2）：63-65.

[17] 史莲花，韩宁. 褚玉霞教授治疗多囊卵巢综合征经验[J]. 四川中医，2004，22（1）：1-3.

[18] 杨正望，尤昭玲，冯光荣. 肾虚血瘀与多囊卵巢综合征[J]. 中国中医药信息杂志，2005，12（7）：6-7.

[19] 徐京晓. 补肾序贯法对多囊卵巢综合征干预作用的临床研究[D]. 南京：南京中医药大学，2005.

[20] 尤昭玲，杨正望，傅灵梅. 多囊卵巢综合征从肾虚血瘀调治的探讨[J]. 湖南中医学院学报，2005，25（1）：25-26.

[21] 伍娟娟，李克湘. 从补肾活血法论治多囊卵巢综合征之探讨[J]. 中医药导报，2006，12（9）：8-9，30.

[22] 王东梅，赵珂. 多囊卵巢综合征中医证候分布规律研究[J]. 山东中医杂志，2006，25（6）：378-380.

[23] 王璐璐. 导师王秀云教授治疗多囊卵巢综合征的经验选粹[D]. 沈阳：辽宁中医药大学，2006.

[24] 侯丽辉. 从"痰壅胞宫"理论论多囊卵巢综合征排卵障碍[A]. //中国中西医结合学会妇产科专业委员会. 全国第七届中西医结合妇产科学术会议论文及摘要集[C]. 2007：1.

[25] 金楠楠. 多囊卵巢综合征与月经失调在发病机制上的关系初探[A]. //中国中西医结合学会妇产科专业委员会. 全国第七届中西医结合妇产科学术会议论文及摘要集[C]. 2007：1.

[26] 吴心芳. 化痰补肾中药治疗多囊卵巢综合征 40 例[A]. //《中华中医药杂志》编辑部. 中华中医药学会中医药传承创新与发展研讨会专辑[C]. 2007：2.

[27] 杜海燕. 多囊卵巢综合征与痰湿体质的关系[J]. 现代中医药，2007，27（3）：54-55.

[28] 谢毅强，黄元华，徐雯，等. 多囊卵巢综合征中西医结合诊断体系的建立[J]. 海南医学院学报，2008，14（6）：765-767，771.

[29] 郝松莉，侯丽辉. 辨证与辨病结合治疗多囊卵巢综合征[J]. 世界中西医结合杂志，2008，3（11）：673-674.

[30] 陆建英. 化痰通经调补冲任——多囊卵巢综合征致不孕症临床验案评价[A]. //中华中医药学会. 全国第八次中医妇科学术研讨会论文汇编[C]. 2008：2.

[31] 梁静，孙维峰. 从肾虚血瘀探讨多囊卵巢综合征[J]. 中华中医药学刊，2008，26（9）：1989-1990.

[32] 葛菲茹，王香桂. 王香桂主任医师治疗多囊卵巢综合征经验[J]. 浙江中医药大学学报，2008，32（4）：450-451.

[33] 方丽，张丽君，肖遥. 浅谈中医补肾法治疗多囊卵巢综合征[J]. 湖北中医学院学报，2008，10（2）：52-53.

[34] 李艳石，张丝微. 王秀云教授治疗 PCOS 经验浅识[J]. 河南中医，2008，28（5）：74-75.

[35] 宓伟毅. 多囊卵巢综合征证治思考[A]. //浙江省中医药学会. 浙江省中医药学会妇科分会 2008 年继续教育研讨会资料汇编[C]. 2008：4.

[36] 徐慧茵. 调理枢机法治疗多囊卵巢综合征的临床研究[D]. 广州：广州中医药大学，2008.

[37] 佟号. 导师梁学林教授治疗多囊卵巢综合征的经验总结[D]. 沈阳：辽宁中医药大学，2008.

[38] 许春艳. 孟安琪教授治疗多囊卵巢综合征的经验[D]. 沈阳：辽宁中医药大学，2008.

[39] 张锁，吴效科，侯丽辉. 痰湿病因与多囊卵巢综合征中医辨证浅析[J]. 陕西中医，2008，29（3）：315-316.

[40] 赵莉，陈华，张婷婷. 李超荆治疗多囊卵巢综合征临床经验[J]. 中医杂志，2009，50（S1）：61.

[41] 张宁. 痰阻胞宫致多囊卵巢综合征的中医机理探讨[J]. 中国中医药现代远程教育，2009，7（11）：1-3.

[42] 田艳敏，董彩英. 浅述从脾肾论治多囊卵巢综合征[J]. 陕西中医，2009，30（11）：1544.

[43] 王波，张跃辉，吴效科，等. 浅谈辨体、辨病与辨证相结合诊治多囊卵巢综合征[J]. 中国中医基础医学杂志，2009，15（10）：768-769.

[44] 曾玲，李光荣. 多囊卵巢综合征临证心得[J]. 中医药导报，2009，15（8）：10-11.

[45] 闫和平. 多囊卵巢综合征性不孕中医病机及治疗思路探析[J]. 吉林中医药，2009，29（8）：658-659.

[46] 汪春花. 多囊卵巢综合征治疗体会[J]. 中国误诊学杂志，2009，9（21）：5139-5140.

[47] 吴效科. 从天癸失序、痰壅胞宫探讨多囊卵巢综合征病机及治疗[J]. 中国中西医结合杂志，2009，29（7）：588-589.

[48] 范明明，王建英，韩凤娟，等. 多囊卵巢综合征的中医探究[J]. 世界中西医结合杂志，2009，4（6）：446-448.

[49] 王晓静，杨鉴冰. 杨鉴冰教授治疗多囊卵巢综合征经验介绍[J]. 陕西中医学院学报，2009，32（3）：18-19.

[50] 刘宇新，侯丽辉，吴效科. 多囊卵巢综合征中医病因病机[J]. 天津中医药，2009，26（2）：123-124.

[51] 张丽. 刘宇新教授治疗多囊卵巢综合征的经验总结[D]. 沈阳：辽宁中医药大学，2009.

[52] 陈晓航. 岭南名医李丽芸教授中医妇科临床经验的总结与研究[D]. 广州：广州中医药大学，2009.

[53] 冯光荣，尤昭玲，周艳艳. 循时用药治疗多囊卵巢综合征[J]. 中医研究，2009，22（1）：46-48.

[54] 牛锐. 多囊卵巢综合征从"痰"论治[J]. 河南中医，2010，30（12）：1192-1193.

[55] 郭瑞，李玲玲，何春晖. 褚玉霞教授治疗痰湿型多囊卵巢综合征不孕经验[J]. 中医研究，2010，23（11）：68-70.

[56] 郭瑞，李玲玲，何春晖. 褚玉霞教授治疗痰湿型多囊卵巢综合征经验[J]. 中医学报，2010，25（6）：1087-1088.

[57] 王燕，刘莹. 情志不遂是多囊卵巢综合征发病的重要诱因之一——李光荣教授诊治多囊卵巢综合征临床经验[J]. 中华中医药杂志，2010，25（11）：1812-1813.

[58] 毕富玺，马玉聪，金季玲. 金季玲教授治疗多囊卵巢综合征经验撷要[J]. 吉林中医药，2010，30（10）：834-835.

[59] 周云. 夏桂成教授治疗多囊卵巢综合征经验[J]. 吉林中医药，2010，30（10）：837-839.

[60] 张锁，王波，吴效科，等. 多囊卵巢综合征是一种天癸节律失调病[J]. 世界中西医结合杂志，2010，5（9）：807-808.

[61] 王婧. 吴克明教授对 PCOS 的认识及临床诊疗经验[A]. //中华中医药学会. 第十次全国中医妇科学术大会论文集[C]. 2010：2.

[62] 金凤丽. 多囊卵巢综合征郁、瘀、痰病理实质探讨[A]. //中华中医药学会. 第十次全国中医妇科学术大会

论文集[C]. 2010：3.

[63] 马红丽. 多囊卵巢综合征 "天癸失序" 的研究进展[A]. //中华中医药学会. 第十次全国中医妇科学术大会论文集[C]. 2010：3.

[64] 王薇. 基于流行病学调查探讨三辨诊疗模式在多囊卵巢综合征中的应用[A]. //中华中医药学会. 第十次全国中医妇科学术大会论文集[C]. 2010：3.

[65] 陶静. 胥受天教授治疗多囊卵巢综合征经验浅谈[J]. 福建中医药，2010，41（4）：17-18.

[66] 郭永红，李光荣. 李光荣从痰瘀治疗多囊卵巢综合征经验[J]. 中国中医药信息杂志，2010，17（5）：87.

[67] 贺文婧，李焱. 李翠萍教授治疗多囊卵巢综合征的临床经验[J]. 陕西中医学院学报，2010，33（3）：21-22.

[68] 林寒梅，逯克娜. 从肾虚血瘀论治多囊卵巢综合征伴月经过少[J]. 新中医，2010，42（2）：117-118.

[69] 刘东平.《陈素庵妇科补解》对多囊卵巢综合征证治思路的探讨[J]. 吉林中医药，2011，31（11）：1041-1042.

[70] 赵宏利. 何嘉琳治疗多囊卵巢综合征经验[J]. 中医杂志，2011，52（17）：1455，1462.

[71] 管隽，谈勇. 重视 "肝郁" 在多囊卵巢综合征发病机制中的作用[J]. 江西中医药，2011，42（8）：11-14.

[72] 金凤丽，曹东. 从肝郁与瘀痰互结论多囊卵巢综合征中医病机及辨证实质[J]. 中华中医药学刊，2011，29（8）：1836-1837.

[73] 华苓. 柴松岩治疗多囊卵巢综合征经验[J]. 北京中医药，2011，30（7）：494-498.

[74] 乔江，杨秉秀. 杨秉秀教授治疗多囊卵巢综合征经验总结[J]. 光明中医，2011，26（7）：1330-1332.

[75] 张治国，沈宁，韩学杰，等. 沈绍功教授辨治多囊卵巢综合征的经验[J]. 中华中医药杂志，2011，26（6）：1327-1329.

[76] 祁冰，郝松莉，吴效科，等. 从 "痰瘀胞宫" 理论认识多囊卵巢综合征[J]. 中国中医基础医学杂志，2011，17（4）：375-376.

[77] 柳艾霞，刘瑞芬. 刘瑞芬教授治疗多囊卵巢综合征临证经验[J]. 深圳中西医结合杂志，2011，21（2）：113-114.

[78] 刘新敏，张润顺. 李光荣教授治疗多囊卵巢综合征规律研究[J]. 中国中医药信息杂志，2011，18（4）：20-22.

[79] 杨凤敏. 陈西诚治疗多囊卵巢综合征经验[J]. 实用中医药杂志，2011，27（3）：195.

[80] 王红，张玉芬. 张玉芬治疗多囊卵巢综合征经验介绍[J]. 山西中医，2011，27（3）：6-7.

[81] 吴志兵，郭晶晶，张晓甦. 张晓甦教授治疗多囊卵巢综合征的经验[J]. 陕西中医，2012，33（11）：1522-1523.

[82] 曹琦. 俞瑾教授诊治多囊卵巢综合征经验[A]. //中国中西医结合学会妇产科专业委员会. 第八届全国中西医结合妇产科学术大会论文及摘要集[C]. 2012：2.

[83] 原会娟. 褚玉霞教授治疗多囊卵巢综合征学术思想及临床经验总结[D]. 郑州：河南中医学院，2012.

[84] 刘韬，马毓俊. 李祥云教授对多囊卵巢综合征的中医辨证和治疗原则[J]. 上海医药，2012，33（8）：50-52.

[85] 刘艳巧. 刘润侠教授治疗多囊卵巢综合征不孕的学术思想和临床经验研究[D]. 北京：中国中医科学院，2012.

[86] 王露露，雷欣好，韩丽，等. 亓鲁光治疗多囊卵巢综合征经验[J]. 湖南中医杂志，2013，29（12）：29-31.

[87] 丁丽仙. 名老中医丁启后治疗多囊卵巢综合征导致不孕案例举隅[J]. 光明中医，2013，28（12）：2626-2627.

[88] 黄爱如. 多囊卵巢综合征 "病证结合" 诊疗模式初探[J]. 中医临床研究，2013，5（23）：39-40.

[89] 冯婷婷，魏绍斌. 魏绍斌教授治疗多囊卵巢综合征的诊疗思路与方法[J]. 中华中医药杂志，2013，28（11）：3287-3289.

[90] 关芳芳，王付. 王付教授辨治多囊卵巢综合征思路探析[J]. 中医药通报，2013，12（4）：25-28.

[91] 王浩. 于增瑞教授治疗多囊卵巢性不孕症[J]. 长春中医药大学学报，2013，29（4）：614-615.

[92] 熊伟，杨鉴冰. 杨鉴冰教授治疗多囊卵巢综合征的经验[J]. 陕西中医学院学报，2013，36（4）：37-38.

[93] 闫朋宣，胡森波，杜宝俊. 杜宝俊教授治疗多囊卵巢综合征经验[J]. 新中医，2013，45（6）：193-194.

[94] 丁丽仙. 名老中医丁启后诊治多囊卵巢综合征的经验介绍[J]. 贵阳中医学院学报，2013，35（3）：1-2.

[95] 罗娟珍. 周士源教授治疗多囊卵巢综合征的经验探讨[J]. 中国当代医药，2014，29（21）：151-152，155.

[96] 李晓林，夏天. 韩冰教授治疗多囊卵巢综合征的临床经验[J]. 云南中医中药杂志，2014，35（9）：7-9.

[97] 周丽娟，潘丽贞. 潘丽贞教授治疗青春期多囊卵巢综合征临床经验[J]. 四川中医，2014，32（8）：19-20.

[98] 张静，谷灿灿，胡国华. 海派中医妇科名家胡国华教授诊治多囊卵巢综合征临证经验[J]. 四川中医，2014，32（7）：3-5.

[99] 王尧尧，侯丽辉，郝松莉，等. 多囊卵巢综合征"辨病、辨体、辨证"诊疗思路[J]. 辽宁中医杂志，2014，41（6）：1144-1145.

[100] 康红玲，郝淑莉. 浅析名老中医谭明杰论治多囊卵巢综合征的经验[J]. 实用中西医结合临床，2014，14（5）：62-63.

[101] 孙丽丽，刘春丽，杨卫灵. 名老中医治疗多囊卵巢综合征经验荟萃[J]. 中医药临床杂志，2014，26（5）：447-449.

[102] 刘颖华，王颖，郝松莉，等. 名老中医治疗多囊卵巢综合征经验总结[J]. 中华中医药学刊，2014，32（3）：504-506.

[103] 金春兰，吴中朝，赵吉平. 从肝论治多囊卵巢综合征探讨[J]. 辽宁中医杂志，2015，42（6）：1379-1381.

[104] 赵洁，褚玉霞. 褚玉霞治疗多囊卵巢综合征致不孕症经验[J]. 中国中医药现代远程教育，2015，13（24）：25-26.

[105] 万庆芝，鲍世平. 鲍世平治疗多囊卵巢综合征经验[J]. 实用中医药杂志，2015，31（11）：1056.

[106] 姚婷，林洁. 尤昭玲教授治疗多囊卵巢综合征临证药对经验浅析[J]. 湖南中医药大学学报，2015，35（8）：38-40.

[107] 张春兰，侯丽辉，李妍，等. 侯丽辉教授治疗多囊卵巢综合征经验总结[J]. 四川中医，2015，33（8）：12-15.

[108] 李成文，杨艳芳. 门成福教授治疗多囊卵巢综合征不孕经验[J]. 中华中医药杂志，2015，30（7）：2411-2413.

[109] 陈旭. 从"痰瘀互结，重阴不阳"论多囊卵巢综合征病机根本[J]. 辽宁中医药大学学报，2015，17（6）：104-106.

[110] 谢秀超. 基于"天癸学说"从微观辨证运用"调癸通经法"治疗多囊卵巢综合征临床疗效观察[D]. 成都：成都中医药大学，2015.

[111] 闫颖，张晗，吴林玲，等. 金季玲治疗青春期多囊卵巢综合征临床经验[J]. 山西中医，2015，31（2）：3-5.

[112] 尹小兰. 黄健玲治疗多囊卵巢综合征经验[J]. 河南中医，2015，35（2）：380-381.

[113] 康开彪，李淑玲，陈毓庆，等. 潘文教授对多囊卵巢综合征中医病机的认识[J]. 西部中医药，2016，29（11）：44-46.

[114] 韩凤娟，韩红，王秀霞. 王秀霞教授治疗肾虚型多囊卵巢综合征经验[J]. 光明中医，2016，31（13）：1861-1863.

[115] 朱叶. 李玉玲教授学术思想及治疗多囊卵巢综合征临床经验整理[D]. 广州：广州中医药大学，2016.

[116] 关雅文. 王昕教授治疗湿热型多囊卵巢综合征经验总结[D]. 沈阳：辽宁中医药大学，2016.

[117] 李艳秋，苑程鲲，侯丽辉. 侯丽辉教授诊疗多囊卵巢综合征的临证经验总结[J]. 中医药学报，2016，44（1）：115-117.

[118] 张淑芬，张玉芬. 张玉芬教授辨治多囊卵巢综合征经验[J]. 光明中医，2016，31（2）：199-200.

[119] 王红. 尤昭玲诊治多囊卵巢综合征经验探析[J]. 山西中医，2016，32（1）：4-6.

[120] 谢伟，牛建昭，薛晓鸥. 牛建昭教授治疗多囊卵巢综合征经验拾要[J]. 陕西中医，2017，38（12）：1763-1764.

[121] 李雪莲，李祥云. 李祥云治疗痰湿型多囊卵巢综合征经验及常用药对解析[J]. 上海中医药杂志，2017，51（11）：16-19.

[122] 刘恒炼，王加俊，夏敏. 夏敏治疗多囊卵巢综合征的思路[J]. 中医临床研究，2017，9（30）：83-86.

[123] 蔡淑侠，韩延华，冯聪，等. 韩延华教授诊治多囊卵巢综合征经验[J]. 长春中医药大学学报，2017，33（4）：563-565.

[124] 张璇，邢天伶，佟庆，等. 金哲教授治疗难治性多囊卵巢综合征经验分析[J]. 河北中医药学报，2017，32（3）：45-47.

[125] 赵珊珊. 龙倩玲诊治多囊卵巢综合征经验[J]. 实用中医药杂志，2017，33（5）：570-571.

[126] 韩延华，王雪莲，张雪芝，等. 妇科名家诊治多囊卵巢综合征经验临床研究[J]. 辽宁中医杂志，2017，44（1）：100-101.

[127] 王晓鹏，陈腾飞，卢幼然，等. 刘清泉教授"调肝理脾、活血化瘀"治疗多囊卵巢综合征验案举隅[J]. 世界中医药，2018，13（10）：2381-2383.

[128] 贺小玲，刘秋瑾. 傅金英教授治疗多囊卵巢综合征临床经验[J]. 中医研究，2018，31（11）：43-46.

[129] 王魏. 谈勇教授治疗多囊卵巢综合征经验[J]. 中医研究，2018，31（10）：33-35.

[130] 华宙佳，丁彩飞，杨欣. 鲍严钟治疗肾虚血瘀型多囊卵巢综合征经验[J]. 浙江中西医结合杂志，2018，28（9）：721-722.

[131] 陈贞月，李震，姜建国. 姜建国治疗多囊卵巢综合征经验[J]. 山东中医杂志，2018，37（9）：758-760.

[132] 丁楠，周惠芳. 周惠芳诊治多囊卵巢综合征经验拾萃[J]. 中国中医基础医学杂志，2018，24（6）：846-848.

[133] 薛梦洁，夏亲华. 夏亲华教授以"补肾化痰"论治肥胖型多囊卵巢综合征所致不孕的经验探析[J]. 浙江中医药大学学报，2018，42（6）：460-462，472.

[134] 陶蔚娟，丁青. 尤昭玲"假定月经促排卵助孕法"诊治无排卵性多囊卵巢综合征经验[J]. 河南中医，2018，38（4）：524-526.

[135] 李新月，奚婷，李倩男，等. 吴克明诊治多囊卵巢综合征经验[J]. 实用中医药杂志，2018，34（1）：114-116.

[136] 刘芸，王慧，王佩娟. 王佩娟教授用补肾活血法治疗多囊卵巢综合征经验[J]. 吉林中医药，2019，39（10）：1279-1282.

[137] 杨玲，杨艺娇，倪晓容. 胡国华教授从肾虚论治多囊卵巢综合征临床经验[J]. 河北中医，2019，41（7）：973-975，985.

[138] 高悦，王国华. 王国华教授治疗非肥胖型多囊卵巢综合征不孕症的经验[J]. 吉林中医药，2019，39（6）：717-721.

[139] 梁晓春. 祝谌予治疗多囊卵巢综合征的经验[J]. 中国临床医生杂志，2019，47（6）：631-633，628.

[140] 张卓，周道成，刘媛，等. 赵恒侠论治肥胖型多囊卵巢综合征经验介绍[J]. 新中医，2019，51（3）：294-297.

奖项类

[1] 多囊卵巢综合征中医理论的创新

　　奖励年度与级别：2011 年黑龙江省自然科学奖一等奖

　　主要完成人：侯丽辉、吴效科、丛晶、等

　　主要完成单位：黑龙江中医药大学（附属第一医院）

[2] 多囊卵巢综合征病证结合研究的示范和应用

　　奖励年度与级别：2014 年黑龙江省国家科学技术进步奖二等奖

　　主要完成人：吴效科、尤昭玲、邹伟、等

　　主要完成单位：黑龙江中医药大学、湖南中医药大学、上海长海医院、山东中医药大学附属医院、江西中医药大学附属医院、香港大学

子宫内膜异位症

子宫内膜异位症（endometriosis，EMT）是指具有生长功能的子宫内膜组织（腺体和/或间质），在子宫腔被覆内膜和宫体肌层以外的部位生长、浸润的疾病。异位子宫内膜可以侵犯全身任何部位，但绝大多数位于盆腔内，其中宫骶韧带、子宫直肠陷凹及卵巢为最常见的受侵犯部位，其次为子宫浆膜、输卵管、乙状结肠、腹膜脏层，阴道直肠隔亦常见。子宫内膜异位症的临床表现，根据其病变部位和程度而有不同。临床上最常见的症状，是慢性盆腔痛、月经异常和不孕，其中最典型的临床症状是盆腔疼痛，70%~80%的内膜异位症病人有不同程度的盆腔疼痛，典型的三联征是痛经、性交痛和排便困难。月经异常中，15%~30%的病人有经量增多、经期延长或月经淋漓不净。子宫内膜异位症病人不孕率高达 50%，另外约 25%的病人无症状。

本病的辨证论治，可参考中医学"不孕""癥瘕""痛经""月经不调"等。

一、诊治纲要

（一）诊疗思路

中医认为子宫内膜异位症的病因为经期余血不尽，或产后余秽停留，或子宫手术创伤，或原有妇科病演变转化；或情志所伤，肝郁气滞；或不洁性交，外邪入侵，客于胞中等，导致离经之血，既不能循脉道，又无法排出体外，气滞血瘀，积于盆腔或其他部位而发病。故血瘀是产生子宫内膜异位症症状和体征的关键。其病位在下焦，胞宫、胞络为病，与肝、脾、肾三脏密切相关。瘀阻冲任、胞宫胞脉，经行不畅，"不通则痛"，发为痛经；瘀血阻滞冲任，新血不得归经，或瘀伤脉络，络伤血溢，亦可致月经过多与延长、漏下；当瘀阻冲任、胞宫，令胞脉受阻，两精不能结合成孕，发为不孕；血瘀日久，积结成癥瘕包块；而积瘀日久损伤肾气，肾亏冲任不足，胞宫盈溢失司，则月经失调。瘀血阻滞，又常与其他病理因素相互影响，互为因果。如患者先天禀赋不足，肾气亏虚，气虚推动无力，或虚热内生，瘀血阻滞，可发为气虚、阴虚或肾虚血瘀；当经期、产后失于调摄，或伤于多产、房劳、堕胎，邪气乘虚而入，引起寒凝血瘀、热结血瘀或湿阻血瘀；脾虚无力运化水液，痰湿凝聚，阻碍气机，气血运行不畅，瘀血与痰湿相互搏结；或因素体有瘀滞，复感湿热之邪，形成湿热瘀阻等。总体而言，本病主要特征为本虚标实，虚实夹杂。本虚多为肾虚、气虚，标实多为气滞、血瘀、痰湿等，而临床常见以复合病机为主。

　　子宫内膜异位症的辨证，首先辨主症。子宫内膜异位症临床可表现为痛经、癥瘕、月经不调、不孕等，不同的主症代表着瘀血所形成的不同病理机转和证候属性。如痛经多为阳虚寒凝血瘀，也有肝郁气滞血瘀者；不孕、月经异常者，多因肾虚精亏，或冲任瘀阻；癥瘕者，多久瘀积聚，常夹虚、痰、湿、热。其次，应当按照月经周期气血盈亏辨分期。经前冲任血海由空虚到满盈欲溢之际，冲任胞脉气实血盛，气血易阻滞不通；经行时，瘀块可随经血排出；经净后，冲任气血趋于平和。最后，辨清寒热虚实。子宫内膜异位症以经行腹痛为主症，因此应根据疼痛发生的时间、性质、部位以及程度，结合月经的期、量、色、质和兼症、舌脉，辨其寒热虚实之属性。本病因瘀血引起，属实者，痛经发生在经前、经期，疼痛剧烈，拒按；虚实夹杂者，则痛在经期、经后，痛势稍缓；因寒而瘀者，为冷痛、绞痛，得热痛减；因热致瘀者，为灼痛，得热痛增；因气滞者，经前胸胁乳房胀痛，经期下腹胀坠作痛；血瘀甚者，则为刺痛。

　　本病的治疗，首先需根据患者的主症、就诊目的、不同年龄及生育要求等，确定具体的治疗原则。有生育要求者，应侧重不孕的防治；暂无生育要求或已生育者，须有效及时解除其明显的痛苦，预防疾病复发。针对其临床主要症状表现，辨病与辨证相结合，或补肾活血化瘀以调经，或补肾活血促排卵助孕，或活血化瘀散结消癥。其次，由于瘀血是产生子宫内膜异位症一系列临床证候的关键，故本病应以活血化瘀为治疗大法，而"瘀血"又有寒热虚实之区别，故治疗应兼以行气、散寒、清利湿热、补虚。最后，主症结合经前、经期及经后的不同时期特点论治。主症如为痛经、癥瘕，经前异位内膜充血肿胀，治疗以活血破瘀为主；经期异位内膜出血，血肿包块刺激周围组织而致小腹剧痛或肛门坠痛，治以活血化瘀止痛为主；经后期异位内膜出血停止，疼痛消失，结节包块尚存在，治当理气活血，软坚散结。如为不孕，在经期采用活血化瘀、止血止痛法，加补肾益气之品，以利于排卵的发生；排卵后采取补肾活血法，既有利于血瘀病机的改善，又有利于孕卵的着床、发育。另外，由于子宫内膜异位症引起的痛经往往疼痛剧烈，容易引起患者对行经的恐惧感，精神压力又会进一步加重疼痛感，形成恶性循环。并且，不孕夫妇由于盼子心切，过度焦虑，常常会影响受孕。因此，治疗中要注重给予心理疏导，调畅情志。

（二）辨证论治

　　综合《中医妇科常见病诊疗指南》《中医妇科病证诊断疗效标准》《实用中医妇科学》《中西医结合妇产科学》《中医妇科学》以及名老中医经验等，将子宫内膜异位症的辨证论治要点概括为以下几个方面。

1. 气滞血瘀证

　　临床表现：经行下腹坠胀剧痛，拒按，甚或前后阴坠胀欲便，经血或多或少，经色暗夹有血块，或盆腔有结节、包块，胸胁脘腹胀闷疼痛，舌紫或有斑点，脉弦涩等。

　　基本病机：肝气郁结，气血不和致气滞血瘀，瘀血内阻胞宫、冲任。

　　常用治法：行气活血，祛瘀止痛。

2. 寒凝血瘀证

　　临床表现：经前或经期小腹绞痛、冷痛、坠胀痛，拒按，得热痛减，经量少，色暗红，淋漓不净；或见月经后期、不孕，畏寒肢冷，舌淡胖而紫暗，苔白，脉沉弦或紧。

基本病机：感受寒邪，或素体阳虚寒盛，寒凝血瘀，阻滞胞宫、冲任。

常用治法：温经散寒，化瘀止痛。

3. 热灼血瘀证

临床表现：经行前后发热，小腹灼热疼痛拒按，月经提前、量少、色红质稠有块，或盆腔结节包块触痛明显，心烦，小便黄，大便结，舌红有瘀点，苔黄，脉弦数。

基本病机：阳热内盛，热灼营血，耗液致瘀，瘀阻胞宫、冲任。

常用治法：清热凉血，活血祛瘀。

4. 气虚血瘀证

临床表现：经行腹痛，经色暗淡、质稀或夹血块，肛门坠胀不适，身倦乏力，局部刺痛，痛处不移，或见盆腔结节包块，舌淡紫或有紫斑，脉沉涩等。

基本病机：素体气虚，运血无力，血行迟滞致瘀，瘀阻胞宫、冲任。

常用治法：益气活血，化瘀散结。

5. 肾虚血瘀证

临床表现：经行腹痛，腰脊酸软，月经先后无定期，经量或多或少，不孕，盆腔有结节包块，神疲体倦，头晕耳鸣，面色晦暗，性欲减退，舌暗淡，苔白，脉沉细。

基本病机：肾气亏虚，阳气不足，温煦失职，血行迟滞，瘀阻胞宫、冲任。

常用治法：补肾益气，活血化瘀。

6. 阴虚血瘀证

临床表现：经期腹痛，月经先期、量多或少、色鲜红，伴见经行低热，五心烦热，头晕耳鸣，口干便黄，舌红边有瘀点、苔少，脉细数或细涩。

基本病机：阴虚血亏，虚热内生，瘀血阻滞，胞脉失养。

常用治法：滋阴养血，活血祛瘀。

7. 痰瘀互结证

临床表现：经行腹痛，下腹部包块伴胀满，婚久不孕，带下量多质黏，局部肿块刺痛，或肢体麻木，胸闷多痰，舌紫暗或有斑点，苔腻，脉弦涩等。

基本病机：痰湿与瘀血相搏结于冲任、胞宫。

常用治法：化痰散结，活血逐瘀。

8. 湿热瘀阻证

临床表现：经前或经期小腹灼热疼痛，拒按，得热痛增，月经量多，色红质稠，有血块或经血淋漓不净，盆腔有包块或结节，带下量多，色黄质黏，味臭，身热口渴，头身肢体沉重刺痛，小便不利，便溏不爽，舌质紫红，苔黄而腻，脉滑数或涩。

基本病机：湿热与瘀血互结，壅阻胞宫、冲任。

常用治法：清热除湿，化瘀止痛。

二、名家心法

1. 王维昌

【主题】 病因主要为沉疴痼冷导致寒凝血瘀

【释义】 王维昌认为，子宫内膜异位症的中医病机本质虽然为血瘀，但发病的原因主要是沉疴痼冷导致寒凝血瘀。病因多为新产（人流后）或经行之时受风寒侵袭，或为劳伤、房事不节、手术创伤等因素。瘀血阻滞下焦，局部气血不畅导致痛经。寒凝互结，血脉为之收引，经脉拘急，故表现为剧痛难忍，甚则昏厥；血得寒则凝，脉因寒而收引，阳气不布，故见腹部冷痛，手足不温。因此，证型以寒凝血瘀为主。沉疴痼冷为因，寒凝血瘀为果；寒多则气涩，气涩则生积聚；阴寒内盛，邪客于胞宫，寒与血结，阻滞脉络，最终结为癥瘕。主张以温中散寒兼以活血化瘀、理气止痛、软坚散结立法。本病痛经的发生与寒湿内侵和瘀血内停关系密切，寒凝导致瘀血亦是痛经发生的主要原因，温中散寒这一原则应贯穿于治疗的始终。其疼痛的发生又与月经周期有密切的关系，所以应分期论治，经前期用四温汤（炮姜、没药、吴茱萸、延胡索、白芍、小茴香、五灵脂），功在温中散寒、理气止痛、活血化瘀，减轻疼痛症状；经间期用复位汤（莪术、麻黄、马鞭草、三棱、赤芍、肉桂、卷柏、当归、制草乌、炙水蛭、延胡索），在温经散寒的基础上兼以活血化瘀、软坚散结。（张英蕾. 王维昌诊治子宫内膜异位症经验[J]. 上海中医药杂志，2007，41（1）：7-8.）

2. 裘笑梅

【主题】 瘀久化热，瘀热交炽，损伤冲任为主要病机

【释义】 裘笑梅认为，离经之血即为瘀血，瘀血久停，阻滞胞宫、胞脉，不通则痛。瘀血内阻脉道，新血难安，迫血妄行，溢于脉外。其中，瘀阻是主要病机。瘀血形成，可因寒凝日久，肝郁气滞，又可因阳虚血瘀，痰湿内停等。然瘀久郁而化热，瘀热交炽，损伤冲任，周而复始加重病情。在治疗上，采取二步法：第一步即在月经净后清热化瘀、软坚散结，处方用内异散（忍冬藤、白毛藤、蒲公英、皂角刺、鳖甲、花蕊石、丹参、生山楂、鸡内金、大麦芽、桂枝）。第二步是月经前1周，以调经止痛为主，药用当归、川芎、益母草、泽泻、泽兰、乳香、没药，诸药合用活血祛瘀，调经止痛。血块多者加失笑散。经前治标，针对腹痛，月经过多，肛门坠胀感等以减轻病人的痛苦；经后治本，重在攻伐，消除病灶。（肖承悰，吴熙. 中医妇科名家经验心悟[M]. 北京：人民卫生出版社，2009：145.）

【主题】 清化逐瘀，补肾助阳，通络助孕为治本之法

【释义】 裘笑梅认为，内异性不孕症多为七情所伤，气机失宣，血行不畅，经产余血滞于胞脉；或多次小产损伤冲任，离经之血不能及时消散，瘀阻胞脉，逆流脉外，乃致两精不能相搏而成。瘀血阻滞，气机不畅，日久积而成癥则出现盆腔包块结节；瘀血阻络，经血不得畅行，乃见经行小腹疼痛，胀坠拒按；瘀血停留久无出路必化为热，瘀热互结，而致月经过多，经期延长，淋漓难净；脉弦涩、舌质红绛甚则紫暗，乃为瘀血内阻之象，苔薄黄则为瘀热内蕴之症。本病虽为瘀热互结所致，然由于病程长久，"久病及肾"，肾阳不足则任脉通畅乏力，经血更易结聚，如此恶性循环，再难摄精成孕，且肾主生殖，阳气有助于血水之运化，子宫经血

又依赖于冲任胞脉的输注，故于临证治疗中当审因论证，治病求本，立清化逐瘀、补肾助阳、通络助孕之法，药用半枝莲、忍冬藤、红藤、川断、狗脊、杜仲、延胡索、当归、川芎、大麦芽、炒山楂、苏木、泽兰，并随症加减。诸药合用，标本兼顾，使瘀血得化，瘀热得逐，冲任之脉得以通畅，方能授精成孕。（吴燕平. 裘笑梅教授内膜异位症性不孕症治验浅谈[J]. 福建中医药，2008，39（2）：18-19.）

3. 柴松岩

【主题】 湿热毒邪侵袭冲任、血海，病属实热阳证

【释义】 柴松岩认为，子宫内膜异位症的本质，乃是一种阳证、热证、实证。阳证：疼痛症状进行性加重，说明病情活跃。热证：疼痛常伴有灼热感，或平素带下量多，色黄质稠、有臭味；或低热起伏，小便黄赤，舌质红绛，舌苔黄腻，脉滑数或弦数。实证：妇科检查有异位病灶存在，如可及卵巢异位囊肿、触痛结节、输卵管、卵巢或肠粘连等。病理机转为湿热毒邪侵袭冲任、血海，邪气与血搏结，阻遏冲任、胞宫、胞脉，气血不通则痛；患者主诉中常有人流、诊刮等宫腔手术史，经期不洁性交史，提示外邪留驻冲任、血海，日久瘀滞结聚，并依据病人体质不同而转变为热结，或为血瘀，或为痰凝；若失治误治，则最终形成癥瘕；邪伏于下焦，兼有湿浊阻滞胞宫、胞脉与胞络，导致妇女婚久而不能摄精成孕。子宫内膜异位病灶的长期存在，即中医学的有形之邪——癥瘕，其不断增长、播散或复发，局部尚有感染病变，即湿热毒邪伏于体内，由此制定出"解毒、化浊、祛瘀、散结"的治疗原则。"解毒热"以金银花、野菊花、鱼腥草、瞿麦为君药，"化湿浊"以土茯苓、川贝母、茵陈、炒薏苡仁为臣药，"祛瘀滞"以茜草、益母草、赤芍、三七粉为辅药，"散结聚"以生牡蛎、夏枯草、连翘、鳖甲为辅药，消癥散结。（肖承悰，吴熙. 中医妇科名家经验心悟[M]. 北京：人民卫生出版社，2009：505-507.）

4. 韩冰

【主题】 气血痰互结，渐成癥瘕为基本病机过程

【释义】 韩冰认为，气、血、痰三个因素是子宫内膜异位症发病的关键，气、血、痰互结，终至"瘀久夹痰，渐成癥瘕"，成为其基本病机过程。首先，"血瘀"状态是子宫内膜异位症发病的直接原因。由于女性经、孕、产、乳的生理特点，若耗伤气血，易致气血虚弱；如受外邪乘袭，则增加瘀血形成的机会。瘀血是本病的病理产物，贯穿疾病形成的始终。其次，瘀血停蓄体内，使气机升降出入失常，发为月经不调。气滞可致瘀阻不通，发为痛经。"气运乎血，血随气以周流，气凝则血凝"，故气郁又可加剧血瘀形成，日久不但可加剧痛经、积聚成癥，还可阻滞冲任，使两精不能相搏，发为不孕。再次，气化失常可致津液失于输布，"饮水积聚不消可成痰"。瘀血内蓄，日久可炼液成痰。"痰之为病，既多且杂，变幻百端"。痰之性黏腻重浊，易阻滞气机，影响气血运行之余，还缠绵难愈。湿瘀相合，稽留冲任，蕴结胞宫，病久入经入络，在一定的条件下还可从寒化、热化。痰瘀互结，日久还可积聚成癥，发为变化多端的临床症状。辨证治疗，谨遵活血化瘀、软坚散结之法，遵此法研制中成药"妇痛宁颗粒"冲剂。（张继雯，宋殿荣. 韩冰教授从气血痰立论治疗子宫内膜异位症[J]. 吉林中医药，2014，34（7）：679-681.）

5. 姚梅龄

【主题】 发病部位多属焦膜，治宜宣通三焦为主

【释义】 姚梅龄认为，子宫内膜异位症发病的部位，大部分属于中医的焦膜范围，有少数属于子宫。盆腔属于下焦焦膜，病多来自肝肾，来自肾者往往水气偏盛，来自肝（有的及脾）者往往血瘀较多。焦膜属少阳，其气血津液的敷布往往借助于肝主疏泄的功能，加之少阳与厥阴相表里，故焦膜病变往往与肝有关，子宫内膜异位症亦不例外。病变转机多以火失气化，水饮内停，瘀血夹湿为主要类型；病变范围多起于中焦之枢，或中气不能运化水湿，或火为水郁而交结不解，而又可上传下达，互相牵涉，甚至弥漫三焦，进则可以内犯诸脏。其致病来源，既可由外邪经腠理深入而发于三焦本部，亦可因焦膜连裹关系而由不同地带的相邻脏腑累及而致。有些是肝脾同病，水湿瘀滞中焦之证；有些是肝经瘀浊化水，水蓄下焦焦膜，满溢中焦之证；有些是肝经瘀热夹湿，致使血不循常道而瘀积于中下焦焦膜，形成血热湿浊交结之势。故治疗不能一味理气活血化瘀补肾，当以宣通三焦为主。（赵俐. 姚梅龄教授从焦膜论治子宫内膜异位症的经验[J]. 中华中医药杂志，2014，29（12）：3835-3837.）

6. 梁瑞宁

【主题】 冲气上逆，瘀血阻络为主要病机

【释义】 梁瑞宁认为，子宫内膜异位症的病机，为各种原因导致冲脉机能失调，气逆上冲，心腹拘急疼痛，即所谓"冲脉为病，逆气里急"。经前气血下注胞宫，冲脉气血较盛；经期血海由盈满而泻，阴阳变化急剧。此时易受各种因素影响，导致冲脉气血不循常道而妄行，瘀血阻络，周而复始，发为子宫内膜异位症。故表现为渐进性痛经，癥瘕（包块）也逐渐增大，但绝经后即可缓解或消失。子宫内膜异位症痛甚者，可见恶心呕吐，额汗出等，此与冲脉之气上逆，引胃气上逆有关。引起冲气上逆的常见因素，有肾虚、肝郁、脾虚、寒凝。其中，以肾虚、肝郁为最主要因素，且两者往往合而致病。（梁瑞宁，钟素琴. 基于子宫内膜异位症病机新论"冲气上逆"之病因探析[A].//第九次全国中医妇科学术研讨会论文集[C]. 2009：507-512.）

7. 易修珍

【主题】 析病因，审虚实

【释义】 易修珍认为，对子宫内膜异位症的诊治，必须详析致病动因，明察正邪态势，掌握证之枢要，才可言其病机。①析病因。经期余血不尽，痞塞不通成瘀；产后余秽停留，壅滞不祛成瘀；子宫手术创伤，伤及胞脉，离经之血积存不散成瘀；跌仆闪挫，伤及胞宫胞脉，血液下积成瘀；原有妇科病演变转化，瘀凝胞宫；忿怒伤肝，忧思伤脾，肝郁气滞，脾湿不运而为痰气交阻，初伤气分，久及血分，气滞血涩，阻塞冲任而成瘀；外邪入侵，客于胞中，与血相结（或为寒凝，或为热拎），冲任二脉流通受阻，蓄血成瘀。②审虚实。子宫内膜异位症病证沉绵，或病程中又被误治失治所害，日久必然损及脾肾，耗伤气血精津而多见虚象。其甚者，久病入络，瘀血深结于胞中络脉而为血证，此乃为大虚大实之晚期重症，沉固难拔。可见，子宫内膜异位症多为虚实互见，病因交错的复杂证候。故总的治疗原则为活血化瘀通络以消癥，利气涤痰散结助消癥，补脾肾益精血以助孕。分析病之新久、体之强弱、邪之盛衰，选药组方。于消中兼补，消而不伤正；补中有消，补而不滞瘀。使癥消正安，精血充盛，胞脉得以濡养畅

通，血海满盈，经血按时而至，以达受孕。（易修珍，陈丹晖.易修珍诊疗子宫内膜异位症经验介绍[J].云南中医学院学报，2006，29（5）：24-26.）

8. 陈颖异

【主题】 病证结合，首重主症，权衡邪正，不忘活血

【释义】 陈颖异治疗子宫内膜异位症思路有二：①病证结合，首重主症。子宫内膜异位症有痛经、癥瘕、月经不调、不孕等主症，不同的主症代表着瘀血所形成的不同病理机转，代表了不同的证候属性，故在治疗过程中，需根据患者的主症，就诊目的，不同年龄及生育要求等确定具体的治疗原则，强调个体化用药原则，做到有的放矢。②权衡邪正，不忘活血。本病的治疗，遵"血实者宜决之"，以活血化瘀为大法。治疗应时刻注意邪正关系，以祛邪为主，佐以扶正或攻补兼施，禁过施攻伐，遵循"大积大聚，衰其大半而止"的原则，对于正气尚盛者，治疗以活血不动血为原则。对于正气极虚患者，宗前人"养正积自除"之法。权衡邪正，关注患者脏腑、气血、阴阳的平衡。其治疗方法总结为三点：一是活血理气治痛经，采用经前、经期、经后3阶段疗法。二是消癥散结治癥瘕，采用消癥散结，活血理气与其他治法合理兼用，以及配合中药保留灌肠的综合疗法。三是补肾祛瘀治不孕，首先要审明原因，肾虚血瘀为不孕的主要病机，故常以补肾活血法贯穿治疗内异不孕的始终。其次整体调理，对因治疗。（蔡宇萍，曹佃贵，陈颖异.陈颖异治疗子宫内膜异位症思路和方法[J].中华中医药杂志，2011，26（7）：1552-1554.）

【主题】 活血祛瘀为主，顺应气血盈亏，周期调治

【释义】 陈颖异等认为，治疗本病要注重周期疗法，以活血祛瘀为核心，顺应月经周期气血的盈亏变化，按照月经周期进行调治。①经前期用药应体现"专与猛"。即用药要专一，集中药力。因经前血海充盈，气血盛实，异位内膜呈增殖状态，瘀象已成，可破瘀导滞直达病所。药用川芎、制香附、三棱、莪术、元胡、赤芍、水蛭、牛膝、益母草、王不留行。②月经期用药应着眼于"稳与度"。因月经来时，气血溢泻，异位的内膜属"离经之血"，蓄血成瘀，客于少腹，滞于冲任，瘀血不去，新血不得归经，非活血不可，但用药太猛，络伤血溢，会导致月经过多等症状发生，所以用药要稳当、适度。药用当归、白芍、制香附、花蕊石、血竭、元胡、失笑散、鸡血藤、益母草。③经后期用药须遵循"疏与养"。"疏"即疏通，运行气血，调整阴阳，以平为期；"养"即滋养，养血益气，扶正固本。因经后经水将净，内膜脱落，精血耗伤，血海空虚，正待修复；但瘀血蓄积于局部病灶，非一时能消，所以要疏中有养，养中有疏，调整气血运行，巩固疗效。药用黄芪、党参、柴胡、当归、白芍、三七、鹿衔草、血竭。④经间期用药应兼顾"补与破"。因此时为阴转入阳的过渡阶段，肾非补不可，卵非破不排，所以要补肾破血。药用鹿角片、巴戟天、小茴香、穿破石、续断、乌药、丹参、王不留行。（陈颖异，余晓晓，陈展.子宫内膜异位症周期疗法——中医治疗临床体会[J].中医药学报，2008，36（3）：44-45.）

9. 蔡小荪

【主题】 辨病症之兼夹同异，审病期与季节调治

【释义】 蔡小荪认为，子宫内膜异位症的周期性出血即"体内出血"，属中医学离经之血，此血及脱落之内膜不能排出体外或及时吸收化解，即成瘀血，故瘀血是本病发生发展的病

理基础。造成血瘀的原因及血瘀形成的病理变化比较复杂，有三大原因：一是经期产后房事不节，败精浊血混为一体；二是人流、剖腹产术后，损伤冲任及胞宫，瘀血留滞胞络、胞宫；三是邪毒侵袭稽留不去，致寒热湿瘀阻。子宫内膜异位症辨证以肝郁气滞、瘀血阻络者为多数，治疗以活血祛瘀，疏肝散结。治则遵循经行期间须控制症状，经净以后以消除病灶之原则。子宫内膜异位症往往与盆腔及内生殖器各种炎症掺杂互见，炎症可加重子宫内膜异位症及其临床表现，而子宫内膜异位症能使周围组织发生局部脓肿、粘连，以致炎症加重。因此，治疗不应局限于痛经、崩漏、癥瘕等范畴，对兼有湿热或热结患者，加用大剂清热解毒、利湿导滞之品。人体的内分泌功能活动具有较强的季节倾向，气候剧变常可出现症状反复。痛经者对寒冷敏感，冬季症状发作频而剧；血崩者对热的反应明显，每至夏季则症状加重，这正是中医学所谓"寒则凝滞""热则流散"之故。因此在治疗上不能墨守成规，必须"同中辨异""动中应变"，才能提高疗效。（王隆卉，蔡小荪. 蔡小荪教授治疗子宫内膜异位症经验介绍[J]. 新中医，2007，39（6）：7-8.）

10. 王子瑜

【主题】　活血祛瘀为主，审病求因，治病求本，周期调治

【释义】　王子瑜认为，子宫内膜异位症痛经的周期性发作，与月经周期的生理环境有关。经前冲任血海由空虚到满盈欲溢之际，冲任胞脉气实血盛，加上素体因素或致病因素的干扰，则气血易阻滞不通，而发痛经；经行时，瘀块随经血排出，疼痛减轻；经净后，冲任气血趋于平和，致病因素尚不足引起冲任胞脉瘀阻，故平时安详无腹痛；病因不除，故疼痛伴随月经周期而反复出现；离经之血去无出路，越积越重，故疼痛渐进加重。治疗以活血祛瘀为主，审病求因。对于气滞血瘀、寒凝血瘀、热灼血瘀、痰湿血瘀、气虚血瘀、离经之血为血瘀等，在活血化瘀的同时，应详审造成瘀血的原因，或疏肝行气，或温经散寒，或清热凉血，或利湿化痰，或健脾益气等，治病以求其本。同时，注意月经周期的生理特点，子宫内膜异位症痛经虽以实证为主，但从妇女月经生理的特点上看，冲任血海从满盈到溢泻，而至空虚，故经前和经行初期，治疗以泻实为主；月经后期或经后，虚则补之，则应配合益气养血之品，常配用八珍益母丸，服汤剂者，常加用圣愈汤，以扶正祛邪。其次，因本病疗程长，久用破瘀之品，恐伤其正，故方中以丹参为主药，取其养血活血之效；配肉桂温肾阳，鼓动元气，使气充血调，标本兼治，瘀血自去。（张春玲，宋昌红. 王子瑜教授治疗子宫内膜异位症经验[J]. 河北中医，2006，28（6）：409-410.）

11. 褚玉霞

【主题】　病机以肾虚为本，血瘀为标，治疗重视分期调治

【释义】　褚玉霞认为，本病病机关键在于肾虚血瘀，以肾虚为本，血瘀为标。在对本病"肾虚血瘀"病机认识的基础上，主张顺应月经周期、肾阴肾阳转化和气血盈亏规律分期治疗。①经期：胞宫泻而不藏，应因势利导，治以化瘀、通经、止痛，佐以补肾。方选自拟潮舒煎加减（桃仁、红花、当归、川芎、赤药、丹参、香附、延胡索、乌药、牛膝、泽兰）。②非经期：胞宫藏而不泻，肾阴肾阳渐长，气血渐复，治疗应把握好扶正与祛邪的关系，分清正邪虚实、标本缓急。治以补肾扶正，破瘀逐邪，灵活应用自拟二紫赞育方（紫河车、紫石英、菟丝子、枸杞子、熟地黄、淫羊藿、丹参、香附、砂仁、川牛膝）、棱莪消癥饮加减（三棱、莪术、生

牡蛎、鸡内金、鳖甲、丹参、香附、黄芪、乌药、桂枝、川牛膝）。另外，本病的突出症状和体征不尽相同，不同的疾病和主症病理机转各具特点，痛经多为阳虚寒凝血瘀，也有肝郁气滞血瘀者；不孕、月经异常者，多因肾虚精亏、冲任瘀阻；癥瘕者，多久瘀积聚，常夹虚夹痰夹湿夹热。患者的求治目的也有区别，有生育要求者，应侧重不孕的防治；暂无生育要求或已完成生育任务者，须有效及时解除其明显的痛苦，预防疾病复发。据此，本病的治疗还要病证结合，综合考虑，采取个性化方案。（孙红，王祖龙. 褚玉霞治疗子宫内膜异位症经验[J]. 中医学报，2010，25（4）：661-663.）

12. 欧阳惠卿

【主题】 活血化瘀为法，依成因和体质差异随证加减

【释义】 欧阳惠卿对于子宫内膜异位症的治疗，强调要抓住瘀血这一关键病机，以活血祛瘀为法，并根据本病"离经之血"形成因素的不同和人的体质不同而随证加减。主方：丹参、益母草、地鳖虫、赤芍、蒲黄、五灵脂。若痛经剧，加台乌药、延胡索、木香、三七末。若兼肝郁气滞，症见乳胀、腹胀，或腹胀痛连胁肋，脉弦细，舌黯红，苔微黄者，加柴胡、郁金、麦芽、枳壳、青皮或陈皮，以疏肝解郁，活血化瘀；若兼气虚，症见面白、唇舌色淡，经量多或经期长，脉弦细，小腹下坠者，加黄芪、党参、白术，以益气化瘀；若兼肾虚，症见腰骶坠痛，舌淡黯有瘀斑、斑点，脉弦者，加续断、鹿角霜，以补肾填精，并有助于不孕患者促排卵。若有巧克力囊肿，则加浙贝母、海藻、鳖甲、莪术、猫爪草，以化瘀豁痰，散结消癥。出现经多或经期长者，若偏气滞血瘀，症见腹痛或痛经，血块，乳胀，经色黯红，加三七末、蒲黄、五灵脂，以祛瘀止血止痛；若偏热瘀互结，症见经色红，舌红苔黄，脉滑或数，加夏枯草、大黄、白花蛇舌草、炒栀子，以清热凉血，祛瘀消癥。（肖承悰，吴熙. 中医妇科名家经验心悟[M]. 北京：人民卫生出版社，2009：640.）

13. 曹玲仙

【主题】 虚实兼顾，活血祛瘀，注意气虚阴伤

【释义】 曹玲仙认为，导致子宫内膜异位症血液离经，瘀血积聚的原因是多方面的。"瘀"形成后又成为致病因素，反作用于机体，由此变化多端。按"辨证求因"原则可分虚实两端，但从临床表现看本病往往虚实夹杂，寒热并存，气血俱损，多脏腑受累。所以，单用活血祛瘀药堆砌的方药疗效往往不能令人满意。寻求子宫内膜异位症致瘀的源头，辨证求因，审因论治，分别用益气祛瘀、温通祛瘀、清热祛瘀、调气祛瘀等不同的治法。对于久病久痛入络，缠绵难愈之症，多为瘀血积聚，胶结难消者，加用虫类药物，取其搜剔之功，但中病即止。同时应注意到气虚阴伤可致瘀，病久出血过多则耗阴伤气，气伤摄血无权，阴伤内热逼血妄行，三者互为因果，致病长期不愈，据此拟气阴双调，祛瘀生新，摄血固经法。（宋知理，陈秀英. 曹玲仙治疗子宫内膜异位症经验[J]. 中医杂志，2008，49（1）：19-20.）

14. 罗元恺

【主题】 活血化瘀，行气散结

【释义】 罗元恺认为，月经期经血不循常道而行，部分经血不能正常排出体外，以致"离经之血"蓄积盆腔而成瘀。子宫内膜异位症的成因，即为瘀血恶血壅阻于冲任、胞脉、脉络，

阻碍两精相搏，致成不孕；瘀血壅于内，结成包块，发为癥瘕；瘀血阻络，气血涩滞，不通则痛。因而，治疗原则以活血化瘀为主。罗氏内异方中，益母草、桃仁、土鳖虫、川芎、山楂、丹参活血祛瘀；延胡索、台乌药理气止痛；牡蛎、海藻、浙贝软坚散结；蒲黄、五灵脂化瘀止痛；乌梅酸收，反佐以防上药过于走散，且有止血止痛作用，对于伴月经不调，如量多、经期长及痛经者亦有治疗作用。（王俊玲，罗元恺，欧阳惠卿，等. 罗氏内异方治疗子宫内膜异位症的临床观察[J]. 中国中西医结合杂志，1997，17（4）：238-239.）

15. 何少山

【主题】 气虚血瘀多见，扶正化瘀为治

【释义】 何少山认为，子宫内膜异位症以气虚血瘀者为多见。由于气虚，导致气的推动作用减弱，形成气滞，血行不畅，瘀血内停，同时，气虚导致气的固摄作用失常，血不循经，逆流腹腔，瘀积于内，引起子宫内膜异位症。故必采用扶正化瘀法，从整体进行调节，同时，抓住"痛"这一主症，配以散瘀定痛。临床常用药物有黄芪、血竭、制乳香、没药、白术、桂枝、片姜黄、当归、炒赤白芍、三棱、莪术、三七、甘草等，以益气消癥，散瘀定痛。由于"久病入肾"，子宫内膜异位症患者又常有婚久不孕，腰骶坠痛，故在组方时，亦常加用鹿角片、淫羊藿、肉苁蓉、枸杞子、菟丝子等温肾之品，在改善症状和体质的同时，改善生殖功能，提高受孕率。对于癥瘕，以扶正化瘀为总治则，主张既要消癥化瘀，又要注意患者的禀赋虚实、饮食情志、时令等影响，还须因时因地因人而制宜。同时，癥瘕一病，难求旦夕之效，尤要注意顾护胃气，攻不伤正。（章勤. 何少山医论医案经验集[M]. 上海：上海世纪出版股份有限公司，2007：260-261.）

16. 刘云鹏

【主题】 兼见胃肠道症状者，病在厥阴，治以清上温下，辛开苦降

【释义】 刘云鹏认为，子宫内膜异位症痛经患者，疼痛呈进行性加重，并常伴有呕吐、腹泻、头晕等症。单一的活血化瘀止痛法，对于痛经伴有胃肠道症状的患者收效甚微。临床辨证除了瘀血内阻之外，在经期还多伴有肝风内动、气血逆乱、寒热错杂、虚实夹杂的情况。根据临床表现，此类病症属病在厥阴。肝郁化火，冲脉附于肝，经行冲气偏盛，循肝脉上扰，而发头痛，口干苦。肝气下迫腹中，寒邪乘脾而致泄泻，胞宫寒凝血瘀，不通则痛。治以清上温下，辛开苦降，药用乌梅丸。用该方治疗子宫内膜异位性痛经，因恐桂枝在经期过于活血，改用肉桂温暖下焦，引火归元，并加益母草、川芎活血调经，白芍、甘草缓急止痛。考虑到瘀血内阻，可适当加入三棱、莪术活血消癥。（刘颖. 运用刘云鹏经验治疗子宫内膜异位症痛经[J]. 中华中医药杂志，2013，28（10）：2961-2963.）

17. 金季玲

【主题】 补肾燮理阴阳，注意心理疏导

【释义】 金季玲主张，子宫内膜异位症不孕的治疗，以"种子必调经"为大法，调经当"谨察阴阳所在而调之，以平为期"。其在 20 世纪 80 年代初期，就提出了月经周期中存在肾阴肾阳的消长转化，补肾燮理阴阳，能够调整阴阳消长转化的异常，恢复卵巢排卵和黄体功能，提高人体内部固有的调节机能，使阴阳得以平衡，从而达到助孕的目的。组方的基本规律为：

经后期及经间期以活血化瘀、滋肾养血为主，以加味桂枝茯苓丸加当归、白芍、制首乌、地黄、枸杞子等滋肾养血之品；排卵后及经前期以活血化瘀、温肾助阳为主，以加味桂枝茯苓丸加淫羊藿、川断、菟丝子、紫石英、鹿角片等温肾助阳药。由于子宫内膜异位症引起的痛经往往疼痛剧烈，容易引起患者对行经的恐惧感，精神压力又会进一步加重疼痛感，形成恶性循环。并且不孕夫妇由于盼子心切，过度焦虑，常常会影响受孕。因此强调治疗中要注重给予心理疏导，鼓励患者放松心情，调畅情志。（赵珂，孟凡征，金季玲. 金季玲治疗子宫内膜异位症不孕的临床经验[J]. 辽宁中医杂志，2008，35（1）：26-27.）

18. 何嘉琳

【主题】 补肾化瘀，三期调治，标本虚实兼顾

【释义】 何嘉琳认为，子宫内膜异位症之经行吐衄为本虚标实证，多为肝、脾、肺、肾脏气不足，虚热内生，离经之血与热瘀阻经脉，经行而冲气上逆，迫血妄行所致。治疗方法：①审因论治，攻补兼施。瘀血留于体内为邪实，活血化瘀法为本病的重要治法，常以补肾化瘀法应用于治疗始终，祛瘀则气血通畅，补肾养血调理冲任以养胞宫。②周期调治，标本兼顾。采用经前、经行、平时三阶段疗法：经前1周，冲任胞宫气血偏实，异位内膜呈增殖状态，瘀象已成，治疗以补肾调气活血为主，可促使瘀未成之前内消；行经期异位内膜脱落出血，盆腔组织呈明显瘀血状态，治疗应清热化瘀、引血下行；平时以滋阴清热、凉血消癥为主，促使癥瘕积聚渐消缓散。③辨证辨病，灵活用药。子宫内膜异位症的本质为"肾虚血瘀"，临床上又有虚实寒热的不同，常见气滞血瘀、寒凝血瘀、热郁瘀阻、气虚血瘀四型，治以扶正化瘀、散结消癥为主，佐以理气、清热、温经等。经行吐衄多为热郁瘀阻、冲气上逆所致，故治疗以"热者清之""逆者平之""瘀者化之"，引血下行为主，虚实标本同治。兼吐衄量多可加槐花；脾虚便溏加黄芪、白术、山药；肝肾不足，形瘦腰酸加山萸肉、桑寄生、潼蒺藜；肺胃阴虚，干咳咽痒，可加天花粉、沙参、麦冬等。（邵梅. 何嘉琳治疗子宫内膜异位症经行吐衄的经验[J]. 浙江中医杂志，2008，43（8）：478.）

19. 张良英

【主题】 经行咯血，分期辨证施治

【释义】 张良英认为，"肺子宫内膜异位症"在中医学中可称"经行咯血"。此类患者可因久病难愈，久病易伤阴，肺肾阴虚，虚火妄动，失于潜藏，经行之际，冲气旺盛，夹虚火上逆，灼伤肺络，故经期咯血。也可因患病失治日久，肝气郁滞，疏泄失司，血行不畅，使冲任胞脉瘀阻。经期血海充盈，愈发加重气滞和血瘀，血行不畅，不循经从下走，反上逆自肺而出，发为咯血。治疗以病证结合为主要思路，分期辨证施治。①月经前期：肺肾阴虚者，治以滋阴润肺、清热顺气、和血止血，以自拟百合内异饮（白芍、白茅根、炒黄芩、当归、百合、党参、川牛膝、麦冬、枸杞子、白术、百部、白及、香附、茯苓、甘草）为基础方加减治疗；气滞血瘀者，治以行气活血、祛瘀生新、引血下行，方以膈下逐瘀汤加白及、川牛膝。②月经后期：治以行气活血、化瘀消异，方用自拟消异汤（当归、紫草、荔枝核、三棱、鸡内金、桂枝、橘核、浙贝母、川楝子、炙黄芪、乌药、丹参、夏枯草、桃仁、牡蛎、枳壳、甘草）。（卜德艳，岳胜难，姜丽娟，等. 张良英教授辨治肺子宫内膜异位症经验初探[J]. 云南中医学院学报，2012，35（2）：32-33.）

20. 石景亮

【主题】 子宫内膜异位症治疗五法

【释义】 石景亮提出子宫内膜异位症治疗五法：①化瘀止血、双向调节法。用于月经过多的患者，方用经验方花蒲血竭汤（花蕊石、生蒲黄、血竭、炒当归、赤芍药、大黄炭、丹参、三七、茜草、浙贝、仙鹤草、半夏、僵蚕、震灵丹）。于经前 6 天开始服用，直至月经结束。经净之后，治以益气养血，藉以复旧，方用经验方参芪四物汤加味，连服 15～20 剂左右。②清除郁热、荡涤实邪法。主要用于瘀久化热，经期发热患者，方用桂枝茯苓丸加味，一般需连服 10 剂左右，发热即可消退。③消癥散结法。应因不同时期而相机诊治，经前宜活血化瘀、消癥散结，因势利导，方用少腹逐瘀汤加减，一般连服 7 剂左右。经期当温通活血化瘀，用经验方花蒲血竭汤加减，连服 3～5 剂。经期后宜缓消癥块，健脾补肾，方用桂枝茯苓丸加味，连服 10 剂左右。④有生育要求者，除经前、经期可参照以上治法外，尚须排卵前后，参考基础体温曲线，灵活采取相应方药。卵泡期一般采用左归饮合桂枝茯苓丸加减，一般连服 7 剂左右。黄体期宜温煦肾气，兼以消癥，方用艾附暖宫丸加减，连服 10 剂左右。⑤补肾化瘀法。主要用于顽固性痛经的患者。经期方药用膈下逐瘀汤加味，一般连服 3～5 剂。经后采取缓消癥块，健脾补肾治法，可借鉴消癥散结法。（石显方，傅文录. 石景亮治疗子宫内膜异位症经验举隅[J]. 上海中医药杂志，2005，39（7）：29-30.）

三、医 论 选 要

1. 阳虚瘀结论（夏桂成）

【提要】 子宫内膜异位症之发病，经产余血本属于阴，阴长则留瘀亦长，得阳长始有所化。故其治疗不仅要活血化瘀、理气止痛，还要立足阳虚瘀结的病机，温补肾阳、益气补阳、疏肝宁心以促进冲任气血运行。

【原论】 子宫内膜异位症主要是由于肾阳虚弱，经行感寒，或者经期行经不畅，余血蓄积，逆流于子宫之外，蕴结于脉络肌肉之间，形成本病。所以肾虚瘀结为发病基础，加之情志内伤，肝郁气滞，冲任气血运行不利而瘀滞不行导致发病；或是由于体质不足、脾胃虚弱，或者大产、流产后，正气虚弱，气虚下陷，瘀浊郁结于下所致。若病程较长，肾虚及脾，脾肾阳虚，脾失健运，水湿不化，聚而成痰，痰滞胞络，与血气相结，积而形成本病。总之，本病的主要机理是肾虚气弱，正气不足，经产余血浊液流注于胞脉胞络之中，泛溢于子宫之外，并随着肾阴阳的消长转化而发作。经产余血本属于阴，因此，阴长则留瘀亦长，得阳长始有所化，因而亦出现消长的变化，异位的子宫内膜不易吸收，不易消散，所以在临床属难治的疾患。治疗上急则治标，化瘀止痛；缓则治本，从脏腑论治，提出补肾助阳、益气补阳、疏肝宁心等法。①补肾助阳法的运用。子宫内膜异位症的瘀结与肾阳不足有着重要的关系。阳气不仅能推动气血的运行，而且有助于瘀血的溶化与吸收，同时对水湿津液脂肪的代谢运化也有着重要的作用，故阳不足不仅能使血滞成瘀，而且也易使水湿、脂肪代谢运化障碍而有所积聚和凝结。该病患者一般均有盆腔不同程度的积液，从而也证实阳气不足，气化不利，水湿、津液不运的论点。BBT 高温相失常者有 4 型。Ⅰ型：高温相示缓慢上升明显者，常与低温相失常伴见；Ⅱ型：

高温相偏短者，即高温相持续 8～10 天者；Ⅲ型：高温相不稳定，波动在 0.2～0.3℃之间；Ⅳ型：高温相偏低，与低温相温差 0.2℃。故凡临床上较剧之痛经，呈进行性加剧，及具有上述四型 BBT 高温相失常之一，且子宫内膜抗体呈阳性者，可考虑诊断为子宫内膜异位症。内异症从 BBT 高温相失常者亦可看出肾阳不足是本，痰瘀凝结是标。指出温补肾阳，提高冲任气血的通畅，是抑制子宫内膜异位症发生发展的有力措施。BBT 高温相的偏短、偏低、欠稳定等四种失常类型，有助于肾阳不足的诊断与辨治。常用方药如毓麟珠、右归丸、定坤丹及自制补阳消癥汤（《实用妇科方剂学》）等。温补肾阳在治疗中具有重要意义，但补肾助阳，不能忽略结合补阴，以阴中求阳。②益气补阳法的运用。据临床观察所得，子宫内膜异位症患者的确存在着阳虚气弱、脾肾不足、气虚下陷的症状，常可见小腹与肛门坠胀，神疲乏力，大便易溏等。尽管坠胀坠痛未必就是气虚，或者说是"瘀结"的反应，但伴见神疲乏力，大便易溏者，当属气虚或兼有气虚。补中益气汤、举元煎是最为常用的方药。③疏肝宁心法的应用。疏肝宁心法在内异症的治疗中，是一个重要的兼治法，甚者在某一阶段中也可算作是一个重要的治疗方法。子宫内膜异位症患者兼夹心肝症状者，亦系为多见。虽然，心肝在本病中不占主要地位，但是不能忽略其对本病形成和发展的一定影响，而且心肝在疼痛的发作上有重要的意义。所谓"诸痛疮疡，皆属于心""痛脉多弦，弦脉属肝"，且心藏神，肝藏魂，神魂与精神意识的活动有关，肝脏与冲脉亦密切相关，不仅藏血以支持血海不足，而且肝主疏泄之功能不足，肝气疏泄不利，又将形成肝郁气滞，冲任经血之排泄必将受到影响，从而促进血瘀形成和发展之可能。而更为重要的是肝郁气滞，窒痹阳气活动，从而影响气化，影响脾肾，不仅致瘀，且对水湿、痰脂之代谢不利，必将形成膜样性血瘀。故在补肾助阳的同时，不可忽略心肝的重要性。因此，常在补肾助阳，或益气助阳法中，组合越鞠丸或逍遥散，同时加合欢皮、钩藤、远志、广郁金、莲子心等品。（谈勇. 中国百年百名中医临床家丛书·夏桂成[M]. 北京：中国中医药出版社，2003：109-116.）

2. 湿瘀互结论（郭子光）

【提要】 本病基本病机为湿瘀互结，病位在肝脾二脏，治疗上总以桂枝茯苓丸加水蛭为基础方剂，根据月经周期变化中的不同特性加以治疗，同时分为下焦湿热、水湿蕴遏、肾阴虚、阴虚夹痰、肝郁化热、肾精不足六型辨证论治。

【原论】 卵巢子宫内膜异位症是子宫内膜异位症的一种多发类型，子宫内膜剥脱后，若经血排出不畅，不循常道，倒流至卵巢，离经之血即成瘀。异位的内膜也会像子宫内膜一样随激素调节每月一次月经样出血，瘀血不去，新血不能归经，又为瘀血，如此则瘀血不断积聚，阻滞气机，日久影响水液代谢，继发湿滞，湿瘀互结，形成囊肿。因为瘀血，故囊液颜色呈巧克力色；湿性黏滞，故囊液质地黏稠。故卵巢子宫内膜异位症以"湿瘀互结"为病机要素，湿瘀互结可致卵巢子宫内膜异位症的临床诸症。病在肝脾，足厥阴肝经与任脉交会于"曲骨穴"，与冲脉交会于"三阴交"，可见肝脉通过冲、任二脉与胞宫相联系。且肝藏血，女子以血为主，以血用事，其经、带、胎、产、乳皆耗血伤血，肝主疏泄，调节血液，冲任二脉以肝疏泄血液充养。此外，肝之疏泄还能促进脾之健运统血。因此，若肝气条达，则冲任二脉气机通畅，脾气健运有司，统摄有度，女子经血得以正常行止。若肝血不足，血不养肝，或肝气郁滞，血行不畅，则冲任不和，气血郁滞，积于少腹胞宫，日久影响脾运，湿邪内滞，湿瘀互结，发为本病。与脾相关，一是从经脉循行来看，脾足太阴之脉，与任脉交会于"中极"，与冲脉交会于

"三阴交"，故脾脉通过冲、任二脉与胞宫相联系。其二，从其生理功能来看，脾主健运，运化水谷精微，化生气血，为冲任二脉提供物质基础。脾统血，统摄血液在脉内运行不溢出脉外，脾若统血失摄，血液不循常道，离经则留为瘀；脾失运化，则生湿浊，湿瘀互结，发为本病。

　　治疗以桂枝茯苓丸加水蛭为基础方，结合患者生理分期论治子宫内膜异位症。①月经期：此期月经来潮，正是蓄积之瘀血有出路之时，治疗当以"通"为要，因势利导，使邪有出路。用药应强化破血逐瘀的力量，但也需佐以适量益气健脾之品，以防攻伐太过，破血耗气。常在基础方中再酌配搜剔经络、破血逐瘀的虫类药。②卵泡期：此期月经刚净，血脉不充，胞宫空虚，精亏血损，因此当酌配滋补肝肾，养血填精之品，助气血得生，内膜得复。③排卵期：此期需在基础方中配合补肾疏肝，益气通络之品，以促进正常排卵。尤其对于有生育要求的患者，更应该注意维持排卵的正常进行。④黄体期：此期精血渐充，血室当盈，冲脉当通。因此，当酌减破血之力，减少水蛭用量，并配合温阳补肾，养血调冲。

　　分型论治：①下焦湿热型。患者常兼带下异常，或色黄，或质稠，或量多，或味臭，或外阴或阴道瘙痒，或外阴湿疹等，舌红苔黄腻，或苔根部黄腻，或薄或厚，脉滑偏数。治当配以清利下焦湿热，常合四妙散，重者常选配红藤、蒲公英、败酱草。②水湿蕴遏型。患者多表现为囊肿较大，或兼带下清稀量多，或兼体形偏胖，舌体胖大，边有齿痕，脉沉滑。治当配合健脾利湿，常合当归芍药散，既利湿健脾，还可疏肝活血。③肾阴虚型。患者常兼口咽干燥，心烦潮热，舌苔薄少，或少苔，或花剥苔，或中有裂纹，甚或无苔，脉细数。治当伍以滋养肾阴，常合用六味地黄丸。④阴虚夹痰型。患者常伴子宫腺肌症或腺肌瘤，或子宫肌瘤，或经行腹痛时呕吐痰涎，或平素时有咯痰，或兼口腻便黏，舌体偏胖有齿痕，苔薄少，舌体中间有裂纹，或苔腻苔体有裂纹，脉细滑或细弦滑。治当配合滋阴化痰，软坚散结，常选配醋制鳖甲、浙贝母、玄参、生地、生牡蛎等。⑤肝郁化热型。患者常伴脾气急躁易怒，少腹时有灼痛，小便黄，大便干，舌边尖红，苔黄或薄或厚，脉弦数。治当伍清泄肝火，疏肝解郁，方选丹栀四逆散合用。⑥肾精不足型。患者常因本病影响排卵功能，不能正常受孕，或有怕冷或经行少腹及小腹冷痛明显，平素四肢厥冷等症，舌淡嫩苔薄白，脉沉细弱或细缓迟。此型当强化补肾填精，温补肾阳之品。血肉有情之品如鹿茸、紫河车、龟胶等；温补肾阳之属，常选巴戟天、肉苁蓉、淫羊藿、仙茅等。（徐路，江泳. 国医大师郭子光"病证结合"辨治卵巢子宫内膜异位症经验[J]. 时珍国医国药，2014，25（10）：2520-2522.）

3. 伏寒致病论（丛慧芳）

【提要】　伏寒的隐匿性、积聚性、动态时空性、伤阳气、渐进性、寒性收引、伏寒生浊等特点与子宫内膜异位症相关。先天之寒、后天之寒，寒气潜藏是子宫内膜异位症"伏寒"形成的原因，正虚邪盛是子宫内膜异位症"伏寒"发生的病理基础。

【原论】　子宫内膜异位症的发生发展和中医理论"伏邪"中的"伏寒"有着一定的相关性：①伏寒的隐匿性与子宫内膜异位症的相关性。子宫内膜异位症早期常没有临床症状，或症状体征和痛经、盆腔痛、不孕等难以鉴别，因此常影响了子宫内膜异位症的早期治疗。子宫内膜异位症早期临床症状及诊断的不明确，恰与伏寒的隐匿性相一致。②伏寒的积聚性与子宫内膜异位症的相关性。子宫内膜异位症发病早期病灶甚微，症状较轻，随着时间的推移，异位病灶反复出血，将导致结节包块出现及散布，痛经加重，不孕，甚至恶变等。子宫内膜异位症发生、发展、复发经历的是"潜症"到"显症"的过程，这与伏邪具有积聚性的特点相一致，是病邪累积，从量变到质变的过程。③伏寒的动态时空性与子宫内膜异位症的相关性。"动态时空性"是指伏寒致病在时间和空间上具有动态性，在不同时期，随着邪正力量的转化，出现不同的临床表现。子宫内膜异位症病变范围广，异位内膜可侵犯全身诸多部位，如卵巢、输卵管、膀胱、肾、输尿管、肺，甚至手臂、大腿等处。在病理变化上，疾病初期为异位内膜的周期性出血，随着时间推移，可导致出血部位周围纤维组织增生及粘连的形成，再则出现斑点、小泡，并最终导致结节或包块的形成。随着病理变化，临床症状呈现多样化，可以表现为痛经、盆腔痛、月经不调、不孕、包块、血尿、便血、咳血等不同症状，并伴随着症状的加重。子宫内膜异位症临床症状及体征的多样性，符合伏寒"动态时空性"特征。④伏寒伤阳与子宫内膜异位症的相关性。足少阴为肾，寒邪最易与少阴正气相携，伏藏于肾而暗耗肾阳。肾阳不足，久则他脏失于温煦，寒从中生。部分子宫内膜异位症患者，平素常有畏寒、四肢凉、腰酸、小腹隐痛等阳气不足表现，疾病发作时表现出的经行腹痛，得温痛减，遇寒加重，伴有手足逆冷、面色苍白、冷汗淋漓等，均符合寒邪致病伤阳的特点。肾与胞宫一脉相通，肾阳下达胞宫，温煦胞宫以成其氤氲之乐。今寒伏于肾而损其阳，已已困顿，焉有顾胞宫之暇。寒踞胞宫，胎孕难成而致不孕。⑤伏寒主渐进性疼痛与子宫内膜异位症的相关性。寒性凝滞，主痛。寒可引起血行凝滞，不通则痛而发痛经。但因伏寒具有引触而发的特点，且其疼痛的发作往往是自我积聚而致暴发的过程，故其引起的疼痛往往有渐进性。子宫内膜异位症逐渐加重的痛经、巧克力囊肿疼痛至破裂时的急性腹痛，均与伏寒主渐进性疼痛的特点相吻合。⑥伏寒收引与子宫内膜异位症的相关性。寒主收引，寒邪所伏之处，易致气血滞涩，筋脉挛缩。寒伏机体，致异常出血凝滞不散，周围纤维组织增生并形成粘连，正常解剖结构和器官位置的异常改变，输卵管扭曲、粘连等，这些均符合寒邪收引的特点。⑦伏寒生浊与子宫内膜异位症的相关性。"寒气生浊"，浊者，寒湿痰饮凝血淤积之邪也。寒伏于精血而蚀其真阳，阳气不足，无以蒸腾化气，水液停滞，久而生痰化热。胞宫所处，低洼之界，至阴之地，前临脐腹，下有子门，登厕感寒常有之，痰瘀停滞不化常有之。痰瘀寒热互结，冲任不畅，胞脉阻滞，胞宫停积而致月经不调、痛经、癥瘕、不孕等的发生。浊者，黏滞而不易祛除也，子宫内膜异位症病机复杂、病程缠绵与伏寒生浊有一定的相关性。

正虚邪盛是子宫内膜异位症"伏寒"发生的病理基础。伏寒的形成是正气虚弱、寒气入侵共同作用的结果。正气决定寒气能否潜伏，决定伏寒是否可以发病，以及在何种情况下发病，使子宫内膜异位症表现出由"潜症"到"显症"的转变。子禀先天之寒而成阳虚之质，寒伏于内，凝津耗阳，日损正气。素体阳虚之人，易受寒气侵袭而发病。妇人经、孕、产、乳、忧思、房劳等耗气伤血，正气常感不足，倘不知调摄，则寒邪易乘其弱而侵其内。伏寒致病者，始则微，伏藏于内，暗耗阳气而助其滋长、蔓延。阳愈伤，则邪愈盛，而正愈虚。倘正气不能抵御伏匿积聚已久之寒，尤值经期气血下注冲任，或两精相合感召时，阴阳动荡，外寒引动伏寒，两寒感召，于是百变不已。（黄飞翔，丛慧芳．从伏寒理论探讨子宫内膜异位症[J]．上海中医药大学学报，2016，30（5）：5-8.）

4. 虚瘀痰论（尤昭玲）

【提要】 子宫内膜异位症的主要病机特点为"瘀、虚、痰"，治疗上有怀孕要求者分三期论治；无怀孕要求者予以内异方、外敷包、保留灌肠三联疗法，以补益正气，活血化瘀，软坚散结。

【原论】 子宫内膜异位症发病虽较复杂，但以正气虚弱、血气失调、痰瘀互结为关键，主要病机特点为"瘀、虚、痰"。本病的发生在于多次的孕堕或宫腔操作，损伤了正气，使冲任、胞宫气血不调，导致气虚不摄、气虚血瘀，此为发病之本；胞宫功能受损，经血不循常道，变成离经之血；离经之血，或逆流于胞宫之外，或蕴结于肠膜脉络肌肉之间，积成血瘕，此为发病之因。瘀血内积日久，阻碍气机升降出入，影响津液运行输布，水液停聚而为痰，从而使痰瘀胶着互结，且本病往往兼夹瘀毒。因内膜异位症常与盆腔及内生殖器各种炎症掺杂互见，炎症可加重内膜异位症及其临床表现，而内膜异位症能使周围组织发生局部脓肿、粘连，以致炎症加重。本病随月经周期的演变而变化。经后期阴长阳消，内在之瘀结亦随之增长；经前期阳长阴消，内在的瘀结亦随之而有所控制，并逐渐溶化。对于子宫内膜异位症有怀孕要求者，分三期治疗：①经期内外合治。以通因通用、化瘀散结为大法。妇人以血为本，但血赖气以行，气运乎血，血本随气以周流。因此，要重视通过益气行气，提气缓坠而达到止痛、止坠的目的。同时亦应注重化痰，化痰有利于祛瘀，二者相辅相成。子宫内膜异位症常涉及的脏腑是肾、脾，但诊治中应考虑其发病与肝、心的关系，或疏肝理气，或宁心安神。同时应针对"痛、坠、胀"以"治"为主，用药宜专一，药量宜增大，可选加水蛭、土鳖虫、九香虫、地龙等嗜血通络之品。血瘕之血亦为血，得温则行，得热则溢，故方中加入雪莲花、吴茱萸、姜黄等温肾通达、温热通络，且能助诸味药力流通之品，有利于内异结节的吸收。同时注重联合中医外治法以提高疗效，且无药物败胃之弊。临证中常用妇科外敷包外敷下腹部以活血化瘀、消癥软坚散结。②经后暖宫促泡。经后暖宫纳胎，益肾健脾，暖巢增液，助养泡膜，疏肝宣散脉络，促泡速长，顺势而出。定位肾、脾、肝、心，以助卵汤为主方。促卵泡生长切勿用苦寒、酸涩之药，以防影响卵泡长养；排卵前后勿使用传统通经、活血、化瘀之品，以防伤泡或碍泡。助卵汤由生地黄、熟地黄、玉竹、沙参、石斛、山药、黄精、莲肉、百合、菟丝子、桑椹子、覆盆子、枸杞子、橘叶、月季花、三七花、甘草等组成。③怀孕安胎前移。排卵指导同房后不管有无怀孕，均健脾助膜，固肾安胎。子宫内膜具有摄胎、载胎、纳胎、养胎的功能，类似土载万物，因此胚胎的早期着床需要健运脾胃、助膜长养以摄胎、载胎、纳胎、养胎。临床诊治时必以脾肾双补之品，其寓意不在健脾，而重在补气，疏得一分气，养得一分胎。此外，"肾系胎元"，肾虚冲任不固，不能固摄胎元，也可致胎动不安、胎漏甚至滑胎，故养胎中常用补肾固胎之品。因"胞脉者上系于心""心主定神，肾主精"，心神宁静、心肾相交才能固摄胎元，因此莲子、枣仁等养心安神之品必不可少。

对于无怀孕要求者，内异方、外敷包、保留灌肠三管齐下。子宫内膜异位症以"瘀、虚、痰"立论，具有正气亏虚、瘀久夹痰、渐成癥瘕的病机特征，以"补益正气、活血化瘀、软坚散结"为治疗大法。内异方以党参、黄芪、白术、大血藤、忍冬藤、络石藤、三棱、鬼箭羽、土鳖虫、土贝母、虎杖、连翘、泽泻、灵芝、红景天、绞股蓝、雪莲花、三七花等主方。全方扶正与祛瘀并举，温通并重，活血化瘀改善盆腔微环境、腹腔液中前列腺素、各种细胞因子及免疫功能，达到缓解子宫内膜异位症导致的疼痛和不孕，并消散异位内膜病灶。（王肖，尤昭玲. 浅析尤昭玲教授对子宫内膜异位症的认识及中医治疗特色[J]. 中华中医药杂志，2014，29（8）：2457-2460.）

5. 肾精心神失调论（夏桂成）

【提要】 肾精施泄，子宫孕育，与心神的关系极大，心之神明影响子宫阴阳气血之盈亏变化，且心不宁则肾阴阳不调，导致子宫内膜异位症久治不愈，反复发作。子宫内膜异位症之血瘀与心神功能的失调及肝、肾、脾、胃均有关，尤其是肾阴阳为主，治疗时须结合调理心肝。

【原论】 子宫内膜异位症虽属血瘀范畴，但血瘀之所以形成及其发展，又与肝、肾、脾、胃及心神功能的失调有关，尤其是肾阴阳为主，但同时必须结合调理心肝。肾主生殖，子宫是孕育的脏器，肾精施泄，子宫孕育，与心神的关系极大，且子宫通过胞脉、胞络与心肾直接联系，心肾同属少阴经脉，相互间藉络脉以贯通，心肾相交，涉及子宫，精神相依，水火相济，任脉汇通，保持阴阳的相对平衡，维系月经正常周期，故能摄精成孕。胞脉胞络亦属心之所主，心气藉胞脉胞络而使子宫藏泄有度，开阖有时，孕育有常。心气之机能活动的关键有赖于心神。心之神明能动地燮理着复杂的体内外环境变化而产生相适应的机能变化，影响子宫阴阳气血之盈亏变化。血之与气，一般认为直接关系到肝脾，然总统之却在于心。心为"五脏六腑之大主"，心在最高层次协调着各脏器之间平衡，子宫亦不例外。心在生殖生理的活动过程中的意义关键是"主神明"的功能，而神明活动是在心肾相交、阴阳既济中得以实现的。肾藏精，心主神，神赖阴精充沛以养，精又受心神驾驭而施泄。因而只有心肾相交，精神互依，水火既济，才能使阴阳平衡，保持月经周期中阴阳消长转化的节律性。对于心肾的调理，《慎斋遗书》中说："欲补心者，须实肾，使肾得升；欲补肾者，须宁心，使心得降。"《傅青主女科》进而把心肾升降交合与子宫的胞脉胞络紧密地联系在一处，多次指出"胞脉者上属于心，下通于肾"，向人们昭示心肾互为交合的场所是谓子宫处，可见心肾与子宫活动密不可分。心不宁则肾阴阳不调，尤其肾阳不足，不能正常发挥推动血液运行的功能而致血瘀的产生和发展，导致子宫内膜异位症久治不愈，反复发作。只有在心宁的前提下，才能保证阴阳的调复。阴阳调复，特别是阳气恢复，才能有效地控制子宫内膜异位症瘀血的产生和发展。此外可加强心理疏导，提高疗效。（夏桂成. 辨治子宫内膜异位症的体会[J]. 天津中医药大学学报，1995，（4）：1-2.）

6. 月经周期分治论（蔡小荪）

【提要】 子宫内膜异位症在月经期，以经行腹痛为主症者，治以化瘀治本为主，采取促使瘀血溶化内消之法；经行量多如注，重在化瘀澄源，经净之后，益气生血，以固其本。经间期针对癥瘕治以消癥散结。并据此创立内异Ⅰ、Ⅱ、Ⅲ方。

【原论】 子宫内膜异位症中，表现为肝郁气滞、瘀血阻络者占较大比例。故以理气通滞、活血化瘀为大法，并注意到整体辨证，结合病因治疗，以调整脏腑、气血、阴阳的生理功能，并建立了一套子宫内膜异位症周期疗法。

（1）月经期。①经行腹痛：子宫内膜异位症的痛经和其他瘀血性痛经有别，后者多由各种原因引起经血排出困难所致，若瘀血畅行或块膜排出，则腹痛立见减轻或消失。而本症之痛经往往是经下愈多愈痛，此乃子宫内膜异位于宫腔之外，中医所谓"离经之血"，因而造成新血无以归经而瘀血不能排出的局面。治疗当遵"通则不痛"之则，以化瘀治本为主。然而在用药上应依据其病理特点，不能专事祛瘀通下，应采取促使瘀血溶化内消之法，以达通畅之目的。用自拟内异Ⅰ方（炒当归、丹参、川牛膝、制香附、川芎、赤芍、制没药、延胡索、生蒲黄、五灵脂、血竭），其旨在理气活血诸药中，配散寒破血见长之没药、血竭、失笑散，破散癥积宿血，兼具定痛理血之功。服药当于经前或痛前3～7天之内，过晚则瘀血既成，日渐增加，难收预期功效。②经行量多如注：治崩中漏下，常法有塞流、澄源、复旧三者。暴崩久漏之际，总先取治标止血之法。本症之崩漏，因是宿瘀内结，阻滞经脉，新血不守，血不循经所致，故纯用炭剂止血，犹如扬汤止沸，往往难以应手。治此须谨守病机，仿"通因通用"之法，重在化瘀澄源。用内异Ⅱ方（当归、生地黄、丹参、白芍、香附、生蒲黄、花蕊石、大黄炭、三七末（吞）、震灵丹），于经前 3~5 天开始服。经净之后，遂取复旧之法，重在益气生血之品调理，以固其本。

（2）经间期。癥瘕是本症患者共有症状，兼存于各种类型中，此为疾病之根本。按"血实宜决之"治则，于经净后以内异Ⅲ方（云茯苓、桂枝、赤芍、牡丹皮、桃仁、皂角刺、炙甲片、石见穿、莪术、水蛭）消癥散结。宗桂枝茯苓丸法加味，或吞服桂枝茯苓丸、人参鳖甲煎丸。无症状者也不例外。一般服药后症状改善较为显著，癥块消失则较困难。但中药之优点是副作用较小，可长期服用。部分伴有不孕患者，待症情减轻时，往往随即怀孕。故对某些病例，经治疗获效后，月经正常，症状减轻或消失，基础体温出现典型双相曲线者，在排卵期后忌服本方，以免妨碍孕育。（肖承悰，吴熙. 中医妇科名家经验心悟[M]. 北京：人民卫生出版社，2009：427-428.）

7. 痛经、不孕分期辨治论（司徒仪）

【提要】　子宫内膜异位症痛经的治疗，当循气血盈亏，分时期调经止痛：经后应用活血化瘀消癥，抑制瘀血的形成；经时化瘀止血止痛，控制离经之血的发生。不孕的治疗，以补肾活血，调周助孕为原则，经期采用活血化瘀、止血止痛；经净至排卵期应以活血理气、化瘀消癥散结改善血瘀。

【原论】　子宫内膜异位症患者存在着"血瘀"，故以活血理气、化瘀消癥散结为法，拟方莪棱合剂治疗，其组成为三棱、莪术、赤芍、丹参、鸡内金等。

①循气血盈亏，分时期调经止痛。因循月经周期有气血盈亏的周期性生理变化，故子宫内膜异位症的治疗也要顺应这一动态变化分析气血盈亏，变通用药。月经期胞宫"泻而不藏"，所以在瘀血内阻的情况下，月经后由于气血随经血的外排，瘀血的状态当有相对性的改善，故对于子宫内膜异位症患者的治疗，在月经后应乘胜追击，应用活血化瘀消癥之品以加速血液黏稠度、凝聚状态的进一步改善；随着月经周期的进展，气血的长盛，壅塞经髓之瘀血阻碍了气血的运行，逐渐加重气滞血瘀的状态，治疗当以抑制瘀血的形成为目标，治疗大法仍以活血化瘀、消癥散结为主，可适当增加化瘀之力；经来之时气血倾泻，但异位内膜所倾泻之离经之血，无脉道可循，故不能排出胞外，瘀积腹内，不通则痛，此时治疗方向应为控制离经之血的发生，以防经后的进一步蓄瘀。因此，此时应采用化瘀止血止痛之法，往往针对的是经量中等与偏多者。治疗均以莪棱合剂为基础方，针对月经周期的不同时期加减用药。平素以莪棱合剂为基础，针对不同证候，求因并斟酌药力以改善血瘀状态，月经前 3~5 天开始以莪棱合剂为基础加减，去鸡内金等。辨寒热虚实化瘀调经止痛，常用香附、延胡索、益母草等以加强行气活血之效。经期加服蒲田胶囊（蒲黄、田七等）活血化瘀、止血止痛。其中，又要分清气滞与血瘀的主次关系，而斟酌方中药物剂量比例。亦不乏有久病伤气或药过伤正而致虚者，对此类患者扶正即是行血，补气方能气行血行。

②补肾活血，调周助孕。对内膜异位症不孕者必须采取攻补兼施治疗，并应按月经周期不同时期来调治。在经期采用活血化瘀、止血止痛法，以蒲田合剂或胶囊为主。在经净至排卵期应以活血理气、化瘀消癥散结法改善血瘀的病机，以莪棱合剂或胶囊为主，并需配合外治法协同治疗，令盆腔血流改善，有利于粘连松解，结节、癥瘕的吸收。尤其需指出的是子宫内膜异

位症不孕的病人尚存在排卵功能的障碍,形成黄素化不破裂卵泡综合征。如何促使排卵的发生,是治疗子宫内膜异位症不孕的要素之一。故以破血活血利气之法,在莪棱合剂的基础之上适当选择当归、川芎、红花、泽兰等;同时加补肾益气之品,如补骨脂、菟丝子、川断之类,以利于排卵的发生。排卵后采取补肾活血法,既有利于血瘀病机的改善,又有利于孕卵的着床、发育。对于子宫内膜异位症并存黄体功能不健者,临床主要表现为月经先期、经期延长等,临症时常应用补肾活血方,药物组成为桑寄生、菟丝子、川断、当归、丹参等。此时当以活血为治疗方向,而不应采取破瘀消坚散结之法。(冉青珍. 司徒仪教授治疗子宫内膜异位症经验举要[J]. 中医药学刊,2001,19(5):430-431.)

8. 病证结合辨治论(许润三)

【提要】 对子宫内膜异位症,根据"病证结合,方证相应"的治疗思想,在血瘀的共同病机基础上,所"病"不同,治疗各异;同时还要根据患者的年龄、体质、月经、症状及异位病灶的情况,因人而异,选方用药。

【原论】 中医诊治疾病,首先须将现代医学的病与中医的证相对应,找到该类疾病的主要病机,其次才能谈及方和治。血瘀为子宫内膜异位症、子宫腺肌症患者的共同见证,但概用活血化瘀法远远不够,且违背中医的诊治思想。因为子宫内膜异位症和子宫腺肌症在中医分属"痛经""月经不调""癥瘕""不孕"等几种疾病,而在同一个患者身上却有不同的组合。故"病证结合"应该作为诊疗的起始点。在血瘀共同病机基础上,所"病"不同,治疗各异。临床以痛经为主诉的年轻患者,病机中多兼"肝气郁滞",治以理气活血,化瘀止痛;接近绝经的"痛经"患者,其病机则多兼"肾虚",治以补肾活血,化瘀止痛;如果年轻患者因子宫内膜异位症或子宫腺肌症造成月经不调、不孕等来诊,必须注意女性"肾主生殖"这一根本,应根据患者情况区分肾阴肾阳之不足,采用补肾(阴/阳)活血调经助孕。如果因子宫内膜异位症造成的巧克力囊肿、子宫腺肌瘤的患者,则需根据中医对"癥瘕"的认识,根据患者的体质采用益气破血化瘀的办法散结消癥。子宫内膜异位症和子宫腺肌症虽然均以血瘀为患,但仍宜根据患者的年龄、体质、月经、症状及异位病灶的情况,因人而异,选方用药,特别要时刻注意避免一味攻伐损伤正气。对于体质好,月经规律,以痛经为主的年轻患者,以活血化瘀止痛为主,处方为抵当汤加莪术、三七等。气愈虚则血愈滞,一味攻伐反而欲速不达。在大队活血化瘀药中必加补气扶正之品,以减轻久用攻伐药物而耗伤气血的副作用。对于月经提前、量多,形体消瘦有癥瘕的年轻患者,以消羸丸加味。此方清热止血,软坚散结,可抑制子宫内膜生长,调整月经,减少出血,并软化结节。若癥瘕患者体胖,属虚寒体质,则选用桂枝茯苓丸温通化瘀,再在方中加三棱、莪术增强活血化瘀作用。对于因慢性盆腔疼痛、不孕前来求诊的患者,常选用四逆散加活血化瘀药物治疗。若患者接近绝经年龄,则以知柏地黄丸与上几方合用,知柏地黄丸能抑制卵巢功能,促进早日绝经。特别值得一提的是虫类药物的选用,因为子宫内膜异位症和子宫腺肌症属于顽固瘀血为患,化瘀选用张仲景抵当汤、下瘀血汤中的水蛭、土鳖虫、虻虫等消散顽固瘀血,亦是方证对应的一个重要方面。(王清. 许润三"病证结合,方证相应"治疗子宫内膜异位症[J]. 中医杂志,2007,48(5):475-476.)

9. 主症辨治论(蔡小荪)

【提要】 针对子宫内膜异位症五大主症分别辨症论治。本症痛经,化瘀止痛;本症血崩,以通求固；本症发热，祛瘀为要；本症不孕，攻补兼顾；本症癥瘕，消癥治本。

【原论】 ①本症痛经，化瘀止痛。子宫内膜异位症的痛经有别于其他瘀血性痛经，后者多由于各种原因导致瘀血阻滞，经血不能顺利排出，若瘀血随经血排出，则腹痛明显减轻甚至消失。而子宫内膜异位症痛经往往与之相反，经血排出越多则越痛。究其原因，主要是因为子宫内膜异位症痛经为"宿瘀内结"，瘀血宿积体内，使得肾-天癸-冲任-胞宫生殖轴功能失调，治疗应当以化瘀治本为主。在用药上据其病理特点，不能单用祛瘀通下的方法，应当注重化瘀内消之法，以达通畅之目的。②本症血崩，以通求固。崩漏病因多端，病机错综复杂，发病根本多为冲任损伤。而冲任损伤的原因又是多方面的，其多从肝、脾、肾三脏的功能失调与气血虚盈着手，病理因素以虚、热、瘀为主。虚者可分为肾虚、肝肾亏损、脾肾阳虚、气血两虚。因虚不能固摄经血，成为崩漏。热者有虚、实之分，热伤冲任，迫血妄行，致崩漏。瘀者可分为气滞血瘀、寒凝血瘀、热灼血瘀等。治疗步骤：塞流、澄源、复旧。塞流即止血，暴崩久漏需先止血。澄源即追溯病因，论因施治。复旧即病后调理，从两个方面着手，一是健脾胃，培补气血；二是补肾调肝，养心固冲，避免疾病复发。③本症发热，祛瘀为要。经前发热，在本症患者中也占相当比例。经期发热素有外感、内伤之分。本症发热系瘀血内结，郁而化热之故，治疗理当专于活血化瘀之法。④本症不孕，攻补兼顾。对于本症之不孕病人，治分三期：月经净后至排卵期，以育肾通络之孕Ⅰ方（云茯苓、石楠叶、熟地、桂枝、仙茅、仙灵脾、路路通、公丁香、川牛膝）合内异Ⅲ方（云茯苓、桂枝、赤芍、丹皮、桃仁、皂角刺、炙甲片、石见穿、莪术、水蛭）治之；排卵后至经前3~7天用育肾温煦之孕Ⅱ方（生地、熟地、云茯苓、石楠叶、鹿角霜、仙灵脾、巴戟天、肉苁蓉、旱莲草、女贞子、怀牛膝）合并内异Ⅲ方治之；经前数天至经净或痛止，选用内异Ⅰ方（炒当归、丹参、川牛膝、制香附、川芎、赤芍、制没药、延胡索、生蒲黄、五灵脂、血竭）或内异Ⅱ方（当归、生地、丹参、白芍、香附、生蒲黄、花蕊石、熟军炭、三七末、震灵丹）化瘀、调经、止痛。对基础体温转为典型双相，并示相对高温者，则化瘀之品须在经来后使用，慎防坠胎。⑤本症癥瘕，消癥治本。癥瘕是本症患者共有症状，兼存于各种类型中，此为疾病之根本。按"血实宜决之"治则，于经净后以内异方消癥散结，宗桂枝茯苓丸法加味，或吞服桂枝茯苓丸、人参鳖甲煎丸。（黄素英，莫惠玉，王海丽.中国百年百名中医临床家丛书·蔡小荪[M]. 北京：中国中医药出版社，2002：151-166.）

10. 三因三原组方论（马中夫）

【提要】 子宫内膜异位症的病机要素有三，即瘀血是基础病理产物，热毒是趋化发展主要因素，肾虚冲任失司是发病的内在特异基质。针对上述病机，提出三原组方模式，即活血化瘀是组方的基础，清解热毒是活血化瘀的促动药，补肾调冲任是改善内异化瘀的关键。

【原论】 子宫内膜异位症的发病机制，是由3个致病因素连锁互动形成的。①瘀血是子宫内膜异位症的基础病理产物。妇人月经是天癸、脏腑、气血、经络协调作用于胞宫的产物，是胞宫藏泻功能的生理表现。若经期、产后、多产、堕胎、手术创伤、房劳、感受外邪等，导致肾气、冲任、胞脉受损，造成络伤血溢，以致"离经之血"逆行胞外其他部位，蓄积成血瘕。因此，离经蓄积之瘀血为该病的基础病理。②热毒是子宫内膜异位症趋化发展主要因素。"异位症"的早期病理是瘀血，瘀血壅阻日久，使脏腑功能和气血运行失常，致体内的生理或病理产物不能及时排出，蕴积体内过盛，日久化热生毒，形成恶血壅阻于冲任胞宫胞脉和其他部位。③肾气虚，冲任失司是子宫内膜异位症发生的内在特异基质。肾藏精，主生殖，为人体阴阳之根，人体的防御功能、生殖功能及月经的调节都与肾的功能盛衰有关。当经期、产后、多产、房劳、术后等致病因素，伤及肾气导致冲任失司，肾气虚则血行无力而血滞血瘀，冲任失司则经血离经而逆乱体内。因此，肾气虚和冲任失司，是异位症发生的内在特异基质。

根据"异位症"发病的三因学说，而倡导规范"三原组方治疗模式"：①活血化瘀是组方的基础。根据辨证常选用当归、川芎、赤芍、延胡索、徐长卿、丹参、没药、桃仁、红花、三棱、莪术、水蛭等。②清解热毒是活血化瘀的促动药。"异位症"是瘀久化热，蕴而成毒。所以血瘀欲化，非清解不可。根据辨证常选用大黄、红藤、马鞭草、白花蛇舌草、紫草、败酱草、忍冬藤、黄连、生地、牡丹皮等。③补肾调冲任是改善内异化瘀的关键。"异位症"的血瘀是肾气不足、冲任失司致气不行血，血滞成瘀。根据辨证常选用女贞子、菟丝子、续断、淫羊藿、巴戟、仙茅、补骨脂、肉苁蓉等。综上，三因致病因素是该症病变连锁反应的终结，而三原组方模式是阻断破解病理链条相互反映的良策。（李秀英，刘爽. 马中夫治疗子宫内膜异位症的三三理论[J]. 辽宁中医杂志，2003，30（2）：105.）

（撰稿：古文华，张惜燕；审稿：崔晓萍，金香兰）

参 考 文 献

著作类

[1] 张延钧，洪子复. 妇科病最新中医治疗[M]. 北京：中医古籍出版社，1997.

[2] 郭志强，张宗芳. 中医妇科治疗大成[M]. 石家庄：河北科学技术出版社，1997.

[3] 丛春雨. 丛春雨中医妇科经验[M]. 北京：中医古籍出版社，2002.

[4] 黄素英，莫惠玉，王海丽. 中国百年百名中医临床家丛书·蔡小荪[M]. 北京：中国中医药出版社，2002.

[5] 谈勇. 中国百年百名中医临床家丛书·夏桂成[M]. 北京：中国中医药出版社，2003.

[6] 司徒仪. 子宫内膜异位症中西医结合治疗[M]. 北京：人民卫生出版社，2004.

[7] 夏桂成. 中医临床妇科学[M]. 北京：人民卫生出版社，2007.

[8] 章勤. 何少山医论医案经验集[M]. 上海：上海世纪出版股份有限公司，2007.

[9] 肖承悰，吴熙. 中医妇科名家经验心悟[M]. 北京：人民卫生出版社，2009.

[10] 吴燕平，张婷，罗杏娟. 中国百年百名中医临床家丛书·裘笑梅[M]. 北京：中国中医药出版社，2009.

[11] 夏桂成. 夏桂成实用中医妇科学[M]. 北京：中国中医药出版社，2009.

[12] 单书健. 古今名医临证金鉴·妇科卷[M]. 中国中医药出版社，2011.

[13] 张丽君，李杰. 妇产科病中医经验集成[M]. 武汉：湖北科学技术出版社，2012.

[14] 中华中医药学会. 中医妇科常见病诊疗指南[M]. 北京：中国中医药出版社，2012.

[15] 经燕，王清. 当代中医妇科临床家丛书·许润三[M]. 北京：中国医药科技出版社，2014.

[16] 卓雨农. 卓雨农中医妇科治疗学·世代家传妇科疾病诊治精要[M]. 北京：中国中医药出版社，2016.

[17] 赵宏利. 国家级名老中医临床经验实录丛书·何嘉琳妇科临证实录[M]. 北京：中国医药科技出版社，2018.

论文类

[1] 于载畿. 中医活血化瘀疗法和子宫内膜异位症[J]. 实用妇科与产科杂志，1987，3（4）：173-174.

[2] 曹东，来圣吉，来圣祥. 来春茂治疗子宫内膜异位症 38 例[J]. 云南中医杂志，1994，15（5）：7.

[3] 刘金星，毛美蓉，张迎春. 化瘀消痰、软坚散结法治疗子宫内膜异位症的临床研究[J]. 中国中西医结合杂志，1994，14（6）：337-341.

[4] 李素珍，王惠兰. 中医化瘀疗法治疗子宫内膜异位症的体会[J]. 河北医药，1994，16（3）：168.

[5] 夏桂成. 辨治子宫内膜异位症的体会[J]. 天津中医药大学学报, 1995, （4）: 1-2.

[6] 沙明荣. 中医治疗子宫内膜异位症的体会[J]. 中医杂志, 1995, 36（4）: 213.

[7] 施红英. 张志民老中医用温通法治疗子宫内膜异位症的经验[J]. 新中医, 1995, （3）: 5.

[8] 王阿丽, 魏爱平, 王子瑜. 对子宫内膜异位症机理的认识[J]. 中国医药学报, 1995, 10（1）: 57.

[9] 黄淑贞, 徐玉兰. 内异汤治疗子宫内膜异位症[J]. 山东中医学院学报, 1996, 20（3）: 188-189.

[10] 魏爱平, 贺稚平. 王子瑜教授治疗子宫内膜异位症痛经经验[J]. 河北中医学院学报, 1996, 11（1）: 32-33.

[11] 郑英, 崔金全, 祝黎明. 中西医结合诊治子宫内膜异位症[J]. 中国实用妇科与产科杂志, 1997, 13（6）: 10-11.

[12] 萧桂芳. 化瘀补肾法治疗子宫内膜异位症性不孕 16 例[J]. 广西中医药, 1997, 20（3）: 14, 26.

[13] 张永洛, 王便琴, 岳月娥, 等. 温经汤治疗子宫内膜异位症 45 例临床观察[J]. 中国中医药科技, 1998, 5（4）: 243-244.

[14] 沈洪沁, 洪波. 补肾活血法治疗子宫内膜异位症的临床观察[J]. 福建中医, 1998, 29（2）: 8-9.

[15] 李佶, 王大增. 子宫内膜异位症中医病机的再认识[J]. 辽宁中医学院学报, 1999, 1（3）: 161-162.

[16] 王国平. 夏桂成辨治子宫内膜异位症的经验[J]. 吉林中医药, 1999, （3）: 8.

[17] 王俊玲, 罗元恺, 欧阳惠卿, 等. 罗氏内异方治疗子宫内膜异位症的临床观察[J]. 中国中西医结合杂志, 1997, 17（4）: 238-239.

[18] 高月平. 从痰论治子宫内膜异位症[J]. 山东中医杂志, 2000, 19（11）: 693.

[19] 盖德美, 刘川. 金维新诊治子宫内膜异位症经验[J]. 山东中医药大学学报, 2000, 24（5）: 374-375.

[20] 赵志梅. 补肾化瘀法治疗子宫内膜异位症不孕的研究[D]. 广州: 广州中医药大学, 2000.

[21] 冉青珍. 司徒仪教授治疗子宫内膜异位症经验举要[J]. 中医药学刊, 2001, 19（5）: 430-431.

[22] 司徒仪, 徐莉. 当代名医辨治子宫内膜异位症的特色分析[J]. 中医药学报, 2001, 29（4）: 62-63.

[23] 韩艳荣. 金维新治疗子宫内膜异位症的经验[A]. //中国中西医结合学会妇产科专业委员会. 全国第六届中西医结合妇产科学术会议论文及摘要集[C]. 2002: 1.

[24] 梁雪芳. 司徒仪主任诊治子宫内膜异位症经验[J]. 天津中医, 2002, 19（3）: 71.

[25] 张旭宾, 邓高丕, 欧阳惠卿. 子宫内膜异位症的中医病因病机及证治特色探析[J]. 新中医, 2003, 35（8）: 5-6.

[26] 李秀英, 刘爽. 马中夫治疗子宫内膜异位症的三三理论[J]. 辽宁中医杂志, 2003, 30（2）: 105.

[27] 吴凡, 张海峰, 陈思亮, 等. 异位散治疗子宫内膜异位症 72 例疗效观察[J]. 新中医, 2003, 35（10）: 19-20.

[28] 经燕, 王清. 许润三治疗子宫内膜异位症、子宫腺肌病经验总结[J]. 中日友好医院学报, 2004, 18（2）: 104.

[29] 胡蔚洁. 温肾化瘀法治疗子宫内膜异位症 60 例[J]. 辽宁中医杂志, 2005, 32（7）: 684-685.

[30] 石显方, 傅文录. 石景亮治疗子宫内膜异位症经验举隅[J]. 上海中医药杂志, 2005, 39（7）: 29-30.

[31] 许丽绵, 李坤寅, 赵广兴. 欧阳惠卿教授治疗子宫内膜异位症经验介绍[J]. 新中医, 2006, 38（5）: 6-7.

[32] 魏绍斌, 曹亚芳. 从"湿热瘀结"论治子宫内膜异位症探讨[J]. 中国中医基础医学杂志, 2006, 12（10）: 757-759.

[33] 刘海萍. 祛瘀解毒法治疗瘀毒型子宫内膜异位症的机理探讨[D]. 济南: 山东中医药大学, 2006.

[34] 易修珍, 陈丹晖. 易修珍诊疗子宫内膜异位症经验介绍[J]. 云南中医学院学报, 2006, 29（5）: 24-26.

[35] 戚晓菲, 陈莹. 陈莹教授运用健脾行气法治疗子宫内膜异位症经验[J]. 实用中医内科杂志, 2007, 21（4）: 14.

[36] 戚晓菲. 陈莹教授治疗子宫内膜异位症经验总结[D]. 沈阳: 辽宁中医药大学, 2007.

[37] 付淑秀, 路臻, 高天雨. 补脾祛瘀方治疗子宫内膜异位症 46 例[J]. 中医药临床杂志, 2007, 19（3）: 230.

[38] 王清. 许润三"病证结合, 方证相应"治疗子宫内膜异位症[J]. 中医杂志, 2007, 48（5）: 475-476.

[39] 王隆卉，蔡小荪. 蔡小荪教授治疗子宫内膜异位症经验介绍[J]. 新中医，2007，39（6）：7-8.

[40] 张丽. 王子瑜教授治疗子宫内膜异位症痛经的经验总结[D]. 北京：北京中医药大学，2007.

[41] 王瑞杰. 褚玉霞教授学术思想及治疗月经病经验研究[D]. 郑州：河南中医学院，2007.

[42] 李萍，张晓甦. 子宫内膜异位症的治疗方法及其比较[J]. 时珍国医国药，2007，18（3）：717-719.

[43] 张英蕾. 王维昌诊治子宫内膜异位症经验[J]. 上海中医药杂志，2007，41（1）：7-8.

[44] 郭洁. 名老中医辨治子宫内膜异位症经验举要[J]. 中国全科医学，2008，11（18）：1696-1698.

[45] 赵珂，孟凡征，金季玲. 金季玲治疗子宫内膜异位症不孕的临床经验[J]. 辽宁中医杂志，2008，35（1）：26-27.

[46] 吴燕平. 裘笑梅教授内膜异位症性不孕症治验浅谈[J]. 福建中医药，2008，39（2）：18-19.

[47] 宋知理，陈秀英. 曹玲仙治疗子宫内膜异位症经验[J]. 中医杂志，2008，49（1）：19-20.

[48] 陈颖异，余晓晓，陈展. 子宫内膜异位症周期疗法——中医治疗临床体会[J]. 中医药学报，2008，36（3）：44-45.

[49] 连方. 子宫内膜异位症病机——瘀毒学说[J]. 中国中西医结合杂志，2008，28（11）：968-969.

[50] 濮凌云，张巨明. 柴嵩岩论治子宫内膜异位症[J]. 北京中医药，2008，27（10）：783-784.

[51] 杨鉴冰，陈梅，刘东平. 子宫内膜异位症的中医病因病机及治疗探讨[J]. 四川中医，2008，26（2）：21-22.

[52] 王希波，付晓. 连方主任医师治疗子宫内膜异位症经验[J]. 辽宁中医药大学学报，2008，10（1）：99-100.

[53] 邵梅. 何嘉琳治疗子宫内膜异位症经行吐衄的经验[J]. 浙江中医杂志，2008，43（8）：478.

[54] 张飞宇，谈媛，许传荃，等. 朱南孙治疗子宫内膜异位症临证经验撷英[J]. 上海中医药杂志，2009，43（8）：1-2.

[55] 梁瑞宁，钟素琴. 基于子宫内膜异位症病机新论"冲气上逆"之病因探析[A].//第九次全国中医妇科学术研讨会论文集[C]. 2009：507-512.

[56] 张春玲，宋昌红. 王子瑜教授治疗子宫内膜异位症经验[J]. 河北中医，2006，28（6）：409-410.

[57] 李卫红. 中医治未病思想在子宫内膜异位症防治中的应用[A].//中华中医药学会. 第十次全国中医妇科学术大会论文集[C]. 2010：2.

[58] 孙红，王祖龙. 褚玉霞治疗子宫内膜异位症经验[J]. 中医学报，2010，25（4）：661-663.

[59] 陈颐，司徒仪. 司徒仪教授治疗子宫内膜异位症的中医辨证思路与经验[J]. 新中医，2011，43（12）：154-155.

[60] 梁瑞宁. 周士源治疗子宫内膜异位症性不孕症学术思想研究[D]. 南京：南京中医药大学，2011.

[61] 卜德艳. 张良英教授辨治肺子宫内膜异位症心得[A].//中华中医药学会. 第十一次全国中医妇科学术大会论文集[C]. 2011：2.

[62] 施长征，杜绘慧，崔晓萍. 崔晓萍教授治疗子宫内膜异位症用药经验[J]. 陕西中医学院学报，2011，34（5）：19-20.

[63] 蔡宇萍，曹佃贵，陈颖异. 陈颖异治疗子宫内膜异位症思路和方法[J]. 中华中医药杂志，2011，26（7）：1552-1554.

[64] 王亚娟. 王子瑜教授治疗子宫内膜异位症的数据挖掘分析[D]. 北京：北京中医药大学，2011.

[65] 郑泳霞. 子宫内膜异位症的中医诊治思路[J]. 光明中医，2011，26（2）：194-195.

[66] 陈颐，司徒仪. 司徒仪教授对子宫内膜异位症中医证候的分析[J]. 中医药导报，2012，18（4）：19-21.

[67] 卜德艳，岳胜难，姜丽娟，等. 张良英教授辨治肺子宫内膜异位症经验初探[J]. 云南中医学院学报，2012，35（2）：32-33.

[68] 毛利云. 从肝论治子宫内膜异位症痛经应用浅议[J]. 新中医，2012，44（9）：129-130.

[69] 李小丹. 岭南名中医李丽芸教授治疗不孕症的临证经验整理研究[D]. 广州：广州中医药大学，2012.

[70] 章利晨，张洁. 张萍青中医辨证论治子宫内膜异位症经验[J]. 杭州：浙江中医药大学学报，2012，36（2）：

156-157.

[71] 刘颖. 运用刘云鹏经验治疗子宫内膜异位症痛经[J]. 中华中医药杂志，2013，28（10）：2961-2963.

[72] 单梁. 许润三教授内外结合治疗子宫内膜异位症经验总结[D]. 北京：北京中医药大学，2013.

[73] 刘莹，骆春. 骆氏妇科治疗子宫内膜异位症的经验[J]. 江苏中医药，2013，45（6）：4-5.

[74] 韩彩云，夏天，魏慧俊. 韩冰教授治疗子宫内膜异位症性不孕症经验[J]. 吉林中医药，2013，33（4）：341-342.

[75] 周婧，万茜茜，胡红娟，等. 运用易修珍"邪有出路"方法治疗子宫内膜异位症的临床研究[J]. 中华中医药学刊，2014，32（10）：2510-2513.

[76] 朱敏，贾翔. 褚玉霞治疗子宫内膜异位症不孕经验[J]. 河南中医，2014，34（10）：2005-2006.

[77] 徐路，江泳. 国医大师郭子光"病证结合"辨治卵巢子宫内膜异位症经验[J]. 时珍国医国药，2014，25（10）：2520-2522.

[78] 赵俐. 姚梅龄教授从焦膜论治子宫内膜异位症的经验[J]. 中华中医药杂志，2014，29（12）：3835-3837.

[79] 王肖，尤昭玲. 浅析尤昭玲教授对子宫内膜异位症的认识及中医治疗特色[J]. 中华中医药杂志，2014，29（8）：2457-2460.

[80] 张继雯，宋殿荣. 韩冰教授从气血痰立论治疗子宫内膜异位症[J]. 吉林中医药，2014，34（7）：679-681.

[81] 周艳艳，尤昭玲，冯光荣. 试析血瘀与子宫内膜异位症[J]. 中医临床研究，2014，6（19）：48-49.

[82] 邹国蓉，郜洁，左强. 高尔鑫教授运用"下病上取"理论治疗子宫内膜异位症的经验[J]. 中国中医急症，2015，24（8）：1389-1391.

[83] 徐献丽，时燕萍. 中医治疗子宫内膜异位症性不孕症[J]. 长春中医药大学学报，2015，31（4）：741-743.

[84] 胡荣魁，谈勇. 夏桂成国医大师调治子宫内膜异位症经验探赜[J]. 江苏中医药，2015，47（7）：1-4.

[85] 黄艳辉，司徒仪. 司徒仪教授治疗子宫内膜异位症特色浅析[J]. 湖北中医药大学学报，2015，17（3）：95-97.

[86] 王秋香，徐晓娟，姚莉娟，等. 从"肾虚血瘀"论治子宫内膜异位症并发不孕[J]. 成都中医药大学学报，2015，38（2）：105-108.

[87] 沈晓婷，万贵平. 中医治疗子宫内膜异位症[J]. 吉林中医药，2015，35（5）：467-469.

[88] 赵瑞华，唐仪. 子宫内膜异位症相关不孕症中医治疗经验[J]. 北京中医，2015，34（4）：288-290.

[89] 陆飞. 王昕教授补肾化瘀法治疗子宫内膜异位临床经验总结[D]. 沈阳：辽宁中医药大学，2015.

[90] 赵玉芹. 子宫内膜异位症中医证型分布规律及相关因素的临床研究[D]. 南京：南京中医药大学，2015.

[91] 王晓炜，时燕萍. 子宫内膜异位症中医内外治法[J]. 辽宁中医药大学学报，2015，17（11）：143-146.

[92] 杨华，魏绍斌. 清湿化瘀法治疗子宫内膜异位症的研究现状[J]. 云南中医中药杂志，2015，36（10）：84-85.

[93] 贾丽平，赵可宁. 夏桂成论治子宫内膜异位症痛经[J]. 吉林中医药，2016，36（12）：1208-1210.

[94] 裴芳利，黎玲，曾诚. 曾诚论治子宫内膜异位症的中医思路[J]. 广州中医药大学学报，2016，33（6）：892-896.

[95] 黄飞翔，丛慧芳. 从伏寒理论探讨子宫内膜异位症[J]. 上海中医药大学学报，2016，30（5）：5-8.

[96] 张天婵，王宇非，孙博，等. 子宫内膜异位症"伏寒伤肾、致瘀损络"思维探讨[J]. 吉林中医药，2016，36（11）：1097-1100.

[97] 王娜娜. 赵瑞华教授从六郁论治子宫内膜异位症经验述要[J]. 环球中医药，2016，9（11）：1342-1344.

[98] 冯乐，刘思南，张晓甦. 张晓甦治疗子宫内膜异位症性痛经的经验[J]. 江苏中医药，2016，48（11）：25-27.

[99] 安丹丹，赵瑞华. 赵瑞华中医药治疗子宫内膜异位症的临证经验[J]. 中华中医药杂志，2016，31（11）：4584-4586.

[100] 鲍粉红. 赵可宁中医诊治子宫内膜异位症经验[J]. 中医药通报，2016，15（5）：27-28，31.

[101] 韩凤娟，李艳霞，王秀霞. "三辨诊疗模式"在卵巢子宫内膜异位囊肿中的运用[J]. 天津中医药大学学

报，2016，35（5）：292-294.

[102] 莫冬梅，王增珍，唐英，等. 魏绍斌教授多途径治疗子宫内膜异位症经验撷菁[J]. 云南中医中药杂志，2016，37（8）：12-14.

[103] 徐晓庆. 龙江韩氏妇科诊治子宫内膜异位症盆腔痛临床观察[D]. 哈尔滨：黑龙江中医药大学，2016.

[104] 商立静. 自拟方内异灵治疗子宫内膜异位症痛经的临床观察[D]. 哈尔滨：黑龙江中医药大学，2016.

[105] 李冰冰. 温肾化瘀法治疗 EMs 的作用机制研究及王国华教授临床经验总结[D]. 北京：北京中医药大学，2016.

[106] 叶美秀. 子宫内膜异位症中医临床诊疗指南修订研究[D]. 成都：成都中医药大学，2016.

[107] 韩亚光，朱小琳，张雪芝，等. 龙江韩氏妇科诊治子宫内膜异位症经验[J]. 长春中医药大学学报，2016，32（2）：302-304.

[108] 毕丽娟. 蔡小荪以分期类方、化瘀为要法治疗子宫内膜异位症经验撷英[J]. 上海中医药杂志，2016，50（3）：1-3，25.

[109] 王兰芬，金季玲. 金季玲治疗子宫内膜异位症经验[J]. 湖南中医杂志，2016，32（1）：26-27.

[110] 牛柳霞. 夏亲华教授采用补肾活血方治疗子宫内膜异位症经验[J]. 环球中医药，2016，9（1）：65-67.

[111] 王英. 秦振华学术思想与临床经验总结及分期疗法对不同类型子宫内膜异位症不孕的临床研究[D]. 福州：福建中医药大学，2016.

[112] 周艳艳，尤昭玲. 从"中年治肝"论治子宫内膜异位症[J]. 河南中医，2017，37（11）：1992-1994.

[113] 陈嘉玲. 温阳化瘀法治疗寒凝血瘀型盆腔子宫内膜异位症的临床疗效[J]. 实用妇科内分泌杂志（电子版），2017，4（30）：59-60.

[114] 任磊. 刘春甫教授治疗子宫内膜异位症的临证经验[J]. 中国中医药现代远程教育，2017，15（19）：77-79.

[115] 张霞. 全国名老中医何成瑶教授治疗子宫内膜异位症临床经验总结[J]. 中西医结合心血管病电子杂志，2017，5（28）：165-166.

[116] 董鹏芸. 张晓峰主任医师"祛瘀消癥、解毒化浊法"治疗子宫内膜异位症 30 例[A]. //中国中西医结合学会妇产科专业委员会. 第 9 届中国中西医结合学会妇产科专业委员会第二次学术会议论文集[C]. 2017：2.

[117] 杨秋丽，盛仲楠. 论补肾消癥疗法在治疗子宫内膜异位症中的应用[J]. 中国现代药物应用，2017，11（17）：187-189.

[118] 戴泽琦，赵瑞华. 赵瑞华治疗子宫内膜异位症相关不孕症经验[J]. 世界中西医结合杂志，2017，12（7）：921-924.

[119] 王海芳. 中西医结合方法治疗子宫内膜异位症的临床疗效分析[J]. 内蒙古中医药，2017，36（4）：145-146.

[120] 张丽梅. 子宫内膜异位症的中医辨证治疗与临床疗效研究[J]. 中国医药指南，2017，15（4）：181-182.

[121] 李金香. 中医综合治疗子宫内膜异位症合并不孕症的临床疗效评价[J]. 实用妇科内分泌杂志（电子版），2017，4（2）：35，37.

[122] 赵少敏. 中医综合疗法治疗子宫内膜异位症 80 例疗效观察[J]. 实用妇科内分泌杂志（电子版），2018，5（33）：58，61.

[123] 刘志霞，刘志宏. 子宫内膜异位症盆腔疼痛病机探讨[J]. 中医学报，2018，33（10）：1962-1965.

[124] 王红，李玉丽，孙小玉，等. 膈下逐瘀汤治疗气滞血瘀型子宫内膜异位症[J]. 中医学报，2018，33（10）：2007-2011.

[125] 赵小萱，张杨，杨乔瑞，等. "诸痛痒疮皆属于心"在治疗子宫内膜异位症痛经中的应用[J]. 中华中医药学刊，2018，36（10）：2459-2462.

[126] 申小静. 中医综合治疗子宫内膜异位症合并不孕症的效果观察[J]. 临床医学，2018，38（9）：98-99.

[127] 梁丽芬，黄梅清，胡海英. 活血化瘀软坚散结法治疗子宫内膜异位症寒凝血瘀型疗效观察[J]. 实用中医药杂志，2018，34（9）：1030-1031.

[128] 郝仓仓. 王昕教授从瘀论治子宫内膜异位症痛经的经验总结[D]. 沈阳：辽宁中医药大学，2018.

[129] 许金晶，吴育宁，赵葳，等. 吴育宁治疗子宫内膜异位症不孕经验[J]. 中国临床医生杂志，2018，46（5）：627-629.

[130] 王娜娜，夏文艳，刘莹. 理气活血法治疗子宫内膜异位症探析[J]. 时珍国医国药，2018，29（4）：946-948.

[131] 胡艳红，刘文娥，杨宇航，等. 尤昭玲追本溯源治疗子宫内膜异位症经验介绍[J]. 新中医，2018，50（4）：226-228.

[132] 李亚希，欧银凤，李坤寅. 李坤寅辨治子宫内膜异位症痛经经验总结[J]. 中国中医药现代远程教育，2018，16（4）：72-74.

[133] 濮凌云，柴嵩岩. 柴嵩岩治疗子宫内膜异位症病机理论及遣方用药[J]. 北京中医药，2018，37（4）：300-301.

[134] 中国中西医结合学会妇产科专业委员会. 子宫内膜异位症中西医结合诊治指南[J]. 中国中西医结合杂志，2019，39（10）：1169-1176.

[135] 陈永豪，周英. 从络脉理论浅谈子宫内膜异位症病机及治疗思路[J]. 环球中医药，2019，12（10）：1522-1524.

[136] 邬素珍，许焕英. 子宫内膜异位症合并不孕与体质相关性研究[J]. 辽宁中医杂志，2019，46（9）：1879-1881.

[137] 韩倩，时光，赵瑞华. 赵瑞华教授从"治未病"思想防治子宫内膜异位症[J]. 现代中西医结合杂志，2019，28（24）：2704-2706.

[138] 白瑞. 当归四逆汤治疗子宫内膜异位症寒凝血瘀型临床观察[J]. 光明中医，2019，34（15）：2293-2294.

[139] 刘佳倩，郑玮琳，骆美成，等. 司徒仪"治病求本"治疗子宫内膜异位症常用药对举隅[J]. 中国医药导报，2019，16（21）：130-133.

[140] 陈霞，邬素珍. 邬素珍教授治疗子宫内膜异位症经验总结[J]. 四川中医，2019，37（7）：3-5.

[141] 杨蕾，孙丽萍，赵丕文，等. 牛建昭教授治疗青春期子宫内膜异位症经验[J]. 世界中西医结合杂志，2019，14（5）：621-625.

[142] 梁齐桁，罗彩红，程兰. 中医周期疗法于子宫内膜异位症的临床应用[J]. 时珍国医国药，2019，30（5）：1185-1186.

[143] 顾利华，谭丽，张婷婷. 湿热瘀阻型子宫内膜异位症痛经的中医治疗研究[J]. 中国妇幼保健，2019，34（8）：1709-1711.

[144] 曹星星. 冲任理论在妇科疾病诊疗中的应用研究[D]. 南京：南京中医药大学，2019.

[145] 李新玲，张晋峰，翟红莉. 补肾活血法对子宫内膜异位症子宫内膜的影响[J]. 世界中西医结合杂志，2019，14（2）：236-238.

[146] 杨爽，左冬冬，韩凤娟. 中医药治疗卵巢巧克力囊肿作用机制研究[J]. 辽宁中医药大学学报，2019，21（2）：125-128.

[147] 陈学奇，葛蓓芬. 子宫内膜异位症中医辨治思路浅述[J]. 浙江中医杂志，2019，54（1）：1-2.

[148] 甘小金，陈艳，马秀丽. 基于贝叶斯网络的王子瑜教授治疗子宫内膜异位症的辨证规律研究[J]. 世界中西医结合杂志，2019，14（10）：1350-1352.

奖项类

子宫内膜异位症从瘀毒论治的系列研究

奖励年度与级别：2010 年山东省中国中华中医药学会科学技术奖二等奖

主要完成人：连方、孙振高、张建伟，等

主要完成单位：山东中医药大学附属医院、山东中医药大学、济钢职工医院

科学出版社互联网入口　杏林书苑

中医药分社：(010)64037449　销售：(010)64031535

E-mail:caoliying@mail.sciencep.com

(R-9495.01)

ISBN 978-7-03-070777-2

定 价：288.00元